CUIDADOS INTENSIVOS
na medicina de emergência

Tradução:

Paulo Henrique Machado
Rafael de Andrade Duarte

Equipe de revisão técnica:

Luciano Eifler (coordenador)
Cirurgião geral. Médico emergencista do Hospital de Pronto Socorro (HPS) de Porto Alegre. Coordenador médico do Núcleo de Educação Permanente do SAMU de Porto Alegre. Professor adjunto da disciplina de Trauma e Emergência na Universidade Luterana do Brasil. Instrutor do curso Advanced Trauma Life Support (ATLS) e Prehospital Trauma Life Support (PHTLS). Cirurgião do trauma pelo Programa de Residência Médica em Cirurgia do Trauma do HPS de Porto Alegre. Mestre em Ciências da Saúde pela Universidade Federal do Rio Grande do Sul (UFRGS). Titular do Colégio Brasileiro de Cirurgiões. (Capítulos 1-3,5)

Gustavo Andreazza Laporte
Cirurgião geral e cancerologista cirúrgico. Médico do SAMU de Porto Alegre. Instrutor do programa Prehospital Trauma Life Support (PHTLS) em Porto Alegre. Mestre em Ciências da Saúde pela Universidade Federal de Ciências da Saúde de Porto Alegre. (Capítulos 6-8, 10, 20, 23-24, 27-30, 34-36, 39-41, 43, 46-53)

Marcelo Basso Gazzana
Médico pneumologista do Hospital de Clínicas de Porto Alegre (HCPA). Médico intensivista do Centro de Tratamento Intensivo Adulto do Hospital Moinhos de Vento (HMV). Mestre em Ciências Pneumológicas pela Universidade Federal do Rio Grande do Sul (UFRGS). Especialista em Pneumologia pela Sociedade Brasileira de Pneumologia e Tisiologia (SBPT). Especialista em Endoscopia Respiratória pela Sociedade Brasileira de Endoscopia Peroral (SBEP). Especialista em Medicina Intensiva pela Associação de Medicina Intensiva Brasileira (AMIB). (Capítulo 4)

Rafael Nicolaidis
Médico emergencista do Hospital de Clínicas de Porto Alegre (HCPA). Membro da Associação Brasileira de Medicina de Emergência (ABRAMED).
(Capítulos 9, 11-19, 21-22, 25-26, 31-33, 37-38, 42, 44-45)

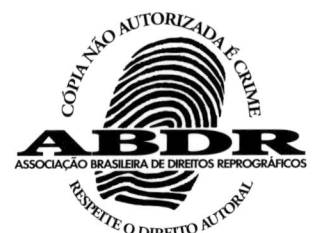

C966 Cuidados intensivos na medicina de emergência / David A. Farcy ... [et al.] ; [tradução: Paulo Henrique Machado, Rafael de Andrade Duarte ; revisão técnica: Luciano Eifler ... et al.]. – Porto Alegre : AMGH, 2013.
623 p. : il. color. ; 28 cm.

ISBN 978-85-8055-261-4

1. Medicina. 2. Medicina – Cuidados intensivos. 3. Medicina de emergência. I. Farcy, David A.

CDU 616

Catalogação na publicação: Ana Paula M. Magnus – CRB 10/2052

CUIDADOS INTENSIVOS
na medicina de emergência

David A. Farcy, MD, FAAEM, FACEP, FCCM
Medical Director of the Surgical Intensivist Program
Director of Emergency Department Critical Care
Mount Sinai Medical Center
Miami Beach, Florida

William C. Chiu, MD, FACS, FCCM
Associate Professor of Surgery
Director, Fellowship Programs in Surgical
Critical Care and Acute Care Surgery
R Adams Cowley Shock Trauma Center
University of Maryland School of Medicine
Baltimore, Maryland

Alex Flaxman, MD, MSE
Director, Emergency Medicine Critical Care
Emergency and Critical Care Attending
St. Joseph's Regional Medical Center
Paterson, New Jersey
Attending Intensivist
Pittsburgh Critical Care Associates, Inc
Staff Intensivist
Upper Allegheny Health System
Olean, New York

John P. Marshall, MD, FACEP
Chair
Department of Emergency Medicine
Maimonides Medical Center
Brooklyn, New York

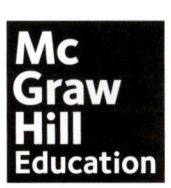 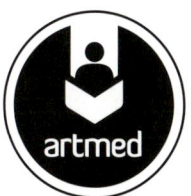

AMGH Editora Ltda.
2013

Obra originalmente publicada sob o título *Critical care emergency medicine, 1st Edition*
ISBN 007162824X / 9780071628242

Original edition copyright ©2012, The McGraw-Hill Global Education Holdings, LLC., New York, New York 10020.
All rights reserved.

Portuguese language translation copyright ©2013, AMGH Editora Ltda.
All rights reserved.

Gerente editorial: *Letícia Bispo de Lima*

Colaboraram nesta edição:

Editora: *Mirian Raquel Fachinetto Cunha*

Arte sobre capa original: *VS Digital Ltda.*

Preparação de originais: *Alda Rejane Barcelos Hansen*

Leitura final: *Ana Rachel Salgado*

Editoração: *Techbooks*

Nota

A medicina é uma ciência em modificação constante. As novas pesquisas e experiências clínicas ampliam nossos conhecimentos e exigem mudanças nos tratamentos e nas terapias medicamentosas. Os autores deste trabalho consultaram fontes confiáveis no esforço de oferecerem informações completas e, em geral, de acordo com os padrões aceitos no momento da publicação. Entretanto, em face da possibilidade de erros humanos ou de mudanças nas ciências médicas, nem os autores nem o editor, ou quaisquer outras partes envolvidas na preparação deste trabalho, garantem que as informações aqui fornecidas sejam, em todos os aspectos, precisas ou completas e se eximem de todas as responsabilidades por quaisquer erros ou omissões ou pelos resultados obtidos com o uso das informações contidas neste trabalho. Os leitores deverão confirmar em outras fontes as informações aqui contidas. Por exemplo, e em particular, os leitores deverão ler as folhas de dados incluídas na embalagem de cada medicamento que planejarem administrar, para assegurar-se de que as informações incluídas neste trabalho são precisas e de que não foram feitas alterações nas doses recomendadas ou nas contraindicações para administração. Essa recomendação é de especial importância no caso de medicamentos novos ou usados com pouca frequência.

Reservados todos os direitos de publicação, em língua portuguesa, à
AMGH EDITORA LTDA., uma parceria entre GRUPO A EDUCAÇÃO S.A. e McGRAW-HILL EDUCATION
Av. Jerônimo de Ornelas, 670 – Santana
90040-340 – Porto Alegre – RS
Fone: (51) 3027-7000   Fax: (51) 3027-7070

É proibida a duplicação ou reprodução deste volume, no todo ou em parte, sob quaisquer
formas ou por quaisquer meios (eletrônico, mecânico, gravação, fotocópia, distribuição na Web
e outros), sem permissão expressa da Editora.

Unidade São Paulo
Av. Embaixador Macedo Soares, 10.735 – Pavilhão 5 – Cond. Espace Center
Vila Anastácio – 05095-035 – São Paulo – SP
Fone: (11) 3665-1100   Fax: (11) 3667-1333

SAC 0800 703-3444 – www.grupoa.com.br

IMPRESSO NO BRASIL
PRINTED IN BRAZIL

Dedico este livro a meu pai, Dr. Jean Pierre Farcy, por seu amor e participação e por despertar em mim a paixão pela medicina; ao Dr. Thomas M. Scalea por me ensinar a ter compaixão pelos pacientes e sempre colocá-los em primeiro lugar; ao Dr. Amy Church e ao Dr. John P. Marshall por acreditarem em mim. À minha mãe, Poe, Eve, Frederic e Sarah por permanecerem sempre ao meu lado, e a meus pacientes e suas famílias por terem me ajudado a ser um médico melhor e por terem acreditado em mim nos momentos mais difíceis.
— **David A. Farcy** —

A todos aqueles que exerceram influência em meu trabalho: Terri, Anthony, Katherine, Victoria e a toda a família de Traumatismos por Choque.
— **William C. Chiu** —

A todos aqueles que ajudaram, trabalharam e se sacrificaram para que eu chegasse onde estou: mamãe, papai, Sally, avós, bisavós, tios e tias, primos, tias e tios avós e tio bisavô. Dedico este esforço a todos vocês.
— **Alex Flaxman** —

À minha esposa Seriti e aos meus três filhos, Sahm, Siahvash e Kianoosh. Seu amor, paciência e apoio fazem com que tudo seja possível.
— **John P. Marshall** —

AUTORES

Alan C. Heffner, MD
Director, Medical ICU
Director of ECMO Services Pulmonary and Critical Care Consultants
Department of Internal Medicine
Department of Emergency Medicine
Carolinas Medical Center
Charlotte, North Carolina
Manejo pós-parada cardíaca
Manejo de líquidos

Alex Flaxman, MD, MSE
Director, Emergency Medicine Critical Care
Emergency and Critical Care Attending
St. Joseph's Regional Medical Center
Paterson, New Jersey
Attending Intensivist
Pittsburgh Critical Care Associates, Inc
Staff Intensivist
Upper Allegheny Health System
Olean, New York
Retirada gradual e extubação
Insuficiência renal aguda e terapia de reposição renal

Alex M. Barrocas, MD
Director of Interventional Neuroradiology/Endovascular Neurosurgery
Mount Sinai Medical Center
Miami Beach, Florida
Acidente vascular encefálico
Hemorragia intracraniana

Amber Rollstin, MD
Assistant Professor of Surgery and
Emergency Medicine
Health Sciences Center to University of
New Mexico Health Sciences Center
Department of Surgery
University of New Mexico
Albuquerque, New Mexico
Vasopressores e inótropicos

Amy Tortorich, DO
Physician, Emergency Medicine
Cheyenne Regional Medical Center
Cheyenne, Wyoming
Trombose venosa profunda

Andrew Stolbach, MD
Assistant Professor
Department of Emergency Medicine
Baltimore, Maryland
Overdose *de salicilato*

Anu Osinusi, MD, MPH
Fellow, Department of Infectious Diseases
University of Maryland
Baltimore, Maryland
Princípios do uso antimicrobiano em cuidados intensivos

Ari J. Ciment, MD, FCCP
Associate Professor
Mount Sinai Medical Center
Pulmonary and Critical Care
Miami Beach, Florida
Manejo da glicose nos cuidados intensivos

Ashika Jain, MD
Critical Care Fellow
R Adams Cowley Shock Trauma Center
University of Maryland Medical Center
Baltimore, Maryland
Procedimentos para cuidados intensivos orientados por ultrassonografia

Asma Zakaria, MD
Assistant Professor
Division of Neurocritical Care
Departments of Neurology and Neurosurgery
University of Texas, Health Science Center at Houston
Houston, Texas
Manejo da hipertensão intracraniana aguda

Beth A. Longenecker, DO, FACOEP, FACEP
Clinical Associate Professor
Department of Family Medicine
Nova Southeastern University
College of Osteopathic Medicine
Davie, Florida
Program Director Emergency Medicine Residency
Mount Sinai Medical Center
Miami Beach, Florida
Embolia pulmonar
Acidente vascular encefálico
Hemorragia intracraniana

Brian J. Wright, MD, MPH
Assistant Professor
Department of Emergency Medicine
Hofstra North Shore-LIJ School of Medicine
Manhasset, New York
Ventilação não invasiva

Carrie A. Cregar, MD
Clinical Instructor
Department of Emergency Medicine
University Hospitals Case Medical Center
Case Western Reserve University School of Medicine
Cleveland, Ohio
Hemorragia digestiva

Christopher M. Perry, MD
Attending Physician
Department of Emergency Medicine
North Shore University Hospital
Manhasset, New York
Crises hipertensivas

Claudio D. Tuda, MD, FACP
Assistant Professor
Department of Medicine, Infectious Disease Division
Program Director, Internal Medicine
Mount Sinai Medical Center
University of Miami Miller School of Medicine
Miami Beach, Florida
Infecção por clostridium difficile

Colleen Casey, RD, CNSC, LDN
Senior Nutrition Specialist
Department of Clinical Nutrition
R Adams Cowley Shock Trauma Center
University of Maryland Medical Center
Baltimore, Maryland
Suporte nutricional em cuidados intensivos

Dale J. Yeatts, MD
Assistant Professor
Department of Emergency Medicine
University of Maryland School of Medicine
Attending, Surgical Critical Care
R Adams Cowley Shock Trauma Center
Baltimore, Maryland
Falência da via aérea

Dan Hale, RRT, RPFT
Neo Natal Pediatric Specialist
Respiratory Specialist
Department of Pulmonary Diagnostics
University of New Mexico Hospital
Albuquerque, New Mexico
Traqueostomia percutânea para intensivistas

David A. Farcy, MD, FAAEM, FACEP, FCCM
Medical Director of the Surgical Intensivist Program
Director of Emergency Department Critical Care
Mount Sinai Medical Center
Miami Beach, Florida
Falência da via aérea
Ventilação mecânica
Oxigenação por membrana extracorpórea
Sepse e choque séptico
Classificação dos choques

David F. Gaieski, MD
Assistant Professor, University of Pennsylvania
School of Medicine
Department of Emergency Medicine
Clinical Director, Center for Resuscitation Science
Philadelphia, Pennsylvania
Hipotermia terapêutica: histórico, dados, translação e aplicação no serviço de emergência

David R. Gens, MD, FACS
Associate Professor
Department of Surgery
University of Maryland School of Medicine
Baltimore, Maryland
Falência da vias aérea
Trombose venosa profunda

David Rabinowitz, MS
Medical Student
Osteopathic Medical Program
Nova Southeastern University
Davie, Florida
Oxigenação por membrana extracorpórea

David W. Crippen, MD, FCCM
Professor, Department of Critical Care Medicine
University of Pittsburgh Medical Center
Co-Director, Neurovascular ICU
Presbyterian University Hospital
Pittsburgh, Pennsylvania
Alterações no estado mental

Deborah M. Stein, MD, MPH, FACS, FCCM
Associate Professor
Department of Surgery
University of Maryland School of Medicine
Baltimore, Maryland
Insuficiência renal aguda e terapia de reposição renal

Dennis Heard, DO
Emergency Medicine Resident
Mount Sinai Medical Center
Miami, Florida
Ventilação mecânica

Dorothea Altschul, MD
Co-Director Department of Neuroscience
Department of Neuroscience
St. Joseph's Regional Medical Center
Paterson, New Jersey
Trauma craniencefálico e trauma de medula espinal

Eitan Dickman, MD, RDMS, FACEP
Vice Chair for Academics
Director, Division of Emergency Ultrasonography
Department of Emergency Medicine
Brooklyn, New York
Procedimentos para cuidados intensivos orientados por ultrassonografia

Elizabeth Lea Walters, MD
Associate Professor
Department of Emergency Medicine
Loma Linda University Medical Center
Loma Linda, California
Monitoramento da hemodinâmica e da perfusão

Emanuel Rivers, MD, MPH
Vice Chairman and Research Director
Department of Emergency Medicine
Attending Staff, Emergency Medicine and Surgical Critical Care
Henry Ford Hospital
Clinical Professor, Wayne State University
Detroit, Michigan
Sepse e choque séptico

Evie G. Marcolini, MD
Assistant Professor of Emergency Medicine and Critical Care
Department of Emergency Medicine
Yale University School of Medicine
New Haven, Connecticut
Insuficiência suprarrenal

Falk Eike Flach, MD
Clinical Assistant Professor
Department of Emergency Medicine
University of Florida
Gainesville, Florida
Ecocardiografia à beira do leito em serviços de emergência

Fernando L. Soto, MD
Associate Professor
Emergency Medicine Program
University of Puerto Rico School of Medicine
San Juan, Puerto Rico
Considerações pediátricas

Grace S. Lee, MD
Hospitalist Physician
Yale New Haven Hospital
New Haven, Connecticut
Emergência hiperglicêmica

H. Bryant Nguyen, MD, MS
Director, Emergency Critical Care
Associate Professor
Department of Emergency Medicine and Department of Medicine, Critical Care
Loma Linda University
Loma Linda, California
Monitoramento da hemodinâmica e da perfusão

Imoigele P. Aisiku, MD
Associate Professor
Departments of Neurosurgery and Emergency Medicine
University of Texas Medical School, Houston
Houston, Texas
Insuficiência respiratória aguda
Manejo da hipertensão intracraniana aguda

Ira Nemeth, MD, FACEP
Assistant Professor
Department of Medicine, Section of Emergency Medicine
Baylor College of Medicine
Houston, Texas
Transporte de pacientes de cuidados intensivos

Isaac Tawil, MD
Assistant Professor
Departments of Surgery and Emergency Medicine
University of New Mexico Health Sciences Center
Albuquerque, New Mexico
Síndrome do desconforto respiratório agudo

Jason A. Ellis, MD
Resident, Department of Neurological Surgery
Columbia University Medical Center
New York, New York
Trauma craniencefálico e trauma de medula espinal

Jason C. Wagner, MD, FACEP
Assistant Professor of Emergency Medicine
Washington University School of Medicine
St. Louis, Missouri
Abordagem de via aérea difícil

Jennifer A. Frontera, MD
Assistant Professor
Neurosurgery and Neurology
Mount Sinai School of Medicine
New York, New York

Insuficiência hepática aguda: como coordenar as intervenções de emergência e de cuidados intensivos

John P. Marshall, MD, FACEP
Chair
Department of Emergency Medicine
Maimonides Medical Center
Brooklyn, New York
Síndrome coronariana aguda
Vasopressores e inotrópicos

John Yashou, DO
Attending Physician, Emergency Department
Memorial West Hospital
Pembroke Pines, Florida
Sepse e choque séptico

Jonathan L. Marinaro, MD
Assistant Professor
Department of Surgery
Department of Emergency Medicine
University of New Mexico Health Sciences Center
Albuquerque, New Mexico
Traqueostomia percutânea para intensivistas

Jonathan Rose, MD
Residency Program Director
Department of Emergency Medicine
Maimonides Medical Center
Brooklyn, New York
Síndrome coronariana aguda

Joseph R. Shiber, MD
Associate Professor
Departments of Emergency Medicine and Critical Care
University of Florida School of Medicine
Jacksonville, Florida
Doenças pericárdicas
Endocardite infecciosa

Joseph Romero, DO
Internal Medicine Chief Resident
Osteopathic Internal Medicine
Mount Sinai Medical Center
Miami Beach, Florida
Manejo da glicose nos cuidados intensivos

Julie A. Mayglothling, MD, FACEP
Assistant Professor
Department of Emergency Medicine
Department of Surgery, Division of Trauma/Critical Care
Virginia Commonwealth University
Richmond, Virginia
Transfusão em cuidados intensivos

Julio R. Lairet, DO, FACEP
Assistant Professor of Military and Emergency Medicine
Uniformed Services University of Health Sciences
Air Force Surgeon General Consultant for Critical Care Air Transport
San Antonio, Texas
Transporte de pacientes de cuidados intensivos

Justin T. Sambol, MD
Assistant Professor of Surgery
Chief, Division of Cardiothoracic Surgery
UMDNJ-New Jersey Medical School
Newark, New Jersey
Manejo pós-cirurgia cardíaca

Kevin M. Jones, MD, MPH
Department of Emergency Medicine
Department of Surgery
Albany Medical College
Albany, New York
Distúrbios acidobásicos
Distúrbios eletrolíticos

Kiwon Lee, MD, FACP, FAHA
Assistant Professor of Neurology and Neurosurgery
Columbia University College of Physicians & Surgeons
Department of Neurology
New York-Presbyterian/Columbia University Medical Center
New York, New York
Trauma craniencefálico e trauma de medula espinal

L. Connor Nickels, MD, RDMS
Clinical Assistant Professor
Department of Emergency Medicine
University of Florida
Gainesville, Florida
Ecocardiografia à beira do leito em serviços de emergência

LaMont C. Smith, MD
Assistant Professor of Medicine
University of Pittsburgh School of Medicine
Division of Pulmonary, Allergy, and Critical Care Medicine
University of Pittsburgh Medical Center
Pittsburgh, Pennsylvania
Manejo pós-cirurgia cardíaca

Lawrence E. Haines, MD, MPH, RDMS
Emergency Ultrasound Fellowship Director Department of Emergency Medicine
Maimonides Medical Center
Brooklyn, New York
Procedimentos para cuidados intensivos orientados por ultrassonografia

Manjari Joshi, MBBS
Associate Professor of Medicine
Department of Medicine, Division of Infectious Diseases
University of Maryland Medical Center
R Adams Cowley Shock Trauma Center
Baltimore, Maryland
Princípios do uso antimicrobiano em cuidados intensivos

Marie-Carmelle Elie-Turenne, MD
Clinical Assistant Professor
Emergency Medicine
Critical Care Medicine
Hospice, Palliative Care
University of Florida
Gainesville, Florida
Hemorragia digestiva

Marnie E. Rosenthal, DO, MPH
Director, Infectious Disease Research
Jersey Shore University Medical Center
Department of Internal Medicine, Section of Infectious Diseases
Neptune City, New Jersey
Clinical Assistant Professor
University of Medicine and Dentistry New Jersey
Robert Wood Johnson Medical School
New Brunswick, New Jersey
Abordagem da febre em cuidados intensivos

Matthew T. Robinson, MD
Assistant Professor of Clinical Emergency Medicine
Department of Emergency Medicine
University of Missouri Hospitals and Clinics
Columbia, Missouri
Manejo de líquidos

Megan L. Garcia, MD
Resident Physician, Department of Surgery
University of New Mexico Health Sciences Center
Albuqueruqe, New Mexico
Síndrome do desconforto respiratório agudo

Michael T. Dalley, DO, FAAEM
Associate Residency Director
Department of Emergency Medicine
Mount Sinai Medical Center
Miami Beach, Florida
Asma grave e doença pulmonar obstrutiva crônica

Michael T. McCurdy, MD
Assistant Professor
Department of Internal Medicine, Division of Pulmonary & Critical Care
Department of Emergency Medicine
University of Maryland School of Medicine
Baltimore, Maryland
Pneumonia nosocomial e pneumonia associada a cuidados intensivos

Mohan Punja, MD
Resident, Department of Emergency Medicine
Beth Israel Medical Center
New York, New York
Abordagem de envenenamentos

Munish Goyal, MD, FACEP
Associate Professor
Department of Emergency Medicine
Georgetown University School of Medicine
Washington, District of Columbia
Hipotermia terapêutica: histórico, dados, translação e aplicação no serviço de emergência

Nestor D. Tomycz, MD
Senior Neurosurgery Resident
Department of Neurological Surgery
University of Pittsburgh Medical Center
Pittsburgh, Pennsylvania
Alterações no estado mental

Paola G. Pieri, MD, FACS
Associate Medical Director, Trauma Program
Maricopa Medical Center
Phoenix, Arizona
Oxigenação por membrana extracorpórea

Paul L. Petersen, MD, FAAEM
Attending Physician
Department of Emergency Medicine
Mount Sinai Miami Beach
Miami, Florida
Ventilação mecânica

Peter DeBlieux, MD
Professor of Clinical Medicine
Department of Medicine, Sections of Emergency Medicine and Pulmonary and Critical Care Medicine
LSUHSC
New Orleans, Louisiana
Ventilação mecânica

Qiuping Zhou, DO
Assistant Professor
Hofstra North Shore-LIJ School of Medicine
Associate Program Director
Fellowship in Critical Care Medicine
Department of Emergency Medicine

North Shore LIJ Health System
Manhasset, New York
Crises hipertensivas

Rajeev P. Misra, DO, MS
General Surgery Resident
Department of Surgery
University of New Mexico Hospital
Albuquerque, New Mexico
Traqueostomia percutânea para intensivistas

Rayan A. Rouhizad, DO
Emergency Medicine Physician
Wellstar Kennestone Hospital
Marietta, Georgia
Embolia pulmonar

Robert J. Hoffman, MD, MS
Associate Professor of Emergency Medicine
Department of Emergency Medicine
Albert Einstein College of Medicine
Bronx, New York
Abordagem de envenenamentos
Pacientes com envenenamento crítico

Samantha L. Wood, MD
Fellow
Departments of Emergency Medicine, Internal Medicine, and Critical Care
University of Maryland Medical Center
Baltimore, Maryland
Distúrbios eletrolíticos

Sangeeta Lamba, MD
Assistant Professor
Department of Emergency Medicine and Surgery
UMDNJ-New Jersey Medical School
Newark, New Jersey
Questões relacionadas a pacientes terminais em cuidados intensivos de emergência

Scott D. Weingart, MD, FACEP
Director, Division of Emergency Critical Care
Mount Sinai School of Medicine
New York, New York
Intensivistas em serviços de emergências

Selwena Brewster, MD
Attending
Internal Medicine, Emergency Medicine
St Francis Hospital
Hartford, Connecticut
Hemorragia digestiva

Seth R. Podolsky, MD, MS
Attending Physician
Department of Emergency Medicine
Maimonides Medical Center
Brooklyn, New York
Overdose de paracetamol

(Shawn) Xun Zhong, MD
Director of ED-Critical Care
Department of Emergency Medicine
Nassau University Medical Center
East Meadow, New York
Overdose de salicilato

Shyoko Honiden, MD, MSc
Assistant Professor
Department of Medicine
Yale University School of Medicine
New Haven, Connecticut
Emergência hiperglicêmica

Stephen J. Leech, MD
Ultrasound Director, Graduate Medical Education
Department of Emergency Medicine
Orlando Regional Medical Center
Orlando, Florida
Ecocardiografia à beira do leito em serviços de emergência

Therese M. Duane, MD, FACS, FCCM
Associate Professor
Department of Surgery
Division of Trauma/Critical Care
Virginia Commonwealth University
Richmond, Virginia
Transfusão em cuidados intensivos

Thomas H. Kalb, MD
Associate Professor
Department of Medicine
Mount Sinai School of Medicine
New York, New York
Insuficiência hepática aguda: como coordenar intervenções de emergência e de cuidados intensivos

Tiffany M. Osborn, MD, MPH, FACEP
Associate Professor
Department of Surgery
Surgical/Trauma Critical Care and Emergency Medicine
University of Washington
Barnes-Jewish Hospital
St. Louis, Mossouri
Classificação dos choques

Timothy B. Jang, MD
Assistant Professor of Clinical Medicine
Emergency Medicine
David Geffen School of Medicine at UCLA
Harbor-UCLA Medical Center
Torrance, California
Abordagem de via aérea difícil

Todd L. Slesinger, MD, FACEP, FCCM
Assistant Professor of Emergency Medicine
Hofstra North Shore-LIJ School of Medicine
Manhasset, New York
Ventilação não invasiva
Crises hipertensivas

Triminh Bui, DO
Emergency Room Resident
Miami Beach, Florida
Asma grave e doença pulmonar obstrutiva crônica

William C. Chiu, MD, FACS, FCCM
Associate Professor of Surgery
Director, Fellowship Programs in Surgical Critical Care
  and Acute Care Surgery
R Adams Cowley Shock Trauma Center
University of Maryland School of Medicine
Baltimore, Maryland
Vasopressores e inotrópicos
Distúrbios acidobásicos
Distúrbios eletrolíticos
Insuficiência suprarrenal

PREÂMBULO

Por sua própria natureza, os cuidados intensivos possuem características multidisciplinares. Praticamente, todos os pacientes críticos exigem a participação de uma multiplicidade de profissionais. Os médicos de UTIs fazem o atendimento direto, assim como organizam e coordenam os tratamentos para todos os outros profissionais que participam do processo. Levando-se em consideração essa complexidade, é importante observar que os cuidados intensivos são desenvolvimentos recentes. A primeira UTI multidisciplinar autêntica for inaugurada em 1958 no Baltimore City Hopital, atualmente denominado Johns Hopkins Bayview. Foi também a primeira UTI com atendimento médico de 24 horas.

Os cuidados intensivos transformaram-se rapidamente em uma disciplina própria, embora ainda fossem precários em termos organizacionais. Em 1970, 28 médicos reuniram-se em Los Angeles e fundaram a Society of Critical Care Medicine. Os líderes da sociedade e três primeiros presidentes foram Peter Safar (anestesiologista), William Shoemaker (cirurgião), e Max Harry Weil (internista). Ao longo das décadas de 1970, 1980 e 1990, essas três disciplinas eram a espinha dorsal dos cuidados intensivos nos Estados Unidos.

Na medida em que os cuidados intensivos começaram a se desenvolver, a medicina de emergência também surgiu como uma disciplina autêntica. Em 1961, Dr. James Mills abriu uma clínica de medicina de emergência em tempo integral em Alexandria, estado de Virginia. Logo após, em 1968, foi fundado o American College of Emergency Physicians. Os treinamentos de residência iniciaram na University of Cincinnati e depois no Medical College of Pennsylvania e, a seguir, no Los Angeles Country Hospital. Finalmente, em 1979, foi aprovado o American Board of Emergency Medicine. A partir de então, outras instituições desenvolveram programas de residência em medicina de emergência. Atualmente, existem aproximadamente 150 programas acreditados. Em seguida, surgiram treinamentos em especialidades como toxicologia, pediatria e, mais recentemente, cuidados intensivos.

Aparentemente, a ligação entre medicina de emergência e cuidados intensivos é natural. Ambas as disciplinas exigem conhecimentos fisiológicos complexos. Os profissionais que atuam nessas duas especialidades devem ter conhecimento amplo de uma multiplicidade de doenças e capacidade para sintetizar soluções para problemas complexos. Tudo isso deve ser feito rapidamente.

Em 1991, quando fundei o Department of Emergency Medicine no SUNY Downstate e no Kings Country Hospital, foram criados programas de residência de quatro anos com foco especial em cuidados intensivos. Entretanto, cheguei à conclusão que os médicos emergencistas que tinham interesse em praticar cuidados intensivos autênticos deveriam fazer treinamento complementar.

Consequentemente, quando me tornei médico-chefe no R Adams Cowley Shock Trauma Center, criei um programa de bolsas para médicos emergencistas cuja finalidade era a especialização em cuidados intensivos.

A University of Pittsburgh já estava treinando médicos emergencistas por algum tempo em seu grupo multidisciplinar de cuidados intensivos. Atualmente existem cem médicos intensivistas de emergência treinados em programas de bolsa de estudos. Aproximadamente dois terços desses intensivistas foram treinados no Shock Trauma Center ou na University of Pittsburgh. Muitos graduados praticam nos principais centros acadêmicos e, atualmente, desempenham papel de liderança nessas instituições.

Hoje, a presença de médicos intensivistas de emergência é muito comum em UTIs. A tendência é continuar assim. Os médicos de emergência que pretenderem se transformar em líderes têm de ser clinicamente excelentes, academicamente produtivos e educadores excepcionais. Este livro contribui para que os médicos emergencistas sejam intensivistas dignos de crédito. Diversos capítulos foram escritos por médicos emergencistas. Os autores são médicos emergencistas que a maioria de nós espera que transformem-se em lideranças em cuidados intensivos. Este livro tem a característica ímpar de mesclar a perspectiva de intensivistas autênticos com a da medicina de emergência. Trata-se do primeiro livro sobre esse tema e tenho a impressão de que se tornará referência para os médicos emergencistas, bem como para outros médicos que pretenderem entender a sobreposição entre medicina de emergência e cuidados intensivos.

Apesar da ausência de certificação e da existência de muitos outros impedimentos políticos locais, alguns médicos emergencistas aderiram aos cuidados intensivos sob os pontos de vista clínico e acadêmico e, agora, neste livro. Embora ainda haja contradições sobre o papel dos médicos emergencistas, a controvérsia não é tão forte como era no início. Aqueles entre nós que participaram desse processo desde o início aguardam ansiosamente o dia em que não haverá absolutamente nenhuma controvérsia.*

Thomas M. Scalea, MD, FACS, FCCM
Physician-in-Chief, R Adams Cowley
Shock Trauma Center
Francis X. Kelly Professor of
Trauma Surgery and Director, Program in Trauma
University of Maryland School of Medicine
Baltimore, Maryland

---

* N. de R.T. No Brasil, a especialidade Medicina de Emergência ainda não é reconhecida pela Comissão Mista de Especialidades (CFM, AMB e CNRM). Em abril de 2013, entretanto, o Plenário do Conselho Federal de Medicina (CFM) aprovou, por unanimidade, a proposta da Câmara Técnica de Urgência e Emergência para que seja criada a especialidade de Medicina de Emergência. A aprovação da proposta pelo Plenário do CFM é o primeiro passo no caminho para o reconhecimento da Especialidade de Emergencista. A criação da especialidade tem de ser aprovada pela Comissão Mista de Especialidade (formada por representantes do CFM, Associação Médica Brasileira e Comissão Nacional de Residência Médica).

PREFÁCIO

É com imenso prazer que apresentamos o primeiro livro com foco na linha divisória entre cuidados intensivos e medicina de emergência.

No caso de pacientes críticos, a qualidade da interface entre o serviço de emergência e a unidade de tratamento intensivo pode, literalmente, significar a diferença entre a vida e a morte. Como tivemos a oportunidade de observar em terapias iniciais com foco em metas e em tratamentos de hipotermia pós-paradas, os cuidados intensivos adequados fornecidos nos serviços de emergência reduziram o índice de mortalidade e de morbidade em pacientes gravemente enfermos.

Além disso, as superlotações hospitalares, juntamente com o fechamento de hospitais e com o crescimento da população em fase de envelhecimento, resultaram em aumento aproximado de 60% no número de pacientes de cuidados intensivos tratados em serviços de emergência. Com frequência cada vez maior, esses pacientes permanecem por períodos mais longos nos serviços de emergência, demandando dos médicos emergencistas cuidados que, tradicionalmente, são administrados nas unidades de terapia intensiva.

Esperamos que este livro colabore de modo significativo ao abordar os desafios encontrados diariamente pelos médicos de medicina de emergência que exercem a prática de cuidados intensivos nas linhas de frente da assistência médica.

Escrito para médicos emergencistas que desejam aprimorar seus conhecimentos e melhorar a qualidade dos cuidados que oferecem aos pacientes, aborda os cuidados ressuscitadores agudos e o monitoramento e o manejo continuados de cuidados intensivos. A maior parte dos capítulos foi escrita por médicos emergencistas com treinamento em cuidados intensivos ou com interesse permanente nessa área da medicina. A maioria dos capítulos tem também coautoria de intensivistas treinados com experiência em cirurgia, medicina interna ou medicina de emergência.

Somos especialmente gratos pelo tempo, pela paciência e pelo trabalho cauteloso de cada um dos autores. Finalmente, expressamos nossa mais profunda gratidão a toda a equipe da McGraw-Hill e, em particular, à nossa Editora Médica Executiva, Anne M. Sydor, PhD. A visão, a persistência, a paciência e a orientação de Anne foram essenciais para transformar este livro em realidade. Teria sido literalmente impossível sem a ressuscitação editorial e os cuidados intensivos que ela nos ofereceu tão generosamente. Obrigado!

David A. Farcy, MD, FAAEM, FACEP, FCCM

William C. Chiu, MD, FACS, FCCM

Alex Flaxman, MD, MSE

John P. Marshall, MD, FACEP

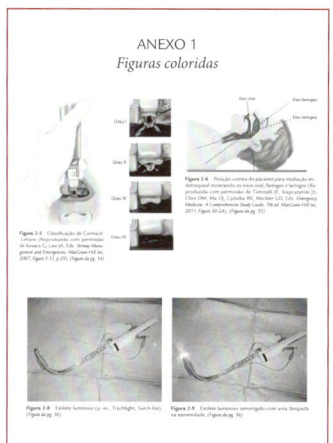

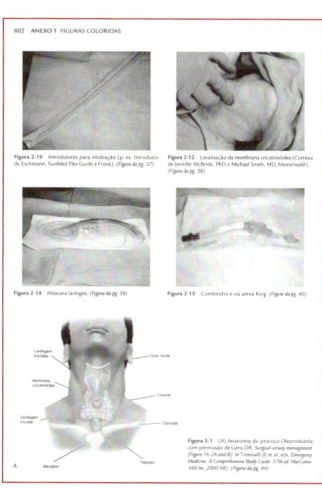

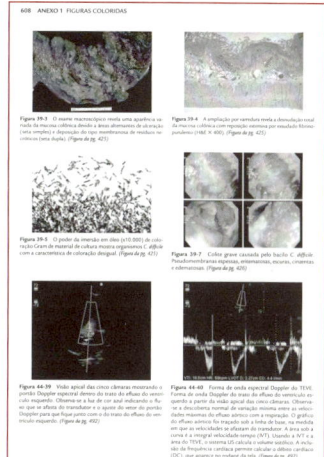

Para facilitar a compreensão do tema, o livro é amplamente ilustrado.

Figuras importantes foram selecionadas e reproduzidas em cores no Anexo 1.

SUMÁRIO

SEÇÃO I INTRODUÇÃO

1 Intensivistas em serviços de emergências 25
Scott D. Weingart

SEÇÃO II VIA AÉREA E SUPORTE VENTILATÓRIO

2 Abordagem de via aérea difícil 31
Timothy B. Jang e Jason C. Wagner

3 Falência da via aérea 43
David R. Gens, David A. Farcy e Dale J. Yeatts

4 Ventilação mecânica 53
David A. Farcy, Paul L. Petersen, Dennis Heard e Peter DeBlieux

5 Retirada gradual e extubação 63
Alex Flaxman

6 Ventilação não invasiva 77
Brian J. Wright e Todd L. Slesinger

7 Oxigenação por membrana extracorpórea 93
David A. Farcy, David Rabinowitz e Paola G. Pieri

SEÇÃO III DISTÚRBIOS PULMONARES

8 Insuficiência respiratória aguda 103
Imoigele P. Aisiku

9 Síndrome do desconforto respiratório agudo 111
Isaac Tawil e Megan L. Garcia

10 Asma grave e doença pulmonar obstrutiva crônica 121
Michael T. Dalley e Triminh Bui

11 Embolia pulmonar 131
Rayan A. Roubizad e Beth A. Longenecker

SEÇÃO IV DISTÚRBIOS CARDIOVASCULARES

12 Monitoramento da hemodinâmica e da perfusão 139
Elizabeth Lea Walters e H. Bryant Nguyen

13 Síndrome coronariana aguda 149
John P. Marshall e Jonathan Rose

14 Crises hipertensivas 161
Christopher M. Perry, Qiuping Zhou, e Todd L. Slesinger

15 Manejo pós-parada cardíaca 171
Allan C. Heffner

16 Vasopressores e inotrópicos 181
Amber Rollstin, John P. Marshall e William C. Chiu

17 Manejo pós-cirurgia cardíaca 189
Justin t. Sambol e LaMont C. Smith

18 Doenças pericárdicas 203
Joseph R. Shiber

SEÇÃO V   DISTÚRBIOS GASTRINTESTINAIS E RENAIS

19 Hemorragia digestiva 217
Marie-Carmelle Elie-Turenne, Carrie A. Cregar e Selwena Brewster

20 Insuficiência hepática aguda: como coordenar as intervenções de emergência e de cuidados intensivos 229
Thomas H. Kalb e Jennifer A. Frontera

21 Distúrbios acidobásicos 243
Kevin M. Jones e William C. Chiu

22 Distúrbios eletrolíticos 253
Kevin M. Jones, Samantha L. Wood e William C. Chiu

23 Insuficiência renal aguda e terapia de reposição renal 269
Alex Flaxman e Deborah Stein

SEÇÃO VI   DISTÚRBIOS NEUROLÓGICOS E NEUROCIRÚRGICOS

24 Alterações no estado mental 283
Nestor D. Tomycz e David W. Crippen

25 Manejo da hipertensão intracraniana aguda 291
Asma Zakaria e Imoigele P. Aisiku

26 Acidente vascular encefálico 297
Alex M. Barrocas e Beth A. Longenecker

27 Hemorragia intracraniana 307
Alex M. Barrocas e Beth A. Longenecker

28 Trauma craniencefálico e trauma de medula espinal 315
Jason A. Ellis, Kiwon Lee e Dorothea Altschul

SEÇÃO VII   DISTÚRBIOS HEMATOLÓGICOS E ENDÓCRINOS

29 Transfusão em cuidados intensivos 329
Julie A. Mayglothling e Therese M. Duane

30 Trombose venosa profunda 337
Amy Tortorich e David R. Gens

31 Emergência hiperglicêmica 349
Grace S. Lee e Shyoko Honiden

32 Manejo da glicose nos cuidados intensivos 355
Ari J. Ciment e Joseph Romero

33 Insuficiência suprarrenal 365
Evie G. Marcolini e William C. Chiu

SEÇÃO VIII DISTÚRBIOS INFECCIOSOS

34 Abordagem da febre em cuidados intensivos 371
Marnie E. Rosenthal

35 Princípios de uso de antimicrobianos em cuidados intensivos 381
Anu Osinusi e Manjari Joshi

36 Sepse e choque séptico 393
David A. Farcy, John Yashou e Emanuel Rivers

37 Pneumonia nosocomial e pneumonia associada a cuidados intensivos 405
Michael T. McCurdy

38 Endocardite infecciosa 413
Joseph R. Shiber

39 Infecção por *Clostridium difficile* 423
Claudio D. Tuda

SEÇÃO IX CONDIÇÕES TOXICOLÓGICAS

40 Abordagem de envenamentos 431
Mohan Punja e Robert J. Hoffman

41 Pacientes com envenenamento grave 441
Robert J. Hoffman

42 *Overdose* de paracetamol 457
Seth R. Podolsky

43 *Overdose* de salicilato 469
(Shawn) Xun Zhong e Andrew Stolbach

SEÇÃO X ULTRASSONOGRAFIA EM CUIDADOS INTENSIVOS

44 Ecocardiografia à beira do leito em serviços de emergência 477
Stephen J. Leech, Falk Eike Flach e L. Connor Nickels

45 Procedimentos para cuidados intensivos orientados por ultrassonografia 499
Ashika Jain, Lawrence E. Haines e Eitan Dickman

SEÇÃO XI CONSIDERAÇÕES ESPECIAIS

46 Classificação dos choques 515
Tiffany M. Osborn e David A. Farcy

47 Manejo de líquidos 529
Alan C. Heffner e Matthew T. Robinson

48 Suporte nutricional em cuidados intensivos 541
Colleen Casey

49 Traqueostomia percutânea para intensivistas 551
Jonathan L. Marinaro, Rajeev P. Misra e Dan Hale

50 Hipotermia terapêutica: histórico, dados, translação e aplicação no serviço de emergência 563
David F. Gaieski e Munish Goyal

51 Considerações pediátricas 571
Fernando L. Soto

52 Transporte de pacientes de cuidados intensivos 585
Ira Nemeth e Julio R. Lairet

53 Questões relacionadas a pacientes terminais em cuidados intensivos de emergência 593
Sangeeta Lamba

Índice 601

SEÇÃO I

Introdução

CAPÍTULO 1

Intensivistas em serviços de emergências

Scott D. Weingart

- ▶ Terminologia 25
- ▶ Cenários clínicos 26
- ▶ Procedimentos 26
- ▶ Cuidados paliativos 26
- ▶ Ambiente da prática 27
- ▶ Aprendizado 27
- ▶ Funções administrativas 27
- ▶ Resumo 27

Um número pequeno, porém cada vez maior, de médicos emergencistas (MEs) está procurando fazer treinamento em cuidados intensivos (CIs).[1,2] Nos dias atuais, muitos desses médicos com treinamento duplo atuam em unidades de tratamento intensivo (UTIs) ou dividem a prática entre turnos nos serviços de emergência padrão (SEs) e nas UTIs.[3] Entretanto, há um papel exclusivo desempenhado pelos médicos treinados em Cuidados Intensivos na Medicina de Emergência (CIME): intensivistas em serviços de emergência (ISEs).

Os MEs são especialistas em ressuscitação. De maneira geral, a ressuscitação engloba o diagnóstico e a estabilização de pacientes gravemente enfermos nos primeiros 30 minutos de permanência nos SEs. Depois desse período de tempo, o sistema dos SEs baseia-se na movimentação rápida dos pacientes para uma unidade de cuidados intensivos localizada no andar superior. Todavia, a superlotação em quase todos os hospitais criou uma situação em que pode levar horas e, infelizmente, em alguns casos, vários dias, para o paciente conseguir um leito em uma UTI. A maioria dos serviços de emergência não está equipada ou não possui recursos humanos para oferecer cuidados além do período de ressuscitação inicial e, mesmo assim, os pacientes permanecem nos SEs, às vezes padecendo à espera dos cuidados ideais. Em algumas ocasiões, mesmo com equipes bem-estruturadas, talvez não seja interessante para os SEs atender às exigências de um manejo meticuloso e à necessidade de atenção obsessiva aos detalhes no cuidado de pacientes gravemente enfermos.[4]

Entretanto, o ideal seria que todos os pacientes recebessem os mesmos cuidados intensivos embasados em evidências, seja qual for o setor em que se encontrem dentro dos hospitais. Não faz nenhum sentido ter uma norma para UTIs e outra para as horas de permanência nos SEs. Os intensivistas dos serviços de emergência podem trazer o "Atendimento do Andar Superior para o Andar Inferior©". Ao trazer as terapias intensivas das UTIs para os leitos dos SEs, os intensivistas dos serviços de emergência poderão atenuar os efeitos negativos da superlotação hospitalar sobre pacientes gravemente enfermos.

▶ TERMINOLOGIA

Os campos de atuação em cuidados intensivos na medicina de emergência evoluíram mais rápido do que os termos necessários para descrevê-los. Segue uma lista de definições:

Cuidados intensivos em Medicina de Emergência (CIME) – subespecialidade da medicina de emergência que abrange o tratamento de pacientes gravemente enfermos nos SEs e em outras dependências de um hospital.

Médico Intensivista de Emergência (MIE) – médico que tenha concluído a residência em medicina de emergência e tenha feito curso de especialização em cuidados intensivos.

Cuidados Intensivos em Serviços de Emergência (CISE) – cuidados intensivos na medicina de emergência praticados especificamente em SEs.

Intensivista em Serviços de Emergência (ISE) – MIE que utiliza parte de seu tempo clínico na prática de cuidados intensivos em SEs.

Unidade de Cuidados Intensivos do Serviço de Emergência (UTI-SE) – unidade de tratamento de pacientes dentro de um SE com a mesma equipe, ou com uma equipe semelhante, com condições de monitorar e de avaliar a capacidade das terapias como nas UTIs.

▶ CENÁRIOS CLÍNICOS

Embora a presença de um ISE possa ser benéfica para qualquer paciente enfermo, alguns cenários clínicos específicos são exclusivos de seu conjunto de habilidades.

MANEJO DAS VIAS AÉREAS

Ainda que as técnicas avançadas para tratamento da via aérea sejam condições imprescindíveis para qualquer SE, os ISEs oferecem opções adicionais. Apenas uma pequena parte dos programas de medicina de emergência tem experiência em intubações feitas com auxílio de broncoscópios de fibra óptica, porém a maior parte dos ISEs é especializada nesse tipo de procedimento. Além disso, muitos ISEs têm experiência em traqueostomias abertas e percutâneas. Nos SEs, essa experiência permite fazer cirurgia de emergência na via aérea e o manejo de emergência em pacientes com traqueostomias existentes. Em alguns hospitais, os ISEs são os profissionais ideais para realização de traqueostomias eletivas à beira do leito.

INSUFICIÊNCIA RESPIRATÓRIA

Uma grande parte do treinamento dos cursos de especialização em cuidados intensivos é dedicada à aquisição de experiência no manejo de insuficiência respiratória aguda e crônica. O treinamento oferece aos ISEs conhecimentos sobre modos avançados de ventilação, salvamento de pacientes portadores da síndrome do desconforto respiratório agudo (SDRA) e exposição excessiva à ventilação não invasiva. Enquanto a ME oferece poucas oportunidades de treinamento em extubação, os ISEs são capazes de extubar com facilidade pacientes que tenham solucionado a condição que deu origem à intubação.[5]

CHOQUE E SEPSE

O estudo Terapia Direcionada para Metas Imediatas (TDMI), conduzido por River e colegas, talvez tenha sido a porta de entrada dos cuidados intensivos nos SEs.[6] Além de esclarecer um grande número de terapias para tratar pacientes sépticos logo no início do curso hospitalar, esse estudo demonstrou que é possível administrar cuidados intensivos nos SEs e salvar muitas vidas. Os ISEs possuem conhecimentos mais amplos sobre escolha de antibióticos, controle das fontes e monitoramento avançado do que a maioria dos outros médicos emergencistas. O conhecimento extensivo do monitoramento da hemodinâmica de agentes vasopressores e das ramificações de alterações na liberação de oxigênio e na microcirculação dá aos ISEs uma perspectiva única sobre como as ações imediatas nos SEs poderão afetar os resultados de longo prazo.

CUIDADOS PÓS-PARADA CARDÍACA E HIPOTERMIA TERAPÊUTICA

O tratamento intensivo da síndrome pós-parada cardíaca, em especial com ênfase na manutenção imediata e consistente da hipotermia induzida, é extremamente importante para a obtenção de resultados satisfatórios em pacientes depois de paradas cardíacas.[7] Esse nível de atendimento está além dos recursos de muitos SEs convencionais por períodos mais longos do que a primeira hora de cuidados. Os ISEs poderiam liderar programas pós-parada cardíaca dos hospitais ou atuar como médicos primários no manejo efetivo desses pacientes.

TRAUMATISMOS

Os ISEs com treinamento em cuidados intensivos em algum programa de especialização em cirurgias/traumatismos estão capacitados exclusivamente para organizar programas de ressuscitação de traumatismos. O domínio de todos os aspectos do manejo imediato de pacientes com trauma grave, tais como transfusão de componentes sanguíneos, tratamento conservador *versus* tratamento operatório, fator tempo nas intervenções angiográficas, via aérea cirúrgica e a tríade hemorrágica letal (acidose, hipotermia e coagulopatia), faz parte das competências dos ISEs treinados em traumas.

▶ PROCEDIMENTOS

Os ISEs são profissionais ideiais para os SEs pela natureza intervencionista de seu tratamento e pela expereiência no manejo das complicações. Embora a colocação emergencial de cateteres venosos centrais seja uma rotina nos treinamentos durante as residências, somente depois da especialização em cuidados intensivos é que os ISEs têm capacidade maior para avaliar técnicas estéreis e o valor do controle das infecções. Durante o treinamento em cuidados intensivos, os ISEs adquirem conhecimentos sobre as consequências a longo prazo e sobre a morbidade das complicações infecciosas.

▶ CUIDADOS PALIATIVOS

Os ISEs são treinados para ser agressivos no exercício da profissão. Entretanto, os cuidados intensivos poderão ser direcionados para condutas curativas ou paliativas. Além do treinamento que recebem, os ISEs adquirem experiência nas complexidades das diretrizes avançadas e nas discussões familiares sobre a adoção de medidas paliativas ou a interrupção do tratamento. Todas as terapias avançadas e as modalidades de monitoramento que os ISEs trazem para os SEs devem ser comparadas com abordagens zelosas de medidas paliativas e de cuidados na fase terminal da vida. O treinamento no tratamento de longo prazo de pacientes gravemente enfermos permitem que os ISEs tenham melhor discernimento nos resultados da ressuscitação de pacientes terminais. Embora não tenha o status de tratamento de alta complexidade, esse papel é uma das razões determinantes para trazer os cuidados intensivos para os SEs.

▶ AMBIENTE DA PRÁTICA

O nível de eficiência aumenta se os cuidados intensivos forem executados em áreas localizadas nos SEs. Isso possibilita disponibilizar leitos com monitoramento hemodinâmico amplo, equipes de enfermagem com treinamento adicional e equipamentos necessários para diagnósticos e tratamentos avançados. Ainda que as instalações ideais sejam as de uma UTI-SE, as áreas de ressuscitação de muitos SEs funcionam satisfatoriamente como espaços para aplicação de cuidados intensivos nos SEs.

▶ APRENDIZADO

Embora alguns SEs tenham condição de manter vários intensivistas, muitos departamentos acadêmicos têm apenas um ISE. Da mesma forma que um toxicologista pode elevar o nível dos cuidados relacionados à toxicologia para todo um programa acadêmico, a presença de ISEs facilita o desenvolvimento de programas de cuidados intensivos nos SEs. Pelo menos nos estágios iniciais da implantação de cuidados intensivos nos SEs, o ISE pode ser o único profissional médico com experiência em alguns tratamentos avançados e determinadas modalidades diagnósticas.

Nas UTIs, as enfermeiras de beira de leito têm condições de manusear todos os equipamentos manuais, como a regulagem da transdução de pressão para permitir o monitoramento da pressão do acesso arterial. Os ISEs é que fazem esse tipo de regulagem nos SEs na fase inicial dos programas de cuidados intensivos em SEs. Ao final, a equipe de enfermagem poderá adquirir essa prática avançada ou, em alguns SEs, as enfermeiras são integradas nas respectivas equipes de cuidados intensivos.

Evidentemente, as faculdades de medicina que tiverem ISEs nos programas de residência irão graduar os residentes com melhores conhecimentos e condições para avaliar o papel dos cuidados intensivos nos SEs. Em meu próprio programa, a série de palestras dedicadas aos cuidados intensivos nos SEs e a série de palestras sobre traumatismos são ministradas por um ISE.

▶ FUNÇÕES ADMINISTRATIVAS

Os ISEs estão qualificados para melhorar a qualidade no índice de mortalidade dos departamentos de emergência e de quaisquer discrepâncias nos cuidados de pacientes gravemente enfermos. Em nível hospitalar, os ISEs podem atuar como verdadeiros líderes em iniciativas como tratamento de sepse, hipotermia induzida, sedação profunda e manejo avançado da via aérea.

▶ RESUMO

Para concluir, os ISEs são profissionais valiosos para os programas de medicina de emergência. O treinamento é o caminho gratificante para a carreira de intensivista e elimina quaisquer incertezas sobre a certificação em cuidados intensivos na medicina de emergência.

REFERÊNCIAS

1. Osborn TM, Scalea TM. A call for critical care training of emergency physicians. *Ann Emerg Med.* 2002;39(5): 562–563.
2. Huang DT, Osborn TM, Gunnerson KJ, et al. Critical care medicine training and certification for emergency physicians. *Ann Emerg Med.* 2005;46(3):217–223.
3. Mayglothling JA, Gunnerson KJ, Huang DT. Current practice, demographics, and trends of critical care trained emergency physicians in the United States. *Acad Emerg Med.* 2010;17(3):325–329.
4. Gupta R, Butler RH. Fellowship training in critical care may not be helpful for emergency physicians. *Ann Emerg Med.* 2004;43(3):420–421.
5. Weingart SD, Menaker J, Truong H, Bochicchio K, Scalea TM. Trauma patients can be safely extubated in the emergency department. *J Emerg Med.* 2011;40(2): 235–239.
6. Rivers E, Nguyen B, Havstad S, et al. Early goal-directed therapy in the treatment of severe sepsis and septic shock. *N Engl J Med.* 2001;345(19):1368–1377.
7. Neumar RW, Nolan JP, Adrie C, et al. Post-cardiac arrest syndrome: epidemiology, pathophysiology, treatment, and prognostication. A consensus statement from the International Liaison Committee on Resuscitation (American Heart Association, Australian and New Zealand Council on Resuscitation, European Resuscitation Council, Heart and Stroke Foundation of Canada, InterAmerican Heart Foundation, Resuscitation Council of Asia, and the Resuscitation Council of Southern Africa); the American Heart Association Emergency Cardiovascular Care Committee; the Council on Cardiovascular Surgery and Anesthesia; the Council on Cardiopulmonary, Perioperative, and Critical Care; the Council on Clinical Cardiology; and the Stroke Council. *Circulation.* 2008;118(23):2452–2483.

SEÇÃO II

Via aérea e suporte ventilatório

CAPÍTULO 2
Abordagem de via aérea difícil

Timothy B. Jang e Jason C. Wagner

- ▶ Breve histórico 31
- ▶ Como prever via aérea difícil 31
- ▶ Preparação para o manejo de via aérea 34
- ▶ Manobras para intubação orotraqueal 35
- ▶ Laringoscópio com câmera 35
- ▶ Estilete luminoso 36
- ▶ Introdutor para intubação 36
- ▶ Estilete com fibra óptica 37
- ▶ Broncoscópio flexível 38
- ▶ Intubação retrógrada com fio-guia 38
- ▶ Ultrassonografia 39
- ▶ Falhas na intubação traqueal 39
- ▶ Via aérea com máscara laríngea (VML) 39
- ▶ Combitubo ou sistema King para via aérea 40
- ▶ Cricotomia com agulha 40
- ▶ Resumo 40

▶ BREVE HISTÓRICO

Via aérea difícil ocorre nos pacientes em que a aplicação de ventilação convencional com máscara facial é problemática ou a intubação traqueal é muito difícil, cujo sucesso depende de habilidades avançadas nessa área. Fatores relacionados aos pacientes, tais como micrognatia, pescoço curto, língua larga, anormalidades craniofaciais, gravidez e obesidade, são condições crônicas associadas a via aérea difícil, embora não definam essa condição de forma inerente. Outras condições, como angiedema, epiglotite, angina de Ludwig, abscesso retrofaríngeo, traumatismo na traqueia, hematoma cervical traumático ou em expansão e traumatismo cervical, são exemplos de fatores agudos que, assim como os fatores específicos do paciente, podem provocar a presença de via aérea difícil. Pacientes com qualquer uma dessas condições que desenvolverem dispneia ou angústia respiratória exigem ação imediata para evitar a incidência de descompensações com risco de vida ou de sequela permanente. Além disso, em qualquer momento, podem ocorrer as seguintes situações: pacientes com lesão penetrante no pescoço podem apresentar-se em um serviço de emergência, ou pacientes com longo tempo de permanência em UTIs, com edema difuso nos tecidos moles e com barbas compridas, podem descompensar inesperadamente e necessitar de intubação. Portanto, em uma grande variedade de situações, os médicos devem estar preparados para a abordagem de via aérea difícil.

Enquanto a ventilação difícil com bolsa-máscara ou a intubação difícil ocorrem em aproximadamente 5% dos pacientes,[1-3] a incidência concomitante dessas duas condições ocorre em um número bem menor de pacientes.[4] Desses pacientes, menos de 1% necessita de via aérea cirúrgica para manejo de emergência,[5] o que talvez se deva às habilidades dos médicos emergencistas e dos intensivistas, com auxílio adicional do desenvolvimento de uma multiplicidade de ferramentas para o manejo de via aérea difícil.

▶ COMO PREVER VIA AÉREA DIFÍCIL

Nas situações em que os pacientes se apresentarem em estado crítico, a história clínica detalhada é desnecessária. Entretanto, vários fatores da história são presságios de via aérea difícil e, se possível, devem ser determinados com a máxima rapidez:

1. História de radiação ou de cirurgia na boca, no pescoço ou na coluna cervical.
2. História de tumor oral ou cervical, celulite ou abscesso.
3. História de artrite cervical ou mandibular, ou de outra imobilidade articular.

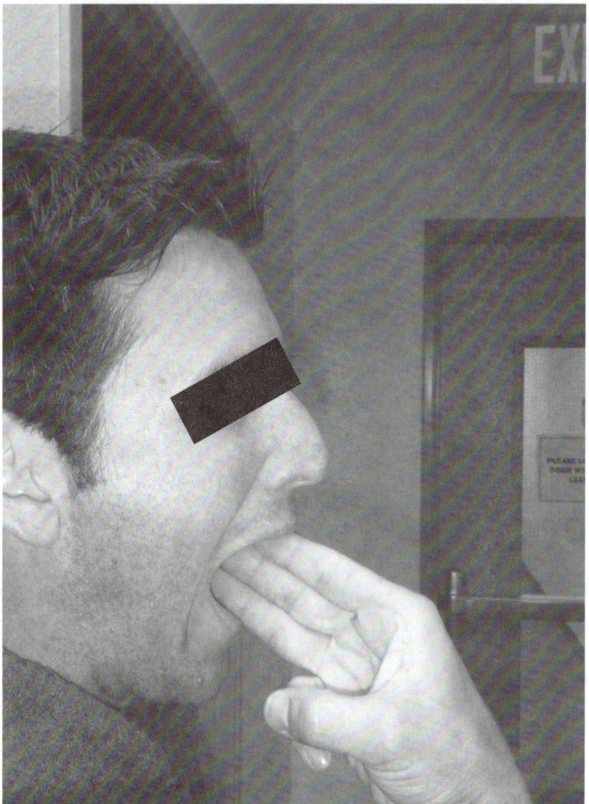

Figura 2-1 Distância entre os incisivos ou, para pacientes edêntulos, "distância entre as gengivas".

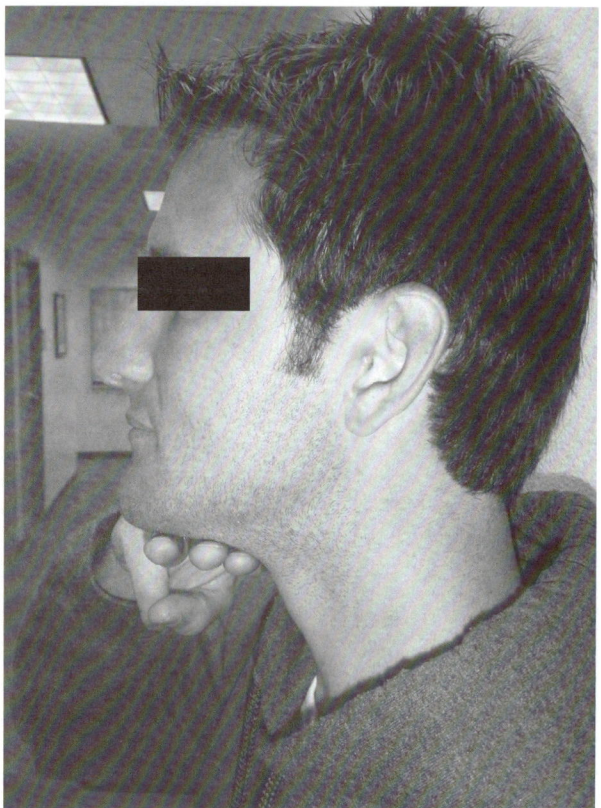

Figura 2-2 Distância hiomental.

4. Apresentação por causa de traumatismo oral, facial, cervical, no pescoço ou na coluna cervical.
5. Uso de anticoagulantes ou presença de coagulopatia.

Da mesma forma, é imprescindível fazer exames físicos com foco na cabeça e no pescoço. O método mnemônico LEMON (do inglês L, *look externally*; E, *evaluate 3-3-2*; M, Mallampati; O, *obesity/obstruction* e N, *neck mobility*) ajuda a orientar o exame físico para verificar se a via aérea do paciente é difícil:[6]

1. **I**nspeção externa e avaliação de fatores associados a via aérea difícil: obesidade, micrognatia, língua larga, incisivos superiores longos, sobremordida proeminente com incisivos maxilares salientes ou submordida com incisivos mandibulares grandes, pescoço curto, dentição fraca, que poderá se deslocar na via aérea, ou evidências de traumatismo.
2. **A**valiação com a regra 3-3-2. A regra 3-3-2 estabelece que, com a boca aberta, o paciente seja capaz de: inserir três dedos entre os dentes (distância entre os incisivos ou, para pacientes edêntulos, "distância entre as gengivas"; Fig. 2-1); colocar três dedos entre a parte frontal do queixo e o osso hioide ("distância hiomental"; Fig. 2-2); e colocar dois dedos entre o osso hioide e a cartilagem tireoidea ("distância tíreo-hióidea"; Fig. 2-3). Os pacientes que atenderem às condições da regra (i.e., que atenderem aos três critérios) provavelmente sejam intubados com sucesso, sem nenhuma complicação, ou seja, provavelmente não tenham via aérea difícil.
3. **C**lassificação de Mallampati: o paciente deve permanecer na posição sentada, com a boca bem-aberta, a língua projetada para frente e o pescoço em extensão, para que o médico possa inspecionar a boca e visualizar a língua, as tonsilas, a úvula e a parte posterior da faringe (Fig. 2-4). A via aérea de Classe I permite visualizar toda a parte posterior da orofaringe, o palato mole, a úvula, as fauces e as tonsilas, ao passo que a via aérea de Classe II permite visualizar o palato mole, alguma parte, porém nem toda, da úvula, e as fauces. A via aérea de Classe I e a de Classe II estão associadas às intubações bem-sucedidas. A via aérea de Classe III caracteriza-se apenas pela visualização do palato mole e da base da úvula e estão associadas a dificuldades moderadas durante as intubações. A via aérea de Classe IV não permite visualizar nenhuma parte da faringe posterior e estão associadas a dificuldades sérias durante as intubações (e talvez a intubação seja impossível com aplicação das técnicas tradicionais).
4. **A**valiação de obstruções: o médico deve verificar se há algum corpo estranho, tumor ou outros fatores obstrutivos na via aérea superior, tais como epiglotite ou angina de Ludwig. Os três sinais principais são dificuldade para manusear secreções, estridor (ocorre quando menos 10% do calibre normal da circunferência da via aérea estiverem livres) e voz abafada.

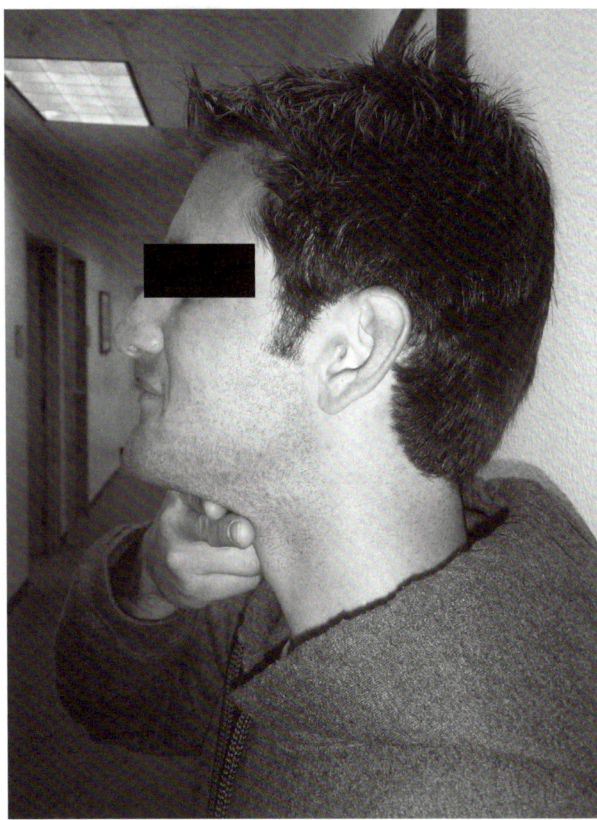

Figura 2-3 Distância tíreo-hióidea.

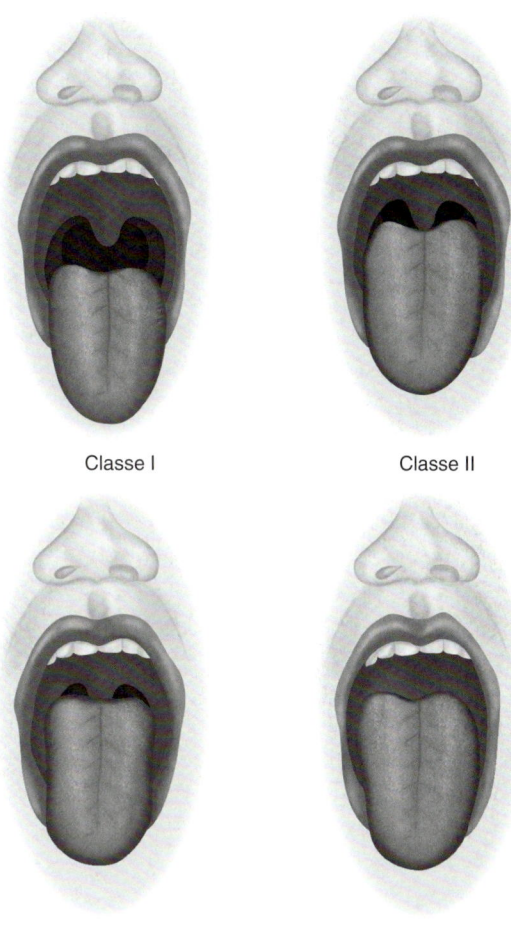

Figura 2-4 Escala de graduação de Mallampati para via aérea. Classe I: é possível visualizar os pilares fauciais, o palato mole e a úvula. Classe II: embora seja possível visualizar os pilares fauciais e o palato mole, a úvula aparece mascarada pela base da língua. Classe III: é possível visualizar apenas a base da úvula. Classe IV: não é possível visualizar nenhuma das três estruturas (Reproduzida com permissão de Tintinalli JE, Stapcyzynski JS, Cline DM, Ma OJ, Cydulka RK, Meckler GD, Eds. *Emergency Medicine: A Comprehensive Study Guide.* 7th ed. MacGraw-Hill Inc; 2011, Figure 30-8).

5. Mobilidade do pescoço: a mobilidade do pescoço afeta diretamente a capacidade de visualizar as pregas vocais durante as intubações. Os pacientes normais conseguem tocar o queixo no tórax em movimentos de flexão, mantendo uma ampla faixa de extensão. Os traumatismos ou imobilizações na coluna cervical limitam essa mobilidade e a visualização subsequente, a exemplo do que ocorre em condições como espondilite anquilosante e artrite reumatoide grave.

O método mnemônico MOANS (do inglês, M, *mask seal*; O, *obesity/obstruction*; A, *age*; N, *no teeth* e S, *Stiff*) também poderá ser usado para prever quais pacientes terão dificuldades para ser ventilados com máscara facial:[6]

1. A selagem da máscara deve ser eficiente e não pode ser obstruída por fatores como barbas compridas ou anormalidade anatômicas maxiliares e mandibulares.
2. Obesidade com mandíbulas pequenas e face média* pequena podem dificultar selagens eficientes.
3. Idade acima de 55 anos está associada a dificuldades na ventilação com máscara.
4. Pacientes edêntulos com a consequente ausência de "tônus dentário".

5. Pescoços rígidos podem dificultar o posicionamento dos pacientes para obtenção de ventilação adequada.

Talvez o histórico adicional já seja conhecido no caso de pacientes hospitalizados que estejam em UTI ou que estejam descompensando em uma enfermaria. Nos casos de pacientes que já tenham sido intubados (pacientes no período pós-operatório ou que já passaram por uma UTI), provavelmente as informações sobre a via aérea já sejam conhecidas. Nas situações em que as condições do paciente permitirem, essas informações deverão ser obtidas com a maior rapidez possível, levando-se em consideração que alguns fatores que ocorreram desde a última intubação podem ter causado impactos negativos na capacidade de

---

* N. de R.T. Face média é a porção da face que envolve o nariz, a maxila e os ossos zigomáticos.

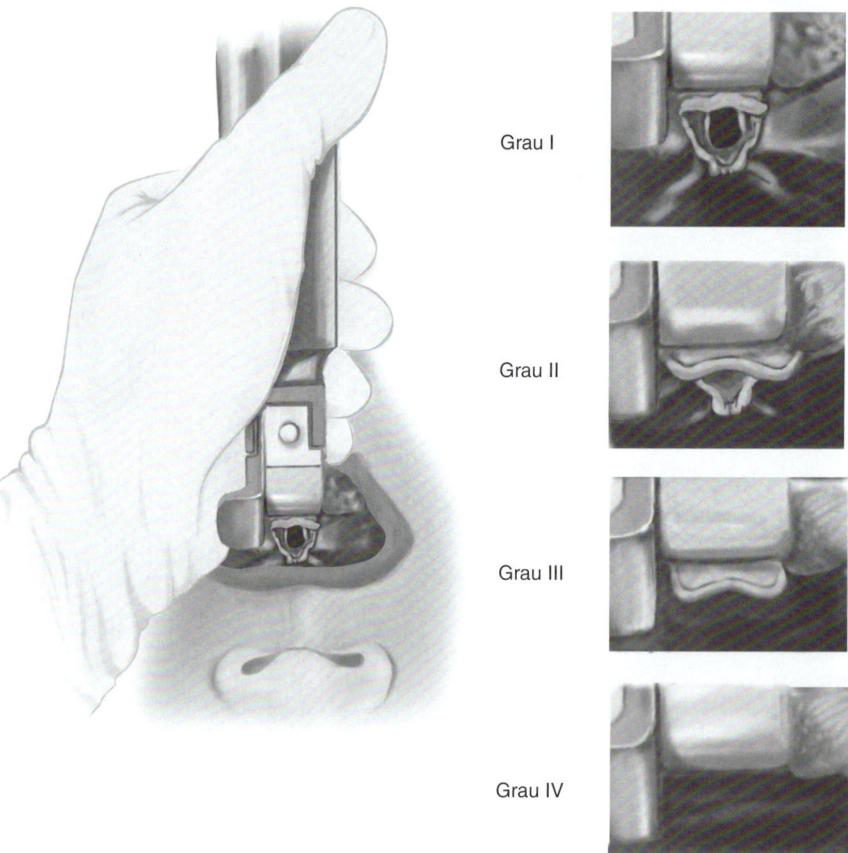

Figura 2-5 Classificação de Cormack-Lehane (Reproduzida com permissão de Kovacs G, Law JA, Eds. *Airway Management and Emergencies*. MacGraw-Hill Inc; 2007, Figure 3-11, p.29). Ver figura colorida na pg. 601 do Anexo 1.

intubar (na fase pré-intubação com edemas residuais, lesões ou sangramentos, equilíbrio significativo de fluidos positivos provocando edemas difusos, reversão de traqueostomia recente, etc). Para pacientes intubados em salas de cirurgia, as observações anestesiológicas podem ser muito valiosas. Deve-se observar o número de tentativas, o dispositivo utilizado e a visão obtida (em geral descrita de acordo com a classificação de Cormack-Lehane [Fig. 2-5]).

Variáveis como a classificação de Mallampati podem ter correlação positiva com descritores como a visão C-L (a classificação de Mallampati tem correlação positiva com o grau C-L de 0,8-0,9),[7] porém são apenas de preditores. Levando-se em consideração que descritores como o grau C-L descrevem diretamente a visão laringoscópica, talvez seja prudente usar essas informações sempre que estiverem à disposição. Evidentemente, os graus C-L não se encontram disponíveis para pacientes no serviço de emergência ou para pacientes hospitalizados (como os pacientes não cirúrgicos). Além disso, o grau C-L não informa sobre a facilidade ou a dificuldade para ventilar pacientes com bolsa-válvula-máscara.

▶ PREPARAÇÃO PARA O MANEJO DE VIA AÉREA

O processo de preparação deve iniciar imediatamente após a confirmação de que é necessário fazer o manejo de emergência na via aérea de um paciente. Nas situações aplicáveis, os eventos subsequentes deverão ser explicados ao paciente, para sua maior tranquilidade, considerando que a ansiedade poderá complicar o manejo. O posicionamento do paciente é muito importante para o alinhamento dos três eixos principais: laríngeo, faríngeo e oral (Fig. 2-6). Durante o posicionamento do paciente, os equipamentos deverão ser inspecionados como segue:

1. Máscara facial com dimensões adequadas.
2. Bolsa respiratória conectada ao oxigênio.
3. Instalação e disponibilização do sistema de sucção.
4. Lâmpada do laringoscópio funcionando adequadamente e cabo reserva à disposição.
5. Lâminas laringoscópicas de vários tipos e dimensões à disposição.
6. Vários tubos endotraqueais (TETs) à disposição.
7. TETs carregados com estiletes.
8. Seringa de 10 cm.^{3}
9. Dispositivos confirmatórios (detector de CO_2 expirado, detector esofágico).

É imprescindível o médico manter-se em comunicação com a equipe para obter informações sobre medicações e outras prescrições.

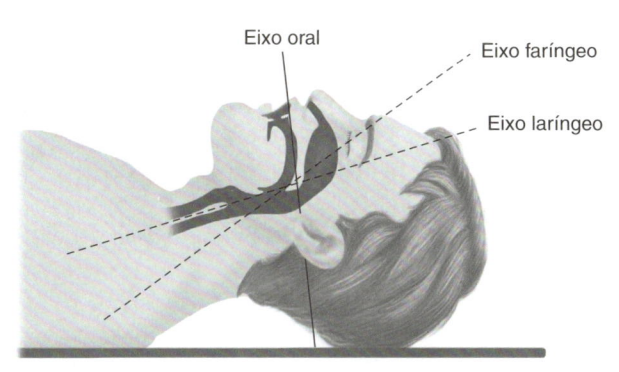

Figura 2-6 Posição correta do paciente para intubação endotraqueal mostrando os eixos oral, faríngeo e laríngeo (Reproduzida com permissão de Tintinalli JE, Stapcyzynski JS, Cline DM, Ma OJ, Cydulka RK, Meckler GD, Eds. *Emergency Medicine: A Comprehensive Study Guide.* 7th ed. MacGraw-Hill Inc; 2011, Figure 30-2A). Ver figura colorida na pg. 601 do Anexo 1.

▶ MANOBRAS PARA INTUBAÇÃO OROTRAQUEAL

A maioria dos pacientes poderá receber intubação orotraqueal com laringoscopia direta (LD) tradicional, mesmo nos casos de via aérea difícil preocupante. Quando as tentativas iniciais de LD não forem bem-sucedidas, recomenda-se tentar o uso de outras manobras, tais como:

1. Reposicionamento do paciente para alinhar corretamente os eixos da via aérea.
2. Aplicação da manobra B-U-R-P (do inglês, B, *backward*; U, *upward*; R, *rightward*; e P, *pressure*) para manipular a cartilagem da tireoide com a mão direita, exercendo uma leve pressão para trás, para cima e para a direita. Se essa técnica permitir a visualização das pregas vocais, um assistente poderá manter a cartilagem tireóidea naquela posição, enquanto o operador faz a intubação. A manobra BURP está associada à melhora na visualização da glote e ao sucesso da intubação subsequente.[8]
3. Utilização de uma lâmina laringoscópica diferente. Isso implica a alteração das dimensões da lâmina que estiver em uso ou a mudança do tipo de lâmina, por exemplo, de uma lâmina de Macintosh para uma lâmina de Miller. Embora, aparentemente, a lâmina de Macintosh seja preferida pela maior parte dos médicos, seu uso pode ser difícil em pacientes com epiglote grande ou "flexível". Nessa hipótese, a lâmina de Miller poderá melhorar a visualização das pregas vocais.
4. Os hábitos ou o tamanho do paciente poderão dificultar o avanço de tubos de grande porte. Se as pregas vocais forem visualizadas, mas não for possível passar o tubo endotraqueal, o uso de um TET menor resultará no sucesso da intubação.

Durante as tentativas de execução dessas manobras, as preparações deverão contemplar simultaneamente uma ou mais modalidades alternativas de controle da via aérea.

A aplicação desses métodos pode se tornar muito difícil em situações de estresse diante de pacientes descompesados. Além disso, levando-se em consideração que, em geral, exigem o uso de equipamentos complementares de custo elevado, essas modalidades não fazem parte da prática rotineira, resultando na possível deterioração das habilidades em executá-las. Entretanto, a preservação dessas habilidades é extremamente importante, seja pelo uso regular em pacientes sem suspeita de via aérea difícil ou outros meios. A situação ideal é que os médicos dominem duas ou três ferramentas de "salvamento" para uso em instalações de atendimento de emergências.

▶ LARINGOSCÓPIO COM CÂMERA

O laringoscópio com câmera é uma das ferramentas mais fáceis de serem utilizadas em via aérea difícil (Fig. 2-7). Comprovadamente, o uso desse equipamento melhora a visualização glótica e, assim, garante o sucesso das tentativas de intubação.[9] Para usar o laringoscópio com câmera, o paciente deve ser posicionado, sua boca aberta e, em seguida, o médico deve colocar o equipamento na linha média na parte posterior da faringe. Com o laringoscópio com câmera, não é necessário deslocar a língua manualmente, como ocorre no uso de laringoscópios tradicionais. A seguir, em vez de olhar dentro da faringe, o médico olha para o monitor da câmera, à medida que avança o laringoscópio, para identificar a epiglote e as pregas vocais. Durante a visualização da glote, coloca-se o TET na faringe, com visualização direta e, a seguir, o tubo deve progredir na traqueia, através das pregas vocais, com visualização na tela do vídeo.

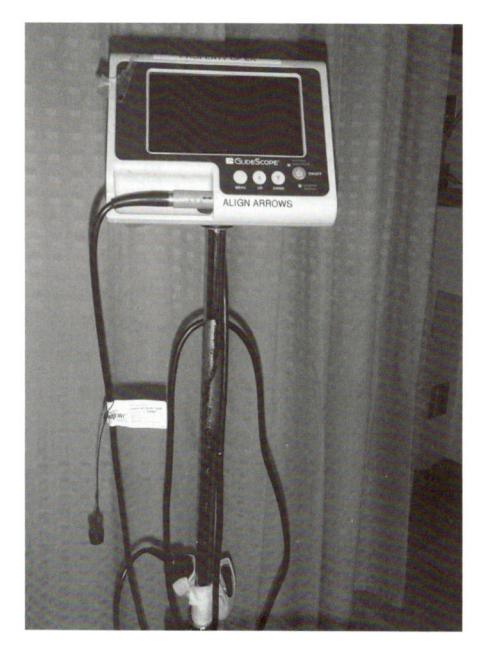

Figura 2-7 Laringoscópio com câmera.

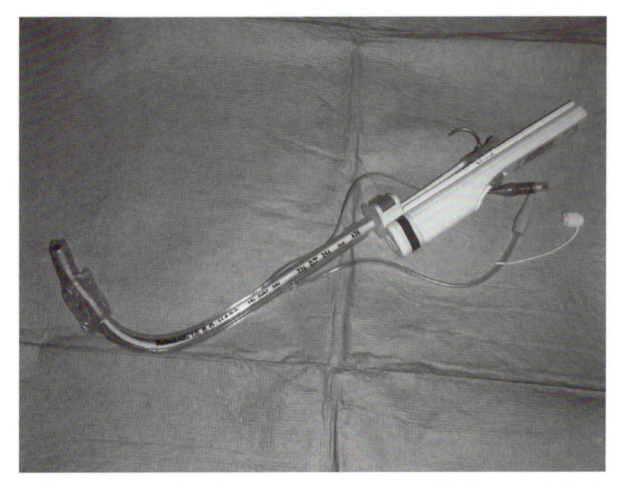

Figura 2-8 Estilete luminoso (p. ex., Trachlight, Surch-lite). *Ver figura colorida na pg. 601 do Anexo 1.*

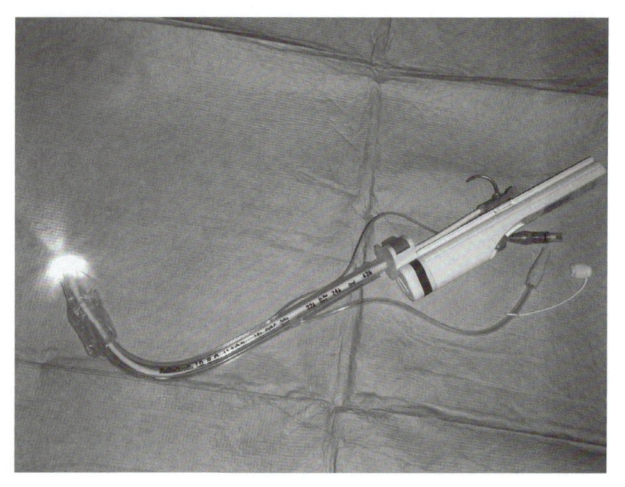

Figura 2-9 Estilete luminoso semirrígido com uma lâmpada na extremidade. *Ver figura colorida na pg. 601 do Anexo 1.*

Embora o uso do laringoscópio com câmera exija visualização da faringe e da glote na tela de um monitor, passando para visualização direta, para possibilitar a colocação do TET na faringe, e retornando para a tela do monitor para colocar o TET na glote, o aprendizado dessa abordagem é fácil porque a técnica manual assemelha-se à intubação orotraqueal com laringoscopia tradicional e visualização direta. Além disso, essa técnica foi associada à melhor visualização da glote[10] e, aparentemente, é a ferramenta de via aérea difícil cujo aprendizado é mais fácil. É também a preferida de muitos médicos para intubações de pacientes com imobilização na coluna cervical, tendo em vista que os colares poderão permanecer no lugar, resultando em uma menor movimentação da coluna durante a execução do procedimento. A maior desvantagem, a exemplo do que foi mencionado acima, é que se o uso não for regular, apesar da boa visualização glótica, é difícil passar o tubo endotraqueal. Esses dispositivos têm também um grande número de adeptos nos programas de treinamento, para fins de aprendizado porque permitem a supervisão para aprimorar o monitoramento de *trainees*.

▶ ESTILETE LUMINOSO

O estilete luminoso (p. ex. Trachlight, Surch-lite; Fig. 2-8) é mais uma opção para intubação de pacientes com via aérea difícil, principalmente nos casos em que a visualização direta for dificultada por trismo ou por obscurecimento causado por secreções excessivas ou sangramentos. Esse método envolve intubação sem visualização direta da epiglote ou das pregas vocais, o que é desconcertante para alguns médicos. Entretanto, as chances de sucesso poderão ser maiores do que com as intubações tradicionais com laringoscopia direta. Além disso, os estiletes luminosos podem ser utilizados em tentativas malsucedidas de salvamento.[11,12]

Os estiletes luminosos são dispositivos semirrígidos com uma lâmpada na extremidade (Fig. 2-9). Com o paciente na posição para intubação e o TET pré-carregado no estilete, da mesma forma como nos TETs tradicionais, o médico liga o estilete luminoso colocando-o na parte posterior da laringe. Em seguida, o médico avança lentamente o estilete enquanto observa a parte externa da porção anterior do pescoço em busca de evidências de alguma luz "brilhando" através da pele. Cabe ressaltar que o avanço do estilete ocorre sem visualização direta da faringe ou das estruturas glóticas. Quando o estilete estiver na traqueia, a luz ilumina distintamente através da pele devido às finas membranas traqueais que permitem a transmissão da luz. A visualização dessa luminosidade na linha média anterior do pescoço permite avançar o tubo endotraqueal e confirmar a posição correta usando a técnica-padrão. Se o estilete for colocado no esôfago, talvez a luminosidade não seja visualizada ou talvez seja percebida como um "brilho" e não como um ponto distinto de luz. Nessa hipótese, reposiciona-se o estilete até ser possível visualizar um ponto distinto de luz brilhando na linha média anterior do pescoço.

Embora venham sendo utilizados como técnica de salvamento da via aérea, os estiletes luminosos precisam de transiluminação da traqueia e da parte anterior do pescoço, que poderá ser prejudicada por níveis elevados da iluminação ambiente. Portanto, é importante considerar a redução da luminosidade durante a execução dessa técnica. Além disso, os médicos devem praticar o uso de estiletes luminosos em ambientes controlados antes de aplicações emergenciais, tendo em vista que estão associados a uma curva de aprendizado considerável, em comparação com a laringoscopia direta.[13]

▶ INTRODUTOR PARA INTUBAÇÃO

Os introdutores para intubação (p. ex., Introdutor de Eschmann, SunMed Flex Guide e Frova; Fig. 2-10) são estiletes semirrígidos longos (normalmente > 60 cm), com ponta dobrada e macia desenhada para utilização em via aérea anterior ou nas situações em que não for possível visualizar diretamente as estruturas glóticas (p. ex., sangramentos

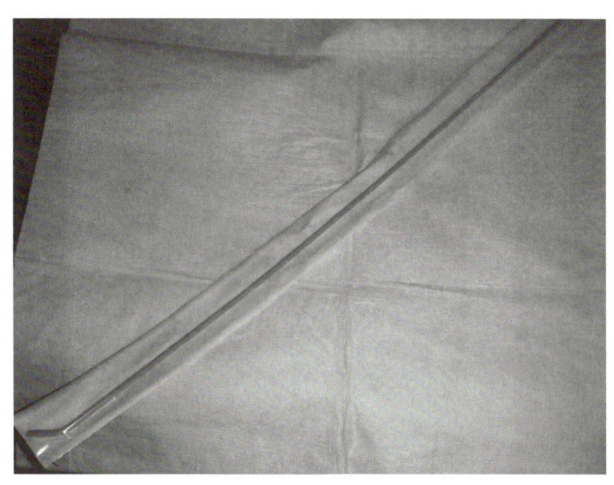

Figura 2-10 Introdutores para intubação (p. ex. Introdutor de Eschmann, SunMed Flex Guide e Frova). *Ver figura colorida na pg. 602 do Anexo 1.*

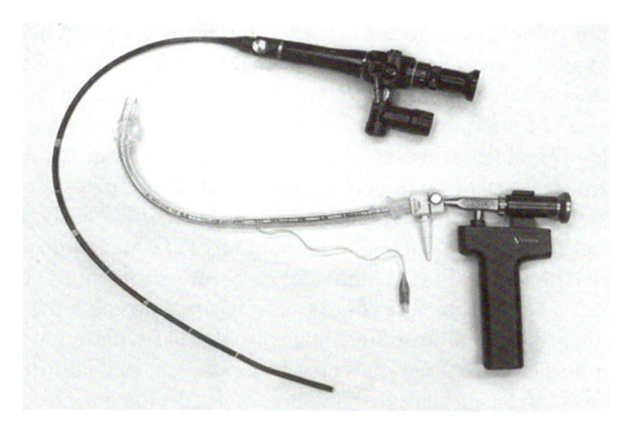

Figura 2-11 Laringoscópio com fibra óptica e endoscópio Shikani (Clarus Medical LL, Minneapolis, MN).

graves provocados por traumatismos). No passado, esses introdutores eram conhecidos pelo termo "vela" porque os primeiros dispositivos introdutores eram dilatadores com vela. O introdutor Frova é um dispositivo especial para intubações com uma ponta fenestrada que permite a oxigenação quando for utilizado com bolsa-válvula-adaptador.

Depois que o paciente estiver posicionado para intubação, coloca-se o introdutor às cegas na parte posterior da faringe, avançando-o lentamente na direção da traqueia, mantendo a ponta dobrada em uma linha média, na posição mais anterior. O introdutor deverá ser avançado às cegas até o médico experimentar duas sensações táteis, confirmando a inserção na traqueia. A primeira sensação, que se assemelha a "vibrações" ou "cliques", é nas membranas traqueais. A segunda sensação é de resistência a avanços adicionais, correspondendo à aproximação de via aérea menor (em oposição ao esôfago, que permite avanço contínuo, sem resistência, até o estômago). Depois da confirmação da colocação traqueal, o médico avança o TET sobre a vela usando a técnica de Seldinger, recua a vela e confirma a inserção do tubo usando a técnica-padrão.

Uma das técnicas para uso de dispositivos rotineiros de salvamento é manter sempre um introdutor à disposição, na embalagem esterilizada, para aplicação imediata (se não for utilizado, não há custo). Nas situações em que a laringoscopia direta (LD) permitir visualizar apenas as membranas aritenoides no sentido anterior, ou se houver dificuldade para passar o TET na via aérea anterior, o operador poderá permanecer no lugar e simplesmente requisitar a vela aberta. Em seguida, utilizando LD, o operador poderá colocar a vela, remover o laringoscópio e passar o TET usando a técnica de Seldinger, conforme mencionado anteriormente.

As vantagens do introdutor para intubações incluem o uso de via aérea anterior, no caso de pacientes com potencial de visualização direta obscurecida com ou sem laringoscópio, e facilidade de uso por médicos principiantes.[14] Por outro lado, pode ser difícil usar o introdutor em casos de traumatismo na traqueia e, também, pode ser relativamente contraindicado em casos de angiedemas em que o desencadeamento da cascata de bradicinina/complemento possa resultar em edemas aumentados.

▶ **ESTILETE COM FIBRA ÓPTICA**

Os estiletes com fibra óptica (EFOs, p. ex., *Shikani Optical Stylet, Bonfils Retromolar Intubation Fiberscope, Levitan EPS Scope;* Fig. 2-11) são estiletes metálicos que possuem um dispositivo de fibra óptica na extremidade distal e foram desenhados para movimentar a visão do médico desde a boca e a parte posterior da faringe até a extremidade do EFO nas proximidades da glote. Esses estiletes podem ser rígidos ou semirrígidos, com portas auxiliares para, por exemplo, insuflar oxigênio durante as intubações.

Da mesma forma que os estiletes luminosos e os introdutores para intubação, os estiletes com fibra óptica podem ser colocados às cegas na parte posterior da faringe. Em seguida, o médico avança o EFO na direção da traqueia enquanto visualiza a anatomia faríngea através de uma lente que se localiza na extremidade proximal do estilete. Após a visualização das pregas vocais, o médico avança o estilete dentro da traqueia e, a seguir, avança o TET sobre o estilete e confirma a inserção correta usando a técnica-padrão.

Como alternativa, os eixos oral, faríngeo e laríngeo poderão ser alinhados com um laringoscópio semelhante ao laringoscópio utilizado na laringoscopia direta tradicional. Na sequência, pode-se colocar e avançar o EFO usando o laringoscópio para separar os tecidos, com visualização através da lente que se localiza na extremidade proximal do estilete.

Uma das técnicas envolve a combinação de LD e fibras óticas. Essa técnica pode ser usada na prática rotineira ou limitar-se aos casos de suspeita de via aérea difícil. O EFO deve ser carregado com o TET nas tentativas de intubação por meio de laringoscopia direta. Se for possível visualizar as pregas vocais, a intubação poderá ser feita pelos meios tradicionais, usando o EFO como um estilete tradicional para colocar o TET com LD. Porém, nos casos em que a via aérea se tornar difícil e não for possível visualizar as pregas vocais, o operador poderá mudar a visualização por meio do LD e olhar através da lente de fibra óptica do estilete. A seguir, a intubação poderá ser concluída com fibra óptica conforme mencionado acima (avançando o EFO através das pregas vocais e, a seguir, retirando o EFO e mantendo o TET no lugar). Essa combinação da abordagem com LD e com o suporte de fibras óticas tem várias vantagens: a manutenção da prática tradicional com LD (particularmente importante nos programas de aprendizado); a facilidade de aplicação da abordagem com fibras óticas devido ao uso de um laringoscópio para separar os tecidos e alinhar os eixos e, finalmente, no caso de via aérea difícil, o acesso ao dispositivo de salvamento é imediata (na realidade, já foi colocado). A desvantagem dessa técnica é o custo, tendo em vista que a maior parte dos pacientes poderá ser intubada com LD de rotina, embora o EFO tenha que ser esterilizado.

De maneira geral, as vantagens do EFO incluem utilização no caso de via aérea anterior, potencial de uso com ou sem laringoscópio e custo, normalmente milhares de dólares menos do que o laringoscópio com câmera. Por outro lado, o EFO tem uso limitado nos casos em que a visualização direta da glote seja obstruída por secreções ou hemorragias, além de exigir alguma experiência antes de aplicações de emergência.

▶ BRONCOSCÓPIO FLEXÍVEL

Os broncoscópios flexíveis (Fig. 2-11) são instrumentos flexíveis direcionáveis equipados com fibra óptica, que permitem visualizar a anatomia da via aérea com controle manual mais eficiente do que com o EFO. Infelizmente, o tempo necessário para instalação do instrumento e a possibilidade de o paciente morder e danificar o broncoscóspio limita o uso dos broncoscópios flexíveis em intubações orotraqueais rápidas e emergenciais. Entretanto, esse tipo de broncoscópio é excelente nas situações em que houver tempo hábil para preparar intubações nasotraqueais com o paciente meio desperto. Esse método é especialmente útil em pacientes com suspeita de epiglotite, angiedema ou grave apneia obstrutiva do sono, nos quais a intubação tradicional seria muito difícil e a via aérea cirúrgica seria um grande desafio. Os broncoscópios flexíveis são mais bem tolerados pelos pacientes e permitem que permaneçam na posição sentada. Além disso, nas extubações planejadas em UTIs ou em salas cirúrgicas, nas quais exista a possibilidade de reintubações de emergência em casos de via aérea difícil conhecida, ou de suspeita de via aérea difícil, é perfeitamente viável manter os equipamentos ligados e prontos para uso imediato.

A preparação do paciente poderá ser feita com administração intranasal de fenilefrina aerossolizada e inserção nasofaríngea de um TET 6-0 lubrificado com lindocaína gel. Em seguida, com o paciente na posição sentada ereta, o médico poderá avançar o broncoscópio flexível através

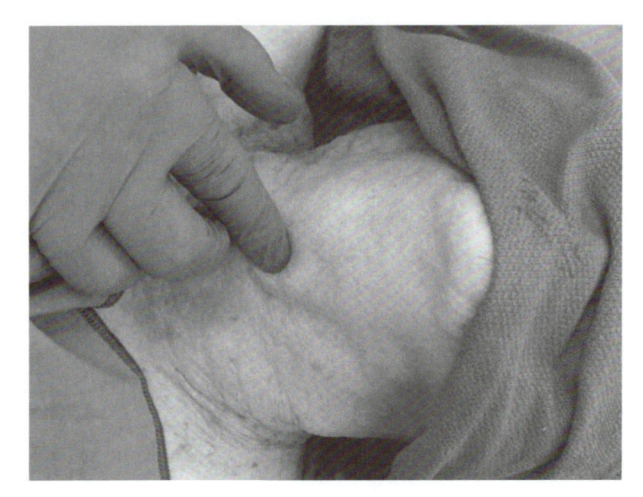

Figura 2-12 Localização da membrana cricotireóidea (Cortesia de Jennifer McBride, PhD e Michael Smith, MD, MetroHealth). *Ver figura colorida na pg. 602 do Anexo 1.*

do lúmen do tubo na parte posterior da faringe. A partir daí, durante o avanço do broncoscópio, será possível visualizar a epiglote e as pregas vocais com a lente localizada na extremidade proximal. Depois que a ponta distal do broncoscópio atravessar as cordas vocais, o TET poderá ser avançado, o broncoscópio poderá ser removido, e a inserção confirmada por meio das técnicas usuais. O TET poderá ficar preso nas aritenoides se o avanço na traqueia for muito difícil. Nessa hipótese, o médico deverá girar o broncoscópio flexível no sentido anti-horário para desobstruir o caminho e avançar o tubo.

As principais vantagens dessa técnica são as seguintes: uso com via aérea anterior, visualização melhorada e possibilidade de ser executada em pacientes na posição ereta capazes de respirar. Além disso, o próprio broncoscópio poderá ser utilizado para confirmar a colocação, visualmente e medindo o recuo para determinar a distância em relação à carina, tornando desnecessária a obtenção de radiografias pós-intubação. As principais desvantagens são custo, tempo de instalação (normalmente, de 15 a 20 min), maior habilidade do operador/médico e necessidade de visualização clara, que poderá ser obscurecida por secreções, hemorragias e massas obstrutivas.

▶ INTUBAÇÃO RETRÓGRADA COM FIO-GUIA

Nas situações em que outros métodos de intubação traqueal não forem bem-sucedidos, a intubação retrógrada com fio-guia é a tentativa mais rápida durante a preparação para inserção de via aérea cirúrgica. A parte anterior do pescoço deve ser preparada rapidamente com Betadine ou ChloraPrep, seguida pela identificação rápida da membrana cricotireóidea (Fig. 2-12). Na sequência, coloca-se uma agulha de calibre 18 na membrana cricotireóidea (Fig. 2-13). A inserção poderá ser confirmada por aspiração de ar e por reposicionamento da agulha, apontando-a

CAPÍTULO 2 ABORDAGEM DE VIA AÉREA DIFÍCIL

▶ ULTRASSONOGRAFIA

Embora nunca tenha sido objeto de estudos no ambiente de via aérea difícil e emergencial, a ultrassonografia é uma opção para ajudar a localizar a cartilagem traqueal e a membrana cricotireóidea. A ultrassonografia facilita as intubações retrógradas com fio-guia, direcionando a colocação da agulha e confirmando a inserção do tubo, Além disso, nos casos em que for possível, um segundo operador poderá utilizar a ultrassonografia para confirmar a inserção de estiletes luminosos, de introdutores de intubação ou de EFOs na traqueia, antes do avanço do TET.

▶ FALHAS NA INTUBAÇÃO TRAQUEAL

Existem várias ferramentas para utilização no processo de suprimento de oxigênio durante a preparação para colocação de via aérea cirúrgica (p. ex., cricotirotomia ou traqueostomia de emergência; ver o Capítulo 3) nas situações em que o médico não conseguir executar a intubação traqueal em pacientes que necessitarem manejo de emergência na via aérea. Entretanto, essas técnicas devem ser usadas somente como ponte até a colocação de via aérea definitiva, tendo em vista que nenhuma delas garante o manejo permanente.

▶ VIA AÉREA COM MÁSCARA LARÍNGEA (VML)

De maneira geral, a VML (Fig. 2-14) é usada por anestesiologistas em casos eletivos nos ambientes controlados das salas de operação, embora não seja a técnica ideal para aplicação em ambientes de atendimento de emergências porque não protege a via aérea contra secreções, aspiração, sangue ou lesões com efeito de massa, como hematomas em expansão. Além disso, a VML não é eficiente nas situações em que houver alguma obstrução (p. ex. epiglotite, angiedema e traumatismo traqueal). Nessas circunstâncias, recomenda-se nem mesmo tentar a aplicação dessa técnica. A VML atua criando um selo sobre a laringe com

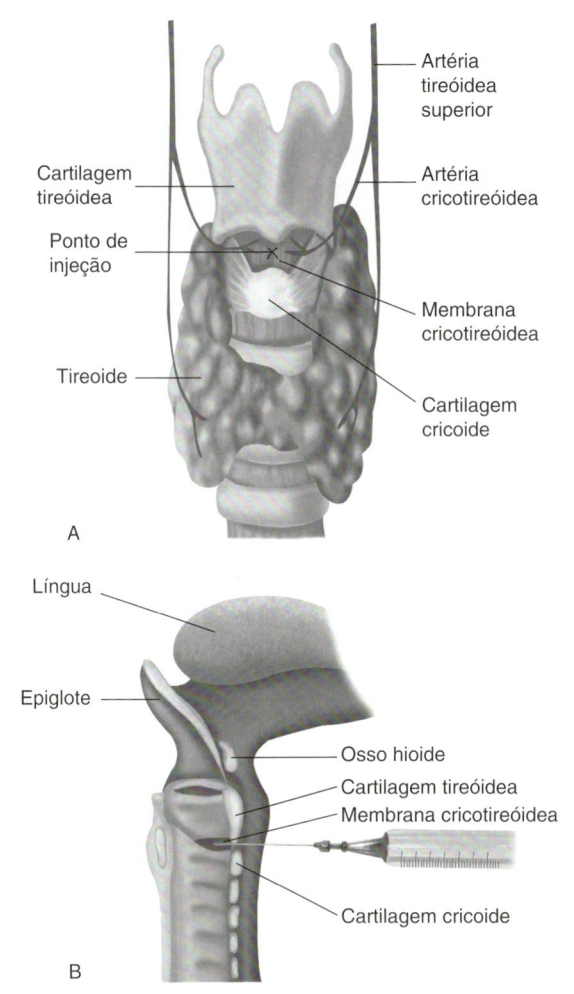

Figura 2-13 Anestesia translaríngea por meio de uma punção cricotireóidea. Visão anatômica transversal. As marcas de referência são as mesmas da ventilação translaríngea. (A) visão AP; (B) visão lateral (Reproduzida com permissão de Tintinalli JE, Kelen GD, Stapcyzynski JS, eds. *Emergency Medicine: A Comprehensive Study Guide*. 6th ed. MacGraw-Hill Inc; 2004, Figure 19-2B).

para a direção da cabeça. A seguir, depois de avançar o fio-guia na orofaringe por meio da agulha, com auxílio de um fórceps de magil ou fórceps jacaré, extrai-se a ponta distal do fio para fora da boca. Após alcançar e agarrar com firmeza a ponta distal, é possível avançar um TET para dentro da traqueia sobre o fio, usando um método semelhante à técnica de Seldinger. A confirmação da colocação é feita com aplicação de medidas usuais.

Além de ser invasiva, essa técnica com frequência necessita dois operadores – um no pescoço e outro na boca – porém, em aplicações bem-sucedidas, a morbidade é menor do que na via aérea cirúrgica. Entretanto, poderá apresentar algumas dificuldades, principalmente em pacientes com obstrução na via aérea superior ou com má visualização em decorrência da presença de sangue ou de secreções.

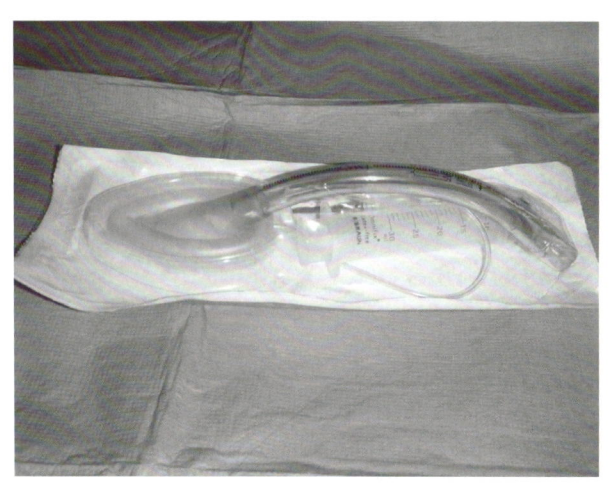

Figura 2-14 Máscara laríngea. *Ver figura colorida na pg. 602 do Anexo 1.*

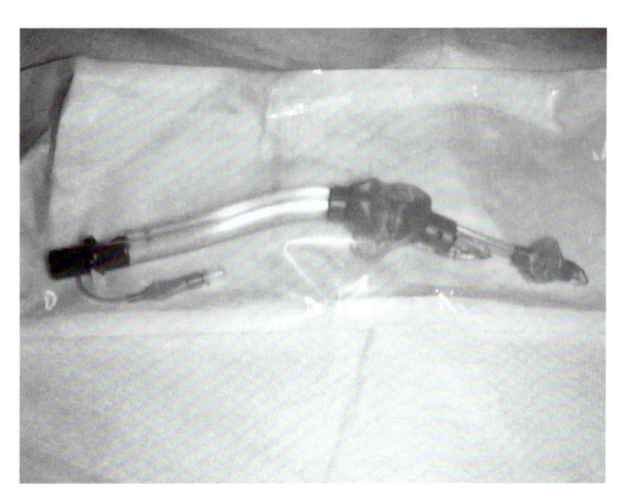

Figura 2-15 Combitubo e via aérea King. *Ver figura colorida na pg. 602 do Anexo 1.*

uma máscara macia, permitindo insuflar oxigênio nos pulmões através do sistema bolsa-válvula-máscara inserido através da boca até a laringe.

A via aérea com máscara laríngea deve ser inserida "para trás" na parte posterior da faringe e avançada enquanto estiver sendo girada para frente. A VML deve se apoiar na hipofaringe. Depois que isso for feito, a insuflagem do balonete permite fazer ventilação com bolsa-válvula-máscara. Mesmo que a oxigenação seja adequada e a ventilação possa ser feita com uma VML, o médico deve lembrar-se de que não se trata de uma via aérea definitiva, tendo em vista que a via aérea do paciente não está protegida contra secreções, aspiração, sangue ou lesões com efeito de massa, como hematomas em expansão. A VML deve ser usada apenas em caráter temporário para suprir oxigênio durante a preparação para o estabelecimento de via aérea definitiva.

A VLM para intubação (VLM-I) é um tipo específico de via aérea com máscara laríngea equipada com um cabo metálico e uma abertura na máscara que permite a passagem de um TET até a traqueia. O desenho da VLM-I possibilita que, na maioria dos pacientes, a abertura do tubo permaneça acima da glote quando a máscara se apoiar na hipofaringe. Portanto, após a colocação da VLM-I, é possível passar um TET flexível através do lúmen até a traqueia, com confirmação por meio das técnicas usuais. Entretanto, isso não funciona nos casos de anatomias alteradas ou de obstrução glótica.

▶ **COMBITUBO OU SISTEMA KING PARA VIA AÉREA**

O combitubo e o sistema King para via aérea (Fig. 2-15) são tubos com duas portas e balonete duplo, projetados para uso em via aérea difícil. Esses tubos são colocados às cegas na parte posterior da faringe e avançados, geralmente resultando em intubação esofágica. Nos casos de intubação esofágica, o balonete distal se apoia no esôfago, e o balonete proximal se apoia no espaço supraglótico. A insuflagem do balonete distal impede a penetração de ar no estômago e ajuda a bloquear a aspiração do conteúdo estomacal na via aérea. A insuflagem do balonete proximal impede o vazamento de ar para fora da boca e ajuda a bloquear a queda de secreções de volta para a traqueia. Em seguida, o uso de um conjunto bolsa-válvula-máscara permite ventilar desde a porta laríngea até as fenestrações laríngeas que permanecem acima da abertura glótica entre os dois balonetes.

Assim como ocorre com a VLM, mesmo que a oxigenação seja adequada e que seja possível fazer a ventilação com combitubo ou com a via aérea King, o médico deve lembrar-se de que não se trata de uma via aérea definitiva, tendo em vista que a via aérea do paciente não está protegida contra secreções, aspiração, sangue ou lesões com efeito de massa. Ao contrário da VLM, não há nenhuma versão "intubadora"; assim, consequentemente o combitubo ou a via aérea King deve ser usado apenas temporariamente para suprir oxigênio durante a preparação para estabelecimento de via aérea definitiva. A única exceção ocorre na rara ocasião em que o tubo for colocado às cegas na traqueia. Nessa hipótese, a porta faríngea pode ser usada para ventilação traqueal, tendo em vista que está alinhada com a ponta distal do tubo e, essencialmente, funciona como um TET.

▶ **CRICOTOMIA COM AGULHA**

Nas situações em que não for possível fazer intubações traqueais e o médico não conseguir fazer o suprimento de oxigênio por meio de VLM, combitubo ou via aérea King, a suplementação de oxigênio poderá ser feita em caráter de emergência por meio de uma cricotomia com agulha. Entretanto, no momento dessa tentativa, o médico dispõe de apenas alguns minutos para estabelecer uma via aérea cirúrgica.

A membrana tireóidea pode ser identificada rapidamente (Fig. 2-12) depois da preparação da parte anterior do pescoço com povidona-iodo ou com gluconato de clorexidina. Na sequência, coloca-se uma agulha de calibre 18 na traqueia através da membrana cricotireóidea (Fig. 2-13), cuja confirmação poderá ser feita pela aspiração de ar com uma seringa. Depois que isso for feito, deve-se remover o êmbolo e prender um conjunto bolsa-válvula-adaptador na extremidade aberta da seringa. A seguir, usando pressão positiva, aplica-se oxigênio nos pulmões com a agulha durante a preparação para a via aérea cirúrgica (ver o Capítulo 3).

▶ **RESUMO**

Os médicos têm condições de prever a possibilidade de encontrar via aérea difícil entre 1 e 5% do tempo. A avaliação da probabilidade de um paciente ter via aérea difícil com base em históricos e exames físicos direcionados deve ser rápida. Na eventualidade de um paciente apresentar via aérea difícil e necessitar manejo de emergência, várias manobras com auxílio da laringoscopia tradicional poderão ser executadas para facilitar intubações orotraqueais com sucesso. Quando tudo isso falhar, os médicos devem estar familiarizados com dispositivos e técnicas disponíveis de "salvamento" para prover oxigenação e ventilação, sem a morbidade associada à via aérea cirúrgica.

REFERÊNCIAS

1. Langeron O, Masso E, Huraux C, et al. Prediction of difficult mask ventilation. *Anesthesiology.* 2000;92: 1229–1236.
2. Kheterpal S, Han R, Tremper KK, et al. Incidence and predictors of difficult and impossible mask ventilation. *Anesthesiology.* 2006;105:885–891.
3. Burkle CM, Walsh MT, Harrison BA, Curry TB, Rose SH. Airway management after failure to intubate by direct laryngoscopy: outcomes in a large teaching hospital. *Can J Anaesth.* 2005;52:634–640.
4. Rose DK, Cohen MM. The airway: problems and predictions in 18,500 patients. *Can J Anaesth.* 1994;41: 372–383.
5. Sagarin MJ, Barton ED, Chang YM, Walls RM. Airway management by US and Canadian emergency medicine residents: a multicenter analysis of more than 6,000 endotracheal intubation attempts. *Ann Emerg Med.* 2005;46:328–336.
6. Walls RM, Murphy MF. The difficult airway in adults. UpToDate.com article. Available at: http://www.uptodate.com/patients/content/topic.do?topicKey=~b3bb4xsx XjunTf. Accessed 07/06/10.
7. Cattano D, Panicucci E, Paolicchi A, et al. Risk factors of the difficult airway: an Italian survey of 1956 patients. *Anesth Analg.* 2004;99:1774–1779.
8. Lafferty KA, Kulkarni R. Tracheal intubation, rapid sequence intubation: treatment and medication. eMedicine article. Available at: http://emedicine.medscape.com/article/80222-treatment. Accessed 07/06/10.
9. Brown CA, Bair AE, Pallin DJ, Laurin EG, Walls RM. Improved glottis exposure with the video Macintosh laryngoscope in adult emergency department tracheal intubations. *Ann Emerg Med.* 2010;56:83–88.
10. Cooper RM. Cardiothoracic anesthesia, respiration, and airway: early clinical experience with a new videolaryngoscope (GlideScope) in 728 patients. *Can J Anesth.* 2005;52:191–198.
11. Hung OR, Pytka A, Morris I, et al. Clinical trial of a new lightwand device (Trachlight) to intubate the trachea. *Anesthesiology.* 1995;83:509–514.
12. Agro F, Hung OR, Cataldo R, Carassiti M, Gherardi S. Lightwand intubation using the Trachlight: a brief review of current knowledge. *Can J Anaesth.* 2001;48: 592–599.
13. Soh CR, Kong CF, Kong CS, Ip-Yam PC, Chin E, Goh MH. Tracheal intubation by novice staff: the direct vision laryngoscope or the lighted stylet (Trachlight)? *Emerg Med J.* 2002;19:292–294.
14. Bair AE, Laurin EG, Schmitt BJ. An assessment of a tracheal tube introducer as an endotracheal tube placement confirmation device. *Am J Emerg Med.* 2005;23:754–758.

CAPÍTULO 3

Falência da via aérea

David R. Gens, David A. Farcy e Dale J. Yeatts

▶ Contraindicações para cricotireotomia 44
▶ Anatomia 44
▶ Cricotireotomia cirúrgica 44
▶ Técnica cirúrgica 46
▶ Abordagem da cricotireotomia 47
▶ Cricotireotomia com agulha 48
▶ Conversão de cricotireotomia 50
▶ Complicações 50

O manejo da via aérea de pacientes instáveis e com enfermidade grave sempre foi uma habilidade essencial dentro do escopo da prática da medicina de emergência. O ato inicial de inserção de uma via aérea artificial protege os pulmões contra aspiração em pacientes obnubilados ou evita hipóxia e retenção de dióxido de carbono em pacientes que não conseguem respirar espontaneamente. Foi comprovado que isso melhora o resultado neurológico nos primeiros momentos da fase inicial das ressuscitações. Com frequência, os médicos emergencistas são os primeiros a fazer intubações e a iniciar a ventilação mecânica.[1]

A laringoscopia direta está associada a taxas elevadas de sucesso, com pouca incidência de eventos adversos quando for executada por pessoal habilitado. Porém, existem inúmeros cenários e manifestações clínicas que dificultam ou impossibilitam as intubações por laringoscopia direta ou indireta. O rompimento da anatomia normal causado por hábitos corporais, doenças clínicas ou cirúrgicas, ou traumatismos orais e faciais pode resultar em distorções na estrutura dos ossos e dos tecidos moles. A obstrução ou ausência de visualização laríngea pode ser causada por quantidades excessivas de sangue ou de vômito, edemas faciais, edema nas pregas vocais, resultado de várias tentativas de intubação ou por intubações prolongadas, angiedema e queimaduras. Sempre que for convocado para fazer o manejo de urgência de via aérea, o médico emergencista deverá usar abordagens padronizadas e semelhantes em todos os contextos. Seja no ambiente pré-hospitalar com serviços médicos emergencistas (SMEs) ou em hospitais, é imprescindível identificar o momento de abortar tentativas adicionais de intubação, por meio da visualização direta, e partir para técnicas alternativas para estabelecer via aérea artificial. Como apresentado no capítulo precedente, a impossibilidade de identificar as pregas vocais é suficiente para iniciar o uso de um algoritmo de "via aérea difícil", que inclua a utilização de adjuvantes de intubação como os introdutores de tubos traqueais, dispositivos alternativos para intubação como os laringoscópios com câmera, broncoscópios flexíveis com fibra óptica, estiletes luminosos, abordagens retrógradas ou colocação de via aérea com máscara laríngea (VML).

Nos casos de insucesso das intubações, especialmente depois da administração de bloqueadores neuromusculares, e quando não for possível fazer ventilação ou oxigenação adequada com a técnica bolsa-válvula-máscara (Ambu), significa que ocorreu falência das vias aéreas. Nesse ponto, a cricotireotomia é a via aérea cirúrgica de escolha da medicina de emergência.[2,3]

A incidência de "falência da via aérea" no ambiente dos serviços de emergência (SEs) é baixa. A base de dados do manejo de via aérea registra o uso de via aérea cirúrgica em 0,03 a 1,8% de pacientes que necessitam de manejo definitivo da via aérea,[4-8] dependendo da população de pacientes e do nível de habilidade dos médicos. A falência das vias aéreas, às vezes conhecida como situação na qual "não é possível intubar – não é possível ventilar", exige a colocação imediata de via aérea cirúrgica. No entanto, esse procedimento está associado a taxas elevadas de complicações, até 14% em algumas revisões.[9]

A despeito dos equipamentos mais modernos e de abordagens modificadas, ainda permanecem em uso dois procedimentos tradicionais para via aérea cirúrgica de emergência: cricotireotomia cirúrgica aberta e cricotireotomia com agulha. As duas abordagens exigem conhecimentos sólidos da anatomia envolvida para que o procedimento seja bem-sucedido, e familiaridade com as limitações e complicações potenciais de cada técnica. A preparação é a chave do sucesso.

▶ CONTRAINDICAÇÕES PARA CRICOTIREOTOMIA

Esse procedimento possui poucas contraindicações. A cricotireotomia não deve ser feita nos casos em que não houve nenhuma tentativa de intubação oral ou nasal ou se houver traumatismo grave na área, como fratura na laringe ou transecção da traqueia.

A abordagem cirúrgica é contraindicada em crianças com idade inferior a 10 a 14 anos por causa do subdesenvolvimento da laringe. Entretanto, a idade exata de corte não está bem-definida na literatura médica. Em crianças, a membrana cricoide é a parte mais estreita da via aérea, com aparência de funil, e as pregas vocais correspondem ao espaço mais amplo. Geralmente, em adultos ocorre o oposto. Por essa razão, a cricotireotomia é a via aérea preferida em crianças mais jovens.

▶ ANATOMIA

A membrana cricotireóidea localiza-se entre a tireoide e as cartilagens cricoides (Fig. 3-1A). Em geral, a palpação das duas estruturas é fácil em pacientes com anatomia normal. Em unidades de tratamento intensivo (UTIs), a palpação da anatomia de pacientes edematosos pode ser muito difícil. Entretanto, a aplicação de pressão sobre a área da laringe por vários segundos permite dispersar o fluido edematoso, facilitando a avaliação das marcas de referência anatômica. Na localização às cegas, a membrana cricoide pode ser encontrada a uma distância de aproximadamente um terço desde o manúbrio até o queixo, na linha média, em pacientes com anatomia normal (Fig. 3-1B).

A cartilagem tireóidea é a cartilagem maior da parte anterior do pescoço. A membrana cricotireóidea inicia em uma posição inferior à cartilagem tireóidea. A proeminência tireóidea superior que, com frequência, é bastante evidente e em geral conhecida como "pomo de Adão", é o ponto de referência mais importante para a cricotireotomia. A artéria e a veia cricotireóidea, que são ramificações da artéria e da veia tireóidea superior, passam nas proximidades do limite superior da membrana, na parte inferior da cartilagem tireóidea. Esses vasos fazem anastomose no meio da membrana (Fig. 3-1C). Em geral, não há nenhum vaso na parte inferior da membrana, nas proximidades do aspecto superior da cartilagem cricoide. Entretanto, um pequeno percentual de pacientes possui artéria "tireóidea mais inferior", que poderá se estender sobre a porção inferior da membrana.

▶ CRICOTIREOTOMIA CIRÚRGICA

Em pacientes de tamanho adulto, a cricotireotomia cirúrgica é a abordagem preferida. Somente a cricotireotomia cirúrgica aberta – não a com agulha – tem condição de estabelecer via aérea definitiva na traqueia com tubo equi-

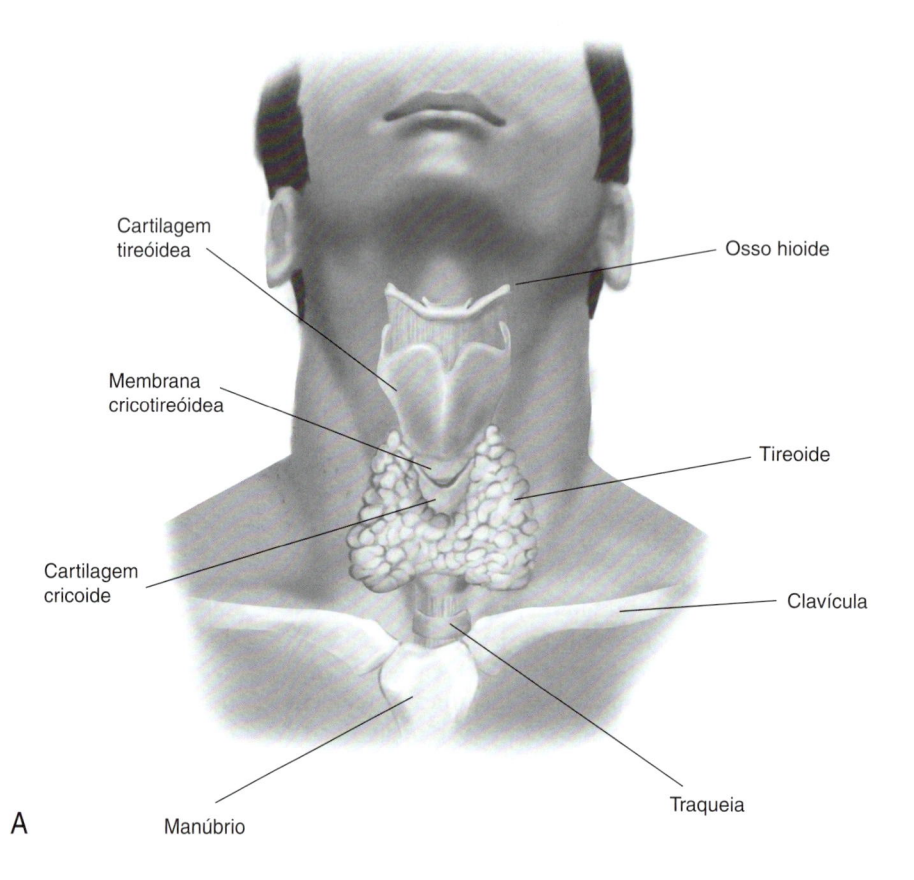

Figura 3-1 (A) Anatomia do pescoço (Reproduzida com permissão de Gens DR. *Surgical airway management* [Figure 16-2A and B]. *In* Tintinalli JE et al, eds. *Emergency Medicine: A Comprehensive Study Guide*. 57th ed. MacGraw-Hill Inc; 2000:98). Ver figura colorida na pg. 602 do Anexo 1.

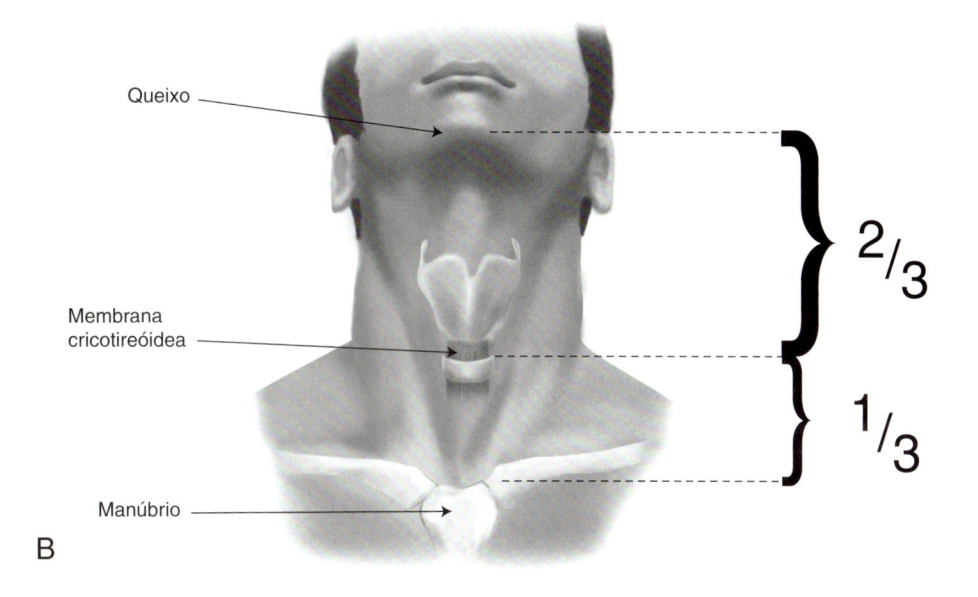

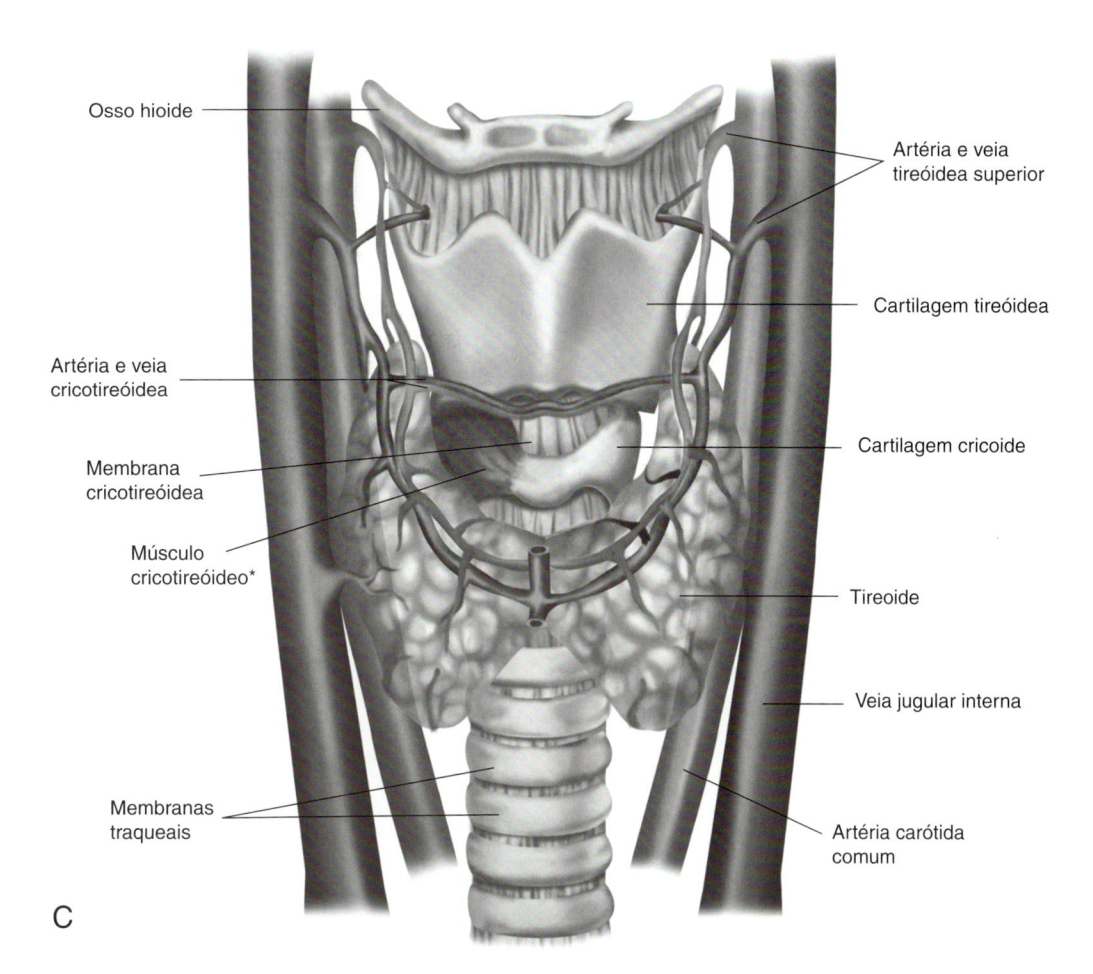

Figura 3-1 (continuação) (B) Localização da membrana cricotireóidea (Reproduzida com permissão de Gens DR. *Surgical airway management [Figure 16-2A and B]. In* Tintinalli JE et al, eds. *Emergency Medicine: A Comprehensive Study Guide. 57th ed. MacGraw-Hill Inc; 2000:98*) (C) Anatomia da membrana cricotireóidea. *O músculo cricotireóideo é bilateral e descrito de um lado para fins ilustrativos. Observe a artéria e a veia cricotireóideas (Figura reproduzida com permissão de HTTP://www.uptodate.com?,2011). *Ver figura colorida na pg. 603 do Anexo 1.*

pado com balonete adequado e fornece os meios para oxigenação e ventilação, permitindo a continuidade das ressuscitações. O método com agulha deve ser usado apenas como método temporário, até que seja possível fazer uma cricotireotomia aberta ou uma traqueostomia, porque o cateter se desloca e se dobra com muita facilidade. A ventilação precária por meio de cricotireotomia com agulha pode também causar hipercapnia, que acabará agravando a acidose.

A cricotireotomia, como alternativa para a traqueostomia, é a via aérea cirúrgica inicial de escolha para pacientes com falência da via aérea. A traqueostomia de emergência tem um conjunto mais grave de complicações, tais como laceração traqueal posterior, perfuração esofágica e pneumotórax. Sob o ponto de vista técnico, é mais desafiadora, mesmo na abordagem percutânea. Entretanto, a traqueostomia é uma via aérea definitiva e deverá ser reservada para aplicação em condições bem-controladas.

Em geral, embora a necessidade emergencial de cricotireotomia impeça a criação de condições ideais, como a obtenção de consentimento, deve-se fazer todo o possível para usar técnicas estéreis, caso sejam viáveis. Em todas as circunstâncias, o responsável pela aplicação do procedimento deverá usar luvas e proteção facial com máscara. O sistema de sucção deverá permanecer sempre à disposição. Além disso, nos casos em que não houver suspeita de lesões cervicais, recomenda-se gastar algum tempo para colocar o paciente na posição supina, com o pescoço estendido. O paciente deverá continuar recebendo suplementação de oxigênio, considerando que não interfere nem altera os pontos de referência anatômicos.

De maneira geral, os leitos das UTIs não são adequados para fazer qualquer tipo de operação: são mais largos do que as mesas das salas de cirurgia e as macas dos serviços de emergência e, além disso, o operador precisa curvar-se consideravelmente porque fica afastado do paciente. Nas situações em que for necessário executar algum procedimento em UTI, o paciente deverá se movimentar o mais próximo possível para o lado do operador. Se houver tempo hábil, prepara-se o pescoço com povidona iodo ou com uma solução de clorexidina. Os equipamentos apropriados para aplicação de técnicas planejadas devem permanecer à disposição para uso imediato (Tab. 3-1).

▶ TÉCNICA CIRÚRGICA

Um dos maiores problemas da cricotireotomia cirúrgica e com agulha é a falta de experiência da maioria dos profissionais. Além disso, na melhor das hipóteses, mesmo entre os profissionais mais experientes, ou entre aqueles com extensiva prática em laboratório de simulação, a manutenção das habilidades é muito difícil, uma vez que há poucas oportunidades para uso clínico regular dessa habilidade tão importante. Uma revisão de cinco anos feita no Hennepin County ED descobriu que a cricotireotomia foi utilizada em apenas 1% de intubações.[10]

▶ **TABELA 3-1** EQUIPAMENTOS PARA CRICOTIREOTOMIA CIRÚRGICA

1. Povidona iodo ou solução de gluconato de clorexidina
2. Equipamentos de proteção pessoal
3. Bisturi
4. Tubo endotraqueal com diâmetro interno de 6 mm. A inserção de tubos com diâmetro acima de 6 mm através da membrana cricotireóidea é muito difícil (ou tubo para traqueostomia: tamanho 4 ou 6 com balonete)
5. Fita adesiva para prender o tubo endotraqueal no lugar (ou tubo para traqueostomia)
6. Dispositivo bolsa-válvula-máscara ou ventilador e uma fonte de oxigênio

Outras técnicas e equipamentos foram desenvolvidos levando-se em consideração a complexidade e a importância do conjunto de habilidades. A técnica de Seldinger para cricotireotomia percutânea tem muitas vantagens sobre a cricotireotomia aberta. Antes de tudo, trata-se de uma técnica confortável. Embora, tradicionalmente, a cricotireotomia aberta tenha sido ensinada como manobra de último recurso no manejo de via aérea, um grande número de outros procedimentos percutâneos executados juntamente com a técnica de Seldinger – como linhas centrais, algumas linhas arteriais e tubos torácicos – transforma essa abordagem numa escolha lógica para muitos profissionais. Essa técnica é mais contínua com os procedimentos aplicados com mais frequência. Os *kits* comerciais de Seldinger para cricotireotomia são vendidos como kit Cook® Melker (Fig. 3-2).

Existem também alguns dados interessantes para mostrar que a técnica de Seldinger produz melhores resultados em comparação com a cricotireotomia aberta. Schaumann e outros comprovaram que a aplicação da técnica de Seldinger não apenas resulta em ventilação bem-sucedida, como também na incidência menor de lesões.[11] O equipamento para uso exclusivo nesse procedimento é um cateter com balonete para cricotireotomia de emergência (Fig. 3-3),

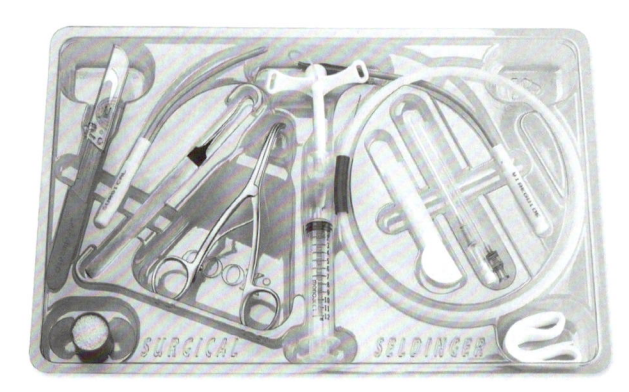

Figura 3-2 Bandeja de cateter para cricotireotomia de emergência Cook⁵ Melker (Reproduzida com permissão de *Cook Medical Incorporated, Bloomington, Indiana*). *Ver figura colorida na pg. 604 do Anexo 1.*

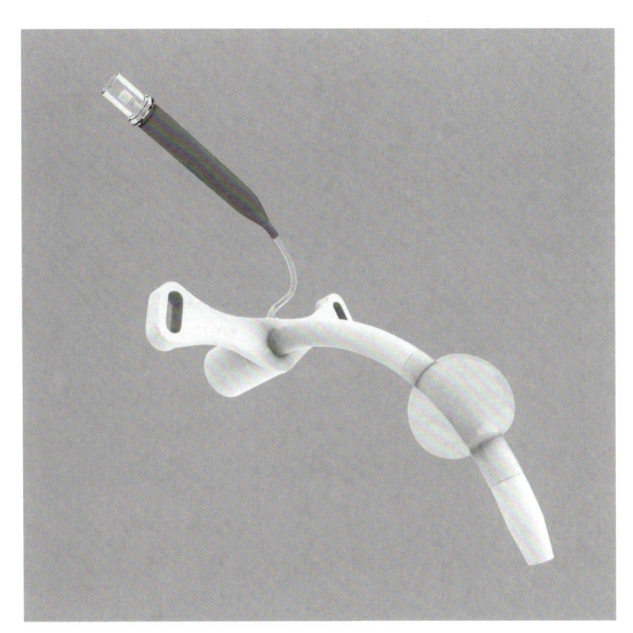

Figura 3-3 Cateter com balonete para cricotireotomia de Emergência Cook® Melker (Reproduzida com permissão de *Cook Medical Incorporated, Bloomington, Indiana*). *Ver figura colorida na pg. 604 do Anexo 1.*

disponível no comércio, que se assemelha a um tubo de traqueostomia, porém com diâmetro de 5 mm. Muito parecido com o tubo de traqueostomia, esse tipo de cateter possui também um dilatador. Uma das vantagens do *kit* de Melker é que pode ser utilizado tanto na técnica de Seldinger como na técnica aberta, de forma que no ambiente caótico dos serviços de emergência tudo que for requisitado é colocado de imediato à disposição dos médicos. Na falta de um *kit* comercial, recomenda-se preparar um *kit* com todos os equipamentos necessários para evitar atrasos. Deve-se sempre observar que o diâmetro interno do tubo não poderá exceder 6 mm. Na falta de um cateter com balonete para cricotireotomia de emergência, uma das opções é utilizar um tubo endotraqueal (TET) de 6 ou 5 mm com balonete. Entretanto, é importante reconhecer que talvez seja difícil prender um TET e que há risco de deslocamento ou de intubação do tronco principal direito dos brônquios. A familiaridade com o tipo de equipamento, bem como sua localização, é imprescindível para o sucesso desse procedimento.

▶ ABORDAGEM DA CRICOTIREOTOMIA

(A) Técnica aberta

1. O profissional deve permanecer em pé em um dos lados do paciente, ao nível do pescoço. Os profissionais destros devem ficar em pé no lado direito do paciente e os profissionais canhotos, no lado esquerdo.
2. Para localizar o anel cricoide, deve-se colocar o dedo indicador na incisura esternal e palpar na direção da cabeça até sentir a primeira estrutura rígida. Essa estrutura é o anel cricoide. Ao rolar o dedo indicador para cima a uma distância de um dedo, o profissional poderá localizar o "espaço oco" entre a cartilagem cricoide e a cartilagem tireóidea. Essa cartilagem é a membrana cricotireóidea. Uma das alternativas é localizar a proeminência tireóidea na linha média da cartilagem da tireoide, mantendo-a no lugar com a mão não dominante e, em seguida, rolar o dedo indicador 1 ou 2 cm até sentir uma pequena depressão ou "espaço oco". Aí encontra-se a membrana cricotireóidea. Essa pode ser a técnica de escolha para pacientes edematosos ou com pescoço muito largo. Deve-se prestar muita atenção aos vasos que se estendem na borda superior da membrana. Nos casos de sangramentos graves, ou se não for possível localizar pontos de referência, o profissional deverá fazer uma incisão na pele e utilizar um dos dedos para localizar a marca de referência principal.
3. Na sequência, usa-se o polegar e o dedo indicador da mão não dominante para estabilizar as duas cartilagens.
4. A seguir, faz-se uma incisão cutânea vertical na linha média da região entre as duas cartilagens. Essa incisão é muito importante porque poderá ser estendida se for demasiado alta ou demasiado baixa, ao passo que a incisão horizontal exige nova incisão. Além disso, com incisões verticais, o risco de cortar algum vaso é menor. A incisão inicial deve estender-se através da pele e dos tecidos subcutâneos, porém não poderá ser mais profunda devido ao risco de produzir lesões nas cartilagens cricoide e tireóidea ou nas estruturas vasculares.
5. Neste ponto, utilizando a lâmina do bisturi na posição horizontal, perfura-se a membrana cricotireóidea na porção inferior da linha média da membrana por meio de um movimento de perfuração horizontal. A razão do corte horizontal é criar uma boa abertura horizontal, sem cortar a cartilagem cricoide com a lâmina do bisturi. A inserção vertical da lâmina do bisturi poderá retalhar a cartilagem cricoide. A lâmina deverá penetrar apenas 1 cm na membrana para evitar complicações.
6. A inserção da extremidade traseira do cabo do bisturi através da membrana cricotireóidea, girando-o em um ângulo de 90°, permite ampliar a abertura. O cabo é um pouco mais largo do que a largura da lâmina.
7. Finalmente, o TET poderá ser inserido na abertura e o balão inflado, como nas intubações tradicionais. Mantendo-se o TET no lugar, o tubo poderá ser conectado a um dispositivo com bolsa-válvula-máscara. A confirmação da inserção do tubo deve ser feita como nas intubações tradicionais (auscultação, capnometria colorida, detector esofágico, etc.).
8. Para finalizar, o tubo deve ser preso com uma faixa ou com fita adesiva.
9. A obtenção de radiografias torácicas portáteis assegura a colocação correta do tubo em relação à carina e ajuda a verificar a presença de pneumotórax.

(B) Técnica de Seldinger: esse procedimento baseia-se na utilização do *kit* de Cook Melker.

1. Insere-se o dilatador no cateter da via aérea usando o fio (o *kit* possui dois dilatadores: um com um orifício para inserir o fio-guia e outro com extremidade romba para execução da técnica aberta).
2. A localização da membrana cricotireóidea é feita da mesma forma que na técnica cirúrgica aberta.
3. A agulha e a bainha introdutória devem ser presas na seringa. A seringa deve ser abastecida com uma pequena quantidade de água ou de solução salina e a agulha inserida na membrana cricotireóidea. Com a agulha apontando para os pés, num ângulo de 45 a 50°, faz-se uma suave punção na membrana até surgirem bolhas na seringa. A presença das bolhas confirma a colocação na traqueia. A aplicação de pressão suave evita a ocorrência de danos na parede posterior da traqueia.
4. Depois que surgir uma bolha de ar na seringa (indicando a penetração no lúmen da laringe) (Fig. 3-4), deve-se avançar a bainha introdutória sobre a agulha e dentro da laringe, mantendo ainda um ângulo de 45°. Da mesma forma como no avanço de um TET em uma cricotireotomia cirúrgica, o avanço posterior exagerado poderá prender a bainha introdutória na cartilagem cricoide no sentido posterior. Nesse caso, retrai-se ligeiramente a seringa com a bainha introdutória avançado-a outra vez, tomando-se muito cuidado para não deslocar a bainha introdutória no sentido posterior.
5. Após a colocação, remove-se a agulha deixando a bainha introdutória na laringe/traqueia. O fio deve avançar através da bainha introdutória (Fig. 3-5). Na sequência, remove-se a bainha introdutória, deixando no lugar apenas o fio.
6. Com auxílio do bisturi com lâmina 15, faz-se uma incisão cutânea vertical de 0,5 cm em ambos os lados do fio (tomando-se o cuidado de não cortá-lo). É importante lembrar que o tamanho do cateter é de 0,5 cm, de maneira que a incisão deverá ser um pouquinho maior.
7. A seguir, insere-se a extremidade externa do fio no dilatador, que já havia sido colocado no cateter para cricotireotomia. Esse conjunto deve avançar como uma unidade, acompanhando a curvatura do dilatador, através do tecido subcutâneo e dentro da traqueia. Possivelmente seja necessário executar um movimento de torção para não dobrar o fio. Deve-se avançar até o cateter para cricotireotomia ficar no mesmo nível que a pele (Fig. 3-6). Depois que estiver no lugar, remove-se o dilatador, inflando o balonete.
8. O cateter para cricotireotomia deve ser preso com o invólucro. A confirmação da colocação segue as instruções discutidas na seção Técnica Cirúrgica.

(C) Holmes e colegas apresentaram uma técnica rápida de quatro etapas, versão modificada da técnica cirúrgica aberta, mais fácil e mais ágil (executada em um terço do tempo) em comparação com a técnica aberta.[12] Em outra variação, Hill e colegas descobriram que a inserção direta de um tubo traqueal em uma incisão era um grande desafio e modificaram a técnica colocando uma vela* através da incisão. A seguir, avançaram o cateter para cricotireotomia sobre a vela. No estudo randomizado feito com ovelhas, descobriram que, dessa maneira, a execução do procedimento era mais fácil e mais rápida.[13]

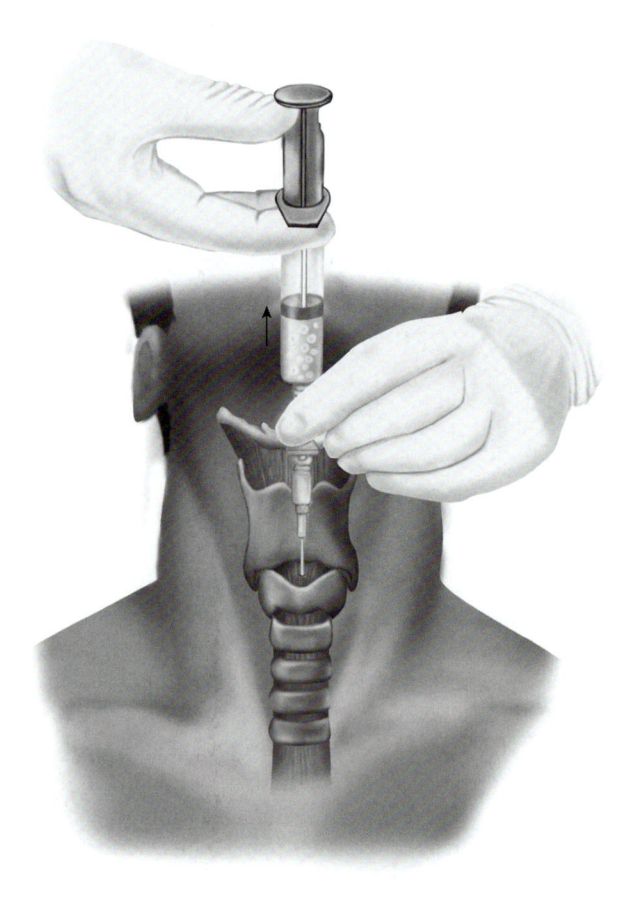

Figura 3-4 Seringa com bolha de ar (Reproduzida com permissão de http://www.uptodate.com/2011).

▶ CRICOTIREOTOMIA COM AGULHA

A cricotireotomia com agulha é a técnica de via aérea cirúrgica de emergência preferida para aplicação em pacientes com idade inferior a 10 a 14 anos. Nessa faixa etária, conforme já discutido,[14] a colocação de tubos endotraqueais ou traqueostômicos maiores na membrana cricotireóidea apresenta alta taxa de complicações. Na melhor das hipóteses, a ventilação poderá ser feita no período aproximado de 20 a 30 minutos em pacientes com pulmões normais, o que torna esse procedimento uma escolha inadequada para uso em pacientes de UTIs. Além disso, a via aérea estabelecida por cricotireotomia com agulha é apenas uma medida tem-

---
* N. de R.T. Vela traduzida do inglês *bougie*, refere-se a introdutores traqueais também utilizados na abordagem da via aérea difícil. São estiletes semirrígidos longos com ponta dobrada e macia que facilitam a "caracterização" da traqueia, funcionando como guias (p. ex. introdutor de Eschmann®, SunMed Flex Guide® e Frova").

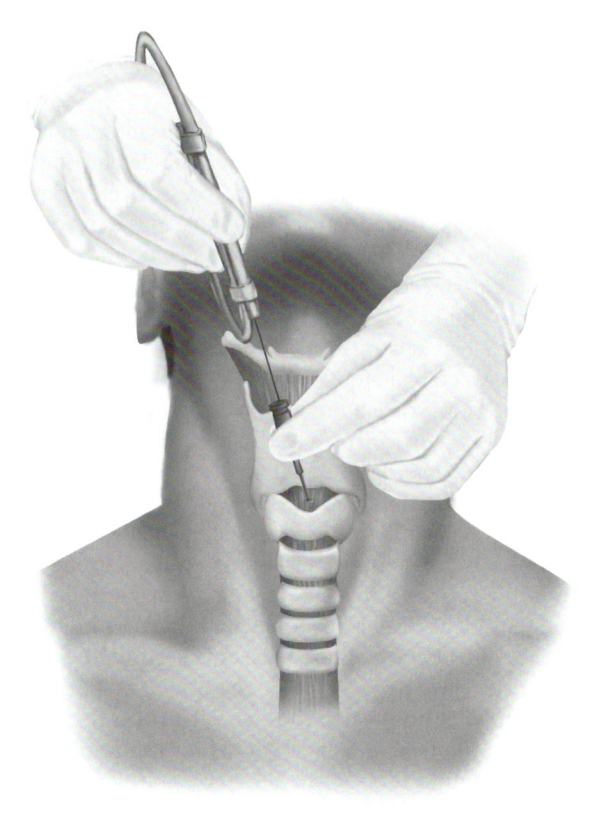

Figura 3-5 Colocação do fio-guia por meio do cateter na traqueia (Reproduzida com permissão de http://www.uptodate.com/2011).

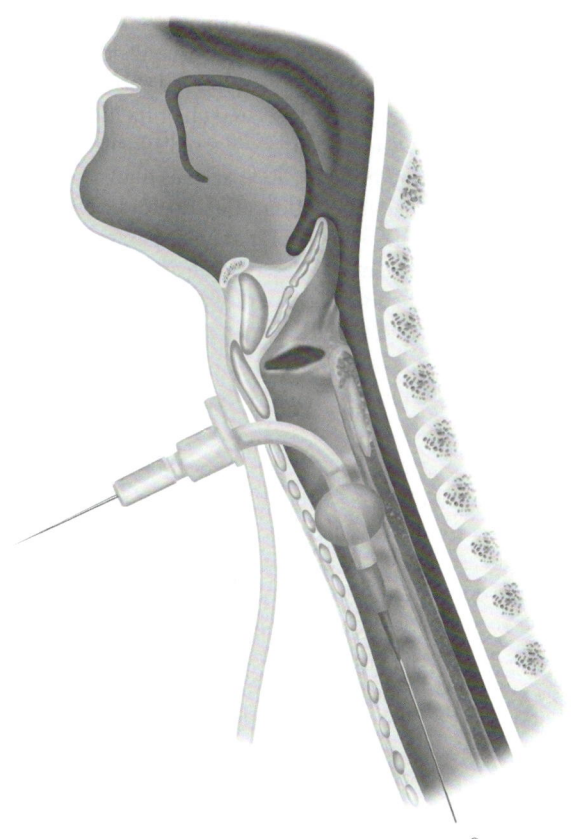

Figura 3-6 Visão transversal de um cateter Cook® para cricotireotomia com dilatador e fio (Reproduzida com permissão de *Cook Medical Incorporated, Bloomington, Indiana*).

porária. Portanto, a adoção dessa técnica cria um período adicional de cerca de 30 minutos, até o estabelecimento de via aérea mais definitiva. É importante ressaltar que, mesmo que a colocação seja correta, poderá haver uma grande resistência ao fluxo de ar ventilatório em razão do pequeno lúmen dos cateteres de calibre 12 ou 14.

A Tabela 3-2 apresenta os equipamentos utilizados na cricotireotomia com agulha.

TÉCNICA DA CRICOTIREOTOMIA COM AGULHA

1. A membrana cricotireóidea pode ser localizada da mesma maneira e, assim como na cricotireotomia cirúrgica, utiliza-se o polegar e o dedo médio da mão não dominante para estabilizar as duas cartilagens.
2. A seguir, coloca-se uma agulha de calibre 12 ou 14, com bainha introdutória, presa a uma seringa sobre o local da membrana cricotireóidea, mantendo um ângulo de 90° em relação à pele. A adição de água ou de solução salina cria uma bolha depois que o ar for aspirado da traqueia. Caso a água não seja adicionada, a presença de um jato de ar na seringa confirma a colocação traqueal.
3. Após a inserção na traqueia, a agulha deverá formar um ângulo de 45° no sentido caudal. Em seguida, remove-se a agulha depois de avançar a bainha introdutória. Da mesma forma que no avanço de TETs em cricotireotomias cirúrgicas, o avanço posterior exagerado poderá prender a bainha introdutória na cartilagem cricoide no sentido posterior.
4. Pode-se fixar o adaptador da extremidade de um TET com diâmetro interno de 3 mm na extremidade do cateter e prender uma bolsa-válvula-máscara ou um ventilador no adaptador. Uma das alternativas é prender uma seringa de 3 mL (sem êmbolo) no cateter para aumentar o tamanho da conexão. Na sequência, pode-se fixar o adaptador de um TET com diâmetro interno de 7 mm na seringa e a bolsa-válvula-máscara ou o ventilador no adaptador.

▶ **TABELA 3-2** EQUIPAMENTOS PARA CRICOTIREOTOMIA COM AGULHA

1. Povidona iodo ou solução de gluconato de clorexidina
2. Equipamentos de proteção pessoal
3. Cateter equipado com agulha de calibre 12 ou 14 com bainha introdutória: o cateter de calibre 12 é o preferido.
4. Seringa de 3 mL.
5. Adaptador para a extremidade de tubos endotraqueais com diâmetro interno de 7mm.
6. Fonte de oxigênio

5. O cateter deve ser mantido no lugar com as mãos até que a traqueostomia seja realizada (o que deverá ocorrer imediatamente). A pressão liberada através do pequeno lúmen impede a fixação da bainha introdutória com fita adesiva ou qualquer outro dispositivo. A bainha deve ser mantida no lugar com as mãos.
6. É importante obter radiografias do tórax enquanto estiverem sendo feitas as preparações para a traqueostomia de emergência. O excesso de ar subcutâneo poderá ser consequência da colocação inadequada do catéter no tecido subcutâneo do pescoço.

▶ CONVERSÃO DE CRICOTIREOTOMIA

Uma pergunta bastante frequente é sobre o período de tempo em que o tubo deverá permanecer na laringe e qual o momento em que a cricotireotomia poderá ser convertida em uma traqueostomia formal. Se o tubo permanecer no espaço estreito entre as duas cartilagens, há o risco de provocar erosão em uma ou nas duas cartilagens, com a possível ocorrência de condrite bacteriana. Isso poderá levar à formação de cicatrizes com estenose laríngea ou traqueal subsequente e perda da função laríngea. Como regra geral, a melhor alternativa é transformar a cricotireotomia em traqueostomia nas situações em que a via aérea for necessária por mais de dois dias. Em outras circunstâncias, o tubo de cricotireotomia poderá permanecer no lugar. Por exemplo, em pacientes que precisarem de via aérea cirúrgica por causa de edema anafilático na via aérea ou edema relacionado a angiedemas, o problema poderá ser solucionado em algumas horas, permitindo a descanulação simples. Nos casos em que for necessário converter a cricotireotomia em traqueostomia, o procedimento terá que ser executado por um profissional habilitado, seja um cirurgião no bloco cirúrgico, seja um intensivista de UTI, em um ambiente controlado e com instrumentos e iluminação adequados.

▶ COMPLICAÇÕES

A cricotireotomia com agulha e a cricotireotomia cirúrgica (seja pela técnica aberta ou pela aplicação da técnica de Seldinger) compartilham algumas complicações.

Existe a possibilidade de **sangramentos**, principalmente em casos de lesões na artéria tireóidea mais inferior. Essa artéria está presente em 4 a 10% de indivíduos, origina-se na aorta ou na artéria braquiocefálica, permanece na linha média e pode se estender na direção da cabeça até a altura da cartilagem tireóidea.[15] Imediatamente após o reconhecimento de alguma lesão nessa artéria, o paciente deve ser levado para a sala de cirurgia para que seja feito o controle por ligadura. Entretanto, a maior parte dos sangramentos ocorre em pequenas ramificações das veias jugulares anteriores. De maneira geral, a pressão venosa dessas veias é muito elevada devido à alta pressão na via aérea em muitos pacientes de UTIs que receberam ventilação ou em pacientes que tentam respirar com via aérea obstruída (Valsalva). Logo após a obtenção da via aérea, a pressão intravenosa cai e, em geral, ocorre interrupção no sangramento.

Com frequência, o **pneumotórax** causado pela colocação de via aérea cirúrgica é decorrência de barotrauma resultante de ventilação forçada e de pressões elevadas na via aérea na fase final do procedimento. Após a fixação da via aérea, deve-se tratar o pneumotórax com toracostomia com tubo, da mesma forma que o pneumotórax causado por outras condições.

Em pacientes com pescoço obeso ou edematoso ou em pacientes com anatomia alterada por tumor ou por cirurgia anterior, existe a possibilidade de que o cateter de cricotireotomia, o TET ou a agulha seja **colocado fora do lugar** em uma posição anterior em relação à laringe e à traqueia e no mediastino. É impossível ventilar pacientes nessa situação. As manifestações de posicionamento incorreto de tubos são pressões elevadas na via aérea, ausência de sons respiratórios e enfisema subcutâneo massivo. Sempre que forem identificados, os tubos mal colocados deverão ser removidos para que seja feita uma segunda tentativa de inserção.

Lacerações ou perfurações em estruturas do pescoço, como a traqueia, o esôfago ou nervos laríngeos recorrentes, são muito raras e, em geral, são consequência do conhecimento inadequado da anatomia do pescoço. Lacerações na artéria tireóidea mais inferior podem ser inevitáveis porque não podem ser visualizadas através da incisão.

Complicações tardias na via aérea podem ocorrer em até 52% de casos. Essas complicações incluem alteração na voz e estenose laríngea e/ou traqueal.[16-19] Em geral manifestam-se depois do curso de alguma enfermidade crítica e não são condições emergenciais, embora exijam avaliação e tratamento considerando sua característica debilitante.

REFERÊNCIAS

1. Chesnut RM, Marshall LF, Klauber MR, et al. The role of secondary brain injury in determining outcome from severe head injury. *J Trauma*. 1993;34:216.
2. Walls RM. The emergency airway algorithms. In: Walls RM, Murphy M, Luten RC, eds. *Manual of Emergency Airway Management*. Philadelphia: Lippincott Williams & Wilkins; 2008:14.
3. Bair AE, Filbin MR, Kulkarni RG, et al. The failed intubation attempt in the emergency department: analysis of prevalence, rescue techniques, and personnel. *J Emerg Med*. 2002;23:131.
4. Sise MJ, Shackford SR, Sise CB, et al. Early intubation in the management of trauma patients: indications and outcomes in 1,000 consecutive patients. *J Trauma*. 2009;66:32.
5. Walls RM, Brown CA, Bair AR, et al. Emergency airway management: a multi-center report of 8937 emergency department intubations. *J Emerg Med*. 2010. Epub ahead of print.
6. Sakles JC, Laurin EG, Rantapaa AA, et al. Airway management in the emergency department: a one-year study of 610 tracheal intubations. *Ann Emerg Med*. 1998;31:325.
7. Sagarin MJ, Barton ED, Chng YM, et al. Airway management by US and Canadian emergency medicine residents: a multicenter analysis of more than 6,000 endotracheal intubation attempts. *Ann Emerg Med*. 2005;46:328.

8. Stephens CT, Kahntroff S, Dutton RP. The success of emergency endotracheal intubation in trauma patients: a 10-year experience at a major trauma referral center. *Anesth Analg.* 2009;109:866.
9. Bair AE, Panacek EA, Wisner DH, et al. Cricothyrotomy: a 5-year experience at one institution. *J Emerg Med.* 2003;24:151.
10. Erlandson MJ, Clinton JE, Ruiz E, Cohen J. Cricothyrotomy in the emergency department revisited. *J Emerg Med.* 1989;7(2):115–118.
11. Schaumann N, Lorenz V, Schellongowski P, et al. Evaluation of Seldinger technique emergency cricothyroidotomy versus standard surgical cricothyroidotomy in 200 cadavers. *Anesthesiology.* 2005;102:7.
12. Holmes JF, Panacek EA, Sakles JC, Brofeldt BT. Comparison of 2 cricothyrotomy techniques: standard method versus rapid 4-step technique. *Ann Emerg Med.* 1998;32:442–446.
13. Hill C, Reardon R, Joing S, Falvey D, Miner J. Cricothyrotomy technique using gun elastic bougie is faster than standard technique: a study of emergency medicine residents and medical students in an animal lab. *Acad Emerg Med.* 2010;17:666–669.
14. Sise MJ, Shackford SR, Cruickshank JC, et al. Cricothyroidotomy for long-term tracheal access: a prospective analysis of morbidity and mortality in 76 patients. *Ann Surg.* 1984;200:13.
15. Bergman RA, Afifi AK, Miyauchi R. *Illustrated Encyclopedia of Human Anatomic Variation: Opus II: Cardiovascular System Thyroid Ima Artery.*
16. Isaacs JH Jr, Pedersen AD. Emergency cricothyroidotomy. *Am Surg.* 1997;63:346.
17. Gleeson MJ, Pearson RC, Armistead S, et al. Voice changes following cricothyroidotomy. *J Laryngol Otol.* 1984;98:1015.
18. Kuriloff DB, Setzen M, Portnoy W, et al. Laryngotracheal injury following cricothyroidotomy. *Laryngoscope.* 1989;99:125.
19. Holst M, Hertegard S, Persson A. Vocal dysfunction following cricothyroidotomy: a prospective study. *Laryngoscope.* 1990;100:749.

CAPÍTULO 4

Ventilação mecânica

David A. Farcy, Paul L. Petersen, Dennis Heard e Peter DeBlieux

---

▶ Indicações para ventilação mecânica 53
▶ Fisiologia básica 54
▶ Riscos da ventilação mecânica 55
▶ Modos de ventilação mecânica 55
▶ Objetivos da ventilação 57
▶ Oxigenação *versus* ventilação 58
▶ Ajustes iniciais 58
▶ Cenários específicos 59
▶ Solução de problemas na ventilação mecânica 60

O entendimento da importância da utilização de ventiladores é uma das habilidades essenciais da medicina de emergência. Os médicos emergencistas são bastante conhecidos por suas habilidades na obtenção de uma via aérea de emergência, porém o estabelecimento de uma via aérea segura é somente uma parte de seu papel. A ventilação mecânica (VM) é uma ferramenta essencial para pacientes com enfermidade grave. Se não for aplicada de modo correto, a VM pode agravar o curso clínico e aumentar o estado de morbidade e a mortalidade.[1] Nas últimas duas décadas, os conhecimentos sobre lesões pulmonares induzidas por ventiladores (VILI, do inglês *ventilator induced-lung injury*) resultou na modificação de práticas convencionais, como a utilização de volumes correntes mais baixos. Com a atual superlotação nos serviços de emergências (SEs), os pacientes de cuidados intensivos aumentaram o tempo de permanência e, às vezes, são atendidos nestes serviços por várias horas, ou mesmo por vários dias, até a disponibilização de um leito na unidade de tratamento intensivo (UTI).[2,3] O médico do serviço de emergência (SE) deve compreender os tópicos dos cuidados intensivos e das complexidades da VM em populações de pacientes heterogêneos com uma grande variedade de patologias – "a mesma abordagem não se aplicam a todas as patologias". Com especial atenção às necessidades de cada paciente, é possível melhorar o nível dos cuidados e os resultados.

▶ INDICAÇÕES PARA VENTILAÇÃO MECÂNICA

As indicações para intubação traqueal e instituição de VM classificam-se em três categorias básicas: insuficiência respiratória, proteção da via aérea e obtenção de uma ventilação segura para procedimentos diagnósticos e terapêuticos.

Insuficiência respiratória é a indicação mais comum para ventilação mecânica. Com frequência, os pacientes com essa condição têm hipoventilação ou capacidade reduzida para tolerar o esforço respiratório. Isso poderá resultar em hipoxemia, hipercapnia ou ambas as condições. De maneira geral, a hipoxemia é definida como PO_2 inferior a 60 mmHg. A hipercapnia é definida como PCO_2 elevada. Ao contrário da hipoxemia, é difícil definir hipercapnia no sentido estrito, considerando que é um componente da hipoventilação que resulta diretamente na elevação do nível de CO_2. Números exatos são menos importantes do que os quadros clínicos e variam na literatura. Em algumas populações, como pacientes com doença pulmonar obstrutiva cronica (DPOC) e retenção crônica de CO_2, níveis mais elevados de PCO_2 de 45 a 55 mmHg num período de estabilidade clínica em geral são bem-tolerados. Elevações agudas no nível de CO_2, em relação aos valores habituais do paciente, poderão causar letargia, sonolência, confusão e alteração no estado mental. Nos pacientes com hipercapnia, a função principal da VM é proporcionar uma ventilação alveolar apropriada, cuja meta é a eliminação suficiente de dióxido de carbono.

Outra indicação para instituição de VM é a proteção da via aérea contra aspirações potenciais de várias etiologias. As indicações mais comuns incluem intoxicação aguda, alteração no estado mental por infecções ou hemorragia gastrintestinal alta maciça.

Por último, constitui-se outra indicação a obtenção de uma ventilação segura para realização de exames complementares ou de tratamentos definitivos. Os pacientes com quadro clínico duvidoso poderão necessitar de exames diagnósticos adicionais, não disponíveis nos serviços de emergência, colocando-os em risco de deterioração súbita nas salas de espera dos serviços de radiologia. Esses pacientes devem ser colocados em VM antes de saírem do SE.

▶ TABELA 4-1 FÓRMULAS COMUNS PARA A FISIOLOGIA RESPIRATÓRIA

Ventilação-minuto (VE) volume de ar corrente (VAC) × frequência respiratoria (FR)
Complacência (C) $\Delta V/\Delta P$ ou volume de ar corrente/ P_{plat} − PEEp
Peso corporal previsto (PCP)
Homens = 50 + (2,3 × [altura em polegadas − 60])
Mulheres = 45,5 + (2,3 × [altura em polegadas − 60])

Não há contraindicações absolutas para utilização da ventilação mecânica, embora ocorram efeitos adversos de menor importância. A inserção de cânulas endotraqueais prejudica as funções protetoras da via aérea superior: aquecimento e umidificação de gases, filtração de ar e proteção contra aspiração. As cânulas endotraqueais diminuem a eficácia da remoção de secreções expelidas pela tosse. A perda da fala e o aumento na resistência da via aérea também são ocorrências comuns.

▶ FISIOLOGIA BÁSICA

O entendimento dos conceitos respiratórios fundamentais é essencial para o tratamento de pacientes em ventilação mecânica. O parâmetro mais importante que os médicos precisam compreender e se familiarizar é a ventilação-minuto, que é o produto do volume de ar corrente com a frequência respiratória (Tab. 4-1). A ventilação minuto normal varia entre 5 e 7 litros por minuto. Entretanto, o espaço morto impede que o volume de ar corrente total chegue até os alvéolos. Esses espaços podem ser anatômicos ou patológicos. Os espaços mortos anatômicos existem porque não há troca de gases na traqueia, na grande via aérea ou no circuito dos ventiladores. Em geral, estima-se que seja de 150 mL ou 2,2 mL/kg do peso de corpos seco.[4] Os espaços mortos patológicos existem por causa da desequilíbrio ventilação/perfusão, *shunt* e difusão reduzida por dano na membrana alvéolo-capilar. O médico deve permanecer atento em relação à ventilação-minuto antes de instituir a VM, para ter certeza de que os parâmetros de ventilação prescritos não criem padrões respiratórios incompatíveis com o estado de enfermidade do paciente. Ventilações-minuto mais baixas poderão resultar em hipoventilação, com elevação resultante no nível de PCO_2. Isso poderá afetar diretamente o equilíbrio ácidobásico em casos de acidemia, podendo, também, produzir hipoxemia. Por outro lado, ventilações-minuto acima do nível normal poderão reduzir o PCO_2. Isso poderá resultar em alcalemia e causar hiperoxigenação, que tem sido relatada como causa direta de toxicidade pulmonar, embora o tempo para ocorrência desse tipo de toxicidade não seja muito claro. Isso ressalta a importância da escolha dos valores da ventilação-minuto na programação inicial dos parâmetros do ventilador. A ventilação-minuto deve ser ajustada mais com base no quadro clínico do que em números predeterminados.

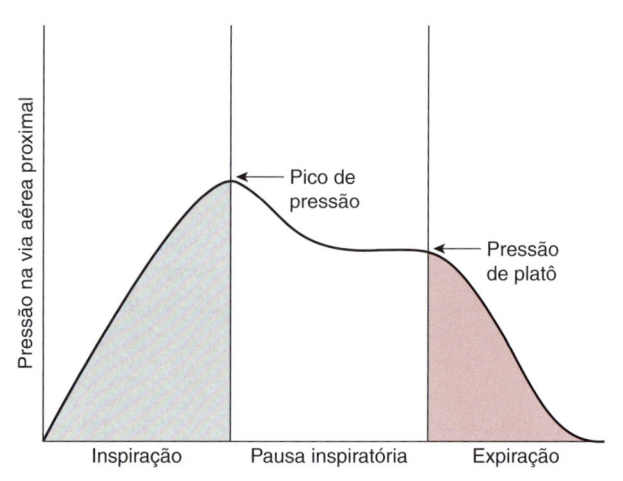

Figura 4-1 Pressões inspiratórias de pico e de platô.

A complacência é uma medida da distensibilidade do sistema respiratório. É a relação inversa entre variação volumétrica (ΔV) causada por variação pressórica (ΔP) (Tab. 4-1). A complacência total é a soma das complacências da parede do tórax e do pulmão. Complacências reduzidas podem ser encontradas em casos de edemas pulmonares/torácicos, fibrose pulmonar, pneumonia ou elevação na pressão intra-abdominal, ao passo que complacências elevadas são encontradas em casos de enfisema e sarcoidose. Os parâmetros do ventilador devem ser adequados para pacientes com complacência anormal, para garantir oxigenação adequada e minimizar o risco de VILIs.

Resistência é a quantidade de pressão necessária para gerar uma determinada quantidade de fluxo de ar. A resistência é, principalmente, uma função da grande via aérea porque a velocidade é inversamente proporcional à área, além do que as pequenas vias aéreas são paralelas e não em série.

Esses conceitos afetam duas variáveis importantes da ventilação mecânica: Pressão de pico inspiratória (PPI) e pressão de platô (P_{plat}). Ambas podem ser facilmente medidas no ventilador (ver Fig. 4-1).

A PPI é uma medida dinâmica da pressão numa inspiração máxima, que sofre influência da resistência da via aérea e da complacência do pulmão. Essa pressão reflete apenas a pressão da grande via aérea e não da pressão transalveolar. Na sequência, se for aplicada uma pausa inspiratória, depois da inspiração máxima, a pressão da via aérea diminui e, a seguir, atinge um nível estável. O valor resultante é a P_{plat}. Com frequência, a elasticidade está relacionada à pressão de platô, embora essa medida de pressão seja uma função da complacência total e reflita a pressão média de toda via aérea. O fisioterapeuta respiratório poderá auxiliar o médico na obtenção desses valores, caso ele não tenha treinamento ou não tenha tempo disponível.

A P_{plat}, e não a PPI, é a força exercida sobre os pulmões no nível dos alvéolos. Portanto, a P_{plat} é usada como marcador da pressão transalveolar. Entretanto, esse valor substituto é somente uma estimativa da pressão transalveolar. De acordo com o estudo conduzido pela Acute Respiratory

Distress Syndrome Network (Rede de Síndrome do Desconforto Respiratório Agudo [SDRA]), pressões elevadas acima de 30 cm H_2O aumentam de modo significativo a mortalidade (ver discussão a seguir).[1] As considerações sobre a P_{plat} alteram de forma significativa o processo de tomada de decisões clínicas.

A PPI e a P_{plat} são medidas importantes nas terapias ventilatórias. Em primeiro lugar, verifica-se a PPI. As reduções na PPI são provocadas por vazamento de ar, inadequações no circuito do ventilador ou por extubação. O limite superior da PPI normal é 35 cm H_2O. Sempre que houver elevação na PPI, o médico deverá verificar os reflexos na P_{plat}. Se a P_{plat} é normal indica que ocorreu um aumento na resistência da via aérea causado por broncospasmo ou por alguma obstrução que tenha reduzido o diâmetro do tubo endotraqueal. Essas obstruções podem ser causadas por mordidas, angulação ou torção do tubo. Podem também ser causadas pela presença de sangue ou de corpos estranhos, tais como tampões de muco e aspiração. Níveis elevados de P_{plat} indicam redução na complacência do pulmão e do tórax. Essa situação pode ser provocada por pneumotórax, alçaponamento aéreo (também conhecida como auto-PEEP), atelectasia ou qualquer uma das condições clínicas mencionadas, associadas a reduções na complacência. Observação cuidadosa e ajuste adequado dos alarmes das PPIs devem alertar o médico para potenciais problemas.

▶ RISCOS DA VENTILAÇÃO MECÂNICA

A oxigenação e a ventilação são as metas principais da VM, embora seja também importante evitar a ocorrência de lesões adicionais nos tecidos pulmonares que já estiverem comprometidos. Os danos causados por VM denominam-se lesões pulmonares induzidas por ventiladores (VILI). VILI é um termo atual distinto que engloba e substitui termos mais antigos e concepções inadequadas. Basicamente, os mecanismos das VILIs dividem-se em duas partes: estresses por cisalhamento e por distensão.

Em primeiro lugar, o colapso repetitivo e a insuflagem dos alvéolos produzem estresse por cisalhamento, que poderá lacerar a frágil e fina membrana alveolocapilar (atelectrauma). Há confirmações de que volumes e pressões inspiratórias elevadas poderão levar a alterações na permeabilidade alveolocapilar, edema pulmonar e lesões teciduais semelhantes às lesões pulmonares agudas (LPAs) ou à síndrome do desconforto respiratório agudo (SDRA).[5]

Em segundo lugar, o esforço sob a forma de excesso de distensão poderá provocar fraturas e rompimento alveolar (barotrauma/volutrauma). Efeitos adicionais do rompimento alveolar podem ser causados pelo vazamento do ar inspirado nos vários espaços ao redor do pulmão: cavidade pleural (pneumotórax), mediastino (pneumomediastino) ou o parênquima pulmonar (enfisema pulmonar intersticial).

Além disso, o sistema imunológico contribui para a ocorrência de VILIs. Essa lesão pulmonar induz a produção de mediadores inflamatórios (citocinas, produtos do endotélio e da via do ácido araquidônico), que entram na corrente sanguínea por meio da membrana alveolocapilar comprometida e produz efeitos danosos distantes dos pulmões. Esse processo de lesões multiorgânicas denomina-se biotrauma.[6,7] Quanto mais graves forem as anormalidades pré-ventilatórias, mais grave será o potencial de VILI.[8] Em um estudo, o colapso repetitivo e a reabertura de unidades terminais não chegaram a causar lesões em pulmões saudáveis, embora tenham diminuído a complacência e alterado o processo de troca de gases.[9] Entretanto, outros estudos ilustram aumento na suscetibilidade de pulmões enfermos aos efeitos da ventilação mecânica.

Com base em dados animais, $P_{plat} > 35$ cm H_2O é relacionada a VILI. Esse fato levou à criação do conceito e da estratégia de "ventilação pulmonar protetora".[10] A ARDS Network realizou um estudo multicêntrico randomizado demonstrando que a estratégia protetora com volumes correntes reduzidos de 6 mL/kg do peso corporal previsto (PCP; ver Tab. 4-1) mostrou uma redução significativa no número de dias de ventilação mecânica e uma redução na mortalidade nos casos em que a P_{plat} era inferior a 30 cm de H_2O versus volumes correntes tradicionais variando entre 12 e 15 mL/kg de PCP.[1] Volumes correntes de 12 e 15 mL/kg de PCP são prejudiciais para a população em geral. Até o momento, a literatura ainda não definiu nenhuma recomendação sobre qual volume ventilatório é adequado, a não ser em casos de LPA/SDRA.

Para assegurar ventilação-minuto adequada com volumes correntes mais baixos, uma das opções é utilizar frequências respiratórias mais elevadas e fazer ajustes posteriores. Apesar da ocorrência da hipoventilação, há evidências de benefícios para os pacientes com a introdução do conceito de hipercapnia permissiva. Hipercapnia permissiva é a tolerância de hipoventilação e da retenção resultante de CO_2 causada pela redução dos volumes correntes aplicados para evitar a ocorrência de lesões pulmonares induzidas por ventiladores. Na sequência, a retenção de CO_2 causam acidemia. Níveis de pH acima de 7,2 têm-se mostrado bem-tolerados.[11] Embora a hipercapnia como estratégia benéfica para a proteção dos pulmões seja evidente em estudos realizados em animais, a contribuição precisa em populações humanas ainda é objeto de debates acirrados.

▶ MODOS DE VENTILAÇÃO MECÂNICA

Após a obtenção da via aérea, os médicos devem decidir sobre o modo, o objetivo e os ajustes do ventilador. Existem quatro modos básicos de ventilação na maioria dos ventiladores: assistido/controlado (A/C); ventilação intermitente mandatória (IMV, do inglês *intermittent mandatory ventilation*); ventilação com pressão de suporte (PSV, do inglês *pressure suport ventilation*) e pressão positiva contínua na via aérea (CPAP, do inglês *continuous positive airway pressure*); todas podem ter o volume ou a pressão como alvo. A Figura 4-2 apresenta uma representação gráfica da interação entre paciente e ventilador em diferentes modos de ventilação.

O modo assistido-controlado é uma combinação de dois tipos de ventilação mecânica. O modo assistido permi-

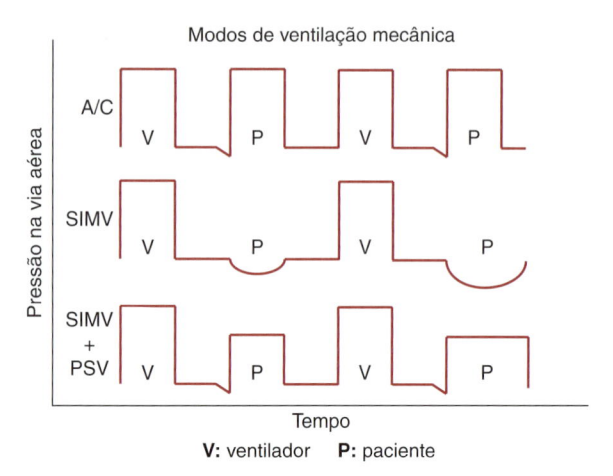

Figura 4-2 Modos de ventilação.

te que o paciente inicie espontaneamente um volume de ar corrente (VAC) que é produzido pelo ventilador, ao passo que o modo controlado (ou ventilação mecânica controlada [VMC]) produz ventilação sem nenhuma relação com o esforço do paciente. A VMC é aplicada de forma isolada apenas em pacientes paralisados ou com sedação profunda.

No modo A/C, o ventilador monitora o circuito para que o paciente possa iniciar uma respiração espontânea assistida. Na ausência desse desencadeamento (em inglês, *trigger*), o ventilador entra em um ciclo automático, realizando ventilações com volumes correntes estabelecidos em uma frequência predeterminada (Fig. 4-3). Todas as respirações no modo A/C recebem esse volume de ar corrente; o paciente poderá ter uma frequência variável, porém o volume de ar corrente é sempre aquele que foi estabelecido. O modo A/C é apropriado para pacientes apneicos, paralisados por meios farmacológicos e muito sedados, pacientes com hipoventilação, fadiga nos músculos respiratórios e naqueles que necessitam de hiperventilação terapêutica.

Ajustes: No modo A/C, as principais variáveis são frequência respiratória, volume de ar corrente e fração inspirada de oxigênio (FIO_2), com ou sem pressão positiva no final da expiração (PEEP, do inglês *positive end-expiratory pressure*).

A IMV combina períodos de ventilação controlada com ventilação espontânea. As ventilações espontâneas geram volumes correntes proporcionais aos esforços do paciente, ou seja, sem assistência do ventilador. As ventilações intermitentes mandatórias correspondem às quantidades estabelecidas (frequência) de respirações totalmente assistidas liberadas pelo ventilador. Atualmente, a IMV sincronizada (SIMV, do inglês *sincronized intermittent mandatory ventilation*) substituiu a IMV. Na SIMV, as ventilações intermitentes mandatórias são sincronizadas com as ventilações espontâneas para impedir a sobreposição de ventilações (Fig. 4-4). A SIMV é idêntica à ventilação A/C (Fig. 4-5) em pacientes sem ventilação espontânea. Para cada uma das ventilações espontâneas não mandatórias, o paciente é forçado a gerar todo o esforço respiratório. Por esse motivo, a opinião dos autores é que a SIMV deveria sempre ser combinadas com a PSV (discutida a seguir) para diminuir o esforço respiratório.

Ajustes: Semelhantes às do modo A/C. O médico configura a frequência SIMV, o volume de ar corrente e a FIO_2 para determinar a ventilação minuto mínima, assim como a PEEP e a PSV opcionais.

A PSV aumenta a ventilação com o ajuste na pressão inspiratória, enquanto o paciente determina o volume de ar corrente e frequência respiratória. Portanto, a PSV é um modo de suporte ventilatório parcial. A pressão negativa gerada pelo paciente abre a válvula que libera a pressão

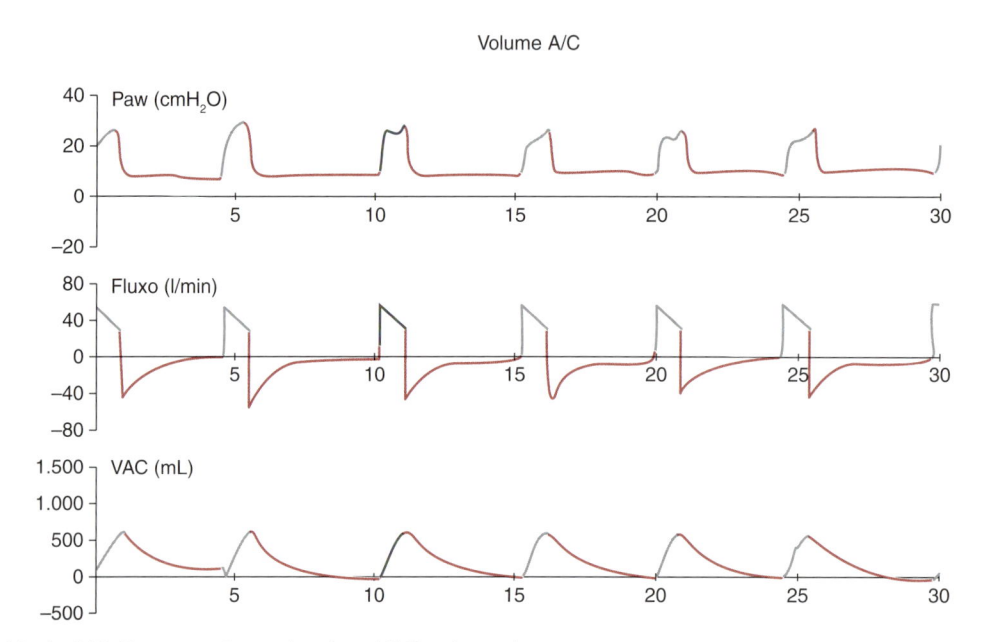

Figura 4-3 Modo A/C. **Paw:** pressão na via aérea; **VAC:** volume de ar corrente.

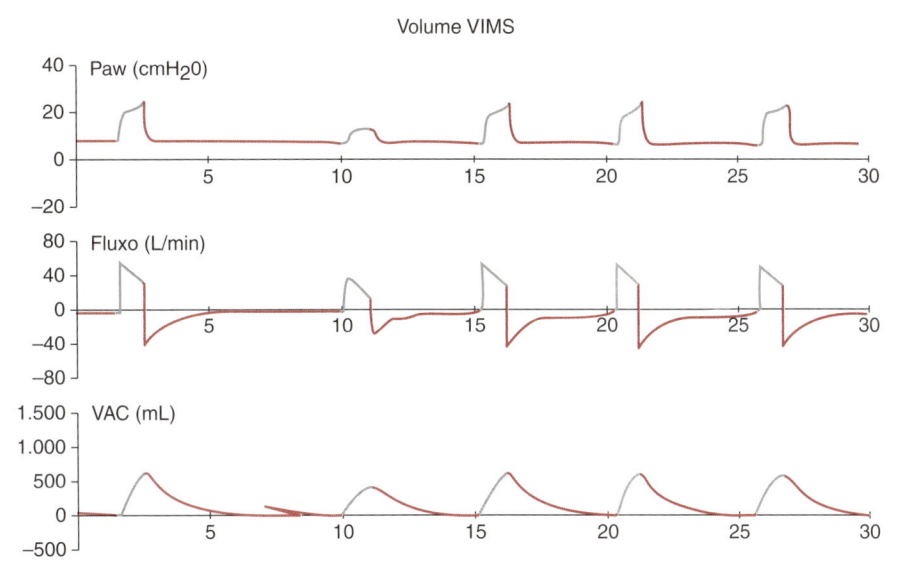

Figura 4-4 Modo SIMV.

pré-regulada. O ventilador ajusta a intensidade do fluxo para manter a pressão constante. Quando o ventilador detectar o final da inspiração, o suporte pressórico termina, e o paciente poderá expirar espontaneamente. Da mesma forma que aumenta a ventilação espontânea, a PSV ajuda a superar a resistência do circuito do ventilador. Os autores recomendam sempre adicionar a PSV à SIMV.

Configurações: De maneira geral, o médico regula a PSV na faixa de 0 a 35 cm H_2O, com um valor inicial médio de 5 a 10 cm H_2O, com ou sem PEEP. É importante ajustar o alarme da frequência nos pacientes que são ventilados apenas pela PSV porque não há garantia de ventilação minuto.

A pressão positiva contínua na via aérea (CPAP, do inglês *continuous positive airway pressure*) é outro modo de respiração espontânea. Os pacientes que forem capazes de gerar ventilação minuto aceitável poderão fazer o teste de CPAP. Com frequência, esse método é utilizado como modo de desmame. A CPAP deve igualar a quantidade de PEEP entre 2 e 5 cm H_2O para evitar a perda de recrutamento alveolar, atelectasia e hipóxia. A adição da CPAP diminui também o esforço respiratório (Fig. 4-6). A CPAP recomendada varia de 5 a 10 cm H_2O.

▶ OBJETIVOS DA VENTILAÇÃO

Depois da seleção de um modo, é necessário determinar o mecanismo de liberação: inflando os pulmões até um valor predeterminado de volume ou de pressão. Ao longo dos anos, vários termos foram usados para o tipo de respiração fornecida por meios mecânicos: ventilada, controlada e ciclada. Todos esses termos são intercambiáveis*. Para facilitar a discussão, utilizaremos daqui em diante o termo "ciclada".

---

* N. de R.T. Na verdade, a ventilação ciclada a volume possui três subtipos – volume-controlado, volume-garantido e volume-limitado –, os quais têm algumas diferenças, tais como no tipo de sensibilidade, no local do sensor e na determinação do VAC máximo.

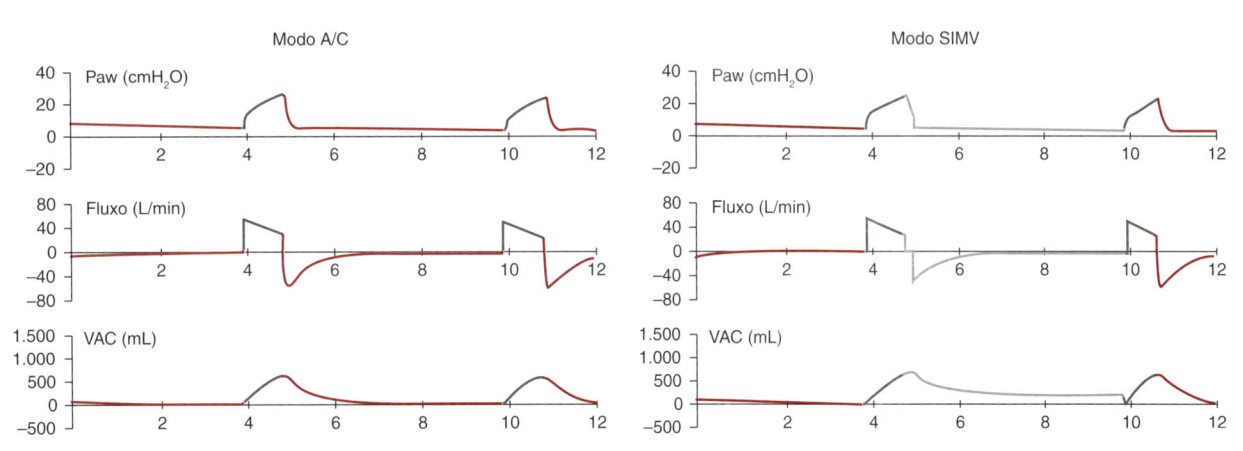

Figura 4-5 Comparação entre os modos A/C e SIMV em pacientes sem respiração espontânea.

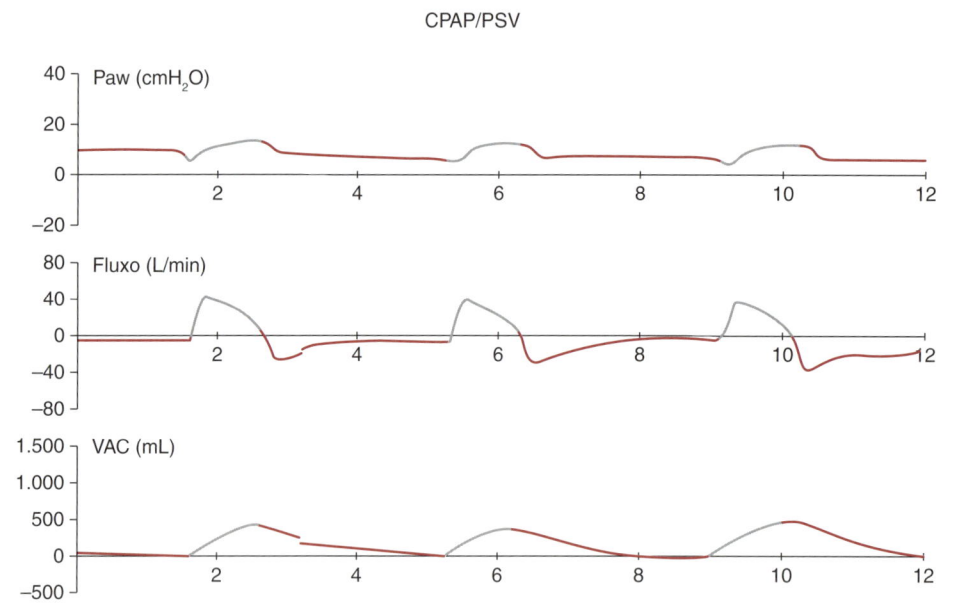

Figura 4-6 Modo CPAP/PSV.

A ventilação mecânica ciclada a volume fornece um volume de ar corrente pré-estabelecido independentemente da demanda pressórica. Durante todo o processo de insuflação pulmonar, o gás de respirações assistidas por volume exerce pressões diferentes sobre as vias aéreas proximais em relação às pressões exercidas sobre os alvéolos. A pressão nas vias aéreas proximais é uma função da resistência. Quanto maior a resistência, mais pressão é necessária para fornecer o volume predeterminado para os pulmões. Nas doenças com complacência reduzida, é necessário elevar as pressões para atingir o volume de ar corrente desejado.

A outra opção é a ventilação ciclada a pressão. O ventilador fornece um fluxo variável ou intermitente para manter uma pressão inspiratória predeterminada que, em geral, é equivalente à P_{plat}, ou maior, possibilitando a liberação de gás. Isto poderá ser realizado pela titulação da pressão.[12] Levando-se em consideração que a pressão é constante, resultando em volumes correntes variáveis, o paciente poderá ter hipoventilação causada por variações na ventilação-minuto. Portanto, qualquer variação no circuito respiratório, como resistência do tubo endotraqueal/via aérea ou complacência pulmonar, poderá levar à hipoventilação. Essa variabilidade exige um monitoramento mais rigoroso, como alarmes de volume de ar corrente e de ventilação-minuto, avaliação do circuito respiratório e tomada de decisão pelo médico.

A ventilação ciclada a pressão deve ser reservada principalmente para pacientes com P_{plat} elevada, sendo também recomendada para limitar a ocorrência de lesões pulmonares induzidas por ventiladores ou para facilitar a recuperação de lesões pulmonares agudas/síndrome do desconforto respiratório agudo. Considerando o exposto, a ventilação ciclada a pressão é uma opção válida só cortar em cenários específicos. Atualmente não há nenhum estudo sugerindo que um modo seja superior ao outro, embora a familiaridade do médico com um modo específico seja mais importante do que a própria modalidade.

▶ OXIGENAÇÃO *VERSUS* VENTILAÇÃO

A oxigenação é principalmente uma função da FIO_2 e da PEEP. A elevação da PEEP diminui o *shunt* intrapulmonar e aumenta o recrutamento alveolar. A elevação no nível de FIO_2 faz o suprimento de substrato para aquelas duas desvantagens. Uma das abordagens iniciais é ajustar a FIO_2 em 100% e elevar a PEEP em incrementos de 2 a 3 cm H_2O em intervalos de 10 a 15 minutos, até que sejam atingidas as metas de oxigenação.

O papel da ventilação é manter uma FIO_2 adequada e, em consequência, um nível adequado de pH. Isso poderá ser manipulado principalmente por meio do controle da frequência respiratória e do volume de ar corrente. A meta é manter o pH entre 7,3 e 7,4. A frequência exerce uma influência maior sobre o PCO_2 do que o volume de ar corrente. Contudo, qualquer aumento em uma dessas variáveis poderá diminuir o nível de pH.

▶ AJUSTES INICIAIS

Por fim, o médico deverá ajustar as variáveis remanescentes. As variáveis mais comuns encontradas em ventiladores são PEEP, FIO_2, frequência respiratória, volume de ar corrente e tempo e fluxo inspiratórios. A despeito das recomendações sobre os ajustes iniciais, existem vários cenários nos quais as variações devem ser levadas em consideração (ver adiante neste capítulo). Os ambientes precisam ser adaptados de acordo com as alterações nas condições do paciente.

A principal função da PEEP é superar a tendência de colapso alveolar, principalmente em estados de complacência reduzida. Em geral, a PEEP é ajustada entre 3 e 8 cm

H_2O, que se transformou no ajuste-padrão para alguns profissionais. Entretanto, a PEEP poderá ter consequências adversas, tendo em vista que eleva a pressão intratorácica. Pressões intratorácicas elevadas impedem o retorno venoso e diminuem a pré-carga provocando hipotensão sistêmica; portanto, deve-se tomar muito cuidado com PEEP acima de 8 cm H_2O. Entretanto, às vezes, são necessários valores maiores para otimizar a oxigenação.

Em geral, no início, a FIO_2 é ajustada em 1 (100% de oxigênio), embora a recomendação geral seja titular para baixo, a partir daquele nível, para manter a PaO_2 acima de 60 mmHg ou a SpO_2 acima de 92%, a fim de evitar o risco teórico de toxicidade por oxigênio.

Embora a frequência respiratória normal seja de 8 a 12 respirações por minuto, em geral os ventiladores são ajustados para 10 a 14 respirações por minuto. Essa configuração poderá ser aumentada nos casos em que forem utilizados volumes correntes reduzidos. O volume de ar corrente normal em adultos saudáveis sem desconforto respiratório varia de 5 a 8 mL/kg em relação ao peso corporal previsto (Tab. 4-1). Historicamente, os volumes correntes têm sido ajustados em 10 a 15 mL/kg do peso corporal previsto*. Em um paciente com 70 kg, isso significa entre 700 e 1050 mL. Presumindo-se um volume de ar corrente de 1 litro, os primeiros 150 mL vão para o espaço morto e 850 mL para os alvéolos do paciente. Se a frequência respiratória for 10, a ventilação-minuto produzida será de 8,5 L/minuto. No teste da ARDS Network, chegou-se à conclusão de que volumes correntes mais baixos diminuem a incidência de lesões pulmonares induzidas por ventiladores e barotrauma. Naquele estudo, a meta de volume de ar corrente para ventilação protetora dos pulmões foi de 4 a 6 mL/kg do peso corporal previsto. Outro estudo mostrou que volumes correntes acima de 9 mL/kg do peso corporal são fatores de risco para desenvolvimento de lesões pulmonares induzidas por ventiladores**.[13] Especula-se que o volume de ar corrente ideal deve ficar em algum ponto entre a lógica antiga e o teste da *ARDS Network*. Portanto, os autores recomendam um valor inicial de 8 a 10 mL/kg do peso corporal previsto, de acordo com a necessidade.

Embora a relação aproximada entre inspiração e expiração fisiológica normal seja de 1 por 3, normalmente os pacientes em ventilação mecânica são ajustados na razão de 1 por 2. Essa razão poderá ser manipulada alterando-se a frequência respiratória, o volume de ar corrente, o tempo de inspiração ou o valor do fluxo inspiratório. Isso é muito importante nas doenças obstrutivas da via aérea.

A ventilação assistida pode ser iniciada por um cronômetro instalado no ventilador ou pelo esforço do paciente. Um dos dois fatores poderá ser utilizado para sentir o esforço do paciente. A redução na pressão da via aérea pode ser o disparo detectado pelo ventilador que provoca uma ventilação. De maneira geral, o limite pressórico é ajustado no nível −1 a −2 cm H_2O, sendo hoje muito utilizado na ventilação mecânica. Ressalta-se que a maior parte dos pacientes em ventilação mecânica tem pressão positiva no final da expiração. Isso deve ser adicionado à quantidade total de força necessária para disparar uma respiração. Por exemplo, se a pressão de disparo for de −2 cm H_2O e a PEEP for de 5 cm H_2O, o paciente deverá gerar uma pressão de −7 cm H_2O, uma quantidade considerável de força em pacientes com insuficiência respiratória. Os ventiladores podem também produzir ventilações com base na quantidade de fluxo inspiratório. Em geral, utiliza-se uma regulagem de 2 litros por minuto porque não necessita de pressões significativas na via aérea e exige menor esforço do paciente.[14]

▶ CENÁRIOS ESPECÍFICOS

Embora seja a indicação mais comum para ventilação mecânica, a insuficiência respiratória possui várias causas; assim, o tratamento ideal é feito de várias maneiras com base em etiologias específicas.

Doenças pulmonares obstrutivas, como asma e doença pulmonar obstrutiva crônica (DPOC), são encontradas com frequência nos serviços de emergência. Nos casos de insucesso de terapias clínicas ou de deterioração das condições clínicas (hipóxia grave, hipercapnia ou acidose), a intubação e a ventilação mecânica podem ser as únicas opções para salvar vidas.

Nesses pacientes, as especificidades da ventilação mecânica giram em torno principalmente da prevenção do fenômeno de aprisionamento aéreo denominado pressão positiva no final da expiração intrínseca (também conhecida por auto-PEEP ou hiperinsuflação dinâmica). Por definição, a doença pulmonar obstrutiva envolve problemas que resultam da expiração prolongada demonstrada pela redução do volume expiratório forçado (VEF_1). A sobreposição de ventilações ocorre nas situações em que o ventilador libera uma ventilação antes de que o paciente seja capaz de expirar de volta para o nível da linha de base. Esse fenômeno de sobreposição de ventilações aumenta os volumes pulmonares, colocando o paciente em risco de pneumotórax. O aprisionamento aéreo pela PEEP intrínseca resulta em pressões alveolares mais elevadas. Em pacientes que não estiverem recebendo ventilação mecânica, isso aumenta o trabalho exigido pelos músculos respiratórios para gerar pressão intratorácica negativa na inspiração, agravando a insuficiência inalatória. Independentemente da ventilação mecânica, a PEEP intrínseca também diminui o retorno venoso, que leva à hipotensão, aumentando tanto a morbidade quanto a mortalidade.

Para começar, é possível melhorar os resultados por meio da otimização da volemia intravascular da pré-intubação. Os agentes de indução, assim como a auto-PEEP da ventilação com bolsa-válvula-máscara (Ambu) para pré-oxigenação, podem levar à hipotensão. *Bolus* cristaloides de

---

* N. de R.T. O peso previsto também é denominado peso ideal.

** N. de R.T. O primeiro estudo que demonstrou redução de mortalidade com estratégia ventilatória com baixos volumes pulmonares e PEEP elevada (chamado *Open lung aproach*) foi realizado no Brasil e publicado na revista mais importante da área médica (Amato M et al. N Engl J Med 1998;338:347).

500 mL a 1 litro podem reduzir esses efeitos adversos.[15] As regulagens do ventilador podem também ser ajustadas para evitar a ocorrência de auto-PEEP. Para que não aconteça a sobreposição de ventilações, pode-se aplicar uma frequência respiratória mais baixa (6 a 10 respirações por minuto), aumentar a taxa de fluxo (ao redor de 80 a 100 L/min inicialmente) e usar volumes de ar correntes mais baixos (5 a 7 mL/kg do peso corporal previsto) para aumentar a razão entre inspiração e expiração (I:E). Entretanto, essas alterações geram algumas consequências. A redução na ventilação minuto, acompanhada da redução na frequência respiratória e no volume de ar corrente, leva à hipercapnia que, por sua vez, produz acidose respiratória. As consequências da hipercapnia podem ser fluxo sanguíneo cerebral aumentado (e elevação subsequente na pressão intracraniana [PIC]), depressão miocárdica, arritmias e metabolismo celular anormal. No geral, essas reduções no pH arterial são bem-toleradas e muito menos danosas do que as complicações da auto-PEEP. Nas situações em que estiver abaixo de 7,15 a 7,20, o pH poderá exigir alguma intervenção com bicarbonato de sódio ou com trometamina (agente alcalinizante alternativo conhecido por THAM*), embora alguns médicos aceitem esses valores e continuem a monitorar as consequências adversas da acidose. A hipercapnia pode ser um estímulo central poderoso para aumentar a frequência respiratória. Em geral, essa resposta é atenuada com medicações como os opiáceos ou outros sedativos e pode ser tão forte que talvez exija paralisia química. Entretanto, os agentes paralisantes devem ser usados com muita cautela em conjunto com esteroides por causa da relação com neuromiopatias induzidas por esteroides.[16]

A síndrome do desconforto respiratório agudo (SDRA) e a similar lesão pulmonar aguda (LPA) são outras causas de dispneia que, em geral, necessitam de ventilação mecânica nos serviços de emergência. Na ausência de biópsia, a American-European Consensus Conference (Conferência de Consenso Euro-Americana) define essas doenças com base em quatro critérios: (1) início agudo; (2) infiltrado alveolar heterogêneo bilateral nas radiografias de tórax; (3) falta de evidências de elevação nas pressões atriais esquerdas (pressão de cunha nos capilares pulmonares < 18 mmHg) e (4) $PaO_2/FIO_2 \leq 200$ para SDRA ou $PaO_2/FIO_2 \leq 300$ para LPA. Como já mencionado, o teste da *ARDS Network* utilizou ventilação com proteção pulmonar com um volume de ar corrente mais baixo, ou seja, de 6 mL/kg do peso corporal previsto; as frequências respiratórias de 18 a 22 respirações por minuto e as metas de oxigenação foram atingidas inicialmente com níveis elevados da FIO_2 e da PEEP (1 e 24, respectivamente), que foram reduzidos por incrementos. Se em algum ponto houver problemas de oxigenação, poderá haver benefícios em termos de mortalidade aumentando a PEEP antes de aumentar a FIO_2.

A ventilação mecânica tem consequências hemodinâmicas e efeitos pulmonares evidentes. Os contextos apresentados a seguir são importantes em pacientes com choque cardiogênico e edema pulmonar grave, situações em que a PEEP deve ser utilizada com cautela ao titular as concentrações de oxigênio. A pressão positiva gerada pela ventilação mecânica eleva a pressão intratorácica. A pressão intratorácica elevada diminui a pré-carga por meio da redução no retorno venoso para o coração e da compressão no átrio direito. Isso diminui a distensibilidade cardíaca, dificultando preenchimento ventricular e comprimindo a artéria pulmonar. O aumento resultante na resistência da artéria pulmonar dilata o ventrículo direito e inibe ou dificulta o enchimento do ventrículo esquerdo. Por outro lado, as pressões extrínsecas diminuem a pós-carga, melhorando o débito cardíaco por meio do auxílio ao esvaziamento ventricular. Ainda há controvérsias sobre os mecanismos exatos desses efeitos.[17] O volume intravascular é a variável que determina o efeito predominante. Se o paciente apresentar volume intravascular reduzido, os efeitos da pré-carga predominam, diminuindo o débito cardíaco. Se a volemia estiver dentro dos limites normais, os efeitos da pós-carga predominam, aumentando o débito cardíaco.[4] Essas propriedades são importantes na ventilação mecânica de pacientes com choque cardiogênico e edema pulmonar grave, situações em que a PEEP deve ser utilizada criteriosamente para titular as concentrações de oxigênio.

De maneira geral, os pacientes com lesões no cérebro, encefalopatia e PIC elevada precisam de ventilação mecânica devido à insuficiência respiratória e à necessidade de proteção da via aérea. No caso desses pacientes, a meta é manter pressão de perfusão cerebral adequada. Embora a hipercapnia e a acidose possam comprometer o fluxo sanguíneo cerebral, a hiperventilação profilática não é mais recomendada porque pode ser danosa em pacientes com lesões encefálicas.[18] O ambiente deverá manter o foco na oxigenação adequada, na normalização do pH e na estabilidade hemodinâmica. Se o paciente deteriorar pelo agravamento da patologia neurológica, a hiperventilação poderá ser instituída por um breve período para dar tempo para as outras terapias surtirem efeito. Essa aplicação da hiperventilação não poderá se estender por mais de 1 a 2 horas.

▶ SOLUÇÃO DE PROBLEMAS NA VENTILAÇÃO MECÂNICA

O estabelecimento de abordagens rápidas e lógicas é essencial em pacientes instáveis em ventilação mecânica, quando os alarmes do ventilador forem disparados e/ou pacientes apresentarem comprometimento hemodinâmico. As preocupações principais são lesões pulmonares induzidas por ventiladores, colapso cardiovascular induzido por ventilação mecânica e falta de sincronismo entre paciente e ventilador.

A primeira ação importante é desconectar o circuito do ventilador do paciente nos casos de alarme e de colapso cardiovascular. A remoção do ventilador limita o número de variáveis para solucionar esse tipo de desafio com risco de vida e elimina de imediato o principal culpado. Ventilações com o sistema bolsa-válvula-máscara (Ambu) confirmam a inserção de tubos endotraqueais por meio de

---

* N. de R.T. A trometamina não se encontra disponível no Brasil.

um dispositivo de CO_2 expirado, estimam o grau de resistência do via aérea e permitem observar a elevação do tórax ou do abdome em cada ventilação. Essas etapas eliminam riscos imediatas de extubação, de obstrução de tubos endotraqueais e de aumento na resistência da via aérea. A visualização direta é o padrão-ouro para aplicação nos casos em que o dispositivo de CO_2 expirado e a ausculta não forem suficientes para detectar a inserção correta do tubo. Nos casos em que houver evidências de extubação, o tubo deverá ser removido e o paciente ventilado com bolsa-válvula-máscara, aplicando-se fluxo intenso de oxigênio para conseguir oxigenação suficiente antes da reintubação.

As obstruções em tubos endotraqueais causadas por tampão de muco, coágulo sanguíneo ou substâncias aspiradas podem ser eliminadas rapidamente com auxílio de guias para intubação de via aérea e necessitam de extubação e reintubação imediata. Aumentos na resistência da via aérea e dificuldades durante ventilações com bolsa-válvula-máscara estão relacionados à resistência elevada da via aérea e complacência reduzida. O diferencial entre esses casos inclui elevação na pressão positiva no final da expiração intrínseca, pneumotórax, intubação da seletiva de um brônquio principal (em geral o direito, pela angulação) e agravamento de doenças reativas da via aérea. Na maioria dos casos, o uso de ultrassonografia à beira do leito ou de raios X portáteis pode identificar com rapidez a etiologia de complacência reduzida. O diagnóstico rápido de pneumotórax hipertensivo e a intervenção imediata com toracostomia com agulha podem salvar muitas vidas.

É imprescindível ter muita cautela em casos de pacientes portadores de doença obstrutivas das vias aéreas, com hiperinsuflação ou PEEP intrínseca. As ventilações de resgate (*back up*) podem exacerbar essa condição se forem muito frequentes (mais do que 10 respirações por minuto) ou muito grandes (mais do que 500 mL de volume de ar corrente). Limitações na frequência e no magnitude das ventilações com volume de ar corrente aumentam o tempo expiratório e intensificam o esvaziamento pulmonar de volumes aprisionados presentes na relacionadas a auto-PEEP. Como já referido, deve-se aplicar um *bolus* cristaloide de 500 mL a 1 litro, durante 5 a 15 minutos, levando-se em consideração a sedação apropriada.

É da mais alta relevância que os profissionais da saúde entendam que o diagnóstico de agitação de pacientes, levando à falta de sincronismo entre paciente e ventilador, deve ser um dos fatores excludentes. O tratamento de pacientes agitados e instáveis com ventilação mecânica, com paralisia ou sedação profunda, sem aplicação de uma abordagem rápida e lógica para excluir outras causas de risco de vida, poderá se caracterizar como um evento pré-terminal. Sempre que as demandas respiratórias dos pacientes não forem atendidas pela ventilação mecânica, ocorre falta de sincronismo entre paciente e ventilador. Esse é um dos problemas mais comuns da ventilação mecânica.[19] Problemas fisiológicos, tais como distúrbios neurológicos, hipóxia e hipercapnia, precisam ser investigados em primeiro lugar. Para finalizar, a falta de sincronismo pode também ser um problema causado por sedação inadequada – uma vez mais um diagnóstico de exclusão. Um estudo mostrou que, de maneira geral, a ansiólise e a analgesia depois de intubações adequadas são ignoradas pelos médicos emergencistas.[20]

REFERÊNCIAS

1. The Acute Respiratory Distress Syndrome Network. Ventilation with lower tidal volumes as compared with traditional tidal volumes for acute lung injury and the acute respiratory distress syndrome. *N Engl J Med.* 2000;342:1301–1308.
2. Lambe S, Washington DL, Fink A, et al. Trends in the use and capacity of California's emergency departments, 1990–1999. *Ann Emerg Med.* 2002;39(4):389–396.
3. McCaig LF, Burt CW. National Hospital Ambulatory Medical Care Survey: 2002 emergency department summary. *Adv Data.* 2004;(340):1–34.
4. Roberts J, Hedges J. *Clinical Procedures in Emergency Medicine.* Philadelphia: Elsevier; 2010.
5. Ricard JD, Dreyfuss D, Saumon G. Ventilation-induced lung injury. *Eur Respir J.* 2003;22(suppl 42):2s–9s.
6. Dos Santos CC, Slutsky AS. Mechanotransduction, ventilator-induced lung injury and multiple organ dysfunction syndrome. *Intensive Care Med.* 2000;26:638–642.
7. Held HD, Boettcher S, Hamann L, Uhlig S. Ventilation-induced chemokine and cytokine release is associated with activation of nuclear factor-kappaB and is blocked by steroids. *Am J Respir Crit Care Med.* 2001;163 (3 pt 1):711–716.
8. Dreyfuss D, Soler P, Saumon G. Mechanical ventilation-induced pulmonary edema. Interaction with previous lung alterations. *Am J Respir Crit Care Med.* 1995;151: 1568–1575.
9. Taskar V, John J, Evander E, Robertson B, Johnson B. Healthy lungs tolerate repetitive collapse and reopening during short periods of mechanical ventilation. *Acta Anaethesiol Scand.* 1995;39:370–376.
10. Slutsky AS. Mechanical ventilation. American College of Chest Physicians' Consensus Conference. *Chest.* 1993;104:1833–1859.
11. Peltekova V, Engelberts D, Otulakowski G, Uematsu S, Post M, Kavanagh BP. Hypercapnic acidosis in ventilator-induced lung injury. *Intensive Care Med.* 2010;36(5): 869–878. Epub March 6, 2010.
12. Rappaport SH, Shpiner R, Yoshihara G, Wright J, Chang P, Abraham E. Randomized, prospective trial of pressure-limited versus volume-controlled ventilation in severe respiratory failure. *Crit Care Med.* 1994;22(1):22–32.
13. Gajic O, Dara SI, Mendez JL, et al. Ventilator-associated lung injury in patients without acute lung injury at the onset of mechanical ventilation. *Crit Care Med.* 2004;32:1817.
14. Leung P, Jurban A, Tobin MJ. Comparison of assisted ventilator modes on triggering, patient's efforts, and dyspnea. *Am J Respir Crit Care Med.* 1997;155:1940–1948.
15. Santanilla J, Daniel B, Yeow M. Mechanical ventilation. *Emerg Med Clin North Am.* 2008;26:849–862.
16. Behbehani NA, Al-Mane F, D'yachkova Y, Paré P, FitzGerald JM. Myopathy following mechanical ventilation for acute severe asthma: the role of muscle relaxants and corticosteroids. *Chest.* 1999;115(6):1627–1631.
17. Pinsky MR. The hemodynamic consequences of mechanical ventilation: an evolving story. *Intensive Care Med.* 1997;23(5):493–503.
18. Muizelaar JP, Marmarou A, Ward JD, et al. Adverse effects of prolonged hyperventilation in patients with severe head injury: a randomized clinical trial. *J Neurosurg.* 1991;75(5):731–739.
19. Thille AW, Rodriguez P, Cabello B, et al. Patient-ventilator asynchrony during assisted mechanical ventilation. *Intensive Care Med.* 2006;32:1515.
20. Bonomo JB, Butler AS, Lindsell CJ, Venkat A. Inadequate provision of postintubation anxiolysis and analgesia in the ED. *Am J Emerg Med.* 2008;26:469–472.

CAPÍTULO 5
Retirada gradual e extubação

Alex Flaxman

- ▶ Introdução   63
- ▶ Prática atual – extubação em serviços de emergência   63
- ▶ Metas   63
- ▶ Teste de respiração espontânea e índice de respiração superficial rápida   64
- ▶ Avanços modernos   66
- ▶ Retirada gradual   66
- ▶ Extubação   68
- ▶ Resumo   74
- ▶ Agradecimentos   75

▶ INTRODUÇÃO

A ventilação mecânica consiste em duas peças: ventilador e dispositivo de liberação, na maioria dos casos um tubo endotraqueal (TET). Da mesma forma, há duas etapas para liberação da ventilação mecânica: redução e eliminação da assistência suprida pelo ventilador e remoção do TET.

Embora seja comum dar muita atenção ao momento de intubar os pacientes, geralmente não se dá muita importância em quando e como os pacientes deverão ser extubados. Para as pessoas habituadas a fazer pesquisas na literatura médica utilizando bases de dados como OVID (http://gateway.ovid.com), não existe nem mesmo algum título na MeSH (do inglês, *Medical Subject Headings*) para "*extubate* (extubar)" ou "*extubation* (extubação)". Da mesma forma, há menos orientação sobre como diminuir a dependência dos pacientes em relação aos ventiladores, i.e., a retirada gradual. Enquanto a retirada gradual é – ou deveria ser – precursora da extubação, a recíproca nem sempre é verdadeira, ou seja, a retirada gradual pode ser aplicada em pacientes que não estão prontos para extubação. Por exemplo, pacientes com lesão penetrante no pescoço, com expansão rápida de hematomas, exigem a colocação de tubo endotraqueal para proteção da via aérea, porém o suporte de um ventilador é apenas mínimo, caso seja aplicável. De qualquer maneira, levando-se em consideração o risco e o custo da intubação e da ventilação mecânica,[1,2] não poderá haver nenhuma demora na retirada gradual do ventilador e os pacientes deverão ser extubados o mais rapidamente possível.

Antes da decisão de retirada gradual ou de extubação em um determinado paciente, é importante lembrar, em primeiro lugar, porque o paciente foi intubado. Muitos pacientes são intubados por causa de insuficiência respiratória, seja por algum problema pulmonar primário (p. ex., pneumonia), por problemas em algum outro sistema orgânico (p. ex., infarto do miocárdio ou sobrecarga de líquidos causada por insuficiência renal) ou por problemas sistêmicos (p. ex., sepse). Em outros pacientes, a função da intubação é proteger a via aérea, seja contra alterações no estado mental (p. ex., *overdose* de drogas) ou contra colapso iminente da via aérea (p. ex., anafilaxia, inalação de fumaça ou traumatismo). O motivo das intubações baseia-se em quando e se o paciente poderá ter retirada gradual ou ser extubado.

▶ PRÁTICA ATUAL – EXTUBAÇÃO EM SERVIÇOS DE EMERGÊNCIA

A grande maioria dos pacientes extubados em serviços de emergência é formada por pacientes que fazem autoextubação ou que tenham sido intubados por se encontrarem em algum estado que possa ser revertido ao longo do tempo em SEs, como nos casos de *overdose* de drogas. Um estudo recente mostrou que, nessas condições, as extubações em SEs são seguras e podem reduzir com sucesso a necessidade de recursos adicionais como leitos em UTIs ou mesmo admissões como um todo.[3] Caso contrário, caberá aos intensivistas fazer a retirada gradual e a extubação dos pacientes.

▶ METAS

O avanço clínico e as primeiras pesquisas na área dão suporte à progressão da retirada gradual para a extubação. Embora esforços recentes tenham questionado essa abordagem, ainda que com resultados equívocos,[4-6] tradicionalmente a extubação é a última etapa do processo de liberação de pacientes da ventilação mecânica.

Levando-se em consideração que o insucesso das extubações (extubações seguidas de reintubações não planejadas) apresenta um alto índice de mortalidade e de morbidade,[7,8] deve-se fazer uma avaliação para determinar quais pacientes deverão permanecer extubados e quais não terão sucesso e necessitarão de reintubação de emergência. Na última hipótese, em vez de extubação, deve-se fazer um tratamento complementar da(s) condição(ões) subjacente(s) do paciente, com avaliação contínua para extubação imediata. O primeiro grupo deverá ser extubado o mais rapidamente possível. Portanto, como verificar se o paciente está pronto para extubação?

O primeiro passo é averiguar por que o paciente foi intubado. Nas situações em que os pacientes tenham sido intubados para proteção da via aérea ou para facilitar avaliações, tais como exames físicos e estudos de imagens durante estados mentais alterados, é razoável aguardar até o paciente retornar para o estado mental basal. De maneira geral, esses pacientes, intubados apenas por curtos períodos de tempo, talvez não precisem ser avaliados para verificar se estão prontos para serem extubados, a não ser nas situações em que o objetivo da avaliação for assegurar o retorno ao estado mental basal. Esses pacientes são eleitos com mais frequência para extubações em SEs.[3]

Com exceção dos poucos casos de extubação nos SEs, é necessário um período significativo de tempo antes que a condição física do paciente melhore até o ponto em que possa tolerar a retirada gradual da ventilação e a extubação. Uma grande variedade de parâmetros foi objeto de estudos para determinar qual deles – se na realidade existe algum – poderia prever o sucesso de uma extubação.[9] Dependendo do motivo da intubação, em geral o resultado do teste realizado com um parâmetro foi superior aos resultados de outros testes. No caso de pacientes intubados por causa de insuficiência respiratória, o teste de respiração espontânea (TRE), juntamente com o cálculo do índice de respiração rápida espontânea (IRRE), correlacionou-se mais estreitamente com a liberação bem-sucedida da ventilação mecânica. Da mesma forma, o teste de vazamento do balonete revelou-se preditivo em pacientes intubados para proteção da via aérea. Além disso, muitos profissionais fazem rotineiramente os dois testes: TRE para avaliar a capacidade do paciente em respirar sem suporte artificial e, em seguida, o teste de vazamento do balonete para avaliar a via aérea natural do paciente.

▶ TESTE DE RESPIRAÇÃO ESPONTÂNEA E ÍNDICE DE RESPIRAÇÃO SUPERFICIAL RÁPIDA

O TRE, como o próprio nome indica, é um teste de aplicação clínica para verificar se e como um paciente poderá respirar sem assistência. Remove-se o suporte ventilatório artificial (porém não o TET) e, a seguir, observa-se o padrão de ventilação do paciente. Testes "bem-sucedidos" são aqueles que conseguem prever extubações em que o paciente não precisa ser reintubado pela mesma condição dentro de 24 horas.

Ao longo do tempo, muitos parâmetros foram investigados para constatar qual a melhor definição para testes bem-sucedidos de respiração espontânea. Em outras palavras, qual parâmetro tem melhores condições de prever o sucesso de uma extubação. O IRRE, (RSBI em inglês que, com frequência, pronuncia-se "risby"), também conhecido por Índice de Yang-Tobin, tem comprovado de forma consistente que é o melhor preditor de extubações bem-sucedidas. O IRRE é a frequência respiratória dividida pelo volume de ar corrente (VAC), enquanto o paciente estiver respirando espontaneamente, como segue:

$$IRRE = \frac{f}{VAC}$$

onde, f é o número de respirações por minuto, **VAC** é o volume de ar corrente médio por respiração em litros, e **IRRE** é o índice expresso em respirações por minuto por litro. Observa-se, pela equação, que as respirações superficiais rápidas (ofegantes), como as que ocorrem no desconforto respiratório, deveriam resultar em IRREs muito elevados. Por outro lado, respirações mais profundas resultam em IRREs mais baixos. Portanto, em pacientes neurologicamente intactos, pontuações mais baixas são melhores.

Um IRRE ≤ 105 é um preditor de extubações bem-sucedidas, com sensibilidade de 97%, especificidade de 65%, valor preditivo positivo de 78% e valor preditivo negativo de 95%. Isso significa que os pacientes que estiverem prontos para extubação têm 97% de chance de terem IRRE ≤ 105 (ou seja, quase todos os pacientes que estiverem prontos para extubação têm IRRE ≤ 105). Infelizmente, a especificidade de 65% significa que 35% dos pacientes com IRRE < 105 apresentarão falhas na extubação. Assim, mesmo o IRRE – o melhor preditor comprovado até o momento – pode levar os médicos a extubar muitos pacientes que apresentarão falhas e a deixar intubados alguns pacientes que poderiam, em outras circunstâncias, ser liberados da ventilação mecânica.

Embora investigações subsequentes sobre a IRRE tenham criado vários limites, em geral os valores iguais ou inferiores a 105 correlacionam-se com 80% de chance de extubações bem-sucedidas (extubações que não exigem reintubações para a mesma causa dentro de 24 horas) e os valores acima de 105 correlacionam-se com 95% de chance de falhas de extubação.[10] Alguns profissionais preferem usar IRRE de 100, considerando que é um número mais fácil de lembrar.

É importante observar que o índice de respiração rápida espontânea é válido somente durante os testes de respiração espontânea. Historicamente, os TREs eram utilizados para desconectar pacientes de ventiladores e colocá-los em circuitos respiratórios, em geral conhecidos por peças em T devido à forma do circuito (ver Fig. 5-1 e 5-2). Entretanto, esse conjunto raramente é encontrado na

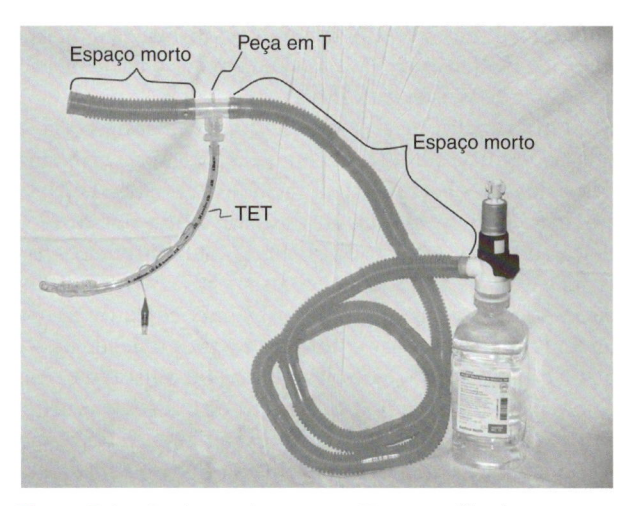

Figura 5-1 Conjunto da peça em T antes utilizado em testes de retiradas graduais e de prontidão para extubar. Nos dias atuais, ainda é usado em algumas instituições. O tubo azul à direita faz o suprimento de oxigênio umidificado. O tubo comprido é necessário para alcançar o paciente a partir do adaptador de oxigênio na parede. O comprimento maior cria também um reservatório de oxigênio para assegurar o fornecimento adequado de oxigênio umidificado no circuito, para o momento em que o paciente fizer a inalação. Entretanto, tubos muito longos aumentam a resistência e, portanto, o esforço respiratório. Levando-se em consideração que o comprimento do circuito respiratório não participa da troca de gases, existe uma analogia com os espaços mortos *in vivo*. O tubo azul à esquerda também tem duas finalidades. Ele funciona como um reservatório de oxigênio menor para quando o paciente inalar e contribui muito pouco para o espaço morto. Entretanto, os profissionais poderão fazer a inspeção visual da extremidade para se assegurarem do surgimento da névoa. Deverá surgir uma pequena quantidade de vapor estável quando o paciente estiver entre ciclos respiratórios, nenhum vapor quando o paciente inalar e um curto e rápido efluxo de névoa quando o paciente expirar.

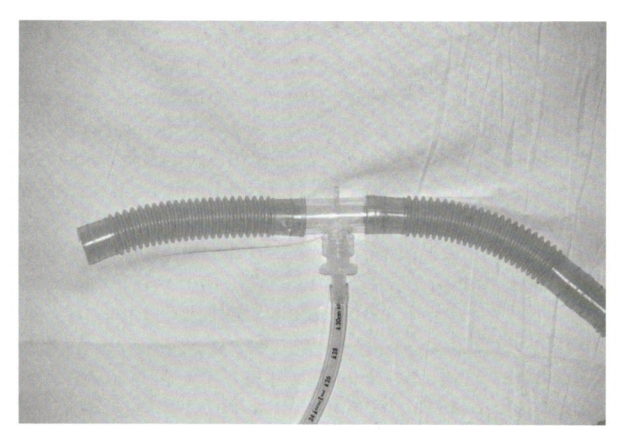

Figura 5-2 Fechamento da peça em T. A alimentação de oxigênio no circuito é feita pelo tubo azul à direita. Os gases exalados saem do circuito pelo lado esquerdo. O fundo da peça em T é preso em um TET.

prática clínica. Há duas razões para isso: uma fisiológica e outra de ordem prática.

Sob o ponto de vista fisiológico, o circuito em T aumenta a quantidade de ventilação em espaços mortos (ver Fig. 5-1). Ao contrário dos espaços mortos *in vivo*, o "sangramento" de oxigênio no circuito em T assegura que o espaço morto do circuito não tenha efeitos adversos sobre a fração inspirada de oxigênio (FIO_2) que alcança efetivamente os alvéolos. Ou seja, o sangramento de oxigênio no circuito em T elimina os gases expirados e cria um reservatório para inalações mais rápidas do que a liberação de oxigênio. Entretanto, do mesmo modo que com os espaços *in vivo*, o circuito em T adiciona resistência ao fluxo de gás, intensificando o esforço respiratório.

Em um aspecto, isso poderá ser considerada uma vantagem. Os pacientes que conseguirem respirar por meio de um circuito em T – que exige mais esforço do que nos casos de intubação – deverão ter mais sucesso em tolerar a extubação. Por outro lado, isso significa que há pacientes que não conseguem tolerar respirações por meio de circuitos em T, mas conseguem tolerar a extubação. Em uma investigação sobre TREs com tempo mais curto de duração Esteban e outros, além de comprovarem esse ponto, mostraram que os pacientes que foram submetidos a respirações mais longas por meio de um circuito em T tiveram, efetivamente, internações mais longas em UTIs e em hospitais.[11] Em outras palavras, a "barra" desse teste foi colocada em um ponto muito elevado. Na realidade, tão alto que o próprio teste revelou-se danoso.

A desvantagem prática dos testes com peças em T envolve o próprio circuito. Em primeiro lugar, exige o uso de equipamento adicional. Em segundo lugar, é preciso desconectar do ventilador. Considerando o monitoramento embutido e as características de segurança dos ventiladores modernos (p. ex., monitoramento de apneia), a desconexão do ventilador para favorecer o uso de circuitos em T, sem nenhum monitoramento intrínseco, cria situações de risco e aumenta a probabilidade de erros médicos.

Portanto, na prática clínica, os testes de respiração com peças em T foram eliminados em favor de TREs com o paciente ainda conectado ao ventilador. Isso permite calcular o mesmo IRRE, mantendo-se o monitoramento e as características de segurança dos ventiladores modernos. Além disso, os ventiladores mais modernos fazem o cálculo automático do IRRE do paciente, embora recomenda-se tomar muito cuidado para assegurar-se de que o índice seja calculado sobre o período de tempo desejado e não apenas como um número que o ventilador calcula de modo aleatório para algum período de tempo precedente (por exemplo, apenas para o minuto precedente).

Cabe observar que o IRRE é válido somente se a respiração do paciente for totalmente espontânea. Se o paciente ainda estiver ventilando por meio de uma máquina, o IRRE não é válido, ainda que o ventilador registre alguma pontuação.

AVANÇOS MODERNOS

Levando-se em consideração que é melhor fazer os testes de respiração espontânea com o paciente conectado a um ventilador, um tipo de aprimoramento seria usar o ventilador também para superar a desvantagem fisiológica do aumento de espaços mortos, levando a um aumento na resistência e, por consequência, no esforço respiratório. Regulando-se um nível mais baixo de suporte de pressão (SP), o ventilador poderá ajudar a melhorar o teste, compensando o esforço respiratório adicional imposto pelo circuito ventilatório.[12,13]

Alguns ventiladores têm capacidade para fazer essa compensação de forma automática. Nos ventiladores com essa característica, a compensação automática do tubo (CAT) permite que o ventilador faça o ajuste automático e dinâmico de seu próprio suporte com base em uma respiração do paciente, criando o apoio necessário para compensar o circuito. De fato, a precisão é maior do que simplesmente ajustar um nível estático de suporte, tendo em vista que a resistência do circuito de ventilação é uma função não apenas do comprimento e do corte transversal (que são relativamente constantes), mas também da velocidade (fluxo) e da aceleração (mudança no fluxo), sendo que ambos podem sofrer variações ao longo do próprio ciclo respiratório, de respiração a respiração, e na medida em que forem ocorrendo melhoras nas condições clínicas do paciente.

Uma pergunta que ainda permanece sem resposta é o tempo de execução dos testes de respiração espontânea (TREs). Tradicionalmente, os TREs eram feitos durante 120 minutos.[2,14,15] Investigações subsequentes mostraram que nos casos de pacientes que ainda não haviam se submetido a testes de retirada gradual ou de extubação, na eventualidade de ocorrer alguma falha em TREs de 120 minutos, a falha iria ocorrer dentro de 30 minutos. Por outro lado, a conclusão bem-sucedida de um TRE de 30 minutos era uma indicação do sucesso de um TRE de 120 minutos e, assim, de uma extubação bem-sucedida.[11]

Além disso, 15% dos pacientes que participaram do trabalho realizado por Esteban e outros precisaram fazer reintubações por causa de obstrução na via aérea superior, para os quais existe, hoje, um teste excelente – teste de vazamento do balonete – que será detalhado mais adiante neste mesmo capítulo. Se os pacientes do grupo de Esteban e outros com obstrução na via aérea superior tivessem sido identificados e não tivessem sido extubados, provavelmente o sucesso da TRE tivesse sido ainda maior.[11]

RETIRADA GRADUAL

Retirada gradual é o ato de reduzir o suporte ventilatório como preparação para a liberação da ventilação mecânica. Nos dias atuais, depois da descrição de critérios específicos e objetivos (IRRE ≤ 105), deve-se dar atenção especial aos métodos para trazer o paciente até aquele estado, principalmente às estratégias ventilatórias e adjuvantes que permitam melhorar o estado respiratório dos pacientes para níveis de IRRE ≤ 105, nas situações em que o paciente não necessitar de assistência ventilatória adicional.

Em primeiro lugar, antes de qualquer outra coisa, é preciso verificar a FIO_2 e quando ela poderá ser reduzida depois das intubações. Até a metade da década de 1990, as variáveis em geral disponíveis para avaliações da ventilação artificial eram aquelas obtidas pela gasometria arterial (GSA; gases no sangue arterial): pH, PaO_2 e $PaCO_2$. Ao considerar a quantidade de oxigênio que estiver sendo liberada para as artérias sistêmicas e a possibilidade de reduzir ou não a FIO_2, o valor relevante é a PaO_2. Porém, com o uso generalizado da oximetria de pulso, atualmente é possível saber a quantidade de oxigênio que está sendo liberada para as artérias sistêmicas por meio de medições contínuas e não invasivas, à beira do leito, da saturação do oxigênio da hemoglobina arterial (SaO_2). É importante lembrar a equação do teor de oxigênio do sangue arterial:[16]

$$CaO_2 = [1{,}34 \times Hb \times SaO_2] + [0{,}003 \times PaO_2]$$

onde 1,34 é a capacidade de ligação do oxigênio da hemoglobina (mL O_2/g Hb), hgb é a concentração de hemoglobina no sangue (g/dL), SaO_2 é o percentual de hemoglobina saturada com oxigênio, 0,003 é o coeficiente de solubilidade do oxigênio na água a uma PO_2 de 1 mmHg (mL O_2/100 mL de água/mmHg), PaO_2 é a pressão parcial do oxigênio (mmHg) e CaO_2 é a concentração de oxigênio no sangue arterial (g O_2/dL plasma).

Partindo-se da equação acima, observa-se que, nos casos de oxigenoterapia hiperbárica, a contribuição da pressão parcial do oxigênio no teor de oxigênio no sangue arterial é mínima e, portanto, o termo poderá ser excluído da equação. Assim, a equação ficará simplificada como segue:

$$CaO_2 = 1{,}34 \times \text{hemoglobina} \times SaO_2$$

Partindo-se da equação acima, observa-se que, para uma determinada concentração de hemoglobina, a quantidade de oxigênio no sangue arterial poderá ser medida direta e completamente pela oximetria de pulso. A equação mostra ainda que, na realidade, SaO_2 (determinado pela oximetria de pulso) é uma medição melhor da concentração de oxigênio do que PaO_2 (de acordo com o resultado da gasometria arterial). Ao utilizar os instrumentos para a gasometria arterial que registram os resultados da saturação de oxigênio, é importante lembrar que, com frequência, o número correspondente à saturação é calculado a partir de PaO_2 e não medido diretamente pela oximetria de pulso.

Considerando que SaO_2 é uma medida dinâmica da concentração de oxigênio no sangue arterial, a FIO_2 do ventilador poderá ser titulada por meio do monitoramento da oximetria de pulso. Tendo em vista os perigos da ocorrência de hiperoxia,[17,18] assim como a facilidade, a segurança e a rapidez nas medições de SaO_2, o nível da FIO_2 deverá ser reduzido o mais rapidamente possível depois das intubações, de acordo com a tolerância, por meio do monitoramento da oximetria de pulso.

Os parâmetros remanescentes para retiradas graduais são a quantidade e a frequência do suporte do ventilador e o modo como o ventilador faz esse suporte. Os dois primeiros parâmetros determinam o volume-minuto, cuja adequação poderá ser avaliada com objetividade apenas pela gasometria arterial: especificamente o pH e a $PaCO_2$. Mesmo assim, ao contrário da oximetria de pulso contínua à beira do leito, as gasometrias arteriais são apenas fotos instantâneas ao longo do tempo. Felizmente, há um tipo de monitor capaz de medir continuamente o pH do paciente e, portanto, a $PaCO_2$: o centro respiratório próprio do paciente.

Portanto, assim que houver melhora na condição do paciente, a sedação deve ser suficientemente leve para assegurar o conforto e a colaboração com o uso do ventilador (sincronismo com o ventilador) mas, mesmo assim, permitir o estímulo ventilatório normal. Resta apenas usar um modo de ventilação que permita ao paciente regular o volume minuto. Isso sugere que os modos que permitem ao paciente respirar espontaneamente e regular o volume das ventilações espontâneas facilitam a retirada gradual.

Os parâmetros poderão ser reduzidos (p. ex., menos respirações obrigatórias por minuto) depois que o paciente atingir um estado respiratório adequado e confortável no ventilador, permitindo que assuma cada vez mais a própria respiração. Para finalizar, o paciente poderá ser colocado em um modo ventilatório totalmente controlado por ele mesmo, criando suporte suficiente para compensar a resistência do TET e do suporte do ventilador.[12,13] Atingir essa meta significa atingir o nível máximo de retirada ventilatória gradual, desde que o sistema pulmonar, cardiovascular e outros sistemas orgânicos do paciente consigam tolerar a extubação. É evidente que essa meta não diz nada sobre a extubação como função da via aérea do paciente – ela própria dependente da anatomia e da fisiologia da via aérea (p. ex., sem edemas) – ou sobre a capacidade do paciente de proteger a via aérea, porém é o desfecho final da retirada gradual depois do qual qualquer redução adicional no suporte ventilatório é inadequada e não tem nenhum sentido.

A descoberta do caminho ideal para mover o paciente de ambientes ventilatórios iniciais para um estado em que esteja pronto para ser extubado não é um evento trivial. Na realidade, muitos trabalhos têm sido realizados sobre esse tópico.[15]

MÉTODOS DE RETIRADA GRADUAL

O caminho mais lógico para remover suportes de qualquer tipo seria diminuir o nível de apoio e avaliar se o paciente consegue tolerar a perda. No que diz respeito ao suporte ventilatório, é possível diminuir a quantidade ou a frequência, ou ambas, assim como os parâmetros adicionais. Algumas abordagens da retirada ventilatória gradual envolvem apenas a remoção do paciente do ventilador por um curto período de tempo e, respeitando-se a tolerância, o aumento gradual da duração do tempo. A seguir, estima-se algum tempo fora do ventilador; nesse período, presume-se que o paciente possa manter suas funções sem a ventilação mecânica em caráter permanente. De maneira geral, utiliza-se um corte de 2 horas, embora existam relatos de períodos de até 24 horas. Entretanto, esse processo envolve a remoção do paciente do ventilador, o que, conforme discutido acima, não é desejável. Com a assistência do ventilador, o suporte poderá ser reduzido gradualmente, ou removido, para facilitar retiradas graduais mais rápidas.

O modo de ventilação é a primeira consideração a ser feita nas situações em que o ventilador estiver sendo usado para facilitar retiradas graduais. Em 1994, Brochard e outros foram os primeiros a analisar a questão do modo ideal para retiradas graduais em um ensaio randomizado controlado (ERC) prospectivo.[14] Após a exclusão de todos os pacientes que passaram por um TRE de 2 horas com a peça em T, e cuja extubação foi bem-sucedida, os pesquisadores selecionaram de forma aleatória os pacientes a serem submetidos a retiradas graduais por meio do aumento gradativo de TREs em peças em T, ventilação mandatória intermitente sincronizada (SIMV) e/ou ventilação com pressão de suporte (PSV, do inglês *pressure suport ventilation*). Descobriram que a retirada gradual era mais rápida e mais bem-sucedida com a utilização de PSV. Além disso, o uso da PSV diminuía o tempo de permanência na UTI e tinha a tendência de baixar o índice de mortalidade por todas as causas.

Por outro lado, em 1995, Esteban e outros descobriram que a PSV na realidade aumentava o tempo de retirada gradual;[15] que a SIMV era uma boa opção, mas que TRES diários com a peça em T eram a melhor das opções. Entretanto, ao contrário de Brochard, que estudou apenas pacientes que não obtiveram sucesso com o primeiro TRE ou na primeira tentativa de extubação, Esteban estudou todos os participantes do grupo. Isso significa que os resultados de Esteban possuem detalhes mais realistas porque 76% de sua população de pacientes haviam sido extubados com sucesso na primeira tentativa, significando que a maior parte desses indivíduos não precisou de retirada gradual, o que, por si só, é uma identificação de pacientes prontos para serem extubados na primeira tentativa. Esse ponto crucial foi comprovado em um estudo de 1996 conduzido por Ely e outros que demonstrou que muitos pacientes que poderiam ser extubados com sucesso não são identificados pelos intensivistas[2] e, assim, necessitam de avaliação objetiva e de ação com base no desempenho positivo das medidas avaliadoras. A única conclusão firme que poderia ser tirada dos testes de respiração espontânea não é que seja o melhor método de retirada gradual, mas um teste indispensável para identificar os pacientes que estiverem prontos para extubação.

Embora tenha sido negada na discussão, a abordagem de Brochard para SIMV enfraqueceu potencialmente o desempenho dessa técnica ou da peça em T usando um protocolo que limitava a rapidez com a qual os pacientes poderiam se submeter aos vários modos de retirada gradual. Nesse estudo, se a SIMV levou a uma retirada gradual mais rápida, esse fato não ficou evidente, considerando que a velocidade da retirada gradual dos pacientes estava limitada pelo protocolo do estudo.

Para finalizar, em ambos os estudos a pressão positiva contínua na via aérea (CPAP, do inglês *continous positive airway pressure*) foi permitida, embora não tenha sido exigida, podendo confundir os respectivos resultados. Tendo em vista que, em geral, a pressão positiva no final da expiração (PEEP) de 5 cm H_2O é considerada fisiológica, a não inclusão da PEEP em todos os pacientes parece ter sido sido uma distorção metodológica ou, pelo menos, ela deveria ter sido determinada e titulada com base no protocolo. Brochard observa que, na maioria dos pacientes, a PPCV foi determinada com doença pulmonar obstrutiva crônica (DPOC) para facilitar o disparo do ventilador, assegurando que a pressão do circuito seja igual à PEEP intrínseca do paciente, diminuindo o esforço respiratório necessário para que a queda pressórica seja suficiente para disparar o ventilador.

No caso de outros modos menos tradicionais, o modo em si mesmo provavelmente não colabore para a retirada gradual por meio da conversão final para CPAP e pressão de suporte (PS) ou para uma metodologia de retirada gradual distinta. Ao contrário da SIMV, em geral programada com volumes (p. ex. volumes de 6 a 8 mL/kg), os modos regulados por pressão funcionam pela diminuição das pressões aplicadas, antes de baixar a taxa mandatória. Isso poderá ser feito reduzindo e monitorando a pressão respiratória mandatória para garantir a manutenção de volumes adequados. Na medida em que aumenta a complacência pulmonar e, portanto, os volumes resultantes, a pressão poderá ser outra vez reduzida. Em pressões mais baixas, é possível finalmente baixar a taxa mandatória.

Na ventilação de liberação pressórica de via aérea (VLPV), é prudente, em primeiro lugar, baixar a P_{alta} até atingir uma faixa segura abaixo de 20 mmHg. Nesse ponto, a P_{alta} poderá ser elevada, aumentando, assim, o tempo em que o paciente deverá permanecer nesse nível pressórico, o que diminui também o número de liberações, ou de respirações mandatórias, por minuto.[19] De maneira geral, essa técnica é conhecida por método da "queda e do alongamento" e se refere à queda ou redução de P_{alta} e ao alongamento ou aumento no tempo T_{alta}. Em geral, a P_{alta} pode cair em incrementos de 2 mmHg, ao passo que o tempo T_{alta} pode aumentar em incrementos de 0,5 a 2 segundos. Ao final, a P_{alta} terminará em níveis de 5 a 12 mmHg e, na medida em que T_{alta} aumenta, aproxima-se da pressão positiva contínua da via aérea. É necessário aplicar também pressão de suporte e compensação automática do tubo, como assistência às ventilações espontâneas do paciente, para superar a resistência do circuito, a exemplo do que ocorre nos modos mais tradicionais. Depois da criação desse ambiente, o paciente poderá ser extubado diretamente da ventilação de liberação pressórica da via aérea (VLPV) ou convertido para CPAP/PS para calcular o índice de respiração rápida espontânea.

▶ EXTUBAÇÃO

Extubação é o ato de remover o dispositivo de liberação de ventilação artificial, o que, em geral, significa remover o TET. Tradicionalmente, depois da remoção de TETs, os pacientes permanecem respirando o ar ambiente, – oxigênio por meio de cânula nasal ou máscara ou, o que é mais comum, oxigênio umidificado por meio de uma máscara simples. Nos dias atuais, considera-se também a hipótese de extubar pacientes – antes do que se pensava – e fazer a aplicação imediata de ventilação não invasiva (VNI).

EXTUBAÇÃO E VENTILAÇÃO NÃO INVASIVA

Na aplicação de ventilação não invasiva (VNI), é necessário fazer a distinção entre aplicação imediata e aplicação pós-extubações e aplicação em pacientes recentemente extubados que passaram a sentir desconforto respiratório.

EXTUBAÇÃO PLANEJADA E VNI

Os mecanismos e as vantagens da VNI serão discutidos em algum ponto deste texto e, por isso, não serão repetidos nesta seção. Ressalta-se que no uso de VNI em casa, em serviços de emergência ou em outras circunstâncias, os modos predominantes não incluem a frequência mandatória. Ou seja, em geral aplica-se PPCV ou PPCV/PS (também conhecida por pressão positiva na via aérea em dois níveis [BiPAP, do inglês *bilevel positive airway pressure*]) por meio de máscara facial ou de máscara nasal no próprio esforço de respiração do paciente para determinar a frequência respiratória. A despeito do fato de que quase todos os modos aplicados por meio de TETs sejam também aplicáveis com VNI – SIMV, SIMV/PS, PRVC, VLPV e outros –, a pesquisa e a experiência atuais em extubação e na aplicação imediata de VNI tendem a utilizar PPCV ou PPCV/PS por meio de máscara facial. O futuro poderá dizer se a utilização de VNI somente com máscara nasal é suficiente, facilitando a alimentação e os cuidados orais. Ou talvez VNI com aplicação de frequência mandatória possa ajudar a antecipar as extubações em todos os casos ou em subgrupos de pacientes. Além disso, todas essas modalidades podem ser aplicadas em pacientes com traqueostomia, permitindo que possam determinar totalmente os respectivos volumes correntes e frequências respiratórias, embora a preocupação seja menor em pacientes que mantenham a via aérea de um tubo com balonete na traqueia.

Em um artigo de revisão, Epstein[4] menciona vários estudos não controlados de extubações diretamente para VNI. Embora esses estudos tenham vários problemas, muitos apresentaram algum benefício. Primeiro, nenhum estudo se baseou em ensaios randomizados controlados (ERCs). Segundo, muitos estudos envolviam apenas a patologia de um subgrupo de pacientes.[5] Embora isso não se caracterize como problema inerente, é preciso ter muita cautela nas tentativas de generalização dos resultados para todos os pacientes ou para outros subgrupos de pacientes. Esses resultados revelam benefícios em alguns subgrupos – como pacientes com DPOC nos quais ocorrem benefícios exponenciais – que não teriam sido descobertos em estudos mais amplos com populações heterogêneas. Terceiro, a técnica específica de VNI, e também a modalidade (máscara facial *versus* máscara nasal), não foi padronizada. Todos os centros tiveram experiência no uso de VNI e no monitoramento de pacientes com esse tipo de ventilação. Esses fatores devem ser levados em consideração ao aplicar os resultados desses estudos na extubação de pacientes diretamente para VNI. É importante levar também em consideração que, embora a popularidade da VNI venha crescendo nos serviços de emergência (SEs), poucos médicos emergencistas aplicam esse tipo de ventilação em pacientes recém-extubados. A regulagem inicial e a titulação da VNI, como parte dos programas de retirada gradual, não são sempre as mesmas que as utilizadas com regularidade nos SEs para manejo de pacientes que recebem VNI como parte do tratamento agudo de edema pulmonar agudo ou DPOC.

Talvez uma das observações mais intrigantes envolva a redescoberta das conclusões a que chegaram Ely e outros[2] de que é possível aumentar artificialmente parte dos benefícios da extubação de pacientes e da VNI, aplicando-se ventilação não invasiva em pacientes que poderiam estar prontos para extubação, mesmo sem aplicação da VNI.[4,20] Esse fato correlaciona-se com várias observações de Tobin sobre a heurística da ciência das extubações.[9] Entretanto, esse efeito não pode ser responsável por todos os benefícios, os quais poderão também ser obtidos pela redução nos riscos da ventilação mecânica: o risco mais grave é pneumonia associada ao uso de ventiladores. Além disso, depois da remoção do TET, não há indicações adicionais de quantidades de sedação, mesmo que sejam brandas. Epstein conclui apontando critérios necessários para a realização de extubações, antes do tempo previsto, para aplicação imediata de ventilação não invasiva[4] (ver Tab. 5-1).

As recomendações adicionais para extubações planejadas para VNI são as seguintes:

1. A condição subjacente que gerou a intubação inicial deve ser solucionada ou, pelo menos, deve estar em fase de resolução, com efeitos remanescentes mínimos sobre o estado respiratório.
2. Deve ter sido constatado vazamento sério no balonete com o balão desinflado (ver a descrição adiante).
3. Até que sejam realizados estudos posteriores, os pacientes que forem extubados para VNI devem permanecer na UTI até não ser mais necessário aplicar nenhuma ventilação assistida complementar. Em termos de acuidade, monitoramento e manejo, os pacientes extubados para VNI ainda precisam de cuidados intensivos.

Para concluir, até o momento, os dados não dão suporte ao planejamento para extubar pacientes e colocá-los imediatamente em ventilação não invasiva. Entretanto, há motivos para otimismo no sentido de que essa terapia possa diminuir o tempo que os pacientes permanecem sob sedação em ventiladores com TETs e, talvez, em unidades de terapia intensiva. Até o presente momento, essa terapia não deve ser considerada como uma forma de assistência aos pacientes que já passaram por retiradas graduais, mas como parte das retiradas graduais. Os pacientes que recebem VNI depois de uma extubação devem ser monitorados e receber tratamento intensivo até que seja concluída a retirada gradual da ventilação não invasiva. Na realidade, esses pacientes podem ser ainda mais frágeis do que pacientes em condições semelhantes que ainda permanecem com um tubo com balonete na traqueia.

VNI COMO TRATAMENTO PARA INSUFICIÊNCIA RESPIRATÓRIA DEPOIS DE EXTUBAÇÕES

Em comparação com o uso de ventilação não invasiva planejada em pacientes logo depois de extubações, aplica-se a VNI apenas em pacientes extubados que desenvolverem desconforto respiratório, na tentativa de evitar reintubações. As investigações sobre essa abordagem são menos significativas, e os dados produziram resultados conflitan-

▶ TABELA 5-1 CRITÉRIOS PARA EXTUBAÇÃO DE PACIENTES DIRETAMENTE PARA VNI

Parâmetro	Recomendações
Respiração espontânea	O paciente deve ser capaz de respirar sem nenhuma assistência durante 5-10 min., tendo em vista que a aplicação de VNI pode levar até 10 minutos para permitir o ajuste das regulagens e do dispositivo de liberação (máscara facial ou máscara nasal).
Secreções	O paciente deve necessitar aspiração com frequência inferior a intervalos de 2 h.
Tosse	O paciente dever tossir com força para proteger a via aérea.
Estado mental	O paciente deve estar suficientemente alerta para poder colaborar com a VNI.
Interface	O paciente deve ser capaz de tolerar a interface. Isso poderá evitar a ocorrência de certas lesões faciais ou na anatomia da face.

Dados adaptados de Epstein SK. Ventilação não invasiva para reduzir o tempo de duração da ventilação mecânica. Respir Care. 2009;52(2):203.

tes. Em um dos trabalhos mais antigos, Keenan e outros[21] não observaram nenhum benefício na aplicação de VNI em pacientes somente depois do desenvolvimento de desconforto respiratório. Um importante sinal de alerta é que, depois do período de arrolamento de três anos, esses pesquisadores deixaram de randomizar pacientes com DPOC, tendo em vista que acreditavam, naquele momento, que a literatura favorecia fortemente a extubação daqueles pacientes para aplicação de VNI.

Talvez as descobertas observadas no estudo realizado por Nava e outros tenham confundido ainda mais os dados: embora a VNI estivesse associada a uma redução de 16% no risco de reintubação, os pacientes que precisavam ser reintubados apresentavam um risco 60% maior de mortalidade.[5] Entretanto, é possível que os fatores que causavam confusão tenham ocultado os benefícios da extubação para VNI. Em primeiro lugar, as análises de subgrupos sugerem que a modalidade é benéfica para alguns subgrupos, como o subgrupo de pacientes com insuficiência cardíaca congestiva (ICC) ou DPOC. Em segundo lugar, possivelmente, depois de extubações para VNI, os pacientes aparentem estar mais estáveis do que na realidade estão e recebam menos terapia e monitoramento do que se estivessem intubados.

Portanto, a partir de agora, os dados não dão suporte para utilização de VNI em pacientes que desenvolverem desconforto respiratório depois de intubações. Entretanto, os dados não são muito claros para o subgrupo de pacientes com DPOC. Uma razão para isso pode ser que os benefícios da VNI são maiores em pacientes com DPOC do que em outros pacientes, embora esse fato ainda não tenha sido comprovado. Assim, é provável que alguns desses pacientes com desconforto respiratório pós-extubação respondam da mesma maneira do que as tendências apresentadas até o momento em pacientes com DPOC extubados diretamente para VNI. Outra razão é que, tendo que vista que há uma tendência de redução nos índices de mortalidade e de morbidade em pacientes com DPOC quando são extubados diretamente para VNI, muitos estudos excluíram pacientes com DPOC ou tiveram dúvidas em randomizá-los por razões de ordem ética. Isso significa que os resultados dos estudos atuais podem não se aplicar a pacientes com DPOC. Portanto, é necessário fazer um estudo randomizado controlado prospectivo amplo para analisar o resultado da aplicação da ventilação não invasiva em pacientes com DPOC que desenvolvem desconforto respiratório depois de extubações. Entretanto, para todos os outros pacientes, os dados dão suporte à reintubação imediata nos casos de desconforto respiratório depois de extubações.

ESTRIDOR PÓS-EXTUBAÇÃO

Uma das causas principais de insuficiência respiratória pós-extubação é a patologia da via aérea superior. Vários estudos relataram uma frequência entre 2 e 16%.[22] Normalmente resultantes de edema laríngeo, as causas fisiológicas incluem danos locais, liberação de mediadores inflamatórios e formação de terceiro espaço sistêmico. Esses fatos são demonstrados por estudos que mostram que os fatores de risco de estridor pós-extubação incluem a gravidade da doença (de acordo com indicação do *Simplified Acute Physiology Score* [Escore Fisiológico Agudo Simplificado]), admissão clínica, intubação traumática, autoextubação, duração da intubação, pressão do balão de TET,[22] intubação sem sedação ou paralisia, déficit neurológico determinado por um GCS reduzido e sexo feminino.[23] É interessante observar que, no que diz respeito às intubações traumáticas, não foi encontrada nenhuma associação entre o treinamento primário ou a experiência de intubadores (pré-hospital, residentes, enfermeiros anestesistas, anestesistas) e a incidência de obstrução na via aérea depois de extubações,[23] confirmando que o desconforto respiratório pós-extubação é resultado do curso crônico e do tratamento de alguma doença e não de um único evento agudo.

Assim, a atenção deve voltar-se para as maneiras de prever e tratar a obstrução da via aérea depois de extubações. Como já discutido, o tratamento com VNI é comprovadamente ineficaz. Dependendo da forma como os dados são examinados, em teoria é possível que as tentativas não aumentem a incidência de danos. De maneira geral, os riscos de mortalidade e de morbidade das reintubações são tão altos que é melhor não extubar esses pacientes antes da ocorrência de problemas de pós-extubação na via aérea.

Um teste, conhecido por teste de vazamento no balonete, tem sido postulado para detectar com precisão a incidência de desconforto respiratório pós-extubação. O conceito do teste é direto: medir o volume de ar corrente com o balão do TET inflado e desinflado. A diferença é o vazamento no balonete. Com o balão do TET inflado, todo o ar deve ser exalado através do TET, permitindo que sejam feitas medições pelo ventilador. Com o balão do TET desinflado, alguma quantidade de ar passará pelo TET e será medida pelo ventilador. A quantidade restante de ar passará ou vazará ao redor do TET. Essa quantidade remanescente de ar não é medida pelo ventilador. Um volume maior de vazamento é um bom sinal e indica que a via aérea está menos ocluída ou edemaciada.

Embora tenham surgido vários métodos para produzir vazamentos em balonetes, nenhum deles se transformou em padrão na literatura. A medição de volumes sem vazamento é simples: basta observar o VAC antes de desinflar o balão do TET. Muitos estudos utilizam a média de quatro a seis respirações. Antes de medir o volume do vazamento, é prudente aspirar o TET, assim como a faringe e a laringe superior. A seguir, em geral, ao desinflar o balão, o paciente começa a tossir. Depois que o paciente parar de tossir, registra-se o VAC medido ou, como mencionamos anteriormente, calcula-se a média de quatro a seis respirações. Nesse momento, o balão poderá ser inflado outra vez.

Originalmente, o vazamento em balonetes era expresso como um número absoluto de mililitros de ar. Entretanto, nas tentativas de padronizar os relatos e de possibilitar a generalização dos resultados em pacientes e TETs de todos os tamanhos, Sandhu e outros entendem que os vazamentos em balonetes devem sempre ser expressos como um percentual do volume de ar corrente.[24] Para fazer isso, basta dividir o volume absoluto do vazamento pelo VAC obtido com o balonete inflado.

Sandhu não leva em consideração os valores nos vazamentos em balonetes que possam levar a erros. No caso de pacientes com volumes correntes excessivos e tubos endotraqueais maiores, o vazamento no balonete deve ser pequeno porque o TET ocupa a maior parte da via aérea, forçando o ar através do tubo, com o balonete inflado ou desinflado. Isso resultaria em pequenos vazamentos em pacientes cujas vias aéreas são muitos estreitas. Por outro lado, com TETs menores em relação àqueles em geral utilizados em pacientes com base em um determinado VAC, existem limites inferiores abaixo dos quais mesmo vazamentos relativamente grandes (i.e., grandes vazamentos percentuais) não excluiriam a possibilidade de desconforto respiratório imediato e grave. Isso ocorre porque, nessa hipótese, a área transversal máxima de traqueias com obstrução parcial poderá ser ainda maior do que a de TETs pequenos e, mesmo assim, seria muito pequena para permitir fluxos suficientes sem o tubo endotraqueal. Até o momento não há nenhum estudo sugerindo valores que possam causar alguma preocupação, de forma que cabe ao provedor de assistência médica fazer as pesquisas sem orientação da literatura médica. Além disso, nos casos de vias aéreas naturalmente pequenas (malácia traqueal, traumatismos ou crescimentos das vias aéreas, prolongados ou múltiplos, antes de intubações, com possível formação de tecidos cicatriciais), talvez seja prudente tomar precauções adicionais no período imediatamente anterior às extubações, com limites baixos para reintubações, se os pacientes apresentarem sinais de desconforto respiratório.

Levando-se em consideração os vários trabalhos que foram realizados na área, e excluindo-se os tamanhos extremos dos pacientes, em comparação com as dimensões dos TETs, é provável que vazamentos de 10 a 12% em balonetes sejam cortes razoáveis para extubações. Pacientes com vazamentos abaixo de 10 a 12% apresentam risco elevado de desconforto respiratório pós-extubação e exigem nova intubação.[22-24]

PALAVRA FINAL SOBRE VAZAMENTOS EM BALONETES

Prinianakis e outros realizaram um estudo extensivo e sofisticado para delinear a etiologia dos vazamentos em balonetes.[25] Esses pesquisadores observaram que quando se faz a medição do volume de ar corrente para vazamentos em balonetes, o balão do TET desinfla, permanecendo desinflado durante todo o ciclo respiratório e permitindo o vazamento de ar durante as fases inspiratória e expiratória.

Embora o vazamento na fase expiratória seja a variável desejada, o que se mede nesse teste é o vazamento em ambas as fases. Esse fato ocorre porque, sempre que o ventilador aplicar uma respiração com o balão do TET desinflado, alguma quantidade de ar sairá pelo tubo e penetrará na traqueia, imediatamente no sentido ascendente, ao redor do TET, indo para a boca e para fora do corpo. Mesmo assim, a medição feita pelo ventilador parte do pressuposto de que todo o volume foi liberado para os pulmões. Portanto, Prinianakis afirma que a abordagem original superestima os vazamentos por um fator de dois ou mais.

Prinianakis e outros desinflaram o balão do TET somente na fase expiratória, para isolar os componentes inspiratórios e expiratórios durante a avaliação de vazamentos nas ventilações. Entretanto, para assegurar que a fase expiratória fosse isolada da fase inspiratória, os pacientes receberam sedação profunda com propofol e fentanil e, a seguir, foram paralisados com cisatracúrio. Além disso, o VAC foi regulado em 10 mL/kg, muito acima do nível geralmente recomendado de 6 a 8 mL/kg. Ao final, não foi aplicada pressão positiva no final da expiração, mais uma vez ao contrário da maior parte dos regimes de tratamento. Com base nesses parâmetros, chegou-se à conclusão de que os pacientes apresentaram vazamentos significativamente mais altos nos balonetes no momento em que o balão do TET foi desinflado para todo o ciclo respiratório, em comparação com a desinflagem somente durante o ciclo expiratório, sugerindo a presença de um componente importante do vazamento na fase inspiratória, possivelmente ocultando o "verdadeiro" vazamento expiratório no balonete. Embora o protocolo utilizado por Prinianakis não deva ser aplicado em todos os pacientes de forma rotineira, em especial naqueles com extubação planejada, o estudo sugere que, da maneira como em geral é aplicado, o teste de vazamento em balonetes não é suficiente, sendo que estudos adicionais poderão produzir testes mais precisos com geração de valores diferenciados.

TRATAMENTO PRÉ-EXTUBAÇÃO E PÓS-EXTUBAÇÃO

Nas situações em que houver suspeita de oclusão pós-expiratória da via aérea, ou nos casos em que o teste de vazamento em balonetes tenha demonstrado essa possibilidade, é necessário dar atenção aos tratamentos para evitar a ocorrência de estridor depois de extubações. Existem duas categorias de tratamento: *pré-tratamento* – antes de extubações, para diminuir a possibilidade de ocorrência de estridor pós-extubação, e *pós-tratamento* – depois de extubações como profilaxia ou na hipótese de desenvolvimento de estridor.

De maneira geral, o foco do tratamento pré-extubação é a administração de esteroides. Enquanto muitos estudos consideraram a administração de tipos diferentes de esteroides, a maior parte dos trabalhos foi feita com hidrocortisona ou dexametasona. Entretanto, os regimes ainda não foram padronizados, a exemplo do que ocorreu em outras investigações sobre os tratamentos periextubações. Um dos estudos que obteve maior sucesso, realizado por Cheng e outros, não apenas delineou os limites dos vazamentos em balonetes preditores de estridor pós-extubação, como estabeleceu que o momento da administração intravenosa de esteroides (> 6 horas antes da extubação) provavelmente seja mais importante do que qualquer medicação específica ou do que o número de doses.

Outras modalidades de tratamento, como terapia com diuréticos durante 24 horas antes de extubações, epinefrina racêmica inalatória, heliox e gases anestésicos, chegaram a contribuir para a redução do estridor pós-extubação. Embora a literatura médica ainda não tenha delineado os tratamentos que são mais benéficos, e em que populações de pacientes deverão ser aplicados, é importante que os profissionais examinem essas modalidades em mente quando estiverem considerando a extubação de um paciente cujo resultado do teste de vazamento em balonete seja preocupante.

Atualmente, os dados mostram que uma única dose de 40 mg de metilprednisolona por via intravenosa, 24 horas antes de uma extubação, diminui a incidência de estridor pós-extubação.

ATO FÍSICO DA EXTUBAÇÃO

Após a retirada gradual, a atenção deve voltar-se para a remoção da via artificial do paciente. Infelizmente, o ato propriamente dito é desconfortável para os pacientes. Recomenda-se muita cautela na execução do processo, não apenas para diminuir o desconforto dos pacientes, mas porque o próprio procedimento e as reações involuntárias dos pacientes, como ânsia de vômito, podem causar danos.

Antes de iniciar o ato de extubação, todos os equipamentos necessários devem ser instalados (ver Figs. 5-3 e 5-4), incluindo as modalidades de tratamento pós-extubação, como a administração de oxigênio umidificado. Cabe ressaltar que a lista de equipamentos inclui dispositivos para reintubação e, dependendo do paciente, também dispositivos para via aérea difícil. Embora não apareçam nas ilustrações, alguns profissionais costumam colocar um lençol dobrado, uma compressa absorvente ou uma barreira impermeável (como o forro absorvente azul ou "Chux") no tórax do paciente para absorver qualquer tipo de secreção. Esses materiais poderão também ser utilizados como

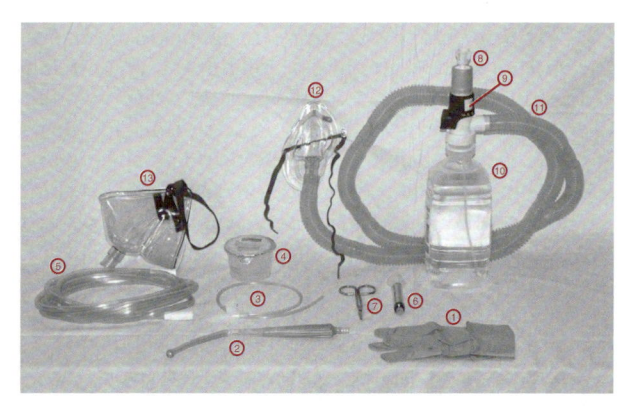

1. Luvas. Alguns profissionais costumam usar também uma máscara (não aparece na figura) para proteção dos olhos e da face contra secreções respiratórias.
2. Cateter rígido (Yankauer) para aspiração da orofaringe antes e depois de extubações.
3. Cateter macio para aspiração de TETs antes de extubações. Alguns profissionais utilizam também esse cateter para aspiração na orofaringe, em adição ou em substituição aos dispositivos rígidos de aspiração.
4. Água para uso com os cateteres macios de aspiração.
5. Tubo de aspiração.
6. Seringa de 10 mL para esvaziamento do balão de TETs.
7. Tesoura para cortar o balão de TETs (de acordo com a necessidade).
8. Adaptador para o sistema de umidificação para encaixá-lo no adaptador de parede do oxigênio.
9. Botão seletor da FIO_2 (ver a visão ampliada na Figura 5-6).
10. Água esterilizada para umidificação.
11. Tubo ondulado para oxigênio.
12. Máscara de Venturi.
13. Tenda facial.

Não aparecem na figura:

1. Lençol enrolado ou almofada de material absorvente com barreira impermeável ("Chux"*). A colocação no tórax ou no abdome do paciente facilita a inserção do TET e dos aparelhos de sucção.
2. Adaptador de parede para oxigênio.
3. Outras terapias aerossólicas, como epinefrina racêmica e o respectivo dispositivo de aplicação.
4. *Kit* de intubação (ver na Figura 5-3).
5. Equipamentos para via aérea difícil (caso sejam indicados).

Figura 5-4 Fotos de equipamento necessário para extubação.

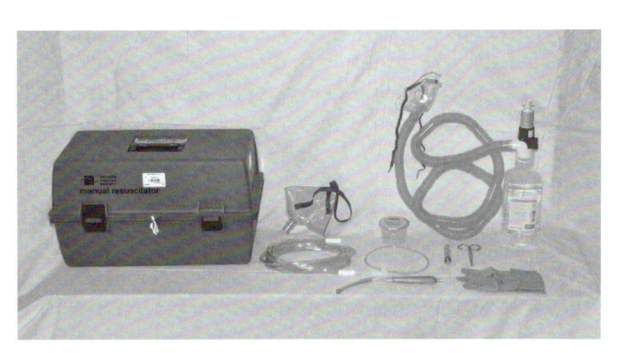

um local conveniente para colocar rapidamente o TET, após a remoção (enquanto estiver mantendo o paciente limpo), de forma que a atenção possa ser concentrada de imediato no restante do procedimento.

Levando-se em consideração o acúmulo de secreções na parte posterior da orofaringe, é necessário succionar a cavidade oral, no sentido descendente até a orofaringe posterior, com um dispositivo de aspirar macio, antes da extubação. Além disso, o TET também deverá ser aspirado por

Figura 5-3 Equipamentos para extubações.

---

* N. de T. "Chux" é uma marca de absorventes para uso médico.

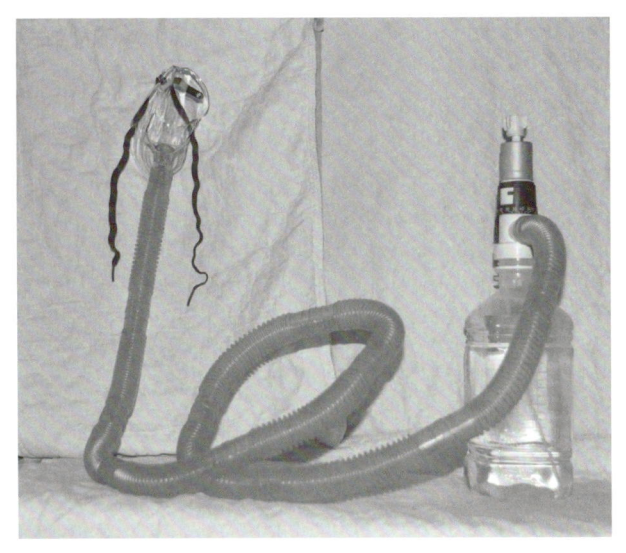

Figura 5-5 Conjunto de oxigênio umidificado (a conexão com o oxigênio não aparece na figura).

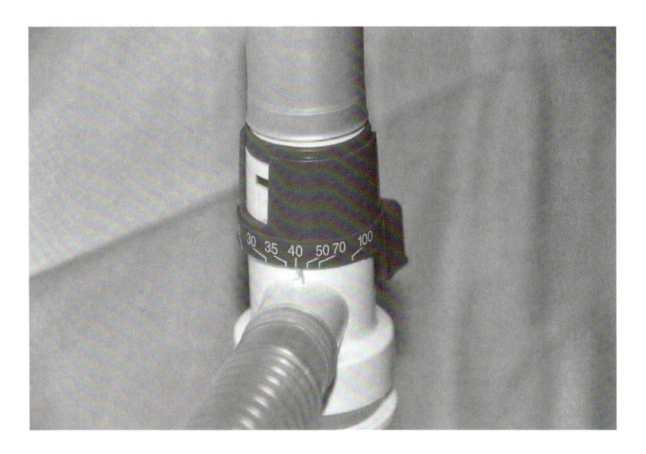

Figura 5-6 Fotos de equipamento necessário para extubação.

causa do possível acúmulo de secreções. O processo de aspiração é amplamente praticado durante a pré-oxigenação de um paciente, sendo que algumas autoridades defendem também a pré-oxigenação com 100% de oxigênio por um a dois minutos antes de extubações.

O procedimento envolve o esvaziamento do balão e a remoção do TET no momento em que o paciente estiver pronto para ser extubado. Alguns profissionais preferem cortar o tubo-piloto para que o balão esvazie sozinho. Entretanto, possivelmente o esvaziamento seja apenas parcial, e o recuo do balão através das pregas vocais poderá danificá-las ou inflamá-las, provocando danos ou edemas. Nos casos em que for necessário cortar o tubo-piloto, parece razoável, em primeiro lugar, usar uma seringa para desinflar o balão o máximo possível.

Em geral, após o esvaziamento do balão, os pacientes começam a tossir por uma série de razões. Em primeiro lugar, ocorrem alterações na sensação de pressão na traqueia, que poderão estimular a tosse. Em segundo lugar, o fluxo de ar se altera quando o balão for desinflado, o que poderá dificultar ainda mais a movimentação de ar pelos pacientes. Em terceiro lugar, as secreções na traqueia provenientes do lado de cima de balão, ou na parte posterior da orofaringe, podem respingar na via aérea dos pacientes, provocando a tosse. Finalmente, o movimento durante a extração do TET pressiona a garganta e provoca a tosse.

Para a remoção real do tubo, o paciente deverá respirar profundamente, o balão do TET deve ser esvaziado e, a seguir, o paciente deverá fazer uma expiração forçada. O TET deve ser removido enquanto o paciente estiver exalando ar. A exalação do ar evita a aspiração e diminui a probabilidade de causar danos nas pregas vocais retirando-se o tubo durante sua abdução máxima.

Tubos orogástricos, nasogástricos ou jejunais concomitantes poderão ser removidos simultaneamente com TETs. Para evitar o risco de aspiração, muitos profissionais colocam os tubos gástricos em aspiração durante algum tempo antes de extubações. De qualquer forma, é sempre prudente verificar se o tubo está em aspiração antes da remoção ou da extubação.

Depois da remoção do TET, deve-se aspirar a orofaringe para verificar a presença de secreções deslocadas pelo procedimento de remoção e aplicar oxigênio umidificado (Fig. 5-5). A seguir, aplica-se névoa resfriada, considerando que a névoa aquecida pode aumentar o edema. É importante observar que o paciente poderá exigir uma FIO_2 maior do que a exigida no momento imediatamente antes da extubação. Os sistemas umidificados permitem regular qualquer nível da FIO_2, embora, em geral, o valor utilizado seja de 40% (Fig. 5-6). Nos casos em que for indicada, deve-se considerar a aplicação de epinefrina racêmica nebulizada para combater edemas depois de extubações.

Embora o uso de oxigênio umidificado com uma máscara de Venturi seja mais comum, alguns profissionais preferem a colocação de uma tenda facial (Fig. 5-4, item 13). Além disso, alguns pacientes conseguem tolerar a tenda facial, embora achem a máscara de Venturi desconfortável. Finalmente, a máscara de Venturi é contraindicada nos casos de pacientes com traumatismo facial; a tenda facial é a melhor opção.

É muito importante reavaliar os pacientes depois de extubações. Em particular, é necessário verificar a presença de estridor, de sons respiratórios bilaterais e iguais, bem como de alterações significativas nos sinais vitais. Devido à natureza danosa do procedimento, é comum ocorrer uma ligeira elevação no pulso e na pressão arterial, o que, em geral, normaliza sem tratamento. Alterações extremas nos sinais vitais exigem uma reavaliação completa do paciente.

COMPLICAÇÕES DAS EXTUBAÇÕES

Existem poucas complicações imediatas causadas por extubações. Entretanto, quando ocorrem, costumam ser devastadoras.

Embora sejam raros, os espasmos laríngeos podem ser complicações com risco de vida que ocorrem logo após as extubações. Embora a maior parte dos laringospasmos desapareça espontaneamente dentro de poucos segundos, aqueles cuja duração for superior a alguns segundos precisam de ação imediata. Será necessário fazer nova intubação usando bloqueio neuromuscular, com preparações simultâneas para cricotireotomia de emergência se o espasmo impedir a intubação através das pregas vocais.

A incidência de edemas nas pregas vocais causados pela remoção de TETs pode ser imediata ou tardia. Se o balão do TET estiver totalmente desinflado, essa ocorrência torna-se menos frequente. Caso ocorra, modalidades adjuvantes, tais como oxigênio umidificado, epinefrina racêmica ou mesmo ventilação não invasiva, podem ser muito úteis. Caso contrário, a via aérea poderá estar em risco e pode ser necessário fazer nova intubação ou mesmo cricotireotomia.

A complicação mais comum é o desconforto respiratório, o qual pode resolver-se ou poderá ser necessário fazer intubação. Conforme discutido anteriormente, o desconforto respiratório pode ser tratado com epinefrina racêmica e/ou ventilação não invasiva. A maioria dos pacientes que precisa de nova intubação sente-se bem no período periextubação, porém apresenta algum problema em minutos ou horas mais tarde. Isso indica que pacientes recentemente extubados devem continuar sendo monitorados em ambientes apropriados.

PALAVRA FINAL SOBRE PREVISÃO DE EXTUBAÇÕES BEM-SUCEDIDAS

Atualmente, o IRRE é o melhor parâmetro para prever extubações bem-sucedidas. Entretanto, devido à imperfeição de sua especificidade e ao desejo de extubar os pacientes que toleram ou poderão tolerar a extubação tão logo seja possível, o parâmetro de segurança mais importante pode ser o conforto do intensivista em administrar as complicações de eventuais falhas: especificamente, a necessidade de reintubação.

Esse fato coloca os médicos emergencistas na posição entre as melhores especialidades para praticar como intensivistas. Embora os profissionais de outras especialidades possam dominar a arte da intubação, excetuando-se a anestesiologia, nenhuma outra especialidade engloba – e recebe treinamento para – a necessidade de intubação de emergência como a medicina de emergência. Nos serviços de emergência, os pacientes que dependem de manejo da via aérea precisam de intubação, independentemente da anatomia da via aérea, da última refeição ingerida ou de quaisquer outros fatores controlados por procedimentos eletivos. Talvez seja essa mentalidade que mantenha os profissionais da medicina de emergência em uma posição de destaque.

Considerando que a extubação de pacientes implica o risco de reintubação, o melhor plano é fazer um teste de respiração espontânea (TRE) durante 30 minutos e um teste de vazamento em balonete. Se o paciente passar em ambos os testes, a extubação poderá ter prosseguimento. O profissional deve sempre estar pronto para reintubar nas situações em que o paciente apresentar descompensação clínica.

Outras considerações envolvem a disponibilidade dos recursos imprescindíveis para reintubar um paciente. Levando-se em conta que os níveis das equipes variam de acordo com a hora do dia, talvez seja razoável limitar as extubações eletivas aos horários em que os recursos máximos estiverem à disposição. Por exemplo, não seria conveniente marcar extubações no período noturno.

Além disso, nos casos de pacientes com conhecida intubação difícil, ou com suspeita de intubação difícil, é prudente assegurar a disponibilização do máximo de recursos possíveis antes da extubação. Isso pode significar ter equipamentos de fibra óptica ou outros equipamentos de salvamento à beira do leito, ou talvez planejar a extubação na sala de cirurgia com material para cricotireotomia. Alguns pacientes para os quais essas providências se tornem necessárias incluem aqueles com dificuldade conhecida na intubação original; história de traumatismo na via aérea ou massas na via aérea antes de traqueostomia ou outros procedimentos cirúrgicos na via aérea.

▶ RESUMO

Para fazer retiradas graduais em pacientes em ventilação mecânica, os seguintes pontos devem ser levados em consideração:

- A retirada gradual dever ser feita o mais rapidamente possível; em muitos casos, a retirada gradual pode e deve iniciar logo no começo da ventilação mecânica.
- A FIO_2 deve ser titulada independentemente da ventilação, com auxílio da oximetria de pulso.
- Os protocolos devem permitir a realização automática do teste de respiração espontânea uma ou duas vezes por dia pelo fisioterapeuta respiratório ou pela enfermeira de cuidados intensivos com cálculo do IRRE.
- Os modos que permitem que o paciente controle a ventilação-minuto são superiores. A SIMV é preferível à ventilação mecânica controlada, tendo em vista que a CMV exige que o paciente que inicia uma respiração adicional faça a programação completa do volume de ar corrente.
- Os modos devem sempre ser aplicados com pressão de suporte (PS) ou com compensação automática do tubo (CAT) de forma que as respirações adicionais iniciadas pelo paciente tenham níveis comparáveis com aquelas que o paciente apresentaria se não estivesse intubado.
- Os modos, incluindo VAC e frequência, devem se titulados de acordo com o conforto do paciente, permitindo que assuma cada vez mais o próprio esforço respiratório.
- Para modos ventilatórios alterrnados, a retirada gradual deve se adequar ao modo que estiver sendo uti-

lizado, com extubação direta com base naquele modo ou com conversão para CPAP/PS, progredindo conforme supra mencionado. Ver anteriormente os parâmetros específicos de retirada gradual para cada modo (SIMV/PS, VLPV).

- Em níveis mínimos de suporte, o modo ventilatório deve ser alterado para CPAP/PS, com níveis semelhantes àqueles que prevalecerem enquanto o paciente estiver no modo SIMV/PS.
- Quando o paciente estiver no nível CPAP de 5, ou em nível CPAP/PS de 5/10, deve-se calcular o IRRE durante 30 minutos.
- Nos casos em que o IRRE for ≤ 105, o paciente deverá ser considerado para extubação e fazer o teste de vazamento no balonete. Se o paciente tiver feito uma traqueostomia e o IRRE ≤ 105, deve-se removê-lo do ventilador e colocar um colar traqueostômico.
- Em pacientes com edemas laríngeos, evidenciados por testes de vazamento em balonete que causem alguma preocupação, as opções a serem consideradas são administração de esteroides pré-extubação, terapia diurética e/ou ventilação não invasiva (VNI).
- Nos casos de pacientes com IRRE ≤ 105 e vazamentos em balonetes > 10 a 12%, deve-se considerar a extubação o mais rapidamente possível sob os pontos de vista de praticidade e de segurança.

▶ AGRADECIMENTOS

O autor expressa seus agradecimentos a Reneé Rainey, RRT, RN, por sua colaboração com as fotos dos equipamentos nas Figuras 5-1 a 5-6, e a Zev Perlmutter pela assistência técnica e pós-processamento das Figuras 5-1 e 5-4.

REFERÊNCIAS

1. Coplin WM, Pierson DJ, Cooley KD. Implications of extubation delay in brain-injured patients meeting standard weaning criteria. *Am J Respir Crit Care Med.* 2000;161:1520.
2. Ely EW, Baker AM, Dunagan DP, et al. Effect on the duration of mechanical ventilation of identifying patients capable of breathing spontaneously. *N Engl J Med.* 1996;335(25):1864.
3. Weingart SD, Menaker J, Truong H, et al: Trauma patients can be safely extubated in the emergency department. *J Emerg Med.* 2011 Feb;40(2):235–239.
4. Epstein SK. Noninvasive ventilation to shorten the duration of mechanical ventilation. *Respir Care.* 2009;52(2):198.
5. Nava S, Gregoretti C, Fanfulla F, et al. Noninvasive ventilation to prevent respiratory failure after extubation in high-risk patients. *Crit Care Med.* 2005;33(11):2465.
6. Girault C, Daudenthun I, Chevron V, et al. Noninvasive ventilation as a systematic extubation and weaning technique in acute-on-chronic respiratory failure. *Am J Respir Crit Care Med.* 1999;160:86.
7. Epstein SK, Ciubotaru RL. Independent effects of etiology of failure and time to reintubation on outcome for patients failing extubation. *Am J Respir Crit Care Med.* 1998;158:489.
8. Mort TC. Unplanned tracheal extubation outside the operating room: a quality improvement audit of hemodynamic and tracheal airway complications associated with emergency tracheal reintubation. *Anesth Analg.* 1998;86:1171.
9. Tobin MJ. Remembrance of weaning past: the seminal papers. *Intensive Care Med.* 2006;32:1485.
10. Yang KL, Tobin MJ. A prospective study of indexes predicting the outcome of trials of weaning from mechanical ventilation. *N Engl J Med.* 1991;324(21):1445.
11. Esteban A, Alía I, Tobin MJ, et al. Effect of spontaneous breathing trial duration on outcome of attempts to discontinue mechanical ventilation. *Am J Respir Crit Care Med.* 1999;159:512.
12. Fiastro JF, Habib MP, Quan SF. Pressure support compensation for inspiratory work due to endotracheal tubes and demand continuous positive airway pressure. *Chest.* 1998;93;499–505.
13. Brochard L, Rua F, Lorino H, et al. Inspiratory pressure support compensates for the additional work of breathing caused by the endotracheal tube. *Anesthesiology.* 1991;75:739–745.
14. Brochard L, Rauss A, Benito S, et al. Comparison of three methods of gradual withdrawal from ventilatory support during weaning from mechanical ventilation. *Am J Respir Crit Care Med.* 1994;150:896.
15. Esteban A, Frutos F, Tobin MJ, et al. A comparison of four methods of weaning patients from mechanical ventilation. *N Engl J Med.* 1995;332(6):345.
16. Oxygen and Carbon Dioxide Transport in The ICU Book. 3rd ed. In: Marino PL, ed. Philadelphia: Lippincott Williams & Williams:23.
17. Devaskar SU. The role of oxygen in health and disease—a series of reviews. *Pediatr Res.* 2009;66(2):121.
18. Altemeiera WA, Sinclair SE. Hyperoxia in the intensive care unit: why more is not always better. *Curr Opin Crit Care.* 2007;13:73.
19. Frawley PM, Habashi NM. Airway pressure release ventilation: theory and practice. *AACN Clin Issues.* 2001;12(2):234.
20. Calfee CS, Matthay MA. Recent advances in mechanical ventilation. *The American Journal of Medicine.* 118:584, 2005.
21. Keenan SP, Powers C, McCormack DG. Noninvasive positive-pressure ventilation for postextubation respiratory distress: a randomized controlled trial. *JAMA.* 2002;287(24):3238.
22. Jaber S, Chanques G, Matecki S, et al. Post-extubation stridor in intensive care unit patients: risk factors evaluation and importance of the cuff-leak test. *Intensive Care Med.* 2003;29:69.
23. Cheng KC, Hou CC, Huang CC, et al. Intravenous injection of methylprednisolone reduces the incidence of postextubation stridor in intensive care unit patients. *Crit Care Med.* 2006;34(5):1345.
24. Sandhu R, Pasquale M, Miller K, et al. Measurement of endotracheal tube cuff leak to predict postextubation stridor and need for reintubation. *J Am Coll Surg.* 2000;190(6):682.
25. Prinianakis G, Alexopoulou C, Mamidakis E, et al. Determinants of the cuff-leak test: a physiologic study. *Crit Care.* 2005;9(1):R24.

CAPÍTULO 6

Ventilação não invasiva

Brian J. Wright e Todd L. Slesinger

▶ Introdução 77
▶ Fisiologia da ventilação não invasiva 77
▶ Aplicabilidade 79
▶ Cenários clínicos e evidências 82
▶ Conclusão 90
▶ Agradecimentos 90

▶ INTRODUÇÃO

O desconforto respiratório agudo é um problema frequente que desafia médicos intensivistas e emergencistas. Seguidamente, a ação do médico tem o objetivo de assegurar oxigenação e ventilação adequadas antes da obtenção de diagnósticos definitivos. O tratamento do desconforto respiratório agudo exige aplicação de abordagens agressivas com uso de medicações, oxigênio e, com frequência, ventilação com pressão positiva. Historicamente, os pacientes que precisam de ventilação com pressão positiva já fizeram intubação endotraqueal (EET) e foram colocados em ventiladores mecânicos. Entretanto, ao longo da última década, houve um aumento expressivo no uso de ventilação não invasiva (VNI) com pressão positiva.[1,2] Em comparação com a EET, a VNI utiliza uma interface com máscara facial para liberar pressão positiva para os pacientes.

VNI e EET com ventilação convencional não são sinônimos alternativos; a VNI não é necessária nos casos de fixação da via aérea. Ao contrário, a VNI deve ser considerada uma ferramenta adicional para melhorar os cuidados médicos e, possivelmente, evitar intubações endotraqueais. Neste capítulo, será abordado o uso de VNI na medicina de emergência em pacientes com desconforto respiratório agudo.

▶ FISIOLOGIA DA VENTILAÇÃO NÃO INVASIVA
NOMENCLATURA

Existem dois tipos principais de VNI (ou ventilação não invasiva com pressão positiva) utilizados em ambientes pré-hospitalares e de medicina de emergência: pressão positiva contínua na via aérea (CPAP, do inglês *continuous positive airway pressure*) e pressão positiva na via aérea em dois níveis (BiPAP, do inglês *bilevel positive airway pressure*).

A CPAP gera pressão positiva contínua na via aérea em todo o ciclo respiratório (ver Fig. 6-1). Há pequenas variações de pressão que dependem do esforço respiratório do paciente: uma queda pressórica que ocorre em cada inspiração espontânea e uma elevação pressórica que ocorre em cada exalação. A regulagem da pressão ficará muito próxima da pressão média da via aérea (PMA). A quantidade de fluxo ou volume de ar corrente (VAC) depende do esforço do paciente, da complacência pulmonar e do ajuste da máscara.

A BiPAP consiste da aplicação de duas pressões: pressão inspiratória positiva na via aérea (IPAP, do inglês *inspiratory positive airway pressure*) e pressão expiratória positiva na via aérea (EPAP, do inglês *expiratory positive airway pressure*) (ver Fig. 6-2). A EPAP assemelha-se à pressão positiva no final da expiração (PEEP, do inglês *positive end-expiratory pressure*) aplicada nos ventiladores mecânicos, mantendo a pressão positiva ao longo de todo o ciclo expiratório. A IPAP gera uma pressão positiva mais elevada durante a inspiração, cuja finalidade é dar suporte ao esforço respiratório e ao aumento na ventilação.

PPCV E EPAP: ABRINDO O PULMÃO E MANTENDO-O ABERTO

A CPAP e a EPAP (na BiPAP) são análogas à PEEP aplicada em pacientes em ventilação mecânica, sendo que a pressão aplicada fica acima da pressão atmosférica durante o ciclo expiratório. A adição de pressão positiva durante o ciclo expiratório pode ter vários efeitos fisiológicos e, dependendo da fisiopatologia específica do paciente, esses efeitos poderão ser benéficos ou danosos.

A adição de CPAP e de EPAP (PEEP aplicada) é muito útil no tratamento de insuficiência respiratória hipóxica refratária à suplementação de oxigênio. Os efeitos benéficos da PEEP aplicada em casos de insuficiência respiratória hipóxica ocorrem principalmente pela abertura de alvéolos colapsados, atelectásicos ou cheios de líquido, nos quais a razão entre ventilação e perfusão (V/Q) é baixa. Esses alvéolos caracterizam-se pela ausência de ventilação ou por ventilação inadequada, e o sangue deriva do lado direito para o lado esquerdo da circulação, sem descarre-

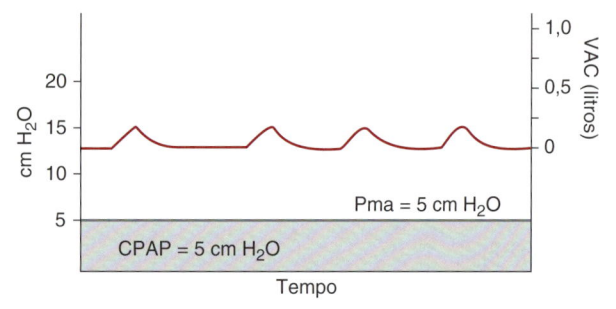

Figura 6-1 Pressão positiva contínua nas vias aéreas (CPAP). A CPAP é 5. Paciente respirando espontaneamente com cerca de 200 cm³ de volume de ar corrente (VAC). A pressão média da via aérea (Pma) é de aproximadamente 5 cm H₂O. As curvas da pressão e do VAC são ideais.

gar o dióxido de carbono ou a hemoglobina oxigenadora. Alguns desses alvéolos colapsados ou cheios de líquido são "recrutáveis" e têm o potencial de serem "abertos" e participarem na troca de gases, dependendo do processo da doença subjacente e da gravidade da enfermidade. Os alvéolos "recrutáveis" podem abrir e fechar durante o ciclo respiratório ou permanecer fechados ao longo de todo o ciclo. A PEEP aplicada pode auxiliar a limitar o colapso respiratório por meio da geração de pressão positiva durante a exalação, imobilizando o alvéolo fechado, ou pode atuar como cabeça de pressão que abre os alvéolos colapsados. A abertura de alvéolos colapsados diminui o desvio do sangue venoso e melhora a hipoxemia.[3-5]

Em pressões mais elevadas, a PEEP aplicada tem efeitos negativos que podem superar os benefícios do recrutamento. Em primeiro lugar, alguns alvéolos enfermos não são "recrutáveis", e os níveis crescentes de PEEP aplicada não melhoram o efeito da derivação.[4] Em segundo lugar, pressões alveolares elevadas podem causar distensão excessiva em alvéolos saudáveis, provocando barotrauma, e liberação de citocinas inflamatórias, disseminando lesões orgânicas pulmonares e não pulmonares.[4] Em terceiro lugar, nos estados que dependem de pré-carga (p. ex., sepse, choque hipovolêmico), PEEPs elevadas podem exercer efeitos negativos sobre o retorno venoso e o débito cardíaco, reduzindo a liberação de oxigênio e a perfusão tecidual.[4] Para finalizar, PEEPs elevadas podem agravar paradoxalmente a má combinação V/Q, distendendo os alvéolos em excesso e reduzindo o fluxo sanguíneo para segmentos pulmonares saudáveis previamente perfundidos.[3-5]

Normalmente, o nível de PEEP aplicada na VNI é benéfico para a oxigenação dos pacientes. De maneira geral, desde que os pacientes não dependam de pré-carga, os efeitos negativos da PEEP aplicada ocorrem em níveis pressóricos mais elevados, que não são bem-tolerados devido ao desconforto e ao vazamento de ar na interface com máscara.

A necessidade de níveis mais elevados de CPAP ou de EPAP (acima de 12 ou 15 cm H₂O) para manter a oxigenação indica que está ocorrendo uma deterioração no estado clínico do paciente e que a VNI não é o tratamento mais adequado para o *status* da doença. A intubação endotraqueal convencional com ventilação mecânica deve ser enfaticamente considerada nas situações mencionadas a seguir.

FLUXO E VOLUME CORRENTE: FLUXO DE AR PARA DENTRO E PARA FORA DOS PULMÕES

O fluxo de ar e a ventilação dependem diretamente do gradiente de pressão e possuem correlação inversa com a resistência da via aérea, da atmosfera até o alvéolo. Esse conceito pode ser explicado pela lei de Ohm:

(1) $V = IR$

Rearranjando a lei de Ohm para o fluxo, tem-se o seguinte:

(2) $\text{Fluxo} = \dfrac{\Delta \text{Pressão}}{\text{Resistência}}$ ou $\text{Fluxo} = \dfrac{P_{atm} - P_{alv}}{R}$

A resistência da via aérea é importante em vários estados de doença (p. ex., doença pulmonar obstrutiva crônica [DPOC] e asma), sendo que, quando for indicada, a otimização do tratamento pelo médico é essencial (i.e., esteroides e β-agonistas) para diminuir a resistência e maximizar o fluxo potencial. Sob o ponto de vista esquemático, partiremos do pressuposto de que a resistência da via aérea permanece relativamente constante de uma respiração à outra e de que o gradiente de pressão entre a atmosfera e o alvéolo torna-se o maior determinante do fluxo de ar.

Em indivíduos com respiração espontânea, o gradiente de pressão entre o alvéolo e a atmosfera poderá ser alcançado por meio da geração de pressão negativa no tórax.

Figura 6-2 Pressão positiva na via aérea em dois níveis (BiPAP), pressão inspiratória positiva na via aérea (IPAP) regulada em 10 cm H₂O. Pressão expiratória positiva na via aérea (EPAP) regulada em 5 cm H₂O. Pressão de suporte (PS); IPAP − EPAP = 5 cm H₂O. A pressão média da via aérea (Pma) é de aproximadamente 7 cm H₂O. A respiração do paciente é espontânea; o VAC é de cerca de 300 cm³. As curvas da pressão e do VAC são ideais.

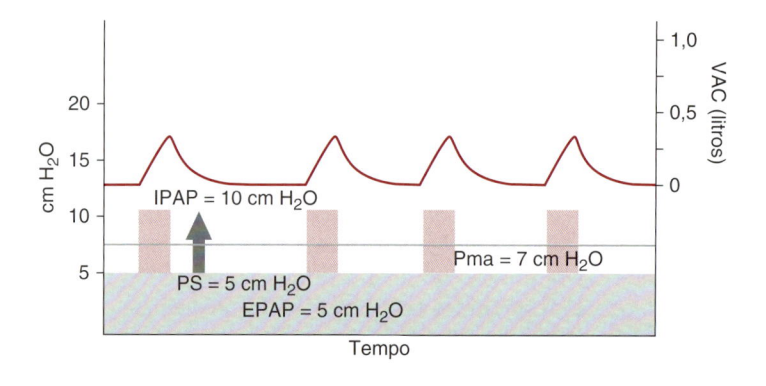

O diafragma e os músculos intercostais contraem-se no início da inspiração, aumentando o volume intratorácico e diminuindo a pressão intratorácica. No que diz respeito à atmosfera, o alvéolo permanece em uma pressão negativa ou mais baixa, e o ar flui pela via aérea até atingir um gradiente pressórico no alvéolo. No final da inspiração, o recolhimento elástico da parede torácica eleva a pressão alveolar, criando uma pressão positiva em relação à atmosfera. O ar flui para fora dos pulmões até atingir um gradiente de pressão.[3,5]

O mesmo princípio do fluxo de ar para um gradiente de pressão aplica-se à VNI e a outras formas de ventilação com pressão positiva. Em ambos os casos, durante a inspiração, o ventilador dá suporte sob a forma de pressão positiva na via aérea para criar um gradiente de pressão que permita que o ar flua da atmosfera (ou do ventilador) para dentro do alvéolo. A pressão atmosférica torna-se mais positiva (em comparação com a pressão alveolar, que se torna mais negativa) para criar o gradiente de pressão necessário para produzir o fluxo inspiratório. A exalação é semelhante em pacientes não ventilados, no sentido de que é um fenômeno passivo em que o recolhimento elástico da parede torácica é utilizado para expirar o ar para um gradiente pressórico.

A eliminação do dióxido de carbono depende de volume de ar corrente e de volume-minuto adequados. Partindo do pressuposto de que a resistência da via aérea é constante, o volume de ar corrente depende do gradiente de pressão entre o alvéolo e a atmosfera. A compreensão desse conceito é bastante útil na manipulação de ventiladores não invasivos Rearranjando a Equação (2) para parâmetros não invasivos, chegaremos ao seguinte resultado:

(3) Volume de ar corrente (VAC) $\approx \dfrac{IPAP - EPAP}{R}$

O volume de ar corrente e o fluxo dependem do nível da pressão de suporte produzido pela pressão positiva na via aérea em dois níveis. A pressão de suporte é igual à diferença entre IPAP e EPAP. A elevação na pressão de suporte aumenta o VAC e o volume-minuto, desde que a frequência respiratória (FR) do paciente seja adequada.

▶ APLICABILIDADE

SELEÇÃO DE PACIENTES

A seleção adequada de pacientes com desconforto respiratório para aplicação de VNI *versus* EET e ventilação convencional é de fundamental importância para minimizar morbidade e mortalidade adicionais.[6] Em primeiro lugar, o paciente deverá ter algum desarranjo na fisiologia pulmonar que exija suporte respiratório com pressão positiva. Sob o ponto de vista clínico, o desconforto respiratório do paciente deverá variar de moderado a grave, com evidências de taquipneia, uso de músculos acessórios ou uso paradoxal de músculos abdominais. As evidências complementares ou laboratoriais de desconforto respiratório, variando de moderado a grave, incluem acidose respiratória (pH < 7,35 com $PaCO_2$ > 45 mmHg) ou hipoxemia grave (saturação de oxigênio < 92%, a despeito da suplementação de oxigênio ou uma razão PaO_2/FIO_2 < 300), e orientam o médico na seleção de pacientes para ventilação não invasiva. Entretanto, o médico deve interpretar os dados laboratoriais de forma adequada com base no cenário clínico: $PaCO_2$ de 40 mmHg e saturação de oxigênio de 92% em indivíduos asmáticos poderão ter um significado bastante diferente do que o mesmo valor dos gases sanguíneos em pacientes com exacerbação de DPOC ou de ICC. Em segundo lugar, o paciente deve ter um processo de doença tratável com VNI e com grande probabilidade de reversão, como exacerbações de DPOC ou de ICC. Nesses pacientes, o início da ventilação não invasiva deve ser rápido para evitar fadiga, disfunção orgânica adicional e agravamento do desconforto respiratório. Finalmente, é muito importante a ausência de contraindicações e de preditores de falhas na VNI, tais como apneia ou parada respiratória, instabilidade cardiorrespiratória, incapacidade de manejo da via aérea ou para manejar secreções, agitação excessiva, encaixe inadequado de máscaras, cirurgia recente na via aérea superior ou cirurgia gastrintestinal recente.[7] Uma exceção a essa regra é o caso de pacientes que receberem prescrição para "Não Intubar" (NI). Com frequência, insuficiência e desconforto respiratório agudo são multifatoriais e, na maioria das vezes, o profissional da medicina de emergência é forçado a tratar e a estabilizar o paciente com dados incompletos. A critério do médico, na ausência de contraindicações, pode-se fazer um teste de VNI por 1 a 2 horas.[6,7] Nas situações aplicáveis, se houver melhora no estado clínico do paciente e nos parâmetros dos gases sanguíneos, a VNI deverá prosseguir ou ser retirada gradualmente. Entretanto, nas situações em que o estado do paciente não melhorar, deteriorar ou tiver um processo de doença que possa ser tratado para VNI, deve-se reavaliar o plano de ação e ajustar a terapia. Em pacientes selecionados com prescrição para não intubar ou para não ressuscitar, uma das opções é iniciar a aplicação de medidas paliativas. Um dos maiores riscos da VNI é postergar a intubação endotraqueal nos casos que exigirem ventilação mecânica, além do grande potencial para aumentar a morbidade e a mortalidade em pacientes que permanecerem por longo tempo em ventilação não invasiva.[8] Se não houver nenhuma melhora, ou houver alguma deterioração, durante o período de testes, deve-se fazer a intubação endotraqueal para evitar intubações em condições "drásticas".

PACIENTES E INTERFACES DE VENTILAÇÃO NÃO INVASIVA

Existem três interfaces básicas ou máscaras que os médicos podem usar para produzir ventilação não invasiva: capacete, máscara nasal e máscara facial completa. Cada uma delas possui vantagens e desvantagens peculiares.

O capacete envolve toda a cabeça do paciente. A grande preocupação é que com o uso do capacete o paciente possa respirar novamente o dióxido de carbono, principalmente nas situações em que o ventilador se desconectar.[6,9] O capacete pode também ser mais ruidoso do que as interfaces nasais ou orais.[6,9] Entretanto, além de o risco de lesões na pele ser menor, essa interface é mais confortável no uso prolongado da ventilação não invasiva.[6,9] A grande maioria dos estudos clínicos não utiliza capacetes, e a experiência com esse tipo de interface é bastante limitada nos centros médicos norte-americanos.[6]

A máscara nasal é um tipo de máscara parcial que se coloca ao redor do nariz dos pacientes. A boca não é coberta pela máscara. De um modo geral, utiliza-se esse tipo de interface em condições crônicas, como apneia obstrutiva do sono. A máscara nasal é mais confortável do que a máscara facial completa e provoca menos claustrofobia. Entretanto, não é particularmente adequada para uso em quadros agudos por causa do grande potencial para vazamentos de ar e perda de pressão quando o paciente abre a boca ou respira pela boca.[6,7,9]

A máscara facial completa é a interface utilizada com maior frequência nos serviços de emergência (SEs) e nos ambientes de cuidados intensivos.[6,7,9] Esse tipo de máscara cobre a ponte nasal, estende-se ao redor do nariz e, a seguir, forma uma vedação ao redor do queixo e da boca. Ao usar esse tipo de interface é importante que não haja vazamentos de ar ao redor da máscara. Os vazamentos limitam quantidade de pressão e de volume fornecida para o paciente. O uso prolongado ou máscaras excessivamente apertadas poderá provocar irritação na face, causada por pressão. Alguns pacientes experimentam uma sensação de desconforto e de claustrofobia com a máscara facial completa e ventilação com pressão positiva.[6,7,9] Com frequência, o médico tem que permanecer à beira do leito para transmitir sensação de segurança e fazer ajustes no ventilador e na máscara facial. Cabe ao médico decidir se o paciente deverá ou não receber analgésicos ou agentes ansiolíticos. Entretanto, é imprescindível considerar os efeitos negativos e os riscos de depressão respiratória e no estado mental.

AJUSTES INICIAIS E MONITORAMENTO DOS PACIENTES

Ao escolher os ajustes iniciais para uso de ventilação não invasiva, é muito importante considerar o processo da doença subjacente, a necessidade de suporte de pressão positiva, e o conforto e a complacência do paciente. O aumento na complacência do paciente em pressões mais baixas deve ser comparado com melhoras na mecânica respiratória, na ventilação e na oxigenação em pressões mais elevadas. Para muitos médicos emergencistas, um dos pontos iniciais comuns para pressão positiva na via aérea em dois níveis é começar com IPAP de 10 cm H_2O e EPAP de 5 cm H_2O – "10 e 5". Esse ponto inicial é aceitável, sendo que pressões iniciais mais baixas poderão facilitar a complacência do paciente. Entretanto, "10 e 5" geram um suporte pressórico de cerca de 5 cm H_2O,

▶ **TABELA 6-1** MONITORAMENTO DA VNI

Subjetivo
- Dispneia
- Estado mental
- Manutenção da via aérea
- Conforto do paciente
- Sincronismo entre paciente e ventilador
- Utilização de músculos acessórios
- Vazamento de ar

Objetivo
- Frequência cardíaca
- Saturação de oxigênio
- Pressão arterial
- Frequência respiratória
- Volume corrente (6 a 8 cm^3/kg)
- Gasometria arterial: pH, $PaCO_2$, PaO_2 (na linha de base e depois de 1-2 horas)

igual ou ligeiramente inferior ao suporte de pressão utilizado nos testes de retirada gradual. Há uma diferença sutil, embora importante, na nomenclatura descritiva de suporte pressórico em BiPAP e ventiladores mecânicos convencionais. Pontos iniciais "10 e 5" na BiPAP traduzem-se em um IPAP de 10 cm H_2O e um EPAP de 5 cm H_2O. Na realidade, o "10 e 5" em ventiladores mecânicos convencionais utilizados em retiradas graduais com suporte de pressão é de "15 sobre 5" – uma pressão inspiratória de 15 cm H_2O e uma pressão expiratória de 5 cm H_2O. Portanto, é da mais extrema relevância que o médico faça o monitoramento da resposta e a titulação das pressões de forma adequada para assegurar troca de gases correta e redução no esforço respiratório. Suporte de pressão inadequado ou EPAP inadequada pode intensificar o trabalho de respiração.[6,7]

Durante o monitoramento de pacientes em ventilação não invasiva, é importante procurar alguns critérios subjetivos ou objetivos (ver Tab. 6-1). Em primeiro lugar, o médico deve verificar se não há vazamentos na interface entre o paciente e o ventilador. Os vazamentos de ar podem ser percebidos pelo ouvido ou colocando as mãos ao redor da máscara. Esses vazamentos diminuem a quantidade de suporte fornecido para o paciente e, além disso, poderão provocar falhas na ventilação não invasiva. Um dos métodos para compensar vazamentos de ar é elevar as pressões aplicadas e aumentar o suporte real recebido pelo paciente. Entretanto, a elevação das pressões aplicadas poderá provocar vazamentos de ar. A melhor maneira de solucionar o problema é reajustar a máscara ou mudar para um tipo diferente de interface. Em segundo lugar, o médico pode observar alguns parâmetros clínicos, tais como estado mental do paciente, uso de músculos acessórios, nível de conforto e presença de dispneia subjetiva ou de dor torácica. A deterioração do estado mental pode implicar o agravamento do estado respiratório, o agravamento da $PaCO_2$ e o aumento do risco de aspiração, além de ser um sinal para encerrar o teste de ventilação não invasiva. O paciente deverá apresentar melhora na dispneia e cabe ao médico procurar alguma redução no uso de músculos acessórios e um sincronismo satisfatório entre o paciente e a VNI. Em terceiro lugar, dados clínicos objetivos, tais como VAC na VNI, FR, frequência cardíaca (FC), saturação de oxigênio (SaO_2) e pressão arterial (PA), devem ser monitorados continuamente, sendo também muito importante obter a gasometria arterial (GSA) na linha de base e depois de 1 e 2 horas para medir o pH, a $PaCO_2$ e a PaO_2.

EXEMPLO CLÍNICO: VENTILAÇÃO E ESFORÇO RESPIRATÓRIO

Como exemplo clínico, coloca-se um paciente em pressão positiva na via aérea em dois níveis como decorrência de insuficiência respiratória hipercárbica secundária a exacerbações de DPOC. Esse paciente específico tem ventilação inadequada, acidose respiratória e trabalho intenso de respiração. O médico seleciona um "ambiente-padrão" com IPAP de 10 cm H_2O e EPAP de 5 cm H_2O, ajustando a FIO_2 para manter a SaO_2 entre 88 e 92%. Não é necessário SaO_2 adicional, e há o risco de inibir o estímulo respiratório. EPAPs de 5 cm H_2O são excelentes pontos de partida para diminuir o esforço respiratório necessário para superar o limite inspiratório criado pela PEEP intrínseca. IPAPs de 10 cm H_2O criam suportes de pressão de 5 cm H_2O. Embora seja o nível mínimo, a complacência do paciente sempre é motivo de preocupação, de maneira que o médico inicia com pressões mais baixas. Depois de um período de teste, o médico percebe que o paciente não está puxando VAC suficiente na BiPAP e a queda no nível de $PaCO_2$ não é adequada. Decidiu-se, então, continuar a BiPAP e elevar o suporte pressórico. Em vez de aumentar a IPAP e a EPAP ao mesmo tempo, o médico deve aumentar apenas a IPAP (ver Fig. 6-3). A elevação igual e simultânea da IPAP e da EPAP mantém o mesmo gradiente de pressão entre o alvéolo e o ventilador, assim como o mesmo volume de ar corrente e ventilação. Ao elevar seletivamente a IPAP, o médico aumenta o gradiente de pressão entre a atmosfera e o ventilador, aumentando, consequentemente, o fluxo de ar e o volume de ar corrente.

EXEMPLO CLÍNICO: HIPÓXIA

No segundo exemplo clínico, um paciente com exacerbação de insuficiência cardíaca congestiva (ICC) e insuficiência respiratória hipóxica foi colocado em pressão positiva na via aérea em dois níveis (BiPAP). Como no exemplo anterior, o médico seleciona um "ambiente-padrão" com IPAP de 10 cm H_2O e EPAP de 5 cm H_2O e aplica um suplemento de FIO_2. Inicialmente, o médico aumenta o nível de FIO_2. De maneira geral, 100% de FIO_2 não corrigirão completamente a hipóxia. Se o paciente não melhorar de forma adequada, o médico deve melhorar a Pma (ver a equação abaixo) e o recrutamento alveolar para melhorar a má combinação V/Q, diminuir a derivação e tratar efetivamente a hipóxia.[10]

(4) Pressão média da via aérea (Pma) $\approx \dfrac{p_1 t_1 + p_2 t_2 + \cdots + p_\infty t_\infty}{\text{tempo}}$

A melhor maneira de chegar a esse resultado é elevar o nível de suporte da EPAP (ou da PEEP), considerando que o impacto será maior sobre a pressão média da via aérea do

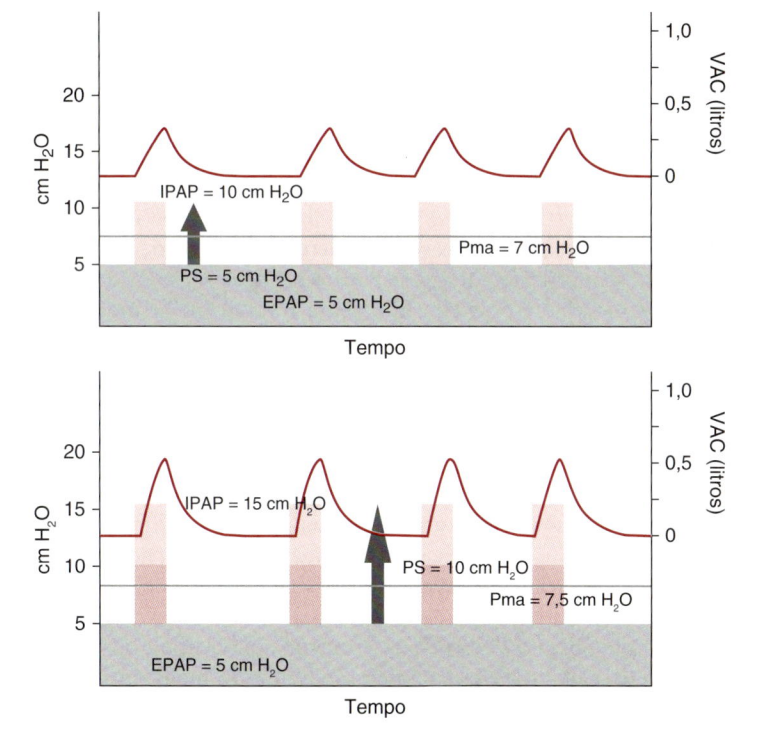

Figura 6-3 Ventilação e pressão de suporte (PS). (A) O paciente é colocado em BiPAP de 10 e 5, correspondendo a uma IPAP de 10 cm H_2O e EPAP de 5 cm H_2O. O paciente está puxando um VAC mínimo porque a PS é de apenas 5 cm H_2O. (B) Para a PS, a IPAP foi elevada para 15 cm H_2O e a EPAP permaneceu a mesma. Agora, a PS é de 10 cm H_2O e o VAC do paciente melhorou. A elevação na pressão média da via aérea (Pma) foi mínima. As curvas da pressão e do VAC são ideais.

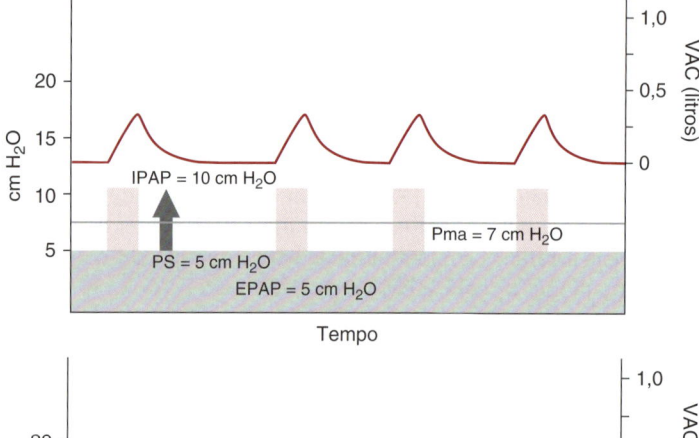

Figura 6-4 Oxigenação e pressão média da via aérea. (A) O paciente foi colocado em BiPAP de 10 e 5, correspondendo a uma IPAP de 10 cm H_2O e EPAP de 5 cm H_2O. Entretanto, o paciente permanece hipóxico com 100% de FIO_2. (B) Para elevar a pressão média da via aérea (Pma), a IPAP foi elevada para 15 cm H_2O e a EPAP para 10 cm H_2O. A Pma aumenta de 7 para 12 cm H_2O. A PS permanece em 5 cm H_2O e o VAC permanece inalterado. As curvas da pressão e do VAC são ideais.

que aumentando a pressão de suporte. A elevação na IPAP e na EPAP é simultânea e igual (ver Fig. 6-4). Isso resultará no mesmo nível de suporte inspiratório, enquanto se eleva a Pma e o nível de oxigenação.

▶ CENÁRIOS CLÍNICOS E EVIDÊNCIAS

Antes de examinar os diferentes artigos que mostram estudos sobre o uso de ventilação não invasiva (VNI), é importante discutir sua validade e aplicabilidade nos cuidados à beira do leito. Os respectivos estudos, além de terem sido realizados em centros com larga experiência em VNI, tinham critérios estritos de inclusão e de exclusão. A maior parte dos estudos excluiu pacientes com instabilidade hemodinâmica, disfunção multiorgânica, alteração no estado mental, dificuldade para manter a própria via aérea ou excesso de secreções. Além disso, os pacientes mais enfermos foram intubados antes da randomização e não foram incluídos. A VNI é adequada apenas para um seleto subgrupo de pacientes com desconforto respiratório agudo.

DPOC E INSUFICIÊNCIA RESPIRATÓRIA HIPERCÁRBICA

O uso de VNI em casos de exacerbações de DPOC aguda e de insuficiência respiratória hipercárbica tem suporte de vários estudos clínicos.[11-14] Acredita-se que a VNI ajuda a melhorar os sintomas e a mecânica respiratória em pacientes com exacerbações de DPOC por meio de vários mecanismos. Em primeiro lugar, ao gerar pressão de suporte, a BiPAP pode aliviar parcialmente a carga respiratória do diafragma e de outros músculos respiratórios. Em segundo lugar, produzir PEEP extrínseca em determinados cenários pode reduzir o aprisionamento aéreo e a hiperinsuflação dinâmica, bem como superar a PEEP intrínseca, melhorando a função pulmonar. Finalmente, a VNI reduz o custo da respiração. A respiração normal utiliza aproximadamente 2% do débito cardíaco. Esse valor pode aumentar para 20% em pacientes com desconforto respiratório agudo. Ao melhorar os níveis da $PaCO_2$ e do pH, a VNI poderá melhorar o estado mental e a função dos músculos respiratórios, aumentando a eficiência da respiração.[4]

O uso de ventilação não invasiva em casos de DPOC, assim como em outros estados de doença, tem a finalidade de proteger o paciente por meio da exacerbação até que a intervenção clínica possa melhorar e reverter o processo da doença. Nos casos da seleção adequada de pacientes, sem critérios de exclusão, a VNI deve ser considerada a terapia de primeira linha para tratamento de indivíduos com desconforto respiratório causado por exacerbações de DPOC; as taxas de sucesso variam entre 80 e 85%.[11,12] Os efeitos benéficos da VNI podem ser atribuídos à redução das complicações associadas às intubações endotraqueais e à ventilação mecânica convencional – por exemplo, excesso de sedação, fraqueza associada a UTIs, pneumonia associada ao uso de ventiladores (PAV) e pneumotórax.[6,7,11-14] Além disso, a retirada gradual de pacientes em ventilação não invasiva é mais fácil do que em pacientes em ventilação mecânica-padrão.[6,7,11-14]

Em 1995, Brochard e outros[12] publicaram os resultados de um ensaio clínico randomizado multicêntrico sobre o uso de VNI em pacientes com exacerbações agudas de DPOC. Nesse estudo, os autores fizeram a comparação entre a terapia clínica-padrão, aplicada isoladamente, e a combinação dessa terapia e VNI em 85 pacientes com exacerbação aguda de DPOC. O grupo de VNI apresentou os seguintes resultados: taxa mais baixa de intubação endotraqueal (IET) (26% vs. 74%; $p < 0,001$); frequência de complicações (16% vs. 48%; $p < 0,001$); período de permanência hospitalar (23 ± 17 dias vs. 35 ± 33 dias, $p = 0,005$) e mortalidade dentro de hospitais (9% vs. 29%, $p = 0,02$). É importante observar que os pacientes mais enfermos (aproximadamente 30%), que exigiam intubação de emergência ou que eram instáveis sob o ponto de vista hemodinâmico, foram excluídos do estudo. Esse estudo foi realizado no ambiente de uma UTI.

Em 2002, Plant e outros[13] conduziram um estudo semelhante, porém mais amplo, sobre o uso de VNI em pacientes com exacerbações agudas de DPOC. Os autores incluíram pacientes com exacerbações agudas de DPOC que tinham taquipneia, hipercarbia e acidose variando de branda à moderada (definida como pH de 7,25 a 7,35). A diferença entre esse estudo e o estudo anterior realizado por Brochard é que foi conduzido em uma enfermaria respiratória geral e não em uma UTI – essa enfermaria não tem as características de um serviço de emergência (SE), porém, teoricamente, aproxima-se mais de um SE do que de uma UTI, sob o ponto de vista de funcionamento e de estrutura de equipe. Plant encontrou resultados semelhantes aos do trabalho anterior executado por Brochard. Em 236 pacientes randomizados, a VNI foi associada a uma redução na necessidade de intubações (15% vs. 27%; $p = 0,02$), taxa de mortalidade hospitalar mais baixa (10% vs. 20%; $p = 0,05$) e melhora mais rápida na falta de ar e na frequência respiratória.[13]

De maneira geral, os resultados benéficos demonstrados por Brochard e Plant foram reproduzidos em vários estudos sobre o uso de VNI em exacerbações agudas de DPOC. Em 2001, e novamente em 2004, Ram e outros[14] fizeram uma revisão sistemática na literatura para a Cochrane Database sobre o uso de VNI em exacerbações agudas de DPOC. Em uma análise em grupo, o uso de VNI foi associado à redução na taxa de mortalidade (risco relativo (RR) 0,52; 95% intervalo de confiança [IC] 0,35-0,76); redução na necessidade de intubação (RR 0,41; 95% IC 0,33-0,53); redução no insucesso dos tratamentos (RR 0,48; 95% IC 0,37-0,63); menor número de complicações com tratamentos associados (RR 0,38; 95% IC 0,24-0,60) e permanência hospitalar mais curta (diferença média ponderada [DMP] −3,24 dias; 95% IC −4,42 a −2,06). Além disso, a VNI apresentou efeitos benéficos sobre parâmetros respiratórios como pH, $PaCO_2$ e RR. Os autores chegaram à conclusão de que os dados obtidos nos estudos randomizados controlados (ERCs) de alta qualidade dão suporte aos benefícios da VNI como terapia de primeira linha, em conjunto com cuidados médicos em pacientes típicos portadores de insuficiência respiratória secundária a exacerbações agudas de DPOC. Além disso, recomendam que a VNI deve ser considerada logo no início do curso da insuficiência respiratória, antes da incidência de acidose grave, como uma forma de reduzir a probabilidade de intubação endotraqueal, de insucesso no tratamento e de mortalidade.[14]

O uso da VNI em casos de narcose hipercárbica é controverso. Classicamente, a alteração no estado mental tem sido um critério de exclusão ou uma das contraindicações para o uso de ventilação não invasiva. Entretanto, dois estudos sugerem que a VNI é eficaz em pacientes com encefalopatia secundária à insuficiência respiratória hipercárbica. Diaz e outros[15] realizaram um estudo observacional prospectivo comparando o uso de VNI em pacientes com insuficiência respiratória hipercárbica e um escore da escala de coma de Glasgow (GCS, do inglês *Glasgow Coma Scale*) ≤ 8 (n = 76) e pacientes com GCS > 8 (n = 605). Diaz e outros encontraram resultados semelhantes entre os dois grupos em relação à mortalidade hospitalar (33,2% no grupo sem coma *versus* 26,3% no grupo com coma, $p = 0,17$) e sucesso sem EET (70,1% no grupo sem coma *versus* 80% no grupo com coma, $p = 0,04$). No subgrupo com DPOC, os resultados foram ainda mais animadores, com 89% de pacientes sem coma que não evitaram intubação e 86,3% de pacientes comatosos que não foram intubados. A melhora no GCS em 1 hora de terapia foi um preditor de sucesso da VNI (sala de operação 2,32, 95% IC 1,53-3,53), uma vez mais ressaltando a importância de reavaliar a resposta dos pacientes à ventilação não invasiva, de buscar critérios objetivos para o sucesso ou insucesso e, de acordo com a importância, buscar uma intensificação terapêutica adequada. O grande ponto fraco do estudo de Diaz é a ausência de um grupo-controle. Entretanto, os resultados sugerem a importância de fazer testes de VNI em pacientes com narcose hipercárbica e, especialmente, em pacientes portadores de DPOC com narcose hipercárbica. Entre 76 pacientes, houve apenas um episódio de pneumonia por aspiração. Scala e outros[16] realizaram um estudo controlado por casos envolvendo 80 indivíduos, comparando pacientes comatosos e não comatosos portadores de DPOC. Os resultados foram semelhantes aos do grupo de Diaz. Entretanto, os pacientes com agravamento na depressão do estado mental apresentaram taxas mais elevadas de insucesso e de mortalidade do que o grupo-controle com estado mental normal. Não houve casos de aspiração entre os pacientes selecionados. Em geral, as melhoras ocorreram dentro da primeira hora, e a maior parte dos casos de falha na ventilação não invasiva ocorreu depois de instabilidade hemodinâmica e exigiu o uso de vasopressores. Novamente, os autores sugeriram a necessidade de fazer um teste de VNI nos pacientes com narcose hipercárbica.

Em 2009, a organização *Global Initiative for Chronic Obstructive Lung Disease* (GOLD) recomendou o uso de VNI nos casos de exacerbações de DPOC em pacientes com doença variando de moderada a grave, definida por dispneia com utilização de músculos acessórios, taquipneia (FR > 25 respirações/minuto), acidose (pH ≤ 7,3) ou hipercapnia ($PaCO_2$ > 45).[11] Em vários testes clínicos, a

VNI melhorou, de forma consistente, a acidose respiratória e diminuiu a FR, a sensação de falta de ar, o tempo de permanência hospitalar, a taxa de complicações, a necessidade de intubação e a mortalidade. O uso de VNI deve ser considerado em todos os pacientes com dispneia causada por exacerbações de DPOC, variando de moderada a grave, que necessitarem de intubação imediata. Provavelmente seja prudente instituir a ventilação não invasiva o mais rapidamente possível durante o curso da doença. De maneira geral, embora níveis alterados de consciência sejam contraindicações para aplicação de VNI, o médico poderá considerar a realização de um teste de ventilação não invasiva nos casos em que o estado mental deprimido for secundário à retenção de CO_2. O paciente deverá ser monitorado rigorosamente à procura de evidências de instabilidade hemodinâmica, deterioração do estado mental, insuficiência respiratória, apneia e aspiração. Se não houver nenhuma melhora clínica dentro de 1 a 2 horas, é necessário instituir uma terapia programada. Provavelmente é prudente colocar um tubo nasogástrico em pacientes com nível deprimido de consciência para diminuir a distensão gástrica e a incidência de aspiração, embora essa afirmação tenha sido aceita[15] por alguns autores e repudiada[16] por outros. Além disso, os tubos nasogástricos podem agravar os vazamentos de ar.

EDEMA PULMONAR CARDIOGÊNICO AGUDO

Em geral, a literatura médica dá suporte ao uso de VNI e de pressão positiva contínua na via aérea nos casos de desconforto respiratório secundário a edemas pulmonares cardiogênicos agudos (EPCAs). Acredita-se que a BiPAP e a CPAP sejam benéficas para o EPCA por meio da redução na pré-carga e na pós-carga, diminuindo a sensação de falta de ar, reduzindo a retenção de CO_2, quando estiver presente, e no caso de se utilizar a BiPAP, diminuindo o esforço respiratório.[4] A aplicação de PEEP externa eleva a pressão intratorácica. Acredita-se que essa elevação na pressão intratorácica diminua o retorno venoso para o lado direito do coração, provocando uma queda na pré-carga e colocando o coração em uma posição mais favorável na curva de Starling. Entretanto, alguns estudos colocaram essa teoria em dúvida. O retorno venoso baseia-se, em grande parte, no gradiente entre a pressão atrial direita (PAD) e a pressão sistêmica média (PSM) da circulação periférica. Jellinek e outros[17] mostraram que a elevação na PAD e na PSM era igual com aplicação da PEEP. O gradiente para o retorno venoso permaneceu inalterado, ao passo que houve redução no retorno venoso. Portanto, provavelmente a queda no retorno venoso que acompanha a aplicação de PEEP esteja relacionada a uma elevação na pressão intratorácica e a interações mais complicadas entre o lado direito do coração e a circulação periférica.[4,17]

O retorno venoso e o débito cardíaco são equivalentes em um determinado período de tempo. Em estados responsivos à pré-carga, essa queda no retorno venoso é mais pronunciada, levando a uma queda potencialmente perigosa no débito cardíaco, na pressão arterial e na perfusão tecidual. Nas condições em que o coração tenha sido adequadamente reanimado com fluidos ou sobrecarregado com volume (p. ex., EPCA), essa queda no débito cardíaco é desprezível.[4]

A aplicação de PEEP, via BiPAP ou CPAP, possivelmente também seja benéfica em pacientes com EPCA por meio de uma redução na sobrecarga. Pós-carga é a força que se opõe à contração ventricular. Essa força é determinada por duas variáveis principais: resistência arterial sistêmica e pressão transmural ventricular esquerda. A pressão transmural ventricular esquerda é igual à diferença entre a pressão arterial sistólica e a pressão intratorácica.[4] Em pacientes com EPCA, o médico administra nitratos e vasodilatadores, diminuindo a pós-carga por meio de uma redução na resistência arterial sistêmica e diminuindo também a pressão transmural abaixando a pressão arterial sistólica. A aplicação de BiPAP ou CPAP eleva a pressão intratorácica que, por sua vez, leva a uma redução na pressão transmural ventricular esquerda e na pós-carga ventricular esquerda, diminuindo a formação de edemas nos pulmões.[4]

Vários estudos fizeram a comparação entre o uso de BiPAP e CPAP em casos de edema pulmonar cardiogênico agudo (EPCA) com diferentes resultados.

Em 2008, Vital e outros[18] publicaram uma revisão sistemática dos dados da *Cochrane Database* sobre o uso BiPAP e CPAP em EPCA. Os pesquisadores incluíram o total de 21 estudos envolvendo 1.071 pacientes. Os resultados dessa revisão revelaram que a BiPAP ou CPAP reduziu significativamente a mortalidade hospitalar (RR 0,53; 95% IC 0,45-0,84) e a EET (RR 0,6; 95% IC 0,34-0,83). Foram necessários 13 tratamentos para evitar uma morte e 8 para evitar uma intubação. O tempo de estadia em UTIs foi reduzido para um dia (DMP – 1,07 dia, 95% IC −1,60 a −0,53). Não houve aumento significativo no número de infartos agudos do miocárdio com BiPAP durante (RR 1,24; 95% IC 0,79-1,95) ou após (RR 0,82; 95% IC 0,09-7,54) a observação de sua aplicação.

A validade das revisões sistemáticas na medicina de cuidados intensivos tem sido muito questionada.[19] O agrupamento de populações de vários estudos aumenta o tamanho da amostra, reduz o intervalo de confiança e diminui as chances de erros randômicos. Entretanto, em geral, essas populações são heterogêneas. A análise de estudos contendo agrupamentos de populações heterogêneas pode amplificar erros sistemáticos, ameaçando a acurácia ou a utilidade das evidências para os médicos à beira do leito dos pacientes.[19] Além disso, em 35% do tempo as metanálises não conseguem prever os resultados de futuros ensaios clínicos randomizados multicêntricos.[29]

Em 2008, Gray e outros[23] publicaram o ensaio *Three Interventions in Cardiogenic Pulmonary Oedema* (3CPO), que analisou a ventilação não invasiva em casos de edema pulmonar cardiogênico. Esse estudo foi um amplo ensaio clínico randomizado multicêntrico, envolvendo 1.069 pacientes de serviços de emergência com edema pulmonar cardiogênico agudo (EPCA). Os pacientes foram randomizados para cuidados-padrão (suplementação de oxigênio) *versus* BiPAP ou CPAP. O estudo 3CPO concluiu que a BiPAP e a CPAP eram melhores do que o tratamento-padrão para o alívio de dispneia, melhorando a FC, a FR, a hipercapnia e a acidose em 1 hora. Infelizmente, esses benefícios não se traduziram em taxas mais baixas de mortalidade hospitalar (9,8% *vs.* 9,5%; $p = 0,87$) ou de intubações (2,8% *vs.* 2,9%; $p = 0,90$). A BiPAP e a CPAP foram igualmente eficazes, e não houve nenhum aumento associado na incidência de infarto agudo do miocárdio com a BiPAP (27,2% *vs.* 26,8%; $p = 0,90$). Os autores recomendam o uso de ventilação não invasiva como terapia adjuvante em pacientes com ECPA e desconforto respiratório grave ou em pacientes que não conseguem melhorar com a terapia farmacológica-padrão (nitratos, diuréticos e, possivelmente, agentes redutores pós-carga).

Vale a pena ressaltar alguns elementos importantes e controversos sobre o estudo 3CPO. Em primeiro lugar, foram excluídos os pacientes mais enfermos, ou seja, aqueles que precisavam de intervenções de salvamento imediatas (i.e., intubação). Possivelmente, essa exclusão selecionou um grupo "mais saudável" de pacientes. A taxa de intubações no estudo 3CPO foi de aproximadamente 3%.[21] Em todos os outros estudos, excluindo-se o 3CPO, a taxa de intubações nos grupos-controle ficou ao redor de 27%.[17,22] É mais difícil encontrar diferenças nos desfechos (i.e., intubação e mortalidade) quando esses resultados são raros.

Em segundo lugar, esse estudo foi conduzido como um estudo aberto cuja análise baseou-se na "intenção de tratar", que significa que, seja qual for o tratamento real aplicado, um determinado paciente é analisado no grupo em que foi randomizado. No que diz respeito a esse estudo específico, se um paciente foi randomizado para receber tratamento-padrão e, logo após a randomização, chegou-se à conclusão de que precisava de suporte adicional e foi transferido para um grupo de VNI, mesmo assim esse indivíduo foi analisado no grupo de tratamento-padrão (e vice-versa). Sob o ponto de vista de pesquisa, o desenho dos estudos com base na intenção de tratar é importante para proteger o processo de randomização, mas sob o ponto de vista prático, pode dificultar a interpretação dos resultados e tornar a aplicação à beira do leito do paciente muito difícil. Os pesquisadores tentam minimizar a confusão nos resultados decorrente das transferências entre grupos de tratamento. Nem sempre isso é possível sob os pontos de vista prático e ético. No estudo 3CPO, entre 15 e 24% dos pacientes não chegaram a concluir o estudo no grupo para o qual haviam sido designados aleatoriamente.[21] Essa alta taxa de transferência causa alguma confusão tendo em vista que alguns pacientes tratados com a terapia clínica-padrão provavelmente se beneficiaram da aplicação de VNI e, mesmo assim, foram analisados como sucessos no grupo de tratamento-padrão. Aproximadamente 15,5% dos pacientes tratados com terapia-padrão foram colocados em ventilação não invasiva por causa do agravamento do desconforto respiratório ou da deterioração nos valores dos gases sanguíneos.[21] Da mesma forma, de 5,2 a 8,4% de pacientes tratados com VNI não terminaram o estudo por causa do desconforto com a máscara e com o ventilador.[21] A complacência e a tolerância dos pacientes em relação ao tratamento são os principais determinantes do sucesso ou do insucesso da ventilação não invasiva.

Os dados agregados sobre o uso da VNI em casos de EPCA indicam que há benefícios definitivos em termos de parâmetros fisiológicos e clínicos. Aparentemente, isso dá suporte ao uso em pacientes com EPCA, embora possa não traduzir, sob o ponto de vista estatístico, uma redução na mortalidade e uma menor necessidade de intubações. Weng e outros[22] fizeram outra revisão sistemática e incluíram os dados dos investigadores do estudo 3CPO. Chegaram à conclusão de que, mesmo com os resultados equívocos do estudo 3CPO, as avaliações anteriores de que o uso de CPAP reduz a mortalidade e as taxas de intubação em pacientes com EPCA e de que a BiPAP diminui a necessidade de intubações em comparação com a terapia-padrão aparentemente ainda são válidas.

Talvez a informação mais útil desses dados, às vezes conflitantes, é que o uso de VNI em casos de EPCA não causa nenhum dano. Um dos primeiros estudos publicados por Mehta e outros,[23] em 1997, encontrou taxas elevadas de infarto do miocárdio no grupo de BiPAP (71%) em comparação com o grupo de EPCA (31%), o que os levou a antecipar o encerramento do estudo. Entretanto, os pacientes do grupo de BiPAP apresentaram um percentual mais elevado de dor no tórax e na mandíbula e, provavelmente, se apresentaram com infarto do miocárdio em vez de desenvolverem infarto com a BiPAP. Além disso, a amostra desse estudo era muito pequena. O estudo 3CPO[21] e várias revisões sistemáticas[18,22] não encontraram nenhum aumento na incidência de infarto do miocárdio com o uso de VNI, em particular a BiPAP.

A questão sobre a utilização de CPAP ou de BiPAP em casos de EPCA ainda é controversa. Aparentemente, sob o ponto de vista puramente estatístico, o uso de CPAP tem uma pequena vantagem. Com base nos estudos realizados por Vital e outros[18] e por Weng e outros,[22] sob o ponto de vista estatístico, a CPAP está associada a reduções significativas na mortalidade hospitalar e a uma necessidade menor de intubações. A BiPAP foi associada a uma redução menos acentuada na mortalidade e nas intubações.[18,22] Sob o ponto de vista fisiológico, o uso da BiPAP é mais lógico. A BiPAP garante todos os benefícios da CPAP, considerando que, em essência, a EPAP assemelha-se à CPAP. O uso mais intensivo da BiPAP melhora a descarga dos músculos respiratórios e o esforço respiratório, aumenta a ventilação e melhora a hipercarbia e a acidose respiratória, quando estiverem presentes, e melhora a dispneia, a frequência cardíaca, a hipoxemia e a frequência respiratória.[18,21] Na comparação direta, a CPAP e a BiPAP apresentam o mesmo desempenho em termos de mortalidade e da necessidade de intubações.[21,24] A diferença é mais estatística do que real. Nos casos de EPCA, o uso de CPAP e de BiPAP parece ser igualmente eficaz. Entretanto, pacientes com DPOC coexistente ou com qualquer grau de hipercapnia ou de acidose respiratória podem ter mais benefícios com a BiPAP do que com a CPAP.

A ventilação não invasiva, além do manejo clínico agressivo, deve ser considerada terapia de primeira linha para aplicação em pacientes especialmente selecionados com EPCA. O paciente não pode ser hipotenso, não pode estar em estado de choque ou apresentar instabilidade hemodinâmica. Além disso, não poderá haver isquemia ativa, infarto agudo do miocárdio com supradesnível do segmento ST (IAMCSST) que exija intervenção de emergência ou arritmia instável. O manejo desses pacientes é mais eficiente com EET e ventilação mecânica. A regulagem da BiPAP deve ser feita de acordo com uma EPAP mais elevada para aumentar a pressão média da via aérea e o recrutamento pulmonar, que poderá ser utilizado para melhorar a oxigenação, juntamente com a suplementação de oxigênio. Como alternativa, a CPAP pode ser utilizada isoladamente. O suporte pressórico, caso seja utilizado, deve ser ajustado elevando-se a IPAP para diminuir o trabalho de respiração e melhorar a ventilação, a hipercapnia e a acidose respiratória, de acordo com a necessidade. Da mesma forma como todos os pacientes com VNI, esses indivíduos devem ser monitorados rigorosamente para verificar a presença de sinais de alguma falha na ventilação não invasiva. O médico deve estar preparado para qualquer alteração no tratamento e, caso seja necessário, fazer uma intubação endotraqueal. É imprescindível reavaliar periodicamente os dados objetivos de gasometrias arteriais e outros parâmetros clínicos, tais como frequência cardíaca, frequência respiratória, SaO_2 e dispneia. As melhoras clínicas são evidentes depois de 1 a 2 horas de VNI. A intubação deve ser fortemente considerada se não houver nenhuma melhora ou se ocorrer alguma deterioração em qualquer momento.

PACIENTES IMUNOCOMPROMETIDOS

As intubações endotraqueais e a ventilação mecânica estão relacionadas à pneumonia associada ao uso de ventiladores (PAV) e a outras infecções nosocomiais. A taxa de mortalidade da PAV pode atingir de 20 a 50%.[25] A VNI beneficia pacientes imunocomprometidos reduzindo a mortalidade, principalmente secundária à prevenção de PAV e de outras infecções nosocomiais e complicações, como pneumotórax.

Um estudo caso-controle que observou a VNI em 48 pacientes portadores da síndrome da imunodeficiência adquirida (SIDA) internados em UTIs com insuficiência respiratória aguda secundária à *pneumocystis carinii pneumonia* (PCP), realizado por Confalonieri e outros,[26] mostrou o seguinte: redução na mortalidade em UTIs em pacientes tratados com ventilação não invasiva (75% *vs.* 38%), redução na necessidade de intubações no grupo de VNI (67% evitaram intubação) e redução no tempo de estadia em UTIs (7 ± 4 dias *vs.* 10 ± 4 dias), em comparação com controles que haviam sido intubados na apresentação de insuficiência respiratória aguda. A natureza retrospectiva do estudo torna difícil tirar conclusões completas. É bastante provável que os pacientes inicialmente intubados estivessem mais enfermos e destinados a piorar, porém o fato de a intubação ter sido evitada em dois terços dos pacientes tratados com VNI indica que se justifica fazer estudos de ventilação não invasiva em pacientes portadores de SIDA com insuficiência respiratória aguda, secundária à pneumonia por *pneumocystis carinii*. Hilbert e outros[27] fizeram a comparação entre VNI e o tratamento-padrão (suplemento de oxigênio) em 52 pacientes com evidências de imunocomprometimento, insuficiência respiratória hipóxica aguda, infiltrados pulmonares e febre. Esses pesquisadores constataram que houve uma redução na necessidade de intubações (12 *vs.* 20; $p = 0,03$), uma quantidade menor de complicações sérias (13 *vs.* 21; $p = 0,02$), menos mortes em UTIs (10 *vs.* 18; $p = 0,03$) e menos mortes hospitalares (13 *vs.* 21; $p = 0,02$). Uma vez mais, é importante enfatizar que esse estudo não comparou VNI com intubação, mas VNI com terapia-padrão à base de oxigênio. Os benefícios podem ser mais pronunciados se a VNI for utilizada logo no início do processo da doença. Todos os pacientes que foram intubados morreram, independentemente do tratamento inicial, ressaltando a gravidade da doença subjacente e do mau prognóstico associado à insuficiência respiratória na população imunocomprometida. Resultados semelhantes foram encontrados por Antonelli e outros[28] em pacientes imunocomprometidos com insuficiência respiratória aguda depois do implante de órgão sólido. Em 51 desses pacientes, o uso de VNI foi associado a uma redução significativa na taxa de EET (20% *vs.* 70%; $p = 0,002$), a uma taxa mais baixa de complicações fatais (20% *vs.* 50%; $p = 0,05$), a uma redução no tempo de permanência de sobreviventes em unidades de tratamento intensivo (média em dias [DP], 5,5 [3] *vs.* 9 [4]; $p = 0,03$) e a uma taxa mais baixa de mortalidade em unidades de tratamento intensivo (20% *vs.* 50%; $p = 0,05$). Justifica-se fazer estudos iniciais em pacientes portadores de insuficiência respiratória aguda, tendo em vista que podem evitar intubações endotraqueais e complicações associadas à ventilação mecânica padrão.

ASMA

O uso da ventilação não invasiva é uma das opções para o tratamento de exacerbações de asma aguda. Entretanto, as evidências por trás do uso de VNI em exacerbações de asma aguda não são tão fortes como em outros estados de doença como DPOC e EPCA. A insuficiência respiratória aguda induzida por asma é consequência da obstrução no fluxo de ar e da hiperinsuflação dinâmica levando a uma elevação na PEEP intrínseca e a uma intensificação do esforço respiratório. Um dos primeiros estudos realizado por Meduri e outros[29] analisou o uso de VNI em 17 pacientes com estado asmático que foram internados na unidade de tratamento intensivo e mostrou que a ventilação não invasiva melhorou os parâmetros clínicos e fisiológicos (pH, $PaCO_2$ e FR).

Apenas dois pacientes precisaram ser intubados. Considerando que o estudo envolveu uma série de casos, não foi possível comprovar que a VNI pode evitar intubações. Entretanto, o estudo mostrou que é seguro fazer testes de VNI em pacientes no estado asmático. No estudo conduzido em um serviço de emergência, Soroksky e outros[30] fizeram a comparação entre BiPAP e terapia clínica isolada em 30 pacientes com exacerbações graves de asma. Eles perceberam que houve redução na necessidade de admissão hospitalar, maior rapidez na melhora do VEF_1 e um percentual mais elevado de pacientes que melhoraram o VEF_1 em mais de 50%. Esse estudo foi limitado principalmente pela amplitude e pelo fato de que foram incluídos apenas pacientes portadores de doenças variando de moderadas a graves. É muito difícil aplicar esses dados em pacientes com estado asmático e insuficiência respiratória aguda porque não houve intubações e morbidade em nenhum dos grupos. Com exceção do VEF_1 e da PEEP, não foi comentada outra variável clinicamente importante, como admissão e tempo de permanência em UTIs. Entretanto, a aplicação da ventilação não invasiva no início, em comparação com a espera para admissão em UTIs por pacientes em estado asmático, pode explicar os resultados positivos desse teste. Uma metanálise de Cochrane feita por Ram e outros[31] descobriu que, embora o uso de VNI em exacerbações de asma seja promissor, ainda existem controvérsias por causa da falta de evidências. Essa metanálise incluiu apenas o estudo de Soroksky mencionado acima, levando-se em consideração que nenhum outro teste havia sido desenhado de forma adequada para que fosse incluído nessa análise. O desenvolvimento de recomendações embasadas em evidências necessita da obtenção de um número maior de fatos, embora o consenso geral seja de que se justifica fazer testes de VNI em pacientes selecionados com exacerbação de asma grave desde que não haja nenhuma contraindicação.[32] Uma vez mais cabe enfatizar que a VNI não é um tratamento para estados asmáticos, mas uma forma de produzir suporte respiratório. O médico deve otimizar o tratamento clínico e tratar os pacientes de forma agressiva com β-agonistas, corticosteroides e sulfato de magnésio. Às vezes, em casos de estado asmático, é necessário intubar o paciente e aplicar ventilação mecânica. Nas situações em que o teste de VNI for imprescindível, as tentativas deverão ser feitas logo no início, com monitoramento rigoroso do paciente. A progressão do suporte é muito importante se houver sinais de agravamento da fadiga ou da insuficiência respiratória. A intubação deve ser enfaticamente considerada se o paciente não tiver sucesso no teste de ventilação não invasiva.

PNEUMONIA

Existem muitas controvérsias em torno do uso de ventilação não invasiva em casos de pneumonia, embora as tentativas de testes de VNI sejam válidas. De maneira geral, mesmo com terapia antibiótica ideal e manejo clínico intensivo não é possível corrigir rapidamente o curso da pneumonia. Portanto, talvez a ventilação mecânica-padrão seja uma opção melhor do que a ventilação não invasiva. Vários estudos observaram a insuficiência respiratória aguda e a pneumonia diretamente ou por meio de análises de grupo, geralmente com resultados diferentes.

Um dos estudos mais amplos conduzido por Confalonieri e outros,[33] que observou casos específicos de pneumonia, comparou VNI *versus* terapia convencional em 56 pacientes com insuficiência respiratória aguda secundária à pneumonia adquirida na comunidade (PAC). Os pesquisadores detectaram uma redução na necessidade de intubação endotraqueal (EET) (21% *vs.* 50%; $p = 0,03$) e no período de permanência em UTI (1,8 dia ± 0,7 *vs.* 6 dias ± 1,8; $p = 0,04$). Entretanto, não houve nenhuma redução na mortalidade em UTI ou mortalidade depois de 60 dias. Além disso, a aplicabilidade desse benefício pode limitar-se a pacientes com DPOC. Uma análise *post hoc* sugeriu que os benefícios dos testes de VNI foram maiores no subgrupo de pacientes com PAC e com DPOC subjacente. Nesse estudo, os pacientes com DPOC tratados com VNI *versus* a terapia convencional apresentaram redução na necessidade de intubação (0% *vs.* 55,5%), no tempo de permanência em UTI (0,25 dia ± 2,1 *vs.* 7,6 dias ± 2,2; $p = 0,02$) e na mortalidade depois de 60 dias (11,1% *vs.* 62,5%; $p = 0,05$). Reduções na intubação, no tempo de permanência em UTI e na mortalidade não foram observadas em pacientes sem DPOC.

Em um estudo observacional que acompanhou a VNI em 24 pacientes com PAC grave, Jolliet e outros[34] descobriram que a ventilação não invasiva estava associada a uma melhora moderada na relação P/F e a uma redução na frequência respiratória. Uma proporção maior de pacientes (66%) finalmente precisou fazer intubação, sendo que oito desses pacientes morreram. Da mesma forma, os pacientes que não precisaram fazer intubação tiveram tempo mais curto de permanência em UTI (6 dias *vs.* 16 dias) e no hospital (9,5 dias *vs.* 23 dias).

Os estudos que observaram todos os candidatos com insuficiência respiratória hipóxica encontraram resultados conflitantes em relação ao uso de VNI em pacientes com pneumonia. Em um estudo conduzido por Honrubia e outros,[35] envolvendo 64 pacientes com insuficiência respiratória aguda por diferentes causas, um pequeno subgrupo de oito pacientes com pneumonia não obteve sucesso em testes de VNI e precisaram fazer ventilação mecânica. No estudo realizado por Antonelli e outros,[36] envolvendo 354 pacientes com insuficiência respiratória hipoxêmica, a presença de PAC foi uma indicação não relacionada à falha na ventilação não invasiva, sendo que 50% dos indivíduos tiveram que ser intubados. Ferrer e outros,[37] depois de avaliarem o uso de VNI *versus* terapia convencional em 105 pacientes portadores de insuficiência respiratória hipoxêmica aguda, mostraram uma redução na necessidade de intubação (26% *vs.* 73%; $p = 0,17$) e na mortalidade em UTI (15,17% *vs.* 53%; $p = 0,030$) em um subgrupo de 34 pacientes com insuficiência respiratória hipoxêmica aguda causada por pneumonia.

As evidências em torno do uso de ventilação não invasiva em casos de insuficiência respiratória hipoxêmica aguda secundária à pneumonia não apresentam sinais claros para os médicos. Embora os pacientes que deixam de fazer intubação se saiam melhor, esse efeito pode não estar relacionado à eficácia da VNI, mas pode sugerir o óbvio – o resultado é pior com pacientes mais enfermos. E, ainda, com exceção dos pacientes com pneumonia mais enfermos, na fase inicial pode ser muito difícil diferenciar o subgrupo de pacientes com pneumonia que deve se beneficiar do teste de VNI dos pacientes que devem ser intubados imediatamente. As orientações de 2007 para o manejo de pneumonia adquirida na comunidade da *American Thoracic Society* (ATS) e da *Infectious Disease Society of America* (IDSA) recomendam a realização de testes cautelosos de VNI em pacientes portadores de PAC que apresentarem sinais de desconforto respiratório e/ou de hipoxemia, a não ser que sejam candidatos à intubação imediata evidenciada por doença grave, infiltrados bilaterais ou P/F ≤ 150.[38] As orientações da ATS/IDSA observam que pode ser muito difícil distinguir clinicamente PAC grave da síndrome do desconforto respiratório agudo (SDRA) logo no início do processo da doença e que a VNI tem pouca eficácia em casos de SDRA (ver a seguir), diminuindo ainda mais os benefícios da VNI nesses pacientes.[38]

Em pacientes com pneumonia cuidadosamente selecionados talvez se justifique fazer testes curtos (1 ou 2 horas) à procura, de forma objetiva, de sinais de melhoras ou de falhas da ventilação não invasiva (fadiga, utilização de músculos acessórios, alterações na PaO_2 e na $PaCO_2$). Da mesma forma que nos casos de DPOC e ICC, a aplicação de VNI pode ter mais utilidade em pacientes com pneumonia *logo no início* do curso da doença. Os médicos devem prever a possibilidade de que os pacientes com PAC não tenham sucesso nos testes de VNI e, por isso, devem seguir os passos necessários para fazer intubações endotraqueais caso ocorram descompensações ou insucessos nos processos de melhora. Entretanto, se a intubação puder ser evitada, será muito maior a probabilidade de resultados favoráveis, de redução na morbidade associada e de custos mais baixos de assistência médica. Uma vez mais, pacientes com evidências de doença grave ou quaisquer evidências de instabilidade hemodinâmica, choque séptico ou insuficiência orgânica não pulmonar adicional não deverão ser eleitos para ventilação não invasiva.

SDRA/LPA

A aplicação de ventilação não invasiva em casos de SDRA e de lesão pulmonar aguda (LPA) traça rotas paralelas com as utilizações de VNI previamente discutidas em casos de pneumonia. Da mesma forma que na pneumonia, não há evidências diretas dos benefícios da VNI em casos de SDRA e de LPA. Os estudos que analisaram o uso de VNI em casos de SDRA e de LPA apresentaram taxas de intubação ou de insucesso variando de 45 a 86%.[36,37,39,40] A VNI pode não ser tão eficaz na prevenção de intubações em casos de SDRA/LPA, em comparação com casos de DPOC, ICC e outros processos de doença. No que diz respeito às pesquisas apresentadas a seguir, todos os pacientes que foram incluídos eram relativamente estáveis e não estavam em estado de choque. Além disso, os pacientes mais enfermos receberam intubação endotraqueal imediatamente, antes que tivessem a chance de serem arrolados nos respectivos estudos. Ao observar os pacientes com SDRA em vários estudos, chegou-se à conclusão de que a VNI poderia ser aplicada em apenas 30% de pacientes portadores da síndrome, sendo que apenas a metade obteve sucesso, ou aproximadamente 16% de todos os pacientes com SDRA. Portanto, está suficientemente claro que o uso de VNI na SDRA aplica-se somente em um subgrupo pequeno e específico dessa população.

Depois de observar 354 pacientes com insuficiência respiratória hipoxêmica aguda, em particular 80 pacientes com SDRA, Antonelli e outros[36] descobriram que a presença de SDRA e P/F ≤ 146 eram preditores de falhas na ventilação não invasiva. Os pacientes com causas pulmonares e não pulmonares de SDRA exigiram intubação em aproximadamente 46 e 54% do tempo, respectivamente. Em outras palavras, a VNI foi bem-sucedida na prevenção de intubações em pacientes portadores da SDRA em cerca de 50% do tempo. Metade dos pacientes que evitou intubações sobreviveu *versus* 9,5% de pacientes que foram intubados. Nesse estudo, é muito difícil tirar conclusões sobre os benefícios na mortalidade por causa de sua natureza não controlada, ou seja, a diferença na mortalidade pode simplesmente comprovar que os resultados são piores em pacientes mais enfermos.

No estudo realizado por Ferrer e outros,[37] entre 105 pacientes com insuficiência respiratória hipoxêmica aguda, 15 atenderam os critérios para SDRA. Tanto no grupo de VNI como no de suplementação de oxigênio, quase todos os pacientes que precisaram ser intubados acabaram falecendo. Os resultados de ambos os grupos foram igualmente desanimadores sob o ponto de vista clínico e não foram diferentes sob a ótica estatística. Embora seja muito difícil tirar conclusões úteis de um grupo tão pequeno de pacientes, esses resultados sugerem que a VNI é menos útil no tratamento de SDRA do que no tratamento de outros estados de doença.

Em 2006, Rana e outros[39] realizaram um estudo de coorte sobre o uso de VNI em pacientes com lesão pulmonar aguda (LPA). A análise de 54 pacientes revelou que 70,3% não obtiveram sucesso na terapia com VNI e precisaram ser intubados e receber ventilação mecânica-padrão. Todos os 19 pacientes em estado de choque não foram bem-sucedidos no teste de ventilação não invasiva. Além disso, os pacientes portadores de hipoxemia grave, evidenciada por um P/F médio < 112 (70 a 157) e acidose metabólica (excesso na base: −1; faixa entre −7 a 0,2), tiveram incidência mais elevada de insucesso com a aplicação de VNI. Apesar da ausência de grupos-controle nesse estudo, aparentemente é prudente ignorar o teste de VNI e passar diretamente para intubação endotraqueal (EET) e ventilação mecânica-padrão em pacientes com evidências de estado choque e de acidose metabólica.[40]

Em 2007, Antonelli e outros[41] analisaram o uso de VNI como terapia de primeira linha em 147 pacientes com SDRA que não haviam sido intubados. A aplicação de ventilação não invasiva foi bem-sucedida para evitar intubações em 79 pacientes (54%). Uma análise multivariada mostrou que *Simplified Acute Physiology Scores* (SAPS II) superiores a 34 (razão de chances [RC] 3,6, 95% intervalo de confiança [IC] 1,66-7,7) e uma P/F ≤ 175 (RC 2,34, 95% IC 1,1-5,15) depois de 1 hora de VNI foram associados de forma independente a falhas na ventilação não invasiva e à necessidade de intubação endotraqueal (EET). A taxa de mortalidade em UTI foi de 28%, embora tenha sido significativamente mais elevada em pacientes que precisaram de EET, ou seja, 5% *vs.* 36% (RC 21, 95% IC 6,4-76,5; $p < 0{,}001$). Com frequência, os pacientes que precisaram ser intubados desenvolveram sepse grave ou choque séptico e pneumonia associada ao uso de ventiladores (PAV). A mortalidade foi mais elevada nos pacientes que obtiveram sucesso na VNI e precisaram ser intubados (54% *vs.* 19%, $p < 0{,}01$). Os autores sugerem que os pacientes portadores de doenças menos graves (SAPS II < 34) e com P/F > 175, depois de 1 hora de VNI provavelmente se beneficiem com a continuação da VNI, porém os pacientes que não apresentarem melhoras substanciais na oxigenação depois de 1 hora de teste de VNI devem ser monitorados de perto, com limites baixos para intubação endotraqueal.

Concluindo, há dois fatores importantes que os médicos devem levar em consideração antes de colocar os pacientes com SDRA/LPA em ventilação não invasiva. Em primeiro lugar, os pacientes portadores de doença séria evidenciada por hipoxemia grave (P/F ≤ 150), insuficiência orgânica não pulmonar adicional ou instabilidade hemodinâmica com necessidade de vasopressores ou de ressuscitação significativa com líquidos não devem ser considerados candidatos para VNI, considerando que têm uma probabilidade muito alta de insucesso e poderão piorar com testes de ventilação não invasiva.[40] Em segundo lugar, se o paciente não apresentar nenhuma melhora dentro de 1 a 2 horas, o médico não deverá permitir que permaneça na VNI e inicie a terapia progressiva.[40] Tentativas de testes cautelosos de VNI poderão ser feitas em determinados subgrupos de pacientes com SDRA/LPA portadores de doenças menos graves que não tenham nenhum dos fatores de risco de insucesso mencionados acima.

NÃO INTUBAR

Ao considerar o uso de VNI em pacientes com a condição de "não intubar", é importante que o médico entenda as metas de tratamento do paciente, assim como o processo da doença subjacente responsável pelo desconforto respiratório. Alguns pacientes e as respectivas famílias estão abertos para tentativas de ventilação não invasiva, embora alguns possam considerar desnecessária a aplicação da VNI como um "suporte de vida" simplesmente para prolongar o sofrimento. O médico responsável pelo tratamento deverá explicar os riscos e os benefícios da ventilação não invasiva e atender aos desejos do paciente e de sua família. A VNI pode aliviar a dispneia e a falta de ar ou pode agravar a sensação de desconforto. Da mesma forma que nos testes de VNI, o médico deve reavaliar o paciente periodicamente, em busca de evidências de falha ou de sucesso na ventilação não invasiva. Em pacientes na condição de "não intubar", falhas no teste de VNI justificam a administração progressiva de opiáceos e a adoção de outras medidas paliativas juntamente com o desejo do paciente e dos membros da família.

Da mesma forma que em outros casos de ventilação não invasiva, os pacientes na condição de "não intubar" com processo de doença mais reversível causando desconforto respiratório (i.e., DPOC e exacerbações de insuficiência cardíaca congestiva) têm mais sucesso com a VNI do que em estados de doença como pneumonia ou SDRA.

Em 2004, Levy e outros[42] observaram o uso de VNI em 114 pacientes com estado de não intubação. Quarenta e três por cento desses pacientes sobreviveram à alta hospitalar. Pacientes com tosse forte (RC 0,16, 95% IC 0,05-0,51), pacientes despertos (RC 0,18, 95% IC 0,05-0,62), pacientes com nível elevado de $PaCO_2$ na linha de base (RC 0,01, 95% IC 0,01-0,93), pacientes com DPOC (RC 0,31, 95% IC 0,10-0,90) ou com insuficiência cardíaca congestiva (RC 0,14, 95% IC 0,02-0,75) como causa subjacente de insuficiência respiratória apresentaram melhores resultados em termos de mortalidade hospitalar. Os pacientes com ICC e DPOC sobreviveram à alta hospitalar em torno de 75 e 50% do tempo, respectivamente. Os pacientes com pneumonia, câncer e outros diagnósticos não se saíram muito bem, sendo que menos de 30% sobreviveram à alta hospitalar.

Em 2005, Schettino e outros[43] encontraram resultados semelhantes em um estudo observacional de VNI em 131 pacientes com estado de "não intubar". Os pacientes tratados com ventilação não invasiva para exacerbações de DPOC apresentaram uma taxa de mortalidade hospitalar de 37,5%, e aqueles tratados para exacerbações de edema pulmonar cardiogênico agudo apresentaram uma taxa de mortalidade hospitalar de 39%. Entretanto, as taxas de mortalidade foram significativamente mais elevadas nos pacientes que foram tratados com VNI para outras condições, tais como insuficiência respiratória hipercápnica sem DPOC (68%), insuficiência respiratória pós-extubação (77%), câncer em estado avançado (85%) e insuficiência respiratória hipoxêmica (86%). Além disso, Schettino e outros[43] descobriram que níveis de albumina na linha de base ≤ 2,5 g/dL ou pontuações SAPS II acima de 35 também são preditores de mortalidade.

Em 2007, a *Society of Critical Care Medicine Palliative Noninvasive Positive Pressure Ventilation Task Force*[44] propôs um sistema de estratificação para uso de ventilação não invasiva em pacientes com o estado de "não intubar" e em cuidados paliativos. Eles propuseram três grandes classificações de pacientes com insuficiência respiratória aguda ou crônica nos quais a VNI poderá ser aplicada:

(1) pacientes sem limites pré-estabelecidos para suporte de vida; (2) pacientes com limites pré-estabelecidos para suporte de vida (i.e., prescrição para não intubar) ou (3) pacientes que desejam apenas ter conforto no tratamento. Cada categoria individual deve ter metas diferentes para tratamento, definições de sucesso, tipo de escalada em casos de insucesso e ambiente clínico adequado nos casos em que for possível aplicar VNI.

A primeira categoria, pacientes sem limites pré-estabelecidos para suporte de vida, é o grupo-padrão de pacientes de cuidados intensivos com insuficiência respiratória que não têm nenhuma restrição em relação ao tratamento e, portanto, precisam de medidas adequadas para suporte da vida. Nesse grupo, o objetivo do tratamento é recuperar a saúde. A ventilação não invasiva poderá ser usada como meio de auxiliar a ventilação e a oxigenação e como uma forma de evitar intubações. No caso de insucesso da VNI, os pacientes dessa categoria devem ser intubados com tubo endotraqueal. De acordo com a força de trabalho, esses pacientes devem ser tratados em UTI ou no ambiente de uma unidade regressiva.[44]

A segunda categoria, pacientes que precisam de suporte de vida e que limitam o tratamento (EET nesse particular), engloba pacientes com insuficiência respiratória nos quais o uso de VNI pode ser benéfico. Nesse grupo, a meta é também recuperar a saúde, se possível, com o objetivo secundário de minimizar o desconforto. Caso a VNI não seja bem-sucedida, talvez a melhor opção seja aplicar medidas paliativas e descontinuar o uso da ventilação não invasiva. Esses pacientes devem também ser tratados em UTI ou no ambiente de uma unidade regressiva, embora seja importante levar em consideração a prática institucional e a disponibilidade de recursos locais.[44]

A categoria final envolve pacientes que desejam tratamento confortável e alívio dos sintomas. O uso de VNI nesse grupo é controverso e há poucos dados disponíveis que deem suporte à aplicação da ventilação não invasiva nessa situação.[44] Entretanto, a VNI pode ser bastante útil para melhorar a dispneia e a cognição. Nessas situações, a aplicação da ventilação não invasiva deve ser discutida com o paciente e os membros da família. Se a VNI não melhorar a dispneia, ou se o paciente perder a consciência, a VNI deve ser descontinuada enquanto se procura outras medidas paliativas. Esses pacientes poderão ser tratados em UTI ou no ambiente de uma unidade regressiva, embora o local mais apropriado seja um asilo ou uma unidade de tratamento paliativo com pessoal especialmente treinado para esse tipo de atendimento.

O delineamento dessas categorias é útil durante a discussão de opções de tratamento e metas para os cuidados com pacientes e os membros da família para garantir que o tratamento proposto seja compatível com suas expectativas.

Concluindo, o uso de ventilação não invasiva pode ser considerado em pacientes selecionados com estado de "não intubar". O médico deve discutir seriamente com o paciente e os membros da família para ter certeza de que esse nível de tratamento é aceitável. Provavelmente, os pacientes com insuficiência respiratória secundária à DPOC ou exacerbação de ICC sejam os maiores beneficiários da ventilação não invasiva. Assim como todos os pacientes em VNI, esses indivíduos devem ser monitorados de perto para verificar a presença de sinais de falha na ventilação. No caso de falhas na VNI, o foco do tratamento deverá se voltar para o conforto do paciente e a VNI deverá ser descontinuada.

▶ CONCLUSÃO

O uso de ventilação não invasiva no tratamento de pacientes com insuficiência respiratória aguda em serviços de emergência aumentou na última década. Os pacientes devem ser selecionados adequadamente para aplicação de VNI – indivíduos instáveis sob o ponto de vista hemodinâmico ou que não conseguem proteger a própria via aérea não são candidatos para ventilação não invasiva. A VNI funciona melhor em processos de doença facilmente reversíveis. Evidências clínicas válidas dão suporte à aplicação de VNI em exacerbações de DPOC, edema pulmonar cardiogênico agudo e insuficiência respiratória aguda em pacientes imunocomprometidos, com evidências mais fracas para aplicação em pacientes asmáticos. Tentativas de estudos de VNI poderão ser feitas em um subgrupo muito selecionado de pacientes com insuficiência respiratória hipoxêmica secundária à pneumonia ou SDRA, embora a taxa de insucesso seja mais elevada. Seja qual for a etiologia de desconforto respiratório, o manejo clínico deve ser intensivo e feito em conjunto com a ventilação não invasiva. Os pacientes com VNI devem ser monitorados de perto para verificar a presença de sinais de melhoras ou de falhas, e a terapia com ventilação não invasiva deve ser titulada corretamente para auxiliar o paciente no esforço respiratório, na oxigenação e na ventilação. Se não houver melhoras aparentes dentro de 1 a 2 horas, ou se ocorrer qualquer deterioração, o paciente deverá receber intubação endotraqueal e ser colocado na ventilação mecânica convencional, não podendo permanecer na ventilação não invasiva. Dependendo da etiologia e da gravidade da doença, assim como dos recursos hospitalares e da experiência dos médicos, os pacientes em ventilação não invasiva devem ser admitidos em UTIs ou em unidades de cuidados respiratórios.

▶ AGRADECIMENTOS

Os autores gostariam de expressar seus agradecimentos a Lauren Houdek, B.S., David Ozimek, B.A., Elizabeth Barton, B.A., Richard Tan, B.A. e Sue Hahn, B.S. pela participação na criação do manuscrito.

REFERÊNCIAS

1. Mehta S, Hill NS. Noninvasive ventilation: state of the art. *Am J Respir Crit Care Med.* 2001;163:540–577.
2. Liesching T, Kwok H, Hill NS. Acute applications of noninvasive positive pressure ventilation. *Chest.* 2003;124:699–713.

3. West JB. *Pulmonary Pathophysiology: The Essentials*. 8th ed. New York: Wolters Kluwer Lippincott Williams & Wilkins; 2008:19.
4. Navalesi, P, Maggiore, SM. Positive end-expiratory pressure. In: Tobin M, ed. *Principles and Practices of Mechanical Ventilation*. New York: McGraw-Hill; 2006.
5. West JB. *Respiratory Physiology: The Essentials*. 8th ed. New York: Wolters Kluwer Lippincott Williams & Wilkins; 2008:176–177.
6. Garpestad E, Brennan J, Hill NS. Noninvasive ventilation for critical care. *Chest*. 2007;132;711–720.
7. Hill NS, Brennan J, Garpestad E, Nava S. Noninvasive ventilation in acute respiratory failure. *Crit Care Med*. 2007;35:2402–2407.
8. Esteban A, Frutos-Vivar F, Ferguson ND, et al. Noninvasive positive-pressure ventilation for respiratory failure after extubation. *N Engl J Med*. 2004;350:2452–2460.
9. Hill NS. Noninvasive positive pressure ventilation. In: Tobin M, ed. *Principles and Practices of Mechanical Ventilation*. New York: McGraw-Hill; 2006.
10. Marini JJ, Ravenscraft SA. Mean airway pressure: physiologic determinants and clinical importance—part 1: physiologic determinants and measurements. *Crit Care Med*. 1992;20:1461–1472.
11. Global Initiative for Chronic Obstructive Lung Disease: GOLD Report, Global Strategy for Diagnosis, Management, and Prevention of COPD. May 15, 2011. Available at: http://www.goldcopd.com/Guidelineitem.asp?l152&l251&intId52003. 2009.
12. Brochard L, Mancebo J, Wysocki M, et al. Noninvasive ventilation for acute exacerbations of chronic obstructive pulmonary disease. *N Engl J Med*. 1995;333:817.
13. Plant PK, Owen JL, Elliott MW. Early use of non-invasive ventilation for acute exacerbations of chronic obstructive pulmonary disease on general respiratory wards: a multicentre randomised controlled trial. *Lancet*. 2000;355:1931.
14. Ram F, Picot J, Lightowler J, Wedzicha JA. Non-invasive positive pressure ventilation for treatment of respiratory failure due to exacerbations of chronic obstructive pulmonary disease [review]. *Cochrane Database Syst Rev*. 2009:CD004104.
15. Díaz GG, Alcaraz AC, Talavera JCP, et al. Noninvasive positive-pressure ventilation to treat hypercapnic coma secondary to respiratory failure. *Chest*. 2005;127:952.
16. Scala R, Naldi M, Archinucci I, et al. Noninvasive positive pressure ventilation in patients with acute exacerbations of COPD and varying levels of consciousness. *Chest*. 2005;128:1657.
17. Jellinek H, Krenn H, Oczenski W, et al. Influence of positive airway pressure on the pressure gradient for venous return in humans. *J Appl Physiol*. 2000;88:926–932.
18. Vital FMR, Saconato H, Ladeira MT, et al. Non-invasive positive pressure ventilation (CPAP or bilevel NPPV) for cardiogenic pulmonary edema [review]. *Cochrane Database Syst Rev*. 2008;(3):CD005351.
19. Tobin MJ, Jubran A. Meta-analysis under the spotlight: focused on a meta-analysis of ventilator weaning. *Crit Care Med*. 2008;36:1–7.
20. LeLorier J, Gregoire G, Benhaddad A, et al. Discrepancies between meta-analyses and subsequent large randomized, controlled trials. *N Engl J Med*. 1997;337:536.
21. Gray A, Goodacre S, Newby DE, et al. Noninvasive ventilation in acute cardiogenic pulmonary edema. *N Engl J Med*. 2008;359:142.
22. Weng CL, Zhao YT, Liu QH, et al. Meta-analysis: noninvasive ventilation in acute cardiogenic pulmonary edema. *Ann Intern Med*. 2010;152:590.
23. Mehta S, Jay GD, Woolard RH, et al. Randomized, prospective trial of bilevel versus continuous positive airway pressure in acute pulmonary edema. *Crit Care Med*. 1997;25:620–628.
24. Mortiz F, Brousse B, Gellée B, et al. Continuous positive airway pressure versus bilevel noninvasive ventilation in acute cardiogenic pulmonary edema: a randomized multicenter trial. *Ann Emerg Med*. 2007;50:666.
25. Davis KA. Ventilator-associated pneumonia: a review. *J Intensive Care Med*. 2006;21;211.
26. Confalonieri M, Calderini E, Terraciano S, et al. Noninvasive ventilation for treating acute respiratory failure in AIDS patients with pneumocystis carinii pneumonia. *Intensive Care Med*. 2002;28:1233.
27. Hilbert G, Gruson D, Vargas F, et al. Noninvasive ventilation in immunosuppressed patients with pulmonary infiltrates, fever, and acute respiratory failure. *N Engl J Med*. 2001;344:481.
28. Antonelli M, Conti G, Bufi M, et al. Noninvasive ventilation for treatment of acute respiratory failure in patients undergoing solid organ transplantation: a randomized trial. *JAMA*. 2000;283:235.
29. Meduri GU, Cook TR, Turner RE, et al. Noninvasive positive pressure ventilation in status asthmaticus. *Chest*. 1996;110:767.
30. Soroksky A, Stav D, Shpirer I. A pilot prospective, randomized, placebo-controlled trial of bilevel positive airway pressure in acute asthmatic attack. *Chest*. 2003;123:1018.
31. Ram FSF, Wellington SR, Rowe BH, et al. Non-invasive positive pressure ventilation for treatment of respiratory failure due to severe acute exacerbations of asthma. *Cochrane Database Syst Rev*. 2005;(3):CD004360.
32. Nowak R, Corbridge T, Brenner B. "Noninvasive ventilation." Joint Task Force Report: Supplemental Recommendations for the Management and Follow-up of Asthma Exacerbations. *J Emerg Med*. 2009;37(2, suppl 1): S18–S22.
33. Confalonieri M, Potena A, Carbone G, et al. Acute respiratory failure in patients with severe community-acquired pneumonia. *Am J Respir Crit Care Med*. 1999; 160:1585.
34. Jolliet P, Abajo B, Pasquina P, Chevrolet JC. Non-invasive pressure support ventilation in severe community-acquired pneumonia. *Intensive Care Med*. 2001;27:812–821.
35. Honrubia T, López FJG, Franco N, et al. Noninvasive *vs*. conventional mechanical ventilation in acute respiratory failure. *Chest*. 2005;128:3916.
36. Antonelli M, Conti G, Moro ML, et al. Predictors of failure of noninvasive positive pressure ventilation in patients with acute hypoxemic respiratory failure: a multi-center study. *Intensive Care Med*. 2001;27:1718.
37. Ferrer M, Esquinas A, Leon M, et al. Noninvasive ventilation in severe hypoxemic respiratory failure: a randomized clinical trial. *Am J Respir Crit Care Med*. 2003;168:1438.
38. Mandell LA, Wunderink RG, Anzueto AA, et al. Infectious Diseases Society of America/American Thoracic Society consensus guidelines on the management of community-acquired pneumonia in adults. *Clin Infect Dis*. 2007;44:S27–S72.
39. Rana S, Jenad H, Gay PC, et al. Failure of non-invasive ventilation in patients with acute lung injury: observational cohort study. *Crit Care*. 2006;10:R79.
40. Garpestad E, Hill N. Noninvasive ventilation for acute lung injury: how often should we try, how often should we fail? *Crit Care*. 2006;10:147.
41. Antonelli M, Conti G, Esquinas A, et al. A multiple-center survey on the use in clinical practice of noninvasive ventilation as a first-line intervention for acute respiratory distress syndrome. *Crit Care Med*. 2007;35(1):18–25.
42. Levy M, Tanios MA, Nelson D. Outcomes of patients with do-not-intubate orders treated with noninvasive ventilation. *Crit Care Med*. 2004;32(10):2002–2007.
43. Schettino G, Altobelli N, Kacmarek RM. Noninvasive positive pressure ventilation reverses acute respiratory failure in select "do-not-intubate" patients. *Crit Care Med*. 2005;33(9):1976–1982.
44. Curtis JR, Cook DJ, Sinuff T, et al. Noninvasive positive pressure ventilation in critical and palliative care settings: understanding the goals of therapy. *Crit Care Med*. 2007;35(3):932–939.

CAPÍTULO 7

Oxigenação por membrana extracorpórea

David A. Farcy, David Rabinowitz e Paola G. Pieri

▶ Introdução 93
▶ Histórico da ECMO 93
▶ Indicações 94
▶ Seleção de pacientes 95
▶ Técnica e métodos 95
▶ Curso e retirada gradual da ECMO 97
▶ Complicações 97
▶ Conclusão 99

▶ INTRODUÇÃO

Apesar dos avanços nas estratégias de proteção dos pulmões e nos dispositivos de assistência cardíaca, a insuficiência cardíaca e a insuficiência pulmonar graves continuam sendo associadas a taxas elevadas de mortalidade. A síndrome do desconforto respiratório agudo (SDRA) ainda mantém altas taxas de mortalidade, variando de 30 a 40%, sendo que 50% correspondem a pacientes com choque cardiogênico.[1] Os pacientes que não têm sucesso com os métodos terapêuticos avançados ou convencionais, ou pacientes cuja condição clínica continua se agravando, têm poucas opções terapêuticas de salvamento. Possivelmente a única opção seja o encaminhamento imediato para um centro de oxigenação por membrana extracorpórea (ECMO, do inglês *extracorporeal membrane oxygenation*). Este capítulo faz uma revisão das indicações clínicas, das contraindicações, dos tipos de ECMO e das complicações resultantes do uso dessa técnica.

▶ HISTÓRICO DA ECMO

ECMO é o termo que descreve uma forma de desvio cardiopulmonar parcial utilizado para dar suporte às funções respiratórias e/ou cardíacas em caráter temporário, embora prolongado. Inicialmente, o desvio cardiopulmonar foi desenvolvido para uso em salas de cirurgia com a finalidade de produzir suporte cardiopulmonar (SCP) de curto prazo durante os procedimentos das cirurgias cardíacas. A oxigenação por membranas extracorpóreas é mais conhecida pelo acrônimo de ECMO. Outras denominações sinônimas para ECMO incluem assistência pulmonar extracorpórea (APEC), remoção extracorpórea de CO_2 (RECCO), suporte cardiopulmonar (SCP) e ressuscitação cardiopulmonar extracorpórea (RCPE).

Atualmente, a ECMO é utilizada no ambiente de cuidados intensivos em pacientes portadores de insuficiência respiratória ou cardíaca aguda, grave e potencialmente letal, **porém reversível**, que não responde ao tratamento clínico convencional. Em algumas ocasiões, a ECMO é usada em pacientes portadores de doença cardíaca ou respiratória irreversível, em circunstâncias que os colocam na condição de candidatos a transplante de coração ou de pulmão. Nesses casos, a ECMO pode ser usada como "ponte", antes ou depois de implantes. Esse tipo de oxigenação deve ser reservado para aplicação em pacientes portadores de doenças potencialmente reversíveis que não têm nenhuma chance de sobrevivência com o manejo clínico convencional. É importante ressaltar que a indicação clínica principal para terapia à base de ECMO é uma condição que pode ser reversível, com possibilidade de outros tratamentos como revascularização ou transplante.

A ECMO foi desenvolvida na década de 1970 a partir de uma alteração no desvio cardiopulmonar. Essa técnica utiliza uma máquina modificada de desvio coração-pulmão para gerar troca de gases e perfusão sistêmica, de acordo com a necessidade, dando também suporte pulmonar e cardíaco. Ao contrário do desvio cardiopulmonar-padrão, utilizado no suporte de curto prazo medido em horas, o suporte da ECMO estende-se por períodos mais longos, variando de dias a semanas, em unidades de tratamento intensivo (UTIs). Além disso, o objetivo da ECMO é compensar lesões futuras ou permitir a recuperação intrínseca do coração e dos pulmões, ao contrário do desvio cardiopulmonar-padrão que dá suporte durante a execução de vários procedimentos cirúrgicos cardíacos.

A base do funcionamento da ECMO é oxigenar as membranas para assumir, em caráter temporário, o papel dos pulmões ou do coração. A ECMO promove a troca de gases enquanto se faz o ajuste da ventilação mecânica para evitar ambientes de alta pressão. Essa técnica minimiza a incidência de lesões pulmonares induzidas por ventilador (VILI, do inglês *ventilator induced-lung injury*) e maximiza o recrutamento pulmonar da capacidade funcional residual. Ao dar suporte sem depender de ventilação mecânica para troca de gases, o pulmão natural tem tempo suficiente para cicatrizar e se recuperar potencialmente. Além disso, alguns profissionais acreditam que pulmões lesionados ativam a liberação de mediadores inflamatórios que podem precipitar insuficiência renal, hepática e cardíaca e outras consequências sistêmicas. O suporte da ECMO, em comparação com a ventilação mecânica de alta pressão, diminui significativamente a liberação desses mediadores inflamatórios.[2]

Existem evidências claras que confirmam a eficácia da ECMO respiratória em neonatos. Em 1996, um estudo randomizado controlado envolvendo 185 neonatos com insuficiência respiratória mostrou uma redução na mortalidade de 59 para 32%.[3] Subsequentemente, a ECMO tornou-se uma terapia clínica comum em UTIs para atendimento de neonatos em todo o mundo para condições específicas, incluindo síndrome de aspiração de mecônio, hipertensão primária em recém-nascidos, miocardite, hérnias diafragmáticas congênitas e outras lesões pulmonares reversíveis. O uso de ECMO nas patologias mencionadas produziu taxas de sobrevida de até 80%.[4,5] Dados semelhantes deram suporte à aplicação da ECMO na população pediátrica, com taxas de sobrevida de até 73% em pacientes pediátricos sofrendo de insuficiência respiratória.[6] Os dados sobre insuficiência cardíaca em neonatos e nas populações pediátricas resultam em taxas mais baixas de sobrevida do que os dados sobre doença pulmonar, com taxas variando de 38 a 43%. Entretanto, uma revisão retrospectiva ampla recente de ECMO para miocardite em lactentes, crianças e adultos jovens, envolvendo 255 pacientes, encontrou uma taxa de sobrevida de 61% no momento da alta.[7]

A eficácia e a segurança da ECMO em adultos têm sido menos claras e foram menos debatidas na literatura. A partir da década de 1970, a ECMO tem sido alvo de uma ampla faixa de opiniões na literatura médica e comprovou que o uso em adultos portadores da SDRA é invasivo, o custo é muito elevado e não apresenta melhoras na morbidade em comparação com a ventilação mecânica.[8] Em 2004, um estudo amplo envolvendo 255 adultos portadores de SDRA grave que receberam ECMO revelou uma taxa de sobrevida de 52%.[9] O primeiro ensaio controlado randomizado multicêntrico com a SDRA, que fez uma comparação entre ECMO e ventilação mecânica convencional e foi avaliado em um ensaio publicado recentemente, mediu a eficácia e a avaliação econômica do suporte ventilatório *versus* oxigenação de membranas extracorpóreas para testes de insuficiência respiratória grave em adultos (Estudo CESAR, do inglês *conventonal ventilatory support vs. extracorporeal membrane oxygenation for severe adult respiratory failure*).[10] Um total de 180 pacientes com SDRA foi arrolado. Esses pacientes foram randomizados para um centro de atendimento terciário ou transferidos para um centro exclusivo de ECMO, onde foram tratados. Dos 90 pacientes que foram transferidos para esse centro, somente 68 receberam a terapia com ECMO; a sobrevida total depois de seis meses foi de 63% para o grupo de ECMO e de 47% para o grupo convencional. Esse estudo passou por uma análise minuciosa devido à falta de manejo padronizado dos tratamentos no grupo-controle e ao fato de o único centro de ECMO observado ser o mais experiente do mundo. Pode-se chegar à conclusão de que a transferência imediata para centros especializados em ECMO poderá aumentar a sobrevida, embora ainda seja imprescindível fazer estudos controlados randomizados.

Com a chegada da epidemia da influenza H1N1, ressurgiram testes pequenos e relatos de casos favorecendo o uso de ECMO em adultos[11] (estudo observacional de 68 pacientes sofrendo de SDRA associada à influenza de 2009 [H1N1], que receberam terapia com ECMO na Austrália e na Nova Zelândia). O grupo de ECMO apresentou hipoxemia grave, definida por uma razão média PaO_2/FIO_2 inferior a 60. Originalmente, o grupo de ECMO apresentou uma taxa de sobrevida de 79%, porém, em uma atualização de dados, os autores apresentaram uma taxa de sobrevida de 75% no momento da alta hospitalar.[12]

Embora possa desempenhar algum tipo de papel em determinados processos de doença, a ECMO não é considerada tratamento-padrão. Estudos recentes sugerem que há benefício na mortalidade quando o uso for imediato, caso seja comprovado o insucesso das técnicas-padrão. O uso da ECMO deve se limitar aos centros especializados com recursos ideais.[13]

▶ INDICAÇÕES

A ECMO pode ser aplicada como assistência mecânica em casos de insuficiência pulmonar ou cardíaca em lactentes recém-nascidos, em crianças ou em adultos.

EM NEONATOS

A ECMO, de acordo com a descrição acima, é parte rotineira dos tratamentos neonatais em lactentes recém-nascidos para casos de insuficiência respiratória grave, em geral associados à hipertensão pulmonar primária, síndrome de aspiração de mecônio, hérnia diafragmática congênita, síndrome do desconforto respiratório, sepse estreptocócica do grupo B e asfixia.

EM CRIANÇAS

A ECMO pediátrica é usada em casos de síndrome de desconforto respiratório e em situações de débito cardíaco baixo, tais como insuficiência direita, esquerda ou biventricular, depois do reparo de defeitos cardíacos congênitos, e em crises pulmonares vasorreativas que podem ocorrer depois dessas cirurgias. Às vezes, a ECMO é utilizada como ponte para transplantes cardíacos ou para recuperação em miocardiopatias temporárias secundárias à insuficiência renal, à miocardite e a queimaduras.

EM ADULTOS

As etiologias comuns de insuficiência pulmonar e cardíaca em adultos que exigem suporte de ECMO incluem:

1. Insuficiência respiratória caracterizada pela gravidade da hipoxemia ou ventilação alterada:
   a. Síndrome do desconforto respiratório em adultos causada por:
      - Pneumonia – viral, bacteriana e por aspiração
      - Sepse
      - Traumatismo multissistêmico
      - Contusão pulmonar
      - Pancreatite
      - Coagulação intravascular disseminada (CIVD)
      - Isquemia intestinal
      - Vasculite
2. Insuficiência cardíaca:
   a. Miocardiopatia aguda
   b. Embolia pulmonar massiva
   c. Doença cardíaca congênita
   d. Insuficiência ventricular direita
   e. Insuficiência biventricular
   f. "Ponte" para transplante

De maneira geral, a taxa de mortalidade de pacientes suficientemente enfermos para fazer ECMO, mas que não têm acesso a esse tipo de terapia, é de cerca de 100%, apesar da maximização de todas as outras formas disponíveis de tratamento clínico. No caso de adultos, o encaminhamento imediato para um centro especializado em ECMO pode ser uma grande vantagem em termos de sobrevida.

▶ SELEÇÃO DE PACIENTES

Os critérios de seleção de pacientes para ECMO variam entre os centros. Os critérios usuais incluem pacientes com processos reversíveis graves que, de outra forma, poderiam resultar em níveis altamente previsíveis de mortalidade com o suporte médico convencional. A Tabela 7-1 mostra algumas indicações, e a Tabela 7-2, algumas contraindicações para uso de ECMO.

▶ TÉCNICA E MÉTODOS

A oxigenação por membrana extracorpórea como suporte cardiovascular temporário é simplesmente o uso de uma máquina modificada para desvios entre o coração e os pulmões, que possibilita fazer troca de gases e perfusão sistêmica. Existem duas maneiras para execução dessa técnica: desvio venovenoso (V-V) (ver a Figura 7-1) ou desvio venoarterial (V-A) (ver a Figura 7-2). A ECMO V-A

▶ **TABELA 7-1** INDICAÇÕES PARA ECMO

- Choque cardiogênico refratário
- Razão PaO_2/FIO_2 inferior a 100 com FIO_2 de 1
- Parada cardíaca
- Insuficiência respiratória hipercápnica com pH arterial inferior a 7,2
- Impossibilidade de êxito nos desvios cardiopulmonares realizados em salas de cirurgia
- Ponte para transplantes cardíacos ou dispositivos de assistência ventricular

Dados adaptados de ECMO: *Extracorporeal Cardiopulmonary Support in Critical Care.*[2]

dá suporte para as funções respiratória e cardíaca. Faz-se a inserção de um cateter de grande porte (French 23-30) na veia cava inferior, por meio da veia femoral, ou no átrio direito por meio da veia jugular interna direita. Esse cateter é utilizado para fazer drenagens. O circuito da ECMO exige fluxo alto, normalmente 100 mL/kg/minuto, o que explica a utilização de cateteres de diâmetros maiores.

Em geral, os cateteres usados em ECMO, também conhecidos como cânulas, são inseridos por meio de cortes diretos nos vasos ou por introdução percutânea da cânula utilizando dilatadores sequenciais e um fio-guia, semelhante à técnica aplicada na colocação de linhas centrais padronizadas.

Um segundo cateter, a partir do qual o sangue retorna para a circulação arterial do paciente, faz o retorno do sangue para a aorta descendente, por meio de uma cânula colocada na artéria femoral ou para o arco aórtico, por meio de uma cânula colocada na artéria carótida direita. Considerando que o fluxo sanguíneo através do coração natural e dos pulmões do paciente desvia para o circuito de ECMO, o débito cardíaco é controlado pela quantidade de sangue que percorre o circuito. Na ECMO V-A o flu-

▶ **TABELA 7-2** CONTRAINDICAÇÕES PARA ECMO

Os parâmetros a seguir descrevem uma população de pacientes com risco previsto de mortalidade por SDRA acima de 80%.
- Ventilação mecânica por mais de 7 dias
- Insuficiência respiratória ou cardíaca irreversível
- Obesidade mórbida
- Sangramento ativo, cirurgia recente ou qualquer outra situação em que houver contraindicação para anticoagulação
- Disfunção neurológica
- Estado funcional inadequado preexistente
- Contraindicação para uso de dispositivos de assistência ventricular (pacientes cardíacos)
- Idade acima de 60 anos (contraindicação relativa)

Dados adaptados de ECMO: *Extracorporeal Cardiopulmonary Support in Critical Care.*[2]

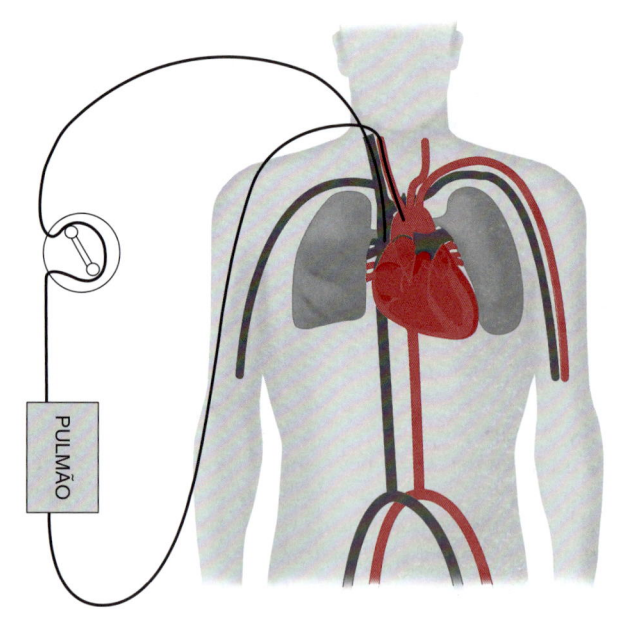

Figura 7-1 ECMO V-V. A drenagem venosa é feita pela veia jugular interna direita. O retorno venoso ocorre pela veia femoral direita na direção do átrio direito (Adaptada de ECMO: *Extracorporeal Cardiopulmonary Support in Critical Care*[2]).

xo determina o débito cardíaco e a liberação de oxigênio. Consequentemente, a ECMO V-A é um suporte pulmonar e cardíaco.

O desvio V-V é fisiologicamente diferente da ECMO V-A. Enquanto a ECMO V-A é um suporte para as funções

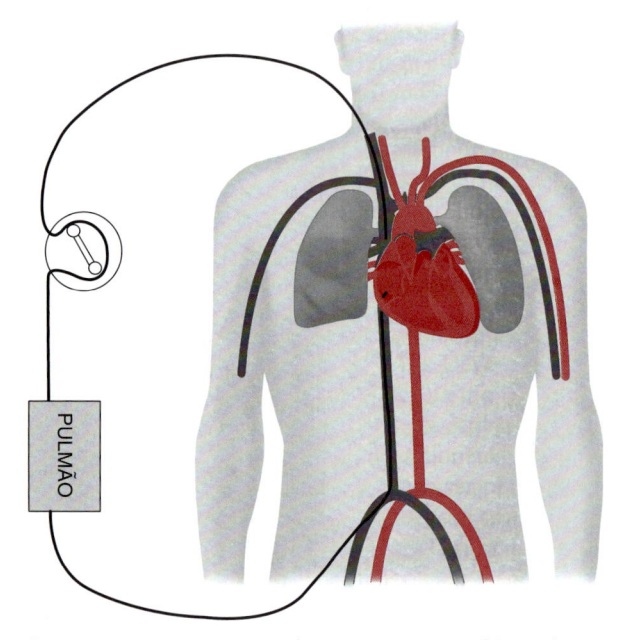

Figura 7-2 ECMO V-A. A drenagem venosa é feita pela veia jugular interna direita. O retorno venoso ocorre pela artéria carótida comum na direção do arco aórtico (Adaptada de *ECMO: Extracorporeal Cardiopulmonary Support in Critical Care*[2]).

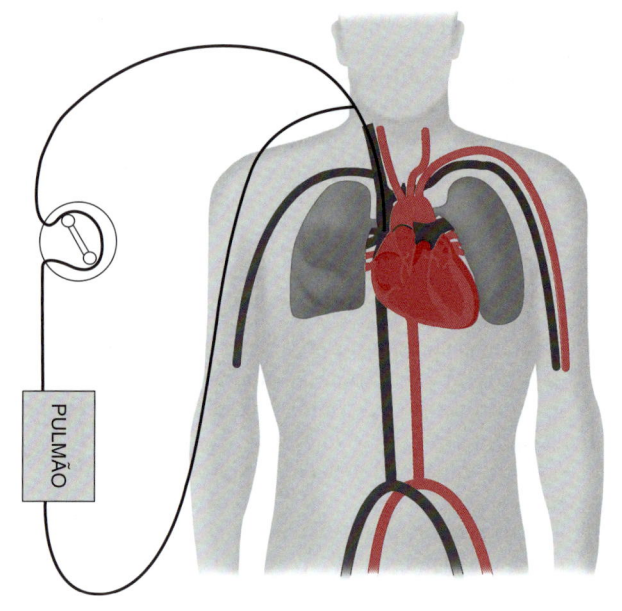

Figura 7-3 ECMO V-V de duplo-lúmen. A drenagem e o retorno ocorrem pela jugular interna (JI) na direção da veia cava superior (VCS) (Adaptada de *ECMO: Extracorporeal Cardiopulmonary Support in Critical Care*[2]).

respiratória e cardíaca, a ECMO V-V é um suporte apenas para a função respiratória. A ECMO V-V desvia e retorna o sangue para a circulação venosa do paciente. Esse método utiliza dois cateteres venosos: um cateter para drenagem colocado no átrio direito por meio da veia jugular interna direita, da mesma maneira que na ECMO V-A, e o cateter de retorno venoso, que é inserido na veia femoral. Além disso, coloca-se uma cânula de duplo-lúmen na veia jugular interna direita, orientando-a na direção do átrio direito. Entretanto, esses cateteres são menores e podem não ser adequados para uso em pacientes adultos (Fig. 7-3).

Após a obtenção do acesso para os cateteres, conecta-se o paciente ao circuito de ECMO. Com frequência, o circuito pode ser abastecido de sangue para evitar hipotensão em decorrência de alterações agudas nas hemoglobinas que podem ocorrer nos circuitos com cristaloides. A remoção do sangue venoso é feita por um cateter de drenagem e bombeado por meio de um pulmão artificial conhecido por oxigenador de membrana. A difusão de oxigênio ocorre no oxigenador por causa do gradiente de pressão entre a pressão parcial do oxigênio no sangue venoso do paciente bombeado por meio do circuito e da pressão parcial do oxigênio cuja perfusão ocorre no oxigenador de membrana.

A saturação venosa é utilizada para avaliar a adequabilidade da liberação de oxigênio pelo circuito de ECMO que, em geral, permanece entre 70 e 75%. Isso pode ser obtido titulando-se a taxa de fluxo da bomba do circuito de ECMO do paciente. Qualquer elevação no fluxo aumenta a liberação de oxigênio e afeta diretamente a saturação venosa.

TABELA 7-3   RESUMO DAS DIFERENÇAS ENTRE ECMO V-A E ECMO V-V

Parâmetro	ECMO venoarterial	ECMO venovenosa
PaO_2	Atinge PaO_2 mais elevado	Atinge PaO_2 mais baixo
Taxa de perfusão	Necessidade de taxas de perfusão mais elevadas	Necessidade de taxas de perfusão mais baixas
Circulação pulmonar	Desvia da circulação pulmonar. Reduz as pressões da artéria pulmonar	Mantém o fluxo sanguíneo pulmonar. Eleva a PaO_2 venosa mista
Efeito sobre o suporte cardíaco	Garante suporte cardíaco para auxiliar a circulação sistêmica	Não garante suporte cardíaco para auxiliar a circulação sistêmica
Sistema de canulação	Exige canulação arterial	Exige apenas canulação venosa

Dados de http://surgery.med..umich.edu/pediatric/research/section/ecmo.shtml.

A difusão do CO_2 pela membrana é uma função do gradiente do sangue do paciente para o gás do circuito de ECMO, ou seja, o gás que ventila o oxigenador de membrana. Para isolar o $PaCO_2$, titula-se a quantidade de gás utilizada para ventilar o oxigenador (gás de varredura). Aumentos na varredura reduzem a remoção de CO_2, enquanto reduções na varredura elevam o nível de CO_2.

Depois do bombeamento feito pelo oxigenador, o sangue oxigenado, sob pressão, é bombeado por meio de um trocador de calor que mantém a temperatura do corpo do paciente em um nível predeterminado, em geral 37 °C. O sangue é bombeado para a circulação arterial via átrio direito em ECMO V-V.

Atualmente, os circuitos de ECMO exigem o uso de anticoagulação sistêmica com heparina para manter a patência do sistema. As superfícies dos dispositivos e do circuito de ECMO são de plástico e, portanto, trombogênicas. É necessário aplicar profilaxia anticoagulante no sangue do paciente com infusão contínua de heparina. A medição do nível de anticoagulação é feita pelos tempos de coagulação no corpo inteiro, medidos por um especialista em ECMO à beira do leito do paciente. De maneira geral, mantém-se o tempo de coagulação em cerca de 180 a 240 segundos.

Durante as terapias com ECMO, a regulagem do ventilador dos pacientes é reduzida gradualmente para permitir o "repouso" do pulmão, mantendo o pico das pressões inspiratórias ao redor de 20 mmHg. Os pacientes recebem diurese para peso seco. Os níveis de hemoglobina permanecem acima de 10 g/dL e a contagem de plaquetas acima de 100.000/mL.

A Tabela 7-3 apresenta um resumo das diferenças entre a ECMO V-A e a ECMO V-V.

CURSO E RETIRADA GRADUAL DA ECMO

O curso médio da ECMO em adultos varia de dias a semanas. Provavelmente, durante as primeiras 24 a 48 horas, as condições dos pulmões dos pacientes irão se agravar conforme evidências apresentadas pela opacidade crescente das radiografias que, aparentemente, é decorrência de quedas rápidas na pressão da via aérea em resposta ao desvio do fluxo pulmonar pela ECMO. Além disso, acredita-se que várias substâncias vasorreativas são liberadas e ativadas pela reação do sangue do paciente à superfície do circuito de ECMO. Em geral, a melhora e a complacência da função pulmonar começam a ocorrer dentro de 1 a 3 dias.

Na medida em que ocorrem melhoras na função pulmonar, os pacientes são removidos gradualmente da ECMO, diminuindo o fluxo do circuito. Faz-se "um teste" de ECMO quando surgirem evidências de melhora na complacência pulmonar e de adequada troca de gases sem suporte ventilatório excessivo. Indicadores satisfatórios de recuperação dos pulmões incluem melhora nas radiografias de tórax, aumento na complacência pulmonar, elevação na PaO_2 ou redução na $PaCO_2$ com o ventilador regulado para a posição de repouso. Finalmente, remove-se o paciente da ECMO e, a seguir, removem-se os cateteres.

COMPLICAÇÕES

Assim como em qualquer processo invasivo, o uso da ECMO implica a ocorrência de várias complicações com risco potencial de vida. Essas complicações são classificadas em mecânicas e causadas pelos pacientes (Tab. 7-4 e 7-5). As complicações mecânicas relacionam-se à colocação de cânulas e ao próprio circuito de ECMO; as causadas pelos pacientes são atribuídas a complicações fisiológicas que ocorrem nas terapias com ECMO.

TABELA 7-4   COMPLICAÇÕES MECÂNICAS DA ECMO

Fonte da complicação	Natureza da complicação
Cânula	Lesões vasculares, sangramentos, pneumotórax, infecções e êmbolos
Circuito da ECMO	Embolia gasosa, trombocitopenia, hipotermia, desenvolvimento de coágulos (falha no oxigenador, coagulopatia de consumo, embolia pulmonar ou sistêmica)

Dados adaptados de *ECMO: Extracorporeal Cardiopulmonary Support in Critical Care*.[2]

▶ TABELA 7-5 COMPLICAÇÕES DO PACIENTE NA ECMO

Sistema da complicação	Natureza da complicação
Neurológica	Convulsões, hemorragia intracraniana, infarto, paralisia
Hematológica	Hemólise, hemorragia, coagulopatia, trombocitopenia
Pulmonar	Pneumotórax, hemorragia pulmonar
Metabólica	Acidose/alcalose, hiponatremia/hipernatremia, hipocaliemia/hipercaliemia, hipoglicemia/hiperglicemia, hipocalcemia/hipercalcemia
Renal	Necrose tubular aguda, oligúria
Cardíaca	Atordoamento miocárdico, tamponamento pericárdico
Gastrintestinal	Hemorragia, cálculos biliares, hiperbilirrubinemia direta elevada

Dados adaptados de *ECMO: Extracorporeal Cardiopulmonary Support in Critical Care.*[2]

COMPLICAÇÕES MECÂNICAS

A colocação de cânulas de ECMO com diâmetros internos maiores pode causar várias complicações. Da mesma forma que na colocação de qualquer tipo de linha central, poderá ocorrer pneumotórax, infecção na linha e sangramento. Além disso, devido às dimensões maiores das cânulas exigidas nas terapias com ECMO, danos diretos na veia jugular interna poderão provocar sangramentos mediastinais massivos. A canulação da artéria carótida pode resultar na dissecção da carótida arterial íntima, levando à dissecção da aorta. Além disso, há um aumento no potencial para sangramentos, como resultado da inserção de cânulas, por causa da heparinização sistêmica para manter o circuito de ECMO. As cânulas podem também servir de ninhos para formação de trombos e de êmbolos.

O circuito de ECMO tem um grande potencial para causar inúmeras complicações. Levando-se em consideração que as superfícies do circuito de ECMO e dos dispositivos são feitas de material plástico, é necessário aplicar profilaxias anticoagulantes no sangue do paciente com infusão contínua de heparina. A complicação mecânica mais comum é a formação de coágulos dentro do circuito. A causa da formação de coágulos é a aderência de plaquetas na superfície plástica do circuito, que se tornam ativadas, recrutando mais plaquetas e crescendo até a formação de agregados plaquetários. Ao final, ocorre a quebra desses agregados. Os coágulos podem provocar falhas no oxigenador do circuito de ECMO. Os coágulos maiores podem formar êmbolos pulmonares ou sistêmicos. A trombocitopenia e a coagulopatia de consumo também são ocorrências possíveis devido a uma grande carga de coágulos no circuito.

O deslocamento de cânulas pode forçar a penetração de ar no circuito de ECMO e provocar sucção de ar, um pequeno cisalhamento no oxigenador de membrana, comprometimento na integridade em qualquer conexão da tubulação do circuito ou pressão parcial elevada do oxigênio no sangue. As pequenas bolhas que se formam no circuito podem ser removidas com facilidade e têm baixo potencial para causar algum dano. *Bolus* de ar muito grandes podem ser fatais.

O mau funcionamento do trocador de calor do circuito pode levar o paciente a uma hipotermia significativa que, por sua vez, poderá causar ou exacerbar coagulopatias existentes.

COMPLICAÇÕES CRIADAS PELOS PACIENTES

Os pacientes que fazem terapia com ECMO podem sofrer complicações em qualquer sistema orgânico. Muitas dessas complicações resultam da necessidade de anticoagulação sistêmica.

Sob o ponto de vista neurológico, os pacientes podem apresentar hemorragia intracraniana espontânea causada pela anticoagulação. Esse fato é observado com maior frequência na população neonatal que utiliza ECMO. Infarto provocado por êmbolos é uma ocorrência possível e existe também a ameaça de convulsões induzidas por sangramento, infarto e hipoxemia.

A hemólise resultante da formação de coágulos normalmente se manifesta como disfunção renal e por níveis séricos da haptoglobina em elevação. A trombocitopenia e a coagulopatia de consumo também são ocorrências possíveis causadas pelo consumo de plaquetas como resultado da ativação pelo material plástico do circuito. Além disso, existe a possibilidade de incidência de coagulopatia dilucional. Uma das complicações frequentes é a ocorrência de hemorragia em qualquer sítio cirúrgico ou de canulação, ou no sítio de procedimentos invasivos anteriores, por causa da heparinização sistêmica. Existe também a possibilidade de incidência de hemorragia intratorácica, abdominal ou retroperitoneal. Embora não seja comum, a exsanguinação causada pelo rompimento do circuito poderá ser fatal.

O tamponamento pericárdico é uma ocorrência provável devido à canulação, em face da anticoagulação sistêmica. A incidência de atordoamento miocárdico definido como uma redução na fração de ejeção ventricular esquerda superior a 25% depois do início da ECMO é uma possibilidade e poderá exigir suporte adicional de ECMO V-A ou de suporte vasopressor ou inotrópico. O atordoamento é um efeito temporário, e a função de ejeção cardíaca retorna ao nível normal dentro de 48 horas após o início da ECMO.

Uma das ocorrências prováveis é hemorragia pulmonar e pneumotórax espontâneo e iatrogênico. A oligúria é comum na fase inicial da terapia com ECMO, sendo que há possibilidade de incidência de necrose tubular aguda e de insuficiência renal causada por hemólise, hipovolemia ou perfusão diminuída.

Hemorragia digestiva é uma das complicações prováveis causada pela resposta ao estresse fisiológico, isquemia ou anticoagulação embólica ou sistêmica. Jejum prolongado, nutrição parenteral, hemólise e uso de diuréticos podem elevar diretamente o nível de bilirrubina e a formação de cálculos biliares.

Para finalizar, é comum o desenvolvimento de inúmeras complicações metabólicas provocadas por acidose ou alcalose em resposta a quaisquer distúrbios eletrolíticos, levando-se em consideração que o circuito de ECMO opera como um grande corpo estranho intravascular.

Tendo em vista a natureza altamente invasiva da ECMO, bem como o potencial para causar várias complicações, em geral é necessária a presença de um técnico especializado à beira do leito em tempo integral para monitorar o circuito e o paciente e verificar a possível ocorrência de complicações potenciais. A presença desse técnico é um complemento à equipe de enfermagem do paciente.

▶ CONCLUSÃO

A ECMO é uma tecnologia de ponta eficaz capaz de garantir a sobrevivência pulmonar e cardíaca em pacientes portadores de insuficiência respiratória grave. De maneira geral, esses pacientes apresentam níveis elevados de mortalidade, mesmo que os cuidados médicos convencionais sejam ideais. Embora tenha seus riscos e complicações, o tratamento com ECMO é uma modalidade razoável que permite a recuperação de pulmões naturais lesionados e melhorias na sobrevida em populações de pacientes cuja previsão de bons resultados seja pouco satisfatória.

REFERÊNCIAS

1. Schuerer DJE, Kolvos NS, Boyd KV, Coopersmith CM. Extracorporeal membrane oxygenation, current clinical practice, coding, and reimbursement. *Chest.* 2008;134:179-184.
2. Van Meurs K, Lally KP, Peek G, Zwischenberger JB. *ECMO: Extracorporeal Cardiopulmonary Support in Critical Care (The "Red Book").* 3rd ed. Michigan: Extracorporeal Life Support Organization; 2005.
3. UK Collaborative ECMO Trial Group. UK collaborative randomized trial of neonate extracorporeal membrane oxygenation. *Lancet.* 1996;348:75-82.
4. Bartlett RH, Gazzaniga AB, Toomasian J, et al. Extracorporeal membrane oxygenation (ECMO) in neonatal respiratory failure. 100 cases. *Ann Surg.* 1986;204(3):236-245.
5. Shanley CJ, Hirschl RB, Schumacher RE, et al. Extracorporeal life support for neonates respiratory failures: a 20 years experience. *Ann Surg.* 1994;220:269-280.
6. Swaniker F, Kolla S, Moler F, et al. Extracorporeal life support outcome for 128 pediatric patients with respiratory failure. *J Pediatric Surg.* 2000;35:197-202.
7. Rajagopal S, Almond C, Laussemn P, et al. Extracorporeal membrane oxygenation for the support of infants, children and young adults with acute myocarditis: a review of the Extracorporeal Life Support Organization registry. *Crit Care Med.* 2010;38:382-387.
8. Morris AH, Wallace CJ, Menlove RL, et al. Randomized clinical trial of pressure controlled inversed ratio ventilation and extracorporeal CO_2 removal for adult respiratory distress. *Am J Respir Crit Care Med.* 1994;149(2 pt 1):295-305.
9. Hemmila M, Rowe S, Boules T, et al. Extracorporeal life support for severe acute respiratory distress syndrome in the adults. *Ann Surg.* 2004;240:595-607.
10. Peek GJ, Mugford M, Tiruvoipati R, et al. Efficacy and economic assessment of conventional ventilatory support versus extracorporeal membrane oxygenation for severe adult respiratory failure (CESAR): a multicentre randomised controlled trial. *Lancet.* 2009;374:1351-1363.
11. The Australia and New Zealand Extracorporeal Membrane Oxygenation (ANZ ECMO) Influenza Investigators. Extracorporeal membrane oxygenation for 2009 influenza A (H1N1) acute respiratory distress syndrome. *JAMA.* 2009;302(17):1888-1895.
12. Davies D, Jones J, Gattas D. Extracorporeal membrane oxygenation for ARDS due to 2009 influenza A (H1N1)—author reply. *JAMA.* 2010;303:942.
13. Bartlett RH. Extracorporeal life support in the management of severe respiratory failure. *Clin Chest Med.* 2000:21(3):555-561.

SEÇÃO III

Distúrbios pulmonares

# CAPÍTULO 8

Insuficiência respiratória aguda

Imoigele P. Aisiku

▶ Introdução 103
▶ Insuficiência respiratória hipoxêmica 103
▶ Insuficiência respiratória hipercápnica 105
▶ Abordagem do paciente com insuficiência respiratória aguda 106

▶ INTRODUÇÃO

A insuficiência respiratória aguda é uma das principais causas de admissão na unidade de tratamento intensivo (UTI). Recentemente, as incidências de insuficiência respiratória aguda, lesão pulmonar aguda (LPA) e síndrome do desconforto respiratório agudo (SDRA) foram 77,6 – 88,6, 17,9 – 34 e 12,6 – 28 casos /100.000 por ano, respectivamente.[1,2] Taxas de mortalidade de aproximadamente 40% foram relatadas para pacientes com insuficiência respiratória aguda, e taxas similares ou levemente menores foram relatadas para a LPA e SDRA.[3,4]

O sistema respiratório tem como função primordial o fornecimento de uma adequada oxigenação sanguínea e eliminação do CO_2 para a sustentação do metabolismo aeróbio e homeostasia do pH, respectivamente. Apesar de as etiologias da insuficiência respiratória serem bastante numerosas, os mecanismos fisiopatológicos são similares e, em geral, levam a uma via final em comum. Não foi estabelecida uma definição de consenso para a insuficiência respiratória aguda; no entanto, vários estudos definiram-na como uma proporção $PaO_2/FIO_2 < 200$ ou $PaO_2 < 60$ com uma $FIO_2 > 0,6$ (hipoxêmica) ou uma $PaCO_2 > 50$ (hipercápnica). Não importando o critério usado para o estabelecimento de uma insuficiência respiratória aguda, pode-se, de modo generalizado, afirmar que todos os pacientes com insuficiência respiratória apresentarão uma deficiência ventilatória primária ou deficiência de oxigenação primária (Fig. 8-1).

Este capítulo irá discutir os mecanismos fisiopatológicos básicos da insuficiência respiratória e a abordagem ao manejo dos pacientes. As doenças mais comuns causadoras de insuficiência respiratória são discutidas em outros capítulos e não serão aqui discutidas detalhadamente. No entanto, dois processos patológicos que não são discutidos em outra parte deste livro, serão abordados aqui em particular, uma vez que representam desafios únicos, sendo eles a lesão de medula óssea (LMO) e as doenças neuromusculares.

▶ INSUFICIÊNCIA RESPIRATÓRIA HIPOXÊMICA

A insuficiência respiratória hipoxêmica é resultante de hipoventilação, um distúrbio da difusão do oxigênio alveolar, *shunt* do sistema de sangue venoso ao circuito arterial ou uma discrepância entre ventilação-perfusão (V/Q). Essas descrições proporcionam uma visão acurada dos mecanismos fisiológicos para a insuficiência respiratória hipoxêmica e são úteis para a compreensão de como uma doença em particular ocasiona a hipoxemia.[5] Em um grande estudo de coorte multicêntrico internacional prospectivo em pacientes necessitando de ventilação mecânica (VM), as causas relatadas de insuficiência respiratória aguda mais comuns foram insuficiência respiratória pós-operatória, pneumonia, insuficiência cardíaca congestiva, sepse e trauma.[6] Em um pequeno estudo de coorte prospectivo incluindo 41 pacientes com insuficiência respiratória hipoxêmica, as causas mais comuns foram a doença pulmonar obstrutiva crônica (DPOC) e a pneumonia.[7] Outros dados obtidos a partir de estudos randomizados e controlados de pequeno porte sobre ventilação não invasiva identificaram insuficiência cardíaca congestiva, pneumonia, trauma, SDRA e tampão mucoso como as causas mais comuns de insuficiência respiratória.[8,9]

HIPOVENTILAÇÃO

A hipoventilação consiste em uma redução do volume de gás liberado para os alvéolos por unidade de tempo (ventilação alveolar). Presumindo que o consumo de oxigênio permanece inalterado, ocorre a hipóxia. A hipoventilação sempre ocasionará uma elevação da $PaCO_2$. A hipoventilação alveolar de etiologia extrapulmonar é caracterizada, em geral, por hipercapnia com um gradiente de oxigênio alveolo-arterial normal (gradiente A – a), diferindo, dessa maneira, dos outros três mecanismos de hipoxemia.[10] A hipoventilação, ou apneia, faz com que a pressão parcial do oxigênio alveolar caia mais rápido do que a elevação da

Figura 8-1 Causas comuns de insuficiência respiratória aguda na UTI.

Insuficiência respiratória aguda
- Hipercápnica (ventilatória) #
  - Distúrbio neuromuscular
  - Doença do SNC
  - DPOC
  - Asma
  - Apneia obstrutiva do sono
  - Overdose de medicamentos
  - Lesão da medula espinal
  - Derrame pleural
- Hipoxêmica (Oxigenação) #
  - SDRA
  - Edema pulmonar
  - Hemorragia alveolar
  - Pneumonia
  - Contusão pulmonar
  - Sepse
  - Embolia pulmonar

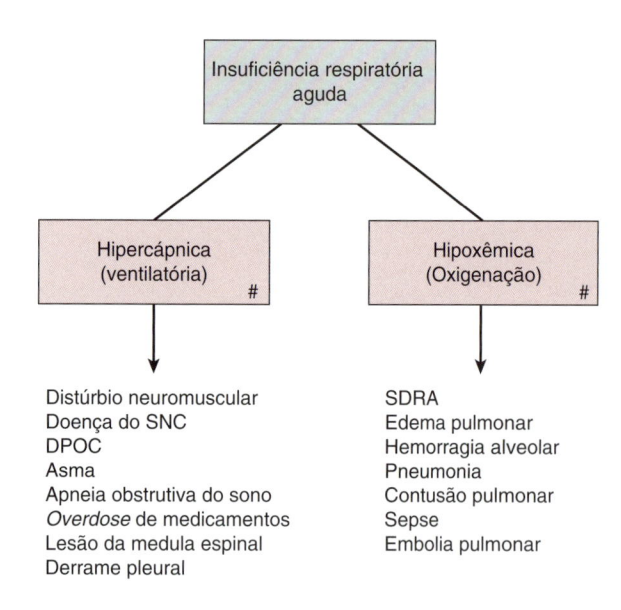

Alguns desses distúrbios combinam fisiopatologia de oxigenação e ventilatória

pressão parcial do dióxido de carbono. Os outros três mecanismos são caracterizados por um aumento do gradiente A – a, o qual normalmente é menor de 20 mmHg.[10]

DIFUSÃO

A difusão, em geral, refere-se ao transporte de oxigênio através da membrana capilar alveolar. Nos estados normais, o transporte de oxigênio é limitado pela difusão e perfusão. As propriedades de difusão da membrana alveolar dependem de sua espessura e de sua área. Assim, a capacidade de difusão é reduzida por doenças nas quais a espessura é aumentada, incluindo condições agudas, tais como fibrose pulmonar intersticial difusa, asbestose e sarcoidose (Fig. 8-2A). Também encontra-se reduzida quando sua área é diminuída, por exemplo, no caso de um enfisema ou pneumonectomia. Teoricamente, a difusão insuficiente evita o equilíbrio completo do gás alveolar com o sangue capilar pulmonar. No entanto, a relevância clínica disso com frequência é questionada, uma vez que a maior parte do transporte é limitado pela perfusão e não pela difusão. Assim, no ambiente de uma UTI, esse mecanismo poucas vezes é abordado com especificidade.

SHUNT

O termo *shunt* refere-se à porcentagem do fluxo de sangue venoso sistêmico total que passa pela membrana de troca gasosa ou pulmão e transfere sangue venoso inalterado para o sistema arterial sistêmico (Fig. 8-2B). O *shunt* pode ser intracardíaco, tal como na cardiopatia congênita cianótica direita para a esquerda; a abertura de um forame oval patente devido a uma sobrecarga ventricular direita ou resultado da passagem de sangue através de malformações arteriovenosas pulmonares. Porém a causa mais comum de *shunting* é a doença pulmonar. Na doença pulmonar, pode haver unidades de troca de gás completamente sem ventilação devido à obstrução de via aérea, atelectasia ou preenchimento alveolar por líquido ou células.

VENTILAÇÃO-PERFUSÃO

Mesmo em indivíduos normais, a ventilação e perfusão relativas em diferentes áreas do pulmão são desiguais, resultando em uma troca gasosa deficiente (Fig. 8-2B). Isso leva a uma discrepância V/Q. Áreas de baixa ventilação relativas à perfusão é a causa mais comum de hipoxemia na doença pulmonar. Além disso, trata-se de uma causa importante de hipoxemia que acomete pacientes na UTI.

A distribuição da ventilação, mesmo em indivíduos normais, varia de acordo com o tipo e a posição da ventilação, porém mesmo nos estados de doença não patológica a ventilação não é uniforme. O pulmão direito é maior e, por isso, recebe uma ventilação maior. A posição do indivíduo também influencia, com os ápices de ambos os pulmões recebendo uma maior porcentagem de ventilação quando comparados com as bases na posição ereta, enquanto

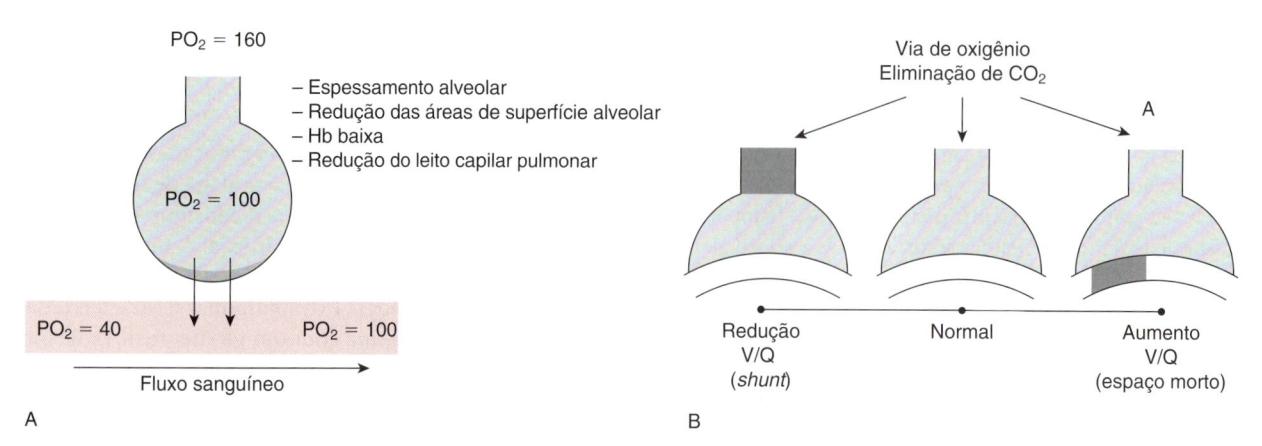

A
$PO_2 = 160$
- Espessamento alveolar
- Redução das áreas de superfície alveolar
- Hb baixa
- Redução do leito capilar pulmonar

$PO_2 = 100$

$PO_2 = 40$ $PO_2 = 100$
Fluxo sanguíneo

B
Via de oxigênio / Eliminação de CO_2

Redução V/Q (shunt) | Normal | Aumento V/Q (espaço morto)

Figura 8-2 (A) Difusão do oxigênio; (B) discrepância ventilação/perfusão.

a porção inferior do pulmão é preferencialmente ventilada quando na posição horizontal, não importando de qual lado se está apoiado (decúbito dorsal, decúbito ventral ou decúbito lateral). Isso se deve ao fato de o diafragma localizar-se mais alto no tórax, com um maior comprimento das fibras musculares proporcionando uma contração mais eficiente durante a inspiração. No paciente sedado e paralisado, no entanto, não importando o modo de ventilação, a porção superior do pulmão recebe maior fluxo de gás.

Ao contrário, as bases de ambos os pulmões recebem um maior fluxo sanguíneo pulmonar quando em comparação com os ápices na posição ereta. Além disso, a distribuição de fluxo através do pulmão é desigual devido às pressões relativamente baixas da circulação pulmonar, de modo que a gravidade assume um papel mais importante do que na circulação sistêmica. Enquanto na posição de decúbito dorsal ou decúbito ventral a gravidade assume um papel mais constante nos pulmões, em posição lateral o pulmão dependente é mais perfundido do que o pulmão superior.

Apesar de tanto a perfusão como a ventilação aumentarem desde o ápice até a base em um paciente em posição horizontal, o aumento da ventilação é menor do que o da perfusão. A relação entre ventilação e perfusão é descrita como a razão V/Q. Os valores em repouso são de aproximadamente 4 L/min para a ventilação e 5 L/min para o fluxo sanguíneo pulmonar, com uma razão média de 0,8 para o total do pulmão (presumindo-se que a ventilação e a perfusão de todos os alvéolos são iguais).

A discrepância V/Q é responsável pela hipoxemia vista no edema pulmonar, doença obstrutiva crônica da via aérea, embolia pulmonar e doença pulmonar intersticial. A hipoxemia piora com o aumento da discordância V/Q por duas razões. Primeiro, com a discrepância V/Q, uma maior porcentagem do débito cardíaco passa através das unidades pulmonares com razões V/Q menores (perfusão > ventilação) de modo que o sangue menos saturado proporciona uma maior contribuição ao fluxo sanguíneo pulmonar total.[11] Segundo, conforme mencionado anteriormente em relação aos *shunts*, o conteúdo de oxigênio no sangue proveniente das unidades pulmonares com baixas proporções V/Q exerce uma maior efeito sobre a saturação do sangue que flui para o lado esquerdo da circulação devido à forma da curva de dissociação do oxigênio.[11] A vasoconstrição pulmonar hipóxica (VPH) consiste em um potente regulador da distribuição do fluxo sanguíneo para igualar as áreas de ventilação. Ela normalmente age para melhorar a troca gasosa por meio da redução do fluxo sanguíneo para as regiões pulmonares com razões baixas de V/Q.

Em condições produtoras de mediadores inflamatórios – tais como sepse e trauma – a VPH está afetada, resultando em um sangue fluindo para um pulmão inadequadamente ventilado, ocasionando hipóxia.[11] Drogas tais como nitroprussiato de sódio e nitroglicerina também podem afetar a VPH, ocasionando uma vasodilatação indiscriminada. A VPH pode ser abolida na presença de pressões de artéria pulmonar aumentadas, ocasionando uma discrepância V/Q e hipóxia.

▶ INSUFICIÊNCIA RESPIRATÓRIA HIPERCÁPNICA

A ventilação alveolar torna-se inadequada em relação à produção de dióxido de carbono quando a demanda ventilatória excede a capacidade do paciente (falha da bomba) ou o esforço ventilatório do paciente é insuficiente (falha de impulso).[12,14] Esses dois mecanismos são distintos em sua apresentação clínica: pacientes com falha aguda da bomba ventilatória são dispneicos e taquipneicos com outros sinais de sofrimento e ativação do sistema nervoso simpático, enquanto pacientes com falha do impulso ventilatório não apresentam falta de ar e geralmente demonstram bradipneia ou apneia.

Apesar de a insuficiência ventilatória aguda ser primariamente um distúrbio da ventilação alveolar – conforme demonstrado pelo aumento da PCO_2 e diminuição do pH – a hipoxemia normalmente está presente. Mais de um mecanismo pode coexistir em um determinado paciente em um determinado momento, configurando uma condição com risco à vida mesmo quando os processos individuais têm uma severidade moderada.[15] Por exemplo, na síndrome de hipoventilação por obesidade descompensada, um paciente no qual o esforço respiratório se encontra reduzido e no qual a obesidade representa um aumento da carga elástica da bomba ventilatória pode desenvolver uma agudização da insuficiência ventilatória crônica em presença de um aumento relativamente modesto no trabalho de respiração (TDR) devido aos efeitos restritivos adicionais da cardiomegalia e dos derrames pleurais.[16]

No ambiente de uma UTI, os distúrbios mais comumente encontrados são:

1. Insuficiência do esforço ventilatório devido a drogas sedativas;
2. Distúrbios neuromusculares adquiridos, tais como LME cervical, síndrome de Guillain-Barré (SGB), AVE agudo ou esclerose lateral amiotrófica (ELA);
3. Doenças restritivas e obstrutivas, tais como fibrose pulmonar, queimaduras de parede torácica, DPOC e asma.

LESÃO DE MEDULA ESPINAL CERVICAL

A lesão de medula epinal (LME) cervical interrompe a transmissão do estímulo neurológico dos centros respiratórios para os músculos ventilatórios necessários para a respiração. O diafragma é inervado pelo nervo frênico, cujos segmentos de sua raiz originam-se entre C3-C5; assim sendo, uma LME cervical alta pode resultar em uma necessidade permanente de ventilação mecânica (VM). Apesar de pacientes com LME mais baixa poderem requerer inicialmente uma VM, com a reabilitação eles podem progredir para uma vida ventilatório-independente, sem necessidade de ventilação.

O manejo da fase subaguda da LME cervical pode ser semelhante àquele da maioria dos pacientes com doença neuromuscular. Em especial, os aspectos estão relacionados ao manejo agudo e ao impacto sobre uma possível reabilitação. Os efeitos adversos fisiológicos relacionados à LME cervical nos primeiros dias ou semanas após a lesão incluem a perda de volume pulmonar e incapacidade de realizar respirações profundas (que predispõe à atelectasia) e incapacidade de tossir normalmente (que predispõe à hipoxemia severa e com frequência refratária quando ocorre atelectasia ou pneumonia). Estudos retrospectivos demonstraram que tanto a mortalidade[17] como a duração da permanência em uma UTI[18] para pacientes com LME cervical são mais influenciadas pelo desenvolvimento de uma pneumonia e outras complicações respiratórias do que pelo nível específico da lesão medular.[19]

No paciente não intubado, o manejo inicial deve incluir uma avaliação frequente da capacidade vital forçada (CVF) e das forças inspiratórias negativas (FIN). Uma capacidade vital (CV) < 1L ou uma FIN > − 20 (por exemplo, −10), apesar dos níveis normais de gases no sangue e oxigenação, devem ser indicativos de uma intubação precoce.

Os princípios de manejo do ventilador também são diferentes nesses pacientes. Estudos retrospectivos demonstraram que o volume de ventilação alto ou a ventilação de expansão do pulmão pode influenciar a duração na qual é necessária a VM e reduzir a incidência de atelectasia ou pneumonia.[20] Contrariamente às estratégias de proteção pulmonar da SDRA/ALI, os pacientes são manejados com volumes de 15-20 cm^3/kg enquanto são mantidas pressões de pico inspiratório menores de 40 cmH_2O. Exceções a esse tipo de ventilação incluem traumatismo craniencefálico grave, trauma torácico, contusões pulmonares bilaterais, tórax instável, pneumotórax/hemotórax ou enfisema bolhoso. Em um recente estudo retrospectivo, a FIN e a CVF demonstraram ser os melhores fatores de predição para a retirada do ventilador nessa população de pacientes.[21]

DISTÚRBIOS NEUROMUSCULARES

Pacientes neurológicos podem desenvolver insuficiência respiratória devido à fraqueza neuromuscular, diminuição do marcapasso respiratório central ou complicações pulmonares associadas. Em pacientes com doença neuromuscular, a insuficiência respiratória pode ocorrer como uma consequência da progressão de uma condição crônica, tal como esclerose lateral amiotrófica (ELA), exacerbação de um distúrbio variável, tal como *miastenia gravis* (MG) ou surgimento súbito com um curso fulminante de uma doença aguda, tal como uma SGB.[22] Em todos esses casos, a insuficiência respiratória pode ser resultante da piora da fraqueza que afeta os músculos respiratórios ou devido a uma complicação pulmonar intercorrente, em geral uma aspiração, facilitada por uma fraqueza concomitante da musculatura orofaríngea ou incapacidade de expelir grandes quantidades de conteúdo gástrico regurgitado.

A SGB é a principal causa de paralisia não traumática aguda em países industrializados.[23] Aproximadamente 30% dos pacientes apresentam insuficiência respiratória necessitando de internação em UTI e VM invasiva.[24] O mecanismo subjacente é uma fraqueza progressiva dos sistemas de comando inspiratórios e expiratórios. Vários fatores, que, caso estejam presentes no momento da internação ou durante a permanência hospitalar do paciente, são indicativos de necessidade de VM invasiva; tais fatores incluem fraqueza motora rapidamente progressiva, comprometimento da musculatura axial e de membros periféricos (disartria, disfagia, reflexo da tosse), ou uma queda rápida da CV ou das pressões respiratórias.[25]

A disfunção dos músculos da via aérea superior está relacionada ao comprometimento dos nervos cranianos e merece uma atenção especial, uma vez que uma tosse inadequada é comum e aumenta o risco de aspiração e de complicações relacionadas à aspiração, por exemplo, atelectasia e pneumonia. Com maior frequência, o sétimo, o nono e o décimo nervos cranianos estão comprometidos, manifestando-se na forma de uma paralisia facial e dificuldade de deglutição, respectivamente.[26,27] Caso esteja presente, a fraqueza da língua pode contribuir para o desenvolvimento de insuficiência respiratória, causando uma obstrução de via aérea durante o sono e aspiração durante a fase inicial da deglutição.[28] O resultado é uma combinação de uma força neuromuscular insuficiente, a qual leva a uma hipoventilação, baixo volume de fluxo respiratório e atelectasia difusa.

A VM é necessária, em geral, quando a CV cai abaixo de 4 a 5 mL/kg de peso corporal e ocorre uma piora progressiva das funções bulbares.[29,30] Assim, pacientes com insuficiência respiratória neuromuscular devem ser intensivamente monitorados por meio de medições frequentes da CV, FIN, gasometria arterial, avaliação clínica de seus mecanismos de deglutição, capacidade de manejar as secreções e presença e intensidade do mecanismo de tosse.

▶ ABORDAGEM AO PACIENTE COM INSUFICIÊNCIA RESPIRATÓRIA AGUDA

Assim como com todos os aspectos do manejo agudo dos pacientes, a via aérea, a respiração e a circulação devem ser avaliadas. Após a avaliação e certificação, quando necessária, da via aérea, o próximo passo é o manejo e o diagnóstico da etiologia da insuficiência respiratória.

Caso a intubação não seja imediatamente necessária, a avaliação continua com uma alta suspeição clínica para uma insuficiência respiratória iminente. O reconhecimento precoce permite maiores opções terapêuticas. Um conceito normalmente subestimado na dinâmica do sistema respiratório relaciona-se ao trabalho de respiração.

O trabalho de respiração no estado de repouso normal é responsável por aproximadamente 5% do consumo de oxigênio, porém aumenta dramaticamente nos estados de doença. Apesar de tratar-se de uma simplificação, o trabalho de respiração constitui uma resistência da via aérea

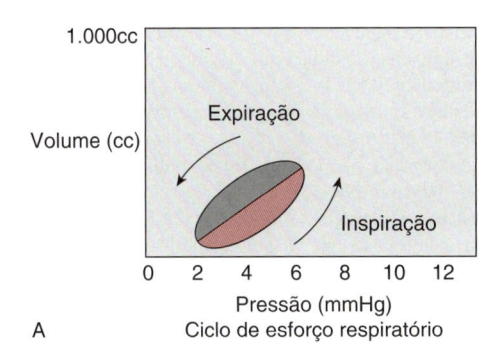

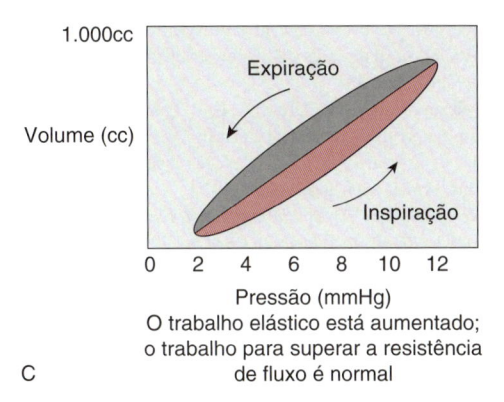

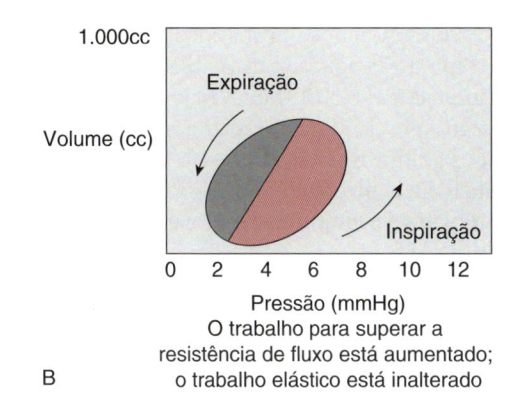

Figura 8-3 Trabalho de respiração (diagrama pressão-volume durante um ciclo respiratório). (A) normal; (B) doença pulmonar obstrutiva; (C) doença pulmonar restritiva.

e da parede torácica e da complacência pulmonar. A resistência da via aérea é uma função do calibre e do fluxo da via aérea. A complacência consiste na alteração da pressão sobre o volume e inclui a complacência dos pulmões e da parede torácica. Assim sendo, o trabalho de respiração é formado pela quantidade de trabalho necessário para vencer a resistência da via aérea ao fluxo (Fig. 8-3) e da capacidade elástica dos pulmões e da parede torácica.

Sinais de aumento do trabalho de respiração incluem uso dissociado da musculatura acessória da respiração e taquipneia. Esses sinais são mecanismos compensatórios e, como tal, muitas vezes existem antes da dessaturação de oxigênio. Sinais e sintomas sistêmicos que acompanham o aumento do trabalho de respiração incluem agitação, ansiedade, diaforese, confusão, convulsões, sonolência, taquicardia, bradicardia e arritmias. A chave é a suspeição e o tratamento do aumento do trabalho de respiração antes do aparecimento dos sinais e sintomas sistêmicos.

O objetivo do manejo da insuficiência respiratória é a redução da carga de esforço sobre o sistema pulmonar enquanto a etiologia subjacente é resolvida. O profissional deve considerar precocemente a possibilidade de insuficiência respiratória. Uma armadilha comum é tratar os sinais e sintomas e deixar escapar a etiologia subjacente até que a insuficiência respiratória tenha se instalado e a VM consista no único tratamento.

Uma vez abordado o sofrimento/insuficiência respiratória, o próximo passo é a avaliação da etiologia subjacente da insuficiência respiratória por meio do emprego de ferramentas diagnósticas. Uma gasometria arterial e a radiografia torácica devem constituir a primeira etapa do diagnóstico na avaliação de um paciente com sofrimento respiratório. A gasometria arterial (Fig. 8-4) e a radiografia torácica fornecem dados importantes do potencial mecanismo para a insuficiência respiratória, i.e., um problema de oxigenação primário (aumento do gradiente A-a), um problema ventilatório primário (elevação da Pco_2 e acidemia) ou uma combinação de ambos. À medida que a insuficiência respiratória inicia e progride inevitavelmente, o quadro é misto, em particular no paciente criticamente enfermo.

OPÇÕES DE TRATAMENTO

A insuficiência respiratória aguda de natureza hipoxêmica pode ser abordada com VM, porém isso pode não ser

Etiologia	pH	$PaCO_2$	PaO_2	$PAO_2 - PaO_2$
Sistema nervoso central	↓	↑	N ou ↓	N ou ↑
Sistema nervoso periférico	↓	↑	N ou ↓	N ou ↑
Asma*	↑	↓	NI	↑
DPOC#	↓	⇑	⇓	↑
Pneumonia*#	↑	↓	⇓	⇑

* Fase inicial, pH e $PaCO_2$ podem normalizar à medida que a severidade aumenta, o que é grave.
\# Exacerbação aguda sobre doença crônica.
*# No início, antes da insuficiência ventilatória.

Figura 8-4 Análise da gasometria arterial na insuficiência respiratória aguda.

necessário. É comum para os profissionais resolver a insuficiência respiratória aguda com ventilação não invasiva de pressão positiva (VNIPP) ou VM convencional; no entanto, assegurar a via aérea e iniciar a VM apresentam complicações significativas. Além disso, a VM prolongada aumenta a incidência de pneumonia associada ao ventilador, polineuropatia de enfermidades graves e mortalidade e morbidade de UTI.

Ao contrário, caso as condições do paciente permitam o tempo suficiente, podem ser feitas tentativas de maximizar todas as opções clínicas antes de ser considerada a intubação. Por exemplo, a terapia de suplementação de oxigênio deve ser maximizada. A suplementação de oxigênio acima de 70% pode ser realizada sem o emprego de um ventilador. Uma cânula nasal, uma máscara de Venturi, um dispositivo de reinalação parcial ou sem reinalação e sistemas de alto fluxo de armazenamento de ar podem ser programados para proporcionar uma FIO_2 alta. Nas condições em que a resistência da via aérea se encontra aumentada, tal como na DPOC ou asma, ou nos casos de obstrução de via aérea superior, como estridor pós-extubação, heliox (misturas 70:30 ou 80:20) pode facilitar a administração do oxigênio suplementar.[31]

A insuficiência hipóxica progressiva levará à insuficiência ventilatória secundária à fadiga. A insuficiência respiratória aguda relacionada a um distúrbio ventilatório primário pode ser manejada com observação intensiva em UTI e com VNIPP. A VNIPP possui a vantagem de melhorar o volume de ar corrente e a ventilação-minuto enquanto proporciona uma FIO_2 alta sem o ventilador, porém pode ser de uso limitado em alguns distúrbios neuromusculares. Contraindicações relativas ao uso de VNIPP incluem redução do estado mental e incapacidade de eliminar secreções, uma vez que para a ventilação não invasiva é necessário que o paciente mantenha sua via aérea.

Ainda assim, quando ainda existe preocupação quanto à capacidade de o paciente manter sua via aérea, o objetivo primário é a manutenção e preservação da via aérea e a intubação endotraqueal tradicional e a VM convencional devem ser empregadas. A decisão de intubar e proporcionar uma VM não deve ser a primeira opção de tratamento, mas, se não puder ser evitada, nunca deve ser retardada a ponto de levar a um quadro clínico sem controle. A VM sempre deve ser considerada como uma medida temporária enquanto é abordada a causa subjacente da insuficiência respiratória.

REFERÊNCIAS

1. Lewandowski K. Contributions to the epidemiology of acute respiratory failure. *Crit Care.* 2003;7:288–290.
2. Luhr OR, Antonsen K, Karlsson M, et al. Incidence and mortality after acute respiratory failure and acute respiratory distress syndrome in Sweden, Denmark, and Iceland. *Am J Respir Crit Care Med.* 1999;159:1849–1861.
3. Flaatten H, Gjerde S, Guttormsen AB, et al. Outcome after acute respiratory failure is more dependent on dysfunction in other vital organs than on the severity of the respiratory failure. *Crit Care.* 2003;7:R72–R77.
4. Bersten AD, Edibam C, Hunt T, et al. Incidence and mortality of acute lung injury and the acute respiratory distress syndrome in three Australian states. *Am J Respir Crit Care Med.* 2002;165:443–448.
5. Mathay M. *Acute Hypercapnic Respiratory Failure: Neuromuscular and Obstructive diseases. Chest Medicine: Essentials of Pulmonary and Critical Care Medicine.* 3rd ed. Williams and Wilkins, Baltimore, Maryland; 1995:578–608.
6. Esteban A, Anzueto A, Frutos F, et al. Characteristics and outcomes in adult patients receiving mechanical ventilation: a 28-day international study. *JAMA.* 2002;287: 345–355.
7. Meduri GU, Turner RE, Abou-Shala N, et al. Noninvasive positive pressure ventilation via face mask: first-line intervention in patients with acute hypercapnic and hypoxemic respiratory failure. *Chest.* 1996;109:179–193.
8. Antonelli M, Conti G, Rocco M, et al. A comparison of noninvasive positive-pressure ventilation and conventional mechanical ventilation in patients with acute respiratory failure. *N Engl J Med.* 1998;339:429–435.
9. Delclaux C, L'Her E, Alberti C, et al. Treatment of acute hypoxemic nonhypercapnic respiratory insufficiency with continuous positive airway pressure delivered by a face mask: a randomized controlled trial. *JAMA.* 2000;284:2352–2360.
10. West J, Wagner PD. *Ventilation, Blood Flow, and Gas Exchange. Textbook of Respiratory Medicine.* 3rd ed. Philadelphia: WB Saunders; 2000:55–90.
11. Hall JB, Schmidt GA, Wood LDH. *Acute Hypoxemic Respiratory Failure. Textbook of Respiratory Medicine.* 3rd ed. Philadelphia: WB Saunders; 2000:2413–2442.
12. Pierson DJ, Kacmarek RM. Respiratory failure: introduction and overview. In: Pierson DJ, ed. *Foundations of Respiratory Care.* New York: Churchill Livingstone; 1992:295–302.
13. Roussos C, Macklem PT. The respiratory muscles. *N Engl J Med.* 1982;307:786–797.
14. Roussos C, Koutsoukou A. Respiratory failure. *Eur Respir J.* 2003;47:3s–14s.
15. Grippi M. *Respiratory Failure: An Overview. Fishman's Pulmonary diseases and Disorders.* 4th ed. McGraw-Hill; New York, NY; 2008:2509–2521.
16. Schmidt GA, Hall JB, Wood LDH. *Ventilatory Failure. Textbook of Respiratory Medicine.* 3rd ed. Philadelphia: WB Saunders; 2000:2443–2470.
17. Claxton AR, Wong DT, Chung F, et al. Predictors of hospital mortality and mechanical ventilation in patients with cervical spinal cord injury. *Can J Anaesth.* 1998;45: 144–149.
18. Winslow C, Bode RK, Felton D, et al. Impact of respiratory complications on length of stay and hospital costs in acute cervical spine injury. *Chest.* 2002;121:1548–1554.
19. Berlly M, Shem K. Respiratory management during the first five days after spinal cord injury. *J Spinal Cord Med.* 2007;30:309–318.
20. Peterson WP, Barbalata L, Brooks CA, et al. The effect of tidal volumes on the time to wean persons with high tetraplegia from ventilators. *Spinal Cord.* 1999;37(4):284–288.
21. Chiodo AE, Scetza W, Forchheimer M. Predictors of ventilator weaning in individuals with high cervical spinal cord injury. *J Spinal Cord Med.* 2008;31:72–77.
22. Rabinstein AA, Wijdicks EF. Warning signs of imminent respiratory failure in neurological patients. *Semin Neurol.* 2003;23:97–103.
23. Hughes RA, Cornblath DR. Guillain–Barré syndrome. *Lancet.* 2005;366:1653–1666.
24. Ropper AH, Kehne SM. Guillain–Barré syndrome: management of respiratory failure. *Neurology.* 1985;35: 1662–1665.
25. Chevrolet JC, Deléamont P. Repeated vital capacity measurements as predictive parameters for mechanical ventilation need and weaning success in the Guillain–Barré syndrome. *Am Rev Respir Dis.* 1991;144:814–818.

26. Raphael JC, Masson C, Morice V, et al. The Landry–Guillain–Barré syndrome. Study of prognostic factors in 223 cases. *Rev Neurol (Paris)*. 1986;142:613–624.
27. Ropper AH, Wijdicks EFM, Truax BT. *Clinical Features of the Typical Syndrome, Guillain-Barré Syndrome.* Philadelphia: FA Davis; 1991:73–105.
28. Orlikowski D, Terzi N, Blumen M, et al. Tongue weakness is associated with respiratory failure in patients with severe Guillain–Barré syndrome. *Acta Neurol Scand.* 2009;119:364–370.
29. Moore P, James O. Guillain–Barré syndrome: incidence, management and outcome of major complications. *Crit Care Med.* 1981;9:549–555.
30. Eisendrath SJ, Matthay MA, Dunkel J, et al. Guillain–Barré syndrome: psychosocial aspects of management. *Psychosomatics.* 1983;24:465–475.
31. JW Berkenbosch, RE Grueber, GR Graff, et al. Patterns of helium-oxygen (heliox) usage in the critical care environment. *J Intensive Care Med.* 2004;19(6): 335–344.

CAPÍTULO 9

Síndrome do desconforto respiratório agudo

Isaac Tawil e Megan L. Garcia

- Diagnóstico   111
- Fisiopatologia   113
- Incidência/fatores de risco   114
- Mortalidade/prognóstico   114
- Tratamento da SDRA   114
- Tratamento de suporte sistêmico   115
- Tratamento hídrico e hemodinâmico   115
- Nutrição   116
- Farmacoterapia   116
- Ventilação mecânica   116
- Estratégias ventilatórias alternativas   117

▶ DIAGNÓSTICO

A síndrome do desconforto respiratório agudo (SDRA), primeiramente identificada por Ashbaugh e colegas em 1967, descreveu uma constelação de achados em 12 pacientes que sofreram um início súbito de taquipneia, hipoxemia, perda de complacência pulmonar, cianose refratária à oxigenoterapia e infiltração alveolar difusa ao raio X de tórax. O exame patológico de sete desses pacientes encontrou atelectasia, congestão vascular com hemorragia, membranas hialinas e edema pulmonar.[1]

Décadas depois, em um esforço para melhor definir a síndrome usando critérios específicos e mensuráveis, Murray e colegas desenvolveram um sistema de escore de lesão pulmonar. Os componentes do escore quantificaram a consolidação alveolar medida por meio de uma radiografia torácica, hipoxemia medida pelos índices de PaO_2/FIO_2, níveis de pressão positiva no final da expiração (PEEP, do inglês *positive end-expiratory pressure*) necessários e complacência pulmonar.[2]

Em 1994, o American-European Consensus Committee (Comitê de Consenso America no-Europeu [AECC]) sobre SDRA implementou novos critérios, identificando dois níveis de gravidade da lesão pulmonar. Isso permitiu que aqueles com uma hipoxemia menos grave fossem classificados como portadores de lesão pulmonar aguda (LPA) e aqueles com uma hipoxemia mais grave fossem identificados como portadores de SDRA.

O AECC definiu a LPA como o início agudo de sofrimento respiratório com uma $PaO_2/FIO_2 < 300$ mmHg, infiltrados bilaterais ao raio X de tórax e uma pressão capilar pulmonar (PCP) < 18 mm ou ausência de evidências clínicas de hipertensão atrial esquerda (indicando uma etiologia presumivelmente não cardíaca para o edema pulmonar). Foram dados critérios diagnósticos similares para a SDRA, porém com uma $PaO_2/FIO_2 < 200$ mmHg.

A obtenção de uma precisão diagnóstica usando-se definições clínicas é imperativa de modo a não subdiagnosticar ou superdiagnosticar a patologia e a assegurar-se de que os estudos clínicos estão abordando o processo patológico corretamente. Entretanto, a natureza subjetiva da morfologia descritiva da radiografia torácica, as limitações da PCP na avaliação da disfunção cardíaca e o impacto das pressões mecanicamente administradas à via aérea na oxigenação são apenas algumas das limitações das definições padronizadas da SDRA.[4]

O exame patológico talvez seja o padrão-ouro para o diagnóstico de LPA/SDRA, com a lesão principal consistindo em um dano alveolar difuso (DAD).[5] Mesmo que não tenha sido realizado especificamente para o diagnóstico de SDRA, um estudo retrospectivo concluiu que a biópsia aberta do pulmão pode ser realizada com segurança para o diagnóstico de LPA/SDRA e que, em muitos casos (60% deles em seu estudo), ela produziu diagnósticos alternativos, tais como pneumonia, hemorragia pulmonar e fibrose intersticial, entre outros.[6]

Vários estudos tentaram clarificar a precisão diagnóstica das definições clínicas subjetivas. Um desses estudos foi o de Ferguson e colegas, que comparou a acurácia de três definições clínicas comumente usadas (Tab. 9-1) com

TABELA 9-1 ESCORE DE LESÃO PULMONAR, CRITÉRIOS AECC E DEFINIÇÃO DE DELPHI

Escore	Hipoxemia, PaO_2/FiO_2	Consolidação na radiografia de tórax	PEEP (quando em ventilação)	Complacência (quando disponível) (mL/[cmH$_2$O])
Escore de lesão pulmonar[a]				
0	≥ 300	Não alveolar	≤ 5 cm H$_2$O	≥ 80
1	225-299	1 quadrante	6-8 cm H$_2$O	60-79
2	175-224	2 quadrantes	9-11 cm H$_2$O	40-59
3	100-174	3 quadrantes	12-14 cm H$_2$O	20-39
4	< 100	4 quadrantes	≥ 15 cm H$_2$O	< 20
	Hipoxemia	Radiografia de tórax	Surgimento	Pressão capilar pulmonar
Definição AECC	PaO_2/FiO_2 ≤ 300 (LPA)	Infiltrados bilaterais	Surgimento agudo	≤ 18 mmHg ou sem suspeita clínica de hipertensão atrial esquerda
	1. Hipoxemia	2. Radiografia de tórax	3. Surgimento	4. Não cardiogênico – subjetivo
Definição de Delphi	PaO_2/FiO_2 ≤ 200 com PEEP ≥ 10	Doença de espaço aéreo bilateral	Dentro de 72 horas	Sem evidência clínica de insuficiência cardíaca congestiva
	5 a. Não cardiogênico-objetivo			5b. Predisposição
	PCP ≤ 18 mmHg ou fração de ejeção de VE ≥ 40%			Presença de um fator de risco reconhecido para SDRA

PEEP, pressão positiva no final da expiração; SDRA síndrome de desconforto respiratório agudo; ELP, escore de lesão pulmonar; LPA, lesão pulmonar aguda; PCP, pressão de oclusão da artéria pulmonar; VE, ventrículo esquerdo. (Reproduzido com permissão de Ferguson ND, et al. Acute respiratory distress syndrome: underrecognition by clinicians and diagnostic accuracy of three clinical definitions. Crit Care Med . 2005;33(10):2228-2234. Table 1. Copyright © Lippincott Williams & Wilkins.)

[a] Soma dos escores de cada domínio dividido pelo número usado (SSRA = ELP > 25).
[b] Diagnosticar SDRA quando todos os quatro critérios estiverem presentes.
[c] Diagnosticar SDRA quando os critérios 1-4 e 5a e/ou 5b estiverem presentes.

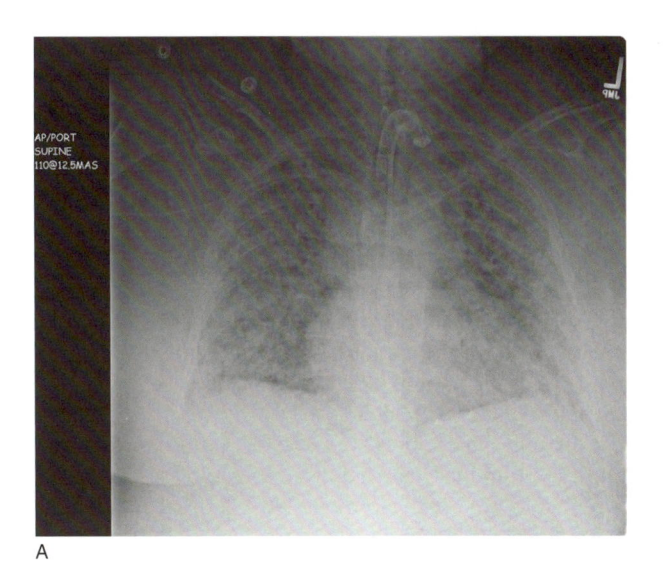

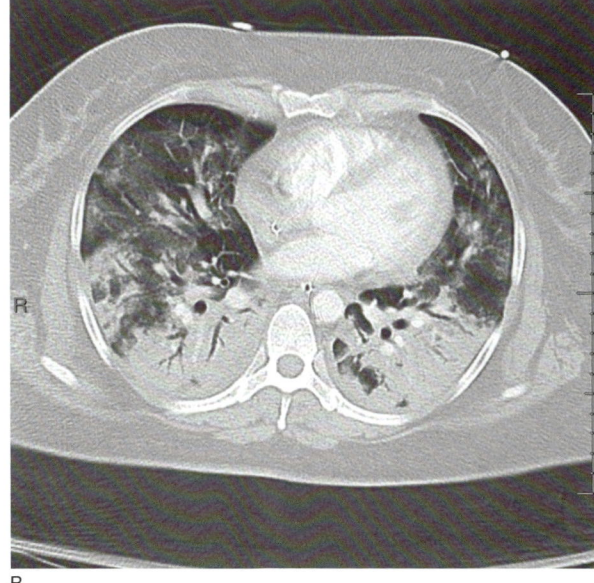

Figura 9-1 (A) O raio X de tórax demonstra infiltrados alveolares difusos da SDRA. (B) Na TC, podem ser vistos infiltrados alveolares difusos com predominância nas zonas pulmonares dependentes.

os resultados de necropsias e entre si, em 138 indivíduos.[7] Concluíram que os clínicos diagnosticaram a SDRA em apenas 48% das doenças confirmadas por necropsia, e seus diagnósticos clínicos tiveram uma especificidade de 91%. A concordância entre os escores da Definição de Delphi e de Lesão Pulmonar foi boa. Ambos demonstraram uma discordância significativa com a definição do AECC, que apresentou a sensibilidade mais alta (83%) e menor especificidade (51%), enquanto a definição de Delphi apresentou menor sensibilidade (69%) e maior especificidade (82%). Os escores de lesão pulmonar indicaram uma sensibilidade de 74% e especificidade de 77%. Essas precisões diagnósticas limitadas, as quais foram corroboradas em vários estudos, apresentam importantes implicações para a prática clínica, podendo ser problemáticas também para o recrutamento de indivíduos para estudos clínicos.

▶ FISIOPATOLOGIA

A LPA e a SDRA descrevem um estado hipoxêmico ocasionado por um edema pulmonar não cardiogênico. Sua fisiopatologia é complexa, mediada por vários tipos celulares e citocinas, culminado em um dano difuso à membrana capilar alveolar (MCA). A MCA consiste do endotélio capilar e do epitélio alveolar. O epitélio alveolar é formado por células epiteliais dos tipos 1 e 2. As células do tipo 1 são as mais comuns e permitem a troca de gás a partir do epitélio vascular; as do tipo 2 desempenham uma função na reabsorção do líquido do ar atmosférico e na produção de surfactante.[8]

Na LPA/SDRA, o endotélio capilar é ativado pelas citocinas. As células e as junções intercelulares aumentam, permitindo o extravazamento capilar. O dano às células do tipo 1 afeta a troca gasosa, e o dano às células alveolares do tipo 2 afetam a reabsorção líquida e a produção de surfactante. A permeabilidade endoteliocapilar resultante leva à inundação alveolar com material proteináceo.

Em geral, são descritas duas fases na SDRA. A fase aguda, ou exsudativa, é clinicamente caracterizada por insuficiência respiratória e hipoxemia de início súbito, com frequência refratárias à suplementação de oxigênio. O raio X de tórax durante essa fase, normalmente, revela infiltrados bilaterais (Fig. 9-1A), e a tomografia computadorizada (TC) demonstra ainda melhor um aumento da densidade nas zonas pulmonares dependentes (Fig. 9-1B).[9] O exame patológico durante esse estágio revela um dano alveolar difuso (DAD) caracterizado por uma ruptura do epitélio alveolar, lesão capilar, trombos microvasculares e presença de células inflamatórias no interior dos alvéolos. O DAD resulta na reposição dos pneumócitos por membranas hialinas e redução da produção de surfactante.[10] Essas alterações patológicas levam a um colapso alveolar e à redução da complacência pulmonar.

A LPA e a SDRA podem apresentar resolução espontânea após essa fase exsudativa aguda. No entanto, alguns pacientes progridem com uma hipoxemia persistente, aumento do espaço morto alveolar com uma contínua discrepância ventilação/perfusão e, por fim, alveolite fibrosante. A fase fibroproliferativa ocorre de 5 a 7 dias após o início da SDRA e inicia após a resolução da fase aguda da fase exsudativa.[8] A progressão para a alveolite fibrosante também está associada a uma maior taxa de mortalidade.[6] Os achados da TC durante essa fase revelam opacidades reticulares, opacidades difusas em fundo de garrafa e bolhas.[9] Eventualmente os pneumócitos do tipo 2 iniciam a reabsorção do edema pulmonar e organizam as membranas hialinas. Eles também reparam o epitélio alveolar e diferenciam-se em pneumócitos tipo 1. Nesse momento, como consequência desse reparo, ocorre a fibrose intersticial pulmonar com ruptura permanente da arquitetura alveolar normal.

Com frequência, existe a participação de um componente iatrogênico no aumento da inflamação pulmonar da LPA/SDRA. Lesão pulmonar induzida por ventilação (VILI, do inglês *ventilator induced-lung injury*) é o termo usado para descrever as sequelas pulmonares micro e macroscópicas da ventilação mecânica (VM).[11] Há muito tempo é aceito que altas frações de oxigênio inspirado exacerbam a lesão pulmonar. Além disso, atualmente é sabido que altos volumes de fluxo (volutrauma) e pressão (barotrauma) contribuem de modo significativo para a lesão pulmonar. Além disso, a abertura e o fechamento cíclicos dos alvéolos durante o fluxo de ventilação normalmente ocasiona uma superdistensão alveolar e o colapso completo durante o ciclo respiratório. Isso cria forças de ruptura sobre os alvéolos, que aumentam as citocinas proinflamatórias, que, por sua vez, pioram o vazamento capilar e o edema alveolar descritos anteriormente. Pesquisas nessa área levaram a estratégias protetoras do pulmão, as quais têm por objetivo limitar a sobredistensão excessiva e o colapso alveolar.

▶ INCIDÊNCIA/FATORES DE RISCO

A incidência da SDRA inicialmente foi estimada em 150 1.000 casos por ano nos Estados Unidos.[3] Estudos atuais estimam uma incidência de 13,5 a 58,7 por 10^5 pessoas-anos.[5] A LPA afeta aproximadamente 200 mil pessoas nos Estados Unidos e é responsável por 10 a 15% de todas as internações em UTI.[12]

Os fatores de risco para a LPA e a SDRA são numerosos e são divididos em dois grupos – o direto (pulmonar) e o indireto (extrapulmonar) –, dependendo do modo de lesão ao pulmão. Exemplos de causa direta incluem aspiração, pneumonia, quase afogamento, inalação tóxica, contusão pulmonar e embolia gordurosa ou amniótica. Causas indiretas de SDRA incluem sepse, trauma grave, transfusão de hemoderivados, *overdose* de drogas, pancreatite aguda, *bypass* cardiopulmonar e coagulação intravascular disseminada. As causas mais comuns de SDRA incluem lesão pulmonar direta, sepse e transfusões múltiplas.[13] Outras condições potencialmente predisponentes são transplante renal e alcoolismo. Uma teoria preconiza que o transplante renal aumenta o risco de SDRA visto que a imunossupressão aumenta o risco de pneumonia e sepse; no entanto, associações similares não foram encontradas para pacientes receptores de transplante de fígado ou pâncreas.[14] Da mesma forma, o alcoolismo foi associado a uma suscetibilidade à SDRA; porém, isso pode ser ocasionado pelo fato de que esses pacientes têm um aumento da predisposição ao trauma, sepse, pneumonia por aspiração e transfusão decorrente de hemorragia digestiva. Por fim, estudos sugerem uma possível suscetibilidade genética à SDRA juntamente a outros fatores demográficos (idade, sexo e raça), influenciando o risco de desenvolvimento da doença e da mortalidade resultante.[9]

▶ MORTALIDADE/PROGNÓSTICO

Inicialmente, a mortalidade por SDRA era atribuída à insuficiência respiratória. Estudos mais recentes relatam que a insuficiência respiratória é a causa em apenas 9 a 16% das mortes por SDRA. A causa mais comum de morte é a falência múltipla de órgãos e sepse.[14] A taxa de mortalidade da SDRA era de até 70%, porém reduziu com o passar do tempo. Relatos recentes sugerem que a mortalidade estabilizou-se entre 36 e 44% desde 1994.[15] Acredita-se que vários fatores aumentem a mortalidade em pacientes com SDRA. Tais fatores incluem idade avançada, presença de disfunção orgânica não pulmonar, choque, insuficiência hepática e transfusão sanguínea. Aparentemente não existe diferença da mortalidade entre as causas pulmonares e extrapulmonares de SDRA.[8]

Pacientes que sobrevivem à SDRA parecem recuperar a função pulmonar dentro de 12 meses após a alta da UTI, porém com uma redução mensurável da capacidade funcional. Uma avaliação de 109 sobreviventes de SDRA nos primeiros anos concluiu que eles apresentam uma doença pulmonar restritiva leve nos testes de função pulmonar. Nenhum desses pacientes necessitou do uso de suplementação de oxigênio após 12 meses, e apenas 6% deles apresentaram saturações de oxigênio arterial abaixo de 88% com exercício.[16] Ainda assim, durante os primeiros anos de alta da UTI, apenas 49% dos pacientes retornaram ao trabalho, e as avaliações de qualidade de vida foram abaixo da média. As limitações funcionais eram, em grande parte, consequência da fraqueza neuromuscular persistente e do consumo muscular e, em menor proporção, devido a sua disfunção pulmonar persistente.

▶ TRATAMENTO DA SDRA

Como as etiologias e fatores contribuintes para o desenvolvimento da SDRA são variados, do mesmo modo são as abordagens para o tratamento de suporte e o tratamento dirigido dos pacientes com lesões pulmonares. A seção seguinte aborda as estratégias de tratamento apoiadas em vários níveis de evidências. Algumas estratégias, tais como as estratégias de proteção ventilatória, são apoiadas em evidências classe 1, enquanto outras estratégias, como a ventilação em posição pronada ou o tratamento com esteroides, ainda não foram debatidas. Devido à natureza heterogênea dos pacientes criticamente enfermos, assim como devido à heterogeneidade das lesões em si, as limitações dos estudos de resultados usando-se a mortalidade devem ser reconhecidas. Mesmo os estudos mais bem-elaborados de estratégias ventilatórias e farmacológicas são impactados por muitas variáveis, incluindo a seleção de pacientes, a etiologia da lesão pulmonar e o momento do tratamento e dos tratamentos concomitantes, para citar algumas. Assim sendo, é importante reconhecer estratégias que não são apoiadas por evidências classe 1, mas que podem desempenhar um papel importante no tratamento da SDRA se forem consideradas em um contexto de cuidados individualizados do paciente com lesão pulmonar.

TRATAMENTO DE SUPORTE SISTÊMICO

A importância dos vários aspectos dos cuidados intensivos de suporte geral no tratamento do paciente com SDRA não pode ser supervalorizada. Por exemplo, uma estratégia de restrição de fluidos (antes discutida) que tenha demonstrado uma melhora no resultado da SDRA seria inútil e provavelmente prejudicial caso desvie a atenção de uma ressuscitação com o objetivo de minimizar o grau de choque de um paciente. Os benefícios de estratégias ventilatórias comprovadas não serão alcançados caso um tratamento adequado das infecções não seja realizado, e até mesmo as melhores práticas de VM não limitarão os dias de ventilação sem o uso cuidadoso de sedativos, transfusão de hemoderivados e suplementação nutricional.

O tratamento de suporte inicia com o tratamento do processo patológico predisponente. Avanços nos cuidados dessas condições pulmonares e extrapulmonares são responsáveis pela redução da mortalidade da SDRA no decorrer dos anos.[17] Devem seguir-se os melhores cuidados para a sepse, trauma e outras condições predisponentes caso se deseje uma melhora dos resultados da SDRA. A LPA/SDRA raramente constitui-se em falência de um sistema orgânico isolado em pacientes de UTI; a mortalidade é, com maior frequência, relacionada à síndrome de disfunção multiorgânica associada.[18] Assim sendo, é improvável que qualquer tratamento dirigido para o pulmão por si só tenha impacto sobre o resultado sem os cuidados direcionados para os sistemas cardiovascular e renal e sistema nervoso central.

TRATAMENTO HÍDRICO E HEMODINÂMICO

A melhora da hemodinâmica e do volume intravascular em presença de LPA/SDRA consiste em uma tarefa bastante desafiadora. Uma vez que a sobrevida do paciente está ligada à função dos órgãos extrapulmonares, o objetivo principal é o de reverter o estado de choque e aprimorar a perfusão dos órgãos ao mesmo tempo em que é minimizada a sobrecarga de volume. Uma ressuscitação insuficiente potencializa uma hipoperfusão, o que contribui com a cascata inflamatória e piora da lesão pulmonar. Ao contrário, uma vez reanimado o paciente, uma estratégia de restrição de fluidos demonstrou melhorar a função pulmonar em pacientes com LPA/SDRA.[19,20] A ARDS Clinical Trial Network realizou um estudo prospectivo randomizado de uma estratégia de restrição de fluidos *versus* uma estratégia de fluidos livres em pacientes em ventilação com LPA. Esse estudo concluiu que pressões de enchimento menores (pressão venosa central [PVC] e PCP) e tolerância a baixos débitos urinários no grupo estudado reduziram significativamente a quantidade de líquidos administrados, melhorando os índices de oxigenação e escores de lesão pulmonar e diminuindo os dias de ventilação e de permanência na UTI quando comparados com o grupo-controle.[19] Nesse estudo, os pacientes com restrição hídrica não tiveram um aumento da incidência da disfunção cardiovascular ou renal apesar de não terem nenhum benefício em relação à mortalidade. Conclusões similares foram obtidas na análise *post hoc* da coorte de pacientes cirúrgicos do estudo maior.[20] Assim sendo, o paradigma dos cuidados é primeiramente assegurar que os pacientes sejam reanimados até o ponto de perfusão ideal dos órgãos e reversão de qualquer estado de choque, porém sem reanimá-los em excesso, uma vez que uma restrição maior de líquidos e a redução da pressão hidrostática geral ocasionará um balanço hídrico negativo e melhora dos prognósticos pulmonares.

Outra estratégia de tratamento da LPA com objetivos similares – usando-se a reposição de albumina a fim de aumentar a pressão coloidosmática em pacientes hipoproteinêmicos combinada à diurese com furosemida para a redução da pressão hidrostática – demonstrou ser promissora.[21,22] Martin e colegas avaliaram esse esquema de furosemida associado à albumina em um estudo randomizado, placebo-controlado, e encontraram uma melhora da oxigenação associada a uma redução da hipotensão e choque quando comparado com a monoterapia com furosemida.[22] Embora os mecanismos exatos necessitem de uma maior elucidação, os autores sustentam que a adição de albumina a uma estratégia diurética estabiliza a hemodinâmica – presumivelmente por meio da manutenção de um volume sanguíneo circulante efetivo – enquanto produz a saída do líquido do edema pulmonar do espaço alveolar.

Ainda que seja adotado um objetivo em particular para a terapia hídrica (seca ou úmida), alcançar esse objetivo da reposição de líquido intravascular não consiste em uma tarefa fácil. Tendo em vista que os parâmetros gerais do nível de volume intravascular, tais como débito urinário, frequência cardíaca e pressão sanguínea, não predizem adequadamente a resposta ao volume, os clínicos preconizam outras ferramentas de monitoramento hemodinâmico para quantificar melhor a terapia hídrica. O uso de cateteres de artéria pulmonar (CAP), por exemplo, é fonte de debate contínuo, e sua eficácia na orientação do tratamento dos pacientes com LPA foi avaliado. O recente estudo sobre SDRA em 1.000 pacientes com LPA concluiu que o tratamento orientado por CAP não proporcionou melhora na sobrevida ou função dos órgãos, porém esteve associado a mais complicações do que o tratamento orientado por um cateter venoso central (CVC).[19] Outros argumentam ainda que tanto a PCP como a PVC são confundidas por muitas variáveis para essas pressões de enchimento estáticas para servirem de orientação útil ao tratamento de volume e que os parâmetros hemodinâmicos funcionais são mais precisos. Uma quantidade crescente de literatura apoia o uso, durante a VM, de parâmetros derivados de ondas arteriais dinâmicas – tais como variação de volume de curso (VVC) ou variação de pressão de pulso (VPP) – para predizer com maior precisão a resposta ao volume no paciente muito enfermo.[23] No entanto, essas técnicas são limitadas a pacientes que estão recebendo ventilação controlada e não respiram espontaneamente. Outra limitação pode ser que volumes de ar corrente (VAC) de 8 a 10 mL/

kg são necessários para a identificação das variações cíclicas do volume de curso indicativas de resposta ao volume. Isso seria um problema em pacientes com SDRA que se beneficiam de uma ventilação com VAC baixa. Entretanto, recentemente a VPP demonstrou predizer com exatidão a resposta ao volume em pacientes com SDRA em ventilação com VAC baixa e PEEP alta, apesar de tratar-se de um estudo de pequeno porte.[24] Será necessária uma melhor avaliação desses parâmetros hemodinâmicos funcionais nos pacientes com LPA/SDRA. Essas ferramentas podem auxiliar o clínico no fornecimento criterioso de expansão volumétrica apenas naqueles que suportam o aumento do débito cardíaco sem piora da função pulmonar.

▶ NUTRIÇÃO

Os objetivos do suporte nutricional para o paciente com lesão pulmonar são satisfazer as necessidades calóricas do paciente e gasto de energia em repouso e repor as deficiências dos vários nutrientes, enquanto reduz a alimentação excessiva e outras complicações associadas com o modo com que a nutrição é administrada. A alimentação enteral é a preferida em relação à nutrição parenteral, uma vez que apresenta um impacto benéfico sobre a função imune gastrintestinal e reduz as complicações infecciosas.[25] Além de satisfazer as necessidades metabólicas, certos nutrientes podem modular a resposta inflamatória em pacientes com lesão pulmonar, proporcionando efeitos benéficos para a permeabilidade alveolocapilar e o pulmão ou para a função de outros órgãos. Os aditivos dietéticos mais promissores estudados incluem ácidos graxos poli-insaturados (AGPI) de óleo de peixe ricos em ômega-3. As propriedades anti-inflamatórias de tais suplementos foram bem-estudadas *in vitro* e em modelos animais. Vários estudos prospectivos randomizados e controlados relataram que pacientes recebendo fórmulas nutricionais ricas em óleos de peixe AGPIs obtiveram melhora da oxigenação, menos dias de ventilação e UTI e menos falências de órgãos não pulmonares.[26-28] Uma metanálise dos dados obtidos a partir desses estudos confirmou a correlação com os resultados positivos após o uso de fórmulas contendo óleo de peixe.[29] Por fim, outra metanálise avaliando dietas imunomoduladas em pacientes de UTI mais heterogêneos confirmou os efeitos benéficos de AGPIs de ômega-3 derivados de óleo de peixe, porém apenas em pacientes com choque séptico e SDRA.[30] A análise conclui que essas fórmulas não possuem benefício clínico em pacientes de UTI em geral, queimados ou que sofreram trauma e sugeriu, ainda, que a falha de estudos prévios em demonstrar os benefícios dos derivados do óleo de peixe provavelmente deve-se à suplementação excessiva de arginina. As fórmulas de AGPI enriquecidas com ômega-3 atualmente são recomendadas para pacientes com SDRA pela American Society of Parenteral and Enteral Nutrition (ASPEN, Sociedade Americana de Nutrição Enteral e Parental) assim como pela Society for Critical Care Medicine (SCCM, Sociedade pela Medicina de Cuidados Intensivos).

▶ FARMACOTERAPIA

Uma variedade de agentes farmacológicos foi investigada na SDRA, incluindo reposição de surfactante, cetoconazol, óxido nítrico, lisofilina, n-acetilcisteína, glicocorticoides e terapia com β-agonistas. Nenhum desses tratamentos foi aceito para a lesão pulmonar, porém alguns demonstraram mais expectativa de sucesso do que outros. Existe muita controvérsia em relação aos medicamentos mais estudados para a SDRA: os glicocorticoides.

Os pesquisadores sustentam que os esteroides aceleram a resolução do estágio fibroproliferativo da SDRA. Existem estudos de pequeno porte usando vários esquemas de administração de esteroides com diferenças de periodicidade de administração, dosagem, formulação, duração do tratamento e esquemas de ajuste. Um recente estudo sobre SDRA não confirmou o uso do tratamento com metilprednisolona na SDRA e indica que o tratamento com esteroides iniciado mais de duas semanas após o início da SDRA pode aumentar a mortalidade.[31] Por outro lado, uma metanálise mais recente concluiu que corticoides em baixas doses estão associados a uma melhora dos prognósticos de mortalidade e morbidade e consistem em um tratamento efetivo para a SDRA. No entanto, foi observado que ainda é necessário um estudo randomizado bem-estruturado para o esclarecimento das variáveis acima mencionadas nos protocolos de uso de esteroides.

O uso de β-agonistas na SDRA constitui uma potencial terapia intrigante para a abordagem da barreira alveolocapilar. Dados obtidos *in vitro* e em animais identificaram que as catecolaminas suprarregulam os canais aquaporosos na células alveolares e aumentam o *clearence* de água alveolar. Um ensaio clínico randomizado com o salbutamol intravenoso na SDRA concluiu que o tratamento com β-agonistas reduziu o líquido pulmonar extravascular e melhorou as pressões de platô.[33] Pesquisas futuras podem esclarecer a eficácia do tratamento com β-agonistas na lesão pulmonar.

▶ VENTILAÇÃO MECÂNICA

As estratégias de suporte de ventilação mecânica são primordiais para os cuidados dos pacientes com LPA/SDRA. Os objetivos principais da VM são a manutenção de uma ventilação e oxigenação suficientes e a redução do trabalho de respiração do paciente enquanto atenua uma maior VILI. Esse último objetivo é essencial para a compreensão de por que a estratégia de proteção pulmonar/ventilação com baixa VAC melhorou a mortalidade no estudo referência sobre SDRA conhecido como *Respiratory Management in ALI/ARDS Trial* (ARMA, Estudo do Manejo Respiratório na LPA/SDRA).[19] É igualmente importante compreender que existem várias outras maneiras de proporcionar proteção para os pulmões. Ainda que não sejam apoiadas por grandes estudos randomizados controlados, tais como aqueles realizados pelos investigadores da ARDS Network, algumas estratégias alternativas que serão discutidas possuem validade ao serem consideradas as fisiopatologias da doença, assim como a avaliação prospectiva. Além dessas estratégias preconizadas pela ARDS Network, também existem alguns méritos da ventilação em posição pronada e estratégias de "pulmão aberto" usando a ventilação de liberação da pressão da via aérea (VLPA) ou a ventilação oscilatória de alta frequência (VOAF). Ainda, independentemente do modo de suporte ventilatório, existem os desafios em relação à melhor abordagem para aliviar a pressão da via aérea, assim como para a hipercapnia que acompanha as estratégias de proteção pulmonar.

Compreendendo a importância da limitação da distensão alveolar e do barotrauma, o estudo ARMA randomizou 861 pacientes em VAC convencional de 12 mL/kg ou VAC baixa de 4 a 6 mL/kg do peso corporal total ideal. O grupo de VAC baixa apresentou seus volumes de fluxo ajustados (entre 4 e 6 mL/kg) a fim de manter pressões de platô ≤ 30 cm H_2O. A estratégia da VAC baixa resultou em uma redução de 9% da mortalidade absoluta (de 39,8 para 31%) e de dias dependentes da ventilação.[19] O grupo de VAC baixa também apresentou níveis mais baixos de IL-6, sugestivos de uma menor inflamação pulmonar, o que pode ter contribuído para a menor taxa de disfunção orgânica não pulmonar. Ambos os braços desse estudo usaram o modo assisto-controlado (AC) de ventilação e uma estratégia predeterminada de PEEP baseada na FIO_2 requerida pelo paciente. O grupo de VAC baixa necessitou de níveis mais elevados de PEEP para manter a oxigenação, e alguns argumentam que isso contribuiu para a proteção contra a abertura e o fechamento alveolar cíclico, um componente importante da VILI. A estratégia da PEEP e da FIO_2 usada pelos investigadores da ARDS Network no ARMA permanece sem validação e é fonte de controvérsias continuadas e investigações sobre a lesão pulmonar. Estudos apoiando uma estratégia de PEEP alta *versus* baixa são conflitantes.[34,35] Do mesmo modo, enquanto vários clínicos adotaram toda a estratégia da ARDS Network a partir desse estudo de referência, o modo AC de administração também não comprovou ser o modo ideal de ventilação.

Algum nível de PEEP é recomendado para a prevenção de uma lesão pulmonar de baixo volume e de um colapso alveolar durante a expiração. Uma quantidade excessiva pode levar a uma hiperinsuflação pulmonar, barotrauma e comprometimento hemodinâmico. O desafio é acertar um nível de PEEP que mantenha o paciente respirando entre os pontos de inflexão inferior e superior da curva de volume de pressão (V-P) (Fig. 9-2). Isso é particularmente difícil devido ao padrão heterogêneo de aeração e colapso alveolar no paciente com SDRA, de modo que diferentes unidades pulmonares apresentam diferentes curvas V-P. Existem várias técnicas ou orientações para encontrar a, 'PEEP mais adequada', incluindo medidas de tendência de a complacência pulmonar juntamente com índices de entrega de oxigênio ao manipular a PEEP,[36] usando-se medições da pressão esofageana para estimar as pressões transpulmonares para otimizar a PEEP,[37] utilizando TC da morfologia pulmonar para orientar os níveis de PEEP,[38] ou usando-se o método de fluxo contínuo para medição das relações V-P no leito.[39]

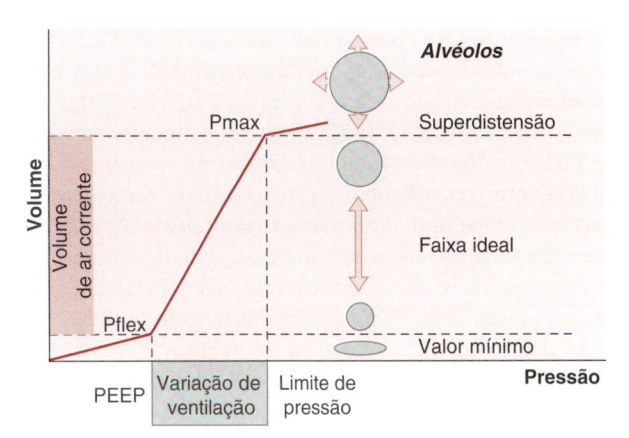

Figura 9-2 Os pontos de inflexão inferior e superior indicam as pressões nas quais o recrutamento pulmonar inicia e termina. A relação pressão-volume ideal encontra-se entre Pflex e Pmax. A ascensão da curva representa o potencial de recrutamento alveolar (Usado com permissão de Patrick Neligan, MD).

A otimização da PEEP durante a ventilação de proteção pulmonar consiste em um desafio. Outro elemento importante é a hipercapnia resultante de uma estratégia de VAC baixa. O estudo ARMA aumentou as taxas respiratórias e as infusões de bicarbonato para limitar a hipercapnia e a acidose resultante. Ambas as estratégias são potencialmente problemáticas porque altas taxas ventilatórias podem exacerbar a auto-PEEP e a superdistensão, enquanto as infusões de bicarbonato aumentam a carga de CO_2, podendo piorar a acidose intracelular. Várias evidências da literatura preconizam que a hipercapnia e a acidose moderada não apenas são bem-toleradas como também podem ser protetoras contra disfunção pulmonar e de órgãos extrapulmonares independentemente de uma estratégia ventilatória em particular. No entanto, neste momento, existem dados insuficientes para sugerir que a hipercapnia deve ser reduzida fora do contexto de uma estratégia de proteção ventilatória.[40]

▶ ESTRATÉGIAS VENTILATÓRIAS ALTERNATIVAS

Nos pacientes com SDRA em posição supina, a aeração alveolar é maior nas regiões anteriores/não dependentes. Sem a PEEP, a proporção de zonas pulmonares ventiladas não dependentes e dependentes aproxima-se de 2,5:1. Com níveis mais altos de PEEP, a distribuição da ventilação torna-se mais homogênea, porém à custa de superdistensão e redução da complacência das zonas pulmonares não dependentes (anteriores).[41] A ventilação de um paciente na posição de decúbito ventral pode homogeneizar a inflação alveolar e a distribuição da ventilação. Esse é o mecanismo responsável pelos efeitos favoráveis da ventilação em decúbito ventral. Além de reduzir o espaço morto fisiológico e a discrepância ventilação-perfusão resultante, a posição de decúbito ventral demonstrou melhorar consistentemente a oxigenação em vários estudos retrospectivos e prospectivos.[42-45] Outros benefícios incluem a redução das pressões ventriculares direitas nos pacientes com SDRA com *cor pulmonale*,[46] facilitação da drenagem de secreções e melhora da mecânica respiratória. Apesar das melhoras significativas na troca gasosa demonstradas em vários estudos, os benefícios em relação à mortalidade não foram constatados em vários estudos de grande porte.[47]

Entretanto, várias análises de subgrupos revelaram benefícios quanto à mortalidade em subgrupos específicos de pacientes dependendo do momento da intervenção, da morfologia pulmonar na TC e/ou da etiologia da lesão pulmonar. Outros estudos ainda relataram que a posição de decúbito ventral apresenta um sinergismo com outras estratégias ventilatórias (VLPA ou VOAF). Muitos especialistas solicitam futuras avaliações prospectivas para o esclarecimento de quais pacientes podem beneficiar-se da posição de decúbito ventral e de qual é o momento ideal, a frequência, a duração da intervenção e o melhor manejo ventilatório concomitante.

Visto que a VILI ou o atelectrauma são resultantes da abertura e do fechamento cíclicos das unidades pulmonares, modos ventilatórios criados para manter o pulmão aberto mais continuamente receberam considerável atenção. Modos como VOAF e APRV consistem em duas modalidades que proporcionam a "ventilação pulmonar aberta" por meio de diferentes mecanismos.

A VOAF administra volumes de fluxo muito pequenos em frequências que variam entre 3 e 15 Hz, o que limita a distensão alveolar enquanto mantém uma pressão de distensão contínua durante a inspiração e a expiração, evitando o colapso alveolar. Assim, os proponentes da VOAF dizem que essa modalidade alcança os objetivos de ser uma estratégia de proteção pulmonar ao mesmo tempo em que melhora o recrutamento alveolar contínuo.[48] Um aspecto é que os pacientes em geral necessitam de sedação profunda e bloqueio neuromuscular para que possam tolerar a VOAF. Existem vários estudos avaliando a VOAF em adultos com SDRA, sendo que nenhum deles relatou benefícios sobre a mortalidade. Entretanto, vários demonstraram melhoras fisiológicas, como nos índices de oxigenação e redução dos dias de ventilação. Similarmente às limitações dos estudos da ventilação em posição de decúbito ventral, vários dos estudos sobre VOAF usaram essa modalidade como terapia de resgate em caso de falha na ventilação convencional. Os investigadores alegam que tais atrasos limitam a eficácia da terapia.

Outra modalidade que pode ser adotada para alcançar os objetivos de proteção pulmonar juntamente com os benefícios do recrutamento alveolar contínuo é a APRV. A APRV essencialmente proporciona uma pressão nas vias aéreas positiva contínua (CPAP, do inglês *continuos positive airway pressure*) com liberações bastante breves (em geral < 1 segundo) dessa pressão, o *clearence* de CO_2.

A manutenção da pressão positiva contínua acima da pressão de fechamento alveolar proporciona um recrutamento alveolar quase contínuo. Isso melhora a oxigenação e a ventilação por meio da melhora da troca gasosa passiva/ventilação alveolar *versus* dependência da ventilação de fluxo usando métodos convencionais. Outra vantagem específica da APRV é a manutenção da respiração espontânea do paciente, o que permite uma melhora da ventilação e da distribuição da perfusão em um padrão mais fisiológico.[49] A manutenção da respiração espontânea também melhora o perfil hemodinâmico geral, o desempenho cardíaco e o fluxo sanguíneo para os órgãos-alvo. Por fim, os pacientes respirando espontaneamente na APRV demonstraram necessitar menos sedação e paralisia muscular.[50] Novamente, os estudos clínicos existentes não demonstraram redução da mortalidade, e os sucessos atuais são limitados a fatores fisiológicos.

Em resumo, o sucesso relativo de qualquer estratégia ventilatória nova depende do controle da estratégia ventilatória com a qual é comparada. Estudos maiores no futuro devem testar tais alternativas no protocolo da ARDS Network. Ainda assim, as melhoras fisiológicas pontuais constatadas com essas modalidades, combinadas a uma adequada compreensão da fisiologia, tornam essas alternativas viáveis e ocasionalmente preferíveis ao dogma convencional da ventilação controlada na posição supina.

REFERÊNCIAS

1. Ashbaugh DG, Bigelow DB, Petty TL, et al. Acute respiratory distress in adults. *Lancet.* Aug 12 1967;2(7511): 319–323.
2. Murray JF, Matthay MA, Luce JM, et al. An expanded definition of the adult respiratory distress syndrome. *Am Rev Respir Dis.* Sep 1988;138(3):720–723.
3. Bernard GR, Artigas A, Brigham KL, et al. The American–European Consensus Conference on ARDS. Definitions, mechanisms, relevant outcomes, and clinical trial coordination. *Am J Respir Crit Care Med.* Mar 1994;149(3 pt 1): 818–824.
4. Meade MO, Cook RJ, Guyatt GH, et al. Interobserver variation in interpreting chest radiographs for the diagnosis of acute respiratory distress syndrome. *Am J Respir Crit Care Med.* Jan 2000;161(1):85–90.
5. Avecillas JF, Freire AX, Arroliga AC. Clinical epidemiology of acute lung injury and acute respiratory distress syndrome: incidence, diagnosis, and outcomes. *Clin Chest Med.* Dec 2006;27(4):549–557; abstract vii.
6. Patel SR, Karmpaliotis D, Ayas NT, et al. The role of open-lung biopsy in ARDS. *Chest.* Jan 2004;125(1): 197–202.
7. Ferguson ND, Davis AM, Slutsky AS, et al. Development of a clinical definition for acute respiratory distress syndrome using the Delphi technique. *J Crit Care.* Jun 2005;20(2):147–154.
8. Suratt BT, Parsons PE. Mechanisms of acute lung injury/acute respiratory distress syndrome. *Clin Chest Med.* Dec 2006;27(4):579–589; abstract viii.
9. Ware LB, Matthay MA. The acute respiratory distress syndrome. *N Engl J Med.* May 4 2000;342(18): 1334–1349.
10. Penuelas O, Aramburu JA, Frutos-Vivar F, et al. Pathology of acute lung injury and acute respiratory distress syndrome: a clinical–pathological correlation. *Clin Chest Med.* Dec 2006;27(4):571–578; abstract vii-viii.
11. Ricard JD, Dreyfuss D, Saumon G. Ventilator-induced lung injury. *Curr Opin Crit Care.* Feb 2002;8(1):12–20.

12. Erickson SE, Martin GS, Davis JL, et al. Recent trends in acute lung injury mortality: 1996-2005. *Crit Care Med.* May 2009;37(5):1574-1579.
13. Hudson LD, Milberg JA, Anardi D, et al. Clinical risks for development of the acute respiratory distress syndrome. *Am J Respir Crit Care Med.* Feb 1995;151(2 pt 1):293-301.
14. Frutos-Vivar F, Nin N, Esteban A. Epidemiology of acute lung injury and acute respiratory distress syndrome. *Curr Opin Crit Care.* Feb 2004;10(1):1-6.
15. Phua J, Badia JR, Adhikari NK, et al. Has mortality from acute respiratory distress syndrome decreased over time? A systematic review. *Am J Respir Crit Care Med.* Feb 1 2009;179(3):220-227.
16. Herridge MS, Cheung AM, Tansey CM, et al. One-year outcomes in survivors of the acute respiratory distress syndrome. *N Engl J Med.* Feb 20 2003;348(8): 683-693.
17. Milberg JA, Davis DR, Steinberg KP, et al. Improved survival of patients with acute respiratory distress syndrome (ARDS): 1983-1993. *JAMA.* Jan 25 1995;273(4): 306-309.
18. Vincent JL, Zambon M. Why do patients who have acute lung injury/acute respiratory distress syndrome die from multiple organ dysfunction syndrome? Implications for management. *Clin Chest Med.* Dec 2006;27(4):725-731; abstract x-xi.
19. Ventilation with lower tidal volumes as compared with traditional tidal volumes for acute lung injury and the acute respiratory distress syndrome. The Acute Respiratory Distress Syndrome Network. *N Engl J Med.* 2000; 342(18):1301-1308.
20. Stewart RM, Park PK, Hunt JP, et al. Less is more: improved outcomes in surgical patients with conservative fluid administration and central venous catheter monitoring. *J Am Coll Surg.* May 2009;208(5):725-735; discussion 735-737.
21. Martin GS, Mangialardi RJ, Wheeler AP, et al. Albumin and furosemide therapy in hypoproteinemic patients with acute lung injury. *Crit Care Med.* Oct 2002;30(10): 2175-2182.
22. Martin GS, Moss M, Wheeler AP, et al. A randomized, controlled trial of furosemide with or without albumin in hypoproteinemic patients with acute lung injury. *Crit Care Med.* Aug 2005;33(8):1681-1687.
23. Marik PE, Cavallazzi R, Vasu T, et al. Dynamic changes in arterial waveform derived variables and fluid responsiveness in mechanically ventilated patients: a systematic review of the literature. *Crit Care Med.* Sep 2009; 37(9):2642-2647.
24. Huang CC, Fu JY, Hu HC, et al. Prediction of fluid responsiveness in acute respiratory distress syndrome patients ventilated with low tidal volume and high positive end-expiratory pressure. *Crit Care Med.* Oct 2008; 36(10):2810-2816.
25. Heyland DK, Cook DJ, Guyatt GH. Enteral nutrition in the critically ill patient: a critical review of the evidence. *Intensive Care Med.* 1993;19(8):435-442.
26. Gadek JE, DeMichele SJ, Karlstad MD, et al. Effect of enteral feeding with eicosapentaenoic acid, gamma-linolenic acid, and antioxidants in patients with acute respiratory distress syndrome. Enteral Nutrition in ARDS Study Group. *Crit Care Med.* Aug 1999;27(8):1409-1420.
27. Pontes-Arruda A, Aragao AM, Albuquerque JD. Effects of enteral feeding with eicosapentaenoic acid, gamma-linolenic acid, and antioxidants in mechanically ventilated patients with severe sepsis and septic shock. *Crit Care Med.* Sep 2006;34(9):2325-2333.
28. Singer P, Theilla M, Fisher H, et al., Benefit of an enteral diet enriched with eicosapentaenoic acid and gamma-linolenic acid in ventilated patients with acute lung injury. *Crit Care Med.* Apr 2006;34(4):1033-1038.
29. Pontes-Arruda A, Demichele S, Seth A, et al. The use of an inflammation-modulating diet in patients with acute lung injury or acute respiratory distress syndrome: a meta-analysis of outcome data. *JPEN J Parenter Enteral Nutr.* Nov-Dec 2008;32(6):596-605.
30. Marik PE, Zaloga GP. Immunonutrition in critically ill patients: a systematic review and analysis of the literature. *Intensive Care Med.* Nov 2008;34(11):1980-1990.
31. Steinberg KP, Hudson LD, Goodman RB, et al. Efficacy and safety of corticosteroids for persistent acute respiratory distress syndrome. *N Engl J Med.* Apr 20 2006;354(16):1671-1684.
32. Tang BM, Craig JC, Eslick GD, et al. Use of corticosteroids in acute lung injury and acute respiratory distress syndrome: a systematic review and meta-analysis. *Crit Care Med.* May 2009;37(5):1594-1603.
33. Perkins GD, McAuley DF, Thickett DR, et al. The beta-agonist lung injury trial (BALTI): a randomized placebo-controlled clinical trial. *Am J Respir Crit Care Med.* Feb 1 2006;173(3):281-287.
34. Amato MB, Barbas CS, Medeiros DM, et al. Effect of a protective-ventilation strategy on mortality in the acute respiratory distress syndrome. *N Engl J Med.* Feb 5 1998;338(6):347-354.
35. Meade MO, Cook DJ, Guyatt GH, et al. Ventilation strategy using low tidal volumes, recruitment maneuvers, and high positive end-expiratory pressure for acute lung injury and acute respiratory distress syndrome: a randomized controlled trial. *JAMA.* Feb 13 2008;299(6): 637-645.
36. Suter PM, Fairley B, Isenberg MD. Optimum end-expiratory airway pressure in patients with acute pulmonary failure. *N Engl J Med.* Feb 6 1975;292(6):284-289.
37. Talmor D, Sarge T, Malhotra A, et al. Mechanical ventilation guided by esophageal pressure in acute lung injury. *N Engl J Med.* Nov 13 2008;359(20):2095-2104.
38. Rouby JJ, Puybasset L, Nieszkowska A, et al. Acute respiratory distress syndrome: lessons from computed tomography of the whole lung. *Crit Care Med.* Apr 2003;31(4 suppl):S285-S295.
39. Lu Q, Rouby JJ. Measurement of pressure-volume curves in patients on mechanical ventilation: methods and significance. *Crit Care.* 2000;4(2):91-100.
40. O'Croinin D, Ni Chonghaile M, Higgins B, et al. Bench-to-bedside review: permissive hypercapnia. *Crit Care.* Feb 2005;9(1):51-59.
41. Pelosi P, Brazzi L, Gattinoni L. Prone position in acute respiratory distress syndrome. *Eur Respir J.* Oct 2002; 20(4):1017-1028.
42. Davis JW, Lemaster DM, Moore EC, et al. Prone ventilation in trauma or surgical patients with acute lung injury and adult respiratory distress syndrome: is it beneficial? *J Trauma.* May 2007;62(5):1201-1206.
43. Gattinoni L, Tognoni G, Pesenti A, et al. Effect of prone positioning on the survival of patients with acute respiratory failure. *N Engl J Med.* Aug 23 2001;345(8):568-573.
44. Fernandez R, Trenchs X, Klamburg J, et al. Prone positioning in acute respiratory distress syndrome: a multicenter randomized clinical trial. *Intensive Care Med.* Aug 2008;34(8):1487-1491.
45. Mancebo J, Fernandez R, Blanch L, et al. A multicenter trial of prolonged prone ventilation in severe acute respiratory distress syndrome. *Am J Respir Crit Care Med.* Jun 1 2006;173(11):1233-1239.
46. Vieillard-Baron A, Charron C, Caille V, et al. Prone positioning unloads the right ventricle in severe ARDS. *Chest.* Nov 2007;132(5):1440-1446.
47. Abroug F, Ouanes-Besbes L, Elatrous S, et al. The effect of prone positioning in acute respiratory distress syndrome or acute lung injury: a meta-analysis. Areas of uncertainty and recommendations for research. *Intensive Care Med.* jun 2008;34(6):1002-1011.
48. Downar J, Mehta S. Bench-to-bedside review: high-frequency oscillatory ventilation in adults with acute respiratory distress syndrome. *Crit Care.* 2006; 10(6):240.
49. Putensen C, Mutz NJ, Putensen-Himmer G, et al. Spontaneous breathing during ventilatory support improves ventilation-perfusion distributions in patients with acute respiratory distress syndrome. *Am J Respir Crit Care Med.* Apr 1999;159(4 pt 1):1241-1248.
50. Habashi NM. Other approaches to open-lung ventilation: airway pressure release ventilation. *Crit Care Med.* Mar 2005;33(3 suppl):S228-S240.

CAPÍTULO 10

Asma grave e doença pulmonar obstrutiva crônica

Michael T. Dalley e Triminh Bui

- ▶ Introdução   121
- ▶ Epidemiologia   121
- ▶ Fisiopatologia   121
- ▶ Apresentação clínica   122
- ▶ Histórico e exame físico   123
- ▶ Avaliação da função pulmonar   124
- ▶ Exames laboratoriais   124
- ▶ Tratamento   126
- ▶ Insuficiência respiratória iminente   126
- ▶ Ventilação não invasiva   126
- ▶ Intubação e ventilação mecânica em casos de insuficiência respiratória   128

▶ INTRODUÇÃO

A doença obstrutiva da via aérea é a patologia pulmonar crônica mais comum encontrada na medicina de emergência. A asma é a etiologia mais frequente e se caracteriza por broncoconstrição e hiper-responsividade da via aérea a determinados estímulos. Esses estímulos desencadeiam mediadores inflamatórios que provocam inflamação nas estruturas da via aérea, edema mucoso e, finalmente, broncospasmo reversível.[1]

Por outro lado, a doença pulmonar obstrutiva crônica (DPOC) é um distúrbio que se caracteriza por testes anormais do fluxo expiratório, demonstrando a presença de obstrução fixa no fluxo de ar que não apresenta alterações marcantes durante o período de alguns meses. Trata-se de uma patologia multifocal que engloba a tríade de enfisema, bronquite crônica e asma.[3] A prevalência crescente e a grande carga que essas entidades impõem sobre a medicina de emergência fazem com que o diagnóstico e o tratamento de exacerbações agudas sejam vitais para qualquer provedor de assistência médica.

▶ EPIDEMIOLOGIA

Em 2005, aproximadamente 22,5 milhões de norte-americanos sofriam de asma, correspondendo a um custo financeiro anual estimado de US$ 19,7 bilhões em assistência médica.[3] Nos Estados Unidos, ocorrem cerca de dois milhões de visitas em serviços de emergências por ano para atendimento de asma aguda, sendo que 12 milhões de pessoas afirmaram ter sofrido "ataques" de asma no ano anterior.[4] Cerca de 2 a 20% de todas as admissões em UTIs são atribuídas à asma grave, com necessidade de intubação e de ventilação mecânica em até um terço dos casos,[5] sendo que a taxa de mortalidade em pacientes que são intubados varia entre 10 e 20%.[6]

Nos Estados Unidos, a DPOC é a quarta causa mais comum de morte, a terceira causa mais comum de hospitalizações e a única causa de morte com prevalência crescente. A mortalidade de todos os pacientes hospitalizados por exacerbação da DPOC varia entre 5 e 14%, enquanto a mortalidade de pacientes portadores de DPOC admitidos em UTIs por causa de exacerbações é de 24%. No caso de pacientes com 65 anos de idade ou mais, e que receberam alta de UTIs depois de exacerbações de DPOC, a taxa anual de mortalidade é de 59%.[7]

▶ FISIOPATOLOGIA

A asma se caracteriza pela presença de inflamação na via aérea com acúmulo anormal de mediadores inflamatórios em resposta a vários estímulos. Esse acúmulo leva, de forma aguda, à redução reversível no diâmetro da via aérea causada por contração dos músculos lisos, congestionamento vascular, edemas nas paredes brônquicas e secreções espessas.

A asma crônica pode provocar remodelagem, com deposição subepitelial de colágeno e aumento na resistência da via aérea, que se manifesta como um declínio progressivo nas medições do volume expiratório forçado em 1 segundo (VEF_1). As alterações patológicas podem se tornar irreversíveis depois da remodelagem da via aérea.

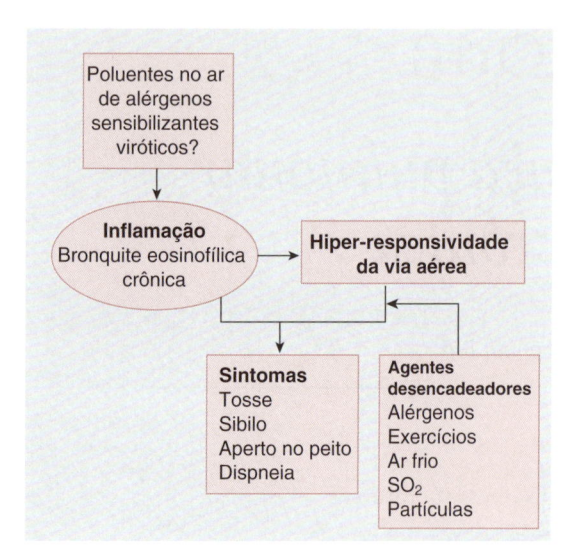

Figura 10-1 Inflamação na via aérea de pacientes asmáticos resultando em hiper-responsividade e em sintomas (Reproduzida com permissão de Fauci AS, Kasper DL, Braunwald E e outros. *Harrison's Principles of Internal Medicine*, 17ª ed, New York, NY: McGraw-Hill Inc; 2008. Figure 248-2).

As descobertas patológicas em pacientes com asma crônica incluem espessamento das paredes brônquicas, causado por inflamação e edema, estreitamento ou obstrução dos brônquios e presença de tampões de muco que, às vezes, são grandes e espessos. O estreitamento da via aérea pode provocar superdistensão e, em um subgrupo de pacientes, pode acarretar a formação de bolsas, o potencial para rompimento de bolsas e o desenvolvimento de pneumotórax (Figs. 10-1 e 10-2).

A DPOC é uma tríade de entidades que inclui a fisiopatologia de asma e incorpora alterações irreversíveis associadas à bronquite crônica e ao enfisema. A bronquite crônica é definida pela produção excessiva de muco, resultando na obstrução da via aérea e em hiperplasia nas glândulas produtoras de muco. A ocorrência de danos no endotélio compromete a função mucociliar, que inibe a eliminação de bactérias e de muco. As inflamações e as secreções, que se agravam por causa da eliminação reduzida de muco, são os componentes obstrutivos dessa doença. A presença de alterações enfisematosas (descritas a seguir) ocorre em graus variáveis. Em geral, essas alterações são centrilobulares em vez de panlobulares. Isso aumenta o débito cardíaco, na tentativa de compensar a ventilação reduzida. A circulação rápida através de pulmões malventilados representa uma má combinação V/Q com hipoxemia e policitemia. Finalmente, ocorre o desenvolvimento de hipercapnia e de acidose respiratória, resultando em *cor pulmonale*. Em última análise, o desenvolvimento de *cor pulmonale* produz evidências clínicas de insuficiência cardíaca direita e a aparência clássica de "azul pletórico".

Enfisema é definido pela destruição da via aérea que se localiza em uma posição distal em relação aos bronquíolos terminais. Sob o ponto de vista patológico, essa doença envolve a destruição gradual dos septos alveolares e do leito de capilares do pulmão, diminuindo a capacidade de oxigenação do sangue. O corpo compensa com hiperventilação e com queda no débito cardíaco. Essa má combinação V/Q resulta em um fluxo sanguíneo relativamente limitado através de pulmões bem-oxigenados (em comparação com a bronquite crônica, que se caracteriza pela circulação rápida através de pulmões com ventilação inadequada). Em última análise, o débito cardíaco baixo provoca hipóxia tecidual sistêmica e caquexia pulmonar. Finalmente, esses pacientes desenvolvem atrofia muscular e perda de peso e são identificados como "sopradores rosados".

O diagnóstico, a gravidade, o curso clínico e a resposta aos tratamentos de todas as doenças pulmonares obstrutivas (DPOs) podem ser avaliados com mais acurácia por meio de testes da função pulmonar. As DPOs lentificam o esvaziamento do volume pulmonar. Normalmente, os indivíduos podem expelir forçadamente todo o ar dos pulmões (capacidade vital) dentro de 4 a 6 segundos. Em casos de DPOs estabelecidas, podem continuar a expirar durante manobras expiratórias forçadas por 10 a 20 segundos ou mais.

Embora todos os indivíduos apresentem limitação de fluxo nas expirações forçadas, a limitação em pacientes com doença obstrutiva da via aérea ocorre com menor esforço e com fluxo de ar mais baixo. As três anormalidades pulmonares que diminuem o fluxo durante expirações forçadas são: pressão de recolhimento diminuída, aumento na resistência da via aérea e aumento na tendência de colapso da via aérea. A redução na pressão de recolhimento dos pulmões resulta em uma pressão mais baixa de distensão entre a via aérea e a pressão pleural nas proximidades, criando uma tendência de estreitamento da via aérea. O aumento na resistência, principalmente na periferia dos pulmões, aumenta as quedas de pressão ao longo das vias aéreas durante a expiração, promovendo, assim, uma tendência de constrição antes que todo o volume de ar corrente seja expelido. A constrição dos músculos lisos dos brônquios, a invasão de produtos inflamatórios no lúmen e a fixação pelos septos alveolares também facilitam o colapso das vias aéreas.[8]

A limitação no fluxo de ar nos casos de enfisema pode ser atribuída à redução no recolhimento elástico dos pulmões; nos casos de bronquite crônica, ao aumento na resistência periférica da via aérea e, nos casos de asma, ao aumento na tendência de colapso da via aérea.[8]

▶ APRESENTAÇÃO CLÍNICA

A asma classicamente se apresenta com uma tríade de sintomas que inclui tosse, sibilos e falta de ar. Entretanto, alguns pacientes podem manifestar apenas um ou dois desses sintomas. Em geral, os pacientes queixam-se de aperto no peito ou de constrição semelhante à de uma faixa através do tórax. A tosse pode ser seca ou produtiva com expectoração amarelo-claro. O sibilo pode ser subjetivo em pacientes familiarizados com esse termo, que é utilizado para descrever uma variedade de sons, incluindo ruídos na via aérea superior, na garganta ou nas narinas.

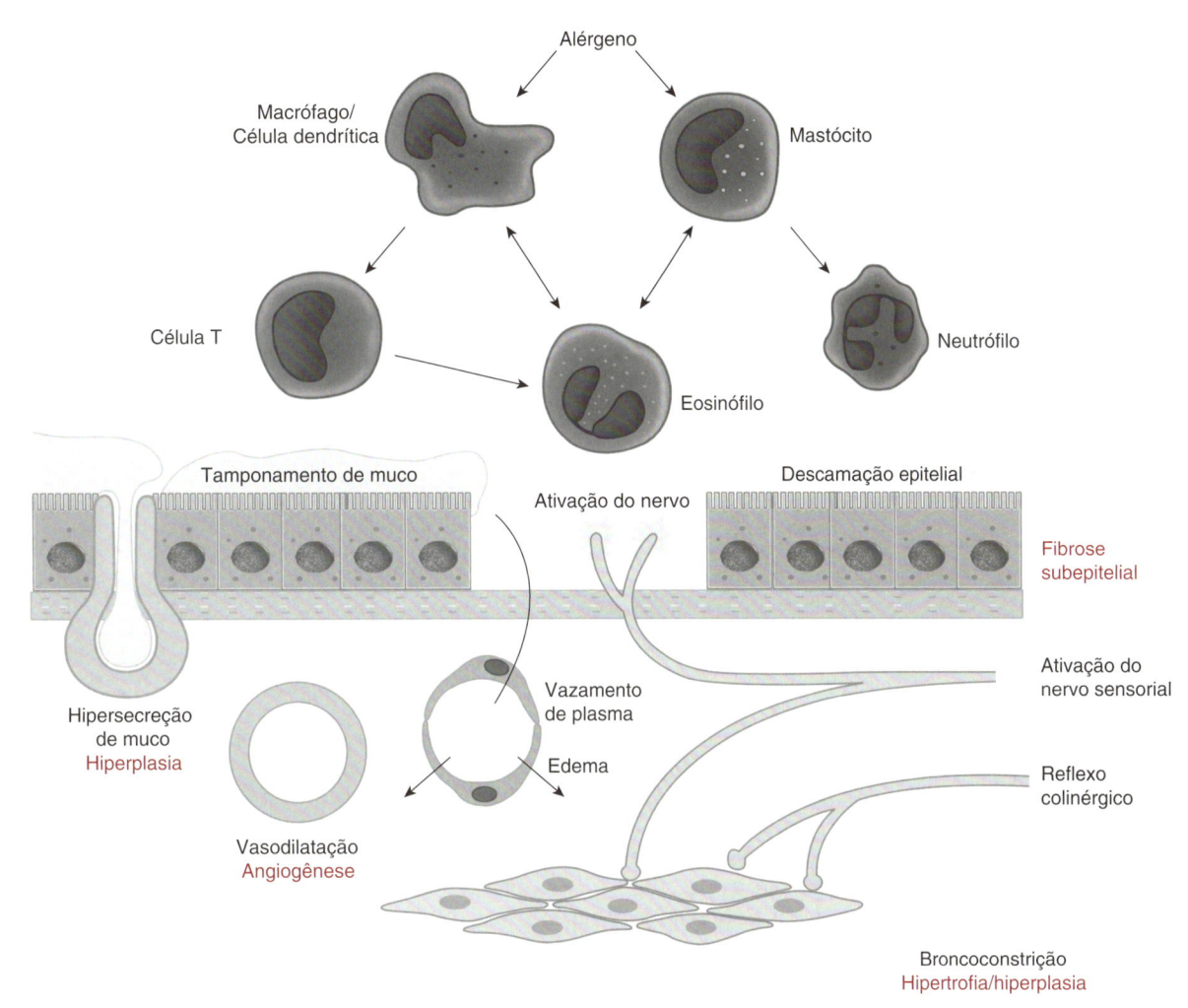

Figura 10-2 Fisiopatologia de asma mostrando a participação de várias células inflamatórias interativas e os efeitos inflamatórios agudos e crônicos na via aérea (Reproduzida com permissão de Fauci AS, Kasper DL, Braunwald E e outros. *Harrison's Principles of Internal Medicine*, 17ª ed, New York, NY: McGraw-Hill Inc; 2008. Figure 248-3).

Levando-se em consideração que muitas dessas queixas são consistentes com várias patologias pulmonares, pode ser muito difícil fazer o diagnóstico de asma com base apenas nas queixas principais. Entretanto, algumas indicações históricas, como sintomas episódicos, agentes desencadeadores específicos e história pessoal ou familiar de atopia ou de asma na infância, aumentam a probabilidade.

Há quatro causas principais de descompensação aguda que explicam como e por que os pacientes de DPOC se apresentam: (1) enfermidade respiratória sobreposta, (2) exposição ambiental nociva, (3) falta de regularidade no uso de medicamentos e (4) tabagismo inveterado. Os pacientes queixam-se de dispneia, tosse e aumento na produção de escarro. Durante as exacerbações agudas, os pacientes também podem apresentar sibilo, particularmente com esforço. Os intervalos entre exacerbações agudas diminuem na medida em que a doença vai se tornando mais crônica. Às vezes, os pacientes se queixam de cefaleias ao levantar pela manhã, que são atribuídas ao aumento na hipercapnia durante o sono, levando ao agravamento da acidose respiratória.

▶ HISTÓRICO E EXAME FÍSICO

O espectro da doença nos serviços de emergência é amplo, e a gravidade da exacerbação pode progredir em alguns minutos. As pessoas responsáveis pelos cuidados dos pacientes devem estar familiarizadas com os fatores de risco de morte por asma (Fig. 10-3).[9] Nas situações em que houver tempo apenas para obtenção de históricos breves, o foco deve recair sobre os preditores de resultados fatais, como ataque anterior de asma suficientemente grave que exija intubação e ventilação mecânica; admissões em UTIs/hospitalizações anteriores e aumento na frequência e no uso de inaladores para salvamento.

No exame físico, a asma caracteriza-se por sibilos generalizados e agudos, embora essas descobertas não sejam específicas e possam estar ausentes em casos de obstrução

Figura 10-3 Fatores de risco de morte causada por asma (*US Department of Health and Human Services, National Institute of Health, National Heart, Lung and Blood Institute. Expert Panel Report 3: Guidelines for the Diagnosis and Management of Asthma, Figure 5-2a, pag.377*).

História de asma

Exacerbação anterior grave (p. ex., intubação ou admissão em UTI para tratamento de asma)
Duas ou mais hospitalizações para asma no ano anterior
Três ou mais visitas em SEs para asma no ano anterior
Hospitalização ou visita em SEs para asma no mês anterior
Uso de mais de duas caixas de ABAC por mês
Dificuldade para perceber os sintomas de asma ou a gravidade das exacerbações
Outros fatores de risco: ausência de um plano de ação formal para asma, sensibilidade à *Alternaria*

História social

Estado socioeconômico baixo ou residência em bairros pobres
Uso de drogas ilícitas
Problemas psicossociais sérios

Comorbidades

Doença cardiovascular
Outras doenças pulmonares crônicas
Doença psiquiátrica crônica

Legenda: **SE:** serviço de emergência; **UTI:** unidade de terapia intensiva; **ABAC:** β_2-agonista de ação curta

Fontes: Abramson e outros, 2001; Greenberger e outros, 1993; Hardie e outros, 2002; Kallenbach e outros, 1993; Kikuchi e outros, 1994; O'Hollaren e outros, 1991; Rodrigo e Rodrigo, 1993; Strunk e Mrazek, 1986; Suissa e outros, 1994

---

grave. As descobertas físicas mais preocupantes, sugestivas de obstrução do fluxo de ar, incluem dispneia conversacional ou incapacidade total para falar, taquipneia (RR > 30), taquicardia (FC > 130) e fase expiratória prolongada da respiração (razão I:E reduzida). Os sinais mais ameaçadores são posicionamento com apoio, uso de musculatura acessória e pulso paradoxal (queda na pressão arterial sistólica superior a 12 mmHg durante a inspiração).

Os sinais indicadores de insuficiência respiratória iminente incluem tórax silencioso (ausência de sibilos é pior do que com sibilos), incapacidade para reclinar ou manter-se na posição de decúbito na maca, alteração no estado mental e respirações paradoxais (Fig. 10-4).[1]

▶ AVALIAÇÃO DA FUNÇÃO PULMONAR

Os testes da função pulmonar são ferramentas importantes para o diagnóstico e tratamento das exacerbações de doença pulmonar obstrutiva. A medição da taxa de pico do fluxo expiratório (PTFE) e a espirometria são os testes utilizados com maior frequência no diagnóstico ou em exacerbações de asma e a melhor avaliação objetiva para estratificação de riscos, monitoramento de respostas a terapias e determinação da disposição final em casos de exacerbação de doença pulmonar obstrutiva.

A medição do PTFE, ou fluxo máximo, é feita durante exalações forçadas curtas. As medições resultantes são altamente dependentes da técnica e do esforço expiratório do paciente. Recomenda-se fazer medições seriadas na apresentação e 30 a 60 minutos depois do tratamento inicial.[10] Entretanto, em pacientes com exacerbações graves ou com risco de vida, com insuficiência respiratória iminente, não se justifica fazer testes da taxa de pico do fluxo expiratório (TPFE), o que não significa que não se deva iniciar terapia imediata.

A espirometria, que inclui a medição do VEF_1 e da capacidade vital forçada (CVF), fornece informações objetivas adicionais para o diagnóstico e manejo da doença pulmonar obstrutiva. A marca registrada da asma é a obstrução variável/reversível do fluxo de ar. O agravamento progressivo da obstrução fixa do fluxo de ar é a marca da DPOC. Levando-se em consideração que o broncospasmo não é o principal mecanismo patológico da DPOC, a melhora na medição da função pulmonar durante as terapias é menor do que em pacientes asmáticos.

Os indicadores para admissão hospitalar incluem TPFE inferior a 100 mL/minuto ou VEF_1 abaixo de 1 L antes do tratamento; TPFE ou VEF_1 menos de 40% em relação à previsão ou à linha de base; incapacidade da TPFE em aumentar mais do que 10% depois do tratamento inicial e TPFE que não atingir 80% depois de terapias agressivas.[9]

As medições por oximetria de pulso são desejáveis em todos os pacientes com exacerbações agudas de DPO para excluir a presença de hipoxemia. Entretanto, leituras isoladas da oximetria de pulso em triagens não são preditivas na maioria dos casos, e o monitoramento seriado poderá fornecer mais evidências sutis favoráveis ou contra a necessidade de admissão hospitalar.

▶ EXAMES LABORATORIAIS

Embora não contribuam para a avaliação de exacerbações de DPO, os exames laboratoriais de rotina são utilizados para diagnosticar ou excluir outras condições, detectar ou confirmar a presença de insuficiência respiratória iminen-

	Fracos	Moderados	Graves	Subgrupo: parada respiratória iminente
Sintomas				
Falta de ar	Ao caminhar Consegue deitar-se	Em repouso (lactente – mais calmo, choro curto, dificuldade para se alimentar) Prefere a posição sentada	Em repouso (lactente – não consegue se alimentar) Posição sentada com o corpo ereto	
Fala por meio de	Sentenças	Frases	Palavras	
Estado de alerta	Pode ser agitado	Normalmente agitado	Normalmente agitado	Sonolento ou confuso
Sinais				
Frequência respiratória	Aumentada	Aumentada Orientação para frequências respiratórias em crianças acordadas: *Idade* *Taxa normal* < 2 meses < 60/minuto 2-12 meses < 50/minuto 1-5 anos < 40/minuto 6-8 anos < 30 /minuto	Em geral > 30/min	
Uso de músculos acessórios; retrações supraesternais	Não é usual	Comum	Usual	Movimento toracoabdominal paradoxal
Sibilo	Moderado, em geral apenas no final da expiração	Alto; em toda a exalação	Normalmente alto; durante a inalação e a exalação	Ausência de sibilo
Pulsos/minuto	< 100	100-120 Orientação para frequências de pulso normais em crianças acordadas: *Idade* *Taxa normal* 2-12 meses < 160/minuto 1-2 anos < 120/minuto 2-8 anos < 110/minuto	> 120	Bradicardia
Pulso paradoxal	Ausente < 10 mmHg	Pode estar presente 10-25 mmHg	Geralmente presente > 25 mmHg (adultos) 20-40 mmHg (crianças)	A ausência sugere fadiga dos músculos respiratórios
Avaliação funcional				
PFE Percentual previsto ou melhor percentual pessoal	≥ 70%	Aproximadamente 40-69% ou resposta com menos de 2 horas de duração	< 40%	< 25% Nota: O teste de PFE pode ser desnecessário em ataques excessivamente graves
PaO_2 (no ar)	Normal (em geral não é necessário fazer o teste)	≥ 60 mmHg (em geral não é necessário fazer o teste)	< 60 mmHg: possível presença de cianose	
e/ou PCO_2	< 42 mmHg (em geral não é necessário fazer o teste)	< 42 mmHg (em geral não é necessário fazer o teste)	< 42 mmHg: possível insuficiência respiratória (ver páginas 393-394 e 399)	
Percentual de SaO_2 (no ar) no nível do mar	> 95 % (em geral não é necessário fazer o teste)	90-95% (em geral não é necessário fazer o teste) A hipercapnia (hipoventilação) se desenvolve mais rapidamente em crianças mais jovens do que em adultos ou adolescentes.	< 90%	

PaO_2: pressão do oxigênio arterial; PCO_2: pressão parcial do dióxido de carbono; **PFE:** pico do fluxo expiratório; SaO_2: saturação do oxigênio

Notas:
- A presença de vários parâmetros, mas não necessariamente de todos, indica a classificação geral da exacerbação.
- Muitos desses parâmetros não foram estudados de forma sistemática, principalmente porque se correlacionam. Portanto, servem apenas como orientação geral (Cham e outros, 2002; Chey e outros, 1999; Gore lick e outros, 2004b; Karras e outros, 2000; Kelly e outros, 2002b e 2004; Keogh e outros, 2001; McCarren e outros, 2000; Rodrigo e outros, 2004; Smith e outros, 2002).
- O impacto emocional dos sintomas de asma sobre os pacientes e as respectivas famílias é variável e deve ser reconhecido e avaliado tendo em vista que poderá afetar as abordagens de tratamento e o acompanhamento (Ritz e outros, 2000; Strunk e Mrazek, 1986; Von Leupoldt e Dahme, 2005).

Figura 10-4 Avaliação formal da gravidade das exacerbações de asma no ambiente de cuidados urgentes ou emergenciais (*US Department of Health and Human Services, National Institute of Health, National Heart, Lung and Blood Institute. Expert Panel Report 3: Guidelines for the Diagnosis and Management of Asthma, Figure 5-3, pag.380*).

te e de toxicidade por teofilina e diagnosticar condições comórbidas que possam comprometer as terapias.

A gasometria arterial fornece informações importantes nos casos de exacerbações graves de asma. O teste pode revelar a presença de níveis perigosos de hipercapnia secundária à má ventilação provocada pela exaustão. A gasometria arterial é indicada para pacientes com fadiga ou exaustão, com suspeita de hipoventilação, $SaO_2 < 90\%$ ou taxa de PFE < 25% prevista depois de terapias agressivas. Em pacientes portadores de DPOC, os valores da gasometria arterial ajudam a determinar se a inadequação da ventilação (hipercapnia) é uma descompensação aguda ou uma compensação crônica.

Embora não sejam diagnósticas, as radiografias de tórax em exacerbações de doenças obstrutivas são indicadas para excluir causas secundárias de sibilo (i.e., insuficiência cardíaca congestiva, pneumotórax, pneumonia, etc.).

▶ TRATAMENTO

Os objetivos terapêuticos para exacerbações agudas de DPO permanecem constantes em todo o espectro do processo da doença: melhora da hipoxemia, reversão de broncospasmo agudo e prevenção de recidivas pós-terapêuticas. O tratamento primário consiste na administração de oxigênio, de β_2-agonistas inalatórios e de corticosteroides sistêmicos. Esses medicamentos devem ser administrados em todos os pacientes com exacerbações agudas que necessitarem de avaliação clínica. A gravidade da exacerbação asmática determina a intensidade do tratamento e a frequência do monitoramento do paciente (Fig. 10-5).[9]

Além dos tratamentos primários, normalmente a terapia à base de brometo de ipratrópio administrado por via inalatória é adicionada aos outros agentes. O brometo de ipratrópio inibe, de forma competitiva, os receptores colinérgicos muscarínicos para produzir broncodilatação. Esse medicamento age em sinergia com os β_2-agonistas e, comprovadamente, reduzem as hospitalizações de pacientes com obstrução grave na via aérea.[10] A redução da broncoconstrição na via aérea central explica os melhores resultados terapêuticos nos tratamentos de exacerbações de DPOC em comparação com as exacerbações asmáticas.

▶ INSUFICIÊNCIA RESPIRATÓRIA IMINENTE

De maneira geral, as terapias intensivas com administração de broncodilatadores inalatórios e de corticosteroides são suficientes para diminuir a obstrução da via aérea e para aliviar os sintomas em pacientes com exacerbações de doença pulmonar obstrutiva. Entretanto, um pequeno percentual de pacientes poderá apresentar sinais de agravamento da ventilação. Recomenda-se não adiar a intubação nos casos em que for necessária.[10] O foco do restante deste capítulo é esse subgrupo de pacientes.

A intubação e a ventilação mecânica em casos de DPO são complexas e preocupantes, com grande potencial de complicações. Portanto, a prevenção de intubação é uma meta importante nos tratamentos de DPO grave e aguda. Existem sugestões de várias terapias de segunda linha para aplicação em pacientes em estado crítico que, em última análise, necessitariam de intubação.

A administração intravenosa de sulfato de magnésio é uma alternativa a ser considerada em pacientes com exacerbações que colocam a vida em risco e em pacientes cujas exacerbações permanecerem graves depois de 1 hora de tratamento convencional intensivo.[11,12] Acredita-se que o sulfato de magnésio iniba a contração dos músculos lisos dos brônquios por meio da inibição do influxo intracelular de cálcio. Em geral, a dose é de 2 gramas durante 20 minutos em adultos e de 25 a 75 mg/kg em crianças (até o limite máximo de 2 gramas), sendo que o uso seletivo é bastante comum.[13]

O heliox é uma mistura de oxigênio e hélio que diminui a resistência da via aérea reduzindo a turbulência do fluxo de ar nos pulmões, com a consequente redução no trabalho de respiração. Essa mistura é comercializada em uma grande variedade de porcentagens. Uma mistura de 80:20 (80% de hélio e 20% de oxigênio) contém aproximadamente a mesma quantidade de oxigênio que existe no ar ambiente. Existem também no mercado misturas com teor mais elevado de oxigênio. Quanto mais elevado o teor de hélio, menos viscosa é a mistura, de forma que há uma tendência maior para usar fluxos laminares e um esforço respiratório menor. Entretanto, quanto mais elevado o teor de hélio, menor o teor de oxigênio, aumentando a tendência para hipóxia. O *National Asthma Education and Prevention Program Expert Panel Report 3* entende que a aplicação dessa forma de terapia em pacientes com exacerbações graves da doença seja promissora, porém faz uma recomendação adicional mencionando a necessidade de estudos multicêntricos mais amplos.[10]

▶ VENTILAÇÃO NÃO INVASIVA

A ventilação não invasiva com pressão positiva (VNIPP) é uma terapia de assistência respiratória em que a pressão positiva da via aérea é liberada por meio de ciclos respiratórios completos. Existem duas formas principais de uso: pressão positiva contínua nas via aérea (CPAP, do inglês *continous positive airway pressure*) e pressão positiva na via aérea em dois níveis (BiPAP, do inglês *bilevel positive airway pressure*). A diferença entre esses dois métodos é que, na BiPAP, o suporte da pressão é bifásico ou ocorre em dois níveis, com nível de pressão mais elevado na inalação do que na exalação ou entre ciclos.

Nos casos de doença pulmonar obstrutiva, alguma quantidade de gás permanece aprisionada nos alvéolos no final da expiração, provocando níveis de pressão positiva no final da expiração (PEEP, do inglês *positive end-expiratory pressure*) acima dos níveis observados na fisiologia normal. A PEEP denomina-se "auto-PEEP", tendo em vista que sua origem é na parte interna do próprio pulmão. Embora, aparentemente, seja contraditório aplicar PEEP externa adicional, alguns estudos mostraram

CAPÍTULO 10   ASMA GRAVE E DOENÇA PULMONAR OBSTRUTIVA CRÔNICA

Avaliação Inicial
Histórico breve, exame físico (ausculta, uso de músculos acessórios, frequência cardíaca, frequência respiratória).

VEF$_1$ ou PFE 40% (Branda a Moderada)
- Oxigênio para atingir SaO$_2$ ≥ 90%
- ABAC inalatório com nebulizador ou IMD com câmara controlada por válvula, até 3 doses na primeira hora
- Corticosteroides sistêmicos orais se não houver resposta imediata ou se o paciente tiver tomado recentemente um corticosteroide sistêmico oral

VEF$_1$ ou PFE < 40% (Grave)
- Oxigênio para atingir SaO$_2$ ≥ 90%
- Alta dose de ABAC inalatório + ipratrópio com nebulizador ou IMD + câmara controlada por válvula, em intervalos de 20 minutos ou continuamente durante 1 hora
- Corticosteroides sistêmicos orais

Parada respiratória iminente ou real
- Intubação e ventilação mecânica com 100% de oxigênio
- ABAC com nebulização e ipratrópio
- Corticosteroides intravenosos
- Considerar o uso de terapias adjuvantes

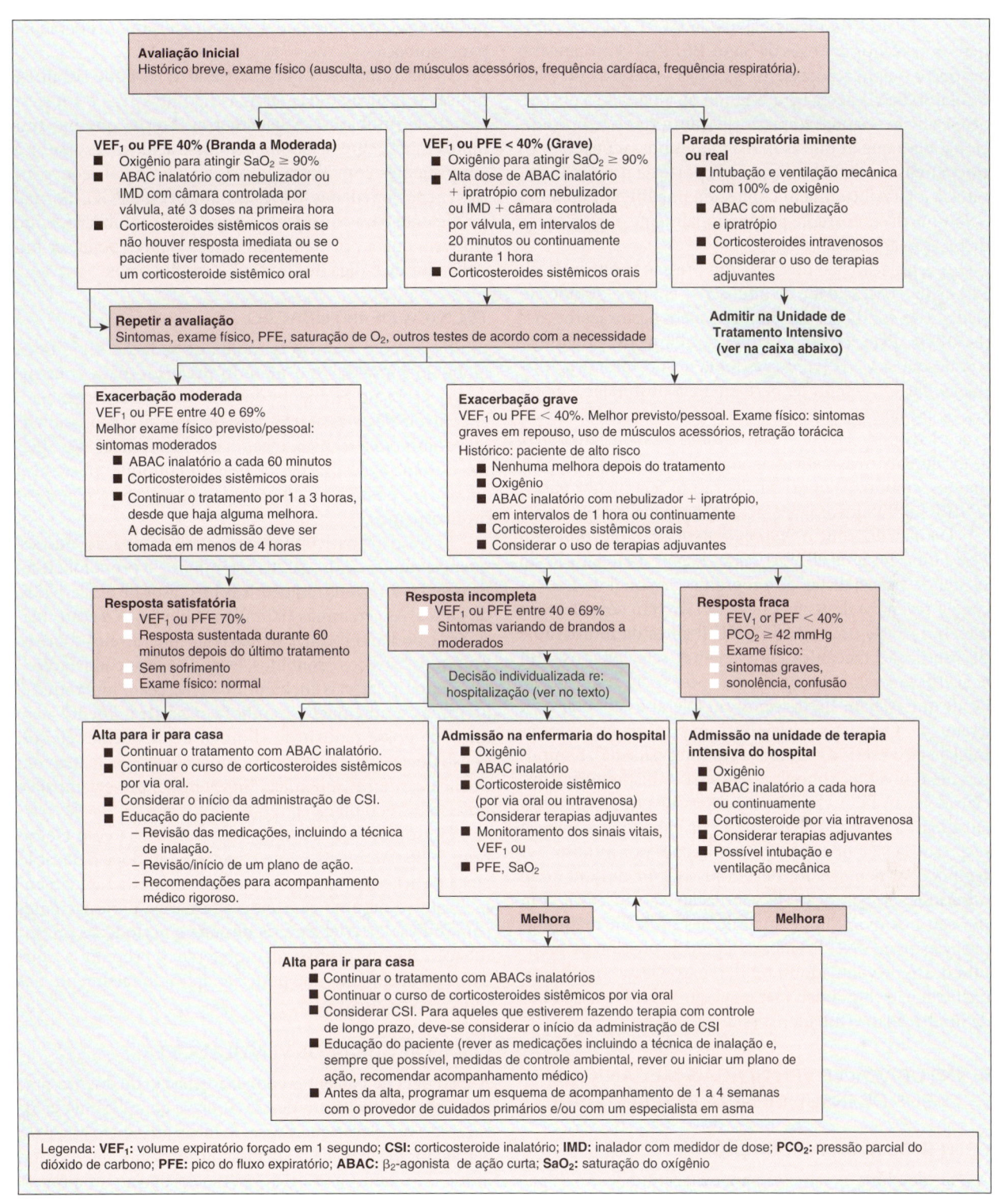

Admitir na Unidade de Tratamento Intensivo (ver na caixa abaixo)

Repetir a avaliação
Sintomas, exame físico, PFE, saturação de O$_2$, outros testes de acordo com a necessidade

Exacerbação moderada
VEF$_1$ ou PFE entre 40 e 69%
Melhor exame físico previsto/pessoal: sintomas moderados
- ABAC inalatório a cada 60 minutos
- Corticosteroides sistêmicos orais
- Continuar o tratamento por 1 a 3 horas, desde que haja alguma melhora. A decisão de admissão deve ser tomada em menos de 4 horas

Exacerbação grave
VEF$_1$ ou PFE < 40%. Melhor previsto/pessoal. Exame físico: sintomas graves em repouso, uso de músculos acessórios, retração torácica
Histórico: paciente de alto risco
- Nenhuma melhora depois do tratamento
- Oxigênio
- ABAC inalatório com nebulizador + ipratrópio, em intervalos de 1 hora ou continuamente
- Corticosteroides sistêmicos orais
- Considerar o uso de terapias adjuvantes

Resposta satisfatória
- VEF$_1$ ou PFE 70%
- Resposta sustentada durante 60 minutos depois do último tratamento
- Sem sofrimento
- Exame físico: normal

Resposta incompleta
- VEF$_1$ ou PFE entre 40 e 69%
- Sintomas variando de brandos a moderados

Decisão individualizada re: hospitalização (ver no texto)

Resposta fraca
- FEV$_1$ or PEF < 40%
- PCO$_2$ ≥ 42 mmHg
- Exame físico: sintomas graves, sonolência, confusão

Alta para ir para casa
- Continuar o tratamento com ABAC inalatório.
- Continuar o curso de corticosteroides sistêmicos por via oral.
- Considerar o início da administração de CSI.
- Educação do paciente
  – Revisão das medicações, incluindo a técnica de inalação.
  – Revisão/início de um plano de ação.
  – Recomendações para acompanhamento médico rigoroso.

Admissão na enfermaria do hospital
- Oxigênio
- ABAC inalatório
- Corticosteroide sistêmico (por via oral ou intravenosa) Considerar terapias adjuvantes
- Monitoramento dos sinais vitais, VEF$_1$ ou
- PFE, SaO$_2$

Admissão na unidade de terapia intensiva do hospital
- Oxigênio
- ABAC inalatório a cada hora ou continuamente
- Corticosteroide por via intravenosa
- Considerar terapias adjuvantes
- Possível intubação e ventilação mecânica

Melhora

Alta para ir para casa
- Continuar o tratamento com ABACs inalatórios
- Continuar o curso de corticosteroides sistêmicos por via oral
- Considerar CSI. Para aqueles que estiverem fazendo terapia com controle de longo prazo, deve-se considerar o início da administração de CSI
- Educação do paciente (rever as medicações incluindo a técnica de inalação e, sempre que possível, medidas de controle ambiental, rever ou iniciar um plano de ação, recomendar acompanhamento médico)
- Antes da alta, programar um esquema de acompanhamento de 1 a 4 semanas com o provedor de cuidados primários e/ou com um especialista em asma

Legenda: **VEF$_1$**: volume expiratório forçado em 1 segundo; **CSI**: corticosteroide inalatório; **IMD**: inalador com medidor de dose; **PCO$_2$**: pressão parcial do dióxido de carbono; **PFE**: pico do fluxo expiratório; **ABAC**: β$_2$-agonista de ação curta; **SaO$_2$**: saturação do oxigênio

Figura 10-5   Manejo de exacerbações asmáticas: serviço de emergência e cuidados hospitalares (*US Department of Health and Human Services, National Institute of Health, National Heart, Lung and Blood Institute. Expert Panel Report 3: Guidelines for the Diagnosis and Management of Asthma, Figure 5-6, pag. 388*).

que a aplicação de níveis baixos de CPAP poderá compensar os efeitos danosos da "auto-PEEP".[14] O mecanismo proposto – aplicação externa da PEEP – retarda ou evita o colapso da via aérea (diminuindo ou aliviando a obstrução) e alivia o esforço respiratório (permitindo tempo adicional para que as outras modalidades possam exercer os respectivos efeitos). A adição do suporte da pressão inspiratória à CPAP (também conhecida por BiPAP) melhora o volume de ar corrente proporcionalmente à quantidade da pressão aplicada.

A ventilação não invasiva com pressão positiva (VNIPP) evita a necessidade de intubações em uma grande variedade de condições respiratórias além das exacerbações de DPOs. Estudos controlados randomizados demonstraram que a VNIPP reduz a frequência respiratória, dispneia, $PaCO_2$, tempo de permanência hospitalar e as taxas de intubação, assim como melhora a mortalidade em exacerbações de DPOC.[15] Sob o ponto de vista patológico, as exacerbações asmáticas agudas são mecanismos semelhantes, embora o suporte da literatura seja menor para a VNIPP no tratamento de exacerbações asmáticas.[16]

De acordo com o *National Asthma Education and Prevention Program Expert Panel Report 3* (Relatório do Painel de Especialistas do Programa Nacional de Educação e Prevenção de Asma), deve-se levar em consideração a realização de um teste de VNIPP antes da intubação e da ventilação mecânica em pacientes selecionados com exacerbação asmática aguda e insuficiência respiratória, desde que estejam alertas e possam tolerar e cooperar com a terapia.[16] Os ajustes iniciais buscam pressões expiratórias iniciais de 3 cm H_2O, elevadas em intervalos de 15 minutos, até o nível máximo de 5, e pressões inspiratórias iniciais de 8 cm H_2O, elevadas em intervalos de 15 minutos, até atingir a pressão máxima de 15 ou até que a frequência respiratória seja inferior a 25 respirações por minuto.[17] A terapia com nebulizador deverá prosseguir durante todo o período de aplicação da ventilação não invasiva com pressão positiva. Muitas instituições utilizam máquinas próprias para VNIPP, embora alguns profissionais prefiram o uso de ventiladores tradicionais. Dessa forma, se o paciente não responder à terapia com VNIPP e necessitar de intubação, o ventilador já estará à disposição.

▶ INTUBAÇÃO E VENTILAÇÃO MECÂNICA EM CASOS DE INSUFICIÊNCIA RESPIRATÓRIA

CRITÉRIOS PARA INTUBAÇÃO

Apesar de todos os esforços para evitar intubações, os pacientes podem ainda descompensar e necessitar de intubação e de ventilação mecânica. Sob o ponto de vista clínico, existem quatro indicações principais para intubação: (1) parada cardíaca; (2) parada respiratória ou bradipneia profunda; (3) exaustão física e (4) alteração no estado mental, como letargia ou agitação. Às vezes o paciente costuma dizer para o médico "Estou muito cansado para respirar" ou "Não aguento mais". Essas afirmações isoladamente representam uma ameaça e devem despertar considerações para intubação.

Objetivamente, a gasometria arterial pode ser útil e indicar o insucesso das terapias não invasivas e a necessidade de intubação. A gasometria arterial que mostrar hipoxemia progressiva, hipercapnia e acidose respiratória em pacientes com alteração no estado mental requer intervenções imediatas.[18] Mesmo um pH ou PCO_2 normal é suficiente para considerar a hipótese de intubação tendo em vista que a normalização desses valores pode ser um indicador de fadiga dos músculos respiratórios.

TÉCNICA DE INTUBAÇÃO

Intubação com sequência rápida de sedação seguida de bloqueio muscular é o método preferido para controle da via aérea no ambiente dos serviços de emergência.[19] O controle das vias aéreas deve ser feito por profissionais que dominem a técnica, mesmo em manipulações pequenas durante exacerbações de doença pulmonar obstrutiva aguda que possam resultar em laringospasmos e agravar broncospamos.

Entre os sedativos utilizados em intubação por sequência rápida de drogas, as cetaminas e o propofol oferecem mais vantagens terapêuticas nos casos de exacerbação de DPOs. As cetaminas estimulam a liberação de catecolaminas e podem produzir efeitos relaxantes diretos sobre os músculos lisos dos brônquios, levando à broncodilatação.[20] Os efeitos colaterais incluem hipersecreção, hipertensão, arritmias e alucinações, embora o pré-tratamento com atropina possa reduzir ou eliminar alguns desses efeitos. O uso desses sedativos é contraindicado em pacientes com doença cardíaca isquêmica, hipertensão, pré-eclampsia e pressão intracraniana elevada.

O propofol é um sedativo de ação curta com efeitos broncodilatadores. O início da ação é rápido, e a duração curta da ação permite que o paciente desperte rapidamente. Trata-se de uma excelente alternativa para pacientes com pressão arterial elevada durante o período de pré-intubação. Alguns profissionais preferem o propofol porque é um medicamento que pode ser aplicado facilmente nas sedações em curso.

COMO REGULAR OS VENTILADORES

A fisiologia de pacientes com exacerbação de doença pulmonar obstrutiva é um desafio único e complexo na colocação de ventilação mecânica. A inalação controlada pelo ventilador permanece inalterada ou apresenta alguma melhora. Entretanto, a exalação se transforma em um processo totalmente passivo, que depende apenas das variáveis do paciente. Levando-se em consideração que a condição do paciente é a obstrução da via aérea, o ar pode penetrar com facilidade, embora talvez não consiga sair. Isso pode causar hiperinsuflação pulmonar grave (auto-PEEP) que, em última análise, pode provocar hipotensão e barotrauma.[21] Portanto, as estratégias ventilatórias que reduzem a hiperinsuflação são muito importantes.

▶ **TABELA 10-1** REGULAGENS INICIAIS DOS VENTILADORES PARA USO EM PACIENTES ASMÁTICOS INTUBADOS

Ventilação mecânica controlada em 10 respirações por minuto.
Volume corrente entre 7 e 8 mL/kg (peso corporal ideal).
Fluxo inspiratório máximo a 60 L/minuto (fluxo constante) ou entre 80 e 90 L/minuto (fluxo em desaceleração).
Fração inspirada de oxigênio em 1.

Reproduzida com permissão de Brenner B, Corbridge T, Kazzi A. *Intubation and mechanical ventilation of the asthmatic patient in respiratory failure. J Emerg Med.* 2009;37(2 suppl):S29.

Existem três estratégias de ventilação para reduzir a hiperinsuflação e a auto-PEEP em pacientes asmáticos intubados (Tab. 10-1): (1) redução da frequência respiratória, (2) redução do volume de ar corrente e (3) encurtamento da inspiração, aumentando a taxa do fluxo inspiratório para dar mais tempo para a exalação durante cada ciclo respiratório.

A redução do volume de ar corrente é limitada pelo efeito progressivo da quantidade de espaço morto no pulmão, de forma que poderá ser necessário elevar a pressão limítrofe (até 100 cm H_2O) para garantir a liberação de um volume de ar corrente total.[22] Normalmente, é possível reduzir para um valor aceitável de auto-PEEP (10 a 15 cm H_2O) fazendo o ajuste fino das duas primeiras estratégias. Entretanto, caso a redução na frequência respiratória não seja suficiente para diminuir a hiperinsuflação, uma das alternativas é diminuir o tempo de inspiração para aumentar o tempo da fase de exalação. Além disso, a elevação na taxa de fluxo e a utilização de um padrão quadrado de fluxo de onda diminui o tempo de inspiração, não representa perigo significativo de barotrauma e reduz a possibilidade de auto-PEEP.[22]

Evidentemente, a redução na frequência respiratória pode provocar hipercapnia. Em geral, nesse subgrupo de pacientes, a hipercapnia é bem-tolerada e mais segura do que (super)ventilar até atingir um $PaCO_2$ normal e correr o risco de causar hiperinsuflação danosa. Essa estratégia é conhecida por "hipercapnia permissiva". As lesões cerebrais anóxicas e a disfunção miocárdica grave são contraindicações para a aplicação de hipercapnia permissiva por causa do potencial de dilatação dos vasos do cérebro, da constrição dos vasos pulmonares e da redução na contratilidade miocárdica.[22]

O acesso a dados objetivos para ajudar a determinar a gravidade da hiperinsuflação pulmonar é essencial para a avaliação de pacientes e para a regulagem dos ventiladores. Na prática, duas pressões relativamente fáceis de medir são utilizadas como marcadores substitutos de insuflação pulmonar: auto-PEEP e pressão de platô (Pplat). Medições precisas da Pplat e da auto-PEEP exigem sincronismo entre paciente e ventilador e ausência de esforço do paciente, embora, de maneira geral, a paralisia não seja imprescindível. Nenhum desses parâmetros foi validado como preditor de complicações da ventilação mecânica, porém os especialistas concordam que a ocorrência de complicações é rara nos casos em que a Pplat for inferior a 30 cm H_2O e a auto-PEEP ficar abaixo de 15 cm H_2O.[23]

MANEJO MÉDICO

Como geralmente ocorre em todos os pacientes intubados, a eficiência da sedação é muito importante. Além de permitir o sincronismo entre o paciente e o ventilador, a sedação impede a autoextubação e a auto-PEEP causadas por frequências respiratórias espontâneas muito rápidas. O propofol é um bom sedativo não apenas pela titulação fácil, mas também por suas propriedades broncodilatadoras.[22]

O bloqueio neuromuscular durante as ventilações mecânicas diminui o risco de barotrauma, evita a tosse e respiração sem sincronia e permite o repouso dos músculos respiratórios. Todavia, o uso prolongado pode provocar miopatia, principalmente em combinação com corticosteroides e, nessa hipótese, é recomendado apenas em pacientes nos quais a aplicação isolada de sedação profunda não é suficiente para manter o sincronismo com o ventilador.

Os corticosteroides sistêmicos e os β-agonistas inalatórios são os pilares das terapias para tratamento de asma antes de intubações e devem continuar sendo administrados durante as ventilações mecânicas. Os tratamentos à base de aerossol com alto fluxo (AAF; também conhecidos por inaladores multidose [IMD]) ou de nebulizadores devem ser adicionados ao circuito do ventilador.[23]

COMPLICAÇÕES NOS TRATAMENTOS

Hipoxemia persistente ou em estado de agravamento sugere o desenvolvimento de complicações causadas pela ventilação mecânica. As complicações que deverão ser levadas em consideração incluem intubação do tronco principal, pneumotórax, distensão gástrica, deslocamento de tubo endotraqueal, obstrução do tubo, aspiração, broncospasmo e funcionamento ventilatório indadequado. Cada uma dessas situações deve ser examinada, e o paciente deverá ser avaliado novamente depois de alguma intervenção.

A hipotensão pode ser causada diretamente pela fisiologia da ventilação mecânica. A elevação na pressão intratorácica provocada pela ventilação mecânica leva a uma redução na pré-carga e a uma redução no débito cardíaco. Esses efeitos poderão ser evitados impedindo-se a ocorrência de complicações causadas por pressão intratorácica elevada, tais como hiperinsuflação, distensão gástrica e pneumotórax. As medicações utilizadas para sedação e para bloqueio neuromuscular também podem causar essas complicações. Caso não seja contraindicada, a administração de um *bolus* líquido é uma boa opção. O ajuste do ventilador para evitar causas de hipotensão, bem como a realização de um teste de apneia durante 30 a 60 segundos em pacientes previamente oxigenados, possivelmente seja uma medida prudente para ajudar a diferenciar as causas de hipotensão. Caso não seja encontrada qualquer causa reversível, o suporte inotrópico é uma das opções indicadas.

Hiperinsuflações pulmonares sérias podem produzir efeitos danosos, como redução da pré-carga no ventrículo direito e elevação na pressão pericárdica, causando compressão fisiológica e predispondo para pneumotórax hipertensivo. Nas situações em que a parada cardíaca se apresentar com atividade elétrica sem pulso (AESP), todas as causas potenciais de AESP devem ser consideradas, com reconhecimento do risco aumentado de pneumotórax e de compressão fisiológica. Na presença de sinais clínicos de pneumotórax hipertensivo (sons desiguais na respiração, desvio da traqueia, enfisema subcutâneo), é necessário fazer descompressão com agulha seguida de toracostomia com drenagem torácica. Cabe ressaltar que punções em pulmões hiperinsuflados, durante a inserção de tubos torácicos, podem produzir um fluxo de ar que se assemelha à liberação de um pneumotórax hipertensivo, porém sem melhorar a ventilação.[22] Nesse caso, é necessário reposicionar o tubo ou inserir um tubo novo.

O barotrauma é uma complicação bastante conhecida causada pela ventilação mecânica, embora ainda haja controvérsias a respeito desse tema quanto ao desenvolvimento de barotrauma em relação à pressão na via aérea e o volume de ar corrente. Em pacientes asmáticos, VTEs (volume total [de ar] exalado em 20 a 30 segundos depois da estimulação mecânica da respiração) acima de 20 mL/kg correlacionam-se com barotrauma.[24] Entretanto, não é uma medição rotineira na maioria das UTIs.

Os critérios para retirada gradual e extubação ainda não foram validados para pacientes com exacerbações agudas de doença pulmonar obstrutiva. Uma das abordagens recomendadas é fazer testes de respiração espontânea em pacientes despertos logo após a normalização da $PaCO_2$, nos casos em que a resistência da via aérea seja inferior a 20 cm H_2O e não tenha sido identificada a presença de fraqueza neuromuscular.[22] Depois da extubação, recomenda-se que o paciente permaneça em observação em uma UTI por um período adicional de 12 a 24 horas. Depois que o paciente estiver estável o suficiente para receber alta, deve-se reforçar o processo de orientação, o uso de corticosteroides sistêmicos e a aplicação de terapia adequada com β-agonista, juntamente com o acompanhamento, ao longo do tempo, feito por um pneumologista ou pelo provedor dos cuidados primários, para evitar a ocorrência de futuras exacerbações.

REFERÊNCIAS

1. Barnes Peter J. Asthma. Kasper DL, Braunwald E, Fauci AS, Hauser SL, Longo DL, Jameson JL, Loscalzo J. eds. Harrison's. *Principals of Internal Medicine*. 17th ed., New York, NY: McGraw-Hill; 2008:1596-1607.
2. American Thoracic Society. Standards for the diagnosis and care of patients with chronic obstructive pulmonary disease. *Am J Respir Crit Care Med*. 1995;152:s77.
3. American Lung Association Asthma in Adults fact sheet. Available at: http://www.lungusa.org.
4. Environmental Protection Agency. Asthma facts. Available at: http://www.epa.gov/asthma/pdfs/asthma_fact_sheet_en.pdf.
5. McFadden ER Jr. Acute severe asthma. *Am J Respir Crit Care Med*. 2003;168:740-759.
6. Shapiro JM. Intensive care management of status asthmaticus. *Chest*. 2001;120:1439-1441.
7. Connors AF Jr, Dawson NV, Thomas C, et al. Outcomes following acute exacerbation of severe chronic obstructive lung disease. The SUPPORT investigators. *Am J Respir Crit Care Med*. 1997;155:386.
8. Wise RA, Liu MC. Obstructive airway diseases: Asthma and COPD. In: Barker R. *Principles of Ambulatory Medicine*. 6th ed. Philadelphia: Lippincott Williams & Wilkins; 2003:808-841.
9. US Department of Health and Human Services, National Institute of Health. *Expert Panel Report 3: Guidelines for the Diagnosis and Management of Asthma*. Bathesda, MD: National Heart, Lung, and Blood Institute, 2007. NIH publication no. 4008-4051.
10. Camargo CA Jr, Rachelefsky, G, Shatz M. et al. Managing asthma exacerbations in the emergency department: summary of the National Asthma Education and Prevention Program Expert Panel report 3 guidelines for the management of asthma exacerbations. *J Emerg Med*. 2009;37(2 suppl 1):S6-S17.
11. Cheuk DK, Chau TC, Lee SL. A meta-analysis on intravenous magnesium sulphate for treating acute asthma. *Arch Dis Child*. 2005;90:74-77.
12. Rowe BH, Bretzlaff JA, Bourdon C, et al. Intravenous magnesium sulfate treatment for acute asthma in the emergency department: a systematic review of the literature. *Ann Emerg Med*. 2000;36:181-190.
13. Rowe BH, Carmargo CA Jr. The use of magnesium sulfate in acute asthma: rapid uptake of evidence in North American emergency departments. *J Allergy Clin Immunol*. 2006;117:53-58.
14. Appendini L, Patessio A, Zanaboni S, et al. Physiologic effects of positive end-expiratory pressure and mask support during exacerbations of COPD. *Am J Respir Crit Care Med*. 1994;149:1069-1076.
15. Mehta S, Hill NS. State of the art. *Am J Respir Crit Care Med*. 2001;163:540-577.
16. Nowak R, Corbridge T, Brenner B. Non-invasive ventilation. *J Emerg Med*. 2009;37(2s):S18-S22.
17. Sorosky A, Stav D, Shpirer I. A pilot prospective, randomized placebo-controlled trial of bilevel positive airway pressure in acute asthma attack. *Chest*. 2003;123: 1018-1025.
18. Kohn MS. Intubation of the asthma patient. *Clin Allergy Immunol*. 1999;13:419-428.
19. Nee Pa, Benger J, Walls RM. Airway management. *Emerg Med J*. 2008;25:98-102.
20. L'Hommediu CS, Arens JJ. The use of ketamine for the emergency intubation of patients with status asthmaticus. *Ann Emerg Med*. 1987;16:568-571.
21. Lougheed MD, Fisher T, O'Donnell DE. Dynamic hyperinflation during bronchoconstriction in asthma: implications for symptom perception. *Chest*. 2006;130:1072-1081.
22. Brenner B, Corbridge T, Kazzi A. Intubation and mechanical ventilation of the asthmatic patient in respiratory failure. *J Emerg Med*. 2009;37(2 suppl):S23-S33.
23. Corbridge T, Corbridge S. Severe asthma exacerbation. In: Fink M, Abraham E, Vicent JL, Kochanek PM, eds. *Textbook of Critical Care*. 5th ed. Philadelphia: Elsevier Saunders; 2005:587-597.
24. Tuxen DV, Lane S. The effects of ventilator pattern on hyperinflation, airway pressures, and circulation in mechanical ventilation of patients with severe air-flow obstruction. *Am Rev Respir Dis*. 1987:136:872-879.

CAPÍTULO 11

Embolia pulmonar

Rayan A. Roubizad e Beth A. Longenecker

- ▶ Embolia pulmonar 131
- ▶ Embolia pulmonar tromboembólica 131
- ▶ Características clínicas 131
- ▶ Exames diagnósticos 132
- ▶ Embolia venosa aérea 135
- ▶ Embolia gordurosa ou por medula óssea 135
- ▶ Embolia por líquido amniótico 136

▶ EMBOLIA PULMONAR

Aproximadamente 600 mil pacientes por ano são diagnosticados com embolia pulmonar (EP).[1] Com certeza, a maioria dos êmbolos pulmonares é de natureza tromboembólica, apesar de que podem ocorrer outras causas, tais como ar, gordura, líquido amniótico, tumores e êmbolos sépticos.

▶ EMBOLIA PULMONAR TROMBOEMBÓLICA

Os fatores de risco para a EP tromboembólica são os mesmos da trombose venosa profunda (TVP) e incluem cirurgia recente, malignidade, internação hospitalar ou instituição de cuidados, confinamento ao leito ("repouso no leito"), imobilidade, contraceptivos orais ou terapia de reposição hormonal e paresia de uma extremidade.[2] A taxa de mortalidade é alta. Em um grande estudo observacional em 2.388 pacientes hospitalizados que avaliou a causa de óbito, encontrou-se que aproximadamente 10% de todos os óbitos foram ocasionadas por EP.[3] Com o pronto diagnóstico e tratamento, a mortalidade pode ser significativamente afetada, e a incidência de complicações a longo prazo, tais como hipertensão pulmonar tromboembólica e *cor pulmonale*, pode ser reduzida.

▶ CARACTERÍSTICAS CLÍNICAS

O diagnóstico clínico de EP pode ser bastante desafiador. As características clássicas – ou tríade – de dispneia, dor torácica pleurítica e taquicardia podem ser encontradas em até 95% dos pacientes com EP confirmada. No entanto, elas são bastante inespecíficas e podem ser indicativas de vários distúrbios. Além disso, os dois primeiros, sendo sintomas, são de avaliação difícil ou impossível em pacientes intubados e/ou sedados, como muitos pacientes em UTI.

Ainda assim, a EP deve ser considerada em qualquer paciente com qualquer um desses sinais ou sintomas.

A dispneia é o sintoma mais comum relacionado à EP e é causada por uma discrepância entre ventilação-perfusão (V/Q). A dor torácica é o segundo sintoma mais comum, apesar de até um terço dos pacientes com EP negarem dor torácica ou queixarem-se apenas de um vago desconforto torácico. A hemoptise secundária à EP é ocasionada pelo infarto pulmonar, sendo um achado incomum e tardio. Quando presente, deve suscitar uma suspeita clínica significativa. A febre também é rara e, quando presente, em geral é baixa (< 38,8 °C); aparentemente, é mais comum quando a hemoptise está presente. A taquicardia é causada pelo estresse cardiopulmonar ocasionado pela EP, porém carece de sensibilidade. Cerca de 50% de todos os pacientes diagnosticados com EP nunca demonstraram uma frequência cardíaca que persistisse acima de cem batimentos/minuto.[3] Além disso, pacientes com tratamento crônico com β-bloqueadores provavelmente não desenvolverão uma resposta taquicárdica. Outros achados clínicos incluem diaforese, ansiedade, tosse, estertores, sopros, síncope, cianose e alteração do estado mental. A parada cardíaca ocorre em aproximadamente 2% dos pacientes com EP aguda, com atividade elétrica sem pulso em 60% dos pacientes e assistolia em 33%.[4]

Pacientes apresentando qualquer uma das características clínicas acima juntamente com edema unilateral de um braço ou perna apresentam um risco significativo para TVP e EP, ainda que o achado de um único membro edemaciado com frequência seja subestimado. No estudo previamente mencionado, dentre as 2.388 necropsias realizadas, 83% dos pacientes com EP confirmada apresentaram evidências de TVP em suas extremidades inferiores, porém apenas 19% deles relataram sintomas de TVP antes do óbito.[2]

▶ EXAMES DIAGNÓSTICOS

A apresentação clínica da EP pode ser bastante inespecífica, e as consequências do diagnóstico inadequado podem ser péssimas. Assim sendo, os clínicos devem possuir um baixo limiar para a solicitação de exames diagnósticos. Como o diagnóstico da EP normalmente é difícil, um grande número de investigações é focado nas estratégias diagnósticas para auxiliar na identificação precisa de pacientes com uma embolia.

Qualquer paciente com queixa de dor torácica deve realizar uma eletrocardiografia (ECG) e uma radiografia torácica. Entretanto, esses exames são inespecíficos e são mais úteis para a exclusão de outros diagnósticos do que para esse diagnóstico em si.

As anormalidades mais comuns encontradas no ECG são taquicardia sinusal e alterações inespecíficas do segmento ST e de onda T.[4] O padrão clássico de ECG de S1Q3T3, com frequência denominado patognomônico de EP, raramente é encontrado. Além disso, o S1Q3T3 não é um achado específico para a EP, de modo que, mesmo quando ocorre esse padrão, o diagnóstico pode ser outro que não uma EP. Quando encontrado em uma situação de EP, ele é mais comumente encontrado com uma EP maciça e *cor pulmonale*. De modo geral, o ECG é melhor usado para a exclusão de outras patologias, tais como infarto do miocárdio e pericardite.

Similarmente, a radiografia torácica não é um exame sensível para a EP. Até 25% das radiografias torácicas em pacientes com EP confirmada são normais. Achados inespecíficos nesses pacientes com EP incluem atelectasias e derrame pleural, porém esses achados são igualmente comuns em pacientes sem embolia.[5] Os achados clássicos da radiografia torácica de Corcova de Hampton (uma consolidação em forma de cunha em um campo pulmonar periférico) e do sinal de Westermark (dilatação de veias pulmonares proximais com redução das marcas vasculares da periferia) também são bastante incomuns; entretanto, quando presentes, eles devem suscitar uma suspeita clínica significativa. Assim como o ECG, a radiografia torácica é realizada mais para excluir outras patologias, como pneumonia ou pneumotórax, ou para diagnosticar ou confirmar um diagnóstico alternativo, como uma dissecção aórtica ou ruptura esofágica, as quais alterariam a investigação diagnóstica.

A saturação de oxigênio (SaO_2) consiste em uma importante ferramenta ao avaliar a possibilidade de EP, e qualquer grau de hipoxemia deve ser investigado. Ao contrário, uma SaO_2 de 100% enquanto respira ar ambiente tende a favorecer a ausência de uma EP. Também pode ser útil a obtenção de uma gasometria arterial para avaliar a PaO_2 e a $PaCO_2$ e calcular o gradiente alveoloarterial (A-a), uma vez que a sensibilidade de uma PaO_2 anormal e/ou um gradiente A-a é de 90%.[7] Além disso, naqueles pacientes com EP, a gasometria arterial pode auxiliar na estratificação do risco e orientação do tratamento, já que a PaO_2 parece correlacionar-se bem com a extensão da oclusão vascular pulmonar. No entanto, uma SaO_2 normal e/ou uma gasometria arterial exclusivamente não podem excluir uma EP, pois até 18% dos pacientes com esse diagnóstico ainda apresentarão uma SaO_2 de 100% e uma PaO_2 entre 85 e 105 mmHg.

Em comparação com as modalidades diagnósticas anteriores, o conceito de teste dos D-dímeros é relativamente novo. À medida que o trombo se forma, os sistemas de anticoagulação natural no corpo começam a desintegrá-lo. Um produto da degradação da fibrina cruzada, os D-dímeros são liberados à medida que o trombo é desintegrado. Vários estudos avaliaram a utilidade dos níveis de D-dímeros para a predição da probabilidade de EP. Foi concluído que entre pacientes com baixa probabilidade pré-teste, um D-dímero normal foi associado a uma probabilidade de no mínimo 99% de não ter uma EP. Por outro lado, cerca de 95% dos pacientes com uma EP confirmada apresentaram uma anormalidade do D-dímero. Evidências atuais indicam que a análise do D-dímero usando-se exames imunoabsorventes ligados a enzimas (ELISA) apresenta os melhores resultados, com uma sensibilidade de 95%. Um teste de ELISA quantitativo negativo (< 500 ng/mL) em geral é julgado como tendo um valor preditivo negativo suficiente para EP quando a probabilidade pré-teste de um paciente é baixa. Entretanto, se a avaliação é dificultada pela grande variedade de testes de D-dímeros disponíveis, cada qual com sua própria sensibilidade e especificidade. Assim sendo, é importante estar ciente dos parâmetros do teste disponível em uma determinada instituição e do limite usado para diagnosticar um teste como positivo. Em geral os testes de D-dímeros apenas são úteis quando negativos e apenas em pacientes de baixo risco.[7-10]

O teste tradicional para a avaliação da EP consiste em uma exame V/Q. O estudo PIOPED, publicado em 1990, esteve envolvido na disseminação de seu uso. Esse estudo usou quase mil pacientes em seis centros, incluindo pacientes ambulatoriais e hospitalizados; o número de pacientes hospitalizados e o de pacientes de UTI não foi relatado.

No estudo, os clínicos determinaram a probabilidade de EP antes de uma exame de V/Q ser realizado. Foi concluído que pacientes com alta probabilidade clínica e uma alta probabilidade ao exame V/Q tinham uma chance de 95% de apresentar uma EP. Pacientes com baixa probabilidade clínica e baixa probabilidade ao exame de V/Q possuíam uma chance de apenas 4% de apresentar uma EP. Talvez com maior utilidade, um exame V/Q interpretado como "normal" virtualmente exclui uma EP[11] (observação: "normal", não "baixa probabilidade"). No entanto, no serviço de emergência, apenas aproximadamente 33% dos pacientes irá apresentar um exame V/Q normal e apenas outros 10% irão apresentar um exame V/Q de alta probabilidade, deixando uma grande porcentagem de pacientes nos quais o teste não pode ser considerado diagnóstico. Esses pacientes necessitam de exames diagnósticos adicionais, a fim de excluir uma EP. Assim sendo, várias instituições não tornaram esse exame sua escolha inicial.

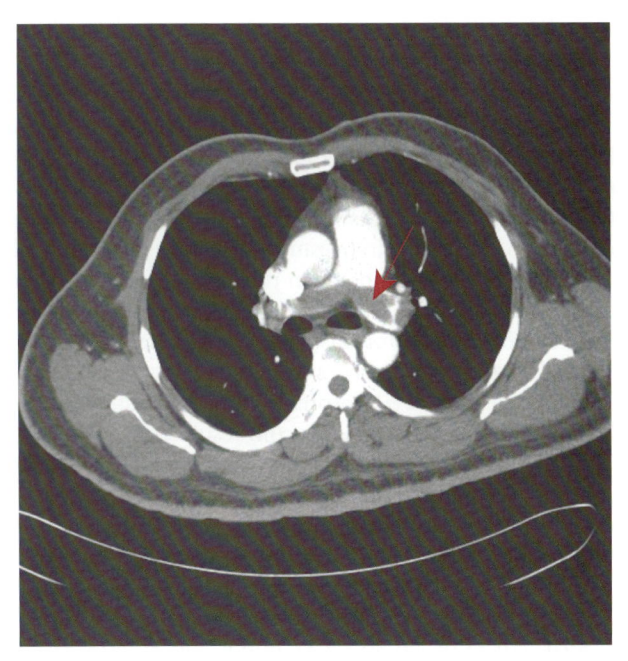

Figura 11-1 Angiografia por TC com um grande defeito de preenchimento central (a seta demonstra um defeito de enchimento da artéria pulmonar esquerda).

A angiografia pulmonar vem sendo considerada o padrão-ouro e em algumas instituições é o próximo exame de escolha em pacientes com exames V/Q não diagnósticos. Entretanto, devido à invasividade desse procedimento e à exposição a uma carga significativa de contraste, assim como pela necessidade de intervencionistas para sua realização, ele é reservado para pacientes nos quais os exames não invasivos são duvidosos ou discordantes em presença de uma forte suspeita clínica. Também pode ser considerado em pacientes nos quais o tratamento da EP é de alto risco (p. ex., doença metastática do cérebro e SNC), e o médico deseja ter a maior certeza possível ao levar em consideração os riscos e benefícios do tratamento.

A angiografia pulmonar por TC tornou-se a modalidade diagnóstica de escolha na maioria das instituições nos Estados Unidos. É facilmente disponível e apresenta o benefício de detectar anormalidades pulmonares alternativas.[2-14] Em um estudo, aproximadamente 7% das TCs negativas para EP constataram outras anormalidades que necessitaram de atenção imediata, e outros 10% necessitaram de um acompanhamento. Em um grande estudo de 824 pacientes, 83% dos pacientes com EP apresentaram um exame positivo (Fig. 11-1), e 96% dos pacientes sem EP apresentaram um exame negativo. A angiografia por TC também é o exame de escolha em pacientes com um infiltrado ao raio X de tórax ou história de enfisema, situações nas quais o exame V/Q provavelmente será anormal. Existe uma grande variação na sensibilidade entre as diferentes instituições; essa variabilidade é dependente da experiência da pessoa que interpreta o exame, da qualidade do exame e da resolução do aparelho de TC. Além disso, um exame de angiografia por TC submete o paciente à radiação, injeção de um meio de contraste nefrotóxico em alta pressão e transporte para fora do ambiente controlado da emergência ou UTI. O médico deve levar esses aspectos em consideração ao excluir a EP como diagnóstico.

A ecocardiografia pode ser útil para pacientes instáveis que não podem ser transportados ou para futura confirmação de dados em pacientes com suspeita de EP e resultados duvidosos. Ela pode revelar anormalidades como aumento das dimensões do ventrículo direito, redução da função ventricular direita ou regurgitação tricúspide.

GESTAÇÃO E EP

Há muito tempo é sabido que a gestação aumenta o risco de trombose venosa e tromboembolismo, e que a EP consiste em uma importante causa de morte materna.[15] Essa população apresenta um grupo de desafios diagnósticos. Os níveis de D-dímeros elevam-se naturalmente durante uma gestação normal, tornando o teste relativamente inútil para a exclusão do tromboembolismo caso sejam usados os limites rotineiros de 0,4-0,5 mg/L como ferramenta de rastreamento.[16]

Ainda existem controvérsias quanto às modalidades de imagem a serem utilizadas em pacientes gestantes com suspeita de EP. A ultrassonografia de extremidades inferiores pode ser útil quando positiva, mas existem vários aspectos que podem apresentar um impacto negativo sobre a sensibilidade em gestantes (aumento do diâmetro das veias das extremidades inferiores, redução da velocidade do fluxo venoso nas extremidades inferiores, edema não patológico das pernas, comum na gestação).[17] Assim, esse exame é útil apenas quando positivo. No entanto, a ultrassonografia não expõe o feto à radiação ionizante, sendo então recomendado com frequência para o rastreamento inicial nessa população.

O exame V/Q provavelmente é menos duvidoso entre as pacientes gestantes do que na população em geral, porém o valor preditivo negativo da angiografia por TC permanece mais alto do que o exame V/Q.[18] Além disso, as dosagens de radiação para o feto são mais baixas com a angiografia por TC.[19] Apesar disso, muitos médicos preferem solicitar exames V/Q em suas pacientes gestantes devido a um conceito errado de que esse exame expõe o feto a uma menor radiação.[20]

ESTRATIFICAÇÃO DO RISCO E PROBABILIDADE PRÉ-TESTE

Conforme observado anteriormente, a maioria dos exames diagnósticos disponíveis para o diagnóstico de EP apresenta limitações significativas ou riscos. Assim, foi sugerido que a tomada de decisão e os exames de diagnóstico também devam incorporar um escore de probabilidade clínica pré-teste. Em 2004, foi publicado o estudo PIOPED II, que avaliou a utilidade da TC para uma suspeita de EP. Os pacientes foram classificados como probabilidade baixa, moderada ou alta usando-se os critérios de Wells para EP (Tab. 11-1). No grupo de pacientes com uma probabilidade pré-teste inter-

▶ TABELA 11-1 CRITÉRIOS DE WELL PARA ÊMBOLOS PULMONARES

Característica clínica	Escore
Suspeita clínica de TVP	3
Outros diagnósticos menos prováveis do que EP	3
Frequência cardíaca > 100	1,5
Imobilização (3 dias ou mais) ou cirurgia nas 4 semanas prévias	1,5
TVP ou EP prévios	1,5
Hemoptise	1
Malignidade (nos últimos 6 meses ou tratamento paliativo)	1
Alta probabilidade	> 6
Moderada probabilidade	2-6
Baixa probabilidade	< 2

mediária ou alta, uma TC positiva para EP foi encontrada em 89 e 99% dos pacientes, respectivamente. Em um grupo de pacientes com uma probabilidade pré-teste baixa ou intermediária, uma TC positiva para EP foi encontrada em 0,5 e 7% dos pacientes, respectivamente.[21] Uma abordagem com bom custo-benefício naquelas instituições nas quais um exame de D-dímeros com ELISA é rapidamente disponível é obter um D-dímero em todos os pacientes considerados como baixo risco de acordo com sua probabilidade antes do teste. Se negativo, não há necessidade de realização de uma TC. Caso o paciente apresente uma probabilidade moderada ou alta para EP no teste, ou o teste de D-dímero não esteja facilmente disponível, ou ainda a suspeita clínica permaneça alta apesar de uma baixa probabilidade no escore de Wells, é recomendada a realização de uma angiografia pulmonar por TC como modalidade diagnóstica inicial. Pacientes com uma TC negativa para EP com uma alta suspeita clínica devem realizar outros testes diagnósticos, provavelmente uma angiografia pulmonar.

A abordagem mencionada ainda engloba uma população significativa que apresenta um escore baixo segundo os critérios de Well, um D-dímero positivo e uma angiografia por TC negativo para EP. Isso levou a uma pesquisa mais aprofundada na tentativa de determinar se é possível estabelecer critérios que coloque o paciente em risco tão baixo que mesmo a avaliação laboratorial não seja necessária. Os critérios de exclusão de embolia pulmonar (critérios PERC), publicados inicialmente em 2004, são uma tentativa (Tab. 11-2). Nesse estudo, pacientes considerados em risco para EP mas que não preenchiam nenhum dos critérios PERC apresentaram uma chance de 1,6% de ter uma embolia. Nenhum dos pacientes clinicamente considerados como improváveis para EP e que foram excluídos pelos critérios PERC apresentaram EP.[22] Esse estudo foi validado prospectivamente com resultados similares.[23] Vários clínicos, hoje, utilizam uma combinação de *gestalt* e do PERC para determinar um limiar para os testes diagnósticos; caso o PERC seja negativo e o clínico possua um baixo índice de suspeição de EP em um paciente em particular, o risco de testes aprofundados supera os benefícios ao paciente, não sendo necessários testes adicionais para eliminar o diagnóstico de EP.[24] É importante lembrar-se de que as regras PERC não foram estudadas ou validadas em pacientes hospitalizados nas enfermarias ou em UTI.

TRATAMENTO

O objetivo principal do tratamento da EP é manter a estabilidade hemodinâmica, reduzir o coágulo e evitar a extensão ou ou recorrência da trombose. O início precoce do tratamento também parece reduzir a incidência de complicações tardias da EP, tal como hipertensão pulmonar tromboembólica crônica e *cor pulmonale*. Caso o tratamento não seja iniciado precocemente, a taxa de mortalidade chega a 30%, com a maioria desses pacientes falecendo nas primeira horas devido à trombose continuada ou recorrente.[25]

Como em todas as outras condições, os cuidados iniciais de qualquer paciente apresentando suspeita ou diagnóstico confirmado de EP deve focar-se no *status* da via aérea, respiração e circulação. Pacientes hipóxicos que não necessitam de suporte ventilatório devem receber suplementação de oxigênio, porém pacientes incapazes de manter suas vias aéreas ou que se encontrem em sofrimento respiratório devem ser intubados. Os líquidos intravenosos podem ser benéficos, porém devem ser administrados com cuidado porque grandes volumes podem precipitar uma insuficiência ventricular direita. Caso um paciente com hipotensão não responda a 500-1.000 mL, deve ser considerada a terapia vasopressora.

A abordagem clássica ao tratamento tem sido o uso de heparina não fracionada (HNF), e as doses devem ser as mesmas do tratamento para TVP. É prudente iniciar a terapia anticoagulação antes do diagnóstico de EP em qualquer paciente com uma alta probabilidade pré-teste, alta suspeita clínica de EP maciça ou sinais vitais instáveis, especialmente se for esperada uma demora nos exames de imagem.

▶ TABELA 11-2 CRITÉRIOS DE EXCLUSÃO PARA EMBOLIA PULMONAR

Idade > 50 anos
Taquicardia (FC < 100)
Oximetria de pulso < 95% ao ar ambiente
Presença de hemoptise
Paciente recebendo estrogênio exógeno
Paciente com história prévia de TVP ou EP
História de cirurgia ou trauma recente (nas semanas precedentes)
Edema de membro inferior unilateral
Caso qualquer um dos acima se aplique, o paciente não mais apresenta baixo risco para EP e necessita de uma avaliação mais detalhada

A heparina de baixo peso molecular (HBPM) demonstrou ter uma eficácia similar e mesmos perfis de segurança que a HNF em pacientes com EP, podendo ser usada no tratamento agudo da EP. Alguns estudos sugerem que também pode haver uma maior inibição da geração de trombina *in vivo*.[26] Como todas as HBPMs são filtradas pelos rins, deve-se tomar cuidado ao administrar esse medicamento em pacientes com insuficiência renal; não se deve usar HBPM em pacientes com creatinina superior a 2 mg/dL. A dose recomendada é de 1 mg/kg por via subcutânea a cada 12 horas ou 1,5 mg/kg por via subcutânea uma vez ao dia. Apesar de os estudos maiores não terem demonstrado qualquer benefício sobre a mortalidade, a terapia trombolítica melhora outros parâmetros importantes, como a função ventricular direita e a perfusão pulmonar. A maioria dos estudos preconiza o uso de terapia trombolítica em qualquer paciente com hipotensão persistente ou instabilidade hemodinâmica e suspeita clínica ou comprovação de uma EP maciça. Outras circunstâncias clínicas que também podem ser beneficiadas incluem hipoxemia grave, grandes defeitos de perfusão, disfunção ventricular direita grave, trombo ventricular direito livre e forame oval patente.[27] As contraindicações de trombólise na EP são as mesmas para o infarto miocárdico agudo ou derrame. Os agentes mais comumente usados são a alteplase (tPA) e a urocinase.

Pacientes com contraindicações para trombolíticos ou que apresentam falha da terapia trombolítica podem beneficiar-se de uma embolectomia. O procedimento pode ser realizado cirurgicamente ou sob orientação fluoroscópica com fragmentação por meio de cateter. Essas modalidades de tratamento são bastante invasivas e são limitadas somente a instituições que possuam especialistas experientes. A mortalidade intraoperatória permanece alta, e não existem estudos de grande porte disponíveis para orientar as tomadas de decisão para a transferência para centros de cuidados terciários. É provável que a alta mortalidade seja ocasionada por uma massa excessiva do coágulo e pelo comprometimento hemodinâmico em pacientes considerados candidatos para tais intervenções e não pelo procedimento em si.[28]

Apesar de não ser imprescindível no caso de emergência (SE ou UTI), em algum momento deve ser tomada uma decisão quanto à terapia ambulatorial ideal. Por questões de custos ou pela capacidade, adesão ou preferência do paciente, alguns pacientes mantêm seu tratamento com injeções ambulatoriais de HBPM. Para aqueles que não irão continuar o uso de HBPM fora do hospital, o tratamento com varfarina deve ser iniciado logo após o início da HNF ou HBPM. Uma vez que o coeficiente internacional normalizado (INR, do inglês *international normalized ratio*) encontre-se entre 2 e 3 durante dois dias consecutivos, a HNF ou a HBPM é descontinuada. O paciente deve permanecer em tratamento com varfarina durante 3 a 6 meses ou indefinidamente, dependendo de seus fatores de risco. Pacientes gestantes devem manter o uso de HBPM, uma vez que a varfarina é contraindicada por ser teratogênica e potencialmente letal ao feto, tendo sido implicada em hemorragia fetal com morte.

▶ EMBOLIA VENOSA AÉREA

Os êmbolos venosos de ar em geral são iatrogênicos, ocorrendo normalmente durante a inserção de um acesso central (apesar de terem sido relatados após a inserção IV periférica). Em pacientes que descompensam durante ou imediatamente após a colocação de um acesso central ou manipulação, deve ser fortemente considerado um êmbolo venoso de ar. Para os acessos de carótida interna e subclávios, está indicada a aspiração imediata do acesso central porque se o cateter se encontrar no átrio direito, o ar remanescente será aspirado. Caso o procedimento realizado tenha sido uma acesso central femoral ou IV periférica onde o cateter não se estenda até o coração, ou caso o procedimento tenha sido um acesso de carótida interna ou subclávio e a aspiração não ajude, pode ser instalado um catater de artéria pulmonar (CAP) tentando fazer a aspiração após a confirmação de que o cateter esteja no átrio direito. O paciente também deve ser colocado em decúbito lateral, já que essa posição "aprisiona" o ar no átrio direito, evitando a embolização pulmonar ou além.

Os pacientes que apresentarem exposição a oxigênio hiperbárico (mergulhadores, pacientes em tratamento com oxigênio hiperbárico) devem ser posicionados em decúbito lateral esquerdo. Um CAP pode ser colocado e pode ser realizada uma tentativa de aspiração.

Em pacientes do sexo feminino, em especial gestantes, que se apresentem ao serviço de emergência com história, sinais e sintomas consistentes com EP e uma história recente de ter praticado cunilíngua, a insuflação vaginal resultando em êmbolos de ar deve ser fortemente considerada. O tratamento é o mesmo descrito acima.

Para todos os pacientes com suspeita de êmbolos de ar, juntamente com as manobras acima, pode ser considerado o tratamento com oxigênio hiperbárico quando disponível, e o paciente pode ser seguramente removido para uma câmara. Para todos os pacientes com parada cardíaca refratários à RCP e ACLS, uma toracotomia e aspiração com agulha do ar intracardíaco são adequados.

▶ EMBOLIA GORDUROSA OU POR MEDULA ÓSSEA

A EP gordurosa ou por medula óssea consiste em um risco após qualquer fratura óssea ou cirurgia, porém ocorre com maior frequência após a fratura ou cirurgia de ossos longos. Os corticosteroides administrados antes das cirurgias na forma de infiltração intramedular demonstraram reduzir a incidência, porém nenhum tratamento demonstrou ser adequado para a embolia gordurosa após sua ocorrência. Uma vez que pode ser difícil a diferenciação entre uma EP tromboembólica e uma EP gordurosa e tendo em vista que a EP tromboembólica é mais comum, é lógico realizar o tratamento para uma EP conforme descrito anteriormente e proporcionar tratamento de suporte de acordo com o necessário. Nos casos de colapso hemodinâmico grave, deve ser considerado colocar o paciente em *bypass* cardiopulmonar.

▶ EMBOLIA POR LÍQUIDO AMNIÓTICO

Apesar de a embolia por líquido amniótico ser uma possibilidade no período puerperal, devido ao estado de hipercoagulabilidade da gestação e a risco aumentado caso tenha havido imobilização no leito anteriormente, durante a após o parto vaginal ou cesariana, a EP tromboembólica ainda é mais comum. Assim sendo, como não existe um tratamento comprovado para a embolia por líquido amniótico e como a EP tromboembólica é mais comum, assim como no caso de embolia gordurosa, uma abordagem racional é tratar para uma EP tromboembólica e proporcionar outras medidas de suporte conforme a indicação. Da mesma forma que com pacientes anteparto, a varfarina é teratogênica e não deve ser iniciada até após o nascimento.

Os casos de êmbolos sépticos, são discutidos no Capítulo 38.

REFERÊNCIAS

1. Hirsh J, Hoak J. Management of deep vein thrombosis and pulmonary embolism. A statement for healthcare professionals. Council on Thrombosis (in consultation with the Council on Cardiovascular Radiology), American Heart Association. *Circulation*. 1996;93:2212.
2. Heit JA, Silverstien MD, Mohr DN, et al. Risk factors for deep venous thrombosis and pulmonary embolism: a population-based, case-controlled study. *Arch Int Med*. 2000;160:810–815.
3. Sandler DA, Martin JF. Autopsy proven pulmonary embolism in hospital patients: are we detecting enough deep vein thrombosis? *J R Soc Med*. 1989;82:203.
4. Courtney DM, Sasser H, Pincus B, et al. Pulseless electrical activity with witnesses arrest as a predictor of sudden death from massive pulmonary embolism in outpatients. *Resuscitation*. 2001;49:265.
5. Stein PD, Saltzman HA, Weg JG. Clinical characteristics of patients with acute pulmonary embolism. *Am J Cardiol*. 1991;68:1723.
6. Stein PD, Terrin ML, Hales CA, et al. Clinical, laboratory, roentgenographic and electrocardiographic findings in patients with acute pulmonary embolism and no pre-existing cardiac or pulmonary disease. *Chest*. 1991;100:598.
7. Kline JA, Nelson RD, Jackson RE, et al. Criteria for the safe use of d-dimer testing in emergency department patients with suspected pulmonary embolism: a multicenter Untied States study. *Ann Emerg Med*. 2002;39:144.
8. Kline JA, Johns KL, Coluciello SA, et al. New diagnostic tests for pulmonary embolism. *Ann Emerg Med*. 2000;35:168.
9. Kearon C, Ginsberg JS, Douketis J, et al. An evaluation of D-dimer in the diagnosis of pulmonary embolism: a randomized trial. *Ann Intern Med*. 2006;144:812.
10. Stein PD, Hull RD, Patel KC, et al. D-dimer for the exclusion of acute venous thrombosis and pulmonary embolism: a systematic review. *Ann Intern Med*. 2004;140:589.
11. Value of the ventilation/perfusion scan in acute pulmonary embolism. Results of the prospective investigation of pulmonary embolism diagnosis (PIOPED). The PIOPED Investigators. *JAMA*. 1990;263:2753.
12. Kim KI, Muller NL, Mayo JR. Clinically suspected pulmonary embolism: utility of spiral CT. *Radiology*. 1999;210:693.
13. Stein PD, Fowler SE, Goodman LR, et al. Multidetector computed tomography for acute pulmonary embolism. *N Engl J Med*. 2006;354:2317.
14. Richman PB, Courtney DM, Wood J, et al. Chest CT angiography (CTA) to rule out pulmonary embolism (PE) frequently reveals clinically significant ancillary findings—a multi-center study of 1025 emergency department patients. *Acad Emerg Med*. 2003;10:564.
15. Pabinger A, Grafenhofer H. Thrombosis during pregnancy: risk factors, diagnosis and treatment. *Pathophysiol Haemost Thromb*. 2002;32:322–323.
16. Kline JA, Williams GW, Hernandez-Nino J. D-dimer concentrations in normal pregnancy: new diagnostic thresholds are needed. *Clin Chem*. 2005;51:825–829.
17. Chan W-S, Ginsberg JS. Diagnosis of deep vein thrombosis and pulmonary embolism in pregnancy. *Thromb Res*. 2002;107:85–91.
18. Mathews S. Imaging pulmonary embolism in pregnancy: what is the most appropriate imaging protocol? *Br J Radiol*. 2006;79:441–444.
19. Winer-Muram HT, Boone JM, Brown HL, et al. Pulmonary embolism in pregnant patients: fetal radiation dose with helical CT. *Radiology*. 2002;224:487–490.
20. Groves AM, Yates SJ, Win T, et al. CT pulmonary angiography versus ventilation–perfusion scintigraphy in pregnancy: implications from a UK survey of doctors' knowledge of radiation exposure. *Radiology*. 2006;240:765–770.
21. Horlander KT, Mannino DM, Leeper KV. Pulmonary embolism mortality in the United States, 1979–1998: an analysis using multiple-cause mortality data. *Arch Intern Med*. 2003;163:1711.
22. Kline JA, Mitchell AM, Kabrhel C, et al. Clinical criteria to prevent unnecessary diagnostic testing in emergency department patients with suspected pulmonary embolism. *J Thromb Haemost*. 2004;2:1247–1255.
23. Kline JA, Courtney DM, Kabrhel CL, et al. Prospective multicenter evaluation of the pulmonary embolism rule-out criteria. *J Thromb Haemost*. 2006;6:772–780.
24. Lessler AL, Isserman JA, Agarwal R, et al. Testing low-risk patients for suspected pulmonary embolism: a decision analysis. *Ann Emerg Med*. 2010;55(4):316–326.e1. Epub 2010 Jan 12.
25. Kucher N, Goldhaber SZ. Management of massive pulmonary embolism. *Circulation*. 2005;112:e28.
26. Kakkar VV, Hoppenstead DA, Fareed J, et al. Randomized trial of different regimens of heparins and in vivo thrombin generation in acute deep vein thrombosis. *Blood*. 2002;99:1965.
27. Buller HR, Agnelli G, Hull RD, et al. Antithrombotic therapy for venous thromboembolic disease: the Seventh ACCP Conference on Antithrombotic and Thrombolytic Therapy. *Chest*. 2004;126:401s.
28. Aklog L, Williams CS, Byrne JG, et al. Acute pulmonary embolectomy: a contemporary approach. *Circulation*. 2002;105:1416–1419.

SEÇÃO IV

Distúrbios cardiovasculares

CAPÍTULO 12

Monitoramento da hemodinâmica e da perfusão

Elizabeth Lea Walters e H. Bryant Nguyen

▶ Introdução   139
▶ Monitoramento da pressão arterial   139
▶ Monitoramento da pressão venosa central   140
▶ Monitoramento do débito cardíaco   142
▶ Oxigenação orgânica e monitoramento da perfusão   145
▶ Resumo   146

▶ INTRODUÇÃO

Pacientes gravemente enfermos são atendidos com frequência nos serviços de emergência e UTI, e os profissionais de ambos os locais necessitam identificar rapidamente e reanimar os pacientes instáveis. Além disso, com os problemas de superlotação dos hospitais e consequente internação de pacientes em estado grave no SE, o manejo hemodinâmico após a ressuscitação inicial é mandatório.

A monitoração hemodinâmica consiste em parte integrante do manejo de pacientes criticamente enfermos, possuindo funções diagnóstica, terapêutica e de ressuscitação. A análise das variáveis hemodinâmicas, além dos tradicionais sinais vitais, permite ao clínico a diferenciação das várias causas de instabilidade hemodinâmica e a intervenção adequada. Este capítulo irá discutir os métodos de monitoramento hemodinâmico.

▶ MONITORAMENTO DA PRESSÃO ARTERIAL

A pressão arterial é uma medida da força exercida pelo sangue circulante em um vaso sanguíneo. Ela é regulada por alterações no tônus α-adrenérgico dos vasos aferentes e varia nos diferentes órgãos. Uma vez que os vasos cerebrais e coronarianos possuem poucos receptores α-adrenérgicos, a perfusão tecidual depende da pressão de perfusão. Entretanto, a pressão de perfusão tecidual não pode ser mensurada diretamente, e a pressão arterial tem sido usada como substituta.[1]

O débito cardíaco (DC) e o tônus vascular são controlados por meio de uma autorregulação, e a hipotensão reflete uma falha desses mecanismos. A hipotensão pode ser resultante de choque cardiogênico ou hemorrágico grave (redução do DC), apesar da preservação do tônus vasomotor, ou devido a uma perda primária do tônus vasomotor independentemente do DC, tal como em um trauma da medula espinal e choque séptico. A pressão arterial normal poderia ocorrer no caso de um choque circulatório caso o tônus vasomotor sistêmico aumente proporcionalmente. Como resultado, a hipotensão é sempre patológica e reflete uma falha dos mecanismos homeostáticos circulatórios normais. Por outro lado, a normotensão não significa estabilidade cardiovascular.

A autorregulação é determinada pela pressão arterial média (PAM), e a variação normal para a maioria dos tecidos é entre 65 e 120 mmHg. À medida que a PAM reduz para menos de 60 mmHg, a perfusão dos órgãos é comprometida e, quando persistente, resulta em falência do órgão e morte.[2] Assim sendo, um dos objetivos da monitoração hemodinâmica é manter a PAM acima de 65 mmHg. No entanto, a PAM ideal varia de acordo com a causa subjacente da instabilidade hemodinâmica. Por exemplo, no choque séptico, o aumento da PAM para mais de 65 mmHg com líquidos e vasopressores aumenta o fornecimento de oxigênio, mas não melhora os índices de perfusão orgânica.[3] Na verdade, o uso de vasopressores para elevar a PAM acima de 65 mmHg pode causar aumento da mortalidade.[4] No choque cardiogênico, as orientações do American College of Cardiology/American Heart Association (ACC/AHA) recomendam uma pressão arterial sistólica (PAS) de 100 mmHg em pacientes com infarto agudo do miocárdio.[5] Na lesão traumática cerebral, estudos observacionais sugeriram que uma PAS menor que 90 mmHg era um fator preditivo para um aumento da morbilidade.[6] No choque hemorrágico, uma reanimação volêmica tardia e a tolerância a uma PAM de 40 mmHg até que ocorra a intervenção cirúrgica definitiva demonstraram melhorar a sobrevida.[7] De acordo com essas evidências, a *International Consensus Conference* fez as seguintes recomendações: PAM > 40 mmHg em uma hemorragia descontrolada devido a um trauma, PAS > 90 mmHg para o traumatismo craniencefálico e uma PAM > 65 mmHg para outras formas de choque.[8]

A PAS representa a pressão máxima durante a ejeção ventricular; a pressão diastólica é a menor pressão nos vasos sanguíneos entre os batimentos cardíacos durante o enchimento ventricular, e a pressão de pulso consiste na diferença entre as duas. Tanto a PAS como a pressão diastólica variam significativamente no sistema vascular. Assim sendo, a PAS pode aumentar até 20 mmHg, enquanto a pressão diastólica reduz de modo similar à medida que a onda de pressão se move a partir da aorta até a periferia. No entanto, a PAM varia apenas de 1 a 2 mmHg no sistema arterial.[9] A PAM pode ser estimada como a soma da pressão diastólica com um terço da pressão de pulso.[10]

MEDIÇÃO NÃO INVASIVA

Palpação

A PAS pode ser estimada pela palpação do pulso radial, femoral ou carotídeo em uma situação de emergência, com uma PAS mínima de 80, 70 ou 60 mmHg, respectivamente. No entanto, esse método superestima a PAS quando comparado com as medições invasivas em pacientes com choque hipovolêmico.[11]

Esfigmomanometria

O método mais comum de determinação da pressão arterial é por meio do uso de um esfigmomanômetro. Com a esfigmomanometria, a pressão arterial pode ser mensurada usando-se a auscultação dos sons de Korotkoff ou por meio de dispositivos oscilométricos automatizados.[10] Com os dispositivos oscilométricos, o ponto de oscilação máxima corresponde à PAM. A PAS e a pressão diastólica são estimadas por meio de um algoritmo empírico.[12] De modo geral, os dispositivos oscilométricos são mais precisos do que a auscultação, apesar de poderem subestimar a pressão arterial sistólica em até 19% e superestimar a pressão arterial diastólica em até 27%.[13] A variabilidade do método auscultatório pode ser ocasionada por um tamanho inadequado do manguito, posicionamento inadequado do manguito, mau posicionamento da campânula auscultatória, velocidade inadequada do esvaziamento do manguito, arritmias, variabilidade do observador e equipamento de má qualidade.[14]

MEDIÇÕES INVASIVAS

Os sons de Korotkoff e a oscilação pressórica encontram-se diminuídos em pacientes com vasoconstrição acentuada e podem subestimar a PAS em mais de 30 mmHg quando comparados com medições diretas.[15] O monitoramento invasivo via cateterização intra-arterial porporciona medições instantâneas da PAM.

A artéria radial é o local mais frequente para cateterização arterial, apesar de a artéria femoral poder ser preferida em situações de emergência e em pacientes hipotensos.[16] Exceto em casos de vasoconstrição periférica severa, nos quais as mensurações radiais podem subestimar a pressão central,[9] as medições da artéria femoral e radial são intercambiáveis.[17] Outros locais em potencial, incluindo as artérias axilar, braquial, pedial dorsal, ulnar, tibial posterior e temporal, raramente são usados.

Após a cateterização arterial bem-sucedida, a conexão do cateter a um transdutor de pressão deve revelar uma onda arterial. O teste de onda reta é aplicado para determinar se componentes no cateter ou no sistema de registro estão afetando as medições da pressão (Fig. 12-1). A causa mais comum de erro é a presença de bolhas de ar no sistema de sonda.[9] Um sistema muito alterado sugere o aprisionamento aéreo, resultando em medições de pressão falsamente baixas, enquanto um sistema com pouca atenuação resultará em uma ressonância excessiva, superestimação da PAS e subestimação da pressão diastólica. A limpeza do sistema para a remoção das bolhas de ar ou a susbtituição dos tubos pode ser necessária. As indicações para a cateterização arterial são ilustradas na Tabela 12-1.

▶ MONITORAMENTO DA PRESSÃO VENOSA CENTRAL

Os líquidos intravenosos consistem em uma parte importante da ressuscitação de pacientes em estado crítico e são usados para aumentar o DC e a pressão arterial, a fim de aprimorar a oxigenação tecidual. Na verdade, 50% dos pacientes gravemente enfermos apresentam uma melhora do DC e do índice cardíaco (IC) quando são administrados líquidos.[2,18]

A pressão venosa central (PVC) é a pressão nas grandes veias torácicas proximais ao átrio direito. Ela é medida ao final da expiração e é determinada em relação à pressão atmosférica. Usando-se essa definição, a PVC pode não representar uma medição precisa do volume intravascular, já

Calibragem ideal:
1,5-2 oscilações antes de retornar ao traçado. Os valores obtidos são precisos.

Calibragem subótima:
> 2 oscilações: pressão sistólica superestimada, pressões diastólicas podem ser subestimadas.

Calibragem superótima:
< 1,5 oscilação. Subestimação das pressões sistólicas, a diastólica pode não ser afetada.

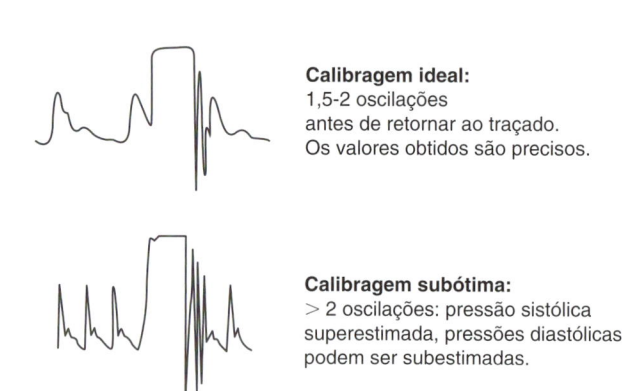

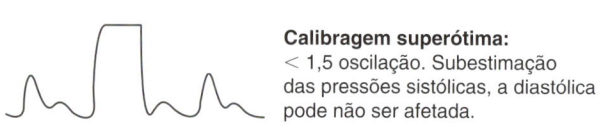

Figura 12-1 Teste de onda reta. Um *bolus* no cateter resulta em um traçado de onda reta. O número de oscilações antes do retorno ao traçado da pressão arterial indica uma calibragem correta.

▶ **TABELA 12-1** INDICAÇÕES PARA A INSTALAÇÃO DE UM CATETER ARTERIAL

- Monitoramento contínuo da pressão arterial em pacientes hemodinamicamente instáveis
- Monitoramento da PAM ideal durante a administração de medicamentos vasopressores
- Coletas frequentes de sangue para medição da gasometria arterial e outros exames laboratoriais
- Cálculo da variação da pressão de pulso (VPP) e débito cardíaco (DC) por meio da análise do traçado de pulso

▶ **TABELA 12-2** FATORES QUE AFETAM A PRESSÃO VENOSA CENTRAL

Volume de sangue venoso central	Retorno venoso Débito cardíaco Volume sanguíneo total Tônus vascular regional Tônus vascular Complacência do ventrículo direito
Complacência cardiovascular	Doença miocárdica Doença pericárdica Tamponamento cardíaco Alterações com a respiração
Pressão intratorácica	Pressão positiva no final da expiração (PEEP do inglês, *positive end-expiratory pressure*) Pressão de ventilação intermitente positiva Pneumotórax hipertensivo
Doença de valva tricúspide	Estenose Regurgitação Ritmo juncional
Arritmias	Fibrilação atrial Dissociação atrioventricular
Nível de referência do transdutor	Posicionamento do paciente

Adaptada de Polanco PM, Pinsky MR. Practical issues of hemodynamic monitoring at the bedside. *Surg Clin North Am.* 2006;86:1431-1456.

que pode ser afetada por fatores anatômicos e fisiológicos, tal como doença de valva tricúspide, complacência cardíaca, anormalidades da função ventricular direita, doença da vascularização pulmonar e arritmias. Outros fatores também podem afetar suas aferições (Tab. 12-2). Assim sendo, a PVC por si só não reflete o estado de volume sanguíneo.[18,19]

A monitoração da PVC geralmente é útil para a avaliação do estado de volume global, mas é menos útil como orientação de ressuscitação. A relação entre o DC e as alterações do volume intravascular é representada pela curva de Starling. A medição estática da PVC não demonstra onde, ao longo da curva de um paciente, as medições estão localizadas. No entanto, como indicador do estado volumétrico, a maioria dos profissionais aceita que uma PVC baixa indica hipovolemia, enquanto uma medição elevada sugere uma sobrecarga de volume, com variações normais entre 0 e 10 mmHg.[20]

Apesar de estudos terem demonstrado que as medições da PVC não se correlacionam necessariamente com o volume sanguíneo circulante e mesmo alterações da PVC podem não se correlacionar com alterações no volume sanguíneo, uma PVC menor do que 4 mmHg em um paciente gravemente enfermo deve ser indicativa de uma ressuscitação volêmica imediata com monitoração cuidadosa.[8,19] A "regra 5-12" por Weil e colegas para a estimativa do estado volumétrico do paciente pode ser rapidamente realizada no SE.[21] Uma medição inicial da PVC é obtida e então é administrado um *bolus* de 10 a 20 mL/min de solução salina normal durante 10 a 15 minutos (p. ex., 250 mL em 15 minutos). Um aumento da PVC > 5 mmHg é indicativo de sobrecarga de volume. No entanto, caso a PVC aumente 2 mmHg ou menos, deve-se suspeitar de hipovolemia e um *bolus* de líquido deve ser administrado. Incorporado no protocolo terapêutico, uma PVC entre 8 e 12 mmHg durante a ressuscitação do paciente gravemente enfermo no SE consiste em um objetivo razoável.[22]

MEDIÇÕES NÃO INVASIVAS

Pulsação venosa jugular

Quando não for possível uma medição invasiva da PVC, o pulso venoso jugular interno (PVJ) pode ser usado para estimar a pressão arterial direita.[23] O ângulo esternal encontra-se aproximadamente 5 cm acima do centro do átrio direito, não importando a posição do paciente. Para obter a PVJ, posicione o paciente em um ângulo de 45°. A distância vertical entre a pulsação jugular e o ângulo esternal é adicionada aos 5 cm para estimar a PVC em cm H_2O. O limite superior do normal para a veia jugular interna (VJI) para a pulsação é de cerca de 4,5 cm verticalmente acima do ângulo esternal (ou 9,5 cm H_2O total). Qualquer pulsação acima de 4,5 cm em 45° indica uma PVC elevada. A visualização da pulsação da VJI por meio do exame físico nem sempre é possível no SE, especialmente nos casos de trauma, obesidade ou pacientes não cooperativos.

Ultrassonografia

A ultrassonografia* pode ser usada para a determinação da pressão venosa jugular elevada no SE. A VJI direita é vista com um transdutor linear de alta frequência (7 a 9 MHz). No plano transverso, com o paciente em posição semissentada, a PVC é maior do que 10 cm H_2O caso apareça

---

* N. de R.T. A ultrassonografia pode ser empregada para inferir a PVC a partir do exame da veia cava inferior. Em pacientes com respiração espontânea, por exemplo, um diâmetro menor que 1,5 cm, aferido transversalmente a 2 cm do diafragma, com colapso inspiratório completo, está associado a valores muito baixos de PVC. Em contraste, uma veia cava inferior com diaâmetro de 2,5 cm e sem colabamento inspiratório indica que o paciente talvez não responda a volume e já tenha uma PVC alta. Leitura sugerida: NOBLE, VE; NELSON; Manual of Emergency and Critical Care Ultrasound, secon edition - Cambridge University Press, 2011.

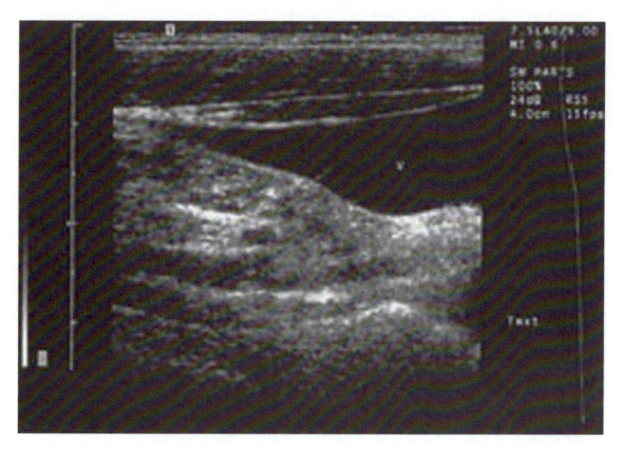

Figura 12-2 Estimativa da pressão venosa jugular. Uma incidência longitudinal ultrassonográfica da veia jugular interna demonstra o ponto de pulsação da veia jugular. (Reproduzida com permissão de Lipton B. Estimation of central venous pressure by ultrasound of the internal jugular vein. Am J Emerg Med. 2000; 18:432-434).

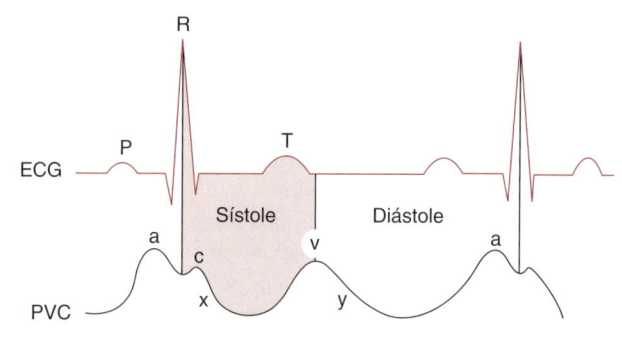

Figura 12-3 Onda de pressão venosa central. Comparação da onda venosa central com a onda do eletrocardiograma: (onda a) contração atrial; (onda c) abaulamento da valva tricúspide no átrio direito no início da sístole; (x descendente) relaxamento atrial, (onda v) aumento da pressão atrial devido ao retorno venoso durante a sístole, antes da abertura da valva tricúspide; (y descendente) esvaziamento atrial para os ventrículos durante a diástole.

distendida e maior do que a artéria carótida comum adjacente. Uma VJI quase completamente colapsada em uma incidência transversa em posição supina indica uma PVC muito baixa. Em um estudo recente, a medição da VJI por meio de ultrassonografia demonstrou um diâmetro médio de 7 mm em pacientes com PVC menor de 10 cm H_2O foi de 7,0 mm comparado com 12,5 mm em pacientes com PVC de 10 cm H_2O ou mais. A medição do diâmetro expiratório final em pacientes na posição supina exibiu uma alta taxa de correlação com as medidas invasivas da PVC.[24]

Outro método consiste na visualização da jugular interna direita no plano longitudinal. Com o paciente em posição semissentada, a localização em que a veia colapsa é o local da PVJ (Fig. 12-2). A distância vertical em centímetros entre esse ponto do colapso venoso e o ângulo esternal é medida e adicionada a 5 cm, fornecendo a PVJ em cm H_2O.[25]

MEDIDAS INVASIVAS

Tradicionalmente, a PVC é monitorada por meio da instalação de um cateter preenchido por líquido no interior da veia jugular interna ou da subclávia com a extremidade na veia cava superior distal. O transdutor deve ser posicionado ao nível do átrio direito ou aproximadamente 5 cm abaixo do ângulo esternal. Uma vez que a medida da PVC é afetada pelas respirações, as medições devem ser realizadas ao final da expiração, quando a pressão pleural exerce um efeito mínimo e a PVC aproxima-se da pressão transmural cardíaca. Uma onda aceitável da PVC é demonstrada na Figura 12-3. A onda c representa o abaulamento da valva tricúspide no interior do átrio direito e ocorre no início da sístole. A base da onda c é usada para determinar o valor da PVC; visto que é a pressão final no ventrículo antes do início da contração, refletindo a pré-carga.[20]

Ocasionalmente, em pacientes com coagulopatia, pacientes nos quais a cateterização subclávia e/ou VJI foi malsucedida ou resultou em complicações, ou naqueles que precisaram de acesso imediato, a cateterização da veia femoral é necessária para a medição da PVC. Estudos demonstraram que a PVC femoral pode ser confiável, apesar de o uso desse local frequentemente ser desestimulado devido ao risco aumentado de infecção e formação de hematomas.[26] Outros estudos demonstraram que as alterações na pressão venosa medidas a partir de uma veia periférica podem correlacionar-se com alterações similares na PVC.[27] Complicações associadas com a instalação de acessos venosos centrais encontram-se listadas na Tabela 12-3. Outras indicações para a cateterização venosa central incluem a administração de líquidos e vasopressores, falha ou acesso venoso periférico inadequado, medição da oxigenação venosa central ($ScvO_2$), cateterização da artéria pulmonar e instalação de um marca-passo transvenoso.

▶ MONITORAMENTO DO DÉBITO CARDÍACO

O objetivo primário da ressuscitação de um choque é a reversão da hipoperfusão tecidual. O fornecimento de oxigênio é baseado no DC e na entrega do sangue arterial oxigenado para os tecidos. Por sua vez, o DC é afetado pela interação entre a pré-carga, a contratilidade e a pós-carga. Os sinais vitais e o exame físico não são suficientes para estimar o DC.[8] Além disso, o DC não apresenta "valores normais", variando de acordo com as demandas metabólicas.

A monitoração do DC auxilia na orientação do tratamento e da resposta no paciente instável. Um aumento do DC > 15% após a administração de líquidos foi considerado o padrão-ouro para refletir a resposta ao volume aos líquidos.[18] A administração contínua de *bolus* de líquidos quando o DC não aumenta pode ocasionar uma sobrecarga hídrica e edema pulmonar. A determinação do ponto de resposta ao volume permite a otimização do DC e da pressão arterial e perfusão dos órgãos. Essa relação é demonstrada pela lei de Starling (Fig. 12-4).[28] Assim sendo, o foco na rea-

▶ TABELA 12-3 COMPLICAÇÕES DO ACESSO VENOSO CENTRAL

	Veia jugular interna (%)	Veia subclávia (%)	Veia femoral (%)
Punção arterial	6,3-9,4	3,1-4,9	9-15
Hematoma	< 0,1-2,2	1,2-2,1	3,8-4,4
Pneumotórax	< 0,1-0,2	1,5-3,1	N/A
Hemotórax	N/A	0,4-0,6	N/A
Infecção local	4,6	1,4	13,2
Infecção sistêmica	1,8	0,9	6,9

Dados obtidos de Merrer J, De Jonghe B, Golliot F, et al. Complications of femoral and subclavian venous catheterization in critically ill patients: a randomized controlled trial. *JAMA*. 2001; 286:700-707; Sznajder JI, Zveibil FR, Bitterman H, Weiner P, Bursztein S. Central vein catheterization:failure and complication rates bythree percutaneous approaches. *Arch Intern Med*. 1986;146: 259-261; Mansfield PF, Hohn DC, Fornage BD, Gregurich MA, Ota DM. Complications and failures of subclavian-vein catheterization. *N Engl J Med*. 1994;331:1735-1738; Martin C, Eon B, Auffray JP, Saux P, Gouin F. Axillary or internal jugular central venous catheterization. *Crit Care Med*. 1990;18: 400-402; Durbec O, Viviand X, Potie F, Vialet R, Albanese J, Martin C. A prospective evaluation of the use of femoral venous catheters in critically ill adults. *Crit Care Med*. 1997;25:1986-1989; Timsit JF, Bruneel F, Cheval C, et al. Use of tunneled femoral catheters to prevent catheter-related infection: a randomized, controlled trial. *Ann Intern Med*. 1999;130:729-735.

nimação deve ser uma alteração relativa no DC em resposta ao tratamento em vez de um valor específico do DC.

O retorno venoso relacionado às alterações respiratórias no paciente intubado provoca várias alterações previsíveis nos diâmetros da veia cava, fluxo sanguíneo pulmonar e débito ventricular esquerdo (VE). No paciente responsivo a volume, o aumento da pressão intratorácica durante a inspiração com pressão positiva reduz o gradiente de pressão para o retorno venoso. Isso resulta em um estreitamento das veias cavas, redução do fluxo sanguíneo pulmonar e atraso de 3 a 4 batimentos no volume de fluxo do VE e pressão de pulso arterial.[2] Essa variação cíclica no volume de fluxo e da pressão de pulso arterial, ou variação da pressão de pulso (VPP), reflete a resposta ao volume. Uma VPP maior do que 13% indica um aumento do DC acima de 15% após um *bolus* de 500 mL de solução cristaloide.[29] Em pacientes de alto risco para cirurgia, a administração de líquidos até que a VPP tenha baixado para menos de 10% demonstrou melhoras nos resultados com redução da duração da permanência hospitalar.[30] No entanto, para que a VPP seja precisa, é necessário que o paciente esteja intubado e sedado de modo que as respirações sejam completamente sincronizadas com o ventilador e sem arritmias significativas.[17]

Em pacientes com respiração espontânea, alterações posturais, tais como elevação passiva dos membros inferiores (EPMI), podem avaliar a resposta ao volume. As pernas são elevadas a 30 acima do tórax e mantidas assim durante

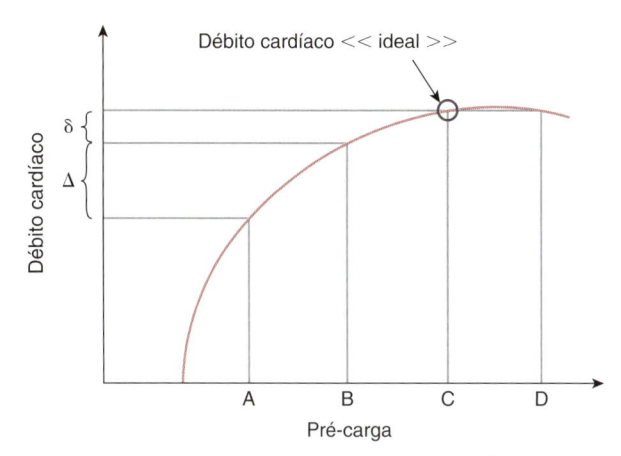

Figura 12-4 Curva de função cardíaca de Starling. Um aumento da pré-carga aumenta o débito cardíaco até que seja alcançado o débito cardíaco ideal (dependente da pré-carga). A pré-carga inicial aumenta (A para B), resultando em alterações maiores (Δ), enquanto aumentos adicionais (B para C) possuem um efeito menor sobre o efeito cardíaco (γ). Aumentos posteriores na pré-carga além desse ponto (C para D) não ocasionarão aumento do débito cardíaco (independente da pré-carga) e podem resultar em sobrecarga hídrica e edema pulmonar.

1 a 2 minutos. Essa manobra aproxima-se de um *bolus* de sangue similar à autotransfusão de 300 mL em um paciente de 70 kg, persistindo por aproximadamente 2 a 3 minutos. Alterações da frequência cardíaca, pressão arterial, PVC ou DC são então observadas. Estudos demonstraram que aumentos dinâmicos do DC induzidos pela EPMI) são sensíveis e específicos para a predição da resposta da VPP durante a ventilação mecânica de pressão positiva.

MEDIÇÃO INVASIVA

O DC tradicionalmente é medido de forma invasiva por meio de cateterização de artéria pulmonar. Um cateter de artéria pulmonar (CAP; Swan-Ganz) é inserido por meio de um dispositivo calibroso de introdução. O CAP possui um sensor de temperatura (para a detecção de alterações da temperatura) localizado a 4 cm da extremidade. O DC é mensurado por meio da injeção de um líquido frio através da extremidade proximal, fazendo-se a seguir a medição da alteração de temperatura do sangue no decorrer do tempo. Uma curva de temperatura *versus* tempo é construída e analisada por um computador conectado ao cateter, fornecendo um DC de termodiluição (ou taxa de fluxo sanguíneo em litros por minuto). Outras medições obtidas pelo CAP estão listadas na Tabela 12-4.

Vários estudos demonstraram que o uso do CAP aumenta os riscos para o paciente e a utilização de reservas.[32,33] No entanto, estudos randomizados subsequentes não demonstraram prejuízo nem benefícios.[34] Devido às controvérsias e riscos associados ao CAP, existe um consenso atual entre os especialistas no sentido de não recomendar o uso rotineiro do CAP no serviço de emergência.[8] No entanto, em pacientes com suspeita de hipertensão

> **TABELA 12-4** VARIÁVEIS HEMODINÂMICAS OBTIDAS PELO CATETER DE ARTÉRIA PULMONAR
>
> - Débito cardíaco
> - Pressão venosa central
> - Pressão de oclusão de artéria pulmonar
> - Pressão capilar pulmonar em cunha
> - Resistência vascular pulmonar
> - Resistência vascular sistêmica
> - Pressão de artéria pulmonar
> - Trabalho de fluxo pulmonar
> - Volume final ventricular direito sistólico e diastólico
> - Saturação de oxigênio venoso central e mista
> - Fornecimento de oxigênio sistêmico
> - Consumo sistêmico de oxigênio

arterial pulmonar, disfunção ventricular direita ou que necessitem de um manejo hídrico complexo, a cateterização de artéria pulmonar ainda pode desempenhar um papel na unidade de terapia intensiva.[35]

As complicações decorrentes da inserção do CAP são similares àquelas da cateterização venosa central. Complicações adicionais incluem perfuração cardíaca, perfuração de artéria pulmonar, lesão de valva tricúspide e pulmonar, torção do cateter, arritmias e bloqueio cardíaco.

MEDIÇÕES NÃO INVASIVAS E MINIMAMENTE INVASIVAS

A fim de evitar as complicações associadas com a colocação do CAP, várias técnicas hemodinâmicas não invasivas foram criadas para monitorar o DC.[36]

Bioimpedância elétrica torácica

A bioimpedância elétrica torácica (BET) determina o DC com base na impedância elétrica (ou resistência) através da parede torácica.[37] Eletrodos posicionados no tórax medem alterações na impedância, o que reflete alterações do volume sanguíneo no interior do tórax. Como a maioria do fluxo através do tórax ocorre na aorta e veia cava, as alterações da impedância que ocorrem no interior do tórax refletem alterações no volume e DC no interior desses grandes vasos. Estudos recentes usaram a BET para orientar a avaliação clínica de pacientes no SE com dispneia e demonstraram que essa tecnologia pode auxiliar o clínico na diferenciação entre causas cardiológicas e não cardiológicas de dispneia, alterando o plano terapêutico do médico para esses pacientes.[38] Apesar de os estudos recentes demonstrarem uma correlação aceitável com alguns critérios invasivos, a BET apresenta algumas limitações, incluindo um sinal menos confiável com o paciente em movimentação, mau contato ou colocação dos eletrodos cutâneos ou qualquer processo que aumente o volume sanguíneo intratorácico.[39] Além disso, arritmias cardíacas podem afetar as leituras da BET.

Uma modificação da bioimpedância é a biorreatividade, que usa um filtro de sinal para analisar a mudança de frequência relativa da corrente através da cavidade torácica entre os eletrodos torácicos em vez de alterações na amplitude do sinal. Isso resulta em uma maior proporção sinal-ruído, tornando-a menos sensível ao movimento do paciente e às interferências externas. Os estudos de validação inicial comparando a biorreatividade e o DC de termodiluição do CAP concluíram que existe uma acurácia aceitável.[40]

Ultrassonografia Doppler esofageana

A ultrassonografia Doppler esofageana (USDE) determina o DC por meio da medição da velocidade do fluxo sanguíneo na aorta descendente, a fim de determinar o volume de fluxo. O transdutor Doppler é introduzido por via oral ou nasal no esôfago até que sua extremidade fique localizada no nível médio torácico e seja obtido o perfil característico de sinal. A área de corte da aorta descendente é calculada por meio de um algoritmo baseado na idade e no índice de massa corporal do paciente. Usando-se essa medida, o volume de fluxo é determinado com a ecocardiografia transtorácica Doppler-padrão.[41] O volume de fluxo é multiplicado pela frequência cardíaca para determinar o DC (DC = volume de fluxo × frequência cardíaca).

A USDE apresenta uma grande precisão quando comparada com a utilização do CAP para medição do DC.[42] Em estudos clínicos randomizados, a USDE usada no protocolo de ressuscitação perioperatória resultou em uma ressuscitação volêmica ideal, redução do período de permanência hospitalar e das complicações pós-operatórias quando comparada com o tratamento-padrão.[43,44] Essa tecnologia possui várias limitações, incluindo a capacidade de obter e manter o sinal que é operador-dependente, a necessidade de reposicionamento frequente e o desconforto no paciente sem ventilação. Entretanto, o uso dessa tecnologia não resultou em nenhuma das complicações comumente associadas à cateterização venosa central invasiva, tal como pneumotórax ou punção arterial.[45] No ambiente do SE, as medições do perfil hemodinâmico usando a USDE levaram a uma mudança da caracterização do choque em 52% dos pacientes e a alterações dos planos terapêuticos em 68% dos pacientes.[46]

Ultrassonografia Doppler transcutânea

A ultrassonografia Doppler transcutânea (USDTC) é similar à USDE, exceto pelo fato de o transdutor ser posicionado na protuberância supraesternal apontando inferiormente em direção à valva aórtica. São obtidos os perfis de velocidade de fluxo sanguíneo transaórtico, e o DC é calculado a partir dos parâmetros de fluxo. Recentes estudos de validação comparando a USDTC com as medições do CAP para o DC demonstraram que as medidas da USDTC apresentam uma acurácia aceitável.[47] A confiabilidade dessa tecnologia no SE também é adequada. Entretanto, o treinamento do operador é crucial e podem ser necessárias várias avaliações para obter a proficiência.[49]

Análise da onda de pressão de pulso

A análise da onda de pressão de pulso proporciona um monitoramento contínuo do DC. Algoritmos de vários fabricantes analisam a onda de pressão arterial (ou o contorno de pulso), a partir de um cateter intra-arterial. Usando-se a pressão diastólica como base, a onda de pulso de pressão arterial varia em função da complacência arterial e do volume de fluxo. O volume de fluxo é estimado por meio da determinação da área sob a curva de onda de pulso. Como a complacência arterial apresenta uma grande variação dependendo da pressão arterial, condições do paciente e qualquer medicação (p. ex., uso de vasopressores), o DC medido tem de ser regularmente calibrado com algum outro padrão de referência. Os dois padrões de referência comumente usados para a calibragem são a diluição de lítio e a termodiluição transpulmonar, que utilizam alterações de concentração ou temperatura em um tempo decorrido, de modo similar ao método de termodiluição do CAP.[50] Recentemente, foi introduzido um algoritmo mais avançado para o contorno da onda de pulso, que não necessita de calibragem com um padrão de referência do DC.[51] Nenhum estudo examinou a acurácia dessa tecnologia no ambiente do SE, porém na UTI e na sala de cirurgia, o método de análise de contorno de pulso arterial calibrado com termodiluição demonstrou ser preciso e sensível a pequenas alterações dinâmicas do DC, enquanto o de análise do contorno de pulso sem calibragem demonstrou ser menos validado.[52]

▶ OXIGENAÇÃO ORGÂNICA E MONITORAMENTO DA PERFUSÃO

O objetivo final do monitoramento hemodinâmico é aprimorar a perfusão tecidual. Porém, uma hemodinâmica ideal não é necessariamente igual à perfusão tecidual ideal. Literaturas recentes focaram-se na microcirculação e marcadores de hipóxia tecidual. Dois métodos estão disponíveis para os médicos dos serviços de emergência, assim como vários dispositivos de monitoração experimentais.

SATURAÇÃO VENOSA CENTRAL MISTA (SvO$_2$) E SATURAÇÃO DE OXIGÊNIO VENOSO CENTRAL (ScvO$_2$)

A monitoração da saturação de oxigênio venoso avalia a extração de oxigênio tecidual e o balanço entre a entrega de oxigênio (EO$_2$) e o consumo de oxigênio (VO$_2$). A taxa de extração de oxigênio normal (TEO) é entre 25 e 35% e resulta em uma saturação venosa de oxigênio de aproximadamente 70% da EO$_2$ arterial. A saturação venosa de oxigênio é medida, de modo ideal, na artéria pulmonar como uma amostra venosa mista (SvO$_2$). Clinicamente, a SvO$_2$ reflete o balanço entre a EO$_2$ e a VO$_2$, com valores baixos refletindo uma EO$_2$ inadequada e/ou uma VO$_2$ excessiva.

A medição da SvO$_2$ necessita da instalação de um CAP, enquanto a saturação de oxigênio venoso central (ScvO$_2$) necessita apenas da colocação de um cateter venoso central na veia jugular interna ou subclávia. A ScvO$_2$ pode ser medida por meio da obtenção de uma gasometria venosa-padrão a partir da entrada distal do cateter venoso central, obtendo uma medição da saturação de oxigênio. Pode ser realizada a medição contínua usando cateteres e monitores especializados equipados com oximetria infravermelha e espectrofotometria de reflexão.

Tendo em vista que a ScvO$_2$ reflete o balanço de oxigênio para a porção superior do corpo e não inclui o retorno venoso do seio coronariano, vários estudos compararam a ScvO$_2$ com a SvO$_2$ que reflete o corpo inteiro. Enquanto a ScvO$_2$ é 2 a 3% menor do que a SvO$_2$ em indivíduos saudáveis, nos estados de choque ela em geral é de 5 a 10% mais alta do que a SvO$_2$, visto que o fluxo sanguíneo é redistribuído dos leitos vasculares abdominais para a circulação cerebral e coronariana.[53]

Aplicação clínica da ScvO$_2$

Durante o manejo inicial, apesar da normalização dos sinais vitais e débito urinário, ainda pode haver uma hipóxia tecidual global.[54] A ScvO$_2$ é capaz de detectar uma EO$_2$ inadequada oculta. Não importando a causa subjacente, valores baixos de ScvO$_2$ representam uma EO$_2$ inadequada em relação à VO$_2$.[55] A compreensão de que a EO$_2$ é inadequada permite que o médico concentre-se na causa. A EO$_2$ é dependente do DC, da saturação de oxigênio e da hemoglobina. A VO$_2$ encontra-se aumentada nos casos de aumento da demanda metabólica. Clinicamente, a hipóxia e a anemia com frequência são facilmente diagnosticadas e tratadas. Assim sendo, uma ScvO$_2$ baixa pode ser útil na sugestão da possibilidade de existência de um baixo DC oculto, indicando a necessidade de investigações mais detalhadas e tratamento.

A ScvO$_2$ e a SvO$_2$ consistem em medidas globais do transporte de oxigênio, não identificando quais tecidos se encontram hipoperfundidos. Áreas localizadas de hipoperfusão tecidual podem estar presentes mesmo com valores normais de ScvO$_2$, particularmente na metade inferior do corpo. Além disso, algumas entidades clínicas (p. ex., choque terminal, hipotermia, envenenamento por cianureto) afetam a capacidade dos tecidos em extrair oxigênio a partir do sangue, levando a uma redução da TEO e alta ScvO$_2$.

Ter como objetivo uma SvO$_2$ normal (aproximadamente 70%) como objetivo terapêutico no manejo de pacientes de UTI não demonstrou melhora nos resultados.[56] Entretanto, a inclusão do monitoramento da ScvO$_2$ em um protocolo de tratamento que inclui como objetivo uma PVC de 8 a 12 mmHg, PAM > 65 mmHg e ScvO$_2$ > 70% para a sepse severa e choque séptico após a entrada no SE (i.e., terapia com objetivos precoces) demonstrou resultar em um benefício significativo em relação à mortalidade.[22,57]

LACTATO

Quando a EO$_2$ é inadequada para satisfazer a demanda tecidual de oxigênio, o metabolismo celular entra em uma fase anaeróbia. O lactato consiste em um bioproduto do metabolismo anaeróbio e um marcador de hipóxia tecidual global. Vários estudos demonstraram que níveis de lactato acima de 4 mmol/L (normal de < 2 mmol/L) estão associados com um prognóstico pior do paciente.[58] Mais importante do que valores isolados de lactato é o *clearence* de lactato.[59-61] Vários estudos demonstraram que o tempo de *clearence* de lactato é primordial, com tempos > 48 horas resultando em uma maior morbidade e mortalidade.[59] O *clearence* de lactato < 24 horas é ideal para o aumento da sobrevida, uma vez que o de > 24 horas está associado com taxas de mortalidade de até 90%.[60,61] No entanto, o lactato também se eleva em estados de doença além do choque (Tab. 12-5). e pode atrasar o *clearence* em pacientes com *doença hepática* subjacente devido ao *clearence* hepático estar afetado. No SE, a capacidade de reduzir o lactato para até seis horas em pacientes com sepse severa ou choque séptico está associada a um aumento de 60 dias na sobrevida.[62]

TÉCNICAS EXPERIMENTAIS DE MONITORAMENTO

A saturação de oxigênio venoso central e o lactato são medidas da hipóxia global. Devido ao interesse atual na avaliação da microcirculação, novas tecnologias estão sendo continuamente desenvolvidas e refinadas.[63] Enquanto essas técnicas permanecem em nível investigativo, a espectroscopia semi-infravermelha para a medição da oxigenação periférica tecidual recebeu bastante atenção na literatura.[64-66] Outras modalidades investigacionais incluem espectroscopia ortogonal polarizada (EOP), pressão parcial sublingual do dióxido de carbono ($PslCO_2$) e tensão transcutânea de oxigênio.[67]

▶ RESUMO

Os médicos emergencistas estão tratando de um número muito maior de pacientes gravemente enfermos e por períodos mais longos de tempo. A monitoração hemodinâmica é usada para identificar uma instabilidade cardiovascular, auxiliar na determinação da etiologia e orientar uma terapia efetiva. Nenhuma variável hemodinâmica deve ser usada como um objetivo absoluto, porém a compreensão das modalidades disponíveis, de como otimizar o diagnóstico e o tratamento do paciente e a compreensão das alterações da hemodinâmica em resposta aos tratamentos podem reduzir a morbidade e a mortalidade dos pacientes.

REFERÊNCIAS

1. Polanco PM, Pinsky MR. Practical issues of hemodynamic monitoring at the bedside. *Surg Clin North Am.* 2006;86:1431-1456.
2. Pinsky MR, Payen D. Functional hemodynamic monitoring. *Crit Care.* 2005;9:566-572.
3. Bourgoin A, Leone M, Delmas A, et al. Increasing mean arterial pressure in patients with septic shock: effects on oxygen variables and renal function. *Crit Care Med.* 2005;33:780-786.
4. Hayes MA, Timmins AC, Yau EH, et al. Elevation of systemic oxygen delivery in the treatment of critically ill patients. *N Engl J Med.* 1994;330:1717-1722.
5. Antman EM, Anbe DT, Armstrong PW, et al. ACC/AHA guidelines for the management of patients with ST-elevation myocardial infarction: a report of the American College of Cardiology/American Heart Association Task Force on Practice Guidelines (Committee to Revise the 1999 Guidelines for the Management of Patients with Acute Myocardial Infarction). *Circulation.* 2004;110: e82-e292.
6. Bratton SL, Chestnut RM, Ghajar J, et al. Guidelines for the management of severe traumatic brain injury. I. Blood pressure and oxygenation. *J Neurotrauma.* 2007;24(suppl 1):S7-S13.
7. Stern SA, Dronen SC, Birrer P, et al. Effect of blood pressure on hemorrhage volume and survival in a near-fatal hemorrhage model incorporating a vascular injury. *Ann Emerg Med.* 1993;22:155-163.
8. Antonelli M, Levy M, Andrews PJ, et al. Hemodynamic monitoring in shock and implications for management. International Consensus Conference, Paris, France, 27-28 April 2006. *Intensive Care Med.* 2007;33:575-590.
9. McGhee BH, Bridges EJ. Monitoring arterial blood pressure: what you may not know. *Crit Care Nurse.* 2002;22:60-64, 66-70, 73 passim.
10. Pickering TG, Hall JE, Appel LJ, et al. Recommendations for blood pressure measurement in humans and experimental animals: part 1: blood pressure measurement in humans: a statement for professionals from the Subcommittee of Professional and Public Education of the American Heart Association Council on High Blood Pressure Research. *Circulation.* 2005;111:697-716.
11. Deakin CD, Low JL. Accuracy of the advanced trauma life support guidelines for predicting systolic blood pressure using carotid, femoral, and radial pulses: observational study. *BMJ.* 2000;321:673-674.
12. Pickering TG. Principles and techniques of blood pressure measurement. *Cardiol Clin.* 2002;20:207-223.
13. Umana E, Ahmed W, Fraley MA, Alpert MA. Comparison of oscillometric and intraarterial systolic and diastolic blood pressures in lean, overweight, and obese patients. *Angiology.* 2006;57:41-45.
14. Karnath B. Sources of error in blood pressure measurement. *Hosp Physician.* Mar 2002;38:33-37.
15. Cohn JN. Blood pressure measurement in shock. Mechanism of inaccuracy in auscultatory and palpatory methods. *JAMA.* 1967;199:118-122.
16. Scheer B, Perel A, Pfeiffer UJ. Clinical review: complications and risk factors of peripheral arterial catheters used for haemodynamic monitoring in anaesthesia and intensive care medicine. *Crit Care.* 2002;6:199-204.
17. Pinsky MR. Functional hemodynamic monitoring. *Intensive Care Med.* 2002;28:386-388.
18. Michard F, Teboul JL. Predicting fluid responsiveness in ICU patients: a critical analysis of the evidence. *Chest.* 2002;121:2000-2008.

▶ **TABELA 12-5** CONDIÇÕES QUE RESULTAM EM ELEVAÇÃO DO LACTATO

Mecanismo	Exemplo
Hipoperfusão tecidual ou hipóxia	Hipotensão de qualquer causa
	Anemia severa
	Insuficiência respiratória
	Envenenamento por monóxido de carbono
	Hipoperfusão tecidual regional
Aumento da demanda de oxigênio	Sepse
	Atividade convulsiva
	Exercícios extenuantes
Redução do metabolismo de piruvato	Envenenamento por cianureto
	Toxicidade por salicilato
	Deficiência de tiamina
	Erros inatos do metabolismo
Retardo do *clearence*	Disfunção hepática ou renal

19. Marik PE, Baram M, Vahid B. Does central venous pressure predict fluid responsiveness? A systematic review of the literature and the tale of seven mares. *Chest.* 2008;134:172-178.
20. Magder S. Central venous pressure: a useful but not so simple measurement. *Crit Care Med.* 2006;34: 2224-2227.
21. Weil MH, Shubin H, Rosoff L. Fluid repletion in circulatory shock: central venous pressure and other practical guides. *JAMA.* 1965;192:668-674.
22. Rivers E, Nguyen B, Havstad S, et al. Early goal-directed therapy in the treatment of severe sepsis and septic shock. *N Engl J Med.* 2001;345:1368-1377.
23. Constant J. Using internal jugular pulsations as a manometer for right atrial pressure measurements. *Cardiology.* 2000;93:26-30.
24. Donahue SP, Wood JP, Patel BM, et al. Correlation of sonographic measurements of the internal jugular vein with central venous pressure. *Am J Emerg Med.* 2009;27:851-855.
25. Lipton B. Estimation of central venous pressure by ultrasound of the internal jugular vein. *Am J Emerg Med.* 2000;18:432-434.
26. Desmond J, Megahed M. Is the central venous pressure reading equally reliable if the central line is inserted via the femoral vein. *Emerg Med J.* 2003;20:467-469.
27. Leonard AD, Allsager CM, Parker JL, et al. Comparison of central venous and external jugular venous pressures during repair of proximal femoral fracture. *Br J Anaesth.* 2008;101:166-170.
28. Starling E. *The Linacre Lecture on the Law of the Heart given at Cambridge, 1915.* London, UK: Longmans, Green and Co; 1918.
29. Michard F, Boussat S, Chemla D, et al. Relation between respiratory changes in arterial pulse pressure and fluid responsiveness in septic patients with acute circulatory failure. *Am J Respir Crit Care Med.* 2000;162:134-138.
30. Lopes MR, Oliveira MA, Pereira VO, et al. Goal-directed fluid management based on pulse pressure variation monitoring during high-risk surgery: a pilot randomized controlled trial. *Crit Care.* 2007;11:R100.
31. Monnet X, Rienzo M, Osman D, et al. Passive leg raising predicts fluid responsiveness in the critically ill. *Crit Care Med.* 2006;34:1402-1407.
32. Connors AF Jr, Speroff T, Dawson NV, et al. The effectiveness of right heart catheterization in the initial care of critically ill patients. SUPPORT Investigators. *JAMA.* 1996;276:889-897.
33. Harvey S, Harrison DA, Singer M, et al. Assessment of the clinical effectiveness of pulmonary artery catheters in management of patients in intensive care (PAC-Man): a randomised controlled trial. *Lancet.* 2005;366:472-477.
34. Shah MR, Hasselblad V, Stevenson LW, et al. Impact of the pulmonary artery catheter in critically ill patients: meta-analysis of randomized clinical trials. *JAMA.* 2005;294:1664-1670.
35. Shure D. Pulmonary-artery catheters—peace at last? *N Engl J Med.* 2006;354:2273-2274.
36. Shoemaker WC, Belzberg H, Wo CC, et al. Multicenter study of noninvasive monitoring systems as alternatives to invasive monitoring of acutely ill emergency patients. *Chest.* 1998;114:1643-1652.
37. Marik PE, Baram M. Noninvasive hemodynamic monitoring in the intensive care unit. *Crit Care Clin.* 2007;23: 383-400.
38. Lo HY, Liao SC, Ng CJ, et al. Utility of impedance cardiography for dyspneic patients in the ED. *Am J Emerg Med.* 2007;25:437-441.
39. Raaijmakers E, Faes TJ, Scholten RJ, et al. A meta-analysis of three decades of validating thoracic impedance cardiography. *Crit Care Med.* 1999;27:1203-1213.
40. Raval NY, Squara P, Cleman M, et al. Multicenter evaluation of noninvasive cardiac output measurement by bioreactance technique. *J Clin Monit Comput.* 2008;22:113-119.
41. Huntsman LL, Stewart DK, Barnes SR, et al. Noninvasive Doppler determination of cardiac output in man. Clinical validation. *Circulation.* 1983;67:593-602.
42. Dark PM, Singer M. The validity of trans-esophageal Doppler ultrasonography as a measure of cardiac output in critically ill adults. *Intensive Care Med.* 2004;30: 2060-2066.
43. Sinclair S, James S, Singer M. Intraoperative intravascular volume optimisation and length of hospital stay after repair of proximal femoral fracture: randomised controlled trial. *BMJ.* 1997;315:909-912.
44. Noblett SE, Snowden CP, Shenton BK, et al. Randomized clinical trial assessing the effect of Doppler-optimized fluid management on outcome after elective colorectal resection. *Br J Surg.* 2006;93:1069-1076.
45. Venn R, Steele A, Richardson P, et al. Randomized controlled trial to investigate influence of the fluid challenge on duration of hospital stay and perioperative morbidity in patients with hip fractures. *Br J Anaesth.* 2002;88: 65-71.
46. Rodriguez RM, Lum-Lung M, Dixon K, et al. A prospective study on esophageal Doppler hemodynamic assessment in the ED. *Am J Emerg Med.* 2006;24:658-663.
47. Wong LS, Yong BH, Young KK, et al. Comparison of the USCOM ultrasound cardiac output monitor with pulmonary artery catheter thermodilution in patients undergoing liver transplantation. *Liver Transpl.* 2008; 14:1038-1043.
48. Nguyen HB, Losey T, Rasmussen J, et al. Interrater reliability of cardiac output measurements by transcutaneous Doppler ultrasound: implications for noninvasive hemodynamic monitoring in the ED. *Am J Emerg Med.* 2006;24:828-835.
49. Dey I, Sprivulis P. Emergency physicians can reliably assess emergency department patient cardiac output using the USCOM continuous wave Doppler cardiac output monitor. *Emerg Med Australas.* 2005;17:193-199.
50. Della Rocca G, Costa MG, Pompei L, et al. Continuous and intermittent cardiac output measurement: pulmonary artery catheter versus aortic transpulmonary technique. *Br J Anaesth.* 2002;88:350-356.
51. McGee WT, Horswell JL, Calderon J et al. Validation of a continuous, arterial pressure-based cardiac output measurement: a multicenter, prospective clinical trial. *Crit Care.* 2007;11:R105.
52. de Waal EE, Kalkman CJ, Rex S, et al. Validation of a new arterial pulse contour-based cardiac output device. *Crit Care Med.* 2007;35:1904-1909.
53. Scheinman MM, Brown MA, Rapaport E. Critical assessment of use of central venous oxygen saturation as a mirror of mixed venous oxygen in severely ill cardiac patients. *Circulation.* 1969;40:165-172.
54. Wo CC, Shoemaker WC, Appel PL, et al. Unreliability of blood pressure and heart rate to evaluate cardiac output in emergency resuscitation and critical illness. *Crit Care Med.* 1993;21:218-223.
55. Rady MY, Rivers EP, Nowak RM. Resuscitation of the critically ill in the ED: responses of blood pressure, heart rate, shock index, central venous oxygen saturation, and lactate. *Am J Emerg Med.* 1996;14:218-225.
56. Gattinoni L, Brazzi L, Pelosi P, et al. A trial of goal-oriented hemodynamic therapy in critically ill patients. SvO_2 Collaborative Group. *N Engl J Med.* 1995;333: 1025-1032.
57. Nguyen HB, Corbett SW, Steele R, et al. Implementation of a bundle of quality indicators for the early management of severe sepsis and septic shock is associated with decreased mortality. *Crit Care Med.* 2007;35: 1105-1112.
58. Perez DI, Scott HM, Duff J, et al. The significance of lacticacidemia in the shock syndrome. *Ann N Y Acad Sci.* 1965;119:1133-1141.
59. McNelis J, Marini CP, Jurkiewicz A, et al. Prolonged lactate clearance is associated with increased mortality in the surgical intensive care unit. *Am J Surg.* 2001;182: 481-485.
60. Abramson D, Scalea TM, Hitchcock R, et al. Lactate clearance and survival following injury. *J Trauma.* 1993;35:584-588. Discussion 588-589.

61. Manikis P, Jankowski S, Zhang H, et al. Correlation of serial blood lactate levels to organ failure and mortality after trauma. *Am J Emerg Med.* 1995;13:619–622.
62. Arnold RC, Shapiro NI, Jones AE, et al. Multi-center study of early lactate clearance as a determinant of survival in patients with presumed sepsis. *Shock.* 2008. Epub December 22.
63. Cohn SM, Crookes BA, Proctor KG. Near-infrared spectroscopy in resuscitation. *J Trauma.* 2003;54:S199–S202.
64. Mulier KE, Skarda DE, Taylor JH, et al. Near-infrared spectroscopy in patients with severe sepsis: correlation with invasive hemodynamic measurements. *Surg Infect.* 2008;9:515–519.
65. Mesquida J, Masip J, Gili G, et al. Thenar oxygen saturation measured by near infrared spectroscopy as a noninvasive predictor of low central venous oxygen saturation in septic patients. *Intensive Care Med.* Jun 2009;35(6):1106–1109. Epub 2009 Jan 29.
66. Rhee P, Langdale L, Mock C, et al. Near-infrared spectroscopy: continuous measurement of cytochrome oxidation during hemorrhagic shock. *Crit Care Med.* 1997;25: 166–170.
67. Lima A, Bakker J. Noninvasive monitoring of peripheral perfusion. *Intensive Care Med.* 2005;31:1316–1326.

CAPÍTULO 13

Síndrome coronariana aguda

John P. Marshall e Jonathan Rose

- ▶ Introdução 149
- ▶ Epidemiologia 149
- ▶ Fisiopatologia 149
- ▶ Apresentação 150
- ▶ Abordagem diagnóstica 150
- ▶ Tratamento 153
- ▶ Potenciais complicações 156
- ▶ Disposição 157

▶ INTRODUÇÃO

A síndrome coronariana aguda (SCA) não se refere a um único diagnóstico e sim a um espectro de doenças. Ela compreende o infarto do miocárdio com elevação do segmento ST (IAMCSST), infarto do miocárdio sem elevação do segmento ST (IAMSSST) e angina instável (AI). Trata-se de um processo de doença que, quando não reconhecido, provoca no paciente uma grande morbidade e até mortalidade. O infarto agudo do miocárdio é a principal causa de óbito nos Estados Unidos, senão em todos os países desenvolvidos.[1] Por esses motivos, a SCA deve ser respeitada e tratada com agilidade e cuidado.

▶ EPIDEMIOLOGIA

Nos Estados Unidos, a doença arterial coronariana (DAC) afetou aproximadamente 16 milhões de pessoas em 2005; em 2008, estima-se que 770 mil americanos apresentaram um novo evento coronariano, enquanto 430 mil apresentaram um episódio recorrente.[2] A DAC inclui a SCA e a AI. Ainda que a angina instável seja uma condição importante, ela não será aqui o foco de discussão, visto que não é diretamente responsável pelas estatísticas de mortalidade (apesar de que um pequeno número de óbitos por DAC é atribuído à *angina pectoris*). Com respeito à mortalidade, uma em cada cinco mortes nos Estados Unidos em 2004 foi causada por DAC: com um americano sofrendo um evento coronariano a cada 26 segundos e uma morte a cada minuto como resultado de infarto do miocárdio.[2] O custo estimado de 2008 para os cuidados desses pacientes foi de 156,4 bilhões de dólares.[2] Espera-se que a prevalência de SCA continue a subir, uma vez que cresce o número de pacientes com diagnóstico de IAMSSST e AI. Isso não se deve apenas ao envelhecimento da população, mas também à utilização de exames diagnósticos mais sensíveis, ao aumento da disponibilidade de terapias invasivas precoces e ao tratamento precoce e intensivo de condições de comorbidade, o que retarda a progressão da doença para IAMCSST.[3-5]

Com um grau de suspeição elevado e melhor reconhecimento dessas entidades clínicas, menos pacientes deixaram de ser diagnosticados. Como consequência, a mortalidade relacionada à SCA foi dramaticamente reduzida, em particular nos casos de IAMCSST. No entanto, a taxa de declínio não foi tão grande para a IAMSSST e AI. Isso provavelmente se deve a um atraso na implementação dos protocolos de tratamento para pacientes com essas condições.[6,7]

▶ FISIOPATOLOGIA

A compreensão do infarto agudo do miocárdio requer o entendimento da fisiopatologia da trombose da artéria coronária. A SCA pode ser ocasionada por uma obstrução embólica, mas a causa mais comum é a doença aterosclerótica. Existem dois tipos gerais de placa aterosclerótica, a estável e a instável, cada uma produzindo uma apresentação diferente de SCA. A placa estável apresenta uma capa fibrosa espessa, que sofre um lento espessamento, produzindo os sintomas de angina clássica, como desconforto torácico progressivo aos esforços. Nessa situação, o fornecimento de oxigênio ao miocárdio é gradualmente diminuído, produzindo uma redução da tolerância ao estresse miocárdico. No entanto, as placas instáveis possuem uma fina capa fibrosa impregnada por células inflamatórias, que tornam a placa vulnerável à ruptura. A SCA associada a uma ruptura aguda da placa produz um espectro de características de acordo com a localização e o grau da trombose associada e consequente comprometimento do fornecimento de oxigênio. Um pequeno trombo pode produzir sintomas anginosos, enquanto uma oclusão de grau mais alto produz sintomas similares ao infarto do miocárdio sem elevação do segmento ST (IAMSSST). Uma oclusão completa pode produzir um IAMCSST franco de diferente severidade, dependendo da quantidade e localização do miocárdio afetado. Vários tratamentos da SCA têm por objetivo a maximização do fornecimento de oxigênio, a minimização da ativação e da agregação plaquetárias e da formação de coágulos.[8]

▶ APRESENTAÇÃO

No que diz respeito à SCA, certos fatores de risco têm sido associados com a probabilidade de desenvolver doença cardíaca no decorrer da vida, porém demonstraram ter pouca utilidade em um quadro agudo.[9] Idade, sexo, história familiar, hipertensão, diabetes melito, colesterol elevado, obesidade, tabagismo e sedentarismo, mesmo sendo importantes, não são preditivos de um quadro agudo. Uma das ferramentas mais comuns para a estratificação de pacientes com suspeita de SCA é o escore de trombólise no infarto miocárdico (TIMI, do inglês *Thrombolysis in Myocardial Infarction*) (Tab. 13-1). Associado a cada escore, há um risco específico de mau prognóstico definido como morte, infarto do miocárdio ou necessidade de intervenção coronariana percutânea (ICP) aguda. Em um estudo de 2006, por Pollack e colegas, um escore de 3 ou mais significa um risco aumentado, com um estudo mostrando 5% de mortalidade em 14 dias e chance de 8% de necessitar de uma ICP 10 (Tab. 13-2).

Assim como na maioria dos diagnósticos, uma história precisa e um exame físico detalhado são necessários para gerar um diagnóstico diferencial amplo, apropriado e preciso. No entanto, não existe um modo efetivo de excluir uma SCA apenas por meio da história e do exame físico. Alguns pacientes apresentam-se de um modo classicamente denominado "típico": dor torácica mal localizada ou opressão irradiando-se para o lado esquerdo da mandíbula, ambos os ombros ou membro superior esquerdo; natureza intermitente, duração entre 15 e 20 minutos em cada vez; exacerbado ou precipitado por atividade física; aliviada pelo repouso ou uso de nitroglicerina e associada à diaforese e à falta de ar. A maioria dos pacientes, porém, não se apresenta de modo tão típico. Além disso, algumas populações de pacientes, principalmente as mulheres, os idosos e os dia-

▶ TABELA 13-1 FATORES DE RISCO PARA O ESCORE TIMI (1 PONTO CADA)

65 anos de idade ou mais
No mínimo três fatores de risco para DAC (HTN, DM, colesterol elevado, história familiar, tabagismo)
Estenose coronariana prévia de 50% ou mais
Desvio do segmento ST
No mínimo dois eventos anginosos nas 24 horas precedentes
Uso de ácido acetilsalicílico nos últimos sete dias
Elevação das enzimas cardíacas séricas (CK-MB; troponina)

Adaptada de Pollack CV Jr, Sites FD, Shofer FS, et al. Application of the TIMI risk score for unstable angina and non-ST elevation acute coronary syndrome to an unselected emergency department chest pain population. *Acad Emerg Med*. 2006;13:13–18.

▶ TABELA 13-2 PROBABILIDADE DE MAU PROGNÓSTICO EM 30 DIAS DE ACORDO COM O ESCORE TIMI

Escore TIMI 0	2,1%
Escore TIMI 1	5%
Escore TIMI 2	10,1%
Escore TIMI 3	19,5%
Escore TIMI 4	22,1%
Escore TIMI 5	39,2%
Escore TIMI 6	45%
Escore TIMI 7	100%

Adaptada de Pollack CV Jr, Sites FD, Shofer FS, et al. Application of the TIMI risk score for unstable angina and non-ST elevation acute coronary syndrome to an unselected emergency department chest pain population. *Acad Emerg Med*. 2006;13:13–18.

béticos, apresentam-se com o que é denominado "equivalente da angina". Esses sintomas podem incluir desconforto isolado na mandíbula, no pescoço, no ombro, no dorso, no braço ou na região epigástrica, assim como náusea, vômito, tonturas, fadiga generalizada ou fraqueza. De modo ainda mais sutil, um paciente pode descrever simplesmente um aumento de dificuldade no desempenho de suas atividades diárias. Aqueles com comprometimento cognitivo, diabetes ou abuso de substâncias podem apresentar alterações do estado mental. É muito importante lembrar que o diagnóstico de AI pode ser baseado exclusivamente na história e no exame físico, apesar de um eletrocardiograma (ECG) normal ou exames de enzimas cardíacas* resultarem negativos.

O exame físico de pacientes com SCA é útil para a avaliação de outras etiologias em potencial para as queixas do paciente, apesar de o exame possuir utilidade em identificar pacientes que podem estar em risco para um desfecho pior ou que tenham desenvolvido alguma complicação relacionada ao seu infarto do miocárdio. Por exemplo, sinais vitais instáveis, distensão venosa jugular, edema pulmonar e/ou um galope S3 são indicativos de insuficiência cardíaca. Um novo sopro é sugestivo de ruptura de músculos papilares. A hemiparesia pode ser indicativa de dissecção aórtica. Cada um desses sinais está associado a um pior prognóstico em comparação com sua ausência. Deve-se ter cuidado no que diz respeito ao exame físico e à possibilidade de atribuir os sintomas do paciente a um processo mais benigno do que a SCA. Por exemplo, uma proporção significativa de pacientes com SCA pode, na verdade, apresentar uma dor torácica pleurítica, posicional ou reprodutível ao exame físico.[11] Em resumo, não existe um achado único do exame físico que possa excluir com segurança uma SCA.

▶ ABORDAGEM DIAGNÓSTICA

O exame diagnóstico mais crucial em qualquer paciente com suspeita de SCA é o ECG, que deve ser obtido dentro

---

* N. de R.T. Marcadores de lesão miocárdia (mioglobina e trompobina não são enzimas cardíacas).

de 10 minutos após a chegada do paciente ao serviço de emergência (SE) ou minutos após o desenvolvimento da dor torácica, caso o paciente já se encontre hospitalizado. É vital que o ECG seja realizado de forma ágil e completa e interpretado com exatidão. Além disso, o paciente deverá ser monitorado o mais brevemente possível, caso ainda não o tenha sido. Para aquele paciente internado que desenvolva dor torácica e não se encontre monitorado, pode haver necessidade de transferência para a unidade de telemetria ou UTI, dependendo do resultado do ECG. Caso seja identificado um IAMCSST, os recursos apropriados devem ser providenciados e realizadas as intervenções pertinentes.[12,13] Os critérios diagnósticos para IAMCSST, conforme descrito pelo American College of Cardiology (ACC) e American Heart Association (AHA) são descritos na Tabela 13-3.[14] Alterações recíprocas no segmento ST, tal como depressões na derivação oposta ou achados no ECG de lado direito ou posterior, tornam o diagnóstico de IAMCSST mais específico. Ainda que tais critérios tenham sido estabelecidos e aceitos, um ECG com essas características tem uma sensibilidade de apenas 75% e especificidade de 69% para IAMCSST.[15] Existem várias outras condições que podem ocasionar uma elevação do segmento ST, como pericardite, repolarização precoce, hipertrofia ventricular esquerda, infarto do miocárdio prévio desenvolvimento de aneurisma ventricular, etc.

No que diz respeito ao IAMSSST, o ECG talvez tenha uma importância igual, porém de 1 a 5% dos pacientes com infarto do miocárdio apresentam um ECG completamente normal no momento da apresentação.[16] Assim sendo, ECGs seriados têm grande valor ao considerar o diagnóstico de SCA e devem ser obtidos nos episódios subsequentes de dor torácica, com repetição das enzimas cardíacas. Alterações dinâmicas do ECG associadas a episódios intermitentes de dor torácica são mais preditivas de SCA. De acordo com a ACC e a AHA, uma depressão do segmento ST maior do que 0,05 mV com ou sem inversões de onda T consiste no achado mais preocupante associado a um mau prognóstico. A mortalidade em 30 dias de pacientes com depressões isoladas do segmento ST é equivalente à dos pacientes com elevações de ST. As inversões de onda T ≥ 0,2 mV são as segundas mais importantes. Por fim, as depressões do segmento ST e as inversões de onda T de menor magnitude ou ondas T recentemente voltadas para cima (polarização pseudonormal) demonstraram ser menos preocupantes, porém ainda clinicamente significativas no que diz respeito ao prognóstico.[16]

A necessidade de uma interpretação precisa do ECG não pode ser subestimada. Um estudo retrospectivo de 1.684 pacientes com infarto agudo do miocárdio revelou que 12% dos pacientes que se apresentam ao SE com uma isquemia ativa e de longa duração, identificável pela análise do ECG, não foram diagnosticados.[17] Mesmo que não seja estatisticamente significativo, existe uma tendência de aumento da mortalidade hospitalar como resultado.

Em certas situações, o ECG pode ser mais difícil de ser interpretado. Um exemplo é o caso de um bloqueio de ramo esquerdo (BRE) preexistente. Os critérios de Sgarbossa foram validados como altamente específicos para um paciente com IAMCSST que apresenta um BRE em sua linha de base (ver Tab. 13-4).[18] Quanto mais critérios forem preenchidos, maior é a probabilidade de ocorrência de IAMCSST. Um escore de 5 a 10 indica uma probabilidade de 88 a 99% de um IAMCSST agudo. Porém, mesmo com 0 ponto, existe uma chance de 16% de um IAMCSST agudo. Devido à baixa sensibilidade dos critérios de Sgarbossa, quando houver um escore < 10 pontos, não pode ser usado exclusivamente o ECG na avaliação diagnóstica de um paciente com dor torácica. No entanto, em um cenário ideal, o ECG associado à história da doença atual do paciente e um exame físico dirigido podem ser suficientes para diagnosticar com precisão e permitir uma intervenção rápida e que salve a vida do paciente.

Além do ECG, a análise dos biomarcadores séricos consiste em uma ferramenta essencial no caso de um IAMSSST. São úteis também no IAMCSST, mas desempenham um papel menos importante, uma vez que o tratamento deve ser iniciado de acordo exclusivamente com o ECG. Conforme já mencionado, o diagnóstico de AI é feito pela anamnese, exame físico e consideração de diagnósticos alternativos por meio de um diagnóstico diferencial e talvez pela exclusão de outras etiologias. Pode-se esperar

▶ TABELA 13-3 CRITÉRIOS DIAGNÓSTICOS DE IAMCSST SEGUNDO A AHA/ACC (QUALQUER UM DOS SEGUINTES)

Elevação do segmento ST ≥ 1 mm (0,1 mV) em duas ou mais derivações de membros (de aVL a III, incluindo – aVR)
Elevação do segmento ST ≥ 1 mm (0,1 mV) nas derivações precordiais V4-V6
Elevação do segmento ST ≥ 2 mm (0,2 mV) nas derivações precordiais V1-V3
Bloqueio de ramo esquerdo novo

Adaptada de Myocardial infarction redefined – a consensus document of the Joint European Society of Cardiology/American College of Cardiology Committee for the Redefinition of Myocardial Infarction. *Eur Heart J*. 2000;21:1502–1513.

▶ TABELA 13-4 CRITÉRIOS DE SGARBOSSA E PONTUAÇÃO

Elevação do segmento ST ≥ 1 mm em uma derivação concordante com um complexo QRS	5 pontos
Depressão do segmento ST ≥ 1 mm em V1, V2 ou V3	3 pontos
Elevação do segmento ST ≥ 5 mm em uma derivação discordante com um complexo QRS	2 pontos

Adaptada de Sgarbossa EB, Pinski SL, Barbagelata A, et al. Electrocardiographic diagnosis of evolving acute myocardial infarction in the presence of left bundle-branch block. *N Engl J Med*. 1996;334:481–487.

um ECG normal e biomarcadores cardíacos séricos negativos em um quadro de AI. Assim como o IAMCSST e o IAMSSST, a AI consiste em um diagnóstico que não pode ser perdido. Esses pacientes também necessitarão de um tratamento intensivo porque podem progredir para um IAMSSST ou um IAMCSST.

A análise dos biomarcadores cardíacos séricos permite a confirmação diagnóstica, bem como a estratificação do risco, já que pacientes com resultados positivos apresentarão uma taxa de complicação mais alta.[19,20] Os biomarcadores mais comumente usados incluem a creatinocinase miocárdica (CK-MB), a mioglobina e a troponina T ou I. A ACA e a AHA não recomendam mais o uso da mioglobina na avaliação de pacientes com suspeita de IAMSSST. O marcador é sensível no início do processo da doença, elevando-se dentro de 1 hora após o evento isquêmico, porém não é específico. O LDH, que foi usado como marcador durante vários anos, também não é recomendado devido a sua falta de especificidade. Em contraste, a CK-MB e a troponina são sensíveis e específicas no que diz respeito ao infarto do miocárdio, e apesar de a CK-MB ser menos específica do que a troponina, também é encontrada no músculo esquelético. Ambas as enzimas elevam-se após a mioglobina, podendo alcançar valores anormais de 3 a 4 horas após um evento isquêmico, com pico em seus níveis de 15 a 20 horas após o evento. Os níveis de CK-MB devem reduzir-se para a faixa de normalidade dentro de 48 horas, enquanto os níveis de troponina permanecem elevados por 10 dias. Devido a seu alto grau de especificidade, a capacidade do equipamento diagnóstico de mensurar até mesmo a menor elevação de seus níveis (comparados com os limites anteriores) e a atual definição de infarto agudo do miocárdio com as mínimas elevações de troponina, tanto a prevalência como a incidência da doença aumentaram significativamente.[14] Mesmo pequenas elevações identificam pacientes de risco mais elevado, que podem beneficiar-se de intervenções mais agressivas. Existem outras razões para um paciente apresentar elevação da troponina, como insuficiência renal (que afeta menos a troponina I do que a T), trauma, insuficiência cardíaca congestiva (ICC) e sepse, porém cada um desses pacientes, em consequência de sua comorbidade, encontra-se em um risco ainda maior e apresenta uma mortalidade mais alta.[21]

Como todos os biomarcadores, as medições seriadas são mais úteis do que qualquer medição isolada. Para pacientes com uma medição inicialmente negativa, uma segunda medição de CK-MB após 2 horas proporcionou uma sensibilidade de 93% e uma especificidade de 94% para o infarto agudo do miocárdio.[22] Ainda assim, a CK-MB consiste em um marcador de segunda linha para o infarto do miocárdio, pois os pacientes com elevação da CK-MB e troponina negativa apresentam o mesmo desfecho que pacientes com CK-MB normal e troponina negativa.[19]

Existem outros novos biomarcadores estudados, incluindo o peptídeo natriurético cerebral (BNP, do inglês *brain natriuretic peptide*), proteína C reativa, albumina modificada por isquemia e homocisteína, porém nenhum deles é recomendado pela AHA ou pela ACC para a avaliação da SCA em um quadro agudo.

Além da análise do ECG e dos biomarcadores cardíacos, outras modalidades podem ser utilizadas para a avaliação do paciente cardiológico. Em um ambiente adequado, o teste provocativo por meio do estresse físico com ou sem estudos de imagem da perfusão cardíaca e ecocardiografia de estresse estão sendo utilizados em um esforço de avaliação do paciente quanto à possibilidade de SCA com alto grau de certeza, a fim de liberar o paciente com segurança. Similarmente, o uso da ecocardiografia durante um episódio agudo de SCA pode avaliar o miocárdio quanto à anormalidade da mobilidade da parede. Um ecocardiografista com experiência pode detectar alterações da contração normal simétrica do miocárdio, que podem ser indicativas de hipoatividade cardíaca associada à isquemia aguda.

A tomografia computadorizada (TC) foi e atualmente ainda está sendo investigada como uma alternativa à angiografia coronariana com o benefício de ser menos invasiva e talvez mais facilmente disponível. A tomografia computadorizada cardíaca (TCC) consiste em uma modalidade pela qual o grau de calcificação das artérias coronárias é medido sem a necessidade de utilização de um contraste intravenoso, com graus avançados de calcificação sendo indicativos de uma maior probabilidade de um futuro evento coronariano.[23] Ela não avalia o verdadeiro lume cardíaco. Quanto maior for o grau de calcificação, maior é a chance de identificação de uma lesão obstrutiva que necessite de intervenção durante uma angiografia coronariana. Entretanto, o escore gerado por tal medição reflete apenas o risco relativo ou geral e não o risco absoluto ou certeza de que existe uma lesão obstrutiva.[24]

Ao contrário da TCC, a angiografia cardíaca por TC (ACTC) avalia o verdadeiro lume cardíaco por meio da utilização de um contraste intravenoso e demonstrou uma boa correlação com os achados derivados de uma ICP. Menos invasiva e com uma maior disponibilidade do que a ICP, a ACTC não é um procedimento sem riscos. Comparada com a TCC, a ACTC adiciona o risco de exposição a um contraste intravenoso e envolve uma quantidade significativamente maior de radiação do que a cateterização cardíaca. Além disso, tanto a ACTC com a TCC são ferramentas puramente diagnósticas, de modo que elas podem ser usadas para liberar com segurança um certo subgrupo de pacientes do SE sem necessidade de internação e/ou angiografia coronária, mas os pacientes que necessitam de intervenção acabarão por receber uma quantidade muito maior de radiação e contraste do que se eles inicialmente fossem submetidos a uma angiografia tradicional. O mesmo é verdadeiro quando a ACTC é utilizada em pacientes do SE ou UTI para determinar a necessidade de transferência para instituições capacitadas para realizar ICP. Além disso, até o momento não existem dados suficientes obtidos de estudos clínicos múltiplos, multicêntricos e randomizados.

A ressonância magnética cardíaca (RMC) com ou sem uso de contraste consiste em outra nova ferramenta diagnóstica em investigação, que demonstrou possuir um alto valor preditivo positivo e especificidade para o infarto do miocárdio.[25] As imagens obtidas podem ser sincronizadas com o ciclo cardíaco e podem combinar tanto a avaliação angiográfica das artérias coronárias do paciente como as anormalidades de mobilidade da parede. Assim como a TC, a RMC também necessita de estudos adicionais e validação antes de ser considerada adequada para o uso clínico rotineiro.

▶ TRATAMENTO

O objetivo principal do tratamento do paciente grave com SCA é focado na melhora do fornecimento de oxigênio para o miocárdio. Isso é conseguido de quatro maneiras: terapia anti-isquêmica, terapia antiplaquetária, terapia anticoagulante e terapia de reperfusão. A terapia anti-isquêmica, tal como o oxigênio, a nitroglicerina e os β-bloqueadores, atua igualando o fornecimento e a demanda de oxigênio, aumentando o fornecimento de oxigênio ou reduzindo sua demanda. As medicações antiplaquetárias, tais como o ácido acetilsalicílico, evitam tromboses posteriores por meio da minimização da ativação e adesão plaquetária. Os anticoagulantes, como a heparina, inibem a formação de coágulos por cascata de coagulação ou por inibição direta da trombina. A reperfusão do miocárdio isquêmico é obtida com o uso de trombolíticos ou ICP, para a restauração da circulação cardíaca. Em alguns casos, esses tratamentos irão falhar, e o paciente necessitará realizar um *bypass* de artéria coronária (BAC) ou, no caso de um choque cardiogênico franco, suporte mecânico invasivo, tal como um balão intra-aórtico, ou a instalação de um dispositivo de assistência ventricular esquerda. Ambos serão abordados no Capítulo 17.

TERAPIA ANTI-ISQUÊMICA

O fornecimento de oxigênio suplementar tem sido o tratamento-padrão para a SCA durante quase um século, apesar de os dados acerca de sua efetividade serem escassos e inconclusivos.[26,27] As recomendações da ACC/AHA reforçam o uso de oxigênio em todos os pacientes com SCA e hipóxia e, com menos intensidade, o uso de oxigênio somente com SCA (apesar de indicarem claramente que isso é fundamentado em sua opinião e não em evidências).[28] O oxigênio deve ser usado com cautela em pacientes com história prévia de DPOC.

Os nitratos, assim como o oxigênio, são quase onipresentes no tratamento da SCA, apesar de as pesquisas acerca de sua utilidade serem limitadas. O maior efeito foi observado em uma metanálise de mais de 80 mil pacientes, que demonstrou que quase 300 pacientes deveriam ser tratados com nitratos a fim de evitar uma morte.[29] Os nitratos produzem uma dilatação arterial e venosa, o que resulta em uma redução da pré-carga e pós-carga cardíacas e, subsequentemente, da demanda miocárdica de oxigênio. Ao mesmo tempo, a dilatação das artérias coronárias induzida pelos nitratos pode melhorar o fornecimento de oxigênio para o miocárdio. Os nitratos inicialmente devem ser administrados por via sublingual em doses de 0,4 mg para um total de três doses com cinco minutos de intervalo entre si. Caso os sintomas anginosos persistam após essas doses, deve-se iniciar uma infusão intravenosa, em geral, 200 µg/min com dosagem a cada 3 a 4 minutos até a resolução da isquemia ou desenvolvimento de hipotensão.[28] Os nitratos não devem ser administrados a pacientes com bradicardia acentuada, que se encontrem taquicárdicos ou hipotensos (pressão arterial sistólica abaixo de 90 mmHg ou uma queda da pressão arterial maior do que 30 mmHg em relação a sua linha de base).[28] Outras contraindicações incluem suspeita de infarto ventricular direito, em que o paciente depende de sua pré-carga para manter uma pressão arterial adequada, e em casos de pacientes que receberam um inibidor da fosfodiesterase nas últimas 24 horas.[28] O uso de nitratos transdérmicos é comum, mas essas preparações são de uso limitado em um paciente com SCA devido à natureza passiva de sua administração. Uma SCA ativa no SE ou na UTI necessita de uma monitoração intensiva e deve ser ativamente manejada com nitratos por via sublingual ou intravenosa contínua.

Durante muitos anos, os agentes β-adrenérgicos foram com frequência usados nos pacientes com SCA, a fim de reduzir diretamente o trabalho cardíaco e a demanda de oxigênio com base em estudos iniciais que demonstraram um benefício sobre a mortalidade em pacientes que receberam agentes por via intravenosa no dia de sua apresentação.[30] No entanto, alguns estudos recentes indicaram um aumento da morbidade com o uso precoce de β-bloqueadores. Os resultados mais dramáticos são provenientes do estudo COMMIT, o qual demonstrou um aumento do risco de choque cardiogênico em pacientes recebendo β-bloqueadores IV nas 24 horas após o infarto do miocárdio.[31] Com base nesse e em estudos similares, as orientações de tratamento atuais limitam seu uso a pacientes mais jovens que não possuam contraindicações como ICC, broncoespasmo, abuso de cocaína, estados de baixo débito, bloqueio cardíaco e aumento do risco para choque cardiogênico.[28] Outra revisão recente concluiu que não existem evidências que apoiem o uso intravenoso desses agentes quando comparado com via oral.[32]

A morfina frequentemente tem sido usada para proporcionar analgesia em pacientes com dor anginosa refratária aos nitratos. Sabe-se que ocorre o bloqueio do pico de catecolaminas, levando a uma redução da pressão arterial, da frequência cardíaca e, portanto, da demanda de oxigênio.[28] Também é preconizado seu papel na prevenção de futuras rupturas de placas,[28] no entanto essa ação potencialmente benéfica não foi demonstrada na literatura. Um recente estudo observacional demonstrou um aumento da probabilidade de morte em pacientes com SCA que recebem morfina, possivelmente estando relacionado ao mascaramento de uma isquemia cardíaca em andamento.[33] Apesar dessa preocupação, a ACC e a AHA continuaram a apoiar o uso cauteloso de morfina como agente analgésico de escolha para a dor refratária associada à SCA.

TERAPIA ANTIPLAQUETÁRIA

O ácido acetilsalicílico consiste em um inibidor irreversível da COX-1, que reduz a ativação plaquetária e sua agregação por meio do bloqueio do ácido araquidônico. Isso evita futuras formações de coágulo na SCA; ainda demonstrou reduzir a mortalidade no estudo ISIS-2, que usou doses de 162 mg.[34] A utilidade do ácido acetilsalicílico foi confirmada em duas metanálises subsequentes.[35,36] A prática comum de mastigar os comprimidos de ácido acetilsalicílico, em vez de engoli-los inteiros, demonstrou desativar as plaquetas com maior rapidez.[37,38] As recomendações atuais são de 162 a 325 mg de ácido acetilsalicílico administradas imediatamente após o início dos sintomas, no ambiente pré-hospitalar se possível ou na chegada ao hospital.[28] O ácido acetilsalicílico deve ser evitado em pacientes com alergia ou sangramento ativo significativo ou em risco de sangramento.[28]

O clopidogrel é uma tienopiridina que também inibe de modo irreversível as plaquetas por meio do antagonismo do receptor da difosfato adenosina. A tienopiridina demonstrou ser igualmente efetiva para a SCA em pacientes que não podem receber ácido acetilsalicílico e deve ser administrada a esses pacientes em lugar do ácido acetilsalicílico em caso de suspeita de SCA.[39] Alguns artigos recomendam uma dose de ataque de 600 mg nesses pacientes, em vez da dose de ataque de 300 mg para pacientes que também receberão ácido acetilsalicílico.[40] Sua utilidade na SCA, quando combinada com o ácido acetilsalicílico, foi demonstrada nos estudos CRUSADE e CURE, em que foram observadas melhoras modestas na sobrevida com a terapia antiplaquetária dupla apesar de um pequeno aumento nas complicações de sangramento.[41,42] Outros estudos mostraram o benefício da terapia antiplaquetária dupla para pacientes com menos de 75 anos de idade com IAMCSST que foram submetidos à trombólise ou naqueles para os quais não está sendo planejado um tratamento de revascularização.[43,44] Com base nesses achados, pacientes com SCA que não têm planejada uma ICP em 48 horas devem receber clopidogrel 300 mg por via oral no início de sua internação hospitalar em associação com o ácido acetilsalicílico.[28]

Para aqueles pacientes com IAMCSST ou com planejamento de uma ICP precoce, o uso de tienopiridinas é menos estabelecido. Pode ser usada como um substituto do ácido acetilsalicílico conforme descrito acima, porém existe alguma controvérsia no que diz respeito à terapia antiplaquetária dupla nesses pacientes. A única literatura que apoia essa estratégia de tratamento demonstrou algum benefício, mas trata-se de uma análise falha de um subgrupo em um estudo maior.[45] Até agora não existe uma comparação direta. O uso em pacientes submetidos a ICP é complicado pelo fato de que os estudos CRUSADE e CURE demonstraram complicações de sangramento adicionais em pacientes com terapia antiplaquetária dupla submetidos ao BAC dentro de cinco dias após a administração de clopidogrel.[41,42] No entanto, nenhum desses estudos demonstrou um aumento da mortalidade nesses pacientes. Uma vez que a maioria dos pacientes não é submetida a uma cirurgia de revascularização do miocárdio (CRM) dentro de cinco dias após uma ICP, apesar da controvérsia, a recomendação mais recente é a administração de 300 a 600 mg de clopidogrel a todos os pacientes IAMCSST que realizarão ICP.[46]

Deve ser observado que existe uma nova tienopiridina, a prasugrel, que é administrada em uma dose de ataque de 60 mg. Também é recomendada para pacientes que realizarão ICP primária, porém apresenta algumas diferenças em relação ao clopidogrel: se possível, o BAC deve ser adiado por sete dias após a última dose de prasugrel e não deve ser usado em pacientes com uma história de derrame ou isquemia transitória.

A categoria final de agentes antiplaquetários são os inibidores da glicoproteína IIb/IIIa (IGP), os quais bloqueiam a reação cruzada do fibrinogênio com as plaquetas ativadas, impedindo consequentemente a agregação plaquetária. Existem dois tipos gerais de IGPs: grandes moléculas, como abciximab, e pequenas moléculas, como eptifibatide e tirofiban. A maior quantidade de dados disponíveis é sobre o abciximab, que demonstrou benefícios em pacientes que se submeterão à ICP devido a um IAMCSST ou como parte de uma estratégia invasiva precoce para a SCA sem IAMCSST quando administrado em associação com o ácido acetilsalicílico com ou sem clopidogrel.[47,48] Existem evidências similares para os IGPs de pequenas moléculas para ambas as categorias de pacientes.[49,50] As evidências acerca do abciximab em pacientes com SCA que serão submetidos a um tratamento conservador sem a programação de uma ICP indicaram aumento das complicações sem benefícios significativos.[51] Não existem estudos randomizados sobre os IGPs de pequenas moléculas para essa população de pacientes. Assim sendo, as recomedações atuais restringem o uso dos IGPs no momento da cateterização como parte de uma estratégia antiplaquetária dupla ou tripla.[46] Esses pacientes, em geral, são mantidos na UTI por até 24 horas após o momento da apresentação.

TERAPIA ANTICOAGULANTE

Os anticoagulantes comumente usados, a heparina não fracionada (HNF), a heparina de baixo peso molecular (HBPM) e o novo fondaparinux, funcionam por meio da ativação da enzima antitrombina III, que inativa a trombina e o fator Xa, inibindo a cascata de coagulação. A HNF é uma substância de ocorrência natural, que contém moléculas com variados comprimentos. Isso é relevante visto que as moléculas de heparina mais longas inativam tanto o fator Xa como a trombina, enquanto as moléculas mais curtas inativam apenas o fator Xa. As HBPMs, tais como a enoxaparina ou a daltoparina, são formulações de heparina contendo primariamente moléculas de heparina de cadeia curta e, assim, inibem o fator Xa em um grau muito maior do que a trombina. A fondaparinux é uma molécula sintética semelhante à heparina de cadeia curta, que funciona tal como uma HBPM, porém inibe apenas o fator Xa. Como sua atividade é mais concentrada, essas três podem ser administradas por via subcutânea de um modo mais previsível e não necessitam de monitoramento, ao contrário da HNF, que necessita de infusão e monitoramento contínuos do tempo de tromboplastina parcial (TTP). Como a HBPM e a fondaparinux não afetam a trombina, nenhuma das medicações resulta em alterações do TTP. De maneira similar, a HBPM tem muito menos probabilidade de produzir uma trombocitopenia induzida por heparina (TIH), e o fondaparinux não apresenta risco de TIH. Consequentemente, ambas podem ser usadas por um período prolongado sem risco significativo de desenvolver uma TIH, apesar de os pacientes com história de TIH deverem preferencialmente receber fondaparinux.

Os dados acerca do uso dessas medicações na SCA são complexos, com vários estudos, produzindo resultados conflitantes.

Pesquisas sobre a HNF associada ao ácido acetilsalicílico não demonstraram benefício significativo em vários estudos pequenos, porém demonstraram algum benefício quando analisados em conjunto.[52] Em contraste, as HBPMs mostraram benefício direto na SCA quando associadas ao ácido acetilsalicílico.[53] Comparações entre a HBPM e a HNF foram conflitantes, com alguns estudos demonstrando benefício com a HBPM e outros não indicando diferenças entre a HBPM e a HNF.[54-56] Esses estudos foram realizados em pacientes que recebiam tanto um tratamento conservador como um tratamento invasivo precoce com ICP.[57] Deve-se observar que esses estudos demonstraram um aparente aumento dos riscos de sangramento associado à HBPM, apesar de algumas análises indicarem que isso pode ser devido à troca entre as duas medicações.[58] Um esquema racional deve assegurar que o anticoagulante inicial administrado para a SCA seja continuado durante a permanência hospitalar do paciente, presumindo que não ocorra o desenvolvimento de contraindicações (tal como TIH).

Em contraste, o fondaparinux apresenta uma menor taxa de complicações relacionadas a sangramentos em comparação com a HNF e a HBPM e demonstrou ser equivalente à HBPM quando em comparação direta.[59] Como consequência desses dados, ele é atualmente considerado como uma opção de primeira linha para a anticoagulação em pacientes com SCA.[28,46]

No entanto, a conclusão é que essas medicações são essencialmente equivalentes, e a cultura local, em vez das evidências empíricas, desempenhará um papel mais significativo na seleção da medicação. A HBPM pode proporcionar um risco de sangramento discretamente mais alto. A HBPM e o fondaparinux podem proporcionar algum benefício em relação à HNF quando os pacientes são tratados por mais de 48 horas devido ao aumento da incidência de TIH após dois dias de uso da HNF. A HNF é a preferida quando está planejada uma CRM dentro de 24 horas devido a seu *clearence* mais rápido.

A bivalirrudina é um novo anticoagulante e funciona por meio da inibição direta da trombina sem nenhuma atividade antifator Xa. Ela é derivada da hirudina, um anticoagulante natural produzido pelas sanguessugas. É administrado em infusão, tem um início de ação bastante rápido e também uma reversão muito rápida ao ser interrompido. A bivalirrudina também não apresenta nenhum risco de TIH e produziu as menores taxas de sangramento dentre todos os anticoagulantes, apesar de a literatura estar limitada a seu uso para a SCA. Um grande estudo demonstrou benefícios em pacientes submetidos à ICP, porém foi complicado pelo uso de outras medicações.[60] A bivalirrudina atualmente é recomendada como tratamento adjunto para pacientes com SCA que vão submeter-se a uma ICP, porém é melhor administrada em conjunto com o serviço de cardiologia responsável pelo tratamento.[46]

TERAPIA DE REPERFUSÃO

A decisão inicial de reperfundir um paciente com SCA deve ser baseada no ECG. Um IAMCSST franco indica oclusão completa de uma artéria coronária, necessitando de uma intervenção aguda. A escolha das estratégias de reperfusão para os pacientes com IAMCSST é muito dependente dos recursos locais.

A regra geral é que o tempo para a reperfusão é mais importante do que a maneira com que ela é feita. Presumindo uma disponibilidade igual de ambas as abordagens, a ICP proporciona resultados superiores quando comparada com a trombólise intravenosa.[61,62] No entanto, para pacientes que não podem realizar a ICP dentro de 2 horas, não existe diferença entre as duas modalidades. Assim sendo, os trombolíticos não devem ser adiados em favor da ICP, a menos que a mesma possa ser realizada dentro de 90 minutos após a apresentação.[46]

Os trombolíticos estão mais largamente disponíveis do que a ICP e demonstraram produzir bons resultados nos pacientes com IAMCSST quando administrados no momento ideal. No entanto, a qualidade dos resultados piora à medida que o tempo para o tratamento se alonga. Sempre que possível, o "tempo porta-agulha", ou seja, o intervalo entre a chegada ao SE e o início dos trombolíticos IV, deve ser menor de 30 minutos em qualquer paciente com IAMCSST com sintomas há menos de 12 horas.[63] As medicações atualmente usadas para a trombólise são a alteplase, reteplase e a tenecteplase, que consistem em ativadores do plasminogênio tecidual. A dosagem desses medicamentos difere grandemente, mas as taxas de reperfusão e de complicações são similares, e a maioria das instituições possui disponibilidade de apenas um deles. A estreptocinase, um trombolítico antigo, caiu em desuso devido a um pior perfil de efeitos colaterais. Existem contraindicações claramente definidas para a administração de trombolíticos e elas encontram-se listadas na Tabela 13-5.[46]

A ICP primária é o tratamento de escolha para IAMCSST caso possa ser realizada em tempo hábil. O objetivo da ICP no paciente com IAMCSST é alcançar um tempo "porta-balão" – o tempo entre chegar e inflar o balão durante a angioplastia – de 90 minutos ou menos. Os sistemas de atendimento no SE devem ser concebidos para minimizar o tempo para o diagnóstico de IAMCSST, ativar a equipe de cardiologia e transferir o paciente para o laboratório de cateterização. Para aqueles pacientes com IAMCSST que se apresentam em instituições sem a disponibilidade de realização de ICP, a transferência para uma instituição habilitada para ICP deve ser iniciada imediatamente caso o paciente possa ser transferido e tratado dentro da janela de 90 minutos.[64]

Existem três formas adicionais não primárias de ICP que devem ser consideradas no paciente com IAMCSST. Deve ser considerada uma ICP de resgate em 24 horas caso um paciente não apresente uma resposta aceitável à terapia trombolítica primária, conforme evidenciado por uma resolução de menos de 50% da elevação do segmento ST dentro de 90 minutos, arritmias instáveis persistentes, sintomas isquêmicos persistentes ou desenvolvimento ou piora do choque cardiogênico. A ICP facilitada consiste em uma estratégia envolvendo o planejamento de uma ICP após uma dose incompleta de trombolíticos em um paciente com alto risco de mortalidade quando a ICP não estiver disponível em 90 minutos. A ICP de acompanhamento é comum após uma fibrinólise primária e considerada após uma ICP primária caso existam evidências de estreitamento persistente das artérias coronárias que possam ser suscetíveis de futuras intervenções.[64]

Pacientes com IAMSSST ou SCA sem infarto do miocárdio em geral apresentam somente uma oclusão parcial das artérias coronárias, e os benefícios do tratamento de reperfusão precoce não são tão evidentes. Classicamente, esses pacientes têm sido manejados de maneira conservadora com medicações seguidas de uma estratificação do risco, tal como teste ergométrico sem terapia de reperfusão. Alguns desses pacientes também podem ser submetidos a uma ICP diagnóstica, com oportunidade de colocação de *stents* em lesões de risco como parte de sua hospitalização inicial. As pesquisas sobre trombólise nesses pacientes não demonstram benefícios, indicando uma tendência a maus resultados.[65] No entanto, a ICP dentro de 48 horas pode conferir algum benefício para o paciente com SCA conforme demonstrado na revisão sistemática da literatura da Cochrane e em uma metanálise, ambas publicadas em 2006.[66,67] Uma metanálise diferente demonstrou um benefício da ICP em pacientes com biomarcadores positivos, nenhum benefício em homens com biomarcadores negativos e um efeito negativo em mulheres com biomarcadores negativos. Não importando a escolha inicial para o manejo, pacientes com características de alto risco conforme as descritas acima ou aqueles com isquemia refratária ou recorrente devem ser submetidos a uma ICP precoce e terapia antiplaquetária dupla, presumindo-se que o paciente não apresente comorbidades significativas.[46]

▶ POTENCIAIS COMPLICAÇÕES

As complicações associadas à SCA claramente não estão apenas relacionadas ao sistema cardiovascular; porém, para o propósito dessa discussão, serão mencionadas aquelas consideradas mais significativas e relacionadas diretamente à arvore cardiovascular. Algumas das complicações mencionadas são discutidas em outras partes deste livro.

Todos os tipos de desarranjos da condução elétrica podem ser encontrados: aqueles que possuem pouco ou nenhum efeito sobre o prognóstico, tal como bradicardia sinusal, bloqueio AV de primeiro grau, bloqueio AV de segundo grau tipo I, contrações atriais prematuras, contrações ventriculares prematuras e aquelas que possuem um impacto significativo sobre o prognóstico do paciente, tal como taquicardia sinusal persistente, taquicardia supraventricular, fibrilação atrial, *flutter* atrial e bloqueios de ramo direito e esquerdo. No que diz respeito à taquicardia ventricular e à fibrilação ventricular, a presença de qualquer um desses distúrbios do ritmo não significa um mau prognóstico no início do quadro de infarto agudo do miocárdio. Em contraste, a taquicardia ou a fibrilação ventricular que inicia tardiamente e é encontrada no decorrer do curso da doença em geral é ocasionada por infarto transmural e disfunção ventricular severa, sendo, por esse motivo, associada a um prognóstico muito mais grave.

Conforme mencionado anteriormente, o BNP como um biomarcador cardíaco é utilizado de modo a estratificar

▶ **TABELA 13-5** CONTRAINDICAÇÕES PARA A ADMINISTRAÇÃO DE FIBRINOLÍTICOS

Contraindicações absolutas	
Hemorragia intracraniana prévia	Trauma encefálico significativo nos últimos três meses
Lesão estrutural vascular cerebral conhecida	Suspeita de dissecção de aorta
Neoplasia maligna intracraniana conhecida	Sangramento ativo
AVE isquêmico nos últimos três meses	Diátese hemorrágica
Contraindicações relativas	
Hipertensão crônica severa	AVE isquêmico há mais de três meses
Hipertensão não controlada (PAS > 180, PAD > 110)	Demência
RCP prolongada > 10 min	Outra patologia intracraniana
Sangramento interno nas últimas 2-4 semanas	Úlcera péptica ativa
Punção vascular não compressível	Uso de anticoagulante
Gestação	

Adaptado de Antman EM, Anbe DT, Armstrong PW, et al: ACC/AHA guidelines for the management of patients with ST-elevation myocardial infarction: a report of the American College of Cardiology/American Heart Association Task Force on Practice guideline. *J Am Coll Cardiol.* 2004;44; E1–E211.

o risco do paciente com SCA. Pacientes com ICC apresentam um pior prognóstico quando comparados com aqueles sem ICC. O estado clínico dos pacientes com ICC, conforme a definição da classificação de Killip (Tab. 13-6), correlaciona-se com a porcentagem de mortalidade, com uma classificação maior sendo indicativa de um pior prognóstico. Por exemplo, o choque cardiogênico por si só ou como consequência de infarto ventricular direito é definido como classe IV de Killip, sendo associado a uma probabilidade de aproximadamente 80% de mortalidade, ao contrário de pacientes sem evidência de ICC, classe I de Killip, os quais apresentam uma mortalidade de aproximadamente 5%.

Uma complicação particularmente letal do infarto do miocárdio é a ruptura da parede livre, resultando em tamponamento cardíaco e morte. A ruptura do septo interventricular também pode ocorrer, porém o prognóstico definitivo do paciente depende do tamanho do defeito e do grau de *shunt* resultante que foi criado. A insuficiência valvar aguda como sinal de ruptura do músculo papilar pode ser encontrada e necessita de correção cirúrgica.

A dissecção aguda da aorta ascendente, não como consequência mas em associação com o infarto agudo do miocárdio, é uma ocorrência rara; porém, quando presente, carrega um alto índice de mortalidade. Caso não reconhecida, 50% dos pacientes irão morrer dentro de 48 horas. A maioria dessas dissecções envolve a artéria coronária direita com oclusão da artéria coronária devido à dissecção mural ou ao extravasamento de sangue para o espaço pericárdico ou tecidos perivasculares.

Outras complicações, tais como pericardite com ou sem derrame pleural, formação de trombo ventricular com embolização e angina pós-infarto e extensão, também são possíveis.

▶ DISPOSIÇÃO

A avaliação da disposição correta para pacientes com SCA pode ser difícil. A disposição de pacientes com evidências definitivas de doença é relativamente fácil. Pacientes submetidos a uma ICP ou trombólise com ou sem evidência de isquemia cardíaca em evolução devem ser admitidos em uma unidade de tratamento intensivo cardiológica.

Entretanto, muitos pacientes com SCA apresentam-se com sintomas vagos sem evidências eletrocardiográficas ou laboratoriais de doença. A disposição desse grupo de pacientes consiste em um desafio e pode ser dependente dos recursos locais. Alguns SEs podem realizar um teste de estresse precoce após a repetição de um ECG e teste das enzimas, que podem evidenciar a necessidade de internação. Outros SEs oferecem unidades de dor precordial (UDP) com orientações padronizadas para monitoração e avaliação de pacientes. Após a repetição dos exames laboratoriais, os pacientes da UDP frequentemente passam por uma estratificação do risco por meio de exames de estresse, angiografia por TC ou cateterização, dependendo dos achados e dos recursos disponíveis.

No SE, UDP ou durante a internação hospitalar, pacientes com suspeita de SCA devem ser observados com telemetria cardíaca.[28] Devido ao volume de pacientes admitidos por uma possível SCA e à relativa escassez de leitos de telemetria, alguns pesquisadores tentaram desenvolver regras de decisão no que diz respeito à necessidade de monitoração telemétrica. Enquanto esses achados ainda estão por ser incluídos nas orientações atuais, ocorreram alguns resultados supreendentes. Um estudo avaliou o escore de Goldmann, que foi desenvolvido para a avaliação do risco cardíaco perioperatório, e concluiu que poderia predizer com segurança quais pacientes poderiam ser admitidos em um leito sem monitoração telemétrica.[68]

Não importando qual a disposição final para pacientes com SCA, as orientações atuais recomendam que cada paciente seja submetido a uma avaliação do risco cardíaco. Isso pode ser realizado por meio de um teste de estresse químico ou por exercício, exames com radioisótopos, angiografia por TC ou cateterização cardíaca, e deve ser realizado durante a consulta inicial ao SE ou hospitalização. Pacientes de baixo risco podem ser tratados de forma ambulatorial, porém deve-se assegurar que seja realizado dentro de 72 horas após a liberação.[28]

REFERÊNCIAS

1. Roger VL. Epidemiology of myocardial infarction. *Med Clin North Am*. 200791:537–552.
2. Rosamond W, Flegal K, Furie K, et al. *Heart Disease and Stroke Statistics—2008 Update*. Chicago, IL: American Heart Association; 2008. Available at: http://www.ameri canheart.org/statistics.
3. Rogers WJ, Frederick PD, Stoehr E, et al. Trends in presenting characteristics and hospital mortality among patients with ST elevation and non-ST elevation myocardial infarction in the National Registry of Myocardial Infarction from 1990 to 2006. *Am Heart J*. 2008;156:1026–1034.
4. Giugliano RP, Braunwald E. The year in non-ST segment elevation acute coronary syndrome. *J Am Coll Cardiol*. 2008;52:1095–1103.
5. Tricoci P, Peterson ED, Roe MT. Patterns of guideline adherence and care delivery for patients with unstable angina and non-ST-segment elevation myocardial infarction (from the CRUSADE Quality Improvement Initiative). *Am J Cardiol*. 2006;98:30Q–35Q.
6. Roe MT, Halabi AR, Mehta RH, et al. Documented traditional cardiovascular risk factors and mortality in non-ST-segment elevation myocardial infarction. *Am Heart J*. 2007;153:507–514.

▶ TABELA 13-6 CLASSIFICAÇÃO CLÍNICA DE KILLIP

Classe	Mortalidade aproximada (%)
I: Sem insuficiência cardíaca congestiva (ICC)	5
II: ICC leve (murmúrios bibasilares e S3)	15-20
III: Edema pulmonar franco	40
IV: Choque cardiogênico	80

Reproduzido com permissão de Tintinalli JE, Kelen GD, Stapcyzynski JS, eds. *Emergency Medicine: A Comprehensive Study Guide*. 7th ed. McGraw-Hill Inc; 2011. Table 53-11.

7. Fox KA, Goodman SG, Klein W, et al. Management of acute coronary syndromes: variations in practice and outcome; findings from the Global Registry of Acute Coronary Events (GRACE). *Eur Heart J.* 2002;23:1177–1189.
8. Yeghiazarians Y, Braunstein JB, Askari A, et al. Unstable angina pectoris. *N Engl J Med.* 2000;342:101–114.
9. Jayes RL, Beshansky JR, D'Agostino RB, et al. Do patients' coronary risk factor reports predict acute cardiac ischemia in the emergency department? A multicenter study. *J Clin Epidemiol.* 1992;45:621–626.
10. Pollack CV Jr, Sites FD, Shofer FS, et al. Application of the TIMI risk score for unstable angina and non-ST elevation acute coronary syndrome to an unselected emergency department chest pain population. *Acad Emerg Med.* 2006;13:13–18.
11. Lee TH, Cook EF, Weisberg M, et al. Acute chest pain in the emergency room: identification and examination of low-risk patients. *Arch Intern Med.* 1985;145:65–69.
12. Selker HP, Zalenski RJ, Antman EM, et al. An evaluation of technologies for identifying acute cardiac ischemia in the emergency department: a report from a National Heart Attack Alert Program Working Group. *Ann Emerg Med.* 1997;29:13–87.
13. Lau J, Ioannidis JPA, Balk E, et al. *Evaluation of Technologies for Identifying Acute Cardiac Ischemia in Emergency Departments.* Rockville, MD: Agency for Healthcare Research and Quality; May 2001. Evidence Report/ Technology Assessment 26. Available at: http://www.ncbi.nlm.nih.gov/books/bv.fcgi?rid=hstat1.chapter.37233.
14. Thygesen K, Alpert JS. Myocardial infarction redefined—a consensus document of the Joint European Society of Cardiology/American College of Cardiology Committee for the Redefinition of Myocardial Infarction. *Eur Heart J.* 2000;21:1502–1513.
15. Forberg JL, Green M, Björk J, et al. In search of the best method to predict acute coronary syndrome using only the electrocardiogram from the emergency department. *J Electrocardiol.* 2009;42:58–63.
16. Slater DK, Hlatky MA, Mark DB, et al. Outcomes in suspected acute myocardial infarction with normal or minimally abnormal admission electrocardiographic findings. *Am J Cardiol.* 1987;60:766–770.
17. Tabas JA, Rodriguez RM, Seligman HK, et al. Electrocardiographic criteria for detecting acute myocardial infarction in patients with left bundle branch block: a meta-analysis. *Ann Emerg Med.* 2008;52:329–336.
18. Sgarbossa EB, Pinski SL, Barbagelata A, et al. Electrocardiographic diagnosis of evolving acute myocardial infarction in the presence of left bundle-branch block. *N Engl J Med.* 1996;334:481–487.
19. Rao SV, Ohman EM, Granger CB, et al. Prognostic value of isolated troponin elevation across the spectrum of chest pain syndromes. *Am J Cardiol.* 2003;91;936–940.
20. Heidenreich PA, Alloggiamento T, Melsop K, et al. The prognostic value of troponin in patients with non-ST elevation acute coronary syndromes: a meta-analysis. *J Am Coll Cardiol.* 2001;38:478–485.
21. Ilva TJ, Eskola MJ, Nikus KC, et al. The etiology and prognostic significance of all-cause troponin I positivity in emergency department patients. *J Emerg Med.* 2010;38:1–6.
22. Fesmire FM, Christenson RH, Fody EP, et al. Delta creatine kinase-MB outperforms myoglobin at two hours during the emergency department identification and exclusion of troponin positive non-ST-segment elevation acute coronary syndromes. *Ann Emerg Med.* 2004;44: 12–19.
23. Budoff MJ, Achenbach S, Blumenthal RS, et al. Assessment of coronary artery disease by cardiac computed tomography: a scientific statement from the American Heart Association Committee on Cardiovascular Imaging and Intervention, Council on Cardiovascular Radiology and Intervention, and Committee on Cardiac Imaging, Council on Clinical Cardiology. *Circulation.* 2006;114:1761–1791.
24. Silber S, Richartz BM. Impact of both cardiac-CT and cardiac-MR on the assessment of coronary risk. *Z Kardiol.* 2005;94(suppl 4):IV/70–IV/80.
25. Cury RC, Shash K, Nagurney JT, et al. Cardiac magnetic resonance with T2-weighted imaging improves detection of patients with acute coronary syndrome in the emergency department. *Circulation.* 2008;118:837–844.
26. Steel C. Severe angina pectoris relieved by oxygen inhalation. *BMJ.* 1900;2:1568.
27. Weijesinghe M, Perrin K, Ranchord A, et al. Routine use of oxygen in the treatment of myocardial infarction: systematic review. *BMJ.* 2009;95:198–202.
28. Anderson JL, Adams CD, Antman EM, et al. ACC/AHA 2007 guidelines for the management of patients with unstable angina/non ST-elevation myocardial infarction: a report of the American College of Cardiology/American Heart Association Task Force on Practice Guidelines. *Circulation.* 2007;116:e148–e304.
29. ISIS-4: a randomised factorial trial assessing early oral captopril, oral mononitrate, and intravenous magnesium sulphate in 58,050 patients with suspected acute myocardial infarction. *Lancet.* 1995;345:669–682.
30. Randomised trial of intravenous atenolol among 16 027 cases of suspected acute myocardial infarction: ISIS-1. First International Study of Infarct Survival Collaborative Group. *Lancet.* 1986;2:57–66.
31. Chen ZM, Pan HC, Chen YP, et al. Early intravenous then oral metoprolol in 45,852 patients with acute myocardial infarction: randomised placebo-controlled trial. *Lancet.* 2005;366:1622–1632.
32. Mattu A, Bond MC, Brady WJ. The cardiac literature 2007. *Am J Emerg Med.* 2008;26:817–833.
33. Meine TJ, Roe MT, Chen AY, et al. Association of intravenous morphine use and outcomes in acute coronary syndromes: results from the CRUSADE Quality Improvement Initiative. *Am Heart J.* 2005;149:1043–1049.
34. ISIS2 Collaborative Group. Randomised trial of intravenous streptokinase, oral aspirin, both, or neither among 17,187 cases of suspected acute myocardial infarction: ISIS2. *Lancet.* 1988;2:349–360.
35. Roux S, Christeller S, Lüdin E. Effects of aspirin on coronary re-occlusion and recurrent ischemia after thrombolysis: a meta-analysis. *J Am Coll Cardiol.* 1992;19: 671–677.
36. Antithrombotic Trialists' Collaboration. Collaborative meta-analysis of randomised trials of antiplatelet therapy for prevention of death, myocardial infarction, and stroke in high risk patients. *BMJ.* 2002;324:71–86.
37. Barbash IM, Freimark D, Gottlieb S, et al. Israeli Working Group on Intensive Cardiac Care, Israel Heart Society. Outcome of myocardial infarction in patients treated with aspirin is enhanced by pre-hospital administration. *Cardiology.* 2002;98:141–147.
38. Schwertner HA, McGlasson D, Christopher M, et al. Effects of different aspirin formulations on platelet aggregation times and on plasma salicylate concentrations. *Thromb Res.* 2006;118:529–534.
39. CAPRIE Steering Committee. A randomised, blinded, trial of clopidogrel versus aspirin in patients at risk of ischaemic events. *Lancet.* 1996;348:1329–1339.
40. Harrington RA, Becker RC, Ezekowitz M, et al. Anti-thrombotic therapy for coronary artery disease: the Seventh ACCP Conference on Antithrombotic and Thrombolytic Therapy. *Chest.* 2004;126:513S–548S.
41. Yusuf S, Zhao F, Mehta SR, et al. Effects of clopidogrel in addition to aspirin in patients with acute coronary syndromes without ST-segment elevation. *N Engl J Med.* 2001;345:494–502.
42. Alexander D, Ou FS, Roe MT, et al. Use of and in-hospital outcomes after early clopidogrel therapy in patients not undergoing an early invasive strategy for treatment of non–ST-segment elevation myocardial infarction: results from Can Rapid risk stratification of Unstable angina patients Suppress ADverse outcomes with Early imple-

mentation of the American College of Cardiology/American Heart Association guidelines (CRUSADE). *Am Heart J.* 2008;156:606–612.

43. Chen ZM, Jiang LX, Chen YP, et al. Addition of clopidogrel to aspirin in 45,852 patients with acute myocardial infarction: randomized placebo-controlled trial. *Lancet.* 2005;366:1607–1621.

44. Sabatine MS, Cannon CP, Gibson CM, et al. Addition of clopidogrel to aspirin and fibrinolytic therapy for myocardial infarction with ST-segment elevation. *N Engl J Med.* 2005;352:1179–1189.

45. Mehta SR, Yusuf S, Peters RJ, et al. Effects of pretreatment with clopidogrel and aspirin followed by long-term therapy in patients undergoing percutaneous coronary intervention: the PCI-CURE study. *Lancet.* 2001;358: 527–533.

46. Kushner FG, Hand M, Smith SC, et al. 2009 focused updates: ACC/AHA guidelines for the management of patients with ST-elevation myocardial infarction (updating the 2004 guideline and 2007 focused update) and ACC/AHA/SCAI guidelines on percutaneous coronary intervention (updating the 2005 guideline and 2007 focused update). *Circulation.* 2009;120;2271–2306.

47. Kastrati A, Mehilli J, Neumann FJ, et al. Abciximab in patients with acute coronary syndromes undergoing percutaneous coronary intervention after clopidogrel pretreatment: the ISAR-REACT 2 randomized trial. *JAMA.* 2006;295:1531–1538.

48. Antman EM, Giugliano RP, Gibson CM, et al. Abciximab facilitates the rate and extent of thrombolysis: results of the thrombolysis in myocardial infarction (TIMI) 14 trial. *Circulation.* 1999;99:2720–2732.

49. Gurm H, Tamhane U, Meier P, et al. A comparison of abciximab and small molecule glycoprotein IIb/IIIa inhibitors in patients undergoing primary percutaneous coronary intervention: a meta-analysis of contemporary randomized controlled trials. *Circ Cardiovasc Intervent.* 2009;2:230–236.

50. Inhibition of platelet glycoprotein IIb/IIIa with eptifibatide in patients with acute coronary syndrome. The PURSUIT Trial Investigators. *N Engl J Med.* 1998;339: 436–443.

51. Simoons ML, GUSTO IV-ACS Investigators. Effect of glycoprotein IIb/IIIa receptor blocker abciximab on outcome in patients with acute coronary syndromes without early coronary re-vascularization: the GUSTO IV-ACS randomised trial. *Lancet.* 2001;357:1915–1924.

52. Oler A, Whooley MA, Oler J, et al. Adding heparin to aspirin reduces the incidence of myocardial infarction and death in patients with unstable angina: a meta-analysis. *JAMA.* 1996;276:811–815.

53. Mikhailidis DP, Jagroop IA, Ganotakis E, et al. The FRISC Study Group. Low-molecular-weight heparin during instability in coronary artery disease. *Lancet.* 1996;347:561–568.

54. Klein W, Buchwald A, Hillis SE, et al. Comparison of low-molecular-weight heparin with unfractionated heparin acutely and with placebo for 6 weeks in the management of unstable coronary artery disease. Fragmin in unstable coronary artery disease study (FRIC). *Circulation.* 1997;96:61–68.

55. Antman EM, McCabe CH, Gurfinkel EP, et al. Enoxaparin prevents death and cardiac ischemic events in unstable angina/non-Q-wave myocardial infarction: results of the Thrombolysis In Myocardial Infarction (TIMI) 11B trial. *Circulation.* 1999;100:1593–1601.

56. Blazing MA, de Lemos JA, White HD, et al. Safety and efficacy of enoxaparin *vs.* unfractionated heparin in patients with non-ST-segment elevation acute coronary syndromes who receive tirofiban and aspirin: a randomized controlled trial. *JAMA.* 2004;292:55–64.

57. Ferguson JJ, Califf RM, Antman EM, et al. Enoxaparin *vs.* unfractionated heparin in high-risk patients with non-ST-segment elevation acute coronary syndromes managed with an intended early invasive strategy: primary results of the SYNERGY randomized trial. *JAMA.* 2004;292: 45–54.

58. Mahaffey KW, Ferguson JJ. Exploring the role of enoxaparin in the management of high-risk patients with non-ST-elevation acute coronary syndromes: the SYNERGY trial. *Am Heart J.* 2005;149:S81–S90.

59. Yusuf S, Mehta SR, Chrolavicius S, et al. Comparison of fondaparinux and enoxaparin in acute coronary syndromes. *N Engl J Med.* 2006;354:1464–1476.

60. Stone GW, Ware JH, Bertrand ME, et al. Antithrombotic strategies in patients with acute coronary syndromes under-going early invasive management: one-year results from the ACUITY trial. *JAMA.* 2007;298: 2497–2506.

61. Keeley EC, Boura JA, Grines CL. Primary angioplasty versus intravenous thrombolytic therapy for acute myocardial infarction: a quantitative review of 23 randomized trials. *Lancet.* 2003;361:13–20.

62. Busk M, Maeng M, Rasmussen K. The Danish multicentre randomized study of fibrinolytic therapy *vs.* primary angioplasty in acute myocardial infarction (the DANAMI-2 trial): outcome after 3 years follow-up. *Eur Heart J.* 2008;29:1259–1266.

63. Krumholz HM, Anderson JL, Brooks NH, et al. ACC/AHA clinical performance measures for adults with ST-elevation and non–ST-elevation myocardial infarction: a report of the ACC/AHA Task Force on Performance Measures (ST-Elevation and Non–ST-Elevation Myocardial Infarction Performance Measures Writing Committee). *J Am Coll Cardiol.* 2006;47:236–265.

64. Antman EM, Hand M, Armstrong PW, et al. 2007 focused update of the ACC/AHA 2004 guidelines for the management of patients with ST-elevation myocardial infarction: a report of the American College of Cardiology/American Heart Association Task Force on Practice Guidelines. *Circulation.* 2008;117:296–329.

65. Fibrinolytic Therapy Trialists' Collaborative Group. Indications for fibrinolytic therapy in suspected acute myocardial infarction: collaborative overview of early mortality and major morbidity results from all randomised trials of more than 1000 patients. *Lancet.* 1994;343:311–322.

66. Bavry AA, Kumbhani DJ, Rassi AN, et al. Benefit of early invasive therapy in acute coronary syndromes: a meta-analysis of contemporary randomized clinical trials. *J Am Coll Cardiol.* 2006;48:1319–1325.

67. Hoenig MR, Doust JA, Aroney CN, et al. Early invasive versus conservative strategies for unstable angina and non-ST elevation myocardial infarction in the stent era. *Cochrane Database Syst Rev.* 2006;3:CD004815.

68. Hollander JE, Sites FD, Pollack CV Jr, et al. Lack of utility of telemetry monitoring for identification of cardiac death and life threatening ventricular dysrhythmias in low-risk patients with chest pain. *Ann Emerg Med.* 2004;43;71–76.

CAPÍTULO 14

Crises hipertensivas

Christopher M. Perry, Qiuping Zhou, e Todd L. Slesinger

▶ Introdução 161
▶ Epidemiologia 161
▶ Determinação da hipertensão 161
▶ Fisiopatologia 161
▶ Classificação 162
▶ Urgências hipertensivas 162
▶ Emergências hipertensivas 162
▶ Apresentações 163
▶ Farmacologia 166
▶ Conclusão 169

▶ INTRODUÇÃO

A hipertensão é uma descoberta comum em pacientes que se apresentam nos serviços de emergência. O contexto clínico para observar essa condição caracteriza-se por um espectro amplo de doenças: desde indivíduos assintomáticos que apresentaram pressões elevadas incidentais no rastreamento a pacientes gravemente enfermos com lesões em órgãos críticos induzidas por hipertensão. A escolha da melhor abordagem de manejo para esses pacientes é um grande desafio, assim como uma fonte constante de controvérsias para a medicina de emergência e para os médicos de cuidados intensivos.

Os profissionais defrontam-se com várias dúvidas, por exemplo, se a redução na pressão arterial será útil ou danosa, qual a rapidez e a extensão das reduções no nível da pressão arterial e qual o agente mais adequado a ser utilizado em uma determinada situação. Além disso, a presença de condições preexistentes e a pressão arterial do paciente na linha de base são fatores que precisam ser levados em consideração no processo decisório sobre o tratamento.

O diagnóstico e a abordagem terapêutica não devem ser algorítmicos, ou seja, não podem se orientar somente por números. Pelo contrário, os médicos devem fundamentar suas decisões clínicas em uma série de princípios, especialmente a presença ou ausência de lesões em órgãos-alvo. O foco do tratamento é o paciente, não os números.

▶ EPIDEMIOLOGIA

A hipertensão é um tema cada vez mais importante na assistência médica; nos Estados Unidos, há mais de 50 milhões de pessoas com pressão arterial elevada que precisam de tratamento.[1] A prevalência aumenta com a idade, afetando mais da metade das pessoas com idade entre 60 e 69 anos e mais de três quartos de indivíduos acima de 70 anos de idade.[1] Mais de 25% de todos os pacientes que se apresentam em serviços de emergência[2,3] têm pressões arteriais elevadas. Portanto, a capacidade de identificar rapidamente a hipertensão e, de acordo com a necessidade, aplicar o tratamento adequado, é uma habilidade imprescindível para os profissionais de serviços de emergência ou de unidades de tratamento intensivo (UTI).

▶ DETERMINAÇÃO DA HIPERTENSÃO

Medições iniciais precisas são essenciais para o manejo adequado da hipertensão. Antes da medição, o paciente deverá permanecer sentado durante pelo menos cinco minutos, mantendo os pés sobre o piso e o braço apoiado no nível do coração. O método de escolha deve ser a ausculta, executada por profissionais treinados. O balão do manguito deve envolver pelo menos 80% do braço, sendo necessário fazer no mínimo duas medições, com registro da média.[1]

▶ FISIOPATOLOGIA

Em uma visão ampla, a hipertensão se divide em primária ("essencial") e secundária. A hipertensão essencial, para a qual não foi encontrada nenhuma causa, é responsável por mais de 90% de casos.[4] Existem várias hipóteses de causas fisiopatológicas, porém, em geral, acredita-se que a causa principal ocorra por mecanismos renais amplificados pela atividade do sistema nervoso simpático e pela remodelagem vascular. A hipertensão essencial tem a tendência de se agrupar em famílias, geralmente em associação com outras síndromes de herança genética.[4]

A hipertensão secundária tem uma grande variedade de causas. Doenças vasculares, como as causadas por estenose na artéria renal ou displasia fibromuscular, podem ser motivos de suspeita em qualquer paciente jovem com hipertensão ou em qualquer paciente com desenvolvimento rápido e progressivo dos sintomas. Pressões reduzidas nas extremidades inferiores ou pulsos femorais retardados podem levantar suspeita de coarctação da aorta. O uso excessivo de glicorticoides, na maioria das vezes resultado da administração iatrogênica de esteroides, também está associado à hipertensão. Sinais e sintomas físicos como obesidade truncal, intolerância à glicose e estrias púrpuras devem sugerir o diagnóstico. Pressões arteriais lábeis com cefaleia paroxísmica associada, palpitações, palidez e diaforese são indicações de feocromocitoma.

▶ CLASSIFICAÇÃO

O Seventh Report of the Joint National Committee on Prevention, Detection, Evaluation and Treatment of High Blood Pressure (Sétimo Relatório do Comitê Misto Nacional de Prevenção, Detecção, Avaliação e Tratamento da Pressão Arterial [JNC-7]), divulgado em 2003, criou uma nova classificação para definir hipertensão.[3] Atualmente, pressões arteriais sistólicas entre 120 e 139 mmHg e/ou diastólicas entre 80 e 89 mmHg denominam-se "pré-hipertensão". Nos dias atuais, hipertensão de estágio 1 é definida como PA sistólica entre 140 e 159 mmHg e PA diastólica entre 90 e 100 mmHg. Pressões sistólicas acima de 160 mmHg e diastólicas acima de 100 mmHg são classificadas como hipertensão de estágio 2.

Elevações agudas e importantes na pressão arterial podem ser classificadas de várias formas. De maneira geral, os profissionais consideram emergência hipertensiva a hipertensão sem controle em quadros de lesões em órgãos-alvo, principalmente danos nos sistemas renal, cerebral ou cardiovascular. Por outro lado, geralmente a urgência hipertensiva é definida como elevação aguda e importante na pressão arterial sem evidências de lesões orgânicas agudas. O conceito de pressões "importantemente elevadas" varia entre os médicos, embora seja definida pela JNC-7 como níveis tensionais acima de 180/120 mmHg.[1]

A distinção entre emergência e urgência hipertensiva é muito importante, tendo em vista que define o tempo e as metas de redução na pressão arterial, a administração de agentes parenterais *versus* agentes orais e a disposição apropriada ao sair do serviço de emergência.

▶ URGÊNCIAS HIPERTENSIVAS

A maioria dos pacientes que se apresentam nos serviços de emergência com urgência hipertensiva tem diagnóstico anterior de hipertensão e, na maioria das vezes, apresentam um quadro de vários sintomas dolorosos.[5] O nível de hipertensão que necessita de tratamento e a escolha do agente variam entre os profissionais.[5] Entretanto, a maior parte dos médicos concorda que, na ausência de lesões em órgãos-alvo, a pressão arterial não se normaliza em serviços de emergência, mas deve ser controlada durante um período de vários dias com administração de agentes orais.[33]

As estratégias de tratamento em serviços de emergência devem iniciar com tentativas de aliviar a dor e a ansiedade, incluindo, sempre que for possível, a colocação dos pacientes em ambientes tranquilos. Somente essas intervenções conseguem diminuir a pressão arterial para níveis aceitáveis. Se os pacientes ainda estiverem sendo tratados para hipertensão, o uso doméstico de medicações para pressão arterial deve prosseguir, caso ainda não tenham sido administradas naquele dia. Se os pacientes seguirem a prescrição dos medicamentos para uso doméstico, pode-se considerar um aumento na dosagem ou a administração de um agente complementar para o regime a ser seguido em casa, embora a situação ideal seja fazer isso em conjunto com o médico de atenção primária.

Nos casos em que for necessário reduzir a pressão arterial para níveis aceitáveis na sala de emergência durante o período de algumas horas, uma das opções é a administração de agentes orais como a clonidina (0,1 a 0,2 mg) ou captopril (12,5 a 25 mg). Entretanto, depois da administração do medicamento, os pacientes devem ser mantidos em observação por várias horas no serviço de emergência.

A alta é uma hipótese válida nos casos em que houver certeza absoluta de que o paciente, juntamente com seu médico, tem condições de acompanhar a situação nos dias que se seguirão ou se não houver nenhuma outra razão mandatória para a admissão hospitalar. Todos os pacientes devem ser orientados sobre mudanças no estilo de vida, tais como perda de peso, restrição dietética ao consumo de sódio e atividades aeróbias regulares.

Cabe ressaltar que a ausência de lesões em órgãos-alvo não significa necessariamente ausência de sintomas. Os pacientes com urgência hipertensiva podem apresentar cefaleia, epistaxe, ansiedade ou outros sintomas atribuíveis a níveis elevados de pressão arterial. Entretanto, nesses pacientes, recomenda-se evitar correções excessivas ou muito rápidas nas elevações da pressão arterial, tendo em vista que poderão precipitar a incidência de isquemia em órgãos vitais.

▶ EMERGÊNCIAS HIPERTENSIVAS

De maneira geral, emergência hipertensiva é definida como hipertensão descontrolada em quadros de lesões em órgãos-alvo e, nesse caso, deve-se instituir imediatamente o tratamento à base de agentes intravenosos (IV) tituláveis. A escolha do agente e das metas terapêuticas deve se fundamentar em apresentações clínicas específicas (ver o resumo na Tab. 14-1). Os pacientes com emergência hipertensiva devem ser admitidos à UTI.

O conhecimento do conceito de autorregulação é muito importante para o manejo de emergências hipertensivas. Autorregulação é a capacidade de um órgão em manter fluxo sanguíneo quase constante, apesar de variações na

TABELA 14-1 OPÇÕES DE MEDICAMENTOS PARA CRISES HIPERTENSIVAS

Disfunção em órgãos-alvo	Agentes recomendados
Encefalopatia	Nitroprussiato, labetalol, fenoldopam, nicardipina
Acidente vascular encefálico	Labetalol, nicardipina, nitroprussiato
Isquemia miocárdica aguda	Nitroglicerina, esmolol, metoprolol
Edema pulmonar agudo (suspeita de disfunção sistólica)	Nitroglicerina, inibidor da ECA, nitroprussiato, fenoldopam (em combinação com um diurético de alça)
Edema pulmonar agudo (suspeita de disfunção diastólica)	Nitroglicerina, esmolol, labetalol, metoprolol (em combinação com um diurético de alça)
Dissecção aórtica	Labetalol ou esmolol com nitroprussiato ou nicardipina
Hipertensão da gravidez (pré-eclampsia ou eclampsia)	Labetalol, nicardipina, hidralazina (considerar o uso de sulfato de magnésio)
Insuficiência renal	Nitroprussiato, labetalol

ECA: enzima conversora da angiotensina.

pressão de perfusão. A resposta autorreguladora é intrínseca ao leito vascular de um órgão específico e independe de fatores neurais ou humorais. A autorregulação é mais proeminente nos vasos vasculares cerebrais, coronarianos e renais, embora alguns exemplos sejam encontrados em todo o corpo.

Entretanto, a autorregulação é mantida somente em uma faixa de pressões de perfusão. Fora dessa faixa, as alterações na pressão arterial refletem-se diretamente na microvasculatura. Isso produz isquemia em ambientes de hipotensão e lesões por hiperfusão em ambientes de hipertensão. Além disso, a hipertensão crônica pode deslocar essa faixa autorreguladora para faixas pressóricas mais elevadas. Nesses pacientes, tentativas para normalizar rapidamente pressões arteriais elevadas podem provocar hipoperfusão e isquemia.

APRESENTAÇÕES

ENCEFALOPATIA HIPERTENSIVA

Em condições normais, a perfusão cerebral permanece relativamente estável em uma ampla faixa de pressões arteriais devido à capacidade do cérebro para autorregular o fluxo sanguíneo. A encefalopatia hipertensiva é o resultado de pressões cerebrais de perfusão acima do nível de autorregulação e representa uma emergência médica autêntica.

Ainda não se conhece a patologia precisa da encefalopatia hipertensiva. Com elevações rápidas na pressão arterial, o cérebro perde a capacidade de autorregular o fluxo sanguíneo, resultando em vasodilatação, rompimento da barreira hematencefálica e edema cerebral. A encefalopatia hipertensiva foi também associada à síndrome da leucoencefalopatia posterior reversível,[7] na qual elevações agudas na pressão arterial provocam formação de edemas na substância branca, principalmente nas regiões parietal, temporal e occipital do cérebro. Nas duas condições mencionadas acima, existe a possibilidade de reversões rápidas dos sintomas, com redução adequada da pressão arterial no tempo certo. Entretanto, se o tratamento não for adequado, esses sintomas podem evoluir para hemorragia cerebral, coma e morte.[8]

Não há nenhum valor exato da pressão arterial que seja patognomônico para encefalopatia hipertensiva, embora a autorregulação cerebral eventualmente seja sobrepujada em pressões arteriais médias PAM de até 120 mmHg em indivíduos que eram normotensos.[6] Entretanto, indivíduos com hipertensão crônica frequentemente apresentam curvas autorreguladoras deslocadas para níveis mais elevados, podendo não desenvolver sintomas de encefalopatia hipertensiva até a PAM ultrapassar o nível de 150 mmHg.

Sob o ponto de vista clínico, a encefalopatia hipertensiva manifesta-se por meio de sintomas de cefaleia, náusea, letargia, alteração no estado mental e convulsões. Os sintomas podem incluir também anormalidades visuais, tais como cegueira cortical, hemianopsia homônima e visão turva,[7] nos casos em que a encefalopatia hipertensiva estiver associada à síndrome da leucoencefalopatia posterior reversível. Nos exames físicos, observam-se sinais de elevação na pressão intracraniana (PIC), como o papiledema. Em geral, os exames físicos não revelam a presença de déficits neurológicos focais, embora eles possam ocorrer em situações de hemorragia ou de infarto. O diagnóstico diferencial é bastante amplo e inclui hemorragia intracerebral, tumores cerebrais, meningoencefalite, síndromes tóxicas e AVE.

Considerando que a encefalopatia hipertensiva é uma autêntica emergência médica, na suspeita é imprescindível iniciar os esforços para reduzir a pressão arterial imediatamente. De maneira geral, recomenda-se uma redução pressórica inicial de 20 a 25% ou uma meta de pressão arterial diastólica de 100 a 110 mmHg. Uma das opções é a administração de agentes tituláveis – nitroprussiato, por exemplo – preferencialmente com monitoramento do acesso arterial, para evitar hipotensão excessiva. Outros agentes, como o fenoldopam e o labetalol, são alternativas aceitáveis.

SÍNDROMES DE ACIDENTE VASCULAR ENCEFÁLICO

A aplicação de terapia anti-hipertensiva no quadro de acidente vascular encefálico (AVE) ainda é uma área controversa. Nesse cenário, a hipertensão possivelmente seja um fator de contribuição e uma resposta fisiológica à síndrome do AVE. Apesar da prevalência generalizada das síndromes de AVE, ainda não existe uma estratégia para o tratamento ideal no que diz respeito ao manejo da pressão arterial.[8,9]

Embora pressões arteriais elevadas sejam indicadores prognósticos de mortalidade por AVE,[9,10] não está suficientemente claro se trata-se de uma relação causal ou de uma medida da gravidade do AVE. No quadro de AVE isquêmico, há várias razões teóricas indicando que a terapia anti-hipertensiva pode produzir benefícios. Reduções na pressão arterial poderiam diminuir o risco de incidência de edemas ao redor das áreas lesionadas, reduzir o risco de transformação hemorrágica e amenizar lesões vasculares posteriores. Entretanto, tratamentos intensivos de hipertensão em quadros de AVE isquêmico podem também reduzir a perfusão em áreas isquêmicas. O risco de provocar lesões, em combinação com a ausência de dados que deem suporte à obtenção de algum benefício, sugere o quão importante é evitar reduções agressivas na pressão arterial na fase aguda do AVE.

O conselho de AVEs da American Stroke Association (Associação Americana de AVE) apresentou algumas orientações[8] para o manejo da hipertensão em quadros de AVE isquêmico. O consenso é adiar o tratamento, a menos que a hipertensão seja grave, definida pelo conselho como PA sistólica acima de 220 mmHg ou PA diastólica acima de 120 mmHg. Nesses cenários, a recomendação é fazer tratamento com *bolus* intravenosos de 10 a 20 mg de labetalol, em intervalos de 1 a 2 minutos, ou com infusão de 5 a 15 mg/h de nicardipina.

Essas recomendações são diferentes para candidatos à terapia trombolítica. Nesses casos, os níveis elevados de pressão arterial devem ser controlados porque aumentam o perigo de hemorragia intracerebral. É necessário reduzir a pressão arterial sistólica para menos de 185 mmHg e a diastólica para menos de 110 mmHg antes da administração de algum agente trombolítico, mantendo-as abaixo daqueles níveis durante 16 horas depois da terapia.[8] Uma vez mais, os agentes recomendados são *bolus* de labetalol e infusões de nicardipina, embora possivelmente seja necessário aplicar nitroprussiato em casos refratários.

Na maioria dos casos de AVE isquêmico, os níveis elevados de pressão arterial baixam espontaneamente sem nenhum tratamento. Medidas adicionais para reduzir a PIC, como elevar a cabeceira do leito, e medidas para diminuir a dor e a ansiedade também reduzem a pressão arterial por meios não farmacológicos.

Nos casos de AVE hemorrágico, que representa aproximadamente 15% de todos os AVEs, a estratégia de tratamento ideal é igualmente controversa.[11-13] Na maioria das vezes, a hipertensão em uma hemorragia intracraniana costuma ser grave por causa de PICs elevadas e de irritações no sistema nervoso autônomo. O início da terapia caracteriza-se por preocupações semelhantes, incluindo o equilíbrio entre a redução no risco de mais sangramentos e da intensificação hemorrágica e a preocupação com reduções na pressão de perfusão cerebral. O resultado é que não há consenso sugerindo a necessidade premente de iniciar a terapia anti-hipertensiva em pacientes com hemorragia intracraniana aguda.[11-13]

As diretrizes atuais para pacientes com hemorragia intracerebral, publicadas em 2007 pela American Heart Association (Associação Americana do Coração) e pelo Conselho de AVE da American Stroke Association,[12] recomendam considerar a aplicação de terapias agressivas se a PA sistólica for superior a 200 mmHg ou se a pressão arterial média for superior a 150 mmHg. Se a PA sistólica permanecer acima de 180 mmHG ou a PAM for superior a 130 mmHg, mais a suspeita de PIC elevada, as recomendações são considerar o estabelecimento de monitoramento da PIC e manter a pressão de perfusão cerebral entre 60 e 80 mmHg. Nas situações em que os pacientes apresentarem PA sistólica acima de 180 mmHg ou PAM superior a 130 mmHg, e na ausência de evidências de PIC elevada, deve-se considerar a hipótese de reduções modestas na pressão arterial, objetivando uma PAM de 110 mmHg ou uma pressão arterial-alvo de 160/90 mmHg. Entretanto, atualmente, existem poucos dados prospectivos que possibilitem recomendar de forma definitiva limites específicos para a pressão arterial.

No caso de hemorragia subaracnoide aneurismática, recomenda-se manter a PA sistólica abaixo de 160 mmHg e a PAM abaixo de 130 mmHg.[13] Entretanto, o controle da dor, a sedação e as medidas para baixar a PIC, como a elevação da cabeceira, devem ser instituídas antes da administração de agentes hipertensivos. Além disso, a administração oral de nimodipina para evitar vasospasmo retardado tem efeito hipotensivo modesto, embora esse medicamento não seja utilizado para essa finalidade.

Da mesma forma como nos AVEs isquêmicos em que a decisão for baixar a pressão arterial, os agentes utilizados – labetalol, nicardipina ou esmolol – devem ter ação rápida e titulação fácil. O monitoramento da pressão arterial deve ser contínuo, com o monitoramento do acesso arterial ou em intervalos de cinco minutos.[12]

Outras situações em que a terapia anti-hipertensiva agressiva é uma das alternativas que poderá ser indicada no quadro de AVEs agudos incluem dissecção aórtica, encefalopatia hipertensiva e infarto do miocárdio. Os efeitos sistêmicos da hipertensão devem sempre ser levados em consideração ao se tomar a decisão de iniciar a terapia anti-hipertensiva.

INSUFICIÊNCIA CARDÍACA CONGESTIVA

A insuficiência cardíaca congestiva (ICC) é uma síndrome clínica de débito cardíaco inadequado que provoca uma cascata de eventos, principalmente aqueles mediados pelo aumento no nível de catecolaminas, resultando em resistência vascular periférica aumentada, volumes intersticiais e intravasculares aumentados e edema pulmonar. A hipertensão associada à ICC pode ser causa e efeito desse processo e precisa ser reduzida com rapidez, embora cautelosamente, para aliviar os sintomas e melhorar os resultados clínicos. Geralmente, a nitroglicerina é o agente de primeira linha, mas às vezes é necessário administrar nitroprussiato em casos graves ou refratários. Além disso, uma das opções válidas é a administração de inibidores da enzima conversora da angiotensina (ECA), como o captopril ou, em pacientes que não conseguem tolerar a administração oral, enalapril ou enalaprilato.

Os β-bloqueadores são amplamente utilizados em pacientes com ICC crônica, embora em geral não sejam recomendados para aplicação em estados de descompensação aguda por causa dos efeitos inotrópicos e cronotrópicos negativos. A única exceção a essa regra é no caso de disfunção diastólica conhecida ou suspeita. Nesses pacientes, a ICC é uma função da incapacidade de enchimento ventricular durante a diástole. Os β-bloqueadores produzem relaxamento cardíaco adicional e melhoram o processo de enchimento. Normalmente, nesses pacientes não há redução na fração de ejeção. Embora, em geral, seja possível obter o diagnóstico de disfunção diastólica por meio de ecocardiogramas, suspeitas da presença dessa condição podem ser levantadas em pacientes com insuficiência cardíaca descompensada sem evidências de cardiomegalia.

O uso de diuréticos, como a furosemida, diminui a sobrecarga de fluidos e melhora o esforço respiratório. Com frequência, é necessário tomar medidas adicionais, incluindo suplementação de oxigênio, pressão positiva na via aérea em dois níveis (BiPAP) e mesmo ventilação mecânica. De maneira geral, o aprimoramento no estado respiratório alivia a explosão de catecolaminas e, assim, reduz a pressão arterial e quebra o ciclo patológico.

ISQUEMIA CARDÍACA

A ocorrência de isquemia miocárdica ou de infarto associado à hipertensão justifica a aplicação imediata de terapia de redução da pressão arterial para minimizar a incidência de lesões miocárdicas. Os agentes de escolha incluem nitroglicerina e β-bloqueadores como o metoprolol. Os inibidores da ECA também são importantes nas terapias para tratamento da síndrome coronariana aguda, embora seja necessário ter muita cautela para evitar hipotensão excessiva quando forem coadministrados com nitroglicerina e β-bloqueadores.

INSUFICIÊNCIA RENAL

A hipertensão pode ser consequência e causa de insuficiência renal. As doenças renais provocam hipertensão por meio da retenção de sal e do sistema renina-angiotensina. Além disso, a hipertensão descontrolada pode causar lesão renal aguda e acelerar o processo de lesões em pacientes portadores de insuficiência renal crônica. O agravamento na função renal no quadro de níveis elevados de pressões arteriais deve ser considerado uma emergência hipertensiva e justifica o início imediato do tratamento.

O nitroprussiato é considerado agente de primeira linha no tratamento de insuficiência renal aguda induzida por hipertensão, embora, com frequência, o labetalol seja preferido por causa do risco de hipotensão excessiva. Embora sejam altamente eficazes no controle da hipertensão arterial associada à doença renal crônica, os inibidores da ECA devem ser usados com cautela em quadros de insuficiência renal aguda, considerando o grande potencial para agravar o processo.

A diálise emergencial está indicada para pacientes portadores de doença renal em estágio final que se apresentam com hipertensão descontrolada associada a sobrecarga de volume ou com evidência de lesão a órgão-alvo.

GRAVIDEZ

Os distúrbios hipertensivos complicam entre 6 e 8% de todas as gravidezes[14] e são fontes significativas de morbidade e de mortalidade, tanto para a mãe como para o feto. Nos Estados Unidos, até 15% das mortes maternas são atribuíveis a distúrbios hipertensivos, o que os coloca como a segunda causa principal de mortalidade materna depois das doenças tromboembólicas.[14]

A classificação dos distúrbios hipertensivos associados à gravidez baseia-se no nível de elevação da pressão arterial, na presença de proteinúria e nos sinais e sintomas físicos. A hipertensão na gravidez é definida como pressão arterial sistólica ≥ 140 mmHg ou como pressão arterial diastólica ≥ 90 mmHg. O nível de hipertensão é classificado como grave se a pressão arterial sistólica for ≥ 160 mmHg ou a pressão arterial diastólica for ≥ 105 a 110 mmHg.[15] A hipertensão que ocorre antes de 20 semanas de gestação denomina-se hipertensão crônica e, provavelmente, preceda o estado de gravidez. A hipertensão que ocorre depois de 20 semanas de gestação, sem proteinúria ou quaisquer sinais ou sintomas, denomina-se hipertensão gestacional. Pré-eclampsia é definida como a hipertensão com proteinúria que ocorre depois de 20 semanas de gestação (> 300 mg em 24 horas) ou com outras anormalidades clínicas ou laboratoriais. Eclampsia é a ocorrência de convulsões ou coma na presença de pré-eclampsia preexistente.

Pré-eclampsia grave ou eclampsia, ou hipertensão associada à gravidez com sinais ou sintomas indicativos de lesões em órgãos-alvo, é uma emergência hipertensiva autêntica e deve ser tratada em caráter de urgência. As metas de tratamento em serviços de emergência incluem redução na pressão arterial, prevenção e controle de convulsões e consulta obstétrica com brevidade.

Não há uma definição clara sobre as metas específicas de redução na pressão arterial. Elevações agudas e graves nos níveis da pressão sanguínea podem estar associadas a complicações cerebrais e cardiovasculares, ao rompimento da placenta e à insuficiência útero-placentária.[15] Entretanto, algumas evidências sugerem a existência de um paralelo entre redução na pressão arterial média e incidência de efeitos adversos no crescimento fetal.[16] Alguns profissionais defendem a postergação do tratamento, a menos que a pressão arterial diastólica permaneça em níveis elevados acima 105 a 110 mmHg.[14]

Tradicionalmente, a hidralazina é o agente de escolha, embora essa escolha tenha sido contestada nos últimos anos.[15] Não obstante, é um agente eficaz e largamente utilizado; deve-se, porém, ter muita cautela devido à curva imprevisível de dose-reposta. Nos dias atuais, o labetalol é o medicamento de escolha para emergências hipertensivas associadas à gravidez.[17] Embora seja eficaz, existe alguma preocupação em administrar esse medicamento em pacientes que recebem também sulfato de magnésio para profilaxia de convulsões como decorrência da atividade combinada de bloqueio do canal de cálcio.[15] O nitroprussiato deve ser reservado para casos de hipertensão grave refratária a outros agentes devido ao potencial para toxicidade fetal por cianeto e para hipotensão excessiva. Os inibidores da ECA são contraindicados para uso durante a gravidez.

DISSECÇÃO AÓRTICA

Quaisquer pacientes que se apresentarem com dor torácica e/ou na parte superior das costas são suspeitos de dissecção na aorta, principalmente dor aguda ou "lancinante" atingindo o ponto máximo logo no início. Entretanto, até 20% de indivíduos podem se apresentar com síncope, sem história de dor típica ou de outras descobertas.[18] As descobertas de exames físicos indicando diagnóstico de dissecção aórtica incluem déficits de pulso, sopro diastólico e déficits neurológicos. Recomenda-se manter sempre um alto nível de suspeita tendo em vista que tratamentos inadequados para a síndrome coronariana aguda presumida ou para AVE poderão ter resultados devastadores em pacientes com dissecção da aorta.

A dissecção aórtica é uma emergência hipertensiva em que a abordagem de tratamento possui dois níveis. A terapia deve focalizar a redução da pressão e a lentificação da taxa de elevação pressórica, levando-se em consideração que a disseminação da condição depende do nível da hipertensão e da força de ejeção ventricular esquerda. Portanto, de maneira geral, costuma-se utilizar β-bloqueadores em combinação com um vasodilatador, como o nitroprussiato. Como alternativa, o uso da monoterapia com labetalol é uma das opções porque possui os efeitos de bloqueios α e β.[19] A meta da pressão arterial sistólica deve ficar abaixo de 120 a 130 mmHg.

Todos os casos suspeitos de dissecção aórtica requerem consultoria cirúrgica imediata. Entretanto, de maneira geral, o manejo clínico de aneurismas envolve apenas a aorta descendente (tipo B de Stanford).

▶ FARMACOLOGIA

A seguir, são apresentados alguns medicamentos utilizados no tratamento de urgências e de emergências hipertensivas. A Tabela 14-2 apresenta um resumo dos agentes parenterais.

NITROPRUSSIATO DE SÓDIO

O nitroprussiato é um agente redutor de pressão extremamente poderoso e eficaz, que age como um vasodilatador potente nos sistemas arterial e venoso. Esse medicamento é considerado o agente-padrão de escolha nos casos de emergências hipertensivas por causa do início rápido da ação (1 a 2 minutos), meia-vida curta (3 a 4 minutos) e eficiência quase universal.

A complicação mais comum é a hipotensão excessiva devido a sua alta potência. De maneira geral, a terapia com nitroprussiato exige monitoramento hemodinâmico rigoroso, preferencialmente com uma linha intra-arterial. Normalmente, as infusões com nitroprussiato de sódio iniciam com 0,3 μg/kg/minuto e são tituladas até atingir a meta de pressão arterial média com uma dose máxima de 10 μg/kg/minuto.[20]

A metabolização do nitroprussiato de sódio para tiocianato ocorre no fígado e sua eliminação é feita por meio dos rins. Nesse processo, o cianeto é um metabólito intermediário, embora a toxicidade por cianeto seja uma ocorrência rara. Entretanto, a toxicidade por tiocianato é uma ocorrência provável em quadros de insuficiência hepática ou renal ou em casos de administração prolongada.[20] O uso desse agente complica-se também pela necessidade de manuseio especial, tendo em vista que é instável na presença de luz ultravioleta e precisa ser envolvido em material opaco antes da administração.

Como tem a ação de um vasodilatador cerebral, recomenda-se usar o nitroprussiato com extrema cautela em pacientes nos quais a pressão cerebral elevada seja uma grande preocupação. Além disso, o uso de nitroprussiato deve ser evitado em mulheres grávidas por causa da capacidade de atravessar a placenta e causar efeitos tóxicos no feto.

FENOLDOPAM

O mesilato de fenoldopam é um agonista seletivo pós-sináptico do receptor de dopamina-1, que age como vasodilatador sistêmico e renal e como agente natriurético. Assim como o nitroprussiato, o início da ação do fenoldopam ocorre dentro de alguns minutos, e o tempo de duração é curto (menos de 10 minutos). Além disso, ficou comprovado que é tão eficaz como o nitroprussiato para reduzir a pressão arterial com menor incidência de hipotensão e sem causar preocupações com sensibilidade leve ou toxicidade por tiocianato ou cianeto. Por essas razões, o fenoldopam está conquistando a preferência de alguns profissionais como medicamento de escolha para tratamento de emergências hipertensivas.

A dosagem inicial do fenoldopam é de 0,1 μg/kg/minuto com titulações em incrementos de 0,1 μg/kg/minuto, em intervalos de 15 minutos, até atingir a pressão desejada. Os efeitos colaterais incluem taquicardia reflexa, cefaleia e rubor facial.

NITROGLICERINA

A nitroglicerina é um vasodilatador de ação rápida para reduzir a pressão arterial de uma forma dependente da dose. Age principalmente no sistema venoso, diminuindo mais a pré-carga do que a pós-carga. Portanto, a nitrogli-

▶ TABELA 14-2 DOSAGEM E EFEITOS DOS AGENTES PARENTERAIS COMUNS EM CASOS DE EMERGÊNCIA HIPERTENSIVA

Medicação	Dosagem	Início	Duração	Efeitos adversos	Comentários
Nitroprussiato	0,3 µg/kg/min; titular até o máximo de 10 µg/kg/min	Segundos	1 – 2 min	Toxicidade por cianeto, rubor, náusea, vômito, cefaleia, acidose láctica	Evitar o uso em quadros de pressão cerebral aumentada ou em casos de gravidez. Monitorar para verificar a presença de toxicidade por cianeto em casos de uso prolongado.
Esmolol	Dose de carga: 500 µg/kg durante 1 min Infusão: 25 µg/kg/min; titular até o máximo de 200 µg/kg/min	5 – 10 min	20 min	Bradicardia, rubor, náusea, broncospasmo	Evitar o uso em casos de insuficiência cardíaca aguda com disfunção sistólica.
Labetolol	*Bolus*: dose inicial de 20 mg com doses repetidas de 20 – 80 mg Infusão: 1 a 2 mg/min; titular até o máximo de 300 mg durante 24 h	5 – 10 min	6 – 8 h	Náusea, vômito, broncospasmo, bradicardia	Evitar o uso em casos de insuficiência cardíaca aguda com disfunção sistólica.
Nicardipina	5 mg por hora; aumentar em 2 – 5 mg/h a cada 5 minutos até o máximo de 15 mg/h	5 – 10 min	4 – 8 h	Cefaleia, náusea, rubor, taquicardia reflexa	Usar com cautela em pacientes com insuficiência hepática.
Nitroglicerina	5 µg/min; titular em 5 µg/kg a cada 5 minutos até o máximo de 200 µg/min	Segundos	3 – 5 min	Cefaleia, tontura, taquifilaxia	Usar com cautela em pacientes com insuficiência cardíaca direita.
Fenoldopam	0,1 µg/kg/min; titular em 0,1 µg/kg/min, a cada 15 minutos, até o máximo de 1,6 µg/kg/min	10 – 15 min	30 – 60 min	Rubor, taquicardia, cefaleia, náusea, vômito	Usar com cautela em pacientes com asma ou glaucoma.
Hidralazina	Dose inicial de 5 – 10 mg; repetir doses de 10 mg a cada 15 min	5 – 10 min	12 horas	Taquicardia, cefaleia, náusea, hipotensão ortostática	O efeito pode ser imprevisível. Evitar o uso em casos de isquemia miocárdica ou de dissecção da aorta.
Fentolamina	*Bolus* de 1 – 5 mg 50 µg/min; titular até o máximo de 500 µg/min	1 – 5 min	15 – 30 min	Rubor, taquicardia reflexa, náusea, vômito, hipotensão	Utilizada em estados induzidos por catecolaminas como toxicidade por cocaína e feocromocitoma. Evitar em casos de isquemia miocárdica.

cerina é mais útil no tratamento de isquemia cardíaca ou de insuficiência cardíaca associada à hipertensão. Geralmente, em administrações intravenosas, a dose inicial varia de 5 a 10 µg por minuto, com titulações em incrementos de até 5 µg/minuto, a cada cinco minutos, até atingir a pressão arterial desejada ou até a resolução dos sintomas do paciente.

Os efeitos colaterais principais da nitroglicerina são cefaleia e taquicardia. O uso desse medicamento deve ser evitado em quadros de insuficiência cardíaca direita porque poderá resultar em quedas bruscas no débito cardíaco e na pressão arterial.

HIDRALAZINA

A hidralazina é um vasodilatador arterial direto geralmente utilizado em casos de hipertensão induzida pela gravidez. Nas administrações intravenosas, o início da ação é de aproximadamente 10 minutos, sendo que a duração da ação varia entre 4 e 6 horas. Entretanto, com frequência, os efeitos são imprevisíveis, com um período de latência inicial de 5 a 10 minutos, seguido por quedas bruscas na pressão arterial, com até 12 horas de duração.[22-25] De maneira geral, as doses intravenosas iniciais variam entre 5 e 10 mg, com doses repetidas de 10 mg em intervalos de 10 a 15 minutos, até atingir o nível desejado de pressão arterial. Considerando que a taquicardia reflexa é uma complicação comum, o uso de hidralazina deve ser evitado em pacientes com isquemia miocárdica ou com dissecção da aorta. Outros efeitos adversos incluem cefaleia, náusea e hipotensão postural. O uso crônico pode acarretar uma síndrome lúpus-símile.

LABETALOL

O labetalol tem ações combinadas de α_2-bloqueador e de β-bloqueador não seletivo. Na forma intravenosa, a razão entre os bloqueios α e β é de 1:7.[23] Como resultado, o labetalol é um agente eficaz para reduzir a pressão arterial, cuja vantagem é não provocar taquicardia reflexa.

Quando administrado por via intravenosa, o início da ação varia de 5 a 10 minutos com alto volume de distribuição e duração de aproximadamente 6 a 8 horas. Em geral, a dosagem inicia com 20 mg IV para tratamento de emergências hipertensivas, com doses repetidas de 20, 40 ou 80 mg, em intervalos de 5 a 10 minutos, até atingir o nível desejado de pressão arterial, considerando o limite máximo de 500 mg. Uma das alternativas é iniciar infusões contínuas de 1 a 2 mg por minuto depois da dose inicial em *bolus*.

Depois de atingir o nível desejado de pressão arterial, pode-se mudar para a forma de administração oral. De maneira geral, as dosagens orais iniciam com 200 mg. O início dos efeitos com dosagens orais ocorre dentro do tempo aproximado de 1 a 3 horas.

O efeito do labetalol é pequeno sobre o fluxo sanguíneo coronariano ou cerebral e, portanto, pode ser usado com segurança em pacientes com infarto agudo do miocárdio. Levando-se em consideração o efeito de bloqueio β, o labetalol deve ser usado com cautela em pacientes com insuficiência cardíaca descompensada, em exacerbações agudas de asma ou em doença pulmonar obstrutiva crônica (DPOC). O uso de labetalol deve ser evitado em pacientes com anormalidades no sistema de condução cardíaca. Em doses intravenosas baixas, existe o risco teórico de hipertensão paradoxal na administração em pacientes com nível elevado de hipertensão induzida por catecolaminas, como nos casos de feocromocitoma ou de hipertensão induzida pelo uso de cocaína, por causa da razão alta entre os efeitos α e β.

ESMOLOL

O esmolol é um antagonista β_2 seletivo com meia-vida ultracurta de aproximadamente nove minutos. A titulação desse medicamento é muito fácil devido ao curto tempo de duração da ação de cerca de 10 a 20 minutos. O esmolol é metabolizado por esterases de leucócitos, o que o torna ainda mais útil em pacientes com insuficiência hepática e renal.[24]

Geralmente, a infusão inicia com um *bolus* de 250 a 500 µg/kg durante 1 minuto, seguida por uma infusão inicial de 25 µg/kg/minuto. Em seguida, a dosagem pode ser titulada em incrementos de 25 a 59 µg/kg/minuto, em intervalos de quatro minutos, até atingir a meta estabelecida para a pressão arterial ou para a frequência cardíaca, ou até atingir a dose máxima de 300 µg/kg/minuto.

Os efeitos adversos incluem bradicardia, hipotensão, tontura, sonolência, náusea e broncospasmo. A exemplo do que ocorre com todos os β-bloqueadores, o esmolol deve ser usado com muita cautela em pacientes com ICC, asma, DPOC, bloqueio cardíaco e bradicardia ou em quadros de *overdose* de cocaína ou feocromocitoma.

NICARDIPINA

A nicardipina é um bloqueador parenteral do canal de cálcio pertencente à classe das di-hidropiridinas. Apesar de agir como um vasodilatador poderoso, esse medicamento, ao contrário de outros bloqueadores do canal de cálcio, como a nifedipina, tem a vantagem de não apresentar efeitos inotrópicos negativos significativos.[25]

Normalmente, a administração de nicardipina inicia a uma taxa de 5 mg/h, com titulações a cada cinco minutos, até atingir o limite máximo de 15 mg/h ou até atingir o nível desejado da pressão arterial. O início da ação ocorre dentro de alguns minutos, e a duração da ação varia entre 4 e 6 horas.

Cefaleia é um dos efeitos colaterais mais comuns que ocorre em até 20 a 50% de pacientes.[26] Os efeitos colaterais menos comuns são taquicardia, náusea e hipotensão excessiva. Esse medicamento deve ser usado com muita cautela em pacientes com insuficiência hepática porque seu metabolismo ocorre principalmente no fígado.[27]

ENALAPRILATO

O enalaprilato é um inibidor IV da ECA que é comprovadamente eficaz para baixar a pressão arterial sem provocar hipotensão excessiva.[34] O enalaprilato é o metabólito ativo do enalapril, inibidor oral da ECA. De maneira geral, a dosagem inicia com doses intravenosas entre 0,625 e 1,25 g. Os efeitos máximos ocorrem entre 10 e 15 minutos, sendo que a duração da ação varia de 12 a 24 horas. Os efeitos adversos incluem insuficiência renal, edemas angioneuróticos, edemas e tosse. O uso de inibidores da ECA é contraindicado durante a gravidez.[28]

FENTOLAMINA

A fentolamina é um agente bloqueador α-adrenérgico bastante útil no manejo de emergências hipertensivas induzidas pelo uso de catecolaminas. Em geral, a administração é feita em *bolus* de 5 mg; o início da ação ocorre dentro de 1 a 2 minutos, e a duração da ação varia de 10 a 30 minutos. O uso desse medicamento é contraindicado em quadros de isquemia miocárdica, exceto nos casos em que estiver associada à toxicidade por cocaína. Os efeitos colaterais da fentolamina incluem taquicardia reflexa e taquiarritmias.

CLEVIDIPINA

A clevidipina é um bloqueador IV do canal de cálcio de ação ultrarrápida. Esse medicamento foi aprovado pelo FDA em 2008 para tratamento de hipertensão grave. A titulação é muito fácil; a redução na pressão arterial ocorre dentro de 2 a 3 minutos depois da administração, e o tempo de duração da ação varia de 5 a 15 minutos.[29-31] Além disso, levando-se em consideração que sua eliminação é feita por meio de esterases plasmáticas, a clevidipina não necessita de dosagens de ajuste em pacientes com comprometimento hepático ou renal. A dosagem inicia com 1 a 2 mg/h, sendo titulada até atingir o nível desejado de pressão arterial. Geralmente, a titulação inicial é feita duplicando-se a dose a cada 90 segundos, embora essa titulação deva ser feita em intervalos de 5 a 10 minutos nos casos em que a pressão arterial estiver próxima da meta estabelecida. Embora a dosagem máxima recomendada seja de 16 mg/h, existem dados limitados para dosagens de até 32 mg/h.[29-31] Os efeitos adversos incluem cefaleia, náusea e desconforto torácico.

CLONIDINA

A clonidina é um agonista α_2 de ação central que reduz a pressão arterial por meio da retroalimentação negativa no centro vasomotor do cérebro, diminuindo a carga simpática. Trata-se de um agente oral que pode ser eficaz em casos de urgências hipertensivas que exigirem reduções na pressão sanguínea no período de algumas horas. O início da ação ocorre dentro de 30 minutos a 2 horas, sendo que o tempo de duração da ação varia de 6 a 8 horas. A dosagem inicia com 0,1 a 0,2 mg, por via oral, com doses horárias adicionais de 0,1 mg, de acordo com a necessidade, até atingir a pressão arterial desejada. Os efeitos colaterais incluem sedação e boca seca e, às vezes, hipotensão ortostática.[32]

CAPTOPRIL

O captopril é um inibidor oral da ECA que, assim como a clonidina, pode ser bastante útil em situações de urgências hipertensivas que exigirem reduções mais graduais na pressão arterial. A dosagem varia entre 12,5 e 25 mg, com início da ação entre 15 e 30 minutos; a duração da ação varia de 4 a 6 horas. Os efeitos colaterais incluem tosse ou erupção cutânea. Angiedema é um efeito colateral mais raro, embora sério e com risco de vida, da terapia com inibidores da ECA. O uso de inibidores da ECA é contraindicado durante a gravidez.

▶ CONCLUSÃO

As crises hipertensivas continuam sendo um grande desafio para os médicos emergencistas nos cuidados intensivos. Esse assunto terá uma prevalência cada vez maior na medida em que a população envelhece. Vários fatores devem ser levados em consideração nas decisões sobre a estratégia de tratamento mais adequada. A terapia sempre deve ser específica para o paciente e a situação e nunca deve se fundamentar em valores absolutos da pressão arterial. A consideração mais importante é o tratamento do paciente e não da pressão arterial.

REFERÊNCIAS

1. Chobanian A, Bakris G, Black H, et al. Seventh Report of the Joint National Committee on Prevention, Detection, Evaluation, and Treatment of High Blood Pressure. *Hypertension*. 2003;42:1206–1252.
2. Zampaglione B, Pascale P, Marchisio M, Cavallo-Perin P. Hypertensive urgencies and emergencies: prevalence and clinical presentation. *Hypertension*. 1996;27: 144–147.
3. Karras DJ, Wald DA, Harrigan RA, et al. Elevated blood pressure in an urban emergency department: prevalence and patient characteristics [abstract]. *Acad Emerg Med*. 2001;8:559.
4. Oparil S, Zaman A, Calhoun D. Pathogenesis of hypertension. *Ann Intern Med*. 2003;139:761–776.
5. Chiang W, Jamshahi B. Asymptomatic hypertension in the ED. *Am J Emerg Med*. 1998;16(7):701–704.
6. Vaughan C, Delanty N. Hypertensive emergencies. *Lancet*. 2000;356:411–417.
7. Hinchey J, Chaves C, Appignani B, et al. A reversible posterior leukoencephalopathy syndrome. *N Engl J Med*. 1996;334(8):494–500.
8. Adams H, Adams R, Brott T, et al. Guidelines for the early management of patients with ischemic stroke. A scientific statement from the Stroke Council of the American Stroke Association. *Stroke*. 2003;34:1056–1083.
9. Philips S. Pathophysiology and management of hypertension in acute ischemic stroke. *Hypertension*. 1994; 23(1):131–136.
10. Wilmot M, Leonardi-Bee J, Bath P. High blood pressure in acute stroke and subsequent outcome. A systematic review. *Hypertension*. 2004;43:18–24.
11. Adams R, Powers W. Management of hypertension in acute intracerebral hemorrhage. *Crit Care Clin*. 1997; 13(1):131–161.
12. Broderick J, Connolly S, Feldman E, et al. Guidelines for the management of spontaneous intracerebral hemorrhage in adults. 2007 update. A guideline from the American Heart Association/American Stroke Association Stroke Council, High Blood Pressure Research Council, and the Quality of Care and Outcomes in Research Interdisciplinary Working Group. *Circulation*. 2007;116:e391–e413.
13. Pancioli A. Hypertension management in neurologic emergencies. *Ann Emerg Med*. 2008;51:S24–S27.
14. Anonymous. Report of the National High Blood Pressure Education Program Working Group on High Blood Pressure in Pregnancy. *Am J Obstet Gynecol*. 2000;183(1): S1–S22.
15. Vidaeff A, Carroll M, Ramin S. Acute hypertensive emergencies in pregnancy. *Crit Care Med*. 2005;33:S307–S312.
16. von Dadelszen P, Ornstein MP, Bull SB, et al. Fall in mean arterial pressure and fetal growth in pregnancy hypertension: a meta-analysis. *Lancet*. 2000;355:87–92.
17. Sibai B. Diagnosis and management of gestational hypertension and pre-eclampsia. *Obstet Gynecol*. 2003; 102(1):181–192.
18. Neinaber A, Eagle K. Aortic dissection: new frontiers in diagnosis and management. Part I: from etiology to diagnostic strategies. *Circulation*. 2003;108:628–635.
19. Neinaber A, Eagle K. Aortic dissection: new frontiers in diagnosis and management. Part II: therapeutic management and follow-up. *Circulation*. 2003;108:772–778.

20. Friederich J, Butterworth J. Sodium nitroprusside: twenty years and counting. *Anesth Analg.* 1995;81:152–162.
21. Tumlin J, Dunbar L. Fenoldipam, a dopamine agonist, for hypertensive emergency: a multi-center randomized trial. *Acad Emerg Med.* 2000;7(6):653–662.
22. Varon J, Marik P. The diagnosis and management of hypertensive crises. *Chest.* 2000;118:214–227.
23. Lund-Johansen P. Pharmacology of combined alpha beta blockade II hemodynamic effects of labetalol. *Drugs.* 1984;28(suppl 2):35–50.
24. Gray RJ. Managing critically ill patients with esmolol: an ultra short--acting beta-adrenergic blocker. *Chest.* 1988; 93:398–403.
25. Marik P, Varon J. Hypertensive crises: challenges and management. *Chest.* 2007;131:1949–1962.
26. Wu M, Chanmugan A. Hypertension. In: Tintinalli J, Kelen G, Stapczynski JS, eds. *Emergency Medicine: A Comprehensive Study Guide.* 6th ed. New York: McGraw-Hill; 2004:394–403.
27. Gray R. Hypertension. In: Marx JA, Hockberger RS, Walls RM, et al, eds. *Rosen's Emergency Medicine, Concepts and Clinical Practice.* 7th ed. Philadelphia, PA: Mosby Elsevier; 2009:1076–1087.
28. Strauss R, Gavras I, Vlahakos D, et al. Enalaprilat in hypertensive emergencies. *J Clin Pharmacol.* 1986;26:39–43.
29. Kenyon K. Clevidipine: an ultra short-acting calcium channel antagonist for acute hypertension. *Ann Pharmacother.* 2009;43:1258–1265.
30. Nguyen H, Ma K, Pham D. Clevidipine for the treatment of severe hypertension in adults. *Clin Ther.* 2010;32(1): 11–23.
31. Erickson A, DeGrado J, Fanikos J, et al. Clevidipine: a short-acting intravenous dihydropyridine calcium channel blocker for the management of hypertension. *Pharmacotherapy.* 2010;30(5):515–528.
32. Spitalewitz S, Porush J, Oguagha C. Use of clonidine for rapid titration of blood pressure in severe hypertension. *Chest.* 1983;83:404–407.
33. Shayne P, Pitts S. Severely increased blood pressure in the emergency department. *Ann Emerg Med.* 2003;41: 513–529.
34. Dipette DJ, Ferraro JC, Evans RR, et al. Enalaprilat, an intravenous angiotensin-converting enzyme inhibitor, in hypertensive crises. *Clin Pharmacol Ther.* 1985;38: 199–204.

CAPÍTULO 15

Manejo pós-parada cardíaca

Allan C. Heffner

- ▶ Introdução 171
- ▶ Síndrome pós-parada cardíaca 171
- ▶ Ressuscitação hemodinâmica 172
- ▶ Doença precipitante 173
- ▶ Suporte ventilatório mecânico 174
- ▶ Lesão cerebral pós-parada cardíaca e ressuscitação 175
- ▶ Hipotermia terapêutica 175
- ▶ Conclusão 177

▶ INTRODUÇÃO

A parada cardíaca súbita é a principal causa de morte em países desenvolvidos, com mais de 300 mil pacientes nos Estados Unidos por ano.[1] Apesar da ressuscitação inicial, 50% das vítimas de parada cardíaca não sobrevivem para serem liberadas do hospital. Um terço morre de choque cardiovascular refratário ou devido à causa inicial da parada cardíaca. Os pacientes restantes sobrevivem à agressão inicial, mas falecem subsequentemente devido à disfunção orgânica decorrente da parada cardíaca. Entre os sobreviventes, o peso da parada cardíaca persiste em até 30% dos pacientes, que sofrem dano neurológico permanente. Esses dados subestimam o peso sobre os cuidados de saúde da parada cardíaca súbita.

O período imediato pós-parada emerge agora como uma janela de oportunidade importante para influenciar o desfecho das vítimas de parada cardíaca. A melhora da morbidade e mortalidade alcançada com a hipotermia terapêutica comprova o potencial de tratamentos aplicados após o retorno da circulação espontânea (RCE) sobre o resultado clínico. Assim sendo, os cuidados emergenciais enfatizam o suporte intensivo durante essa fase vulnerável e modificável da doença. As prioridades do período pós-parada incluem a estabilização da perfusão e oxigenação dos órgãos, a identificação e o tratamento das causas reversíveis da parada cardíaca e o início da terapia neuroprotetora (Tab. 15-1). Este capítulo foca-se na fase imediata e pós-ressuscitação inicial precoce da doença, na qual intervenções oportunas proporcionam a melhor oportunidade para obter uma sobrevida neurologicamente intacta das vítimas de parada cardíaca.

▶ SÍNDROME PÓS-PARADA CARDÍACA

A doença pós-ressuscitação consiste em uma enfermidade multiorgânica única[2] (Tab. 15-2). A reperfusão após um período de isquemia corporal total desencadeia uma resposta imunológica sistêmica complexa. Citocinas pró-inflamatórias, anormalidades de coagulação e disfunção endotelial caracterizam um estado de inflamação sistêmica análogo ao de uma infecção severa.[3,4] A consequência clínica dessa ativação imune é uma disfunção macrocirculatória e microcirculatória manifestada por uma instabilidade hemodinâmica e disfunção orgânica precoce.

DISFUNÇÃO CARDIOVASCULAR

Períodos de baixo fluxo ou com ausência de fluxo da parada cardíaca invariavelmente estão associados a uma isquemia global. No entanto, o fornecimento adequado de oxigênio não é restabelecido com o RCE. É comum a ocorrência de uma breve resposta cardiovascular imediatamente após o RCE, porém ela, em geral, é seguida por uma deterioração cardiovascular precoce.[5,6] A suavidade e o grau de declínio hemodinâmico são inversamente relacionados ao período de parada cardíaca.[7] O choque persistente deve ser antecipado e representa um objetivo importante do tratamento.

O choque pós-RCE é complexo e multifatorial. A disfunção miocárdica origina-se da atenuação miocárdica, doença crônica ou doença não resolvida, as quais provocaram a parada cardíaca. No entanto, a disfunção cardíaca primária raramente é a única lesão. A tempestade global de citocinas e a resposta à reperfusão da isquemia após a RCE associam-se ao vazamento transcapilar, à vasorre-

▶ **TABELA 15-1** PRIORIDADES INICIAIS PÓS-REANIMAÇÃO

- Proporcionar uma oxigenação e ventilação adequadas.
- Reverter o choque e estabilizar a hemodinâmica
- Identificar e tratar as causas reversíveis da parada cardíaca.
- Aplicar terapias neuroprotetoras – hipotermia terapêutica.
- Corrigir os distúrbios metabólicos.

▶ **TABELA 15-3** OBJETIVOS DA REANIMAÇÃO HEMODINÂMICA PRECOCE APÓS A PARADA CARDÍACA

Prioridade da ressuscitação	Objetivo e monitoramento	Terapia
1. Otimização da pré-carga	Resposta ao teste hídrico PVC 8-12 mmHg Função ecocardiográfica e variação da IVC Variação do volume de ar corrente	Teste hídrico
2. Pressão de perfusão	PAM 65-100 mmHg	Norepinefrina Dopamina Vasopressina
3. Otimização da perfusão	Marcadores da perfusão global $ScvO_2 > 70\%$ *Clearence* do lactato Marcadores clínicos de perfusão Débito urinário (DU) $> 0,5$ mL/kg/h Perfusão cutânea periférica	Dobutamina Milrinona BIA Transfusão de PGV

gulação inadequada e à falência circulatória no período pós-parada.

▶ **RESSUSCITAÇÃO HEMODINÂMICA**

A ressuscitação hemodinâmica consiste em um fator primordial dos cuidados de suporte intensivo. As orientações reforçam a necessidade de uma ressuscitação orientada para a otimização hemodinâmica após o RCE.[8,9] A implementação precoce de uma otimização hemodinâmica estruturada melhora a sobrevida na doença grave de alto risco, porém permanece sem comprovação na síndrome pós-parada cardíaca.[10-12] A manipulação hemodinâmica padrão foca-se na otimização da pré-carga, estabilização da pressão arterial e oxigenação e perfusão dos órgãos (Tab. 15-3). O estado cardiovascular pós-ressuscitação é dinâmico, tornando a otimização hemodinâmica um desafio constante. Assim sendo, deve-se considerar fortemente o monitoramento hemodinâmico invasivo venoso e arterial.

A perfusão arterial sistêmica é importante para manter um fluxo sanguíneo adequado para os órgãos. O cérebro é particularmente vulnerável ao período pós-parada. A incapacitação da autorregulação cerebral expõe o cérebro à hipoperfusão mesmo na ausência de hipotensão sistêmica.[13]

▶ **TABELA 15-2** DOENÇA PÓS-PARADA CARDÍACA E FISIOPATOLOGIA

Isquemia sistêmica – lesão de reperfusão	Síndrome da resposta inflamatória sistêmica (SRIS) Vasodilatação inadequada Distúrbio da coagulação Distúrbio da função microvascular Disfunção orgânica precoce
Disfunção miocárdica aguda	Atenuação miocárdica Síndrome coronariana aguda
Lesão cerebral	Agressão cerebral por anoxia Lesão isquêmica-reperfusional Autorregulação prejudicada
Persistência da patologia desencadeante da parada	

A hipotensão precoce pós-RCE afeta mais da metade dos pacientes e está associada ao óbito e redução do estado funcional entre os sobreviventes.[5,14-16] Assim sendo, a pressão arterial pós-RCE representa um objetivo importante para melhora dos resultados, e a hipotensão deve ser evitada.

A vasodilatação inapropriada contribui para a instabilidade hemodinâmica precoce no choque pós-parada e deve ser corrigida por meio do suporte com catecolaminas simultaneamente à ressuscitação volêmica. A necessidade de vasopressores é a regra; o retardo do suporte com vasopressores aumenta o risco de hipoperfusão dos órgãos.[17] Não existe um vasoconstritor único para o período pós-parada. A norepinefrina (noradrenalina) é o agente preferido devido a sua potência, variação da dose terapêutica e perfil dos efeitos colaterais.[18] É recomendada uma pressão arterial média (PAM) mínima de 65 a 80 mmHg.

A autorregulação cerebral (e provavelmente em outros órgãos) encontra-se afetada no período pós-RCE: está ausente ou com desvio para a direita.[13] A pressão arterial terapêutica ideal e o período de risco cerebral crítico permanecem indefinidos. A hipertensão espontânea está associada a resultados neurológicos melhores e não deve ser agressivamente controlada na ausência de outras disfunções em órgãos-alvo. Uma PAM entre 80 e 100 mmHg pode melhorar a perfusão cerebral e foi incorporada à prática clínica.[15,19] Os objetivos individuais da pressão devem ser balanceados, a fim de evitar o estresse de pós-carga em pacientes com infarto agudo do miocárdio ou miocardiopatia severa.

A depleção do volume intravascular, ocasionada pelo extravasamento capilar e pela vasodilatação patológica, contribui para a insuficiência cardiovascular pós-RCE. A restauração do fornecimento de oxigênio por meio da ressuscitação volêmica baseia-se na otimização da pré-carga, a fim de maximizar o volume de ar corrente. As necessidades totais de volume são difíceis de predizer no início da ressuscitação, porém com frequência são subestimadas. A ressuscitação com cristaloides em um total de 50 a 80 mL/kg é típica no primeiro dia de suporte pós-parada.[4,17,20] Os líquidos intravenosos resfriados servem como duplo propósito de ressuscitação e indução da hipotermia.

O teste empírico de volume permanece como o método-padrão de ressuscitação volêmica inicial. A expansão volumétrica é obtida por meio da infusão seriada de quantidades de líquido coloide isotônico sob observação direta. Os cristaloides (10-20 mL/kg) ou coloides (5-10 mL/kg) devem ser infundidos rapidamente (em 15-20 minutos) com *bolus* seriados dosados até o objetivo clínico ser alcançado, enquanto é feito o monitoramento da intolerância à carga líquida, como insuficiência respiratória hipoxêmica e disfunção do coração direito.

Uma abordagem racional para pacientes que permanecem hipoperfundidos após o teste empírico de volume inicial incorpora a seleção e a dosagem da terapia subsequente sob orientação de monitoramento cardiovascular objetivo. Na ausência de dados conflitantes, uma pressão venosa central (PVC) de 8 a 12 mmHg* frequentemente é recomendada para otimizar a pré-carga. Entretanto, as aferições estatísticas tradicionais da pré-carga (a PVC e a pressão de oclusão da artéria pulmonar) são preditores ruins de resposta à terapia hídrica.[21,22] As medições dinâmicas da resposta ao volume, incluindo a variação respirofásica arterial e de veia cava, proporcionam uma melhor avaliação e podem auxiliar na otimização da pré-carga e hemodinâmica (ver Capítulo 47).

O objetivo principal da ressuscitação é a restauração do fornecimento de oxigênio e a perfusão tecidual, a fim de satisfazer as necessidades metabólicas globais e regionais. Os sinais macrocirculatórios fornecem poucas informações acerca do balanço do fornecimento e da utilização de oxigênio sistêmico.[23] A ressuscitação com foco na normalização dos objetivos clínicos tradicionais de pressão arterial, pulso e PVC não garante uma perfusão orgânica normal ou a resolução da dependência do fornecimento de oxigênio, colocando o paciente em risco de choque persistente compensado.

Os indicadores de perfusão consistem em marcadores importantes do choque, e sua normalização pode ser encarada como objetivo da terapia durante a ressuscitação inicial. O *clearence* de lactato e a saturação venosa central ($ScvO_2$) são marcadores práticos globais da ressuscitação inicial.[26,27] A estimativa da perfusão regional por meio do exame clínico e do débito urinário também é considerada, porém a função dos dispositivos de monitoração tecidual permanece incerta. Nenhum marcador de ressuscitação isolado é perfeito; assim sendo, é recomendável a adoção de um critério multimodal para a ressuscitação, a fim de normalizar rapidamente todas as variáveis fisiológicas e laboratoriais (Tab. 15-3). O uso de padrões hemodinâmicos institucionais protocolados melhora o desempenho da ressuscitação.[17,28,29]

DISFUNÇÃO MIOCÁRDICA PÓS-PARADA CARDÍACA

A disfunção cardíaca aguda independente da oclusão coronariana é comum após o RCE. Pode ser detectada uma atenuação sistólica e diastólica global em minutos após o RCE, porém não é clinicamente relevante em todos os pacientes.[30] A severidade varia de acordo com a função cardíaca em geral, alcançando o nadir em 6 a 8 horas após o RCE.[6,20,31]

Apesar da otimização da pré-carga, a hipoperfusão persistente em geral sinaliza um choque hipodinâmico relacionado à disfunção cardíaca e indica a consideração do uso de agentes inotrópicos ou de suporte cardíaco mecânico. Ainda que ocasionalmente se trate de uma disfunção severa, a atenuação miocárdica responde ao tratamento e com frequência apresenta reversão dentro de 48 a 72 horas.[31,52] O suporte inotrópico é necessário em até 50% dos pacientes em alguns estudos.[17] Suporte mecânico, na forma de um balão intra-aórtico (BIA), ou de suporte de vida extracorpóreo (Extra Corporeal Life Support, [ECLS]), também pode ser necessário nos casos de choque cardiogênico grave ou refratário ao tratamento.

▶ DOENÇA PRECIPITANTE

O fator precipitador agudo da parada cardíaca deve ser considerado, uma vez que pode perpetuar o choque e pode ser suscetível a um tratamento específico. A parada cardíaca representa a via final comum de muitas doenças letais, e os dados e registros pré-hospitalares devem ser pesquisados a fim de esclarecer sinais e sintomas premonitórios. Os precipitadores neurológicos de uma parada cardíaca, incluindo hemorragia subaracnoide e intracerebral, devem ser considerados antes do resfriamento, apesar de os exames de imagem neurológicos não serem mandatórios em todos os pacientes.

SÍNDROME CORONARIANA AGUDA

A doença cardíaca permanece como o fator precipitante mais comum da parada cardíaca súbita em adultos. A taxa de oclusão coronariana aguda é estimada em 30 a

---

* N. de R.T. 10,88 a 16,32 cm H_2O.

50%.[33,34] A oclusão coronariana aguda é inadequadamente prevista por meio da história clínica e pelos achados eletrocardiográficos pós-RCE.[33] A revascularização é independentemente associada com a sobrevida e deve ser considerada em todos os pacientes com forte suspeita de doença coronariana aguda ou evidências no ECG de infarto do miocárdio com elevação de ST (IAMCSST). A intervenção coronariana percutânea (ICP) é o método preferido para revascularização, e pode ser realizada com segurança concomitantemente ao resfriamento terapêutico.[35,36] Ela não deve ser adiada devido ao prognóstico neurológico incerto.[17]

A trombólise consiste em uma estratégia de reperfusão aceitável para o IAMCSST caso a ICP não seja imediatamente disponível. A lise não carrega um risco de hemorragia e está associada a uma melhora da sobrevida e do prognóstico neurológico.[37] A administração concomitante com o resfriamento terapêutico não foi adequadamente investigada. É recomendado o uso de ácido acetilsalicílico e heparina de maneira adjuvante nos casos de suspeita ou certeza de síndrome coronariana aguda. O tratamento agudo com β-bloqueadores e inibidores da ECA devem ser interrompidos devido à alta taxa de instabilidade hemodinâmica nos pacientes pós-parada.

MANEJO DAS ARRITMIAS

As arritimias cardíacas, principalmente a taquicardia ventricular e a fibrilação ventricular (TV/FV), consistem em uma causa precipitante comum da parada cardíaca. Condições reversíveis, incluindo distúrbio eletrolítico e isquemia, devem ser consideradas. No entanto, o papel do tratamento antiarrítmico após o RCE devido a uma TV/FV permanece incerto, e a administração profilática não é recomendada.[9] Pode estar indicado um curso de tratamento breve para os casos de arritmia maligna recorrente ou de pacientes nos quais ocorre o RCE em resposta ao tratamento se não for identificada nenhuma condição reversível.

A bradicardia sinusal durante o resfriamento terapêutico é comum e geralmente bem-tolerada. Agentes cronotrópicos negativos, tais como os β-bloqueadores e a amiodarona, devem ser evitados, a menos que exista uma indicação concreta. A bradicardia severa resultando em hipoperfusão durante o resfriamento terapêutico indica uma leve elevação da temperatura desejada.

▶ SUPORTE VENTILATÓRIO MECÂNICO

Mesmo na ausência de uma doença respiratória precipitante, as complicações pulmonares, incluindo aspiração e pneumotórax, são comuns nas vítimas de parada cardíaca. Os dispositivos extraglóticos de via aérea pré-hospitalares devem ser trocados por um tubo endotraqueal com balonete durante a estabilização do paciente, a fim de assegurar a proteção da via aérea. Os princípios mais relevantes do manejo da insuficiência respiratória aguda relacionada à parada cardíaca são a troca adequada de gases e proteção pulmonar (Tab. 15-4).

A hiperventilação inadvertida e proposital é comum com o uso de dispositivos bolsa-válvula-máscara (Ambu), contribuindo para a pressão positiva no final da expiração (PEEP, do inglês *positive end-expiratory pressure*) com consequências pulmonares e circulatórias.[38] A ventilação manual com um dispositivo bolsa-válvula-máscara deve ter como objetivo uma ventilação com uma das mãos (aproximadamente 500 mL) e uma taxa respiratória e volume-minuto normais (frequência de 10-14). O suporte ventilatório protetor do pulmão com baixo volume-corrente está indicado na transição para o ventilador mecânico. O volume-corrente ideal é menor do que 7 mL/kg de peso corporal e pode necessitar de ajuste para volumes de fluxo menores, dependendo do grau de lesão pulmonar conforme evidenciado pelas pressões de via aérea (ver Capítulo 4).

As condições metabólicas do fluxo sanguíneo orgânico pós-isquêmico (i.e., temperatura, tensão de oxigênio e de dióxido de carbono [CO_2], pH, glicose) causam uma lesão secundária de reperfusão. Crescem evidências no sentido de que a ocorrência de oxigênio tecidual acima do normal no período pós-ressuscitação imediato consiste em um acelerador evitável da lesão de reperfusão e danos neuronais que influenciam no prognóstico.[14,14,39] A hiperoxia pode e deve ser evitada. A concentração de oxigênio inspirado (FIO_2) deve ser rapidamente ajustada para níveis fisiológicos ($SpO_2 > 95\%$) após o RCE.[40]

Em contraste com a autorregulação cerebral, a reatividade cerebrovascular ao CO_2 é mantida no período pós-parada. A hiperventilação representa um risco à vasoconstrição cerebral e à hipoperfusão.[41] É desejável a normocarbia ($PaCO_2$ ideal 38-42 mmHg) com mínimos ajustes, sendo recomendados apenas nos casos de acidemia profunda (pH < 7). Os ajustes do volume-minuto devem ser antecipados, a fim de manter a normocapnia durante a taxa metabólica reduzida associada ao resfriamento terapêutico.

▶ **TABELA 15-4** MANEJO RESPIRATÓRIO AGUDO

1. Realizar ventilação mecânica de proteção pulmonar • Baixo volume corrente < 7 mL/kg (peso corporal ideal) • Pressão platô de via aérea < 30 cm H_2O
2. Evitar hiperventilação • $PaCO_2$ de 38-42 mmHg • Hiperventilação ($PaCO_2$ < 35 mmHg) não deve ser usada para a compensação de acidose metabólica a menos que seja severa (pH < 7)
3. Evitar hiperóxia • Ajustar a FIO_2 à $SpO_2 > 95\%$ (ou $PaO_2 > 70$ mmHg)

▶ LESÃO CEREBRAL PÓS-PARADA CARDÍACA E RESSUSCITAÇÃO

A falência neurológica é a causa mais comum de morte e incapacidade entre pacientes reanimados de uma parada cardíaca. O cérebro é particularmente vulnerável à insuficiência bioenergética associada à isquemia durante a parada cardíaca. Entretanto, a reperfusão desencadeia uma cascata secundária, provocando uma lesão cerebral que se desenvolve no decorrer de horas a dias.[42,43] Historicamente, as drogas neuroprotetoras não demonstraram resultados promissores consistentes. No entanto, os estudos sobre resfriamento terapêutico estabeleceram que os tratamentos aplicados após o RCE são capazes de modificar a lesão decorrente da reperfusão secundária e o prognóstico neurológico.

A previsão precoce da recuperação neurológica em pacientes reanimados de uma parada cardíaca é limitada. Esforços inúteis não devem ser realizados, porém uma previsão negativa permanece como um obstáculo aos cuidados ideais.[44] Sinais de função neurológica imediatamente após o RCE são encorajadores, mas sua ausência (incluindo posturas estereotipadas de decorticação ou descerebração e ausência de reflexos de tronco cerebral) não exclui uma recuperação. O prognóstico neurológico de pacientes comatosos não pode ser determinado com certeza pelos eventos da parada, exame neurológico pós-ressuscitação ou exames de neuroimagem.[45,46] A estabilização do paciente e o início dos tratamentos neuroprotetores têm prioridade em relação ao estabelecimento do prognóstico imediatamente após a parada cardíaca. A previsão acurada do prognóstico neurológico melhora 72 horas após o RCE.

▶ HIPOTERMIA TERAPÊUTICA

O resfriamento terapêutico é um objetivo neuroprotetor integrado da ressuscitação pós-parada. A mortalidade dos pacientes que alcançam o RCE permanece alta devido às consequências neurológicas e não devido à parada cardíaca. A hipotermia terapêutica é o único tratamento neuroprotetor com claros benefícios neurológicos e na sobrevida após a parada cardíaca.[19,47,48] Os estudos mais proeminentes avaliaram o resfriamento em pacientes com um ritmo de TV/FV. Ritmos alternativos foram excluídos, a fim de evitar viés de confusão do experimento. Com todos os outros fatores sendo equivalentes, o cérebro e os outros órgãos sofreram lesões similares, não importando o ritmo primário ou o local da parada (internado *versus* ambulatorial). As experiências observacionais confirmam o benefício do resfriamento nos casos de parada sem TV/FV.[49] As orientações apoiam a aplicação do resfriamento em todos os pacientes comatosos vítimas de parada cardíaca independentemente do ritmo inicial ou da parada precipitante.[9,50] A instabilidade hemodinâmica grave, a necessidade de ICP de emergência e o suporte cardiorrespiratório avançado não contraindicam o resfriamento.[51]

A modulação da lesão neuronal é acelerada pela reperfusão. A modulação da lesão de reperfusão através da temperatura é maior quando implementada precocemente, e os atrasos sonegam o benefício.[52] O resfriamento terapêutico deve ser iniciado o mais breve possível após o RCE. Isso levou à adoção do resfriamento pré-hospitalar. No entanto, o resfriamento pré-hospitalar não obriga a continuidade do tratamento. Ao chegar ao hospital, os pacientes devem ser avaliados individualmente quanto à necessidade de resfriamento, de acordo com as orientações da instituição e quanto ao risco/benefício da continuação do tratamento. Pacientes com doença severa ou terminal e aqueles com pouca probabilidade de sobreviver na UTI com base em suas comorbidades, não importando a parada cardíaca, são maus candidatos ao resfriamento. Intervalos prolongados de parada incluindo > 15 minutos para a primeira tentativa de ressuscitação ou parada cardíaca com duração maior do que 40 minutos são associados a um mau prognóstico. O resfriamento intraisquêmico durante a RCP é factível e pode proporcionar algum benefício.[53] A janela terapêutica para que o resfriamento seja benéfico não é clara, porém o início do resfriamento geralmente deve ocorrer dentro de seis horas de RCE.

O resfriamento terapêutico é dividido em fases de indução, manutenção e reaquecimento (Tab. 15-5). A indução com líquido isotônico gelado (4 °C) é segura, barata e eficaz.[54,55] A aplicação de bolsas de gelo no pescoço, nas axilas e na região inguinal aumenta a indução e pode ser necessária em pacientes intolerantes à carga de volume. A monitoração da temperatura corporal central por meio de um sensor vesical ou esofágico é recomendada. Apesar do coma, a sedação opioide e hipnótica deve ser empregada em todos os pacientes, a fim de atenuar a resposta adrenérgica e os calafrios durante o resfriamento. Bloqueadores neuromusculares em infusão contínua ou por *bolus* intermitente impedem os calafrios e facilitam a obtenção de uma hipotermia rápida. Assim sendo, a paralisia deve ser usada apenas para o combate dos calafrios refratários que influenciam na manutenção da temperatura. O magnésio intravenoso e o contra-aquecimento da pele são adjuntos adicionais para o controle dos calafrios. A superfície corporal externa ou os dispositivos de resfriamento invasivo completam a fase de indução e a transição para a manutenção da regulação da temperatura.[56] O resfriamento por 12 a 24 horas em uma temperatura ideal entre 32 e 34 °C é recomendado. Estudos futuros provavelmente irão explorar a temperatura ideal e a duração do tratamento. Os cobertores de resfriamento e as bolsas de gelo são suficientes para a manutenção de temperatura, apesar de os dispositivos automatizados servo-controlados evitarem as flutuações da temperatura e facilitarem o reaquecimento lento e controlado (< 0,5 °C/h). Apesar de geralmente ser bem-tolerado, o resfriamento terapêutico está associado a algumas alterações fisiológicas únicas, que devem ser reconhecidas (Tab. 15-6).

▶ **TABELA 15-5** ORIENTAÇÕES PARA O RESFRIAMENTO TERAPÊUTICO

1. Realização e registro de um exame neurológico
   - Paciente candidato: Glasgow < 8 e/ou ausência de resposta voluntária aos comandos verbais
2. Indução de hipotermia
   - Líquidos intravenosos frios
     - Solução salina 0,9% a 4 °C, 20-30 mL/kg em 30 minutos conforme a tolerância
   - Bolsas de gelo superficiais
   - Instalação de um monitor da temperatura corporal central (i.e., sonda esofágica ou vesical)
3. Controle dos calafrios
   - Sedação precoce e bloqueio neuromuscular
     - Midazolam 2-10 mg/h
     - Propofol 20-50 μg/kg/min
     - Fentanil 50-150 μg/h
     - Vecurônio 0,1 mg/kg IV a cada 45 minutos ou conforme necessário
     - Rocurônio 0,5 mg/kg IV a cada 1 hora conforme necessário
     - Cisatracúrio 0,15 mg/kg em *bolus* seguido de 3 μg/kg/min em infusão
   - Adjuntos
     - Sulfato de magnésio 5 g IV em 5 horas
     - Aquecimento de extremidades
4. Manutenção da temperatura entre 32-34 °C durante 12-24 horas
   - Checagem dos eletrólitos séricos e da gasometria arterial ao alcançar a temperatura desejada
5. Reaquecimento
   - Reaquecimento lento e controlado
     - 0,25-0,5 °C/hora até 37,5 °C
   - Interrupção da sedação uma vez que a temperatura alcance 36,5 °C
   - Manutenção da normotermia (evitar a hipertermia) durante 48 horas

▶ **TABELA 15-6** RESPOSTAS FISIOLÓGICAS POTENCIALMENTE ADVERSAS E COMPLICAÇÕES ASSOCIADAS AO RESFRIAMENTO

- Hipotensão
  - Incluindo vasodilatação após o reaquecimento
- Arritmias
  - Bradicardia sinusal durante o resfriamento é a mais comum
- Diurese fria
- Anormalidades eletrolíticas (K, Mg, Fosfato)
- Resistência à insulina e hiperglicemia
- Coagulopatia e trombocitopenia
- Infecção (e não reconhecimento dos sinais de infecção)
- Calafrios
- Pancreatite

Pacientes inelegíveis para o resfriamento terapêutico necessitam de medidas ativas; a fim de evitar a hipertermia pós-RCE devido a seu potencial de exacerbação da lesão cerebral.[57] A hipotermia moderada a severa associada à parada cardíaca indica a necessidade de reaquecimento para a faixa de temperatura de manutenção ideal (32 a 34 °C).

CONVULSÕES PÓS-PARADA

As convulsões ou mioclonias ocorrem em até 30% dos sobreviventes comatosos de parada cardíaca. As convulsões do período pós-parada têm o potencial de exacerbar a lesão cerebral e estão associadas com um prognóstico neurológico pior. No entanto, as convulsões pós-parada e o estado epilético não estão associados uniformemente a um pior prognóstico. Os pacientes devem ser examinados à procura de evidências de atividades convulsivas. O monitoramento rotineiro por EEG provavelmente revelará convulsões subclínicas, porém o momento de realização do monitoramento e o impacto sobre o tratamento permanecem sem esclarecimento.[58] O tratamento-padrão para as convulsões com benzodiazepínicos, fenitoína e barbitúricos é recomendado. As mioclonias pós-parada podem ser de difícil controle, e o clonazepam e o levetiracetam são os tratamentos recomendados. Não existem evidências que apoiem a terapia anticonvulsivante profilática.

OUTROS

As terapias baseadas em evidências para enfermidades graves devem ser consideradas para todos os pacientes com parada cardíaca (Tab. 15-7). Pacientes pós-parada sofrem de uma taxa significativa de infecções. Quase metade dos pacientes desenvolve infecções pulmonares a curto prazo, provavelmente como consequência de aspiração, que está associada ao aumento da duração da ventilação mecânica e à permanência na UTI.[59] Apesar de o resfriamento terapêutico não estar associado ao aumento do risco de infecção, o controle da temperatura obscurece o principal sinal de infecção e pode retardar a amostragem e o tratamento respiratório precoces. Está indicado o controle estrito e o uso de antibióticos de modo empírico e precoce no caso de qualquer evidência ou suspeita de aspiração, devido ao alto risco desse grupo.

A acidemia metabólica e respiratória mista é comum após o RCE. O suporte cardiopulmonar consiste na intervenção mais importante para a correção dessa condição. Extremos de glicemia estão associados com maus resultados entre as vítimas pós-parada.[60,61] Os pacientes não diabéticos aparentemente são mais suscetíveis. Os pacientes pós-parada encontram-se em risco de hipoglicemia, e a glicose do sangue deve ser monitorada seriadamente du-

▶ **TABELA 15-7** TERAPIAS BASEADAS EM EVIDÊNCIAS PARA CUIDADOS DE SUPORTE INTENSIVO

1. Precauções de barreira e esterilização para todos os procedimentos invasivos
2. Ventilação mecânica segura
   - Baixo volume de ar corrente < 7mL/kg (peso corporal ideal)
   - Pressão de via aérea em platô < 30 cm H_2O
   - Pressão do balonete endotraqueal < 25 cm H_2O
3. Precauções de aspiração para pacientes em ventilação mecânica
   - Elevação da cabeceira da cama > 30-45°; a menos que haja contraindicação
   - Descompressão com sonda orogástrica ou nasogástrica
4. Controle da glicemia; glicemia ideal < 150 mg/dL
5. Profilaxia
   - Profilaxia da úlcera gástrica de estresse
   - Profilaxia de trombose venosa profunda

rante a ressuscitação. As evidências atuais apoiam que a glicemia ideal situe-se abaixo de 150 mg/dL por meio do uso de insulina subcutânea intermitente ou infusão de insulina após a estabilização inicial do paciente.[62]

As complicações reconhecidas associadas à massagem cardíaca e outras medidas de ressuscitação (como fratura de costelas, pneumotórax, derrame pericárdio ou ainda lesões à víceras ocas e maciças) devem ser consideradas.[63]

▶ CONCLUSÃO

O paciente pós-parada cardíaca sofre uma cascata de lesão sistêmica complexa que continua a evoluir após RCE. As intervenções oportunas na fase pós-ressuscitação imediata e precoce são capazes de modificar a trajetória natural da enfermidade, a fim de alcançar o objetivo de sobrevida neurologicamente intacta. A enfatização dos cuidados de suporte de emergência, a ressuscitação cardiovascular e o resfriamento neuroprotetor consistem em elementos importantes na cadeia de sobrevida (Tab. 15-8).

▶ **TABELA 15-8** ARMADILHAS EVITÁVEIS NOS CUIDADOS DE PACIENTES PÓS-PARADA

- Falha em iniciar o suporte precoce com catecolaminas para estabilização da PA
- Hiperoxigenação desnecessária
- Falha em realizar a terapia de revascularização para pacientes com IAMCSST ou forte suspeita de SCA
- Retardo na terapia de resfriamento

REFERÊNCIAS

1. Nichol G, Thomas E, Callaway CW, et al. Regional variation in out-of-hospital cardiac arrest incidence and outcome. 2008;300(12):1423–1431.
2. Negovsky VA. Postresuscitation disease. 1988;16(10):942–946.
3. Adrie C, dib-Conquy M, Laurent I et al. Successful cardiopulmonary resuscitation after cardiac arrest as a "sepsis-like" syndrome. 2002;106(5):562–568.
4. Adrie C, Laurent I, Monchi M, Cariou A, Dhainaou JF, Spaulding C. Postresuscitation disease after cardiac arrest: a sepsis-like syndrome? 2004;10(3):208–212.
5. Kilgannon JH, Roberts BW, Reihl LR, et al. Early arterial hypotension is common in the post-cardiac arrest syndrome and associated with increased in-hospital mortality. 2008;79(3):410–416.
6. Chang WT, Ma MH, Chien KL, et al. Postresuscitation myocardial dysfunction: correlated factors and prognostic implications. 2007;33(1):88–95.
7. Menegazzi JJ, Ramos R, Wang HE, Callaway CW. Post-resuscitation hemodynamics and relationship to the duration of ventricular fibrillation. 2008;78(3):355–358.
8. Part 7.5: postresuscitation support. 2005; 112(24 suppl):IV-84.
9. Nolan JP, Neumar RW, Adrie C, et al. Post-cardiac arrest syndrome: epidemiology, pathophysiology, treatment, and prognostication. A scientific statement from the International Liaison Committee on Resuscitation; the American Heart Association Emergency Cardiovascular Care Committee; the Council on Cardiovascular Surgery and Anesthesia; the Council on Cardiopulmonary, Perioperative, and Critical Care; the Council on Clinical Cardiology; the Council on Stroke. 2008;79(3):350–379.
10. Kern JW, Shoemaker WC. Meta-analysis of hemodynamic optimization in high-risk patients. 2002;30(8):1686–1692.
11. Jones AE, Brown MD, Trzeciak S, et al. The effect of a quantitative resuscitation strategy on mortality in patients with sepsis: a meta-analysis. 2008;36(10):2734–2739.
12. Jones AE, Shapiro NI, Kilgannon JH, Trzeciak S. Goal-directed hemodynamic optimization in the post-cardiac arrest syndrome: a systematic review. 2008;77(1):26–29.
13. Sundgreen C, Larsen FS, Herzog TM, Knudsen GM, Boesgaard S, Aldershvile J. Autoregulation of cerebral blood flow in patients resuscitated from cardiac arrest. 2001;32(1):128–132.
14. Kilgannon JH, Jones AE, Shapiro NI, et al. Association between arterial hyperoxia following resuscitation from cardiac arrest and in-hospital mortality. 2010;303(21):2165–2171.
15. Leonov Y, Sterz F, Safar P, Johnson DW, Tisherman SA, Oku K. Hypertension with hemodilution prevents multifocal cerebral hypoperfusion after cardiac arrest in dogs. 1992;23(1):45–53.
16. Trzeciak S, Jones AE, Kilgannon JH, et al. Significance of arterial hypotension after resuscitation from cardiac arrest. 2009;37(11):2895–2903.
17. Sunde K, Pytte M, Jacobsen D, et al. Implementation of a standardised treatment protocol for post resuscitation care after out-of-hospital cardiac arrest. 2007;73(1):29–39.
18. De BD, Biston P, Devriendt J, et al. Comparison of dopamine and norepinephrine in the treatment of shock. 2010;362(9):779–789.
19. Bernard SA, Gray TW, Buist MD, et al. Treatment of comatose survivors of out-of-hospital cardiac arrest with induced hypothermia. 2002;346(8): 557–563.
20. Laurent I, Monchi M, Chiche JD, et al. Reversible myocardial dysfunction in survivors of out-of-hospital cardiac arrest. 2002;40(12):2110–2116.

21. Marik PE, Baram M, Vahid B. Does central venous pressure predict fluid responsiveness? A systematic review of the literature and the tale of seven mares. 2008;134(1):172–178.
22. Michard F, Teboul JL. Predicting fluid responsiveness in ICU patients: a critical analysis of the evidence. 2002;121(6):2000–2008.
23. Rady MY, Rivers EP, Nowak RM. Resuscitation of the critically ill in the ED: responses of blood pressure, heart rate, shock index, central venous oxygen saturation, and lactate. 1996;14(2):218–225.
24. Porter JM, Ivatury RR. In search of the optimal end points of resuscitation in trauma patients: a review. 1998;44(5):908–914.
25. Rivers E, Nguyen B, Havstad S, et al. Early goal-directed therapy in the treatment of severe sepsis and septic shock. 2001;345(19):1368–1377.
26. Donnino MW, Miller J, Goyal N, et al. Effective lactate clearance is associated with improved outcome in post-cardiac arrest patients. 2007;75(2): 229–234.
27. Gaieski DF, Band RA, Abella BS, et al. Early goal-directed hemodynamic optimization combined with therapeutic hypothermia in comatose survivors of out-of-hospital cardiac arrest. 2009;80(4):418–424.
28. Kilgannon JH, Roberts BW, Stauss M, et al. Use of a standardized order set for achieving target temperature in the implementation of therapeutic hypothermia after cardiac arrest: a feasibility study. 2008;15(6):499–505.
29. Levy MM, Dellinger RP, Townsend SR, et al. The Surviving Sepsis Campaign: results of an international guideline-based performance improvement program targeting severe sepsis. 2010;38(2):367–374.
30. Kern KB, Hilwig RW, Rhee KH, Berg RA. Myocardial dysfunction after resuscitation from cardiac arrest: an example of global myocardial stunning. 1996;28(1):232–240.
31. Kern KB, Hilwig RW, Berg RA, et al. Postresuscitation left ventricular systolic and diastolic dysfunction. Treatment with dobutamine. 1997;95(12):2610–2613.
32. Ruiz-Bailen M, Aguayo de Hoyos E, Ruiz-Navarro S, et al. Reversible myocardial dysfunction after cardiopulmonary resuscitation. 2005;66(2):175–181.
33. Spaulding CM, Joly LM, Rosenberg A, et al. Immediate coronary angiography in survivors of out-of-hospital cardiac arrest. 1997;336(23):1629–1633.
34. Garot P, Lefevre T, Eltchaninoff H, et al. Six-month outcome of emergency percutaneous coronary intervention in resuscitated patients after cardiac arrest complicating ST-elevation myocardial infarction. 2007;115(11):1354–1362.
35. Wolfrum S, Pierau C, Radke PW, Schunkert H, Kurowski V. Mild therapeutic hypothermia in patients after out-of-hospital cardiac arrest due to acute ST-segment elevation myocardial infarction undergoing immediate percutaneous coronary intervention. 2008;36(6):1780–1786.
36. Knafelj R, Radsel P, Ploj T, Noc M. Primary percutaneous coronary intervention and mild induced hypothermia in comatose survivors of ventricular fibrillation with ST-elevation acute myocardial infarction. 2007;74(2):227–234.
37. Richling N, Herkner H, Holzer M, Riedmueller E, Sterz F, Schreiber W. Thrombolytic therapy vs. primary percutaneous intervention after ventricular fibrillation cardiac arrest due to acute ST-segment elevation myocardial infarction and its effect on outcome. 2007;25(5):545–550.
38. Aufderheide TP, Lurie KG. Death by hyperventilation: a common and life-threatening problem during cardiopulmonary resuscitation. 2004;32 (9 suppl):S345–S351.
39. Liu Y, Rosenthal RE, Haywood Y, Miljkovic-Lolic M, Vanderhoek JY, Fiskum G. Normoxic ventilation after cardiac arrest reduces oxidation of brain lipids and improves neurological outcome. 1998;29(8):1679–1686.
40. Balan IS, Fiskum G, Hazelton J, Cotto-Cumba C, Rosenthal RE. Oximetry-guided reoxygenation improves neurological outcome after experimental cardiac arrest. 2006;37(12):3008–3013.
41. Buunk G, van der Hoeven JG, Meinders AE. Cerebrovascular reactivity in comatose patients resuscitated from a cardiac arrest. 1997;28(8):1569–1573.
42. Neumar RW. Molecular mechanisms of ischemic neuronal injury. 2000;36(5):483–506.
43. Li D, Shao Z, Vanden Hoek TL, Brorson JR. Reperfusion accelerates acute neuronal death induced by simulated ischemia. 2007;206(2):280–287.
44. Hemphill JC III, White DB. Clinical nihilism in neuroemergencies. 2009;27(1): 27–viii.
45. Wijdicks EF, Hijdra A, Young GB, Bassetti CL, Wiebe S. Practice parameter: prediction of outcome in comatose survivors after cardiopulmonary resuscitation (an evidence-based review): report of the Quality Standards Subcommittee of the American Academy of Neurology. 2006;67(2):203–210.
46. Young GB. Clinical practice. Neurologic prognosis after cardiac arrest. 2009;361(6):605–611.
47. Mild therapeutic hypothermia to improve the neurologic outcome after cardiac arrest. Hypothermia after Cardiac Arrest Study Group. 2002 Feb 21;346(8):549–556. Erratum in: 2002 May 30;346(22):1756. PMID:11856793.
48. Arrich J, Holzer M, Herkner H, Mullner M. Hypothermia for neuroprotection in adults after cardiopulmonary resuscitation. 2009;(4):CD004128.
49. Arrich J. Clinical application of mild therapeutic hypothermia after cardiac arrest. 2007;35(4):1041–1047.
50. Henry TD, Sharkey SW, Burke MN, et al. A regional system to provide timely access to percutaneous coronary intervention for ST-elevation myocardial infarction. 2007;116(7):721–728.
51. Hovdenes J, Laake JH, Aaberge L, Haugaa H, Bugge JF. Therapeutic hypothermia after out-of-hospital cardiac arrest: experiences with patients treated with percutaneous coronary intervention and cardiogenic shock. 2007;51(2):137–142.
52. Kuboyama K, Safar P, Radovsky A, Tisherman SA, Stezoski SW, Alexander H. Delay in cooling negates the beneficial effect of mild resuscitative cerebral hypothermia after cardiac arrest in dogs: a prospective, randomized study. 1993;21(9):1348–1358.
53. Nozari A, Safar P, Stezoski SW, et al. Critical time window for intra-arrest cooling with cold saline flush in a dog model of cardiopulmonary resuscitation. 2006;113(23):2690–2696.
54. Bernard S, Buist M, Monteiro O, Smith K. Induced hypothermia using large volume, ice-cold intravenous fluid in comatose survivors of out-of-hospital cardiac arrest: a preliminary report. 2003;56(1):9–13.
55. Polderman KH, Rijnsburger ER, Peerdeman SM, Girbes AR. Induction of hypothermia in patients with various types of neurologic injury with use of large volumes of ice-cold intravenous fluid. 2005;33(12):2744–2751.
56. Seder DB, Van der Kloot TE. Methods of cooling: practical aspects of therapeutic temperature management. 2009;37(7 suppl):S211–S222.
57. Zeiner A, Holzer M, Sterz F, et al. Hyperthermia after cardiac arrest is associated with an unfavorable neurologic outcome. 2001;161(16):2007–2012.

58. Rundgren M, Westhall E, Cronberg T, Rosen I, Friberg H. Continuous amplitude-integrated electroencephalogram predicts outcome in hypothermia-treated cardiac arrest patients. 2010;38(9):1838–1844.
59. Gajic O, Festic E, Afessa B. Infectious complications in survivors of cardiac arrest admitted to the medical intensive care unit. 2004;60(1):65–69.
60. Beiser DG, Carr GE, Edelson DP, Peberdy MA, Hoek TL. Derangements in blood glucose following initial resuscitation from in--hospital cardiac arrest: a report from the National Registry of Cardiopulmonary Resuscitation. 2009;80(6):624–630.
61. Padkin A. Glucose control after cardiac arrest. 2009;80(6):611–612.
62. Losert H, Sterz F, Roine RO, et al. Strict normoglycaemic blood glucose levels in the therapeutic management of patients within 12 h after cardiac arrest might not be necessary. 2008;76(2):214–220.
63. Buschmann CT, Tsokos M. Frequent and rare complications of resuscitation attempts. 2009;35(3):397–404.

CAPÍTULO 16

Vasopressores e inotrópicos

Amber Rollstin, John P. Marshall e William C. Chiu

- ▶ Receptores 181
- ▶ Agentes específicos 182
- ▶ Indicações clínicas 184
- ▶ Conclusão 188

Em um tecido em estado de choque, a perfusão comprometida causa hipoperfusão de órgãos, hipóxia celular e distúrbios metabólicos que, por sua vez, resultam em lesões celulares. As lesões nos órgãos são provocadas principalmente pelo tempo de duração da hipoperfusão, pela velocidade do tratamento da etiologia e pela reversão do estado de choque. As terapias vasopressoras para recuperação da perfusão tecidual são intervenções importantes e com grande potencial para salvar vidas, aumentando o fluxo sanguíneo e a oxigenação em pacientes com instabilidade hemodinâmica. Os agentes vasopressores podem ser classificados de acordo com a respectiva atividade e, com frequência, dividem-se em dois grupos: vasopressores e inotrópicos. O termo vasopressor remete a uma classe de medicamentos que causam vasoconstrição. O aumento na vasoconstrição normalmente, intensifica a resistência vascular sistêmica (RVS) que, por sua vez, eleva a pressão arterial. O termo inotrópico remete a uma classe de medicamentos cuja função é aumentar a força da contração cardíaca. Qualquer intensificação na força da contração cardíaca aumenta o débito sistólico (DS). O objetivo do aumento no DS é aumentar o débito cardíaco (DC) e, consequentemente, elevar a pressão arterial.

A título de recapitulação, pressão arterial média (PAM) é o produto da RVS e do débito cardíaco; RVS é a resistência que o fluxo sanguíneo deve superar para atingir o sistema circulatório. A resistência vascular sistêmica é afetada pela viscosidade do sangue e pelo comprimento e diâmetro dos vasos. As arteríolas são os principais determinantes da RVS e podem manipular o suprimento sanguíneo pela alteração no diâmetro. É importante sempre lembrar que o débito cardíaco é o produto do débito sistólico e da frequência cardíaca. Débito sistólico é a quantidade de sangue bombeada do ventrículo do coração em cada batimento, que depende da pré-carga (volume do final da diástole), da pós-carga e da contratilidade cardíaca. As terapias vasopressoras são utilizadas nas tentativas de manipulação desses parâmetros importantes. Além disso, os medicamentos vasopressores aumentam a frequência cardíaca, aumentando, assim, a condução sinoatrial por meio da atribuição de propriedades cronotrópicas. O efeito dromotrópico refere-se a um aumento na condução nodal atrioventricular (AV).

Antes, ou simultaneamente, do início da administração de medicações vasopressoras ou inotrópicas, é muito importante tentar identificar a causa potencial do estado de choque e orientar a terapia com base nesse diagnóstico presumido.

Os medicamentos vasopressores e inotrópicos dividem-se em dois tipos, de acordo com os respectivos efeitos: adrenérgicos e não adrenérgicos. Os agonistas adrenérgicos agem nos receptores adrenérgicos (α_1, α_2, β_1, β_2) e nos receptores dopaminérgicos (DA). Os agonistas não adrenérgicos exercem seu efeito principalmente por meio do receptor específico da vasopressina (V_1, V_2) ou pela inibição da fosfodiesterase 3, que potencializa o efeito do monofosfato da adenosina cíclica (AMPc). É importante entender a função fisiológica desses medicamentos e dos respectivos receptores para fins de orientação terapêutica. A Tabela 16-1 apresenta um resumo das respostas fisiológicas associadas a cada receptor.

▶ RECEPTORES

RECEPTORES α-ADRENÉRGICOS

O efeito principal da estimulação α_1 é a vasoconstrição venosa dos músculos lisos. Os agonistas de α_2 causam vasodilatação nas artérias e vasoconstrição nas veias, ainda que esses efeitos sejam desprezíveis e, com frequência, não sejam considerados significativos sob o ponto de vista clínico em comparação com o efeito α_1.[1]

RECEPTORES β-ADRENÉRGICOS

O agonismo no receptor β_1 aumenta a contração cardíaca (inotrópica), a frequência cardíaca (cronotrópica) e a contração atrial (dromotrópica). A estimulação β_2 relaxa os músculos lisos das artérias coronárias menores e das artérias dos músculos esqueléticos, resultando em vasodilatação e dilatação bronquiolar. Podem ocorrer efeitos

▶ **TABELA 16-1** AÇÕES FISIOLÓGICAS DE RECEPTORES ESTIMULADOS POR VASOPRESSORES

Receptor	Resposta fisiológica
Dopamina (DA)	Vasodilatação dos leitos vasculares mais importantes (renal, coronariano, cerebral e esplâncnico) e fluxo sanguíneo renal aumentado
Cardíaco β₁	Inotropia e cronotropia
β₂	Vasodilatação periférica e dilatação dos músculos lisos brônquicos
α1	Vasoconstrição
Vasopressina 1 (V₁)	Vasoconstrição
Vasopressina 2 (V₂)	Retenção de água

▶ **TABELA 16-3** DOSAGENS DOS VASOPRESSORES COMUNS

Medicamento	Dosagem
Dopamina	Dose baixa: < 5 µg/kg/min Dose moderada: 5-10 µg/kg/min Dose alta: > 10 µg/kg/min
Dobutamina	2,0-20 µg/kg/min
Epinefrina	Para hipotensão refratária: a dosagem típica é de 1-4 µg/min (solução 1:10.000). Para anafilaxia: a dosagem e a via de administração alteram com base na presença de choque: Sem evidências de choque: 0,3-0,5 mg (300 a 500 µg) IM, em intervalos de 5-10 minutos (1:1.000); Com evidências de choque: 0,1 mg (100 µg) IV que corresponde a 10 mL de diluição 1:10.000 IV, com administração lenta durante 3-5 minutos ou em infusão a 5-15 µg/min.
Norepinefrina	0,03-3 µg/kg/min
Vasopressina	0,04 U/min Não titulada
Fenilefrina	0,5-8 µg/kg/min Gotejamento de 100-180 µg/min IV
Isoproterenol	2-10 µg/min
Milrinona	*Bolus* de 50 µg/kg e, a seguir, 0,25-1 µg/kg/min

cronotrópicos em dosagens mais elevadas. Os receptores β₃ localizam-se principalmente nos tecidos adiposos e podem ter algum efeito termogênico.[2]

RECEPTORES DOPAMINÉRGICOS

Atualmente, existem cinco tipos reconhecidos de receptores de agonistas dopaminérgicos (DA) cujo efeito principal é aumentar a contratilidade resultando em um aumento no débito cardíaco (DC). A estimulação desses receptores pode resultar também em frequência cardíaca aumentada, embora esse efeito dependa da dosagem. Existem outros receptores da dopamina nos rins que produzem diurese e natriuese.

▶ AGENTES ESPECÍFICOS

Os vasopressores e os inotrópicos utilizados com mais frequência em unidades de tratamento intensivo (UTIs) são dopamina, dobutamina, epinefrina, norepinefrina (noradrenalina), vasopressina e fenilefrina.[3] A maior parte das medicações vasopressoras pode causar complicações sérias quando forem administradas por linhas intravenosas periféricas (IVP), seja por efeitos vasoconstritivos diretos, seja por extravasamentos. A recomendação é que esses medicamentos sejam administrados por cateteres venosos centrais. Entretanto, em situações emergenciais, poderão ser administrados por uma linha intravenosa periférica até que seja possível colocar um cateter venoso central. Depois de iniciar a administração por meio de uma IVP, a prioridade máxima é a obtenção de acesso venoso central para minimizar o tempo de administração periférica. A Tabela 16-2 apresenta uma análise comparativa entre os efeitos hemodinâmicos desses medicamentos, e a Tabela 16-3 mostra os regimes de dosagens típicas.

▶ **TABELA 16-2** EFEITOS DOS VASOPRESSORES SOBRE AS VARIÁVEIS HEMODINÂMICAS

Medicamento	PAM	RVS	FC	DC
Dopamina (dose moderada à alta)	Aumentada	Aumentada	Aumentada	Aumentado
Dobutamina	Variável	Diminuída		Aumentado
Epinefrina	Variável	Aumentada	Aumentada	Aumentado
Norepinefrina	Aumentada	Aumentada	0 → diminuída	Aumentado
Vasopressina	Aumentada	Aumentada		Aumentado
Fenilefrina	Aumentada	Aumentada	0 → diminuído[a]	0 → aumentado
Isoproterenol	Diminuída	Diminuída	Aumentada	Variável
Milrinona	Variável	Diminuída		Aumentado

PAM: pressão arterial média; **RVS:** resistência vascular sistêmica; **FC:** frequência cardíaca; **DC:** débito cardíaco.
[a] A fenilefrina pode produzir taquicardia reflexa como efeito colateral da hipertensão.

A **dopamina** é um precursor imediato da norepinefrina. Trata-se de um medicamento interessante, considerando que age nos receptores de agonistas dopaminérgicos, β_1, β_2 e α_1, em doses diferentes. Por meio de sua ação β-adrenérgica direta, a dopamina aumenta a contratilidade e a frequência cardíacas. Além disso, estimula indiretamente a liberação de norepinefrina dos nervos, sendo que essa é a ação que dificulta a previsão clínica de seus efeitos.[4] A dosagem baseia-se no peso corporal ideal. Em doses baixas (1 a 2 mg/kg/min), a dopamina age sobre os receptores dopaminérgicos, cujo efeito é a vasodilatação da vasculatura renal, esplâncnica e mesentérica. Alguns pacientes podem se tornar cada vez mais hipotensos nesse nível de dosagem que, no passado, era conhecida por "dosagem renal de dopamina", cujo objetivo era evitar a incidência de insuficiência renal aguda (IRA). Várias revisões sistêmicas e um amplo estudo randomizado controlado chegaram à conclusão de que a dopamina não evita o início da IRA. Além disso, a dopamina não reduz o tempo de permanência em UTIs ou em hospitais, não evita a necessidade de terapia de reposição renal e não exerce nenhum efeito sobre a mortalidade. A administração de baixas doses de dopamina não é mais recomendada para prevenção ou tratamento de insuficiência renal aguda.[5]

Em doses moderadas (2 a 5 μg/kg/min), a dopamina estimula os receptores β em um grau mais elevado do que os receptores α. Embora o efeito seja inotrópico e cronotrópico, a dopamina pode também causar vasodilatação periférica. Em doses elevadas (> 10 μg/kg/min), provoca efeito aumentado sobre os receptores α e efeito menor sobre os receptores β. Nesse nível de dosagem, a dopamina age mais como agente vasopressor.

As indicações para o uso de dopamina incluem choque cardiogênico, particularmente nos casos que necessitarem de vasoconstrição periférica e de estimulação cardíaca. Com frequência, ela é utilizada também no tratamento de choque séptico. Os efeitos colaterais incluem ectopia cardíaca, taquicardia, angina, hipertensão grave, dispneia e reações alérgicas aos preservativos à base de sulfito.

Como decorrência dos vários efeitos farmacológicos em doses diferentes, a dopamina é imprevisível, e a titulação pode se tornar muito difícil. Os provedores de assistência médica devem estar conscientes de que doses crescentes de dopamina alteram o perfil do receptor ativado.

A **dobutamina** é um agonista potente do receptor β_1 e um agonista fraco do receptor β_2. Os efeitos da dobutamina são inotropia positiva e cronotropia com leve vasodilatação periférica. Em geral, esse medicamento aumenta o débito cardíaco com ou sem redução na pressão arterial.

As indicações para o uso de dobutamina incluem débito cardíaco baixo e insuficiência cardíaca descompensada sem hipotensão, porém não é recomendado como monoterapia em casos de choque cardiogênico acentuadamente sintomático. Com frequência, nessa situação, a dobutamina é combinada com norepinefrina ou dopamina para produzir vasoconstrição periférica e suporte pressórico adicional. Em geral, a dosagem de dobutamina varia de 2 a 20 μg/kg/minuto.

Os efeitos colaterais da dobutamina incluem taquicardia, hipertensão, ectopia ventricular, dor torácica, dispneia e reações nos sítios de infusão. As principais contraindicações são miocardiopatia hipertrófica, história de taquiarritmias ventriculares malignas e sensibilidade ao sulfito. Esse medicamento deve ser usado com muita cautela no tratamento de pacientes com pressão arterial sistólica (PAS) inferior a 100 mmHg.

A ação da **epinefrina** é mais intensa sobre os receptores β_1 do que sobre os receptores α_1 e β_2, o que a caracteriza como cronotrópica e inotrópica. Apesar de elevar a pressão arterial sistólica, o efeito da epinefrina é menor sobre a pressão arterial diastólica (PAD) e sobre a pressão arterial média (PAM), em comparação com a norepinefrina. A epinefrina aumenta também o débito cardíaco. A resistência vascular sistêmica (RVS) aumenta conforme a dosagem de epinefrina por causa de um efeito aumentado nos receptores α_1 em dosagens mais elevadas. A dosagem típica varia de acordo com a situação clínica do paciente. As doses específicas serão discutidas na seção indicações específicas a seguir. É extremamente importante que os médicos tenham consciência da força da solução – 1:10.000 versus 1:1.000 – na prescrição de epinefrina para tratamento de qualquer condição. Essa distinção será discutida na tópico "Anafilaxia".

As indicações para o uso de epinefrina incluem anafilaxia e reações alérgicas graves, bradicardia, hipotensão refratária e doses excessivas de β-bloqueadores, particularmente em pacientes em que a bradicardia for a anormalidade predominante.[6] Nos casos de hipotensão refratária, a dosagem-padrão varia de 1 a 4 μg/min (solução 1:10.000) administrada por via intravenosa. Para reações alérgicas graves ou anafilaxia, a dosagem e a via de administração devem ser ajustadas com base na presença de choque. Esse assunto será discutido mais adiante neste capítulo. Os efeitos colaterais da epinefrina incluem arritmia ventricular, hipertensão e isquemia cardíaca. Esse medicamento deve ser usado com cautela em pacientes com insuficiência cardiovascular, doença cardíaca e angina.

A **norepinefrina** é um agonista forte de receptores α e um agonista moderado de receptores β, com maior ação β_1 do que β_2. O efeito vasoconstritor é maior do que a inotropia ou a cronotropia. O efeito desse medicamento sobre os receptores α aumenta com a elevação das dosagens. A norepinefrina aumenta a pós-carga ventricular esquerda, o débito sistólico e as pressões arteriais sistólica e diastólica.

As indicações para o uso de norepinefrina incluem estados hipotensivos, como choque séptico, choque neurogênico e hipotensão grave secundária à embolia pulmonar. Possivelmente a norepinefrina não seja adequada para uso como agente único em casos de choque cardiogênico secundário ao aumento na pós-carga que ela produz, embora possa ser administrada nesse quadro em combinação com dobutamina. A dosagem varia de 0,03 a 3 μg/kg/minuto.

Os efeitos colaterais da norepinefrina incluem bradicardia reflexa, hipertensão, arritmias e dispneia. O uso desse medicamento é contraindicado em pacientes com alergia ao sulfito e pode aumentar o risco de tromboses vasculares mesentéricas ou periféricas.

A **vasopressina** age nos receptores V_1, que produzem vasoconstrição, e nos receptores V_2, resultando na retenção de água. A indicação principal para o uso de vasopressina em casos de choque é aumentar o nível de catecolaminas no tratamento de choque séptico, em que é utilizada como segundo vasopressor. A vasopressina não deve ser usada isoladamente como agente de primeira linha nesses pacientes. Seu papel no tratamento de outras formas de choque distributivo ainda não foi definido com clareza.

A dosagem típica da vasopressina é 0,04 U/min para tratamento de choque. Esse medicamento não é titulado. Os efeitos colaterais incluem isquemia cardíaca, arritmias, isquemia mesentérica e hipertensão. Uma das vantagens da vasopressina é que ela mantém seus efeitos em ambientes ácidos e hipóxicos, que são típicos dos estados de choque.[2]

A **fenilefrina** age nos receptores α_1 e, nos níveis venoso e arteriolar, o efeito é principalmente de vasoconstrição, elevando a pressão arterial média de forma significativa, sem efeito cronotrópico ou inotrópico sério. Levando-se em consideração que o efeito direto sobre a frequência cardíaca é inexpressivo, as chances de desenvolvimento de arritmia são pequenas, embora a elevação da pressão arterial possa resultar em bradicardia reflexa. A fenilefrina pode ser usada como agente primário em casos de hipertensão depois de anestesia espinal ou de lesão neurológica. Esse medicamento é também bastante útil em pacientes que necessitam de um vassopressor com efeito cronotrópico mínimo, principalmente em pacientes com fibrilação atrial subjacente ou outras taquiarritmias. A dosagem típica varia entre 0,5 e 8 µg/kg/min, que poderá chegar entre 100 e 180 µg por minuto em infusões intravenosas para aplicação em adultos de tamanho normal. Os efeitos colaterais incluem bradicardia reflexa, hipertensão e necrose local na eventualidade de extravasamentos.[7]

As contraindicações ao uso de fenilefrina incluem hipersensibilidade a sulfitos. Esse medicamento deve ser utilizado com cautela em casos de hipertensão grave, bradiarritmia e bloqueio cardíaco, insuficiência cerebrovascular e doença arterial coronariana (DAC), tendo em vista que está associado ao aumento na demanda de oxigênio pelas artérias coronárias.

O **isoproterenol** é um agonista β_1 e β_2 com propriedades inotrópicas e cronotrópicas e levemente vasodilatadoras. A estimulação β_2 reduz a pressão arterial diastólica e a pressão arterial média. As indicações para o uso de isoproterenol incluem arritmias ventriculares secundárias a bloqueios AV, bradicardia sintomática, se não houver disponibilidade imediata de marca-passo, e bradicardia depois de transplantes de coração secundários a desnervamentos.

O isoproterenol não é mais usado como agente inotrópico na prática clínica por causa da tendência de causar hipotensão.[8] A dosagem típica varia de 2 a 10 µg por minuto. Os efeitos colaterais incluem arritmias ventriculares, isquemia cardíaca e hipertensão ou hipotensão. As contraindicações para o uso de isoproterenol são as seguintes: toxicidade por digoxina, angina, arritmia cardíaca, distúrbios causados por convulsões, insuficiência renal e doença arterial coronariana. Esse medicamento deve ser usado com cautela em pacientes idosos.

A **milrinona** é um agente inibidor da fosfodiesterase 3, que evita a decomposição do monofosfato da adenosina cíclica (AMPc), simulando agonismo nos receptores β_1 e β_2. Os efeitos são principalmente inotrópicos, com menos cronotropia, e vasodilatação significativa. As indicações para o uso de milrinona incluem insuficiência cardíaca congestiva grave e infarto ventricular direito em que a vasodilatação pulmonar tem a função de descarregar o ventrículo direito. A dosagem típica da milrinona é de 50 µg/kg em *bolus* e, a seguir, 0,25 a 1 µg/kg por minuto.

Os efeitos colaterais incluem taquicardia, isquemia, hipotensão e trombocitopenia. As contraindicações incluem obstrução aórtica ou pulmonar grave e infarto agudo do miocárdio (IAM). Esse medicamento deve ser usado com cautela em pacientes com fibrilação atrial ou palpitação, hipotensão, estenose subaórtica hipertrófica e comprometimento renal.

▶ INDICAÇÕES CLÍNICAS

A escolha do vasopressor depende do quadro clínico do paciente e da etiologia presumida da hipotensão. A Tabela 16-4 apresenta um resumo de tratamentos específicos com base nas condições clínicas. Com frequência, o medicamento deve ser titulado para que seja possível atingir o desfecho desejado. Exemplos de desfechos prováveis incluem, mas não se limitam a, pressão venosa central de 8 a 12 mmHg, pressão arterial média acima de 65 mmHg, débito urinário ≥ 0,5 mL/kg/h, saturação do oxigênio venoso (SvO_2) ou do oxigênio venoso central ($ScvO_2$) ≥ 70% e estado mental melhorado.[9] É importante ressaltar que, na maior parte das condições, a PAM ideal não é conhecida. Entretanto, uma análise multicêntrica *post hoc* de um estudo de choque séptico demonstrou que elevações na PAM acima de 70 mmHg, por meio de aumentos na dosagem do vasopressor, estavam associadas a uma elevação na taxa de mortalidade.[10] Nos casos em que for utilizada a dosagem ideal, mas o desfecho final não for atingido, deve-se adicionar um segundo medicamento. O estado hemodinâmico de pacientes de cuidados intensivos pode alterar rapidamente, portanto, é muito importante fazer reavaliações frequentes e verificar a necessidade de aplicar um agente vasopressor, fazer a titulação ou usar outro agente. Vasoconstrições excessivas podem ser prejudiciais, principalmente em contextos de débitos cardíacos inadequados e de hipovolemia. Esses medicamentos po-

▶ TABELA 16-4 TRATAMENTOS COM BASE NA ETIOLOGIA DO CHOQUE

Etiologia do choque	Tratamento inicial	Agente de primeira linha	Agente de segunda linha
Hipovolêmico	Fluido intravenoso (2 L de cristaloide)	Produtos sanguíneos de acordo com a indicação ou aplicação adicional intravenosa de cristaloide	Dopamina[a] Norepinefrina[a] Epinefrina[a]
Séptico	Líquido intravenoso (2 L de cristaloide)	Norepinefrina Dopamina	Fenilefrina (em combinação com o agente inicial ou isoladamente de acordo com a tolerância) Vasopressina (no caso de resistência à catecolamina) Epinefrina
Anafilático	Líquido intravenoso (2 L de cristaloide)	Epinefrina (IM se não houver choque)	Epinefrina (IV se o paciente estiver em estado de choque)
Neurogênico	Líquido intravenoso (2 L de cristaloide)	Norepinefrina Dopamina Vasopressina	Fenilefrina (monitorar para verificar a presença de bradicardia reflexa)
Cardiogênico (lado direito)	Líquido intravenoso (20 mL/kg de cristaloide)	Vasopressores direcionados para a causa de insuficiência cardíaca direita Norepinefrina Dopamina	Vasopressores adicionais de acordo com necessidade Milrinona (ICC grave ou infarto VD)
Cardiogênico (lado esquerdo)	Líquido intravenoso de acordo com a necessidade Deve-se ter muita cautela em quadros de ICC	Dobutamina (sem sinais de choque) Dopamina (com sinais de choque)	Dobutamina + Dopamina Dobutamina + Norepinefrina Vasopressina (adicionada a outros agentes) Milrinona (ICC grave ou infarto VD)

IM: intramuscular; **IV:** intravenoso; **ICC:** insuficiência cardíaca congestiva; **VD:** ventrículo direito.
[a] O uso de vasopressores deve ser considerado apenas como medida temporizadora em casos extremos de choque hipovolêmico, juntamente com a ressuscitação volêmica.

dem causar hipoperfusão nos rins, no cérebro e em outros sistemas de órgãos quando forem administrados em doses elevadas em situações em que volumes e débitos cardíacos sejam inadequados.

Não há estudos que comprovem que um vasopressor tenha diminuído a mortalidade, em comparação com outros vasopressores, quando utilizados em condições clínicas apropriadas. O debate sobre o uso da dopamina e da norepinefrina como vasopressores iniciais de escolha tem sido objeto de estudos extensivos. Um estudo multicêntrico amplo, cego e randomizado, publicado recentemente, fez uma comparação entre a dopamina e a norepinefrina como vasopressores iniciais no tratamento de todos os pacientes que se apresentaram com choque, independentemente da etiologia. Esse estudo concluiu que não houve diferença na mortalidade depois de 28 dias, quando foram examinadas todas as formas de choque. Entretanto, houve uma associação significativa da dopamina com aumentos na mortalidade. O estudo revelou também que o uso da dopamina estava associado a um número maior de efeitos adversos, como arritmias, que exigiram a descontinuação do medicamento.[11]

Parece lógico que a norepinefrina deve ser usada como agente vasopressor inicial de escolha até que novas evidências sugiram o contrário.

Antes de iniciar o uso de vasopressores, é muito importante verificar o preenchimento do compartimento intravascular. No caso de choque distributivo ou hipovolêmico, os pacientes adultos devem receber 2 litros de líquido cristaloide antes do início da administração de vasopressores. Em casos de choque cardiogênico, o paciente deve receber um *bolus* de 20 mL/kg de cristaloide se não houver envolvimento do ventrículo direito. O Capítulo 47 apresenta detalhes sobre a terapia com líquidos. Nas situações em que a pressão arterial não responda a essas medidas, deve-se iniciar a administração de vasopressores. A atividade vasopressora é parcial, senão totalmente, reduzida se o paciente não tiver sido ressuscitado por volume de modo adequado.[12]

CHOQUE HIPOVOLÊMICO

O tratamento de choque hipovolêmico inicia com a administração de líquidos cristaloides, com ou sem coloides. De maneira geral, não se utilizam vasopressores, considerando que não agem sobre o problema primário e podem causar mais hipoperfusão. Em pacientes terminais, os vasopressores são usados apenas como medida temporizadora em ambientes de choque hipovolêmico, enquanto se prossegue com a ressuscitação volêmica. A causa da hipovolemia deve ser identificada e tratada, sendo essencial fazer a distinção entre choque hipovolêmico e choque distributivo (ver discussão adiante). A transfusão deve ser considerada logo no início, especialmente se a causa do choque hipovolêmico for perda de sangue. A ressuscitação volêmica deve prosseguir, com retirada gradual do agente vasopressor, de acordo com a tolerância do paciente. Deve-se considerar o uso de dopamina, norepinefrina ou epinefrina como medida temporizadora.

CHOQUE DISTRIBUTIVO

O choque distributivo ocorre sempre que houver quedas na resistência vascular sistêmica (RVS) secundária a dilatações vasculares periféricas significativas. As causas do choque distributivo incluem choque séptico, anafilático e neurogênico. Frequentemente, o choque distributivo se caracteriza por hipotensão, RVS baixa e débito cardíaco variando de normal a aumentado. O tratamento será discutido a seguir com o subtítulo de cada causa específica.

Choque séptico

Os tratamentos de primeira linha para casos de sepse grave e choque séptico são líquidos intravenosos e antibióticos. Nos casos em que o paciente permanecer hipotenso, apesar de ressuscitação adequada por volume, é necessário adicionar vasopressores ao regime de tratamento. A terapia com vasopressores é muito importante para melhorar e conservar perfusão tecidual adequada na tentativa de manter o paciente vivo e evitar o desenvolvimento de disfunção múltipla e insuficiência de órgãos. Há muita controvérsia em torno do vasopressor inicial de escolha no manejo de pacientes com choque séptico. Por esse motivo, as orientações da *Surviving Sepsis Campaign* recomendam a dopamina ou a norepinefrina como agentes vasopressores iniciais para uso em pacientes com choque séptico.[9] Um amplo estudo multicêntrico europeu,[13] prospectivo, randomizado e duplo-cego, mostrou que a epinefrina *versus* norepinefrina mais dobutamina não apresenta nenhuma diferença no índice de mortalidade. O uso de fenilefrina pode também ser bastante útil nos casos em que a taquicardia ou arritmia impedir o uso de norepinefrina ou de dopamina.[14]

A vasopressina endógena é liberada em abundância nos estágios iniciais do choque, porém a quantidade diminui em ressuscitações prolongadas que resultarem em vasodilação inadequada. Nesse ambiente, ou em ambientes clínicos de choque resistente à catecolamina, a vasopressina pode ser administrada em doses de 0,01 a 0,04 U por minuto.[15] Entretanto, em um estudo duplo-cego randomizado, envolvendo pacientes com choque séptico, cujo estado exiga terapia à base de vasopressores, não houve nenhuma diferença na mortalidade entre os grupos de norepinefrina e de norepinefrina mais vasopressina, embora a combinação de norepinefrina e vasopressina tenha possibilitado a retirada gradual mais rápida da norepinefrina, mantendo um nível adequado da pressão arterial média.[16]

Em pacientes com SvO_2 persistentemente baixa ou $SvcO_2$ abaixo de 70% apesar de uma boa resposta pressórica aos vasopressores de primeira linha, depois que o hematócrito for otimizado em um nível acima de 30%, pode-se adicionar a dobutamina. Nesse quadro, a dobutamina pode aumentar substancialmente o índice cardíaco (IC), a liberação de oxigênio (DO_2) e o consumo de oxigênio (VO_2) e reduzir a pressão arterial média, as pressões de cunha e da artéria pulmonar e as resistências sistêmica e vascular pulmonar. Os pacientes hipovolêmicos não respondem bem à dobutamina em comparação com os pacientes euvolêmicos, de forma que é imprescindível assegurar ressuscitação adequada com líquidos antes de iniciar a administração desse medicamento.[17,18] A dobutamina não deve ser utilizada como agente vasopressor de primeira linha em casos de choque séptico ou em outras formas de choque distributivo.

Anafilaxia

Anafilaxia é uma reação hipersensível que envolve todos os componentes do sistema imune, incluindo imunoglobulina, citocinas, leucotrienos, prostaglandinas, e a ativação da cascata de complementos. A principal causa é a liberação de histamina, que provoca vazamento capilar, resultando em hipovolemia, broncospasmo, vasospasmo e hipersecreção das glândulas mucosas.[19] O tratamento de anafilaxia deve se basear na necessidade de evitar complicações e de reverter o processo deflagrador da condição. A proteção da via aérea deve receber atenção especial e a intubação, caso seja indicada, deve ser feita logo no início. Esse processo deve ser seguido de ressuscitação com volume abundante, suporte vasopressor e, no final, tratando a liberação de histamina.

A epinefrina é o agente vasopressor de escolha e deve ser administrada logo no início da condição. A dosagem de epinefrina não é bem-definida, e a literatura apresenta várias alternativas, algumas em mililitros, outras em miligramas ou microgramas. As recomendações também variam de acordo com o país. Em primeiro lugar, é importante lembrar que há variações nas concentrações da epinefrina. As relações usadas com mais frequência, 1:1.000 e 1:10.000, não são totalmente óbvias. Em outras palavras, esses termos são estruturados em gramas: mililitros de solução. Portanto, uma solução de epinefrina de 1:1.000 significa 1 g da medicação diluída em 1.000 mL (ou 1 L) de solução. Dividindo-se cada lado da proporção por 1.000 o valor resultante é de 1 mg/1 mL. Essa concentração, então, é maior que uma solução de 1:10.000, que possui 1 g da medicação diluída em 10.000 mL (ou 10 L) de solução. Nesse caso, a divisão de cada lado da proporção por 1.000 resulta em 1 mg/10 mL ou 0,1 mg/1 mL. Existem vários tipos de embalagem de epinefrina. Seringas previamente enchidas, geralmente usadas em paradas cardíacas, são comercializadas com 10 mL de uma solução de 1:10.000. Conforme descrito acima, isso corresponde a um total de 1 mg de epinefrina na seringa a uma concentração de 0,1 mg/mL (100 μg/mL).

As recomendações clínicas atuais sugerem doses iniciais de epinefrina de 0,3 a 0,5 mg (ou 300 a 500 μg), que equivale a 0,3 a 0,5 mL de uma solução de 1:1.000 administrada por via intramuscular (IM) na parte anterior ou lateral da coxa. As injeções IM são também recomendadas, em vez de injeções subcutâneas (SC), por causa do aumento mais rápido nas concentrações da epinefrina no plasma e nos tecidos. Na presença de choque, ou se os sintomas forem refratários a injeções IM, a epinefrina deve ser administrada em infusões IV contínuas a uma taxa de 5 a 15 μg por minuto. Para tanto, basta misturar 1 mg (1.000 μg) de qualquer uma das soluções em uma bolsa de 100 mL de solução salina normal, que produz uma concentração de 10 μg/mL. Em seguida, essa solução poderá ser operada a 1 mL/min, que é suficiente para suprir o paciente com 10 μg por minuto. Nos casos em que o choque anafilático for refratário à epinefrina, pode-se adicionar norepinefrina ou dopamina.[21]

Choque neurogênico

O choque neurogênico pode ser resultado de lesões medulares ou de anestesia espinal. A perda de tônus simpático aumenta a capacitância venosa, diminui o retorno venoso e reduz o débito cardíaco e a hipotensão, em geral sem aumento compensatório na frequência cardíaca. O tratamento do choque neurogênico inclui administração cuidadosa de fluidos intravenosos e suporte vasopressor com estimulação β_1 para vasoconstrição, com ou sem estimulação do receptor α_1 para suporte cardíaco. A norepinefrina e a dopamina podem ser utilizadas para essa finalidade. A fenilefrina também é uma opção. Entretanto, a administração desse agente deve ser monitorada com muito cuidado para verificar a presença de bradicardia reflexa.

As recomendações atuais da American Association of Neurologic Surgeons para manejo da pressão arterial depois de lesões espinais agudas são as seguintes: (1) evitar a hipotensão sempre que for possível, porém, caso ela ocorra, deve ser corrigida o mais rapidamente possível; (2) meta de pressão arterial média (PAM) de 85 a 90 mmHg para os primeiros sete dias depois de lesões agudas na medula espinal – acredita-se que esse nível de PAM melhore a perfusão da medula espinal depois de alguma lesão. Essas recomendações são apresentadas como opções na orientação, levando-se em consideração que os dados de suporte são limitados.[22]

CHOQUE CARDIOGÊNICO

O choque cardiogênico é resultado de uma disfunção cardíaca e, com frequência, está associado a infarto agudo do miocárdio. O choque cardiogênico é definido como hipotensão não reversível com terapia à base de líquidos ou com hipoperfusão, resultando na disfunção de órgãos, ainda que com pressão adequada no enchimento ventricular esquerdo. De maneira geral, esse tipo de choque divide-se em duas formas: insuficiência no lado esquerdo causada principalmente por infarto agudo do miocárdio e insuficiência no lado direito, que pode ter várias causas. O ventrículo direito possui uma parede fina em comparação com o ventrículo esquerdo e tem capacidade de manusear sobrecargas volumétricas com mais facilidade do que o lado esquerdo, que manuseia pressões muito mais elevadas. Da mesma forma, a função ventricular direita depende do volume, ao passo que a esquerda depende da pressão.

O tratamento de choque cardiogênico baseia-se principalmente no lado envolvido. Em ambientes clínicos, nesses pacientes, é razoável iniciar com um eletrocardiograma (ECG). Os ECGs que demonstrarem infarto agudo do miocárdio indicam que a causa do choque cardiogênico é ventricular esquerda. Essa situação pode ser acompanhada por ecocardiografia à beira do leito. A dilatação do ventrículo direito indica uma causa no lado direito. Nesses pacientes, a ecocardiografia pode também ser utilizada para excluir o diagnóstico de tamponamento cardíaco.

A insuficiência ventricular direita pode ser causada por uma ampla variedade de condições clínicas, incluindo insuficiência no lado esquerdo, embolia pulmonar, hipertensão pulmonar, sepse e doença pulmonar. O tratamento de choque cardiogênico provocado por insuficiência cardíaca direita deve ser orientado especialmente para a ressuscitação por volume, para assegurar pré-carga adequada e para permitir a reversão da causa da insuficiência. A administração de medicamentos inotrópicos é uma opção. O enchimento excessivo do ventrículo direito em ambientes de insuficiência cardíaca pode provocar o abaulamento do septo intraventricular. Isso pode reduzir a função ventricular esquerda e diminuir a perfusão coronariana, resultando em isquemia miocárdica ou em infarto do miocárdio.[23]

A maior parte das diretrizes dos estudos extensivos envolvendo choque cardiogênico provocado por insuficiência no lado esquerdo é direcionada para essa forma de choque. Levando-se em consideração que o choque cardiogênico resulta principalmente de infarto agudo do miocárdio, o objetivo principal do tratamento deve ser a revascularização logo no início e os cuidados de suporte. De acordo com os resultados do estudo SHOCK, que divulgou as orientações da American College of Cardiology/American Heart Association, as tentativas de revascularização de emergência devem ser feitas imediatamente em pacientes com idade inferior a 75 anos, com choque cardiogênico provocado por infarto agudo do miocárdio.[24]

As orientações da American College of Cardiology/American Heart Association para tratamento farmacológico de infarto agudo do miocárdio complicado por choque cardiogênico são as seguintes: (1) se a pressão arterial sistólica ficar entre 70 e 100 mmHg, sem sinais e sintomas de choque, a dobutamina é o agente de primeira linha; (2) se a pressão arterial sistólica ficar entre 70 e 100 mmHg e o paciente apresentar sinais e sintomas de choque, a dopamina é o tratamento de primeira linha. Se a resposta a esses agentes individuais for inadequada, a melhor opção é usá-los em combinação ou usar a norepinefrina com dobutamina. A vasopressina também é uma opção como agente de segunda linha.[15] Um teste controlado randomizado e prospectivo recente, envolvendo pacientes de UTIs revelou que, aparentemente, a combinação de norepinefrina e dobutamina é uma estratégia mais confiável e mais segura do que o uso apenas de epinefrina.[25] A epinefrina foi associada à incidência de acidose láctica transitória, frequência cardíaca mais alta, arritmia e perfusão inadequada na mucosa gástrica.

▶ **CONCLUSÃO**

A escolha do tratamento farmacológico para choque pode se tornar uma tarefa muito difícil. É muito importante diferenciar a causa do choque o mais rapidamente possível. O foco do tratamento inicial deve ser a maximização do estado de líquidos antes de iniciar a terapia vasopressora. Em pacientes de choque não diferenciados, a norepinefrina e a dopamina são medicações iniciais razoáveis. Tão logo a causa do choque seja conhecida, o tratamento deverá ser ajustado para otimizar a abordagem da causa. O conhecimento sólido da fisiopatologia dos vários tipos de choque é essencial para tomar decisões adequadas à beira do leito.

REFERÊNCIAS

1. Tabaee A, Givertz MM. Pharmacologic management of the hypotensive patient. In: Irwin RS, Rippe JM, eds. *Irwin and Rippe's Intensive Care Medicine*. 5th ed. Philadelphia: Lippincott Williams & Wilkins; 2003:295–302.
2. Rang HP. *Pharmacology*. Edinburgh: Churchill Livingstone; 2003:163. ISBN 0-443-07145-4.
3. Gooneratne N, Manaker S. Use of vasopressors and inotropes. *UpToDate*. 2009. Available at: http://www.uptodate.com.
4. Goldberg LI. Dopamine: clinical uses of an engenous catecholamine. *N Engl J Med*. 1974 Oct 3;291(14): 707–710.
5. Bellomo R, Chapman M, Finfer S, et al. Low-dose dopamine in patients with early renal dysfunction: a placebo controlled randomised trial: Australian and New Zealand Intensive Care Society (ANZICS) Clinical Trials Group. *Lancet*. 2000;356:2139–2143.
6. Anderson AC. Management of beta-adrenergic blocker poisoning. *Clin Pediatr Emerg Med*. 2008;9:4–16.
7. Gregory JS, Bonfiglio MF, Dasta JF, et al. Experience with phenylephrine as a component of the pharmacologic support of septic shock. *Crit Care Med*. 1991;19: 1395–1400.
8. Vallet B, Wiel E, Lebuffe G. Resuscitation from circulatory sock. In: Fink MP, Abraham E, Vincent JL, et al. *Textbook of Critical Care*. Philadelphia, PA: Elsevier Saunders; 205–905.
9. Dellinger RP, Levey MM, Carlet JM, et al. Surviving Sepsis Campaign: international guidelines for management of severe sepsis and septic shock: 2008. *Crit Care Med*. 2008;36:296.
10. Dünser MW, Ruokonen E, Pettilä V, et al. Association of arterial blood pressure and vasopressor load with septic shock mortality: a post hoc analysis of a multicenter trial. *Crit Care*. 2009;13:6. Available at: http://ccforum.com/content/ 13/6/R181. Accessed on 04/01/2011.
11. De Backer D, Biston P, Devriendt J, et al. Comparison of dopamine and norepinephrine in the treatment of shock. *N Engl J Med*. 2010;362:779–789.
12. Jones AE, Kline JA. Shock. In: Marx JA, Hockberger R, Walls R. et al, eds. Rosents *Emergency Medicine*. Philadelphia, PA: Mosby Elsevier; 2006:41.
13. Annane D, Vignon P, Renault A, et al. Norepinephrine plus dobutamine versus epinephrine alone for management of septic shock: a randomised trial. *Lancet*. 2007;370:676–684.
14. Schmidt G, Mandel J. Management of severe sepsis and septic shock in adults. *UpToDate*. 2009. Available at: http://www.uptodate.com.
15. Overgaad CB, Dzavik V. Inotropes and vasopressors: review of physiology and clinical use in cardiovascular disease. *Circulation*. 2008;4(5):1043–1060.
16. Russell JA, Walley KR, Singer J, et al. Vasopressin versus norepinephrine in patients with septic shock. *N Engl J Med*. 2008;358:877–887.
17. Shoemaker WC, Appel PL, Kram HB. Hemodynamic and oxygen transport effects of dobutamine in critically ill general surgical patients. *Crit Care Med*. 1986;14: 1032–1037.
18. Rivers E, Nguyen B, Havstad S, et al. Early goal directed therapy in the treatment of sever sepsis and septic shock. *N Engl J Med*. 2001;345:1368–1377.
19. Kanji S, Chant C. Allergic and hypersensitivity reaction in the intensive care unit. *Crit Care Med*. 2010;38:S162–S168.
20. Simons F, Camargo C Jr. Anaphylaxis rapid recognition and treatment. *UpToDate*. 2009. Available at: http://www.uptodate.com.
21. Liberman P, Nicklas RA, Oppenheimer J, et al. The diagnosis and management of anaphylaxis practice parameter: 2010 update. *J Allergy Clin Immunol*. 2010;126:477–480.
22. Hadley M, Walter B. Guidelines for the management of acute cervical spine and spinal cord injuries. 2001. Available at: www.spineuniverse.com/professional/acute-cervical-spine-injury-guide, www.spineuniverse.com/pdf/traumaguide/finished1116.pdf.
23. Lahm T, McCaslin CA, Wozniak TC, et al. Medical and surgical treatment of acute right ventricular failure. *J Am Coll Cardiol*. 2010;56(18):1435–1446.
24. Sanbon TA, Sleeper LA, Bates ER, et al. Impact of thrombolysis, intra-aortic balloon pump counterpulsation, and their combination in cardiogenic shock complicating acute myocardial infarction: a report from the SHOCK Trial Registry. *J Am Coll Cardiol*. 2000;36:1123–1129.
25. Levy B, Perez P, Perny J, et al. Comparison of norepinephrine–dobutamine to epinephrine for hemodynamics, lactate metabolism, and organ function variables in cardiogenic shock. A prospective, randomized pilot study. *Crit Care Med*. 2011;39:450–455.

CAPÍTULO 17

Tratamento pós-cirurgia cardíaca

Justin t. Sambol e LaMont C. Smith

- ▶ Revisão   189
- ▶ Sistema cardíaco   189
- ▶ Sangramento   191
- ▶ Trato respiratório   193
- ▶ Função renal   195
- ▶ Trato gastrintestinal   197
- ▶ Complicações neurológicas   197
- ▶ Sistema endócrino   198

▶ REVISÃO

A cirurgia cardíaca é um dos procedimentos cirúrgicos de grande porte mais comumente realizados nos Estados Unidos. As indicações para cirurgia cardíaca incluem isquemia e infarto miocárdico, insuficiência cardíaca, disfunção valvar, doenças aórticas e cirurgia para arritmias. O tratamento dos pacientes pós-cirurgia cardíaca requer uma abordagem multifacetada e o envolvimento de uma equipe de especialistas. O intensivista é frequentemente o ponto de referência para o manejo de pacientes de cirurgia cardíaca a céu aberto, porém é essencial que esse manejo envolva o cirurgião, o cardiologista, o anestesiologista e uma grande variedade de profissionais da saúde.

O tratamento pós-cirurgia cardíaca bem-sucedido requer uma compreensão das condições pré-operatórias do paciente e dos eventos e tratamento intraoperatórios. O objetivo é restaurar a condição fisiológica e a homeostasia normal do paciente. O tratamento clínico e os procedimentos de cardiologia intervencionista evoluem e se aprimoram, no entanto os pacientes encaminhados para cirurgia cardíaca estão mais doentes e mais debilitados do que estavam no passado. Essa é uma tendência que deve continuar nos próximos anos. Apesar do crescimento desses desafios para os cirurgiões cardíacos, os resultados dos pacientes permanecem muito bons, em grande parte devido ao tratamento pós-operatório e aos cuidados de UTI. Com frequência é necessária uma abordagem sistemática para lidar com uma multiplicidade de problemas que acometem esses pacientes, e o sistema cardíaco geralmente é o determinante primário da recuperação.[1]

▶ SISTEMA CARDÍACO

TRATAMENTO HEMODINÂMICO

O objetivo do manejo hemodinâmico é manter o fornecimento adequado de oxigênio aos tecidos e minimizar as demandas de um coração que recentemente foi submetido a uma cirurgia de grande porte. A otimização do débito cardíaco é essencial para a manutenção da função do cérebro, rins, vísceras, pulmões e outros órgãos-alvo necessários para uma recuperação ideal. No pós-operatório, a contratilidade encontra-se quase sempre diminuída, e a magnitude dessa redução normalmente está relacionada à severidade da disfunção crônica, à isquemia e a eventos intraoperatórios.[2]

Apesar da ampla gama de doenças e procedimentos cardíacos, existem semelhanças significativas no monitoramento, avaliação e manejo do paciente.[2] A maior parte dos pacientes possui um monitoramento contínuo por ECG, oximetria de pulso, pressão arterial, pressão venosa central (PVC) e, na maioria dos casos, cateter de artéria pulmonar (CAP) para a monitorar a saturação venosa mista de O_2 (SvO_2), pressões arteriais pulmonares e débito cardíaco contínuo. Apesar de o uso do CAP em pacientes submetidos à cirurgia cardíaca ter sido motivo de algumas discussões,[3] consiste em uma prática comum em quase todo o paciente que é submetido a esse tipo de cirurgia. Essas modalidades permitem a mensuração do consumo de oxigênio e da saturação de oxigênio venoso misto e arterial, assim como uma estimativa do débito cardíaco. O objetivo é a manutenção de valores hemodinâmicos normais, quan-

▶ **TABELA 17-1** MEDICAMENTOS COMUMENTE USADOS PÓS-CIRURGIA CARDÍACA

Droga	Dose	Contratilidade	FC	PAM
Epinefrina	1-20 µg/min	4+	3+	↕ (dose dependente)
Milrinona	0,15-0,5 µg/kg/min	4+	0	↓↓↓
Dobutamina	2-20 µg/kg/min	3-4+	1-2+	↓↓
Dopamina	1-4 µg/kg/min	1+	1+	↓
	4-20 µg/kg/min	2-3+	2+	↑↑↑
Norepinefrina (noradrenalina)	2-40 µg/min	1+	1+	↑↑↑↑
Fenilefrina	20-200 µg/min	0	0	↑↑↑
Vasopressina	0,01-0,04 U/min	0	0	↑↑↑↑
Nitroglicerina	10-200 µg/min	0	1+	↓↓
Nitroprussiato	0,1-10 µg/kg/min	0	2+	↓↓↓

Dados modificados de St. Andre e DelRossi.[2]

do possível, uma vez que foi demonstrado que o transporte normal de oxigênio e uma SvO_2 normal (> 70%) no período pós-operatório imediato pode melhorar o resultado.[4] Apesar de a obtenção desses resultados poder ser uma tarefa desafiadora,[5-7] ajustes do estado volumétrico, da pós-carga, da frequência e do ritmo cardíaco podem auxiliar na maximização do fornecimento de oxigênio aos órgãos-alvo.

Pressão arterial

A pressão arterial média (PAM) é a variável fisiológica mais dinâmica nas primeiras horas após uma cirurgia cardíaca.[2] Isso pode ser devido a vários fatores, incluindo redução da pré-carga, vasodilatação e contratilidade cardíaca. Muitos órgãos-alvo do paciente são dependentes de pressões arteriais mais altas; no entanto, as preocupações com o sangramento frequentemente levam a um conflito entre a manutenção de uma PAM mais alta para a perfusão e a manutenção de uma pressão mais baixa para a proteção das linhas de sutura. Apesar dessas preocupações, a PAM deve ser mantida acima de 65 mmHg. A ressuscitação volêmica pode ser orientada pela PVC e, apesar de não existir um padrão-ouro quanto ao tipo de líquido usado para a ressuscitação, tem sido prática usar a albumina a 5%. No entanto, não existem preocupações sobre o extravasamento de albumina,[8] e não foi demonstrada diferença clínica sugestiva de benefício do uso de coloide *versus* cristaloide.[9] Uma vez que o paciente tenha recebido uma ressuscitação adequada de volume, existem vários agentes farmacológicos (Tab. 17-1) que podem ser úteis para o aumento do tônus vascular e da contratilidade cardíaca. É essencial que o intensivista tenha uma compreensão adequada do mecanismo de cada um desses agentes e suas interações entre si.

Além da hipotensão, uma pequena porção dos pacientes pode apresentar níveis significativos de hipertensão.[2,10] Isso pode levar a um sangramento excessivo e a um aumento da pós-carga, que pode exacerbar um baixo débito cardíaco e deve ser tratada de forma agressiva com vasodilatadores.

Contratilidade cardíaca

A contratilidade miocárdica após uma cirurgia cardíaca pode ser um processo dinâmico e variável. Pacientes com baixo débito cardíaco após uma cirurgia cardíaca encontram-se em risco significativo de hipoperfusão de órgãos-alvo caso o índice cardíaco (IC) seja menor de 2,2. É essencial identificar e tratar rapidamente a causa do IC baixo. Uma vez excluídas a hipovolemia, o sangramento e o tamponamento, o foco deve ser dirigido para a instituição de suporte farmacológico e mecânico para o coração com insuficiência. Os medicamentos mais úteis (Tab. 17-1) possuem uma atividade inotrópica e vasodilatadora significativa.[11] A epinefrina apresenta efeitos α e β e é muito útil no período pós-operatório. Os efeitos $β_2$ são predominantemente vistos em baixas doses, e os efeitos α, em altas doses. Tanto a dobutamina como a dopamina são β-agonistas efetivos com amplos efeitos dose-dependentes, porém a dobutamina possui um efeito superior sobre a contratilidade cardíaca. A milrinona, que é um inibidor da fosfodiesterase cíclica, aumenta os níveis de AMPc, o que leva a um aumento do fluxo de cálcio e contratilidade miocárdica. Além de seu efeito inotrópico, a milrinona reduz o tônus vascular, particularmente no leito pulmonar. Um estudo randomizado por Feneck e colegas[11] comparou os efeitos da milrinona e da dobutamina na síndrome de baixo débito pós-cirurgia cardíaca. Foi concluído que pacientes que receberam dobutamina apresentaram maiores IC, frequência cardíaca e índice de fluxo de ventrículo esquerdo (VE) quando comparados com pacientes que receberam milrinona, a qual ocasionou um maior declínio na pressão pulmonar em cunha. A dobutamina foi associada a uma maior incidência de hipertensão e conversão do ritmo sinusal para fibrilação atrial (FA).

Suporte mecânico para baixo débito cardíaco

O suporte farmacológico geralmente é efetivo na separação do *bypass* cardiopulmonar (BCP, do inglês *cardiopulmonary bypass*) e no suporte do IC no período pós-operatório. No entanto, existem situações nas quais o suporte mecânico é necessário, como quando o IC não se eleva acima de 2, apesar do suporte inotrópico máximo. O balão intra-aórtico consiste em um dispositivo mecânico de assistência circulatória desenvolvido em 1968 por Kantrowitz e colegas.[12] O balão é posicionado na aorta torácica descendente distal à artéria subclávia. Infla-se durante a diástole, aumentando a perfusão coronária, e esvazia-se durante a sístole, reduzindo a pós-carga. Seu uso evoluiu desde o suporte circulatório de pacientes com choque cardiogênico até ser usado como um auxílio na retirada dos pacientes da CPB e nos casos de baixo IC pós-operatório. Atualmente, é o dispositivo mecânico mais comumente utilizado, com implantação anual de mais de cem mil unidades.

Apesar da carga de volume adequada, do suporte inotrópico máximo e do uso do BIA, uma pequena porcentagem de pacientes não será capaz de ser retirada do CPB ou irá desenvolver um choque cardiogênico severo no período perioperatório. Nos últimos 20 anos, o uso de dispositivos de assistência ventricular (DAV) auxiliou no manejo do coração insuficiente após uma cirurgia cardíaca. Estudos demonstraram que pacientes que necessitem de dois ou mais inotrópicos em altas doses para serem retirados do CPB apresentaram melhores resultados com a inserção precoce de um DAV.[13] Os detalhes do uso dos DAVs estão além do objetivo deste capítulo, mas é importante compreender sua utilidade no tratamento do paciente após uma cirurgia cardíaca.

FREQUÊNCIA E RITMO

Após uma cirurgia cardíaca, os pacientes são propensos a desenvolver algum tipo de arritmia. As anormalidades de frequência cardíaca e de condução são comuns após cirurgias de valva e coronárias. A maior parte dos cirurgiões instala derivações epicárdicas de ritmo no átrio, ventrículo, ou ambos, as quais são exteriorizadas na região subxifoide e podem ser úteis no auxílio do tratamento da bradicardia e das arritmias atriais. O aumento da frequência cardíaca, mesmo quando normal, para frequências entre 90 e 100 podem ser úteis para o aumento do IC. Ao contrário, os pacientes podem estar persistentemente taquicárdicos após a cirurgia com frequências cardíacas de até 120 bpm, o que pode ser ocasionado devido a um dos vários medicamentos usados no período pós-operatório e que frequentemente não necessitam de intervenção.

As arritmias ventriculares, tais como a taquicardia ventricular (TV) não sustentada, não são incomuns após uma cirurgia cardíaca e devem ser indicativas de avaliação e correção de qualquer distúrbio eletrolítico. Episódios frequentes ou períodos de TV sustentada podem necessitar de um tratamento mais agressivo com drogas antiarrítmicas, como amiodarona ou lidocaína, e cardioversão elétrica caso o paciente apresente comprometimento hemodinâmico. Esses episódios também devem indicar uma investigação profunda de uma possível isquemia, particularmente no caso de *bypass* de artéria coronária (BAC).

Fibrilação atrial

A fibrilação atrial (FA) ocorre em 15 a 45% dos pacientes submetidos à cirurgia cardíaca com a incidência mais alta ocorrendo em pacientes submetidos a procedimentos valculares e procedimentos combinados de BAC/valvares. A causa da FA pós-operatória não é bem-compreendida, provavelmente é causada pela reentrada de múltiplas ondas de excitação através dos átrios.[14] Vários fatores foram associados ao aumento do risco de FA pós-operatória, incluindo idade avançada, cirurgia valvar concomitante, história prévia de FA, insuficiência cardíaca congestiva, DPOC e redução da função do VE.[15] Foram implementadas várias estratégias para reduzir a incidência de FA. Os bloqueadores β-adrenérgicos foram extensivamente estudados e demonstraram uma eficácia significativa na redução da FA no pós-operatório.[15] Devem ser iniciados o mais breve possível no período pós-operatório, a fim de reduzir a incidência de FA. No caso de pacientes que não podem usar os β-bloqueadores, os agentes antiarrítmicos, tais como a amiodarona e o sotalol são seguros e eficazes na redução do risco de FA pós-operatória.

Apesar do uso de medidas preventivas, a FA permanece como um problema significativo no período pós-operatório. Na maioria dos pacientes, a FA é autolimitada, e as opções de tratamento variam de acordo com a condição clínica do paciente. Uma estratégia de manejo geralmente utilizada para a FA pós-operatória é demonstrada na Figura 17-1. No caso de pacientes hemodinamicamente instáveis, de manejo difícil ou que apresentem contraindicação à anticoagulação, o controle do ritmo é a abordagem preferida. No entanto, em pacientes que toleram a sua FA, o controle da frequência e a anticoagulação são as abordagens preferidas, visto que muitos desses pacientes retornarão ao ritmo sinusal dentro de três meses.

▶ SANGRAMENTO

O sangramento, tanto intraoperatório como pós-operatório, consiste em um importante desafio para o cirurgião e o intensivista no manejo do paciente de cirurgia cardíaca. Um sangramento excessivo requer uso significativo de hemoderivados, que são caros e adicionam uma morbidade e mortalidade significativas ao paciente.[16] As necessidades de anticoagulação intraoperatória combinada aos efeitos da disfunção plaquetária pelo circuito de CPB levam à coagulopatia pós-operatória. Além disso, muitos pacientes atualmente chegam à sala de cirurgia com alguma exposição a potentes agentes antiplaquetários, como os inibidores da glicoproteína IIb/IIIa ou o clopidogrel. Esses agentes interrompem significativamente a agregação plaquetária e podem ocasionar um aumento da coagulopatia pós-operatória.[17] De modo geral, a coagulopatia pós-operatória é causada por vários fatores, incluindo trombocitopenia, fibrinólise, hipotermia, hemodiluição, heparina residual e reação de rebote. Isso geralmente leva a algum grau de débito do dreno torácico na faixa de 50 a 100 cm^3/h.

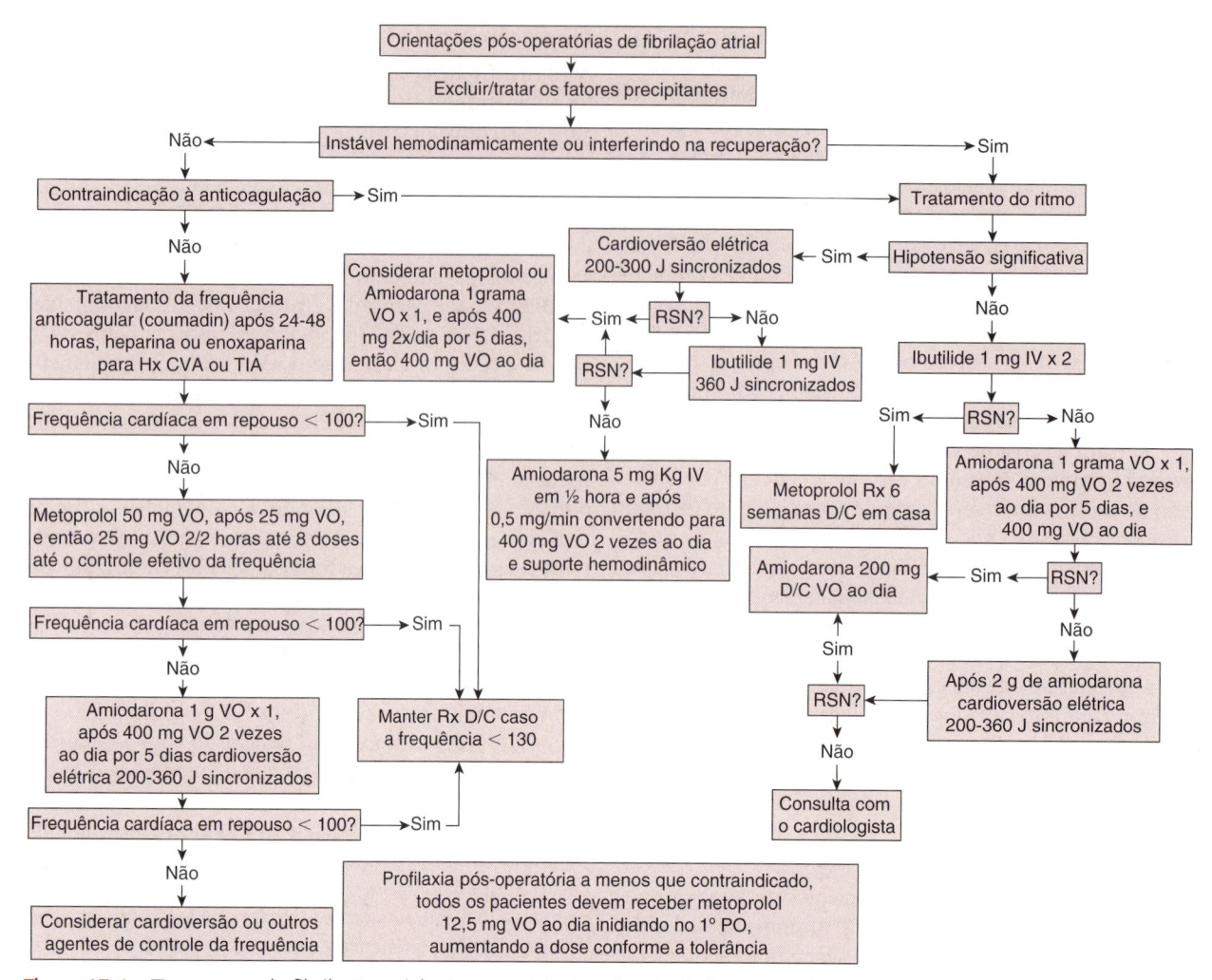

Figura 17-1 Tratamento da fibrilação atrial pós-operatória. (Dados de Khalpey Z, Ganim R, Rawn J. Postoperative care of cardiac surgery patients. In: Cohn LH, ed. Cardiac Surgery in the Adult.[82] Adaptado de Maisel et al[14])
RSN: rítmo sinusal normal.

O tratamento do sangramento pós-operatório é resumido na Tabela 17-2 e é dependente do julgamento do cirurgião e do intensivista para determinar se o paciente está sangrando devido a problemas cirúrgicos ou à coagulopatia. A inspeção do dreno de tórax e o tratamento são essenciais para a compreensão da fisiopatologia do sangramento. Geralmente, no sangramento por coagulopatia não existem coágulos no dreno de tórax e com frequência pode ser manejado por meio da correção da coagulopatia e administração de hemoderivados. Algumas outras manobras podem ser úteis, incluindo aumento da pressão positiva no final da expiração (PEEP, do inglês *positive end-expiratory pressure*) uso de ácido épsilon aminocaproico e aquecimento. Além disso, alguns preconizam o uso de fator VII recombinante ativado (rFVIIa), que foi significativamente relatado no manejo do sangramento pós-cirurgia cardíaca. No entanto, foram suscitadas preocupações acerca da segurança, particularmente em pacientes de *bypass* com retalhos frescos.[18]

REEXPLORAÇÃO MEDIASTINAL

Em pacientes nos quais existe suspeita de sangramento cirúrgico, frequentemente é necessária uma reexploração. Isso deve ser considerado quando o sangramento excede 400 mL/h na primeira hora, 300 mL/h por 2 a 3 horas ou 200 mL/h por 4 horas (Tab. 17-2). O débito do dreno torácico não é o único indicador de sangramento cirúrgico significativo, uma vez que os drenos torácicos podem tornar-se obstruídos por coágulos, e o sangue pode acumular-se e coagular no pericárdio. A instabilidade hemodinâmica que não responde ao suporte inotrópico ou aos sinais de tamponamento, tais como as pressões de enchimento elevadas ou a equalização das pressões, podem indicar a necessidade do retorno à sala de cirurgia para reexploração. O alargamento do mediastino ao raio X de tórax ou sinais de tamponamento no ecocardiograma transesofágico podem ser úteis em pacientes nos quais o diagnóstico é questionável. Em raras ocasiões, o paciente pode necessitar de uma reexploração no leito no caso

▶ **TABELA 17-2** TRATAMENTO DO SANGRAMENTO PÓS-OPERATÓRIO

Volume de sangramento	Diagnóstico	Tratamento
< 50 mL/h		
PA estável, coagulopatia	Pós-CPB	Tratamento de suporte
> 100 mL/h		
Hipotermia	Hipotermia	
Hipotensão aguda (PAM < 50 mmHg)		
Sangramento difuso	Coagulopatia *borderline*	
Coagulopatia		
TP, TTPA altos	Efeito rebote da heparina	Protamina
INR > 1,4	Fatores de coagulação deficientes	PFC
Fibrinogênio baixo	Fatores de coagulação deficientes	Crioprecipitado
Plaquetas < $10^5/\mu L$	Trombocitopenia	Plaquetas
Plaquetas > $10^5/\mu L$	Disfunção plaquetária	? Plaquetas ± DDAVP
Sangramento > 30 min (D-dímeros elevados, fibrinólise)	Fibrinólise	PFC, crioprecipitado
> 200-300 mL/h		
> 200 mL por 4 horas	Sangramento cirúrgico deve ser presumido	Considerar reexploração
	Para qualquer um desses critérios	
> 300 mL/h por 2-3 horas		
> 400 mL/h por 1 hora		

DDAVP: desmopressina (vasopressina sintética); **TTPA:** tempo de tromboplastia parcial ativada; **PFC:** plasma fresco congelado; **TP:** tempo de protrombina; **PA:** pressão arterial; **CPB:** *bypass* cardiopulmonar. Adaptado e modificado de Khalpey Z, Ganim R, Rawn D. Postoperative care of cardiac surgery patients. In Cohn LH, ed. Cardiac Surgery in the Adult. 2008.[82]

de hemorragia maciça e súbita ou parada cardíaca iminente. Nessas situações, o objetivo é a descompressão do tamponamento, restauração da função contrátil cardíaca e controle temporário do problema enquanto o paciente retorna à sala de cirurgia.

▶ TRATO RESPIRATÓRIO

Os cuidados pulmonares pós-operatórios objetivam a restauração da permeabilidade capilar pulmonar e do volume pulmonar intersticial, a manutenção dos valores da gasometria arterial dentro do normal e a prevenção da infecção.

EXTUBAÇÃO PRECOCE *VERSUS* TARDIA

A extubação precoce pode ser definida como a extubação de um paciente dentro de 3 a 6 horas após a chegada à UTI. Os objetivos, assim como em qualquer extubação, são ter um paciente consciente o suficiente para proteger sua via aérea e ventilação e oxigenação adequadas. A retirada da sedação deve iniciar logo após a admissão na UTI, contanto que o paciente esteja hemodinamicamente estável com um débito do dreno torácico aceitável.

Existe uma variedade de abordagem para uma rápida suspensão, incluindo o índice de respiração superficial (IRS), que é calculado pela divisão da frequência respiratória pelo volume de ar corrente em litros observados em um teste de respiração espontânea de 10 a 30 minutos. Estatisticamente, um IRS < 105 é altamente preditivo de uma extubação bem-sucedida (ver Capítulo 5).

Um teste com um tubo T consiste em outra maneira de realizar um teste de respiração espontânea. O paciente recebe suplementação de oxigênio enquanto ainda está intubado. Não há suporte ventilatório. Pacientes que toleram um teste com tubo em T possuem uma grande chance de extubação bem-sucedida presumivelmente devido ao fato de que respirar através de um tubo T é mais difícil do que a respiração normal.

Outros especialistas baseiam-se no método tradicional de conversão do modo de ventilação para suporte parcial (controle assistido ou ventilação mandatória intermitente com ventilações espontâneas com suporte de pressão) ou ventilação espontânea total quando o paciente estiver completamente consciente. A decisão de extubar é baseada na observação clínica, na saturação de O_2 e nos resultados da gasometria. Critérios mínimos antes da extubação incluem uma sobre PEEP de 10 cmH_2O com uma PEEP de 5 cmH_2O. Essa quantidade de sobre PEEP auxilia na superação da resistência do tubo endotraqueal, e a PEEP auxilia na manutenção e no recrutamento dos alvéolos. Nenhuma técnica particular de extubação demonstrou ser superior, e a literatura não indica nenhuma como estando mais comumente associada a resultados adversos.

A radiografia torácica pós-operatória também deve influir no processo decisório. Edema pulmonar e derrame pleural são comuns no período pós-operatório imediato, porém, em geral, não são volumosos o suficiente para serem significativos. Pacientes que não preenchem os critérios para a extubação precoce podem desenvolver derrames maiores no decorrer do tempo, os quais podem necessitar de drenagem a fim de maximizar a probabilidade de uma extubação bem-sucedida. Os pacientes de cirurgia cardíaca também apresentam risco de piora do edema pulmonar; assim sendo, a diurese pode ser útil em pacientes incapazes de serem extubados precocemente.

Estudos definitivos sobre os resultados estão apenas iniciando a serem apresentados, porém os dados até o momento sugerem que a extubação precoce não está associada a um aumento do risco da morbidade e mortalidade.[19] Uma revisão de Akhtar e Hamid de 388 pacientes em pós-operatório de BAC concluiu que 196 (49,5%) pacientes puderam ser extubados dentro de 6 horas após a chegada na UTI cardíaca. Dentre o restante dos pacientes, os motivos para intubação prolongada incluíram sedação profunda em 80 pacientes (46,5%), confusão em 44 pacientes (25%), sangramento excessivo em 20 pacientes (11,3%) e alto suporte inotrópico em 10 pacientes (5,68%).[20]

Fatores que podem ter um impacto adverso sobre a extubação precoce bem-sucedida incluem os efeitos da anestesia sobre a hemodinâmica pós-operatória, respostas ao estresse e consciência, alteração do manejo do controle da dor, calafrios e isquemia no período pós-operatório precoce e risco de reintubação em pacientes que possam necessitar de reintervenção devido a sangramento. Os fatores de risco para a extubação tardia de pacientes em pós-operatórios de BAC incluem idade avançada, sexo feminino, uso pós-operatório de BIA, necessidade do uso de inotrópicos, sangramento e arritmia atrial.[21]

MANEJO PULMONAR APÓS A EXTUBAÇÃO

Uma vez extubados, os pacientes necessitarão de suplementação de oxigênio, que é administrado, em geral, por meio de uma máscara facial a 40%, sendo gradualmente trocada para uma cânula nasal. O uso de espirometria de incentivo no leito e de fisioterapia torácica irá auxiliar na redução da atelectasia e no risco de pneumonia. Além disso, β-agonistas de curta duração auxiliam na fase de recuperação pós-extubação, mesmo em pacientes sem história de DPOC ou doença reativa da via aérea.

Uma esternotomia mediana ou incisão de toracotomia está associada à dor significativa e redução da complacência da parede torácica, resultando em respirações superficiais, atelectasias e aumento do risco de pneumonia.[22] O controle adequado da dor reduz a probabilidade de imobilização pós-operatória, atelectasia e pneumonia. Opiáceos combinados com anti-inflamatórios não esteroides (AINEs) de ação rápida, como o cetorolaco, têm sido usados com sucesso.[23] A analgesia controlada pelo paciente (ACP) pode apresentar a vantagem de melhora do controle da dor, assim como uma redução na ocorrência de atelectasias quando comparada com a analgesia controlada pela enfermagem.

▶ **TABELA 17-3** COMPLICAÇÕES PULMONARES PÓS-CIRURGIA CARDÍACA

Complicação	Frequência (%)
Derrame pleural	27-95
Atelectasia	17-88
Ventilação mecânica prolongada	6-58
Disfunção diafragmática	2-54
Pneumonia	4-20
Embolia pulmonar	0,04-3,2
SDRA	0,4-2
Aspiração	2
Pneumotórax	1,5

Dados adaptados de Wynn e Botti.[25]

COMPLICAÇÕES PULMONARES

A atelectasia e o derrame pleural estão entre as complicações mais comuns após uma cirurgia cardíaca.[24] Além disso, existem várias outras complicações (ver Tab. 17-3), levando a permanências maiores na UTI e no hospital e aumento da morbidade e mortalidade geral. O reconhecimento dessas potenciais complicações e o seu tratamento precoce são essenciais para assegurar um resultado pós-operatório bem-sucedido.

Disfunção pulmonar pós-operatória

A disfunção pulmonar pós-operatória (DPP) consiste em uma constelação de eventos que ocorrem em pacientes submetidos a cirurgias cardíacas. Ela pode retardar a extubação, influir sobre falha na extubação e retardar a recuperação funcional. A DPP envolve alterações na função pulmonar, tais como aumento do esforço respiratório, respiração superficial, tosse ineficaz e hipoxemia relativa. Todos os pacientes de pós-operatório de cirurgia cardíaca desenvolvem algum grau de DPP.

A base para a DPP é o desenvolvimento de uma troca de gases anormal e alterações na mecânica pulmonar. As anormalidades das trocas gasosas incluem um aumento do gradiente de oxigênio alveolo-arterial, aumento da permeabilidade microvascular no pulmão, aumento da resistência vascular pulmonar, aumento da fração de *shunt* pulmonar e agregação intrapulmonar de leucócitos e plaquetas.[25] Alterações das propriedades mecânicas do pulmão levam a reduções da capacidade vital, capacidade funcional residual e complacência pulmonar estática e dinâmica.

Condições mórbidas progressas, como DPOC e pneumonia pré-operatória não diagnosticada, podem contribuir para o desenvolvimento da disfunção pulmonar pós-cirurgia cardíaca. No pós-operatório, esses pacientes podem desenvolver edema pulmonar, atelectasia ou pneumonia. O risco de desenvolver pneumonia aumenta com a extubação tardia.

Além disso, respiração superficial, tosse fraca e imobilidade decorrente do controle inadequado da dor também podem contribuir para o desenvolvimento de DPP, levando à insuficiência respiratória e reintubação.

O CPB pode contribuir para a disfunção pulmonar aumentando a pressão atrial esquerda ou a pressão venosa pulmonar. Esses efeitos combinados com a redução da pressão oncótica do plasma podem aumentar o líquido extravascular pulmonar.[26,27] Durante a CPB, os mediadores citotóxicos e vasopressores da resposta inflamatória,[28-32] e microêmbolos circulantes[33] podem alcançar o pulmão através das artérias bronquiais. Essa resposta inflamatória foi denominada "bomba pulmonar" ou "síndrome pós-bomba". Esses agentes aumentam a permeabilidade capilar pulmonar, o edema pulmonar e as secreções brônquicas. Uma vez iniciado o CPB, a cessação da ventilação pulmonar resulta em colapso pulmonar e distensão alveolar insuficiente para ativação da produção de surfactante, uma situação que potencializa o colapso alveolar. Também podem ocorrer anormalidades na mecânica pulmonar, retenção de secreções e atelectasias.[25]

O efeito cumulativo das condições pré-mórbidas e o CPB contribuem para o desenvolvimento de um aumento do esforço respiratório, atelectasia pós-operatória, edema pulmonar e suscetibilidade a infecções.

Derrames pleurais

Os derrames pleurais são comuns após cirurgias cardíacas incluindo BAC e podem ser categorizados em perioperatórios (dentro da primeira semana), precoces (dentro de 1 mês), tardios (2 a 12 meses) ou persistentes (após seis meses).[34] Entre os pacientes submetidos ao BAC, a prevalência de derrames pleurais no período pós-operatório imediato é alta. Na semana após o BAC, a prevalência relatada de derrames pleurais variou entre 40 e 75%.[35-39] A maior parte dos derrames é pequena, unilateral, no lado esquerdo e assintomática. Em um estudo de Labidi e colegas, quase 7% dos pacientes apresentaram um derrame pleural clinicamente significativo nos 30 dias após a cirurgia.[40] Peng e colegas realizaram um estudo similar com 356 pacientes disponíveis para avaliação um mês após serem submetidos ao BAC. O diagnóstico inicial de um derrame pleural grande, sintomático e novo foi feito em 11 pacientes (3,1%) dentro de 30 dias do BAC. Oito deles apresentaram um derrame pleural predominantemente do lado esquerdo, e três, do lado direito.[41] Quando a presença de um derrame pleural impede a extubação ou causa disfunção pulmonar pode estar indicada a realização de toracostomia ou toracocentese ou a instalação de um cateter tipo rabo de porco.

Edema pulmonar

O CPB pode ocasionar um edema pulmonar cardiogênico devido à hemodiluição, sobrecarga de volume e redução da pressão oncótica. Também pode ocasionar um edema pulmonar não cardiogênico (EPNC) devido à produção de uma síndrome de resposta inflamatória sistêmica (SRIS). Isso envolve o aumento da permeabilidade capilar e acúmulo de líquido extravascular pulmonar. A produção de surfactante também está reduzida, resultando em atelectasia. Outras causas potenciais de EPNC pós-operatório incluem transfusões sanguíneas, administração de plasma fresco congelado para o controle do sangramento e condições pulmonares preexistentes.[42] Além disso, o sulfato de protamina, que é administrado com frequência para a reversão dos efeitos da heparina intraoperatoriamente, tem sido associado como causa de EPNC em raras ocasiões.[43]

A maioria dos casos de edema pulmonar pós-operatório é leve e pode ser tratada por meio de uma diurese precoce. O EPNC fulminante, apesar de raro, está associado a uma alta mortalidade. A SRIS pode progredir para uma síndrome do desconforto respiratório agudo (SDRA). Essa síndrome é diagnosticada pela presença de infiltrados bilaterais ao raio X de tórax, pressões de enchimento cardíacas normais, hipoxemia relativa e proporção $PaO_2/FIO_2 < 200$. O manejo do EPNC ou da SDRA envolve ventilação mecânica com uma FIO_2 o mais baixa possível, a fim de manter uma PO_2 de 60 a 70. Podem ser necessários valores mais altos de PEEP, e esses devem ser balanceados com o efeito de reduzir o débito cardíaco reduzindo o retorno venoso. Os ajustes do ventilador com volume de ar corrente de 6 mL/kg de peso corporal demonstraram melhorar a sobrevida quando comparados com volumes de fluxo maiores.

Outras manobras que podem ser úteis no manejo da SDRA incluem a posição de decúbito ventral, que melhora a oxigenação, porém apresenta preocupações acerca da segurança no paciente pós-esternotomia, e altos níveis de PEEP (35-40 cm H_2O), que não demonstraram melhora na sobrevida. A ventilação oscilatória de alta frequência é, em teoria, o melhor método de proteção pulmonar, mas seus benefícios não foram comprovados. Nenhum tratamento farmacológico, incluindo corticosteroides, demonstrou melhorar a sobrevida em pacientes com SDRA. O óxido nítrico inalado, apesar de útil na redução da resistência vascular pulmonar e na redução da insuficiência do coração direito, não apresenta impacto substancial sobre a duração do suporte ventilatório ou da mortalidade.

▶ FUNÇÃO RENAL

Pacientes submetidos à cirurgia cardíaca frequentemente apresentam algum grau de doença vascular periférica, diabetes ou outros fatores predisponentes que podem influir sobre a função renal. Pacientes com risco de desenvolver lesão renal aguda pós-operatória (LRA) incluem aqueles com idade avançada e aqueles com história de hipertensão, diabetes melito e ICC. Também pacientes que necessitem de procedimentos mais longos de *bypass* apresentam risco.[44-46] A LRA é uma importante complicação da cirurgia BAC e está fortemente associada à mortalidade hospitalar.[47] A incidência de LRA pode estar aumentando apesar de uma tendência de redução da mortalidade hospitalar. Alguns sugeriram que isso se deve aos amplos critérios diagnósticos.[48] Algum grau de lesão renal quase sempre ocorre durante o CPB, e a proteinúria pós-perfusão ocorre em vá-

▶ TABELA 17-4 CLASSIFICAÇÃO DE RISCO, LESÃO, INSUFICIÊNCIA E ESTÁGIO TERMINAL (RIFLE)

Classe	Critérios de taxa de filtração glomerular	Critérios de débito urinário
Risco	Creatinina sérica × 1,5	< 0,5 mL/kg/h × 6 h
Lesão	Creatinina sérica × 2	< 0,5 mL/kg/h × 12 h
Insuficiência	Creatinina sérica × 3 ou creatinina sérica ≥ 4 mg/dL Com uma elevação súbita > 0,5 mg/dL	< 0,3 mL/kg/h × 24 h ou anúria × 12 h
Perda	Insuficiência renal persistente. Perda completa da função renal > 4 semanas	
Doença renal em estágio terminal	Perda completa da função renal > 3 meses	

A classe de RIFLE é determinada com base no pior critério de filtração glomerular ou de débito urinário. Os critérios de filtração glomerular são calculados como um aumento da creatinina sérica acima dos níveis de creatinina sérica basais. A lesão renal aguda deve ser abrupta (1-7 dias) e sustentada (mais de 24 horas). Quando a creatinina sérica basal não for conhecida, e os pacientes não apresentarem história de insuficiência renal crônica, recomenda-se calcular a creatinina sérica basal usando a equação da Modificação da Dieta na Doença Renal para avaliação da função renal, presumindo uma taxa de filtração glomerular de 75 mL/min/1,73 m.^{2} Quando a creatinina sérica basal for elevada, uma elevação abrupta de no mínimo 0,5 mg/dL para mais de 4 mg/dL é o necessário para alcançar a classificação de insuficiência. De Hoste et al.

rios pacientes.[49] Até 30% dos pacientes que são submetidos a BAC desenvolvem algum grau de alteração renal aguda.[50]

A base de dados das cirurgias cardíacas da Society of Thoracic Surgeons define uma nova insuficiência renal pós-operatória como uma creatinina sérica > 2 mg/dL, duplicação da creatinina pré-operatória máxima ou necessidade de diálise. A *Acute Dyalisis Quality Initiative* formulou a classificação de Risco, Lesão, Insuficiência, Perda e Estágio terminal (RIFLE, do inglês *Risk, Injury, Failure, Loss and End-Stage Kidney*),[51] que define três graus de aumento da severidade da LRA – risco (classe R), lesão (classe I) e insuficiência (classe F) – e duas classes de resultados (perda e doença renal em estágio terminal). A classificação de RIFLE é baseada em alterações da creatinina sérica ou débito urinário a partir da condição basal (ver Tab. 17-4).

PROTEÇÃO RENAL

A LRA pode ser classificada de acordo com a patologia subjacente. A maior parte das LRAs pós-operatórias são ocasionadas por necrose tubular aguda (NTA) ou azotemia pré-renal. A uropatia pós-obstrutiva e a glomerulonefrite também podem ocorrer. A azotemia pré-renal com frequência desenvolve-se a partir de uma hipoperfusão e isquemia, porém é efetivamente tratada pela restauração do fluxo sanguíneo normal. Isso pode ser conseguido com suplementação de volume com líquidos ou sangue ou aumento do débito cardíaco com inotrópicos. Acredita-se que a NTA origine-se de uma variedade de lesões ao rim nesses pacientes, incluindo isquemia, anestesia geral, contrastes radioativos e insuficiência cardíaca. O fluxo sanguíneo diminui na fase inicial da NTA, de modo que, teoricamente, os vasodilatadores deveriam reduzir a necrose renal restaurando o fluxo sanguíneo para os túbulos. No entanto, um estudo prospectivo unicêntrico, randomizado, duplo-cego envolvendo 80 pacientes submetidos à cirurgia cardíaca estudou os efeitos do fenoldopam a 0,05 μg/kg/min ou dopamina a 2,5 μg/kg/min após a indução da anestesia por um período de 24 horas. O nível máximo de creatinina sérica pós-operatória, a permanência hospitalar e na unidade de tratamento intensivo e a mortalidade foram similares nos dois grupos. Foi concluído que não houve benefício de proteção renal pelo vasodilatador fenoldopam em uma população de alto risco submetida à cirurgia cardíaca.[53]

O CPB e a parada cardioplégica estão associados à formação de radicais livres. Acredita-se que esses radicais livres causem danos a vários órgãos, incluindo os rins. Vários estudos analisaram a formação de radicais livres com agentes tais como a N-acetilcisteína, apesar de os dados sugerirem uma redução na incidência de insuficiência renal aguda pós-operatória e dos dias no ventilador.[54] Barr e Kolodner estudaram 79 pacientes com doença renal preexistente submetidos à cirurgia cardíaca.[55] Seus dados sugeriram um efeito protetor do fenoldopam, N-acetilcisteína ou sua combinação quando administrados antes da cirurgia em comparação com o controle. No entanto, não houve redução da permanência na UTI ou hospitalar, e o fenoldopam foi associado à hipotensão perioperatória.

PROGNÓSTICO

Rickwaert e colegas, em um estudo com 591 pacientes, determinou que um aumento de 20% na creatinina plasmática após uma cirurgia cardíaca estava associado a um aumento da mortalidade, especialmente quando acompanhado de uma disfunção de múltiplos órgãos.[56] Quando a insuficiência renal aguda for severa o suficiente a ponto de necessitar de uma terapia de substituição renal, as taxas de mortalidade são de 50 a 90% em comparação com < 3% em pacientes sem LRA.[50,57] Possíveis explicações para o aumento da mortalidade associadas à LRA são a retenção de sal e água, resultando em sobrecarga de volume, hipercaliemia e distúrbios acidobásicos.[58] Esses distúrbios podem resultar em hipertensão, hipotensão, alterações do débito cardíaco e alterações do fluxo sanguíneo para o fígado e outros órgãos. Existem evidências de que a LRA pode levar à resistência à insulina, à quebra de proteínas e a imunocomprometimento.[59] Pacientes com LRA também apresentam um alto índice de complicações infecciosas[60] e frequentemente desenvolvem anemia. Por fim, a LRA em si pode levar a uma resposta não infecciosa e pró-inflamatória com ativação dos leucócitos, secreção de citocinas pró-inflamatórias e recrutamento de neutrófilos e macrófagos com consequente lesão pulmonar, conforme demonstrado em modelos animais de insuficiência renal aguda induzida por isquemia-reperfusão.

▶ TRATO GASTRINTESTINAL

Os distúrbios gastrintestinais são complicações raras, porém graves, da cirurgia cardíaca, com altos índices de morbidade e mortalidade. A incidência é baixa, entre 0,41% e 2%;[63-67] entretanto, a taxa de mortalidade relatada é de até 63%.[65-68] Os pacientes com maior risco de morte incluem aqueles com classe IV da New York Heart Association (NYHA) e sintomas instáveis, um aumento da necessidade de suporte pré-operatório de BIA, necessidade de intervenção cirúrgica do trato gastrintestinal e com intestino isquêmico. Zacharias e colegas identificaram oito parâmetros que são preditivos de complicações gastrintestinais: idade acima de 70 anos, CPB de longa duração, necessidade de transfusões de sangue, reoperação, doença de triplos vasos, classe funcional IV de NYHA, doença vascular periférica e insuficiência cardíaca congestiva. Sugerem que a lesão intra-abdominal, em geral, é de natureza isquêmica devido ao baixo débito cardíaco, à hipotensão, à perda sanguínea ou a ateroêmbolos intra-abdominais.[69] Outros pacientes em risco incluem aqueles com procedimentos combinados BAC-valvares, tempo de ventilação prolongado, sexo feminino, necessidades de vasopressores, infecção da ferida esternal e história de úlcera péptica.[65,67,70]

A lista de complicações potenciais inclui sangramento (mais comum), pancreatite aguda, úlcera péptica perfurada, isquemia intestinal, colecistite e obstrução de intestino delgado.[67,71] Mangi e colegas, em seu estudo com 8.709 pacientes, encontraram que a complicação gastrintestinal grave mais comum foi a isquemia mesentérica, a qual se desenvolveu em 67% dos pacientes que sofreram uma complicação gastrintestinal grave.[64]

CUIDADOS PÓS-OPERATÓRIOS

No pós-operatório, é importante manter a perfusão gastrintestinal e uma PVC adequada. O fator etiológico em comum no desenvolvimento das complicações gastrintestinais de qualquer tipo, após uma cirurgia cardíaca, aparentemente consiste em uma hipoperfusão esplênica pós-operatória com isquemia visceral.[72] O CPB demonstrou reduzir o pH gástrico, aumentando o risco de erosão e sangramento. A profilaxia da úlcera de estresse com inibidores da bomba de prótons reduz esse risco. Outras medidas preventivas pós-operatórias que apresentam resultados variáveis na literatura incluem descontaminação visceral seletiva, alimentação enteral precoce e adjuvantes para promover a função visceral, como glutamina, fibras e hormônio de crescimento.[73]

Idealmente, os pacientes são extubados precocemente no período pós-operatório e iniciam as dietas por via oral. Para pacientes que se encontram estáveis ou nos quais ocorrem complicações que necessitem de uma intubação prolongada deve ser considerada a alimentação enteral precoce. O suporte nutricional enteral para pacientes graves tem como objetivo manter a integridade da mucosa gastrintestinal e a função de barreira e estimular o fluxo sanguíneo do tecido linfoide esplâncnico e gastrintestinal. Além disso, quando comparada com a nutrição parenteral, a nutrição enteral melhora a utilização do substrato, reduz o risco de sepse e reduz os custos.[74]

▶ COMPLICAÇÕES NEUROLÓGICAS

INCIDÊNCIA

O derrame e outros problemas neurológicos estão entre as complicações mais temidas da cirurgia cardíaca a céu aberto para o cirurgião e o paciente. A probabilidade de derrame perioperatório varia entre 1 e 5% na maioria dos estudos publicados e depende de vários fatores de risco.[75] A deterioração cognitiva após a cirurgia cardíaca é muito mais comum, apesar de a incidência variar amplamente. Ela pode afetar até 80% dos pacientes alguns dias após a cirurgia e pode persistir em até um terço dos pacientes.[76]

Um relato retrospectivo da Society of Thoracic Surgery National Cardiac Database, de mais de 400 mil cirurgias cardíacas entre 1996 e 1997, apontou uma incidência geral de um novo evento neurológico (derrame, episódio isquêmico transitório ou coma sem motivo aparente com duração superior a 24 horas) de 3,3%.[77] Um estudo prospectivo avaliou 2.108 pacientes submetidos a BAC em 24 hospitais nos Estados Unidos entre 1991 e 1993. De modo geral, 6,1% sofreram alguma complicação cerebral, dividida igualmente entre derrame e encefalopatia.[78]

A lesão neurológica após uma cirurgia cardíaca pode ser classificada em dois tipos. O tipo I inclui derrame, convulsões, estupor ou coma. O tipo II é mais comum e inclui deterioração intelectual e déficits de memória. Essas complicações são causadas mais frequentemente por microêmbolos e/ou hipoperfusão. Também pode haver contribuição dos efeitos da anestesia geral. Alguns preconizam que o grau de manipulação aórtica e o clampeamento durante a cirurgia cardíaca podem ser a causa predominante de lesão neurológica posterior.[79,80]

PACIENTES EM RISCO

Um estudo realizado por Kolkka e Hiberman examinou as características de pacientes com complicações neurológicas pós-cirurgia cardíaca. Quando comparados com 169 pacientes sem evidências de disfunção neurológica ou neuropsicológicas no momento da alta, os 35 pacien-

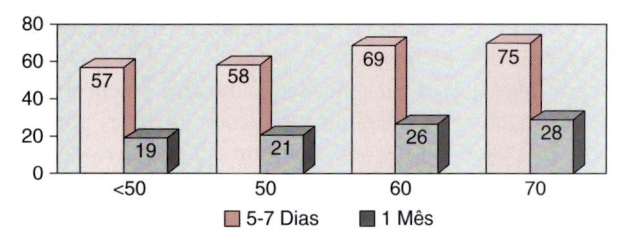

Figura 17-2 Efeito da idade por décadas sobre o resultado neuropsicológico após cirurgia de *bypass* de artéria coronária. Resultados neuropsicológicos anormais com uma semana e com um mês de pós-operatório são mais comuns com o avançar da idade. É demonstrada a porcentagem de pacientes com déficits em dois ou mais testes (n=374). (Reproduzida com permissão de Hammon JW. Extracorporeal circulation: organ damage. In: Cohn LH, ed. *Cardiac Surgery in the Adult*. New York: McGraw-Hill; 2008:389–414.[82])

tes que eram mais velhos (65 ± 10 anos *versus* 55 ± 12 anos) apresentavam uma menor incidência de cirurgia de revascularização do miocárdio (CRM) como procedimento cirúrgico exclusivo (29% *versus* 55%), uma taxa de mortalidade mais alta (11,4% *versus* 1,8%) e CPB prolongado (140 ± 45 minutos *versus* 107 ± 38 minutos).[81]

Hammon identificou vários fatores de risco para dano neurológico (Fig. 17-2), incluindo aterosclerose aórtica proximal, história de doença neurológica, diabetes melito, uso de BIA, história de hipertensão, de doença pulmonar ou de angina instável, idade (a cada década adicional), pressão arterial sistólica > 180 mmHg na admissão, história de consumo excessivo de álcool, história de BAC, arritmia no dia da cirurgia, tratamento anti-hipertensivo, hipotensão perioperatória, ventilação ventricular, insuficiência cardíaca congestiva no dia da cirurgia e história de doença vascular periférica.[82]

CUIDADOS E PREVENÇÃO PÓS-OPERATÓRIOS

A observação do declínio neurológico do paciente pós-cirurgia é mais preocupante para os familiares. A disfunção neurocognitiva precoce (dentro de três meses após a cirurgia) é relacionada com mais frequência a uma combinação de fatores que incluem microêmbolos, hipotensão relativa, anestesia geral e condição inflamatória geral desencadeada pelo CPB. Os déficits neurocognitivos presentes após três meses geralmente são permanentes.[82]

Existem evidências de que alterações cognitivas tardias são relacionadas à presença de condições neurológicas pré-operatórias. Pacientes com doença aterosclerótica que progrediu o suficiente a ponto de necessitar de um BAC frequentemente apresentam um grau similar de doença cerebrovascular. Muitos apresentaram eventos cerebrovasculares silenciosos. A endarterectomia de carótida perioperatória em pacientes com doença de artéria carótida significativa auxilia na redução da incidência de complicações neurológicas pós-operatórias. Estudos demonstraram que os prognósticos neurocognitivos em pacientes submetidos a um BAC-padrão não são diferentes dos de um grupo-controle comparável sem cirurgia, depois de 1 e 3 anos, sugerindo que o declínio neurocognitivo não é ocasionado pelo procedimento cirúrgico ou CPB.[83-85] Os procedimentos com bomba *versus* procedimentos sem bomba também aparentemente não possuem diferenças. O estudo *Best Bypass Surgery* comparou os resultados neurocognitivos entre pacientes sem bomba com aqueles pacientes que realizaram BAC com bomba com CPB. Foi concluído que "em pacientes mais velhos de alto risco, não foi encontrada diferença significativa na incidência de disfunção cognitiva três meses após o BAC com ou sem bomba".[86]

▶ SISTEMA ENDÓCRINO

A hiperglicemia em pacientes hospitalizados demonstrou aumentar tanto a morbidade como a mortalidade, mesmo em pacientes não diabéticos.[87] Vários estudos demonstraram os benefícios da terapia intensiva com insulina em pacientes gravemente enfermos e, em particular, em pacientes submetidos a uma cirurgia cardíaca.[88] Um estudo de van den Berghe e colegas demonstrou reduções significativas na mortalidade, nas infecções sistêmicas, na insuficiência renal aguda, nas transfusões de sangue e na polineuropatia de cuidados intensivos em pacientes tratados com controle rígido da glicemia.[89] Muitos centros têm tentado desde então obter um controle glicêmico rígido, objetivando manter os níveis de glicose entre 80 e 110 mg/dL.

Os benefícios do controle intensivo da glicemia em pacientes gravemente enfermos recentemente foram questionados. Alguns estudos não demonstraram benefícios no controle intensivo da glicemia,[90] e também demonstraram um aumento na incidência de hipoglicemia.[90,91] O estudo NICE-SUGAR (Normoglycemia in Intensive Care evaluation – Surviving Using Glucose Algorithm Regulation) mostrou que o controle rigoroso da glicemia em pacientes adultos gravemente enfermos aumentou o risco de morte em 10%.[92] Os investigadores relataram que o controle rigoroso da glicemia aumentou o risco absoluto de morte em 90 dias em 2,6 pontos percentuais e que a diferença na mortalidade foi significativa mesmo após o ajuste de possíveis fatores de confusão. A hipoglicemia foi significativamente mais comum no grupo de controle rigoroso. Os autores concluíram que o controle rigoroso da glicose aumentou a mortalidade entre adultos em UTI e que uma glicemia de 180 mg/dL ou menos resultou em uma menor mortalidade do que uma glicose entre 81 e 108 mg/dL.

A redução intensiva da glicemia para níveis entre 81 e 108 mg/dL não beneficia os pacientes gravemente enfermos e pode elevar o risco de morte.

Os riscos da terapia intensiva de insulina podem superar os benefícios. O controle rigoroso da glicose envolve infusões de insulina que necessitam de monitoramento rigoroso. Isso também pode elevar os gastos e a carga de trabalho da equipe da unidade de terapia intensiva. Nesse momento, uma abordagem racional à hiperglicemia deve ter por objetivo a manutenção dos níveis sanguíneos de glicose o mais próximo possível do normal com flutuações mínimas, hipoglicemia ou hipocaliemia.

REFERÊNCIAS

1. Cohn L, Edmunds LH. *Cardiac Surgery in the Adult*. 2nd ed. New York: McGraw-Hill; 2003:xxiv, 1573 pp.
2. St. Andre AC, DelRossi A. Hemodynamic management of patients in the first 24 hours after cardiac surgery. *Crit Care Med.* 2005;33(9):2082-2093.
3. London MJ, Moritz T, Henderson W, et al. Standard versus fiberoptic pulmonary artery catheterization for cardiac surgery in the Department of Veterans Affairs: a prospective, observational, multicenter analysis. *Anesthesiology.* 2002;96(4):860-870.
4. Polonen P, et al. A prospective, randomized study of goal-oriented hemodynamic therapy in cardiac surgical patients. *Anesth Analg.* 2000;90(5):1052-1059.
5. Boyd O, Grounds RM, Bennett ED. A randomized clinical trial of the effect of deliberate perioperative increase of oxygen delivery on mortality in high-risk surgical patients. *JAMA.* 1993;270(22):2699-2707.
6. Yu M, et al. Effect of maximizing oxygen delivery on morbidity and mortality rates in critically ill patients: a prospective, randomized, controlled study. *Crit Care Med.* 1993;21(6):830-838.
7. Gattinoni L, et al. A trial of goal-oriented hemodynamic therapy in critically ill patients. SvO$_2$ Collaborative Group. *N Engl J Med.* 1995;333(16):1025-1032.
8. Ernest D, Belzberg AS, Dodek PM. Distribution of normal saline and 5% albumin infusions in septic patients. *Crit Care Med.* 1999;27(1):46-50.
9. Gallagher JD, et al. Effects of colloid or crystalloid administration on pulmonary extravascular water in the postoperative period after coronary artery bypass grafting. *Anesth Analg.* 1985;64(8):753-758.
10. Fremes SE, et al. Effects of postoperative hypertension and its treatment. *J Thorac Cardiovasc Surg.* 1983; 86(1):47-56.
11. Feneck RO, et al. Comparison of the hemodynamic effects of milrinone with dobutamine in patients after cardiac surgery. *J Cardiothorac Vasc Anesth.* 2001;15(3):306-315.
12. Kantrowitz A, et al. Initial clinical experience with intraaortic balloon pumping in cardiogenic shock. *JAMA.* 1968;203(2):113-118.
13. Samuels LE, et al. Pharmacological criteria for ventricular assist device insertion following postcardiotomy shock: experience with the Abiomed BVS system. *J Card Surg.* 1999;14(4):288-293.
14. Maisel WH, Rawn JD, Stevenson WG. Atrial fibrillation after cardiac surgery. *Ann Intern Med.* 2001;135(12): 1061-1073.
15. Rho RW. The management of atrial fibrillation after cardiac surgery. *Heart.* 2009;95(5):422-429.
16. Hein OV, et al. Three-year survival after four major post-cardiac operative complications. *Crit Care Med.* 2006;34(11):2729-2737.
17. Baggish AL, Sabatine MS. Clopidogrel use in coronary artery disease. *Expert Rev Cardiovasc Ther.* 2006;4(1): 7-15.
18. Gill R, et al. Safety and efficacy of recombinant activated factor VII: a randomized placebo-controlled trial in the setting of bleeding after cardiac surgery. *Circulation.* 2009;120(1):21-27.
19. Higgins TL. Safety issues regarding early extubation after coronary artery bypass surgery. *J Cardiothorac Vasc Anesth.* 1995;9(5 suppl 1):24-29.
20. Akhtar MI, Hamid M. Success and failure of fast track extubation in cardiac surgery patients of tertiary care hospital: one year audit. *J Pak Med Assoc.* 2009;59(3): 154-156.
21. Wong DT, et al. Risk factors of delayed extubation, prolonged length of stay in the intensive care unit, and mortality in patients undergoing coronary artery bypass graft with fast-track cardiac anesthesia: a new cardiac risk score. *Anesthesiology.* 1999;91(4):936-944.
22. Puntillo K, Weiss SJ. Pain: its mediators and associated morbidity in critically ill cardiovascular surgical patients. *Nurs Res.* 1994;43(1):31-36.
23. Gust R, et al. Effect of patient-controlled analgesia on pulmonary complications after coronary artery bypass grafting. *Crit Care Med.* 1999;27(10):2218-2223.
24. Jensen L, Yang L. Risk factors for postoperative pulmonary complications in coronary artery bypass graft surgery patients. *Eur J Cardiovasc Nurs.* 2007;6(3):241-246.
25. Wynne R, Botti M. Postoperative pulmonary dysfunction in adults after cardiac surgery with cardiopulmonary bypass: clinical significance and implications for practice. *Am J Crit Care.* 2004;13(5):384-393.
26. Maggart M, Stewart S. The mechanisms and management of noncardiogenic pulmonary edema following cardiopulmonary bypass. *Ann Thorac Surg.* 1987;43(2): 231-236.
27. Boyd JE, Bewman JH, Brigham KL. Permeability pulmonary edema. Diagnosis and management. *Arch Intern Med.* 1984;144(1):143-147.
28. Tonz M, et al. Acute lung injury during cardiopulmonary bypass. Are the neutrophils responsible? *Chest.* 1995;108(6):1551-1556.
29. Chenoweth DE, et al. Complement activation during cardiopulmonary bypass: evidence for generation of C3a and C5a anaphylatoxins. *N Engl J Med.* 1981;304(9): 497-503.
30. Royston D, et al. Increased production of peroxidation products associated with cardiac operations. Evidence for free radical generation. *J Thorac Cardiovasc Surg.* 1986;91(5):759-766.
31. Craddock PR, et al. Complement and leukocyte-mediated pulmonary dysfunction in hemodialysis. *N Engl J Med.* 1977;296(14):769-774.
32. Hammerschmidt DE, et al. Complement activation and neutropenia occurring during cardiopulmonary bypass. *J Thorac Cardiovasc Surg.* 1981;81(3):370-377.
33. Allardyce DB, Yoshida SH, Ashmore PG. The importance of microembolism in the pathogenesis of organ dysfunction caused by prolonged use of the pump oxygenator. *J Thorac Cardiovasc Surg.* 1966;52(5):706-715.
34. Heidecker J, Sahn SA. The spectrum of pleural effusions after coronary artery bypass grafting surgery. *Clin Chest Med.* 2006;27(2):267-283.
35. Peng MJ, et al. Postoperative pleural changes after coronary revascularization. Comparison between saphenous vein and internal mammary artery grafting. *Chest.* 1992;101(2):327-330.
36. Gale GD, et al. Pulmonary atelectasis and other respiratory complications after cardiopulmonary bypass and investigation of aetiological factors. *Can Anaesth Soc J.* 1979;26(1):15-21.
37. Daganou M, et al. Respiratory complications after coronary artery bypass surgery with unilateral or bilateral internal mammary artery grafting. *Chest.* 1998;113(5): 1285-1289.
38. Hurlbut D, et al. Pleuropulmonary morbidity: internal thoracic artery versus saphenous vein graft. Ann Thorac Surg. 1990;50(6):959-964.
39. Rolla G, et al. Effect of pleurotomy on pulmonary function after coronary artery bypass grafting with internal mammary artery. *Respir Med.* 1994;88(6):417-420.
40. Labidi M, et al. Pleural effusions following cardiac surgery. Prevalence, risk factors, and clinical features. *Chest.* 2009;136:1604-1611.
41. Peng MC, et al. Prevalence of symptomatic large pleural effusions first diagnosed more than 30 days after coronary artery bypass graft surgery. *Respirology.* 2007;12(1): 122-126.
42. Hashim SW, et al. Noncardiogenic pulmonary edema after cardiopulmonary bypass. An anaphylactic reaction to fresh frozen plasma. *Am J Surg.* 1984;147(4):560-564.

43. Brooks JC. Noncardiogenic pulmonary edema immediately following rapid protamine administration. *Ann Pharmacother.* 1999;33(9):927–930.
44. Frost L, et al. Prognosis and risk factors in acute, dialysis-requiring renal failure after open-heart surgery. *Scand J Thorac Cardiovasc Surg.* 1991;25(3):161–166.
45. MaWhinney S, et al. Identification of risk factors for increased cost, charges, and length of stay for cardiac patients. *Ann Thorac Surg.* 2000;70(3):702–710.
46. Suen WS, et al. Risk factors for development of acute renal failure (ARF) requiring dialysis in patients undergoing cardiac surgery. *Angiology.* 1998;49(10):789–800.
47. Lassnigg A, et al. Minimal changes of serum creatinine predict prognosis in patients after cardiothoracic surgery: a prospective cohort study. *J Am Soc Nephrol.* 2004;15(6):1597–1605.
48. Swaminathan M, et al. Trends in acute renal failure associated with coronary artery bypass graft surgery in the United States. *Crit Care Med.* 2007;35(10):2286–2291.
49. Feindt PR, et al. Effects of high-dose aprotinin on renal function in aortocoronary bypass grafting. *Ann Thorac Surg.* 1995;60(4):1076–1080.
50. Kuitunen A, et al. Acute renal failure after cardiac surgery: evaluation of the RIFLE classification. *Ann Thorac Surg.* 2006;81(2):542–546.
51. Bellomo R, et al. Acute renal failure—definition, outcome measures, animal models, fluid therapy and information technology needs: the Second International Consensus Conference of the Acute Dialysis Quality Initiative (ADQI) Group. *Crit Care.* 2004;8(4):R204–R212.
52. Hoste EA, et al. RIFLE criteria for acute kidney injury are associated with hospital mortality in critically ill patients: a cohort analysis. *Crit Care.* 2006;10(3):R73.
53. Bove T, et al. Renoprotective action of fenoldopam in high-risk patients undergoing cardiac surgery: a prospective, double-blind, randomized clinical trial. *Circulation.* 2005;111(24):3230–3235.
54. Sisillo E, et al. N-Acetylcysteine for prevention of acute renal failure in patients with chronic renal insufficiency undergoing cardiac surgery: a prospective, randomized, clinical trial. *Crit Care Med.* 2008;36(1):81–86.
55. Barr LF, Kolodner K. N-Acetylcysteine and fenoldopam protect the renal function of patients with chronic renal insufficiency undergoing cardiac surgery. *Crit Care Med.* 2008;36(5):1427–1435.
56. Ryckwaert F, et al. Incidence, risk factors, and prognosis of a moderate increase in plasma creatinine early after cardiac surgery. *Crit Care Med.* 2002;30(7):1495–1498.
57. Callahan M, et al. Economic consequences of renal dysfunction among cardiopulmonary bypass surgery patients: a hospital-based perspective. *Value Health.* 2003;6(2):137–143.
58. Rocktaeschel J, et al. Acid–base status of critically ill patients with acute renal failure: analysis based on Stewart–Figge methodology. *Crit Care.* 2003;7(4):R60.
59. Kellum JA, Song M, Li J. Lactic and hydrochloric acids induce different patterns of inflammatory response in LPS-stimulated RAW 264.7 cells. *Am J Physiol Regul Integr Comp Physiol.* 2004;286(4):R686–R692.
60. Thakar CV, et al. Renal dysfunction and serious infections after open-heart surgery. *Kidney Int.* 2003;64(1): 239–246.
61. Kramer AA, et al. Renal ischemia/reperfusion leads to macrophage-mediated increase in pulmonary vascular permeability. *Kidney Int.* 1999;55(6):2362–2367.
62. Donnahoo KK, et al. Review article: the role of tumor necrosis factor in renal ischemia–reperfusion injury. *J Urol.* 1999;162(1):196–203.
63. Egleston CV, et al. Gastrointestinal complications after cardiac surgery. *Ann R Coll Surg Engl.* 1993;75(1):52–56.
64. Mangi AA, et al. Gastrointestinal complications in patients undergoing heart operation: an analysis of 8709 consecutive cardiac surgical patients. *Ann Surg.* 2005;241(6):895–901. Discussion 901–904.
65. Ohri SK, et al. Intraabdominal complications after cardiopulmonary bypass. *Ann Thorac Surg.* 1991;52(4): 826–831.
66. Krasna MJ, et al. Gastrointestinal complications after cardiac surgery. *Surgery.* 1988;104(4):773–780.
67. Leitman IM, et al. Intra-abdominal complications of cardiopulmonary bypass operations. *Surg Gynecol Obstet.* 1987;165(3):251–254.
68. Lazar HL, et al. Gastrointestinal complications following cardiac surgery. *Cardiovasc Surg.* 1995;3(3):341–344.
69. Zacharias A, et al. Predictors of gastrointestinal complications in cardiac surgery. *Tex Heart Inst J.* 2000;27(2): 93–99.
70. Yilmaz AT, et al. Gastrointestinal complications after cardiac surgery. *Eur J Cardiothorac Surg.* 1996;10(9): 763–767.
71. Johnston G, et al. Changing perspective on gastrointestinal complications in patients undergoing cardiac surgery. *Am J Surg.* 1992;163(5):525–529.
72. Christenson JT, et al. Postoperative visceral hypotension the common cause for gastrointestinal complications after cardiac surgery. *Thorac Cardiovasc Surg.* 1994;42(3):152–157.
73. Baue AE. The role of the gut in the development of multiple organ dysfunction in cardiothoracic patients. *Ann Thorac Surg.* 1993;55(4):822–829.
74. Berger MM, et al. Intestinal absorption in patients after cardiac surgery. *Crit Care Med.* 2000;28(7):2217–2223.
75. Arrowsmith JE, Grocott HP, Newman MF. Neurologic risk assessment, monitoring and outcome in cardiac surgery. *J Cardiothorac Vasc Anesth.* 1999;13(6):736–743.
76. Svensson LG, Nadolny EM, Kimmel WA. Multimodal protocol influence on stroke and neurocognitive deficit prevention after ascending/arch aortic operations. *Ann Thorac Surg.* 2002;74(6):2040–2046.
77. Hogue CW Jr, et al. Sex differences in neurological outcomes and mortality after cardiac surgery: a Society of Thoracic Surgery National Database report. *Circulation.* 2001;103(17):2133–2137.
78. Roach GW, et al. Adverse cerebral outcomes after coronary bypass surgery. Multicenter study of Perioperative Ischemia Research Group and the Ischemia Research and Education Foundation Investigators. *N Engl J Med.* 1996;335(25):1857–1863.
79. Grega MA, Borowicz LM, Baumgartner WA. Impact of single clamp versus double clamp technique on neurologic outcome. *Ann Thorac Surg.* 2003;75(5):1387–1391.
80. Hammon JW, et al. Single crossclamp improves 6-month cognitive outcome in high-risk coronary bypass patients: the effect of reduced aortic manipulation. *J Thorac Cardiovasc Surg.* 2006;131(1):114–121.
81. Kolkka R, Hilberman M. Neurologic dysfunction following cardiac operation with low-flow, low-pressure cardiopulmonary bypass. *J Thorac Cardiovasc Surg.* 1980;79(3):432–437.
82. Cohn LH, Edmunds LH. *Cardiac Surgery in the Adult.* 3rd ed. New York: McGraw-Hill Medical; 2008:xx, 1704 pp.
83. Boeken U, et al. Neurological complications after cardiac surgery: risk factors and correlation to the surgical procedure. *Thorac Cardiovasc Surg.* 2005;53(1):33–36.
84. Selnes OA, et al. Cognitive changes with coronary artery disease: a prospective study of coronary artery bypass graft patients and nonsurgical controls. *Ann Thorac Surg.* 2003;75(5):1377–1384. Discussion 1384–1386.
85. Selnes OA, et al. Cognitive outcomes three years after coronary artery bypass surgery: a comparison of on-pump coronary artery bypass graft surgery and nonsurgical controls. *Ann Thorac Surg.* 2005;79(4): 1201–1209.

86. Jensen BO, et al. Cognitive outcomes in elderly high-risk patients after off-pump versus conventional coronary artery bypass grafting: a randomized trial. *Circulation*. 2006;113(24):2790–2795.
87. Grey NJ, Perdrizet GA. Reduction of nosocomial infections in the surgical intensive-care unit by strict glycemic control. *Endocr Pract*. 2004;10 (suppl 2):46–52.
88. Goldberg PA, et al. Improving glycemic control in the cardiothoracic intensive care unit: clinical experience in two hospital settings. *J Cardiothorac Vasc Anesth*. 2004;18(6):690–697.
89. van den Berghe G, et al. Intensive insulin therapy in the critically ill patients. *N Engl J Med*. 2001;345(19): 1359–1367.
90. Arabi YM, et al. Intensive versus conventional insulin therapy: a randomized controlled trial in medical and surgical critically ill patients. *Crit Care Med*. 2008;36(12):3190–3197.
91. Arabi YM, Tamim HM, Rishu AH. Hypoglycemia with intensive insulin therapy in critically ill patients: predisposing factors and association with mortality. *Crit Care Med*. 2009;37(9):2536–2544.
92. Finfer S, et al. Intensive versus conventional glucose control in critically ill patients. *N Engl J Med*. 2009;360(13):1283–1297.

CAPÍTULO 18

Doenças pericárdicas

Joseph R. Shiber

▶ Introdução   203
▶ Anatomia e função   203
▶ Fisiopatologia   204

▶ INTRODUÇÃO

No século XVI, Vesalius descreveu pela primeira vez a anatomia do pericárdio. Em 1674, John Mayow fez as primeiras considerações sobre pericardite constritiva: "O coração estava quase todo coberto por uma cartilagem que aderia à sua parte interna, de maneira que o sangue mal conseguia penetrar". Em 1689, Richard Lower descreveu tamponamento com precisão: "Uma efusão profusa oprime e inunda o coração; as paredes ficam tão comprimidas pelo líquido que circula em todos os lugares que o coração não consegue dilatar o suficiente para receber o sangue e, a seguir, o pulso se torna excessivamente fraco, seguindo-se a síncope e a própria morte".[1] Em 1840, Franz Schuh realizou a primeira pericardiocentese bem-sucedida; Churchill fez a primeira pericardiectomia nos Estados Unidos em 1929. Em 1935, Claude Beck descreveu sua tríade de descobertas sobre tamponamento. Em 1954, Edler demonstrou a presença de efusão pericárdica por ultrassonografia e, em 1971, Spodick descreveu descobertas ecocardiográficas associadas à pericardite.[1,2]

▶ ANATOMIA E FUNÇÃO

O saco pericárdico é formado pelos pericárdios visceral e parietal, que são contínuos entre si na inserção dos grandes vasos (Fig. 18-1). O componente visceral é uma camada simples de células epiteliais contendo um submesotélio que se apoia diretamente no miocárdio. O pericárdio visceral forma o líquido pericárdico, um ultrafiltrado do plasma, normalmente com 20 a 50 cm^3, cuja drenagem é feita por meio do pericárdio parietal até o ducto torácico. O componente parietal tem espessura de aproximadamente 1 mm e possui três camadas: (1) serosa de mesotélio; (2) fibrosa de fibras colagenosas densas e onduladas e de fibras elásticas entremeadas, que contêm fibroblastos, mastócitos, nervos, vasos sanguíneos e vasos linfáticos e (3) epipericárdio de colágeno, elastina e adiposidade. A terceira camada forma os ligamentos que se localizam em uma posição inferior em relação ao diafragma, superior em relação à fáscia cervical profunda e anterior em relação ao manúbrio e ao esterno, e posterior em relação à coluna vertebral.[3-5]

Embora o pericárdio tenha muitas funções reconhecidas, existe uma certa tolerância em relação à sua remoção ou à ausência congênita, exceto nos casos de defeitos parciais que possam provocar herniações cardíacas. A resistência do pericárdio à tração é maior do que a do miocárdio, que se retrai durante as incisões, indicando que permanece sob tensão. O pericárdio mantém o coração na posição correta, age como barreira contra infecções e evita a dilatação excessiva das câmaras em resposta à hipervolemia. O pericárdio não possui capacidade geradora de impulsos e, consequentemente, não produz deflexões eletrocardiográficas.[5]

A pressão intrapericárdica aproxima-se da pressão pleural e varia de acordo com a respiração para auxiliar o retorno venoso e o enchimento atrial. A tensão do pericárdio faz a distribuição uniforme do líquido pericárdico no coração, reduz o atrito, dispersa as forças da gravidade e de inércia ao redor do coração e distribui as forças hidrostáticas com alongamento uniforme das miofibrilas para permitir que a mecânica de Frank-Starling atue sobre uma faixa pressórica.

O pericárdio, as fibras miocárdicas circunferenciais e o septo complacente, agindo em conjunto, são responsáveis pela independência ventricular. Esse mecanismo afeta principalmente as interações diastólicas e equilibra o débito de ambos os ventrículos durante vários ciclos, com base na relação volume e pressão. Na medida em que a pressão de uma câmara aumenta (por causa do enchimento volumétrico), a complacência do outro ventrículo diminui (restringindo o enchimento). O aumento no enchimento do lado direito do coração com a inspiração (pressão intrapericárdica negativa e retorno venoso aumentado, com capacidade vascular pulmonar aumentada) é evidenciado pelo aumento nas velocidades do fluxo das valvas tricúspi-

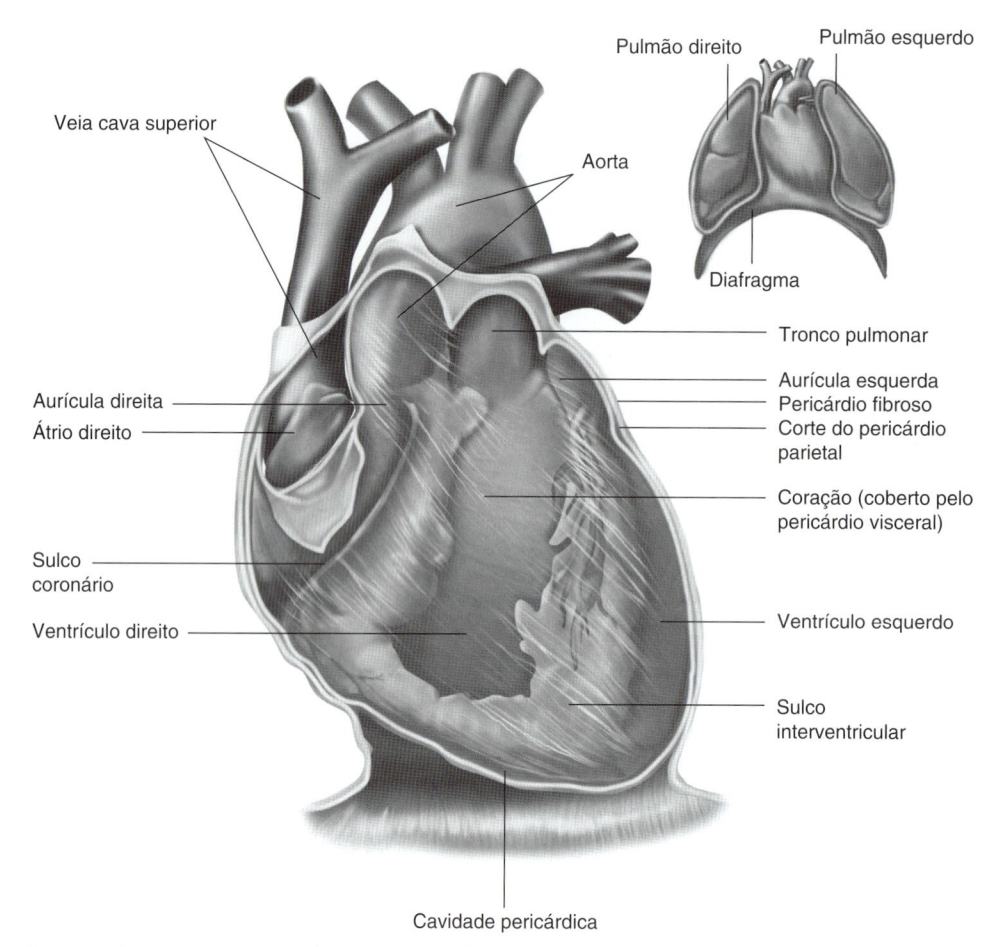

Figura 18-1 Imagem do coração mostrando as camadas de pericárdio que formam a cavidade pericárdica e cobrem as raízes dos grandes vasos (Reproduzida com permissão de David Shier e outros *Hole's Human Anatomy and Physiology*. 7th ed. Copyright. © 1996 TM Higher Education Group Inc. Figure 15-4).

de e pulmonar e pelo aumento no enchimento simultâneo do lado esquerdo do coração e nas velocidades no fluxo das valvas mitral e aórtica. A dinâmica oposta ocorre na expiração, e esses efeitos de volume e pressão são exacerbados por hipervolemia e minimizados por hipovolemia.[3-5]

▶ FISIOPATOLOGIA

As doenças pericárdicas incluem pericardite, constrição e lesões pericárdicas congênitas ou traumáticas. Embora existam várias etiologias para pericardite (Tab. 18-1), há um compartilhamento entre os fatores iniciais para inflamação e efusão, e qualquer um deles, caso seja crônico, pode finalmente causar constrição pericárdica.[4,6]

As inflamações pericárdicas possuem três estágios: (1) vasodilatação levando à transudação de líquidos sem células e fracos em proteínas; (2) aumento na permeabilidade vascular provocando vazamento de proteínas (fibrina) e (3) migração de células inflamatórias. Em geral, as queixas mais comuns são dor torácica subesternal que irradia para a borda escapular esquerda e inclinação pleurítica e posicio-

▶ **TABELA 18-1** CATEGORIAS MAIS COMUNS DE DOENÇA PERICÁRDICA

Idiopática
Infecciosa
Viral, bacteriana, micobacteriana, fúngica
Autorreativa
Lúpus, artrite reumatoide, esclerodermia, vasculite, pós-infarto miocárdico, induzida por medicamentos
Neoplásica
Pulmão, mama, linfoma, melanoma, mesotelioma
Metabólica
Insuficiência renal, hemodiálise, mixedema
Traumática
Lesão cardíaca (penetrante ou contusa), iatrogênica (cateterização, eletrodo de marca-passo, acesso venoso), radiação
Doença contígua
Dissecção da aorta, aneurisma/rompimento ventricular, doença pulmonar/pleural

nal para frente (com frequência aliviada quando se inclina para frente). À medida que a efusão se acumula, os sintomas decorrentes da compressão nas estruturas adjacentes (traqueia, esôfago, nervo frênico e nervo laríngeo recorrente) incluem dispneia, tosse, disfagia, singulto e disfonia.[3,5,6]

Pacientes com pericardite apresentam evidências sistêmicas de inflamação nos exames de sangue, incluindo leucocitose, de níveis elevados de proteína C reativa e de taxas elevadas de sedimentação eritrocitária. Os níveis de troponina são elevados em 35 a 50% dos casos de pericardite (fração de creatinacinase-MB com menos frequência) devido a inflamações epicárdicas, com retorno típico à linha de base dentro de 1 a 2 semanas. Aparentemente, a magnitude da elevação no nível de troponina correlaciona-se com a altura do segmento ST, embora isso não seja uma previsão de resultado adverso. Os níveis séricos da troponina permanecem elevados por mais de duas semanas, sugerindo uma associação com miocardite, embora esse fato não seja um preditor de piores prognósticos.[6,7] O exame completo inicial e o manejo de qualquer paciente com suspeita de pericardite deve incluir o seguinte: (1) avaliação para verificar a possível presença de condições subjacentes ou causativas; (2) ecocardiografia para verificar se há efusão (e, em caso positivo, suas dimensões), tamponamento ou outras anormalidades estruturais; (3) alívio dos sintomas com medicamentos anti-inflamatórios e (4) tratamento para condições específicas, caso sejam identificadas.[4,5,7]

PERICARDITE INFECCIOSA

Os agentes virais são as causas mais comuns de pericardite, documentada pela elevação na titulação de anticorpos, e correspondem também à maior parte dos casos considerados idiopáticos (Tab. 18-2). Em geral, o *Enteroviridae* (*Coxsachie B*), *Adenoviridae*, *Echoviridae* e *Retroviridae* são os principais responsáveis e, com frequência, o acometimento pericárdico ocorre dentro de 1 a 3 semanas depois de uma infecção da via aérea superior ou gastrintestinal, embora a pericardite raramente ocorra com infecções primárias. A pericardite viral geralmente é "seca" – sem efusão pericárdica –, com a presença de coceira ou desenvolvimento de pequenas efusões assintomáticas cuja resolução é espontânea.[5,7,8] Embora a ocorrência de arritmias atriais seja uma possibilidade, principalmente com doença constritiva, os pacientes com pericardite sem complicações permanecem predominantemente em ritmo sinusal e não apresentam arritmias significativas. Nos casos de arritmias, com frequência a doença condutiva adjacente ou a miocardite associada é o fator responsável, e sua identificação é muito importante. O exemplo clássico é a pericardite de Lyme, que pode causar um bloco de ramo ou um bloco nodal A-V.[3,9]

Bacteriana

Na era pré-antibiótica, a pericardite purulenta apresentava uma taxa de mortalidade de quase 100%. Nos dias atuais, a taxa de mortalidade ainda é muito elevada (30 a 50%),

▶ TABELA 18-2 MICROBIOLOGIA DE PERICARDITE INFECCIOSA

Viral
HIV
Coxsackievirus A e B
Vírus de Espstein-Barr
Echovírus
Gripe
Paramyxovirus (cachumba)
Adenovírus
Varicela
Bacteriana
Staphylococcus
Streptococcus
Pneumococcus
Bacilos gram-negativos
Meningococcus
Gonococcus
Haemophilus influenzae
Bordetella pertussis
Francisela tularensis
Salmonella
Campylobacter
Listeria
Legionella
Mycoplasma
Nocardia
Actinomyces
Anaeróbia
Clostridium
Peptostreptococcus
Rickettsia
Tifo
Febre Q
Fúngica
Histoplasma
Candida
Coccidioides
Blastomyces
Aspergillus
Protozoária
Toxoplasma gondii
Entamoeba
Trypanosoma cruzi
Parasítica
Trichinella
Filarioidea (microfilaria)
Echinococcus
Micobacteriana
Tuberculose
Complexo avium-intracelular

levando-se em consideração que, em geral, os pacientes afetados são portadores de doença clínica subjacente grave. Embora não seja uma infecção primária, a pericardite bacteriana é quase exclusivamente uma complicação resultante de infecções subjacentes.[10,11] Em um dos estudos, 13% dos casos de pericardite purulenta (confirmada pela análise de líquidos pericárdicos ou em autópsias) foram encontrados em pacientes admitidos em UTI com diagnóstico de sepse.[12] Os fatores de risco incluem idade avançada, diabetes melito, infecções não tratadas (pneumonia), queimaduras extensas, estado imunossupressivo e efusão pericárdica preexistente (insuficiência renal, insuficiência cardíaca congestiva). Os médicos devem manter altos índices de suspeita em pacientes com apresentação séptica (febre e hipotensão) para evitar falhas diagnósticas, tendo em vista que o único teste confirmatório é a amostragem de efusões conhecidas.

A apresentação sempre é aguda, com febre héctica e calafrios. A taquicardia é uma presença constante; outras descobertas variam de acordo com a etiologia subjacente. Um tipo de atrito pericárdico evanescente de três componentes (diástole precoce, diástole tardia e sístole) é encontrado em aproximadamente um terço de casos. O tamponamento pode se desenvolver rapidamente, considerando possíveis acúmulos rápidos de efusões de 500 mL durante vários dias. É importante observar que, com frequência, depois de cirurgias cardíacas, o pericárdio não fecha, de forma que as infecções supurativas não provocarão tamponamento, o que torna o diagnóstico ainda mais difícil nesses pacientes.[10,11]

Anteriormente, a maneira mais provável de um paciente desenvolver pericardite supurativa era por pneumonia com desenvolvimento de empiema, de forma que o organismo mais comum era o *Streptococcus pneumoniae*. As etiologias aceitáveis de pericardite supurativa incluem inoculação por bacteriemia circulante, fonte intratorácica contígua (empiema), traumatismo penetrante, feridas cirúrgicas (osteomielite esternal), fontes intracardíacas, ruptura esofágica com formação de fístula, abscesso retrofaríngeo e abscesso hepático/subdiafragmático. Um estudo realizado por Rubin mostrou que a endocardite infecciosa (EI) é um risco de doença pericárdica. Em autópsias, 13% dos pacientes com EI tinham pericardite supurativa, e 20% tinham abscesso miocárdico (esse número aumentava para 36% se o micróbio fosse o *Staphylococcus aureus*).[10,13]

A microbiologia atual de infecções pericárdicas mudou com o advento dos antibióticos e com o desenvolvimento das cirurgias torácicas e cardíacas. Vários estudos recentes observam a tendência de uma diversificação maior dos micróbios envolvidos e uma importante descoberta de anaeróbios como causas comuns. Como os anaeróbios formam a flora principal da cavidade oral, onde superam os aeróbios na proporção de 100:1, acredita-se que poderiam ser os agentes infecciosos no caso de fonte esofágica, faríngea, gastrintestinal ou pulmonar (aspiração). Um estudo retrospectivo amplo realizado por Brook e Frazier encontrou infecções anaeróbias primárias em 40% de casos de pericardite bacteriana e em 13% de casos de pericardite mista (aeróbia/anaeróbia). Entretanto, não houve qualquer diferença clínica ou diagnóstica entre esses tipos de infecção.[13,14]

A terapia ideal deve incluir quatro semanas com administração de algum medicamento bactericida com sensibilidade conhecida dos micróbios. Os antibióticos penetram bem no saco pericárdico, de maneira que não é necessário fazer instilação intrapericárdica. A drenagem pericárdica cirúrgica é também uma das recomendações, não apenas para erradicação do pus, mas também para tratamento de constrição (complicação tardia com tempo variável de duração). Existem evidências recentes que dão suporte ao uso de cirurgia toracoscópica videoassistida (CTVA) em vez de toracostomia aberta.[15] Se o paciente não tolerar esses procedimentos, uma das opções recomendáveis é a colocação de cateteres intrapericárdicos. Trata-se de uma terapia antiga que ressurgiu com vários estudos recentes que comprovaram sua eficácia e segurança. A estreptocinase e a estreptodornase podem ser instiladas e o cateter fechado, depois da lavagem, o procedimento poderá ser repetido. Essas substâncias melhoram a drenagem de sangue coagulado e de nucleoproteínas espessadas (pus), além de melhorar significativamente as efusões loculadas. Esse procedimento não afeta as provas de coagulação sistêmica e não aumenta a incidência de eventos associados de sangramento, porém não impede o desenvolvimento de doença constritiva.[16,17]

Fúngica

A histoplasmose e a candidíase são as causas mais comuns de pericardite purulenta, embora existam vários fungos conhecidos. Apesar das diferenças entre eles, esses dois organismos, em geral, afetam pacientes imunossuprimidos (leucemia, transplantes de órgãos, SIDA, permanência hospitalar prolongada com administração de vários tipos de antibióticos).

Esporos do *Histoplasma capsulatum* podem ser encontrados no solo dos vales dos rios Ohio e Mississipi, e sua inalação causa pneumonite. Após a inalação, ocorre a disseminação hematógena para os nodos mediastinais e para o sistema reticuloendotelial, até o desenvolvimento de imunidade celular. Em indivíduos imunocompetentes, esse processo dura cerca de 10 a 14 dias e possui curso autolimitado. Porém, em indivíduos imunossuprimidos pode haver incidência de doença pericárdica causada por infecção primária ou por reativação num momento posterior. Em casos de reativação, normalmente as fontes são os nodos mediastinais adjacentes, embora raramente seja uma doença disseminada. Aproximadamente 10% de pacientes clinicamente infectados desenvolvem doença pericárdica.[3,4,18]

A *Candida albicans* e a *Candida tropicalis* são floras hospedeiras comuns que, em determinadas circunstâncias, podem infectar até indivíduos imunocompetentes. Abuso de medicamentos intravenosos, uso de cateteres venosos permanentes (particularmente para nutrição parenteral com lipídeos), cirurgia torácica e valvas cardíacas protéticas são fatores de risco de pericardite. Normalmente, a via é hematógena, intracardíaca ou por disseminação contígua a partir de um sítio cirúrgico. A apresentação das infecções fúngicas assemelha-se à das bacterianas, porém o curso é um pouco mais lento em termos de acúmulo de efusão, de espessamento pericárdico e de formação de cicatrizes.

A terapia é semelhante à da pericardite bacteriana, com terapia antifúngica sistêmica e drenagem aberta/ressecção pericárdica.[3,4,19]

Tuberculosa

Nos Estados Unidos, a incidência de tuberculose caiu cerca de 5% por ano até 1985, embora ainda seja a causa principal de constrição e de doença pericárdica crônica em todo o mundo, juntamente com o aumento na disseminação do vírus HIV. Atualmente, estima-se que a tuberculose seja a causa de 2 a 4% de todos os pacientes de pericardite admitidos e de 5 a 6% de casos com constrição pericárdica. Os relatos de acometimento pericárdico entre pacientes com tuberculose pulmonar variam de 1 a 8%. Entretanto, as evidências de doença pulmonar ativa são raras, sendo que apenas de 11 a 50% de pacientes com pericardite apresentam culturas positivas no esputo.[13,20] O acometimento de pericardite pode ocorrer com infecções primárias ou com a reativação de infecções latentes. O caminho mais comum é a extensão retrógrada por meio de vasos linfáticos de nodos peribrônquicos e mediastinais. Outros caminhos reconhecidos incluem disseminação hematógena a partir de focos distantes (geniturinários ou esqueléticos) e extensão direta de fontes contíguas (nodos linfáticos, pulmão, pleura, coluna).

Quatro estágios patológicos foram identificados: (1) fibrinoso – deposição de fibrina com muitos polimorfonucleares, organismos abundantes e formação de granulomas soltos; (2) efusivo – acúmulo de efusão serossanguínea com predominância de linfócitos e de monócitos; (3) absortivo – a efusão diminui, as células de micobactérias são raras e granulomas, densos caseificantes engrossam o pericárdio; (4) constritivo – granulomas substituídos por tecido fibroso que começa a se contrair. A calcificação é uma ocorrência comum em qualquer estágio patológico.[3,20,21]

Ao contrário dos pacientes com pericardite bacteriana, esses indivíduos apresentam um curso subagudo/crônico. O início é insidioso, somente com características não específicas, até a fase final do curso. O diagnóstico pode ser obtido por meio de coloração ou de culturas de líquido pericárdico, embora o resultado seja positivo em apenas 15% de pacientes diagnosticados clinicamente com doença tubercular. Esses números poderão ser melhorados com teste ELISA e PCR do líquido. Acredita-se que a biópsia pericárdica tenha produtividade diagnóstica mais elevada, embora não chegue a 100%, e depende do estágio da doença e da quantidade de tecido que for coletada. O teste tuberculínico não é muito útil, tendo em vista que os pacientes podem ser alérgicos (baixa sensibilidade) ou podem ser reativos sem nenhum envolvimento pericárdico (baixa especificidade). O tratamento consiste em terapia à base de quatro medicamentos durante pelo menos um mês, seguida por terapia com dois medicamentos por um período de 1 a 2 anos. O acompanhamento rigoroso permite avaliar a presença de sinais de constrição; alguns profissionais recomendam a pericardiectomia como terapia inicial devido ao percentual elevado (30 a 50%) de pacientes que ainda desenvolve constrição por quatro meses. A administração de esteroides também é uma opção durante o primeiro mês, tendo em vista que, comprovadamente, diminuem a mortalidade de forma significativa e melhoram os sintomas dos pacientes, embora o efeito sobre a constrição pericárdica seja inexpressivo.[2,20,21]

Infecção por HIV

Estima-se em 6 a 7% a incidência de morbidade cardíaca significativa causada pelo HIV, sendo que as anormalidades mais comuns são efusão pericárdica e miocardite. Em autópsias, 40% dos pacientes apresentam grandes efusões, e vários estudos chegaram à conclusão de que a efusão é um fator de risco independente (separado da contagem de CD4) para redução na sobrevida. Em estudo envolvendo pacientes portadores de HIV, 25% apresentaram efusão na ecocardiografia; 20% eram de grande porte. A maior parte era assintomática e, durante o acompanhamento, 40% das efusões foram resolvidas espontaneamente. Mesmo assim, em uma série de pacientes que precisavam de intervenção para tamponamento, os distúrbios subjacentes mais comuns eram malignidades e HIV.[22]

As doenças pericárdicas podem resultar de infecções oportunistas, do tratamento do HIV e do HIV propriamente dito. Nesses pacientes imunocomprometidos, deve-se considerar não apenas os patógenos virais e bacterianos, mas também as infecções fúngicas, micobacterianas e parasitárias,[23,24] assim como causas não infecciosas, como linfomas e o sarcoma de Kaposi. Os fatores de risco de morte associados a efusões pericárdicas variando de moderadas a graves são tuberculose (razão de chances [RC] 47,2), insuficiência cardíaca (RC 30,3), outras infecções pulmonares (RC 15) e sarcoma de Kaposi (RC 8,6). Com base nessas informações, seria prudente tratar empiricamente para tuberculose os pacientes portadores de HIV sintomáticos com efusão pericárdica persistente, até que seja possível excluir o diagnóstico.[23]

Insuficiência renal

A pericardite urêmica ocorre em 6 a 10% de pacientes com doença renal em fase avançada, antes ou logo após o início da diálise, e se correlaciona com o grau de azotemia; não é comum com ureia abaixo de 60 mg/dL. O tratamento é iniciar ou intensificar a diálise, evitando o uso de heparina por causa da possibilidade de efusões hemorrágicas. A incidência de pericardite associada à diálise é de 13% dos pacientes que fazem hemodiálise e, ocasionalmente, diálise peritoneal. A etiologia e o tratamento são obscuros.[3,6]

Infarto do miocárdio

A pericardite pode ocorrer no início dos primeiros dias depois de infartos do miocárdio devido aos infartos transmurais que provocam inflamações no pericárdio local. Trata-se de um marcador de infartos de maiores proporções, porém não está associado a aumentos na morbidade e na mortalidade. A incidência diminuiu substancialmente desde que as terapias de reperfusão se transformaram no padrão de tratamento de infartos do miocárdio.[25] O tratamento é a administração de doses completas de ácido acetilsalicílico, evitando-se o uso de outros AINEs ou de esteroides que impeçam a formação de cicatrizes e possam aumentar a incidência de rompimento miocárdico. A pericardite tardia, também conhecida por síndrome de Dressler, é causada por um processo imunopatológico difuso, que acomete todo o pericárdio e possui a mesma etiologia que a síndrome pós-pericardiotomia. O tratamento com ibuprofeno ou colchicina é a melhor opção.[5,25,26]

Autorreativa

A pericardite está associada a inúmeras doenças autoimunes e colágeno-vasculares. Em primeiro lugar, é necessário avaliar a presença de causas urêmicas, infecciosas ou neoplásicas. Logo após a exclusão dessas causas, é útil intensificar o tratamento das condições subjacentes e dos analgésicos sintomáticos. Os esteroides intrapericárdicos oferecem eficácia estendida sem efeitos sistêmicos adversos.[27,28]

Neoplásica

O mesotelioma é a malignidade pericárdica primária mais comum, embora os cânceres metastáticos (câncer de pulmão, câncer de mama, linfoma e melanoma) tenham uma probabilidade 40 vezes maior de causar doença pericárdica. Cerca de 20% das grandes efusões sem causa óbvia resultam de alguma malignidade não diagnosticada. As efusões neoplásicas em geral são exsudativas, fibrinosas e hemorrágicas e, com frequência, exigem drenagem cirúrgica aberta. Nos casos em que não houver tamponamento, as opções mais comuns são quimioterapia intrapericárdica e administração de agentes esclerosantes.[3,29]

TRAUMÁTICA

A incidência de hemopericárdio é secundária a traumatismos torácicos penetrantes ou contusos. Pode ocorrer rompimento pericárdico depois de lesões contusas, provocando herniação cardíaca que se apresenta como tamponamento. Entre 17 e 45% das dissecções aórticas do tipo A são complicadas por hemopericárdio. Nesses casos, a menos que o paciente esteja em fase terminal por causa de tamponamento, a pericardiocentese é contraindicada devido ao potencial para estender a dissecção.[30] Procedimentos invasivos, tais como biópsia endomiocárdica, estudos eletrofisiológicos (EFs), inserção de marca-passos permanentes e angiografia coronariana, podem provocar perfuração cardíaca ou vascular não planejada, produzindo tamponamento. O risco de perfuração cardíaca dos procedimentos eletrofisiológicos varia de 1 a 6%; o risco aumenta com uso de energia mais alta e com ablações para fibrilação atrial. As perfurações coronarianas ocorrem em 0,1 a 0,6% de todas as coronariografias, resultando em um índice de mortalidade de 12%; o risco aumenta com procedimentos ateroablativos. O tratamento imediato é vedar a lesão coronariana e reverter toda a anticoagulação, monitorando de perto para verificar a presença de tamponamento.[4,30]

▶ TABELA 18-3 FATORES DE RISCO COMUNS PARA TAMPONAMENTO PERICÁRDICO

História de pericardite
Traumatismo torácico contuso ou penetrante
Cirurgia cardíaca
Cateterização cardíaca (coronariografia ou estudo eletrofisiológico)
Neoplasia intratorácica conhecido ou suspeita de neoplasia intratorácica
Dissecção conhecida da aorta ou suspeita de dissecção aórtica
Insuficiência renal ou hemodiálise

Tamponamento

O tamponamento pericárdico é causado pela pressão pericárdica que excede a pressão diastólica da câmara cardíaca, não permitindo, consequentemente, o enchimento. Embora existam vários fatores de risco de tamponamento (Tab. 18-3), somente três fatores determinam a apresentação clínica: (1) volume de líquidos; (2) taxa de acumulação de líquidos e (3) complacência pericárdica.

A curva pressão-volume não é linear, e a seção plana inicial é o resultado do volume da reserva pericárdica. Esse volume corresponde aos recessos e aos seios do saco pericárdico (Fig. 18-2). A inclinação ascendente gradual

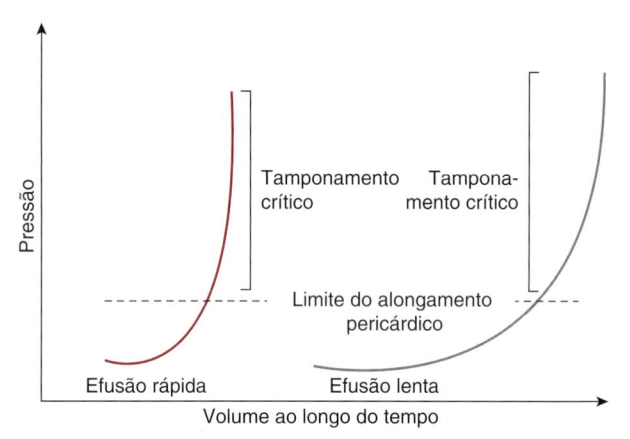

Figura 18-2 Tamponamento cardíaco. As curvas de pressão-volume pericárdico (ou de esforço-tensão) mostram um aumento lento ou rápido no volume ao longo do tempo. No painel à esquerda, o aumento rápido no líquido pericárdico atinge primeiramente o limite volumétrico da reserva pericárdica (segmento plano inicial) e, a seguir, ultrapassa rapidamente o limite do alongamento pericárdico parietal, provocando uma elevação acentuada na pressão, que se torna ainda mais acentuada na medida em que pequenos incrementos no líquido provocam uma elevação desproporcional na pressão pericárdica. No painel à direita, as taxas mais baixas de enchimento pericárdico levam mais tempo para ultrapassar o limite do alongamento pericárdico porque há mais tempo para o pericárdio alongar-se e para ativar mecanismos compensatórios (Reproduzida com permissão de DH Spodick. N Engl J Med, 2003:349(7):684-690).

da curva resulta do alongamento das fibras elásticas e da retificação das fibras colagenosas onduladas. A inclinação acentuada deve-se à exaustão desses mecanismos, e qualquer aumento de volume acima daquele ponto crítico provoca elevações graves na pressão, que são transduzidas como forças compressivas sobre o coração. Se o acúmulo de líquidos for rápido ou se o pericárdio for patologicamente rígido, quantidades relativamente pequenas de líquidos poderão resultar em elevações acentuadas na pressão. Por outro lado, se o crescimento da efusão for lento, o pericárdio pode alongar gradualmente para acomodar o volume, alongando também a curva de pressão-volume para a direita.[24,31]

Os sintomas de tamponamento incluem dispneia, taquipneia e fadiga; os sinais incluem taquicardia, distensão venosa jugular elevada, precórdio silencioso, hipotensão e pulso paradoxal. Outra descoberta digna de nota é a lentidão da percussão no ângulo escapular esquerdo, com sons da respiração brônquica devido à atelectasia compressiva da efusão. Comenta-se com frequência que o atrito pericárdico desaparece com o desenvolvimento da efusão, porém pode ainda haver presença de atrito (especialmente na inspiração) causado por fricção pericárdica-pleural. Pressões pericárdicas elevadas resultam na elevação da pressão atrial direita e da pressão venosa, o que dá uma forma de onda venosa jugular característica sem o declive em Y. Essas alterações são o resultado do esvaziamento atrial direito diminuído causado por problemas na expansão e no enchimento ventricular.[4,31,32]

Em 1873, Kussmaul definiu *pulso paradoxal* como o "paradoxo" de não palpar um pulso a despeito de detectar um batimento cardíaco durante a inspiração. Desde então o pulso paradoxal tem sido descrito em pacientes com fisiologia normal que apresentam uma redução consistente no volume sistólico esquerdo (7%) e na pressão arterial (3%) durante a inspiração. Esses efeitos são consequência da interdependência ventricular e podem se acentuar nos casos de doença pericárdica, o que sugeriu a redenominação da descoberta como *pulso exagerado* (Fig. 18-3). Acredita-se que seja patognomônico de tamponamento quando for positivo (queda inspiratória na pressão arterial sistólica de 10% ou 10 mmHg), embora possa ocorrer falsos-positivos e falsos-negativos. A presença de pulso exagerado pode ocorrer sem tamponamento em casos graves de DPOC/asma ou com embolia pulmonar significativa. Acredita-se que pressões intratorácicas exageradas sejam os grandes responsáveis. O tamponamento sem pulso pode ocorrer em casos de hipovolemia e, nessa hipótese, é conhecido por tamponamento de baixa pressão; se o volume sanguíneo e a pré-carga já forem reduzidos, pequenas elevações na pressão pericárdica limitam o enchimento no lado direito, sem produzir qualquer efeito na função do lado esquerdo. Como alternativa, os defeitos septais atriais desviam o sangue do lado esquerdo para o lado direito, anulando a interdependência ventricular. Para finalizar, a hipertrofia ventricular direita causando septo espesso não complacente, regurgitação aórtica, insuficiência cardíaca congestiva e hipertrofia ventricular esquerda grave aumenta a pressão diastólica final do ventrículo esquerdo. Essas condições limitam também a interdependência ventricular e, consequentemente, limitam a formação de pulso.[4,31,32]

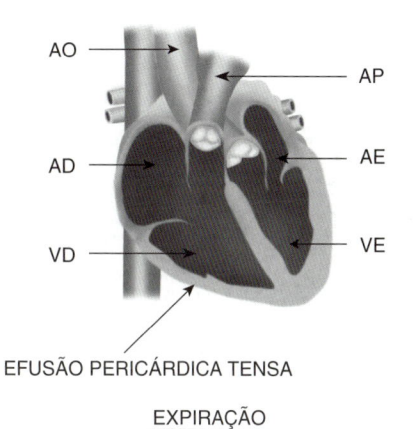

Figura 18-3 Representação esquemática do enchimento ventricular competitivo que ocorre durante a respiração, com tamponamento pericárdico (Reproduzida com permissão de Cosio FG e outros. *Abnormal septal motion in cardiac tamponade with pulsus paradoxus. Chest. 1977;71:787*).

Existem vários testes que ajudam a determinar o diagnóstico de tamponamento; as radiografias torácicas não são testes válidos porque fornecem apenas dados anatômicos estáticos e não produzem dados funcionais dinâmicos. Na forma aguda, o contorno pericárdico é normal e precisa acumular aproximadamente 250 mL de líquido antes de assumir uma forma globular (Fig. 18-4). Entretanto, essa descoberta ainda não comprova que a efusão esteja causando quaisquer efeitos patológicos. Da mesma forma, há descobertas eletrocardiográficas que sugerem a presença de pericardite (anormalidades difusas do segmento ST; Fig. 18-5) ou de uma efusão (baixas voltagens causadas por efeitos isolantes e alternância elétrica; Fig. 18-6), embora não tenha nenhuma utilidade no diagnóstico de tamponamento.[5,30]

A ecocardiografia é uma ferramenta não invasiva muito útil para avaliar a presença de tamponamento, embora seja importante ressaltar que nenhuma descoberta simples tem 100% de sensibilidade ou de especificidade. Efusões

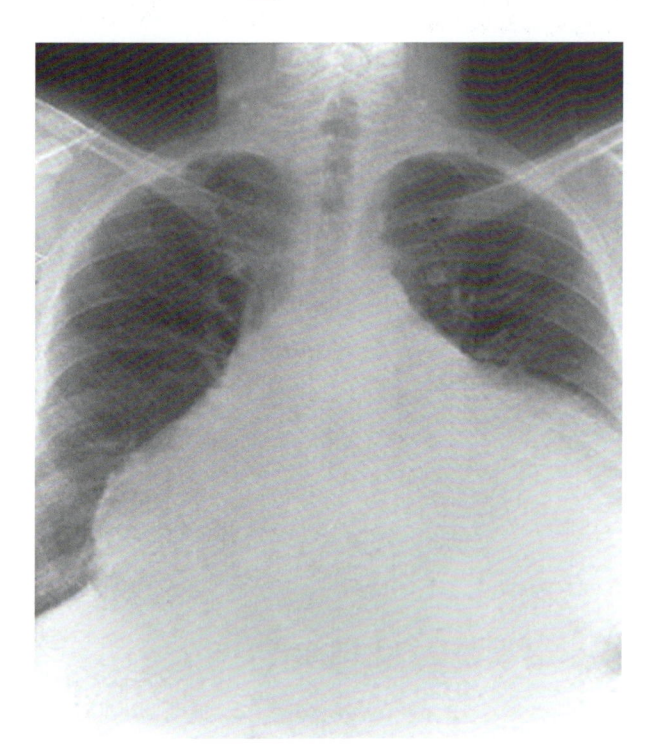

Figura 18-4 Radiografia torácica de um paciente assintomático com uma grande efusão causada por ICC grave.

pequenas (somente posteriores), moderadas (também anteriores, porém com menos de 1 cm) ou grandes (> 1 cm) são necessárias, embora, isoladamente, não confirmem a presença de tamponamentos (Fig. 18-7). O colapso atrial direito é mais sensível, porém menos específico para tamponamento do que o colapso diastólico ventricular (o colapso ocorre quando as pressões da câmara estiverem no nível mais baixo) (Fig. 18-8). A ausência de pletora na veia cava inferior (sugerindo pressão normal no átrio direito) dificulta o diagnóstico de tamponamento. O paradoxo da velocidade de fluxo, a redução acentuada imediata no fluxo Doppler transmitral (e aumento no transtricúspide) com a inspiração, como o pulso, é uma confirmação da fisiologia normal.[33,34]

Nas cateterizações no lado direito do coração, a pressão de cunha da artéria vertebral e as pressões diastólicas finais atrial e ventricular são elevadas e equalizadas (dentro de 5 mmHg) nos casos de tamponamento. Esses valores refletem pressões intrapericárdicas elevadas, porém, uma vez mais, existem outras condições patológicas que causam a equalização diastólica da pressão.

Em pacientes estáveis sob o ponto de vista hemodinâmico (incluindo aqueles estabilizados com líquidos e vasopressores), é preferível fazer drenagens controladas da efusão, orientadas por imagens. Esse procedimento poderá ser executado à beira do leito com ecocardiografia ou

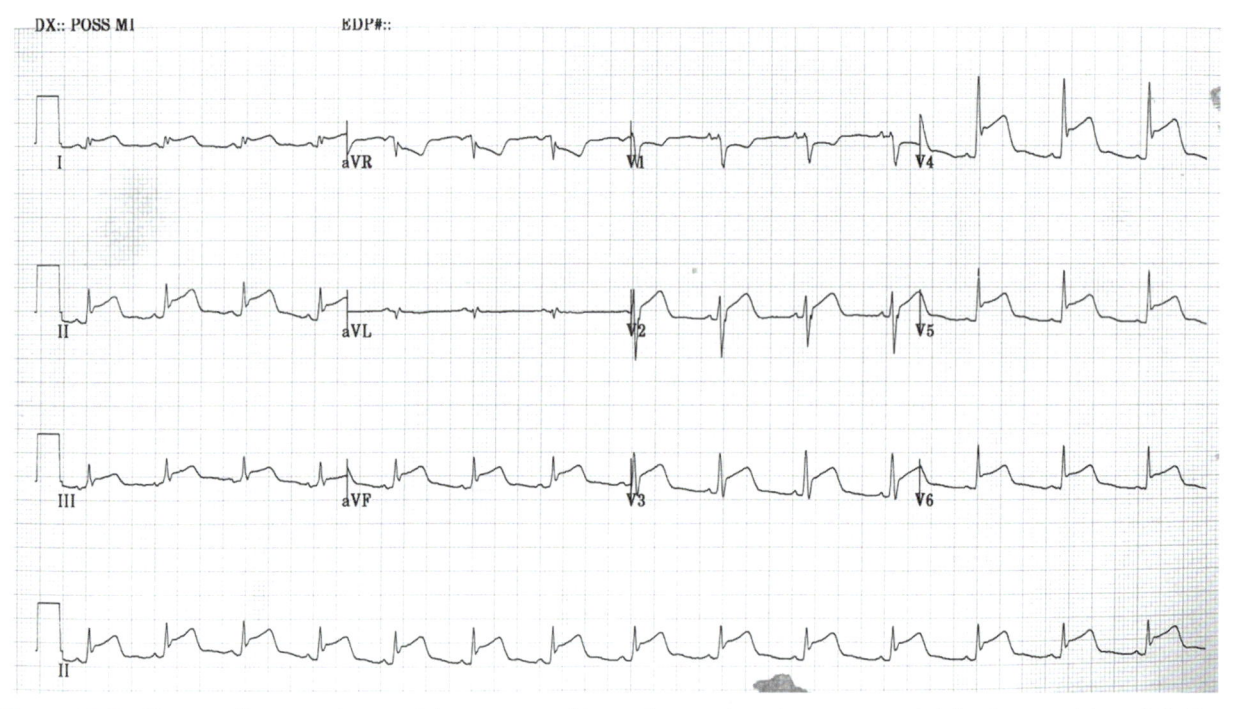

Figura 18-5 Eletrocardiograma de um adolescente com febre e dor no tórax durante um episódio de cetoacidose diabética. Podem-se observar elevações do segmento ST em todas as derivações com exceção de aVL (uma derivação isoelétrica que comprime o segmento ST) e aVR e V1, que esperavam depressões no segmento ST. A depressão do segmento PR é mais evidente na derivação II.

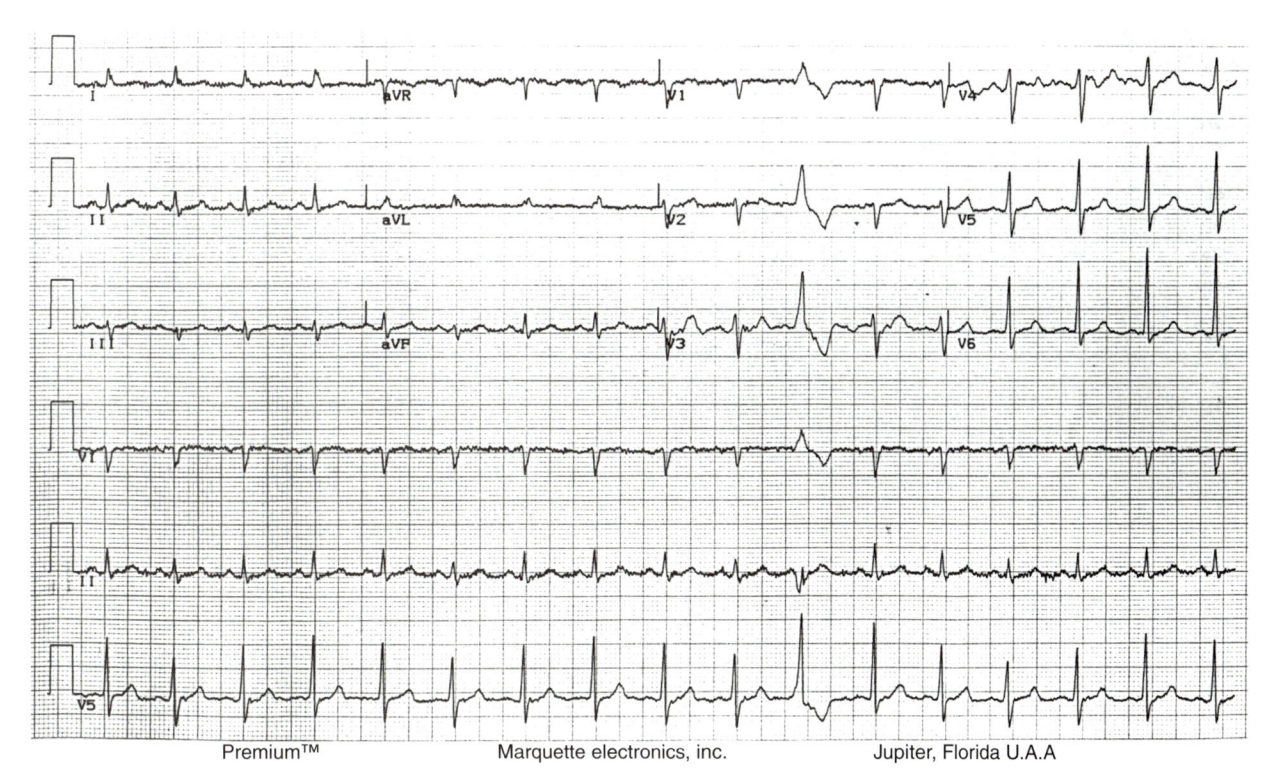

Figura 18-6 Eletrocardiograma de um paciente portador de doença renal em estágio final, fazendo hemodiálise crônica, com uma grande efusão sintomática. A voltagem da alternância elétrica varia em um ciclo de três batimentos. Observa-se, ainda, também a presença de taquicardia branda (taxa de 102) e baixas voltagens nas derivações, além da execução de uma janela pericárdica.

no laboratório de cateterização cardíaca com fluoroscopia, monitorando as pressões no lado direito e esquerdo do coração. Normalmente, costuma-se deixar um cateter no pericárdio durante pelo menos 72 horas, para permitir a drenagem de qualquer efusão recorrente. As opções são drenagem cirúrgica com uma janela pericárdica por via subxifoide ou toracostomia aberta.

Em pacientes instáveis sob o ponto de vista hemodinâmico, é necessário aliviar imediatamente o tamponamento por meio de aspiração percutânea subxifoide com agulha (Fig. 18-9). O paciente dever permanecer na posição ereta a 45° para que a gravidade possa auxiliar o líquido numa posição dependente, no sentido anterior. Nos casos em que não for possível fazer a ultrassonografia, uma das opções é prender um eletrodo precordial no conector metálico da agulha durante a aspiração e passar uma faixa ecocardiográfica contínua durante a aspiração; o contato epicárdico é confirmado pela elevação do segmento ST ou ESV, indicando que a agulha deve ser ligeiramente recuada. As complicações potenciais mais sérias incluem punção ventricular, laceração da artéria coronária e pneumotórax.[30,35]

CONSTRIÇÃO

A constrição também é conhecida por pseudocirrose, por sua capacidade de imitar doenças hepáticas crônicas. As etiologias mais comuns incluem pós-radiação, câncer do pulmão, câncer de mama, tuberculose e insuficiência renal. O caminho final comum é o espessamento das camadas pericárdicas e formação de cicatrizes que, por outro lado,

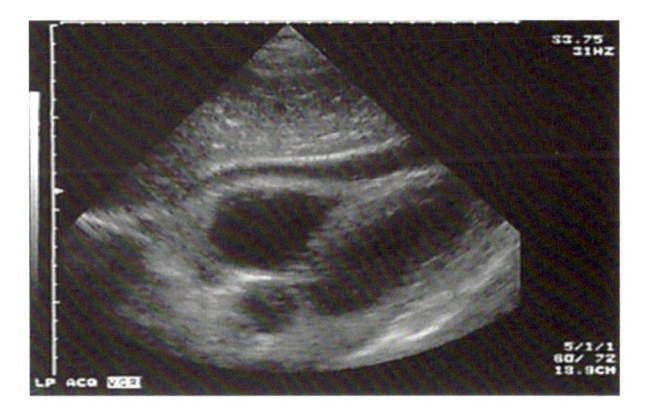

Figura 18-7 A ultrassonografia pericárdica por via subxifoide revela uma grande coleção de líquido pericárdico (Reproduzida com permissão de Brunicardi FC, Andersen DK, Billiar TR et al: *Schwartz's Principles of Surgery.* 9th ed. New York: McGraw-Hill Inc; 2010. Figure 7-9).

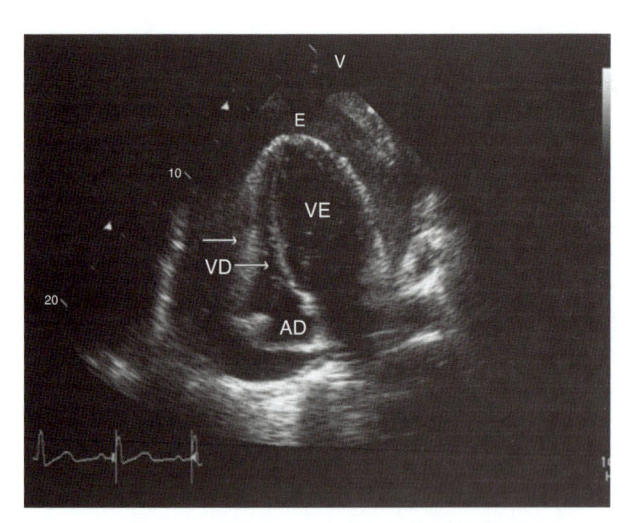

Figura 18-8 Compressão no ventrículo direito (seta) no tamponamento cardíaco (plano apical com quatro câmaras). **AD:** átrio direito; **VD:** ventrículo direito; **VE:** ventrículo esquerdo; **E:** efusão (Reproduzida com permissão de Fuster V, O'Rourke RA, Walsh RA, Poole-Wilson P. *Hurst's the Heart.12th ed.* New York, NY: McGraw-Hill Inc; 2008. Figure 16-135B).

tornam-se aderentes, obstruindo o espaço pericárdico. A incidência de doença focal é comum e, em geral, envolve o ápice e o átrio direito (em particular o sulco coronário) por causa da intensificação do atrito local; em uma minoria de casos a constrição resulta somente do pericárdio visceral.[1,3] Seja qual for causa ou a localização, o revestimento fibrótico produz um volume fixo na câmara diastólica com expansão alterada e o isolamento das câmaras cardíacas em relação às alterações na pressão intratorácica.

Normalmente, a maior parte do enchimento ventricular ocorre na fase 2 (enchimento rápido) da diástole, atingindo até 20% durante a fase 4 (contração atrial), sendo que o aumento na frequência cardíaca encurta a diástole, diminuindo, consequentemente, o enchimento. Com a constrição, pressões atriais elevadas aumentam o enchimento ventricular (75%) na primeira fase da diástole, que se interrompe abruptamente na fase intermediária. Nesse caso, o aumento na frequência cardíaca melhora realmente o débito cardíaco, tendo em vista que ocorre muito pouco enchimento na fase tardia da diástole encurtada.

A interrupção abrupta do enchimento produz uma "batida" em 30 a 70% dos pacientes; essa batida corresponde a um som diastólico alto que ocorre entre uma fração de 0,6 a 0,12 segundo depois de S2, porém com frequência maior do que S3. Mesmo assim, ainda há transmissão de variações na pressão respiratória para outras estruturas torácicas (veia cava, vasculatura pulmonar), mas não para o coração. A inspiração diminui o gradiente pressórico entre as veias pulmonares e o lado esquerdo do coração, reduzindo o fluxo diastólico e o enchimento ventricular. A interdependência ventricular acentuada desloca o septo para a esquerda, permitindo um aumento simultâneo no enchimento ventricular direito. Efeitos opostos podem ser observados na expiração. Em casos de pericardite constritiva (PC) pura, o pulso geralmente é menos de 10 mmHg e, se for maior, sugere tamponamento concomitante (pericardite efusivo-constritiva).[1,3,36]

O início das doenças constritivas, de maneira geral, é insidioso, e os sintomas desenvolvem dentro de um período que varia de semanas a décadas depois do evento desencadeador. Um estudo realizado por Ling mostrou que a duração média dos sintomas, antes do diagnóstico, foi de 23,4 meses. As queixas iniciais mais comuns são edema periférico, edema abdominal (causado por hepatomegalia ou ascite), dispneia e ortopneia, ilustrando a confusão potencial com doença hepática intrínseca. O exame físico revela pressão venosa jugular (PVJ) elevada em 96% de pacientes e a possível presença do sinal de Kussmaul (elevação paradoxal na PVJ com a inspiração, tendo em vista que o átrio direito não consegue acomodar o aumento do retorno venoso). Não é específico para constrição, mas pode ser observado em qualquer condição com pressões elevadas no lado direito do coração, incluindo infarto no ventrículo direito, hipertensão pulmonar, estenose tricúspide e miocardiopatia restritiva. A interrupção precoce do enchimento diastólico produz o sinal de Fridreich, que se caracteriza por uma queda rápida em Y da PVJ observada em 94% de casos em uma série. Impulsos apicais amortecidos e golpes pericárdicos, mais proeminentes na posição agachada e atenuados por nitroglicerina, também

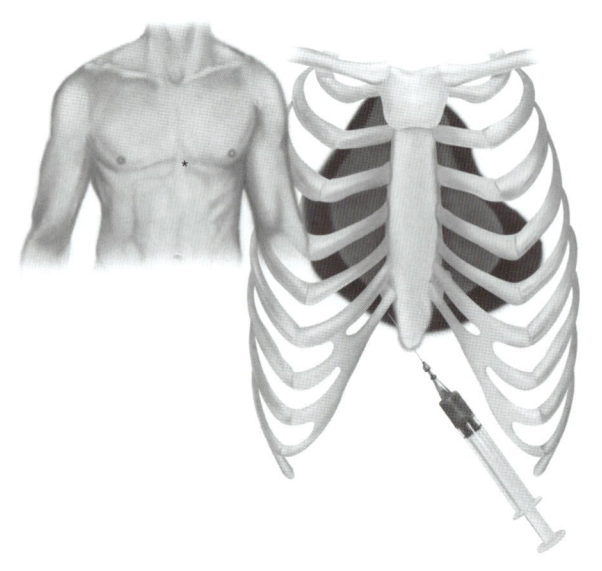

Figura 18-9 Normalmente a técnica paraxifoide para pericardiocentese é executada com a agulha na direção do ombro esquerdo ou da ponta da escápula esquerda. Entretanto, caso seja direcionada para a ponta da escápula direita, a agulha tende a correr paralelamente à borda lateral do lado direito do coração, sendo menos provável que penetre na artéria coronária ou no miocárdio (Reproduzida com permissão de Wilson FR: *Injury to the heart and great vessels*. In: Henning RS, ed. *Critical Care Cardiology*, New York, NY; Churchill Livingstone; 1989).

são descobertas comuns. Em um dos estudos, a hepatomegalia pulsátil e a ascite foram encontradas em 70% dos pacientes, embora um estudo realizado por Runyon[36,37] tenha encontrado algumas diferenças entre os testes da função hepática e a análise do líquido da ascite em pacientes com congestão passiva, em comparação com os testes de pacientes cirróticos.

As descobertas eletrocardiográficas incluem baixas voltagens (60%) e fibrilação atrial nos estágios finais (25%), a despeito de serem insensíveis e inespecíficas. O diagnóstico pode ser obtido por TC ou RNM, que demonstra espessura pericárdica acima de 4 mm, às vezes com calcificações. Entretanto, considerando que pode ser apenas doença focal, a obtenção do diagnóstico com base apenas nessas modalidades pode implicar a omissão de um determinado percentual de casos. A eletrocardiografia é muito útil para a avaliação de constrições, sendo que o eco transesofágico é mais eficaz do que o eco transtorácico para detectar espessamento pericárdico. Outras descobertas por meio do eco incluem preservação da função sistólica com enchimento diastólico rápido, produzindo parede posterior exagerada e movimento septal (salto septal), fechamento precoce da valva mitral e abertura prematura da valva tricúspide.

A miocardiopatia restritiva, como a causada por amiloidose, sarcoidose, hemocromatose, doenças de armazenamento de glicogênio ou elastose endomiocárdica, pode ter apresentação clínica e anormalidades ecocardiográficas semelhantes em relação à pericardite constritiva e, mesmo assim, a diferenciação entre essas entidades continua sendo um desafio para os cardiologistas (antes de encaminhar o paciente para toracostomia). Alguns estudos encontraram taxas de enchimento mais rápidas, com intervalos mais curtos, para atingir o enchimento máximo na constrição; Garcia e outros utilizaram imagens Doppler de tecidos para demonstrar que a velocidade máxima de expansão ventricular esquerda é acentuadamente reduzida em doenças restritivas, porém é preservada na constrição.[38]

Embora a cateterização cardíaca também possa facilitar a obtenção de diagnósticos, uma vez mais há sobreposição das várias descobertas com miocardiopatia restritiva. Os gráficos da pressão atrial direita mostram os padrões típicos M ou W formados por quedas em Y acentuadas. As pressões diastólicas são elevadas e se igualam em todas as quatro câmaras, sendo que os gráficos ventriculares simultâneos apresentam uma inclinação característica e um padrão de platô (sinal da raiz quadrada); a pressão diastólica final do ventrículo direito (PDFVD) é pelo menos um terço da pressão sistólica do ventrículo direito (PSVD) em 95% das constrições. Se as pressões diastólicas de todas as câmaras forem baixas, e se houver suspeita clínica de pericardite constritiva (PC), pode-se administrar uma infusão rápida de 1 litro de solução salina para identificar a presença de doenças ocultas. Em pacientes normais, as pressões devem se elevar e se separar, porém com PC elas se elevam e a relação entre elas permanece igual.[4,39]

Embora a terapia clínica à base de diuréticos seja uma das opções iniciais, a pericardiectomia é a terapia definitiva na grande maioria de pacientes. Em uma série ampla da *Mayo Clinic*, os fatores de risco pré-operatório foram identificados como elevação da PDFVD, insuficiência renal e radiação mediastinal prévia; os fatores de risco intraoperatórios que pioram o prognóstico foram calcificações não ressecáveis e descorticação incompleta (em geral por causa do envolvimento do epicárdio). Respostas pós-operatórias fracas ocorrem nos casos em que o progresso da fibrose e da calcificação envolve também o miocárdio. A mortalidade operatória baseia-se no estado de classe funcional da NYHA, sendo 1% para a classe I ou II, 10% para a classe III e 46% para a classe IV. Esses dados ilustram a importância de obter o diagnóstico o mais cedo possível.[36,37]

REFERÊNCIAS

1. Fowler NO. *The Pericardium in Health and Disease*. Mount Kisco, NY: Futura Publishing; 1985.
2. Reddy PS. *Pericardial Disease*. New York, NY: Raven Press; 1982.
3. Spodick DH. *The Pericardium: A Comprehensive Textbook*. New York, NY: Marcel Dekker; 1997.
4. Hoit BD. Pericardial disease and pericardial tamponade. *Crit Care Med*. 2007;35(8):S355–S364.
5. Ariyarajah V, Spodick DH. Acute pericarditis: diagnostic cues and common electrocardiographic manifestations. *Cardiol Rev*. 2007;15(1):24–30.
6. Little WC, Freeman GL. Pericardial disease [published erratum appears in *Circulation*. 2007;115:e406]. *Circulation*. 2006;113:1622–1632.
7. Lange RA, Hillis LD. Clinical practice: acute pericarditis [published erratum appears in *N Engl J Med*. 2005;352:1163]. *N Engl J Med*. 2004;351:2195–2202.
8. Bell EJ, McCartney RA. A study of Coxsackie B virus infections. *J Hyg*. 1984;93:197–203.
9. Nagi KS, Joshi R, Thakur RK. Cardiac manifestations of Lyme disease: a review. *Can J Cardiol*. 1996;12(5): 503–506.
10. Rubin RH, Moellering RC. Clinical, microbiologic and therapeutic aspects of purulent pericarditis. *Am J Med*. 1975;59:68–77.
11. Saenz RE. Purulent pericarditis with associated cardiac tamponade caused by a highly resistant strain of *Streptococcus pneumoniae*. *Clin Infect Dis*. 1998;26:762–763.
12. Arsura EL, Kilgore WB, Strategos E. Purulent pericarditis misdiagnosed as septic shock. *South Med J*. 1999;92(3):285–288.
13. Brook I, Frazier EH. Microbiology of acute purulent pericarditis. *Arch Intern Med*. 1996;156:1857–1860.
14. Brook I. Pericarditis due to anaerobic bacteria. *Cardiology*. 2002;97:55–58.
15. Laisaar T. Video-assisted thoracoscopic surgery in the management of acute purulent mediastinits and empyema. *Thorac Cardiovasc Surg*. 1998;46(1):51–54.
16. Ramasamy D. Purulent pericarditis: rediscovery of an old remedy. *J Thorac Cardiovasc Surg*. 1996;111:487–488.
17. Defouilloy C, Ossart M. Intrapericardial fibrinolysis: a useful treatment in the management of purulent pericarditis. *Intensive Care Med*. 1997;23(1):117–118.
18. Kauffman CA. Histoplasmosis. *Clin Chest Med*. 2009;30: 217–225.
19. Canver CC. Fungal purulent constrictive pericarditis in a heart transplant patient. *Ann Thorac Surg*. 1998;65: 1792–1794.
20. Gobeil F, Dumesnil J, Cartier P. Rapidly evolving constrictive tuberculous pericarditis. *Can J Cardiol*. 1998;14(12):1467–1469.

21. Mayosi BM, Burgess LJ, Doubell AF. Tuberculous pericarditis. *Circulation*. 2005;112:3608–3616.
22. Yunis NA, Stone VE. Cardiac manifestations of HIV/AIDS: a review of disease spectrum and clinical management. *J Acquir Immune Defic Syndr Hum Retrovirol*. 1998;18:145–154.
23. Cardosa JS. Pericardial involvement in HIV infection. *Chest*. 1999;115:418–422.
24. Sudano I, Spieker LE, Noll G, et al. Cardiovascular disease in HIV infection. *Am Heart J*. 2006;151:1147–1155.
25. Imazio M, Negro A, Belli R, et al Frequency and prognostic significance of pericarditis following acute myocardial infarction treated by PCI. *Am J Cardiol*. 2009;103: 1525–1529.
26. Prince SE, Cunha BA. Postpericardiotomy syndrome. *Heart Lung*. 1997;26:165–168.
27. Pawsat D, Lee JY. Inflammatory disorders of the heart. *Emerg Med Clin North Am*. 1998;16(3):665–674.
28. Moder KG, Miller TD, Tazelaar HD. Cardiac involvement in SLE. *Mayo Clin Proc*. 1999;74:275–284.
29. DeCamp MM, Sugarbaker DJ. Malignant effusive disease of the pleura and pericardium. *Chest*. 1997;112:291s–295s.
30. Maisch B, Ristic AD. Pericardial disease. In: Fink MP, Abraham E, Vincent JL, and Kochanek PM, eds. *Textbook of Critical Care*. 5th ed. Philadelphia: Elsevier; 2005: 851–860.
31. Ariyarajah V, Sodick DH. Cardiac tamponade revisited. *Tex Heart J*. 2007;34:347–351.
32. Spodick DH. Acute cardiac tamponade. *N Engl J Med*. 2003;349:684–690.
33. Chong HH, Plotnik GD. Pericardial effusion and tamponade: evaluation, imaging modalities, and management. *Compr Ther*. 1995;21(7):378–385.
34. Tsang TS, Oh JK, Seward JB, et al. Diagnostic value of echocardiography in cardiac tamponade. *Herz*. 2000;8: 734–740.
35. Van Trigt P, Douglas J, Smith PK, et al. A prospective trial of subxiphoid pericardiotomy in the diagnosis and treatment of large pericardial effusions: follow-up report. *Ann Surg*. 1993;218:777–782.
36. Myers RB, Spodick DH. Constrictive pericarditis: clinical and pathophysiologic characteristics. *Am Heart J*. 1999;138:219–232.
37. Runyon BA. Cardiac ascites: a characterization. *J Clin Gastroenterol*. 1998;10(4):410–412.
38. Garcia MJ, Rodriguez L, Ares M, et al. Differentiation of constrictive pericarditis from restrictive cardiomyopathy: assessment of left ventricular diastolic velocities in longitudinal axis by Doppler tissue imaging. *J Am Coll Cardiol*. 1996;27:108–114.
39. Ling LH. Constrictive pericarditis in the modern era. *Circulation*. 1999;100(13):1380–1386.

SEÇÃO V

Distúrbios gastrintestinais e renais

CAPÍTULO 19

Hemorragia digestiva

Marie-Carmelle Elie-Turenne, Carrie A. Cregar e Selwena Brewster

▶ Introdução 217
▶ Hemorragia digestiva alta 217
▶ Hemorragia digestiva baixa 219
▶ Manejo da hemorragia digestiva 221
▶ Rastreamento e admissão 225

▶ INTRODUÇÃO

A hemorragia digestiva consiste em uma importante causa de mortalidade para pacientes no serviço de emergência (SE) e na unidade de tratamento intensivo (UTI). Este capítulo discute os dois principais tipos de hemorragia digestiva, alta e a baixa, com informações detalhadas acerca do manejo desses difíceis pacientes.

▶ HEMORRAGIA DIGESTIVA ALTA

A hemorragia digestiva alta (HDA) consiste em uma importante causa de mortalidade no SE, com taxas variando entre 3 e 16%.[1-7] Nos Estados Unidos, os pacientes de HDA representam 400 mil internações hospitalares[8] e 30 mil mortes anualmente.[9] Pacientes que apresentam HDA internados em hospital possuem um aumento de 2 a 6 vezes da mortalidade comparados com os pacientes em SE.[1-7] O aumento do risco de mortalidade está associado ao aumento da idade, comorbidades severas, hipotensão, choque, novo episódio de hemorragia e momento da hemorragia durante uma internação hospitalar do paciente.[2,10]

APRESENTAÇÃO CLÍNICA

Pacientes com HDA frequentemente apresentam hematêmese, vômitos em borra de café, melena ou fezes amarronzadas, enquanto a hematoquesia em geral está associada a uma hemorragia maciça. A apresentação da hemorragia depende da quantidade e da localização da hemorragia. Os pacientes podem mostrar complicações de anemia, incluindo fadiga, dor torácica, síncope e falta de ar. As manifestações não tratadas do choque hemorrágico progressivo são inevitáveis, incluindo disfunção aguda dos órgãos-alvo e hipotensão refratária.

O exame físico deve incluir uma avaliação da via aérea, sinais vitais e estado mental. Um exame abdominal, caso exista sensibilidade, ajuda a encontrar a fonte de uma localização gástrica ou duodenal. A presença de sangue ao exame retal digital pode sugerir a cronicidade e o grau de sangramento. Entretanto, a ausência de sangue retal, não exclui a existência de uma origem gastrintestinal. Sinais de doença hepática crônica, incluindo icterícia, telangiectasias, hemorroidas ou cabeça-de-medusa, podem indicar a presença de varizes esofágicas ou gástricas.

ETIOLOGIA

A HDA pode originar-se de várias fontes, que são discutidas a seguir em ordem de frequência. Uma lista de causas de hemorragia digestiva alta é apresentada na Tabela 19-1.

Úlcera péptica

Apesar do advento dos antagonistas dos receptores H_2 e inibidores da bomba de prótons (IBPs), a úlcera péptica permanece como a etiologia mais comum de HDA, sendo responsável por 140 mil hospitalizações a cada ano nos Estados Unidos.[11] Aproximadamente de 28 a 59% das HDAs são representadas por úlcera péptica; a maioria é duodenal, ao contrário das de origem gástrica.[1,12] A hemorragia digestiva de origem duodenal é razoavelmente comum devido ao suprimento sanguíneo abundante e à localização posterior da artéria gastroduodenal em relação ao bulbo. Esse é o caso da maioria das HDAs maciças. A presença de grandes úlceras no bulbo duodenal posterior ou na curvatura menor do estômago está associada a um aumento da mortalidade. A fisiopatologia da úlcera péptica resulta de uma produção excessiva de ácido gástrico e pepsina. Essas substâncias superam as barreiras da mucosa e reduzem a secreção mucosa e de bicarbonato.[13] As drogas anti-infla-

► TABELA 19-1 CAUSAS DE HEMORRAGIA DIGESTIVA ALTA

Úlcera péptica	Gastrite erosiva	Esofagite
Varizes esofágicas	Varizes gástricas	Síndrome de Mallory-Weiss
Úlceras de estresse	Malformação arteriovenosa	Malignidade
Sangramento nasal	Sangramento faringeal	Fístula aortomesentérica
Leiomioma	Telangiectasia	Angiodisplasia

matórias não esteroides (AINEs) causam doença ulcerativa por meio de erosão submucosa e redução da produção de prostaglandinas. A taxa elevada de úlcera péptica ocorrida nos Estados Unidos é equivalente ao uso de AINEs, que é de 50%.[1] O uso de AINEs atualmente é considerado o fator de risco mais significativo associado à HDA. O risco é ainda maior com o uso de concomitante de esteroides.

O *Helicobacter pylori*, uma bactéria gram-negativa residente na camada mucosa do estômago, consiste na etiologia causadora mais comum de úlcera péptica por meio do estímulo da produção de gastrina. A maioria das úlceras não sangrantes duodenais (90%) e gástricas (75%) está associada a infecções por *H. pylori*. Consequentemente, um grande estudo canadense encontrou 45% dos casos de HDA com *H. pylori* positivos.[14] A recorrência da hemorragia decorrente de doença por *H. pylori* é rara quando esse organismo é erradicado como parte do tratamento da úlcera.[15] Quando se apresenta com uma história de uso de AINE, o *H. pylori* possui um efeito aditivo e um consequente aumento do risco de HDA com uma razão de chances de 6,13.[16]

Causas menos comuns de úlcera péptica são os estados de aumento de secreção da gastrina, como os tumores de Zollinger-Ellison. Tabagismo, história de abuso de álcool e insuficiência hepática aguda podem exacerbar uma úlcera preexistente, reduzir a cicatrização e aumentar as taxas de recorrência e perfuração.

O paciente com úlcera péptica classicamente apresenta-se com uma dor epigástrica em queimação intermitente, que ocorre de 1 a 3 horas após as refeições e é aliviada por alimentos e antiácidos. A dor epigástrica constante sugere penetração transmural da úlcera. A dor lobar referida pode ser um sinal de inflamação pancreática. A irritação peritoneal difusa e a dor abdominal severa podem significar sinais de perfuração. Aproximadamente 5% das úlceras duodenais penetrantes têm erosão para a cavidade peritoneal, ocasionando uma peritonite química. Em geral, o paciente pode lembrar-se do momento exato do início da dor abdominal, a qual frequentemente é acompanhada por taquicardia e depois por desidratação, febre e íleo. A presença de ar livre abaixo do diafragma na radiografia de tórax em posição ereta é patognomônica de uma perfuração visceral. Essa complicação constitui uma emergência, que indica o início da ressuscitação volêmica adequada, manejo da dor e avaliação cirúrgica. De modo geral, os pacientes mais idosos têm um risco aumentado para a perfuração gástrica. A hemorragia digestiva é a causa mais comum de morte em pacientes com úlcera péptica com comorbidades ou idade acima dos 65 anos de idade.[17]

A prevalência de doença erosiva da mucosa varia entre 1 e 31% e com frequência é relatada como a segunda causa mais comum de HDA. Essas doenças podem apresentar-se como esofagite, gastrite, duodenite ou úlcera esofágica. A fisiopatologia e os fatores de risco são semelhantes à úlcera péptica. A falta de padronização nos relatos de esofagite e de outras doenças erosivas entre as coortes de estudo pode explicar o amplo espectro da prevalência observada.[12]

As úlceras de estresse, uma porção relevante das doenças erosivas da mucosa, merecem uma menção especial nos pacientes de cuidados intensivos. Raramente presentes nos pacientes de SE, as úlceras de estresse são defeitos da mucosa, os quais são induzidos durante períodos de aumento da demanda fisiológica e enfermidades graves. Enfermidades como queimaduras extensas, trauma, elevação da pressão intracraniana, sepse e choque grave são causas de úlceras de estresse. A fisiopatologia dessas úlceras não está esclarecida, porém, de modo geral, acredita-se que seja causada por uma hipoperfusão esplâncnica e uma má reperfusão. A redução concomitante da mobilidade intestinal e a secreção por parte da mucosa de substratos protetores contribuem para isso. O ambiente ácido exacerbado promove a progressão dessas alterações superficiais difusas das lesões ulcerativas. Ao contrário da úlcera péptica, o *H. pylori* desempenha um papel menor nas úlceras de estresse. Pacientes apresentando úlcera de estresse podem ser distinguidos das apresentações típicas do SE com úlcera péptica pelos seguintes fatores de risco: hipotensão ou choque profundo e persistente, uso de vasopressores em altas doses, ventilação mecânica crônica, queimaduras severas, insuficiência renal urêmica, uso de sonda nasogástrica com duração acima de seis dias, enfermidade aguda do SNC e utilização de esteroides em altas doses.[18] As úlceras de estresse cicatrizam quando a condição clínica subjacente é abordada; suas variantes incluem as úlceras de Cushing e de Curling.

Varizes esofágicas

As varizes gástricas e esofágicas permanecem como uma causa importante de HDA, sendo responsáveis por 6 a 14% das apresentações. Populações com alto consumo de etanol apresentam taxas mais altas, secundárias à cirrose hepática. Não é raro pacientes sem diagnóstico prévio de cirrose apresentarem-se ao SE com um episódio de hemorragia. As varizes são responsáveis por 50 a 60% dos episódios de HDA em pacientes cirróticos.[12] Frequentemente consistindo em uma consequência de hipertensão portal induzida pela cirrose, as varizes são veias submucosas dilatadas na região inferior do esôfago ou na junção gastresofágica. As varizes colocam o paciente em risco de desenvolver um sangramento com risco de morte. A sequência de eventos que levam à ruptura das varizes inicia por um aumento da resistência hepática e aumento do fluxo sanguíneo portal. Esses dois fatores causam um aumento da pressão portal, acarretando dilatação dos vasos preexistentes e formação de varizes. Os aumentos repetidos da pressão portal devido a refeições, etanol, exercícios e aumento da pressão abdominal causam uma dilatação ainda maior das varizes. A ruptura e a hemorragia ocorrem quando o limite de elasticidade da parede do vaso é excedido.[19] A hemorragia caracteristicamente é intensa e está associado a uma mortalidade de 11 a 34%: as maiores taxas são observadas em pacientes cirróticos.[20]

Mallory-Weiss

A síndrome de Mallory-Weiss (MW) é responsável por 2 a 7% das HDAs.[1,5,21] A patogênese da síndrome MW não é completamente entendida, apesar de qualquer doença que cause vômitos ou o esforço para vomitar podem induzir a MW. O alcoolismo é a condição mais frequentemente associada, apesar de terem sido descritos também distúrbios alimentares ou de tosse, gestação, levantamento de pesos, cetoacidose diabética e trauma abdominal fechado.[22,23] Lacerações lineares, provavelmente ocorrendo como resultado de um alto gradiente de pressão transmural por meio da região da junção gastresofágica caracterizam a síndrome MW. A dilatação excessiva do esôfago inferior não complacente também pode produzir uma lesão descrita em pacientes após uma ressuscitação cardiopulmonar.[24] Há uma incidência de 0,07 a 0,49% de MW como uma consequência iatrogênica da endoscopia gastresofágica.[25,26]

A presença de uma hérnia hiatal pode consistir em um fator predisponente para MW. Foi proposto que, nos pacientes com hérnia hiatal, desenvolve-se um gradiente de pressão mais alto na hérnia quando comparado com o resto do estômago durante o esforço para vomitar, aumentando o potencial de laceração de mucosa.[27] As lacerações de MW, em geral, resultam em uma hemorragia digestiva de leve a moderada, porém raramente são de natureza severa. Essas lacerações mucosas superficiais tendem a cicatrizar rapidamente e com frequência são autolimitadas. A hemorragia cessa espontaneamente em cerca de 90% dos casos, apesar de uma coagulopatia ou comorbidades preexistentes, como trombocitopenia e insuficiência hepática, poderem ocasionar hemorragia refratário.[25] Um baixo hematócrito na internação, choque ou hemorragia ativa durante a endoscopia são preditivos de um curso complicado.[29,30]

Anomalias vasculares

As anomalias vasculares ou angiodisplasias são responsáveis por aproximadamente 2 a 5% das HDA agudadas. A angiodisplasia ocorre mais comumente no estômago, raramente no duodeno ou esôfago. A hemorragia decorrente de uma angiodisplasia está associado à idade avançada, estenose aórtica, insuficiência renal crônica e calcinose, fenômeno de Raynaud, distúrbios da motilidade esofágica, esclerodactilia e síndrome de telangiectasia (CREST, acrônimo do inglês *calcinosis, Raynaud phenomenon, sophageal dysmotility, sclerodactyly and telangiectasia*).

Causas raras de HDA

Os leiomiomas e os tumores gastrintestinais estromais constituem cerca de 1% dos tumores gastrintestinais primários; ocorrem principalmente no estômago em geral apresentam-se com uma HDA evidente. O adenocarcinoma é a malignidade primária mais comum. Apresenta-se na forma de uma massa gástrica, úlcera que não cicatriza ou estenose. Os linfomas gástricos constituem aproximadamente 5% dos tumores gástricos. Especificamente, os tecidos linfoides associados à mucosa gástrica linfomas (MALT, do inglês *Mucosa Associated Lymphoid Tissue*) constituem linfomas precoces de células B altamente associados à infecção crônica por *H. pylori* e raramente causam hemorragia aguda. As metástases gástricas mais comumente são originadas de um câncer de pulmão, câncer de mama e melanoma cutâneo. Essas malignidades em geral sangram repetidamente e apresentam um mau prognóstico a longo prazo. Os tratamentos radioterápico e quimioterápico para as malignidades gástricas podem resultar em uma HDA de difícil manejo e normalmente necessitam de uma abordagem multidisciplinar.[31]

A fístula aortenérica geralmente apresenta-se como um sangramento leve seguido de uma hemorragia maciça. Esse diagnóstico apresenta uma alta mortalidade quando o diagnóstico for tardio. Por esse motivo, está indicada a endoscopia digestiva alta (EDA) caso haja suspeita desse diagnóstico. A fístula aortentérica é uma consequência rara de uma cirurgia aórtica prévia, aneurismas aórticos e aterosclerose severa. Essas fístulas com frequência são localizadas no duodeno distal, desvalorizando o papel da investigação endoscópica nessa localização. Durante a EDA, caso seja encontrada uma tela prostética, a óptica deve ser retirada sem a tentativa de intervenção terapêutica, e a lesão deve ser tratada intraoperatoriamente devido ao risco de hemorragia maciça.

▶ HEMORRAGIA DIGESTIVA BAIXA

A hemorragia digestiva baixa (HDB) é responsável por aproximadamente de um quarto a um terço de todas as internações por hemorragia digestiva.[34] A incidência de HDB é estimada em 20 a 27 por 100.000 adultos em uma população de risco, significativamente menor quando comparada com a HDB com 100 a 200 casos por 100.000.[35] A incidência de HDB aumenta com a idade e é mais alta em homens, presumivelmente devido ao aumento da frequência de doença vascular e diverticulose em homens mais velhos. As taxas de mortalidade por HDB aguda situam-se consistentemente na faixa de menos de 5%.

A HDB é definida como uma hemorragia que se origina distalmente ao ligamento de Treitz e compreende um amplo espectro clínico, o qual varia entre uma hematoquezia insignificante e uma hemorragia severa com choque.[36] A HDB aguda é definida como um sangramento com menos de três dias de duração. A hemorragia severa é definida como uma redução do hematócrito em 20% ou uma necessidade de transfusão ≥ 2 unidades de sangue. Outros dados clínicos associados ao sangramento intenso incluem frequência cardíaca ≥ 100/minuto, síncope, pressão arterial sistólica ≤ 115 mmHg, exame abdominal sem alterações, uso de ácido acetilsalicílico, hemorragia retal durante as primeiras 4 horas de avaliação e mais de duas condições de comorbidade ativas.

APRESENTAÇÃO CLÍNICA

A HDB aguda frequentemente se apresenta por hematoquezia, melena ou sangue vermelho escuro com coágulos. O exame retal digital é necessário. A hematoquezia consiste na apresentação mais comum da HDB. No entanto, de 10 a 15% das apresentações de hematoquezia são de origem em HDB.[38] A presença de melena é sugestiva de origem em hemorragia proximal ao ceco, enquanto sangue vermelho escuro com coágulos sugere localização em colo ascendente.

ETIOLOGIA

As etiologias mais comuns do HDB serão discutidas em ordem de frequência. Uma lista das causas de HDB está incluída na Tabela 19-2.

Doença diverticular

As doenças diverticulares são a causa mais comum de HDB significativa e com risco de morte, sendo responsáveis por 50% dos casos.[38,39] Os divertículos desenvolvem-se no local onde a vasa recta (ramos intramurais da artéria marginal que supre o colo) penetra a parede colônica.[40] Ocorrem mais frequentemente no colo esquerdo, porém podem existir em qualquer lugar do colo, exceto no reto. Motilidade colônica anormal, estrutura muscular defeituosa, aumento do colágeno cruzado e idade avançada são causas de formação de divertículos. Além disso, uma dieta pobre em fibras pode levar a fezes pequenas e firmes, o que causa uma redução do tempo de trânsito. Com o tempo, contrações vigorosas do colo pressionam a camada interna do colo externamente por meio de pontos vulneráveis na parede muscular.[41] A pressão intraluminal alta e uma parede colônica enfraquecida nos sítios de penetração dos vasos na camada muscular levam à herniação.[42] As saculações que se desenvolvem são denominadas divertículos. Acredita-se que a hemorragia diverticular ocorra quando um vaso danificado rompe na cúpula ou no colo do divertículo. A apresentação mais comum da hemorragia diverticular é uma hemorragia retal indolor e maciça. Observa-se uma perda sanguínea severa em 3 a 5% dos pacientes com diverticulose. Em aproximadamente 80% dos pacientes, a hemorragia diverticular apresenta resolução espontânea.[43]

Angiodisplasia

A angiodisplasia do intestino ou malformações arteriovenosas (MAVs) são responsáveis por até 30% das HDBs.[44] As MAVs são encontradas em pacientes acima dos 50 anos de idade e são distribuídas igualmente entre os sexos. Essas lesões são notadamente associadas à estenose aórtica e insuficiência renal, em especial em pacientes idosos. O mecanismo de desenvolvimento exato da angiodisplasia não é completamente compreendido. O desenvolvimento é relacionado à idade e distensão sobre a parede intestinal.[45] A obstrução venosa crônica possivelmente desempenha um papel importante. Quando aplicada ao lume intestinal, a lei de Laplace indica que a tensão é maior em segmentos do intestino com maior diâmetro, tal como o colo direito. Episódios repetidos de distensão colônica estão associados a aumentos transitórios da pressão e tamanho do lume. Com o tempo, esse processo causa uma dilatação gradual das veias submucosas, das vênulas e das unidades capilares arteriolares que a suprem. Por fim, os anéis capilares dilatam-se e os esfíncteres pré-capilares perdem sua competência, formando uma pequena comunicação arteriovenosa.[46] Também foi proposta uma relação entre deficiência de multímeros de alto peso molecular do fator de Von Willenbrand, estenose aórtica e angiodisplasia colônica.[45] A hemorragia tende a originar-se do lado direito do colo, com o ceco sendo a localização mais comum. Entretanto, as MAVs podem ocorrer em qualquer localização do colo, reto e intestino delgado. A maioria dos pacientes apresenta um sangramento crônico, porém até 15% podem apresentar uma hemorragia maciça.[47]

SIDA/HIV

Pacientes com HIV/Aids podem possuir etiologias únicas de hemorragia digestiva quando comparados com coortes HIV negativos. As origens da HDB, apesar de frequentemente não estarem relacionadas ao HIV, podem incluir citomegalovírus (CMV) e sarcoma de Kaposi. No entanto,

▶ TABELA 19-2 CAUSAS DE HEMORRAGIA DIGESTIVA BAIXA

Hemorragia digestiva alta	Diverticulose	Carcinoma gastrintestinal
Angiodisplasia	Malformação arteriovenosa	Isquemia mesentérica
Colite isquêmica	Divertículo de Meckel	Hemorroidas
Colite infecciosa	Lesões de Dieulafoy	Pólipos
Colite por radiação	Úlceras retais	Trauma
Corpos estranhos	Biópsia de próstata	Endometriose
Doença inflamatória intestinal	Varizes colônicas	Enteropatia portal hipertensiva

a HDB em geral está relacionada ao HIV e etiologias incluindo colite por CMV, hemorroidas e fissuras anais.

Devido à trombocitopenia concomitante, os pacientes com HIV podem apresentar uma hemorragia significativa de uma origem que, de outra forma, seria autolimitada (isso é, hemorroidas).[48]

Outras causas de HDB

Pacientes com história prévia de doença aterosclerótica, uso de vasopressores ou choque devem ser avaliados para uma possível colite isquêmica. Outras etiologias menos frequentes de HDB incluem malignidade, doença inflamatória intestinal, uso de AINEs, colite infecciosa, distúrbios anorretais, localização em intestino delgado (i.e., doença de Crohn, divertículo de Meckel) e hemorragia pós-polipectomia.[34,36]

▶ MANEJO DA HEMORRAGIA DIGESTIVA

É necessária uma avaliação cuidadosa da abordagem do tratamento de hemorragia digestiva, devido à alta morbidade e mortalidade associadas a essa condição. Apesar dos avanços no tratamento medicamentoso e nas intervenções terapêuticas, a mortalidade na HDA permanece imutável nos últimos 40 anos.[49,50] Em pacientes graves, a avaliação de um gastrenterologista e a cirurgia devem ocorrer precocemente. Várias considerações sobre o tratamento são discutidas em detalhes a seguir.

RESSUSCITAÇÃO

O tratamento de pacientes com hemorragia digestiva inclui uma ressuscitação inicial e persistente. A reposição agressiva do volume perdido com cristaloides e coloides é obrigatória nos pacientes hemodinamicamente instáveis. A ressuscitação deve iniciar com a instalação de dois cateteres intravenosos calibrosos e a administração de um ou dois *bolus* de 20 mL/kg de cristaloide com o objetivo de resolução rápida da taquicardia e da hipotensão, a fim de restaurar a perfusão tecidual. A hipotensão refratária ou evidência de hipoperfusão de órgãos-alvo indica a administração imediata de concentrado de hemácias do adulto (CHAD). A administração de sangue não deve ser retardada na dependência dos resultados da dosagem de hemoglobina ou da visualização de hematêmese, melena ou hematoquezia no caso de um comprometimento hemodinâmico.

CONSIDERAÇÕES DE VIAS AÉREAS

Uma hematêmese maciça pode resultar em uma via aérea comprometida e visualmente obscurecida. As manifestações de uma anemia hemorrágica podem ocasionar um declínio do raciocínio e aumento do risco de aspiração. Além disso, as intervenções endoscópicas em pacientes com episódios frequentes de hematêmese, vômitos ou esforço para vomitar podem ser desafiadoras e podem ocasionar maiores complicações. Consequentemente, o estabelecimento de uma via aérea definitiva em antecipação a um possível comprometimento cardiovascular e a necessidade de uma intervenção cirúrgica ou endoscópica podem estar indicados nos casos de uma hematêmese de grande volume.

EXAMES LABORATORIAIS

Na avaliação do paciente com hemorragia, o sangue deve ser imediatamente enviado para a realização de um hemograma completo, dosagem de eletrólitos, cálcio, função renal, glicemia, tempo de protrombina, INR* e tempo de tromboplastina parcial ativada e prova cruzada de tipagem sanguínea. Enquanto uma hemoglobina baixa é a regra nos casos de hemorragia digestiva maciça, as hemorragias intermitentes ou as apresentações iniciais podem apresentar níveis de hemoglobina dentro da faixa da normalidade. Em um estudo que identificou 51% dos pacientes com HDA que necessitaram de transfusão, os valores médios de hemoglobina na apresentação foram de 11,3.[51] Devido à natureza potencialmente dinâmica da hemorragia digestiva, devem ser realizadas dosagens seriadas de hemoglobina e hematócrito, a fim de identificar alterações significativas com o decorrer do tempo. Essas alterações podem ou não estar acompanhadas de uma ruptura da hemodinâmica, alterações no quadro clínico ou sintomas como dor torácica, falta de ar ou alteração do raciocínio. Uma elevação da proporção entre a ureia em relação à creatinina é sugestiva de uma origem digestiva alta.[51] Entretanto, um trânsito rápido pode evitar a elevação da ureia nitrogenada e apresentar uma proporção normal. A existência de trombocitopenia ou distúrbios coagulopáticos deve ser indicativa de uma correção criteriosa com plaquetas, plasma fresco congelado e/ou crioprecipitado.

SONDAS E LAVAGENS GÁSTRICAS

A instalação de uma sonda gástrica deve ser considerada na situação apropriada, a fim de comprovar a existência e o grau de severidade de uma HDA. A instalação de uma sonda nasogástrica pode ser realizada em um paciente em estado de alerta com reflexo de deglutição, mas existem várias preocupações em potencial. Os riscos graves incluem pneumonite de aspiração, laringospasmo e perfuração de estruturas faringeanas e gastrintestinais.[52] As contraindicações à instalação incluem história de varizes esofágicas ou estenoses, ingestão recente de substâncias alcalinas e história de cirurgia de *bypass* gástrico. Pacientes com alteração do estado de consciência devem ser intubados para proporcionar uma proteção da via aérea antes da instalação de uma sonda gástrica. No caso de trauma maxilofacial, deve ser instalada uma sonda orogástrica, a fim de evitar a passagem do tubo através da placa cribriforme. Caso esteja disponível a endoscopia, a sonda gástrica oferece poucos benefícios adicionais e pode ser omitida.

---

* N. de T. Índice internacional normalizado (INR, do inglês *international normalized ratio*).

A lavagem com água ou solução salina em temperatura ambiente antes da endoscopia é considerada segura e um importante adjuvante no tratamento de uma suspeita de HDA ou úlcera péptica. A lavagem com água gelada já foi considerada uma intervenção terapêutica aceitável para a HDA devido à vasoconstrição dos vasos gástricos; no entanto, isso não encontra suporte na literatura.[54] A aspiração de sangue fresco indica uma hemorragia ativa, enquanto um aspirado com um aspecto de borra de café está associado a uma etiologia subaguda ou crônica para a HDA. A falta de um aspirado sanguinolento não exclui a possibilidade de uma HDA.[55,56]

ADMINISTRAÇÃO DE HEMODERIVADOS

Os hemoderivados proporcionam benefícios evidentes na reposição do volume perdido, repondo os componentes sanguíneos e corrigindo a acidose. No entanto, vários estudos demonstraram que a administração de hemoderivados está associada à supressão imunológica, ao aumento das taxas de infecções nosocomiais e aos óbitos.[57] Assim sendo, é importante selecionar adequadamente os pacientes que irão receber os maiores benefícios da administração de hemoderivados.

Pacientes que exibem sinais de hipoperfusão de órgãos-alvo beneficiam-se da capacidade adicional de transporte de oxigênio dos hemoderivados. Achados sugestivos de hipóxia tecidual global podem incluir alteração no estado mental, convulsões, hipoxemia, alterações eletrocardiográficas isquêmicas ou elevação do lactato, creatinina, transaminases hepáticas ou troponina. Na ausência desses achados, a hemoglobina deve ser mantida ≥ 7 em pacientes sem história de doença arterial coronariana (DAC) e ≥ 10 naqueles pacientes com história de DAC.[58]

COAGULOPATIA

A hemorragia digestiva pode ser resultante do uso de anticoagulantes, como varfarina, agentes antiplaquetários, como ácido acetilsalicílico ou clopidogrel, ou AINEs. Além disso, uma história de deficiência de fatores ou de cirrose pode indicar a existência de uma quebra da homeostasia da cascata de coagulação. O tratamento deve ser dirigido para a correção da etiologia subjacente nesses casos.

A toxicidade por varfarina é tratada com a administração de 4-6 U de plasma fresco congelado. A administração de vitamina K também irá reverter os efeitos da varfarina; entretanto, o início de sua ação é muito demorado, e seu efeito terá uma duração de 1 a 2 semanas. Tal reversão com a vitamina K deve ser cuidadosamente avaliada devido à possível necessidade de anticoagulação crônica do paciente. Podem ser administradas plaquetas em pacientes com hemorragias ativas com história de trombocitopenia e uso de salicilatos ou AINEs. O crioprecipitado e os fatores de coagulação individuais podem ser administrados se apropriado. Deve ser considerado o uso de acetato de desmopressina (DDAVP®), ou desmopressina em pacientes que apresentem insuficiência renal crônica ou uremia, a fim de aumentar a produção do fator de Von Willebrand, uma vez que esses pacientes possuem uma pobre agregação plaquetária.

O fator VII, que está disponível em uma formulação recombinante, faz um complexo com os fatores teciduais e ativa o fator Xa, induzindo a produção de um coágulo. Seu uso é aprovado em pacientes com hemorragia, portadores de hemofilia A. Na cirrose, a administração do fator VII permanece controversa, uma vez que existem resultados conflitantes em estudos avaliando seu uso no tratamento do sangramento agudo de varizes.[59] Novos agentes, como o concentrado de complexo de protrombina, podem ter um papel no futuro nos casos de hemorragia maciça em pacientes com deficiência de vitamina K conhecida, apesar de ser contraindicado em pacientes com coagulação intravascular disseminada ou doença hepática.[60]

TRANSFUSÃO SANGUÍNEA MACIÇA

Pacientes com hemorragia que necessitam de mais de 10 U de concentrado de hemácias em um período de 24 horas também estão em risco de depleção dos fatores de coagulação e plaquetas devido ao seu efeito dilucional. Uma vez administradas as primeiras 10 U de concentrado de hemácias, deve-se considerar a administração de plasma fresco congelado e plaquetas. As proporções precisas que proporcionam os maiores benefícios não são claras.[61,62] Os pacientes também devem ser monitorados quanto à sobrecarga de volume, hipotermia, hipercaliemia, hipocalcemia e toxicidade por ferro.[60]

INIBIDORES DA BOMBA DE PRÓTONS

Os inibidores da bomba de prótons agem por meio dos canais de Na-K-ATPase para interromper a produção de íons de H^+. O aumento do pH gástrico promove a agregação plaquetária que se encontra afetada em ambientes acídicos.[63] O inibidor da bomba de prótons deve ser administrado por via intravenosa, e o paciente deve ser mantido em NPO. Quando comparados com placebo ou antagonistas dos receptores H_2, o inibidor da bomba de prótons reduz o risco de uma nova hemorragia e a necessidade de uma subsequente cirurgia nos casos de HDA decorrente de úlcera péptica. No entanto, os inibidores da bomba de prótons não demonstraram redução na mortalidade geral decorrente da hemorragia de uma úlcera péptica;[64] porém, pode reduzir a mortalidade em pacientes com achados endoscópicos de alto risco, como hemorragia ativa ou presença de um vaso visível. O inibidor da bomba de prótons permanece como uma importante adjuvante da endoscopia, já que reduz a necessidade de intervenções terapêuticas durante o procedimento.[65] A dose ideal e a via de administração ainda não foram elucidadas; entretanto, a dose inicial sugerida é um *bolus* intravenoso equivalente a 80 mg de omeprazol seguido de uma infusão intravenosa de 8 mg/h durante até 72 horas, quando o tratamento com um inibidor de bomba de prótons em altas doses deve ser iniciado.[11]

OCTREOTIDA/SOMATOSTATINA

A somatostatina e seu análogo, a octreotida, inibem a função exócrina do tecido glandular, o que reduz a secreção de ácido e pepsina. Além disso, reduzem o fluxo sanguíneo da mucosa gastroduodenal o que, associado à redução da produção de ácido, deve ser benéfico na úlcera péptica. Ainda faltam evidências acerca de seu papel no tratamento da úlcera péptica.[66] O papel da octreotida no sangramento de varizes foi claramente demonstrado na facilitação da hemostasia quando usado em associação com a endoscopia.[67,68] O esquema recomendado inclui um *bolus* inicial de 50 μg seguido de uma infusão de 50 μg por hora.

VASOPRESSORES

De modo geral, o uso de vasopressores deve ser desestimulado no choque hemorrágico. A hipotensão pode ser primariamente abordada por meio da ressuscitação volêmica com a administração de cristaloides e coloides. A instalação de um acesso venoso central na veia jugular interna ou subclávia pode facilitar a administração de líquidos diretamente no circuito cardíaco, bem como proporcionar uma orientação para a administração de líquidos pelo monitoramento da pressão venosa central (PVC). Uma leitura de PVC abaixo de 8 é indicativa da necessidade de infusão adicional de volume.

A vasopressina, comumente usada no período pré--inibidores da bomba de prótons, consiste em um agente pressórico endógeno normalmente secretado pela hipófise posterior em resposta a estados hipotensivos. Ela preferencialmente exerce uma vasoconstrição sobre os vasos esplâncnicos, a fim de reduzir o fluxo e a pressão venosa portal. Na época pré-somatostatina, a vasopressina com frequência era usada em pacientes cirróticos, os quais, nos estágios avançados da doença, possuem uma diminuição da capacidade de gerar resistência vascular sistêmica. No entanto, a falta de seletividade da vasopressina em altas doses torna-a um agente menos indicado. O uso de vasopressina tem sido reservado para os casos de hemorragia maciça refratário, sendo administrada por via intravenosa em uma dose de 0,1 a 1 U/min. A administração intravenosa concomitante de nitroglicerina em uma dose de 40 a 400 ucg/min pode ser usada para contrabalançar a isquemia cardíaca e intestinal, sequelas do uso de vasopressina. Um análogo sintético da vasopressina, a terlipressina, é usada mais comumente na Europa, podendo desempenhar um papel no tratamento crônico da síndrome hepatorrenal devido a seus poucos efeitos colaterais e à meia-vida mais longa.[69]

TAMPONAMENTO COM BALÃO

O tubo de Sengstaken-Blakemore, introduzido nos anos 1950, consiste em um sistema de tamponamento esofágico de duplo balonete usado em HDA com risco de óbito decorrente de varizes esofágicas ou gástricas. O balão gástrico oclui as veias de suprimento da junção gastresofágica, reduzindo a pressão nas varizes esofágicas, enquanto o balão esofágico porporciona uma compressão direta.[70] Complicações associadas à sua colocação incluem ruptura gástrica ou esofágica, necrose por presão e pneumonite por aspiração. Uma versão atualizada, o tubo de Minnesota, possui a adição de uma aspiração esofágica, a fim de minimizar a complicação de aspiração. Devido às taxas de complicação e mortalidade proibitivamente altas associadas ao tamponamento com balão, recomenda-se o esgotamento das alternativas de tratamento medicamentoso e endoscópico antes de sua utilização.[71] No entanto, uma hemorragia maciça refratária, que impossibilite uma endoscopia ou que se encontre associada à instabilidade hemodinâmica, pode ser indicativa da instalação de um sistema de tamponamento por balão.

Antes da inserção do sistema de tamponamento por balão, os pacientes devem ser ventilados mecanicamente. Os balões e as vias de aspiração devem ser checados quanto a sua integridade e patência. No caso de não existir uma via de aspiração, pode ser suturada uma sonda nasogástrica em um tubo de Sengstaken-Blakemore proximalmente ao balão esofágico. O tubo deve ser introduzido por via oral cerca de 50 cm no interior da cavidade gástrica. O estômago deve então ter seu conteúdo aspirado. O balão gástrico pode ser inflado com incrementos de 100 mL até um máximo de 400 a 500 mL. O tubo de Sengstaken--Blakemore deve então ser posicionado com um dispositivo de tração, a fim de obter-se a hemostasia. Caso a hemorragia persista, o balão esofágico pode ser inflado até 30 a 40 mmHg. O posicionamento inadequado não é incomum, e sua posição deve ser confirmada com uma radiografia do tórax.[69,70,72,73] O tubo de Linton-Nachlas possui um único balão distal, que pode ser usado em pacientes com apenas varizes gástricas documentadas.[74]

CONSIDERAÇÕES ESPECIAIS NO TRATAMENTO DE CIRROSE HEPÁTICA

A ressuscitação e o tratamento do paciente com cirrose hepática merecem atenção especial.

As varizes ocorrem, em geral, no terceiro e quarto estágios da cirrose; esses pacientes com frequência concentram seu volume intravascular na circulação mesentérica acentuadamente aumentada. Assim, uma hipotensão persistente pode ser a regra. Os marcadores de uma ressuscitação adequada nesses pacientes são menos evidentes. Além disso, a ressuscitação volêmica agressiva pode elevar as pressões portais, aumentando o estresse de ruptura contra as varizes previamente comprometidas. Além disso, a diluição dos fatores de coagulação no paciente cirrótico pode ocasionar um aumento do sangramento ou sua refratariedade.

O uso de cristaloides, apropriados inicialmente, deve ser limitado. A estratégia de ressuscitação deve ser prontamente adaptada para uma que utilize coloide na forma de concentrado de hemácias, plasma fresco congelado, plaquetas ou albumina quando necessário. A manutenção de uma pressão arterial sistólica de 80 a 90 mmHg pode ser adequada, desde que o paciente não exiba outros sinais de hipoperfusão.

Aproximadamente 20% das HDAs em pacientes cirróticos são infectadas na internação, e 50% subsequentemente desenvolvem infecção durante sua hospitalização. A administração de antibióticos demonstrou aumentar a sobrevida.[75,76] As quinolonas ou cefalosporinas são recomendadas para esses pacientes.[77,78]

ENDOSCOPIA

Esofagogastroduodenoscopia

Após uma ressuscitação adequada, a endoscopia digestiva alta (EDA) consiste em uma modalidade diagnóstica e terapêutica de escolha para a HDA e pode estar indicada em certos casos de HDB de etiologia não esclarecida. A EDA serve como diagnóstico, rastreamento e tratamento.[79]

A avaliação precoce da etiologia e da severidade da hemorragia irá orientar o tratamento e a necessidade de monitoramento com cuidados intensivos. O tratamento endoscópico é bem-sucedido em mais de 75% dos pacientes. Apesar desse tratamento, um novo sangramento ocorre em aproximadamente 7 a 29% dos casos, sendo mais comum no sangramento de varizes. Os benefícios da EDA em relação a outras modalidades terapêuticas são a redução das taxas de novos sangramentos, menor quantidade de transfusões sanguíneas, menor mortalidade, permanências hospitalares mais breves e custos hospitalares menores.[80] O tratamento da HDA com EDA depende da etiologia da hemorragia.

Na úlcera péptica, a hemostasia pode ser obtida por meio do tratamento com injeções de epinefrina ou agentes alternativos, clipamento mecânico ou tratamento térmico. Os vasos visíveis ou a presença de extravasamento de sangue são preditivos de novas hemorragias futuras e aumento da mortalidade. Quase todos os novos episódios fatais de hemorragia ocorrem dentro das primeiras 24 horas.[63]

Na síndrome MW, a ocorrência de choque ou hemorragia ativa durante a avaliação endoscópica é preditiva de hemorragia recorrente e indica o monitoramento com cuidados intensivos.[29] A escleroterapia ou a injeção de epinefrina pode ser benéfica em algumas lesões de MW.

O tratamento endoscópico do sangramento das varizes pode ser obtido por meio de escleroterapia ou por ligadura. A administração de somatostatina ou octreotida precocemente em casos de suspeita de sangramento de varizes facilita a obtenção de hemostasia durante uma endoscopia de emergência.[81,82] A adição de uma profilaxia antibiótica em pacientes com cirrose parece reduzir as falhas de tratamento pós-endoscópicas. No entanto, a endoscopia não demonstrou reduzir a mortalidade geral na hemorragia aguda das varizes, com novas hemorragias ocorrendo em 10 a 15% dos casos.[83]

Colonoscopia

A colonoscopia consiste na modalidade de escolha para avaliação da HDB. Pacientes com hematoquezia ou hipotensão, entretanto, devem primeiramente realizar uma endoscopia superior a fim de avaliar a possibiidade de HDA.[84] Apesar de os estudos demonstrarem que uma endoscopia adequada pode ser realizada sem uma preparação intestinal, a American Society of Gastroenterology (Sociedade Americana de Gastrentereologia) recomenda uma limpeza completa do colo para uma adequada visualização de lesões ocultas.[85] A hemostasia é obtida por meio de termocoagulação, tratamento com injeção de vários agentes e métodos mecânicos. A incidência de complicações é de 1 em 1.000, com rara ocorrência de perfuração. A utilidade diagnóstica de uma colonoscopia de urgência é alta quando realizada em 12 a 24 horas, apesar de não reduzir necessariamente a mortalidade, necessidade de transfusão ou duração da internação.[86] Evidências de hemorragia ativa, vasos visíveis ou coágulos aderidos durante a colonoscopia estão associados a um curso complicado e novos episódios de hemorragia.[87]

RADIOLOGIA DIAGNÓSTICA E INTERVENCIONISTA

Angiografia

A angiografia periférica formal possui a capacidade de identificação de uma lesão que se encontra em hemorragia ativa em uma velocidade de 0,5 a 1 mL/min. As vantagens da angiografia incluem a capacidade de identificar a localização precisa da hemorragia e a possibilidade de uma intervenção terapêutica por meio de embolização. As desvantagens incluem a incapacidade de identificar uma hemorragia venosa e uma taxa maior de complicações de até 9,1% associadas à administração de contraste, trombose de artéria femoral e isquemia cerebral transitória.[88] A angiografia por tomografia computadorizada com detector múltiplo é equivalente à angiografia periférica no que diz respeito à capacidade de detectar o local de hemorragia ativa, tendo seu uso aumentado para esse propósito.[89]

A embolização pode ser usada para lesões de HDA, particularmente nos casos de hemorragia maciça ativa que impeça a realização de uma endoscopia. A embolização, nesses casos, raramente ocasiona isquemia e possui a vantagem de evitar a cirurgia, porém está associada a um novo sangramento em até 30% dos casos.[90,91]

A angiografia está indicada em pacientes com HDB recorrente sem a identificação de uma fonte de hemorragia à endoscopia ou nos casos de hemorragia ativa maciça que impeça a realização de uma endoscopia. Quando identificadas durante a angiografia, a maioria das HDBs é suscetível à embolização com altas taxas de sucesso. Se não for obtida a hemostasia, o intervencionista pode injetar azul de metileno no local da hemorragia para facilitar uma abordagem cirúrgica intraoperatória subsequente.[91]

Cintilografia de hemorragia

A cintilografia nuclear com hemácias marcadas com Tc^{99m} ou coloide sulfuroso com Tc^{99m} está indicada em pacientes com uma fonte oculta ou intermitente de HDB que não foi detectada por endoscopia ou angiografia. Ela tem a vantagem de possuir uma sensibilidade maior quando comparada com a angiografia e de ser capaz de detectar hemorragias com uma velocidade de 0,1 mL/min. Uma desvantagem significativa da cintilografia nuclear é que sua acurácia na localização da origem da hemorragia sofre um declínio 2 horas após o início do exame.[92]

TIPS

As falhas no tratamento endoscópico no manejo de varizes esofágicas necessitam de uma derivação transjugular intra-hepática portossistêmica (TIPS, do inglês *transjugular intrahepatic portosystemic shunt*) As veias hepática e portal direita são acessadas por via percutânea, por meio da veia jugular interna direita. É inserida uma cânula, a fim de criar uma comunicação portossistêmica para a redução das pressões portais. Quando a embolização das varizes é realizada durante a TIPS, a taxa de sucesso é alta. As complicações incluem a piora da função hepática, encefalopatia hepática e hipertensão pulmonar.[93] A TIPS pode ser usada como um caminho para o transplante hepático ou para fins paliativos na cirrose de estágio terminal. As contraindicações incluem insuficiência hepática severa, encefalopatia hepática, doença policística hepática, insuficiência cardíaca congestiva direita, malignidade, sepse e coagulopatia severa.[94]

CIRURGIA

HDA

O advento dos inibidores da bomba de prótons e o tratamento para a infecção por *H. pylori* reduziram enormemente a necessidade de intervenção cirúrgica para a hemorragia decorrente de úlcera péptica.[91] As indicações clássicas para a intervenção cirúrgica em pacientes com hemorragia refratária apesar do tratamento medicamentoso ou endoscópico incluem a perda de 30% do volume estimado de sangue durante as primeiras 24 horas, uma necessidade maior do que 1.500 mL de sangue transfundido a cada 24 horas a fim de manter a estabilidade hemodinâmica, hemorragia a ponto de ocasionar hipotensão ou choque e hemorragia recorrente durante o tratamento medicamentoso.[50] Pacientes que necessitem de cirurgia possuem uma taxa de mortalidade de até 25%. No entanto, a repetição do tratamento endoscópico demonstrou reduzir a necessidade de intervenção cirúrgica sem aumentar a mortalidade.[95] Além disso, quando comparada com a cirurgia, a embolização angiográfica parece ser igualmente eficaz e está associada a uma menor morbidade.[91]

HDB

As lesões causadoras de HDB que não são passíveis de intervenção endoscópica ou embolização angiográfica devem ser consideradas para cirurgia. Como a localização transoperatória não é possível, a localização pré-operatória da lesão sangrante é necessária para a prevenção à ressecção às cegas de segmentos do intestino.

▶ RASTREAMENTO E ADMISSÃO

Pode ser difícil a previsão do resultado de pacientes com hemorragia digestiva a partir de sua apresentação inicial; no entanto, existe alguma literatura disponível sobre esse assunto. Usando-se o sistema de pontuação de Glasgow-Blatchford, pacientes com HDA podem ser liberados com segurança caso preencham os seguintes critérios: Hb > 12,9 g/dL em homens ou 11,9 g/dL em mulheres, pressão arterial sistólica > 109 mmHg, pulso < 100 /min, ureia < 39 mg/dL (6,5 mmol/L), ausência de melena, sem história de síncope ou ausência de doença hepática no passado ou presente ou insuficiência cardíaca. Fatores indicadores de resultados adversos e de severidade de uma HDB incluem instabilidade hemodinâmica 1 hora após a avaliação inicial, sangramento retal ativo em grande quantidade e hematócrito inicial ≤ 35%.[96]

REFERÊNCIAS

1. Longstreth GF. Epidemiology of hospitalization for acute upper gastrointestinal hemorrhage: a population-based study. *Am J Gastroenterol.* 1995;90(2):206-210.
2. Blatchford O, Davidson LA, Murray WR, Blatchford M, Pell J. Acute upper gastrointestinal haemorrhage in west of Scotland: case ascertainment study. *BMJ.* 1997;315(7107):510-514.
3. Rockall TA, Logan RF, Devlin HB, Northfield TC. Incidence of and mortality from acute upper gastrointestinal haemorrhage in the United Kingdom. Steering Committee and members of the National Audit of Acute Upper Gastrointestinal Haemorrhage. *BMJ.* 1995;311(6999):222-226.
4. Vreeburg EM, Snel P, de Bruijne JW, Bartelsman JF, Rauws EA, Tytgat GN. Acute upper gastrointestinal bleeding in the Amsterdam area: incidence, diagnosis, and clinical outcome. *Am J Gastroenterol.* 1997;92(2):236-243.
5. Czernichow P, Hochain P, Nousbaum JB, et al. Epidemiology and course of acute upper gastro-intestinal haemorrhage in four French geographical areas. *Eur J Gastroenterol Hepatol.* 2000;12(2):175-181.
6. Paspatis GA, Matrella E, Kapsoritakis A, et al. An epidemiological study of acute upper gastrointestinal bleeding in Crete, Greece. *Eur J Gastroenterol Hepatol.* 2000;12(11):1215-1220.
7. Thomopoulos KC, Vagenas KA, Vagianos CE, et al. Changes in aetiology and clinical outcome of acute upper gastrointestinal bleeding during the last 15 years. *Eur J Gastroenterol Hepatol.* 2004;16(2):177-182.
8. Gralnek IM, Barkun AN, Bardou M. Management of acute bleeding from a peptic ulcer. *N Engl J Med.* 2008;359(9):928-937.
9. Fallah MA, Prakash C, Edmundowicz S. Acute gastrointestinal bleeding. *Med Clin North Am.* 2000;84(5):1183-1208.
10. van Leerdam ME, Vreeburg EM, Rauws EA, et al. Acute upper GI bleeding: did anything change? Time trend analysis of incidence and outcome of acute upper GI bleeding between 1993/1994 and 2000. *Am J Gastroenterol.* 2003;98(7):1494-1499.

11. Leontiadis GI, Howden CW. The role of proton pump inhibitors in the management of upper gastrointestinal bleeding. *Gastroenterol Clin North Am.* 2009;38(2):199–213.
12. van Leerdam ME. Epidemiology of acute upper gastrointestinal bleeding. *Best Pract Res Clin Gastroenterol.* 2008;22(2):209–224.
13. Suerbaum S, Michetti P. *Helicobacter pylori* infection. *N Engl J Med.* 2002;347(15):1175–1186.
14. Barkun A, Sabbah S, Enns R, et al. The Canadian Registry on Non-variceal Upper Gastrointestinal Bleeding and Endoscopy (RUGBE): endoscopic hemostasis and proton pump inhibition are associated with improved outcomes in a real-life setting. *Am J Gastroenterol.* 2004;99(7):1238–1246.
15. Lai KC, Hui WM, Wong WM, et al. Treatment of *Helicobacter pylori* in patients with duodenal ulcer hemorrhage—a long-term randomized, controlled study. *Am J Gastroenterol.* 2000;95(9):2225–2232.
16. Huang JQ, Sridhar S, Hunt RH. Role of *Helicobacter pylori* infection and non-steroidal anti-inflammatory drugs in peptic-ulcer disease: a meta-analysis. *Lancet.* 2002;359(9300):14–22.
17. Kurata JH, Corboy ED. Current peptic ulcer time trends. An epidemiological profile. *J Clin Gastroenterol.* 1988;10(3):259–268.
18. Stollman N, Metz DC. Pathophysiology and prophylaxis of stress ulcer in intensive care unit patients. *J Crit Care.* 2005;20(1):35–45.
19. Berzigotti A, Escorsell A, Bosch J. Pathophysiology of variceal bleeding in cirrhotics. *Ann Gastroenterol.* 2001;14(3):150–157.
20. Lecleire S, Di Fiore F, Merle V, et al. Acute upper gastrointestinal bleeding in patients with liver cirrhosis and in noncirrhotic patients: epidemiology and predictive factors of mortality in a prospective multicenter population-based study. *J Clin Gastroenterol.* 2005;39(4):321–327.
21. Katz D, Freud M, McKinnon WM. The Mallory–Weiss syndrome: evaluation by early endoscopy of its clinical picture and its incidence in upper gastrointestinal hemorrhage. *Am J Dig Dis.* 1965;10:314–323.
22. Knauer CM. Mallory–Weiss syndrome. Characterization of 75 Mallory–Weiss lacerations in 528 patients with upper gastrointestinal hemorrhage. *Gastroenterology.* 1976;71(1):5–8.
23. Yen HH, Chen YY. Diagnosing Mallory–Weiss in the ED. *Am J Emerg Med.* 2009;27(8):1010.
24. Norfleet RG, Smith GH. Mallory–Weiss syndrome after cardiopulmonary resuscitation. *J Clin Gastroenterol.* 1990;12(5):569–572.
25. Younes Z, Johnson DA. The spectrum of spontaneous and iatrogenic esophageal injury: perforations, Mallory–Weiss tears, and hematomas. *J Clin Gastroenterol.* 1999;29(4):306–317.
26. Eisen GM, Baron TH, Dominitz JA, et al. Complications of upper GI endoscopy. *Gastrointest Endosc.* 2002;55(7):784–793.
27. Fleischner FG. Hiatal hernia complex; hiatal hernia, peptic esophagitis, Mallory–Weiss syndrome, hemorrhage and anemia, and marginal esophagogastric ulcer. *JAMA.* 1956;162(3):183–191.
28. Bharucha AE, Gostout CJ, Balm RK. Clinical and endoscopic risk factors in the Mallory–Weiss syndrome. *Am J Gastroenterol.* 1997;92(5):805–808.
29. Kim JW, Kim HS, Byun JW, et al. Predictive factors of recurrent bleeding in Mallory–Weiss syndrome. *Korean J Gastroenterol.* 2005;46(6):447–454.
30. Kortas DY, Haas LS, Simpson WG, Nickl NJ 3rd, Gates LK Jr. Mallory–Weiss tear: predisposing factors and predictors of a complicated course. *Am J Gastroenterol.* 2001;96(10):2863–2865.
31. Yarris JP, Warden CR. Gastrointestinal bleeding in the cancer patient. *Emerg Med Clin North Am.* 2009;27(3):363–379.
32. Cappell MS, Friedel D. The role of esophagogastroduodenoscopy in the diagnosis and management of upper gastrointestinal disorders. *Med Clin North Am.* 2002;86(6):1165–1216.
33. Cendan JC, Thomas JB 4th, Seeger JM. Twenty-one cases of aortoenteric fistula: lessons for the general surgeon. *Am Surg.* 2004;70(7):583–587. Discussion 587.
34. Peura DA, Lanza FL, Gostout CJ, Foutch PG. The American College of Gastroenterology Bleeding Registry: preliminary findings. *Am J Gastroenterol.* 1997;92(6):924–928.
35. Longstreth GF. Epidemiology and outcome of patients hospitalized with acute lower gastrointestinal hemorrhage: a population-based study. *Am J Gastroenterol.* 1997;92(3):419–424.
36. Zuccaro G. Epidemiology of lower gastrointestinal bleeding. *Best Pract Res Clin Gastroenterol.* 2008;22(2):225–232.
37. Strate LL, Saltzman JR, Ookubo R, Mutinga ML, Syngal S. Validation of a clinical prediction rule for severe acute lower intestinal bleeding. *Am J Gastroenterol.* 2005;100(8):1821–1827.
38. Vernava AM 3rd, Moore BA, Longo WE, Johnson FE. Lower gastrointestinal bleeding. *Dis Colon Rectum.* 1997;40(7):846–858.
39. Zuckerman GR, Prakash C. Acute lower intestinal bleeding. Part II: etiology, therapy, and outcomes. *Gastrointest Endosc.* 1999;49(2):228–238.
40. Kethu SR, Rich HG. Images in clinical medicine. Bleeding colonic diverticulum. *N Engl J Med.* 2003;349(25):2423.
41. Mimura T, Emanuel A, Kamm MA. Pathophysiology of diverticular disease. *Best Pract Res Clin Gastroenterol.* 2002;16(4):563–576.
42. Stollman N, Raskin JB. Diverticular disease of the colon. *Lancet.* 2004;363(9409):631–639.
43. Lewis M. Bleeding colonic diverticula. *J Clin Gastroenterol.* 2008;42(10):1156–1158.
44. Barnert J, Messmann H. Management of lower gastrointestinal tract bleeding. *Best Pract Res Clin Gastroenterol.* 2008;22(2):295–312.
45. Warkentin TE, Moore JC, Anand SS, Lonn EM, Morgan DG. Gastrointestinal bleeding, angiodysplasia, cardiovascular disease, and acquired von Willebrand syndrome. *Transfus Med Rev.* 2003;17(4):272–286.
46. Clouse R. *Textbook of Gastroenterology.* Vol 2. 3rd ed. Philadelphia, PA: Lippincott; 1999.
47. Jensen DM, Machicado GA. Colonoscopy for diagnosis and treatment of severe lower gastrointestinal bleeding. Routine outcomes and cost analysis. *Gastrointest Endosc Clin N Am.* 1997;7(3):477–498.
48. Chalasani N, Wilcox CM. Gastrointestinal hemorrhage in patients with AIDS. *AIDS Patient Care STDS.* 1999;13(6):343–346.
49. Henrion J, Schapira M, Ghilain JM, et al. Upper gastrointestinal bleeding: what has changed during the last 20 years? *Gastroenterol Clin Biol.* September 2008.
50. Larson DE, Farnell MB. Upper gastrointestinal hemorrhage. *Mayo Clin Proc.* 1983;58(6):371–387.
51. Ernst AA, Haynes ML, Nick TG, Weiss SJ. Usefulness of the blood urea nitrogen/creatinine ratio in gastrointestinal bleeding. *Am J Emerg Med.* 1999;17(1):70–72.
52. Vale JA, Kulig K. Position paper: gastric lavage. *J Toxicol Clin Toxicol.* 2004;42(7):933–943.
53. Lee SD, Kearney DJ. A randomized controlled trial of gastric lavage prior to endoscopy for acute upper gastrointestinal bleeding. *J Clin Gastroenterol.* 2004;38(10):861–865.
54. Leather RA, Sullivan SN. Iced gastric lavage: a tradition without foundation. *CMAJ.* 1987;136(12):1245–1247.
55. Witting MD, Magder L, Heins AE, Mattu A, Granja CA, Baumgarten M. Usefulness and validity of diagnostic nasogastric aspiration in patients without hematemesis. *Ann Emerg Med.* 2004;43(4):525–532.
56. Witting MD, Magder L, Heins AE, Mattu A, Granja CA, Baumgarten M. ED predictors of upper gastrointestinal tract bleeding in patients without hematemesis. *Am J Emerg Med.* 2006;24(3):280–285.
57. Hebert PC, Wells G, Blajchman MA, et al. A multicenter, randomized, controlled clinical trial of transfusion requirements in critical care. Transfusion Requirements in Critical Care Investigators, Canadian Critical Care Trials Group. *N Engl J Med.* 1999;340(6):409–417.

58. Wu WC, Rathore SS, Wang Y, Radford MJ, Krumholz HM. Blood transfusion in elderly patients with acute myocardial infarction. *N Engl J Med.* 2001;345(17):1230–1236.
59. Dell'Era A, de Franchis R, Iannuzzi F. Acute variceal bleeding: pharmacological treatment and primary/secondary prophylaxis. *Best Pract Res Clin Gastroenterol.* 2008;22(2):279–294.
60. Hearnshaw S, Travis S, Murphy M. The role of blood transfusion in the management of upper and lower intestinal tract bleeding. *Best Pract Res Clin Gastroenterol.* 2008;22(2):355–371.
61. Malone DL, Hess JR, Fingerhut A. Massive transfusion practices around the globe and a suggestion for a common massive transfusion protocol. *J Trauma.* 2006;60(6 suppl):S91–S96.
62. Gonzalez EA, Moore FA, Holcomb JB, et al. Fresh frozen plasma should be given earlier to patients requiring massive transfusion. *J Trauma.* 2007;62(1):112–119.
63. Aabakken L. Current endoscopic and pharmacological therapy of peptic ulcer bleeding. *Best Pract Res Clin Gastroenterol.* 2008;22(2):243–259.
64. Leontiadis GI, Sharma VK, Howden CW. Systematic review and meta-analysis of proton pump inhibitor therapy in peptic ulcer bleeding. *BMJ.* 2005;330(7491):568.
65. Lau JY, Leung WK, Wu JC, et al. Omeprazole before endoscopy in patients with gastrointestinal bleeding. *N Engl J Med.* 2007;356(16):1631–1640.
66. Sgouros SN, Bergele C, Viazis N, Avgerinos A. Somatostatin and its analogues in peptic ulcer bleeding: facts and pathophysiological aspects. *Dig Liver Dis.* 2006;38(2):143–148.
67. Collins D, Worthley LI. Acute gastrointestinal bleeding: part II. *Crit Care Resusc.* 2001;3(2):117–124.
68. Arfaoui D, Elloumi H, Ajmi S. Octreotide in the treatment of acute gastrointestinal hemorrhage caused by ruptured esophageal varices. *Tunis Med.* 2004;82(10):947–950.
69. Talbot-Stern JK. Gastrointestinal bleeding. *Emerg Med Clin North Am.* 1996;14(1):173–184.
70. Bauer JJ, Kreel I, Kark AE. The use of the Sengstaken–Blakemore tube for immediate control of bleeding esophageal varices. *Ann Surg.* 1974;179(3):273–277.
71. Conn HO, Simpson JA. Excessive mortality associated with balloon tamponade of bleeding varices. A critical reappraisal. *JAMA.* 1967;202(7):587–591.
72. Chien JY, Yu CJ. Images in clinical medicine. Malposition of a Sengstaken–Blakemore tube. *N Engl J Med.* 2005;352(8):e7.
73. Roberts JR, Hedges JR, eds. *Clinical Procedures in Emergency Medicine.* 4th ed. Philadelphia: WB Saunders; 2003.
74. Chojkier M, Conn HO. Esophageal tamponade in the treatment of bleeding varices. A decadel progress report. *Dig Dis Sci.* 1980;25(4):267–272.
75. Soares-Weiser K, Brezis M, Tur-Kaspa R, Leibovici L. Antibiotic prophylaxis for cirrhotic patients with gastrointestinal bleeding. *Cochrane Database Syst Rev.* 2002;(2):CD002907.
76. Bernard B, Grange JD, Khac EN, Amiot X, Opolon P, Poynard T. Antibiotic prophylaxis for the prevention of bacterial infections in cirrhotic patients with gastrointestinal bleeding: a meta-analysis. *Hepatology.* 1999;29(6):1655–1661.
77. Rimola A, Garcia-Tsao G, Navasa M, et al. Diagnosis, treatment and prophylaxis of spontaneous bacterial peritonitis: a consensus document. International Ascites Club. *J Hepatol.* 2000;32(1):142–153.
78. de Franchis R. Evolving consensus in portal hypertension. Report of the Baveno IV consensus workshop on methodology of diagnosis and therapy in portal hypertension. *J Hepatol.* 2005;43(1):167–176.
79. Villanueva C, Colomo A, Aracil C, Guarner C. Current endoscopic therapy of variceal bleeding. *Best Pract Res Clin Gastroenterol.* 2008;22(2):261–278.
80. Lee JG, Turnipseed S, Romano PS, et al. Endoscopy-based triage significantly reduces hospitalization rates and costs of treating upper GI bleeding: a randomized controlled trial. *Gastrointest Endosc.* 1999;50(6):755–761.
81. Avgerinos A, Nevens F, Raptis S, Fevery J. Early administration of somatostatin and efficacy of sclerotherapy in acute oesophageal variceal bleeds: the European Acute Bleeding Oesophageal Variceal Episodes (ABOVE) randomised trial. *Lancet.* 1997;350(9090):1495–1499.
82. Villanueva C, Piqueras M, Aracil C, et al. A randomized controlled trial comparing ligation and sclerotherapy as emergency endoscopic treatment added to somatostatin in acute variceal bleeding. *J Hepatol.* 2006;45(4):560–567.
83. Banares R, Albillos A, Rincon D, et al. Endoscopic treatment versus endoscopic plus pharmacologic treatment for acute variceal bleeding: a meta-analysis. *Hepatology.* 2002;35(3):609–615.
84. Jensen DM, Machicado GA. Diagnosis and treatment of severe hematochezia. The role of urgent colonoscopy after purge. *Gastroenterology.* 1988;95(6):1569–1574.
85. Davila RE, Rajan E, Adler DG, et al. ASGE guideline: the role of endoscopy in the patient with lower-GI bleeding. *Gastrointest Endosc.* 2005;62(5):656–660.
86. Green BT, Rockey DC, Portwood G, et al. Urgent colonoscopy for evaluation and management of acute lower gastrointestinal hemorrhage: a randomized controlled trial. *Am J Gastroenterol.* 2005;100(11):2395–2402.
87. Jensen DM, Machicado GA, Jutabha R, Kovacs TO. Urgent colonoscopy for the diagnosis and treatment of severe diverticular hemorrhage. *N Engl J Med.* 2000;342(2):78–82.
88. Egglin TK, O'Moore PV, Feinstein AR, Waltman AC. Complications of peripheral arteriography: a new system to identify patients at increased risk. *J Vasc Surg.* 1995;22(6):787–794.
89. Yoon W, Jeong YY, Shin SS, et al. Acute massive gastrointestinal bleeding: detection and localization with arterial phase multi-detector row helical CT. *Radiology.* 2006;239(1):160–167.
90. Ripoll C, Banares R, Beceiro I, et al. Comparison of transcatheter arterial embolization and surgery for treatment of bleeding peptic ulcer after endoscopic treatment failure. *J Vasc Interv Radiol.* 2004;15(5):447–450.
91. Busch OR, van Delden OM, Gouma DJ. Therapeutic options for endoscopic haemostatic failures: the place of the surgeon and radiologist in gastrointestinal tract bleeding. *Best Pract Res Clin Gastroenterol.* 2008;22(2):341–354.
92. Dusold R, Burke K, Carpentier W, Dyck WP. The accuracy of technetium-99m-labeled red cell scintigraphy in localizing gastrointestinal bleeding. *Am J Gastroenterol.* 1994;89(3):345–348.
93. Rossle M, Haag K, Ochs A, et al. The transjugular intrahepatic portosystemic stent–shunt procedure for variceal bleeding. *N Engl J Med.* 1994;330(3):165–171.
94. Colombato L. The role of transjugular intrahepatic portosystemic shunt (TIPS) in the management of portal hypertension. *J Clin Gastroenterol.* 2007;41(suppl 3):S344–S351.
95. Lau JY, Sung JJ, Lam YH, et al. Endoscopic retreatment compared with surgery in patients with recurrent bleeding after initial endoscopic control of bleeding ulcers. *N Engl J Med.* 1999;340(10):751–756.
96. Velayos FS, Williamson A, Sousa KH, et al. Early predictors of severe lower gastrointestinal bleeding and adverse outcomes: a prospective study. *Clin Gastroenterol Hepatol.* 2004;2(6):485–490.

CAPÍTULO 20

Insuficiência hepática aguda: como coordenar as intervenções de emergência e de cuidados intensivos

Thomas H. Kalb e Jennifer A. Frontera

- ▶ Primeiro contato: como reconhecer, diagnosticar, realizar diagnóstico diferencial e proporcionar uma triagem rápida para transplante   229
- ▶ Tratamento de suporte   232
- ▶ Coordenação da resposta com a piora da encefalopatia   234
- ▶ Como coordenar tudo: triagem, trabalho em equipe, candidatura ao transplante e troca eficiente dos dados   240

Um paciente que se apresenta à emergência com insuficiência hepática aguda (IHA) possui uma maior probabilidade de óbito ou de necessitar de um transplante de emergência em comparação com a recuperação sem transplante.[1] Não importando a etiologia, o fator em comum da IHA consiste em uma linha de tempo compacta e uma história natural da doença rápida e súbita. A recuperação espontânea da função hepática é possível com o uso de medidas de suporte, no entanto, particularmente nos casos de superdosagem por paracetamol, permanece o risco significativo de declínio após a apresentação com falência de múltiplos órgãos, sangramento e complicações infecciosas, com frequência potencializadas por uma encefalopatia de alto grau com edema cerebral.[2]

A principal mensagem para o médico de cuidados intensivos de emergência é que o primeiro contato com o paciente com IHA necessita de um esforço coordenado da equipe para realizar a triagem de modo rápido e eficiente, mobilizando os recursos de tratamento. Devido à raridade e complexidade da IHA, tem sido proposto que a IHA é melhor manejada dentro de um protocolo previamente planejado, similar aos padrões amplamente aceitos para a insuficiência coronariana aguda e o derrame.[3] Tal trabalho de equipe é crucial para propocionar ao paciente com IHA a melhor oportunidade para uma sobrevida livre de transplante. No caso de uma deterioração do estado, as equipes necessitam mobilizar tais recursos, intervenções e profissionais especializados para proporcionar estabilização e suporte à vida, assim como fazer uma rápida triagem e transplante em um cenário grave, no qual o tempo pode não perdoar uma hesitação.

As recomendações e melhores evidências para o desenvolvimento dessa abordagem são informadas pelo Acute Liver Failure Study Group (ALFSG), um consórcio de centros de transplantes que continua prospectivamente a colher dados, relatar seus achados e graduar os níveis de evidência.[4] Este capítulo tem por objetivo ser um guia prático para o profissional atuante no setor de cuidados intensivos de emergência, a fim de proporcionar uma orientação para intervenções clínicas importantes.

▶ PRIMEIRO CONTATO: COMO RECONHECER, DIAGNOSTICAR, REALIZAR DIAGNÓSTICO DIFERENCIAL E PROPORCIONAR UMA TRIAGEM RÁPIDA PARA TRANSPLANTE

Frequentemente usados de forma intercambiável, os termos IHA e insuficiência hepática fulminante são definidos pelo surgimento de disfunção hepatocelular refletida por coagulopatia (INR > 1,5) e encefalopatia na ausência de doença hepática preexistente.[5] Por convenção, a estratificação da insuficiência hepática fulminante é baseada na rapidez do início da encefalopatia no decorrer da enfermidade: menos de duas semanas para o modo fulminante agudo e oito semanas para o modo subfulminante.[6] O consórcio de estudo ALFSG estendeu o tempo de curso até 26 semanas para inserção em sua análise de dados multicêntricos e adotaram o epônimo preferido argumentando que esse termo capta o curso variável da enfermidade na IHA e compreende melhor uma gama maior de pacientes que compartilha características epidemiológicas, etiológicas, fisiológicas e de tratamento.[7] Na ausência de encefalopatia ou coagulopatia, os estudos baseados na população de pacientes em risco de IHA definiram a hepatotoxicidade por meio de uma TGP > 1.000.[8]

COMO SUSPEITAR E ESTABELECER UM DIAGNÓSTICO

Conforme sugerido pela terminologia, o paciente com IHA, na ausência de doença hepática prévia, pode apresentar-se, com uma duração dos sintomas distinta, com queixas principais variadas e sem uma história clara, particularmente se a determinação das transaminases e do INR não fazem parte do rastreamento inicial. Um complexo de sintomas frequente de fadiga subaguda, náuseas e alterações no estado mental pode ser sutil e pode não ser indicativo de IHA. Assim, é necessário um alto nível de suspeita em relação a queixas vagas e inespecíficas para um reconhecimento astuto e rápido dessa doença.

EPIDEMIOLOGIA, ETIOLOGIA E PROGNÓSTICOS

O examinador da unidade de terapia intensiva de emergência deve estar ciente das categorias etiológicas comuns e estar atento durante essa importante avaliação inicial.

Na América do Norte, o paracetamol é responsável por quase metade das IHAs causadas por toxicidade de medicações, seguido à distância, na prevalência etiológica, por antituberculosos (particularmente isoniazida e pirazinamida), anticonvulsivantes (particularmente ácido valproico) e medicações antibióticas.[9] Outras causas identificáveis de IHA incluem infecção aguda pelo vírus da hepatite B (HBV, do inglês *hepatitis B virus*) (7%), outras infecções virais (3%), hepatite autoimune (5%), hepatite isquêmica (4%) e várias outras causas (5%), como a doença de Wilson, IHA associada à gestação e outras anormalidades das vias metabólicas. De modo relevante, até 15% dos casos de IHA permanecem com etiologia indeterminada.[9]

Assim, o primeiro e talvez o desafio mais importante é tentar obter uma história completa e detalhada da ingestão prévia de substâncias. Para confirmação, essa história deve incluir todas as medicações prescritas juntamente com uma linha de tempo precisa. Porém, de igual importância ou ainda maior, no caso de uma IHA é imperativo tentar identificar todos os tratamentos não prescritos, uso de drogas ilícitas e medicações alternativas e fitoterápicos e questionar as ingestões sem fins de tratamento (por exemplo, cogumelos *Amanita*, suplementos nutricionais) que sejam importantes.[10] O consumo de álcool deve ser pesquisado, apesar de os relatos falsos deverem ser objetivamente avaliados por meio dos níveis sanguíneos.[11] Do mesmo modo, a *overdose* por paracetamol pode ser subestimada ou o resultado de um erro terapêutico e o perfil de toxicidade podem ser afetados pela administração prolongada ou sua coadministração.[12] Portanto, deve ser reforçado com o paciente e seus familiares para que se lembrem e relatem todos os tratamentos recentes, incluindo remédios familiares que podem ser considerados inócuos.

A etiologia possui um efeito mensurável sobre o resultado, sendo que a IHA decorrente de uma *overdose* de paracetamol, gestação e hepatite A apresentam um prognóstico mais favorável, com uma sobrevida livre de transplante aproximando-se de 50%.[13] A recuperação espontânea é menos provável com a doença de Wilson, reações medicamentosas idiossincráticas e causas indeterminadas.[14] Pacientes que sofrem uma IHA devido a medicações antiepilépticas apresentam uma taxa de mortalidade significativamente maior após o transplante hepático quando comparados com pacientes com IHA causada por outros medicamentos.[15]

A identificação precoce do agente causador pode ter importância terapêutica. Apesar de as vias de tratamento serem em grande parte de suporte e aplicadas genericamente, alguns tratamentos podem ser dirigidos a uma etiologia específica e podem ser sensíveis ao tempo (ver a seguir).

EXAMES LABORATORIAIS INICIAIS: DIAGNÓSTICO, PROGNÓSTICO E RASTREAMENTO PARA TRANSPLANTE

Em um contexto de uma história desafiadora, os exames laboratoriais iniciais são cruciais para esclarecer as questões diagnósticas e embasar a avaliação de uma candidatura a um transplante. Além dos exames de função hepática e INR, exames de rastreamento diagnóstico etiológico inicial devem ser realizados assim que possível. Os níveis de paracetamol proporcionam a melhor orientação no caso de uma ingestão única, enquanto a predição por meio de um nomograma apresenta maior utilidade caso o momento da ingestão tenha sido confirmado.[16] A insuficiência hepática com frequência está associada a uma ingestão única maior de 10 g, sendo improvável com menos de 4 g.[17] No entanto, no caso de uma congestão polifarmacológica ou ingestão crônica, uma dose bem menor intermitente pode resultar em perda hepatocelular. Assim, a característica operacional de uma única dosagem de paracetamol pode reduzir o poder preditivo negativo nesses casos, não podendo excluir a toxicidade pelo paracetamol como fator causal.[18] Pode haver a disponibilidade em alguns centros de um exame de complexo paracetamol-proteínas; esse exame sensível pode fornecer evidências de uma toxicidade por paracetamol subestimada quando a etiologia da IHA permanece indeterminada.[19]

A avaliação inicial também deve auxiliar na diferenciação entre situações que podem ser fator de confusão e que podem apresentar-se com uma tríade similar de transaminites ou hiperbilirrubinemia, coagulopatia e alteração no estado mental. Quando um exame inicial é sugestivo de outra etiologia, o exame ultrassonográfico pode fornecer pistas de uma obstrução do trato biliar, hepatopatia infiltrativa, tumor, obstrução de veia hepática ou exacerbação aguda de uma doença hepática crônica. A doença hepática não primária, como sepse, crise hemolítica e constrição pericárdica aguda, pode ser um fator de confusão caso as anormalidades de coagulação ou a hiperbilirrubinemia sejam proeminentes. A ingestão de varfarina e a coagulopatia de consumo devem ser consideradas no caso de ocorrência de uma coagulopatia isolada. Além disso, podem ocorrer efeitos medicamentosos adversos em um contexto de enfermidade superposta ou concomitante, o que pode dificultar ainda mais a diferenciação entre lesão hepatocelular e outra enfermidade sistêmica.

Uma vez que haja forte suspeita de um diagnóstico de IHA, ou até mesmo sua confirmação, é essencial a obtenção de uma série de exames laboratoriais adicionais rapidamente. Esses exames são usados para fazer a distinção entre as principais etiologias de IHA, caracterizar a extensão da lesão hepatocelular, rastrear desequilíbrios metabólicos e esclarecer aspectos não hepáticos que podem necessitar de atenção ou que possam exercer impacto acerca de uma candidatura a transplante. A Tabela 20-1 fornece uma ampla lista de exames laboratoriais que estão indicados. Devido à magnitude e complexidade dessa grande lista, é recomendado manter uma ordem pré-estabelecida desencadeada por um protocolo.

ESTABELECENDO O PROGNÓSTICO A PARTIR DO PRIMEIRO CONTATO

O estabelecimento de uma linha de base para comparações seriadas e trajetória da IHA é muito importante para a tomada de decisão subsequente. A composição da história e os achados físicos e laboratoriais iniciais a partir do primeiro contato formarão a base da estratificação de risco e da comparação dos exames seriados, os quais são cruciais para a decisão de colocar um paciente na lista de transplante. A classificação prognóstica mais comumente usada, os critérios do King's College Hospital (ver Tab. 20-2), usa medidas simples que predizem negativamente a sobrevida livre de transplante, originalmente derivada de uma coorte de IHA induzida por paracetamol.[20] Uma linha de base inequívoca e um plano padronizado para a obtenção seriada e registro claro desses componentes específicos devem fazer parte do plano da equipe de cuidados de emergência.

Dados que suportam o valor aditivo de marcadores séricos adicionais de mau prognóstico têm sido debatidos entre a comunidade de transplantes.[21-23] Da mesma forma, foram avaliados índices de prognósticos específicos para a doença em coortes relativamente pequenas os quais necessitam de validação futura.[24] De modo geral, o valor preditivo de qualquer modalidade, incluindo os critérios do King's College Hospital, pode ser influenciado pela interrupção da história natural da doença pelo transplante em si. A decisão, o momento, a disponibilidade e a feti-

▶ **TABELA 20-1** RASTREAMENTO IMEDIATO RASTREAMENTO LABORATORIAL EM SUSPEITA DE IHA

Registrar dano hepatocelular e iniciar a pesquisa Sistêmica/etiológica	Painel da função hepática TP/INR Hemograma com contagem diferencial de plaquetas Fibrinogênio Níveis de paracetamol (conjugado caso disponível) Rastreamento toxicológico Eletrólitos/creatinina/ácido úrico Hemoculturas
Avaliação etiológica	Citomegalovírus IgG Vírus Epstein-Barr IgG DNA do vírus de hepatite B (quantitativo) Antígeno de superfície da hepatite B Anticorpo de superfície da hepatite B Anticorpo de núcleo da hepatite B α-fetoproteína Ceruloplasmina Eletroforese de proteínas séricas Anticorpo contra músculo liso α Anticorpo antimitocondrial Anticorpo antinuclear Anticorpo microssomial fígado e rins
Severidade dos distúrbios hepático e extra-hepático/ Triagem para transplante	RNA do vírus da hepatite C (quantitativo) Exame de urina Gasometria arterial Lactato arterial ABO (dois exames separados, com 2 horas de intervalo) Repetir TP/INR a cada 6 horas Repetir o nível de transaminases a cada 6 horas Repetir bilirrubina total e direta a cada 6 horas

▶ **TABELA 20-2** FATORES PREDITIVOS DE AUMENTO DA MORTALIDADE SEM TRANSPLANTE DE EMERGÊNCIA: CRITÉRIOS DE KING'S COLLEGE

Na IHA induzida por paracetamol
Tempo de protrombina maior do que 100 s (INR > 6,5)
pH arterial < 7,30
Encefalopatia grau 3 ou 4
Creatinina sérica > 300 µg/mL (3,4 mg/dL)
Na IHA não induzida por paracetamol
TP maior do que 100 s
Ou três dos seguintes cinco critérios:
Idade do paciente menor de 10 ou maior de 40 anos de idade
Hepatite causada por vírus não A/não B, halotano ou reação medicamentosa
Início tardio da encefalopatia (> 1 semana após o surgimento da icterícia)
TP maior do que 30 s (INR>3,5)
Bilirrubina sérica total > 17,5 mg/dL (300 mmol/L)

Dados de O'Grady JG, Alexander GJ, Hayllar KM, et al. Early indicators of prognosis in fulminant hepatic failure. *Gastroenterology.* 1989;97:439-445.

vidade do transplante em qualquer caso e em diferentes situações compõem a dificuldade dos modelos preditivos comparativos.

▶ **TRATAMENTO DE SUPORTE**

COMO MANEJAR O SUPORTE HEMODINÂMICO

Com o declínio progressivo da função hepática, um estado hiperdinâmico com baixa resistência vascular sistêmica pode ser predominante no quadro clínico, podendo ser clinicamente indiferenciável de uma sepse severa. Esse achado correlaciona-se com o escore SOFA (dos inglês, Sequential Organ Failure Assessment), lactato arterial e mortalidade.[25] É imperativo que a pressão arterial média seja mantida acima de 50 a 60 mmHG a fim de preservar a perfusão dos órgãos e manter uma pressão de perfusão cerebral (PPC) > 50 mmHG. A ressuscitação volumétrica com 20 a 25 mL/kg de solução cristaloide isotônica é uma primeira medida apropriada, apesar de que, caso o paciente não seja responsivo a uma reposição hídrica inicial, está recomendado o uso de norepinefrina (noradrenalina).[4] Não existem proibições estritas no que diz respeito ao efeito dos vasopressores na IHA, ainda que, de modo experimental, o uso de vasopressina parece ter uma maior predileção em relação à vasodilatação.[26]

A hipor resposta ao volume suprarrenal demonstrou ter uma alta incidência na IHA, e a reposição de corticosteroides, apesar de controversa, pode ser prudente e é recomendada pelo ALFSG nos caso de hipotensão refratária.[8] Os distúrbios da permeabilidade capilar precipitam um aumento no líquido pulmonar extravascular com mínima elevação da pressão hidrostática, particularmente em pacientes com edema cerebral, o que leva a um quadro clínico de síndrome do desconforto respiratório agudo (SDRA).[27] A ecocardiografia está indicada a fim de excluir a superposição de disfunção da contratilidade cardíaca, doença pericárdica ou anormalidade regional da mobilidade da parede, o que pode indicar uma comorbidade cardíaca e um impacto sobre a tolerância à cirurgia e anestesia. O vazamento de troponina é prevalente na IHA com choque, assim como em outras forma de doenças graves, representando um sinal de mau prognóstico.[4]

QUANDO INICIAR A UTILIZAÇÃO DE ANTIBIÓTICOS EMPIRICAMENTE

Com o aumento da duração e da severidade da disfunção hepática, eleva-se a incidência de infecção sistêmica, com relatos de sepse bacteriana e fúngica, originando-se de uma resposta imune atenuada associada a uma ruptura de barreira por um ventilador ou cateter.[4] As recomendações para a administração empírica de antibióticos em presença de resposta inflamatória sistêmica e hipotensão refratária, com progressão para encefalopatia hepática de estágio avançado, em pacientes candidatos a transplante hepático são baseadas, em parte, na dificuldade de interpretar os sinais e os sintomas que indiquem uma infecção sistêmica nesses casos.[4]

TRATAMENTO DO SANGRAMENTO E DO RISCO DE SANGRAMENTO

A orientação básica para o profissional de cuidados intensivos de emergência é evitar o uso indiscriminado de componentes do plasma que possam obscurecer a avaliação de triagem. Tais produtos elevam o risco de distúrbios da troca gasosa devido à inundação alveolar, devendo ser evitados a menos que haja um sangramento significativo ou preocupações quando à integridade da hemostasia quando existir a previsão de um procedimento invasivo.[4]

Pacientes com insuficiência hepática fulminante podem apresentar anormalidades em múltiplos níveis da cascata de coagulação. Além da deficiência de fatores de coagulação e fibrinogênio devido a distúrbios de síntese, os pacientes podem apresentar trombocitopenia devido à sequestração esplênica, coagulopatia intravascular disseminada (CIVD) ou anormalidades plaquetárias devido à uremia e insuficiência renal aguda. Tem sido recomendado que o uso do fator VIIa recombinante (rVIIa) seja restrito à reversão da coagulopatia apenas nos casos de sobrecarga severa de volume com previsão de intolerância ao plasma fresco congelado ou previamente a procedimentos de alto risco, como biópsia hepática ou instalação de monitor de pressão intracraniana (PIC). O uso de rVIIa não repõe outros fatores de coagulação deficientes e implica um aumento do risco de (CIVD) quando comparado com outros agentes.[28] Adicionalmente, a taxa de eventos tromboembólicos com rVIIa pode ser de até 8,5%.[29]

Os concentrados de complexo de protrombina inativados (PCC, do inglês *prothrombin complex concentrantes*) comercializados com o nome de Bebulin e Profilnine, nos Estados Unidos, e Octaplex na Europa, algumas vezes são denominados como concentrados de fator IX. Esses incluem variadas quantidades dos fatores II, VII, IX e X e proteínas C e S. Usando-se o PCC, a reversão da coagulopatia de múltiplos fatores pode ser rapidamente alcançada com mínimo volume e com menos custos do que o rVIIa. Uma vez que o PCC não contém o fator V, alguns hematologistas recomendam o uso de plasma fresco congelado a fim de repor esse fator. Todos os pacientes devem receber vitamina K, 10 mg por via intravenosa (IV) em dose única. Além disso, caso o nível de fibrinogênio encontre-se abaixo de 100 mg/dL, os pacientes devem receber reposição com crioprecipitado. Pacientes portadores de insuficiência renal devem receber DDAVP 0,3 µg/kg em dose única para a uremia induzida pela disfunção plaquetária.

Valores laboratoriais adequados para a instalação de um monitor de PIC incluem um INR < 1,5, plaquetas > 50.000/mm^3, fibrinogênio > 100 mg/dL e um TTP normal. Deve-se observar que o uso de múltiplas doses de rVIIa ou a combinação de rVIIa com plasma fresco congelado não é recomendado, uma vez que isso pode elevar muito o risco de CIVD e complicações relacionadas à CIVD. Em pacientes com coagulopatia persistente, a troca do plasma demonstrou ser efetiva.[4] Isso pode ser uma opção atrativa para pacientes que já possuem um cateter de diálise e que podem tolerar uma interrupção da terapia de reposição renal a fim de submeter-se à troca de plasma.

MOMENTO DA INSTALAÇÃO DE UM ACESSO CENTRAL E QUESTÕES DE SEGURANÇA REFERENTES À INSTALAÇÃO

Em pacientes com encefalopatia severa, é mais prudente combinar as ações de sedação, intubação, acesso central e suporte de hemoderivados, seguidas de avaliação quanto a transporte para realização de uma tomografia computadorizada (TC), que deve incluir TC cerebral e abdominal. As preocupações em relação ao aumento do risco de infecções na corrente sanguínea associadas ao cateter limitam sua utilidade e podem aumentar o dano ocasionado pela instalação femural do acesso. A abordagem pela veia jugular interna (JI) é a preferida em comparação com a subclávia devido à visualização ecográfica e compressibilidade melhores. Além disso, não existem contraindicações à instalação do acesso JI em pacientes com PIC elevada, apesar de ser aconselhável manter a cabeça em posição neutra e evitar a canulação JI bilateral.

MANEJO HÍDRICO E ELETROLÍTICO

A hipoglicemia é comum e necessita ser rastreada de modo conservador e manejada com soluções contendo glicose à medida que a função hepática sofre deterioração. A acidose metabólica frequentemente complica a IHA, com declínio do fluxo de lactato, aumento da produção de lactato e altos valores de *gap* aniônico, os quais mantêm um déficit de base persistente apesar dos efeitos alcalinizantes da hipoalbuminemia e hipocloremia.[30] Do mesmo modo, soluções contendo citrato, acetato e gluconato podem ser mal-absorvidas pelo fígado insuficiente, podendo representar uma sobrecarga adicional de ânions que podem contribuir para uma forte diferença de ânions e acidose acentuada.[31]

A fim de evitar o excesso de água livre, a glicose deve ser administrada em uma solução a 10%. Muitos aspectos da IHA tendem a produzir uma hiponatremia. Foi observado um efeito deletério do balanço hídrico sem manejo adequado nos prognósticos dos pacientes, com piora da encefalopatia e um declínio significativo da recuperação neurológica pós-transplante naqueles pacientes receptores com valores de Na < 130 no momento da cirurgia.[32] A hipofosfatemia consiste em uma notável exceção ao efeito deletério do distúrbio eletrolítico, visto que essa anormalidade tem sido atribuída à recuperação da massa de hepatócitos, sendo considerada um marcador da atividade metabólica renovada.[4]

QUANDO INICIAR A TERAPIA DE REPOSIÇÃO RENAL

A oligúria e a insuficiência renal consistem em achados comuns que acompanham a IHA. A predileção pela insuficiência renal é maior na toxicidade por paracetamol, porém pode ser precipitada em todas as formas de IHA.[16] A fisiopatologia provavelmente é multifatorial e pode incluir hipovolemia, distúrbios microcirculatórios corticais medulares agudos com uma insuficiência renal com avidez por sódio similar à síndrome hepatorrenal, ou danos tubulares diretamente derivados de toxinas, incluindo produtos do paracetamol ou espécies de oxigênio reativo.[33] A recuperação da função renal tende a ser similar à da função hepática, de modo que com frequência é vista uma melhora espontânea com a recuperação ou após o transplante. Mesmo assim, a introdução precoce da terapia de reposição renal é recomendada em pacientes com oligúria progressiva, particularmente nos casos de distúrbios eletrolíticos e sobrecarga de volume, e para auxiliar no manejo da administração de plasma ou terapias osmóticas.[4] A hemofiltração venovenosa contínua é a modalidade preferida de acordo com as recomendações da ALFSG, com base em seu perfil hemodinâmico mais suave, menos trocas líquidas precipitadas, capacidade de abordar rapida e continuamente os distúrbios eletrolíticos e manejo do tratamento osmótico.[4]

INICIATIVAS TERAPÊUTICAS ESPECÍFICAS

Terapias específicas para causas isoladas de IHA são poucas e são detalhadas a seguir.

O metabólito tóxico do paracetamol, N-acetil-p-benzoquinona imina (NAPQI) normalmente é desintoxicado pela conjugação da glutationa. A N-acetilcisteína (NAC) para a superdosagem do paracetamol por via oral ou IV está indicada para repor as reservas de glutationa, podendo atuar como mecanismos antioxidantes e vasopressores. A via IV possui a vantagem de melhor tolerância GI e elimina os problemas relacionados à absorção.[4] Além disso, de acordo com evidências reunidas sobre os benefícios sobre a sobrevida livre de transplante e com um perfil em geral favorável, a NAC IV deve ser fortemente considerada em pacientes com IHA não causada por paracetamol em estágio inicial.[34] O tratamento deve ser iniciado imediatamente ao ser estabelecida IHA ou hepatotoxicidade, com uma dose de ataque de 150 mg/kg em 500 mL de glicose a 5% em 30 minutos, seguida pela dose de manutenção de 50 mg/kg em 4 horas, e a seguir 125 mg/kg em 1.000 mL de glicose a 5% em 19 horas. A maioria dos especialistas recomenda uma infusão IV contínua de NAC até que o INR seja menor do que 1,5. Devido ao risco de reação de hipersensibilidade, a NAC IV sempre deve ser administrada com monitoração, e pacientes com reações alérgicas leves devem ter a velocidade de infusão reduzida em 50% e receber corticosteroides e anti-histamínicos.

Outros tratamentos em uso, porém sem benefício comprovado, incluem carvão ativado e penicilina IV em altas doses para o envenenamento por cogumelos e corticosteroides para hepatite autoimune. No entanto, os corticosteroides não demonstraram benefícios em um estudo sobre IHA induzida por medicamentos. Outras intervenções de emergência aplicadas a etiologias específicas incluem o parto imediato nos casos de IHA induzida por gestação. A avaliação de uma equipe de transplantes deve ser realizada antes do início do tratamento específico com iniciativas sem comprovação tais como quelação de cobre, plasmaférese e tratamento antioxidante para doença de Wilson; lamivudina ou entecavir para a hepatite B aguda; aciclovir para infecção por vírus herpes simples e cirurgia descompressiva ou *shunt* portossistêmico intra-hepático transjugular (TIPS, do inglês *transjugular intrahepatic portosystemic shunts*) para a síndrome de Budd-Chiari aguda.[9]

NOVAS OPÇÕES TERAPÊUTICAS PARA A IHA

A hemofiltração e a hemodiálise possuem uma capacidade limitada de remover as toxinas ligadas a proteínas, porém novas técnicas experimentais têm sido desenvolvidas para lidar com tais substâncias. Várias configurações das denominadas modalidades de suporte hepático foram relatadas em estudos não randomizados, e os resultados de estudos multicêntricos são aguardados. Ambos os sistemas, o livre de células e o bioartificial, foram desenvolvidos com o objetivo de remover toxinas conhecidas e desconhecidas que foram liberadas e não depuradas na IHA. Até o momento, o uso desses dispositivos não demonstrou alterar a mortalidade, apesar de que achados como a redução das encefalopatias levaram a um interesse em manter essa linha de pesquisa; no entanto, seu uso deve ser considerado experimental.[35]

Terapias de ligação, como o transplante ortotópico auxiliar e o transplante em dois estágios, no qual a hepatectomia precede o transplante por um intervalo variável de até dias, são controversos e foram relatados de maneira esporádica. Esses procedimentos extraordinários são tentados apenas em centros especializados em certas circunstâncias, como no caso de um paciente com hipertensão intracraniana refratária sem um doador compatível.[36]

▶ COORDENAÇÃO DA RESPOSTA COM A PIORA DA ENCEFALOPATIA

COMO AVALIAR O ESTADO MENTAL

A encefalopatia hepática consiste em uma forma reversível de disfunção neurológica. Apesar de sua patogênese não ser completamente compreendida, acredita-se ser primariamente causada pela neurotoxicidade induzida por amônia. A amônia, produzida por meio de catabolismo de fontes de nitrogênio ou pelo metabolismo da glutamina em nível mitocondrial, demonstrou ocasionar edema e disfunção dos astrócitos.[37] O metabolismo da glutamina em glutamato e amônia pode adicionalmente causar estimulação dos receptores do ácido N-metil-d-aspártico (NMDA), desencadeando a liberação de óxido nítrico com subsequente vasodilatação. Essa vasodilatação pode levar a hiperemia e edema cerebral.[38] Além disso, a autorregulação cerebral mostrou estar afetada em pacientes com insuficiência hepática fulminante.[39] Uma variedade de outros mecanismos pode estar envolvida na patogênese da encefalopatia hepática, incluindo inflamação, ativação das proteínas dos canais de água aquaporina-4 nos astrócitos, oxíndole (um metabólito do triptofano), assim como catecolaminas e outras anormalidades de neurotransmissores.[40]

O resultado desse perfil neuroquímico anormal é o edema cerebral, que ocorre em 80% dos pacientes comatosos com insuficiência hepática aguda, sendo a principal causa de morte entre pacientes com IHA fulminante.[41] A encefalopatia hepática é graduada conforme o descrito na Tabela 20-3.

O exame neurológico deve ser realizado em pacientes livres de sedação durante o máximo de tempo possível, balanceando os riscos de agitação que possam elevar à PIC. Uma vez que o bloqueio neuromuscular pode alterar os reflexos do tronco cerebral e o exame motor, pacientes recentemente intubados devem ser testados com um conjunto de quatro estímulos, a fim de assegurar-se de que o bloqueio neuromuscular não esteja confundindo a avaliação neurológica. A Tabela 20-4 mostra as áreas neurológicas que devem ser avaliadas em todos os pacientes com IHA.

QUANDO OBTER UMA TC DE ENCÉFALO

Qualquer paciente com deterioração aguda do estado mental ou achados focais ao exame deve ser submetido

▶ TABELA 20-3   GRADUAÇÃO DA ENCEFALOPATIA HEPÁTICA

Grau	Nível de consciência/ Função Cognitiva	Função neuromuscular	Sintomas psiquiátricos
1	Distúrbio do sono Confusão leve Raciocínio afetado	Tremor Descoordenação ±Asterixis	Euforia/depressão
2	Desatenção Confusão moderada Desorientação temporal	Asterixis Fala arrastada Escrita afetada	Irritabilidade Redução das inibições Alterações de personalidade
3	Confusão acentuada Completamente desorientado Letárgico Segue os comandos	Fala arrastada Ataxia Asterixis Nistagmo Reflexos hipoativos ou hiperativos	Ansiedade ou apatia Comportamento inadequado ou desorientação Paranoia, raiva
4	Não segue os comandos Coma	Pupilas dilatadas Perda dos reflexos dos nervos cranianos Sinais de herniação Postura flexora ou extensora Perda dos reflexos	Coma

a uma TC de encéfalo sem contraste para avaliar a possibilidade de hemorragia intracraniana. Além disso, é recomendada a realização de uma TC de encéfalo em qualquer paciente com encefalopatia nos estágios III e IV, a fim de avaliar um edema cerebral.[4] Uma TC de encéfalo normal não exclui uma elevação da PIC e não deve ser usada como substituto da monitoração da PIC. Além da TC de base, uma TC de encéfalo deve ser realizada após a inserção ou remoção de um monitor de PIC para checar o posicionamento e a presença de hemorragias. Apesar de a ressonância nuclear magnética (RNM) poder detectar um edema cerebral com mais sensibilidade e especificidade do que a TC, os riscos de transporte e o tempo envolvido na obtenção da RNM superam os benefícios da precisão diagnóstica.

QUANDO E COMO INTUBAR

A encefalopatia pode levar à aspiração e elevação da $PaCO_2$, o que pode exacerbar o edema cerebral e elevar a PIC. Pacientes que não obedecem aos comandos (em geral graus III e IV) devem ser considerados para intubação. A fim de evitar picos na PIC que podem ocorrer com a estimulação laríngea, a intubação deve ocorrer em um ambiente controlado. O propofol e o etomidato são considerados agentes de indução apropriados. A quetamina deve ser evitada porque pode elevar a PIC. A lidocaína em *spray* ou em *bolus* de 1 mL/kg pode ser administrada antes da laringoscopia a fim de atenuar elevações da PIC. A succinilcolina deve ser evitada em pacientes sedentários há mais de 24 horas. O uso de uma laringoscopia videoassistida pode facilitar a intubação com menos complicações em comparação com a laringoscopia direta.

VENTILAÇÃO MECÂNICA SEGURA E PRINCÍPIOS DE INTERAÇÃO DA PIC

Os modos de controle de volume assistidos são razoáveis em pacientes com encefalopatia hepática. Uma vez que o aumento da pressão positiva no final da expiração (PEEP, do inglês *positive end-expiratory pressure*) irá aumentar também a pressão intratorácica média, uma PEEP elevada que exceda a pressão venosa central pode teoricamente ocasionar elevações da PIC. Entretanto, estudos com PEEP de até 15 cm H_2O não demonstraram um efeito significativo sobre a PIC ou pressão de perfusão cerebral (PPc).[42] A hipercapnia permissiva deve ser evitada, já que isso elevaria a PIC. Similarmente, modos de proporção inversa com pressões elevadas com uma duração significativa do ciclo respiratório podem inibir o fluxo venoso jugular, levando a um aumento da PIC. Muitos pacientes com insuficiência hepática fulminante irão hiperventilar espontaneamente como parte de uma resposta autorregulatória. Isso não deve ser tratado; ao contrário, a hiperventilação induzida não é recomendada, exceto nos casos agudos de herniação, uma vez que isso pode ocasionar isquemia devido à vasoconstrição.[43] A manutenção de uma $PaCO_2$ entre 30 e 40 mmHG é adequada.

PRÁTICAS DE SEDAÇÃO EM FACE DE UMA ENCEFALOPATIA

A minimização da sedação excessiva e a interrupção da sedação são essenciais para a avaliação contínua do exame neurológico. Deve ser realizado o tratamento adequado da dor e ansiedade a fim de minimizar a elevação da PIC. Ao escolher um sedativo, o *clearence* renal e hepático deve ser considerado. O propofol é um típico agente com meia-vida curta, o que permite a realização frequente de exames; entretanto ele não proporciona analgesia. Outras opções razoáveis incluem o fentanil, que pode minimamente reduzir o limiar de convulsões, e o dexmedetomidina, um α-agonista de ação central que atua como ansiolítico e analgésico com mínima depressão respiratória ou neurológica. O midazolam é uma escolha razoável em pacientes ansiosos e, assim como o propofol, possui efeitos anticonvulsivantes. No entanto, ativa metabólitos que podem se acumular com o uso prolongado. Todos os agentes anteriormente

▶ TABELA 20-4 AVALIAÇÃO NEUROLÓGICA DO PACIENTE COM IHA

Área neurológica	Achados do exame	Achados alarmantes
Estado mental	Orientação em relação a si mesmo e ao tempo Nível de atenção (contagem regressiva ou meses) Avaliação da linguagem (obedecer a comandos, fluência, nomeação, repetição) Avaliação das funções cognitivas superiores (cálculo, práxis) Avaliação dos distúrbios do humor	Sem resposta aos comandos Sem abertura ocular ao comando de voz Estimulação tátil/dolorosa Sem verbalização Sem rastreio de voz Qualquer alteração do nível de atenção Deve indicar uma avaliação neurológica mais agressiva
Nervos cranianos	Reatividade, diâmetro de simetria das pupilas Fundoscopia para avaliação de papiledema Hemorragias retinianas Reflexo oculocefálico (olhos de boneca) Reatividade corneana (avalia os nervos cranianos V aferente e VII eferente) Sensibilidade trigeminiana Simetria facial Elevação do palato, deglutição Desvio da língua	Disartria pode ser indicativa de fraqueza facial ou disfunção cerebelar A perda de reflexos do tronco cerebral consiste em um sinal de gravidade Dilatação pupilar assimétrica pode indicar herniação
Exame motor	Avaliação da força motora das extremidades superiores e inferiores O sinal do pronador pode ser um indicador precoce de anormalidade focal O estímulo doloroso pode ser necessário para avaliação da postura em pacientes graus 3 e 4 Avaliação de asterixis fazendo o paciente estender as mãos como se estivesse "parando o tráfego". A asterixis é a mioclonia negativa ou a perda do tônus muscular, podendo ocasionar quedas caso esteja presente a asterixis de extremidades inferiores	Qualquer novo déficit focal deve ser suspeito de hemorragia intracraniana A postura extensora ou flexora ocorre na encefalopatia grau 4
Exame sensório	Avaliação das modalidades de toque leve, beliscão, dor, temperatura, vibração e propriocepção	O exame do sensório notadamente não é confiável em pacientes com encefalopatia ou com desatenção
Exame cerebelar	Função apendicular: dedo até o nariz, calcanhar até a canela Função axial: titubeação, disartria, ataxia	A disfunção cerebelar ocorre precocemente na encefalopatia hepática
Marcha	Avaliação de marcha normal, marcha nos calcanhares e dedos dos pés, marcha oscilante, teste de Romberg	Marcha de base alargada e incapacidade de juntar os pés indicam disfunção cerebelar
Reflexos	Reflexos tendinosos profundos são classificados como ausentes, diminuídos (1+), normais (2+), hiperativo (3+ com aumento sem mioclonia) e 4+ (hiperativo com clônus) Babinski	Podem ocorrer reflexos hiperativos ou hipoativos Artelhos voltados para cima ocorrem na encefalopatia de alto grau

mencionados podem reduzir a pressão arterial. A paralisia raramente é necessária para uma ventilação adequada, porém, quando usada, deve ser empregada com cautela e pelo menor período de tempo necessário. Ela pode aumentar substancialmente o risco de neuropatias e miopatias graves, mascarar a atividade convulsiva e obscurecer completamente o exame neurológico.

MONITOR DE PIC

A elevação da PIC ocorre em 86 a 95% dos pacientes com encefalopatia graus III e IV.[3] Devido à insensibilidade da TC de encéfalo na avaliação do edema cerebral, o monitoramento da PIC é a única maneira de diagnosticar uma elevação da PIC e avaliar a eficácia do tratamento do edema cerebral em pacientes com exames neurológicos limítrofes. Apesar de não existirem estudos randomizados que apoiem o uso de monitoramento da PIC, dados sugerem que ela pode identificar picos subclínicos na PIC, levar a alterações terapêuticas e fornecer importantes informações prognósticas. O monitoramento da PIC é recomendado pelo ALFSG em pacientes de grau III e IV candidatos ao transplante e em alguns pacientes com encefalopatia avançada que não são candidatos ao transplante, mas podem ter benefício na sobrevida com o tratamento neurológico protocolizado intensivo.[3]

Tendo em vista que não está esclarecido se o risco de hemorragia após a adequada correção da coagulopatia é maior com monitores intraparenquimatosos quando comparados com monitores epidurais da PIC e que os monitores parenquimatosos são mais precisos, a prática é a de instalar monitores intraparenquimatosos. A instalação de monitores intraventriculares não é recomendada devido ao aumento do risco de sangramento.[44]

Em pacientes incapazes de serem submetidos à instalação de monitores da PIC, a avaliação transcraniana com Doppler do índice de pulsatilidade (velocidade de fluxo diastólico final máximo/velocidade média de fluxo) pode proporcionar uma avaliação superficial se a PIC está elevada ou não, porém não pode quantificar a PIC. Índices de pulsatilidade > 1,5 são considerados anormais. É importante observar que o Doppler transcraniano não proporciona uma monitoração contínua ou quantificável da PIC e em alguns estudos, demonstrou uma sensibilidade e especificidade subótimas.[45]

A reversão adequada da coagulopatia é essencial antes da instalação do monitor de PIC, conforme descrito acima. Não está claro se os fatores de coagulação necessitam ser corrigidos durante todo o período em que o monitor da PIC está instalado ou se a correção é apenas necessária durante a instalação e remoção dos dispositivos.[3] A correção contínua e agressiva da coagulopatia pode levar a uma sobrecarga de volume, trombose ou CIVD, podendo mascarar a recuperação espontânea do fígado. Além disso, os custos de uma correção contínua também devem ser considerados.

TRATAMENTO ATIVO – PRINCÍPIOS DA TERAPIA OSMÓTICA, HIPOTERMIA

Os primeiros passos para o manejo da elevação da PIC (definida como uma persistência da PIC > 25 cm H_2O ou 20 mmHG) envolvem medidas simples a fim de maximizar o fluxo de saída venoso e evitar aumentos da pressão intratorácica ou intra-abdominal que podem ocorrer com agitação, tosse ou dissincronia ventilatória. Todos os pacientes devem ter a cabeceira do leito elevada no mínimo a 30° (a menos que contraindicado devido à hipotensão), com a cabeça mantida na linha média para promover a drenagem venosa, devendo ser evitada a cateterização jugular bilateral, com os pacientes mantidos em um estado de conforto e sem dor com a mínima quantidade de analgésicos ou ansiolíticos necessários para evitar a agitação ou dor. O *spray* de lidocaína pode ser usado antes da aspiração para evitar uma resposta de tosse e um esquema intestinal adequado deve ser prescrito para evitar o esforço durante a evacuação. De modo geral, os pacientes devem ser mantidos em um estado eutérmico e euvolêmico.

Os pacientes devem ser monitorados quanto a convulsões e tratados apropriadamente, uma vez que isso pode elevar a PIC. A verdadeira incidência de convulsões em pacientes com insuficiência hepática fulminante não está clara. Em pequenos estudos em pacientes com IHA, a atividade convulsiva, incluindo o estado epilético não convulsivo, foi identificada em até 32% dos pacientes.[46] Além disso, a paralisia deve ser evitada, quando possível, a fim de permitir a detecção de surtos clínicos sutis. Pacientes que convulsionaram devem receber tratamento antiepiléptico. Pode ser considerada a profilaxia para aqueles pacientes com hemorragia intracraniana ou edema cerebral muito grave, nos quais uma convulsão poderia ocasionar uma herniação devido à PIC elevada.[47]

Uma vez que foi constatado que a autorregulação cerebral encontra-se afetada em pacientes com IHA, é importante reconhecer a relação entre PIC e pressão arterial média (PAM). Em pacientes com uma perda global da autorregulação, o fluxo sanguíneo cerebral (FSC) e o volume sanguíneo cerebral (VSC) sofrerão uma variação passiva de acordo com a PAM. Visto que o VSC é um componente do volume intracraniano, aumentos do VSC podem elevar a PIC. Assim sendo, a PAM não deve ser excessivamente alta. No entanto, caso a autorregulação esteja parcial ou regionalmente intacta, pequenas arteríolas cerebrais irão dilatar-se em uma tentativa de manter o FSC em circunstâncias de PAM baixa. Quando essas arteríolas dilatam-se na zona de cascata vasodilatadora, o VSC aumenta e, como consequência, a PIC também se eleva. Assim, com PAMs

Solicitar os seguintes exames laboratoriais:

- ABO (2 exames separados Com 2-3 horas de intervalo)
- Monitor de transplante hepático
- TP/INR
- Hemograma com plaquetas
- Fibrinogênio
- HCV-RNA (quantitativo)
- AMA
- Lactato
- CMV-PCR
- Teste de HIV (rápido)
- EBV IgG
- RPR
- CMV IgG
- HAV IgM
- HBV-DNA (quantitativo)
- Ácido úrico
- HBsAg
- HbsAb
- HBcAb
- HCV-Ab
- Rastreamento toxicológico
- AFP
- Exame de urina
- Ceruloplasmina
- Hemoculturas
- SPEP
- ASMA
- ANA
- LKM

Comunicar imediatamente os seguintes especialistas:

Hepatologista:
Serviço Social:

Infectologista:
Neurologista:
Cardiologista:
Psiquiatra (em caso de *overdose* de drogas ou história de distúrbios psiquiátricos):
Em caso de disfunção renal e para hemofiltração venovenosa contínua (CVVH, do inglês *continuous veno-venous hemofiltration*):
Para fator VII ativado:
Cirurgia do transplante:

Serviço de transferência:
Intensivista neurocirúrgico:

Residente de plantão em hepatologia
Assistente social de hepatologia ou assistente social de plantão

Serviço de ID de transplante

Serviço de nefrologia

Serviço de hematologia

Solicitar os seguintes exames:

- Radiografia torácica portátil (seriados para excluir pneumonia)
- TC de abdome com volume hepático ou RNM de abdome com volume hepático
- Caso não possa ser realizada uma TC ou RNM com segurança e em tempo hábil, a ultrassonografia Doppler deve ser solicitada para avaliação da patência da veia porta
- ECG
- Ecocardiografia
- TC de encéfalo (caso haja encefalopatia estágio 3-4), a fim de excluir edema cerebral

As seguintes informações são necessárias para que o coordenador de transplante posicione os pacientes na lista de espera UNOS (United Network of Organ Sharing) (caso apresentem insuficiência hepática fulminante ou doença hepática crônica)*

- Nome completo
- Data de nascimento
- Número do seguro social
- Estatura
- Peso
- Tipagem sanguínea
- Exames laboratoriais: creatinina, bilirrubina total, albumina, INR, Na⁺
- Grau de encefalopatia
- Grau de ascite
- Raça e etnia do receptor
- Resultado do exame de HIV

Figura 20-1 *Checklist* de admissão de insuficiência hepática aguda na UTI.

muito altas ou muito baixas, a PIC pode estar elevada. Por esse motivo, um PCC (PAM –PIC) de no mínimo 50 mmHG é recomendado.[3]

Em pacientes com elevação persistente da PIC, pode ser considerada a terapia osmótica. O manitol (20%, 1 g/kg ou 100 g IV em *bolus*) é um agente tradicional que pode ser usado para a indução de um estado hiperosmótico. Ele causa diurese e pode ocasionar hipotensão ou insuficiência renal. Alternativamente, pode ser usada a solução salina hipertônica (3%, 30 mL em 10-20 minutos por uma via central). A solução salina hipertônica irá melhorar a PCC em uma maior intensidade do que o manitol, porém pode causar um edema pulmonar súbito ou hipotensão caso administrada muito rapidamente. Apesar de essa solução também poder causar insuficiência renal, ela não é tão agressiva quanto o manitol. Tanto o manitol como a solução salina hipertônica possuem efeitos que podem melhorar a PIC. A manutenção de um estado hiperosmótico pode ser obtida com *bolus* de manitol ou solução salina em *bolus* ou infusão contínua. O manitol é redosado a cada

---

* N. de R.T. No Brasil, conforme a Portaria do Ministério da Saúde número 1.160, de 29 de maio de 2006, utiliza-se o escore MELD (do inglês, *Model for End-Stage Liver Disease*) para posicionar os pacientes na lista de espera para transplante hepático.

- **As equipes de hepatologia e de cirurgia de transplante auxiliam a coordenar o manejo, porém a equipe da UTI é responsável para os cuidados do paciente.**

- **O transporte em tempo hábil dos pacientes com insuficiência hepática aguda é imperativo, e a priorização de tais pacientes é essencial. A equipe de hepatologia irá contatar o serviço de transferência, e a equipe da UTI irá discutir o manejo do paciente com o hospital da transferência.**

- Discutir com o infectologista do transplante acerca da necessidade de administração de antibióticos/antifúngicos empíricos.

- Os pacientes devem fazer uma checagem laboratorial no mínimo a cada de 4 a 6 horas.

- A cabeceira da cama deve estar elevada a 30° em pacientes intubados, com as luzes apagadas no quarto e redução de qualquer estímulo (sem aspiração profunda).

- Não deve ser usada a lactulose.

- Manter a PAM com líquidos intravenosos; evitar vasopressores se possível. A PAM ideal deve estar em 80, a fim de proporcionar uma pressão de perfusão cerebral adequada.

- Intubar apenas em situações controladas, com presença do anestesiologista, devido à coagulopatia e ao alto risco de aspiração.

- Não corrigir a coagulopatia, a menos que sejam necessários acessos ou devido a sangramento gastrintestinal. O grau de coagulopatia é acompanhado de modo seriado a fim de prognosticar a recuperação.

- Iniciar a supressão gástrica com inibidor de bomba de prótons.

- Contatar todos os especialistas necessários no momento da admissão.

- Prestar atenção ao equilíbrio acidobásico e eletrólitos.

- Ter cuidado com hipoglicemia. Iniciar a administração de D_{10} caso o paciente seja incapaz de ingerir por via oral (Vo).

- Realizar exames neurológicos frequentes.

- Caso o paracetamol seja a causa, iniciar a NAC contínua até o término do protocolo.

- Em caso de uso do fator VII, coordenar todas os acessos e, caso possível, instalar a monitoração da PIC nesse período.

- A instalação do monitor de PIC deve ser considerada em todos os pacientes com encefalopatia graus 3-4.

- O modo de escolha de HD é CVVH. Deve ser iniciado caso um paciente apresente alguma evidência de insuficiência renal, esteja em ventilação mecânica ou esteja com um monitor de PIC. Caso contrário, a decisão de iniciar CVVH deve ser individualizada e deve ser tomada por consenso da equipe de hepatologia/cirurgia de transplante.

" **Cada hora é importante para o manejo bem-sucedido desses pacientes complexos e gravemente enfermos. O monitoramento contínuo e a realização dos exames necessários são essenciais para levar esses pacientes ao transplante.**"

Para orientações adicionais, recomenda-se:

Raschke RA, et al. Results of a protocol for the management of patients with fulminant liver failure. Crit Care Med. 2008;36:2244-8.

Stravitz RT, et al. Intensive care of patients with acute liver failure: recommendations of the U.S. Acute Liver Failure Study Group. Crit Care Med. 2007;35:2498-508.

Figura 20-2 Ferramenta de manejo do paciente.
Stravitz RT, et al. Intensive care of patients with acute liver failure: recommendations of the U.S. Acute Liver Failure Study Group. Crit Care Med. 2007;35:2498-508.

6 horas nos casos de elevação da PIC ou osmolaridade sérica menor do que 320 mOsm/L ou *gap* osmolal maior do que 50 mOsm/kg.[3] A insuficiência renal devido ao manitol é observada, em geral, com doses acima de 200 g a cada 24 horas ou com um *gap* osmolal sérico acima de 60 a 75 mOsm/kg. A solução salina hipertônica normalmente tem doses de solução salina a 3% de 1 mg/kg/h até um sódio sérico de 150 a 155 mEq/L. Os valores de sódio sérico devem ser avaliados a cada 6 horas, e a infusão deve ser ajustada de acordo. Deve-se tomar cuidado em evitar a suspensão súbita do tratamento hiperosmolar, uma vez que isso pode ocasionar um edema cerebral de rebote.

Pacientes refratários ao tratamento osmolar máximo devem ser considerados para hipotermia induzida com uma temperatura corporal de 32 a 34 °C, apesar de isso não ter sido estudado em estudos randomizados de grande porte, podendo estar associada a complicações graves.[48] Outras opções para o controle da PIC incluem hiperventilação e coma barbitúrico. A hiperventilação somente deve ser usada agudamente durante a herniação. O efeito da hiperventilação é curto (1-24 horas), já que o líquido cerebrospinal (LCS) rapidamente atenuará o efeito alcalótico. O coma barbitúrico é considerado a última tentativa para o controle da PIC em pacientes com insuficiência hepática. Com frequência é usado o pentobarbital (5-20 mg/kg em *bolus* IV seguido por 1-4 mg/kg/h) e dosado até a supressão no EEG contínuo. Os barbitúricos podem ocasionar perda do exame neurológico inteiro, incluindo os reflexos do tronco cerebral, e causar complicações de cardiossupressão, imunossupressão e hipotensão profunda. Entretanto, podem ser bastante efetivos na redução da PIC por meio do mecanismo de supressão metabólica, quando os pacientes são refratários a todos os outros agentes.

▶ COMO COORDENAR TUDO: TRIAGEM, TRABALHO EM EQUIPE, CANDIDATURA AO TRANSPLANTE E TROCA EFICIENTE DOS DADOS

É necessário um protocolo organizado, com participação do serviço de emergência, para o cuidado eficiente dos pacientes com IHA. O profissional dos cuidados intensivos de emergência frequentemente é o primeiro a atender e é o melhor situado na arena clínica para coordenar a triagem, o diagnóstico e o trabalho em equipe dessa condição complexa e rara. A maior parte, senão todos os centros de transplante, desenvolveram e implementaram protocolos de cuidados com uma sequência predeterminada e equipe identificada para a resposta da triagem. Os componentes de um protocolo organizado devem incluir exames laboratoriais, especialistas e exames suplementares que são sempre indicados. Além disso, desencadeadores de intervenções terapêuticas específicas, tais como o manejo da encefalopatia, devem ser desenvolvidos juntamente com os especialistas. Para a melhor prática em determinada instituição, o profissional dos cuidados intensivos de emergência deve coordenar-se com o centro de transplante local, a fim de predeterminar quais informações serão necessárias para a equipe de transplante. Por fim, caso o diagnóstico de IHA seja provável ou confirmado, o profissional dos cuidados de emergência deve levar em conta as informações demográficas específicas necessárias para o coordenador dos transplantes preparar para a lista de espera da United Network of Organ Sharing (UNOS). A certificação dos componentes da história desde o início é importante para evitar o atraso no transplante e é melhor obtida por um protocolo preestabelecido. Como exemplo, uma reprodução do protocolo atual de nossa instituição é oferecida nas Figuras 20-1 e 20-2.

REFERÊNCIAS

1. Forde K, Reddy KR, Troxel AB, et al. Racial and ethnic differences in presentation, etiology, and outcomes of acute liver failure in the United States. *Clin Gastroenterol Hepatol*. 2009;7:1121–1126.
2. Lee WM. Acute liver failure in the United States. *Semin Liver Dis*. 2003;6:288–294.
3. Raschke RA, Curry SC, Rempe S, et al. Results of a protocol for the management of patients with fulminant liver failure. *Crit Care Med*. 2008;36:2244–2248.
4. Stravitz RT, Kramer AH, Davern T, et al. Intensive care of patients with acute liver failure: recommendations of the US Acute Liver Failure Study Group. *Crit Care Med*. 2007;35:2498–2508.
5. Trey C, Davidson C. The management of fulminant hepatic failure. *Prog Liver Dis*. 1970;3:282–298.
6. O'Grady JG, Schalm SW, Williams R. Acute liver failure: redefining the syndromes. *Lancet*. 1993 Jul 31;342(8866):273–275.
7. Gimson AE, O'Grady J, Ede RJ, et al. Late onset hepatic failure: clinical serological and histological features. *Hepatology*. 1986;6:288–294.
8. Myers RP, Leung Y, Shaheen AA, et al. Validation of ICD-9-CM/ICD-10 coding algorithms for the identification of patients with acetaminophen overdose and hepatotoxicity using administrative data. *BMC Health Serv Res*. 2007;7:159.
9. Lee WM, Squires RH Jr, Nyberg SL, et al. Acute liver failure: summary of a workshop. *Hepatology*. 208;47:1401–1415.
10. Estes JD, Stolpman D, Olyaei A, et al. High prevalence of potentially hepatotoxic herbal supplement use in patients with fulminant hepatic failure. *Arch Surg*. 2003;138:852–858.
11. Suzuki A, Yuen N, Walsh J, et al. Co-medications that modulate liver injury and repair influence clinical outcome of acetaminophen-associated liver injury. *Clin Gastroenterol Hepatol*. 2009;7(8):882–888.
12. Fosnocht D, Taylor JR, Caravati EM. Emergency department knowledge concerning acetaminophen (paracetamol) in over-the-counter and prescription analgesics. *Emerg Med J*. 2008;25:213–216.
13. Taylor RM, Davern T, Munoz S, et al. Fulminant hepatitis A virus infection in the United States: incidence, prognosis, and outcomes. *Hepatology*. 2006;40:1589–1597.
14. Fontana R. Acute liver failure including acetaminophen overdose. *Med Clin North Am*. 2008;92:761–794.
15. Mindikoglu AL, Magder LS, Regev A. Outcome of liver transplantation for drug-induced acute liver failure in the United States: analysis of the United Network for Organ Sharing database. *Liver Transpl*. 2009;15:719–729.
16. Larson AM, Polson J, Fontana RJ, et al. Acetaminophen induced acute liver failure: results of a United States multi-center prospective study. *Hepatology*. 2005;45:1364–1372.
17. Nourjah P, Ahmad SR, Karwoski C, et al. Estimates of acetaminophen associated overdoses in the United States. *Pharmacoepidemiol Drug Saf*. 2006;15:398–405.
18. Daly FFS, O'Malley GF, Heard K, et al. Prospective evaluation of repeated supratherapeutic acetaminophen ingestion. *Ann Emerg Med*. 2004;44:393–398.
19. Davern TJ II, James LP, Hinson JA, et al. Measurement of serum acetaminophen–protein adducts in patients with acute liver failure. *Gastroenterology*. 2006;130:687–694.
20. O'Grady JG, Alexander GJ, Hayllar KM, et al. Early indicators of prognosis in fulminant hepatic failure. *Gastroenterology*. 1989;97:439–445.
21. Moller HJ, Gronbaek H, Schiodt FV, et al. Soluble CD163 from activated macrophages predicts mortality in acute liver failure. *J Hepatol*. 2007;47:671–676.
22. Bernal W, Donaldson N, Wyncoll D, et al. Blood lactate as an early predictor of outcome in paracetamol induced acute liver failure: a cohort study. *Lancet*. 2002;359:556–562.

23. Katoonizadeh A, Decaestecker J, Wilmer A, et al. MELD score to predict outcome in adult patients with non-acetaminophen induced acute liver failure. *Liver Int.* 2007;27:329-334.
24. Taylor RM, Davern T, Santiago M, et al. Fulminant hepatitis A virus infection in the United States: incidence, prognosis, and outcomes. *Hepatology.* 2006;44:1589-1597.
25. Schmidt L, Larsen FS. Prognostic implications of hyperlactatemia, multiple organ failure, and systemic inflammatory response syndrome in patients with acetaminophen-induced acute liver failure. *Crit Care Med.* 2006;34:337-343.
26. Shawcross DL, Davies NA, Mookerjee RP, et al. Worsening cerebral hyperemia by the administration of terlipressin in acute liver failure with severe encephalopathy. *Hepatology.* 2004;39:471-475.
27. Contant CF, Valadka AB, Gopinath SP, et al. Adult respiratory distress syndrome: a complication of induced hypertension after severe head injury. *J Neurosurg.* 2001;95(4):560-568.
28. Porte RJ, Caldwell SH. The role of recombinant factor VIIa in liver transplantation. *Liver Transpl.* 2005;11(8):872-874.
29. Mayer SA, Brun NC, Begtrup K, et al. Efficacy and safety of recombinant activated factor VII for acute intracerebral hemorrhage. *N Engl J Med.* 2008;358(20):2127-2137.
30. Funk GC, Dobeer D, Kneidinger N, et al. Acid-base disturbances in critically ill patients with cirrhosis. *Liver Int.* 2007;27:901-909.
31. Naka T, Bellomo R, Morimatsu H, et al. Acid-base balance in combined severe hepatic and renal failure: a quantitative analysis. *Int J Artif Organs.* 2008;31(4):288-294.
32. Yun BC, Kim WR, Benson JT, et al. Impact of pretransplant hyponatremia on outcome following liver transplantation. *Hepatology.* 2009;49:1610-1616.
33. Mazer M, Perrone J. Acetaminophen-induced nephrotoxicity: pathophysiology, clinical manifestations, and management. *J Med Toxicol.* 2008;4:1-6.
34. Lee WM, Hynan LS, Rossaro L, et al. Intravenous N-acetylcysteine improves transplant-free survival in early stage non-acetaminophen acute liver failure. *Gastroenterology.* 2009;137:856-864.
35. McKenzie TJ, Lillegard JB, Nyberg SL. Artificial and bioartificial liver support. *Semin Liver Dis.* 2008;28:210-217.
36. Ferraz-Neto BH, Moraes-Junior JM, Hidalgo R, et al. Total hepatectomy and liver transplantation as a two-stage procedure for toxic liver: case reports. *Transplant Proc.* 2008;40:814.
37. Albrecht J, Norenberg MD. Glutamine: a Trojan horse in ammonia neurotoxicity. *Hepatology.* 2006;44(4):788-794.
38. Larsen FS, Gottstein J, Blei AT. Cerebral hyperemia and nitric oxide synthase in rats with ammonia-induced brain edema. *J Hepatol.* 2001;34(4):548-554.
39. Larsen FS, Knudsen GM, Hansen BA. Pathophysiological changes in cerebral circulation, oxidative metabolism and blood-brain barrier in patients with acute liver failure. Tailored cerebral oxygen utilization. *J Hepatol.* 1997;27(1):231-238.
40. Jalan R, Olde Damink SW, Ter Steege JC, et al. Pathogenesis of intracranial hypertension in acute liver failure: inflammation, ammonia and cerebral blood flow. *J Hepatol.* 2004;41(4):613-620.
41. Ostapowicz G, Fontana RJ, Schiodt FV, et al. Results of a prospective study of acute liver failure at 17 tertiary care centers in the United States. *Ann Intern Med.* 2002;137(12):947-954.
42. McGuire G, Crossley D, Richards J, et al. Effects of varying levels of positive end-expiratory pressure on intracranial pressure and cerebral perfusion pressure. *Crit Care Med.* 1997;25(6):1059-1062.
43. Ede RJ, Gimson AE, Bihari D, et al. Controlled hyperventilation in the prevention of cerebral oedema in fulminant hepatic failure. *J Hepatol.* 1986;2(1):43-51.
44. Gray WP, Palmer JD, Gill J, et al. A clinical study of parenchymal and subdural miniature strain-gauge transducers for monitoring intracranial pressure. *Neurosurgery.* 1996;39(5):927-931. Discussion 931-932.
45. Figaji AA, Zwane E, Fieggen AG, et al. Transcranial Doppler pulsatility index is not a reliable indicator of intracranial pressure in children with severe traumatic brain injury. *Surg Neurol.* 2009;72(4):389-394.
46. Ellis AJ, Wendon JA, Williams R. Subclinical seizure activity and prophylactic phenytoin infusion in acute liver failure: a controlled clinical trial. *Hepatology.* 2000;32(3):536-541.
47. Bhatia V, Batra Y, Acharya SK. Prophylactic phenytoin does not improve cerebral edema or survival in acute liver failure—a controlled clinical trial. *J Hepatol.* 2004;41(1):89-96.
48. Stravitz RT, Larsen FS. Therapeutic hypothermia for acute liver failure. *Crit Care Med.* 2009;37(7 suppl):S258-S264.

CAPÍTULO 21

Distúrbios acidobásicos

Kevin M. Jones e William C. Chiu

▶ Equação de Henderson-Hasselbalch   243
▶ Medições do estado acidobásico   243
▶ Uma abordagem à interpretação do distúrbio acidobásico   244
▶ Diagnóstico diferencial de distúrbios acidobásicos   247
▶ Tratamento de acidose com bicarbonato exógeno   249

A avaliação emergencial do estado do equilíbrio acidobásico de um paciente deve iniciar com a suspeita clínica de que existe um distúrbio subjacente no metabolismo acidobásico. Raramente os médicos se surpreendem com a possível existência de distúrbios acidobásico em pacientes obnubilados, hipotensos, hipoperfundidos ou em fase terminal óbvia. Na maioria das vezes, os médicos dos serviços de emergência que, nos dias atuais, vivem ocupados e com uma quantidade excessiva de tarefas, não dão atenção aos pacientes com apresentações mais sutis ou com distúrbios crônicos bem-compensados no metabolismo acidobásico. Os médicos precisam ficar atentos para quaisquer sinais clínicos, revendo atentamente os painéis eletrolíticos básicos, e permanecerem abertos para discutir a possibilidade de que o paciente esteja enfermo ou que possa estar mais enfermo do que aparenta à primeira vista. Saber o momento exato de investigar a possibilidade de um distúrbio, ou de avaliar distúrbios acidobásico mistos complexos, exige muita perspicácia clínica. Atualmente, muitos provedores de assistência médica de emergência não têm capacidade para fazer avaliações mistas acidobásico com facilidade; assim, muitos distúrbios mistos ou complexos permanecem sem diagnóstico ou com tratamento inadequado.

Este capítulo faz uma revisão das técnicas de medição do estado acidobásico rotineiramente à disposição dos profissionais de cuidados intensivos da medicina de emergência, da utilidade de tais medições e de suas desvantagens. Com base nessas medições, será apresentado um guia racional para a interpretação e o manejo inicial do estado ácido-base dos pacientes.

▶ EQUAÇÃO DE HENDERSON-HASSELBALCH

Na sua forma original, a utilidade clínica da equação de Henderson-Hasselbalch é limitada e é apresentada como segue:

$$pH = pK + \log \frac{[HCO_3^-]}{[H_2CO_3]}$$

Para obter a equação de Kassiter-Bleich, basta inserir as constantes conhecidas na equação de Henderson-Hasselbalch e, em seguida, calcular o antilogaritmo de cada lado.[1] A equação resultante é muito mais útil sob o ponto de vista conceitual para a compreensão das interações clínicas entre ácido e base:

$$[H^+] = 24 \times \frac{P_{CO_2}}{[HCO_3^-]}$$

A equação de Kassirer-Bleich torna bastante clara as interações entre P_{CO_2}, a concentração de bicarbonato e a concentração iônica do hidrogênio livre. Com base em qualquer um desses valores conhecidos é possível calcular o outro valor.

▶ MEDIÇÕES DO ESTADO ACIDOBÁSICO

BICARBONATO SÉRICO

Com frequência, a concentração do bicarbonato sérico é uma das primeiras variáveis dos dados laboratoriais disponíveis para avaliação clínica do estado acidobásico. Na realidade, independentemente da forma como é rotulado nos relatórios, esse valor é uma concentração do CO_2 total medido.[2] A concentração do CO_2 total é uma combinação de bicarbonato, ácido carbônico e dióxido de carbono dissolvido. Se a P_{CO_2} medida for conhecida, a quantidade de dióxido de carbono dissolvido pode ser calculada multiplicando-se a P_{CO_2} pela solubilidade do coeficiente de CO_2 no sangue (0,03). Portanto:

$$\text{Concentração de bicarbonato} = CO_2 \text{ total}$$
$$= [HCO_3^-] + [H_2CO_3] + (0,03)(P_{CO_2})$$

Na maior parte do tempo, a contribuição relativa da PCO_2 para obtenção desse valor é inexpressiva e, como tal, pode ser ignorada. Entretanto, pode se transformar em um fator significativo em pacientes hipercápnicos, resultando em níveis totais mais elevados de bicarbonato do que aqueles que seriam refletidos por uma avaliação real do $[HCO_3]$.

O bicarbonato sérico registrado pode ser um bom indicador inicial da presença de acidose metabólica sem complicações. Como podemos deduzir da equação de Kassirer-Bleich, elevações em $[H^+]$ (diminuindo o pH) implica a necessidade de aumentar a razão entre a PCO_2 e o $[HCO_3^-]$, o que, com frequência, aparece como medição diminuída do bicarbonato sérico. De maneira geral, o acompanhamento de medições repetidas do bicarbonato sérico tem a finalidade de registrar a resposta ao tratamento nos casos de acidose metabólica orgânica simples, como cetoacidose ou acidose láctica, em que são necessárias medições simples e relativamente não invasivas, bem como depois da exclusão de distúrbios acidobásicos mistos complexos.

Entretanto, a medição do bicarbonato sérico não é muito sensível e não permite, isoladamente, analisar o distúrbio subjacente. Conforme mencionado acima, na presença de hipercapnia, o nível sérico do bicarbonato pode ser mais elevado do que se previa com acidemia subjacente devido à contribuição da PCO_2 e à compensação respiratória. Pacientes portadores de doença pulmonar crônica ou com compensação metabólica podem apresentar níveis acentuadamente elevados de bicarbonato sérico na linha de base e, sem uma avaliação dessa linha de base, os valores "normais" podem ser falsamente tranquilizadores. A acidose respiratória primária ou a alcalose produz alterações compensatórias nos níveis de bicarbonato e podem mascarar distúrbios acidobásicos mistos. A confiança na medição do nível sérico do bicarbonato como medida isolada deve ser levada em conta apenas em um único paciente sem suspeita de compensação subjacente e com um quadro clínico inequívoco.

GASOMETRIA ARTERIAL

A gasometria arterial ainda é o pilar para a interpretação do estado acidobásico. Embora a gasometria arterial nem sempre seja necessária para identificar e gerenciar distúrbios acidobásicos, é muito importante entender e interpretar os valores obtidos nas medições. Os laboratórios registram valores para o pH, PCO_2, PO_2, $[HCO_3]$, excesso (ou déficit) de base e saturação percentual do oxigênio.

O pH do sangue, normalmente entre 7,35 e 7,45, é a melhor forma de avaliar a concentração iônica do hidrogênio livre no sangue. Níveis de pH do sangue inferiores a 7,35 denominam-se *acidemia* e superiores a 7,45 são conhecidos por *alcalemia*. A medição do pH é feita em laboratórios com eletrodos permeáveis somente em relação aos íons de hidrogênio.

PCO_2 e PO_2 são, respectivamente, as pressões parciais do CO_2 e do O_2 dissolvidos no sangue. Esses valores também são medidos por eletrodos específicos em relação aos gases respectivos.

O $[HCO_3]$, registrado juntamente com um gás sanguíneo, é calculado com base no resultado da medição do pH e do PCO_2 aplicando-se a equação de Henderson-Hasselbalch. Enquanto alguns profissionais defendem que o $[HCO_3]$ medido (ou concentração total de CO_2), de acordo com o registro de um painel eletrolítico, seja um número mais confiável, o valor medido pode apresentar falhas pelas razões discutidas acima. Há dúvidas de se o $[HCO_3]$ calculado ou medido possa ser considerado, de maneira uniforme, uma avaliação mais "verdadeira" do $[HCO_3]$ sérico. As tentativas de interpretar as discrepâncias entre os cálculos e as medições devem levar em consideração as suscetibilidades de cada abordagem

O excesso de base (EB) é uma estimativa da quantidade de ácido necessária para titular 1 litro de sangue de volta para um pH normal de 7,40, partindo do pressuposto de que a PCO_2 tenha sido ajustada para o nível normal de 40 mmHg. Normalmente, o excesso de base é registrado em unidades de mililitros equivalentes por litro. O cálculo é feito a partir do pH medido e do $[HCO_3^-]$ calculado de acordo com a seguinte equação:[3]

$$EB = 0{,}93 \times [HCO_3^-] + 13{,}77 \times pH - 124{,}58$$

No estado de acidose, o valor de EB é negativo e, com frequência, é conhecido como *déficit de base*. De maneira geral, o excesso de base é utilizado como marcador para acidose metabólica e, como tal, é mais confiável do que a concentração sérica de bicarbonato, levando-se em consideração que pode ser ajustado para os efeitos de distúrbios respiratórios concomitantes.

A *saturação de oxigênio* registrada na análise dos gases sanguíneos também é um valor calculado utilizando-se os resultados das medições de PO_2 e do pH, com base na curva prevista da dissociação hemoglobina e oxigênio para um determinado nível de pH.

▶ UMA ABORDAGEM À INTERPRETAÇÃO DO DISTÚRBIO ACIDOBÁSICO

Há uma distinção importante entre *acidemia* e *acidose* e entre *alcalemia* e *alcalose*. Acidemia e alcalemia referem-se às anormalidades relativas no pH do sangue. Acidose e alcalose referem-se a um processo de doença subjacente. É possível que distúrbios acidobásicos mistos tenham pH baixo, embora sejam acidêmicos e tenham alcalose metabólica concorrente. Um exemplo dessa situação é um paciente com cetoacidose diabética acidêmica com pH baixo e acidose metabólica primária, que tenha também alcalose metabólica concorrente (mas não alcalemia) causada por vômito e depleção resultante do íon de hidrogênio.

A seguir é apresentada uma abordagem de cinco etapas para a interpretação do estado acidobásico[2,4-8] (ver Tabela 21-1). O fato de essa abordagem, ou qualquer outra, ser usa-

► **TABELA 21-1** ANÁLISE ÁCIDO-BASE EM CINCO ETAPAS

Etapa 1: Acidemia (pH < 7,35) ou alcalemia (pH > 7,42).
Etapa 2: Distúrbio respiratório primário ou distúrbio metabólico? (Observar a PCO_2 na gasometria ou o $[HCO_3]$)
Etapa 3: Existe compensação adequada para o distúrbio primário?
Acidose metabólica: $PCO_2 = (1,5 \times [HCO_3]) + 8 (\pm 2)$
Alcalose metabólica: $\uparrow PCO_2 = 0,6 \times \uparrow [HCO_3] (\pm 2)$
Acidose respiratória: $\uparrow PCO_2$ 10, $\uparrow [HCO_3]$ por 1 (aguda) por 4 (crônica)
Alcalose respiratória: $\downarrow PCO_2$ 10, $\downarrow [HCO_3]$ por 2 (aguda) por 5 (crônica)
Etapa 4: Existe acidose metabólica com hiato aniônico (AMHA)?
HA = [Na] − ($[HCO_3]$) + [Cl]. Se HA > 12 → presença de AMHA
Etapa 5: No caso de acidose metabólica, existe outro distúrbio metabólico concomitante?
Se houver **AMHA** → Calcular Δhiato = ΔHA − Δ$[HCO_3]$ = (AG − 12) − (24 − $[HCO_3]$)
Se o Δhiato for > 6 significa que há uma combinação de AMHA e alcalose metabólica.
Se o Δhiato for < − 6 significa que há uma combinação de AMHA e AMHNA.
Se houver **AMHNA**, para cada 1 mEq/L $\uparrow$[Cl] deve haver 1 mEq/L $\downarrow$$[HCO_3]$.
Se a redução em $[HCO_3]$ for menor que a prevista → presença de AMHNA e alcalose metabólica.

Tabela reproduzida com permissão da Referência 4.

► **TABELA 21-2** DETECÇÃO DE DISTÚRBIOS ACIDO-BASE PRIMÁRIOS RESPIRATÓRIOS OU METABÓLICOS

Distúrbio primário	pH	PCO_2	$[HCO_3]$
Acidose metabólica	↓↓	↓	↓↓
Alcalose metabólica	↑↑	↑	↑↑
Acidose respiratória	↓↓	↑↑	↑
Alcalose respiratória	↑↑	↓↓	↓

da por provedores específicos de assistência médica não é tão importante; o que realmente importa é que cada avaliação do estado acidobásico siga uma análise sequencial e metódica.

Etapa 1: Há acidemia primária ou alcalemia? Verifica-se o pH determinado pela gasometria. Níveis de pH inferiores a 7,35 indicam a presença de acidemia e superiores a 7,42 demonstram a presença de alcalemia. A direção do desvio do pH em relação ao nível normal corresponde ao efeito do distúrbio acidobásico primário que afeta o paciente. Embora diminua o efeito do distúrbio primário, a compensação nunca levará novamente o nível do pH para a faixa normal.

Etapa 2: O distúrbio primário é respiratório ou metabólico? Verifica-se a PCO_2 a partir da gasometria e do nível sérico de HCO_3. Ainda está em debate qual o método mais adequado, uso do bicarbonato total medido a partir de um perfil eletrolítico ou o HCO_3 calculado a partir da análise dos gases sanguíneos, embora estes autores, na prática rotineira, utilizem o valor medido a partir do perfil eletrolítico. Em casos de acidemia, níveis elevados da PCO_2 sugerem a presença de acidose respiratória primária, em geral acompanhada de níveis altos de $[HCO_3]$, representando a compensação metabólica. Níveis baixos de $[HCO_3]$ sugerem a presença de acidose metabólica primária, com frequência acompanhada de níveis baixos de PCO_2, representando uma compensação respiratória parcial. Em casos de alcalemia, níveis baixos de PCO_2 sugerem a presença de alcalose respiratória primária, normalmente acompanhada de níveis baixos de $[HCO_3]$, representando uma compensação metabólica parcial. Níveis elevados de $[HCO_3]$ sugerem a presença de alcalose metabólica primária, em geral acompanhada de níveis altos de PCO_2, representando uma compensação respiratória parcial (ver Tabela 21-2).

Etapa 3: Há compensação adequada para o distúrbio primário? Nos distúrbios metabólicos primários, deve ocorrer uma compensação rápida pelo sistema respiratório para a acidemia ou alcalemia resultante.

Acidose metabólica: Na acidose metabólica primária, o organismo faz tentativas para normalizar a acidemia eliminando o CO_2. A fórmula de Winters e colaboradores é uma forma de calcular a PCO_2 prevista, com base no $[HCO_3]$ conhecido:[9]

$$PCO_2 \text{ esperada} = 1,5 \times [HCO_3] + 8 \pm 2$$

Uma PCO_2 menor do que a esperada significa que o paciente está eliminando CO_2 mais do que o necessário para compensar a acidose metabólica primária, indicando a presença de alcalose respiratória concomitante. Uma PCO_2 maior do que a esperada significa que o paciente não consegue eliminar uma quantidade suficiente de CO_2 para compensar a acidose metabólica primária, indicando a presença de acidose respiratória concomitante.

Alcalose metabólica: Na alcalose metabólica primária, o organismo faz tentativas para normalizar a alcalemia retendo CO_2. A elevação esperada na PCO_2 vez se aproximar de 0,6 vez o aumento em $[HCO_3]$:

$$\text{Elevação esperada na } PCO_2 = 0,6 \times [HCO_3] - 24 \pm 2$$

Uma PCO_2 menor do que a esperada indica a presença de alcalose respiratória concomitante. Uma PCO_2 maior do que a esperada indica a presença de acidose respiratória concomitante. Um aviso de alerta na aplicação dessa regra é o fato de que, mesmo em casos de alcalose metabólica profunda, raramente a

PCO_2 aumenta acima de 50 mmHg, o que representa o limite superior da compensação respiratória normal.[10] Se a PCO_2 esperada for superior a 50 mmHg, talvez o paciente não consiga compensar totalmente porque tenha excedido os limites do mecanismo de compensação respiratória e não por causa da presença de alcalose respiratória subjacente concomitante.

Alcalose/acidose respiratória: Nos distúrbios acidobásicos respiratórios primários, a compensação metabólica do distúrbio primário aumenta ao longo do tempo. A compensação aguda é resultado do sistema de armazenamento intermediário de bicarbonato e ocorre durante as primeiras 24 a 48 horas. A compensação crônica é resultado da capacidade dos rins de aumentar ou diminuir a produção de bicarbonato e de aumentar a excreção ou a reabsorção de bicarbonato. Em geral, as alterações compensatórias crônicas são observadas a partir de 72 horas. Com base no histórico e na apresentação clínica, o médico deve decidir qual o grau de intensidade do distúrbio respiratório primário antes de avaliar a adequabilidade da compensação metabólica. Da mesma forma, compensação metabólica maior ou menor do que a esperada pode sugerir uma reavaliação da acuidade do distúrbio primário.

Em casos de *acidose respiratória primária aguda*, 1 mEq/L do $[HCO_3]$ deve aumentar em para cada 10 mmHg de elevação na PCO_2. Em casos de *acidose respiratória primária crônica*, o $[HCO_3]$ deve aumentar em 4 mEq/L para cada 10 mmHg de elevação na PCO_2.

Em casos de *alcalose respiratória primária aguda*, do $[HCO_3]$ deve aumentar em 2 mEq/L para cada 10 mmHg de elevação na PCO_2. Em casos de *alcalose respiratória primária crônica*, o $[HCO_3]$ deve aumentar em 5 mEq/L para cada 10 mmHg de elevação na PCO_2.

Níveis de $[HCO_3]$ abaixo do esperado indicam a provável presença de acidose metabólica concomitante. Níveis de $[HCO_3]$ acima do esperado indicam a provável presença de alcalose metabólica concomitante. Obviamente, a acidose respiratória não pode coexistir com a alcalose respiratória.

Etapa 4: Cálculo do hiato aniônico. Seja qual for o distúrbio acidobásico primário, é imprescindível calcular o hiato aniônico (HA). Embora o HA tenha limitações como ferramenta de triagem, presumivelmente, níveis elevados de HA sejam indicadores de acidose com hiato aniônico. A compensação metabólica para acidose respiratória primária não deve elevar o nível do hiato aniônico.

Etapa 5: Se houver acidose metabólica, há algum outro distúrbio metabólico concomitante? Essa etapa é importante para o reconhecimento de distúrbios acidobásicos metabólicos mistos. Seja qual for o distúrbio acidobásico primário, recomenda-se fazer os cálculos mencionados a seguir, nos casos de a etapa 2 ou 3 identificar a presença de acidose metabólica:

Se houver acidose metabólica com hiato aniônico (HA > 12) é necessário calcular o delta do hiato ($\Delta hiato$). O $\Delta hiato$ é uma ferramenta que permite revelar a presença de alcalose metabólica concomitante ou de acidose sem hiato aniônico nas situações em que se encontrar acidose metabólica com hiato aniônico.[11] Em acidose metabólica simples com hiato aniônico, qualquer aumento no HA acima do nível normal deve ser comparado, milimolar por milimolar, com quedas no $[HCO_3]$. Supondo que o nível normal superior do hiato aniônico seja 12 mmol/L e o nível normal inferior do $[HCO_3]$ seja 22 mmol/L e que o ΔHA corresponda à elevação do hiato aniônico acima do limite superior do normal, ou seja:

$$\Delta HA = HA - 12$$

e que o $\Delta [HCO_3]$ corresponda à queda de $[HCO_3]$ abaixo do nível normal, ou seja:

$$\Delta [HCO_3] = 22 - [HCO_3]$$

então, o $\Delta hiato$ poderá ser calculado como segue:

$$\Delta hiato = \Delta HA - \Delta [HCO_3]$$

Considerando que na acidose direta com hiato aniônico, o aumento no HA deve corresponder perfeitamente a uma queda no $[HCO_3]$, a expectativa é que o seja zero. Na prática, um desvio-padrão de 2 em relação à variação média no $\Delta hiato$ produziria valores normais variando de -6 a $+6$.[11]

Valores do $\Delta hiato$ abaixo de -6 sugerem perda de $[HCO_3]$ maior do que o valor previsto para acidose com hiato aniônico conhecida. Esse fato indica a presença de acidose sem hiato aniônico concomitante. Se o $\Delta hiato$ for maior do que $+6$, a redução no nível de bicarbonato não chega a ser tão grande como se previa com base na acidose com hiato aniônico conhecida, sendo que existe uma alcalose metabólica concomitante.

Se houver acidose metabólica sem hiato aniônico, para cada aumento unitário no [Cl] deveria haver uma redução unitária no $[HCO_3]$. Lembrando a discussão sobre eletroneutralidade, quando se observa o hiato aniônico, qualquer redução no nível de $[HCO_3]$ deve ser acompanhada por um aumento no nível de [Cl] ou em outro ânion que não tenha sido medido. Se o aumento ocorrer num ânion que não tenha sido medido, então haverá um aumento no hiato aniônico. Levando-se em consideração que na acidose metabólica sem hiato aniônico já foi determinado um nível normal para o HA, o aumento no nível de [Cl] deverá ser proporcional à redução no nível de $[HCO_3]$. Se presumirmos um nível normal

> **TABELA 21-3** CAUSAS DE ACIDOSE RESPIRATÓRIA

Depressão no SNC
Doença pulmonar crônica
Distúrbios neuromusculares
Obstrução aguda da via aérea
Pneumonia
Edema pulmonar
Lesão na caixa torácica
Hemotórax, pneumotórax
Efusão pleural
Ventilação mecânica

de cloreto de 100 mmol/L, então para cada aumento no nível de cloreto, devemos esperar uma redução de 1 mmol/L no nível de [HCO$_3$], ou seja:

$$\Delta\,[HCO_3]\text{ esperado} = \Delta\,[Cl]$$

Se o [HCO$_3$] medido for mais do que 5 mmol/L em relação ao esperado (para permitir uma faixa de desvio-padrão de 2), com base na concentração de cloreto, há presença de alcalose metabólica concomitante.

▶ DIAGNÓSTICO DIFERENCIAL DE DISTÚRBIOS ACIDOBÁSICOS

ACIDOSE RESPIRATÓRIA

Qualquer etiologia que limite a eficiência da volume-minuto resulta em ventilação diminuída e, de outro lado, em uma elevação no nível de PCO$_2$, provocando acidose respiratória. A Tabela 21-3 apresenta uma lista de possíveis causas de acidose respiratória.

O principal objetivo do tratamento de acidose respiratória primária deve ser a correção da ausência de estímulo respiratório, reduzindo o espaço morto efetivo ou aumentando o volume-minuto. É importante lembrar que a acidose respiratória, caso não seja o distúrbio acidobásico primário, poderá ser uma compensação adequada para a alcalose metabólica. Antes de fazer qualquer tipo de correção, o médico deve assegurar-se de que tenha excluído a hipótese da presença de um distúrbio acidobásico misto.

ALCALOSE RESPIRATÓRIA

A alcalose respiratória é uma decorrência do excesso de volume-minuto e da elevação resultante na PCO$_2$. A Tabela

> **TABELA 21-4** CAUSAS DE ALCALOSE RESPIRATÓRIA

Ansiedade
Hipóxia
Doença no SNC
Uso de medicamentos – salicilatos, catecolaminas
Gravidez
Sepse/SRIS
Encefalopatia hepática
Ventilação mecânica

21-4 apresenta uma lista de causas potenciais de alcalose respiratória. Nem sempre os pacientes hipocápnicos são alcalêmicos, sendo que a alcalose respiratória é uma compensação comum para acidose metabólica. Assim como na acidose respiratória, a alcalose respiratória pode ser uma compensação adequada, porém é necessário ter muita cautela ao prescrever alcalose respiratória para hiperventilação psicogênica até que tenha sido excluída a hipótese de distúrbio acidobásico misto. De maneira particular, a toxicidade por salicilato poderá resultar em acidose metabólica grave, e qualquer tratamento para remover ou inibir a compensação respiratória, que às vezes pode parecer grave, poderá agravar rapidamente a acidemia subjacente.

ALCALOSE METABÓLICA

A alcalose metabólica caracteriza-se por um aumento no nível de [HCO$_3$]. A causa principal dessa condição é a perda excessiva de íons de hidrogênio, administração endógena de bicarbonato ou de outro ânion, como lactato, acetato ou citrato ou, com mais frequência, aumento na reabsorção de bicarbonato.

A *alcalose metabólica* é classificada em responsiva ao cloreto ou resistente ao cloreto, com base na concentração *spot* do cloreto urinário. A alcalose metabólica responsiva ao cloreto apresenta-se com baixa concentração do cloreto urinário, ou seja, menos de 15 mEq/L, sugerindo depleção total do cloreto do corpo e, por outro lado, retenção renal de cloreto. Para manter a neutralidade elétrica, níveis baixos de [Cl$^-$] são acompanhados pela retenção de HCO$_3^-$, e é essa retenção que provoca a alcalose resultante. Como consequência, a alcalose metabólica responsiva ao cloreto é mais um problema de equilíbrio de cloreto do que de equilíbrio de bicarbonato, sendo necessário recuperar o nível de cloreto para permitir que os rins normalizem o nível de [HCO$_3^-$] e, por outro lado, a alcalose. As alcaloses metabólicas responsivas ao cloreto são causadas por perdas gastrintestinais de cloreto por causa da sucção gástrica (perda direta de ácido clorídrico [HCl]), depleção volumétrica (redução no espaço de distribuição de HCO$_3^-$) ou terapia diurética (perda de NaCl e redução no espaço de distribuição de HCO$_3^-$). Na maior parte das vezes, a alcalose metabólica responsiva ao cloreto está também associada a déficits volumétricos, e a meta principal do tratamento é corrigir o déficit de volume e de cloreto, o que geralmente é feito com solução salina normal (NaCl a 0,9%).[13] O déficit total de cloreto pode ser calculado com base na seguinte equação:

$$\text{Déficit de cloreto (mEq)} = 0{,}2 \times \text{peso magro (kg)} \times ([Cl^-]\text{ sérico normal}) - ([Cl^-]\text{ sérico medido})$$

O volume de solução salina, expresso em litros a serem infundidos, necessário para corrigir o déficit de cloreto, pode então ser calculado tomando-se o déficit de cloreto e dividindo por 154 mEq/L (concentração de cloreto na solução salina normal). A infusão de concentrações diluídas de HCl poderá também ser utilizada para completar os estoques de hidrogênio e de cloreto em casos graves de alcalose metabólica responsiva ao cloreto, embora a normalização do estado volumétrico com solução salina isotônica seja a primeira recomendação.

A alcalose metabólica resistente ao cloreto caracteriza-se por uma alta concentração *spot* de cloreto urinário, ou seja, acima de 25 mEq/L. Essa condição pode ser resultado do uso excessivo de mineralocorticoides ou de hipocaliemia profunda.

No estado de excesso de mineralocorticoides, como na síndrome de Cushing, ou com administração excessiva desses hormônios, os rins retêm inadequadamente o HCO_3^- por meio de uma bomba mediada por aldosterona, que se localiza no túbulo proximal. O objetivo principal dos exames completos é identificar e corrigir a causa subjacente do excesso de mineralocorticoides.

Ao bloquear a anidrase carbônica, a acetazolamida inibe o mecanismo de reabsorção no túbulo proximal e ajuda a promover excreção renal adequada de HCO_3^-, assim como facilita a diurese da sobrecarga hídrica que normalmente acompanha esse estado.

A hipocaliemia provoca uma movimentação intracelular nos íons de hidrogênio, resultando em um excesso relativo de HCO_3^-, por meio do deslocamento da equação de armazenamento temporário de bicarbonato para a esquerda. Nesse caso, de acordo com a necessidade, a repleção de potássio, juntamente com a repleção volumétrica, deve corrigir a alcalemia.

Em todos os casos de alcalose metabólica, deve-se dar atenção especial ao potencial das fontes exógenas de álcalis nas medicações e nos líquidos dos pacientes. As opções a serem consideradas são infusões parenterais de acetato, citrato ou lactato, transfusões de sangue ou administração intravenosa de líquidos. Uma das causas mais comuns de alcalose metabólica é uma alcalose metabólica excessiva inadvertida, que possa resultar na administração demasiadamente agressiva ou inadequada de álcalis para tratamento de acidose metabólica.

A Tabela 21-5 apresenta uma revisão das causas mais comuns de alcalose metabólica.

ACIDOSE METABÓLICA

A acidose metabólica é provocada pela perda de bicarbonato extracelular (diarreia, perda renal de bicarbonato, fístula enterocutânea), pelo acúmulo de um ácido orgânico endógeno (acidose láctica, cetoacidose), ou pela administração de um ácido (salicilato, metanol, etileno-glicol, etc.).

Hiato aniônico

O objetivo principal do hiato aniônico (HA) é avaliar pacientes com acidose metabólica. Essa condição pode ser provocada por elevações na concentração de íons de hidrogênio ou pela perda de bicarbonato. O HA facilita a distinção entre essas duas possibilidades.

O conceito de eletroneutralidade determina que a carga de todos os íons com carga positiva no corpo deve ser comparada com uma carga equivalente de íons com carga negativa. O hiato aniônico é a diferença entre a concentração total do cátion (Na^+) predominante e a concentração total dos ânions predominantes (Cl^-, HCO_3^-).

$$HA = [Na^+] - ([Cl^-] + [HCO_3^-])$$

O valor do HA representa a diferença normal entre as concentrações de cátions e de ânions que não foram incluídas no cálculo do hiato aniônico. A Tabela 21-6 apresenta os cátions e os ânions que contribuem normalmente para o hiato aniônico. Os valores normais variam ligeiramente, dependendo das técnicas de cada laboratório. Os valores normais originais do HA variam dentro da faixa de 8 a 16 mEq/L, embora as técnicas laboratoriais mais recentes tenham estabelecido uma faixa normal mais baixa de 3 a 11 mEq/L.[14] Essa variável representa o valor da superioridade da carga relativa de ânions não medidos em relação aos cátions não medidos.

A acidose metabólica resultante do acúmulo do excesso de íons de hidrogênio aumenta o hiato aniônico. Chamamos essa condição de *acidose metabólica com hiato aniônico*. Esse tipo de acidose ocorre porque o excesso de íons de hidrogênio liga-se aos íons de bicarbonato livre para formar o ácido carbônico, deslocando a equação de armazenamento temporário de ácido carbônico para a direita, o que resulta em uma redução na concentração de bicarbonato.

$$H^+ + HCO_3^- \leftrightarrow H_2CO_3 \leftrightarrow H_2O + CO_2$$

A concentração reduzida de bicarbonato resulta em uma redução na concentração aniônica medida e, por outro lado, em um hiato aniônico maior. Recomenda-se tomar o cuidado de não confiar excessivamente no hiato aniônico como medida para avaliação de acidose, em especial no contexto clínico onde houver fortes suspeitas da presença

▶ **TABELA 21-5** CAUSAS COMUNS DE ALCALOSE METABÓLICA

Urina responsiva ao cloreto; Cl < 15 mEq/L	Urina resistente ao cloreto; Cl > 25 mEq/L
Vômito ou succão gástrica	Excesso de mineralocorticoides
Diuréticos	Síndrome de Cushing
Contração volumétrica	Ingestão de alcaçuz

▶ **TABELA 21-6** ÍONS NÃO MEDIDOS QUE CONTRIBUEM PARA O HIATO ANIÔNICO NORMAL

Ânions não medidos	Cátions não medidos
Albumina (15 mEq/L)	Cálcio (5 mEq/L)
Ácidos orgânicos (5 mEq/L)	Potássio (4,5 mEq/L)
Fosfato (2 mEq/L)	Magnésio (1,5 mEq/L)
Sulfato (1 mEq/L)	
Total UA (23 mEq/L)	Total UC (11 mEq/L)

de acidose orgânica. Níveis elevados de ácido láctico deveriam resultar em grandes hiatos aniônicos, no entanto vários estudos mostraram que o HA não é suficiente para prever os níveis de lactato em pacientes clínicos e de trauma gravemente enfermos.[15-17] Nos casos em que houver fortes suspeitas de acidose orgânica, as medições diretas dos níveis sanguíneos do ácido orgânico (lactato em acidose láctica, acetato ou β-hidroxibutirato em cetoacidose) detectam ou excluem com maior confiabilidade o distúrbio subjacente.

Por outro lado, a acidose metabólica resultante da perda de bicarbonato do líquido extracelular não implica aumento no hiato aniônico. À primeira vista, isso parece contraintuitivo. Entretanto, nos casos em que a acidose metabólica é provocada pela perda de bicarbonato, os rins mantêm a eletroneutralidade por meio da retenção dos íons de cloreto. Levando-se em consideração que tanto o cloreto como o bicarbonato são ânions medidos, a contribuição total da concentração desses ânions no hiato aniônico permanece inalterada, embora ocorra um aumento na proporção relativa entre cloreto e bicarbonato. Esse fato será aqui denominado *acidose metabólica sem hiato aniônico*, ainda que, por causa da concentração relativa elevada do cloreto, esse tipo de acidose metabólica possa, às vezes, ser também conhecido por *acidose metabólica hiperclorêmica*.[18]

Acidose metabólica com hiato aniônico

Conforme mencionado anteriormente, a acidose metabólica com hiato aniônico é provocada pelo acúmulo do excesso de íons de hidrogênio e pela redução subsequente na concentração de bicarbonato por meio do sistema de armazenamento temporário de ácido carbônico. Como o líquido extracelular deve permanecer eletricamente neutro, a redução na concentração de bicarbonato ocorre simultaneamente com um aumento em outro ânion. O ânion não medido que substitui o bicarbonato na manutenção da neutralidade elétrica é a base do conjugado do ácido que deu origem ao excesso de íons de hidrogênio. No caso da acidose láctica, o ácido láctico produz os íons de hidrogênio, deixando para trás o lactato, um íon com carga negativa.

$$\text{Ácido láctico} + HCO_3^- \rightarrow \text{Lactato}^- + H^+ + HCO_3^- \rightarrow$$
$$\text{Lactato}^- + H_2CO_3 \rightarrow \text{Lactato}^- + H_2O + CO_2$$

Os ácidos que causam acidose metabólica com hiato aniônico podem ser inorgânicos (sulfato, fosfato), orgânicos (lactato ou cetoácidos) ou exógenos (salicilatos). As causas mais comuns de acidose metabólica com hiato aniônico podem ser lembradas pelo acrônimo A CAT MUDPILES (ver Tabela 21-7).[4,19] Históricos e exames cuidadosos, em combinação com testes confirmatórios, ajudam a estreitar o diagnóstico diferencial.

Acidose metabólica sem hiato aniônico

A causa principal de acidose metabólica sem hiato aniônico é a perda de bicarbonato pela via renal ou gastrintestinal e não a adição ou acúmulo de um ácido. A Tabela 21-8 mostra as causas de acidose metabólica com hiato aniônico.[19]

▶ **TABELA 21-7** A CAT MUDPILES: CAUSAS COMUNS DE ACIDOSE METABÓLICA COM HIATO ANIÔNICO E TESTES CONFIRMATÓRIOS NOS CASOS APLICÁVEIS

Causa	Teste(s) confirmatório(s)
Analgésicos (AINEs, paracetamol)	Nível de paracetamol, AST
Cianeto, monóxido de **c**arbono	Nível de CO, nível de cianeto
Cetoacidose **a**lcoólica	Cetonas séricas ou urinárias, nível de etanol
Tolueno	
Metanol, **m**etformina	Hiato osmolar
Uremia	ureia, creatinina
Cetoacidose **d**iabética	Cetonas séricas ou urinárias, teste de glicemia
Paraldeído, fenformina	
Ferro, **i**soniazida	Nível sérico de ferro, radiografias abdominais
Acidose **l**áctica	Nível de lactato ou de ácido láctico
Etilenoglicol	Hiato osmolar
Salicilatos	Nível de salicilato, cloreto férrico urinário

O hiato aniônico urinário ajuda a fazer a distinção entre etiologias renais e gastrintestinais da acidose metabólica sem hiato aniônico.[5] O hiato aniônico urinário (HAU) é calculado pela obtenção dos valores *spot* dos eletrólitos urinários para Na, K e Cl, como segue:

$$HAU + ([Na] \text{ urinário}) + [K] \text{ urinário} - [Cl] \text{ urinário}$$

O valor de HAU é grande nos casos em que houver perda renal de HCO_3, considerando que não há medições de bicarbonato no hiato aniônico urinário, que seria responsável por uma grande quantidade de íons na urina. Na eventualidade de perda gastrintestinal de bicarbonato, os rins passariam a reter HCO_3, e o HAU se aproximaria de zero.

▶ **TRATAMENTO DE ACIDOSE COM BICARBONATO EXÓGENO**

O bicarbonato não funciona bem como tampão, no sentido exato da palavra, em níveis quase fisiológicos de pH.[13] A dissociação constante ou pK do sistema de tampoamen-

▶ **TABELA 21-8** CAUSAS COMUNS DE ACIDOSE METABÓLICA SEM HIATO ANIÔNICO

Hiperalimentação
Acetazolamida
Acidose renal tubular e insuficiência renal
Diarreia e diuréticos
Ureteroenterostomia
Fístula pancreática

to ácido carbônico-bicarbonato é de 6,1. Se partirmos do pressuposto de que a faixa efetiva de um sistema de armazenamento temporário fique dentro de 1 unidade de pH de sua dissociação constante (nível de pH no qual a dissociação ácida é de 50%), o sistema de tamponamento ácido carbônico-bicarbonato poderia trabalhar com eficiência entre um pH de 5,1 e 7,1, embora esse sistema de armazenamento não seja tão eficiente em níveis quase fisiológicos de pH. Isso seria válido em condições laboratoriais em que simplesmente faríamos a titulação de um ácido. Entretanto, no corpo humano, o sistema respiratório tem a capacidade de remover o CO_2. Na medida em que se forma o H_2CO_3 por meio do armazenamento temporário do excesso de H^+ pelo HCO_3^-, a elevação subsequente no nível de CO_2 pode ser removida pela ventilação aumentada, deslocando a equação para a direita, estendendo significativamente a faixa efetiva de armazenamento temporário do sistema.[10]

A administração de soluções de $NaHCO_3$ na tentativa de elevar o nível sérico do pH tem sido uma prática utilizada há muito tempo e que, superficialmente, parece ter algum senso empírico. A principal preocupação para uso em pacientes com acidose grave (pH < 7,10) é a incidência de alterações na contratilidade cardíaca.[20] Outros efeitos da acidose grave incluem centralização do volume sanguíneo, sensibilidade cardíaca a arritmias, hipercaliemia, fadiga respiratória, aumento nas demandas metabólicas, resistência insulínica, obnubilação ou coma.[21] Com frequência, os médicos sentem a compulsão de normalizar níveis acidóticos graves de pH, sendo que o $NaHCO_3$ é a ferramenta do arsenal terapêutico que tem sido usada para esse propósito. Os argumentos em favor da correção direta da acidose com terapia alcalina fundamentam-se em dois pressupostos: (1) a correção da acidose, independentemente da abordagem da causa subjacente, produz benefícios e (2) a administração de soluções de bicarbonato de sódio corrige efetivamente ou melhora a acidose. Nenhuma das duas hipóteses aplica-se necessariamente ao caso.

A administração de soluções de $NaHCO_3$ não está associada a reduções na mortalidade e pode causar complicações significativas. As condições laboratoriais comprovam que a acidose tem ação protetora nas células hepáticas desprovidas de ATP, retardando o início da morte celular.[22] Se partirmos do pressuposto de que isso seja verdadeiro *in vivo*, a correção da acidose sem normalização do distúrbio causativo subjacente poderia causar danos sérios. A administração exógena de $NaHCO_3$ também desloca a equação do armazenamento temporário do ácido carbônico para a direita.

$$H^+ + HCO_3^- \rightarrow H_2CO_3 \rightarrow H_2O + CO_2$$

Isso eleva a PCO_2 e aumenta o esforço respiratório para eliminar o CO_2. Na ausência de capacidade para aumentar a excreção respiratória de CO_2, o efeito líquido da administração de $NaHCO_3$ pode abaixar paradoxalmente o nível de pH por causa da PCO_2 elevada. Em organismos intactos, possivelmente a acidemia grave já tenha causado um esforço respiratório máximo na compensação, incapacitando os pulmões para acomodar o aumento na carga de CO_2. De maneira geral, em pacientes em ventilação fixa – como ventiladores, por exemplo – a administração de $NaHCO_3$ produz acidose paradoxal, tendo em vista que o paciente não consegue acomodar o aumento na carga de CO_2.

Nos casos de acidose orgânica, em que o pH acidótico quase sempre é um marcador de algum desarranjo subjacente que precisa ser corrigido e não de um problema que precisa ser normalizado, o objetivo principal deve ser a correção da causa subjacente da acidose. A recuperação da perfusão tecidual na acidose láctica, a recuperação do substrato nutricional na cetoacidose alcoólica e a administração de insulina nos casos de cetoacidose diabética devem corrigir completamente a acidose subjacente.[23] A administração de soluções alcalinas nesses pacientes, simultaneamente com a correção do distúrbio subjacente, quase que, de maneira universal, provoca alcalose excessiva.

Na presença de acidose grave (pH < 7,10), a instituição de uma terapia alcalina pode ser mandatória nos casos de acidose metabólica com perda de bicarbonato, como diarreia profunda ou acidose renal tubular, em que a produção de HCO_3 pelo corpo não consegue superar as perdas. A terapia alcalina pode também ser uma medida temporizadora em pacientes portadores de insuficiência renal que desenvolvem acidose metabólica, enquanto a hemodiálise estiver sendo providenciada, levando-se em consideração que esses pacientes são incapazes de fazer compensação renal e de aumentar a produção de bicarbonato ou a excreção ácida. A terapia alcalina é também uma opção nos casos de ingestão ácida exógena massiva que exceda a capacidade dos mecanismos compensatórios, como costuma ocorrer na ingestão tóxica de salicilato ou de álcool. Nessa hipótese, a capacidade adicional de transporte de CO_2 suprida pelo bicarbonato de sódio pode ser uma medida temporizadora, enquanto a hemodiálise estiver sendo providenciada, para possibilitar a remoção do ácido exógeno.

Se a decisão for administrar bicarbonato de sódio, a meta deve ser a correção parcial da acidose grave para um pH de até 7,2, evitando, assim, a incidência de alcalose reflexa depois de correções excessivas. Juntamente com a administração de bicarbonato de sódio, ocorre a administração inerente de uma quantidade significativa de sódio. Embora haja soluções comerciais disponíveis no mercado, na prática geralmente as infusões são feitas misturando-se 150 mEq (três ampolas-padrão de 50 mEq) em 1 litro de soro glicosado a 5% (SG 5%) ou 100 mEq (duas ampolas-padrão de 50 mEq) em 1 litro de cloreto de sódio a 0,25% (NaCl 0,25%) para produzir uma solução quase isotônica.[21] A distribuição do bicarbonato varia de acordo com o grau de acidose e corresponde a aproximadamente 50% do peso de um corpo magro e um pH normal, porém aumenta para 70% do peso de um corpo magro em casos de acidose grave (pH < 7,10).[10] Se presumirmos apenas a administração de bicarbonato de sódio na presença de acidose grave, e sem correção de um pH de 7,20, pode-se usar 60% (ou 0,6) como estimativa da distribuição de bicarbonato. Portanto, a meta é corrigir o pH no máximo em 7,20 que, de acordo com a equação de Henderson-Hasselbalch, corresponde a um [HCO_3] de 10 mmol por litro. O déficit de bicarbonato poderá ser calculado com base na seguinte equação:

$$\text{Déficit de } HCO_3^- \text{ (mEq)} = 0,6 \times \text{peso do corpo magro (kg)} \times (10 - [HCO_3^-] \text{ medido})$$

O déficit total calculado deve ser aplicado lentamente como uma infusão. O efeito líquido não se manifestará até 30 minutos depois da infusão. É importante enfatizar que a administração contínua da infusão de bicarbonato até a normalização do pH em geral resulta, de uma maneira uniforme, numa alcalose excessiva que não é muito bem-tolerada. Consequentemente, a infusão deve ser feita apenas com base na dose calculada, sendo que terapias alcalinas adicionais deverão ser orientadas por novas análises gasométricas e eletrolíticas.

O desenvolvimento de infusões alcalinas alternativas, com vantagens teóricas sobre o bicarbonato de sódio, inclui o carbicarb (solução 1:1 de bicarbonato de sódio e carbonato dissódico) e o THAM (0,3Ntrometamina). Não há nenhum teste clínico que tenha comprovado que qualquer um desses agentes seja superior ao bicarbonato de sódio e, portanto, seu uso clínico não é recomendado.[10,23]

REFERÊNCIAS

1. Kassirer JP, Bleich HL. Rapid estimation of plasma carbon dioxide from pH and total carbon dioxide content. *N Engl J Med*. 1965;272:1067.
2. Narins RG, Emmett M. Simple and mixed acid–base disorders: a practical approach. *Medicine*. 1980;59:161.
3. Pon S. *Medical Calculators: Calculated Bicarbonate & Base Excess*. New York, NY; 2001. Available at: http://www-users.med.cornell.edu/~spon/picu/calc/basecalc.htm.
4. Sherman SC. *Acid–Base made Easy. Lecture Materials*. Seattle, WA; 2007.
5. Rutecki GW, Whittier FC. An approach to clinical acid–base problem solving. *Compr Ther*. 1998;24:553.
6. Morganroth M. Six steps to acid base analysis: clinical applications. *J Crit Illness*. 1990;5:460.
7. Morganroth M. An analytic approach to diagnosing acid–base disorders. *J Crit Illness*. 1990;5:138.
8. Haber RJ. A practical approach to acid base disorders. *West J Med*. 1991;155:146.
9. Albert MS, Dell RB, Winters RW. Quantitative displacement of acid–base equilibrium in metabolic acidosis. *Ann Intern Med*. 1967;66:312.
10. Rose BD, Post TW. Introduction to simple and mixed acid–base disorders. In: *Clinical Physiology of Acid–Base and Electrolyte Disorders*. 5th ed. New York: McGraw-Hill; 2001:535.
11. Wren K. The delta (delta) gap: an approach to mixed acid–base disorders. 1990;19:1310.
12. Androge HJ, Madias N. Management of life threatening acid–base disorders: part 2. *N Engl J Med*. 1998;338:107.
13. Marino PL. *Metabolic Alkalosis in the ICU Book*. 3rd ed. Lippincott Williams and Wilkins; 2007:551.
14. Winter SD, Pearson JR, Gabow PA, et al. The fall of the serum anion gap. *Medicine*. 1990;150:311.
15. Levrant J, Bounatirou T, Ichai C, et al. Reliability of the anion gap as an indicator of blood lactate in critically ill patients. *Intensive Care Med*. 1997;23:417.
16. Mikaulaschek A, Henry SM, Donovan R, et al. Serum lactate is not predicted by anion gap or base excess after trauma resuscitation. *J Trauma*. 1996;40:218.
17. Iberti TS, Lieboitz AB, Papadakos PJ, et al. Low sensitivity of the anion gap as a screen to detect hyperlactatemia in critically ill patients. *Crit Care Med*. 1990;18:275.
18. Nicolaou DD, Kelen GD. Acid–base disorders. In: Kelen GD, Stapcztnski JS, Tintinalli JE, eds. *Emergency Medicine, A Comprehensive Study Guide*. 6th ed. New York: McGraw-Hill; 2004:149.
19. Casaletto JJ. Differential diagnosis of metabolic acidosis. *Emerg Med Clin North Am*. 2005;23:771.
20. Sonnett J, Pagani FD, Baker LS, et al. Correction of intramyocardial hypercarbic acidosis with sodium bicabonate. *Circ Shock*. 1994;42:163.
21. Androge HJ, Madias NE. Management of life-threatening acid–base disorders: the first of two parts. *N Engl J Med*. 1998;338:26.
22. Gores GJ, Nieminen AL, Fleischman KE, et al. Extracellular acidosis delays the onset of cell death in ATP-depleted hepatocytes. *Am J Physiol*. 1988;225:C315.
23. Gehlbach BK, Schmidt GA. Bench-to-bedside review: treating acid–base abnormalities in the intensive care unit—the role of buffers. *Crit Care*. 2004;8:259.

CAPÍTULO 22

Distúrbios eletrolíticos

Kevin M. Jones, Samantha L. Wood e William C. Chiu

▶ Introdução 253
▶ Distúrbios do sódio 253
▶ Distúrbios do potássio 258
▶ Distúrbios do magnésio 262
▶ Distúrbios causados pelo cálcio 263
▶ Distúrbios do fósforo 265

▶ INTRODUÇÃO

Os distúrbios eletrolíticos talvez sejam as condições clínicas mais complexas e mais sutis que desafiam os médicos de cuidados intensivos e de medicina de emergência. Graus elevados de suspeita, juntamente com monitoramento eletrolítico atento, são imprescindíveis para que esses distúrbios não passem despercebidos. Isso é particularmente válido considerando que muitos desses distúrbios ocorrem depois de outros estados graves de doença.

▶ DISTÚRBIOS DO SÓDIO

Os distúrbios causados pelo sódio são muito comuns na prática clínica. Tanto a hiponatremia como a hipernatremia possuem várias causas subjacentes; essas condições podem se apresentar de forma aguda ou crônica. Os pacientes com distúrbios agudos ou graves causados pelo sódio podem estar gravemente enfermos e, como tal, precisam de correção rápida e agressiva de sua anormalidade sódica; no entanto, o tratamento intensivo de pacientes hiper- ou hiponatrêmicos compensados pode provocar deslocamentos perigosos de líquidos. É muito importante que os médicos emergencistas saibam como identificar, classificar e tratar os distúrbios causados pelo sódio.

HIPONATREMIA
Introdução

A hiponatremia é definida como níveis séricos de sódio inferiores a 135 mEq/L. Em geral, essa condição acomete pacientes hospitalizados ou ambulatoriais.[1] Mesmo em pacientes ambulatoriais, a hiponatremia branda correlaciona-se a resultados insatisfatórios.[2] Os grupos com risco específico de hiponatremia incluem pacientes hospitalizados, idosos e aqueles que iniciaram tratamento recente à base de diuréticos tiazídicos.[3]

Apresentação

A gravidade dos sintomas de hiponatremia depende da taxa de declínio e do nível absoluto de sódio. Com frequência, os pacientes levemente hiponatrêmicos são assintomáticos. Os pacientes moderadamente hiponatrêmicos (Na de 125 a 130 mEq/L) podem ter náusea, cefaleia, indisposição e mialgias e apresentar reflexos tendinosos deprimidos. A hiponatremia grave (Na < 125 mEq/L) provoca alterações no estado mental; ocorrem convulsões, coma e morte com níveis de sódio abaixo de 120 mEq/L. A hiponatremia aguda ocorre em menos de 48 horas e provavelmente cause manifestações neurológicas secundárias a edema cerebral. Na hiponatremia crônica, a incidência de efeitos neurológicos é menos provável, considerando que há tempo hábil para fazer compensações e as dimensões do cérebro permanecem normais. Essa resposta compensatória pode colocar o paciente em risco de síndrome desmielinizante se a correção do nível de sódio for excessivamente rápida.

Avaliação

A avaliação de hiponatremia consiste no estreitamento por etapas do diagnóstico diferencial com base no histórico, no exame físico e nos exames laboratoriais[1,4-7] (ver Figura 22-1).

Hiponatremia hipo-osmolar ou isosmolar

Na ausência de um estado hipo-osmolar, a hiponatremia é conhecida por pseudo-hiponatremia. A hiponatremia hipo-osmolar ocorre quando grandes quantidades de alguma substância ativa sob o ponto de vista osmótico (como o manitol, a glicose ou corantes intravenosos [IV] com contraste) atraem água para a vasculatura e diluem a concentração de sódio. Com frequência, em casos de pseudo-

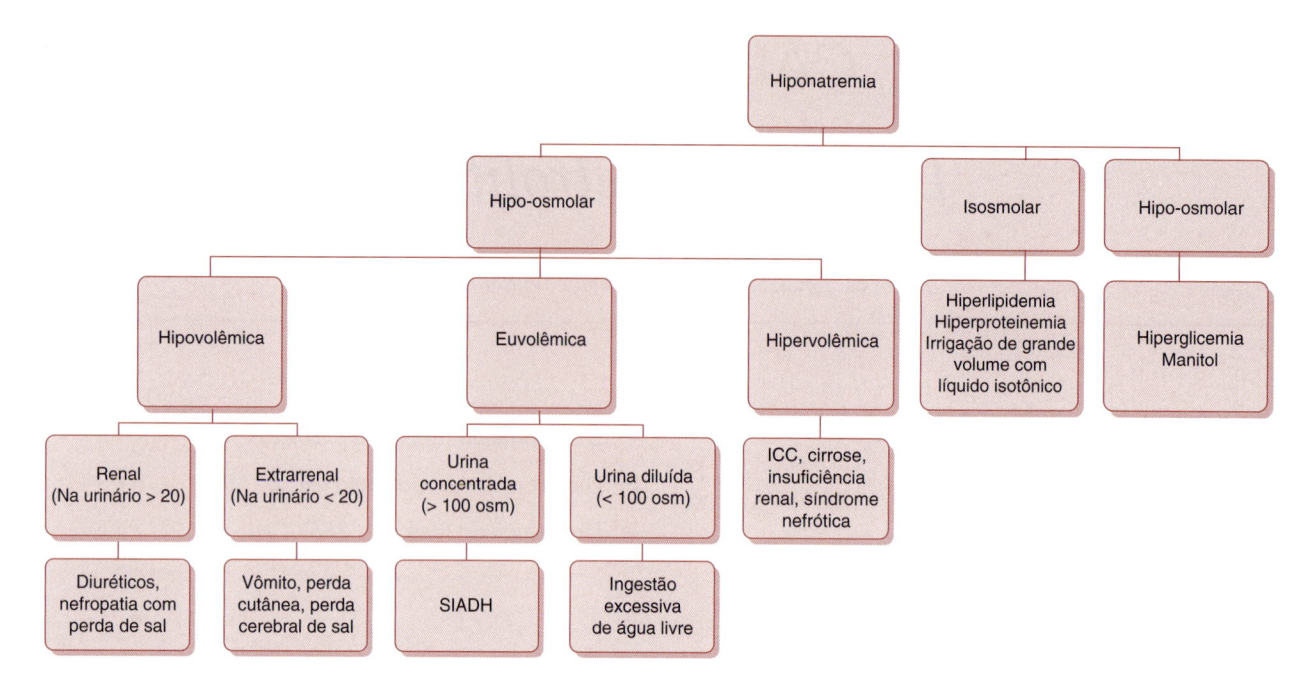

Figura 22-1 Etiologias da hiponatremia.

-hiponatremia secundária à hiperglicemia, utiliza-se um fator de correção de redução de sódio de 1,6 mEq/L para cada elevação de 100 mg/dL no nível glicêmico, embora as evidências experimentais indiquem que a acurácia de um fator de 2,4 mEq/L seja maior.[8]

O fator causativo de hiponatremia isosmolar pode ser hiperlipidemia grave ou hiperproteinemia, que produz um artefato laboratorial que superestima o conteúdo de água no soro. A irrigação de grandes volumes de líquidos isentos de sódio (como o sorbitol), utilizados com frequência em ressecções transuretrais da próstata, pode causar hiponatremia isosmolar ou hiposmolar.[9]

Hiponatremia hipo-osmolar

A hiponatremia hipo-osmolar é o resultado do ganho líquido de água livre. Essa situação ocorre quando a ingestão de água superar a capacidade excretora dos rins ou quando não for possível suprir a secreção do hormônio antidiurético (ADH, do inglês *antidiuretic hormone*) secundária a uma depleção volumétrica autêntica, a uma depleção efetiva do volume circulante ou a uma liberação primária inadequada de ADH.

A avaliação de pacientes com hiponatremia hipo-osmolar inicia com uma análise do estado volumétrico com base em sinais vitais, tais como ortostática, turgor da pele, membranas mucosas, distensão da veia jugular e presença ou ausência de edemas e ascites. O histórico, as comorbidades, as medicações e os valores laboratoriais dos pacientes devem ser incorporados aos processos de avaliação para o caso de, eventualmente, as descobertas dos exames físicos não serem confiáveis para avaliar o estado volumétrico.[19]

A *hiponatremia hipovolêmica* ocorre nas situações em que a depleção de sódio exceder a depleção de água livre. Como a hipovolemia estimula a liberação de ADH e a sede, há um aumento no consumo e na retenção de água livre, agravando a hiponatremia do paciente.

A depleção sódica relativa pode ocorrer devido a perdas renais ou extrarrenais de sódio e de água, sendo que a distinção entre as duas modalidades baseia-se no histórico e nas medições do nível de sódio urinário. Níveis baixos de sódio urinário (< 20 mEq/L) indicam que a reabsorção de sódio pelos rins é adequada e, consequentemente, as perdas são extrarrenais. As causas de perdas extrarrenais incluem vômito, diarreia e perda cutânea em vítimas de queimaduras. Na maioria das vezes, os pacientes que se apresentam nos serviços de emergência com hiponatremia classificam-se nessa categoria.[11] Se o sódio urinário for muito elevado (> 20 mEq/L), significa que a perda sódica renal é desproporcional à perda de água. A causa principal é diurética, e o médico emergencista deve ficar especialmente alerta para essa condição em pacientes mais velhos com início recente do uso de hidroclorotiazidas. Outras causas incluem nefropatia com perda de sódio ou hipoaldosteronismo.

A síndrome da perda cerebral de sal (PCS) é uma das causas de hiponatremia hipovolêmica, que costuma ocorrer depois de lesões na cabeça ou de procedimentos neurocirúrgicos. A distinção da síndrome da secreção inapropriada de hormônio antidiurético (SIADH, do inglês *syndrome of inappropriete antidiuretic hormone*), que ocorre no mesmo contexto clínico, é muito importante, considerando que o tratamento da PCS (administração de solução salina isotônica) poderá agravar a SIADH. A avaliação do estado volumétrico do paciente pode facilitar a distinção entre as duas situações: aparentemente, os pacientes com PCS têm maior probabilidade de ser hipovolêmicos, ao passo que, mais provavelmente, os pacientes com SIADH sejam euvolêmicos.[6] Além disso, em geral, os pacientes com PCS produzem urina diluída com taxas elevadas de fluxo, ao contrário da urina concentrada de baixo fluxo da SIADH. As medições *spot* do sódio urinário não conseguem fazer a distinção entre essas duas doenças. Portanto, talvez seja necessário fazer avaliações adicionais do estado volumétrico, tais como hemoconcentração, ureia, níveis de creatinina e pressão venosa central.[12]

A *hiponatremia euvolêmica* ocorre nas situações de ganho e/ou retenção de água livre e perda mínima de sódio. A SIADH é diagnosticada nos casos de hiponatremia hipo-osmolar com concentração urinária inadequada (> 100 mOsm/kg), euvolemia clínica, ausência de uso de diurético e funções renal, cardíaca, suprarrenal e tireoidea normais. A SIADH é uma causa frequente de hiponatremia em pacientes hospitalizados e pode ser resultado de malignidades, doenças pulmonares, doenças do SNC ou do uso de medicamentos[13] (ver Tabela 22-1). O hipotireoidismo e a insuficiência suprarrenal podem produzir quadros clínicos semelhantes.

A hiponatremia euvolêmica pode ocorrer também em pacientes com função renal normal se o consumo de água livre for excessivamente alto (em geral > 4 L por dia). As etiologias incluem polidipsia psicogênica ou potomania da cerveja. A presença de urina com diluição adequada (< 100 mOsm/kg) ocorre nas tentativas dos rins para eliminar água livre.

A *hiponatremia hipervolêmica* ocorre em pacientes que, embora apresentem sobrecarga volumétrica corporal total, têm volume arterial efetivo baixo, secundário à insuficiência cardíaca, cirrose, insuficiência renal ou síndrome nefrótica. A hiponatremia é o prenúncio de maus prognósticos em pacientes com insuficiência cardíaca[14] e em pacientes com cirrose.[15]

Tratamento

O tratamento de hiponatremia depende da etiologia e da gravidade da doença. A síndrome da desmielinização osmótica é uma das mais temidas complicações do tratamento, cuja origem é a administração de solução hipertônica, que provoca movimentos rápidos de água para fora das células do cérebro. Os médicos emergencistas devem manter um equilíbrio entre a preocupação com essa entidade e a necessidade de tratar suspeita de edema cerebral.

Pacientes hiponatrêmicos gravemente enfermos que se apresentarem com convulsão ou coma devem receber tratamento intensivo para corrigir rapidamente o sódio para um nível seguro (> 120 mEq/L). Para tanto, basta administrar uma solução salina hipertônica durante

▶ TABELA 22-1 CAUSAS DA SÍNDROME DE SECREÇÃO INAPROPRIADA DE HORMÔNIO ANTIDIURÉTICO (SIADH)

Malignidades	Carcinoma pulmonar (de células pequenas ou mesotelioma)
	Orofaríngea
	Gastrintestinal
	Geniturinária
	Timoma endócrino
	Linfoma
	Sarcoma de Ewing
Doenças pulmonares	Pneumonia (bacteriana ou viral)
	Tuberculose
	Aspergilose
	Asma
	Fibrose cística
	Doença pulmonar obstrutiva crônica avançada
Doenças do SNC	Encefalite
	Meningite
	Sangramento (subdural, subaracnoide, AVE)
	Massa intracraniana
	Procedimento neurocirúrgico recente
	Esclerose múltipla
	Síndrome de Guillain-Barré
	Trombose de seios cerebrais
	Delirium tremens
	Porfiria intermitente aguda
Medicamentos	Clorpropamida
	Antidepressivos
	Carbamazepina
	Nicotina
	Narcóticos
	AINEs
	Medicamentos antineoplásicos
	MDMA (*ecstasy*)
	Análogos da arginina vasopressina (AVP): desmopressina, vasopressina, oxitocina
Outras causas	Hereditárias
	Idiopáticas
	Transitórias (exercícios de resistência, náusea, dor, estresse)

as primeiras 3 a 4 horas depois da apresentação ou até a melhora dos sintomas. A meta de correção inicial varia de 1,5 a 2 mEq/L; depois da melhora dos sintomas, a taxa de correção deve se tornar mais lenta e não poderá exceder 10 mEq/L nas primeiras 24 horas. Possivelmente, os sintomas de hiponatremia grave sejam causados por quedas muito rápidas no nível de sódio, sem tempo suficiente para o cérebro fazer a compensação, de forma que é menos provável que correções rápidas nesses pacientes provoquem uma síndrome desmielinizante, em comparação com correções rápidas em pacientes com hiponatremia crônica.

O tratamento de pacientes hiponatrêmicos estáveis deve se basear na etiologia. Pacientes hipovolêmicos precisam de líquidos isotônicos, ao passo que pacientes euvolêmicos são tratados com restrição de água livre. Os pacientes hipervolêmicos podem necessitar de diurese além da restrição ao consumo de água livre. Comprovadamente, o conivaptan, um antagonista oral do receptor do V1A/V2, eleva o nível sérico de sódio em pacientes com hiponatremia euvolêmica ou hipervolêmica.[16]

A taxa de correção de pacientes hiponatrêmicos estáveis não poderá exceder 0,5 mEq/L/h e não mais que 10 a 12 mEq/L/24h,[6] para minimizar o risco de desmielinização. A alteração no nível sérico de sódio estimado, como resultado da administração intravenosa de um litro de líquido, é calculada de acordo com a seguinte equação:

Nenhuma alteração com 1 litro IV de líquido

$$= \frac{\text{Teor de Na no líquido IV (mEq/L)} - \text{Na sérico (mEq/L)}}{\text{ACT} + 1}$$

Água corporal total (ACT) = Fator de correção × peso (kg)

Fator de correção

Homens	
Não idosos	0,6
Idosos	0,5
Mulheres	
Não idosas	0,5
Idosas	0,45

A Tabela 22-2 mostra o teor de sódio das soluções intravenosas mais comuns. Durante os tratamentos; é necessário medir constantemente o nível sérico de sódio, tendo em vista que há limitações na precisão dos cálculos e a resposta terapêutica é variável.[17]

HIPERNATREMIA

Introdução

Hipernatremia é definida como níveis séricos de sódio > 145 mEq/L. A etiologia subjacente é a ingestão inadequada de água livre. Essa condição é rara em pessoas em estado de alerta e com mecanismo intacto da sede; é mais prevalente em pacientes que confiam na opinião de outras pessoas para determinar a quantidade de ingestão de água. O risco é particularmente mais elevado em pacientes com idade acima de 60 anos, uma vez que as respostas protetoras da sede e a liberação do hormônio antidiurético são atenuadas na velhice. A maioria dos pacientes ambulatoriais que se apresentam com hipernatremia está no limite da idade, enquanto os pacientes hospitalizados, ou pacientes com estado mental alterado, correm o risco de hipernatremia seja qual for a idade.[18]

Apresentação

A hipernatremia pode se apresentar com fraqueza, agitação, contração muscular espasmódica, hiperreflexia, ataxia, letargia e coma. Assim como na hiponatremia, os sintomas de hipernatremia correlacionam-se com a gravidade e com as alterações na taxa do nível de sódio. Na hipernatremia aguda ou grave, o encolhimento do cérebro poderá provocar rompimento vascular com sangramento cerebral. Na hipernatremia crônica, o cérebro adapta-se ao longo do tempo pelo acúmulo de eletrólitos, de forma que os sintomas neurológicos são menos acentuados. Entretanto, a resposta adaptativa é um complicador para o tratamento, levando-se em consideração que correções muito rápidas da hipernatremia podem resultar na incidência de edemas cerebrais.[18]

Avaliação

Assim como na hiponatremia, a avaliação do estado volumétrico dos pacientes ajuda a esclarecer a etiologia da hipernatremia (ver Figura 22-2).

A *hipernatremia hipovolêmica* ocorre nas situações em que a depleção da água livre excede a depleção de sódio. Da mesma forma que na hiponatremia hipovolêmica secundária à depleção relativa de sódio, a causa da depleção relativa de água livre pode ser renal ou extrarrenal. As perdas renais resultam de diureses osmóticas causadas por hiperglicemia, manitol ou estados pós-obstrutivos. Nesse caso, a água livre se perde em uma urina menos concentrada (osmolalidade urinária < 700m Osm/kg) com perda renal concomitante de sódio (Na urinário > 20 mEq/L). As causas principais das perdas renais são diarreia, sucção nasogástrica, vômito, perdas para o terceiro espaço ou perdas cutâneas, como em pacientes

▶ TABELA 22-2 CONCENTRAÇÕES DE SÓDIO NAS SOLUÇÕES COMUNS

Solução	Concentração de sódio (mEq/L)
Solução salina normal a 5%	855
Solução salina normal a 3%	513
Solução salina normal a 0,9%	154
Solução de Ringer lactato	130
Solução salina normal a 0,45%	77
Solução salina normal a 0,25%	38
Glicose a 5% em água	0
Bicarbonato de sódio a 8,5% (ampola)	Ampola de 50 mEq/50 mL (1 mEQ/mL)

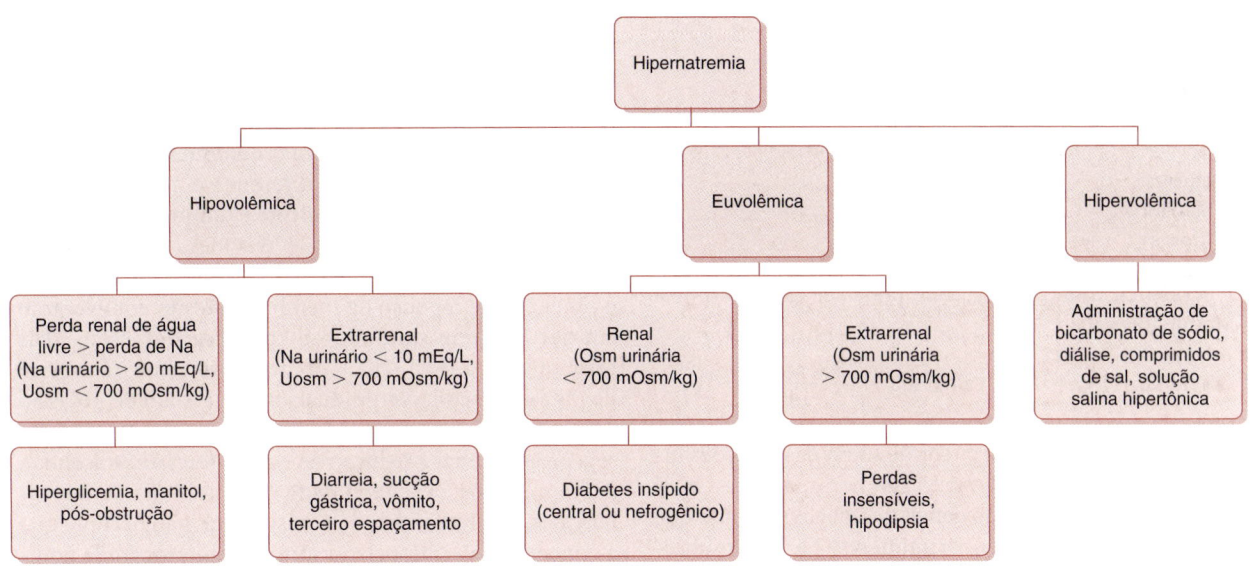

Figura 22-2 Etiologias da hipernatremia.

Hipernatremia
- **Hipovolêmica**
  - Perda renal de água livre > perda de Na (Na urinário > 20 mEq/L, Uosm < 700 mOsm/kg)
    - Hiperglicemia, manitol, pós-obstrução
  - Extrarrenal (Na urinário < 10 mEq/L, Uosm > 700 mOsm/kg)
    - Diarreia, sucção gástrica, vômito, terceiro espaçamento
- **Euvolêmica**
  - Renal (Osm urinária < 700 mOsm/kg)
    - Diabetes insípido (central ou nefrogênico)
  - Extrarrenal (Osm urinária > 700 mOsm/kg)
    - Perdas insensíveis, hipodipsia
- **Hipervolêmica**
  - Administração de bicarbonato de sódio, diálise, comprimidos de sal, solução salina hipertônica

de queimaduras; a concentração urinária é adequada (> 700 mOsm/kg), com perdas renais baixas de sódio (< 10 mEq/L).

A *hipernatremia euvolêmica* é causada pela perda de água livre, sem perda significativa de sódio. A causa pode ser renal, devido ao diabetes insípido (DI), ou extrarrenal.

O diabetes insípido, condição em que não há concentração urinária adequada nos rins (osmolalidade urinária < 700m Osm/kg), pode ser uma das causas de hipernatremia se não houver acesso suficiente à água livre. O DI central resulta da liberação diminuída de ADH, secundária a traumatismo craniano, neurocirurgia, doença infiltrativa ou a uma causa idiopática. A administração exógena de ADH permite que os pacientes voltem a concentrar a urina. Nos casos de DI nefrogênico, os ductos coletores são resistentes ao ADH, o que torna a administração exógena ineficaz. De maneira geral, essa condição está relacionada ao uso de medicamentos, sendo que as causas mais comuns são o lítio, o foscarnet e a clozapina. Outras causas incluem hipercalcemia, hipocaliemia, dietas com baixo teor de proteínas e liberação de obstruções ureterais.[19]

As causas extrarrenais incluem perdas insensíveis ou hipodipsia e presença de concentração urinária adequada (> 700m Osm/kg).

A *hipernatremia hipervolêmica* é causada pelo ganho excessivo de sódio; pode ser renal, devido ao diabetes insípido (DI), ou extrarrenal. Na maioria das vezes, é iatrogênica, e a causa pode ser dosagens excessivas de bicarbonato de sódio, diálise, comprimidos de sal ou correção excessiva com solução salina hipertônica.

Tratamento

Nos casos em que o paciente hipernatrêmico for instável por causa de hipovolemia, a ressuscitação com volumes de solução salina normal deve ser agressiva até o paciente tornar-se estável sob o ponto de vista hemodinâmico. Depois da estabilização, os líquidos devem ser alterados para solução salina a 0,45%, com monitoramento da taxa de correção conforme descrito mais adiante. Apesar de rápidas correções causarem preocupação quanto a possibilidade de edema cerebral, a importância da estabilização hemodinâmica supera o risco desse efeito colateral. Além disso, há a probabilidade de que esses pacientes tenham se tornado agudamente hipernatrêmicos, de forma que houve menos tempo para compensações e, portanto, menor risco de indução de edema cerebral. Deve haver um limite mínimo para fazer TCs em pacientes hipernatrêmicos com déficit neurológico, tendo em vista a possibilidade de ocorrer sangramento cerebral secundário ao encolhimento do cérebro e tração nos vasos cerebrais.

Como na hiponatremia, o tratamento de pacientes hipernatrêmicos estáveis depende da suspeita da etiologia e do estado volumétrico. Pacientes euvolêmicos podem ser tratados com solução salina hipotônica. O uso de vasopressina é uma das opções nos casos de suspeita de diabetes insípido central. Os pacientes hipernatrêmicos hipervolêmicos exigem terapia com diuréticos de alça e reposição de água livre.

A correção em pacientes hipernatrêmicos estáveis deve ser gradual, para minimizar o risco de edema cerebral, com uma taxa-alvo de 0,5 mEq/L/h e uma redução máxima de 10 mEq/L num período de 24 horas.[1] A alteração esperada no nível de sódio com um litro de líquido poderá ser calculada pela mesma fórmula utilizada para a hiponatremia:

Alteração Na com 1 litro IV de líquido

$$= \frac{\text{Teor de Na no líquido IV (mEq/L)} - \text{Na sérico (mEq/L)}}{\text{ACT} + 1}$$

Água corporal total (ACT) = Fator de correção × peso (kg)

Fator de correção

Homens	
Não idosos	0,6
Idosos	0,5
Mulheres	
Não idosas	0,5
Idosas	0,45

O déficit total de água livre pode ser calculado pela seguinte fórmula:

$$\text{Déficit de } H_2O = ACT \text{ calculada} \times \left(\frac{\text{Na sérico}}{140} - 1 \right)$$

A Tabela 22-2 mostra o teor de sódio das soluções intravenosas comuns. Nas primeiras 24 horas, deve-se corrigir no máximo a metade do déficit de água livre, sendo que o remanescente deverá ser corrigido nos 2 a 3 dias subsequentes. Esse cálculo não leva em consideração as perdas insensíveis em curso. Assim como na correção da hiponatremia, os cálculos preditivos podem não ser tão precisos, de maneira que é necessário monitorar com frequência o nível de sódio. A avaliação constante do estado neurológico é imprescindível, tendo em vista que alterações agudas podem indicar o desenvolvimento de edema cerebral.

▶ DISTÚRBIOS DO POTÁSSIO

Os distúrbios causados pelo potássio são os distúrbios eletrolíticos observados com maior frequência em pacientes hospitalizados,[20] bem como nos pacientes de serviços de emergência.[21] Levando-se em consideração a distribuição predominantemente intracelular do potássio no corpo e, de outro lado, a incapacidade de fazer correções autênticas precisas em seus níveis séricos, o tratamento desse tipo de distúrbio é um esforço que sempre acaba sendo postergado.

Em média, o armazenamento total do potássio do corpo corresponde a 50 a 55 mEq/kg em relação ao peso corporal.[22] Aproximadamente 98% do valor armazenado de potássio é intracelular, sendo que cerca de 75% localizam-se nos tecidos musculares.[21] Os 2% remanescentes são extracelulares e apenas cerca de 0,4% do potássio total do corpo localiza-se no plasma. A concentração plasmática de potássio mantém-se numa faixa relativamente estreita, que varia de 3,5 a 5 mmol por litro. A concentração intracelular média de potássio é de aproximadamente 150 mmol por litro. A bomba de sódio-potássio/ATPase mantém o gradiente de potássio relativamente acentuado através da membrana. Predominantemente, é esse gradiente que mantém o potencial de repouso da membrana celular.

Por outro lado, modificações na razão entre a concentração intracelular e a concentração extracelular de potássio – $[K^+]_c/[K^+]_e$ – alteram o potencial de repouso da membrana.[22] A excitabilidade de uma membrana é definida como a diferença entre o potencial de repouso e o potencial limítrofe. Qualquer alteração em $[K^+]_c/[K^+]_e$ que aumente a diferença entre o potencial de repouso e o potencial limítrofe é um indicador de redução na excitabilidade. Da mesma forma, qualquer alteração em $[K^+]_c/[K^+]_e$ que diminua a diferença entre o potencial de repouso e o potencial limítrofe é um indicador de aumento na excitabilidade.

Os efeitos da hipocaliemia ou da hipercaliemia sobre o potencial de repouso da membrana, assim como o grau em que ocorrem sintomas ou complicações, estão mais relacionados a $[K^+]_c/[K^+]_e$ do que à concentração sérica de potássio. Reduções graduais no nível total de potássio do corpo, em que a redução na concentração intracelular seja proporcional à redução na concentração extracelular, alteram menos a excitabilidade da membrana do que alterações no nível sérico de potássio, que não permite que a concentração intracelular atinja uma posição de equilíbrio. Por essa razão, as alterações resultantes do deslocamento transcelular de potássio para dentro ou para fora das células têm maior probabilidade de manifestar sintomas do que as alterações provocadas por perdas ou acúmulos graduais.

HIPOCALIEMIA

A hipocaliemia é definida como concentrações séricas de potássio abaixo de 3,5 mmol por litro. Com frequência, hipocaliemia relativamente branda, entre 3 e 3,5 mmol por litro, chega a ser bem-tolerada por indivíduos saudáveis. Em pessoas portadoras de doença cardíaca, a hipocaliemia, comprovadamente, aumenta a morbidade e a mortalidade.[23-25] Os casos mais graves de hipocaliemia estão associados a sintomas generalizados de fadiga, fraqueza e constipação. Em níveis abaixo de 2,5 mmol/L a ocorrência de necrose muscular é uma possibilidade, e níveis inferiores a 2 mmol/L podem provocar paralisia ascendente, incluindo insuficiência respiratória. Embora, em geral, não seja arritmogênica em indivíduos saudáveis, a hipocaliemia pode induzir arritmias em pessoas com doença cardíaca subjacente. A hipocaliemia é conhecida por exacerbar as propriedades arritmogênicas da digoxina.[25]

A origem da hipocaliemia pode ser a ingestão deficiente de potássio, ou o aumento na excreção de potássio ou no deslocamento transcelular de potássio extracelular para as células. A Tabela 22-3 apresenta uma lista de causas potenciais de hipocaliemia.

A dieta norte-americana típica contém potássio em abundância e, consequentemente, são raros os casos de hipocaliemia causada pela baixa ingestão dessa substância. Estados de inanição ou, com mais frequência, pacientes gravemente enfermos, sem reposição dietética adequada, podem produzir estados com deficiência de potássio em uma questão de dias. Normalmente, a alimentação adequada evita esse tipo de situação.

▶ TABELA 22-3   CAUSAS POTENCIAIS DE HIPOCALIEMIA

Ingestão diminuída de potássio	Medicamentos que, comprovadamente, causam hipocaliemia
Deslocamento intracelular de potássio	Simpatomiméticos
Alcalemia	Diuréticos da alça e tiazídicos
Insulina	
Hipotermia	Diuréticos osmóticos
Estimulação β-adrenérgica	Inibidores da anidrase carbônica
Perdas aumentadas de potássio	Esteroides adrenocorticais
Sucção gástrica/vômito	Aminoglicosídeos
Diarreia	Anfotericina B
Diuréticos	Resina de troca catiônica
Hipomagnesemia	

Níveis séricos baixos de potássio podem se originar na depleção corporal total provocada por perdas potássicas excessivas que não são acompanhadas de ingestão compatível. As perdas de potássio, geralmente, ocorrem pela via renal ou gastrintestinal. As perdas renais de potássio associadas ao uso de diuréticos são as causas mais comuns de hipocaliemia. A drenagem nasogástrica pode provocar hipocaliemia pela depleção nos níveis de cloreto. A depleção concomitante de magnésio exacerba as perdas renais, uma vez que níveis baixos de magnésio inibem a capacidade dos rins em reabsorver potássio no túbulo distal. A avaliação dos níveis de cloreto urinário ajuda a fazer a distinção entre as causas de perdas renais de potássio; níveis elevados de cloreto urinário (> 25 mEq/L) estão associados à depleção de magnésio ou a perdas induzidas por diuréticos, enquanto níveis baixos de cloreto urinário (< 15 mEq/L) estão associados a drenagens nasogástricas ou a perdas de potássio induzidas por alcalose.

As perdas gastrintestinais de potássio são causadas por diarreia. A concentração de potássio nas fezes é de aproximadamente 75 mEq por litro. Perdas volumétricas excessivas de fezes podem aumentar as perdas de potássio.

Vários fatores podem promover o deslocamento transcelular de potássio do espaço extracelular para as células, resultando em níveis séricos baixos apesar do armazenamento corporal total normal, incluindo hipotermia, alcalose e administração de vários tipos de medicamentos, como insulina e alguns simpatomiméticos. A hipotermia profunda também é uma presença comum com hipercaliemia imediata ou tardia como resultado da morte tecidual.

Muitas medicações induzem a hipocaliemia. Em serviços de emergência ou em UTIs, as causas mais comuns são os β-agonistas, embora seu efeito em doses terapêuticas seja mínimo, resultando, normalmente, em reduções nos níveis séricos de potássio de menos de 0,5 mEq por litro.[26] Outras medicações que, reconhecidamente, causam hipocaliemia incluem diuréticos de alça e tiazidas, inibidores da anidrase carbônica, esteroides adrenocorticais, penicilinas naturais, aminoglicosídeos e anfotericina B.[27] A Tabela 22-3 apresenta uma lista de causas potenciais de hipocaliemia.

Tratamento de pacientes hipocaliêmicos

O tratamento de pacientes hipocaliêmicos deve iniciar com a identificação e correção de quaisquer causas de desvios intracelulares de potássio. Os níveis de magnésio também devem ser verificados, corrigindo-se a hipomagnesemia antes das tentativas de repleção de potássio, tendo em vista que a hipomagnesemia impede esse tipo de repleção. Nos casos de depleção real de potássio, as causas potenciais devem ser identificadas, iniciando com uma revisão completa do perfil das medicações usadas pelos pacientes. Caso seja possível, devem-se atenuar as causas da perda de potássio em curso. Com frequência, é imprescindível tratar as causas iatrogênicas da depleção de potássio resultantes dos processos de doenças subjacentes. Nesses casos, as tentativas para estabelecer suplementação adequada de potássio evitam a repetição de episódios de hipocaliemia. Repleções relativamente lentas de potássio permitem atingir um equilíbrio estável entre os compartimentos intra e extracelular. Repleções excessivamente rápidas resultam na elevação também rápida das concentrações séricas de potássio e, por outro lado, no aumento agudo da razão $[K^+]_c/[K^+]_e$. As repleções intravenosas de potássio são feitas rotineiramente com soluções de cloreto potássico a uma taxa máxima de 20 mEq por hora. Existem relatos sobre o uso de taxas de até 100 mEq/h sem efeitos danosos[28] em casos de depleção sintomática grave de potássio. Levando-se em consideração as propriedades irritantes das soluções de cloreto de potássio hiperosmótico, é preferível utilizar infusões por uma grande veia central.

A suplementação potássica por via oral é uma melhor opção para procedimentos em curso do que repleções rápidas. A grande vantagem da administração por via oral é que a taxa de absorção gastrintestinal limita alterações rápidas nas concentrações séricas de potássio. O uso oral de sais de cloreto de potássio é uma opção ou, no contexto de hipofosfatemia concomitante, sais de fosfato de potássio.

Considerando a dificuldade para estimar o déficit total de potássio corporal com base em níveis séricos, é difícil também estimar a quantidade total necessária de repleção. Além disso, não há uma relação linear entre a concentração sérica e os estoques totais de potássio do corpo. As perdas correntes de potássio durante tentativas de repleção dificultam ainda mais o cálculo das doses de repleção total. Com frequência, a ampla distribuição intracelular de potássio e a necessidade de repleções lentas exigem vários dias para normalizar as concentrações séricas com segurança, sendo que a melhor maneira de acompanhar a quantidade de repleção é monitorar, por repetidas vezes, as concentrações séricas de potássio. Em decorrência da natureza não linear da concentração sérica em relação aos níveis totais de potássio do corpo, provavelmente o efeito de repleções precoces sobre a concentração sérica é mínimo, enquanto os efeitos de quantidades menores de repleção são mais dramáticos sobre a concentração sérica, na medida em que as concentrações séricas de potássio dos pacientes se aproximem do nível normal. Entretanto, como regra geral, é necessário um total de 175 mEq de potássio, em várias doses, para cada redução de 0,5 mEq/L no nível sérico.[29]

HIPERCALIEMIA

Níveis séricos elevados de potássio são potencialmente arritmogênicos por causa do efeito desestabilizador que exercem sobre a membrana das células miocárdicas. A Tabela 22-4 apresenta uma lista de causas potenciais de hipercaliemia.

A hipercaliemia pode ocorrer devido à incapacidade de eliminar o excesso de potássio, como ocorre em casos de insuficiência renal, ou à liberação intracelular de potássio no espaço extracelular. A liberação dos estoques intracelulares de potássio pode ser causada por deslocamentos transcelulares, conforme mencionado acima, ou por isquemia celular e necrose. Levando-se em consideração a alta concentração nas células musculares, a isquemia aguda em músculos esqueléticos pode provocar liberações dramáticas de potássio. Com frequência, as complicações resultantes do desenvolvimento rápido de hipercaliemia, depois da reperfusão de tecidos isquêmicos, são mencionadas como a causa mais próxima de morte depois de lesões drásticas. Raramente a hipercaliemia é causada por ingestão excessiva, exceto nos casos em que estiver associada à insuficiência renal. Os efeitos da hipercaliemia podem ser observados temporariamente em repleções muito rápidas de potássio, sem dar tempo suficiente para o equilíbrio dos compartimentos extra e intracelular. Várias medicações podem induzir hipercaliemia, incluindo resinas de troca catiônica, citrato, espironolactona/amilorida, trianteren, trimetoprima, digoxina, inibidores da enzima conversora da angiotensina, bloqueadores do receptor da angiotensina, heparina e succinilcolina.[27] A preocupação imediata após a identificação da hipercaliemia é estabilizar as membranas das células miocárdicas para evitar complicações causadas por arritmias. Os eletrocardiogramas de 12 derivações mostram evidências de instabilidade na membrana das células. As anormalidades eletrocardiográficas associadas a hipercaliemia branda incluem ondas T de grande amplitude e ondas T "apiculadas" ou ondas T "em tenda". A hipercaliemia moderada pode resultar em prolongamento do intervalo PR, amplitude diminuída ou desaparecimento da onda P, alargamento do complexo QRS e bloqueios de condução com batimentos de escape. A hipercaliemia grave pode resultar de um padrão de onda sinusal, fibrilação ventricular e, finalmente, assistolia[30] (ver Figura 22-3).

Nos casos em que a hipercaliemia produzir evidências eletrocardiográficas de instabilidade miocárdica, é necessário administrar solução salina contendo cálcio, tendo em vista que o cálcio ajuda a estabilizar a membrana miocárdica, enquanto são feitos esforços subsequentes para normalizar as concentrações séricas de potássio. Geralmente o cálcio é comercializado em soluções de cloreto de cálcio e de gluconato de cálcio. As infusões de cloreto de cálcio devem ser feitas apenas por meio de uma grande linha central, tendo em vista que é excessivamente hipo-osmolar. Os efeitos da administração de 10 mL de cloreto de cálcio a 10% ou de 30 mL de gluconato de cálcio a 10% ocorrem dentro de poucos minutos e duram apenas de 30 a 60 minutos, de maneira que é necessário fazer outras intervenções agudas naquele intervalo.

Os tratamentos para hipercaliemia dividem-se em dois tipos: tratamentos que temporizam a hipercaliemia induzindo o deslocamento intracelular de potássio e tratamentos que fazem a remoção total do potássio do corpo. O primeiro tipo é a opção mais adequada se houver suspeita de que a causa da hipercaliemia é o deslocamento transcelular em vez do excesso de potássio no corpo.

A hidratação agressiva com administração intravenosa de solução salina normal isotônica ajuda a diluir o potássio sérico, além de promover a diurese e a excreção renal de potássio em pacientes que não sejam oligúricos. Em contextos isquêmicos, a ressuscitação agressiva ajuda a minimizar a liberação corrente de potássio por meio da recuperação da perfusão.

O bicarbonato de sódio induz o deslocamento intracelular de potássio por meio de indução da alcalemia relativa. Levando em consideração que poderá ocorrer precipitação do bicarbonato de sódio e das soluções de sais de cálcio nas coadministrações, alguns autores recomendam não utilizar o $NaHCO_2$ concomitantemente com a administração de sais de cálcio. Para minimizar esse risco, costuma-se

▶ TABELA 22-4 CAUSAS POTENCIAIS DE HIPERCALIEMIA

Excreção diminuída de potássio	Medicamentos que, comprovadamente, causam hipercaliemia
Insuficiência renal	
Acidose renal tubular tipo IV	Citrato
Hipoaldosteronismo	Penicilina G
Deslocamento extracelular de potássio	Espironolactona/ameliorida
Acidemia	Trianteren
Bloqueio β-adrenérgico	Trimetoprima
Paralisia hipercaliêmica periódica	β-bloqueadores
	Digoxina
Induzido por medicamentos	Inibidores da enzima conversora da angiotensina
Perda de integridade celular	Bloqueadores do receptor da angiotensina
Hemólise	
Isquemia	Succinilcolina
Necrose	Heparina

administrá-las por meio de linhas intravenosas separadas e/ou mantendo um espaço de tempo entre as respectivas aplicações nas situações em que as vantagens justificarem o uso do bicarbonato de sódio.

Os β-agonistas provocam deslocamentos intracelulares de potássio. Considerando que possuem propriedades arritmogênicas próprias, eles devem ser utilizados com alguma cautela, principalmente na presença de alterações hipercaliêmicas nos eletrocardiogramas. O uso de β$_2$-agonistas específicos, particularmente o albuterol, pode reduzir de forma aguda a concentração sérica de potássio.

A insulina também provoca deslocamentos intracelulares de potássio. Considerando os efeitos no nível sérico dos açúcares no sangue, geralmente o uso de insulina exige a coadministração de alguma solução contendo glicose para evitar hipoglicemia. A dosagem típica é de 10 U de insulina regular com uma ou duas ampolas de glicose a 50% diluída em água (25 a 50 g de glicose hipertônica 50%).

O sulfato de poliestireno sódico (SPS) é uma resina de ligação gastrintestinal, que faz a troca de cátions de sódio por cátions de potássio no lúmen intestinal, resultando na excreção fecal de potássio. O SPS não age de forma aguda, tendo em vista que exige o equilíbrio progressivo do potássio na mucosa intestinal. De maneira geral, os efeitos são observados dentro de 4 a 6 horas. O início mais rápido pode ser visto com a utilização de um edema de retenção de SPS. O uso mais comum é em pacientes portadores de insuficiência renal crônica para evitar a incidência de hipercaliemia. Quando utilizado logo no início em pacientes com hipercaliemia aguda, o SPS possivelmente ajude a evitar a incidência de hipercaliemia de rebote em um momento posterior, depois que começar o declínio do efeito de outras intervenções agudas.

O uso de diuréticos é uma causa frequente de hipocaliemia, de maneira que é comum o fato de esses medicamentos serem utilizados para combater a hipercaliemia. Os diuréticos não poupadores de potássio, principalmente a furosemida, induzem a excreção renal de potássio. A reposição do débito de líquidos urinários deve ser feita com aplicação intravenosa de líquidos isotônicos nas situações em que a finalidade do uso de diuréticos for a remoção do excesso de potássio.

A hemodiálise elimina de forma aguda níveis séricos elevados de potássio e normaliza a hipercaliemia por meio

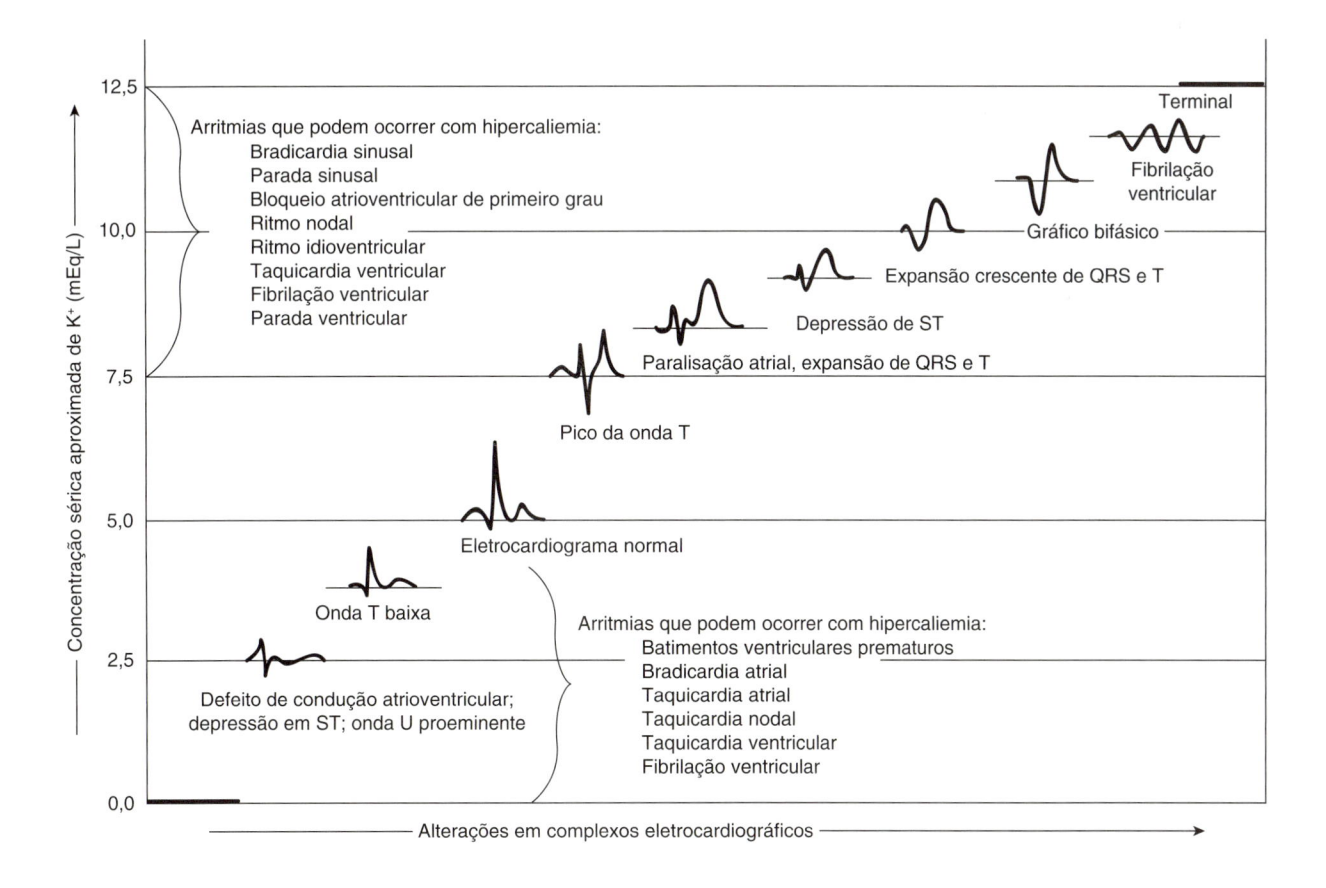

Figura 22-3 Correlação entre concentração sérica de potássio e descobertas eletrocardiográficas (Reproduzida com permissão de Stone CK, Humphries RL. *Current Diagnosis and Treatment: Emergency Medicine*, 6th ed. McGraw-Hill, Inc; 2008. Figure 42-2).

da indução de acidose metabólica, é o tratamento de escolha para hipercaliemia grave aguda. A taxa de eliminação depende da dosagem da diálise e da escolha do dialisato. Os eletrólitos dos pacientes devem ser rigorosamente monitorados depois de hemodiálises, uma vez que, com frequência, ocorre a incidência de hipercaliemia de rebote, na medida em que os compartimentos intra- e extracelulares entrem novamente em equilíbrio. Talvez seja necessário repetir as seções de hemodiálise ou aplicar regularmente uma terapia de substituição renal contínua. Como, com frequência, o início da hemodiálise exige uma quantidade significativa de tempo, mesmo nas instituições com recursos adequados, sua disponibilidade não deve impedir a aplicação de outras intervenções disponíveis.

▶ DISTÚRBIOS DO MAGNÉSIO

O magnésio é o segundo cátion intracelular mais prevalente, logo depois do potássio. Age como um cofator nas reações enzimáticas envolvendo o trifosfato de adenosina (ATP), incluindo a bomba de sódio e potássio ATPase responsável pela manutenção do potencial da membrana celular. Além disso, regula o transporte de cálcio para as células dos músculos lisos.

Os estoques totais de magnésio do corpo aproximam-se de 24 gramas em adultos. Somente cerca de 1% desses estoques se localiza no compartimento do líquido extracelular, o que dificulta o cálculo do estado total do magnésio do corpo a partir de medições séricas.[31]

DEFICIÊNCIA DE MAGNÉSIO

Efeitos da deficiência de magnésio

Não há descobertas clínicas características específicas para a deficiência de magnésio. A hipocaliemia e/ou hipocalcemia sugere a possibilidade de depleção de magnésio, considerando que níveis baixos dessa substância alteram, respectivamente, a absorção renal de potássio e a secreção do paratormônio (PTH).

As arritmias cardíacas estão associadas à depleção de magnésio, tendo em vista que o Mg é um cofator na bomba de sódio e potássio ATPase. A depleção de magnésio pode resultar em miócitos despolarizados e predispor para taquiarritmias. Intensifica, ainda, os efeitos da intoxicação digitálica, considerando que o efeito dos dois agentes acomete a bomba de sódio e potássio ATPase encontrada nas membranas celulares.[32] Isso é particularmente preocupante porque, em geral, os pacientes que tomam digitálicos recebem também prescrição de diuréticos. Com frequência, a deficiência de magnésio está associada a *torsades de pointes*, em que a administração rápida de magnésio é uma terapia de primeira linha.

O efeito do magnésio sobre os músculos lisos fez com que essa substância fosse utilizada como terapia adjuvante em casos graves de asma, embora não esteja suficientemente claro o grau em que a depleção de magnésio pode contribuir para a exacerbação daquele estado de doença.

Causas da deficiência de magnésio

Assim como o potássio, níveis baixos de magnésio podem ser causados por deslocamentos intracelulares e por perdas renais ou gastrintestinais. Os diuréticos não poupadores de potássio e, em particular, os diuréticos de alça alteram a reabsorção de magnésio, resultando em perdas renais. Perdas gastrintestinais inferiores causadas por diarreia resultam na perda de magnésio por meio das fezes. Entretanto, ao contrário do potássio, perdas gastrintestinais superiores causadas por vômito ou por drenagem gástrica raramente provocam perdas significativas de magnésio. As causas de perdas renais de magnésio induzidas por medicamentos, excluindo os diuréticos, incluem o uso de aminoglicosídeos, anfotericina, pentamidina, cisplatina e ciclosporina.[27] Digitálicos, insulina e epinefrina podem provocar deslocamentos intracelulares de magnésio. De maneira geral, nos países desenvolvidos a ausência de perdas excessivas e níveis baixos de magnésio não são resultado de dietas pobres. Uma exceção a essa regra é a população de alcoólicos, em que a deficiência de magnésio causada por dietas pobres pode prejudicar as tentativas de repleção de tiamina, tendo em vista que o magnésio é um cofator no metabolismo tiamínico em pirofosfato de tiamina.[33] A Tabela 22-5 apresenta uma lista de causas potenciais de deficiência de magnésio.

Diagnóstico de deficiência de magnésio

Em um grau ainda maior do que ocorre com o potássio, o nível sérico é uma medição fraca dos estoques totais de magnésio do corpo. A maior parte da quantidade de magnésio do corpo é intracelular ou se localiza dentro dos ossos e, no que diz respeito ao magnésio extracelular, grande parte é de ligação proteica e inerte. Os níveis séricos não fazem distinção entre as formas de ligação do magnésio e, ao contrário do cálcio, os exames específicos de magnésio ionizado não são disponibilizados pelos laboratórios de forma rotineira.[34]

Níveis séricos baixos de magnésio quase sempre refletem deficiência e justificam a repleção, porém muitos

▶ TABELA 22-5 CAUSAS POTENCIAIS DA DEFICIÊNCIA DE MAGNÉSIO

Perdas gastrintestinais	Medicamentos que, comprovadamente, causam deficiência de magnésio
Diarreia	
Perdas renais	
Induzidas por medicamentos	Aminoglicosídeos
	Anfotericina B
Alcoolismo	Cisplatina
Hipercalcemia	Ciclosporina
	Digoxina
	Diuréticos
	Ticarcilina
	Foscarnet
	Metotrexato

pacientes com deficiência de magnésio apresentam níveis séricos normais. Na ausência de doença renal ou de perdas renais, o nível urinário de magnésio pode ser uma medição útil.

Com frequência, a única indicação da necessidade de repleção de magnésio é a suspeita clínica levantada pela identificação de uma condição predisponente. Pacientes que usam diuréticos de alça, indivíduos com hipocaliemia ou hipocalcemia refratária, qualquer pessoa com diurese osmótica, indivíduos com perdas gastrintestinais inferiores causadas por diarreia e alcoólicos que fazem repleção de tiamina precisam fazer repleção de magnésio com base apenas na suspeita clínica, independentemente de níveis séricos normais.

Tratamento da deficiência de magnésio

Embora as razões sejam diferentes, a repleção de magnésio, assim como a repleção de potássio, deve ser feita ao longo do tempo. O deslocamento do compartimento de líquido extracelular para o intracelular é gradual, e a excreção renal do excesso de magnésio percebido inicia quase que imediatamente após a infusão. Consequentemente, talvez uma única dose intravenosa de magnésio tenha efeito nas concentrações séricas por cerca de 30 minutos, a menos que seja seguida por uma administração estável ao longo do tempo, enquanto é feita a repleção dos estoques intracelulares. Os agentes orais à base de magnésio são muito úteis no ambiente ambulatorial para suplementar a dieta e evitar a incidência de déficits devido ao uso diurético, porém raramente são adequados para repleção de déficits em quadros agudos.

A solução intravenosa de sulfato de magnésio a 50% ($MgSO_4$) é o agente comercializado com maior frequência. Essa solução contém 4mEq/mL de magnésio elementar. A solução de $MgSO_4$ a 50% é bastante hipo-osmolar (4.000 mOsm/L e deve ser diluída na proporção de 5:1 em uma solução a 10% em solução salina normal antes da infusão.

Os pacientes com depleção de magnésio devem receber tratamento diferenciado com base na gravidade da condição.[4,35] Para pacientes com hipomagnesemia assintomática branda, deve-se presumir um déficit total de magnésio de 1 a 2 mEq/kg. Tendo em vista que aproximadamente 50% da repleção de magnésio perdem-se na urina antes de atingir o equilíbrio intracelular, a repleção do déficit previsto deve ser feita duas vezes. Administra-se 1 mEq/kg durante as primeiras 24 horas e, a seguir, 0,5 mEq/kg por dia nos próximos 3 a 4 dias. A repleção por via oral é uma opção válida nas situações em que houver acesso enteral.

Para hipomagnesemia moderada (< 1 mEq/L), adicionam-se 6 gramas de $MgSO_4$ em 250 mL de solução salina normal e faz-se a infusão durante 5 horas e, em seguida, 5 gramas de $MgSO_4$ em 250 mL de solução salina normal nas próximas 6 horas e, finalmente, 5 gramas de $MgSO_4$, em intervalos de 12 horas, nos próximos cinco dias.

Para hipomagnesemia grave com risco de vida, ou repleção no contexto de *torsades de pointes* ou de atividade convulsiva, faz-se a infusão intravenosa de 2 gramas de $MgSO_4$ durante 2 a 5 minutos. Essa dose deve ser repetida. A seguir, adicionam-se 5 gramas de $MgSO_4$ em 250 mL de solução salina normal nas próximas 6 horas e, na sequência, 5 gramas de $MgSO_4$, em intervalos de 12 horas, durante cinco dias.

EXCESSO DE MAGNÉSIO

Raramente níveis elevados de magnésio chegam a constituir um problema no contexto de insuficiência renal, considerando que a excreção do excesso é feita pela via renal com bastante facilidade. Sintomaticamente, a hiporreflexia pode ser observada em níveis séricos ao redor de 4 mEq/L, bloqueio AV de primeiro grau em níveis próximos de 5 mEq/L, bloqueio cardíaco total em torno de 10 mEq/L e parada cardíaca em níveis ao redor de 13 mEq/L.[36] Raramente são atingidos níveis elevados de magnésio clinicamente problemáticos no contexto de insuficiência renal, sem antes encontrar hipercaliemia significativa sob o ponto de vista clínico, a menos que o nível ingerido seja inconveniente. A hemodiálise é o tratamento de escolha para hipermagnesemia maligna. A administração de sais de cálcio, na forma de cloreto ou gluconato de cálcio, ajuda a temporizar os retardos de condução causados pelo excesso de magnésio, enquanto a hemodiálise estiver sendo providenciada.

▶ DISTÚRBIOS CAUSADOS PELO CÁLCIO

O cálcio é o eletrólito mais abundante no corpo humano, sendo que a vasta maioria (99%) encontra-se nos ossos. A porção sérica de cálcio, medida como rotina nos exames de concentração, ocorre parcialmente como albumina ou outro tipo de cálcio com ligação proteica, parcialmente como quelato de cálcio e parcialmente como cálcio ionizado. Apenas o cálcio ionizado é metabolicamente ativo e possui interesse clínico; entretanto, os valores laboratoriais de rotina não fazem a distinção entre as diferentes formas de cálcio sérico. Uma vez que as variações na concentração de albumina, assim como as variações no grau de ligação do cálcio à albumina, afetam diretamente a proporção de cálcio ionizado, as tentativas de incluir o nível de cálcio ionizado a partir do nível sérico total é, na melhor das hipóteses, muito difícil. Vários tipos de cálculo foram propostos para ajustar a concentração sérica de cálcio com base na concentração sérica da albumina. Nenhum deles funciona com confiabilidade em pacientes com enfermidade aguda. A única forma de avaliar significativamente a concentração de cálcio ionizado ativo é medir de forma direta o cálcio ionizado com uma sonda iônica específica. Nos dias atuais, na maioria dos laboratórios, é possível fazer medições séricas diretas dos níveis de cálcio ionizado em tempo hábil. Os valores normais para o cálcio ionizado sérico ficam entre 1,1 e 1,3 mmol/L (4,5 a 5 mg/dL).

HIPOCALCEMIA

Efeitos da hipocalcemia

A hipocalcemia induz aumentos na excitabilidade dos tecidos musculares, provocando irritabilidade cardíaca e contração espasmódica nos músculos (evidenciada pelos sempre referenciados, porém não sensíveis, sinais de Chvostek e Trousseau). A hipocalcemia prejudica também a força das contrações musculares devido ao papel do cálcio nas interações da cadeia de actina/miosina. O resultado são contrações espasmódicas progressivas levando, finalmente, à tetania dos músculos esqueléticos e à hiperreflexia. A tetania dos músculos laríngeos é uma ocorrência provável, criando atendimentos de emergência da via aérea. Os efeitos cardiovasculares incluem excitabilidade aumentada e ectopia, juntamente com função miocárdica reduzida.

Causas de hipocalcemia

Com frequência, a hipocalcemia é encontrada em pacientes gravemente enfermos. Embora sejam as causas mais comuns de hipocalcemia em pacientes ambulatoriais, os distúrbios da função paratireóidea raramente são a causa em pacientes gravemente enfermos; nesses casos, a hipocalcemia tem origem multifatorial. A Tabela 22-6 apresenta uma lista de causas potenciais de hipocalcemia.

As medicações que podem induzir hipocalcemia incluem envenenamento por fluoreto, bifosfonatos, calcitonina, anfotericina B, cimetidina, etanol, foscarnet, citrato, albumina, heparina, fenitoína, rifampina, aminoglicosídeos, diuréticos de alça, isoniazida e propiltiouracil.[27]

A hipomagnesemia pode neutralizar a produção de calcitriol e mitigar a resposta de órgãos-alvo ao calcitriol. Por essa razão, nos casos de baixos níveis de hipocalcemia refratária, recomenda-se fazer a repleção de magnésio. A hiperfosfatemia pode levar à quelação de cálcio ionizado nos casos de insuficiência renal. A quelação de cálcio ionizado ocorre também durante transfusões sanguíneas massivas, em que o acúmulo de grandes quantidades infundidas de citrato (usado como anticoagulante nos estoques de produtos derivados do sangue) pode reduzir os níveis de cálcio ionizado. Por esse motivo, o monitoramento e a repleção de cálcio ionizado devem ser feitos de acordo com a necessidade nas transfusões massivas, em particular no contexto de hipotensão refratária.[38]

A sepse e a síndrome da resposta inflamatória sistêmica (SRIS) estão associadas à hipocalcemia, provavelmente por causa do PTH diminuído e da redução na produção de calcitriol.[39] Não foi encontrado nenhum benefício clínico da repleção de cálcio ionizado nos casos de sepse em pacientes assintomáticos e ainda não está suficientemente claro se a hipocalcemia relacionada à sepse protege os pacientes ou causa danos.

Tratamento de hipocalcemia

O tratamento de hipocalcemia tem duas fases: identificar e tratar o distúrbio subjacente que dá origem à hipocalcemia e fazer a repleção de hipocalcemia sintomática ou grave (< 0,8 mmol/L) em caráter emergencial. A repleção urgente de cálcio somente é necessária em casos sintomáticos ou se estiver aproximando-se de níveis perigosamente baixos. Estudos anteriores mostraram que não há vantagem em fazer repleção de hipocalcemia assintomática em níveis acima de 0,65 mmol/L,[40] ao passo que um estudo recente constatou um aumento nos resultados adversos somente em pacientes com níveis de cálcio ionizado abaixo de 0,8 mmol/L.[41] A administração de cálcio não é benigna, particularmente no contexto de hipóxia tecidual, em que poderá agravar lesões celulares.[42] A infusão rápida de soluções de cálcio pode causar bradicardia, hipotensão e vasodilatação. Nas situações em que for indicada, a repleção intravenosa deve ser feita com gluconato de cálcio ou cloreto de cálcio, os quais são comercializados em frascos de 10 mL; cada frasco contém 100 mg de seu respectivo composto. Entretanto, o cloreto de cálcio tem três vezes mais cálcio elementar em comparação com o gluconato de cálcio (27 mg/mL [36 mEq/mL] vs. 9 mg/mL [0,46 mEq/mL, respectivamente). O cloreto de cálcio é significativamente mais hiperosmolar que o gluconato de cálcio (2.000 mOsm/L vs. 680 mOsm/L) e, assim, deve ser infundido somente por

► TABELA 22-6 CAUSAS POTENCIAIS DE HIPOCALCEMIA

Não induzidas por medicamentos	Induzidas por medicamentos	
Hipoparatireoidismo	Envenamento por fluoreto	Primidona
Deficiência de vitamina D	Bifosfonatos	Aminoglicosídeos
Insuficiência renal crônica	Calcitonina	Fenobarbitol
Pancreatite	Anfotericina B	Heparina
Excesso de citrato	Cimetidina	Agentes quimioterapêuticos
Síndrome da lise tumoral	Fenitoína	Diuréticos de alça
Hiperfosfatemia	Cetoconazol	Isoniazida
Hipomagnesemia		
Síndrome da resposta inflamatória sistêmica/síndrome séptica		

meio de grandes linhas centrais. Antes da administração, ambas as soluções devem ser diluídas em solução salina normal ou glicose a 5% em água. Logo após a infusão, o cálcio atinge o equilíbrio entre os espaços extracelular e intracelular, e os resultados imediatos diminuem dentro de 30 minutos após a administração, a não ser que se inicie a aplicação de infusões de acompanhamento.[40] Possivelmente seja necessário administrar um total de 200 mg de cálcio elementar (correspondendo a aproximadamente a 8 mL de cloreto de cálcio a 10% ou a 22 mL de gluconato de cálcio a 10%) para aumentar 0,1 mmol/L de cálcio ionizado.

HIPERCALCEMIA

A hipercalcemia, definida como elevações acima de 2,6 mmol/L no nível de cálcio ionizado, é rara em pacientes gravemente enfermos. A causa mais comum de hipercalcemia nos serviços de emergência, assim como em pacientes ambulatoriais, é o hiperparatireoidismo primário, que pode ser diagnosticado a partir de um determinado nível de PTH. Com frequência, ocorre em associação com alguma malignidade subjacente, embora possa também ser observada em outros distúrbios, resultando em reabsorção óssea, como a sarcoidose, ou em períodos prolongados de imobilização. Alguns medicamentos, como diuréticos (à base de tiazídicos), lítio e suplementação de vitamina D ou A, podem causar hipercalcemia.[27]

Efeitos da hipercalcemia

Na maioria dos casos a hipercalcemia branda é assintomática. Os sintomas gastrintestinais incluem íleo, constipação, náusea e vômito causados pelo relaxamento dos músculos lisos. Com frequência, os pacientes sofrem de letargia grave, desidratação, devido à poliúria, e estupor. As características cardíacas incluem QTc curto, ondas T largas e bloqueio AV de primeiro grau. Há pouca correlação entre níveis séricos de cálcio e a gravidade dos sintomas.[43]

Tratamento de hipercalcemia

Hidratação intravenosa com líquidos e diurese para promover excreções renais são indicações para pacientes sintomáticos ou para casos de níveis de cálcio ionizado acima de 3,5 mmol/L.[44] Se houver suspeita de malignidade subjacente, o uso de calcitonina de salmão ou de bifosfonatos pode ser uma opção bastante útil. A hidrocortisona pode ter alguma utilidade no caso de mielomas múltiplos.[45]

▶ DISTÚRBIOS DO FÓSFORO

O fósforo (PO_4) localiza-se predominantemente nos ossos como PO_4 iônico intracelular. É importante em todas as atividades celulares que exigem energia relacionada ao trifosfato de adenosina (ATP), como a glicólise e a formação de ligações de fosfato de alta energia. Os níveis séricos normais de PO_4 variam de 2,5 a 5 mg/dL ou de 0,8 a 1,6 mmol por litro.

HIPOFOSFATEMIA

A hipofosfatemia pode ser resultado de deslocamentos intracelulares, de excreção excessiva ou deficiência na ingestão de fósforo.

Efeitos da hipofosfatemia

De maneira geral, a hipofosfatemia é silenciosa sob o ponto de vista clínico, a menos que seja muito profunda. Todos os efeitos estão relacionados à produção de energia celular, incluindo redução no débito cardíaco observada em pacientes com insuficiência cardíaca; redução teórica na força dos músculos esqueléticos e relatos de dificuldade para retirada gradual de ventiladores devido ao enfraquecimento dos músculos respiratórios.[46,47] Na literatura da medicina de emergência, existem vários relatos de parada cardíaca, colapso cardiovascular ou encefalopatia profunda associada à hipofosfatemia profunda, muitos dos quais estão relacionados a deslocamentos do fósforo durante as terapias com altas doses de insulina para tratamento de cetoacidose diabética.[48-50]

Causas de hipofosfatemia

O transporte de glicose para as células é um processo ativo em que o PO_4 é cotransportado. Consequentemente, a alimentação de pacientes malnutridos e o uso intensivo de insulina para possibilitar um controle euglicêmico rigoroso podem provocar desvios intracelulares dramáticos de glicose e, por outro, de fósforo. Seja qual for o momento do início do suporte nutricional em paciente depois de um período de privação, é muito importante aumentar gradualmente a ingestão calórica, em conjunto com avaliações frequentes dos níveis de fósforo.

A alcalose pode provocar o desvio intracelular de PO_4, possivelmente devido à glicólise aumentada que acompanha elevações no pH intracelular. Esse fato ocorre em um grau muito mais alto na alcalose respiratória em comparação com a alcalose metabólica, sendo o principal responsável pelo aumento na incidência de hipofosfatemia em pacientes portadores de doença pulmonar obstrutiva crônica (DPOC).[51]

O uso de simpatomiméticos β-agonistas está associado ao deslocamento transitório de PO_4, embora a significância clínica não seja muito clara.[52] A mesma resposta ao tônus simpático pode ser responsável pela hipofosfatemia observada na sepse ou na síndrome da resposta inflamatória sistêmica.

O uso de compostos antiácidos, como o sucralfato ou o hidróxido de alumínio, pode fazer a ligação do fosfato no trato gastrintestinal superior e prejudicar sua absorção.

Outras medicações que também podem causar hipofosfatemia incluem glicocorticoides, insulina e, em doses excessivas, o paracetamol, o ácido acetilsalicílico e a teofilina.[27]

▶ **TABELA 22-7** CAUSAS POTENCIAIS DE HIPOFOSFATEMIA

Redistribuição interna	Medicamentos que, comprovadamente, causam hipofosfatemia
Síndrome da realimentação	Antiácidos
Alcalose respiratória	Sucralfato
Síndrome da resposta inflamatória sistêmica/síndrome séptica	Ligantes do fosfato
	Ácido acetilsalicílico (em doses excessivas)
Absorção intestinal diminuída	Catecoloaminas
Ingestão dietética inadequada	Paracetamol (em doses excessivas)
Diarreia crônica	Glicocorticoides
Perdas urinárias aumentadas	Diuréticos
	Teofilina (em doses excessivas)
Hiperglicemia	
Diurese osmótica	

A diurese osmótica, como resultado de hiperglicemia ou da administração de diuréticos osmóticos, pode alterar a reabsorção renal e levar à perda urinária de fosfato.

A Tabela 22-7 apresenta uma lista de causas potenciais de hipofosfatemia.

Tratamento de hipofosfatemia

A repleção de fósforo pode ser feita por meio de formulações intravenosas com fosfato de sódio (93 mg/mL [3 mmoL/mL] de PO_4, 4,0 mEq/mL de sódio) ou com fosfato de potássio (93 mg/mL [3 mmol/mL] de PO_4, 4,4 mEq/mL de potássio). Pacientes com níveis séricos de PO_4 inferiores a 2 mg/dL devem receber infusão de 15 mmol de fosfato de sódio em 100 mL de cloreto de sódio durante 2 horas. No caso de hipocaliemia concomitante, o fosfato de potássio pode ser substituído em uma dose igual. Se, durante o acompanhamento, os níveis séricos de PO_4 permanecerem abaixo de 2 mg/dL depois de 6 horas, será necessário repetir doses idênticas até atingir 45 mmol num período de 24 horas.[53] Se não houver nenhum acesso venoso central disponível, as doses mencionadas acima devem ser diluídas em um total de 250 mL de solução salina normal para evitar a incidência de complicações flebíticas da infusão de solução hipo-osmolar. O PO_4 oral contendo soluções, como K-Phos ou Neutra-Phos, não pode ser usado efetivamente nas grandes doses exigidas para fazer a repleção de hipofosfatemia grave (< 1 mg/dL), porque tem a tendência de produzir diarreia, porém pode ser utilizado para manter os níveis de fósforo depois da repleção intravenosa ou para fazer repleção de déficits assintomáticos leves de fosfato.[54] Nos serviços de emergência, a repleção de hipofosfatemia variando de leve à moderada pode ser feita com administração de 2 a 3 gramas de fosfato de sódio ou de fosfato de potássio, cujas formulações contêm 8 mmol de PO_4 por caixa ou cápsula. A necessidade diária de ingestão de PO_4, na ausência de perdas excessivas, é de aproximadamente 1.200 mg (38 mmol) por via oral ou cerca de 800 mg (25 mmol) por dia, por via intravenosa, para adultos com 70 kg.

HIPERFOSFATEMIA

A hiperfosfatemia é resultado de insuficiência renal ou de necrose generalizada nas células em condições como isquemia, reperfusão ou lise tumoral. A principal preocupação é com a formação de complexos insolúveis de cálcio e fósforo e a hipocalcemia profunda subsequente. O tratamento é com hidratação intravenosa e com administração de agentes de ligação de PO_4 por meio do trato gastrintestinal, tais como sucralato, antiácidos contendo alumínio ou acetato de cálcio. A hemodiálise, embora raramente seja necessária, pode ser utilizada para eliminar fósforo em pacientes com insuficiência renal.[55]

REFERÊNCIAS

1. Lin M, Liu SJ, Lim IT. Disorders of water imbalance. *Emerg Med Clin North Am.* 2005;23:749.
2. Sajadieh A, Binici Z, Maridsen MK, et al. Mild hyponatremia carries a poor prognosis in community subjects. *Am J Med.* 2009;122:679.
3. Palmer BF, Gates JR, Lader M. Causes and management of hyponatremia. *Ann Pharmacother.* 2003;37:1694.
4. Yeong-Hau HL, Shapiro JI. Hyponatremia: clinical diagnosis and management. *Am J Med.* 2007;120:653.
5. Biswas M, Davies JS. Hyponatremia in clinical practice. *Postgrad Med J.* 2007;83:373.
6. Verbalis JG, Goldsmith SR, Greenberg A, et al. Hyponatremia treatment guidelines 2007: expert panel recommendations. *Am J Med.* 2007;120:S1.
7. Reynolds RM, Padfield PL, Seckl JR. Disorders of sodium balance. *BMJ.* 2006;332:702.
8. Hillier TA, Abbott RD, Barrett EJ. Hyponatremia: evaluating the correction factor for hyperglycemia. *Am J Med.* 1999;106:399.
9. Hahn RG. Fluid absorption in endoscopic surgery. *Br J Anaesth.* 2006;96:8.
10. McGee S, Abernathy WB, Simel DL. The rational clinical exam: is this patient hypovolemic? *JAMA.* 1999;281:1022.
11. Lee C, Guo H, Chen J. Hyponatremia in the emergency department. *Am J Emerg Med.* 2000;18:264.
12. Rahman M, Friedman WA. Hyponatremia in neurosurgical patients: clinical guidelines development. *Neurosurgery.* 2009;65:925.
13. Ellison DH, Berl T. The syndrome of inappropriate antidiuretic hormone. *N Engl J Med.* 2007;356:2064.
14. DeLuca L, Klein L, Udelson JE, et al. Hyponatremia in patients with heart failure. *Am J Cardiol.* 2005;96:19L.
15. Kim WR, Biggins SW, Kremers WK, et al. Hyponatremia and mortality among patients on the liver transplant waiting list. *N Engl J Med.* 2008;359:1018.
16. Annane D, Decaux G, Smith N. Efficacy and safety of oral conivaptan, a vasopressin-receptor antagonist, evaluated in a randomized, controlled trial in patients with euvolemic or hypervolemic hyponatremia. *Am J Med Sci.* 2009;337:28.
17. Nguyen MK, Kurtz I. Analysis of current formulas used for treatment of the dysnatremias. *Clin Exp Nephrol.* 2004;8:12.
18. Adrogue HJ, Madias NE. Hypernatremia. *N Engl J Med.* 2000;342:1493.
19. Sands JM, Bichet DG. Nephrogenic diabetes insipidus. *Ann Int Med.* 2006;144:186.

20. Acker CG, Johnson JP, Palevsky PM, et al. Hyperkalemia in hospitalized patients: cause, adequacy of treatment, and results of an attempt to improve physician compliance with published therapy guidelines. *Arch Intern Med*. 1998;158:917.
21. Schaefer TJ, Wolford RW. Disorders of potassium. *Emerg Med Clin North Am*. 2005;23:723.
22. Rose DB, Post TW. Introduction to disorders of potassium balance. In: *Clinical Physiology of Acid–Base and Electrolyte Disorders*. 5th ed. New York: McGraw-Hill; 2001:822.
23. Gennari FJ. Hypokalemia. *N Engl J Med*. 1998;339:451.
24. Bowling CB, Pitt B, Ahmed MI. Hypokelemia and outcomes in patients with chronic heart failure and chronic kidney disease: findings from propensity matches studies. *Circ Heart Fail*. 2010;3:253.
25. Kjeldsen K. Hypokalemia and sudden cardiac death. *Exp Clin Cardiol*. 2010;15:e96.
26. Allon M, Copkney C. Albuterol and insulin for treatment of hyperkalemia in hemodialysis patients. *Kidney Int*. 1990;38:869.
27. Buckley MS, LeBlanc JM, Cawley MJ. Electrolyte disturbances associated with commonly prescribed medications in the intensive care unit. *Crit Care Med*. 2010;38:S253.
28. Kim GH, Han JS. Therapeutic approach to hypokalemia. *Nephron*. 2002;92 (suppl 1):28.
29. Marino PL. *Potassium. The ICU Book*. 3rd ed. Philadelphia, PA: Lippincott Williams and Wilkins; 2007.
30. Diercks DM, Shumaik GM, Harrigan RA, et al. Electrocardiographic manifestations: electrolyte abnormalitis. *J Emerg Med*. 2004;27:153.
31. Elin RJ. Assessment of magnesium status. *Clin Chem*. 1987;33:1965.
32. Cohen L, Kitzes R. Magnesium sulfate and digitalis-toxic arrhythmias. *JAMA*.1983;249:2808.
33. Dyckner T, Ek B, Nyhlin H, et al. Aggravation of thiamine deficiency by magnesium depletion: a case report. *Acta Med Scand*. 1985;218:129.
34. Mareno P. *Magnesium. The ICU Book*. 3rd ed. Philadelphia, PA: Lippincott Williams and Wilkins; 2007:611.
35. Oster JR, Epstein M. Management of magnesium depletion. *Am J Nephrol*. 1988;8:349.
36. Van Hook JW. Hypermagnesemia. *Crit Care Clin*. 1991;7:215.
37. Slomp J, van der Voort PH, Gerritsen RT, et al. Albumin adjusted calcium is not suitable for diagnosis of hyper- and hypocalcemia in the critically ill. *Crit Care Med*. 2003;31:1389.
38. Lier H, Bottger BW, Hinkelbein J, et al. Coagulation management in multiple trauma: a systematic review. *Intensive Care Med*. 2011. Epub ahead of print.
39. Jankowski S, Vincent JL. Calcium administration for cardiovascular support in critically ill patients: when is it indicated? *J Intensive Care Med*. 1995;10:91.
40. Zaloge GP. Hypocalcemia in critically ill patients. *Crit Care Med*. 1992;20:251.
41. Moritoki E, Inbyung K, Nichol A, et al. Ionized calcium concentration and outcome in critical illness. *Crit Care Med*. 2011;39:314.
42. Vincent J-L, Bredas P, Jankowski S, Kahn RJ. Correction of hypocalcaemia in the critically ill: what is the haemodynamic benefit? *Intensive Care Med*. 1995;21:838.
43. Kacprowicz RF, Lloyd JD. Electrolyte complications of malignancy. *Emerg Med Clin North Am*. 2009;27:257.
44. Forster J, Querusio L, Burchard KW, Gann DS. Hypercalcemia in critically ill surgical patients. *Ann Surg*. 1985;202:512.
45. Stewart AF. Clinical practice: hypercalcemia associated with cancer. *N Engl J Med*. 2005;352:373.
46. Aubier M, Murciano D, Lecocguic Y. Effect of hypophosphatemia on diaphragmatic contractility in patients with acute respiratory failure. *N Engl J Med*. 1985;313:420.
47. Knochel JP. The pathophysiology and clinical characteristics of severe hypophosphatemia. *Arch Intern Med*. 1977;137:203.
48. Osuka A, Matsuoka T, Idoguchi K. Is this the worst outcome of metabolic syndrome? Hypophosphatemia and resulting cardiac arrest during the treatment of diabetic ketoacidosis with hypertriglyceridemia. *Intern Med*. 2009;48:1391.
49. Megarbane B, Guerrier G, Blancher A, et al. A possible hypophosphatemia-induced, life threatening encephalopathy in diabetic ketoacidosis: a case report. *Am J Med Sci*. 2007;333:384.
50. Bohannon NJ. Large phosphate shifts with treatment for hyperglycemia. *Arch Intern Med*. 1989;149:1423.
51. Shiber JR, Mauut A. Serum phosphate abnormalities in the emergency department. *J Emerg Med*. 2002;23:395.
52. Bodenhamer J, Bergstrom R, Brown D, et al. Frequently nebulized beta-agonists for asthma: effects on serum electrolytes. *Ann Emerg Med*. 1992;21:1337.
53. Rosen GH, Boullata JI, O'Rangers EA, et al. Intravenous phosphate repletion regimen for critically ill patients with moderate hypophosphatemia. *Crit Care Med*. 1995;24:1204.
54. Miller DW, Slovis CM. Hypophosphatemia in the emergency department therapeutics. *Am J Emerg Med*. 2000;18:457.
55. Rutecki GW, Whittier FC. Life-threatening phosphate imbalance: when to suspect, how to treat. *J Crit Illness*. 1997;12:699.

CAPÍTULO 23

Insuficiência renal aguda e terapia de reposição renal

Alex Flaxman e Deborah Stein

- ▶ Introdução   269
- ▶ Insuficiência renal   269
- ▶ Quando iniciar o suporte renal   270
- ▶ Teoria para o suporte renal   270
- ▶ Argumento final   272
- ▶ O circuito SCUF mais simples   272
- ▶ Acesso vascular   273
- ▶ Circuito básico de TRR – CVVHF   273
- ▶ CVVHD   274
- ▶ Remoção de líquido   274
- ▶ Uma TRR mais eficiente   274
- ▶ O melhor de ambos os mundos: pré-filtrado e pós-filtrado   275
- ▶ A etapa final: anticoagulação   275
- ▶ Líquidos de substituição   276
- ▶ Filtro   277
- ▶ Laboratório   277
- ▶ Juntando tudo   278
- ▶ Interrompendo o suporte renal   278
- ▶ Equipamentos diferentes   278
- ▶ Dosagem de medicações   278
- ▶ Febre   279
- ▶ Sepse   279
- ▶ Futuro   279

▶ INTRODUÇÃO

Frequentemente é função do intensivista proporcionar suporte para os rins em processo de falência, como o manejo do suporte pulmonar ventilatório ou o uso de vasopressores para o suporte cardiovascular. Este capítulo irá focar-se em quando e como proporcionar tal suporte.

Os rins com funcionamento normal são importantes em vários mecanismos homeostáticos:
1. produção de hormônios como eritropoietina e renina;
2. conjugação parcial necessária para a ativação da vitamina D, que é necessária para a absorção do cálcio enteral;
3. regulação do estado acidobásico dos pulmões;
4. filtração do sangue e regulação das concentrações dos solutos, como sódio e potássio;
5. eliminação de líquidos e produtos de impurezas, como ureia.

É a assistência ou a reposição das duas últimas funções – filtração dos solutos e regulação do volume – que será abordada neste capítulo.

▶ INSUFICIÊNCIA RENAL

Dependendo da população estudada, a incidência da insuficiência renal (IR) em pacientes de UTI tem sido relatada como de até 25%.[1,2] No entanto, existe disparidade em como a IR é definida na prática clínica e na literatura. Isso levou à iniciação do suporte renal em diferentes níveis de função renal, o que torna difícil a comparação dos estudos, elaboração de estudos ou extrapolação dos achados para uma população de pacientes.

O Acute Dialysis Quality Initiative Group (ADQI), um grupo formado em 2000 "para proporcionar uma divulgação objetiva e imparcial da descrição da literatura sobre a prática atual da diálise e de terapias relacionadas",[3] recentemente propôs um esquema de classificação para o diagnóstico de insuficiência renal aguda (IRA).[4] Comumente denominada como critérios RIFLE, o acrônimo em si define o nível de disfunção renal:

R – Risco de disfunção renal
I – Lesão (*Injury*) ao rim
F – Falência da função renal
L – Perda (*Loss*) da função renal
E – Estágio terminal da doença renal

Cada nível (R-I-F-L-E) da disfunção renal pode ser classificado pela taxa de filtração glomerular (TFG) ou débito urinário (DU).

A TFG geralmente é considerada a mensuração mais adequada da função/falência renal, apesar de, com frequência, ser apenas medida indiretamente, como o *clearence* de creatinina. A interpretação das alterações da TFG requer conhecimento da creatinina basal, que nem sempre está disponível. Por exemplo, um paciente previamente saudável, vítima de trauma, que se encontrasse agudamente enfermo pode nunca ter realizado uma dosagem basal de creatinina sérica, enquanto um paciente cujo médico solicita um painel metabólico básico incluindo ureia nitrogenada e creatinina anualmente ou um candidato a uma cirurgia eletiva que realizou exames pré-operatórios possuirão uma creatinina basal conhecida.

No caso de a creatinina basal ser desconhecida ou no caso de profissionais mais experientes, o DU também pode ser usado. A vantagem do DU é que ele pode ser empregado em todos os pacientes, exceto naqueles anúricos previamente a sua enfermidade aguda (p. ex., pacientes renais em estágio terminal já em diálise) ou naqueles nos quais o DU não pode ser usado (p. ex., pacientes com derivações ureterais, como uma ureterossigmoidostomia). Além disso, o DU é registrado nas folhas de evolução constituindo um parâmetro não invasivo ou minimamente invasivo, que é de fácil mensuração e acompanhamento.

O grupo ADQI liberou uma representação gráfica dos critérios conforme demonstrado na Figura 23-1.

O formato do diagrama (mais largo no topo) tem a finalidade de indicar uma sensibilidade mais alta (Sn). Assim sendo, mais pacientes irão preencher esses critérios, enquanto pacientes que não se aplicam a esses critérios provavelmente não apresentam insuficiência renal (i.e., falsos-negativos de baixo risco). Esses mesmos critérios possuem uma especificidade menor (Sp), de modo que muitos pacientes que preenchem tais critérios não apresentarão IRA (i.e., alto risco de falsos-positivos).

Similarmente, os critérios na base do diagrama possuem uma Sn menor e podem não diagnosticar pacientes com IR (i.e., aumento do risco de falsos-negativos). No entanto, esses critérios possuem uma Sp alta, de modo que, à medida que os pacientes progressivamente preenchem os critérios em direção à base do diagrama, eles têm uma probabilidade maior de apresentam IR verdadeira (i.e., baixo risco de falsos-positivos).

Quanto mais estudos usarem os critérios RIFLE do grupo ADQI, mais fácil ficará comparar os estudos entre si e identificar aqueles em que as populações são similares, levando a melhores abordagens baseadas em evidências.

▶ QUANDO INICIAR O SUPORTE RENAL

As indicações para o início do suporte renal podem ser lembradas pela regra mnemônica AEIOU RSI:

A – **Á**cidos
E – **E**letrólitos anormais
I – **I**ntoxicação, Ingestão e modulação Imune (ainda controversa)
O – **S**obrecarga (*overload*) de líquidos
U – **U**remia
R – **R**abdomiólise
S – **S**epse (especialmente na falência de múltiplos órgãos) (ainda controversa)
I – **A**pós o contraste **I**V (para pacientes com insuficiência renal [IR] ou IRA).[5-7]

O suporte renal deve ser iniciado caso o paciente apresente qualquer uma das situações acima. No caso de pacientes que receberam contraste IV, i.e. particularmente verdadeiro caso eles possuam uma IR basal refratária ao tratamento.

▶ TEORIA PARA O SUPORTE RENAL

A terapia de reposição renal (TRR) consiste em um tratamento com o objetivo de purificar o sangue de substâncias e volume, o que rins normalmente funcionantes o fariam. As susbtâncias mais comumente purificadas pela TRR são volume, potássio e ureia.

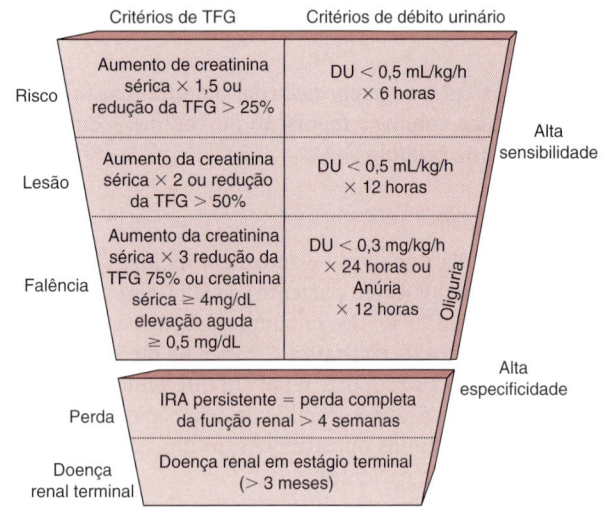

	Critérios de TFG	Critérios de débito urinário	
Risco	Aumento de creatinina sérica × 1,5 ou redução da TFG > 25%	DU < 0,5 mL/kg/h × 6 horas	Alta sensibilidade
Lesão	Aumento da creatinina sérica × 2 ou redução da TFG > 50%	DU < 0,5 mL/kg/h × 12 horas	
Falência	Aumento da creatinina sérica × 3 redução da TFG 75% ou creatinina sérica ≥ 4mg/dL elevação aguda ≥ 0,5 mg/dL	DU < 0,3 mg/kg/h × 24 horas ou Anúria × 12 horas	Oligúria
Perda	IRA persistente = perda completa da função renal > 4 semanas		Alta especificidade
Doença renal terminal	Doença renal em estágio terminal (> 3 meses)		

Figura 23-1 Critérios RIFLE (Reproduzida com permissão de Acute Dialisys Quality Initiative [ADQI], http://www.adqi.net)

Existem duas categorias principais de TRR: a terapia de reposição renal intermitente (TRRI) e a terapia de reposição renal contínua (TRRC). A TRRI é a mais familiar dessas duas.

A modalidade mais comum usada para TRRI é a hemodiálise (HD), e a abreviação frequentemente vista é hemodiálise intermitente (HDI).

Em sua forma mais comum, um paciente ambulatorial com insuficiência renal crônica (IRC) vai a um centro de diálise e recebe HD durante 3 horas, três vezes por semana; em geral segunda, quarta e sexta ou terça, quinta e sábado. Seguindo um estilo de vida específico, como uma dieta renal, e limitando a ingestão de líquidos, essas sessões são suficientes para a remoção dos solutos e líquidos, aproximando-se do que rins humanos normais realizariam com um fluxo sanguíneo contínuo e normal. Quando tais pacientes são admitidos em um hospital (por problemas renais ou não), eles devem receber suas sessões normais de HD, com ajustes feitos de acordo com sua doença aguda. As sessões podem ser realizadas no leito do paciente ou, em caso de paciente estável para transporte, ele pode ser transferido para o centro de diálise do hospital.

A vantagem da HDI é o custo, em termos de tempo e recursos. A HDI necessita de uma enfermeira especializada, porém apenas por 9 horas na semana. As desvantagens gerais da HDI são a necessidade de um grande acesso venoso (com frequência feito inicialmente por meio de um cateter vascular de duplo lúmem e posteriormente por meio de uma fístula arteriovenosa cirurgicamente, também conhecida como *shunt*) e a necessidade de comparecer a um centro de diálise durante 3 horas, 3 vezes por semana. Outra desvantagem importante é o acúmulo de substâncias (potássio, ureia) e volume de líquidos (volume sanguíneo, edema) durante 2 a 3 dias, com rápida resolução no decorrer de 3 horas. Essas alterações não são sutis como em um paciente com o *clearence* contínuo realizado pelos próprios rins do paciente.

Os médicos do setor de emergência são conscientes desses problemas, uma vez que pacientes com desequilíbrio da diálise frequentemente apresentam-se ao serviço de emergência (SE). Além de sintomas menores, como cefaleia, vertigem e fraqueza, o desequilíbrio da diálise pode ocasionar convulsões, hemorragia intracerebral, edema cerebral e até mesmo morte.[8]

No entanto, em pacientes ambulatoriais, nem todos são candidatos à HDI tradicional. Para pacientes ambulatoriais nos quais não pode ser obtido um acesso vascular suficiente (por meio de um catater de longa duração ou da elaboração de uma fístula arteriovenosa), a diálise peritoneal é uma opção para a TRRI. No entanto, os pacientes devem estar hemodinamicamente estáveis e urinar em quantidade suficiente.

Na diálise peritoneal (DP), um cirurgião implanta um acesso no espaço peritoneal do paciente. O paciente, uma enfermeira ou uma máquina automatizada (à noite, enquanto o paciente dorme) adiciona líquido por meio do acesso peritoneal. O líquido da diálise permanece no abdome, equilibrando-se com o líquido intersticial do paciente. O líquido, juntamente com os solutos e os eletrólitos (tais como ureia e potássio), é então drenado e descartado, sendo adicionada nova quantidade de líquido. Isso deve ser feito manualmente várias vezes ao dia ou automaticamente várias vezes durante a noite. As vantagens primárias da DP são dobradas. Primeiramente, ela evita as grandes alterações químicas e de líquidos associadas ao acúmulo de 2 a 3 dias que acontece nas tradicionais sessões de HD com remoção após 3 horas. Em segundo lugar, é conveniente, uma vez que um paciente confiável pode administrar seu próprio tratamento em seu domicílio. As principais desvantagens da DP são as complicações relacionadas ao cateter – especificamente infecção local (celulite) e peritonite, as quais podem ser fatais, e disfunção cardíaca e pulmonar relacionadas aos efeitos negativos sobre o curso do diafragma secundário ao excesso de líquido intra-abdominal.[9]

No caso de pacientes com um acesso vascular inadequado e que também não sejam candidatos à DP, deve-se pensar em acessos vasculares alternativos. Uma abordagem é a instalação de uma via de acesso para diálise usando-se um plexo, como o plexo lombar.

No entanto, as modalidades ambulatoriais frequentemente não são apropriadas para uso na UTI. Visto que, conforme previamente discutido, até 25% dos pacientes de UTI desenvolverão IRA em algum momento de sua enfermidade, os intensivistas devem ser capazes de realizar o suporte dos rins como fariam com qualquer outro órgão.

Mesmo que a IR seja transitória e apresente resolução juntamente com a enfermidade do paciente ou venha a tornar-se permanente, um paciente com IRA irá necessitar de algum suporte renal. Caso permanente, os pacientes talvez possam necessitar de HDI ambulatorial conforme descrito anteriormente. Porém, enquanto estiver na fase aguda de sua doença, será difícil determinar se a função renal de um paciente irá se recuperar. Além disso, mesmo para pacientes que já sejam submetidos à HDI, uma enfermidade grave pode impedir a realização da HDI.

Uma razão para isso é que, durante uma enfermidade grave, os pacientes tornam-se nutricionalmente deficientes. Para manter um paciente em um esquema de diálise esporádico, é necessário fazer a restrição de líquidos e, mais importante, a ingestão de proteínas. No entanto, é precisamente a ingestão de proteínas que irá auxiliar na recuperação do paciente. Quando em TRRC, os pacientes podem ser alimentados por via enteral ou parenteral, sem a preocupação quanto ao acúmulo de ureia durante 2 a 3 dias. Em outras palavras, não existe a necessidade de limitar a alimentação dos pacientes em TRRC, do modo como existe para os pacientes recebendo HDI.

Devido aos grandes volumes sanguíneos (é importante lembrar que a HDI realiza em 9 horas aquilo que os rins normais fazem em 168 horas), existe uma queda acentuada da pressão arterial quando a HDI é iniciada. Essa queda de pressão arterial não é benigna. A instabilidade hemodinâmica, mesmo que temporária, apresenta relatos de perda de consciência e infarto do miocárdio e até mesmo fez com que pacientes com IR parcial progredissem para uma IR completa.[10] Além disso, no caso de pacientes com instabilidade hemodinâmica, a HDI pode ser contraindicada. No passado, alguns desses pacientes eram tratados com DP, porém o *clearence* geralmente não era suficiente e, em muitos desses casos (tais como lesão abdominal ou infecção), a DP era contraindicada.[11] Para esses pacientes, a TRRC é a solução.

▶ ARGUMENTO FINAL

Apesar do número de pacientes de cuidados intensivos que apresentam contraindicações à HDI, vários profissionais acreditam que se o paciente consegue tolerar a HDI, essa deve ser a modalidade preferida, principalmente devido a seu custo. Isso não é verdade. Vários estudos demonstraram uma redução da mortalidade e morbidade quando os pacientes são submetidos à TRRC.

Conforme previamente mencionado, as diferenças quanto aos aspectos de quando as terapias de reposição são iniciadas, qual a modalidade adotada, quais são os padrões adotados e quando são interrompidas tornam a literatura de revisão um desafio. No entanto, vários conceitos primordiais foram comprovados repetidamente.

Kellum e cols. realizou uma metanálise e concluiu que, após analisar estudos envolvendo pacientes com escores APACHE II similares, a mortalidade foi menor em pacientes tratados com TRRC.[12] Além disso, quando ajustados segundo a qualidade do estudo e a gravidade da doença, a mortalidade ainda assim foi menor em pacientes tratados com TRRC. A única conclusão negativa foi a de não ser possível a determinação do momento ideal, modalidade e dose da TRRC.

Talvez a evidência mais convincente tenha sido a conclusão inesperada de Jacka e cols. Em seu estudo, eles concluíram que entre pacientes que sobreviveram a doença grave, aqueles que receberam terapia de reposição renal contínua venovenosa (TRRCVV, mas também abreviado para TR-CVV, CVVH ou, mais comumente, CVV) em vez de HDI, tinham mais probabilidade de recuperar sua função renal e de não necessitar de HDI a longo prazo ou permanentemente.[13] Essa conclusão também foi sugerida por Waldrop e cols.,[14] apesar de não ter sido comprovada, uma vez que seu estudo não tinha poder de detectar esse resultado. Esse estudo gerou duas conclusões: (1) pacientes que sofreram uma IRA secundária a uma enfermidade grave apresentam uma mortalidade tão alta devido ao evento desencadeante que grande risco de mortalidade obscureceu qualquer pequeno benefício que a CVV pudesse causar e (2) que talvez os estudos estejam avaliando o resultado final errado e que devem ser potencializados para estudar a recuperação da função renal após a CVV *versus* a HDI e não o benefício sobre a mortalidade.

Por fim, um assunto em comum destaca-se entre todos os estudos. Uma indicação absoluta para a CVV em vez da HDI seria a instabilidade hemodinâmica (i.e., hipotensão) severa o bastante para contraindicar a HDI. Tal grau de hipotensão consiste em um indicador de pacientes mais doentes. É difícil randomizar pacientes para HDI ou CVV devido a essa diferença e ao fato de que esses pacientes são, por necessidade, em geral colocados em grupos de CVV. Esses estudos falharam em demonstrar uma diferença entre HDI e CVV. Uma interpretação para esse resultado seria de que a CVV poderia estar demonstrando por si mesma ser a melhor modalidade por alcançar melhores taxas de sobrevida em pacientes mais enfermos quando comparada com as taxas da HDI em pacientes mais saudáveis.

▶ O CIRCUITO SCUF MAIS SIMPLES

Em sua essência, a TRRC é similar à HDI. Em cada uma das modalidades, o sangue é removido do paciente, as substâncias "ruins" e o excesso de volume de líquidos são removidos, e um sangue "limpo" é devolvido ao paciente.

Na maioria das TRRs (Fig. 23-2), o sangue é removido do paciente em uma velocidade denominada velocidade de fluxo sanguíneo ou Q_B. Ele passa por uma bomba hidrostática, a qual contém um filtro com orifícios. Qualquer soluto dissolvido ou em suspensão no líquido que seja menor do que o tamanho dos orifícios (tais como potássio ou ureia) passarão. Filtros diferentes apresentam tamanhos diferentes de seus orifícios, porém, geralmente, os orifícios têm entre 500 e 50 mil d – grandes o suficiente para permitir a passagem de líquido e solutos, porém pequenos o suficiente para evitar a perda de proteínas plasmáticas, como a albumina (80 mil d). Isso permite que o líquido e os solutos pequenos sejam retirados sem a remoção concomitante das proteínas plasmáticas ou hemácias. O restante do líquido retorna ao paciente.

O líquido extraído é um ultrafiltrado (UF) de plasma e possui uma coloração levemente amarelada, lembrando a urina. A quantidade de ultrafiltrado gerada é expressa em mililitros por minuto. Os solutos são removidos por meio de uma "corrente de solutos", i.e., os solutos são drenados juntamente com o líquido forçado para fora do sistema.

O esquema da Figura 23-2 é denominado contínuo (SCUF, do inglês *slow continuous ultrafiltrate*) e consistentemente usado, visto que o *clearence* de solutos é limie na

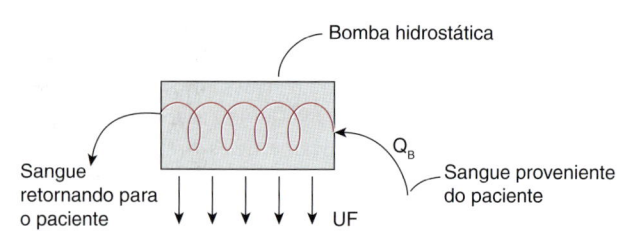

Figura 23-2 Ultrafiltração contínua lenta (SCUF). **UF**: ultrafiltrado; Q_B: fluxo sanguíneo.

modalidade mais básica de TRRC. Ele não é frequtado à concentração do líquido removido. No entanto, todos os outros esquemas de TRRC baseiam-se no SCUF.

Quando o sangue retorna ao paciente, ele retorna por uma veia central. Entretanto, o acesso de retirada do sangue pode ser instalado em qualquer artéria ou veia.

- Caso o sangue seja retirado de uma artéria, denomina-se terapia de reposição renal contínua arteriovenosa (TRRCAV, em geral, abreviada como TRCAV ou CAVH, onde o H significa hemofiltração [HF])
- Caso o sangue seja retirado de uma veia, denomina-se TRRCVV ou CVV.

Quando a CVV foi desenvolvida, o sangue era retirado de uma artéria. Isso permitia um mecanismo mais simples, uma vez que não seria necessário o uso de uma bomba. O sistema usa a pressão arterial do paciente (e consequentemente o coração do paciente) como força impulsionadora para manter o sangue movimentando-se no sistema. No entanto, a TRCAV apresenta várias complicações, principalmente relacionadas à canulação arterial. Tominaga e cols. relataram fístulas arteriovenosas (quando uma artéria e veia adjacentes – tais como os vasos femorais – foram canuladas), pseudoaneurismas, DVTs, isquemia nos membros distalmente à canulação arterial secundária à embolização por coágulos e sangramento persistente necessitando de intervenção cirúrgica.[15] Observaram que as taxas de complicações vasculares com a TRCAV eram similares às dos acessos arteriais para realização de angiogramas – algo não relatado com a CVV – sugerindo que essa complicação estaria relacionada à canulação arterial em si e não à demora do cateter. Além das complicações relatadas por Tominaga e cols., Bellomo e cols. relataram falhas no *shunt* necessitando de reintervenções, infecções, sangramentos provenientes do *shunt*, coágulos recorrentes necessitando de intervenções invasivas e hematomas provenientes de canulações arteriais malsucedidas.[16]

Ainda mais importante, pacientes recebendo TRCAV demonstraram uma mortalidade mais alta comparados com aqueles pacientes recebendo CVV.[17] Acredita-se que essa mortalidade seja resultante de menores taxas de *clearence* alcançadas com a TRCAV em comparação com a CVV. Muitos pacientes em TRCAV necessitaram de HDI para um *clearence* adicional dos solutos.[11,16-18] Por fim, a TRCAV necessita que o coração do paciente realize todo o trabalho. No caso de pacientes previamente hipotensos (uma das principais razões de colocar o paciente em TRRC em vez de HDI), isso ocasiona maior demanda sobre um coração previamente sobrecarregado, resultando em um fluxo sanguíneo menor e contribuindo para um menor *clearence* obtido pela TRCVA.[11,17]

O principal impedimento para a CVV em vez da TRCAV foi a bomba e a tecnologia do circuito. Especificamente, a CVV necessita de detectores de ar e eliminadores de bolhas a fim de evitar êmbolos de ar para os pulmões e monitorização cuidadosa.[15] Após a evolução da tecnologia e inclusão de uma bomba segura, a CVV tornou-se a modalidade preferida. Nesse caso, o sangue é retirado a partir de uma veia central, "limpo" pelo TRRC, e retorna por meio de uma veia central.

▶ ACESSO VASCULAR

Para o acesso vascular da CVV, um cateter de duplo lúmen de grande calibre instalado em um vaso central proporciona uma linha de captação de sangue e uma linha de retorno do sangue de uma só vez. Caso tal cateter não esteja disponível, a TRR pode ser administrada por meio de duas linhas centrais de grande calibre independentes de luz única. No entanto, isso duplica o risco da canulação, uma vez que dois vasos necessitariam ser canulados em vez de somente um.[16]

No caso de pacientes dependentes de outra tecnologia, pode ser possível, apesar de geralmente não ser preferido, retirar o sangue a partir dessa outra tecnologia. No caso de pacientes em oxigenação por membrana extracorpórea (ECMO, do inglês *extracorporeal membrane oxigenation*), *bypass* cardíaco ou *bypass* cardiopulmonar, é possível que a linha de retirada do sangue seja proveniente de outra bomba.[9] No entanto, isso não é recomendado devido aos riscos de infecção e deve ser usado apenas como último recurso. O sangue é retornado diretamente ao paciente e não pela outra bomba.

Os cateteres de TRRC devem ser instalados o mais longe possível de outras linhas de infusão de medicamentos. Ao instalar o circuito de TRRC ao cateter venoso central, a linha de captação deve estar acima da linha de retorno, caso contrário o circuito terá sua eficiência bastante reduzida.

▶ CIRCUITO BÁSICO DE TRR – CVVHF

O SCUF, conforme demonstrado na Figura 23-2, limita o *clearence* de solutos à concentração no plasma do paciente e ao volume de líquido que pode ser removido. No entanto, considerando a Figura 23-3, o sangue é removido do paciente em uma taxa Q_B, assim como no SCUF (Fig. 23-2), mas é misturado a um "líquido bom" denominado "líquido de susbtituição" (LS).

Essa mistura é colocada na mesma bomba hidrostática, e o líquido não extraído como UF é retornado ao pa-

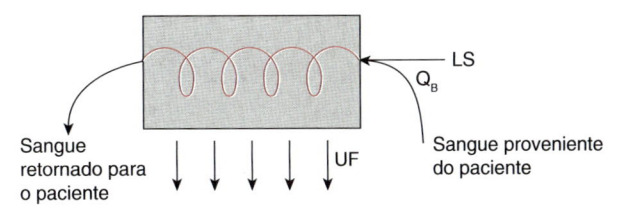

Figura 23-3 Hemofiltração venovenosa contínua (CVVHF). Líquido de substituição (LS) pré-filtrado. **UF**: ultrafiltrado; Q_B: volume sanguíneo.

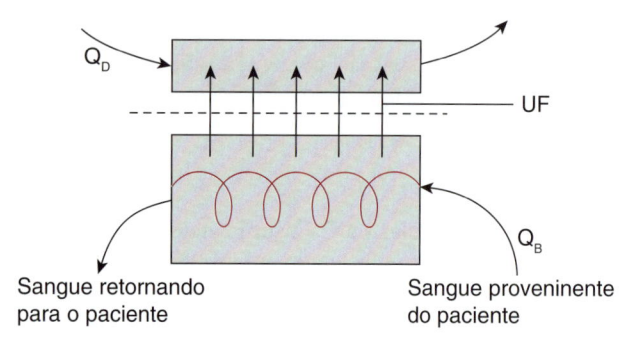

Figura 23-4 Hemodiálise venovenosa contínua (CVVHD). Q_D: fluxo de líquido dialisado; **UF**: ultrafiltrado; Q_B: Fluxo sanguíneo.

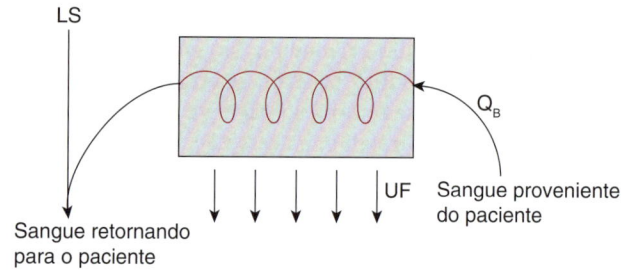

Figura 23-5 Hemofiltração venovenosa contínua (CVVHF). Líquido de susbtituição (LS) pós-filtrado. **UF**: ultrafiltrado; Q_B: fluxo sanguíneo.

ciente. A vantagem aqui é que, ao adicionar o LS, o circuito pode filtrar mais volume do que se fosse baseado apenas no Q_B.

Por exemplo, considere-se o suporte renal em dois pacientes idênticos. O primeiro receberá suporte por SCUF como na Figura 23-2, com o Q_B em 100 mL/min. Usando-se apenas o SCUF, a quantidade de soluto removida é limitada pela quantidade de líquido que pode ser removida do paciente. Caso o paciente esteja hipotenso e não possa sofrer qualquer remoção de volume plasmático, não pode haver *clearence* de nenhuma quantidade de soluto.

No caso do segundo paciente, conforme a Figura 23-2, o mesmo Q_B de 100 mL/min é estabelecido, porém com um LS de 2L/hora. Caso a velocidade de UF seja estabelecida em 2 L/hora, o sangue do paciente pode ser filtrado, mesmo que o paciente fique isovolêmico. Em outras palavras, o suporte renal não é mais limitado pelo volume do paciente e seu estado hemodinâmico.

Isso é denominado hemofiltração ou HF. Como se trata de um CVV, também pode ser denominada CVVH ou **CVVHF**. Este capítulo irá usar abreviação CVVH**F** a fim de distingui-la da hemodiálise venovenosa contínua (CVVH**D**) descrita a seguir.

É preciso lembrar que, na CVVHF, o LS mistura-se ao sangue.

▶ CVVHD

Outro modo de configurar um circuito de CVV é empregar uma membrana em vez de um filtro (Fig. 23-4).

Nesse caso, o sangue ainda é retirado na velocidade Q_B. No entanto, em vez de usar uma bomba para empurrar o sangue de encontro a um filtro para a obtenção de um UF, o sangue é bombeado ao longo de uma membrana. Do outro lado da membrana encontra-se um líquido que pode ser semelhante ao LS da CVVHF (Fig. 23-3). No entanto, nesse caso, ele é denominado líquido de diálise, ou dialisado, em uma velocidade Q_B. O dialisado percorre seu lado da membrana em uma direção oposta ou em contrafluxo do sangue. Além da pequena quantidade de soluto no UF por meio da drenagem de soluto (como no SCUF,

Fig. 23-2), substâncias difundíveis, tais como o potássio e ureia, fluem por meio da membrana até seus gradientes de concentração no dialisado, que é, então, desprezado.

Desse modo, o circuito CVV é denominado hemodiálise ou HD, e a abreviação completa é CVVHD.

▶ REMOÇÃO DE LÍQUIDO

Muitos pacientes de cuidados intensivos em TRR necessitarão de remoção de volume além da remoção de solutos, a fim de evitar a sobrecarga de volume. Usando como exemplo o circuito CVVHF (Fig. 23-3), o Q_B pode ser regulado para 100 mL/min, e o LS é regulado como solução salina normal com fluxo de 2L/hora. Caso o LS seja de 2 L/hora, os solutos serão retirados sem a remoção de volume. Caso o LS seja regulado em 2,5 L/hora, o soluto ainda será removido, porém na quantidade de 0,5 L/horas, criando uma balanço hídrico negativo de 0,5 L/hora.

▶ UMA TRR MAIS EFICIENTE

No exemplo citado anteriormente, o LS foi adicionado ao sangue antes de o líquido combinado passar pelo filtro (denominado pré-filtrado). O problema é que com esse método as "substâncias ruins" são diluídas, tentando filtrar o líquido combinado. Considere-se o esquema mostrado na Figura 23-5.

Nesse caso, o Q_B ainda é de 100 mL/minuto. Porém agora, ao contrário do cenário anterior, o soluto é filtrado em sua concentração total. Regular a taxa de UF igual ao do LS limpa o soluto ao mesmo tempo em que mantém um balanço hídrico igual. Similarmente, regular o UF acima do LS filtra solutos e líquidos.

A vantagem dessa programação é um maior HF (i.e., maior *clearence* de soluto). A desvantagem é que quanto mais soluto concentrado é pressionado contra o filtro, mais rapidamente ele satura. A solução mais fácil parece ser a simples troca do filtro, porém as realidades técnicas travam o sistema (quando o paciente ainda está recebendo TRR), removendo o filtro antigo e reciclando e iniciando o sistema. Podem ocorrer erros – incluindo infecção, êmbolos de ar, etc. – em qualquer uma das etapas. O aumento do número de interrupções do sistema au-

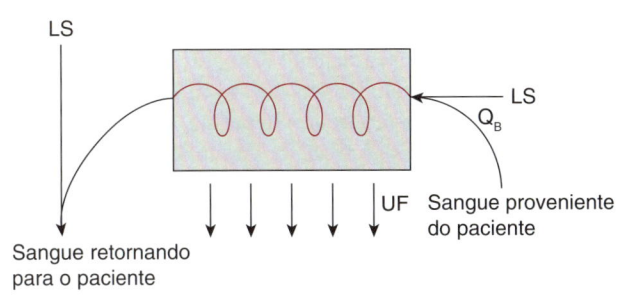

Figura 23-6 Hemofiltração venovenosa contínua (CVVHF). Líquido de substituição (LS) "pré-filtrado" e "pós-filtrado". **UF**: ultrafiltrado; Q_B: fluxo sanguíneo.

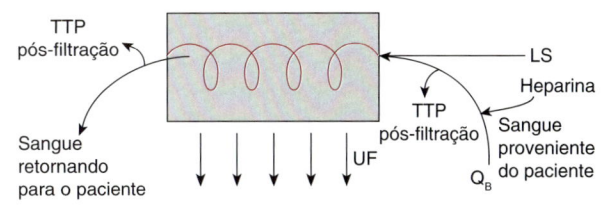

Figura 23-7 CVVHF – demonstrando a anticoagulação com heparina e localização das amostragens de sangue para a dosagem de tempo de tromboplastina parcial ativada (TTPA). **LS**: líquido de substituição; **UF**: ultrafiltrado; Q_B: fluxo sanguíneo.

menta o número de vezes em que uma complicação pode desenvolver-se, aumentando o risco de complicações à medida que ocorre manipulação das portas de acesso e outras partes do sistema.

▶ O MELHOR DE AMBOS OS MUNDOS: PRÉ-FILTRADO E PÓS-FILTRADO

O esquema demonstrado na Figura 23-6 é uma simples combinação das duas modalidades anteriores (Figs. 23-3 e 23-5). Nesse caso, algum LS corre no pré-filtrado e no pós-filtrado. Correndo algum LS no pré-filtrado, o soluto é diluído, reduzindo a eficiência de *clearence* de solutos, porém prolongando a vida útil do filtro. Conforme discutido anteriormente, isso reduz o número de vezes que o filtro deve ser trocado, reduzindo também o número de complicações como TVP ou êmbolos de ar. Por outro lado, correr algum LS no pós-filtrado permite uma remoção mais eficiente dos solutos às custas da vida útil do filtro.

Essa combinação em que o LS percorre pré-filtração e pós-filtração proporciona o melhor *clearence* de soluto e utilização do filtro. No entanto, isso não foi adequadamente estudado, e não existem estudos demonstrando a combinação ideal dos líquidos (p. ex., 30% pré-filtrado e 70% pós-filtrado). Além disso, a abordagem combinada adiciona mais complexidade a um processo já complexo.

▶ A ETAPA FINAL: ANTICOAGULAÇÃO

Como em qualquer circuito extracorpóreo (*bypass* cardíaco, ECMO), o sangue irá coagular no modo CVV. Assim sendo, os circuitos CVV necessitam de anticoagulação. O fato interessante de tais sistemas é que, ao contrário da anticoagulação sistêmica para o infarto do miocárdio ou embolia pulmonar, o objetivo, nesse caso, é anticoagular apenas o circuito sem afetar o paciente. Na prática, o paciente sempre é afetado em algum grau, porém o objetivo é minimizar a anticoagulação do sangue no paciente.

Para a anticoagulação do circuito e não do paciente, o anticoagulante é infundido após o sangue ser removido do paciente e antes de entrar na bomba CRRT, i.e., é administrado pré-filtração. As mensurações devem ser realizadas a fim de garantir uma anticoagulação adequada do circuito CVV, e as mensurações pós-filtração devem ser realizadas para assegurar um efeito mínimo sobre o paciente ou, no caso de alguns anticoagulantes, contrabalançar seus efeitos uma vez que o sangue retorne ao paciente.

O anticoagulante mais usado é a heparina. A fim de mensurar a efetividade da heparina e para orientar a dosagem, deve ser checado o tempo de tromboplastina parcial ativada (TTPA) pré- e pós-filtração. A Figura 23-7 demonstra um circuito CVV completo com LS pré-filtração usando a heparina como anticoagulante.

Pode ser realizada uma dosagem do TTPa pós-filtração no paciente em vez de fazê-lo na linha de retorno da CVV. Na verdade, pode ser mais prudente obter o TTPa diretamente do paciente para minimizar os riscos infecciosos e permitir que a enfermeira que está fazendo a CRRT ajuste a heparina independentemente de acordo com o TTPa.

No entanto, existem várias contraindicações para a heparina. Caso um paciente possua ou desenvolva uma trombocitopenia induzida pela heparina (TIH) ou alergia à heparina (incluindo a de baixo peso molecular), esta não pode mais ser usada. Similarmente, caso um paciente esteja sangrando ou apresente risco de sangramento, tal como trauma ou cirurgia recente, deve ser considerado o uso de outros anticoagulantes.

O segundo anticoagulante mais comum é o citrato de trissódio (CTS). Assim como o citrato adicionado ao sangue armazenado para a prevenção da coagulação, o citrato do CTS faz a quelação do cálcio, evitando a ativação da adenosina difosfato plaquetária (ADP), inibindo a agragação plaquetária e iniciação da cascata de coagulação.[19]

Assim como todos os anticoagulantes na CRRT, a CTS deve ser adicionada ao sangue da linha de retirada de sangue (i.e., à medida que o sangue sai do paciente) a fim de assegurar a anticoagulação do circuito CRRT. Porém, os níveis de sódio devem ser restaurados no paciente para evitar a anticoagulação sistêmica; isso será alcançado se o nível de cálcio ionizado do paciente iCa^{2+} for mantido em níveis normais.[19] Assim sendo, deve ser mantida uma infusão de cálcio.

Deve ser realizada a checagem do ICa^{2+} no pós-filtrado, e a infusão de cálcio deve ser ajustada. Devem ser instituídos protocolos para permitir à enfermeira o ajuste independente da infusão de cálcio. Observe-se que uma infusão de cálcio (em geral cloreto de cálcio) necessita de outra linha de acesso venoso. Além disso, a infusão de cálcio é compatível com poucas medicações ou infusões, necessitando, desse modo, de uma linha de acesso venoso exclusivo. Teoricamente, é possível infundir cálcio na linha de retorno do sangue; no entanto, como a infusão de cálcio deverá ser trocada com uma frequência maior do que o circuito CRRT e seu cateter de demora, isso colocaria o paciente em um risco adicional de complicações. Existem cateteres de grande calibre de duplo lúmen que contêm uma pequena terceira via. Caso tal cateter proporcione um fluxo de sangue adequado para o CRRT, a terceira via consiste em um local conveniente para a infusão de cálcio. A terceira via deve encontrar-se suficientemente distante da via de acesso de retirada do sangue, a fim de evitar a retirada da infusão de cálcio no CRRT (o que causaria coágulos no circuito e falha na restauração do estado de coagulação do paciente ao normal).

Existem duas outras desvantagens da CTS. Primeiro, para cada molécula de citrato existem três moléculas de sódio, o que causa um risco de hipernatremia. Utilizar um LS com pouco sódio pode proporcionar alguma compensação, porém muitos pacientes ainda assim tornar-se-ão hipernatrêmicos, necessitando de um anticoagulante diferente.

Segundo, o fígado metabolizará o citrato na CTS em bicarbonato. Caso não seja checado, isso pode ocasionar uma alcalose metabólica. Em certas situações, o uso de um líquido alcalinizante pode ser benéfico, mas a maior parte das indicações históricas para administração de bicarbonato foi derrubada, e os pacientes que desenvolvem alcalose metabólica pela CTS devem ter sua infusão de CTS alterada, o LS trocado para compensação ou deve ser usado um outro anticoagulante.

Existem outros anticoagulantes usados com menos frequência. Tais agentes incluem hirudina (originalmente isolada a partir de sanguessugas), argatroban, bivalirudina e outros. Na verdade, caso um paciente não seja capaz de tolerar qualquer anticoagulante, o circuito pode funcionar com altos fluxos de sangue com lavagens de solução salina frequentes na tentativa de reduzir a coagulação.

SITUAÇÕES ESPECIAIS NAS QUAIS O ANTICOAGULANTE NÃO É NECESSÁRIO

Existem algumas poucas situações nas quais os pacientes não necessitam de anticoagulação separada para o circuito CRRT. Nessas situações, os pacientes estão recebendo algum tipo de anticoagulação. A única diferença é que eles já se encontram sistemicamente anticoagulados, de modo que uma anticoagulação exclusivamente dedicada à CRRT não se faz necessária.

A drotrecogina α (proteína C humana ativada recombinante [rhAPC]) é o medicamento que demonstrou uma redução mensurável na mortalidade de pacientes com sepse severa. Administrada na forma de uma infusão IV contínua em 96 horas, seu principal risco é que o sangramento pode ser significativo e até mesmo terminal.[20] Por esse motivo, pacientes que estejam recebendo rhAPC e CVV não devem receber anticoagulação adicional.[21] Apesar de os filtros coagularem mais cedo em pacientes com rhAPC em comparação com pacientes recebendo heparina, a diferença não foi estatisticamente significativa. Assim, devido ao risco significativo de sangramento durante a infusão de rhAPC, parece ser razoável não utilizar uma anticoagulação extra, tal como heparina ou CTS, a menos que o filtro coagule mais cedo do que o esperado.

Uma vez terminada a infusão de rhAPC (devido a complicações relacionadas à rhAPC, como alergia ou sangramento ou término da infusão de 96 horas), os pacientes devem ser colocados novamente em anticoagulação tradicional. Caso isso seja feito, a anticoagulação deve ser novamente suspensa durante essa segunda infusão, sendo reiniciada posteriormente.

Não existem estudos dedicados a pacientes que necessitem de anticoagulação por outros motivos que não o circuito CVV (p. ex., tromboembolismo, fibrilação atrial, valva cardíaca mecânica), porém nesses pacientes provavelmente não é necessário realizar uma anticoagulação separada para o circuito CRRT. Apesar de não existirem estudos sobre esse assunto, parece razoável apenas a administração da anticoagulação pré-filtração com o objetivo de obter uma anticoagulação pós-filtração suficiente para a condição do paciente. No caso da heparina, deve ser administrada heparina pré-filtração suficiente para que o TTPa pós-filtração fique no nível necessário para a condição do paciente. Caso o paciente apresente complicações de sangramento devido a essa abordagem e torne-se necessário interromper a anticoagulação sistêmica, deve ser realizada a anticoagulação do circuito de modo que isso não afete o paciente.

▶ LÍQUIDOS DE SUBSTITUIÇÃO

A escolha de um LS inicia por alguns princípios básicos e desloca-se então para a "arte" da medicina. Também é fortemente influenciada pelos líquidos disponíveis em uma instituição em particular.

Teoricamente, à medida que a velocidade de infusão de Q_B e LS aumenta, tanto na HF ou na diálise, o plasma começará a aproximar-se de tais líquidos. Assim, certos líquidos não devem ser usados. No entanto, a condição em que o paciente se encontra no momento deve ser levada em conta ao escolher um LS. Por exemplo, caso um paciente esteja hipercalêmico, seria prudente iniciar por um líquido que não contenha potássio e trocá-lo quando os níveis de potássio do paciente normalizarem-se, a fim de evitar um estado hipocalêmico igualmente perigoso. Além disso, sabe-se, a partir de outras fontes, que a maioria dos pacientes com cetoacidose diabética não se beneficia da administração de bicarbonato exógeno na ausência de efeitos cardíacos. No entanto, um paciente com instabilidade cardíaca devido a um baixo pH secundário à ingestão tóxica pode beneficiar-se de um LS com quantidades significa-

▶ TABELA 23-1   LÍQUIDOS DE SUBSTITUIÇÃO COMUMENTE USADOS

	Plasma humano	NaCl 0,9%	NaHCO$_3$ 150 mEq (três ampolas) em 1 L de água esterilizada	Prismasato 0 K$^+$	Prismasato 4 K$^+$
Na$^+$ (mEq/L)	135–145	154	150	140	140
Cl$^-$ (mEq/L)	95–105	154	0	109,5	113
K$^+$ (mEq/L)	3,5–5	0	0	0	4
Mg$^+$ (mEq/L)	1,5–2	0	0	1	1,5
Lactato (mEq/L)	0,5–2	0	0	3	3
HCO$_3^-$ (mEq/L)	22–26	0	150	32	32
Glicose (mEq/L)	70–110	0	0	0	110
Acetato (mEq/L)	0	0	0	0	0
Ca^{2+} (mEq/L)	8,5–10,5	0	0	3,5	2,5
Osmolaridade (mOsm/L)	275–295	308	300	287	300

tivas de bicarbonato. Alguns LSs comumente disponíveis estão listados na Tabela 23-1.

Três outros aspectos devem ser mencionados:

1. Um farmacêutico hospitalar deve ser capaz de elaborar um LS ou um dialisado com qualquer concentração de íons como sódio, potássio, bicarbonato, etc. Deve-se fazer um líquido para ser usado em uma velocidade de 2-6 L/hora. Isso também introduz outra fonte de possível erro, uma vez que se trata de um produto não padronizado que deve ser fabricado conforme a demanda. Isso também é significativamente mais caro do que usar líquidos "prontos". Os líquidos personalizados geralmente são usados somente nas circunstâncias mais raras, em que é necessário um grau de controle extra. Por exemplo, eles podem ser úteis em pediatria, quando pesos corporais menores limitam a quantidade de líquido a ser administrado, não importando o conteúdo do líquido.

2. Considere-se líquidos fáceis de correrem na máquina. Por exemplo, o Prismasato frequentemente se encontra disponível em bolsas de 5 litros, enquanto a solução salina normal está disponível apenas em bolsas de 1 litro. Assim sendo, caso a condição do paciente permita a administração de Prismasato, ele consiste em um líquido mais fácil de ser administrado pela enfermeira, já que necessita troca a cada 5 litros em vez de 1. Isso também diminui o número de manipulações das linhas do sistema, reduzindo o risco de infecção.

3. Por fim, os líquidos podem ser combinados. Assim, para alguém perigosamente hipercalêmico, pode ser prudente iniciar pelo Prismasato 0K, a fim de reduzir o potássio para valores mais seguros o mais rápido possível. À medida que o potássio aproxima-se dos níveis normais, porém ainda elevados, uma bolsa de Prismasato 0K e outra bolsa de Prismasato 4K podem ser conectadas entre si por meio de um conector em Y, efetivamente originando um novo líquido, o Prismasato 2K. Isso ainda irá reduzir o potássio do paciente, mas também reduzirá o risco de hipocaliemia. Quando o potássio do paciente normalizar-se, a troca para Prismasato 4K manterá o potássio em valores normais. Similarmente, uma mistura de NaCl 0,45% com 75 mEq de NaCOH$_3$ dará origem a um líquido com uma concentração de sódio de 152 mEq/litro e concentração de HCO$_3$ de 75 mEq/litro, com uma osmolaridade total de 304 mOsm/litro.

▶ FILTRO

Apesar de haver diferentes configurações de CVV, devido a considerações pertinentes ao custo, geralmente uma instituição possui um ou dois filtros disponíveis. No caso de desejar-se ou considerar-se um filtro diferente, uma avaliação renal pode ser bastante útil com algumas das configurações menos comuns. Um exemplo pode ser o uso de filtro de carvão para pacientes com ingestão ou *overdose*.

▶ LABORATÓRIO

Apesar de não existirem estudos que investiguem os exames laboratoriais mínimos necessários para pacientes em CVV, parece ser prudente enviar sangue a cada 6 horas para dosagem de sódio, potássio, cloreto, bicarbonato, ureia, creatinina, glicose, cálcio, magnésio e fósforo. Também devem ser obtidos exames de anticoagulação (TTPA pré- e pós-filtração em pacientes recebendo heparina e níveis de iCa^{2+} pré- e pós-filtração em pacientes recebendo CTS). A gasometria arterial deve ser enviada em intervalos regulares ou com maior frequência, conforme determinado pelo estado do paciente ou por outros tratamentos. Além disso, tempos de sangramento, tempo de coagulação

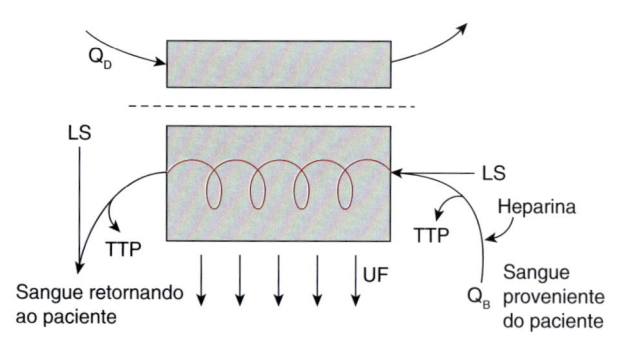

Figura 23-8 Hemodiafiltração venovenosa contínua (CVVHDF). Q_D: fluxo de líquido dialisado; **TTP**: tempo de tromboplastina parcial; **LS**: líquido de substituição; **UF**: ultrafiltrado; Q_B: fluxo sanguíneo.

▶ **TABELA 23-2** *CLEARENCE* DAS DIFERENTES MODALIDADES DE CRRT

Modalidade	*Clearence* de ureia (g/dia)	*Clearence* de molécula média
SCUF	1–4	+
CVVHF	22–24	++
CVVHD	24–30	–
CVVHDF	36–38	+++

e tromboelastogramas podem ser úteis em circunstâncias específicas.

▶ **JUNTANDO TUDO**

Para um *clearence* máximo, a CVVHF e a CVVHD podem ocorrer simultaneamente. Como uma combinação entre CVVHF e CVVHD, a denominação é de hemodiafiltração venovenosa contínua (CVVHDF). Essa modalidade combina as vantagens do *clearence* de convexão com o *clearence* difuso, proporcionando taxas de filtração superiores a cada modalidade em separado. Tal modalidade, completa com LS pré- e pós-filtração, anticoagulação com heparina e TTPa pré- e pós-filtração é demonstrada na Figura 23-8.

Observe-se, na Figura 23-7 que, cobrindo tudo acima da linha pontilhada permanece um circuito CVVHF. A eliminação dos LSs pré- e pós-filtração e uma UF adicional deixam um circuito CVVHD, como demonstrado na Figura 23-4.

A Tabela 23-2 demonstra os *clearences* relativos de CVVHF em comparação com CVVHD: a CVVHDF resulta em taxas de *clearence* mais alta, porém não de maneira exponencial.

▶ **INTERROMPENDO O SUPORTE RENAL**

Assim como existe uma falta de comprovação baseada em evidências de quando e como iniciar a CRRT, existe uma falta de evidências orientando quando suspender o suporte renal. Uchino e cols. relataram as práticas de 54 UTIs em 23 países. Ainda que não exista uma orientação de tratamento prospectiva, eles concluíram que o DU consistiu no melhor fator de predição para a recuperação da função renal.[22,23] O segundo melhor indicador foi o *clearence* de creatinina, porém seu poder preditivo é bastante inferior ao do DU.

▶ **EQUIPAMENTOS DIFERENTES**

Observe que alguns equipamentos possuem diferentes terminologias para as várias modalidades. Alguns equipamentos usam os termos Q_B, LS e UF conforme descrito anteriormente. Porém, um fabricante programou o equipamento de modo que o UF automaticamente iguala-se ao LS. Isso significa que se o equipamento está programado para adicionar LS a 2L/hora, o UF automaticamente será de 2L/hora. Isso pode parecer confuso, porém é uma medida de segurança. Se o UF não for programado (ou caso deixe UF=0), o equipamento automaticamente manterá o paciente isovolêmico. Caso se queira manter o paciente negativo, deve-se programar um UF > 0. No entanto, o mesmo equipamento não levará em conta qualquer volume do líquido de anticoagulação. Dependendo do líquido e da concentração usada, especialmente a CTS, o volume desse líquido pode ser significativo.

O ponto principal é que a familiaridade com o uso do equipamento é de importância vital. Isso inclui quais programações encontram-se em mililitros por minuto e quais estão em litros por hora. Formulários padronizados auxiliam nesse esforço.

Há a necessidade de existir uma forte relação de trabalho entre os médicos e as enfermeiras, de modo que todos usem o mesmo vocabulário. Todos os médicos que fazem avaliações ou escrevem orientações para o tratamento devem usar a mesma terminologia. Isso deve incluir o intensivista, o serviço de consultoria renal e até mesmo os cardiologistas consultores que necessitarão saber dos detalhes do manejo hídrico dos pacientes.

Devem ser feitas orientações dentro dos serviços para esclarecer quais equipamentos estão em uso, como programá-los e como resolver os problemas. Isso deve ser realizado com todas as enfermeiras e médicos diretamente envolvidos no tratamento (intensivista, nefrologista) e deve estar disponível para qualquer um que necessite compreender o tratamento (p. ex., cardiologista). Os módulos *online* auxiliam grandemente nessa tarefa, sendo completamente satisfatórios para o último grupo.

▶ **DOSAGEM DE MEDICAÇÕES**

A dosagem dos medicamentos para pacientes em CVV está além do objetivo deste capítulo. Os cálculos são complexos e nem sempre completamente estudados. Para o cálculo apropriado da dosagem, deve-se levar em consideração o *clearence* da substância, que está relacionado aos seguintes itens:[24]

- Volume da distribuição da medicação e necessidade de uma dose de ataque;

- Se uma certa medicação é filtrada predominantemente por difusão (diálise) ou convexão (HF);
- Modalidade usada pelo paciente: CVVHF, CVVHD e CVVHDF;
- Caso esteja em CVVHF, se o LS é pré-, pós-filtração ou ambos;
- Fração de filtração (quanto do plasma é filtrado por meio da membrana com um certo Q_B);
- Coeficiente de filtração (a facilidade com que o medicamento cruza a membrana).

Devido a esses fatores, a dosagem das medicações para esses pacientes deve envolver uma consulta ao serviço de farmacologia.

▶ FEBRE

A avaliação da febre em pacientes necessitando de TRR é complicada pelo fato de que todas as modalidades de CVV envolvem um circuito extracorpóreo. O equipamento de CVV em si possui um aquecedor para manter o sangue quente, porém o sangue ainda necessita passar por tubos expostos ao ambiente. Isso significa que o sangue dos tubos "sangra" calor do paciente. Essa perda de calor torna hipotérmico um paciente normotérmico. Ainda mais importante, as moléculas médias filtradas, como as citocinas que produzem febre, a CVVHF e a CVVHDF (e não a CVVHD), podem mascarar um paciente normotérmico desenvolvendo febre. Assim, parece prudente reduzir o limiar para considerar uma elevação da temperatura como verdadeira febre, por exemplo 37,8 °C em vez dos tradicionais 38 °C. Também parece prudente enviar hemoculturas de rotina em algum intervalo pré-definido de acordo com as condições do paciente ou com a prática do local. Atualmente não existem estudos que definam o intervalo ideal para hemoculturas de rotina.

▶ SEPSE

Em pacientes com sepse severa, a CVVHF é uma terapia para modular a resposta imune. Especificamente, a HF, no *clearence* de moléculas médias, também filtra as citocinas implicadas na resposta imune deletéria da sepse. Em contradição com os solutos e o volume de líquido filtrados por convecção, as citocinas são filtradas por adsorção do filtro de CVVHF. Pode ser demonstrado que a CVVHF filtra as citocinas porquê, ao pesar um filtro após ser usado por CVVHF em um paciente com sepse, o filtro tem um peso maior. No entanto, como as citocinas exercem sua influência em nível tecidual e como o filtro não remove todas as citocinas, ainda necessita de confirmação se a filtração das citocinas verdadeiramente modula a resposta séptica.[25,26] Alguns também argumentam que ao filtrar tais citocinas, a CVVHF filtra também as citocinas benéficas. Embora verdade, o equilíbrio em um paciente séptico parece estar mais a favor das citocinas mais prejudiciais. Até que os filtros removam seletivamente as citocinas prejudiciais, a remoção não seletiva parece ser um tratamento razoável. A fim de alcançar as taxas de *clearence* necessárias para filtrar as citocinas em um choque séptico, a CVVHF deve ser realizada com altas taxas de LS, e o filtro deve ser trocado a cada 6 horas, que é quando a capacidade de adsorção do filtro entra em declínio. Nesse momento, o filtro ainda filtrará solutos, porém não mais removerá citocinas. Essa permanece como uma das terapias mais promissoras para futuros tratamentos do choque séptico.

▶ FUTURO

A TRRC, como TRR "mais branda", continuará a evoluir. Ao contrário da diálise tradicional, a CVV não necessita de uma fonte de água, podendo ser implementada em pacientes não candidatos a HDI e em locais não equipados para HDI.

À medida que os cuidados intensivos vão em direção às fronteiras dos cuidados médicos, pode haver situações nas quais seria benéfico iniciar a terapia no SE. Para que os médicos emergencistas realizem tal tratamento, devem estar familiarizados com suas necessidades, a fim de facilitar seu início no SE. Isso pode incluir a instalação de um acesso central de grande calibre e duplo lúmen, solicitação de um equipamento de CVV, solicitação dos líquidos necessários (LS, anticoagulação, etc.) e reordenamento da equipe (ou solicitar membros adicionais para a equipe) a fim de disponibilizar uma enfermeira capaz de operar o equipamento de CVV.

Além disso, a "diálise hepática" está começando a ser um tratamento tecnicamente factível. Embora provavelmente não seja um tratamento do SE, ele é bastante promissor para o suporte hepático de várias doenças, incluindo *overdoses* e "socorro hepático" durante uma enfermidade grave, e como uma ponte para o transplante hepático. Seu desenvolvimento será baseado no universo da TRR, e aqueles já habilitados para o manejo da TRR estarão em melhor posição para o manejo da terapia de reposição hepática.

REFERÊNCIAS

1. De Mendonça A, Vincent JL, Suter PM, et al. Acute renal failure in the ICU: risk factors and outcome evaluated by the SOFA score. *Intensive Care Med*. 2000;26:915.
2. Schwilk B, Wiedeck H, Stein B, et al. Epidemiology of acute renal failure and outcome of haemodiafiltration in intensive Care. *Intensive Care Med*. 1997;23:1204.
3. Acute Dialysis Quality Initiative (ADQI). Available at: http://www.adqi.net.
4. Bellomo R. Defining, quantifying, and classifying acute renal failure. *Crit Care Clin*. 2005;21:223.
5. Marenzi G, Bartorelli AL. Recent advances in the prevention of radiocontrast-induced nephropathy. *Curr Opin Crit Care*. 2004;10(6):505.
6. Stacul F, Adam A, Becker CR. Strategies to reduce the risk of contrast-induced nephropathy. *Am J Cardiol*. 2006;98(6A):59K.

7. Meschi M, Detrenis S, Musini S. Facts and fallacies concerning the prevention of contrast medium-induced nephropathy. *Crit Care Med.* 2006;34(8):2060.
8. Meiera P, Vogtb P, Blanca E. Ventricular arrhythmias and sudden cardiac death in end-stage renal disease patients on chronic hemodialysis. *Nephron.* 2001;87:199.
9. Ronco C, Bellomo R, Ricci Z. Continuous arteriovenous hemofiltration in critically ill patients. *Nephrol Dial Transplant.* 2001;16(suppl 5):67.
10. Manns M, Sigler MH, Teehan BP. Intradialytic renal haemodynamics—potential consequences for the management of the patient with acute renal failure. *Nephrol Dial Transplant.* 1997;12:865.
11. Lauer A, Saccaggi A, Ronco C. Continuous arteriovenous hemofiltration in the critically ill patient. Clinical use and operational characteristics. *Ann Intern Med.* 1983;99(4):455.
12. Kellum JA, Angus DC, Johnson JP. Continuous versus intermittent renal replacement therapy: a meta-analysis. *Intensive Care Med.* 2002;28(1):29.
13. Jacka MJ, Ivancinova X, Gibney RT. Continuous renal replacement therapy improves renal recovery from acute renal failure. *Can J Anaesth.* 2005;52(3):327.
14. Waldrop J, Ciraulo DL, Milner TP. A comparison of continuous renal replacement therapy to intermittent dialysis in the management of renal insufficiency in the acutely ill surgical patient. *Am Surg.* 2005;71(1):36.
15. Tominaga GT, Ingegno M, Ceraldi C, et al. Vascular complications of continuous arteriovenous hemofiltration in trauma patients. *J Trauma.* 1993;35(2):285.
16. Bellomo R, Parkin G, Love J. A prospective comparative study of continuous arteriovenous hemodiafiltration and continuous venovenous hemodiafiltration in critically ill patients. *Am J Kidney Dis.* 1993;21(4):400.
17. Storck M, Hartl WH, Zimmerer E. Comparison of pump-driven and spontaneous continuous haemofiltration in postoperative acute renal failure. *Lancet.* 1991;337(8739):452.
18. Kierdorf H. Continuous versus intermittent treatment: clinical results in acute renal failure. *Contrib Nephrol.* 1991;93:1.
19. Monchi M, Berghmans D, Ledoux D. Citrate *vs.* heparin for anticoagulation in continuous venovenous hemofiltration: a prospective randomized study. *Intensive Care Med.* 2004;30:260.
20. Bernard G, Vincent JL, Laterre PF. Efficacy and safety of recombinant human activated protein C for severe sepsis. *N Engl J Med.* 2001;344(10):699.
21. de Pont AC, Bouman CS, de Jonge E. Treatment with recombinant human activated protein C obviates additional anticoagulation during continuous venovenous hemofiltration in patients with severe sepsis. *Intensive Care Med.* 2003;29:1205.
22. Uchino S, Bellomo R, Morimatsu H. Discontinuation of continuous renal replacement therapy: a post hoc analysis of a prospective multicenter observational study. *Crit Care Med.* 2009;37(9):2576.
23. Finkel K, Podoll W, Amber S. Comment: discontinuation of continuous renal replacement therapy: when is enough enough? *Crit Care Med.* 2009;37(9):2664.
24. Choi G, Gomersall C, Tian Q. Principles of antibacterial dosing in continuous renal replacement therapy. *Crit Care Med.* 2009;37(7):2268.
25. De Vriese AS, Colardyn FA, Philippe JJ. Cytokine removal during continuous hemofiltration in septic patients. *J Am Soc Nephrol.* 1999;10(4):846.
26. Piccinni P, Dan M, Barbacini S. Early isovolaemic haemofiltration in oliguric patients with septic shock. *Intensive Care Med.* 2006;32(1):80.

SEÇÃO VI

Distúrbios neurológicos e neurocirúrgicos

CAPÍTULO 24

Alterações no estado mental

Nestor D. Tomycz e David W. Crippen

- ▶ Introdução   283
- ▶ Consciência e exame do estado mental   283
- ▶ Diagnóstico diferencial de alteração no estado mental   284
- ▶ Encefalopatia séptica   285
- ▶ Estado epiléptico não convulsivo   285
- ▶ Síndrome do enclausuramento   286
- ▶ Estado vegetativo persistente e estado minimamente consciente   286
- ▶ Insuficiência cerebral   287
- ▶ Morte cerebral   287

O cérebro humano é a organização mais complicada de substâncias que conhecemos.

Isaac Asimov

▶ INTRODUÇÃO

A complexidade do cérebro torna sua função normal – especialmente a produção da consciência – especialmente vulnerável a desarranjos metabólicos agudos e deformações estruturais. Como um perpétuo glutão por oxigênio e glicose, o cérebro é intolerante a mudanças súbitas na homeostasia energética, e neurônios *in vivo* começam a morrer apenas minutos depois de uma deprivação de "combustível". Assim sendo, os circuitos difusos responsáveis pela consciência no cérebro fazem com que agressões anatômicas envolvendo ambos os hemisférios cerebrais e o sistema de ativação reticular do tronco cerebral sejam necessárias e suficientes para perturbar o estado mental. Não importando a etiologia, a alteração no estado mental (AEM) ou a insuficiência cerebral frequentemente prolongam a permanência hospitalar e pioram o prognóstico de pacientes em cuidados intensivos. É necessário um diagnóstico rápido para a diferenciação entre uma insuficiência cerebral com risco iminente de vida de formas mais benignas e reversíveis. Como um amálgama entre as práticas baseadas em evidências e a experiência clínica, este capítulo irá focar-se nos desafios diagnósticos e de manejo da AEM na unidade de tratamento intensivo (UTI).

▶ CONSCIÊNCIA E EXAME DO ESTADO MENTAL

A AEM é uma alteração da consciência, a qual é formada pelo despertar e pela vigilância.[1] O despertar refere-se ao despertar geral do cérebro, enquanto a vigilância define se o indivíduo tem conhecimento de sua existência e do que o rodeia. A vigilância demanda um certo grau de despertar, porém pode estar dissociada, como no estado vegetativo persistente (EVP) – pacientes despertos sem autoconsciência clinicamente demonstrável.[2]

O estado mental forma a essência de qualquer exame neurológico. Profissionais da saúde em todos os níveis devem ser treinados a abandonar a rotulação de um paciente como "não responsivo" em favor de categorizações mais descritivas de acordo com o exame físico: letargia, obnubilação, estupor e coma (Tab. 24-1).[3,4] Pacientes letárgicos manifestam uma redução do estado de alerta, mas retém a consciência do ambiente. Pacientes obnubilados necessitam de um estímulo para despertar e para seguir comandos simples, no entanto não têm a consciência daquilo que os rodeia de modo imediato. Pacientes em estupor não seguem comandos e necessitam de um estímulo doloroso contínuo para exibir sinais de despertar. Por fim, pacientes comatosos não exibem consciência e não apresentam um despertar significativo mesmo com estímulos dolorosos. O coma é resultante de uma incapacidade bilateral dos hemisférios cerebrais ou de uma disfunção do sistema de ativação reticular no tronco cerebral; a doença hemisférica unilateral (tal como um AVE de artéria cerebral média) geralmente não leva ao coma a menos que associada ao cruzamento da linha média e disfunção hemisférica contralateral resultante. Apesar de essas categorias serem úteis em auxiliar a descrever qualitativamente o nível de depressão da consciência em um paciente, a falta de definições padronizadas para esses termos torna-os propensos ao uso inadequado e interpretações variáveis.

▶ TABELA 24-1   CATEGORIAS DESCRITIVAS DA ALTERAÇÃO NO ESTADO MENTAL

Consciência nebulosa	Déficit leve na velocidade de processamento de informações pelo cérebro, resultante de ruptura mecânica de substância cerebral; pode ser vista após um trauma encefálico de leve a moderado e pode persistir por vários meses. A memória recente pode estar diminuída, porém a memória a longo prazo permanece intacta.
Letargia	Redução do estado de alerta, resultando em uma diminuição da capacidade de realizar tarefas normalmente realizadas sem esforço. Os pacientes despertam brevemente em resposta aos estímulos e retornam à inatividade quando deixados sozinhos. Eles retêm a consciência de seu ambiente imediato.
Obnubilação	Redução do estado de alerta e da consciência quando estimulado. Os pacientes despertam brevemente e seguem comandos simples, porém não têm consciência do ambiente ao redor. Após o despertar, eles retornam à inatividade.
Estupor	Estado no qual o paciente não consegue comunicar-se claramente, porém pode ser despertado após um estímulo doloroso. O despertar pode manifestar-se apenas devido ao estímulo doloroso. Assim que o estímulo doloroso é removido, o paciente retorna à inatividade.
Coma	Estado no qual o paciente não responde ao estímulo mais vigoroso.

▶ TABELA 24-2   ESCALA DE COMA DE GLASGOW

Abertura ocular	
Espontânea	4
À voz	3
À dor	2
Nenhuma	1
Resposta verbal	
Orientada	5
Confusa	4
Inadequada	3
Incompreensível	2
Nenhuma	1
Resposta motora	
Segue comandos	6
Localiza a dor	5
Retirada à dor	4
Flexão à dor	3
Extensão à dor	2
Nenhuma	1

A escala de coma de Glasgow (GCS, do inglês *Glasgow Coma Scale*) permanece como uma das escalas de avaliação quantitativas mais importantes do estado mental (Tab. 24-2). Apesar de originalmente concebida por neurocirurgiões, em 1974, para classificar pacientes com traumatismo craniencefálico (TCE), a GCS tornou-se uma linguagem comum entre os profissionais de saúde de emergência e resistiu ao teste do tempo devido à facilidade de uso, mínima variação entre os observadores e capacidade prognóstica.[5-7] A GCS não é somente uma ferramenta para a TCE; seu valor preditivo tem sido demonstrado em outros diagnósticos, tais como hemorragia intracerebral, hemorragia subaracnóidea, hematoma subdural intracraniano, AVE isquêmico, demência de Alzheimer e envenenamento.[8-13]

A GCS é composta dos escores motor, verbal e de abertura ocular; no entanto, alguns estudos sugerem que o componente mais útil (porque pode ser realizado em pacientes intubados) e preditivo da GCS é o escore motor.[14,15] Ainda, além de sua utilidade limitada em paciente intubados (nos quais o escore verbal é substituído por "T"), a GCS frequentemente tem sido criticada pela falha na inclusão dos reflexos do tronco cerebral.[16] Não obstante, ela permanece como escala mundial de consciência para facilitar a pesquisa clínica e a tomada de decisões.

O componente motor da GCS merece atenção particular, uma vez que contém a maioria das informações e, em geral, necessita de maior prática e esforço para extração convincente dos dados do exame físico. A fim de preencher os critérios de acompanhamento dos comandos, é recomendado que o paciente mostre dois dedos ou sacuda o polegar em resposta a um comando verbal. Uma armadilha comum ocorre no paciente afásico, que pode imitar o examinador e fazer parecer com que os comandos estão sendo seguidos. Recomenda-se, também, a adoção de critérios rígidos para a determinação da localização, se os pacientes apresentam localização cranial e caudal dos estímulos. Por fim, o reflexo de retirada do estímulo deve ser reconhecido como um movimento complexo e não estereotipado de uma extremidade para longe de um estímulo doloroso; ele deve ser distinguido de uma flexão postural mais simples e de movimentos de extensão.

▶ **DIAGNÓSTICO DIFERENCIAL DE ALTERAÇÃO NO ESTADO MENTAL**

Apesar de existirem muitas causas de AEM na UTI, a dicotomia básica na insuficiência cerebral é se ela ocorreu anatômica ou metabolicamente.

As evidências clínicas proporcionam ao médico uma base sobre o tipo de reserva cognitiva esperada em um paciente. A reserva cognitiva é uma função da idade do paciente, função cerebral basal, volume cerebral, comorbidades e talvez da duração da permanência em uma UTI. Por exemplo, pode-se esperar que uma infecção do trato urinário possa causar obnubilação em uma mulher de 82 anos de idade na UTI, porém seria improvável atribuir tal causa de obnubilação em uma paciente de 30 anos de idade. A história fornecida pela família do paciente pode auxiliar no diagnóstico de AEM, avaliando a quantidade de reserva cognitiva (p. ex., observando a atividade cerebral basal e se existem sinais de demência subjacente) e identificando distúrbios relacionados ao abuso de substâncias, principalmente a dependência do álcool. Como boa regra de memorização, as causas anatômicas de AEM (hemorragia intracerebral, AVE isquêmico, hemorragia subaracnoide, trombose de seio venoso, vasospasmo e hidrocefalia) tendem a apresentar um início mais rápido e causar uma maior deterioração da GCS e, com frequência, representam maior risco à vida em comparação com a maioria das encefalopatias de "mau humor", tais como febre, hiponatremia ou encefalopatia séptica.

O tamanho das pupilas, a reatividade à luz e a simetria do exame motor em geral estão preservadas na encefalopatia metabólica. Mesmo em presença de um bloqueio neuromuscular não despolarizante quando o exame motor foi perdido, a reatividade da pupila está, com frequência, preservada.[17] A dilatação de uma pupila com perda da reatividade à luz indica compressão do terceiro nervo craniano, com poucas exceções; raramente uma convulsão pode proporcionar essa mesma resposta.[18] Estudos prospectivos confirmaram que a anisocoria e a perda do reflexo à luz possuem alto valor preditivo positivo para o coma estrutural.[19] Pupilas muito pequenas, simétricas e reativas podem ser causadas por uma lesão pontina. Além disso, a encefalopatia metabólica pode amplificar ou acentuar uma assimetria motora basal (p. ex., uma hemiparesia antiga devido a um AVE pode tornar-se mais pronunciada em presença de uma hiponatremia), porém raramente manifesta-se por uma assimetria do exame motor. Lembrando-se do apetite do cérebro por glicose, a hipoglicemia é uma causa de encefalopatia metabólica e coma de início súbito a qual pode ocasionar um déficit neurológico focal juntamente com a AEM; a determinação da glicose deve acompanhar qualquer avaliação de AEM aguda, uma vez que episódios hipoglicêmicos em diabéticos não raramente são diagnosticados erroneamente como AVEs.[20, 21]

A prevalência das etiologias de AEM em UTI indubitavelmente depende do tipo de unidade. Vários estudos demonstraram que a AEM prolonga a estada hospitalar e é um fator de risco independente para a mortalidade em UTI.[22, 26] Em um estudo realizado em 1.758 pacientes internados em UTI clínica devido a um motivo não neurológico, a encefalopatia metabólica foi encontrada como causa primária de AEM seguida de convulsões; entre as encefalopatias metabólicas, a encefalopatia séptica foi o principal motivo, seguida das encefalopatias hepáticas e renais.[27]

Em outro estudo envolvendo pacientes em UTI clínica, Isensee e cols. relataram que a encefalopatia metabólica foi a causa mais frequente de AEM e que aqueles pacientes com AEM apresentaram mais do que o dobro da taxa de mortalidade vista em pacientes sem AEM.[28]

▶ ENCEFALOPATIA SÉPTICA

A encefalopatia séptica consiste em uma importante causa de AEM no ambiente de UTI; no entanto, a patogênese da insuficiência cerebral na sepse permanece desconhecida. Como indicador neurofisiológico de insuficiência cerebral, os potenciais evocados anormais foram encontrados em 84% de pacientes sépticos de UTI em um estudo.[29] Estudos recentes usando modelos animais de encefalopatia induzida por lipossacarídeos sugeriram que as citocinas do fator de necrose tumoral (FNT) desempenham um importante papel na iniciação e manutenção de um estado inflamatório no cérebro.[30] Os microabscessos cerebrais, anormalidades do metabolismo de aminoácidos, alterações das concentrações dos neurotransmissores cerebrais, redução do fluxo sanguíneo cerebral e da utilização de oxigênio e enfraquecimento da barreira hematencefálica com edema cerebral resultante foram implicados na patogênese da encefalopatia séptica.[31-34] A análise do líquido cerebrospinal é normal ou apresenta uma pequena elevação das proteínas e o eletrencefalograma (EEG), o exame mais sensível para encefalopatia séptica, geralmente demonstra um padrão consistente com encefalopatia metabólica com ondas lentas difusas (com predominância de ondas Δ), com frequência com um padrão trifásico. Raramente a encefalopatia séptica pode manifestar-se por meio de déficits neurológicos focais além da AEM.[35] Não importando a causa, a sepse na UTI ocasiona uma AEM aguda e frequentemente pode proporcionar uma morbidade cognitiva a longo prazo. Os modelos animais estão auxiliando a desbravar o caminho dos tratamentos que podem combater os mecanismos fisiopatológicos por trás da insuficiência cerebral na sepse; no entanto, até o momento, nossa única estratégia é a identificação e o tratamento precoces da infecção.

▶ ESTADO EPILÉPTICO NÃO CONVULSIVO

Existem poucos dados epidemiológicos acerca de convulsões em cuidados intensivos; porém, mesmo uma convulsão em um paciente de UTI adulto pode duplicar a mortalidade.[25] Embora o manejo de convulsões isoladas parciais ou generalizadas e do estado epiléptico geralmente seja bem-conhecido entre os intensivistas, uma menor atenção foi dada às convulsões subclínicas e ao estado epiléptico não convulsivo (EENC). Não existem definições internacionais com base no EEG ou classificação para o EENC. O EENC tem sido definido como uma AEM associada a alterações epileptiformes contínuas ao EEG na ausência de sinais motores.[36] No entanto, seu diagnóstico não possui um padrão patognomônico do EEG. O EENC pode ser focal ou generalizado de acordo com EEG, que comumente demonstra descargas de ondas espiculadas ou ondas poliespiculadas (em geral com frequência < 2-3 Hz). Alguns dividiram os padrões de EEG no EENC em cinco categorias: ondas espiculadas focais contínuas, ondas espiculadas generalizadas contínuas, ondas agudas generalizada contínuas e ondas agudas focais contínuas e descargas epileptiformes lateralizadas contínuas e periódicas.[37] A prevalência de EENC em pacientes em coma foi estimada em até 3 a 8%; provavelmente isso está subestimado devido ao EEG de rotina comumente usado (20-30 minutos) ser menos sensível para atividade epiléptica convulsiva e não convulsiva em comparação com o EEG contínuo.[38] O diagnóstico de EENC frequentemente é perdido, sendo esse um argumento comum entre os preconizadores do monitoramento EEG contínuo na UTI; o EENC, independentemente de sua etiologia, piora a morbidade e a mortalidade do paciente.[39,40] O tratamento atual para o EENC envolve a prescrição de benzodiazepínicos (especialmente o lorazepam e o midazolam), antiepilépticos (fenitoína, fosfenitoína, valproato e fenobarbital) e anestésicos intravenosos, tais como propofol, com o objetivo de suprimir as anormalidades do EEG.[41]

▶ SÍNDROME DO ENCLAUSURAMENTO

A síndrome do enclausuramento (SE) é uma constelação que envolve anartria, quadriplegia e paresia de ocular horizontal causada comumente por uma lesão isquêmica à ponte ventral[42] (Fig. 24-1).

Pacientes com SE podem comunicar-se somente por meio de piscadas e movimentos oculares verticais. A SE não é um distúrbio da consciência, porém pode ser erroneamente atribuída a um coma, uma vez que existe uma privação quase completa de atividades voluntárias. Especialmente em pacientes com patologia do tronco cerebral, os médicos devem lembrar-se de avaliar os movimentos oculares verticais antes de declarar um paciente como comatoso. Embora ainda persista como um diagnóstico de gravidade, a SE necessita ser identificada e diferenciada do coma, visto que pode haver um potencial de boa recuperação com o tratamento de suporte e reabilitação agressiva.[43]

▶ ESTADO VEGETATIVO PERSISTENTE E ESTADO MINIMAMENTE CONSCIENTE

Trazido a público devido ao caso de Terry Schiavo, o estado vegetativo persiste (EVP) é uma forma de AEM na qual existe preservação do estado de alerta, ciclos de sono-vigília e controle autonômico, mas ausência de consciência e apenas movimentos reflexos.[44] Caso tais pacientes exibam alguns movimentos não reflexivos, eles são classificados como estando em um estado minimamente consciente (EMC). O EVP e o EMC podem desenvolver-se à medida que o paciente recupera-se do coma; trauma encefálico com lesão axonal difusa e anoxia são as principais lesões cerebrais que podem desencadear um EVP. As ferramentas de neuroimagem, tais como ressonância nuclear magnética funcional (RNM), revigoraram os debates éticos no que diz respeito ao EVP com a demonstração de que esses pacientes podem reter alguns dos componentes de consciência.[45] Não obstante, o EVP persiste como um diagnóstico devastador com reversibilidade rara. Novas tecnologias,

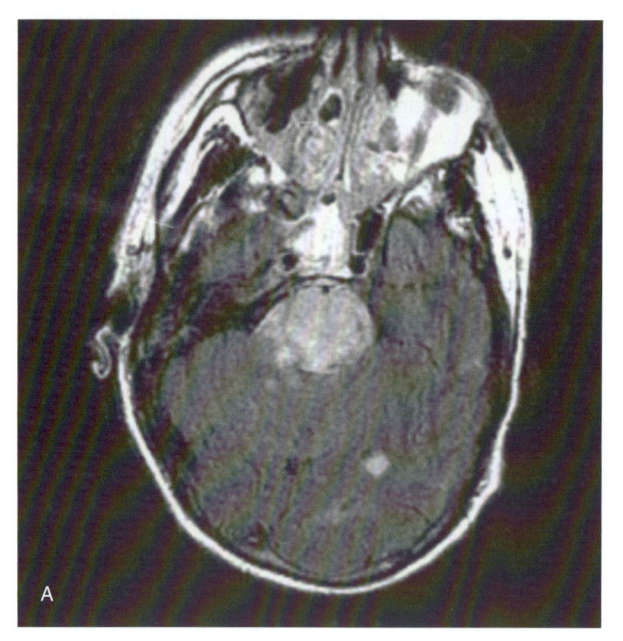

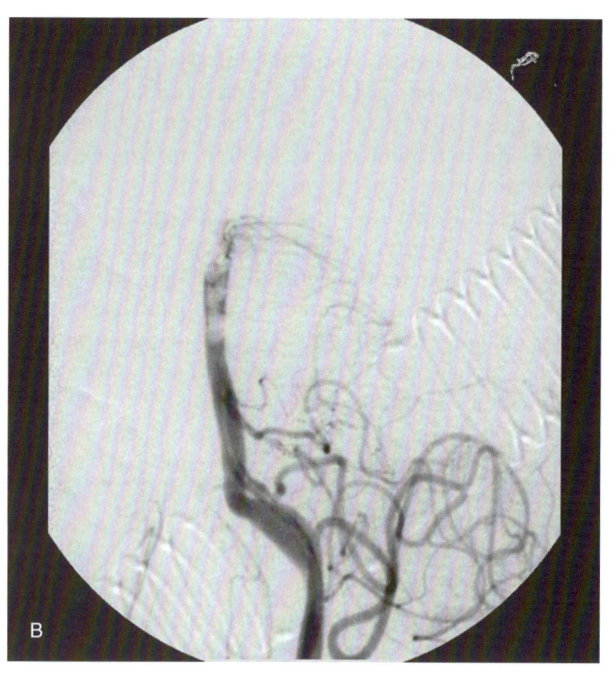

Figura 24-1 Síndrome do enclausuramento. Sequência axial FLAIR de uma RNM cerebral demonstrando um infarto pontino maciço em um homem de 46 anos de idade com síndrome de enclausuramento secundária a uma trombose de artéria basilar (A). Angiografia cerebral demonstrando um trombo na artéria basilar distal (B).

tais como estimulação cerebral profunda, oferecem o potencial de aumentar a consciência nesses pacientes.[46]

▶ INSUFICIÊNCIA CEREBRAL

Estudos *in vitro* demonstraram que os neurônios do sistema nervoso central podem tolerar entre 20 e 60 minutos de anoxia isquêmica completa sem lesões irreversíveis.[47] No entanto, a lesão *in vivo* é muito mais severa e ocorre em muito menos tempo. Imediatamente após a interrupção da circulação cerebral, os vasos cerebrais dilatam-se em resposta aos fatores ambientais locais e ao aumento da $PaCO_2$. Como o cérebro não possui reservas de glicose, o metabolismo celular rapidamente é afetado. A perda de nutrientes e a hipóxia fazem com que as estruturas mais sensíveis percam a integridade celular, o que resulta em extravasamento dos capilares, edema e ruptura das células, levando à liberação de proteases, lisossomas e outros compostos danosos nos tecidos circunjacentes.[48] Isso, por sua vez, resulta em coagulação da microcirculação, estase e um círculo vicioso de aumento dos danos retornando à circulação. Caso esse processo continue por uma duração variável e o fluxo sanguíneo seja então restabelecido, o aumento do gradiente de pressão na área danificada tende a ocasionar uma ruptura da arquitetura muito semelhante ao que a explosão da represa de Hoover causaria nas comunidades vizinhas. O resultado é um estado de hipoperfusão pós-ressuscitação, em que o fluxo sanguíneo encontra-se diminuído para menos de 20% em 90 minutos após a ressuscitação, permanecendo nesses níveis baixos por até 18 horas.[49,50]

Foram criadas duas teorias para explicar esse fenômeno: (1) sobrecarga maciça de cálcio (Ca^{2+}) das células, o que pode ser o estágio inicial dos danos irreversíveis.[51] Normalmente o nível de Ca^{2+} extracelular é alto, e o nível intracelular é baixo. O dano à membrana celular devido à hipóxia e à perda de fluxo dos nutrientes permite que o gradiente mude e o Ca^{2+} entre nas células, causando interferência nas enzimas, no DNA, no RNA, nas mitocôndrias e nos ciclos de produção de energia. A infusão de altos níveis de Ca^{2+} nas arteríolas pré-capilares causa vasospasmo e um ciclo vicioso de redução de fluxo, aumento da depleção de oxigênio e nutrientes e assim por diante. (2) Durante a isquemia, os radicais livres de oxigênio podem ser criados por um metabolismo anormal. Esses radicais livres atacam o DNA, RNA e as mitocôndrias, resultando em danos irreversíveis.[52]

▶ MORTE CEREBRAL

Nos Estados Unidos, no que diz respeito à morte cerebral, as especulações filosóficas acerca do sentido da vida e morte são encobertas pela lei.[53] A morte cerebral é uma morte legal e é relativamente resistente à interpretação.[54]

O exame de morte cerebral basicamente questiona o tronco cerebral em uma temperatura corporal maior de 32 °C e em ausência de medicamentos que possam suprimir o sistema nervoso central ou a junção neuromuscular. É um diagnóstico do que é e não daquilo que poderia ser.[55] Em termos simples, a morte cerebral é igual à morte legal. Uma vez preenchidos critérios objetivos ao exame físico, um médico pode declarar um paciente como tendo morte cerebral. Nos Estados Unidos, alguns estados requerem que mais de um médico faça esse diagnóstico. A família é informada de que o paciente faleceu, o suporte de vida será suspenso e o atestado de óbito será providenciado. De modo geral, os critérios por trás da morte cerebral são similares no mundo inteiro.

Um breve sumário de um típico protocolo de morte cerebral é apresentado a seguir:[56]

- A causa da lesão deve ser conhecida. Deve haver evidências claras de uma lesão cerebral aguda, catastrófica e irreversível. Isso é extremamente importante. Deve haver evidências claras e objetivas de lesão cerebral na tomografia computadorizada (TC) ou RNM do cérebro compatível com o exame físico. Um exame físico compatível com morte cerebral é insuficiente por si só, uma vez que numerosas notícia veiculadas pela mídia muitas vezes declaram que pacientes supostamente com morte cerebral despertam de modo inesperado.

- Condições reversíveis que podem confundir o diagnóstico clínico de morte cerebral e que devem ser incluídas:
  – Hipotermia; temperatura corporal acima de 32 °C
  – Intoxicação por medicamentos ou bloqueio neuromuscular inadvertido
  – Hipoperfusão e choque

- Ao exame físico:
  – Ausência de resposta aos comandos verbais ou visuais
  – Sem ventilação espontânea
  – Sem movimentos musculoesqueléticos espontâneos desencadeados por dor
  – Pupilas fixas e não reativas
  – Sem reflexo oculocefálico
  – Reflexo oculovestibular negativo
  – Sem reflexo corneano
  – Sem reflexo de tosse ou deglutição

Teste da apneia: Esse deve ser o último teste e deve ser realizado após dois exames clínicos (separados por um período observacional mandatório) confirmarem a ausência de função do tronco cerebral. O paciente é desconectado do ventilador, enquanto a oxigenação dos pulmões continua passivamente. Por meio de um cálculo (elevação da $PaCO_2$ de 4 Torr no primeiro minuto e 3 Torr a cada minuto após), o paciente pode chegar a uma $PaCO_2$ de 60 Torr ou mais sem ficar hipóxico. Caso não haja esforço respiratório, o teste é considerado confirmatório.[57]

EEG: Não é necessário um EEG para a confirmação da morte cerebral, uma vez que pequenos artefatos podem ser fatores de confusão. Caso solicitado, o EEG deve demonstrar silêncio eletrocerebral durante no mínimo 30 minutos e deve estar de acordo com os critérios estabelecidos para morte cerebral.[58]

Quando a causa da morte não pode ser determinada com precisão absoluta, considerar a realização de uma angiografia cerebral. A ausência de circulação arterial intracraniana conforme demonstrado por uma angiografia de quatro vasos confirma a morte cerebral.[59]

Normalmente, são realizados dois exames separados, um por um neurologista ou neurocirurgião e o outro por um especialista em cuidados intensivos ou anestesiologista com experiência em cuidados intensivos. Caso após um exame clínico detalhado o paciente não demonstre sinais de função neurológica e a causa da lesão seja conhecida, o paciente pode ser declarado morto (de acordo com critérios neurológicos), e o atestado de óbito é preenchido com o momento do óbito anotado quando o protocolo de tempo foi preenchido.

REFERÊNCIAS

1. Plum F, Posner JB. *The Diagnosis of Stupor and Coma*. 3rd ed. Philadelphia, PA: FA Davis Company; 1982:1–86.
2. Kinney HC, Samuels MA. Neuropathology of the persistent vegetative state. A review. *J Neuropathol Exp Neurol*. 1994;53(6):548–558.
3. Crippen D. Brain failure and brain death. In: *ACS Surgery: Principles and Practice*. WebMD Inc.: New York; 2005.
4. Crippen D. Neurologic monitoring in the intensive care unit. *New Horiz*. 1994;2:107.
5. Gabbe BJ, Cameron PA, Finch CF. The status of the Glasgow Coma Scale. *Emerg Med (Fremantle)*. 2003;15(4):353–360.
6. Matis G, Birbilis T. The Glasgow Coma Scale—a brief review. Past, present, future. *Acta Neurol Belg*. 2008;108(3):75–89.
7. Bastos PG, Sun X, Wagner DP, et al. Glasgow Coma Scale score in the evaluation of outcome in the intensive care unit: findings from the acute physiology and chronic health evaluation III study. *Crit Care Med*. 1993;21(10):1459–1465.
8. Davies JO, Eddleston M, Buckley NA. Predicting outcome in acute organophosphorus poisoning with a poison severity score or the Glasgow Coma Scale. *QJM*. 2008;101(5):371–379.
9. Amirjamshidi A, Abouzari M, Rashidi A. Glasgow Coma Scale on admission is correlated with postoperative Glasgow outcome scale in chronic subdural hematoma. *J Clin Neurosci*. 2007;14(12):1240–1241.
10. Cho DY, Chen CC, Lee HC, et al. Glasgow Coma Scale and hematoma volume as criteria for treatment of putaminal and thalamic intracerebral hemorrhage. *Surg Neurol*. 2008;70(6):628–633.
11. Weingarten S, Bolus R, Riedinger MS, et al. The principle of parsimony: Glasgow Coma Scale score predicts mortality as well as the APACHE II score for stroke patients. *Stroke*. 1990;21(9):1280–1282.
12. Benesch CG, McDaniel KD, Cox C, et al. End-stage Alzheimer's disease. Glasgow Coma Scale and the neurologic examination. *Arch Neurol*. 1993;50(12):1309–1315.
13. Oshiro EM, Walter KA, Piantadosi S, et al. A new subarachnoid hemorrhage grading system based on the Glasgow Coma Scale: a comparison with the Hunt and Hess and World Federation of Neurological Surgeons Scales in a clinical series. *Neurosurgery*. 1997;41(1):140–148.
14. Healey O, Osler TM, Rogers FB, et al. Improving the Glasgow Coma Scale score: motor score alone is a better predictor. *J Trauma*. 2003;54(4):671–678.
15. Ross SE, Leipold C, Terregino C, et al. Efficacy of the motor component of the Glasgow Coma Scale in trauma triage. *J Trauma*. 1998;45(1):42–44.
16. Sternback GL. The Glasgow Coma Scale. *J Emerg Med*. 2000;19(1):67–71.
17. Schmidt JE, Tamburro RF, Hoffman GM. Dilated nonreactive pupils secondary to neuromuscular blockade. *Anesthesiology*. 2000;92(5):1476.
18. Gadoth N, Margalith D, Bechar M. Unilateral pupillary dilation during focal seizures. *J Neurol*. 1981;225(3):1432–1459.
19. Tokuda Y, Nakazato N, Stein GH. Pupillary evaluation for differential diagnosis of coma. *Postgrad Med J*. 2003;79:49–51.
20. Carter F, Taylor C. Transient hypoglycemia hemiparesis. *J Natl Med Assoc*. 2002;94(11):999–1001.
21. Boylan-Starks L. Hypoglycemia hemiplegia: a case study. *Heart Lung*. 1995;24(4):330–332.
22. Stevens RD, Pronovost PJ. The spectrum of encephalopathy in critical illness. *Semin Neurol*. 2006;26(4):440–451.
23. Ely EW, Shintani A, Truman B, et al. Delirium as a predictor of mortality in mechanically ventilated patients in the intensive care unit. *JAMA*. 2004;291(14):1753–1762.
24. Ely EW, Gautam S, Margolin R, et al. The impact of delirium in the intensive care unit on hospital length of stay. *Intensive Care Med*. 2001;27(12):1892–1900.
25. Ropper AH, Green DR, Diringer MN, Green DM, Mayer SA, Bleck TP. *Neurological Complications of Critical Medical Illness in Neurological and Neurosurgical Intensive Care*. 4th ed. Philadelphia, PA: Lippincott Williams and Wilkins; 2004:190.
26. Consales G, De Gaudio AR. Sepsis associated encephalopathy. *Minerva Anestesiol*. 2005;71:39–52.
27. Bleck TP, Smith MC, Pierre-Louis SJ, et al. Neurologic complications of critical medical illness. *Crit Care Med*. 1993;21:98–103.
28. Isensem LM, Weiner LJ, Hart RG. Neurological disorders in a medical intensive care unit: a prospective survey. *J Crit Care*. 1989;4:208–210.
29. Zauner C, Gendo A, Kramer L, et al. Impaired subcortical and cortical sensory evoked potential pathways in septic patients. *Crit Care Med*. 1992;30:1136–1139.
30. Alexander JJ, Jacob A, Cunningham P, et al. TNF is a key mediator of septic encephalopathy acting through its receptor, TNF receptor-1. *Neurochem Int*. 2008;52(3):447–456.
31. Davies DC. Blood–brain barrier breakdown in septic encephalopathy and brain tumours. *J Anat*. 2002;200(6):639–646.
32. Papadopoulos MC, Davies DC, Moss RF, et al. Pathophysiology of septic encephalopathy: a review. *Crit Care Med*. 2000;28(8):3019–3024.
33. Hamed SA, Hamed EA, Abdella MM. Septic encephalopathy: relationship to serum and cerebrospinal fluid levels of adhesion molecules, lipid peroxidases and S-100B protein. *Neuropediatrics*. 2009;40(2):66–72.
34. Bowton DL. CNS effects of sepsis. *Crit Care Clin*. 1989;5(4):785–792.
35. Bello JHSM, Park M. Sepsis-associated encephalopathy as a differential diagnosis with motor deficit plus altered mental status. *Clinics*. 2007;62(2):199–202.
36. Epstein D, Diu E, Abeysekera T. Review of non-convulsive status epilepticus and an illustrative case history manifesting as delirium. *Aust J Ageing*. 2009;28(3):110–115.
37. Siddiqui M, Jamil N, Malik A. Frequency of non-convulsive status epilepticus in patients with impaired level of consciousness. *J Pak Med Assoc*. 2009;59(5):296–298.
38. Alroughani R, Javidan M, Qasem A, et al. Non-convulsive status epilepticus: the rate of occurrence in a general hospital. *Seizure*. 2009;18(1):38–42.
39. Hirsch LJ. Continuous EEG monitoring in the intensive care unit: an overview. *J Clin Neurophys*. 2004;21(5):332–340.

40. DeLorenzo RJ, Waterhouse EJ, Towne AR, et al. Persistent nonconvulsive status epilepticus after the control of convulsive status epilepticus. *Epilepsia*. 1998;39:833–840.
41. Murthy JM. Nonconvulsive status epilepticus: an under diagnosed and potentially treatable condition. *Neurol India*. 2003;51(4):453–454.
42. Patterson JR, Grabois M. Locked-in syndrome: a review of 139 cases. *Stroke*. 1986;17(4):758–764.
43. Tomycz ND, Holm M, Horowitz M, et al. Extensive brainstem ischemia on neuroimaging does not preclude meaningful recovery from locked-in syndrome: two cases of endovascularly managed basilar thrombosis. *J Neuroimaging*. 2003;17:1–3.
44. The Multi-Society Task Force on PVS. Medical aspects of the persistent vegetative state. *N Engl J Med*. 1994;330:1499–1508.
45. Owen AM, Coleman MR, Boly M, et al. Detecting awareness in the vegetative state. *Science*. 2006;313(5792):1402.
46. Yamamoto T, Katayama Y, Kobayashi K, et al. DBS therapy for a persistent vegetative state: ten years follow-up results. *Acta Neurochir Suppl*. 2003;87:15–18.
47. Safar P, Bircher N. *Cardiopulmonary Cerebral Resuscitation*. 3rd ed. Philadelphia, PA: WB Saunders Co; 1988.
48. Steen PA, Milde JH, Michenfelder JD. No barbiturate protection in a dog model of complete cerebral ischemia. *Ann Neurol*. 1979;5:343.
49. Nozari A, Rubertsson S, Wiklund L. Improved cerebral blood supply and oxygenation by aortic balloon occlusion combined with intra-aortic vasopressin administration during experimental cardiopulmonary resuscitation. *Acta Anaesthesiol Scand*. 2000;44:1209.
50. Shaffner DH, Eleff SM, Koehler RC, et al. Effect of the no-flow interval and hypothermia on cerebral blood flow and metabolism during cardiopulmonary resuscitation in dogs. *Stroke*. 1998;29:2607.
51. Bowersox SS, Singh T, Luther RR. Selective blockade of N-type voltage-sensitive calcium channels protects against brain injury after transient focal cerebral ischemia in rats. *Brain Res*. 1997;747:343.
52. Maragos WF, Korde AS. Mitochondrial uncoupling as a potential therapeutic target in acute central nervous system injury. *J Neurochem*. 2004;91:257.
53. Searle J, Collins C. A brain-death protocol. *Lancet*. 1980;1:641.
54. Kaste M, Palo J. Criteria of brain death and removal of cadaveric organs. *Ann Clin Res*. 1981;13:313.
55. Jastremski M, Powner D, Snyder J, et al. Problems in brain death determination. *Forensic Sci*. 1978;11(3):201.
56. Bernat JL, Culver CM, Gert B. On the definition and criteria of death. *Ann Intern Med*. 1981;94(3):389–394.
57. Jeret JS, Wijdicks EF. Pronouncing brain death: contemporary practice and safety of the apnea test. *Neurology*. 2009;73(2):159–160.
58. Guérit JM, Amantini A, Amodio P, et al. Consensus on the use of neurophysiological tests in the intensive care unit (ICU): electroencephalogram (EEG), evoked potentials (EP), and electroneuromyography (ENMG). *Neurophysiol Clin*. 2009;39(2):71–83.
59. Escudero D, Otero J, Marqués L, et al. Diagnosing brain death by CT perfusion and multislice CT angiography. *Neurocrit Care*. 2009;11(2):261–271. Epub June 30, 2009.

CAPÍTULO 25

Manejo da hipertensão intracraniana aguda

Asma Zakaria e Imoigele P. Aisiku

▶ O que é a pressão intracraniana? 291
▶ Autorregulação cerebral 291
▶ Sinais clínicos de hipertensão intracraniana 292
▶ Sinais radiográficos de hipertensão intracraniana 292
▶ Síndromes de herniação 292
▶ Indicações para a monitoração da PIC 292
▶ Medição da pressão intracraniana 293
▶ Manejo da hipertensão intracraniana 293

A abóbada craniana é uma estrutura rígida que contém o cérebro, o sangue e o líquido cerebrospinal (LCS). De acordo com a doutrina de Monro-Kellie, o volume dessa câmara é imutável, e qualquer adição de seus conteúdos deve ser compensada por um deslocamento de volume em algum lugar. O objetivo deste capítulo é delinear brevemente os processos fisiopatológicos que resultam nesses deslocamentos de volumes no crânio e as medidas que podem ser tomadas para identificar e tratar essas condições.

▶ O QUE É A PRESSÃO INTRACRANIANA?

A pressão intracraniana (PIC) é definida como a pressão exercida sobre a dura-máter pelos conteúdos intracranianos.[1] Ela é composta pela soma de três pressões parciais:

$$PIC = P_{cérebro} + P_{sangue} + P_{LCS}$$

Qualquer aumento da pressão intracraniana de um desses compartimentos irá ocasionar uma redução da pressão dos outros a fim de manter a PIC constante. A mudança do volume dividida por uma mudança da PIC é definida como complacência intracraniana. Inicialmente, a adição de volume é facilmente acomodada na abóbada sem um aumento correspondente da pressão. Uma vez que essa "reserva compensatória"[2] é exaurida, a pressão aumenta rapidamente em resposta a um aumento do volume (Fig. 25-1).

A PIC normal varia entre 5 e 15 mmHg ou 7,5 a 20 cm H_2O.[3]

Um aumento da PIC pode prejudicar a pressão de perfusão cerebral (PPC), que é definida pelo seguinte:

$$PPC = PAM - PIC$$

onde PAM é a pressão arterial média e, assim, o fluxo sanguíneo cerebral (FSC) = PPC/resistência vascular cerebral (RVC).

Apesar de elevações transitórias da PIC de até 100 cmH_2O terem sido toleradas pelo cérebro humano em condições experimentais,[4] valores de PIC persistentemente acima de 20 mmHg estão associados a prognósticos piores em pacientes com trauma encefálico. A PPC é menos preditiva do prognóstico neurológico enquanto for mantida acima de 60 mmHg.[5]

▶ AUTORREGULAÇÃO CEREBRAL

Em estados fisiológicos normais, o FSC permanece estável ou autorregulado em uma ampla variação da PPC por meio da vasodilatação e vasoconstrição arteriolar cerebral.[6] A PPC e a PIC são reguladas pelo FSC e, desse modo, são utilizadas como índices diagnósticos e terapêuticos clínicos. A RVC é aumentada ou diminuída de acordo com alterações da PPC quando a autorregulação está intacta. À medida que o FSC é reduzido além dos limites da autorregulação, o cérebro aumenta sua fração de extração de oxigênio (FEO), a fim de compensar a redução do fluxo sanguíneo. No cérebro com dano neurológico, o conceito de autorregulação pode ser rompido, de modo que as me-

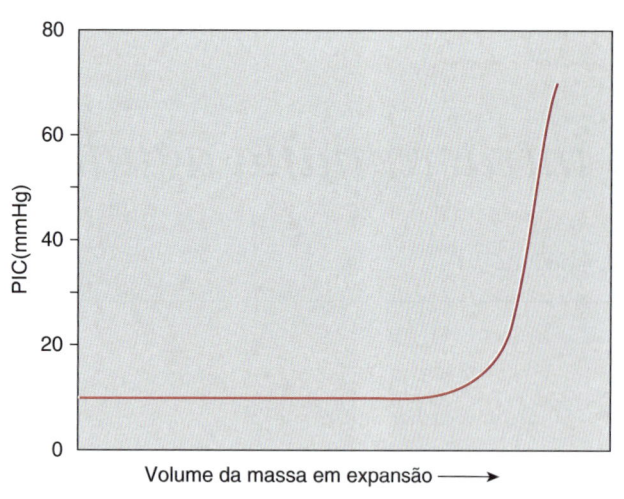

Figura 25-1 Curva pressão-volume: até certo ponto, o crânio pode acomodar volume sem uma alteração significativa da pressão. Depois disso, qualquer aumento de volume está associado a um aumento desproporcional da pressão intracraniana.

didas compensatórias normais podem não existir. Quaisquer medidas terapêuticas dirigidas para a melhora do cérebro lesionado ou outros sistemas orgânicos deve levar em consideração o processo/conceito fisiopatológico antes de instituir a terapia.

▶ SINAIS CLÍNICOS DE HIPERTENSÃO INTRACRANIANA

A apresentação clínica de uma elevação da PIC depende da etiologia e varia em confiabilidade. Os sinais incluem sonolência, papiledema, um complexo de sintomas de cefaleia, náuseas/vômitos e visão dupla/borrada ou um complexo de bradicardia, respirações irregulares e aumento da pressão de pulso (tríade de Cushing).[7] Cushing propôs que esses achados em presença de uma hipertensão intracraniana profunda consistiam em sinais de isquemia medular. No entanto, essa constelação pode ser vista sempre que houver uma distorção do tronco cerebral mesmo no caso de uma PIC normal[8] e deve ser considerada como sinal de gravidade sem uma correlação clínica específica com a hipertensão intracraniana.

Elevações agudas da PIC, como aquelas devido a hematomas epidurais, hemorragia subaracnóidea (HSA) ou trauma cerebral grave, em geral, apresentam-se na forma de uma incapacidade mais global da função cerebral, tal como um baixo escore da escala de Glasgow (GCS), cefaleia, náuseas e vômitos. Sangramentos venosos, hematomas subdurais, tumores cerebrais e derrames malignos têm mais possibilidade de se apresentarem na forma de déficits neurológicos focais com progressão para uma das síndromes de herniação com elevação da PIC. Nesses pacientes, é importante monitorar a ocorrência de uma paresia progressiva, paralisia de nervos cranianos (especialmente o terceiro e o sexto nervos) e alterações pupilares.

▶ SINAIS RADIOGRÁFICOS DE HIPERTENSÃO INTRACRANIANA

Qualquer paciente com suspeita de hipertensão intracraniana deve ser submetido a exames de neuroimagem de emergência. Achados preocupantes incluem:

1. Presença de acúmulo agudo de sangue intraventricular, subaracnoide, epidural ou subdural.
2. Obliteração do terceiro ventrículo ou das cisternas basais.[9]
3. Dilatação do corno temporal contralateral.[10]
4. Hidrocefalia obstrutiva com aumento dos ventrículos laterais e do fluxo transependimal.[3]
5. Desvio de linha média.
6. Edema cerebral difuso ou focal – perda da junção cinza-branca, isquemia de grandes vasos ou grandes áreas de edema vasogênico resultando em atenuação do sulco.

▶ SÍNDROMES DE HERNIAÇÃO

O deslocamento dos conteúdos intracranianos de um compartimento intracraniano para o outro devido a um efeito de massa é denominado herniação.[11] Existem diferentes tipos de síndromes de herniação: (1) herniação transtentorial; (2) herniação central; (3) herniação tonsilar e (4) herniação subfalcina (Fig. 25-2).

▶ INDICAÇÕES PARA A MONITORAÇÃO DA PIC

A PIC deve ser medida sempre que houver suspeita de sua elevação em pacientes que se beneficiem do procedimento. Não existem evidências de nível 1 suficientes que apoiem a padronização do monitoramento da PIC ou que confirmem a melhora do prognóstico. De acordo com as orientações mais recentes sobre traumatismo craniencefálico (TCE),[12] existem evidências nível II de que todos os pacientes tratáveis com GCS entre 3 e 8 e uma tomografia computadorizada anormal devem ser submetidos a alguma forma de monitoramento da PIC. Evidências nível III apoiam o monitoramento da PIC em todos os pacientes com TCE grave e TC normal que possuam dois dos seguintes critérios: idade > 40 anos, postura motora unilateral ou bilateral ou pressão arterial sistólica > 90 mmHg. Além dessas orientações, as indicações são menos definidas, apesar de o monitoramento da PIC ser usada na HSA de baixo grau, hemorragia intraventricular, hemorragia intraparenquimatosa, meningite, insuficiência hepática aguda, hidrocefalia, etc.

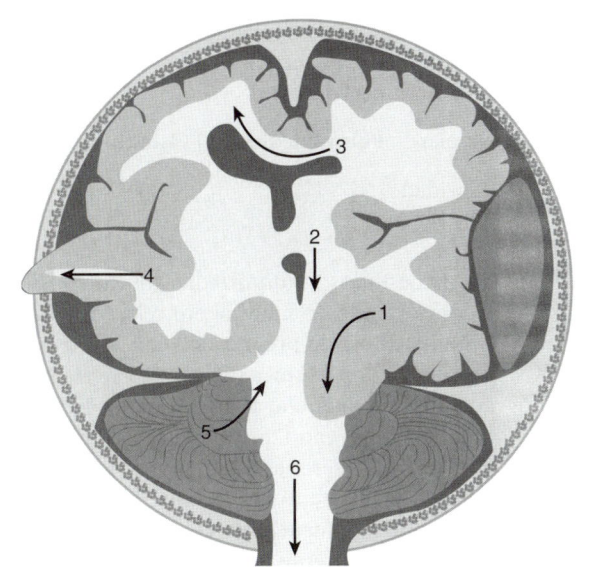

Figura 25-2 Síndromes de herniação: (1) a herniação uncal pode resultar em compressão do terceiro nervo craniano, da artéria cerebral posterior e do cérebro médio; (2) a herniação central pode ocasionar um deslocamento inferior de todo o tronco cerebral com paralisia lateral do olhar; (3) a herniação subfalcina pode resultar em estrangulamento da artéria cerebral anterior sob a foice; (4) a herniação extracraniana pode ocorrer em razão de um defeito craniano traumático ou craniectomia terapêutica; (5) uma herniação tentorial superior pode ocorrer devido a massas na fossa posterior; (6) a herniação tonsilar pode resultar em compressão do tronco cerebral, dilatação pupilar e parada cardiorrespiratória.

▶ MEDIÇÃO DA PRESSÃO INTRACRANIANA

O padrão-ouro para o monitoramento da PIC é a medição no ventrículo lateral (Fig. 25-3). Isso permite o monitoramento contínuo da PIC e a drenagem do LCS para o controle da PIC. Drenos ventriculares externos (DVEs) são inseridos no interior do ventrículo por meio de um orifício. Eles são conectados a um transdutor e a um recipiente de drenagem, o qual é posicionado em um nível acima do *tragus*, a fim de manter a PIC desejada. É importante lembrar que a altura do saco coletor em relação ao *tragus* frequentemente é medida em cmH$_2$O, enquanto a PIC é medida em milímetros de mercúrio. As principais complicações dos DVEs são o mau funcionamento e a infecção. Foram documentadas taxas de infecção entre 5 e 20% na literatura,[13] e essas estão relacionadas à técnica cirúrgica, duração da instalação do DVE, frequência de manipulação e limpeza do cateter. De modo geral, mais de três tentativas de instalação e a lavagem acima de duas vezes devido ao mau funcionamento devem ser evitadas.[1] Não é recomendada a troca rotineira do cateter nem o uso de profilaxia antibiótica a fim de reduzir as infecções.[14]

Os monitores intraparenquimatosos são menos invasivos e independentes da posição da cabeça. Eles não podem ser mobilizados uma vez instalados, apesar de os modelos novos possuírem menos mobilidade, tornando isso um aspecto sem importância.[15] Esses dispositivos medem a pressão no compartimento anatômico em que foram instalados, o que pode não ser uma avaliação precisa da PIC global (ventricular).

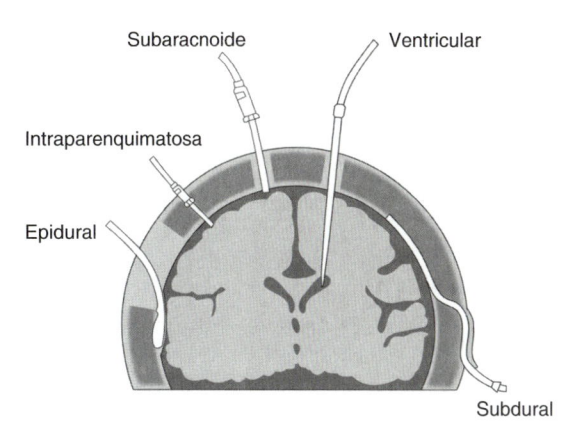

Figura 25-3 Localização de vários monitores intacranianos.

Os parafusos ou pinos subaracnoides são ocos, preenchidos por solução salina e fixados no orifício de trepanação. O líquido no lume está em continuidade com o LCS no espaço subaracnoide, e a pressão transmitida é considerada como PIC. As principais vantagens desse dispositivo são a facilidade de inserção e o baixo risco de infecção e sangramento. No entanto, ele não permite a drenagem do LCS, é menos preciso do que os DEVs e tende a ser obstruído por um cérebro edemaciado.[16]

Os dispositivos epidurais são cateteres de fibra óptica instalados no espaço entre o crânio e a dura. Apesar de apresentarem um baixo risco de infecção e sangramento, frequentemente suas medições são imprecisas.

▶ MANEJO DA HIPERTENSÃO INTRACRANIANA

Uma vez estabelecido o diagnóstico de hipertensão intracraniana, o tratamento pode ser dirigido para a causa: drenagem do LCS para a hidrocefalia, esteroides e ressecção de tumores intracranianos e craniectomia para os derrames. Os princípios gerais do manejo da PIC continuam até que o tratamento definitivo possa ser implementado ou caso o paciente não seja um candidato a nenhum dos tratamentos acima. Assim como em todas as situações de emergência, a via aérea, a respiração e a circulação devem ser estabilizadas antes de serem tomadas outras medidas.

POSIÇÃO

Uma mudança da posição da cabeça de 0° para 60° está associada a uma redução significativa da PIC[17] à medida que melhora o retorno venoso e reduz a pressão hidrostática do LCS. Isso está associado a uma queda da PAM e da PPC,[18] o que pode afetar adversamente os pacientes com distúrbios da autorregulação cerebral. A posição da cabeça na linha média assegura que ambas as veias jugulares estão pérvias e drenando. Deve-se prestar uma atenção especial aos colares cervicais e suportes dos tubos endotraqueais, os quais podem fazer uma constrição e afetar o retorno venoso.

HIPERVENTILAÇÃO

Uma redução da PCO_2 reduz efetivamente a PIC[19] por meio de uma constrição arteriolar cerebral, diminuindo o volume sanguíneo cerebral. O efeito em geral tem duração menor de 24 horas, e a hiperventilação prolongada deve ser evitada. Evidências nível II desestimulam a manutenção dos níveis de PCO_2 abaixo de 25 mmHg em pacientes com TCE devido ao risco de isquemia global.[20] De modo geral, a eucapnia deve ser mantida, e a hiperventilação deve ser evitada ou usada apenas como medida temporária.

HEMODINÂMICA

À medida que a PIC se eleva, a PAM aumenta igualmente a fim de manter a PPC. Mais protocolos estão atualmente incorporando os tratamentos de PPC com um limite mais baixo que $\geq$ 60 mmHg. Isso permite um uso menor de vasopressores e menos complicações pulmonares do que o manejo de lesões cerebrais voltado para a PIC.[21]

TERAPIA HIPEROSMOLAR

O manitol é o agente osmótico mais comumente usado para o tratamento da hipertensão intracraniana. Em geral, é utilizado na forma de um *bolus* de 0,25 a 1 g/kg de peso corporal. Ele não cruza a barreira hematencefálica em um cérebro sadio, porém pode ocorrer em áreas nas quais essa barreira encontra-se comprometida, criando um efeito osmótico reverso. O manitol expande agudamente o volume intravascular, aumentando o fluxo sanguíneo cerebral. Isso, por sua vez, aumenta o fornecimento de oxigênio para o cérebro e causa vasoconstrição em áreas nas quais a autorregulação está intacta, resultando em uma redução da PIC. O manitol também cria um gradiente osmótico entre as células e o plasma, levando a uma redução do volume intracerebral e a uma queda da PIC. Subsequentemente ocorre uma diurese osmótica, que deve ser reposta por líquidos intravenosos para evitar a desidratação, hipotensão e insuficiência renal. Esses efeitos colaterais são mais comuns quando o medicamento é usado frequentemente, continuamente ou em grandes volumes, em especial com osmolaridades séricas maiores que 320 mOsm.[22] A toxicidade renal é uma das principais preocupações relacionadas ao uso de manitol, principalmente quando administrado em esquemas de doses programadas ou em forma intravenosa contínua. Ela está relacionada ao acúmulo de manitol e, desse modo, o *gap* osmolar deve ser calculado no formato de múltiplas doses:

$$Gap\ osmolar = POsm\ medida - POsm\ calculada$$

$$Osmolaridade\ plasmática\ (POsm) = 2[Na] + \frac{[glicose]}{18} + \frac{[ureia]}{6}$$

Não existem estudos randomizados controlados que provem a superioridade do manitol em relação a outros agentes ou uma melhora do prognóstico com seu uso.

A solução salina hipertônica (SH) reduz a PIC criando um gradiente hiperosmolar por meio da barreira hematencefálica. Foi observado que a redução da PIC dura $\leq$ 2 horas, porém pode ser mantida por mais tempo com infusão contínua.[23] Os efeitos colaterais incluem anormalidades eletrolíticas, insuficiência cardíaca e flebite. Em uma comparação recente do manitol equiosmolar e da SH a 7,5%, ambas reduziram igualmente a PIC, porém o manitol apresentou o benefício extra de melhorar a PPC. Desde então, uma série de pacientes refratários ao manitol foi tratada com SH a 7,5% com uma acentuada redução da PIC e melhora da tensão de oxigênio cerebral ($PbtO_2$) e da hemodinâmica sistêmica e cerebral.[24] *Bolus* de 30 mL e 60 mL em 15 minutos de solução salina 23,4% como único agente osmótico também demonstrou ser seguro e efetivo na redução da PIC e na melhora da PPC e da $PbtO_2$.[25]

TEMPERATURA

A febre tem sido associada a resultados adversos em todas as formas de lesão cerebral, principalmente devido ao aumento das demandas metabólicas cerebrais. A hipotermia moderada induzida (32° a 34 °C) tem sido usada para a redução do edema cerebral, porém nenhum benefício definido foi identificado, com a exceção da lesão anóxica pós-parada cardíaca. Os resultados são influenciados pela profundidade e duração da hipotermia e pela taxa de reaquecimento.[26] O reaquecimento passivo de pacientes hipotérmicos ao chegarem ao hospital foi associado a piores prognósticos em comparação com pacientes mantidos em temperaturas hipotérmicas.[27] Os calafrios, um efeito colateral comum, elevam a PIC, e podem ser necessárias doses mais altas de sedação ou de bloqueio neuromuscular. Outros efeitos colaterais incluem coagulopatias, arritmias e supressão das respostas imunes. Atualmente, as vantagens da hipotermia como agente neuroprotetor ainda não comprovaram ser maiores do que seus riscos, e o tratamento deve ser orientado para a manutenção da normotermia. Questões que ainda necessitam ser esclarecidas incluem qual população de pacientes pode ser beneficiada, qual o grau de hipotermia e durante quanto tempo ela deve ser mantida.

BARBITÚRICOS, ANALGESIA E PARALISANTES

Os barbitúricos reduzem a PIC por meio da redução do metabolismo cerebral e, consequentemente, do volume de fluxo sanguíneo cerebral. O pentobarbital é mais comumente usado devido a sua meia-vida intermediária (cerca de 20 h) e, em geral, é administrado em *bolus* de 10 a 30 mg/kg seguido de uma infusão de 0,5 a 3 mg/kg/hora até obter uma supressão significativa. Os barbitúricos usados de forma isolada raramente são suficientes para o controle da PIC quando comparados com o manitol.[28] Seu uso apresenta vários efeitos colaterais, incluindo supressão cardíaca profunda, vasodilatação e imunossupressão. A hipotensão e a queda da PPC associada geralmente contrabalançam quaisquer vantagens no controle da PIC, e os pacientes com frequência necessitam de suporte hemodinâmico com vasopressores. Assim, o uso de barbitúricos deve ser limitado a pacientes com elevação da PIC refratária ao tratamento-padrão clínico e cirúrgico.[29] O propofol tem sido usado como alternativa aos barbitúricos devido a sua meia-vida bastante curta, à redução do metabolismo cerebral e a propriedades anticonvulsivas.[30] Seu uso está limitado pela hipotensão e pelo fato de dissolver lipídeos, o que pode ocasionar hipertrigliceridemia severa e aumento da produção de CO_2. O risco de desenvolver a síndrome de infusão do propofol, apesar de raro, desestimula a maioria dos profissionais quanto ao seu uso a longo prazo.

Dor, agitação e calafrios podem aumentar a demanda metabólica cerebral e a PIC. Os pacientes devem receber doses adequadas de analgésicos opioides para evitar que isso ocorra. Quando os calafrios ou a postura motora são intratáveis, pode ser empregado o bloqueio neuromuscular com agentes aminoesteroides não despolarizantes. A farmacocinética desses agentes pode ser alterada no caso de hipotermia e deve ser ajustada de acordo.

CRANIECTOMIA DESCOMPRESSIVA

A remoção de parte do crânio para o controle da PIC tem por objetivo contrariar a doutrina de Monro-Kellie dos volumes fixos, permitindo que o cérebro sofra um edema para fora do defeito craniano.[31] A craniectomia tem sido usada para o tratamento da hipertensão intracraniana intratável devido a derrames, HSA, TCE e hemorragia intracraniana. Apesar de existirem evidências nível I apoiando o uso da descompressão em derrames malignos,[32] os dados acerca do TCE são restritos a relatos de caso. Dois estudos randomizados e controlados estão em andamento para definir o benefício da descompressão em pacientes com TCE.[33] Caso seja considerada a realização de descompressão cirúrgica, essa deve ser realizada de imediato, idealmente após as primeiras tentativas de tratamento terem falhado.

REFERÊNCIAS

1. Jantzen JP. Prevention and treatment of intracranial hypertension. *Best Pract Res Clin Anaesthesiol*. 2007;21:517-538.
2. Czosnyka M, Smielewski P, Timofeev I, et al. Intracranial pressure: more than a number. *Neurosurg Focus*. 2007;22:E10.
3. Eccher M, Suarez JI. Cerebral edema and intracranial dynamics—monitoring and management of intracranial pressure. In: Suarez JI, ed. *Critical Care Neurology and Neurosurgery*. Totowa, New Jersey: Humana Press; 2004.
4. Ryder HW, Espey FF, Kimbell FD, et al. The mechanism of the change in cerebrospinal fluid pressure following an induced change in the volume of the fluid space. *J Lab Clin Med*. 1953;41:428-435.
5. Juuls N, Morris GF, Marshall SB, et al. Intracranial hypertension and cerebral perfusion pressure: influence on neurological deterioration and outcome in severe head injury. *J Neurosurg*. 2000;92:1-6.
6. Diringer MN, Axelrod Y. Hemodynamic manipulation in the neuro-intensive care unit: cerebral perfusion pressure therapy in head injury and hemodynamic augmentation for cerebral vasospasm. *Curr Opin Crit Care*. 2007;13:156-162.
7. Stern WE. Intracranial fluid dynamics: the relationship of intracranial pressure to the Monro-Kellie doctrine and the reliability of pressure assessment. *J R Coll Surg Edinb*. 1963;9:18-36.
8. Stern WE. Studies in experimental brain swelling and brain compression. *J Neurosurg*. 1959;16:676-704.
9. Teasdale E, Cardoso E, Galbraith, et al. CT scan in severe diffuse brain injury: physiological and clinical correlations. *J Neurol Neurosurg Psychiatry*. 1984;47: 600-603.
10. Sadhu VK, Sampson J, Haar FL, et al. Correlation between computed tomography and intracranial pressure monitoring in acute head trauma patients. *Radiology*. 1979;133:507-509.
11. Blumenfeld H. Brain and environs: cranium, ventricles and meninges. In: Blumenfeld H, ed. *Neuroanatomy through Clinical Cases*. Sunderland, MA: Sinauer Associates Inc; 2002.
12. Brain Trauma Foundation, American Association of Neurological Surgeons, Congress of Neurological Surgeons, et al. Guidelines for the management of severe traumatic brain injury. VI. Indications for intracranial pressure monitoring. *J Neurotrauma*. 2007;24:S37-S44.
13. Beer R, Lackner P, Pfausler, et al. Nosocomial ventriculitis and meningitis in neurocritical care patients. *J Neurol*. 2008;255:1617-1624.
14. Lozier AP, Sciacca RR, Romagnoli MF, et al. Ventriculostomy-related infections: a critical review of the literature. *Neurosurgery*. 2002;51:170-181.
15. Czosnyka M, Pickard JD. Monitoring and interpretation of intracranial pressure. *J Neurol Neurosurg Psychiatry*. 2004;75:813-821.
16. North B, Reilly P. Comparison among three methods of intracranial pressure recording. *Neurosurgery*. 1986;18:730-732.
17. Schwarz S, Georgiadia D, Aschoff A, et al. Effects of body position on intracranial pressure and cerebral perfusion in patients with large hemispheric stroke. *Stroke*. 2002;33:497-501.
18. Oertel M, Kelly DF, Lee JH, et al. Efficacy of hyperventilation, blood pressure elevation, and metabolic suppression therapy in controlling intracranial pressure after head injury. *J Neurosurg*. 2002;97:1045-1053.
19. Brain Trauma Foundation, American Association of Neurological Surgeons, Congress of Neurological Surgeons, et al. Guidelines for the management of severe traumatic brain injury. XIV. Hyperventilation. *J Neurotrauma*. 2007;24:S87-S90.
20. Huang SJ, Hong WC, Han YY, et al. Clinical outcome of severe head injury using three different ICP and CPP protocol-driven therapies. *J Clin Neurosci*. 2006;13:818-822.
21. Allen CH, Ward JD. An evidence-based approach to management of increased intracranial pressure. *Crit Care Clin*. 1998;14:485-495.
22. Qureshi AI, Suarez JI. Use of hypertonic saline solutions in treatment of cerebral edema and intracranial hypertension. *Crit Care Med*. 2000;28:3301-3313.
23. Francony G, Fauvage B, Falcon D, et al. Equimolar doses of mannitol and hypertonic saline in the treatment of increased intracranial pressure. *Crit Care Med*. 2008;36:795-800.

24. Oddo M, Levine JM, Frangos S, et al. Effect of mannitol and hypertonic saline on cerebral oxygenation in patients with severe traumatic brain injury and refractory intracranial hypertension. *J Neurol Neurosurg Psychiatry*. 2009;80:916–920.
25. Rockswold GL, Solid CA, Paredes-Andrade E, et al. Hypertonic saline and its effect on intracranial pressure, cerebral perfusion pressure, and brain tissue oxygen. *Neurosurgery*. 2009;65:1035–1042.
26. McIntyre LA, Fergusson DA, Hébert PC, et al. Prolonged therapeutic hypothermia after traumatic brain injury in adults: a systematic review. *JAMA*. 2003;289:2992–2999.
27. Clifton GL, Miller ER, Choi SC, et al. Hypothermia on admission in patients with severe brain injury. *J Neurotrauma*. 2002;19:293–301.
28. Roberts I. Barbiturates for acute traumatic brain injury. *Cochrane Database Syst Rev*. 2000:CD000033.
29. Brain Trauma Foundation, American Association of Neurological Surgeons, Joint Section on Neurotrauma and Critical Care, et al. Guidelines for the management of severe traumatic brain injury. XI. Anesthetics, analgesics and sedatives. *J Neurotrauma*. 2007;24:S71–S76.
30. Raslan A. Bhardwaj A. Medical management of cerebral edema. *Neurosurg Focus*. 2007;22:E12.
31. Rangel-Castilla L, Gopinath S, Robertson CS. Management of intracranial hypertension. *Neurol Clin*. 2008;26:521–541.
32. Kakar V, Nagaria J, John Kirkpatrick P. The current status of decompressive craniectomy. *Br J Neurosurg*. 2009;23:147–157.
33. Sahuquillo J, Arikan F. Decompressive craniectomy for the treatment of refractory high intracranial pressure in traumatic brain injury. *Cochrane Database Syst Rev*. 2006;25:CD003983.

CAPÍTULO 26

Acidente vascular encefálico

Alex M. Barrocas e Beth A. Longenecker

- ▶ Introdução 297
- ▶ Como reconhecer o acidente vascular encéfalico isquêmico agudo 297
- ▶ Imagens em acidente vascular encefálico agudo 299
- ▶ Manejo clínico de acidente vascular encefálico isquêmico agudo 299
- ▶ Trombólise no acidente vascular encefálico agudo 303
- ▶ Manejo intervencionista de acidente vascular encefálico 304

▶ INTRODUÇÃO

O acidente vascular encefálico (AVE) ainda é a causa principal de morbidade e de mortalidade nas populações adultas em todo o mundo. Somente nos Estados Unidos ocorrem em torno de 750 mil novos diagnósticos por ano de pacientes com AVE. Essa entidade é a terceira causa mais frequente de morte entre adultos[1] e a causa principal de incapacidade na população adulta. Mais de 50% das pessoas que sofrem AVE ficam com incapacidade permanente, 25% precisam de alguma assistência nas atividades diárias e 25% permanecem em alguma instituição durante seis meses depois do AVE.[2]

O manejo do AVE agudo foi estritamente de suporte até 1995, quando o National Institute of Neurological Disorders [NINDS] (Instituto Nacional de Distúrbios Neurológicos) (rt-PA Stroke Study Group) (Grupo de Estudo de Acidente Vascular Encefálico por rt-PA do Instituto Nacional de Distúrbios Neurológicos) publicou o ensaio do ativador tecidual do plasminogênio recombinante (rt-PA) no tratamento de AVE isquêmico agudo.[3] A disponibilização de uma terapia eficaz disparou também o interesse renovado pelo tratamento de AVE isquêmico agudo, assim como o desenvolvimento de "centros de AVE" especializados na tentativa de melhorar os resultados em pacientes com AVE isquêmico agudo. Embora essas intervenções tenham melhorado os resultados do AVE isquêmico agudo, a mortalidade após 30 dias depois de AVE agudo ainda permanece no nível inaceitavelmente elevado de 15 a 30%,[4] portanto, essa doença devastadora exige mais intervenções. As esperanças renovaram-se com o advento da neurorradiologia intervencionista.

No momento atual é ainda mais importante que os médicos de serviços de emergência sejam capazes de identificar infartos isquêmicos agudos, de solicitar exames de imagens adequados, de iniciar terapia trombolítica intravenosa (IV) e de fazer consultas rápidas a neurologistas e a neurorradiologistas intervencionistas. Esse paradigma assemelha-se ao tratamento de infarto miocárdico com elevação do segmento ST (IAMCSST). Neste capítulo, serão feitas as seguintes revisões: (1) síndromes neurológicas básicas localizadas pelas respectivas distribuições arteriais (i.e., artéria cerebral anterior [ACA], artéria cerebral média [ACM], artéria cerebral posterior [ACP], artéria basilar, etc.) no esforço de identificar infartos em grandes vasos; (2) novas modalidades de imagens; (3) manejo clínico inicial e (4) manejo intervencionista.

▶ COMO RECONHECER O ACIDENTE VASCULAR ENCÉFALICO ISQUÊMICO AGUDO

As varreduras por tomografia computadorizada (TC) não "excluem" infartos isquêmicos agudos. Essa é uma realidade que leva os médicos que não são neurologistas a solicitar exames neurológicos detalhados. A identificação desses padrões pode ajudar a reconhecer as síndromes do AVE que poderão ser tratadas com terapia trombolítica, ao contrário das síndromes do AVE que não acompanham territórios vasculares, como hemorragias e infartos venosos (muito raros), ou que simulam AVE, como faixas extremas de açúcar no sangue, convulsões ou tumores. Os históricos de início súbito de déficits neurológicos e o momento do início são muito importantes para fazer o diagnóstico e tomar as decisões de tratamento.

A apresentação do AVE agudo segue padrões anatômicos distintos que são preditores do território arterial envolvido, onde se encontram as estruturas anatômicas e as síndromes associadas de cada um dos vasos principais:

ACA: O primeiro segmento (A1) da ACA dá origem à artéria recorrente de Huebner que, por sua vez, supre a cabeça do núcleo caudado, o ramo anterior da cápsula interna e o aspecto anterior do putame e do globo pálido (há alguma variação). Infartos nessas estruturas podem resultar em confusão e enfraquecimento facial. A porção restante da ACA supre a superfície medial do hemisfério cerebral e o aspecto superior dos lobos frontal e parietal. Infartos nesses territórios podem resultar em falta de iniciativa, abulia, paratonia (*gegenhalten*) (lobos anterior e frontal), paralisia da perna contralateral (aspecto superior do córtex motor – giro pré-central) e, em uma extensão menor, paralisia do braço (em particular o ombro). O infarto frontal bilateral pode causar mutismo acinético, paraplegia, incontinência e apatia com amnésia. Nos casos em que o giro pós-central for afetado, poderá ocorrer perda sensorial contralateral na extremidade inferior. Outras nuanças podem ocorrer em AVEs no território da ACA, porém estão fora do escopo desta revisão.

ACM: A ACM é o sítio mais comum de AVE isquêmico e o ramo maior da artéria carótida interna (ACI). A ACM supre a maior parte da superfície lateral do hemisfério cerebral e as estruturas profundas dos lobos frontal, insular e parietal. As artérias estriadas lenticulares originam-se no segmento M1 e suprem o corno radial, a cápsula externa, o claustro, o putame, parte do globo pálido, o corpo do núcleo caudado e o aspecto superior dos ramos anterior e posterior da cápsula interna. O quadro clínico de infartos no território da ACM depende do sítio da oclusão. A fraqueza na face contralateral, no braço e na perna manifesta-se quando o giro pré-central (córtex motor primário) for afetado. A perda sensorial na face contralateral, no braço e na perna ocorre quando o giro pós-central (córtex sensorial primário) for afetado. A preferência da fixação do olhar para o lado afetado pode ocorrer quando os campos oculares frontais forem afetados. No hemisfério dominante, ocorrem várias afasias quando as fibras de Wernicke, as fibras de Broca e as fibras comunicantes forem afetadas. Síndromes sensoriais complicadas, como alexia com agrafia (giro angular esquerdo) e combinação de agnosia digital, acalculia, orientação para a direita e para a esquerda e agrafia (síndrome de Gertsmann), também são ocorrências possíveis em infartos no território da ACM posterior. Negligência, negação (anosognosia), apraxia, estado confusional repentino e delírio agitado também podem ocorrer com infartos no lobo parietal. Cortes no campo visual contralateral (hemianopsia homônima ou quadrantanopsia inferior homônima) também são ocorrências prováveis se as radiações parietais forem afetadas. As manifestações clínicas de infartos no território lentículo-estriado incluem hemiplegia e, com menor frequência, somente disartria ou desequilíbrio no membro superior. Existem outras nuanças dos infartos isquêmicos no território da ACM que estão fora do escopo desta revisão.

ACP: As ACPs são os ramos terminas da artéria basilar. Entretanto, 25% do tempo elas têm origem embrionária na ACI (também conhecida como ACP fetal). A ACP supre os lobos occipitais e as porções inferomediais dos lobos temporais. Vários ramos pequenos dos segmentos P1 e, às vezes, o topo da artéria basilar, suprem o mesencéfalo, o tálamo e as estruturas adjacentes. A oclusão da ACP proximal pode simular oclusão da ACM quando causar hemiparesia, hemianopsia, afasia com negligência hemiespacial e perda sensorial. Os sinais corticais podem ser pseudolocalizadores na eventualidade de acometimento talâmico. A ACP forma um ramo esplenial (esplênio do corpo caloso) que faz anastomose com a ACA. Infartos no esplênio podem resultar em alexia sem agrafia, "cegueira verbal pura" e, às vezes, anomia de cores e/ou anomia de fotografias. Os ramos corticais da ACP são as seguintes artérias: temporal anterior, temporal posterior, parietoccipital e calcarina. Essas artérias suprem o aspecto inferior do lobo temporal e as radiações parietais, terminando com o ramo da calcarina que supre o córtex visual. Oclusões no ramo cortical da ACP quase sempre se apresentam com um corte no campo visual contralateral. O envolvimento da artéria calcarina pode estar associado com dor no olho ipsilateral. O envolvimento bilateral de ACPs pode implicar cegueira cortical. Com frequência, os pacientes não percebem a "cegueira cortical" (síndrome de Anton).

Artérias vertebrais e basilares: As artérias vertebrais dão origem às artérias cerebelares posteroinferiores (ACPIs) que suprem o cerebelo inferior e o verme inferior. Infartos nessa região produzem ataxia. A seguir, as artérias vertebrais fundem-se no que se conhece por junção vertebrobasilar (JVB) para dar origem às artérias cerebelares anteroinferiores (ACAIs) que, quando infartadas, produzem ataxia e possível perda auditiva se a origem das artérias labirínticas for a ACAI. A artéria cerebelar superior (ACS) localiza-se nas proximidades da artéria basilar e supre o verme superior e o aspecto superior dos hemisférios cerebelares. Infartos nessa região variam de ataxia dos membros à ataxia do tronco, ou ambas as condições. Os segmentos médio e superior da artéria basilar dão origem aos ramos perfurantes do tronco encefálico (medula e ponte) e do tálamo/mesencéfalo, respectivamente. O topo dos ramos basilares sobrepõe-se aos ramos perfurantes que se originam nos segmentos P1 das ACPs. Esses vasos perfurantes permitem a pletora das "síndromes da circulação posterior" (Tab. 26-1).

▶ **TABELA 26-1** SÍNDROMES DA CIRCULAÇÃO POSTERIOR

1. Paralisia oculomotora ipsilateral com ataxia cerebelar contralateral (síndrome de Nohnagel)
2. Paralisia oculomotora ipsilateral com hemiplegia contralateral (síndrome de Weber)
3. Paralisia oculomotora ipsilateral com ataxia contralateral e hemicoreoatetose (síndrome de Benedikt)
4. Paralisia oculomotora nuclear (rara) caracterizada por:
    a. Fraqueza oculomotora unilateral com fraqueza do reto superior contralateral
    b. Fraqueza oculomotora bilateral com preservação do levantador da pálpebra
5. Oftalmoplegia internuclear unilateral (OIN): incapacidade do olho afetado de cruzar a linha média no sentido medial
6. Oftalmoplegia internuclear bilateral exotrópica (WEBINO, do inglês *wall-eyed bilateral internuclear ophtalmoplegy*); nenhum dos dois olhos consegue cruzar a linha média no sentido medial.
7. Mesenfálica dorsal e rostral (síndrome de Parinaud) que se caracteriza por:
    a. Paralisia supranuclear do olhar fixo ascendente
    b. Defeito de convergência
    c. Nistagmo de convergência-retração
    d. Dissociação luz-próxima
    e. Sinal de Collier (retração palpebral)
    f. Desvio oblíquo
8. Paralisia pseudoabducente: nenhum movimento lateral do olho no lado afetado
9. Corectopia mesenfálica
10. Alucinose peduncular, principalmente lesões de objetos móveis, com frequência objetos animados, coloridos e, geralmente, agradáveis. Não ocorrem alucinações em casos de lesões cefálicas e mesencefálicas envolvendo pedúnculos cerebrais ou na parte reticulada da substância negra no sentido bilateral
11. Rigidez descerebrada
12. Síndrome do encerramento
13. Distúrbios da consciência

Os exames de imagens progrediram em várias frentes. As imagens por ressonância magnética (RNMs) possuem uma sequência de difusão de imagens ponderadas (DWI, do inglês *Diffusion Weighted Imaging*) nas quais o AVE poderá ser observado dentro de alguns minutos após o infarto. Além de geralmente estarem à disposição, as varreduras por TC têm a vantagem de ser muito rápidas. Para essa finalidade, os progressos das varreduras por TC incluem angiografia por TC (ATC) e perfusão por TC (PTC). Os avanços das imagens por RNM também incluem sequências de perfusão.

Nos dias atuais, com a ATC, é possível identificar dentro de poucos segundos oclusões em grandes vasos do cérebro. Além disso, é possível obter parte do exame etiológico de AVE simultaneamente com ATC do pescoço. Atualmente, alguns minutos depois de TCs iniciais da cabeça, podem-se determinar estenose da carótida e integridade dos vasos intracranianos (oclusão, vasculopatia, dissecção ou estenose).

Os estudos de perfusão são conhecidos por "imagens fisiológicas" Em termos mais simples, as imagens de perfusão têm capacidade de determinar o retardo na chegada de contraste (sangue) para o leito vascular em questão. Se houver demora para um determinado território como a ACM, por exemplo, o analista poderá dispender mais tempo analisando a vasculatura que leva à ACM direita, incluindo essa artéria, na expectativa de identificar (1) uma fonte tratável, por exemplo, estenose da carótida e (2) coágulo/oclusão que estiver realmente causando o AVE (Fig. 26-1).

Os exames de imagens fisiológicas evoluíram ainda mais com a análise do conceito de "má combinação". Tecidos infartados ou mortos podem ser demonstrados na difusão de imagens ponderadas (DWIs) das ressonâncias nucleares magnéticas (RNM). Os defeitos de perfusão podem ser iguais em relação à quantidade de tecido que já estiver morto, ou podem ser maiores, dando origem a uma nova definição de penumbra: território não perfundido que corre o risco de morrer (Figs. 26-2 e 26-3).

▶ **IMAGENS EM ACIDENTE VASCULAR ENCEFÁLICO AGUDO**

É quase impossível fazer a diferenciação entre AVE isquêmico agudo e hemorrágico por meio de históricos e de exames físicos. Por essa razão, é imprescindível fazer varreduras por TC. As varreduras por TC não excluem AVE isquêmico agudo; hemorragia é a condição que poderá ser excluída. Após a exclusão de hemorragia e depois de atender ao restante dos critérios de inclusão e exclusão, pode-se administrar a terapia trombolítica. Cabe observar que, em geral, o AVE isquêmico agudo não é visível nas TCs nos estágios iniciais (normalmente menos de 6 horas).

▶ **MANEJO CLÍNICO DE ACIDENTE VASCULAR ENCEFÁLICO ISQUÊMICO AGUDO**

O estudo do NINDS realizado em 1995, apresentou evidências de que é possível fazer intervenções no contexto de AVE isquêmico. Com a administração intravenosa de rt-PA dentro de um período de 3 horas, 30% dos pacientes apresentaram melhoras para resultados próximos do normal após três meses, com risco de 6% de hemorragia intracraniana (HIC). Entretanto, apenas um pequeno percentual de pacientes é candidato à aplicação IV de rt-PA. Mesmo no subgrupo que faz terapia trombolítica, o suporte adequado reduz significativamente a morbidade.

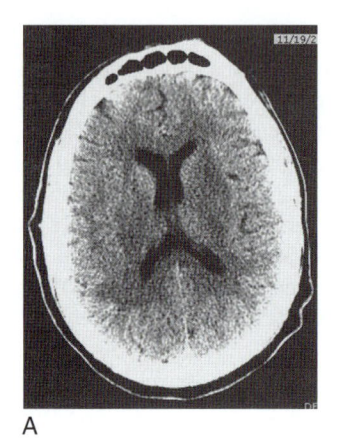

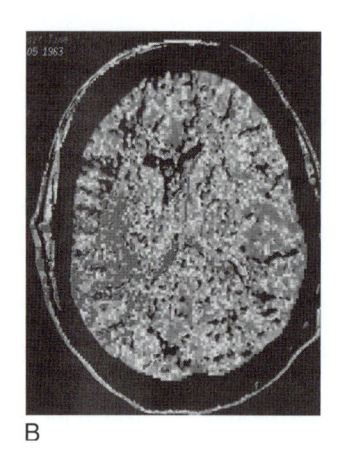

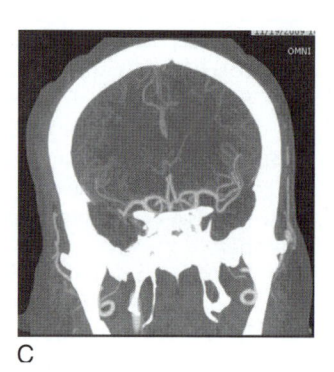

Figura 26-1 (A-D) Um homem de 46 anos de idade apresentou-se com hemiplegia na face, no braço e na perna no lado esquerdo (NIHSS 20). A TC demonstra a ausência de hemorragia. A perfusão por TC mostra tempo médio de trânsito (TMT) elevado no território da ACM. A ATC demonstra oclusão do segmento M1 distal direito/M2 proximal. A angiografia confirma as oclusões a despeito da administração intravenosa de t-PA (*tissue plasminogen activator* / ativador do plasminogênio tecidual). A oclusão foi recanalizada com sucesso com administração intra-arterial de 11 mg de t-PA e rompimento do coágulo com um fio. Situação pós-procedimento: o déficit residual do paciente foi um achatamento nasolabial leve. *Ver figura colorida na pg. 604 do Anexo 1.*

ABCs

Enquanto a maioria de pacientes com AVE isquêmico agudo não precisa de intubação ou de suporte ventilatório, a intubação endotraqueal é uma opção a ser considerada em pacientes obnubilados ou que perderam os reflexos de proteção da via aérea. Além disso, muitos pacientes poderão apresentar mobilidade alterada na orofaringe, o que os coloca em risco de aspiração. Como, comprovadamente, a pneumonia é uma causa importante de morte depois de eventos cerebrovasculares,[5] é prudente manter esses pacientes sem nenhuma ingestão oral até que seja possível avaliar a capacidade de deglutição.

Ainda existem algumas controvérsias sobre o gerenciamento da pressão arterial (PA) imediatamente depois de AVE isquêmico agudo. A presença de hipertensão, comum no período pós-AVE imediato, é considerada uma resposta positiva – uma tentativa de produzir perfusão adequada para a penumbra isquêmica que circunda a área de infarto agudo. Algumas evidências mostram uma correlação entre hipertensão nas primeiras 24 horas depois de um AVE e aumento na taxa de mortalidade.[6,7] Há também evidências de que reduções muito rápidas na PA possam contribuir com o nível de morbidade depois de AVE agudo.[8] De maneira geral, acredita-se que a hipertensão extrema contribua para os maus resultados no ambiente de AVE, porém não há evidências claras que definam os limites superiores que devem ser considerados como indicadores para terapia. Não é o caso de pacientes que fazem terapia trombolítica, nos quais há limites claramente definidos (pressão arterial sistólica [PAS] < 185 mmHg e pressão arterial diastólica [PAD] < 110 mmHg) além dos quais há uma elevação no risco de HIC.[9]

As orientações atuais da American Heart Association/American Stroke Association para manejo de hipertensão em casos de AVE agudo são as seguintes:

1. O tratamento intensivo da pressão arterial deve ser considerado em todos os pacientes que apresentarem evidências de lesões graves em órgãos-alvo causadas por hipertensão, além do AVE encefálico. Esse grupo inclui pacientes com encefalopatia hipertensiva, insuficiência renal aguda, dissecção da aorta, infarto agudo do miocárdio (IAM) ou insuficiência cardíaca congestiva aguda.
2. Se o paciente estiver fazendo terapia trombolítica ou outra intervenção de reperfusão, é necessário baixar a pressão arterial para uma PAS inferior a 185 mmHg e uma PAD inferior a 110 mmHg.
3. Em pacientes que não são candidatos a algum tipo de intervenção, recomenda-as aplicar uma abordagem menos agressiva. O uso de agentes anti-hipertensivos

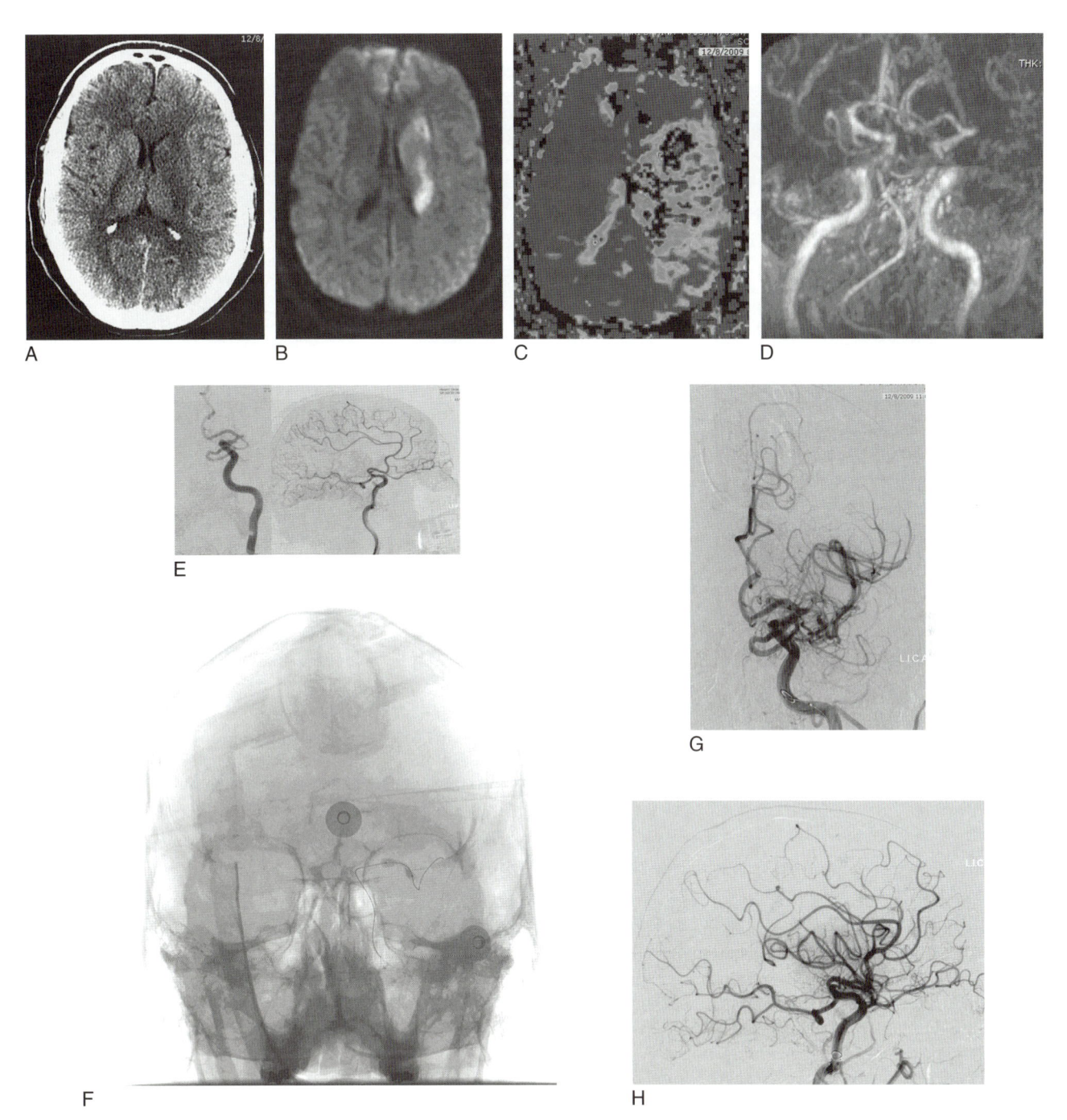

Figura 26-2 (A-H) Um homem de 45 anos de idade apresentou-se com início súbito de afasia global e hemiparesia 2/5 depois de 3,5 horas a partir do início. O paciente não recebeu t-PA por via intravenosa, embora de acordo com o ECASS III (European Cooperative Acute Stroke Study III / Estudo Cooperativo Europeu do Acidente Vascular Encefálico Agudo III), tenha se tornado um candidato. A TC mostrou que não havia hemorragia. As descobertas iniciais no caudado são mais óbvias na RNM/DWI. A perfusão por RNM mostrou a presença de um defeito de perfusão em todo o território da ACM. Esse caso demonstra bem o conceito de má combinação entre difusão e perfusão. Fica bastante óbvio que há cérebro para ser salvo (penumbra). A ARM mostra uma oclusão no segmento M1 da ACM esquerda. A angiografia confirma a oclusão em M1 esquerdo. O t-PA intra-arterial e o dispositivo MERCI (*Mechanical Embolus Removal in Cerebral Ischemia* / Remoção Mecânica de Trombo em Isquemia Cerebral) não obtiveram sucesso no esforço de recanalizar o vaso. A angioplastia foi bem-sucedida e deixou uma leve estenose residual. Isso se correlaciona com a fisiopatologia, considerando que o paciente havia usado cocaína na noite anterior. Cabe lembrar que a cocaína induz agregabilidade temporária de plaquetas, vasospasmo e arritmias cardíacas depois de efeitos simpatomiméticos. O déficit residual do paciente se correlaciona com a RNM/DWI original: déficits que se localizam no núcleo caudado. Trata-se de uma clara demonstração de defeito de perfusão que se correlaciona com déficits reversíveis prova do conceito de penumbra salva. *Ver figura colorida na pg. 605 do Anexo 1.*

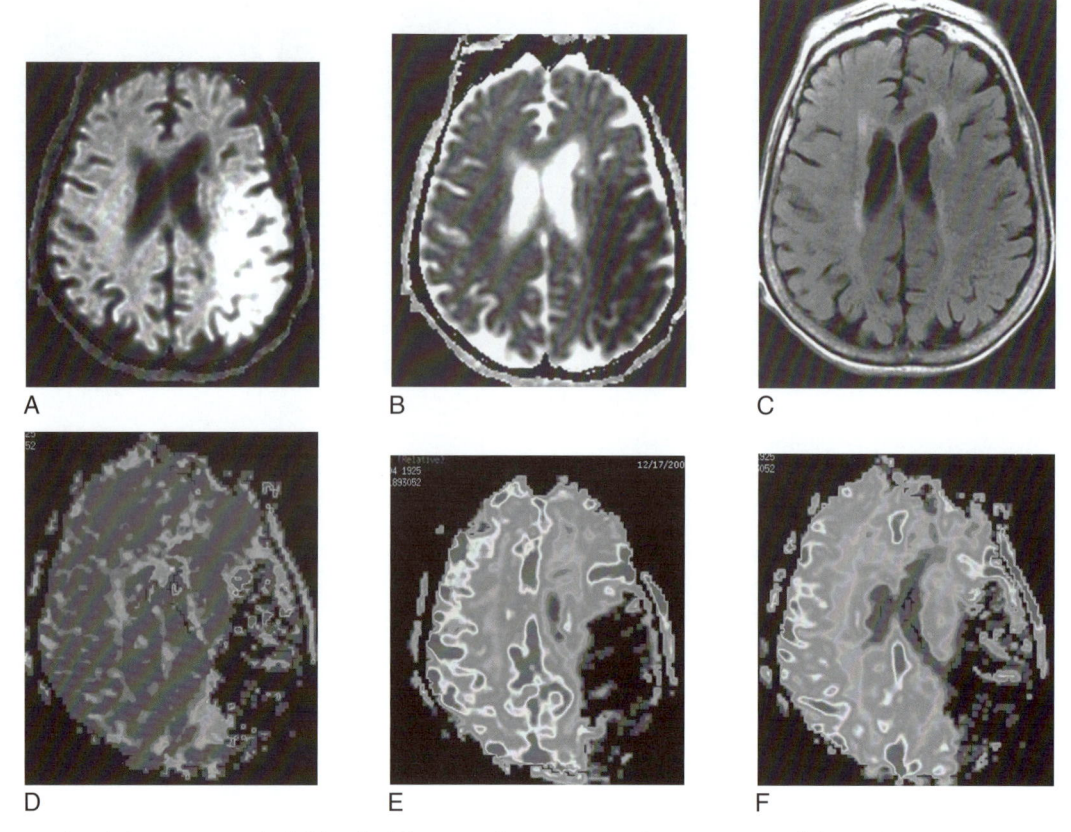

Figura 26-3 (A-F) Comparação de defeito de difusão-perfusão. Essa paciente não é candidata a fazer trombólise intervencionista ou possivelmente intravenosa porque a área do infarto (hiperintensa em DWI) combina com a área do defeito de perfusão, transformando esse caso em um "infarto completo" nessa mulher com 84 anos de idade que apresentou início súbito de afasia, hemiplegia direita, perda hemissensorial direita e hemianopsia homônima direita no contexto de fibrilação atrial. *Ver figura colorida na pg. 606 do Anexo 1.*

deve ser suspenso até a PAS ficar acima de 220 mmHg e a PAD acima de 120 mmHg.

Em todas as situações recomenda-se que a titulação do agente de escolha seja fácil, para evitar quedas sustentadas rápidas na pressão arterial. As orientações em curso recomendam a administração IV de 10 mg de labetalol, repetindo-se a dose em intervalos de 10 a 20 minutos, até atingir a dose máxima de 200 mg, administração IV de 10 mg de labetalol seguida de infusão de 2 a 8 mg/min, ou infusão de nicardipina, iniciando com 5 mg/h titulada até atingir o nível desejado de pressão arterial, ou até a dose máxima de 15 mg/h.[10] A hipotensão não é comum em pacientes com AVE agudo. Se o paciente desenvolver hipotensão, deve-se procurar imediatamente a causa – dissecção da aorta, infarto agudo do miocárdio, etc. Disritmias cardíacas, perda de sangue ou depleção de volume também são causas prováveis. Se a hipotensão persistir, a terapia deverá focar a causa subjacente e incluir reposição de volume e pressores. Com certeza, o paciente deve ser acometido de isquemia no contexto de estenose arterial e de hipotensão. Nessa hipótese, justifica-se a realização de exames de imagens (ATC ou ARM da cabeça e do pescoço).

MANEJO DA GLICEMIA

A hiperglicemia é um fenômeno comum no período pós--AVE imediato e, comprovadamente, está associada a piores resultados. A correlação é mais acentuada na população que não tem diabetes melito. Com frequência, a hiperglicemia em pacientes gravemente enfermos é conhecida por hiperglicemia induzida por estresse, que se caracteriza por elevação no nível de catecolaminas, cortisol, hormônio do crescimento, glucagon, gliconeogênese, níveis insulínicos, resistência à insulina e proteína do fator de crescimento semelhante à insulina 1 (IGF-1, do inglês *Insulin-like Growth Factor-1*). As evidências indicam que a hiperglicemia piora os resultados e aumenta o risco de HIC em pacientes que recebem o ativador tecidual de plasminogênio (rt--PA).[11] Embora as evidências atuais demonstrem resultados piores no contexto de hiperglicemia pós-AVE, não há evidências sólidas que orientem o tipo de terapia ou o nível de controle da glicemia. A maior parte dos ensaios clínicos randomizados (ECR) disponíveis, que envolvem controle glicêmico, é constituída de estudos que abordam a terapia insulínica em pacientes no ambiente de unidades de terapia intensiva (UTIs) para outros tipos de doença, excetuando-se AVEs. Esses estudos indicam que há vários benefícios com controles glicêmicos rigorosos e, de outro lado, demonstram que há um grande risco de hipoglicemia, com piores resultados, nos pacientes em tratamento.[12] O estudo GIST-UK é o maior ECR específico para controle glicêmico rigoroso em pacientes com AVE. Os métodos que foram usados para manter a infusão e monitorar o nível glicêmico caracterizaram-se por trabalho altamente intensivo, e os efeitos sobre a morbidade e a mortalidade foram neutros.[13] As orientações atuais de AHA/ASA recomendam iniciar a intervenção para níveis séricos de glicose acima de 140 a 185 mg/dL. A terapia pode incluir a repetição de *bolus* de insulina ou de infusão intravenosa.[10] Em todas as circunstâncias, é necessário fazer um monitoramento cuidadoso e evitar a hipoglicemia, que pode também ter efeitos negativos sobre os resultados dos pacientes.

▶ TROMBÓLISE NO ACIDENTE VASCULAR ENCEFÁLICO AGUDO

O principal objetivo do tratamento de isquemia aguda é a reperfusão rápida em pacientes que estiverem dentro da janela terapêutica. A avaliação de cada paciente com AVE isquêmico deve ser rápida. Tempo é cérebro. O tratamento precoce de AVE está associado a melhores resultados.[14] O tratamento dos sintomas de AVE isquêmico deve iniciar logo após a confirmação do diagnóstico, ou seja, logo após a exclusão de hemorragia pela TC. Dê ácido acetilsalicílico ao paciente! Vários testes comprovaram que o ácido acetilsalicílico diminui a frequência de eventos isquêmicos subsequentes.[15] O ácido acetilsalicílico pode ser administrada por via retal em pacientes com dificuldade para engolir ou com fraqueza na face.

Após a publicação do estudo do NINDS (National Institute of Neurological Disorders and Stroke / Instituto Nacional de Distúrbios Neurológicos e Acidente Vascular Encefálico) em 1995, a terapia trombolítica passou a ser o alvo das atenções. Embora tenha demonstrado que há benefícios significativos com a terapia, esse estudo mostrou também que o tratamento tem um risco de 6% de HIC. Existem sérias controvérsias na comunidade da medicina de emergência. Os benefícios dos líticos superam os riscos? O rt-PA pode ser usado com segurança no contexto da comunidade? A terapia trombolítica pode ser iniciada com segurança sem a presença de um neurologista? Seguiu-se uma pletora de pesquisa.

A partir de 2010, a terapia trombolítica passou a ser amplamente aceita e a ser usada nos Estados Unidos e na Europa. Entretanto, nem todos os hospitais nos Estados Unidos iniciaram protocolos para uso do rt-PA nesse contexto. Talvez isso se deva à falta de atendimento neurológico em muitas regiões daquele país – estima-se que 20% da população são atendidos por serviços de emergência que não têm acesso imediato a um neurologista. A literatura dá suporte ao uso de agentes trombolíticos, mesmo sem a presença de um neurologista no local. A popularidade da teleneurologia está aumentando cada vez mais e, comprovadamente, é uma prática segura e eficaz.[16,17] Além disso, apesar das sutilezas na apresentação dos AVEs, a acurácia diagnóstica dos médicos emergencistas está comprovada,[18] e o tratamento trombolítico pode ser iniciado com segurança utilizando um protocolo-padrão, mesmo na ausência de um neurologista.[19] A medicina atual embasadas em evidências indica que o rt-PA pode ser usado com segurança no contexto da comunidade, desde que se mantenha adesão estrita aos protocolos. A taxa de HIC permanece em 6% na maioria dos estudos, embora tenha sido mais baixa (1,7%) no estudo observacional SITS-MOST.[20] As orientações atuais da AHA/ASA[10] para uso do rt-PA no ambiente de AVE isquêmico agudo recomendam o tratamento de pacientes que se enquadrarem no perfil a ser apresentado mais adiante. Os pacientes devem ter déficit neurológico mensurável que não desapareça espontaneamente e que não seja de pequena escala e isolado. Em pacientes com déficit mais grave – *National Institutes of Health Stroke Scale* (NIHSS) > 22 – é necessário ter muita cautela porque, apesar de ter algum benefício terapêutico, há um aumento significativo na incidência de HIC. A Tabela 26-2 apresenta uma lista de contraindicações para a terapia à base de rt-PA.

Idade avançada não é uma contraindicação propriamente dita para terapia trombolítica. Sugestões anteriores de que não se deveria aplicar terapia com rt-PA em pacientes com idade acima de 80 anos foram questionadas, sendo que a análise de dados mostrou que o tratamento traz algum benefício para esse grupo etário. De maneira geral, esses pacientes ainda apresentam resultados mais inexpressivos do que pacientes mais jovens quando sofrem um AVE agudo, embora a incidência de HIC entre essa po-

▶ **TABELA 26-2** CONTRAINDICAÇÕES PARA A TERAPIA COM ATIVADORES DE PLASMINOGÊNIO TECIDUAL RECOMBINANTE (RT-PAS)

1. Traumatismo craniano nos 3 meses precedentes
2. Infarto do miocárdio nos 3 meses precedentes
3. Hemorragia gastrintestinal ou no trato urinário nos 21 dias precedentes
4. Cirurgia importante nos 14 dias precedentes
5. Qualquer histórico de hemorragia intracraniana anterior
6. Punção arterial em um sítio não compressível nos últimos 7 dias
7. Sangramento ativo ou traumatismo/fratura aguda em exame físico recente
8. TTPa elevado ou INR > 1,7
9. Contagem de plaquetas abaixo de 100.000/mm^3
10. Hipoglicemia (< 50 mg/dL)
11. Convulsões com déficits neurológicos pós-ictais
12. TC com infarto multilobar (> 1/3 do hemisfério cerebral)
13. Hipertensão (PAS > 185 mmHg e/ou PAD > 110 mmHg)

pulação não seja mais elevada do que em pacientes mais jovens tratados com agentes trombolíticos.[21,22]

A dose recomendada de rt-PA no contexto de AVE agudo é de 0,9 mg/kg, até a dose máxima de 90 mg. Os 10% iniciais dessa dose devem ser administrados em *bolus* intravenoso durante 1 minuto, aplicando-se o remanescente em uma infusão por 60 minutos. É extremamente importante pesar todos os pacientes antes de considerar a administração de trombolíticos. As estimativas exageradas de peso e a superdosagem subsequente de rt-PA é uma das violações protocolares mais comuns e podem contribuir significativamente para a incidência de HIC nessa população de pacientes.[23] Outra violação de protocolo que ocorre com bastante frequência é o controle inadequado da pressão arterial. Recomenda-se iniciar o monitoramento regular da pressão arterial nesses pacientes, sendo imprescindível a administração de anti-hipertensivos nas situações em que a PAS for de 180 mmHg ou mais e a PAD for igual ou superior a 105 mmHg.

A decisão de tratar pacientes com agentes trombolíticos depende do momento. No estudo inicial do NINDS, houve um aumento significativo na incidência de HIC em pacientes que receberam rt-PA mais de 3 horas após o início dos sintomas. Durante vários anos, a "janela de 3 horas" foi o padrão-ouro. Nos últimos cinco anos, foi feita a seguinte pergunta em vários estudos: É seguro ampliar essa janela terapêutica? O mais definitivo é o estudo *European Cooperative Acute Stroke (ECASS) III*, publicado em setembro de 2008. O estudo foi multicêntrico, randomizado e controlado por placebo e envolveu pacientes com início de AVE entre 3 e 4,5 horas antes de receberem a terapia. Houve uma melhora significativa nos resultados neurológicos depois de 90 dias no grupo de tratamento. A incidência de HIC também foi maior no grupo de tratamento, sendo que a HIC sintomática ocorreu em 2,7% dos indivíduos que receberam agentes líticos. Não houve diferença significativa na mortalidade entre os grupos.[24] Como resultado desse teste, a AHA/ASA fez uma revisão de suas orientações para uso de trombolíticos em casos de AVE agudo. Atualmente há uma recomendação de classe IB aplicável aos agentes líticos para utilização em até 4,5 horas depois do início dos sintomas.[25] A impossibilidade de os pacientes apresentarem-se dentro da janela de 3 horas é uma das razões mais comuns que impedem a aplicação da terapia trombolítica em casos de AVE e, portanto, a nova janela de tempo provavelmente irá aumentar o número de indivíduos que passarão a fazer esse tipo de terapia, contribuindo para melhorar os resultados em paciente com AVE isquêmico agudo.

Mesmo assim, haverá pacientes que não serão candidatos à trombólise IV ou pacientes que se apresentarão muito tardiamente após o início dos sintomas. Todos esses pacientes enquadram-se na categoria de "atendimento de suporte". Nos últimos 15 anos, desenvolveu-se uma especialidade, a neurorradiologia intervencionista; também, atualmente, há uma grande variedade de técnicas que foram incluídas no arsenal terapêutico.

▶ MANEJO INTERVENCIONISTA DE ACIDENTE VASCULAR ENCEFÁLICO

As indicações para manejo intervencionista de AVE isquêmico agudo comparam-se às indicações para trombólise intravenosa, com algumas variações importantes: (1) a janela de tempo aumenta para 6 horas (2) hoje os critérios de inclusão incluem a presença de um vaso ocluído por ATC e (3) a anticoagulação não é uma contraindicação. As contraindicações absolutas são hemorragia e hipoatenuação da região em questão na TC (em outras palavras, a região do cérebro onde se localiza o déficit já está infartada). Os pacientes podem receber rt-PA por via intravenosa e, em seguida, fazer trombólise intra-arterial (IA) com segurança[26] ou receber trombólise IA na janela de 3 a 6 horas com segurança.[27] Em pacientes que foram anticoagulados ou que fizeram cirurgia recente, a trombectomia mecânica é uma opção que utiliza dispositivos como o *Mechanical Embolus Removal in Cerebral Ischemia* (MERCI) e o *Penumbra Aspiration System*.[29] Os estudos mencionados acima demonstraram eficácia e segurança com a trombólise e a trombectomia intervencionistas em pacientes com isquemia encefálica aguda. Isso é diferente da demonstração de eficácia no tratamento clínico desse tipo de isquemia. Há vários relatos de sucesso na literatura, embora ainda esteja pendente a apresentação de evidências de nível I para o tratamento intervencionista de AVE.

REFERÊNCIAS

1. Lloyd-Jones D, Adams R, Carnethon M, et al. Heart disease and stroke statistics 2009 update: a report from the American Heart Association Statistics Committee and Stroke Statistics Subcommittee. *Circulation*. 2009;119:e72.
2. Petrea RE, Biser AS, Sashadri S, et al. Gender differences in stroke incidence and poststroke disability in the Framingham Heart Study. *Stroke*. 2009;40:4.
3. The National Institute of Neurological Disorders and Stroke rt-PA Stroke Study Group. Tissue plasminogen activator for acute ischemic stroke. *N Engl J Med*. 1995;333:1581–1587.
4. Carandang R, Seshadri S, Beiser A, et al. Trends in incidence, lifetime risk, severity, and 30-day mortality of stroke over the past 50 years. *JAMA*. 2006;296:2944.
5. Katzan IL, Cebul RD, Husak SH, et al. The effect of pneumonia on mortality among patients hospitalized for acute stroke. *Neurology*. 2003;60:620–625.
6. Vemmos KN, Spengos K, Tsivgoulis G, et al. Factors influencing acute blood pressure values in stroke subtypes. *J Hum Hypertens*. 2004;18:253–259.
7. Aslanyan S, Fazekas F, Weir CJ, et al, GAIN International Steering Committee and Investigators. Elevated pulse pressure during the acute period of ischemic stroke is associated with poor stroke outcome. *Stroke*. 2004;35:e153–e155.

8. Castillo J, Leira R, Garcia MM, et al. Blood pressure decrease during the acute phase of ischemic stroke is associated with brain injury and poor stroke outcome. *Stroke.* 2004;35:520–526.
9. Brott T, Lu M, Kothari R, et al. Hypertension and its treatment in the NINDS rt-PA Stroke Trial. *Stroke.* 198;29:1504–1509.
10. Adams HP, del Zoppo G, Alberts MJ, et al. Guidelines for the early management of adults with ischemic stroke: a guideline from the American Heart Association/American Stroke Association, Stroke Council, Clinical Cardiology Council, Cardiovascular Radiology and Intervention Council, and the Atherosclerotic Peripheral Vascular Disease and Quality of Care Outcomes in Research and Interdisciplinary Working Groups: the American Academy of Neurology affirms the value of this guideline as an educational tool for neurologists. *Stroke.* 2007;38;1655–1711.
11. Bruno A, Levine SR, Frankel MR, et al, NINDS rt-PA Stroke Study Group. Admission glucose level and clinical outcomes in the NINDS rt-PA Stroke Trial. *Neurology.* 2002;59:669–674.
12. Brunkhorst FM. Intensive insulin therapy in patients with severe sepsis and septic shock is associated with an increased rate of hypoglycemia—results from a multicenter randomized controlled study (VISEP). *Infection.* 2005;33:19.
13. Gray CS, Hildreth AJ, Sandercock PA, et al. GIST Trialists Collaboration. Glucose–potassium–insulin infusions in the management of post-stroke hyperglycemia: the UK Glucose Insulin in Stroke Trial (GIST-UK). *Lancet Neurol.* 2007;6:397–406.
14. Marler JR, Tilley BC, Lu M, et al. Early stroke treatment associated with better outcome: the NINDS rt-PA Stroke Study. *Neurology.* 2000;55(11):1649–1655.
15. Mohr JP, Choi DW, Grotta JC, Weir B, Wolf PA, eds. Stroke: Pathophysiology, Diagnosis, and Management; 4th ed. Churchill Livingston. 2004.
16. Shafquat S, Kvedar JC, Guanci MM, et al. Role for telemedicine in acute stroke: feasibility and reliability of remote administration of the NIH stroke scale. *Stroke.* 1999;30;2141–2145.
17. Wiborg A, Widder B. Teleneurology to improve stroke care in rural areas: the Telemedicine in Stroke in Swabia (TESS) project. *Stroke.* 2003;34;2951–2956.
18. Hemmen TM, Meyer BC, McClean TL et al. Identification of nonischemic stroke mimics among 411 code strokes at the University of California, San Diego, Stroke Center. *J Stroke Cerebrovasc Dis.* 2008;17(1):23–25.
19. Batmanian JJ, Lam M, Matthews C, et al. A protocol-driven model for the rapid initiation of stroke thrombolysis in the emergency department. *Med J Aust.* 2007;187(10):567–570.
20. Wahlgren N, Davalos A, Ford GA, et al. Thrombolysis with alteplase for acute ischaemic stroke in the Safe Implementation of Thrombolysis in Stroke-Monitoring Study (SITS-MOST): an observational study. *Lancet.* 2007;369;275–282.
21. DeKeyser JD, Gdovinova Z, Uyttenboogaart M, et al. Intravenous alteplase for stroke: beyond the guidelines and in particular clinical situations. *Stroke.* 2007;38; 2612–2618.
22. Engelter ST, Bonati LH, Lyrer PA. Intravenous thrombolysis of stroke patients in ≥ 80 versus < 80 years of age—a systematic review across cohort studies. *Age Ageing.* 2006;35:572–580.
23. Lopez-Yunez AM, Runo A, Williams LS, et al. Protocol violations in community based rTPA stroke treatment are associated with symptomatic intracranial hemorrhage. *Stroke.* 2001;32;12–16.
24. Hacke W, Kaste M, Bluhmki E, et al. Thrombolysis with alteplase 3 to 4.5 hours after acute ischemic stroke. *N Engl J Med.* 2008;359(13):1317–1329.
25. del Zoppo GJ, Saver JL, Jauch EC, et al, on behalf of the American Heart Association Stroke Council. Expansion of the time window for treatment of acute ischemic stroke with intravenous tissue plasminogen activator: a science advisory from the American Heart Association/American Stroke Association. *Stroke.* 2009;40:2945–2948.
26. Lewandowski CA, Frankel M, Tomsick TA, et al. Combined intravenous and intra-arterial rt-PA versus intra-arterial therapy of acute ischemic stroke: Emergency Management of Stroke (EMS) Bridging Trial. *Stroke.* 1999;30:2598–2605.
27. Furlan A, Higashida R, Wechsle L, e al. Intra-arterial prourokinase for acute ischemic stroke. The PROACT II study: a randomized controlled trial: prolyse in acute cerebral thromboembolism. *JAMA.* 1999;282;2003–2011.
28. Smith WS, Sung G, Starkman S, et al. Safety and efficacy of mechanical embolectomy in acute ischemic stroke: results of the MERCI trial. *Stroke.* 2005;36:1432–1438.
29. Penumbra Pivotal Stroke Trial Investigators. The penumbra pivotal stroke trial: safety and effectiveness of a new generation of mechanical devices for clot removal in intracranial large vessel occlusive disease. *Stroke.* 2009;40(8):2761–2768.

CAPÍTULO 27

Hemorragia intracraniana

Alex M. Barrocas e Beth A. Longenecker

▶ Hemorragia intracraniana espontânea 307 ▶ Hemorragia subaracnoide 310

▶ HEMORRAGIA INTRACRANIANA ESPONTÂNEA

A hemorragia intracraniana (HIC) é responsável por 15% de todos os acidentes vasculares encefálicos (AVEs), ocorrendo aproximadamente 37 mil casos por ano nos Estados Unidos. Esses pacientes apresentam a maior mortalidade de todas as populações de AVEs (> 30%), e 50% das mortes ocorrem nas primeiras 48 horas após o evento. Os sobreviventes da HIC frequentemente apresentam déficits neurológicos profundos e apenas uma minoria recuperará a independência funcional em seis meses.[1]

A incidência de HIC aumenta exponencialmente com a idade, sendo mais alta em homens do que em mulheres. Fatores de risco independentes para a HIC incluem hipertensão arterial (o fator de risco mais significativo, presente em 75% dos casos), abuso de álcool, terapia trombolítica, uso de cocaína ou anfetamina, tabagismo e diabetes melito.[2-4]

A terapia anticoagulante e o uso diário de ácido acetilsalicílico também constituem fatores de risco independentes para a HIC. Em uma metanálise da literatura, para cada mil pacientes tratados com ácido acetilsalicílico durante cinco anos, haverá uma HIC em excesso ocasionada por essa intervenção terapêutica. Por outro lado, 14 infartos agudos do miocárdio serão evitados na mesma população, de modo que os benefícios desta terapia superam os riscos.[5] Pacientes em terapia anticoagulante apresentam uma incidência de 7 a 10 vezes maior de HIC. A mortalidade nessa população é de 60%, quase o dobro da população em geral. A HIC ocorre em 2 a 9 por 1.000 pacientes que estão em terapia anticoagulante por ano. Existe uma forte associação entre uma superanticoagulação e HIC; no entanto, a maioria dos sangramentos ocorre em pacientes com um índice internacional normalizado (INR, do inglês *international normalized ratio*) terapêutico.[6]

Este capítulo irá discutir o diagnóstico e o tratamento da hemorragia intracerebral espontânea e abordará separadamente as estratégias de diagnóstico e tratamento para a hemorragia subaracnoide (HSA).

APRESENTAÇÃO E DIAGNÓSTICO

Pacientes com HIC geralmente apresentam um início súbito de déficits neurológicos (Fig. 27-1), que, em geral, são rapidamente progressivos. Deve ser registrado no momento da chegada à sala de emergência um exame neurológico completo, incluindo estado mental, nervos cranianos, força motora, sensório, reflexos e coordenação cerebelar, sendo acompanhado sequencialmente (checagem neurológica a cada hora). Os achados do exame auxiliam na localização da lesão, porém, mais importante, formam uma linha de base para a avaliação de sinais de deterioração. As hemorragias cerebrais hemisféricas de substância branca subcorticais podem apresentar-se como desvio do olhar (envolvimento dos campos de visão – olhar em direção à lesão) e/ou hemiparesia contralateral, afasia (lado dominante – substância branca perisilviana subcortical), agnosias (substância branca subcortical parietal) e hemianopsia contralateral (substância branca subcortical do lobo occipital). As hemorragias talâmicas podem apresentar-se como afasia (lado dominante), negligência (lado não dominante), déficits motores ou sensórios contralaterais (caso estejam envolvidas fibras motoras da cápsula interna adjacente), desarranjos oculomotores, alterações do campo visual e/ou pupilas pequenas e reativas. As lesões de tronco encefálico podem apresentar-se como coma, quadriparesia, síndrome do enclausuramento, paresia de olhar horizontal, pupilas puntiformes, nistagmo, hipertermia e padrões ventilatórios anormais. Pupilas fixas em posição média e flutuação do tamanho pupilar são sugestivos de comprometimento da porção cerebral média. As hemorragias cerebelares podem apresentar-se com ataxia de membros ou de tronco, nistagmo, olhar conjugado, achados de tronco cerebral secundários a um efeito de massa sobre o tronco cerebral e sinais de elevação da pressão intracraniana (PIC)/hidrocefalia devido à atenuação completa do quarto ventrículo ou do aqueduto cerebral.

O teste diagnóstico de escolha nesse momento permanece sendo uma tomografia computadorizada (TC)

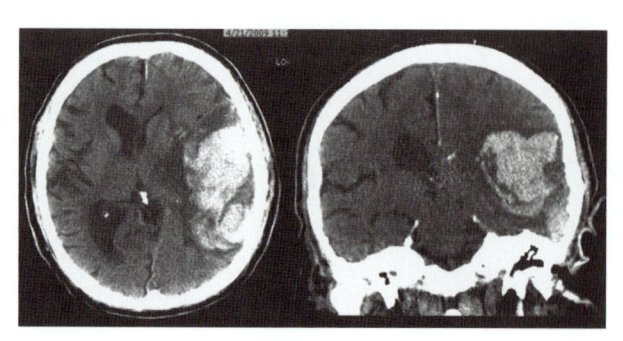

Figura 27-1 TC de uma hemorragia lobar. O paciente apresentou uma fraqueza de início súbito no lado direito da face, no braço e na perna, com alteração da consciência. A sequência coronal é particularmente útil na demonstração de hérnia uncal.

sem contraste. A angiografia TC (ATC) é útil na identificação de aneurismas ou malformações vasculares. O sangramento ativo pode ser visto à medida que o contraste extravasa para o interior do hematoma, causando o "sinal da mancha" nesses estudos. É visto um aumento da HIC em 38% dos pacientes nas primeiras 3 horas após o episódio e dois terços dos pacientes na primeira hora. As hemorragias decorrentes de hipertensão crônica ocorrem comumente nos gânglios basais, tálamo, ponte e cerebelo, entre outros (Fig. 27-2), que são locais supridos por vasos perfurantes os quais são suscetíveis à lipo-hialinolise, necrose fibrinoide e microaneurismas Charcot-Bouchard em presença de hipertensão crônica. As hemorragias devido à angiopatia amiloide em geral ocorrem com distribuição lobar. Essa doença é caracterizada pela deposição β-amiloide nos vasos pequenos e médios, história de doença de Alzheimer, hemorragias recorrrentes (de vários tipos – subdural, subaracnoide, etc) e alelos Apo E2 e E4.

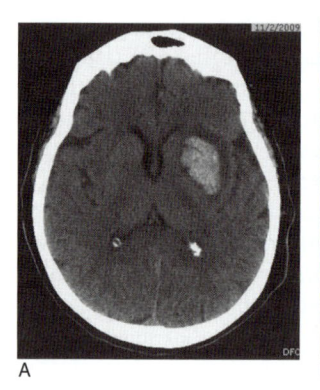

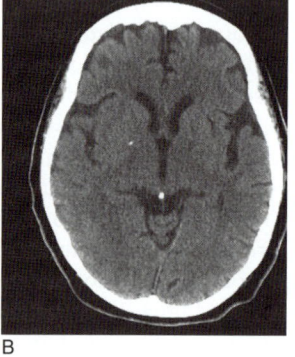

Figura 27-2 (A e B) TC de uma hemorragia hipertensiva. Observe a hemorragia de gânglio basal esquerdo envolvendo o putame e o globo pálido. A TC de acompanhamento de seis meses revela uma encefalomalacia cística pequena e linear no local da hemorragia prévia, consistente com a cicatrização cerebral em cavitação. O local mais comum das hemorragias hipertensivas é o território dos vasos perfurantes (gânglios basais – artérias lenticulares estriadas; ponte – perfurantes basilares; tálamo – tálamo perfurantes).

As hemorragias decorrentes de vasculopatias em geral são resultantes da ruptura de vasos pequenos e médios. A história é muito importante para o diagnóstico uma vez que, com frequência, as hemorragias são precedidas por meses de cefaleia e déficits neurológicos, tais como declínio cognitivo e sintomas psiquiátricos causados por múltiplos pequenos derrames. A vasculopatia pode ser vista nas doenças infecciosas, como herpes, tuberculose, vasculite bacteriana/fúngica/viral, sífilis; doenças sistêmicas, como poliarterite nodosa, granulomatose de Wegener, síndrome de Churg-Strauss, lúpus eritematoso sistêmico, artrite reumatoide, doença de Sjogren, hepatite, doença de Behçet e sarcoidose ou induzida por drogas (cocaína), etc.

TRATAMENTO CLÍNICO DE PACIENTES COM HIC

Manejo da via aérea

Pacientes com HIC frequentemente apresentam deterioração rápida e necessitam de monitoramento cuidadoso de sua via aérea. A intubação endotraqueal deve ser realizada em pacientes com Escala de Coma de Glasgow (GCS) de 8 ou menos, ou naqueles incapazes de manejarem as secreções. Caso os pacientes necessitem de transferência de um ambiente de monitoramento intensivo ou para outra instituição, é preciso considerar que existe a possibilidade de esses pacientes sofrerem comprometimento de via aérea e, ainda, considerar a intubação em pacientes obnubilados. Deve ser realizada uma sequência de indução rápida antes da intubação. O uso de lidocaína antes da intubação não comprovou evitar aumentos da PIC e possui um benefício questionável.[7] Os agentes de indução preferidos devem ser do tipo de curta duração e não devem causar elevação da PIC. As recomendações atuais são quanto ao uso de etomidato ou propofol no caso de uma HIC aguda. O propofol pode causar uma redução rápida da pressão arterial, porém isso geralmente responde a *bolus* de líquido isotônico. O midazolam deve ser evitado, uma vez que pode afetar adversamente a PIC. Um agente de curta duração não despolarizante, tal como o rocurônio, é preferível em comparação com a succinilcolina em pacientes com risco de aumento da PIC.[8] As evidências são incompletas, porém sugerem que a succinilcolina pode aumentar a PIC naqueles com lesões expansivas no crânio. Caso seja tomada a decisão de usar a succinilcolina, deve ser instituído o pré-tratamento com uma dose "desfasciculante" de um agente não despolarizante, como o vecurônio ou pancurônio, que protege contra as elevações da PIC.[9]

Não existem aspectos especiais em relação ao manejo do ventilador em pacientes com HIC aguda. A hiperoxigenação não é necessária, e a hiperventilação deve ser reservada como uma medida temporária em pacientes com elevação da PIC. A pressão positiva no final da expiração (PEEP, do inglês *positive end-expiratory pressure*) de até 12 mm pode ser usada com segurança e não irá elevar a PIC enquanto a pressão arterial média (PAM) for mantida.[10]

Manejo da pressão arterial

Ainda existem algumas controvérsias sobre os limites nos quais deve ser iniciado o tratamento da hipertensão em pacientes após uma HIC espontânea. A literatura demonstrou possíveis aumentos na morbidade e mortalidade associados ao tratamento intensivo da hipertensão. No entanto, dois estudos recentes, INTERACT e ATACH,[11,12] demonstraram ser seguro reduzir agressivamente a PA em pacientes com HIC. Esses estudos não são suficientes para estabelecer parâmetros para o controle da PA nem fornecem evidências suficientes que demonstrem uma melhora do prognóstico em pacientes que recebem uma redução agressiva da PA. Assim sendo, a American Heart Association/American Stroke Association (AHA/ASA) continuam a apoiar as recomendações de 2007,[1] como se segue:

1. Caso a PA sistólica (PAS) seja > 200 mmHg ou a PAM seja > 150 mmHg, considere a redução agressiva da pressão usando um agente administrado por meio de infusão intravenosa (IV).
2. Para uma PAS > 180 mmHg ou PAM > 130 mmHg no caso de um possível aumento da PIC, considere reduzir a PA por meio de outra infusão contínua ou administração intermitente de medicações IV enquanto monitora a PIC.
3. Considere uma redução da PA para 160/90 mmHg caso a PAS > 180 mmHg ou a PAM > 130 mmHg em pacientes sem evidências de aumento da PIC. Novamente, é apropriada a infusão IV contínua ou a dosagem intermitente de medicações. Os parâmetros foram modificados para a inclusão das seguintes atualizações de 2009 da AHA/ASA: caso um paciente apresente uma PAS de 150 a 220 mmHg, provavelmente é segura a redução da PA para 140 mmHg.[13] Em geral, os agentes escolhidos para o controle da PA nesse caso devem ser de fácil dosagem e possuir uma duração de ação relativamente curta. Os agentes mais recomendados, em geral, incluem a nicardipina IV, o labetalol ou o esmolol.

Minimizando a expansão do hematoma

É reconhecido que a expansão do hematoma durante as primeiras 6 horas após uma HIC é sinal de mau prognóstico. Pacientes com coagulopatia, inerente ou iatrogênica, devem receber agentes na tentativa de corrigir a anormalidade limitando, desse modo, o tamanho do hematoma. Pacientes com deficiência severa de fatores de coagulação ou com trombocitopenia severa devem receber a reposição adequada do fator ou de plaquetas.[13]

Em pacientes que receberam ativador do plasminogênio tecidual recombinante (rt-PA) e sofreram uma HIC sintomática não existem parâmetros sólidos disponíveis. As recomendações atuais são de infundir 6-8 U de plaquetas assim como crioprecipitado que contenha fator VIII.[14]

Para pacientes que sofreram uma HIC e que estejam recebendo heparina, está indicada a reversão com sulfato de protamina, 1 mg para cada 100 U de heparina administrada (nos primeiros 30 minutos após a administração de heparina); 0,75 mg /100 U de heparina de protamina entre 31 e 60 minutos e 0,4 mg/100 U heparina de protamina após mais de 2 horas da administração de heparina, considerando que a meia-vida da heparina é de 2 horas. A dose total não deve exceder 50 mg, e a protamina deve ser injetada lentamente por via IV porque a infusão rápida pode desencadear hipotensão.[1]

As pessoas que recebem anticoagulantes orais, como o varfarina, são responsáveis por 12 a 14% de todos os pacientes com HIC. As orientações atuais da AHA/ASA para pacientes com INR elevado são de (1) suspender o varfarina; (2) administrar vitamina K IV (dose: 2 mg, IV lento) – deve-se estar preparado para uma possível resposta anafilática ao administrar vitamina K IV; (3) usar plasma fresco congelado (PFC) 15 mL/kg ou concentrados de complexo de protrombina (CCP) 50 a 150 mL, a fim de fornecer fatores de coagulação dependentes da vitamina K. O CCP pode apresentar algum benefício em comparação com PFC, uma vez que ocorre menor sobrecarga de volume, e o CCP demonstrou melhorar o INR mais rapidamente. No entanto, nenhum estudo atual apontou melhora do prognóstico com o seu uso e, ainda, esse produto possui um custo muito mais elevado. As recomendações atuais da AHA/ASA são para qualquer um dos produtos.[1]

Tem havido muito interesse no uso do fator VIIa recombinante na hemorragia aguda; no entanto, nos estudos em fase III, não houve melhora do prognóstico em pacientes com HIC recebendo rVIIa, e houve um aumento na incidência de trombos arteriais no grupo tratado.[15] As orientações atuais da AHA/ASA preconizam que não existe indicação para o uso de rVIIa em pacientes não selecionados, porém muitos ainda argumentam que seu uso deve ser considerado naqueles pacientes com HIC que estavam recebendo terapia anticoagulante oral, caso uma intervenção neurocirúrgica seja uma possibilidade.

Outras considerações sobre o tratamento

É importante tentar minimizar as lesões cerebrais secundárias após a HIC. Os estudos demonstraram uma melhora do prognóstico nos pacientes tratados em uma unidade de terapia intensiva especializada em neurologia (UTIN); assim, esse é o local mais apropriado para esses pacientes sempre que possível.[16]

Manejo do aumento da pressão intracraniana

Pacientes com grandes hematomas intracerebrais ou com comprometimento intraventricular apresentam um aumento do risco de desenvolver aumento da PIC. Não existem técnicas específicas para o manejo nessa população de pacientes com HIC. Os tratamentos clínicos padronizados permanecem inalterados: (1) a cabeceira do leito deve ser mantida a 30°; (2) deve-se administrar manitol 20% em uma dose de 1 a 1,5 g/kg; (3) a hiperventilação pode proporcionar uma redução temporária da PIC e deve ser iniciada com o objetivo de manter ao PCO_2 do paciente em 25 a 30 mmHg; (4) barbitúricos, tais como o pentobarbital, administrados em *bolus* de 5 mg a cada 10 a 15 minutos pode melhorar a PIC nos casos refratários ao tratamento; (5) monitoramento intracraniano da PIC ou ventriculostomia com drenagem do líquido cerebrospinal (LCS) também deve ser considerada individualizando-se cada caso.[1,8] A administração intraventricular de rt-PA foi explorada em pacientes com HIC, porém ainda é considerada experimental pela AHA/ASA.[1]

O controle rígido da glicose demonstrou ser benéfico em pacientes na unidade de tratamento intensivo cirúrgica (UTIC); no entanto, a hipoglicemia também deve ser evitada. Vários estudos em pacientes com trauma craniano fechado demonstraram episódios de hipoglicemia e possível aumento do risco de mortalidade.[17] As orientações atuais da AHA/ASA são no sentido de um manejo menos agressivo do que a recomendação de controle estrito entre 80 e 110 g/dL, tentando manter a euglicemia e prevenindo a hipoglicemia.[1]

A febre demonstrou piorar o prognóstico em pacientes com HIC; por outro lado, não existem evidências demonstrando que o controle da temperatura melhora o prognóstico nesses pacientes. É recomendado que os antipiréticos e cobertores de resfriamento sejam usados para a manutenção de eutermia.[1,8]

Pacientes com HIC lobar apresentam aumento do risco de convulsões. O uso profilático de medicações antiepilépticas não é recomendado pela AHA/ASA. O tratamento deve ser iniciado caso o paciente apresente convulsões clínicas ou alterações no estado mental que demonstrem convulsões ao eletrencefalograma (EEG). A monitoração contínua por EEG deve ser considerada em pacientes com depressão no estado mental desproporcional ao grau de lesão cerebral demonstrado.[1] O manejo inicial das convulsões deve iniciar com o uso de benzodiazepínicos, como o lorazepam 0,1 mg/kg, seguido de uma dose de ataque de fenitoína ou fosfenitoína (20 mg/kg).[8]

Os pacientes possuem aumento do risco de eventos tromboembólicos enquanto estão sob os cuidados da UTIC. Recomenda-se que todos os pacientes sejam colocados meias de compressão com dispositivos de compressão intermitente nas extremidades inferiores. Uma vez documentada a parada do sangramento, deve ser considerado o uso de heparina não fracionada ou heparina de baixo peso molecular em baixa dose por via subcutânea para a prevenção da trombose venosa profunda (TVP).[1]

As recomendações atuais para intervenção cirúrgica são em grande parte baseadas no estudo STICH,[18] o qual não confirmou benefícios da cirurgia em pacientes com hemorragia lobar superficial. O estudo demonstrou um prognóstico pior em pacientes com hemorragias mais profundas que foram submetidos à cirurgia. As orientações atuais da AHA/ASA são de uma intervenção cirúrgica precoce em pacientes com hemorragia cerebelar com deterioração rápida, compressão do tronco cerebral ou hidrocefalia (Fig. 27-3). A craniotomia pode ser considerada em pacientes com grandes hemorragias > 30 mL em 1 cm de superfície do cérebro. O uso de técnicas minimamente invasivas para a evacuação dos coágulos ainda está em investigação.[1]

Por fim, as orientações atuais da AHA/ASA abordam o aspecto da mortalidade em pacientes com HIC. É bem documentado que a morte por HIC, na maioria dos pacientes, ocorre durante sua hospitalização aguda inicial. Novos estudos que observaram a falta de ressuscitação (solicitações de não ressuscitação) na fase inicial do tratamento em pacientes com HIC mostraram que as "limitações precoces dos cuidados" podem constituir um fator de risco independente para a mortalidade nessa população.[19,20] A AHA/ASA atualmente recomenda que a implementação de solicitações de não ressuscitação em pacientes não devem ser iniciadas até o segundo dia de internação hospitalar.[1]

▶ HEMORRAGIA SUBARACNOIDE

A HSA é responsável por aproximadamente 5% de todos os AVEs e aproximadamente 1% de todos os pacientes que se apresentam à sala de emergência com queixas de cefaleia. Ao passo que a incidência de HSA permaneceu relativamente igual, a mortalidade apresentou uma melhora significativa, situando-se entre 33 e 45%.[21,22] A causa mais comum de HSA não traumática é a ruptura de um aneurisma intracraniano. Existem várias outras causas de HSA, incluindo dissecção arterial intracraniana, malformações arteriovenosas (MAV), fístula arteriovenosa dural (FAV), aneurismas infecciosos, endocardite infecciosa, trauma,

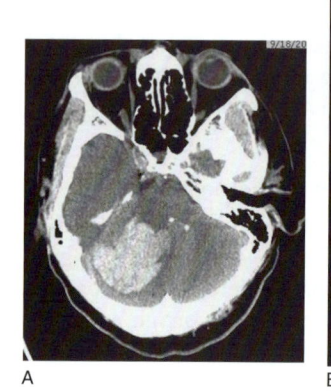

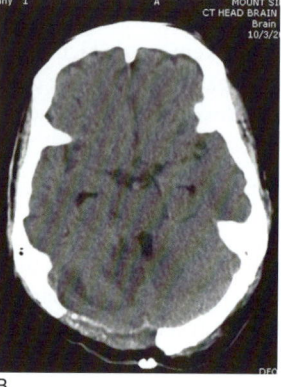

Figura 27-3 (A e B) Hemorragia cerebelar e TC de duas semanas pós-operatório. Observe o efeito de massa que o hematoma causa sobre o quarto ventrículo (totalmente comprimido) e o desaparecimento completo da placa da cisterna quadrigeminal e tronco cerebral. Na TC de acompanhamento na segunda semana pós craniectomia descompressiva, o quarto ventrículo é novamente visível, e o efeito de massa sobre o tronco cerebral foi reduzido com encefalomalacia residual na área da hemorragia. O alívio imediato do efeito compressivo do hematoma é o objetivo da intervenção cirúrgica.

distúrbios de coagulação, abuso de cocaína, origem cervical (devido a uma MAV espinal ou FAV), malformações cavernosas, vasculites, vasculopatias, tumor intracraniano, anemia de células falciformes, apoplexia hipofisária e trombose intracraniana de seio venoso, apenas para citar casos em que a angiografia cerebral está indicada na avaliação diagnóstica.

Fatores de risco independentes para o desenvolvimento da HSA incluem tabagismo, hipertensão, abuso de cocaína e álcool.[23] Certas síndromes genéticas também estão ligadas à formação de aneurismas e HSA. Tais síndromes incluem a deficiência de α-antitripsina, doença do rim policístico autossômica dominante,[24] síndrome de Ehlers-Danlos tipo IV,[25] e síndrome do aneurisma intracraniano familiar (definida como familiares de primeiro grau com dois membros ou mais afetados). Pacientes com esse distúrbio tendem a apresentar múltiplos aneurismas e um risco de 10% de apresentar um aneurisma em comparação com 2% da população em geral e tendem a sofrer uma ruptura deste aneurisma em um estágio precoce. Pacientes com história de aneurisma roto possuem uma taxa anual de formação de novos aneurismas de 1 a 2%.[26]

O diagnóstico de HSA espontânea requer um alto índice de suspeição. Estima-se que ao redor de 5 a 12% dos pacientes com esse tipo de sangramento permanecem sem diagnóstico.[27,28] Trata-se de um dado estatístico triste, uma vez que a falha em diagnosticar a HSA aumenta consideravelmente a morbidade e a mortalidade.

O sintoma de apresentação mais comum da HSA é o início súbito de cefaleia severa. Os pacientes podem descrever a cefaleia como "a pior cefaleia da minha vida". A cefaleia severa está presente em até 80% dos pacientes com sangramento subaracnoide. Os pacientes também podem apresentar náuseas, vômitos, dor cervical, alterações no estado mental ou déficits neurológicos focais, frequentemente paralisia de nervos cranianos.[21] Deve-se lembrar que a melhora da dor em resposta aos tratamentos convencionais usados para o controle da cefaleia não excluem a HSA, e esse raciocício é uma armadilha a ser evitada. O exame neurológico inicial é preditivo do prognóstico da HSA, conforme demonstrado pela escala de Hunt e Hess, em que o grau 1 é assintomático ou cefaleia leve e rigidez de nuca; o grau 2 consiste em uma cefaleia de moderada a severa, rigidez de nuca, porém sem outros déficits neurológicos além de uma neuropatia craniana; o grau 3 consiste em vertigem, alteração do sensório e/ou déficit neurológico focal leve; o grau 4 consiste em estupor e/ou hemiparesia de moderada a severa; o grau 5 é coma/postura descerebrada.[29] A sobrevida em 30 dias é de 70% para os graus de 1 a 3 e de 20% para os graus 4 e 5.[30] Os modernos avanços no tratamento da HSA (em 1995), incluindo o advento da neurorradiologia intervencionista para o tratamento endovascular do vasospasmo, melhoraram esses números pelo menos nas graduações mais leves (1-3), demonstrando 86% de retorno às funções normais.

É esperada uma melhora ainda maior nos resultados à medida que continuem os avanços tecnológicos nos tratamentos endovasculares.

O diagnóstico de HSA deve iniciar com uma análise radiográfica. A TC não contrastada permanece como o exame inicial de escolha, com uma sensibilidade de 98 a 100% nas primeiras 12 horas após a HSA. Essa sensibilidade diminui com o decorrer do tempo e cai para 93% após 24 horas, chegando a 57% em seis dias após o evento.[21] A ATC pode ser útil na identificação do aneurisma e é altamente sensível para aneurismas maiores de 5 mm; no entanto, a sensibilidade é baixa na detecção de pequenos aneurismas. A angiografia por ressonância magnética (ARM) também é útil na identificação do aneurisma cerebral, porém novamente sua sensibilidade é limitada, sendo maior no caso de aneurismas > 5 mm diâmetro.

Por esses motivos, o padrão-ouro usado para a exclusão da HSA em pacientes com suspeita dessa patologia e uma TC não contrastada indefinida permanece sendo a punção lombar. A sensibilidade desse exame, quando adequadamente realizado e interpretado, aproxima-se de 100%, com um valor preditivo negativo de 99%. Os tubos 1 e 4 devem ser enviados para contagem celular, e > 400 hemácias (quando não houver diminuição do tubo 1 para o 4) e pressão de abertura elevada são sugestivos de HSA. O achado de xantocromia é diagnóstico desse distúrbio; no entanto, pode levar até 12 horas para que as hemácias sofram uma lise suficiente para produzir esse achado. Existem evidências que apoiam a inspeção visual para esse diagnóstico, sugerindo que a espectrofotometria não é necessária para excluir com segurança a HSA.[32]

TRATAMENTO DA HEMORRAGIA SUBARACNOIDE POR ANEURISMA

O objetivo do tratamento da HSA aneurismal é prevenir uma nova ruptura do aneurisma. O tratamento precoce (dentro de 48 horas) é recomendado, a fim de prevenir a taxa de mortalidade de 67% associada a um novo sangramento.[21] Existe um risco de 3 a 4% de novo sangramento nas primeiras 24 horas e risco de 2% no segundo dia. Cada dia subsequente carrega um risco de 0,3% e um risco de 15 a 20% nas primeiras semanas. Caso não seja tratado, existe um risco de 50% de uma nova ruptura nos primeiros seis meses.[33] O tratamento do aneurisma pode ser realizado por meio de uma técnica microcirúrgica aberta (clipagem) ou de uma técnica endovascular (mola) (Fig. 27-4). O estudo internacional de aneurisma subaracnoide (ISAT, do inglês *international subarachnoid aneurysm trial*) randomizou 2.143 pacientes com HSA espontânea em clipagem *versus* endoprótese num período de 28 dias após o episódio. Apesar de o processo de randomização ser bastante criticado, após um ano houve 24% de incapacidade importante ou morte no grupo endovascular *versus* 31% no grupo cirúrgico ($p = 0,0019$). Após um acompanhamento de sete anos, a mortalidade foi significativamente

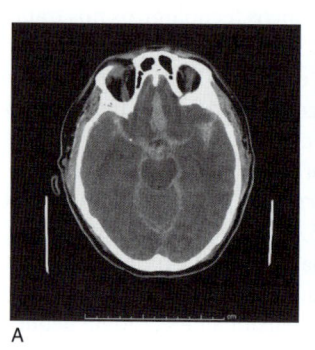

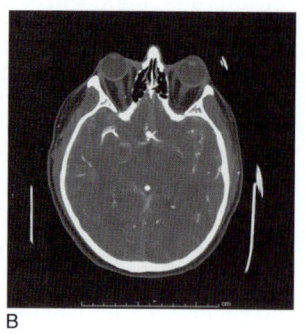

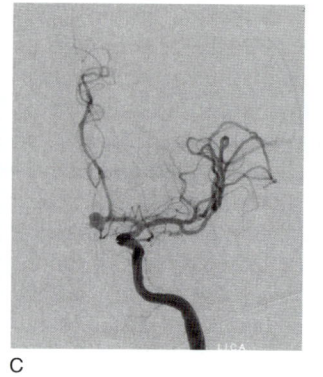

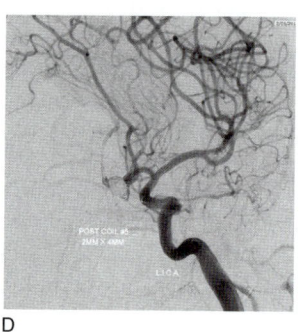

Figura 27-4 (A-D) TC demonstrando uma hemorragia subaracnoide difusa. A ATC mostra um aneurisma arterial comunicante anterior com direção para a direita e superiormente. Isso é confirmado pela angiografia cerebral. É demonstrada a embolização pós-aneurisma. Observe a falta de enchimento no interior do aneurisma.

maior no grupo tratado cirurgicamente ($p = 0,03$), e as taxas de convulsões também foram maiores. O risco de novo sangramento precoce foi mais alto no grupo endovascular com acompanhamento de 30 dias, porém, após sete anos, foi similar em ambos os grupos.[33,34] O método ideal para o tratamento permanece ser individualizado para cada paciente, dependendo da morfologia e da localização do aneurisma e da característica do paciente.

TRATAMENTO CLÍNICO DA HEMORRAGIA SUBARACNOIDE

Pacientes que necessitam de suporte de via aérea ou ventilatório devem ser tratados conforme a discussão prévia de pacientes com HIC. Todos os pacientes com HSA são melhor servidos por meio de uma internação em uma UTIN, preferencialmente em uma instituição com acesso a especialistas em cuidados neurovasculares intervencionais. O manejo de pacientes com HSA deve ter como objetivos a prevenção de um novo sangramento e limitar o vasospasmo na circulação cerebral.

A PA deve ser mantida em níveis normais nesses pacientes até que o aneurisma roto esteja sob controle (clipado ou com endoprótese). A analgesia adequada deve auxiliar nesse desafio. Os antieméticos estão indicados a fim de prevenir vômitos e aumentos subsequentes da PIC. Assim como na HIC, a hiperglicemia e a hipertermia podem piorar o prognóstico, devendo ser evitadas.[21,36]

O segundo braço do tratamento clínico é a tentativa de prevenção do vasospasmo com redução subsequente do fluxo sanguíneo. Pacientes com vasospasmo apresentarão o surgimento de novos défcts neurológicos focais, os quais podem manifestar resolução ou prosseguir até um acidente vascular encefálico isquêmico permanente. Até 15% dos pacientes com episódios de vasospasmo pós-HSA irão sofrer um AVE ou irão a óbito em decorrência desse processo mesmo com o tratamento máximo.[21] A nimodipina oral (600 mg a cada 4 horas) deve ser iniciada o mais breve possível após o estabelecimento do diagnóstico para evitar o desenvolvimento dessa complicação, sendo continuada por 21 dias. A intervenção precoce é crucial para prevenir um novo sangramento e permitir o tratamento para hipertensão/hipervolemia na ocorrência de um vasospasmo. O vasoespasmo sintomático ocorre em 20 a 40% dos pacientes com HSA aneurismal entre os dias 5 e 21. A isquemia ou o infarto cerebral é resultante do vasospasmo sintomático. Os fatores de risco incluem graduação ruim, sangue espesso à TC, sangramento sentinela, febre, espasmo angiográfico precoce, depleção de volume, baixo débito cardíaco e tabagismo. O tratamento endovascular do vasospasmo pode reverter os sintomas de isquemia tardia e pode consistir em medicações intra-arteriais (verapamil e milrinona, entre outros) e/ou angioplastia; o ideal é o início do tratamento em 2 horas.

Por fim, pacientes com HSA apresentam risco de outras complicações, incluindo convulsões, TVP, hidrocefalia e hiponatremia. Meias de compressão e dispositivos de compressão intermitentes devem ser usados para prevenir o desenvolvimento de TVP. A administração subcutânea de anticoagulantes pode ser usada uma vez que o aneurisma esteja sob controle (clipado ou com endoprótese). O uso profilático de anticonvulsivantes permanece controverso, porém pode ser considerado.[21] As convulsões podem ser manejadas como as convulsões de qualquer outra causa, primeiramente com lorazepam ou outro benzodiazepínico seguido por anticonvulsivantes como a fenitoína ou a fosfenitoína.[36] Devem ser instalados drenos ventriculares externos em pacientes com hidrocefalia ou evidências de aumento da PIC (i.e., tríade de Cushing ou redução do sensório com hidrocefalia vista na TC). Antes de controlar o aneurisma, a PIC deve ser mantida em valores próximos ao máximo da normalidade (LCS a 20 mmHg). O objetivo é reduzir a tendência da pressão em um esforço de reduzir a taxa de nova ruptura. Uma vez o aneurisma estando sob controle, o dreno deve ser mantido aberto a um nível de 10 mmHg de LCS. Por fim, a hiponatremia ocorre entre 10 e 30% de todos os pacientes com HSA. Originalmente foi sugerido que se tratava de uma forma da síndrome de secreção inapropriada de hormônio antidiurético (SIADH); no entanto, a restrição de líquidos e a contração de volume demonstraram piorar o prognóstico nessa população. A síndrome de perda cerebral de sal (CSW, do inglês *cerebral salt wasting syndrome*) é a causa mais frequente e postula-se ser relacionada a alterações nos níveis do peptídeo natriurético cerebral (BNP, do inglês *brain natriuretic peptide*). A CSW distingue-se da SIADH porque apresenta depleção de volume com perda de sódio; já a SIADH registra normovolemia ou hipervolemia. Quando o débito urinário excede a ingestão de líquidos, o diagnóstico de CSW deve ser considerado. As orientações atuais da AHA/ASA são no sentido de manter a euvolemia, usar líquidos isotônicos a fim de manter um balanço hídrico normal, usar acetato de fludrocortisona e considerar o uso de solução salina hipertônica a 3% para corrigir a hiponatremia nesses pacientes.[21] Deve-se tomar cuidado para não corrigir a hiponatremia muito rapidamente, ocasionando uma mielinólise pontina central; entretanto, isso é raro em pacientes com hiponatremia com menos de 24 horas de duração e é evitado não excedendo 8 mEq/24 horas em um paciente cronicamente hiponatrêmico.

REFERÊNCIAS

1. Broderick J, Connolly S, Feldmann E, et al. Guidelines for the management of spontaneous intracerebral hemorrhage in adults: 2007 update: a guideline from the American Heart Association/American Stroke Association Stroke Council, High Blood Pressure Research Council, and the Quality of Care and Outcomes in Research Interdisciplinary Working Group. *Stroke*. 2007;38:2001-2023.
2. Ariesen MJ, Claus SP, Rinkel JGE et al. Risk factors for intracerebral hemorrhage in the general population: a systematic review. *Stroke*. 2003;34:2060-2065.
3. Wojak JC, Flamm ES. Intracranial hemorrhage and cocaine use. *Stroke*. 1987;18:712-715.
4. Buxton N, McConachie NS. Amphetamine abuse and intracranial haemorrhage. *J R Soc Med*. 2000;93:472-477.
5. Gorelick PB, Weisman SM. Risk of hemorrhagic stroke with aspirin use: an update. *Stroke*. 2005;36;1801-1807.
6. Steiner T, Rosand J, Diringer M. Intracerebral hemorrhage associated with oral anticoagulant therapy: current practices and unresolved questions. *Stroke*. 2006;37;256-262.
7. Robinson M, Clancy N. In patients with head injury undergoing rapid sequence intubation, does pretreatment with intravenous lingocaine/lidocaine lead to an improved neurological outcome? A review of the literature. *Emerg Med J*. 2001;18:453-457.
8. Rincon F, Mayer SA. Clinical review: critical care management of spontaneous intracerebral hemorrhage. *Crit Care*. 2008;12:237-251.
9. Clancy M, Halford S, Walls R, et al. In patients with head injuries undergoing rapid sequence intubation using succinylcholine, does pretreatment with a competitive neuromuscular blocking agent improve outcome? A literature review. *Emerg Med J*. 2001;18:373-375.
10. Georgiadis D, Schwarz S, Baumgartner RW, et al. Influence of positive end-expiratory pressure on intracranial pressure and cerebral perfusion pressure in patients with acute stroke. *Stroke*. 2001;32;2088-2092.
11. Anderson CS, Huang Y, Wang JG, et al. Intensive blood pressure reduction in acute cerebral haemorrhage trial (INTERACT): a randomized pilot trial. *Lancet Neurol*. 2008;7:391-399.
12. Quereshi AI. Antihypertensive treatment of acute cerebral haemorrhage (ATACH): rationale and design. *Neurocrit Care*. 2007;6:56-66. Results presented at International Stroke Conference, New Orleans, February 2008.
13. Morgenstern LB, Hemphill JC III, Anderson C, et al. Guidelines for the management of spontaneous intracerebral hemorrhage: a guideline for healthcare professionals from the American Heart Association/American Stroke Association. *Stroke*. 2010;41:2108-2129.
14. Adams HP Jr, Adams RJ, Brott T, et al. Guidelines for the early management of patients with ischaemic stroke: A scientific statement from the Stroke Council of the American Stroke Association. *Stroke*. 2003;34:1056-1083.
15. Mayer SA, Brun NC, Begtrup K, et al. Recombinant activated factor VII for acute intracerebral hemorrhage. *N Engl J Med*. 2005;352:777-785.
16. Diringer MN, Edwards DF. Admission to a neurologic/neurosurgical intensive care unit is associated with reduced mortality rate after intracerebral hemorrhage. *Crit Care Med*. 2001;29:635-640.
17. Oddo M, Schmidt JM, Carrera E, et al. Impact of tight glycemic control on cerebral glucose metabolism after severe brain injury: a microdialysis study. *Crit Care Med*. 2008;36:3233-3238.
18. Mendelow AD, Gregson BA, Fernandes HM, et al. Early surgery versus initial conservative treatment in patients with spontaneous supratentorial intracerebral haematomas in the International Surgical Trial in Intracerebral Haemorrhage (STICH): a randomised trial. *Lancet*. 2005;365:387-396.
19. Zahuranec DB, Brown DL, Lisabeth LD, et al. Early care limitations independently predict mortality after intracerebral hemorrhage. *Neurology*. 2007;68:1651-1657.
20. Zurasky JA, Aiyagari V, Zazulia AV, et al. Early mortality following spontaneous intracerebral hemorrhage. *Neurology*. 2005;64:725-727.
21. Bederson JB, Connolly ES Jr, Batjer HH, et al. Guidelines for the management of aneurysmal subarachnoid hemorrhage: a statement for healthcare professionals from a special writing group of the Stroke Council, American Heart Association. *Stroke*. 209;40:994-1025.
22. Edlow JE. Diagnosis of subarachnoid hemorrhage. Are we doing better? *Stroke*. 2007;38:1129-1131.
23. Feigin VL, Rinkel GJE, Lawes CM, et al. Risk factors for subarachnoid hemorrhage: an updated systematic review of epidemiological studies. *Stroke*. 2005;36:2773-2780.
24. Schievink WI, Torres VE, Piepgras DG, et al. Saccular intracranial aneurysms in autosomal dominant polycystic kidney disease. *J Am Soc Nephrol*. 1992;3:88-95.
25. Schievink WI, Limburg M, Oorthuis JW, et al. Cerebrovascular disease in Ehlers-Danlos syndrome type IV. *Stroke*. 1990;21:626-632.
26. Bederson JB, Awad IA, Wiebers DO, et al. Recommendations for the management of patients with unruptured intracranial aneurysms: a statement for healthcare professionals from the Stroke Council of the American Heart Association. *Stroke*. 2000;31:2742-2750.
27. Vermeulen MJ, Schull MJ. Missed diagnosis of subarachnoid hemorrhage in the emergency department. *Stroke*. 2007;38:1216-1221.
28. Kowalski RG, Claassen J, Kreiter KT, et al. Initial misdiagnosis and outcome after subarachnoid hemorrhage. *JAMA*. 2004;291:866-869.
29. Hunt WE, Hess RM. Surgical risk as related to time of intervention in the repair of intracranial aneurysms. *J Neurosurg*. 1968;28:14-20.

30. Longstreth WT Jr, Nelson LM, Koepsell TD, et al. Clinical course of spontaneous subarachnoid hemorrhage: a population-based study in King County, Washington. *Neurology.* 1993;43:712–718.
31. Le Roux PD, Elliot JP, Downey L, et al. Improved outcome after rupture of anterior circulation aneurysms: a retrospective 10-year review of 224 good-grade patients. *J Neurosurg.* 1995;83:394–402.
32. Dupont SA, Wijdicks EF, Manno EM, et al. Thunderclap headache and normal computed tomographic results: value of cerebrospinal fluid analysis. *Mayo Clin Proc.* 2008;83(12):1326–1331.
33. Naidech AM, Janjua N, Kreiter KT, et al. Predictors and impact of aneurysm rebleeding after subarachnoid hemorrhage. *Arch Neurol.* 2005;62:410–416.
34. Molyneux AJ, Kerr RS, Stratton I, et al. International subarachnoid aneurysm trial (ISAT) of neurosurgical clipping versus endovascular coiling in 2143 patients with ruptured intracranial aneurysms: a randomized trial. *Lancet.* 2002;360(9342):1267–1274.
35. Molyneux AJ, Kerr RS, Stratton I, et al. International subarachnoid aneurysm trial (ISAT) of neurosurgical clipping versus endovascular coiling in 2143 patients with ruptured intracranial aneurysms: a randomized comparison of effects on survival, dependency, seizures, rebleeding, subgroups, and aneurysm occlusion. *Lancet.* 2005;366(9488):809–817.
36. Suarez JI, Tarr RW, Selman WR, et al. Aneurysmal subarachnoid hemorrhage. *N Engl J Med.* 2006;354:387–396.

CAPÍTULO 28

Trauma craniencefálico e trauma de medula espinal

Jason A. Ellis, Kiwon Lee e Dorothea Altschul

▶ Introdução   315
▶ Epidemiologia   315
▶ Fisiopatologia   316
▶ Etiologias das lesões   317
▶ Avaliação inicial e classificação   317
▶ Avaliação radiográfica   319
▶ Indicações cirúrgicas   320
▶ Medidas de cuidados intensivos   321

▶ INTRODUÇÃO

O trauma craniencefálico (TCE) e o trauma da medula espinal (TME) representam patologias resultantes de um espectro variado de lesões primárias ao sistema nervoso central (SNC). Quase dois milhões de casos de neurotrauma, incluindo TCE e TME, ocorrem anualmente nos Estados Unidos, tornando isso um importante problema de saúde pública.[1-3] Além das incapacidades físicas a longo prazo e incapacidades psicossociais observadas em sobreviventes de um neurotrauma, o peso econômico da TCE e da TME está estimado entre 40 e 200 bilhões de dólares.[3-6] No caso da TME, estima-se que o custo total durante a vida diretamente atribuído à lesão de medula espinal em um paciente de 25 anos de idade pode exceder os 3 milhões de dólares.[2]

Os avanços em nossa compreensão da fisiopatologia da lesão do SNC pós-traumática levaram a melhoras nos cuidados intensivos de pacientes com TCE e TME. Na verdade, o desenvolvimento de orientações padronizadas para o tratamento clínico e cirúrgico agressivo desses pacientes tem sido atribuído ao auxílio na melhora dos prognósticos.[7,8] No caso de pacientes com lesões cerebrais/medulares graves, é importante que seja realizada uma abordagem multidisciplinar. A principal diretriz que orienta o manejo de pacientes com TCE e TME é a redução da lesão neural secundária que inevitavelmente segue uma lesão primária do SNC. A estabilização de emergência apropriada e no momento certo, o manejo dos cuidados intensivos e as intervenções cirúrgicas são essenciais para retardar a progressão secundária do SNC. Com esse objetivo, o clínico que trata pacientes com TCE e TME deve ser capaz de avaliar, monitorar e tratar os múltiplos desarranjos fisiológicos que resultam da lesão do SNC e também a facilitam. Neste capítulo, é revisada a epidemiologia, a fisiopatologia e o manejo dos cuidados intensivos de pacientes com TCE e TME. Como uma intervenção neurocirúrgica – no leito ou na sala de cirurgia – geralmente é necessária para os pacientes com TCE e TME, as indicações cirúrgicas para as patologias encontradas no ambiente da emergência e dos cuidados intensivos também são revisados.

▶ EPIDEMIOLOGIA

TRAUMA CRANIENCEFÁLICO

O Centers for Disease Control and Prevention (CDC) estima que 1,7 milhão de pessoas sofre uma TCE anualmente.[1] Desse total, aproximadamente 52 mil morrem, 275 mil são hospitalizados e 1.365 milhões são tratados e liberados de um serviço de emergência. No entanto, o número atual de casos de TCE é incerto, uma vez que muitos pacientes recebem cuidados no local ou não procuram nenhum atendimento. As causas de TCE em todos os grupos etários combinados são quedas em 35,2%, acidentes com veículos automotores em 17,3%, traumas em 16,5%, agressões em 10% e outras causas desconhecidas em 21%. Dentre todos os grupos etários, o sexo masculino apresenta uma incidência mais alta de TCE e, de modo geral, apresentam TCE 1,4 vez mais frequentemente do que o sexo feminino. O CDC identificou três grupos etários – crianças de 0 a 4 anos de idade, adolescentes de 15 a 19 anos de idade e adultos com 65 anos de idade ou mais – como os mais prováveis de sofrer um TCE. As crianças entre 0 e 4 anos apresentaram o maior índice de TCE relacionado às visitas ao serviço de emergência (1.256 por 100.000 da população), enquanto os índices de hospitalização (339 por 100.000 da população) e morte (57 por 100.000 da população) foram maiores entre aqueles com 75 anos ou mais. As taxas de óbito relacionadas ao TCE reduziram-se substancialmente nos últimos 30 anos, podendo isso ser atribuído principalmente à prevenção primária. Os óbitos por TCE relacionado a acidentes com veículos automotores foram reduzidos em 22%, e os relacionados à TCE causados por armas de fogo diminuíram 14% entre 1989 e 1998.[9] Dados recentes indicam declínios mais modestos ou uma estabilidade relativa nos óbitos por TCE.[1,10]

TRAUMA DA MEDULA ESPINAL

O National Spinal Cord Injury Statistical Center (NSCISC) coleta e divulga os dados epidemiológicos mais completos acerca da lesão de medula espinal nos Estados Unidos. A incidência anual estimada de lesão de medula espinal é de 40 casos por milhão da população, representando aproximadamente 12 mil novos casos a cada ano nos Estados Unidos.[2,11] Cerca de 80% dessas lesões ocorrem no sexo masculino. As causas mais comuns de lesão de medula espinal incluem acidentes com veículos automotores em 41,3%, quedas em 27,3% e violência em 15%. As lesões de medula espinal cervical são as mais comuns, sendo responsáveis por mais de 50% das lesões de acordo com o banco de dados do NSCISC, seguidas por lesões torácicas, lombares e sacrais. Dentre todos os níveis de lesão, as lesões cervicais conferem o pior prognóstico, com a dependência do ventilador possuindo uma forte associação negativa com a sobrevida. A morte em pacientes com lesão da medula espinal resulta mais comumente de infecções respiratórias e septicemia associada a infecções urinárias e úlceras de decúbito.

▶ FISIOPATOLOGIA

A avaliação dos mecanismos fisiopatológicos da TCE e da TME são importantes para o desenvolvimento e implementação de estratégias terapêuticas clínicas efetivas. Apesar de em geral serem tratadas separadamente, as fisiopatologias da TCE e da TME apresentam várias similaridades. A lesão causada por TCE e TME pode ser compreendida em termos de lesões primárias e secundárias ao tecido neural. A lesão primária denota o dano mecânico inicial secundário à transmissão de energia durante o impacto, enquanto a lesão secundária resulta da resposta sistêmica e destruição tecidual intrínseca à lesão primária. Os cuidados principais dos pacientes de TCE e TME tem por objetivo minimizar a lesão secundária.[12-15] Aqui é apresentada uma revisão concisa da fisiopatologia da TCE e TME com ênfase nos processos patológicos que, como rotina, são abordados clinicamente.

FLUXO SANGUÍNEO

Tanto a TCE como a TME estão associadas a uma hipoperfusão focal e/ou global para o cérebro e medula, respectivamente.[13,14,16,17] A hipoperfusão pode ser resultante de vários mecanismos, incluindo dano micro ou macrovascular, vasospasmo, choque medular/neurogênico, perda da autorregulação ou ruptura tecidual mecânica. A redução do fluxo sanguíneo ao tecido neural resulta em isquemia e, consequentemente, infarto, à medida que as demandas metabólicas celulares exaurem as reservas disponíveis. Por esse motivo, não é surpreendente que as reduções do fluxo sanguíneo cerebral (FSC) e a hipotensão signifiquem um pior prognóstico para pacientes com TCE.[24,25]

No entanto, o fluxo sanguíneo focalmente aumentado resultando em hiperemia também pode ser resultante de uma lesão aguda ao tecido neural. A hiperemia é tão deletéria ao cérebro e medula espinal danificados quanto a hiperfusão. Mecanicamente, ambos os processos resultam em uma discrepância entre o fluxo sanguíneo e o metabolismo celular. Além disso, com a facilitação do dano celular oxidativo, a promoção do edema tecidual e o aumento da pressão intracraniana (PIC), a hiperemia promove uma lesão secundária no quadro agudo.[12-14]

METABOLISMO

Após a TCE e TME, ocorre disfunção metabólica devido à incapacidade de entrega e/ou utilização do oxigênio e da glicose no interior do cérebro e da medula espinal lesionados.[12-14] Como as células neurais dependem da produção de moléculas de alta energia provenientes do metabolismo aeróbio em satisfazer suas necessidades energéticas, mesmo reduções modestas no oxigênio e na glicose são mal-tolerados.[12,26] Os fluxos iônicos associados à lesão celular primária resultam na iniciação de processos dependentes de energia, tal como o transporte de membrana, em uma tentativa de restaurar a homeostasia. À medida que as reservas energéticas são depletadas, especialmente no caso de uma penumbra isquêmica, ocorre a morte celular.[12]

INFLAMAÇÃO

A reação inflamatória robusta vista no cérebro e na medula espinal danificados consiste em um importante componente negativo dos processos de lesão secundária e dos processos reparativos.[12-14,26] No local da lesão, o recrutamento de leucócitos e a expressão concomitante dos mediadores inflamatórios, como TNF-α, interleucinas e moléculas de complemento, promovem permeabilidade vascular, edema e dano tecidual progressivo. A inibição desse perfil citotóxico inflamatório é o principal objetivo do desenvolvimento dos tratamentos neuroprotetores.

EXCITOTOXICIDADE

A TCE e a TME estão associadas à liberação excessiva de neurotransmissores excitatórios, como o glutamato, em resposta à hipóxia.[12-14,26] Isso, por sua vez, resulta em um grande fluxo iônico envolvendo sódio, potássio e cálcio por meio das membranas celulares. O acúmulo do cálcio intracelular é particularmente associado a vários processos tóxicos, como a ativação da lipase e peroxidase e a geração de radicais livres.

ETIOLOGIAS DAS LESÕES

A TME pode ser causada por vários mecanismos que envolvem a deformação do tecido cerebral em vários graus de intensidade. Esses mecanismos podem variar de um nível de deformação relativamente baixos causados durante uma simples colisão a níveis mais altos associados a mecanismos balísticos ou de explosão. As lesões podem ser divididas em duas principais categorias – abertas (incluindo penetrantes) e fechadas. As lesões cerebrais abertas envolvem a violação do crânio e podem resultar de penetração de corpos estranhos (p. ex., projétil ou facas) ou força traumática fechada (p. ex., golpe de um taco de beisebol). A lesão cerebral fechada é causada mais frequentemente por força direta fechada; no entanto, o impacto primário, ou lesões induzidas por ondas de choque, estão se tornando bastante prevalentes no cenário militar.

AVALIAÇÃO INICIAL E CLASSIFICAÇÃO

A avaliação inicial dos pacientes de neurotrauma deve iniciar com o ABC* familiar: avaliação da via aérea, confirmação da respiração com efetiva ventilação e avaliação do estado circulatório. A colocação de um colar cervical rígido e a imobilização corporal em uma maca rígida estão indicadas em todos os pacientes vítimas de trauma.[27] Pacientes com deterioração do estado clínico e aqueles com escala de coma de Glasgow (GCS) com escore de 8 ou menos devem ser intubados porque são incapazes de proteger adequadamente sua via aérea. Precauções como estabilização durante a intubação são prudentes até que esteja comprovada a estabilidade medular.[27] O monitoramento cardíaco, hemodinâmico e respiratório e a oximetria de pulso são necessários em todos os pacientes com TCE de moderada à grave (ver a seguir) assim como pacientes com TME.[16, 17, 28] A hipoxemia ($SaO_2 < 90\%$) e a hipotensão (pressão arterial sistólica < 90 mmHg) devem ser evitadas nos pacientes com TCE e TME. Os prognósticos da TCE demonstraram claramente ser piores caso ocorra hipóxia e hipotensão, e as evidências disponíveis sugerem que isso também é verdadeiro para a TME.[16, 17, 24, 28] A intubação, a ressuscitação volumétrica com líquidos intravenosos ou a transfusão e o uso de medicações vasopressoras podem ser necessários para alcançar esses objetivos iniciais.

A inspeção visual da condição física geral do paciente deve ser realizada. Evidências de fratura de base do crânio (equimoses periorbital ou pós-auricular, rinorreia ou otorreia com líquido cerebrospinal [LCS]), fratura facial ou deformidade da coluna devem ser observadas. O exame neurológico inicial deve compreender, no mínimo, a seguinte avaliação: (1) nível de consciência com determinação da GCS (Tab. 28-1), (2) função dos nervos cranianos (NC) com atenção particular ao tamanho, à simetria e à reatividade das pupilas e (3) exame da função motora grosseira e do sensório das extremidades. No caso de suspeita de lesão de medula espinal, é adequada a realização de um exame motor mais detalhado e a determinação do nível sensório específico. Além disso, deve ser realizado um exame de toque retal para checar a contração voluntária do esfíncter anal e deve ser determinada uma escala de graduação segundo a American Spinal Injury Association (ASIA) (ver a seguir).[29]

Enquanto no período agudo, deve ser realizado exame neurológico regularmente em todos os pacientes com TCE – no mínimo a cada hora durante as primeiras 24 horas (período hiperagudo) – e menos frequentemente conforme a indicação clínica. De modo geral, o edema cerebral é maior entre 48 e 96 horas após a lesão. Após isso ocorre a resolução do edema na maioria dos pacientes que demonstram melhora clínica.

SEVERIDADE CLÍNICA DA LESÃO CEREBRAL

Pacientes com GCS de 8 ou menos são considerados com TCE grave e necessitarão cuidados médicos avançados no ambiente pré-hospitalar, assim como manejo de cuidados neurointensivos. A TCE grave está associada a uma lesão neurológica significativa, frequentemente com lesões estruturais reveladas por exames de neuroimagem (p. ex., tomografia computadorizada [TC] de crânio revelando fratura craniana, hemorragia intracraniana e edema cerebral difuso precoce). Após a ressuscitação e estabilização iniciais no local, pacientes com TCE grave devem ser evacuados para um centro de trauma nível 1 com capacidade de neurocirurgias. Pacientes que apresentam uma TCE moderada (GCS 9-12) também devem ser tratados em um ambiente de tratamento intensivo, enquanto aqueles com

---

* N. de R.T. **A**, manejo da via aérea (*airway*); **B**, respiração (*breathing*); **C**, circulação (*circulation*).

▶ TABELA 28-1 ESCALA DE COMA DE GLASGOW

Pontos	Abertura ocular	Resposta verbal	Resposta motora
6	–	–	Obedece a comandos
5	–	Orientada	Localiza a dor
4	Espontânea	Confusa	Reflexo à dor
3	Ao comando	Inadequada	Postura flexora
2	À dor	Incompreensível	Postura extensora
1	Nenhuma	Nenhuma	Nenhuma

TCE leve (GCS 13-15) podem necessitar ou não de uma internação hospitalar.[30-33]

Deve-se observar que, além do parâmetro da GCS, a TCE leve é definida como a ocorrência de perda de consciência durante 30 minutos ou menos, amnésia pós-traumática não maior do que 24 horas, qualquer alteração no estado mental no momento da lesão ou déficit neurológico focal.[34] Na prática clínica, os termos concussão e TCE leve são empregados alternadamente; no entanto, esses termos possuem diferenças sutis, uma vez que foram independentemente definidos por diferentes painéis de especialistas. A American Academy of Neurology (AAN) define concussão como uma alteração no estado mental induzida por trauma, sendo confusão e amnésia as marcas registradas.[35] Uma vez que a GCS não fornece detalhes suficientes para proporcionar um quadro clínico no caso de TCE leve ou concussão, foi desenvolvida uma variedade de escalas (Tab. 28-2).[35, 36]

Existe uma grande heterogeneidade clinicopatológica nas classificações de lesão cerebral, de modo que é essencial o julgamento do médico para levar em consideração o quadro clínico integralmente, assim como os achados de neuroimagem.[37] Embora as classificações e as escalas de graduação desenvolvidas pelos consensos dos especialistas sejam clinicamente úteis, seu uso não é apoiado por evidências classe I.[32]

SÍNDROMES DE LESÃO DA MEDULA ESPINAL

As lesões da medula espinal podem ser classificadas como completas ou incompletas (Tab. 28-3). Ambas as categorias requerem que o paciente seja monitorado e tratado em um ambiente de cuidados intensivos.[17]

▶ TABELA 28-2 ESCALAS DE GRADUAÇÃO DE CONCUSSÃO DE CANTU E DA AMERICAN ACADEMY OF NEUROLOGY (AAN)

Grau	Cantu	AAN
1	Sem PDC APT < 30 min	a. Sem PDC b. Confusão transitória c. Resolução dos sintomas < 15 min
2	ODC < 5 min APT > 30 min (< 24h)	a. Sem PDC b. Confusão transitória c. Persistência dos sintomas > 15 min
3	PDC > 5 min APT > 24 h	a. Qualquer PDC

PDC: perda de consciência; APT: amnésia pós-traumática

▶ TABELA 28-3 ESCALA DE INCAPACIDADE DA AMERICAN SPINAL INJURY ASSOCIATION (ASIA)

Grau	Características
A	Lesão completa. Ausência de função sensória ou motora abaixo do nível da lesão.
B	Lesão incompleta. Função sensória preservada sem função motora abaixo do nível da lesão.
C	Lesão incompleta. Grau muscular menor do que 3 em mais da metade dos músculos principais abaixo do nível da lesão.
D	Lesão incompleta. Grau muscular 3 ou mais em mais da metade dos músculos principais abaixo do nível da lesão.
E	Função normal.

Uma lesão de medula espinal completa (ASIA A) resulta em perda de toda a função sensória e motora na altura ou caudalmente ao nível da lesão. Agudamente, o choque espinal com paralisia flácida, arreflexia e disfunção autonômica é visto abaixo do nível da lesão.[38, 39] No caso de lesões cervicais, pode ocorrer bradiarritmias, bloqueio de condução e hipotensão devido à ruptura do fluxo simpático. Apesar de esse quadro clínico representar uma síndrome de transecção da medula espinal, uma transecção anatômica verdadeira é rara.[38]

Em contraste à lesão completa, as lesões incompletas da medula espinal (ASIA B-D) estão associadas a diferentes níveis de preservação sensória e motora. Várias síndromes de lesão incompleta da medula espinal foram descritas e incluem as seguintes:

1. Síndrome central da medula: Essa síndrome apresenta-se por meio de uma fraqueza de membros superiores maior do que de membros inferiores e graus variados de distúrbios do sensório. Acredita-se ser resultante de uma hiperextensão cervical em presença de espondilose cervical.
2. Síndrome de Brown-Séquard: Trauma penetrante resultante em hemissecção da medula espinal em geral é a causa dessa síndrome. Os achados clínicos da síndrome de Brown-Séquard incluem (1) paralisia motora ipsilateral e perda de função da coluna posterior (propriocepção e sensação de vibração) abaixo da lesão e (2) perda sensória contralateral dissociada com perda da dor e temperatura, porém com preservação da sensação de toque leve.
3. Síndrome da medula anterior: Infarto medular na região da artéria espinal anterior é o causador dessa síndrome. Etiologias traumáticas, tais como hérnia de disco ou retropulsão de um fragmento de corpo vertebral, podem resultar em oclusão da artéria espinal anterior, causando paralisia abaixo do nível da

lesão e perda sensória bilateral dissociada (dor e sensação de temperatura) com conservação do senso de posição.
4. Síndrome do cone medular: Essa síndrome afeta a região mais caudal da medula espinal e apresenta-se como disfunção esfincteriana vesical e anal, impotência e anestesia em sela. A fraqueza motora de extremidades inferiores pode ser limitada. A síndrome do cone medular deve ser diferenciada da síndrome da cauda equina, a qual afeta as raízes nervosas lombossacras em vez da medula espinal. Dor e fraqueza de extremidades inferiores são mais proeminentes na síndrome da cauda equina.
5. Síndrome da medula posterior: Essa síndrome é mal-definida e raramente vista na TME. As lesões causadoras dessa síndrome danificam a coluna dorsal ocasionando redução da propriocepção, parestesias e dor disestésica (em queimação). Descrições alternativas incluem envolvimento adicional do trato corticoespinal, produzindo fraqueza abaixo da lesão.

▶ AVALIAÇÃO RADIOGRÁFICA

IMAGEM DA LESÃO CEREBRAL

Uma TC não contrastada do encéfalo deve ser o exame de imagem inicial usado para avaliar pacientes com TCE. Apesar de terem sido desenvolvidos critérios para auxiliar na identificação de TCE que necessitam de TC de encéfalo,[40,41] seu uso liberal parece ser justificável mesmo em casos leves, a fim de excluir patologias que necessitem de intervenção cirúrgica imediata.[32,42] A classificação de TC de Marshall, que segrega a lesão cerebral difusa em várias categorias, frequentemente constitui um guia prognóstico útil (Tab. 28-4).[43] A angiografia cerebral e cervical convencional por cateter deve ser realizada nos casos de lesão cerebral penetrante quando existe suspeita de ruptura de um vaso importante. A ressonância nuclear magnética cerebral (RNM) geralmente não é indicada em casos agudos.

IMAGEM DA LESÃO DE MEDULA ESPINAL

Em pacientes com evidências de lesão de medula espinal, um exame de TC de toda a coluna deve ser realizado, a fim de avaliar lesões medulares conhecidas e para excluir outras lesões vertebrais não contíguas.[24] Uma RNM da área conhecida ou suspeita de lesão de medula espinal também deve ser realizada. A RNM é superior à TC para a detecção de herniação de disco intervertebral traumática, ruptura de ligamento espinal e hematoma epidural (HED).

LIBERAÇÃO DA COLUNA CERVICAL

A lesão da coluna cervical é encontrada em associação com a TCE em 2 a 6% dos pacientes. Assim, a imobilização da coluna cervical com um colar rígido deve ser mantida em todos os pacientes de trauma até que possa ser confirmada a liberação clínica ou radiográfica.[44,45] A avaliação inicial por imagem da coluna em pacientes obnubilados e alertas deve incluir radiografias de coluna cervical em três incidências (anteroposterior [AP], lateral, odontoide) com visualização clara desde a junção craniocervical até a junção C7-T1. Quaisquer anormalidades da radiografia devem ser seguidas de uma TC de coluna cervical. Caso as radiografias cervicais e a TC não sejam esclarecedoras, uma radiografia dinâmica em flexão-extensão (fluoroscopia em pacientes obnubilados) ou RNM de coluna cervical dentro de 48 horas após a lesão é necessário para a liberação.

▶ TABELA 28-4 CLASSIFICAÇÃO DE MARSHALL DE LESÃO CEREBRAL DIFUSA

Categoria	Achados na TC não contrastada de encéfalo	Prognóstico da alta[a]
Lesão difusa I	Sem patologia	27% bom 34,6% moderado
Lesão difusa II	Deslocamento de linha média 0−5 mm com cisternas basais visíveis Sem lesão de densidade alta ou Mista > 25 cm³	8,5% bom 26% moderado
Lesão difusa III	Deslocamento de linha média 0−5 mm com compressão de cisternas Ou ausentes Sem lesão de densidade alta ou Mista > 25 cm³	3,3% bom 3,1% moderado
Lesão difusa IV	Deslocamento de linha média > 5 mm Sem lesão de densidade alta ou mista 25 cm³	3,1% bom 3,1% médio

[a] Dados de Marshall L, Marshall S, Klauber M, et al. A new classification of head injury based on computerized tomography. J Neurosurg. 1991;75(suppl):S14–S20.

▶ INDICAÇÕES CIRÚRGICAS

O manejo inicial de pacientes com TCE e TME tem por objetivo estabilizar e identificar patologias que necessitem de intervenção cirúrgica de emergência. Assim, é essencial um conhecimento das indicações cirúrgicas das patologias neurocirúrgicas mais comumente vistas nessa população para qualquer médico que trate de pacientes com TCE e TME. Por meio dos esforços combinados da Brain and Trauma Foundation e do Congress of Neurological Surgeons, foram codificadas recomendações baseadas em evidências no Guidelines for the Surgical Management of traumatic brain injury.[46] As lesões intracranianas traumáticas específicas e as indicações para cirurgia são descritas a seguir. Uma vez que as indicações de cirurgia de emergência em pacientes com TME não são bem-definidas, apenas uma breve discussão será aqui realizada. É importante lembrar que essas orientações apenas fornecerão recomendações para pacientes que preenchem critérios específicos. Portanto, o julgamento clínico também deve orientar o manejo nesses casos específicos.

HEMATOMA EPIDURAL

Um HED agudo com um volume maior de 30 mL deve ser evacuado, não importando o escore da escala de coma de Glasgow (GCS, do inglês *Glasgow coma scale*). Em pacientes com GCS menor de 9, anormalidades pupilares ou outros déficits neurológicos focais, deve ser realizada uma craniotomia para evacuação o mais breve possível. Em um HED com volume menor de 30 mL, espessura menor de 15 mm e desvio da linha média menor de 5 mm em um paciente com GCS maior que 8 e ausência de déficits focais pode ocorrer um manejo conservador com realização de TCs seriadas e observação cuidadosa.[47]

HEMATOMA SUBDURAL

Um hematoma subdural agudo (HSD) com espessura maior que 10 mm ou desvio de linha média maior que 5 mm deve ser evacuado, não importando o escore da GCS do paciente. Caso o paciente esteja em estado comatoso (GCS < 9) e apresente anormalidade pupilar ou pressão intracraniana (PIC) > 20 mmHg ou tenha apresentado uma deterioração clínica de 2 ou mais pontos da GCS, também está indicada a evacuação do hematoma o mais breve possível.

LESÕES PARENQUIMATOSAS

As lesões parenquimatosas traumáticas incluem lesões focais e não focais. As lesões focais ocorrem no local do impacto ou no local oposto à região do impacto e incluem hematoma intracerebral (HIC), contusão e infarto. As lesões não focais incluem lesões difusas, com frequência resultando em edema cerebral hemisférico ou global. Pacientes com lesões parenquimatosas traumáticas de massa que causem deterioração neurológica, hipertensão intracraniana refratária ou evidências de efeito de massa na TC devem ser tratados cirurgicamente. Do mesmo modo, qualquer lesão maior de 50 mL deve ser evacuada. Em pacientes com GCS entre 6 e 8, uma lesão maior de 20 mL deve ser evacuada caso tenha localização frontal ou temporal e que esteja causando mais de 5 mm de desvio da linha média e/ou compressão de cisterna.[49] Contusões que afetem os lobos orbitofrontal e temporal anterior devem ser observadas com cuidados especiais. Hematomas tardios que se manifestem em horas ou dias podem necessitar de uma craniectomia urgente (Fig. 28-1).

LESÕES DE MASSA EM FOSSA POSTERIOR

Uma lesão de massa em fossa posterior deve ser evacuada por meio de uma craniectomia suboccipital caso existam evidências radiográficas de efeito de massa ou caso a disfunção neurológica seja atribuída à lesão. Como a deterioração neurológica pode ser grave em pacientes com essas lesões, a cirurgia deve ser realizada o mais breve possível.[50]

FRATURAS CRANIANAS COM DEFORMIDADE

Fraturas cranianas fechadas (simples) sem deformidade, em geral lineares, não consistem em lesões cirúrgicas a

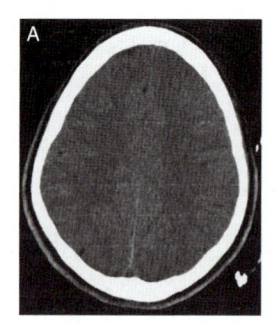

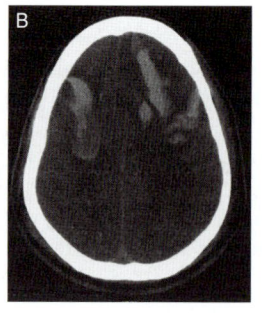

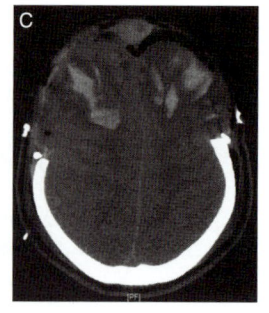

Figura 28-1 Expansão do hematoma cerebral em contusões bifrontais. Esse paciente do sexo masculino de 27 anos de idade apresentou um escore de GCS de 3 após ter sido ejetado de uma motocicleta durante uma colisão. A TC sem contraste inicial foi significativa para contusões frontais bilaterais com evidências precoces de atenuação do sulco (A). Uma TC sem contraste de acompanhamento realizada 9 horas após a apresentação inicial demonstrou o desenvolvimento de hemorragias intraparenquimatosas bilaterais (B). O paciente desenvolveu posteriormente hipertensão intracraniana refratária, necessitando da realização de uma craniectomia frontotemporal bilateral com duraplastia para o controle da PIC (C).

menos que estejam associadas a uma massa intracraniana. Por outro lado, fraturas cranianas com deformidade podem ser manejadas cirurgicamente ou não, dependendo de cada caso em particular. Pacientes com fraturas cranianas abertas (compostas) com deformidades maiores do que a espessura do crânio devem ser submetidos à elevação precoce e desbridamento dos fragmentos ósseos e da ferida. Pacientes com fratura craniana aberta com deformidade menor de 1 cm sem penetração dural, hematoma intracraniano significativo, envolvimento do seio frontal, deformidade grosseira, infecção da ferida, pneumocefalia ou contaminação grosseira da ferida podem ser tratados de maneira conservadora, sem cirurgia. Apesar de não ter apoio na literatura, as fraturas cranianas fechadas com deformidade com frequência são tratadas cirurgicamente caso a extensão da deformidade seja maior do que a espessura do calvário adjacente, a fim de obter-se uma melhor cosmese e reduzir as taxas de convulsões pós-traumáticas (CPT) e déficits neurológicos. No entanto, o manejo não cirúrgico consiste em uma opção de tratamento nesses casos.[51]

LESÃO CEREBRAL PENETRANTE

As lesões cerebrais penetrantes envolvem trauma cerebral ocasionado por projéteis ou não. Não existem orientações estritas sobre as indicações de desbridamento cirúrgico, evacuação de hematoma e/ou remoção do corpo estranho. Em um estudo realizado com ferimentos por armas de fogo, foi sugerido que todos os pacientes com GCS 9 a 15 devem ser submetidos a um tratamento cirúrgico agressivo; pacientes com GCS 6 a 8 devem sofrer tratamento cirúrgico caso não haja lesão transventricular, multilobar ou de hemisfério dominante, e pacientes com GCS 3 a 5 devem ser submetidos a tratamento cirúrgico apenas caso ocorra um grande hematoma extra-axial.[52]

COMPRESSÃO E ESTABILIZAÇÃO MEDULAR

Não existem indicações definidas para a descompressão e estabilização de emergência em pacientes com TME.[53, 54] Os estudos animais sugerem que a descompressão precoce é benéfica, mas os estudos disponíveis em humanos não indicam consistentemente uma melhora do prognóstico neurológico. Uma revisão sistemática recente concluiu que pode ser apropriada a descompressão de urgência em pacientes com deterioração neurológica, com tetraplegia incompleta ou lesão de medula cervical.[55] No entanto, são necessários mais estudos para esclarecer o papel da intervenção cirúrgica de emergência em pacientes com TME.

▶ MEDIDAS DE CUIDADOS INTENSIVOS

Não existe uma separação definida entre os cuidados de emergência, cuidados cirúrgicos e cuidados intensivos dos pacientes de trauma neurológico. O tratamento intensivo de pacientes com TCE e TME inicia no local com os primeiros cuidadores e continua até que o paciente esteja estável para a liberação da unidade de tratamento intensivo (UTI). Durante todas as etapas do tratamento, o objetivo é evitar lesões primárias adicionais e reduzir a extensão de lesões secundárias ao SNC. As recomendações estabelecidas na Brain Trauma Foundations – Orientações para o manejo do traumatismo craniencefálico[7] e na American Association of Neurological Surgeons/ Congress of the spine and peripheral nerves – Orientações para o manejo de lesões agudas da medula cervical e medula espinal[56] consistem em fontes valiosas para as orientações do tratamento clínico. Orientações adicionais foram divulgadas em uma tentativa de aprimorar os cuidados pré-hospitalares, relacionados ao combate e neurocirúrgicos. Tais orientações incluem as Orientações para o manejo pré-hospitalar do trauma craniencefálico,[57] Orientações para o manejo de campo do trauma craniencefálico relacionado ao combate,[58] e Orientações para o manejo cirúrgico do trauma craniencefálico previamente mencionado.[46]

PRESSÃO ARTERIAL E OXIGENAÇÃO

Conforme previamente enfatizado na seção "Avaliação inicial e classificação", tanto a hipotensão (pressão arterial sistólica < 90 mmHg) como a hipóxia (SaO_2 < 90% ou PaO_2 < 60 mmHg) devem ser evitadas.[28] Como medida adicional para melhorar a perfusão da medula espinal em pacientes com TME, recomenda-se que seja mantida uma pressão arterial média (PAM) de 85 a 90 mmHg durante sete dias após a lesão.[16] Com pressão arterial e pressão venosa central mínimas (PVC), geralmente é realizado o acesso vascular em pacientes de trauma neurológico. A instalação de um cateter de Swan-Ganz ou o uso de monitores arteriais também é útil para o controle hemodinâmico.

MONITORAÇÃO DA PRESSÃO INTRACRANIANA

Vários dispositivos podem ser utilizados para a monitoração da PIC. Os dispositivos intraventriculares proporcionam as medições mais precisas e confiáveis da PIC e também permitem a drenagem terapêutica do LCS. No entanto, na ocorrência de um edema cerebral global com colapso dos ventrículos laterais, pode não ser possível, a realização de uma ventriculostomia. Os monitores parenquimatosos da PIC também são precisos quando a ventriculostomia não for possível, porém sua incapacidade de desvio do LCS torna-os menos indicados. Os monitores de PIC subaracnoides, subdurais e epidurais são os dispositivos menos indicados.[59]

A monitoração da PIC frequentemente é iniciada em pacientes com TCE (GCS 3-8) e em pacientes selecionados com GCS > 8 nos quais o exame neurológico não pode ser realizado. As orientações recomendam a monitoração da PIC em pacientes com TCE grave com TC de encéfalo anormal ou TC de encéfalo normal e dois ou mais dos seguintes achados: idade acima de 40 anos, postura motora e pressão arterial sistólica menor de 90 mmHg.

PRESSÃO DE PERFUSÃO CEREBRAL

A pressão de perfusão cerebral (PPC) é definida como a diferença entre a PAM e a PIC. A manutenção da PPC consiste em um importante parâmetro clínico que pode ser usado para evitar reduções do FSC associadas a um mau prognóstico. A literatura não indica uma PPC ideal, porém múltiplos estudos sugerem a manutenção na faixa entre 50 e 70 mmHg, com um ideal de 60 mmHg em pacientes com TCE grave.[61] A abordagem da PPC inicia com a instalação de um acesso arterial e realização de ressuscitação volêmica até alcançar a euvolemia. A fim de aumentar o gradiente osmolar entre a vasculatura sistêmica e o cérebro, podem ser usadas soluções intravenosas hiperosmolares. A solução salina normal – que é hiperosmolar em relação ao sangue – comumente é usada. Outra opção é a solução salina hipertônica, que consiste em um tratamento adjuvante útil no manejo do edema cerebral e hipertensão intracraniana (ver a seguir).

CONTROLE DA PRESSÃO INTRACRANIANA

As recomendações de consenso baseadas em evidências classe II sugerem que o tratamento da PIC deve ser iniciado com valores acima de 20 mmHg.[62] Além disso, é importante lembrar que a herniação pode ocorrer com pressões abaixo desses valores, de modo que o quadro clínico como um todo deve ser analisado. Os métodos a seguir detalham uma abordagem do tratamento da hipertensão intracraniana em pacientes com trauma neurológico. Em todos os estágios do tratamento para a redução da PIC, deve-se manter um alto índice de suspeição de crescimento de uma lesão de massa, com um baixo limiar para a obtenção de uma TC de encéfalo.

1. Medidas gerais: As medidas gerais usadas para a redução da PIC incluem manter uma posição neutra da cabeça, elevando a cabeceira do leito, proporcionar uma sedação e analgesia adequadas e prevenir a ocorrência de febre. A posição neutra da cabeça permite uma drenagem venosa adequada do compartimento intracraniano, reduzindo o volume sanguíneo cerebral e a PIC. Mantendo a cabeceira do leito elevada a 30 a 45° também melhora o fluxo. Agitação, desconforto, tosse induzida pela intubação endotraqueal, tensão excessiva da musculatura abdominal e elevação do tônus simpático aumentam a PIC. O emprego de sedação e analgesia adequadas com agentes como propofol ou midazolam é útil nesses casos.

    Uma vez que a febre reconhecidamente aumenta a taxa metabólica cerebral e a PIC, é importante a manutenção da normotermia associada à prevenção dos calafrios. Apesar de a TCE por si só poder induzir a febre, esse deve ser um diagnóstico de exclusão. Pacientes febris devem ser adequadamente avaliados quanto a uma infecção subjacente, com exames incluindo hemograma completo, radiografia torácica, exame de urina e culturas de sangue e urina. A redução da febre pode ser obtida com o uso de paracetamol, cobertores ou vestes de resfriamento ou dispositivos intravasculares. Caso um paciente desenvolva calafrios intensos, deve ser considerada a administração de meperidina, buspirona ou magnésio, ou aumentar a sedação com ou sem paralisia farmacológica.

2. Drenagem do LCS: Um dos principais benefícios da monitoração da PIC por meio de um dispositivo intraventricular é a possibilidade de drenagem do LCS. A liberação do cateter intraventricular e a drenagem de 3 a 5 mL de LCS consiste em um dos métodos mais rápidos e efetivos de redução da PIC.

3. Hiperventilação: A hiperventilação reduz a PIC, causando uma vasoconstrição cerebral. Uma vez que o fluxo sanguíneo cerebral também é reduzido pela vasoconstrição cerebral, deve-se questionar a segurança da hiperventilação em vigência de uma TCE. O único estudo randomizado controlado a avaliar essa questão encontrou prognósticos significativamente piores em seis meses em um subgrupo de pacientes hiperventilados a uma $PaCO_2$ de 25 mmHg em comparação com o grupo-controle ventilado a uma $PaCO_2$ de 35 mmHg.[63] No entanto, a hiperventilação pode ser brevemente usada como medida temporária em um cenário agudo como uma herniação ativa ou iminente. A resposta clínica é bastante rápida e dura entre poucos minutos a várias horas. A eficácia subsequentemente é reduzida devido à compensação metabólica do LCS e tecido cerebral. Quando empregada, deve-se realizar esforços para retirar o paciente desse tipo de terapia assim que outras intervenções possam ser efetivas.[65]

4. Osmoterapia: O manitol é o agente osmótico redutor de PIC mais comumente usado no caso de uma TCE. Ele consiste em um diurético osmótico que reduz a PIC por meio de efeitos osmóticos e reológicos. A administração de manitol imediatamente expande o volume plasmático, reduzindo a viscosidade do sangue e aumentando o fluxo sanguíneo cerebral e o aporte de oxigênio para o cérebro. Efeitos osmóticos mais tardios desidratam os compartimentos cerebrais intracelulares e intersticiais, deslocando a água intravascularmente. A administração em *bolus* em doses de 0,25 a 1 g/kg é efetiva.[66] A fim de evitar a toxicidade renal, frequentemente é adotada uma osmolaridade de 320 mOsm. Esse valor é de algum modo arbitrário, de modo que pode ser tolerada uma osmolaridade mais alta no caso de uma crise de PIC. Também é prudente a prevenção de hipernatremia grave (Na > 160 mEq/L), uma vez que isso tem sido associado a uma mortalidade mais alta.[67]

    A solução salina hipertônica também consiste em um agente osmótico que efetivamente reduz a PIC. Concentrações de solução salina hipertônica de até 23,4% com frequência são usadas na prática clínica, podendo representar uma alternativa importante ao manitol para o controle da PIC.[68] No entanto, ela foi menos estudada na população com TCE e foram feitas recomendações quanto ao seu uso.

5. Descompressão cirúrgica: Cerca de 10 a 15% dos pacientes com TCE grave sofrem hipertensão intracraniana refratária ao tratamento clínico mais intenso.[69] Atualmente, a cirurgia de descompressão consiste em uma das últimas estratégias além do tratamento com barbitúricos em altas doses no manejo de tais pacientes. Ainda deve ser comprovado se os resultados promissores obtidos a partir de estudos retrospectivos serão repetidos em estudos controlados e randomizados em andamento.

6. Terapia com barbitúricos: Pacientes com TCE e hipertensão intracraniana refratários ao tratamento clínico máximo e ao tratamento cirúrgico podem ser tratados com o emprego de barbitúricos em altas doses.[70] Os efeitos benéficos dos barbitúricos são atribuídos a sua capacidade de induzir uma vasoconstrição cerebral e reduzir o metabolismo e o fluxo sanguíneo cerebrais, atuando como eliminador de radicais livres. Devido à série de complicações associadas ao uso de barbitúricos em altas doses, esse deve ser considerado o último recurso, uma vez que o seu uso profilático não possui benefícios. Caso o coma barbitúrico seja usado, o pentobarbital pode ser administrado em uma dose intravenosa de ataque de 10 mg/kg em 30 minutos seguida de uma infusão de 1 a 3 mg/kg/hora até que ocorra a supressão do eletrencefalograma (EEG). Os barbitúricos são depressores miocárdicos, sendo necessário um manejo cardiovascular intensivo a fim de manter a pressão arterial sistêmica. A PIC não responsiva a esse tratamento consiste em um sinal de gravidade, estando indicada a realização de uma nova descompressão neurocirúrgica.

HIPOTERMIA

A hipotermia sistêmica com temperaturas entre 33 e 35 °C tem sido usada em pacientes com trauma neurológico. Apesar de existirem benefícios conhecidos em termos de controle da PIC no que diz respeito ao controle da febre, esses dados não são tão claros quanto aos efeitos neuroprotetores da hipotermia profilática. Não foi demonstrado nenhum benefício da hipotermia profilática sobre a mortalidade em pacientes com TCE. No entanto, benefícios de outras medidas, tais como a Escala de Coma de Glasgow, são apoiados pela literatura disponível.[71]

Na população com TCE, as evidências do benefício terapêutico da hipotermia sistêmica ainda não estão disponíveis e aguardam resultados de estudos clínicos em andamento.[72] Um comitê da Joint Section da AANS e o CNS concluiu que não existem evidências suficientes para recomendar ou contraindicar a prática da hipotermia local ou sistêmica no tratamento da lesão aguda da medula espinal.[73]

MONITORAMENTO DA OXIGENAÇÃO CEREBRAL

A baixa oxigenação cerebral medida globalmente pela saturação do oxigênio venoso jugular ($SjvO_2$) ou localmente pela tensão de oxigênio cerebral ($PbtO_2$) está associada a maus prognósticos.[74] A dessaturação da $SjvO_2$ para valores menores que 50% demonstrou ser indicativo de isquemia indutora de patologias como a elevação da PIC, hipocarbia, hipóxia arterial, hipotensão sistêmica e vasoespasmo cerebral. Sheinberg e cols. demonstraram uma tendência de aumento das taxas de óbito em pacientes de TCE com múltiplas dessaturações de $SjvO_2$.[75] Similarmente, o período de tempo no qual os níveis de $PbtO_2$ permaneceram menores de 15 mmHg também está associado a aumento das taxas de óbito.[76] Em recentes estudos retrospectivos, pacientes com TCE que receberam um tratamento dirigido para a $PbtO_2$ apresentaram melhores prognósticos do que pacientes tratados por meio de uma terapia padronizada de PIC/PPC.[77] Níveis elevados de $SjvO_2$ ($> 75\%$) estão associados a piores prognósticos e podem ser indicativos de hiperemia e infarto.[78] Assim sendo, o monitoramento da oxigenação cerebral não apenas proporciona informações sobre o estado cerebral como também fornece outro parâmetro que pode ser clinicamente otimizado.

ESTEROIDES

1. Esteroides na TCE: Os corticosteroides não apresentam uma função no tratamento da TCE grave. Dados classe I de grandes estudos controlados e randomizados indicam que eles não melhoram o prognóstico nem reduzem a PIC nesses casos.[79, 80] Os dados sugerem que o uso de esteroides é prejudicial em pacientes com TCE.

2. Esteroides em TME: Achados do segundo National Acute Spinal Cord Injury Study (NAS-CIS II) formam a maior parte do embasamento para o uso de corticosteroides após uma TME.[81] Esse estudo controlado, randomizado e multicêntrico concluiu que a administração de metilprednisolona nas primeiras 8 horas após o trauma da medula espinal melhora a recuperação neurológica. O protocolo de dosagem usado foi de um *bolus* intravenoso inicial de 30 mg/kg/hora seguido de uma infusão de 5,4 mg/kg/hora durante 23 horas. Em um estudo de acompanhamento, NASCIS III, foi constatada uma melhora da recuperação motora quando a infusão de metilprednisolona continuou durante 47 horas no subgrupo de pacientes que iniciaram a terapia com esteroides entre 3 e 8 horas após a lesão.[82] Esse protocolo frequentemente é implementado na prática clínica, porém não pode ser considerado um padrão de tratamento devido às várias críticas dos estudos NASCIS. As orientações atuais sugerem o tratamento com metilprednisolona como uma opção, levando-se em consideração que efeitos colaterais danosos são mais consistentes do que as evidências de benefício clínico.[83]

PROFILAXIA DAS CONVULSÕES

As convulsões podem ser encontradas em até 25% dos pacientes com TCE durante os primeiros sete dias após a lesão e em até 42% após isso.[84] A literatura atualmente apoia o uso de profilaxia de convulsões, a fim de reduzir a ocorrência de convulsões, pós-traumáticas precoces (dentro de sete dias após o trauma), mas não o faz para convulsões pós-traumáticas tardias. Assim, a manutenção da terapia anticonvulsivante por mais de uma semana após uma TCE não é recomendada.[84] A fenitoína tem sido historicamente a droga de escolha no caso de uma TCE, no entanto, o uso de levetiracetam ou agentes mais novos, como a lacosamida, pode ser similarmente benéfico com um melhor perfil de efeitos colaterais, sem interações medicamentosas conhecidas e sem necessidade de monitoramento dos níveis séricos.[85-87]

REFERÊNCIAS

1. Faul M, Xu L, Wald M, Coronado V. *Traumatic Brain Injury in the United States: Emergency Department Visits, Hospitalizations and Deaths 2002–2006*. Atlanta, GA: Centers for Disease Control and Prevention, National Center for Injury Prevention and Control; 2010.
2. Spinal cord injury facts and figures at a glance. National Spinal Cord Injury Statistical Center (NSCISC); February 2010. Available at: https://www.nscisc.uab.edu.
3. Coronado V, Thurman D, Greenspan A, Weissman B. Epidemiology. In: Jallo J, Loftus C, eds. *Neurotrauma and Critical Care of the Brain*. New York: Thieme; 2009.
4. Max W, MacKenzie E, Rice D. Head injuries: costs and consequences. *J Head Trauma Rehabil*. 1991;6(2):76–91.
5. Miller T, Zaloshnja E, Hendrie D. Cost of traumatic brain injury and return on helmet investment in the United States. In: Jallo J, Loftus C, eds. *Neurotrauma and Critical Care of the Brain*. New York: Thieme; 2009.
6. Traumatic brain injury. Centers for Disease Control and Prevention; 2010. Available at: http://www.cdc.gov/TraumaticBrainInjury.
7. Bullock MR, Povlishock JT. Guidelines for the management of severe traumatic brain injury. Editor's commentary. *J Neurotrauma*. 2007;24(suppl 1):2 p preceding S1.
8. Carney NA, Ghajar J. Guidelines for the management of severe traumatic brain injury. Introduction. *J Neurotrauma*. 2007;24(suppl 1):S1–S2.
9. Adekoya N, Thurman DJ, White DD, Webb KW. Surveillance for traumatic brain injury deaths—United States, 1989-1998. *MMWR Surveill Summ*. 2002;51(10):1–14.
10. Rutland-Brown W, Langlois JA, Thomas KE, Xi YL. Incidence of traumatic brain injury in the United States, 2003. *J Head Trauma Rehabil*. 2006;21(6):544–548.
11. *Annual Report for the Spinal Cord Injury Model Systems*. National Spinal Cord Injury Statistical Center (NSCISC); Birmingham, AL; 2009.
12. Bullock M, Gugliotta M. Pathophysiology. In: Jallo J, Loftus C, eds. *Neurotrauma and Critical Care of the Brain*. New York: Thieme; 2009.
13. Kwon BK, Tetzlaff W, Grauer JN, Beiner J, Vaccaro AR. Pathophysiology and pharmacologic treatment of acute spinal cord injury. *Spine J*. 2004;4(4):451–464.
14. Werner C, Engelhard K. Pathophysiology of traumatic brain injury. *Br J Anaesth*. 2007;99(1):4–9.
15. Ropper A, Gress D, Diringer M, Green D, Mayer S, Bleck T. *Neurological and Neurosurgical Intensive Care*. Philadelphia: Lippincott Williams & Wilkins; 2004.
16. American Association of Neurological Surgeons/Congress of Neurological Surgeons Joint Section on Disorders of the Spine and Peripheral Nerves. Blood pressure management after acute spinal cord injury. *Neurosurgery*. 2002;50(3 suppl):S58–S62.
17. American Association of Neurological Surgeons/Congress of Neurological Surgeons Joint Section on Disorders of the Spine and Peripheral Nerves. Management of acute spinal cord injuries in an intensive care unit or other monitored setting. *Neurosurgery*. 2002;50(3 suppl):S51–S57.
18. Dunn I, Frerichs K, Day A, Kim D. Perioperative management of severe traumatic brain injury in adults. In: Schmidek H, Roberts D, eds. *Operative Neurosurgical Techniques*. Philadelphia: Saunders Elsevier; 2006.
19. Fieschi C, Battistini N, Beduschi A, Boselli L, Rossanda M. Regional cerebral blood flow and intraventricular pressure in acute head injuries. *J Neurol Neurosurg Psychiatry*. 1974;37(12):1378–1388.
20. Jaggi JL, Obrist WD, Gennarelli TA, Langfitt TW. Relationship of early cerebral blood flow and metabolism to outcome in acute head injury. *J Neurosurg*. 1990;72(2):176–182.
21. Robertson CS, Contant CF, Gokaslan ZL, Narayan RK, Grossman RG. Cerebral blood flow, arteriovenous oxygen difference, and outcome in head injured patients. *J Neurol Neurosurg Psychiatry*. 1992;55(7):594–603.
22. Chesnut RM, Marshall LF, Klauber MR, et al. The role of secondary brain injury in determining outcome from severe head injury. *J Trauma*. 1993;34(2):216–222.
23. Marmarou A, Anderson R, Ward J, et al. Impact of ICP instability and hypotension on outcome in patients with severe head trauma. *J Neurosurg*. 1991;75:S59–S66.
24. Consortium for Spinal Cord Medicine. Early acute management in adults with spinal cord injury: a clinical practice guideline for health-care professionals. *J Spinal Cord Med*. 208;31(4):403–479.
25. Ploumis A, Yadlapalli N, Fehlings MG, Kwon BK, Vaccaro AR. A systematic review of the evidence supporting a role for vasopressor support in acute SCI. *Spinal Cord*. 2010;48(5):356–362.
26. Kuniyoshi S, Suarez J. Traumatic head injury. In: Suarez J, ed. *Critical Care Neurology and Neurosurgery*. Totowa, N.J.: Humana Press; 2004.
27. American Association of Neurological Surgeons/Congress of Neurological Surgeons Joint Section on Disorders of the Spine and Peripheral Nerves. Cervical spine immobilization before admission to the hospital. *Neurosurgery*. 2002;50(3 suppl):S7–S17.
28. Bratton SL, Chestnut RM, Ghajar J, et al. Guidelines for the management of severe traumatic brain injury. I. Blood pressure and oxygenation. *J Neurotrauma*. 2007;24(suppl 1):S7–S13.
29. American Association of Neurological Surgeons/Congress of Neurological Surgeons Joint Section on Disorders of the Spine and Peripheral Nerves. Clinical assessment after acute cervical spinal cord injury. *Neurosurgery*. 2002;50(3 suppl):S21–S29.
30. Jagoda AS, Bazarian JJ, Bruns JJ Jr, et al. Clinical policy: neuroimaging and decisionmaking in adult mild traumatic brain injury in the acute setting. *Ann Emerg Med*. 2008;52(6):714–748.
31. Heller J, Maas A. Severe brain injury. In: Jallo J, Loftus C, eds. *Neurotrauma and Critical Care of the Brain*. New York: Thieme; 2009.
32. Miele V, Bailes J. Mild brain injury. In: Jallo J, Loftus C, eds. *Neurotrauma and Critical Care of the Brain*. New York: Thieme; 2009.
33. Timmons S, Winestone J. Moderate brain injury. In: Jallo J, Loftus C, eds. *Neurotrauma and Critical Care of the Brain*. New York: Thieme; 2009.
34. Kay T, Harrington D, Adams R, et al. Definition of mild traumatic brain injury. *J Head Trauma Rehabil*. 1993;8(8):86–87.

35. Practice parameter: the management of concussion in sports (summary statement). Report of the Quality Standards Subcommittee. *Neurology.* 1997;48(3):581–585.
36. Cantu RC. Head injuries in sport. *Br J Sports Med.* 1996;30(4):289–296.
37. Culotta VP, Sementilli ME, Gerold K, Watts CC. Clinicopathological heterogeneity in the classification of mild head injury. *Neurosurgery.* 1996;38(2):245–250.
38. Atkinson PP, Atkinson JL. Spinal shock. *Mayo Clin Proc.* 1996;71(4):384–389.
39. Ditunno JF, Little JW, Tessler A, Burns AS. Spinal shock revisited: a four-phase model. *Spinal Cord.* 2004;42(7):383–395.
40. Haydel MJ, Preston CA, Mills TJ, Luber S, Blaudeau E, DeBlieux PM. Indications for computed tomography in patients with minor head injury. *N Engl J Med.* 2000;343(2):100–105.
41. Stiell IG, Wells GA, Vandemheen K, et al. The Canadian CT Head Rule for patients with minor head injury. *Lancet.* 2001;357(9266):1391–1396.
42. Stein SC, Burnett MG, Glick HA. Indications for CT scanning in mild traumatic brain injury: a cost-effectiveness study. *J Trauma.* 2006;61(3):558–566.
43. Marshall L, Marshall S, Klauber M, et al. A new classification of head injury based on computerized tomography. *J Neurosurg.* 1991;75(suppl):S14–S20.
44. American Association of Neurological Surgeons/Congress of Neurological Surgeons Joint Section on Disorders of the Spine and Peripheral Nerves. Radiographic assessment of the cervical spine in symptomatic trauma patients. *Neurosurgery.* 2002;50(3 suppl):S36–S43.
45. American Association of Neurological Surgeons/Congress of Neurological Surgeons Joint Section on Disorders of the Spine and Peripheral Nerves. Radiographic assessment of the cervical spine in asymptomatic trauma patients. *Neurosurgery.* 2002;50(3 suppl):S30–S35.
46. Bullock M, Chesnut R, Ghajar J, et al. Guidelines for the surgical management of traumatic brain injury. *Neurosurgery.* 2006;58(3 suppl):S1–S62.
47. Bullock MR, Chesnut R, Ghajar J, et al. Surgical management of acute epidural hematomas. *Neurosurgery.* 2006;58(3 suppl):S7–S15. Discussion Si–Siv.
48. Bullock MR, Chesnut R, Ghajar J, et al. Surgical management of acute subdural hematomas. *Neurosurgery.* 2006;58(3 suppl):S16–S24. Discussion Si–Siv.
49. Bullock MR, Chesnut R, Ghajar J, et al. Surgical management of traumatic parenchymal lesions. *Neurosurgery.* 2006;58(3 suppl):S25–S46. Discussion Si–Siv.
50. Bullock MR, Chesnut R, Ghajar J, et al. Surgical management of posterior fossa mass lesions. *Neurosurgery.* 2006;58(3 suppl):S47–S55. Discussion Si–Siv.
51. Bullock MR, Chesnut R, Ghajar J, et al. Surgical management of depressed cranial fractures. *Neurosurgery.* 2006;58(3 suppl):S56–S60. Discussion Si–Siv.
52. Grahm TW, Williams FC Jr, Harrington T, Spetzler RF. Civilian gunshot wounds to the head: a prospective study. *Neurosurgery.* 1990;27(5):696–700. Discussion 700.
53. Fehlings MG, Tator CH. An evidence-based review of decompressive surgery in acute spinal cord injury: rationale, indications, and timing based on experimental and clinical studies. *J Neurosurg.* 1999;91(1 suppl):1–11.
54. Baisden J, Maiman D, Ducker T. Timing of spinal surgery: argument for elective surgery. In: Benzel E, ed. *Spine Surgery: Techniques, Complication Avoidance, and Management.* Philadelphia: Elsevier; 2005.
55. Fehlings MG, Perrin RG. The timing of surgical intervention in the treatment of spinal cord injury: a systematic review of recent clinical evidence. *Spine (Phila Pa 1976).* 2006;31(11 suppl):S28–S35. Discussion S36.
56. American Association of Neurological Surgeons/Congress of Neurological Surgeons Joint Section on Disorders of the Spine and Peripheral Nerves. Guidelines for the management of acute cervical spine and spinal cord injuries. *Neurosurgery.* 2002;50(3 suppl):S1–S124.
57. Badjatia N, Carney N, Crocco TJ, et al. Guidelines for prehospital management of traumatic brain injury 2nd edition. *Prehosp Emerg Care.* 2008;12(suppl 1):S1–S52.
58. Knuth T, Letarte PB, Ling G, et al. *Guidelines for the Field Management of Combat-Related Head Trauma.* New York: Brain Trauma Foundation, 2005.
59. Bratton SL, Chestnut RM, Ghajar J, et al. Guidelines for the management of severe traumatic brain injury. VII. Intracranial pressure monitoring technology. *J Neurotrauma.* 2007;24(suppl 1):S45–S54.
60. Bratton SL, Chestnut RM, Ghajar J, et al. Guidelines for the management of severe traumatic brain injury. VI. Indications for intracranial pressure monitoring. *J Neurotrauma.* 2007;24(suppl 1):S37–S44.
61. Bratton SL, Chestnut RM, Ghajar J, et al. Guidelines for the management of severe traumatic brain injury. IX. Cerebral perfusion thresholds. *J Neurotrauma.* 2007;24(suppl 1):S59–S64.
62. Bratton SL, Chestnut RM, Ghajar J, et al. Guidelines for the management of severe traumatic brain injury. VIII. Intracranial pressure thresholds. *J Neurotrauma.* 2007;24(suppl 1):S55–S58.
63. Muizelaar JP, Marmarou A, Ward JD, et al. Adverse effects of prolonged hyperventilation in patients with severe head injury: a randomized clinical trial. *J Neurosurg.* 1991;75(5):731–739.
64. Bratton SL, Chestnut RM, Ghajar J, et al. Guidelines for the management of severe traumatic brain injury. XIV. Hyperventilation. *J Neurotrauma.* 207;24(suppl 1):S87–S90.
65. Bratton SL, Chestnut RM, Ghajar J, et al. Guidelines for the management of severe traumatic brain injury. *J Neurotrauma.* 2007;24(suppl 1):S1–S106.
66. Bratton SL, Chestnut RM, Ghajar J, et al. Guidelines for the management of severe traumatic brain injury. II. Hyperosmolar therapy. *J Neurotrauma.* 2007;24(suppl 1):S14–S20.
67. Aiyagari V, Deibert E, Diringer MN. Hypernatremia in the neurologic intensive care unit: how high is too high? *J Crit Care.* 2006;21(2):163–172.
68. Ogden AT, Mayer SA, Connolly ES Jr. Hyperosmolar agents in neurosurgical practice: the evolving role of hypertonic saline. *Neurosurgery.* 2005;57(2):207–215. Discussion 207–215.
69. Aarabi B, Hesdorffer DC, Ahn ES, Aresco C, Scalea TM, Eisenberg HM. Outcome following decompressive craniectomy for malignant swelling due to severe head injury. *J Neurosurg.* 2006;104(4):469–479.
70. Bratton SL, Chestnut RM, Ghajar J, et al. Guidelines for the management of severe traumatic brain injury. XI. Anesthetics, analgesics, and sedatives. *J Neurotrauma.* 2007;24(suppl 1):S71–S76.
71. Bratton SL, Chestnut RM, Ghajar J, et al. Guidelines for the management of severe traumatic brain injury. III. Prophylactic hypothermia. *J Neurotrauma.* 2007;24(suppl 1):S21–S25.
72. Levi AD, Casella G, Green BA, et al. Clinical outcomes using modest intravascular hypothermia after acute cervical spinal cord injury. *Neurosurgery.* 2010;66(4):670–677.
73. Resnick D, Kaiser M, Fehlings M, McCormick P. Hypothermia and human spinal cord injury: position statement and evidence based recommendations from the AANS/CNS Joint Sections on Disorders of the Spine and the AANS/CNS Joint Section on Trauma; 2007. Available at: http://www.spinesection.org/hypothermia.php.
74. Bratton SL, Chestnut RM, Ghajar J, et al. Guidelines for the management of severe traumatic brain injury. X. Brain oxygen monitoring and thresholds. *J Neurotrauma.* 2007;24(suppl 1):S65–S70.

75. Sheinberg M, Kanter MJ, Robertson CS, Contant CF, Narayan RK, Grossman RG. Continuous monitoring of jugular venous oxygen saturation in head-injured patients. *J Neurosurg.* 1992;76(2):212-217.
76. Valadka AB, Gopinath SP, Contant CF, Uzura M, Robertson CS. Relationship of brain tissue PO_2 to outcome after severe head injury. *Crit Care Med.* 1998;26(9):1576-1581.
77. Spiotta AM, Stiefel MF, Gracias VH, et al. Brain tissue oxygen-directed management and outcome in patients with severe traumatic brain injury. *J Neurosurg.* 2010;113(3):571-580.
78. Cormio M, Valadka AB, Robertson CS. Elevated jugular venous oxygen saturation after severe head injury. *J Neurosurg.* 1999;90(1):9-15.
79. Bratton SL, Chestnut RM, Ghajar J, et al. Guidelines for the management of severe traumatic brain injury. XV. Steroids. *J Neurotrauma.* 2007;24(suppl 1):S91-S95.
80. Edwards P, Arango M, Balica L, et al. Final results of MRC CRASH, a randomised placebo-controlled trial of intravenous corticosteroid in adults with head injury—outcomes at 6 months. *Lancet.* 2005;365(9475):1957-1959.
81. Bracken MB, Shepard MJ, Collins WF, et al. A randomized, controlled trial of methylprednisolone or naloxone in the treatment of acute spinal-cord injury. Results of the Second National Acute Spinal Cord Injury Study. *N Engl J Med.* 1990;322(20):1405-1411.
82. Bracken MB, Shepard MJ, Holford TR, et al. Administration of methylprednisolone for 24 or 48 hours or tirilazad mesylate for 48 hours in the treatment of acute spinal cord injury. Results of the Third National Acute Spinal Cord Injury Randomized Controlled Trial. National Acute Spinal Cord Injury Study. *JAMA.* 1997;277(20):1597-1604.
83. American Association of Neurological Surgeons/Congress of Neurological Surgeons Joint Section on Disorders of the Spine and Peripheral Nerves. Pharmacological therapy after acute cervical spinal cord injury. *Neurosurgery.* 2002;50(3 suppl):S63-S72.
84. Bratton SL, Chestnut RM, Ghajar J, et al. Guidelines for the management of severe traumatic brain injury. XIII. Antiseizure prophylaxis. *J Neurotrauma.* 2007;24(suppl 1):S83-S86.
85. Jones KE, Puccio AM, Harshman KJ, et al. Levetiracetam versus phenytoin for seizure prophylaxis in severe traumatic brain injury. *Neurosurg Focus.* 2008;25(4):E3.
86. Szaflarski JP, Sangha KS, Lindsell CJ, Shutter LA. Prospective, randomized, single-blinded comparative trial of intravenous levetiracetam versus phenytoin for seizure prophylaxis. *Neurocrit Care.* 2010;12(2):165-172.
87. Parkerson KA, Reinsberger C, Chou SH, Dworetzky BA, Lee JW. Lacosamide in the treatment of acute recurrent seizures and periodic epileptiform patterns in critically ill patients. *Epilepsy Behav.* 2011;20(1):48-51.

SEÇÃO VII

Distúrbios hematológicos e endócrinos

CAPÍTULO 29

Transfusão em cuidados intensivos

Julie A. Mayglothling e Therese M. Duane

- ▶ Introdução 329
- ▶ Anemia e transfusão de concentrado de hemácias 329
- ▶ Plasma fresco congelado 331
- ▶ Crioprecipitado 333
- ▶ Plaquetas 333
- ▶ Eritropoietina 334
- ▶ Conclusões 334

▶ INTRODUÇÃO

O sangue total é mais eficiente para recuperar a massa de sangue vermelho, o volume de plasma, os fatores de coagulação e as plaquetas. Entretanto, é muito difícil realizar transfusões de sangue total devido à escassez de hemoderivados do sangue. O uso de transfusão de hemoderivados é a pedra fundamental dos bancos de sangue e da prática de transfusões, utilizando efetivamente um produto escasso enquanto se faz a adequação dos componentes transfundidos às necessidades específicas do paciente. Em geral, imediatamente à doação, o sangue total é separado em concentrado de hemácias do adulto (CHAD), plasma fresco congelado (PFC) e concentrado de plaquetas. Posteriormente, o plasma pode ser separado em plasma crioprecipitado e plasma pobre em crioprecipitado ou ser fracionado em proteínas plasmáticas individuais.

As indicações para terapias à base de componentes sanguíneos dividem-se em duas categorias principais: (1) reforço da capacidade de transporte de oxigênio, aumentando a massa eritrocitária e (2) reposição dos componentes da coagulação em decorrência de perda, disfunção ou consumo.

▶ ANEMIA E TRANSFUSÃO DE CONCENTRADO DE HEMÁCIAS

Anemia é uma das descobertas laboratoriais anormais mais comuns entre pacientes gravemente enfermos. O efeito da anemia sobre o resultado e a determinação dos disparadores de transfusões tem sido tema de discussões na literatura médica recente.

Historicamente, a decisão de fazer transfusões baseia-se no nível de concentração de hemoglobina (Hb), geralmente 10 mg/dL. Entretanto, o nível ideal de Hb para fazer transfusões ainda não está muito claro, levando-se em consideração os riscos associados às transfusões de concentrado de hemácias e o apoio recente da literatura a resultados melhores ou semelhantes com níveis transfusionais mais baixos.

BENEFÍCIOS DA TRANSFUSÃO DE CONCENTRADO DE HEMÁCIAS

A função principal das hemácias é o transporte de oxigênio dos pulmões para os tecidos periféricos. Para calcular a liberação de oxigênio (DO_2 [*oxygen delivery*]), multiplica-se o débito cardíaco (DC) pelo conteúdo arterial de oxigênio (CaO_2):

$$DO_2 = DC \times CaO_2$$

onde DO_2 é expressa em milímetros por minuto, DC em decilitros por minuto e CaO_2 em mililitros por decilitro.

CaO_2 é calculado pela seguinte equação:

$$CaO_2 = (SaO_2 \times 1,34 \times [Hb]) + 0,0031 \times PaO_2)$$

onde SaO_2 é a saturação do oxigênio arterial (%), 1,34 é a capacidade de transporte de oxigênio da Hb (mL/g), [Hb] é a concentração de Hb (g/dL), 0,0031 é a solubilidade do oxigênio no plasma a 37 °C e PaO_2 é medida em milímetros de mercúrio (mmHg).

Em condições normais, a DO_2 é de 3 a 5 vezes maior que o consumo de oxigênio (VO_2). Entretanto, em situações em que o VO_2 dos tecidos periféricos aumentar excessivamente ou a DO_2 diminuir por causa de anemia, o VO_2 pode exceder a DO_2, resultando em hipóxia tecidual. Aumentar [Hb] é uma das maneiras de aumentar a capacidade do sangue para transportar oxigênio e, consequentemente, aumentar a DO_2. Além disso, as transfusões podem aumentar o volume de sangue depois de perdas sanguíneas agudas ou de hemorragias e aliviar sintomas de anemia como dispneia, fraqueza e fadiga.

DESVANTAGENS DA TRANSFUSÃO DE CONCENTRADO DE HEMÁCIAS

Apesar dos benefícios teóricos, a transfusão descrita anteriormente está associada a vários riscos. Há o risco de falha humana, resultando em reações às transfusões, principalmente reações hemolíticas agudas como decorrência do recebimento de sangue incompatível. Provavelmente, em até 70% dos receptores de produtos derivados do sangue ocorram reações febris, ou seja, reações não hemolíticas/não infecciosas secundárias a anticorpos antileucocitários. Há também o risco de reações alérgicas, variando de manifestação de urticária à anafilaxia, que em geral resultam da transferência passiva de anticorpos sensibilizantes. Além disso, possivelmente ocorra transmissão de doenças transmissíveis, como o vírus da imunodeficiência humana (HIV) e hepatite viral, embora nos dias atuais esse risco seja bastante remoto com as técnicas modernas utilizadas nos bancos de sangue.[1] Para finalizar, as transfusões podem provocar desarranjos metabólicos como hipocalcemia e hipercaliemia.

Uma ocorrência muito comum, em especial na população de pacientes gravemente enfermos, é o fato de as transfusões de concentrado de hemácias estarem associadas a uma elevação no risco de infecções, incluindo infecções em feridas, sepse e pneumonia.[2,3] Observa-se uma incidência crescente de falência múltipla de órgãos (FMO),[4] elevação no risco de lesões pulmonares agudas (LPAs) e síndrome do desconforto respiratório agudo (SDRA).[5] Além disso, as transfusões estão associadas a períodos mais longos de permanência em unidades de terapia intensiva (UTIs) e em hospitais, a um número maior de complicações e a uma elevação na taxa de mortalidade.[6]

Esses efeitos dependem da dose, significando que quanto mais transfusões de unidades de sangue forem feitas, maior será o risco de complicações.

A razão principal do aumento na morbidade e na mortalidade em pacientes que recebem concentrado de hemácias ainda não está suficientemente clara, embora os possíveis mecanismos sejam os efeitos imunomoduladores de lesões causadas pela transfusão e o tempo de estocagem de concentrado de hemácias (idade do concentrado transfundido). Recentemente, levantou-se a hipótese de que o sangue leucorreduzido provavelmente tenha menos propriedades imunomoduladoras e, consequentemente, diminua a incidência de complicações decorrentes de transfusões de sangue sem leucorredução,[7-9] embora ainda haja discussões sobre os benefícios da redução leucocitária e sobre quais pacientes podem se beneficiar de transfusões de sangue com redução de leucócitos.[10] Da mesma forma, entende-se que a idade do CHAD seja uma explicação possível para a incidência de efeitos adversos relacionados às transfusões desse concentrado. Observam-se alterações bem-documentadas nos produtos derivados do concentrado de hemácias durante a estocagem *ex-vivo*, incluindo redução na deformabilidade, alteração na aderência e na agregabilidade do concentrado e redução no 2-3-difosfoglicerato e no trifosfato de adenosina (ATP). Essas alterações diminuem a viabilidade pós-transfusão do concentrado de hemácias e limitam a liberação de oxigênio (DO_2).[13] Embora o efeito clínico dessas alterações não seja muito claro, alguns estudos sugeriram que a transfusão de concentrado "mais velho" pode estar associada a efeitos adversos.[12-14] Porém, uma revisão feita em 2009, envolvendo 27 estudos de pacientes pós-cirúrgicos, de UTI e que sofreram algum tipo de trauma, não conseguiu estabelecer nenhuma relação definitiva entre a idade do concentrado de hemácias transfundido e os resultados em pacientes adultos, com a possível exceção de pacientes que haviam sofrido traumatismo e receberam transfusões massivas.[15]

LIMIAR TRANSFUSIONAL

Vários estudos retrospectivos e observacionais demonstraram que o uso de transfusões de sangue para tratamento de anemia em pacientes gravemente enfermos e estáveis sob o ponto de vista hemodinâmico não está associado a melhores resultados. O estudo CRIT, realizado nos Estados Unidos e publicado em 2004, documentou que 44% de todos os pacientes que receberam transfusões de sangue, independentemente do número de unidades transfundidas, foi associado a piores resultados.[16] Da mesma forma, um estudo conduzido na Europa por Vincent e colegas apresentou uma taxa de transfusão de 37% em UTIs. Nesse estudo, o grupo de pacientes que recebeu transfusões apresentou uma taxa de mortalidade mais elevada, em comparação com o grupo que não recebeu transfusões, apesar de graus semelhantes na disfunção de órgãos.[17]

O estudo Transfusion Requirements in Critical Care (TRICC) (Requisitos para Transfusões em Cuidados Intensivos), realizado no Canadá, é o único estudo prospectivo bem desenhado que randomizou pacientes para uma estratégia de transfusão restritiva (pacientes que receberam transfusão quando o nível de Hb caiu abaixo de 7 mg/dL e o mantiveram entre 7 e 9 mg/dL) ou uma estratégia liberal (pacientes que receberam transfusão quando o nível de Hb caiu abaixo de 10 mg/dL e o mantiveram entre 10 e 12 mg/dL). A taxa de mortalidade hospitalar foi significativamente mais baixa no grupo que recebeu transfusões restritivas (22,2% *vs.* 28,1%; $p = 0,05$) e, embora a taxa de mortalidade depois de 30 dias tenha sido semelhante nos dois grupos (18,7% *vs.* 23,3%; $p = 0,11$), as taxas de mortalidade foram significativamente mais baixas nos pacientes randomizados para o grupo de transfusões restritivas que tinham menos de 55 anos de idade e eram portadores de enfermidades menos agudas. Os autores concluíram que as estratégias restritivas de transfusões de eritrócitos são pelo menos tão eficazes – e possivelmente até mais eficazes – do que os limites de transfusões liberais em adultos gravemente enfermos e estáveis sob a perspectiva hemodinâmica.[18] Apesar dessas recomendações, vários estudos demonstram que não ocorreram mudanças substanciais na prática de transfusões.

Possivelmente, indivíduos idosos e com evidências de isquemia miocárdica sejam a única população de pacientes que constitui uma exceção aos limites para transfusões restritivas. Um grupo de 79 mil pacientes com mais de 65 anos de idade, admitidos com infarto do miocárdio em um hospital, foram analisados de forma retrospectiva. No momento da admissão, os pacientes com níveis mais baixos de hematócrito (Ht) apresentaram taxas mais elevadas de mortalidade aos 30 dias. Além disso, a transfusões de sangue foram associadas a taxas de mortalidade mais baixa após 30 dias entre os pacientes com Ht < 24%. As transfusões não melhoraram a taxa de mortalidade nos pacientes com Ht acima de 30%.[19] Cabe relembrar que esse estudo foi realizado em pacientes com evidências de isquemia miocárdica. Pacientes com histórico de doença da artéria coronária ou pacientes com risco de isquemia não se enquadram nessa categoria.[20]

SEPSE

A Surving Sepsis Campaign (Campanha de Sobrevivência à Sepse) recomenda que, caso não seja possível atingir uma saturação do oxigênio venoso central de 70% com ressuscitação à base de líquidos até uma pressão venosa central (PVC) de 8 a 12 mmHg, durante as primeiras 6 horas de ressuscitação de sepse grave ou de choque séptico, a melhor opção é fazer transfusões de concentrado de hemácias até um Ht > 30% e/ou iniciar a administração de infusões de dobutamina.[23] Essa recomendação baseia-se no estudo de Rivers e outros sobre terapias iniciais direcionadas por metas para tratamento de sepse.[22] Logo após a ressuscitação inicial de hipóxia tecidual e na ausência de isquemia miocárdica, o limiar de transfusão restritiva passa a ser o alvo principal.

TRAUMA

Os pacientes vítimas de trauma com choque hemorrágico devem receber transfusões sejam quais forem os níveis de hemoglobina. Entretanto, não há nenhum benefício de um limiar transfusional "liberal" em pacientes de trauma, estáveis sob o ponto de vista hemodinâmico, na ausência de perda sanguínea em curso ou de choque hemorrágico.[23] Um estudo prospectivo envolvendo cerca de 15 mil pacientes traumatizados mostrou que a transfusão de sangue é um preditor independente de mortalidade, de admissões em UTI e de tempo de permanência em UTIs e em hospitais. Os pacientes que receberam transfusões de sangue nas primeiras 24 horas tinham uma probabilidade três vezes maior de mortalidade.[24]

TRAUMA CRANIENCEFÁLICO

Os critérios para transfusões em pacientes com trauma craniencefálico (TCE) ainda permanecem obscuros. Uma revisão retrospectiva mostrou que um número maior de dias com Ht > 30% estava associado a melhoras nos resultados neurológicos, mas a medição mais baixa de Ht estava associada a uma pontuação mais baixa no escore de coma de Glasgow (GCS, do inglês *Glasgow coma score*) no momento da alta hospitalar. Os autores concluíram que pacientes com TCE não devem ter limiares transfusionais diferentes em comparação com outros pacientes de cuidados intensivos, embora essa recomendação ainda dependa do suporte de estudos prospectivos.[25]

RECOMENDAÇÕES

Um grande número de orientações relacionadas a indicações para transfusões de concentrado de hemácias foi publicado entre 1997 e 2007. Mais recentemente, uma força-tarefa conjunta da Eastern Association for the Surgery of Trauma (EAST) (Associação Oriental para Cirurgia de Trauma) e do American College of Critical Care Medicine (ACCM) (Faculdade Americana de Medicina de Cuidados Intensivos) da Society of Critical Care Medicine (SCCM) (Associação para Medicina de Cuidados Intensivos) fez uma revisão ampla na literatura sobre esse tópico e classificou as evidências usando métodos de avaliação científica. A Tabela 29-1 inclui um resumo das recomendações embasadas em evidências de 2009 sobre o uso de transfusões de CHAD em pacientes adultos vítimas de trauma e de cuidados intensivos.[26]

A anemia é uma condição bastante comum em enfermidades críticas, sendo que até 40% dos pacientes de UTIs fazem transfusão durante o período de hospitalização. Cabe aos médicos avaliar os riscos e benefícios das transfusões. Em grupos de pacientes heterogêneos, as transfusões de concentrado de hemácias estão associadas ao aumento na incidência de infecções, falência múltipla de órgãos (FMO), lesão pulmonar aguda (LPA) e síndrome do desconforto respiratório agudo (SDRA). A literatura médica atual não recomenda o uso de níveis de transfusão em todos os pacientes. Entretanto, as evidências são suficientes para afirmar que raramente há benefícios com transfusões nos casos em que o nível de Hb ultrapassar 10 g/dL (Ht > 30%). Na ausência de perdas agudas de sangue, a aplicação de estratégias transfusionais restritivas (transfusões de concentrado de hemácias quando os níveis de Hb caírem abaixo de 7 mg/dL) é tão eficaz ou provavelmente superior às estratégias liberais em pacientes gravemente enfermos estáveis sob o ponto de vista hemodinâmico.

▶ PLASMA FRESCO CONGELADO

Plasma fresco congelado (PFC) é o plasma separado das hemácias e das plaquetas do sangue total acondicionado a -18 °C, ou mesmo em temperaturas mais baixas, durante oito horas após a coleta. Por definição, 1U de PFC possui fatores plasmáticos de coagulação equivalentes a 1U de sangue total, sendo que uma bolsa contém aproximadamente de 200 a 250 mL. Após o descongelamento, o PFC deve ser utilizado dentro de 24 horas ou a quantidade de fatores V e III começa a declinar. O PFC não é um concen-

► **TABELA 29-1** RESUMO DAS ORIENTAÇÕES DE PRÁTICA CLÍNICA DE 2009 PARA TRANSFUSÕES DE CHAD EM CASOS DE TRAUMA E DE CUIDADOS INTENSIVOS EM ADULTOS COM BASE NA ACCM/SCCM E EM "DADOS" DO GRUPO DE TRABALHO DE PRÁTICAS DE MANEJO DA EAST

A. Indicações para transfusões de CHAD em pacientes gravemente enfermos em geral
- As transfusões de CHAD são indicadas para pacientes com evidências de choque hemorrágico (Nível 1).
- As transfusões de CHAD podem ser indicadas para pacientes com evidências de hemorragia aguda e instabilidade hemodinâmica ou com liberação inadequada de oxigênio (Nível 1).
- As estratégias restritivas de transfusões de CHAD (as transfusões são feitas quando Hb < 7 g/dL) são tão eficientes quanto as estratégias liberais (as transfusões são feitas quando Hb < 10 g/dL) em pacientes gravemente enfermos com anemia hemodinamicamente estável, exceto, possivelmente, em pacientes com isquemia miocárdica aguda (Nível 1).
- Deve-se evitar o uso apenas dos níveis de Hb como "gatilho" para transfusões (Nível 2).
- Na ausência de hemorragia aguda, as transfusões de CHAD devem ser feitas como unidades simples (Nível 2).
- As transfusões de CHAD não devem ser consideradas como método absoluto para melhorar o consumo de oxigênio tecidual em pacientes gravemente enfermos (Nível 2).

B. Transfusão de CHAD em casos de sepse
- As necessidades de transfusão devem ser avaliadas individualmente para cada paciente (Nível 2).

C. Transfusão de CHAD em pacientes com risco de LPA e SDRA
- Todos os esforços devem ser realizados para evitar transfusão de CHAD em pacientes com risco de LPA e SDRA após o término de uma ressuscitação (Nível 2).

D. Transfusão de CHAD em pacientes portadores de doenças ou de lesões neurológicas
- Não há benefício com a aplicação de estratégias liberais de transfusão em pacientes com trauma craniencefálico variando de moderada à grave (Nível 2).

E. Riscos das transfusões de CHAD
- As transfusões de CHAD estão associadas ao aumento nas infecções nosocomiais (Nível 2).
- As transfusões de CHAD são fatores de risco independentes de FMO e síndrome da resposta inflamatória sistêmica (SRIS) (Nível 2).
- Não há evidências definitivas de que a pré-estocagem de depleção de leucócitos em transfusões de CHAD reduza a taxa de complicações (Nível 2).
- Não existe relação de dependência entre transfusão de CHAD e tempo mais longo de permanência em UTIs e hospitais, aumento na ocorrência de complicações e aumento na taxa de mortalidade (Nível 2).
- Há uma relação entre transfusões e FMO e SRIS (Nível 2).

F. Alternativas para transfusão de CHAD
- A administração de eritropoietina humana recombinante (rHuEPO [*recombinant human erythropoietin*]) melhora a reticulocitose e o hematócrito e pode reduzir as necessidades globais de transfusão (Nível 2).
- As substâncias carreadoras de oxigênio à base de hemoglobina (HBOCs [*hemoglobin-based oxygen carriers*]) encontram-se atualmente em fase de investigação para uso em pacientes portadores de doenças ou de lesões graves, porém ainda não foram aprovadas para uso nos Estados Unidos (Nível 2).

G. Estratégias para diminuir as transfusões de CHAD
- O uso de tubos de coleta de amostras de sangue com baixo volume, em adultos ou em crianças, está associado à redução nos volumes de flebotomia e à diminuição nas transfusões de sangue (Nível 2).
- A redução no número de exames laboratoriais diagnósticos está associada à redução nos volumes de flebotomia e à diminuição nas transfusões de sangue (Nível 2).

trado e, portanto, deve ser compatível com o grupo sanguíneo ABO.

INDICAÇÕES

As transfusões de PFC são indicadas na presença de sangramento ativo, ou antes de procedimentos invasivos importantes, com anormalidades coagulatórias conhecidas ou suspeitas causadas por produção inadequada, mau funcionamento, perda ou consumo de vários fatores de coagulação.[27-30] Insuficiência hepática, *overdose* de varfarina, deficiência de vitamina E e coagulopatia dilucional são algumas indicações para transfusões de plasma. O tratamento mais apropriado de pacientes com deficiência de um único fator de coagulação é com fatores concentrados ou com crioprecipitados.

Tempo de protrombina (TP), ou coeficiente internacional normalizado (INR, do inglês *international normalized ratio*) mais do que uma vez e meia o valor normal, ou tempo de tromboplastina parcial ativada (TPPA) mais do que uma vez e meia o valor máximo da faixa normal justificam o uso de coagulopatia.[31] Mesmo em caso de efeitos excessivos da varfarina, as transfusões de derivados do plasma não devem ser usadas para reverter INR elevado na ausência de sangramento, a não ser nas situações em que for necessário executar procedimentos invasivos ou cirúrgicos.[32]

COAGULOPATIA VARIANDO DE BRANDA À MODERADA

A capacidade de reverter coagulopatias variando de brandas a moderadas (INR: 1,1 a 2) com plasma fresco congelado é comprovadamente fraca.[33,34] Seja qual for o número de unidades da transfusão de PFC, a probabilidade de corrigir o INR para os níveis normais é muito pequena.[35] As evidências existentes não dão suporte ao uso profilático de transfusões de plasma em procedimentos minimamente invasivos no caso de testes de coagulação ligeiramente anormais, como paracentese e toracocentese,[28] ou na inserção de cateteres venosos centrais.[36]

Aproximadamente 25% das atividades relacionadas à coagulação são utilizadas na hemóstase. Levando-se em consideração que, em geral, o volume de plasma nos seres humanos é de 40 mL/kg, a quantidade necessária aproximada varia de 10 a 15 mL/kg ou 2 a 3U de PFC na ausência de perda ou de consumo corrente. Trata-se de uma diretriz de caráter geral e, portanto, os médicos deverão acompanhar o curso clínico e os parâmetros da coagulação para orientar as transfusões, lembrando sempre que coagulopatias variando de brandas a moderadas não podem ser corrigidas com plasma fresco congelado.

TRANSFUSÕES MACIÇAS

As transfusões profiláticas de plasma fresco congelado (PFC) são indicadas para aplicação em pacientes que recebem transfusões massivas (definidas como 10 U de concentrado de hemácias do adulto [CHAD] num período de 24 horas). A proporção exata entre PFC/CHAD vem sendo debatida por muitos anos. Historicamente, a proporção PFC/CHAD varia de 1:4 a 1:10, e o início de quase todos os protocolos de transfusões maciças, utilizando-se várias proporções diferentes, aparentemente melhora a taxa de mortalidade.[37] A literatura recente envolvendo pacientes traumatizados, militares e civis, dá suporte ao uso de proporções mais elevadas de plasma fresco congelado. Aparentemente, a proporção PFC:CHAD ideal varia entre 1:1 e 1:3[38,41] e continua sendo uma fonte inesgotável para a realização de novos estudos.

▶ CRIOPRECIPITADO

O crioprecipitado é obtido a partir do precipitado de plasma congelado, após o descongelamento. Embora possua alta concentração do fator VIII, de fibrinogênio, do fator XIII e do fator de von Willebrand, o volume de crioprecipitado é menor – aproximadamente 10 mL – sendo necessário combinar várias unidades para fazer transfusões. Ainda que o volume de crioprecipitado seja menor, o risco de infecções é o mesmo que o de 1 U de plasma fresco congelado. As indicações para transfusões de crioprecipitado incluem deficiência de fibrinogênio em níveis inferiores a 100 mL/dL, encontrada com maior frequência em sangramentos massivos ou em coagulação intravascular disseminada (CIVD), doença de von Willebrand e hemofilia A nas situações em que não houver concentrados do fator VIII à disposição.[31]

▶ PLAQUETAS

As plaquetas são utilizadas em hemostasias primárias e, em geral, circulam a uma contagem de 150 a 400 $\times$ 10^9 por litro. Cada concentrado plaquetário contém aproximadamente 5,5 $\times$ 10^{10} plaquetas e deriva de 1 U de sangue total ou de doações de plaquetaférese. As plaquetas podem ser estocadas por até cinco dias após a coleta e, antes das transfusões, são acumuladas com concentrados de vários doadores. Embora seja preferível, a compatibilidade com o grupo ABO não é mandatória, tendo em vista que pequenas quantidades de leucócitos e de plasma de doadores são transfundidas com as plaquetas. A expectativa é que cada unidade de plaquetas aumente a contagem plaquetária em 5 a 10 $\times$ 10^9/litro na ausência de consumo ou de perda corrente, sendo que a dose geralmente é de 1 litro por 10 kg de peso corporal.

Não existe uma contagem plaquetária única que permita recomendar transfusões em todos os pacientes. Se a contagem de plaquetas ficar abaixo de 5 $\times$ 10^9/litro, há a possibilidade de ocorrer hemorragia espontânea e um alto risco de ocorrer hemorragias com traumatismos ou com procedimentos invasivos.[41] Levando-se em consideração esses riscos, as plaquetas devem ser administradas independentemente de sangramentos aparentes, nos casos em que a contagem plaquetária cair abaixo desse nível.[42] Em geral, nas contagens acima de 50 $\times$ 10^9/litro, é pouco provável que ocorram sangramentos devido à deficiência de plaquetas e, normalmente, não são indicadas transfusões profiláticas. Em pacientes com sangramento ativo, assim como em pacientes que estiverem recebendo procedimento invasivo ou cirúrgico, as recomendações atuais são de manter as contagens plaquetárias acima de 50 $\times$ 10^9/litro.[31] Alguns especialistas recomendam manter uma meta de 100 $\times$ 10^9/litro em causa de hemorragia intracraniana ou de trauma multissistêmico.[43]

Contagens plaquetárias entre 5 $\times$ 10^9 e 50 $\times$ 10^9/litro apresentam riscos variáveis de hemorragia devido à trombocitopenia; entre esses níveis, há muita controvérsia em torno das transfusões profiláticas de plaquetas. As práticas de transfusão devem ser orientadas pela observação e avaliação de outros fatores de risco de sangramento dos pacientes. As recomendações anteriores eram de fazer transfusões de plaquetas sempre que a contagem fosse inferior a 20 $\times$ 10^9/litro, porém a literatura recente recomenda reduzir aquele ponto de disparo para 10 $\times$ 10^9/litro.

Raramente os pacientes que sofrem de alguma causa destrutiva de trombocitopenia beneficiam-se da transfusão plaquetária, levando-se em consideração que a destruição das plaquetas transfundidas é muito rápida. Pacientes portadores de condições como púrpura trombocitopênica idiopática (PTI), hiperesplenismo, coagulação intravascular disseminada (CIVD), sepse, anticorpos plaquetários, ou pacientes depois de cirurgia cardíaca com *bypass*, enquadram-se nessa categoria. Na presença de hemorragia ou em cirurgias com risco de vida, as transfusões podem ser benéficas por causa dos efeitos de curto prazo. A transfusão de plaquetas é contraindicada em condições como púrpura trombocitopênica idiopática (PTI)[46] e síndrome hemolítico-urêmica (SHU) em decorrência dos maus resultados, ficando reservada para hemorragias com risco de vida. A trombocitopenia induzida pela heparina (TIH) é também uma contraindicação para transfusão de plaquetas. Entretanto, orientações recentes concluíram que a transfusão de plaquetas pode ser uma opção em pacientes com TIH e sangramento manifesto, ou em pacientes com risco elevado de sangramento.[47]

▶ ERITROPOIETINA

O uso de eritropoietina (EPO) recombinante diminui a necessidade de transfusões de eritrócitos em pacientes com insuficiência renal crônica e em pacientes com anemia causada por doenças crônicas como câncer e síndrome da imunodeficiência adquirida (SIDA).[48] A despeito da redução na produção de EPO endógena que acompanha as doenças críticas,[49] o uso de EPO recombinante em pacientes gravemente enfermos ainda é um tema que desperta muitas controvérsias. Vários estudos que utilizaram EPO recombinante apresentaram resultados conflitantes.[50,51] O uso de EPO recombinante pode resultar numa pequena redução na necessidade de transfusões de CHAD em alguns pacientes, embora não apresente benefícios globais na mortalidade e, na grande maioria de pacientes gravemente enfermos, os efeitos de eventos trombóticos talvez superem os benefícios.[51] Provavelmente os pacientes com traumas múltiplos[52] constituam um subgrupo que pode se beneficiar da EPO recombinante, ainda que as razões não sejam muito claras e, na prática, esse tema ainda continue sendo alvo de controvérsias.

▶ CONCLUSÕES

As transfusões de componentes do sangue pode ser uma peça essencial no manejo de pacientes gravemente enfermos. Entretanto, apesar do crescimento do número de evidências que recomendam limiares transfusionais específicos e a utilização mais criteriosa de produtos derivados do sangue, muitas práticas de transfusão ainda continuam sendo norteadas pela tradição. As transfusões implicam vários riscos, incluindo aumento na incidência de infecções, de falência múltpla de órgãos (FMO), de lesão pulmonar aguda (LPA) e de mortalidade para cada unidade administrada de um componente. Para usar as terapias à base de componentes do sangue com segurança e eficácia, os profissionais devem ter uma noção clara desses riscos.

REFERÊNCIAS

1. Busch MP, Kleinman SH, Nemo GJ. Current and emerging infectious risks of blood transfusions. *JAMA.* 2003;289:959–962.
2. Edna TH, Bjerkeset T. Association between blood transfusion and infection in injured patients. *J Trauma.* 1992;33(5):659–661.
3. Hill GE, Frawley WH, Griffith KE, Forestner JE, Minei JP. Allogenic blood transfusion increases the risk of post-operative bacterial infections: a meta analysis. *J Trauma.* 2003;53(5):908–914.
4. Moore FA, Moore EE, Sauaia A. Blood transfusion. An independent risk factor for postinjury multiple organ failure. *Arch Surg.* 1997;132(6):620–624.
5. Looney MR, Gropper MA, Matthey MA. Transfusion related acute lung injury: a review. *Chest.* 2004;126(1):249–258.
6. Blumberg N. Allogenic transfusion and infection: economic and clinical implications. *Semin Hematol.* 1997;34(3 suppl 2):34–40.
7. Raghavan M, Marik PE. Anemia, allogenic blood transfusion, and immunomodulation in the critically ill. *Chest.* 2005;127:295–307.
8. Fergusson D, Khanna MP, Tinmouth A, et al. Transfusion of leukoreduced red blood cells may decrease postoperative infections: two meta-analyses of randomized controlled trials. *Can J Anaesth.* 2004;51:417–424.
9. Hebert PC, Tinmouth A, Corwin HL. Controversies in RBC transfusion in the critically ill. *Chest.* 2007;131: 1583–1590.
10. Corwin HL, AuBuchon JP. Is leukoreduction of blood components for everyone? *JAMA.* 2003;289:1993–1995.
11. Ho J, Sibbald WJ, Chin-Yee IH. Effects of storage on efficacy of red cell transfusion: when is it not safe? *Crit Care Med.* 2003;31:S687–S697.
12. Marik PE, Sibbald WJ. Effect of stored-blood transfusion on oxygen delivery in patients with sepsis. *JAMA.* 1993;269:3024–3029.
13. Fitzgerald RD, Martin CM, Dietz GE, et al. Transfusion red blood cells stored in citrate phosphate dextrose adenine-1 for 28 days fails to improve tissue oxygenation in rats. *Crit Care Med.* 1997;25:726–732.
14. Tinmouth A, Chin-Yee I. The clinical consequences of the red cell storage lesion. *Transfus Med Rev.* 2001;15: 91–107.
15. Lelubre C, Piagnerelli, M, Vincent JL. Association between duration of storage of transfused red blood cells and morbidity and mortality in adult patients: myth or reality? *Transfusion.* 2009;49:1384–1394.
16. Corwin HL, Gettinger A, Pearl RG, et al. The CRIT Study: anemia and blood transfusion in the critically ill—current clinical practice in the United States. *Crit Care Med.* 2004;32:39–52.
17. Vincent JL, Baron JF, Reinhart K, et al. Anemia and blood transfusion in critically ill patients. *JAMA.* 2002;288: 1499–1507.
18. Hebert PC, Wells G, Blajchman MA, et al. A multicenter, randomized, controlled clinical trial of transfusion requirements in critical care. Transfusion Requirements in Critical Care Investigators, Canadian Critical Care Trials Group. *N Engl J Med.* 1999;340(6):409–417.
19. Wen-Chih W, Saif SR, Yongfei W, et al. Blood transfusion in elderly patients with acute myocardial infarction. *N Engl J Med.* 2001;345(17):1230–1236.
20. Hebert PC, Tinmouth A, Corwin H. Anemia and red cell transfusion in critically ill patients. *Crit Care Med.* 2003;31(12 suppl):S672–S677.
21. Dellinger RP, Carlet JM, Masur H, et al. Surviving Sepsis Campaign guidelines for management of severe sepsis and septic shock. *Crit Care Med.* 2004;32(3):858–873.
22. Rivers E, Nguyen B, Havstad S, et al, Early Goal-Directed Therapy Collaborative Group. Early goal-directed therapy in the treatment of severe sepsis and septic shock. *N Engl J Med.* 2001;345(19):1368–1377.
23. McIntyre L, Hebert PC, Wells G, et al, Canadian Critical Care Trials Group. Is a restrictive transfusion strategy safe for resuscitated and critically ill trauma patients? *J Trauma.* 2004;57(3):563–568.
24. Malone DL, Dunne J, Tracey JK, et al. Blood transfusion, independent of shock severity is associated with worse outcome in trauma. *J Trauma.* 2003;54(5):898–905.

25. Carlson AP, Schermer CR, Lu SW. Retrospective evaluation of anemia and transfusion in traumatic brain injury. *J Trauma.* 2006;61:567–571.
26. Napolitano LM, Kurek S, Luchette FA, et al, American College of Critical Care Medicine of the Society of Critical Care Medicine, Eastern Association for the Surgery of Trauma Practice Management Workgroup. Clinical practice guideline: red blood cell transfusion in adult trauma and critical care. *Crit Care Med.* 2009;37:3124–3157.
27. Consensus conference. Fresh-frozen plasma. Indications and risks. *JAMA.* 1985;253:551–553.
28. McVay PA, Toy PTCY. Lack of increased bleeding after paracentesis and thoracentesis in patients with mild coagulation abnormalities. *Transfusion.* 1991;21:164–171.
29. Shanberge JN, Quattrochiocchi-Longe T. Analysis of fresh frozen plasma administration with suggestions for ways to reduce usage. *Transfus Med.* 1992;2:189–194.
30. Gajic O, Dzik WH, Toy P. Fresh frozen plasma and platelet transfusion for nonbleeding patients in the intensive care unit: benefit or harm? *Crit Care Med.* 2006;34 (5 suppl):S170–S173.
31. Practice parameter for the use of fresh-frozen plasma, cryoprecipitate, and platelets. Fresh-Frozen Plasma, Cryoprecipitate, and Platelets Administration Practice Guidelines Development Task Force of the College of American Pathologists. *JAMA.* 1994;271:777–781.
32. Ansell, J, Hirsh, J, Hylek, E, et al. Pharmacology and management of the vitamin K antagonists: American College of Chest Physicians Evidence-Based Clinical Practice Guidelines (8th Edition). *Chest.* 2008;133:160S.
33. Stanworth SJ, Brunskill SJ, Hyde CJ, et al. Is fresh frozen plasma clinically effective? A systematic review of randomized controlled trials. *Br J Haematol.* 2004;126(1):139–152.
34. Holland LL, Brooks JP. Toward rational fresh frozen plasma transfusion: the effect of plasma transfusion on coagulation test results. *Am J Clin Pathol.* 2006;126(1):133–139.
35. Abdel-Wahab OI, Healy B, Dzik WH. Effect of fresh-frozen plasma transfusion on prothrombin time and bleeding in patients with mild coagulation abnormalities. *Transfusion.* 2006;46(8):1279–1285.
36. Doerfler ME, Kaufman B, Goldenberg AS. Central venous catheter placement in patients with disorders of hemostasis. *Chest.* 1996;110:185–188.
37. Cotton BA, Au BK, Nunez TC, et al. Predefined massive transfusion protocols are associated with a reduction in organ failure and postinjury complications. *J Trauma.* 2009;66(1):41–48.
38. Holcomb JB, Wade CE, Michalek JE, et al. Increased plasma and platelet to red blood cell ratios improves outcomes in 466 massively transfused civilian trauma patients. *Ann Surg.* 2008;248(3):447–458.
39. Zink KA, Sambasivan CN, Holcomb JB, et al. A high ratio of plasma and platelets to packed red blood cells in the first 6 hours of massive transfusion improves outcomes in a large multicenter study. *Am J Surg.* 2009;197(5): 565–570.
40. Snyder CW, Weinberg JA, McGwin G, et al. The relationship of blood product ratio to mortality: survival benefit or bias? *J Trauma.* 2009;66:358–364.
41. Slichter SJ. Controversies in platelet transfusion therapy. *Annu Rev Med.* 1980;31:509–540.
42. NIH Consensus Conference. Platelet transfusion therapy. *JAMA.* 1987;257:1777–1780.
43. British Committee for Standards in Haematology, Blood Transfusion Task Force. Guidelines for the use of platelet transfusions. *Br J Haematol.* 2003;122:10.
44. Beutler E. Platelet transfusion: the 20,000/ul trigger. *Blood.* 1993;81:1411–1413.
45. Heckman K, Weiner GJ, Strauss RG, et al. Randomized evaluation of the optimal platelet count for prophylactic platelet transfusion in patients undergoing induction therapy for acute leukemia. *Blood.* 1993;82(S1):192a.
46. Harkness DR, Byrnes JJ, Lian EC-Y, et al. Hazard of platelet transfusion in thrombotic thrombocytopenic purpura. *JAMA.* 1981;246:1931.
47. Warkentin TE, Greinacher A, Koster A, et al. Treatment and prevention of heparin-induced thrombocytopenia: American College of Chest Physicians Evidence-Based Clinical Practice Guidelines (8th Edition). *Chest.* 2008;133:340S.
48. Eschbach JW, Egrie IC, Downing MR, et al. Correction of the anemia of end-stage renal disease with recombinant human erythropoietin. *N Engl J Med.* 1987;316:73–79.
49. Rogiers P, Zhang H, Leeman M, et al. Erythropoietin response is blunted in critically ill patients. *Intensive Care Med.* 1997;23(2):159–162.
50. Corwin HL, Gettinger A, Pearl RG, et al. Efficacy of recombinant human erythropoietin in critically ill patients: a randomized controlled trial. *JAMA.* 2002;288(22):2827–2835.
51. Corwin HL, Gettinger A, Fabian TC, et al. Efficacy and safety of epoetin alfa in critically ill patients. *N Engl J Med.* 2007 6;357(10):965–976.
52. Napolitano LM, Fabian TC, Kelly KM, et al. Improved survival of critically ill trauma patients treated with recombinant human erythropoietin. *J Trauma.* 2008;65(2):285–297.

CAPÍTULO 30

Trombose venosa profunda

Amy Tortorich e David R. Gens

- ▶ Introdução 337
- ▶ Anatomia e fisiopatologia 337
- ▶ Fatores de risco 338
- ▶ Diagnóstico 339
- ▶ Testes objetivos 339
- ▶ Fontes adicionais de tromboembolismo venoso 342
- ▶ Tratamento 343
- ▶ Síndrome pós-trombótica 346
- ▶ Apêndice 346

▶ INTRODUÇÃO

Estima-se que, anualmente, nos Estados Unidos, cerca de 100 em cada 100.000 pessoas experimentam um tromboembolismo venoso (TEV) pela primeira vez. Entre esses casos, dois terços são causados por trombose venosa profunda (TVP).[1] Grande parte da literatura procura focar mais enfaticamente a ocorrência de TEV em pacientes hospitalizados com alguma enfermidade ou em recuperação de procedimentos cirúrgicos. Entretanto, muitos indivíduos apresentam-se como pacientes ambulatoriais nas salas de emergência com sintomas relacionados a tromboembolismo venoso. Neste capítulo, são abordadas as práticas atuais para avaliação e diagnóstico de TVP, na expectativa de orientar os médicos emergencistas por meio das diretrizes atuais da prática clínica embasadas em evidências, aplicáveis às terapias antitrombótica e trombolítica.[2]

▶ ANATOMIA E FISIOPATOLOGIA

A TVP nas extremidades inferiores subdivide-se em trombose venosa proximal (coxa) e distal (panturrilha). A TVP proximal é mais importante sob o ponto de vista clínico porque está associada com maior frequência a doenças sérias e a resultados potencialmente fatais.

Os trombos venosos compõem-se principalmente de fibrina e eritrócitos, sendo que existe uma variação no número de plaquetas e de leucócitos. O desenvolvimento, a progressão e a eclosão de tromboêmbolos venosos refletem a existência de um equilíbrio entre estímulos trombogênicos e mecanismos protetores. Os estímulos trombogênicos foram identificados e descritos por Virchow no século XIX. Foi atribuída a Virchow a descrição da agora clássica tríade de hipercoagulabilidade, lesão endotelial e estase em associação com TEV.[3] A presença dos fatores anteriormente mencionados altera o equilíbrio entre a fibrinólise endógena e a formação de fibrinas, o que contribui para a formação e proliferação de trombos.[3] Os mecanismos protetores contra formações tromboembólicas são a desativação de fatores de coagulação ativados pela circulação de inibidores como antitrombina e proteína C ativada, eliminação de fatores de coagulação ativados e complexos de polímeros de fibrina solúveis por fagócitos mononucleares e pelo fígado, e plasma e lise da fibrina de enzimas fibrinolíticas derivadas de células epiteliais.[4]

A utilização da tríade de Virchow como estrutura básica permite compreender melhor os fatores que predispõem ao desenvolvimento de trombose venosa e os mecanismos protetores que desencadeiam os estímulos trombogênicos. Isso permite ter uma noção melhor dos inúmeros fatores de risco e dos tratamentos de trombos venosos.

HIPERCOAGULABILIDADE

Os fatores de coagulação ativados presentes no sangue são regulados por inibidores que se localizam na superfície das células endoteliais. Os estados de hipercoagulabilidade compensam o equilíbrio e direcionam a cascata natural de coagulação na direção da produção de fibrina e da formação de coágulos. Isso pode ser observado como resultado de níveis reduzidos de inibidores ou como aumento nos fatores de coagulação ativados. A ativação da coagulação pode resultar do contato do fator XII com o colágeno do subendotélio exposto dos vasos danificados.[5] As células malignas contêm protease, que pode ativar diretamente o fator X. Esse pode ser um dos mecanismos pelos quais as malignidades podem induzir trombose.[6] Os estados adquiridos de hipercoagulabilidade intensificam a formação de fibrinas. As trombofilias genéticas e as anormalidades neoplásicas também induzem a formação de fibrinas ou diminuem a fibrinólise.

LESÕES VASCULARES

Os processos que iniciam a trombose são incertos e, aparentemente, distintos dos processos que iniciam a trombose arterial. Na trombose arterial há uma clara relação entre lesões nos vasos sanguíneos e formação de trombos. A camada endotelial do vaso perde-se logo após o rompimento de uma placa aterosclerótica, expondo ligantes subendoteliais como o fator de von Willebrand (FVW) e o colágeno. As plaquetas possuem receptores específicos para esses ligantes e, consequentemente, ligam cofatores sinalizadores adicionais e iniciam a formação de trombina.[7,8]

Os mecanismos pelos quais as lesões nas paredes dos vasos venosos iniciam a formação de trombos são menos conhecidos. Aparentemente, as lesões mais graves nas paredes dos vasos venosos não são pré-requisitos para a formação de trombos venosos. Um estudo de 41 autópsias não conseguiu identificar lesão grave na parede dos vasos em 49 dos 50 trombos nas extremidades inferiores. Entretanto, existem outras formas que podem causar lesões no endotélio vascular: endotoxinas, citocinas inflamatórias e hipóxia.

As inflamações ativam o endotélio, levando à liberação de grânulos que contêm FVW e selectina-P com ligação membrânica. As proteínas inserem-se na superfície endotelial e ligam os leucócitos.[7] Os leucócitos, em particular os monócitos, sintetizam o fator tecidual (FT).[10]

Além disso, dados obtidos em animais sugerem que microvesículas com FT podem participar da formação de TVP. Em camundongos, níveis elevados de microvesículas derivadas de leucócitos foram associados a uma massa maior de trombos.[11] Outros estudos apresentaram níveis elevados de antígeno do fator tecidual (FT) e atividade FT-VIIa em pacientes cancerosos.[12] O número elevado de microvesículas com FT possivelmente desempenhe algum papel importante na hipercoagulabilidade associada. Essa teoria tem o respaldo de estudos de autópsias que comprovaram que, com frequência, a TVP que não estiver associada a traumas vasculares é bilateral.[23]

Além disso, a composição celular dos trombos arteriais é diferente da composição celular dos trombos venosos. As plaquetas agrupam os núcleos dos trombos arteriais, além de serem os componentes celulares que se inserem nas paredes dos vasos.[13] Os trombos venosos compõem-se predominantemente de fibrina e são as regiões ricas em fibrina dos trombos encontradas nos pontos de inserção nas paredes vasculares.[9] A ausência de plaquetas no sítio de inserção de trombos venosos explica por que a eficácia dos medicamentos antiplaquetários é tão limitada no tratamento de trombose venosa.[8]

ESTASE VENOSA

A estase venosa aumenta a ligação cruzada das fibrinas. A contração dos músculos da panturrilha intensifica o retorno venoso das extremidades inferiores. O sangue é impulsionado no sentido ascendente evitando coleções nas pernas. Por outro lado, a estase diminui o fluxo de sangue venoso. A redução no fluxo sanguíneo permite o acúmulo de substâncias protrombóticas (como a trombina) que, caso contrário, seriam arrastadas no sentido do fluxo, onde são desativadas. De modo geral, a trombina proveniente das extremidades inferiores é arrastada para o leito de vasos capilares do pulmão, que possui uma área superficial maior revestida com substâncias antitrombóticas.[7]

A estase venosa pode também ser uma das causas de hipóxia local. A estagnação de sangue desativa a hemoglobina dos eritrócitos, estimulando respostas à hipóxia nos leucócitos, nas plaquetas e nas células endoteliais.[15] Uma das propostas sugeridas é que a expressão da selectina-P ativa as microvesículas com FT para iniciar a coagulação e a trombose.[8]

▶ FATORES DE RISCO

Existem vários fatores de risco que promovem o TEV. A Tabela 30-1 apresenta uma lista com os principais fatores de risco.[1,17,18] Comprovadamente, a etnia também exerce influência sobre a prevalência de TEV. Os hispânicos e os asiáticos têm taxas ajustadas mais baixas de TEV em comparação com os brancos e afro-americanos.[19,20] O processo de envelhecimento correlaciona-se com elevação na taxa de risco de tromboembolismo. A ocorrência de TEV aumenta a cada década de vida acima da idade de 60 anos.[4] A incidência de TEV em pessoas com menos de 15 anos de idade é inferior a 5 casos por 100.000 indivíduos. Depois da idade de 80 anos, a incidência aumenta para 500 casos por 100.000 indivíduos.[21,22]

Nos dias atuais, o fator V de Leiden é reconhecido como a anormalidade hereditária mais comum que predispõe os indivíduos à trombose venosa. A substituição de glutamina por arginina no resíduo 506 da molécula do fator V torna esse fator resistente à proteólise pela proteína C ativada.[4] A mutação genética acompanha a herança autossômica dominante, e sua prevalência é maior em indivíduos brancos.[23] Pacientes homozigóticos para mutações no fator V de Leiden têm um aumento acentuado no risco de tromboembolismo (aumento estimado de 80 vezes), que se apresenta numa idade mais precoce do que nos indivíduos heterozigóticos.[24] A Figura 30-1 mostra a rota de coagulação e onde os inibidores em circulação atuam para proteger contra formações tromboembolíticas. A deficiência de inibidores em circulação aumenta a formação de trombos.

> **TABELA 30-1** FATORES DE RISCO PARA TROMBOEMBOLISMO VENOSO
>
> **Fatores específicos do paciente**
> Episódio anterior de tromboembolismo venoso
> Idade avançada
> Obesidade
> Estados aumentados de estrogênio (gravidez e puerpério, pílulas anticoncepcionais orais, terapia hormonal)
> Imobilidade (paralisia, viagens, residentes em hospitais ou em lares da terceira idade)
>
> **Trombofilia hereditária**
> Mutação no fator V de Leiden
> Mutação no gene da protrombina
> Deficiência de proteína S
> Deficiência de proteína C
> Deficiência de antitrombina (AT)
> Hiper-homocisteinemia
>
> **Condições clínicas**
> Acidente vascular encefálico
> Insuficiência cardíaca congestiva
> Doença pulmonar obstrutiva crônica
> Síndromes da fraqueza neuromuscular (p. ex., Guillain-Barré)
> Infarto do miocárdio
> Queimaduras
> Malignidade (risco mais elevado durante quimioterapias e radioterapias)
> Medicações: tamoxifeno, bevacizumab, talidominda, lenalidomida
> Anticoagulantes para lúpus/síndrome do anticorpo antifosfolipídeo
>
> **Cirurgia**
> Cirurgias maiores: abdominais, ginecológicas, urológicas, ortopédicas, neurocirurgia
> Cirurgias oncológicas
>
> **Trauma**
> Trauma mutissistêmico
> Fraturas nos quadris e na pelve
> Fraturas maiores
> Lesão na medula espinal
> Fratura na coluna espinal
>
> **Outros fatores de risco**
> Cateter venoso central permanente
> Ventilação mecânica prolongada
> Coagulopatia de consumo
> Trombocitopenia induzida por heparina

▶ DIAGNÓSTICO

APRESENTAÇÃO CLÍNICA

Os sintomas iniciais de TVP são variáveis e principalmente inespecíficos: cãibra, sensação de plenitude, parestesia ou dor na coxa ou na panturrilha. Em geral, o exame físico revela a presença de edema unilateral, eritema ou descoloração e calor na extremidade afetada; sensibilidade à palpação; dilatação das veias colaterais superficiais e cordão venoso palpável. O sinal clássico de Homan (dor aguda na panturrilha ou no aspecto posterior do joelho, em dorsiflexão passiva do pé) é insensível e inespecífico.[25] Pacientes com sinais e sintomas menores podem ter TVP extensiva, enquanto a TVP em indivíduos com dor grave e edema nas pernas talvez não seja demonstrada por testes clínicos. Os exames clínicos são corretos apenas 50% do tempo.

A apresentação sutil e inespecífica de tromboembolismo venoso pode dificultar a diferenciação clínica dos diagnósticos a partir de diagnósticos diferenciais amplos. Consequentemente, torna-se necessário fazer testes objetivos para confirmar ou excluir o diagnóstico de TVP. Existem vários testes objetivos no mercado que permitem estabelecer o diagnóstico de tromboembolismo venoso.

▶ TESTES OBJETIVOS

D-DÍMERO

As unidades do D-dímero são produzidas quando o sistema fibrinolítico degrada a fibrina com encadeamento cruzado. Essas unidades são geradas pela ação do fator XIIIa sobre os monômeros e polímeros de fibrina. Os anticorpos monoclonais nos testes do D-dímero reconhecem os fragmentos de fibrina com encadeamento cruzado. Um pequeno percentual de fibrinogênio plasmático é convertido fisiologicamente em fibrina e degradado logo em seguida. Portanto, pequenas quantidades de D-dímero estão presentes em indivíduos saudáveis. Entretanto, observa-se um aumento nas concentrações em condições nas quais ocorre uma intensificação na formação de fibrina que, subsequentemente, é degradada pela plasmina. Em média, o nível plasmático aumenta oito vezes no TEV e, na maioria das vezes, o nível cai paralelamente com a duração dos sintomas e com o início do tratamento anticoagulante.[26] A meia-vida do plasma é de aproximadamente 8 horas, e os fragmentos de D-dímeros são eliminados pelos rins e pelo sistema reticuloendotelial.[27]

Existem várias técnicas para detectar o complexo anticorpo monoclonal-fragmentos de D-dímeros: teste imunossorvente por ligação enzimática (ELISA, do inglês *enzyme-linked immunosorbent essay*), imunofiltração e técnicas de aglutinação ou do tipo sanduíche. A descrição dos vários testes comerciais de D-dímeros está fora do escopo deste texto. Cada sistema diagnóstico possui seus próprios níveis de corte. Os médicos precisam conhecer os testes específicos utilizados pelas respectivas instituições e, além do mais, devem usar apenas os testes de D-dímeros que tenham sido adequadamente validados em estudos de resultados prospectivos.[27]

Há uma grande variedade de condições clínicas que aumentam os níveis de D-dímeros, tais como infecção, inflamação, câncer, cirurgia, trauma, queimaduras e equimoses generalizadas, isquemia, doença cardíaca, AVE, doença de artérias periféricas, rompimento de aneurismas ou dissecção da aorta, gravidez e AVE isquêmico.[26] O desempenho diagnóstico de D-dímeros é mais baixo em

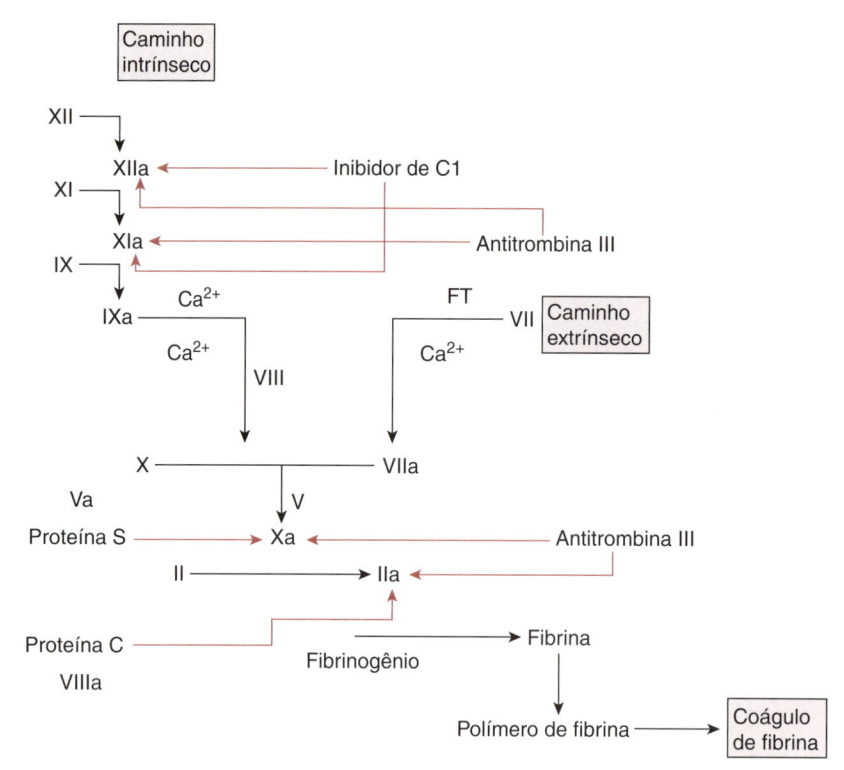

Figura 30-1 Cascata da coagulação sanguínea. As setas pretas indicam a propriedade procoagulante de uma substância. As setas vermelhas indicam a propriedade inibidora da coagulação de uma substância. A deficiência nos fatores inibidores intensifica a coagulação. Ca^{2+}: cálcio; **FT**: fator tecidual; **a**: ativado.

idosos, tendo em vista que as concentrações do D-dímero elevam-se na população com envelhecimento normal. Em uma análise da relação custos-benefícios de um único estudo envolvendo 1.029 pacientes, um grupo de investigadores demonstrou que a redução de custos com o uso de D-dímeros ocorre até a idade de 79 anos.[28]

Atualmente, os exames de imagem mais úteis para diagnosticar pacientes com suspeita clínica de TVP são as imagens por ultrassonografia (US) e a venografia. Essas duas técnicas foram validadas por testes clínicos incluindo estudos prospectivos com acompanhamento de longo prazo para determinar a segurança de suspender tratamentos anticoagulantes em pacientes com resultados negativos.

ULTRASSONOGRAFIA

A ultrassonografia venosa transformou-se no teste diagnóstico-padrão em pacientes com suspeita de TVP. Os dois métodos de US mais comuns para avaliar a presença de TVP são ultrassonografia de compressão e ultrassonografia duplex.

Uma metanálise de 2005 examinou a acurácia diagnóstica da ultrassonografia para TVP e fez também uma análise separada de diferentes técnicas de US: (1) somente US de compressão; (2) somente Doppler colorido; (3) somente Doppler com ondas contínuas; (4) duplex (combinação de US de compressão e Doppler colorido) e (5) triplex (combinação de US de compressão, Doppler colorido e Doppler com ondas contínuas).[29] Esse estudo determinou que a precisão diagnóstica varia de acordo com a técnica aplicada. A sensibilidade ideal foi demonstrada com o uso da ultrassonografia duplex ou triplex. A especificidade ideal foi observada apenas com a utilização de ultrassonografia de compressão. Os autores chegaram à conclusão de que, provavelmente, a US de compressão seja a técnica mais adequada para uso em pacientes com baixa probabilidade de TVP e que a ultrassonografia duplex ou triplex seja a melhor opção técnica para avaliar pacientes com risco elevado de TVP ou para identificar TVP distal.

Na ultrassonografia de compressão, a avaliação de trombose venosa consiste em determinar a patência ou a ausência de patência venosa (Fig. 30-2). Para determinar a patência venosa, o padrão-ouro é verificar se o colapso da veia é total quando ela estiver sob pressão, o que pode ser visualizado diretamente com US depois que o lúmen desaparecer totalmente (Figs. 30-3 e 30-4). O fluxo sanguíneo e sua direção também podem ser avaliados pela técnica Doppler com ondas contínuas, porém somente por meio de representações gráficas.[31]

A ultrassonografia duplex combina Doppler colorido com ultrassonografia de compressão. O Doppler colorido representa o fluxo dentro de uma veia. Mapas de cores específicas são atribuídos a uma grande variedade de velo-

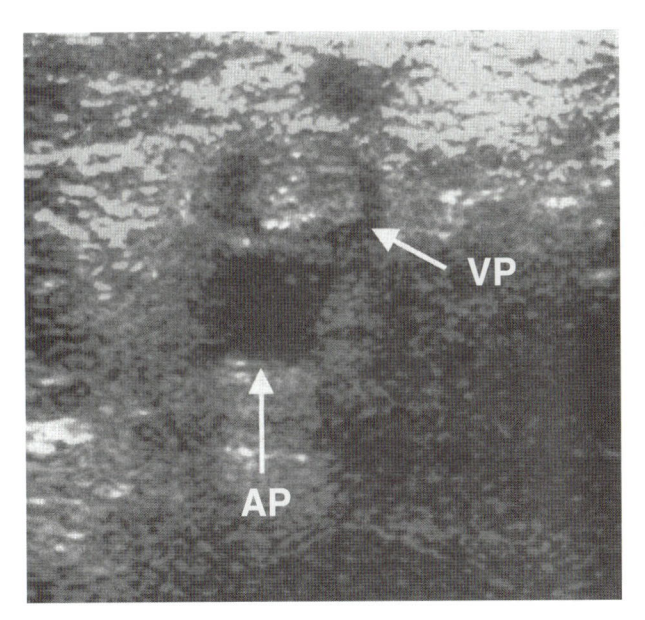

Figura 30-2 Observa-se um trombo ecogênico dentro da veia poplítea. **VP**: veia poplítea; **AP**: artéria poplítea (Reproduzida, com permissão, da Ref.30, segunda edição, Capítulo 15, pg. 390, Figura 15-33).

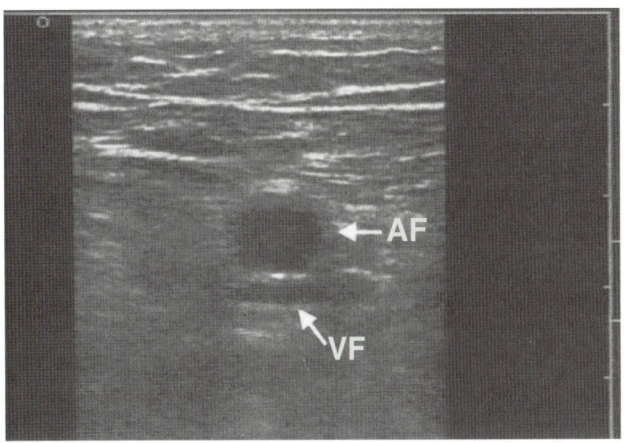

Figura 30-4 Colapso incompleto da veia femoral. Se a pressão aplicada fosse adequada, essa visão indicaria a provável presença de um trombo dentro da veia femoral. **VF**: veia femoral; **AF**: artéria femoral (Reproduzida, com permissão, da Ref.30, segunda edição, Capítulo 15, pg. 383, Figura 15-17).

cidades e a uma entre duas direções (aproximando-se ou afastando-se do transdutor).[31]

A técnica de aumento confirma o fluxo sanguíneo por meio de uma seção ou de uma extremidade. Essa técnica utiliza Doppler de onda pulsada ou Doppler colorido. Durante a avaliação da porção proximal de um segmento venoso (p. ex., o segmento femoral comum), o ultrassonografista pressiona a panturrilha que envia um fluxo rápido de sangue venoso além do transdutor. O aumento no fluxo de sangue pode ser observado no Doppler, que deve indicar a ausência de trombos completamente oclusivos. Possivelmente, os pacientes portadores de doença venosa e de outras comorbidades não apresentem aumento positivo. Além disso, trombos que causam oclusões parciais ou colaterais previamente estabelecidos ainda podem demonstrar algum aumento.[32]

PAPEL DOS MÉDICOS DE EMERGÊNCIA NOS DIAGNÓSTICOS ULTRASSONOGRÁFICOS DE TVP

O uso de exames ultrassonográficos realizados no leito do paciente por médicos emergencistas evoluiu a partir da necessidade clínica de melhorar a eficiência nos cuidados dos pacientes. Muitos hospitais não mantêm serviços de laboratórios vasculares à disposição fora dos horários de atendimento. Esse tipo de limitação forçou os médicos emergencistas a desenvolver a prática de administrar tratamentos empíricos em pacientes com suspeita de TVP. Nessas circunstâncias, o médico libera o paciente pedindo para que ele retorne no dia seguinte para fazer um exame formal. O tratamento empírico à base de anticoagulação envolve riscos, particularmente nos pacientes em que a anticoagulação seja problemática. Alguns estudos mostraram que, nas situações em que os próprios médicos emergencistas fazem o exame ultrassonográfico das extremidades inferiores, há uma redução no tempo de liberação do paciente.[33] Não é necessário treinamento. Comprovadamente, os residentes em medicina de emergência são capazes de realizar exames duplex, com bom nível de acurácia, depois de instruções limitadas (90 minutos).[34] O aumento na capacidade dos médicos emergencistas de fazer exames ultrassonográficos realizados no leito do paciente reduzirá a prática de tratamentos empíricos com anticoagulantes e, além do mais, ajudará a liberar os pacientes mais rapidamente para que possam obter estudos de acompanhamento como pacientes ambulatoriais.

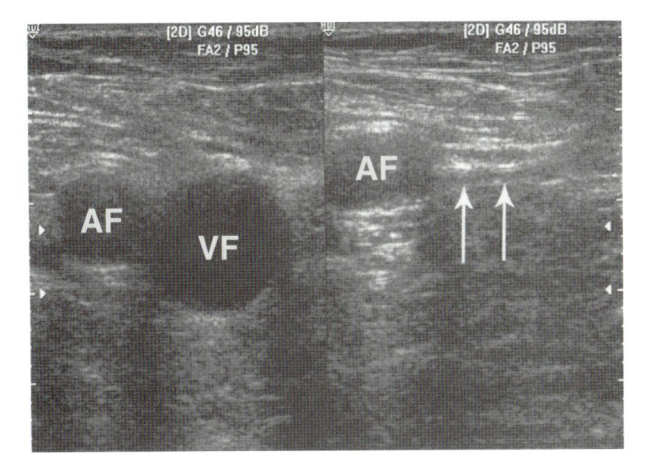

Figura 30-3 Tela dividida mostrando a artéria femoral e a veia femoral (VF) comum. No lado esquerdo não há compressão. O lado direito mostra a visão depois da aplicação de pressão com o transdutor, provocando o colapso da veia femoral, cuja parede não está muito visível (Reproduzida, com permissão, da Ref.30, segunda edição, Capítulo 15, pg. 382, Figura 15-13).

VENOGRAFIA POR TOMOGRAFIA COMPUTADORIZADA

A utilização de tomografia computadorizada (TC) em diagnósticos de TVP ainda é uma área que se encontra em fase de investigações ativas. Um dos exemplos é o estudo PIOPED II. Esse estudo prospectivo multicêntrico de 711 pacientes fez a comparação entre o valor clínico da venografia por TC (VTC), depois de angiografia por TC multidetectora, com ultrassonografia de compressão venosa em diagnósticos de TEV.[35] Os investigadores demonstraram que havia uma concordância de 95,5% entre a venografia por TC e a ultrassonografia para diagnóstico ou exclusão de TVP. Chegaram também à conclusão de que os dois estudos produzem resultados diagnósticos equivalentes e que, em conformidade com as técnicas escolhidas para geração de imagens, deveriam ser feitos com base nas variáveis relacionadas à segurança, a custos e ao tempo.

A situação ideal seria se os protocolos para geração de imagens das artérias pulmonares e das veias subdiafragmáticas profundas (incluindo as veias das pernas) não exigissem meios adicionais de contraste além daqueles que já são exigidos nas angiografias pulmonares por tomografia computadorizada (ATC). Mesmo assim, nem todos os pacientes que estiverem sendo avaliados para TVP precisam de angiografia pulmonar por tomografia computadorizada. A avaliação de TVP apenas com uso de TC expõe o paciente a doses excessivas de radiação e a contrastes intravenosos (IV) potencialmente nefrotóxicos, além dos custos da tomografia.

VENOGRAFIA POR RESSONÂNCIA MAGNÉTICA

A precisão diagnóstica da venografia por ressonância nuclear magnética (RNM) compara-se à venografia com contraste (VC), embora não existam dados que confirmem os resultados. Além disso, o custo elevado das venografias por ressonância magnética é uma limitação para o uso generalizado. Ao contrário da ultrassonografia, com a RNM, é possível obter imagens da vasculatura pélvica e da veia cava. A RNM não necessita de radiação ionizante, o que a torna uma opção atraente para uso em determinadas populações de pacientes com suspeita de TEV.

Um estudo prospectivo de um único centro envolvendo 24 pacientes selecionados aleatoriamente fez a comparação entre geração de imagens rápidas com venografia por RNM com estado estável de precessão em casos suspeita de TVP com venografia intensificada por agentes de contraste.[36] Os autores concluíram que a venografia por RNM para TVP é sensível e específica na região da pelve e da coxa, porém com sensibilidade fraca abaixo da veia poplítea. Além disso, 11 dos 14 pacientes sem TVP apresentaram diagnósticos alternativos sugeridos pela venografia por RNM: rompimento muscular, insuficiência venosa crônica secundária à TVP prévia e artefatos subcutâneos (SC) de gordura/líquidos relacionados à insuficiência cardíaca congestiva confirmada ou à celulite. A capacidade da RNM em possibilitar a obtenção de diagnósticos alternativos é um benefício adicional. A RNM tem algumas desvantagens: o transporte de pacientes gravemente enfermos para RNM pode se tornar muito difícil, alguns ventiladores não são compatíveis com RNM, e pacientes despertos podem sofrer de claustrofobia.

VENOGRAFIA COM CONTRASTE

Durante muito tempo a venografia com contraste (VC) vem sendo considerada o teste diagnóstico de escolha para TVP. Entretanto, devido ao desconforto dos pacientes e às dificuldades para obtenção de estudos adequados, a venografia não é indicada como teste de rastreamento inicial. Testes não invasivos com precisão diagnóstica diminuíram, de forma significativa, o uso da venografia. Nos dias atuais, reserva-se a venografia para situações em que os testes não invasivos sejam inconclusivos ou inviáveis. Para que os estudos de VC sejam adequados, é necessário ter uma visualização completa do sistema venoso profundo (desde as veias da panturrilha até as veias pélvicas e da veia cava inferior [VCI]):[37] não é possível visualizar o sistema venoso ilíaco interno (veias hipogástricas), a menos que se insira um cateter nesse sistema, no sentido ascendente. A presença de defeitos intraluminares constantes em duas ou mais visões é o critério mais confiável para diagnosticar TVP.[38]

▶ FONTES ADICIONAIS DE TROMBOEMBOLISMO VENOSO

TVP NAS EXTREMIDADES SUPERIORES

Embora a grande maioria das TVPs ocorra nas extremidades inferiores, a presença de trombos nas extremidades superiores (ES) está se tornando cada vez mais comum, em relação ao que se imaginava anteriormente. Existem duas formas de TVP nas extremidades superiores: (1) trombose por esforço e (2) trombose secundária.

A trombose por esforço (síndrome de Paget-von Schötter) resulta de uma compressão venosa crônica subjacente causada por variações musculoesqueléticas no desfiladeiro torácico. Uma das costelas cervicais ou músculos cervicais hipertrofiados de atletas (especialmente em levantadores de peso) podem comprimir a veia subclávia durante a manobra de Valsalva (causando trombose "por esforço"): a estase sanguínea repentina provoca a trombose.

Na trombose secundária, provavelmente o aumento na incidência de TVP nas extremidades superiores seja resultado do uso constante de cateteres venosos centrais, de fios de marca-passos e de tratamentos intensivos de malignidades.[31] As TVPs nas extremidades superiores acometem as veias subclávia, axilar e braquial. As manifestações clínicas assemelham-se às que são observadas em TVPs nas extremidades inferiores e incluem edemas, veias colaterais dilatadas no braço, pescoço ou tórax e dor e deslocamento de membros. As complicações potenciais das TVPs nas extremidades superiores são embolia pulmonar (EP), TVP recorrente e, raramente, síndrome pós-trombótica (flebite) nos braços.[2]

SÍNDROME DE MAY-THURNER

A síndrome de May-Thurner é um padrão anatômico que se caracteriza pela ocorrência de compressão significativa sob o ponto de vista hemodinâmico da veia ilíaca comum esquerda, entre a artéria ilíaca comum direita sobrejacente e o corpo vertebral subjacente. Essa síndrome ocorre com mais frequência nas mulheres entre as idades de 20 e 50 anos. A apresentação típica é de insuficiência venosa crônica ou uma grande TVP ileofemoral. O diagnóstico deve ser considerado em pacientes com recorrência de TVP na extremidade inferior esquerda ou TVP crônica refratária na extremidade inferior esquerda. Os episódios de TVP associados à síndrome de May-Thurner podem ser recorrentes e/ou não respondem aos tratamentos à base de anticoagulação. Os tratamentos podem exigir trombólise direcionada por cateter (TDC), angioplastia venosa e/ou colocação de *stent* intravascular.[39]

FLEGMASIA CERÚLEA *DOLENS*

Flegmasia cerúlea dolens é uma forma incomum de trombose venosa maciça proximal (ileofemoral) que ocorre nas extremidades inferiores. A obstrução das veias provoca uma elevação aguda na pressão venosa, deslocamentos massivos de líquido intersticial, redução na perfusão arterial devido ao vasospasmo proveniente de inflamações, síndrome compartimental e gangrena.[1] Esse quadro resulta em extremidades inferiores tensas, frias, inchadas, doloridas e cianóticas (Fig. 30-5).[40] A gangrena resultante, a síndrome compartimental e o comprometimento arterial podem provocar colapso circulatório e choque. A anticoagulação sistêmica não deve sofrer nenhum retardo, considerando que pode ocorrer a morte do paciente ou amputação do membro. Ainda há controvérsias sobre o papel da terapia trombolítica intravenosa no tratamento. A trombectomia de emergência é uma das opções.

▶ TRATAMENTO

A American College of Chest Physicians (ACCP) (Colégio Americano de Pneumologia) publicou sua primeira declaração de consenso sobre terapia antitrombótica em 1986. As orientações mais recentes da ACCP foram publicadas em 2008. O objetivo desta seção é apresentar um resumo das orientações da ACCP sobre a terapia para tratamento de TEV no que diz respeito à sua aplicação em pacientes atendidos por médicos emergencistas. A menos que sejam referenciadas de forma diferente, todas as recomendações fazem parte da 8ª Edição das *ACCP Evidence-Based Clinical Practice Guidelines* (Orientações de Prática Clínica embasadas em Evidências da ACCP).[2]

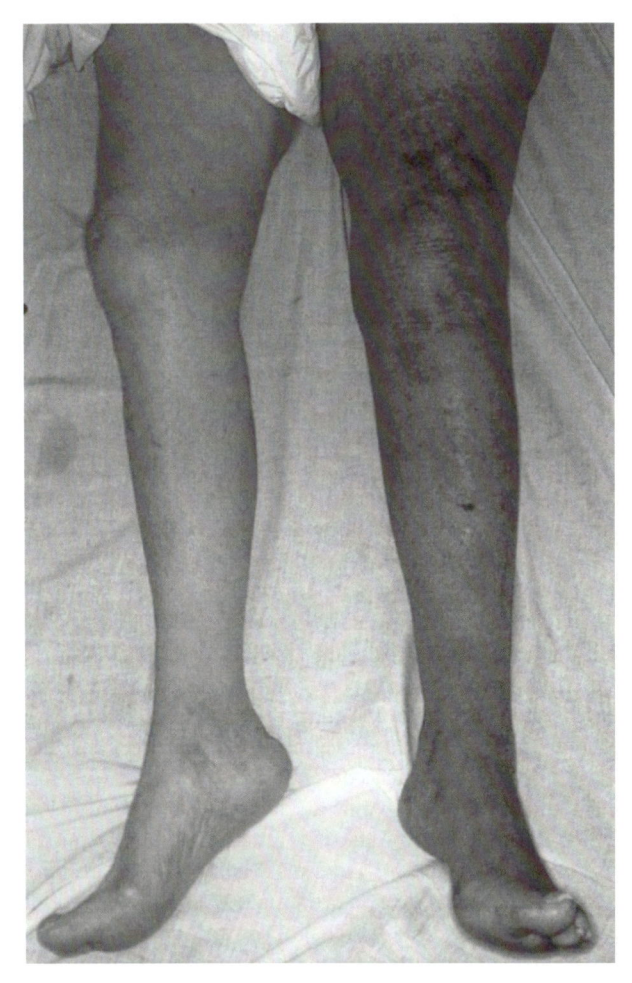

Figura 30-5 Flegmasia *dolens*. A perna esquerda apresenta uma coloração azulada e edema (Reproduzida, com permissão, da Ref.40, segunda edição, Capítulo 12, pg. 370, Figura 12-29). *Ver figura colorida na pg. 606 do Anexo 1.*

Antes de considerar o uso de terapias anticoagulantes, deve-se levar em consideração se o paciente tem quaisquer contraindicações à aplicação de anticoagulação. As contraindicações absolutas para os tratamentos à base de anticoagulação incluem sangramento ativo grave; hemorragia intracraniana; cirurgia recente no cérebro, nos olhos ou na medula espinal e hipertensão maligna. As contraindicações relativas incluem AVE recente, hemorragia ativa no trato gastrintestinal, cirurgia grande recente, hipertensão grave, insuficiência renal ou hepática grave e trombocitopenia grave (contagem plaquetária inferior a 50.000/μL).[4]

ANTICOAGULAÇÃO INICIAL DE TVP AGUDA NAS PERNAS

A anticoagulação é a terapia principal para tratamento de TVP aguda nas pernas. O principal objetivo do tratamento inicial dessa doença é impedir a extensão de trombos e evitar recorrências precoces ou tardias de tromboembolismo venoso. Em face das altas taxas de recorrência/

extensão em pacientes tratados somente com antagonistas da vitamina K (AVK), recomenda-se administrar heparina (ou heparina de baixo peso molecular [HBPM] ou fondaparinux), juntamente com AVKs, no momento do diagnóstico.[41] No caso de pacientes com confirmação objetiva de TVP, as orientações em vigor recomendam cinco opções para o tratamento inicial: (1) administração subcutânea de HBPM sem monitoramento; (2) administração intravenosa de heparina não fracionada (HNF) com monitoramento; (3) administração subcutânea de HNF com monitoramento; (4) administração subcutânea de HNF com base no peso e sem monitoramento e (5) administração subcutânea de fondaparinux sem monitoramento. Todas as opções mencionadas anteriormente receberam recomendação de Grau 1A. Além disso, nas situações em que houver uma forte suspeita de TVP, ou algum retardo antes da realização de testes diagnósticos, as orientações recomendam iniciar o tratamento com anticoagulantes antes dos resultados dos testes (Grau IC). O tratamento inicial com HBPM, HNF ou fondaparinux deve continuar por pelo menos cinco dias e prosseguir até que o coeficiente internacional normalizado (INR, do inglês *internacional normalized ratio*) permaneça igual ou acima de 2 durante 24 horas (Grau IC). Essa recomendação baseia-se na observação de que, seja qual for o INR, não há redução significativa na atividade do fator II antes de cinco dias depois do início do tratamento com varfarina. A combinação da meia-vida relativamente longa do fator II e da meia-vida curta da proteína C e da proteína S pode provocar um estado hipercoagulável paradoxal se houver interrupção prematura no uso de heparina/HBPM/fondaparinux.[41] Não pode haver retardo no início do tratamento com AVK; pelo contrário, deve ocorrer juntamente com a administração de HBPM, HNF ou fondaparinux no primeiro dia de tratamento (Grau 1A). Em geral, a administração de varfarina inicia com uma dose de 10 mg em pacientes jovens (idade abaixo de 60 anos) e em pacientes saudáveis e com uma dose de 5 mg em pacientes mais velhos ou em pacientes hospitalizados. Ajustes na dose de AVK permitem manter a meta do INR em 2,5 (faixa: 2-3) (Grau 1A).

Heparina de baixo peso molecular

As orientações atualmente em vigor sugerem a administração subcutânea de HBPM em vez do tratamento intravenoso com heparina não fracionada (HNF). As recomendações sugerem iniciar o tratamento com administração subcutânea de HBPM, uma ou duas vezes ao dia, em pacientes ambulatoriais (Grau 1C) ou em pacientes hospitalizados (Grau 1A), de acordo com a necessidade, durante o tratamento com HNF intravenosa. Essas orientações não recomendam o monitoramento rotineiro com medições no nível do antifator Xa (Grau 1A). Entretanto, como a HBPM é eliminada pelos rins, a HNF é a opção sugerida para uso em pacientes portadores de insuficiência renal grave (Grau 2C).

Heparina não fracionada intravenosa

As orientações recomendam a administração de um *bolus* inicial (80 U/kg ou 5.000 U), seguido por infusões contínuas (inicialmente a uma dose de 18 U/kg/h ou 1.300 U/h). Na sequência, deve-se ajustar a dose até atingir e manter um prolongamento do tempo de tromboplastina parcial ativada (TTPA) que corresponda aos níveis terapêuticos da heparina.

Heparina não fracionada subcutânea

Se a escolha for a administração subcutânea de heparina não fracionada (HNF), as orientações recomendam uma dose inicial de 17.500 U, ou uma dose aproximada de 250 U/kg, duas vezes ao dia, ajustada ao peso. A seguir, a dose deve ser ajustada para atingir e manter um prolongamento do TTPA correspondente aos níveis terapêuticos da heparina (Grau 1C).

Caso a opção seja pela administração subcutânea de doses fixas de HNF sem monitoramento, as orientações recomendam uma dose inicial de 333 U/kg, seguida por uma dose de 250 U/kg, duas vezes ao dia, em vez da dosagem não associada ao peso (Grau 1C).

Fondaparinux

O fondaparinux é um pentassacarídeo sintético. Da mesma forma que a HBPM, o fondaparinux pode ser administrado por via subcutânea, sem monitoramento, além de ser mais eficaz no tratamento de TVP aguda. As desvantagens do fondaparinux são a meia-vida prolongada (17 horas) e a inexistência de antídotos.

ESTRATÉGIAS DE TRATAMENTO PARA REMOÇÃO DE TROMBOS EM CASOS DE TVP AGUDA

A remoção ativa de trombos tem o potencial de diminuir os sintomas agudos e o risco de convulsões pós-traumáticas (CPTs), além de preservar os membros nos casos de flegmasia cerúlea *dolens*. A remoção de trombos reverte a obstrução venosa e recupera a função valvular, impedindo o desenvolvimento posterior de incompetência das válvulas venosas. Além disso, as orientações levantam a hipótese de que a remoção de trombos e o alívio subsequente de obstruções venosas possam diminuir o risco de recidiva de tromboembolismo venoso.

Trombólise direcionada por cateter

As orientações sugerem que a trombólise direcionada por cateter (TDC) pode ser benéfica em um grupo selecionado de pacientes: aqueles cujos sintomas se apresentam durante menos de 14 dias, TVP ileofemoral, expectativa de vida igual ou inferior a um ano e estado funcional satisfatório com baixo risco de sangramento. Além disso, as orientações sugerem que o uso de TC possivelmente reduza os sintomas agudos e a morbidade e a mortalidade pós-trombóticas em instituições com tecnologia e recursos adequados (Grau 2B). No período imediatamente após uma TDC bem-sucedida, as orientações sugerem a utilização de angioplastia com balão e a colocação de *stents* para corrigir lesões venosas subjacentes (Grau 2C). Nas situações em que não houver tecnologia nem recursos à disposição, a preferência é pelo uso de trombólise farmacomecânica (p. ex., com inclusão de fragmentação e/ou aspiração de trombos) em vez da aplicação isolada de TDC, levando-se em consideração que diminui o tempo de tratamento (Grau 2C). Pacientes que obtiveram sucesso com TDC ainda têm de se submeter a uma terapia anticoagulante, com mesma intensidade e duração, i.e., a mesma terapia recomendada para pacientes que não fizeram TDC (Grau 1C).

Terapia trombolítica sistêmica

As orientações recomendam a aplicação de terapia trombolítica sistêmica em pacientes com baixo risco de sangramento, TVP profunda proximal, sintomas com menos de 14 dias, expectativa de vida igual ou superior a um ano e estado funcional satisfatório, caso não houver disponibilidade de TDC, para reduzir sintomas agudos e a morbidade pós-trombótica (Grau 2C).

Trombectomia venosa operatória

Em geral, reserva-se a trombectomia venosa operatória para os casos de TVP ileofemoral. Em pacientes com TVP ileofemoral aguda, estado funcional satisfatório, expectativa de vida igual ou superior a um ano e presença de sintomas por menos de sete dias, as orientações sugerem a aplicação de trombectomia venosa operatória para diminuir os sintomas agudos e a morbidade pós-trombótica em instituições com tecnologia e recursos adequados (Grau 2B). Entretanto, geralmente nos casos em que os pacientes não correm risco elevado de hemorragia, as orientações sugerem a TDC em vez da trombectomia venosa operatória (Grau 2C). Para pacientes que realizam uma trombectomia venosa operatória, as orientações recomendam o mesmo tempo de duração e intensidade da terapia anticoagulante, que para pacientes que não fizeram trombectomia venosa (Grau 1C).

FILTROS NA VEIA CAVA EM PACIENTES COM TVP

A colocação de filtros na veia cava inferior (VCI) sempre apresenta algum risco. As tromboses na VCI ocorrem em até 5% de pacientes depois da colocação de filtros.[40] Atualmente, nenhum teste randomizado chegou a avaliar a eficácia de filtros na VCI (sem anticoagulação concorrente) para impedir a ocorrência de embolia pulmonar (EP) em pacientes com TVP aguda. As orientações fazem uma distinção entre as recomendações para colocação de filtros na veia cava inferior com base na capacidade de utilizar anticoagulação e não recomendam o uso rotineiro de filtros na veia cava inferior para complementar o uso de anticoagulantes (Grau 1A). No caso de pacientes com TEV que não puderem receber anticoagulantes devido ao risco de sangramento, a colocação de filtros na VCI não é recomendável (Grau 1C). Além disso, nas situações em que os pacientes tenham recebido filtros na VCI, como alternativa para anticoagulação, as orientações recomendam que, subsequentemente, eles recebam a terapia anticoagulação-padrão se o risco de hemorragia tiver sido solucionado (Grau 1C).

DURAÇÃO DA TERAPIA ANTICOAGULANTE

Para determinar o tempo de duração da terapia anticoagulante, as orientações do American College of Chest Physicians (ACCP) fazem a distinção entre TEV provocado por um fator de risco reversível e os episódios de TEV não provocados (TEV idiopático). Os fatores de risco reversíveis incluem fatores maiores como cirurgia, hospitalização ou imobilização com gesso, todos dentro de um mês, e fatores menores como terapia com estrogênio, gravidez, viagens prolongadas (> 8 horas) ou fatores de risco maiores previamente observados caso tenham ocorrido entre 1 e 3 meses antes do diagnóstico de TEV. Fatores de risco adicionais incluem uma TVP confinada às veias distais (TVP isolada na panturrilha) e uma TVP como primeiro episódio de TEV.

- Para pacientes com TVP secundária a um fator de risco transitório (reversível), recomenda-se a administração de antagonistas da vitamina K (AVKs) durante três meses para tratamentos com períodos mais curtos (Grau 1A).
- Para pacientes com TVP não provocada, recomenda-se tratamento com AVKs durante pelo menos três meses (Grau 1A). As orientações recomendam também que todos os pacientes com TVP não provocada sejam avaliados para verificar a relação risco/benefício de terapias de longo prazo (Grau 1C). Recomenda-se o tratamento de longo prazo para os pacientes cujo primeiro TEV não provocado tenha sido uma TVP proximal, não tenham fatores de risco de sangramento e possam aderir a um bom monitoramento anticoagulante (Grau 1A). Recomenda-se tratamento de longo prazo para pacientes com um segundo episódio de TVP não provocada (Grau 2B).
- Para pacientes com TVP e câncer, recomenda-se o uso de HBPM para os primeiros 3 a 6 meses de anticoagulação de longo prazo (Grau 1A). Recomenda-se fazer terapia anticoagulante subsequente com AVK ou HBPM indefinidamente ou até a resolução do câncer (Grau 1C).
- Nos pacientes que estiverem fazendo terapia anticoagulação de longo prazo, a relação risco/benefício de continuar o tratamento em pacientes individuais deve ser reavaliada em períodos regulares (Grau 1C).
- Em pacientes que, inesperadamente, passam a ter TVP assintomática, recomenda-se a mesma anticoagulação inicial de longo prazo recomendada para pacientes comparáveis com TVP sintomática (Grau 1C).

INTENSIDADE DO EFEITO ANTICOAGULANTE

- As orientações recomendam que a dose de AVK seja ajustada para manter a meta de um INR de 2,5 (faixa:

2-3) para qualquer período de duração dos tratamentos (Grau 1A).
- As orientações não recomendam terapias com AVKs de alta intensidade (INR de 3,1-4) em comparação com uma faixa de INR variando de 2 a 3 (Grau 1A).

TRATAMENTO DE TVP AGUDA

Os pacientes com TVP nas extremidades superiores devem receber o mesmo tratamento inicial com doses terapêuticas de HBPM, HNF ou fondaparinux, da mesma forma que nos casos de TVP nas extremidades inferiores. As recomendações são contra o uso rotineiro de terapia trombolítica sistêmica ou direcionada por cateter na maioria de pacientes com TVP nas extremidades superiores (Grau 1C). Em pacientes selecionados com TVP aguda nas extremidades superiores (início recente de sintomas graves e baixo risco de hemorragia), as recomendações sugerem o uso de trombólise direcionada por cateter (TDC) como tratamento inicial se houver tecnologia e recursos à disposição (Grau 2C). A grande maioria de pacientes com TVP aguda nas extremidades superiores não deve realizar rotineiramente trombectomia cirúrgica, angioplastia transluminal, extração por cateter, colocação de *stents*, abordagem por etapas à lise seguida de procedimentos intervencionistas ou cirúrgicos, ou colocação de filtro na veia cava superior (VCS) (Grau 1C). Entretanto, em pacientes selecionados (com TVP primária nas extremidades superiores, que não respondem a tratamentos com anticoagulantes ou a tratamentos trombolíticos, e apresentam sintomas graves persistentes), as intervenções mencionadas acima podem ser executadas, caso estiverem disponíveis (Grau 2C). Em pacientes com TVP aguda nas extremidades superiores, uma das opções sugeridas é a colocação de um filtro na VCS nos casos de contraindicação para o tratamento com anticoagulantes e se houver evidências claras de progresso da TVP ou presença de embolia pulmonar significativa sob o ponto de vista clínico (Grau 2C). O tratamento recomendado para TVP aguda nas extremidades superiores é a administração de AVK por um período de três meses ou mais (Grau 1C). Para TVPs nas extremidades superiores associadas a cateteres venosos permanentes, as orientações não recomendam a remoção do cateter, caso ele seja funcional e indispensável (Grau 2C). Nos casos em que as TVPs nas extremidades superiores estiverem associadas a um cateter permanente que tenha sido removido, as orientações recomendam não encurtar o tempo de duração do tratamento de anticoagulação de longo prazo para menos de três meses (Grau 2C).

TRATAMENTO DOMICILIAR *VERSUS* TRATAMENTO HOSPITALAR PARA TVP

Uma revisão do *Cochrane* recente concluiu que o manejo domiciliar apresenta uma boa relação custo/benefício, além de ser preferido pelos pacientes.[42] Seis ensaios clínicos envolvendo 1.708 pacientes fizeram uma comparação entre o tratamento domiciliar (HBPM) e o tratamento hospitalar (HBPM ou HNF) para TVP. Os pacientes que foram tratados com HBPM apresentaram uma probabilidade menor de recorrência de TEV, tiveram menos hemorragias e a taxa de mortalidade foi mais baixa. Entretanto, os pacientes que fizeram tratamento domiciliar apresentaram uma probabilidade maior de pequenas hemorragias em comparação com os pacientes que haviam feito o tratamento em hospitais.

▶ SÍNDROME PÓS-TROMBÓTICA

A síndrome pós-trombótica (SPT) é uma complicação frequente da TVP. Os pacientes queixam-se de dor, edema, sensação de peso, cãibras e prurido ou formigamento na perna afetada. A ocorrência de ulcerações é uma possibilidade. De maneira geral, permanecer de pé e caminhar agravam os sintomas, enquanto o repouso e a elevação da perna melhoram os sintomas. A trombose venosa ipsilateral recorrente está fortemente associada ao desenvolvimento subsequente de sintomas pós-trombóticos variando de moderados a graves.[43] Portanto, provavelmente, a prevenção de trombos recorrentes diminua a incidência da síndrome pós-trombótica. O uso de meias elásticas com ajuste adequado no momento do diagnóstico e durante pelo menos dois anos pode ser bastante eficaz na redução dos sintomas pós-trombóticos.[44] É muito comum a prescrição de meias elásticas cujo gradiente de pressão atenda às necessidades do paciente.

▶ APÊNDICE

O sistema de classificação usado na Oitava Edição das *Evidence-Based Clinical Practice Guidelines* (Orientações de Prática Clínica embasadas em Evidências) da ACCP é o seguinte: Grau 1 – as recomendações são fortes, indicando que os benefícios superam ou não os riscos, as dificuldades e os custos. Grau 2 – as recomendações são mais fracas e aplicadas nas situações em que houver menos certeza com relação à magnitude dos benefícios, das dificuldades e dos custos. Com recomendações do Grau 2, os valores e as preferências individuais podem se tornar mais importantes. As subclasses A, B ou C também são atribuídas a todas as recomendações, significando a qualidade da evidência na qual se baseia uma determinada recomendação. **A** é a qualidade mais elevada (p. ex., vários ensaios clínicos randomizados bem desenhados com resultados concordantes); **B** é a qualidade intermediária (p. ex., um ensaio clínico randomizado ou vários estudos sem resultados concordantes) e **C** é a qualidade mais baixa (p. ex., estudos transversais com grande potencial para seleção ou relatos de casos).[45]

REFERÊNCIAS

1. Fields JM, Goyal M. Venothromboembolism. *Emerg Med Clin North Am*. 2008;26:649–683, viii.

2. Kearon C, Kahn SR, Agnelli G, et al. Antithrombotic therapy for venous thromboembolic disease: American College of Chest Physicians Evidence-Based Clinical Practice Guidelines (8th Edition). *Chest.* 2008;133:454S–545S.

3. Virchow R. *Gesammalte abhandlungen zur wissenschaftlichen medtzin.* Frankfurt: Medinger Sohn & Company; 1856.

4. Lichtman MA, Williams WJ, Beutler E, et al. *Williams Hematology.* New York: McGraw-Hill Professional; 2005.

5. Merli GJ. Pathophysiology of venous thrombosis, thrombophilia, and the diagnosis of deep vein thrombosis-pulmonary embolism in the elderly. *Clin Geriatr Med.* 2006;22:75–92, viii–ix.

6. Gordon SG, Franks JJ, Lewis B. Cancer procoagulant A: a factor X activating procoagulant from malignant tissue. *Thromb Res.* 1975;6:127–137.

7. Lopez JA, Chen J. Pathophysiology of venous thrombosis. *Thromb Res.* 2009;123(suppl 4):S30–S34.

8. Lopez JA, Kearon C, Lee AY. Deep venous thrombosis. *Hematology (Am Soc Hematol Educ Program).* 2004: 439–456.

9. Sevitt S. The structure and growth of valve-pocket thrombi in femoral veins. *J Clin Pathol.* 1974;27:517–528.

10. Osterud B, Bjorklid E. The tissue factor pathway in disseminated intravascular coagulation. *Semin Thromb Hemost.* 2001;27:605–617.

11. Myers DD, Hawley AE, Farris DM, et al. P-selectin and leukocyte microparticles are associated with venous thrombogenesis. *J Vasc Surg.* 2003;38:1075–1089.

12. Rao LV. Tissue factor as a tumor procoagulant. *Cancer Metastasis Rev.* 1992;11:249–266.

13. Friedman MH, Brinkman AM, Qin JJ, et al. Relation between coronary artery geometry and the distribution of early sudanophilic lesions. *Atherosclerosis.* 1993;98: 193–199.

14. Bockenstedt P. D-dimer in venous thromboembolism. *N Engl J Med.* 2003;349:1203–1204.

15. Ogawa S, Gerlach H, Esposito C, et al. Hypoxia modulates the barrier and coagulant function of cultured bovine endothelium. Increased monolayer permeability and induction of procoagulant properties. *J Clin Invest.* 1990;85:1090–1098.

16. Closse C, Seigneur M, Renard M, et al. Influence of hypoxia and hypoxia–reoxygenation on endothelial P-selectin expression. *Thromb Res.* 1997;85:159–164.

17. Bongard FS, Sue DY, Vintch JRE. *Current Diagnosis & Treatment: Critical Care.* New York: 3rd ed. McGraw-Hill; 2008:640.

18. Marino PL, Sutin KM. *The ICU Book.* Philadelphia: Williams & Wilkins; 2006:82.

19. White RH. The epidemiology of venous thromboembolism. *Circulation.* 2003;107:I4–I8.

20. Klatsky AL, Armstrong MA, Poggi J. Risk of pulmonary embolism and/or deep venous thrombosis in Asian-Americans. *Am J Cardiol.* 2000;85:1334–1337.

21. Anderson FA Jr, Wheeler HB, Goldberg RJ, et al. A population-based perspective of the hospital incidence and case-fatality rates of deep vein thrombosis and pulmonary embolism. The Worcester DVT Study. *Arch Intern Med.* 1991;151:933–938.

22. Silverstein MD, Heit JA, Mohr DN, et al. Trends in the incidence of deep vein thrombosis and pulmonary embolism: a 25-year population-based study. *Arch Intern Med.* 1998;158:585–593.

23. Mazza JJ. Hypercoagulability and venous thromboembolism: a review. *WMJ.* 2004;103:41–49.

24. Rosendaal FR, Koster T, Vandenbroucke JP, et al. High risk of thrombosis in patients homozygous for factor V Leiden (activated protein C resistance). *Blood.* 1995; 85:1504–1508.

25. Vaccaro P, Van Aman M, Miller S, et al. Shortcomings of physical examination and impedance plethysmography in the diagnosis of lower extremity deep venous thrombosis. *Angiology.* 1987;38:232–235.

26. Righini M, Perrier A, De Moerloose P, et al. D-dimer for venous thromboembolism diagnosis: 20 years later. *J Thromb Haemost.* 2008;6:1059–1071.

27. Hager K, Platt D. Fibrin degeneration product concentrations (D-dimers) in the course of ageing. *Gerontology.* 1995;41:159–165.

28. Righini M, Nendaz M, Le Gal G, et al. Influence of age on the cost-effectiveness of diagnostic strategies for suspected pulmonary embolism. *J Thromb Haemost.* 2007;5:1869–1877.

29. Goodacre S, Sampson F, Thomas S, et al. Systematic review and meta-analysis of the diagnostic accuracy of ultrasonography for deep vein thrombosis. *BMC Med Imaging.* 2005;5:6.

30. Blaivas M. Deep venous thrombosis. In: Ma OJ, Mateer JR, Blaivas M, eds. *Emergency Ultrasound.* 2nd ed, New York: McGraw-Hill Publishing; 2007:373–391.

31. Blaivas M. Ultrasound in the detection of venous thromboembolism. *Crit Care Med.* 2007;35:S224–S234.

32. Blaivas M, Lambert MJ, Harwood RA, et al. Lower-extremity Doppler for deep venous thrombosis—can emergency physicians be accurate and fast? *Acad Emerg Med.* 2000;7:120–126.

33. Theodoro D, Blaivas M, Duggal S, et al. Real-time B-mode ultrasound in the ED saves time in the diagnosis of deep vein thrombosis (DVT). *Am J Emerg Med.* 2004;22:197–200.

34. Jacoby J, Cesta M, Axelband J, et al. Can emergency medicine residents detect acute deep venous thrombosis with a limited, two-site ultrasound examination? *J Emerg Med.* 2007;32:197–200.

35. Goodman LR, Stein PD, Matta F, et al. CT venography and compression sonography are diagnostically equivalent: data from PIOPED II. *AJR Am J Roentgenol.* 2007;189:1071–1076.

36. Cantwell CP, Cradock A, Bruzzi J, et al. MR venography with true fast imaging with steady-state precession for suspected lower-limb deep vein thrombosis. *J Vasc Interv Radiol.* 2006;17:1763–1769.

37. Tapson VF, Carroll BA, Davidson BL, et al. The diagnostic approach to acute venous thromboembolism. Clinical practice guideline. American Thoracic Society. *Am J Respir Crit Care Med.* 1999;160:1043–1066.

38. Rabinov K, Paulin S. Roentgen diagnosis of venous thrombosis in the leg. *Arch Surg.* 1972;104:134–144.

39. Fazel R, Froehlich JB, Williams DM, et al. Clinical problem-solving. A sinister development – a 35-year-old woman presented to the emergency department with a 2-day history of progressive swelling and pain in her left leg, without antecedent trauma. *N Engl J Med.* 2007;357:53–59.

40. Suner S, Savitt D. Extremity conditions. In: Knoop KJ, Stack LB, Storrow AB, eds. *Atlas of Emergency Medicine.* 2nd ed. New York: McGraw-Hill Professional; 2002:370.

41. Houman Fekrazad M, Lopes RD, Stashenko GJ, et al. Treatment of venous thromboembolism: guidelines translated for the clinician. *J Thromb Thrombolysis.* 2009;28:270–275.

42. Othieno R, Abu Affan M, Okpo E. Home versus in-patient treatment for deep vein thrombosis. *Cochrane Database Syst Rev.* 2007;(3):CD003076.

43. Prandoni P, Lensing AW, Cogo A, et al. The long-term clinical course of acute deep venous thrombosis. *Ann Intern Med.* 1996;125:1–7.

44. Brandjes DP, Buller HR, Heijboer H, et al. Randomised trial of effect of compression stockings in patients with symptomatic proximal-vein thrombosis. *Lancet.* 1997;349:759–762.

45. Schunemann HJ, Cook D, Guyatt G. Methodology for antithrombotic and thrombolytic therapy guideline development: American College of Chest Physicians Evidence-Based Clinical Practice Guidelines (8th Edition). *Chest.* 2008;133:113S–122S.

CAPÍTULO 31

Emergência hiperglicêmica

Grace S. Lee e Shyoko Honiden

- ▶ Introdução 349
- ▶ Definição de CAD e EHH 349
- ▶ Fisiopatologia de CAD e EHH 349
- ▶ Diagnóstico e avaliação 350
- ▶ Tratamento 352
- ▶ Complicações 354
- ▶ Resumo 354

▶ INTRODUÇÃO

A cetoacidose diabética (CAD) e o estado hiperglicêmico hiperosmolar (EHH) abrangem duas complicações graves do diabetes melito (DM). A incidência é crescente nos Estados Unidos, com 120 mil hospitalizações para atendimento de CAD em 2005, o que correspondeu a um aumento de 20% em comparação com o ano de 2000.[1] De todas as hospitalizações para CAD em 2005, 72% eram de indivíduos com idade igual ou inferior a 44 anos, 21% eram de indivíduos entre 45 e 64 anos de idade e menos de 1% era de indivíduos de 65 anos de idade ou mais.[1] Embora a taxa de hospitalização para CAD continue crescendo, a mortalidade causada por essa condição está em declínio, sendo que, em 2005, a mortalidade era de 0,8 morte por 100.000.[1] Por outro lado, o EHH tem taxa menor de hospitalização e mortalidade mais elevada, a uma taxa que varia de 5 a 20%.[2,3] O custo da CAD é exorbitante, e o custo agregado das hospitalizações é de aproximadamente US$ 850 milhões.[4]

▶ DEFINIÇÃO DE CAD E EHH

A cetoacidose diabética é definida com base nos seguintes critérios (Tab. 31-1): glicose plasmática > 250 mg/dL, pH arterial ≤ 7,30, bicarbonato sérico ≤ 18 mEq/L, presença de cetonas urinárias e séricas e hiato aniônico > 10 mEq/L.[2] Além disso, a CAD divide-se em leve, moderada e grave de acordo com o grau de acidemia, que corresponde a um pH arterial de 7,25 a 7,30, 7 a 7,24 e < 7, respectivamente, níveis séricos de bicarbonato de 15 a 18, 10 a < 15 e < 10mEq/L, respectivamente.[2] O EHH é definido pelos seguintes critérios: glicose plasmática > 600 mg/dl, pH arterial > 7,30, bicarbonato sérico > 18 mEq/L, e osmolalidade sérica efetiva > 320 mOsm/kg (em que a osmolalidade sérica efetiva = 2[Na^+ medido em mEq/L] + glicose [mg/dL]/18).[2,5] Embora o EHH tenha sido anteriormente denominado estado hiperglicêmico hiperosmolar não cetótico (EHHNC), pequenas cetonas séricas e urinárias podem ser observadas nessa condição e, consequentemente, sua presença não exclui o diagnóstico de EHH.[2] Na realidade, CAD e EHH permanecem em um estado de transição gradual, sendo que em até 33% de pacientes a apresentação clínica tem características das duas condições em graus variados.[3]

Tradicionalmente, acreditava-se que a CAD ocorresse apenas em casos de diabetes melito (DM) tipo 1 e o EHH no DM tipo 2. Entretanto, há uma nova entidade reconhecida que se denomina DM tipo 2 com tendência à cetose.[6] Esses pacientes se apresentam-se com CAD resultante de secreção e ação diminuídas de insulina, embora, de modo geral, recuperem a função das células de ilhotas β no período de alguns meses.[5,6] No acompanhamento de longo prazo, até 40% desses pacientes permanecem sem necessidade de insulina exógena em até 10 anos depois da apresentação inicial com CAD.[5-7] Como grupo, os pacientes com DM tipo 2 com tendência à cetose tendem a ser obesos, têm história familiar de DM, ausência de associação com HLA* genético e perda da prevalência de marcadores autoimunes.[6] Há uma predileção por pacientes africanos, afro-americanos e hispânicos – em algum ponto, entre 20 e 50% de pacientes com CAD de novo início nessa demografia podem se adequar à descrição, embora haja relatos de casos em outras populações (nativos americanos, japoneses, chineses, brancos).[6]

▶ FISIOPATOLOGIA DE CAD E EHH

A CAD se caracteriza por um estado de deficiência relativa de insulina e um aumento concorrente nos hormônios

---

* N. de T. Antígeno de histocompatibilidade humano (HLA, do inglês *human leukocite sntigen*).

► TABELA 31-1 CRITÉRIOS DIAGNÓSTICOS PARA CAD E EHH

	CAD			EHH
	Leve (glicose plasmática > 250 mg/dL)	Moderada (glicose plasmática > 250 mg/dL)	Grave (glicose plasmática > 250 mg/dL)	Leve (glicose plasmática > 600 mg/dL)
pH arterial	7,25 a 7,30	7 a < 7,24	< 7	> 7,30
Bicarbonato sérico (mEq/L)	15 a 18	10 a < 15	< 10	> 18
Cetona urinária[a]	Positiva	Positiva	Positiva	Pequena
Cetona sérica[a]	Positiva	Positiva	Positiva	Pequena
Osmolalidade sérica efetiva[b]	Variável	Variável	Variável	> 320 mOsm/kg
Hiato aniônico[c]	> 10	> 12	> 12	Variável
Estado mental	Alerta	Alerta/sonolento	Estupor/coma	Estupor/coma

[a] Método de reação ao nitroprussiato.
[b] Osmolalidade sérica efetiva: $2(Na^+ \text{ medido } [mEq/l/L]) + \text{glicose } (mg/dL)/18$.
[c] Hiato aniônico: $(Na^+) - (Cl + HCO_3^-) \, [mEq/L]$.
Direitos autorais 2009 American Diabetes Association, Diabetes Care, *2009;32:1335-1343*. Esta tabela foi reimpressa com permissão da American Diabetes Association.

contrarreguladores (como glucagon, cortisol, catecolaminas e hormônio do crescimento).[2,5] A hiperglicemia é o resultado do aumento na gliconeogênese e na glicogenólise e da redução na utilização periférica da glicose no fígado, nos músculos e nos adipócitos.[5] A deficiência de insulina e níveis elevados de cortisol levam à proteólise aumentada, criando substratos de aminoácidos que alimentam a gliconeogênese, e à lipólise aumentada, criando glicerol e ácidos graxos livres (AGLs).[5] Os AGLs sofrem β-oxidação no fígado que, por sua vez, gera corpos cetônicos como o β-hidroxibutirato e o acetoacetato.[5] A geração desses corpos cetônicos fracamente ácidos resulta em acidose metabólica de hiato aniônico característico.[5] O glicerol é utilizado na gliconeogênese.[5] O excesso de glucagon em relação à insulina diminui o malonil-CoA, levando à desinibição da palmitoil-carnitina aciltransferase I (CPT I, do inglês *carnitine palmitoyl transferase I*).[8] A CPT I facilita a cetogênese transportando AGLs para a mitocôndria, onde ocorre sua oxidação.[8] Finalmente, como a depleção volumétrica causa azotemia pré-renal, há uma redução na capacidade de excreção de glicose e de cetoânions.[9]

Além dos distúrbios metabólicos que foram descritos acima, os pacientes em estado de emergência hiperglicêmica também apresentam evidências de hipercoabilidade e de inflamação.[8,10,11] Os marcadores de coagulação, fibrinólise e atividade plaquetária aumentam durante a CAD e podem se manifestar clinicamente como trombose, infarto agudo do miocárdio (IAM) e coagulação intravascular disseminada.[8,10] Tanto na CAD como no EHH ocorre o desenvolvimento de um meio pró-inflamatório, como as citocinas, e outros marcadores de risco cardiovascular e de aumento no estresse oxidativo.[11]

Por outro lado, embora a fisiopatologia do EHH não seja totalmente compreendida, assim como na CAD, a diurese osmótica leva a uma perda de eletrólitos e a um déficit de água livre.[3] A magnitude do déficit de água corporal total é muito maior no EHH e pode ultrapassar 9 litros, ao passo que, normalmente, na CAD fica ao redor de 6 litros.[3] Essa situação resulta em hiperosmolaridade, hipovolemia e desidratação intra e extravascular acentuadas, disparando um aumento nos hormônios contrarreguladores que, por sua vez, elevam o nível hiperglicêmico e a resistência à insulina.[5,8] No estado hiperglicêmico hiperosmolar, a produção de cetona é mínima, ou mesmo ausente, por causa da presença excessiva de insulina para suprimir a lipólise.[5,12]

► DIAGNÓSTICO E AVALIAÇÃO

Em geral, os pacientes se apresentam com fadiga, fraqueza, poliúria, polidipsia e, possivelmente, estado mental alterado, dependendo da gravidade da apresentação. Com frequência, o histórico adicional na CAD (porém não no EHH) inclui dor abdominal generalizada, náusea e vômito, que tendem a acompanhar a gravidade da acidemia.[2,13] A gravidade da dor pode ser tão grande que, durante a avaliação, pode ser considerada um estado abdominal agudo em 50 a 75% de casos.[5,13] O tempo de duração da enfermidade é diferente: a CAD desenvolve-se rapidamente dentro de 24 horas, enquanto o EHH ocorre no curso de alguns dias a algumas semanas.[2] No casos de EHH, o exame físico poderá revelar a presença de taquicardia, hipotensão, turgor cutâneo fraco, hálito com odor adocicado (por causa das cetonas), respirações de Kussmaul e sensibilidade abdominal.[2] A presença de estado mental alterado, letargia e mesmo coma é possível em ambas as condições, embora sejam mais comuns no EHH devido ao grau de hiperosmolaridade.[3,14] Em particular, o estado de embotamento e o de coma são observados com frequência quando a osmolalidade efetiva estiver acima de 330 mOsm/kg.[5] Se a osmolalidade do paciente for inferior a 320 mOsm/kg, na presença de embotamento, devem-se considerar outras etiologias para a alteração no estado mental.[2,5] No estado hiperglicêmico hiperosmolar, as descobertas do exame físico incluem sinais de desidratação e alterações neurológicas adicionais, tais como convulsões ou hemiparesia, o que torna imprescindível a realização de uma avaliação neurológica completa.[2]

A avaliação inicial deverá incluir investigações para localizar o fator precipitante. A presença de infecções é o fator precipitante mais comum tanto na cetoacidose diabética como no estado hiperglicêmico hiperosmolar*. Outros fatores incluem falta de complacência intencional ou acidental à insulina, pancreatite, AVE, IAM e uso de medicações (p. ex., corticosteroides, diuréticos, β-bloqueadores, bloqueadores do canal de cálcio, cimetidina, diazóxido, fenitoína, agentes simpatomiméticos, pentamidina e antipsicóticos típicos ou atípicos.)[23,15] Em particular, os pacientes idosos correm risco maior de desenvolver EHH devido à resposta fraca à sede e a dependência de outras pessoas para terem livre acesso à agua.[2,3] Outros fatores de risco para CAD incluem enfermidade psicológica, distúrbios da alimentação e uso de cocaína.[2,16]

Há também alguns distúrbios endócrinos associados à hiperglicemia: acromegalia, excesso de glicocorticoides, feocromocitoma, tirotoxicose e hiperaldosteronismo.[15] Alguns pacientes portadores da síndrome de Cushing e de diabetes melito podem também desenvolver estado hiperglicêmico hiperosmolar.[15]

Os dados objetivos iniciais devem incluir avaliação da glicemia, que poderá ser obtida rapidamente por meio de um teste capilar de glicose, e urinálise para avaliar as cetonas. A Tabela 31-2 apresenta uma descrição da análise laboratorial detalhada. Cabe ressaltar que, em geral, a leucocitose ocorre na CAD com ou sem a presença de infecção.[2] Entretanto, contagem de leucócitos do paciente acima de $25 \times 10^3/mm^3$, ou bandemia de 10% ou mais, é uma forte suspeita da presença de infecção.[2,17] Elevações não específicas na lipase e na amilase, até mais de três vezes os valores normais, podem ser observadas em até 25% de pacientes com CAD e, consequentemente, não é possível diagnosticar pancreatite aguda somente com base nos valores laboratoriais.[18] A análise da gasometria arterial permite determinar o grau de acidemia.[2] De maneira geral, a admissão em unidades de terapia intensiva (UTIs) justifica-se nos casos em que houver evidências de comprometimento da via aérea, instabilidade hemodinâmica, acidemia grave ou qualquer

---

* N. de R.T. Um estudo demonstrou que, no estado do Rio Grande do Sul, a má adesão medicamentosa parece ser o fator precipitante mais comum da CAD, e não as infeccções. Weinert LS, Scheffel RS, Severo MD, Cioffi AP, Teló GH, Boschi A, et al. Precipitating factors of diabetic ketoacidosis at a public hospital in a middle-income country. Diabetes Res Clin Pract. 2012;96(1):29-34.

▶ TABELA 31-2   AVALIAÇÃO INICIAL EM CAD E EHH

Avaliação metabólica	Avaliação infecciosa	Imagens, diversos
Glicose	Hemograma completo com diferencial	Radiografia torácica
Urinálise (para cetonas)	Urinálise	Eletrocardiograma (ECG)
Gasometria arterial	Cultura de urina	Filme abdominal simples[c]
Eletrólitos • Sódio[a] • Potássio • Cloreto[a] • Bicarbonato[a] • Cálcio • Magnésio • Fosfato	Culturas de sangue Tampão viral-nasal	
Cetonas séricas		
Ureia		
Creatinina		
Ácido láctico		
Osmolaridade		
Painel de superdose[b]		
Painel de toxicologia urinária[b]		
Testes da função hepática[c]		
Lipase[c]		

[a] Usar para calcular o hiato aniônico: HA = sódio − (cloreto + bicarbonato).
[b] Testes a serem considerados se o paciente se apresentar com CAD recorrente.[14,16]
[c] Testes a serem considerados se houver suspeita de patologia abdominal.

outra descoberta que sugira descompensação iminente (p. ex., suspeita de dilatação gástrica e abdome agudo).

A presença de pseudo-hiponatremia é uma possibilidade no contexto de hiperglicemia causada pelo desvio de água no espaço extracelular. Para cada 100 mg/dL de glicose acima de 100, 1,6 mEq/L deverá ser adicionado ao nível sérico de sódio medido, para chegar ao valor corrigido.[3] Embora esse seja o ensinamento tradicional, a reavaliação desse fator de correção mostrou que para glicose sérica acima de 400 mg/dL, a aplicação de um fator de 2,4 mEq/L é mais adequada e, portanto, poderá ser muito útil no EHH.[3,8]

Na fase inicial, o nível sérico de potássio do paciente pode ser elevado ou quase normal, o que é falsamente tranquilizador, considerando que os níveis totais de potássio do corpo estão praticamente exauridos.[3] Normalmente, a insulina transporta o potássio para o espaço intracelular – dessa forma, em ambientes de deficiência insulínica absoluta ou relativa, o potássio desloca-se para o espaço extracelular.[9] Logo após o início do tratamento à base de insulina, os médicos mais perspicazes devem estar preparados para quedas rápidas no nível sérico de potássio. Os pacientes correm o risco de desenvolver arritmias cardíacas e devem permanecer monitorados.[9]

▶ TRATAMENTO

A meta principal do tratamento de CAD e EHH consiste em tratar condições como hipovolemia, déficit de água livre, hiperglicemia, anormalidades eletrolíticas e fatores precipitantes, caso seja aplicável. Uma declaração consensual recente propôs um algoritmo revisado de tratamento de CAD e EHH (Fig. 31-1).[2] Ambas as condições exigem monitoramento frequente do estado mental, dos sinais vitais e do débito urinário. Possivel-

Completar a avaliação inicial. Verificar a glicose capilar e as cetonas séricas/urinárias para confirmar hiperglicemia e cetonemia/cetonúria. Coletar sangue para avaliar o perfil metabólico. Iniciar a administração de líquidos IV: 1 litro de NaCl a 0,9% por hora.*

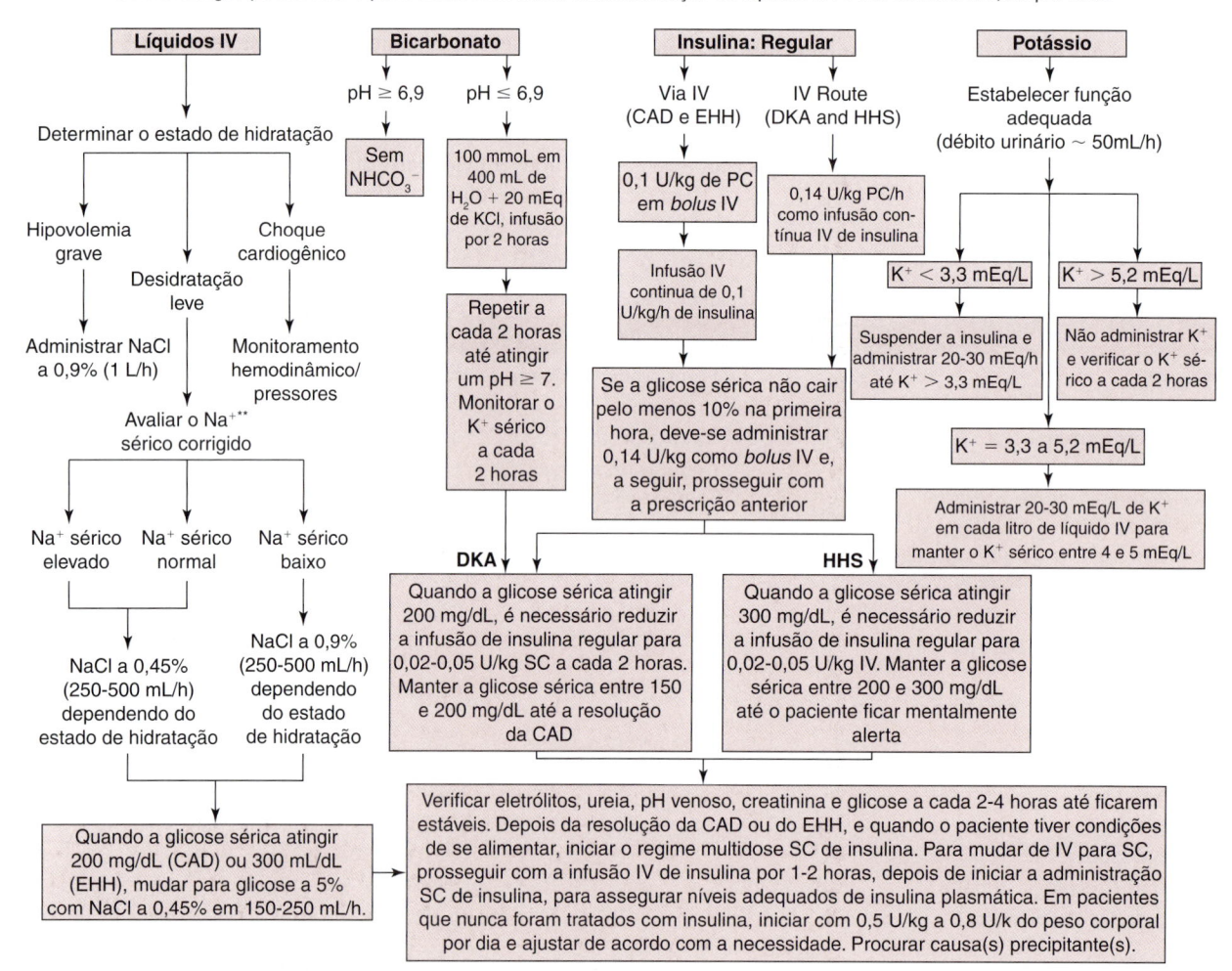

Líquidos IV
- Determinar o estado de hidratação
  - Hipovolemia grave → Administrar NaCl a 0,9% (1 L/h)
  - Desidratação leve
  - Choque cardiogênico → Monitoramento hemodinâmico/pressores
- Avaliar o Na+** sérico corrigido
  - Na+ sérico elevado → NaCl a 0,45% (250-500 mL/h) dependendo do estado de hidratação
  - Na+ sérico normal → NaCl a 0,45% (250-500 mL/h) dependendo do estado de hidratação
  - Na+ sérico baixo → NaCl a 0,9% (250-500 mL/h) dependendo do estado de hidratação

Quando a glicose sérica atingir 200 mg/dL (CAD) ou 300 mL/dL (EHH), mudar para glicose a 5% com NaCl a 0,45% em 150-250 mL/h.

Bicarbonato
- pH ≥ 6,9 → Sem NHCO₃⁻
- pH ≤ 6,9 → 100 mmoL em 400 mL de H₂O + 20 mEq de KCl, infusão por 2 horas → Repetir a cada 2 horas até atingir um pH ≥ 7. Monitorar o K⁺ sérico a cada 2 horas

Insulina: Regular
- Via IV (CAD e EHH) → 0,1 U/kg de PC em bolus IV → Infusão IV continua de 0,1 U/kg/h de insulina
- IV Route (DKA and HHS) → 0,14 U/kg PC/h como infusão contínua IV de insulina

Se a glicose sérica não cair pelo menos 10% na primeira hora, deve-se administrar 0,14 U/kg como bolus IV e, a seguir, prosseguir com a prescrição anterior

- DKA: Quando a glicose sérica atingir 200 mg/dL, é necessário reduzir a infusão de insulina regular para 0,02-0,05 U/kg SC a cada 2 horas. Manter a glicose sérica entre 150 e 200 mg/dL até a resolução da CAD
- HHS: Quando a glicose sérica atingir 300 mg/dL, é necessário reduzir a infusão de insulina regular para 0,02-0,05 U/kg IV. Manter a glicose sérica entre 200 e 300 mg/dL até o paciente ficar mentalmente alerta

Potássio
- Estabelecer função adequada (débito urinário ~ 50mL/h)
  - K⁺ < 3,3 mEq/L → Suspender a insulina e administrar 20-30 mEq/h até K⁺ > 3,3 mEq/L
  - K⁺ > 5,2 mEq/L → Não administrar K⁺ e verificar o K⁺ sérico a cada 2 horas
  - K⁺ = 3,3 a 5,2 mEq/L → Administrar 20-30 mEq/L de K⁺ em cada litro de líquido IV para manter o K⁺ sérico entre 4 e 5 mEq/L

Verificar eletrólitos, ureia, pH venoso, creatinina e glicose a cada 2-4 horas até ficarem estáveis. Depois da resolução da CAD ou do EHH, e quando o paciente tiver condições de se alimentar, iniciar o regime multidose SC de insulina. Para mudar de IV para SC, prosseguir com a infusão IV de insulina por 1-2 horas, depois de iniciar a administração SC de insulina, para assegurar níveis adequados de insulina plasmática. Em pacientes que nunca foram tratados com insulina, iniciar com 0,5 U/kg a 0,8 U/k do peso corporal por dia e ajustar de acordo com a necessidade. Procurar causa(s) precipitante(s).

*15-20 mL/kg/h. **Na+ sérico refere-se ao Na+ corrigido = Na+ sérico medido + 1,6 mEq para cada 100 mg/dL de glicose acima de 100 mg/dL. **PC:** peso corporal; **IV:** intravenoso; **SC:** subcutâneo. (Direitos autorais 2009 *American Diabetes Association, Diabetes Care, Vol 32 2009:1335-1343*. Reimpressa com permissão da American Diabetes Association).

Figura 31-1 Manejo de pacientes adultos com CAD ou EHH.

mente seja necessário fazer monitoramento laboratorial em intervalos de 2 a 4 horas até a resolução.[2]

O tratamento inicial com líquidos intravenosos (LIV) é imprescindível, tanto na CAD como no EHH, para preencher os espaços intravasculares e intersticiais. A correção da hiperosmolaridade adicionou o benefício de melhorar a resposta dos pacientes à insulina.[19] Em primeiro lugar, administra-se solução salina normal (NaCl a 0,9%) a uma taxa de 15 a 20 mL/kg do peso corporal por hora ou 1 a 1,5 durante a primeira hora. Nesse ponto, com base na hemodinâmica, no estado de hidratação, no nível sérico de sódio e no débito urinário do paciente, a próxima composição do LIV deve ser determinada de acordo com a descrição da Figura 31-1. Se o paciente permanecer hipotenso, é necessário descontinuar a administração de líquidos isotônicos. A infusão insulínica deve ser suspensa até o paciente atingir a estabilidade hemodinâmica, tendo em vista que, com a administração de insulina, a água se movimenta do espaço extracelular para o intracelular, podendo, portanto, agravar a hipotensão.[8] A infusão de insulina deve iniciar com 0,1 U/kg/h depois que o paciente ficar normotenso. A determinação da taxa de ressuscitação deve considerar também as condições cardíacas e renais do paciente. Na CAD, quando a glicose plasmática atingir entre 200 e 250 mg/dL (300 mL/dk no EHH), é necessário adicionar glicose ao LIV para evitar hipoglicemia; a administração de insulina deve prosseguir a uma taxa mais baixa, tendo em vista que a cetoacidose persiste por mais tempo que a hiperglicemia. É muito importante continuar com o tratamento à base de insulina, logo após a resolução da hiperglicemia, para suprimir a lipólise e a produção subsequente de cetoácidos.

De modo geral, utiliza-se a insulina regular por via intravenosa (IV) por causa da meia-vida relativamente curta (5 a 17 minutos) e da facilidade de aplicação. Entretanto, alguns estudos mostraram que a terapia insulínica pode ser administrada pelas vias intravenosa, subcutânea ou intramuscular, com efeitos satisfatórios.[20] Em particular, comprovou-se que o tratamento de CAD variando de leve à moderada com insulina de ação rápida, em intervalos de 1 a 2 horas, fora de UTIs, é tão eficaz como a terapia com insulina regular IV em unidades de terapia intensiva.[2,21] No que diz respeito à insulina em *bolus*, o protocolo do tratamento tradicional envolve a administração em *bolus* de 0,1 U/kg de peso corporal seguida de infusão contínua de 0,1/kg/h.[2] Entretanto, um estudo recente demonstrou que *bolus* iniciais de insulina são desnecessários nos casos em que o paciente receber 0,14 U/kg do peso corporal por hora.[22] Portanto, neste ponto, aparentemente qualquer um dos métodos poderá ser utilizado para iniciar o tratamento. De maneira geral, a glicemia deve cair em uma taxa constante de 50 a 75 mg/dL/h. Até que isso ocorra, a taxa de infusão de insulina poderá ser duplicada a cada hora.[23]

Levando-se em consideração a queda esperada no nível sérico de potássio com o início da terapia insulínica, a administração de insulina deverá ser suspensa quando o nível de potássio do paciente ficar abaixo de 3,3 mEq/L, tendo em vista que o desvio intracelular de potássio disparado pela insulina poderá agravar a hipocaliemia e colocar o paciente em risco de arritmias cardíacas. O objetivo da repleção de potássio é manter o nível ao redor de 4 a 5 mEq/L. A repleção deverá ter início quando o nível estiver no limite superior do normal (5 mEq/L). Normalmente, a adição de 20 a 30 mEq/L de potássio em cada litro de LIV ajuda a evitar a incidência de hipocaliemia.[2]

Pacientes com CAD também apresentam depleção no fosfato corporal total, embora nenhum estudo tenha comprovado, de forma convincente, que nesses pacientes repleções fosfáticas agressivas produzam algum tipo de benefício e, além disso, esse procedimento tem o risco de hipocalcemia.[2,23,24] Entretanto, justifica-se fazer a repleção se os níveis séricos de potássio forem inferiores a 1 mEq/L ou se o paciente apresentar condições comórbidas, incluindo depressão respiratória, comprometimento cardíaco ou respiratório ou anemia.[2,23]

A resolução da CAD ocorre quando o nível glicêmico estiver abaixo de 200 mg/dL e ocorrer uma das seguintes situações: nível sérico de bicarbonato ≥ 15 mEq/L, pH venoso > 7,3 e/ou hiato aniônico ≤ 12 mEq/L. A resolução do EHH ocorre após a normalização da osmolalidade e do estado mental. Nesse momento, pode-se iniciar a administração subcutânea de insulina com sobreposição de pelo menos 1 a 2 horas em relação à infusão insulínica, para evitar a ocorrência de recidivas. No que diz respeito à aplicação subcutânea de insulina, o paciente poderá usar o regime insulínico doméstico, caso tenha funcionado bem antes do episódio. Em pacientes portadores de diabetes de diagnóstico recente, a dosagem deve iniciar com 0,5 a 0,8 U/kg por dia. A dose diária total deve ser dividida em um regime basal e de administração em *bolus*. Uma das abordagens é alocar 50% da dose diária total como insulina de ação prolongada, como a glargina, e dividir a quantidade remanescente em três *bolus* iguais de insulina de ação rápida antes da refeição (p. ex., aspart ou lispro).[2]

Existem controvérsias a respeito da terapia com bicarbonato no tratamento de CAD. Durante o curso do tratamento da CAD, a cetoacidose deve melhorar porque os corpos cetônicos são metabolizados no ciclo do ácido cítrico.[8] Esse processo resulta na produção de dióxido de carbono e água que, por sua vez, regenera o bicarbonato.[8] Nenhum estudo conseguiu demonstrar que a terapia com bicarbonato produz algum benefício que melhore a morbidade e a mortalidade em pacientes com CAD grave (pH de 6,9 a 7,1).[2,25] Entretanto, não há estudos randomizados controlados que tenham analisado o papel da terapia com bicarbonato em pacientes com CAD e pH < 6,9.[9] Em casos de acidemia grave, os pacientes correm o risco de desenvolver vasodilatação cerebral, coma, contratilidade miocárdica diminuída e complicações gastrintestinais.[2,26] Levando esses riscos em consideração, a recomendação atual é aplicar a terapia com bicarbonato em pacientes com CAD e pH < 6,9. É importante ressaltar que a terapia com bicarbonato apresenta o risco de agravar a hipocaliemia, a acidose intracelular, o edema cerebral e a acidose paradoxal no sistema nervoso central.[2] Ver a dosagem na Figura 31-1.

▶ COMPLICAÇÕES

As complicações potenciais durante o tratamento de CAD e de EHH incluem edema cerebral, hipoglicemia, hipocaliemia, acidose metabólica hiperclorêmica, sobrecarga hídrica, síndrome do desconforto respiratório agudo (SDRA), tromboembolismo e dilatação gástrica aguda causada por gastroparesia.[2,3,8,27]

Raramente observa-se edema cerebral em pacientes adultos com CAD e, além disso, o mecanismo exato dos edemas cerebrais não é totalmente claro. O foco da maior parte da literatura é a população pediátrica. As evidências dão suporte às seguintes teorias: mediadores inflamatórios, isquemia cerebral, hipóxia e declínio rápido da osmolalidade sérica devido à administração agressiva de LIV.[2] Na presença dessas condições, os pacientes podem desenvolver cefaleia, nível alterado de consciência, papiledema, bradicardia, hipertensão, convulsões, incontinência ou mesmo parada respiratória.[2,3,27] O tratamento inclui administração de manitol e ventilação mecânica.[27]

Uma das complicações mais comuns é o desenvolvimento de acidose metabólica hiperclorêmica com hiato não aniônico resultante da administração de grandes quantidades de solução salina normal durante o tratamento e redução de cetoânios, durante o processo de resolução da CAD.[9] Além disso, a sobrecarga de líquidos ou SDRA é uma ocorrência provável e, consequentemente, a avaliação cardiopulmonar frequente é da mais alta relevância.[9] Considerando a possibilidade de gastroparesia e da dilatação gástrica resultante, e se houver preocupações clínicas suficientes, é extremamente importante fazer exames abdominais seriais e tirar radiografias simples do abdome.[8]

▶ RESUMO

A cetoacidose diabética e o estado hiperglicêmico hiperosmolar fazem parte de um espectro contínuo e, com frequência, encontram-se complicações diabéticas no contexto dos cuidados agudos, com taxas elevadas de morbidade e uma grande carga financeira para o paciente. A rapidez na obtenção do diagnóstico e o tratamento cuidadoso são condições essenciais para tratar a CAD e o EHH com sucesso e melhorar os resultados para os pacientes.

REFERÊNCIAS

1. Centers for Disease Control. National Diabetes Surveillance System. Available at: http://www.cdc.gov/diabetes/statistics/complications_national.htm. Accessed December 19, 2009.
2. Kitabchi AE, Umpierrez GE, Miles JM, et al. Hyperglycemic crises in adult patients with diabetes. *Diabetes Care.* 2009;32:1335.
3. Ennis ED, Kreisberg RA. Diabetic ketoacidosis and the hyperglycemic hyperosmolar syndrome. In: LeRoith D, Taylor SI, Olefsky JM, eds. *Diabetes Mellitus.* 3rd ed. Philadelphia: Lippincott Williams & Wilkins; 2004:627.
4. Agency for Healthcare Research and Quality. Healthcare Cost & Utilization Project (HCUP). Available at: http://hcupnet.ahrq.gov/HCUP.net.jsp. Accessed December 18, 2009.
5. Kitabchi AE, Nyenwe EA. Hyperglycemic crises in diabetes mellitus: diabetic ketoacidosis and hyperglycemic hyperosmolar state. *Endocrinol Metab Clin North Am.* 2006;35:725.
6. Umpierrez GE, Smiley D, Kitabchi AE. Narrative review: ketosis-prone type 2 diabetes mellitus. *Ann Intern Med.* 2006;144:350.
7. Mauvais-Jarvis F, Sobngwi E, Porcher R, et al. Ketosis-prone type 2 diabetes in patients of sub-Saharan African origin: clinical pathophysiology and natural history of beta-cell dysfunction and insulin resistance. *Diabetes.* 2004;53:645.
8. Magee MF, Bhatt BA. Management of decompensated diabetes. Diabetic ketoacidosis and hyperglycemic hyperosmolar syndrome. *Crit Care Clin.* 2001;17:75.
9. Kitabchi AE, Umpierrez GE, Murphy MB, et al. Management of hyperglycemic crises in patients with diabetes. *Diabetes Care.* 2001;24:131.
10. Büyükaşik Y, Ileri NS, Haznedaroğlu IC, et al. Enhanced subclinical coagulation activation during diabetic ketoacidosis. *Diabetes Care.* 1998;21:868.
11. Stentz FB, Umpierrez GE, Cuervo R, et al. Proinflammatory cytokines, markers of cardiovascular risks, oxidative stress, and lipid peroxidation in patients with hyperglycemic crises. *Diabetes.* 2004;53:2079.
12. Kitabchi AE, Fisher JN, Murphy MB, et al. Diabetic ketoacidosis and the hyperglycemic, hyperosmolar nonketotic state. In: Kahn CR, Weir GC, eds. *Joslin's Diabetes Mellitus.* 13th ed. Philadelphia: Lea & Febiger; 1994:738.
13. Umpierrez G, Freire AX. Abdominal pain in patients with hyperglycemic crises. *J Crit Care.* 2002;17:63.
14. Umpierrez GE, Kelly JP, Navarrete JE, et al. Hyperglycemic crises in urban blacks. *Arch Intern Med.* 1997;157:669.
15. Trence DL, Hirsch IB. Hyperglycemic crises in diabetes mellitus type 2. *Endocrinol Metab Clin North Am.* 2001;30:817.
16. Nyenwe EA, Loganathan RS, Blum S, et al. Active use of cocaine: an independent risk factor for recurrent diabetic ketoacidosis in a city hospital. *Endocr Pract.* 2007;13:22.
17. Slovis CM, Mork VGC, Slovis RJ, et al. Diabetic ketoacidosis and infection: leukocyte count and differential as early predictors of serious infection. *Am J Emerg Med.* 1987;5:1.
18. Yadav D, Nair S, Norkus EP, et al. Nonspecific hyperamylasemia and hyperlipasemia in diabetic ketoacidosis: incidence and correlation with biochemical abnormalities. *Am J Gastroenterol.* 2000;95:3123.
19. Bratusch-Marrain PR, DeFronzo RA. Impairment of insulin-mediated glucose metabolism by hyperosmolality in man. *Diabetes.* 1983;32:1028.
20. Fisher JN, Shahshahani MN, Kitabchi AE. Diabetic ketoacidosis: low-dose insulin therapy by various routes. *N Engl J Med.* 1977;297:238.
21. Umpierrez GE, Latif K, Stoever J, et al. Efficacy of subcutaneous insulin lispro versus continuous intravenous regular insulin for the treatment of patients with diabetic ketoacidosis. *Am J Med.* 2004;117:291.
22. Kitabchi AE, Murphy MB, Spencer J, et al. Is a priming dose of insulin necessary in a low-dose insulin protocol for the treatment of diabetic ketoacidosis? *Diabetes Care.* 2008;31:2081.
23. Kitabchi AE, Umpierrez GE, Murphy MB, et al. Hyperglycemic crises in adult patients with diabetes: a consensus statement from the American Diabetes Association. *Diabetes Care.* 2006;29:2739.
24. Fisher JN, Kitabchi AE. A randomized study of phosphate therapy in the treatment of diabetic ketoacidosis. *J Clin Endocrinol Metab.* 1983;57:177.
25. Morris LR, Murphy MB, Kitabchi AE. Bicarbonate therapy in severe diabetic ketoacidosis. *Ann Intern Med.* 1986;105:836.
26. Mitchell JH, Wildenthal K, Johnson RL. The effects of acid–base disturbances on cardiovascular and pulmonary function. *Kidney Int.* 1972;1:375.
27. Roberts MD, Slover RH, Chase HP. Diabetic ketoacidosis with intracerebral complications. *Pediatr Diabetes.* 2001;2:109.

CAPÍTULO 32

Manejo da glicose nos cuidados intensivos

Ari J. Ciment e Joseph Romero

- ▶ Introdução 355
- ▶ Breve histórico 355
- ▶ Fisiopatologia da hiperglicemia em ambientes de UTI 355
- ▶ Associação de hiperglicemia com maus resultados 357
- ▶ Estudos importantes de controle glicêmico na população de UTI 357
- ▶ Subgrupo selecionado de populações 359
- ▶ Riscos de hipoglicemia em UTI 362
- ▶ Tratamento e recomendações 362
- ▶ O futuro do controle glicêmico em UTI 363

▶ INTRODUÇÃO

A American Diabetes Association (ADA – Associação Americana de Diabetes) define hiperglicemia em pacientes hospitalizados como glicose sérica (GS) em jejum acima de 126 mg/dL ou GS aleatória acima de 200 mg/dL, que retorna ao nível normal depois da alta hospitalar.[1] A prevalência de hiperglicemia em pacientes críticos em unidades de terapia intensiva (UTIs) chegou a atingir o ponto máximo de 83%.[2] As causas principais de hiperglicemia em enfermidades críticas são surtos em hormônios contrarreguladores relacionados ao estresse, diabetes preexistente, alteração na tolerância à glicose e resistência insulínica. Seja como condição que precisa de intervenção ou como marcador da gravidade de doenças, a hiperglicemia é um fator de risco independente para elevação na taxa de mortalidade em UTIs.[3] Apesar desse tipo de associação, o controle glicêmico rigoroso (CGR) não melhora, de forma consistente, os resultados dos pacientes e, surpreendentemente, em alguns subgrupos, causa mais danos do que produz benefícios. Neste capítulo, serão analisados os antecedentes, a patologia essencial, as associações, os estudos clínicos relevantes, os protocolos recentes e as recomendações sobre a hiperglicemia em pacientes gravemente enfermos.

▶ BREVE HISTÓRICO

A hiperglicemia foi detectada pela primeira vez como glicosúria em pacientes anestesiados há cerca de 150 anos e, em 1877, Bernard descreveu essa condição em um modelo canino com choque hemorrágico.[4] Durante muitos anos, a hiperglicemia em pacientes gravemente enfermos foi considerada uma adaptação ao estresse e não recebeu nenhum tipo de tratamento. Na realidade, alguns dos primeiros profissionais de UTI reconheceram a resistência à insulina e acreditavam que níveis glicêmicos elevados (160 a 200 mg/dL) poderiam promover a reabsorção celular de glicose. Em 2001, Van den Berghe demonstrou que, sob o ponto de vista estatístico, havia benefícios significativos na mortalidade com o controle glicêmico rigoroso em pacientes cirúrgicos de UTIs. Subsequentemente, no ano de 2004, muitas sociedades profissionais, incluindo a Surviving Sepsis Campaign (SSC – Campanha de Sobrevivência à Sepse) aprovaram o controle glicêmico rigoroso.[5] O ensaio clínico de Leuven (Van den Berghe e outros) realizado em 2006, o estudo Efficacy of Volume Substitution and Insulin Therapy in Severe Sepsis (VISEP, Brunkhorst e outros, 2008), e os estudos Normoglycemia in Intensive Care Evaluation – Survival Using Glucose Algorithm Regulation (NICE-SUGAR, Finfer e outros) e Glucontrol (Preiser e outros), ambos publicados em 2009 contribuíram bastante para o tema relacionado ao manejo glicêmico de pacientes gravemente enfermos, que está em constante evolução.

▶ FISIOPATOLOGIA DA HIPERGLICEMIA EM AMBIENTES DE UTI

Os fatores de risco para o desenvolvimento de hiperglicemia incluem diabetes melito preexistente, idade avançada, infusão de pressores de catecolamina, glicocorticoides, obesidade, ressuscitação com excesso de glicose, sepse, hipotermia, hipóxia, uremia e cirrose.[6] Esses fatores de risco comprovados destacam a presença de mecanismos fisiopatológicos multifatoriais subjacentes à hiperglicemia em UTIs.

Em pacientes gravemente enfermos, a hiperglicemia pode ser explicada pelo aumento na produção de glicose (glicogenólise e gliconeogênese) e pela redução na reabsorção periférica (resistência à insulina) (Fig. 32-1).

Produção aumentada de glicose: Os hormônios contrarreguladores e catecolaminas, como glucagon, hormônio do crescimento, cortisol e epinefrina, aumentam a lipólise nos tecidos adiposos e a proteólise nos músculos esqueléticos. Os produtos finais gerados nesse processo (glicerol, alanina e lactato) alimentam a gliconeogênese. Ao intensificar diretamente a gliconeogênese hepática, os hormônios antes mencionados elevam simultaneamente os níveis glicêmicos. O comprometimento da síntese do glicogênio celular é outro caminho importante que eleva os níveis de glicose.

Reabsorção periférica diminuída: Em indivíduos saudáveis, a insulina liga-se a seu receptor e dispara um caminho de sinalização que, em última análise, leva à translocação da proteína Glut4 intracelular para a membrana plasmática, onde é responsável pela reabsorção da glicose. Embora esse mecanismo não seja bem compreendido, postula-se que as doenças críticas inibem a translocação da Glut4, dando origem à hiperglicemia. Acredita-se que os hormônios contrarreguladores e as citocinas exerçam um papel importante nesse processo.

A resistência à insulina, definida como gliconeogênese, glicogenólise, lipólise e proteólise em curso a despei-

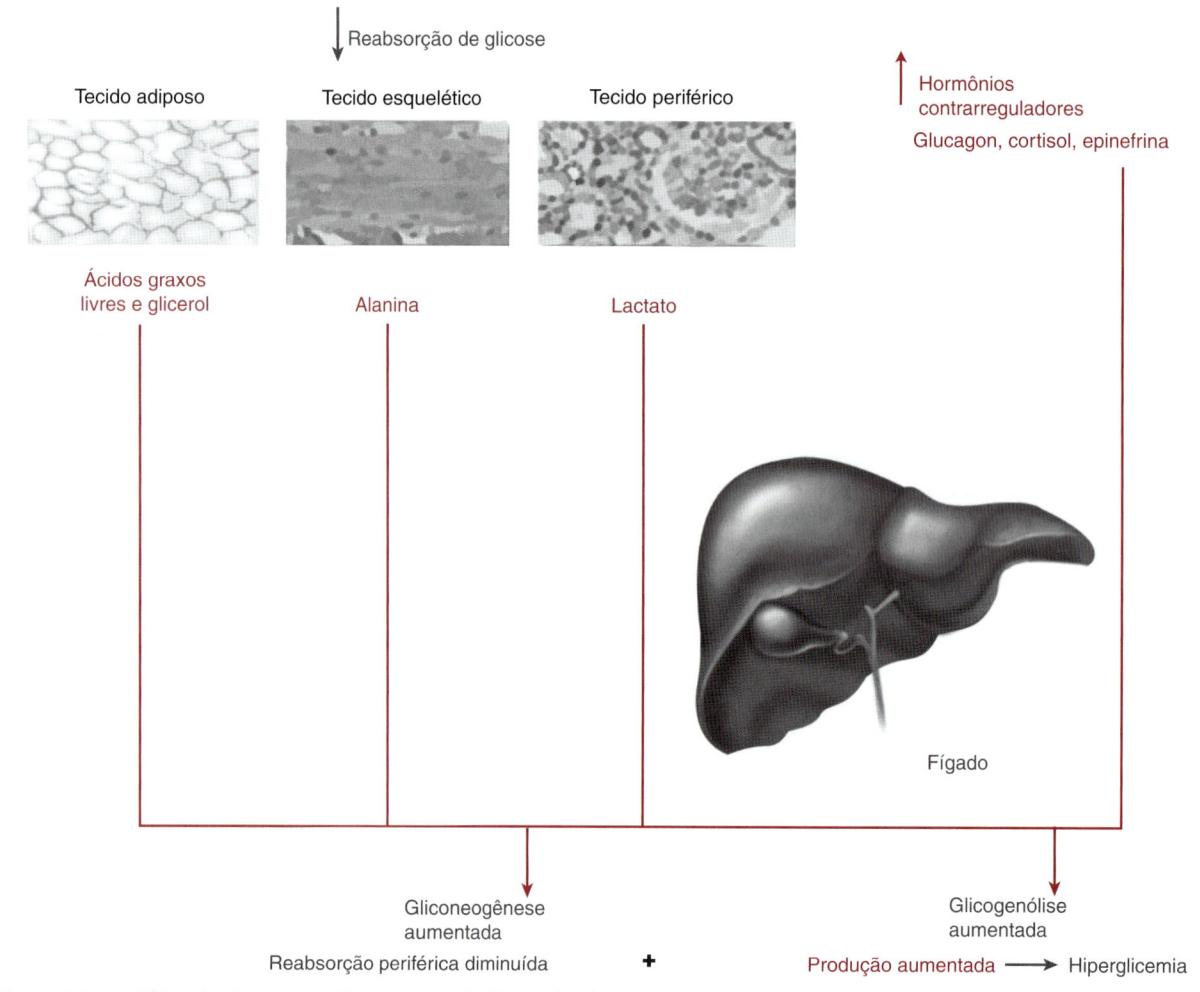

Figura 32-1 Efeito de doenças críticas no metabolismo da glicose. As doenças críticas diminuem a reabsorção de glicose nos tecidos adiposos, esqueléticos e periféricos, ainda que com níveis normais ou elevados de insulina, fenômeno conhecido como resistência insulínica. Os hormônios contrarreguladores estimulam a lipólise, a proteólise e a glicólise. Os produtos finais glicerol, alanina e lactato são utilizados no fígado na gliconeogênese. A glicogenólise simultânea induzida por hormônios contribui para o estado hiperglicêmico. *Ver figura colorida na pg. 607 do Anexo 1.*

to de níveis normais ou elevados de insulina, é direta ou indiretamente modulada (por meio dos hormônios contrarreguladores) por citocinas proinflamatórias tais como o fator de necrose tumoral (TNF) α, a interleucina (IL) 1 e a IL-6.

▶ ASSOCIAÇÃO DE HIPERGLICEMIA COM MAUS RESULTADOS

Mesmo antes do estudo randomizado controlado seminal realizado por Van den Berghe e outros em 2001, que mostrou um excesso estatisticamente significativo de 30% na mortalidade, vários outros estudos retrospectivos mostraram uma forte associação de maus resultados relacionados a UTIs entre pacientes hiperglicêmicos.[7] Por exemplo, Sung e outros demonstraram que a hiperglicemia na admissão em pacientes com traumatismo era um fator de risco independente para elevação na taxa de mortalidade, no tempo de permanência em UTIs e na taxa de infarto.[8] Em pacientes com lesão traumática no cérebro, Young e outros mostraram que houve um agravamento significativo nos resultados de 3 meses e de 1 ano em níveis glicêmicos acima de 200 mg/dL.[9] Em pacientes com acidente vascular encefálico (AVE) isquêmico e hemorrágico, Weir e outros demonstraram que concentrações plasmáticas de glicose acima de 144 mg/dL eram preditoras de menores chances de sobrevida e de independência funcional, mesmo depois dos ajustes para a idade e a gravidade do AVE.[10]

Resultados semelhantes foram encontrados em estudos retrospectivos que focaram uma população heterogênea de pacientes de UTI. Mais particularmente, Krinsley estudou 1.826 pacientes consecutivos de UTIs (cerca de 80% de pacientes clínicos e 20% de pacientes cirúrgicos) e concluiu que a mortalidade hospitalar aumentou progressivamente na medida em que os valores da glicose aumentaram, atingindo 43% entre os pacientes com valores glicêmicos médios acima de 300 mg/dL.[3]

Entre pacientes cirúrgicos, um dos mecanismos principais pelos quais a insulina pode melhorar os resultados é a redução na incidência de infecções. Os estudos que dão suporte a essa associação demonstraram que há um risco três vezes maior no perigo de infecções pós-operatórias em incisões e uma incidência quatro vezes maior de infecções intravasculares em pacientes cirúrgicos hiperglicêmicos de UTIs.[5,6]

▶ ESTUDOS IMPORTANTES DE CONTROLE GLICÊMICO NA POPULAÇÃO DE UTI

O entusiasmo inicial em torno do GCR, que foi despertado pelo estudo cirúrgico inicial de Leuven, foi arrefecido pelos quatro estudos randomizados controlados subsequentes que, além de não terem conseguido mostrar claramente a existência de benefícios na mortalidade, enfatizaram possíveis consequências perigosas do GCR.

A análise de um subgrupo do estudo cirúrgico inicial de Leuven mostrou que os maiores benefícios na mortalidade atingiram os pacientes que permaneceram na UTI por mais de cinco dias.[11] Consequentemente, os alvos específicos do ensaio clínico de Leuven eram pacientes com tempo prolongado de permanência (> 3 dias) em UTI. Embora tenha confirmado que houve benefícios na mortalidade naquele subgrupo, uma vez mais, o desenho da intenção de tratar não conseguiu demonstrar benefícios na mortalidade com o GCR em todos os pacientes e, portanto, foi considerado um ensaio negativo, apesar da ampla lista de benefícios na mortalidade em todos os outros subgrupos.[12]

O objetivo principal do estudo VISEP foi determinar se o benefício do controle glicêmico estrito se aplicava a pacientes com sepse grave ou com choque séptico. Levando-se em consideração que altas taxas de hipoglicemia são inaceitáveis, o estudo VISEP foi encerrado prematuramente e não chegou a atingir a meta de recrutamento. A falta de força subsequente do estudo, juntamente com agentes que poderiam ter causado confusões potenciais inerentes aos quatro braços do projeto, explica também por que o estudo não conseguiu mostrar os benefícios nas taxas de mortalidade e de morbidade.[13]

Um ponto digno de nota do aspecto negativo do estudo Glucontrol foi a meta de níveis mais baixos para o controle glicêmico (140-180 mg/dL *vs.* 180-200 mg/dL) no braço convencional do teste. Embora tenha sido encerrado precocemente por causa de violações protocolares e pela incapacidade de atingir as metas estabelecidas para os níveis de controle glicêmico, os pacientes que receberam GCR e não atingiram as metas não tiveram nenhum benefício na taxa de mortalidade, em comparação com o braço convencional do estudo.[14]

Para finalizar, o estudo mais amplo e mais definitivo conhecido até o momento – o estudo NICE-SUGAR – revelou uma elevação significativa na taxa de mortalidade no grupo de GCR depois de 90 dias e nenhum efeito positivo sobre a morbidade. Por razões que não foram muito bem esclarecidas, o número excessivo de mortes resultou predominantemente de causas cardiovasculares. Cabe ressaltar que, a despeito de piores resultados na mortalidade, não foram observadas diferenças no tempo de permanência hospitalar ou em UTI, na incidência de insuficiência de órgãos, nos dias de uso de ventiladores, na bacteriemia ou na necessidade de transfusões entre os dois grupos. Um fato também digno de nota é que quase 33% dos pacientes que participaram do estudo NICE-SUGAR eram cirúrgicos e, ao contrário do estudo cirúrgico original de Leuven, não houve nenhum benefício na taxa de mortalidade nesse subgrupo.[15]

A Tabela 32-1 apresenta um resumo conciso sobre os estudos principais, destacando a população, os desfechos, os efeitos adversos e as críticas a cada estudo.

▶ TABELA 32-1 REVISÃO DE ENSAIOS RANDOMIZADOS PROSPECTIVOS DE CONTROLE GLICÊMICO ENTRE PACIENTES GRAVEMENTE ENFERMOS[11-15]

Estudo/ano	Populações N° de pacientes centros	Meta para o nível glicêmico	Resultado primário e desfechos	Efeitos adversos	Descobertas principais e comentários	Críticas principais
Leuven Cirúrgico/2001	Cirúrgico UTI; 1.548 Local único	CGR: 80-110 mg/dL; Conv.: 180-200 mg/dL	Mortalidade ICU: CGR: 4,6%; Conv.: 8%; $p < 0,04$	Hipoglicemia: CGR: 5%; Conv.: 0,7%	O CGR diminuiu a mortalidade durante a permanência em UTI/hospital, morbidade, insuficiência renal, hiperbilirrubinemia, infecção na corrente sanguínea, duração da ventilação mecânica e permanência em UTI/hospital.	Uso de nutrição parenteral para atingir as metas calóricas em ambos os grupos. Taxas de mortalidade elevadas no grupo-controle (8%).
Leuven Clínico/2006	Médico UTI; 1.200 Local único	CGR: 80-110 mg/dL; Conv.:180-215 mg/dL	Mortalidade hospitalar: CGR: 37,3%; Conv.: 40%; $p = 0,33$	Hipoglicemia: CGR: 18,7%; Conv.: 3,1%	Menos de 3 dias de permanência em UTI: CGR: nenhuma diferença significativa na mortalidade, redução no tempo de duração da ventilação mecânica, redução no tempo de permanência em hospital ou em UTI. Mais de 3 dias de permanência em UTI: CGR: redução na mortalidade no hospital e depois de 90 dias. Redução no tempo de duração da ventilação mecânica, no tempo de permanência em hospital e em UTI.	Critérios subjetivos de inclusão (tempo de permanência em UTI > 3 dias). Taxas de hipoglicemia em geral elevadas no grupo de CGR.
VISEP/2008	Clínico e cirúrgico UTI (somente pacientes com sepse/choque grave); 537 18 locais	CGR: 80-110 mg/dL; Conv.:180-200 mg/dL	Mortalidade de 28 dias: CGR: 24,7%; Conv. 26%; $p = 0,74$	Hipoglicemia: CGR: 17%; Conv.: 4,3%	O estudo foi interrompido precocemente por questões de segurança devido ao número excessivo de episódios de hipoglicemia no CGR. Antes da interrupção do teste não foi constatada nenhuma diferença na mortalidade de 28 e de 90 dias.	Número excessivo de episódios de hipoglicemia no grupo de CGR.
Glucontrol/2006	Clínico e cirúrgico UTI; 1.101 21 locais	CGR: 110-140 mg/dL; Conv.:140-180 mg/dL	Mortalidade UTI: CGR: 17,2%; Conv.: 15,3%; $p < 0,41$	Hipoglicemia: CGR: 8,7%; Conv.: 2,7%	O teste foi encerrado logo após a primeira análise interina por causa da dificuldade para atingir as metas de nível glicêmico e das taxas elevadas de hipoglicemia.	Dificuldade para atingir as metas de nível glicêmico. Taxas elevadas de hipoglicemia.
NICE-SUGAR/2009	Clínico e cirúrgico UTI; 6.104 42 locais	CGR: 81-108 mg/dL; Conv.: < 180 mg/dL	Mortalidade de 90 dias: CGR: 27,5%; Conv. 24,9%; $p = 0,02$	Hipoglicemia: CGR: 6,8%; Conv.: 0,5%	CGR: aumento na mortalidade depois de 90 dias. Não houve nenhuma diferença entre os grupos na necessidade de diálise, no tempo de duração da ventilação mecânica ou nos dias de permanência em hospital/UTI.	Critérios subjetivos de inclusão (tempo de permanência em UTI > 3 dias). Os níveis glicêmicos atingidos foram modestos, ou seja, ficaram ligeiramente acima da faixa-alvo em grande parte do grupo de CGR.

CGR = controle glicêmico rigoroso; Conv. = controle convencional.

▶ SUBGRUPO SELECIONADO DE POPULAÇÕES*

Além dos principais estudos randomizados controlados anteriormente mencionados, realizou-se um estudo sobre o CGR em pacientes com infarto agudo do miocárdio, cirurgia de revascularização do miocárdio (CRM) e AVE.

PACIENTES PÓS-IAM E PÓS-CRM

Comprovadamente, a hiperglicemia é um fator de risco de mortalidade em pacientes com infarto agudo do miocárdio. Em um estudo que envolveu 16.781 pacientes com infarto agudo do miocárdio, a taxa de mortalidade aumentou em incrementos com cada elevação de 10 mg/dL na taxa de glicose acima de 120 mg/dL.[16] Alguns estudos mostraram que hiperglicemia na presença de isquemia está associada à circulação colateral diminuída, ao aumento no tamanho do infarto e ao intervalo QT prolongado.[17] Considerando que a hiperglicemia foi claramente vinculada a um fluxo TIME menor, antes de intervenção percutânea primária, levantou-se a hipótese de que seja um forte estímulo pró-trombótico disparando fatores procoagulantes e inibindo a trombólise.[18] Além de neutralizar esses efeitos procoagulantes danosos, a insulina bloqueia o acúmulo de ácidos graxos livres gerados pelo metabolismo anaeróbio miocárdico induzido por isquemia que poderia, de outra forma, aumentar a demanda por oxigênio e promover arritmias.[19]

O estudo Diabetes and Insulin-Glucose Infusion in Acute Myocardial Infraction (DIGAMI, Diabetes e Infusão de Insulina-Glicose no Infarto Agudo do Miocárdio), estudo randomizado controlado que estudou diabetes e infarto agudo do miocárdio, aumentou o entusiasmo inicial. O grupo de infusão de glicose, insulina e potássio (GIP) apresentou uma redução impressionante de 50% no índice de mortalidade.[20] Entretanto, um estudo de acompanhamento mais recente e mais amplo realizado em 2005, conhecido por DIGAMI-2, não replicou essas descobertas.[21] Da mesma forma, o estudo CREATE-ECLA não mostrou nenhuma diferença na mortalidade, na parada cardíaca ou no choque cardiogênico em pacientes com infarto miocárdico e elevação do segmento ST (IAMCSST) randomizados para infusão de GIP.[22] Embora o estudo HI-5 subsequente também não tenha mostrado benefícios na mortalidade em pacientes diabéticos com infarto agudo do miocárdio que foram randomizados para infusão de GIP, houve uma incidência significativamente mais baixa de insuficiência cardíaca e de novo infarto naquele grupo, reavivando o debate em favor da insulinoterapia intensiva.[23]

Vale a pena observar que, ao contrário dos estudos sobre CGR, como o NICE-SUGAR e os estudos de Leuven, os estudos sobre infusão de GIP em infarto agudo do miocárdio, como os estudos CREATE-ECLA e DIGAMI antes mencionados, não chegaram a atingir um controle glicêmico rigoroso. Esses estudos focaram mais ostensivamente a terapia insulínica do que o controle da hiperglicemia.

A hiperglicemia é um fator de risco conhecido para mortalidade, infecções em incisões esternais profundas e aumento no tempo de permanência hospitalar de pacientes que fazem enxerto de ponte na artéria coronária. O amplo estudo observacional prospectivo, não randomizado, Portland Diabetes Project (Projeto Diabetes de Portland), atualmente em curso, incluindo 5.510 pacientes diabéticos, revelou uma redução dramática e significativa de 60 a 77% no risco de mortalidade e de incidência de infecções nos casos em que a técnica utilizada for infusão contínua de insulina.[24]

PACIENTES COM AVE

Os resultados são piores em pacientes com AVE agudo e que também sejam hiperglicêmicos. Os efeitos danosos da hiperglicemia incluem aumento na acidose tecidual secundária à glicólise anaeróbia; acidose láctica e produção de radicais livres juntamente com a possível contribuição para formação de edema cerebral devido a algum efeito sobre a barreira hematencefálica.[25] Reconhecidamente, há um aumento três vezes maior de transformação hemorrágica em pacientes hiperglicêmicos pós-AVE tratados com ativador do plasminogênio tecidual (tPA, do inglês *tissue plasminogen activator*). Uma revisão abrangente de coorte realizada em 2001 demonstrou que houve um aumento de três vezes na mortalidade em 30 dias entre os pacientes hiperglicêmicos pós-AVE.[26] Embora a admissão de que glicemia acima 140 mg/dL tenha associação significativa com a mortalidade no longo prazo, Baird e outros descobriram que a hiperglicemia persistente (açúcar no sangue > 200 mg/dL) durante as primeiras 24 horas depois de AVE era uma preditora independente de expansão do volume de AVE isquêmico e de maus resultados neurológicos.[27] Em 2009, o estudo observacional amplo Glycemia in Acute Stroke (GLIAS – Glicemia em Acidente Vascular Encefálico Agudo) mostrou que níveis glicêmicos acima de 155 mg/dL ou mais, em qualquer momento dentro das primeiras 48 horas depois do início de um AVE, estavam associados a resultados insatisfatórios, independentemente da gravidade do AVE, do volume do infarto, da presença de diabetes ou da idade.[28]

Até o presente momento, existem poucos estudos randomizados controlados e publicados que abordam o controle glicêmico em pacientes pós-AVE. Um desses estudos, o estudo GIST-UK realizado em 2008, não mostrou nenhum efeito da insulinoterapia intensiva sobre a mortalidade ou sobre a morbidade em pacientes com AVE agudo, porém o número de pacientes era insuficiente e a duração do tratamento (24 horas) era mínima.[29] Além disso, o grupo de GCR do estudo GIST-UK trabalhou com um nível

---

* N. de R.T. O estudo de Coester, Neumann e Schmidt (2010), publicado na J Trauma 68 (4), conduzido em um Hospital da Região Sul do Brasil, demonstrou que o controle glicêmico rigoroso vs. manejo convencional da glicose em pacientes portadores de trauma craniencefálico grave não gerou benefícios, além de aumentar a incidência de hipoglicemias.

▶ TABELA 32-2   REVISÃO DE ENSAIOS RANDOMIZADOS PROSPECTIVOS DE CONTROLE GLICÊMICO ENTRE PACIENTES DE IAM E AVE[20-23,29]

Ensaio/Ano	Populações N° de pacientes centros	Meta para o nível glicêmico	Intervenção	Resultados primários e desfechos	Descobertas principais e comentários	Críticas principais
DIGAMI/1999	Pacientes com IAM e nível glicêmico > 198 mg/dL na admissão; 620 19 locais	CGR: 126-180 mg/dL; Conv.: a critério do médico.	CGR: infusão de insulina e glicose por > 24 horas e, a seguir, insulina SC por 6 meses. Conv.: controle glicêmico a critério do médico responsável pelo tratamento.	Mortalidade durante o acompanhamento médio de 1,6-5,6 anos: CGR: 33%; Conv.: 44%; $p = 0,011$	Houve melhoras na mortalidade no grupo de CGR.	Controle glicêmico inconsistente no grupo-controle convencional devido aos critérios médicos e nenhuma meta para o nível de glicose.
DIGAMI 2/2005	Pacientes com IAM e nível glicêmico > 198 mg/dL na admissão; 1.253 48 locais	CGR (1 e 2): Jejum: (126-180 mg/dL); Conv.: a critério do médico	CGR(1): infusão de insulina e glicose por 24 horas seguida de insulina SC no longo prazo. CGR(2): infusão de insulina e glicose por 24 horas seguida de controle glicêmico a critério do médico responsável pelo tratamento. Conv.: controle glicêmico a critério do médico responsável pelo tratamento.	Mortalidade depois de 2 anos: CGR (1): 23,4%; CGR (2): 21,2%; Conv. (3): 17,9%; Valores de p: 1:2 = 0,832 1:3 = 0,157 2:3 = 0,203	Não houve nenhuma diferença na mortalidade ou na morbidade entre os 3 grupos.	Controle glicêmico inconsistente no grupo-controle convencional devido aos critérios médicos e nenhuma meta para o nível de glicose; 14% do grupo Conv receberam infusão de insulina e glicose de acordo com o médico responsável pelo tratamento.
CREATE-ECLA/2005	Pacientes com IAMCSST 20.201 470 locais	Não foi estabelecida nenhuma meta para a glicemia.	Grupo de teste: infusão de glicose, insulina e potássio (GIP) por 24 horas após a admissão, juntamente com 7 dias de heparina de baixo peso molecular, reviparina. Controle: tratamento-padrão.	Mortalidade após 30 dias: GIP: 10% Cont.: 9,7% $p = 0,45$	Não houve nenhuma diferença na mortalidade, no choque cardiogênico ou na parada cardíaca em pacientes s/p IAMCSST.	Não houve nenhuma correlação com estudos anteriores de menor porte envolvendo a infusão de GIP. O grupo de teste recebeu infusão de glicose como parte do gotejamento de insulina, o que pode ter levado a resultados negativos.

TABELA 32-2 REVISÃO DE ENSAIOS RANDOMIZADOS PROSPECTIVOS DE CONTROLE GLICÊMICO ENTRE PACIENTES DE IAM E AVE[20-23,29] (CONTINUAÇÃO)

Ensaio/Ano	Populações Nº de pacientes centros	Meta para o nível glicêmico	Intervenção	Resultados primários e desfechos	Descobertas principais e comentários	Críticas principais
HI-5/2006	Pacientes com IAM e nível glicêmico > 140 mg/dL na admissão; 240 6 locais	CGR (1 e 2): Jejum: 72-180 mg/dL; Conv.: Não foi estabelecida nenhuma meta para a glicemia.	CGR: infusão de insulina e glicose durante pelo menos 24 horas após a admissão. Conv.: os pacientes continuaram com a terapia para diabetes, incluindo insulina SC. A administração de metformina foi descontinuada na admissão. A aplicação SC de insulina era permitida para níveis glicêmicos acima de 288 mg/dL.	Mortalidade hospitalar: GIP: 4,8%; Conv.: 3,5%; $p = 0,75$ Mortalidade após 3 meses: GIP: 7,1%; Conv.: 4,4%; $p = 0,42$ Mortalidade após 6 meses: GIP: 7,9%; Conv.: 6,1%; $p = 0,62$	Não houve nenhuma diferença na mortalidade. CGR: incidência mais baixa de insuficiência cardíaca e evidências de novo infarto depois de 3 meses.	Não houve nenhuma diferença na taxa glicêmica entre os grupos de CGR e de controle convencional. No grupo de CGR o tempo médio decorrido desde os sintomas até o início das infusões foi de 13 horas.
GIST-UK/2007	Pacientes com AVE agudo: excluindo pacientes com h/o DMDI e hiperglicemia na apresentação > 17 mmol/dL (306 mg/dL); 933; Multicêntrico	Infusão de GIP: 72-126 mg/dL. Controle: não foram estabelecidas metas para a glicemia. No caso de glicemia > 306 mg/dL, as infusões de insulina podem ser iniciadas a critério do médico.	GIP: infusão de glicose, insulina e potássio durante pelo menos 24 horas após a admissão. Controle: infusão de solução salina a 0,9% a 100 mL/h.	Mortalidade após 90 dias: GIP: 30%; Controle: 27,3%; $p = 0,37$	Não houve nenhuma diferença na mortalidade. CGR: níveis séricos médios de glicose reduzidos em 10 mg/dL e pressão arterial de 9 mmHg.	O teste foi interrompido precocemente por causa da lentidão na inscrição de pacientes. A maioria dos pacientes tinha apenas elevações moderadas na glicose plasmática na admissão, e os pacientes com glicose plasmática gravemente elevada (> 306 mg/dL) foram excluídos do estudo. Os trabalhos para infusão de GIP foram intensos e tiveram uma incidência de 15,7% de hipoglicemia que exigiram tratamento de salvamento.

CGR: controle glicêmico rigoroso; **Conv.:** tratamento convencional; **Cont.:** Controle; **IAM:** infarto do miocárdio; **IAMCSST:** infarto agudo do miocardio com elevação do segmento ST; **DMDI:** diabetes melito dependente de insulina.

glicêmico médio de 10,3 mg/dL mais baixo que o grupo-controle. Considerando que foram sugeridas reduções maiores nos níveis glicêmicos para produzir benefícios clínicos, dois estudos randomizados controlados recentes mantiveram o foco na viabilidade clínica e na segurança de protocolos mais agressivos com aplicação intensiva de insulina. Esses estudos, que focaram pacientes com diabetes preexistente, sugeriram que havia benefícios clínicos, porém não conseguiram demonstrar que houve melhoras definitivas.[30,31] Os estudos prospectivos mencionados excluíram indivíduos não diabéticos por causa da tendência de autocorreção, o que os colocaria na faixa-alvo de pacientes que não estariam sujeitos à intervenção.

Levando-se em consideração a escassez de estudos randomizados controlados, há uma grande variação nas orientações para controle glicêmico em pacientes com AVE, que permanecem em evolução constante. As orientações da European Stroke Organization (Organização Europeia de Acidente Vascular Encefálico) recomendam iniciar a terapia insulínica nos casos em que o índice glicêmico for superior a 10 mmoL/L (181 mg/dl).[32] O Stroke Council of the American Stroke Association (Conselho de Acidente Vascular da Associação Americana de Acidente Vascular Encefálico), cujas recomendações iniciais de 2003 sugeriam a aplicação de controle glicêmico somente quando a taxa de açúcar no sangue estivesse acima de 300 mg/dL, recentemente alterou sua meta para 140 a 185 mg/dL (7,7 a 10,2 mmol/L).[33]

A Tabela 32-2 apresenta um resumo detalhado dos estudos sobre infarto do miocárdio e AVE.

▶ RISCOS DE HIPOGLICEMIA EM UTI

Os estudos cirúrgicos e médicos de Leuven, NICE-SUGAR, VISEP e Glucontrol, assim como os estudos randomizados controlados anteriormente mencionados, envolvendo populações de subgrupos selecionados mostraram que há risco de hipoglicemia nos grupos controle glicêmico intensivo. Com frequência, os sintomas de hipoglicemia, como cefaleia, fadiga, confusão e disartria, são mascarados em pacientes de UTIs e podem não se tornar evidentes até a taxa glicêmica ficar abaixo de 49 mg/dL. As complicações de hipoglicemia grave incluem coma, convulsões e mesmo paradas cardíacas. Em 2007, Krinsleye e Grover identificaram a presença de hipoglicemia grave em pacientes de UTI como um fator de risco independente para mortalidade; um único episódio de hipoglicemia grave mostrou um aumento significativo de mais de duas vezes no risco de mortalidade. As populações com maior risco de mortalidade secundária à hipoglicemia foram pacientes com diabetes preexistente, pacientes utilizando ventilação mecânica, com diagnóstico de choque séptico na admissão e com pontuação muito elevada no escore APACHE (do inglês, Acute Physiology and Chronic Health Evaluation/ Avaliação da Fisiologia Aguda e da Saúde Crônica).[34] Acredita-se que o benefício sobre a mortalidade produzido pela insulinoterapia intensiva talvez seja compensado se a terapia for muito intensa e, portanto, encontrar o equilíbrio correto é da mais alta relevância.

▶ TRATAMENTO E RECOMENDAÇÕES

As revisões mostram que, embora seja óbvio que a hiperglicemia grave está associada a maus resultados, não há dados convincentes indicando que o controle glicêmico rigoroso (80 a 110 mg/dL) produza benefícios sobre a mortalidade. Um dos primeiros estudos com pacientes cirúrgicos com um único centro mostrando melhoras nas taxas de mortalidade e de morbidade entrou rapidamente em uma era de protocolos insulínicos intensivos em todo o mundo, embora estudos subsequentes incluindo pacientes médicos e um grupo mais heterogêneo de pacientes de UTIs não tenham conseguido replicar essa descoberta.

As orientações atualizadas da SSC recomendam que pacientes com sepse grave e hiperglicemia devem receber infusão intravenosa (IV) de insulina para reduzir os níveis de açúcar no sangue, mantendo uma meta abaixo de 150 mg/dL.[35] Em junho de 2009, um adendo publicado pelo subgrupo de controle glicêmico da SSC, em resposta à publicação da NICE-SUGAR, fez uma recomendação contra GCR com metas de açúcar no sangue entre 80 e 110 mg/dL em pacientes com sepse grave. Entretanto, recomendavam considerar o controle glicêmico em níveis acima de 180 mg/dL, com uma meta de açúcar no sangue aproximando-se de 150 mg/dL.[36] Em 2009, as orientações mais recentes da ADA e da AACE (Associação Americana de Endocrinologistas) defenderam a meta de 140 a 180 mg/dL, iniciando-se a terapia insulínica quando o nível glicêmico excedesse 180 mL/dL.[37]

O controle da glicemia em UTIs pode ser feito pela administração intravenosa (IV) ou subcutânea (SC) de insulina. Em uma revisão sistemática da literatura feita por Meijering e outros em 2005, a administração IV atingiu a meta glicêmica em um número maior de pacientes do que a aplicação SC.[38] O padrão de atendimento em UTIs é a utilização de infusões IV, sempre que for possível, e não a administração conjunta SC e IV.

Embora atualmente existam pelo menos 18 protocolos insulínicos disponíveis, o conceito é o mesmo: atingir o melhor controle glicêmico minimizando o risco de hipoglicemia.[39] Protocolos "degressivos" utilizados com maior frequência, a exemplo do estudo cirúrgico de Leuven, estabelecem uma quantidade predeterminada de insulina de acordo com a faixa em que permaneceu o último valor do nível de açúcar no sangue. Por outro lado, protocolos "dinâmicos", como o protocolo de Yale de Goldberg, costumam fazer ajustes com base em níveis glicêmicos, na taxa de alteração e no grau de resistência à insulina.

Na transição da UTI para o atendimento geral ou intermediário dos hospitais ainda se mantém uma meta para o controle glicêmico, embora seja menos rigorosa. O uso de regime basal-*bolus* (i.e., adicionando cobertura basal em complementação à dose em escala móvel) é, comprovadamente, quase duas vezes mais eficaz do que atingir a meta de níveis de controle glicêmico em pacientes fora de UTIs utilizando apenas os protocolos tradicionais de escala móvel.[40]

▶ O FUTURO DO CONTROLE GLICÊMICO EM UTI

Os estudos em curso e os estudos futuros focam a incorporação de algumas abordagens novas para avaliar a métrica da hiperglicemia além dos valores médios como a variabilidade glicêmica. Estudos interessantes que se encontram em curso com o objetivo de evitar ou de diminuir o uso de insulina focam a utilização do fator de crescimento semelhante à insulina 1 (IGF-1, um sinal na via da insulina) e do peptídeo 1 semelhante ao glucagon (GLP-1, uma incretina que abaixa o nível de glicose) ou simplesmente restringem a ingestão de carboidratos.[41] A geração metas glicêmicas melhores e mais seguras, a melhoria na adesão aos protocolos por meio de ferramentas *online* ou computadorizadas e a inclusão de dispositivos avançados de monitoramento glicêmico (como os sensores contínuos de glicose) são também temas apaixonantes para investigações futuras, que provavelmente irão contribuir para o controle glicêmico na população de UTIs.

REFERÊNCIAS

1. American Diabetes Association. Standards of medical care in diabetes—2009. *Diabetes Care*. 2009;32(suppl 1):S13–S61.
2. Saberi F, Heyland D, Lam L, et al. Prevalence, incidence, and clinical resolution of insulin resistance in critically ill patients: an observational study. *J Parenter Enteral Nutr*. 2008;32:227–235.
3. Krinsley JS. Association between hyperglycemia and increased hospital mortality in a heterogeneous population of critically ill patients. *Mayo Clinic Proc*. 2003;78:1471–1478.
4. Van den Berghe G. How does blood glucose control with insulin save lives in intensive care? *J Clin Invest*. 114:1187–1195, 2004.
5. Dellinger RP, Carlet JM, Masur H, et al. Surviving Sepsis Campaign guidelines for management of severe sepsis and septic shock. *Crit Care Med*. 2004;32:858–873.
6. McCowen KC, Malhotra A, Bistrian BR. Stress-induced hyperglycemia. *Crit Care Clin*. 2001;17:107–124.
7. Van den Berghe G, Wouters PJ, Bouillon R, et al. Outcome benefit of intensive insulin therapy in the critically ill: insulin dose versus glycemic control. *Crit Care Med*. 2003;31:359–366.
8. Sung J, Bochicchio GV, Joshi M, et al. Admission hyperglycemia is predictive of outcome in critically ill trauma patients. *J Trauma Inj Infect Crit Care*. 2005;59:80–83.
9. Young B, Ott L, Dempsy R, et al. Relationship between admission hyperglycemia and neurologic outcome of severely brain-injured patients. *Ann Surg*. 1989;210:466–472.
10. Weir CJ, Murray GD, Dyker AG, et al. Is hyperglycemia an independent risk predictor of poor outcome after acute stroke? Results of a long-term follow up study. *BMJ*. 1997;314:1303–1306.
11. Van den Berghe G, Wouters P, Weekers F, et al. Intensive insulin therapy in the critically ill patients. *N Engl J Med*. 2001;345:1359–1367.
12. Van den Berghe G, Wilmer A, Hermans G, et al. Intensive insulin therapy in the medical ICU. *N Engl J Med*. 2006;354:449–461.
13. Brunkhorst FM, Engel C, Bloos F, et al. Intensive insulin therapy and pentastarch resuscitation in severe sepsis. *N Engl J Med*. 2008;358:125–139.
14. Preiser JC, Devos P, Ruiz-Santana S, et al. A prospective randomised multi-centre controlled trial on tight glucose control by intensive insulin therapy in adult intensive care units: the Glucontrol study. *Intensive Care*. 2009;35:1738–1748.
15. NICE-SUGAR Study Investigators, Finfer S, Chittock DR, Su SY, et al. Intensive versus conventional glucose control in critically ill patients. *N Engl J Med*. 2009;360:1283–1297.
16. Kosiborod M, Inzucchi SE, Krumholz HM, et al. Glucometrics in patients with acute myocardial infarction. Defining the optimal outcome-based measure of risk. *Circulation*. 2008;117:1018–1027.
17. Deedwania P, Kosiborod M, Barret E, et al. Hyperglycemia and acute coronary syndrome. *Circulation*. 2008;117:1610–1619.
18. Timmer JR, Ottervanger JP, de Boer MJ, et al. Hyperglycemia is an important predictor of impaired coronary flow before reperfusion therapy in ST-segment elevation myocardial infarction. *J Am Coll Cardiol*. 2005;45:999–1002.
19. Oliver MF, Opie LH. Effects of glucose and fatty acids on myocardial ischemia and arrhythmias. *Lancet*. 1994;343:155–158.
20. Malmberg K, Norhammar A, Wedel H, et al. Glycometabolic state at admission: important risk marker of mortality in conventionally treated patients with diabetes mellitus and acute myocardial infarction: long-term results from the Diabetes and Insulin-Glucose Infusion in Acute Myocardial Infarction (DIGAMI) study. *Circulation*. 1999;99:2626–2632.
21. Maimberg K, Ryden L, Wedel H, et al. Intense metabolic control by means of insulin in patients with diabetes mellitus and acute myocardial infarction (DIGAMI 2): effects on mortality and morbidity. *Eur Heart J*. 2005;26: 650–661.
22. Mehta SR, Yusuf S, Diaz R, et al. Effect of glucose-insulin-potassium infusion on mortality in patients with acute ST-segment elevation myocardial infarction: the CREATE-ECLA randomized controlled trial. *JAMA*. 2005;293: 437–446.
23. Cheung, NW, Wong, VW, McLean M. The hyperglycemia: Intensive Insulin Infusion in Infarction (HI-5) study. A randomized controlled trial of insulin infusion therapy for myocardial infarction. *Diabetes Care*. 2006;29:765–770.
24. Furnary AP. Rationale for glycemic control in cardiac surgical patients: the Portland Diabetic Project. *Insulin*. 2006;1(suppl A):S24–S29.
25. Lindsberg PJ, Roine RO. Hyperglycemia in acute stroke. *Stroke*. 2004;35:363–364.
26. Capes SE, Hunt D, Malmberg K, et al. Stress hyperglycemia and prognosis of stroke in nondiabetic and diabetic patients: a systematic overview. *Stroke*. 2001;32: 2426–2432.
27. Baird TA, Parsons MW, Phanh T, et al. Persistent poststroke hyperglycemia is independently associated with infarct expansion and worse clinical outcome. *Stroke*. 2003;34:2208–2214.
28. Fuentes B, Castillo J, San Jose B, et al. The prognostic value of capillary glucose levels in acute stroke. The Glycemia in Acute Stroke (GLIAS) study. *Stroke*. 2009;40:562–568.
29. Gray CS, Hildreth AJ, Sandercock PA, et al. Glucose-potassium-insulin infusions in the management of post-stroke hyperglycaemia: the UK Glucose Insulin in Stroke Trial (GIST-UK). *Lancet Neurol*. 2007;6:397–406.
30. Bruno A, Kent TA, Coull BM, et al. Treatment of Hyperglycemia in Ischemic Stroke (THIS): a randomized pilot trial. *Stroke*. 2008;39:384–389.
31. Johnston KC, Hall CE, Kissela BM, et al. Glucose Regulation in Acute Stroke Patients (GRASP) trial: a randomized pilot trial. *Stroke*. 2009;40:3804–3809.
32. European Stroke Organization (ESO) Executive Committee, ESO Writing Committee. Guidelines for management of ischaemic stroke and transient ischaemic attack 2008. Available at: http://www.eso-stroke.org.
33. Adams HP Jr, del Zoppo G, Alberts MJ, et al. Guidelines for the early management of adults with ischemic stroke. *Stroke*. 2007;38:1655–1711.

34. Krinsley JS, Grover A. Severe hypoglycemia in critically ill patients: risk factors and outcomes. *Crit Care Med.* 2007;35:2262-2267.
35. Dellinger RP, Levy MM, Carlet JM, et al. Surviving Sepsis Campaign: international guidelines for management of severe sepsis and septic shock. *Crit Care Med.* 208;36:296-327.
36. Surviving sepsis guidelines. Surviving Sepsis Campaign statement on glucose control in severe sepsis. Available at: http://www.survivingsepsis.org.
37. Moghissi ES, Korytkowski MT, DiNardo M, et al. American Association of Clinical Endocrinologists and American Diabetes Association consensus statement on inpatient glycemic control. *Diabetes Care.* 2009;32:1119-1131.
38. Meijering S, Corstjens AM, Tulleken JE, et al. Towards a feasible algorithm for tight glycaemic control in critically ill patients: a systematic review of the literature. *Crit Care.* 2006;10:R19. Published online.
39. Nazer LH, Chow SL, Moghissi ES. Infusion protocols for critically ill patients: a highlight of differences and similarities. *Endocr Pract.* 2007;13:137-146.
40. Umpierrez, GE, Smiley, D, Zisman, A, et al. Randomized study of basal-bolus insulin therapy in the inpatient management of patients with type 2 diabetes (RABBIT 2 trial). *Diabetes Care.* 2007;30:2181-2186.
41. Clinical trials. Comparison of two strategies for glycemic control in acute ischemic stroke. Available at: http://www.clinicaltrial.gov/NCT00747279.

CAPÍTULO 33

Insuficiência suprarrenal

Evie G. Marcolini e William C. Chiu

▶ Breve histórico 365

▶ Insuficiência de corticosteroides relacionada a enfermidades graves 366

▶ BREVE HISTÓRICO

A função da glândula suprarrenal produziu um vasto material acadêmico que deu origem a várias investigações e controvérsias. Somente a partir de 1937 é que a 17-hidroxi-11-di-hidrocorticosterona, ou cortisona, foi isolada por Reichstein por meio do córtex suprarrenal. A cortisona sintética foi desenvolvida em 1947. Na mesma época, além do uso da cortisona no tratamento da doença de Addison, descobriu-se que esse composto tem efeito terapêutico em pacientes com dor reumatoide devido a sua capacidade de inibir o estresse e a incidência de inflamações.

A insuficiência suprarrenal apresenta-se como primária crônica (incidência aproximada de 5 por milhão) ou secundária (incidência aproximada de 200 por milhão). Essas duas entidades são mais comuns em mulheres, e a maior incidência diagnóstica localiza-se em algum ponto entre a quarta e a sexta décadas de vida. Historicamente, tuberculose e adrenalite eram as causas mais comuns de insuficiência suprarrenal. Nos países desenvolvidos, a adrenalite autoimune tornou-se a causa principal, enquanto a adrenalite tuberculosa ainda desempenha um papel importante na doença nos países em desenvolvimento.[1]

A glândula suprarrenal possui duas divisões anatômicas. A medula é responsável pela secreção de catecolaminas, epinefrina e norepinefrina, sendo que o córtex produz mineralocorticoides (por meio do sistema renina-angiotensina) e glicocorticoides. Doenças críticas e estresse ativam o eixo hipotalâmico-hipofisário-suprarrenal (HHS) e estimulam a liberação do hormônio liberador da corticotrofina (CRH, do inglês *corticotropin-releasing hormone*) hipotalâmico e do hormônio adrenocorticotrófico (ACTH, do inglês *adrenocorticotropin hormone*) hipofisário.[2] A secreção do ACTH atinge seu órgão efetor, o córtex suprarrenal, onde estimula a síntese e a secreção de glicorticoides, mineralocorticoides e androgênios suprarrenais. Os mecanismos que regulam a secreção do ACTH durante o estresse são multifatoriais e caracterizam-se pelo efeito estimulador do CRH e pela influência inibidora do cortisol. A ação da realimentação negativa em "ciclo fechado" do cortisol em relação ao eixo HHS suprime a secreção de CRH, ACTH e do próprio cortisol (Fig. 33-1).

O padrão de secreção fisiológica do ACTH e do cortisol é diurno, com nadires às 22 horas e às 2 horas e pico às 8 horas. Durante estados infecciosos e inflamatórios, os níveis de cortisol aumentam ao longo do estímulo do hipotálamo e da hipófise pelas citocinas e por um aumento no ciclo de realimentação negativa. A variação diurna na secreção de cortisol perde-se, e os recursos deslocam-se da produção de mineralocorticoides e androgênios para a produção de corticosteroides. Pode também ocorrer uma elevação na liberação de ACTH por influência dos caminhos endorfinégicos e por decorrência da administração aguda (mas não crônica) de morfina. Mesmo com o ciclo de realimentação negativa funcionante, durante períodos de estresse elevado (depois de cirurgias de grande porte, choque séptico) o córtex suprarrenal também sofre influência das vias parácrinas, da endotelina, do peptídeo natriurético atrial ou de citocinas.

A resposta adrenocortical ao estresse possui vários mecanismos. Cerca de 90% do cortisol liga-se à globulia de ligação ao cortisol, mantendo menos de 10% na forma livre biodisponível. A globulina de ligação ao cortisol é infrarregulada em até 50% nas doenças agudas, particularmente em casos de sepse, disponibilizando mais cortisol na forma livre. Comprovadamente, o cortisol suprarregula os receptores intracelulares de glicocorticoides por meio de um mecanismo de realimentação positiva. Além disso, os receptores de glicocorticoides aumentam seu nível de atividade de ligação nos músculos esqueléticos.

Todos os mecanismos mencionados anteriormente permitem a produção de glicocorticoides para viabilizar a compensação fisiológica em períodos de estresse agudo. Os glicocorticoides elevam o nível de glicose no sangue por meio da gliconeogênese hepática e inibem a reabsorção de

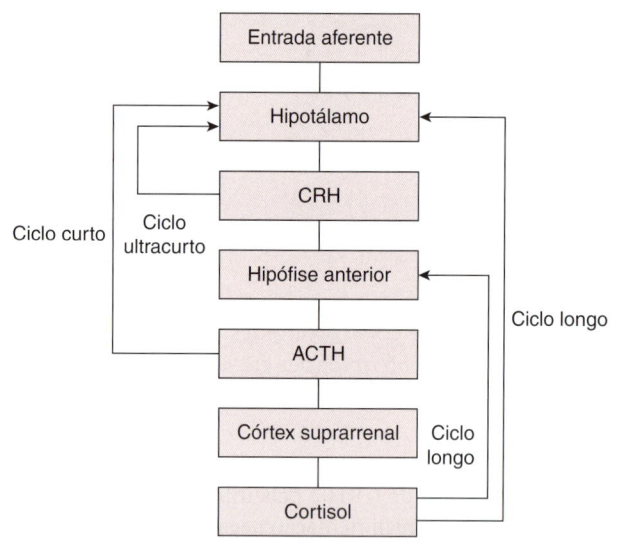

Figura 33-1 Existem três tipos de sistemas de retroalimentação negativa em "ciclo fechado" no eixo hipotalâmico-hipofisário-suprarrenal (HHA). O hormônio liberador da corticotropina (CRH) age diretamente sobre o hipotálamo para controlar sua própria secreção no sistema de ciclos ultracurtos. O hormônio adrenocorticotrópico (ACTH) faz a realimentação de retorno no hipotálamo no sistema de ciclo curto. Os glicocorticoides exercem realimentação negativa na hipófise anterior e no hipotálamo no sistema de ciclo longo.

glicose nos tecidos adiposos. Estimulam a liberação de ácidos graxos livres e de aminoácidos e aumentam a proteólise para suprir energia e substrato para respostas ao estresse.

Os glicocorticoides contribuem para a síntese de catecolaminas, o que permite a manutenção da contratilidade cardíaca, do tônus vascular e da pressão arterial. Diminuem também a produção de óxido nítrico e de prostaglandina, como resultado da manutenção da estabilidade hemodinâmica. Apresentam também características anti-inflamatórias e imunossupressoras pela influência infrarreguladora sobre linfócitos, células *natural killers*, monócitos, macrófagos, eosinófilos, neutrófilos, mastócitos e basófilos.

Em que pesem as ações benéficas das citocinas e dos mediadores celulares nas respostas ao estresse agudo, não há evidências de que exerçam também efeitos opostos, resultando na produção diminuída de ACTH, na produção alterada de corticosteroides e no aumento da meia-vida do cortisol, o que pode representar reduções no número, na expressão e na função dos receptores de glicocorticoides. Em suma, o efeito sobre a resposta suprarrenal dos mediadores liberados em pacientes sépticos pode ser positivo ou negativo, dependendo do tempo, da gravidade da doença e/ou da extensão da produção de mediadores.

Em casos de insuficiência suprarrenal primária, a glândula suprarrenal não consegue produzir cortisol.

Além das etiologias autoimunes e infecciosas, essa condição pode ser causada por hemorragia suprarrenal bilateral, metástases, sarcoidose, amiloidose, adrenalectomia (como no caso da síndrome de Cushing resistente), síndrome da imunodeficiência adquirida (Aids), síndrome antifosfolipídica ou efeitos induzidos pelo uso de medicações (como antineoplásicos, etomidato, cetoconazol e mifepristona).[3] A insuficiência suprarrenal secundária, na qual a produção de ACTH pela hipófise não é suficiente, é causada por tumores regionais, causas autoimunes, mutações genéticas, apoplexia hipofisária pós-parto (síndrome de Sheehan), traumatismo craniano ou administração exógena crônica de glicocorticoides.

Os episódios de insuficiência suprarrenal aguda com risco de vida em geral manifestam-se em hipotensão grave, dor abdominal aguda, vômito e febre. As convulsões hipoglicêmicas podem se apresentar em pacientes pediátricos ou em casos de hipoglicemia recorrente em pacientes com diabetes tipo I. Os sinais clínicos comuns de insuficiência suprarrenal crônica incluem fadiga, perda de energia, resistência muscular reduzida, irritabilidade aumentada, perda de peso, náusea e anorexia. Provavelmente, a insuficiência suprarrenal primária resulte em hiperpigmentação causada pela estimulação de melanócitos pelo ACTH, enquanto a insuficiência suprarrenal secundária manifesta-se com pele de cor pálida. A presença de insuficiência de mineralocorticoides também é uma possibilidade, resultando em hiponatremia, hipercaliemia, desidratação, hipovolemia, hipotensão e insuficiência pré-renal.

▶ INSUFICIÊNCIA DE CORTICOSTEROIDES RELACIONADA A ENFERMIDADES GRAVES

O "Santo Graal" da insuficiência suprarrenal em pacientes gravemente enfermos é a questão de como avaliar a função suprarrenal. A despeito da miríade de efeitos que podem ser determinados por citocinas e por mediadores no eixo HHS, ainda não há condições de testar os efeitos do cortisol em órgãos terminais e, portanto, os diagnósticos geralmente se baseiam nos níveis séricos do cortisol. Essa situação resultou numa grande variedade de estudos e de crenças sobre o método mais preciso para avaliar o nível sérico do cortisol e as implicações clínicas subsequentes.[4] Muitos centros utilizam o teste de estimulação com cosintrofina, administrando 250 mcg de corticotrofina sintética e verificando o nível sérico de cortisol antes da injeção e 30 e 60 minutos depois. Níveis abaixo de 18 a 20 μg/dL, ou aumentos inferiores a 9 μg/dL, são considerados diagnósticos de insuficiência suprarrenal. Alguns centros acreditam que doses menores (1 μg) de cosintrofina sejam mais sensíveis e mais específicas.

É importante reconhecer que aumentos no nível de cortisol depois de testes de estimulação são indicadores de níveis de reserva, em oposição à função suprarrenal. A melhor maneira de verificar se o eixo HHS está funcionando de modo adequado ou não é testar o eixo inteiro, o que já está sendo feito em pacientes críticos por meio de estressores de hipotensão, hipoxemia, febre e hipoglicemia. Portanto, níveis aleatórios de cortisol diante de enfermidades críticas podem gerar informações adequadas sobre insuficiência suprarrenal. Níveis aleatórios de cortisol acima de 25 μg/dL são considerados indicadores do funcionamento adequado do eixo HHS, com base no fato de que o nível de cortisol de pacientes com traumatismo, cirurgia ou enfermidade crítica varia na faixa de 30 a 50 μg/dL, o que poderá persistir por uma semana. Cabe observar também que os pacientes com enfermidades graves perdem a natureza diurna da secreção de cortisol, de forma que a escolha do momento de fazer a medição do nível aleatório não chega a constituir um problema.

A insuficiência suprarrenal pode se manifestar em pacientes com enfermidades graves até uma incidência de 77%, dependendo dos critérios utilizados. O uso prévio de esteroides, dependendo da dose e do tempo de uso, em especial se estender-se por mais de 30 dias, pode contribuir com a supressão do eixo HHS. A imunossupressão e outras infecções, embora não necessariamente causem insuficiência suprarrenal primária em pacientes ambulatoriais, transformaram-se na etiologia mais significativa dessa condição em indivíduos gravemente enfermos. É também digno de nota que os pacientes com sepse e que atenderem aos critérios da síndrome da resposta inflamatória sistêmica (SRIS) geralmente manifestam insuficiência suprarrenal primária, consistindo de supressão do eixo HHS e da expressão dos receptores de glicocorticoides. Essa situação é reversível na resolução de episódios sépticos.

O consenso é que insuficiência suprarrenal em pacientes críticos é preditora de índices mais elevados de mortalidade e, assim, algum tratamento envolvendo o nível de esteroides pode melhorar os resultados. As questões difíceis de esclarecer são as seguintes: como avaliar a presença de insuficiência suprarrenal; em que nível de corte os pacientes passarão a exigir a administração de esteroides e qual a dosagem de esteroides a ser aplicada. As recomendações atuais da Surviving Sepsis Campaign (Campanha de Sobrevivência à Sepse) são as seguintes: administração intravenosa de corticosteroides (200 a 300 mg de hidrocortisona por dia, durante sete dias, em três ou quatro doses divididas ou infusão contínua) em pacientes adultos com choque séptico depois da confirmação de que a resposta da pressão arterial à ressuscitação com líquidos e terapia vasopressora é fraca.[5] Além disso, recomenda-se também que as unidades de tratamento intensivo tenham um protocolo-padrão para decidir qual o momento mais adequado para iniciar a terapia com esteroides e qual a forma de administração.

Cabe ressaltar também a presença de muitas interações medicamentosas com a administração de esteroides. Os glicocorticoides podem diminuir os níveis sanguíneos de medicamentos como ácido acetilsalicílico, varfarina, insulina, isoniazida e agentes hipoglicêmicos, embora possam aumentar os níveis de ciclofosfamida e de ciclosporina. Os medicamentos que elevam a concentração sanguínea de glicocorticoides incluem antiácidos, carbamazepina, colestiramina, colestipol, efedrina, mitotano, fenobarbital, fenitoína e rifampicina, enquanto a ciclospo-

▶ **TABELA 33-1** DOZE RECOMENDAÇÕES DA FORÇA-TAREFA INTERNACIONAL DO AMERICAN COLLEGE OF CRITICIAL CARE MEDICINE[6]

Insuficiência de corticosteroides relacionada a enfermidades críticas
1. A melhor descrição para disfunção do eixo HHA é o termo insuficiência de corticosteroides relacionada a enfermidades críticas (ICREC).
2. É melhor evitar o uso dos termos insuficiência suprarrenal absoluta e relativa no contexto de enfermidades críticas.

Diagnóstico de insuficiência suprarrenal
3. No momento atual, o melhor diagnóstico de insuficiência suprarrenal em enfermidades críticas é um delta de cortisol (depois de 250 μg de cosintropina) de < 9 μg/dL ou de um nível total aleatório de cortisol inferior < 10 μg/dL.
4. O uso de medições de cortisol livre não pode ser recomendado como prática rotineira neste momento.
5. O teste de estimulação do ACTH não é recomendável para identificar pacientes com choque séptico ou com SARA que estiverem programados para receber GCs (glicocorticoides).

Quem tratar com glicocorticoides?
6. A hidrocortisona é uma das opções para a estratégia de gerenciamento de pacientes com choque séptico, em particular aqueles cujas respostas à ressuscitação com líquidos ou com agentes vasopressores tenham sido fracas.
7. O uso de doses moderadas de GCs deve ser considerado na estratégia de gerenciamento de pacientes com SDRA grave logo no início ($PaO_2/FiO_2 < 200$) e antes do 14° dia em pacientes com SDRA que não estiver sendo resolvida.

Como tratar
8. Em pacientes com choque séptico, a hidrocortisona intravenosa deve ser aplicada em uma dose de 200 mg/dia, em quatro doses divididas, ou como um bolo de 100 mg, seguido por infusão contínua a 10 mg/h (240 mg mg/dia).
9. A duração ideal do tratamento com GCs em pacientes com choque séptico e SDRA logo no início não é muito clara.
10. O tratamento com GCs deve ser reduzido de modo lento e nunca interrompido abruptamente.
11. O tratamento com fludrocortisona (50 μg por via oral uma vez ao dia) é considerado opcional.
12. A dexametasona não é recomendada para tratamento de choque séptico ou da SDRA.

rina, a eritromicina, os contraceptivos orais e a troleandomicina diminuem essa concentração.

A administração de esteroides deve ser reduzida gradualmente à medida que houver melhoras no quadro clínico de pacientes gravemente enfermos para evitar a incidência de efeitos-rebote hemodinâmicos e imunológicos. A hidrocortisona é o corticosteroide de escolha, uma vez que a maior parte dos estudos utilizou essa formulação e que possui características fisiológicas mais próximas da cortisona. Além disso, devido à atividade mineralocorticoide, a hidrocortisona deve ser uma opção a ser considerada nos casos que utilizarem outros tipos de glicocorticoides.

Resumindo, a insuficiência de corticosteroides relacionada a enfermidades críticas (ICREC) pode ser um fator significativo no progresso de pacientes gravemente enfermos; porém, neste momento, muitas perguntas ainda permanecem sem respostas. A Tabela 33-1 apresenta uma lista de 12 recomendações do American College of Critical Care Medicine (Faculdade Americana de Terapia Intensiva).[6] No tratamento desses pacientes, é imprescindível ter uma prática protocolizada, assim como participar e acompanhar os avanços da pesquisa nesse tópico tão relevante.

REFERÊNCIAS

1. Oelkers W. Adrenal insufficiency. *N Engl J Med.* 1996; 335:1206–1212.
2. Marik PE, Zaloga GP. Adrenal insufficiency in the critically ill: a new look at an old problem. *Chest.* 2002;122: 1784–1796.
3. Arlt W, Allolio B. Adrenal insufficiency. *Lancet.* 2003;361: 1881–1893.
4. Jacobi J. Corticosteroid replacement in critically ill patients. *Crit Care Clin.* 2006;22: 245–253.
5. Dellinger RP, Levy MM, Carlet JM, et al. Surviving Sepsis Campaign: international guidelines for management of severe sepsis and septic shock: 2008. *Crit Care Med.* 2008;36: 296–327.
6. Marik PE, Pastores SM, Annane D, et al. Recommendations for the diagnosis and management of corticosteroid insufficiency in critically ill adult patients: consensus statements from an international task force by the American College of Critical Care Medicine. *Crit Care Med.* 2008;36:1937–1949.

SEÇÃO VIII

Distúrbios infecciosos

CAPÍTULO 34

Abordagem da febre em cuidados intensivos

Marnie E. Rosenthal

- ▶ Parte I: Febre em UTI. Breve histórico e fisiopatologia   371
- ▶ Parte II: Etiologia da febre em UTI   374
- ▶ Parte III: Diagnóstico e manejo da febre em UTI   377
- ▶ Conclusão   378
- ▶ Agradecimentos   378

▶ PARTE I: FEBRE EM UTI. BREVE HISTÓRICO E FISIOPATOLOGIA

INTRODUÇÃO

A febre é um mecanismo de adaptação do corpo em resposta a fatores ambientais internos e externos e o principal indicador da ativação do sistema imune. Os nervos periféricos são responsáveis pela manutenção da temperatura normal do corpo e transmitem sinais de volta para o hipotálamo. A febre ocorre quando as citocinas provocam uma elevação na temperatura do corpo, em associação com um aumento no ponto de regulagem hipotalâmico, e consiste em três fases clínicas: calafrios, febre e rubor. De uma forma ampla, as temperaturas corporais elevadas classificam-se em síndromes de hipertermia, febre infecciosa e não infecciosa (Tab. 34-1). A febre ocorre sempre que houver alguma falha nos mecanismos termorreguladores e quando a geração de calor exceder as perdas, por meio da superprodução de calor ou de uma redução nas perdas térmicas. Esses exemplos de superprodução de calor incluem tirotoxicose, feocromocitoma, crises suprarrenais ou toxicidade por salicitato pela interrupção no ciclo do ácido cítrico e de fosforilação oxidativa não acoplada. A termoplegia ou toxicidade anticolinérgica é causada por uma deficiência no mecanismo de dissipação térmica. Algumas síndromes de hipertermia enquadram-se em ambas as categorias, por exemplo, a síndrome neuroléptica maligna (SNM) pós-anestésica, podendo causar hiperpirexia profunda. É muito importante fazer a distinção entre febre e hipertermia, que é provocada por uma falha termorreguladora cujo tratamento baseia-se na redução da temperatura corporal por meio de mecanismos físicos (condução, convecção e evaporação). Os agentes antipiréticos não são eficazes. As causas não infecciosas e infecciosas de temperaturas corporais elevadas nas unidades de terapia intensiva (UTIs) serão discutidas com detalhes nas seções seguintes.

DEFINIÇÃO

A temperatura corporal média de referência é 37 °C, podendo variar de 0,5 a 1 °C de acordo com a hora do dia e com o meio hormonal: é mais elevada às 6 horas e, nas mulheres, no momento da ovulação. A febre pode ser definida de várias formas. É uma temperatura corporal interna isolada acima de 38 °C ou duas elevações consecutivas maior do que 38,3 °C. Em pacientes neutropênicos, a febre pode ser definida como uma única temperatura acima de 38,3 °C ou acima de 38 °C durante 60 minutos. O American College of Critical Care Medicine-ACCM (Faculdade Americana de Medicina de Cuidados Intensivos) e a Infectious Diseases Society of America-IDSA (Sociedade Americana de Doenças Infecciosas) definem febre como uma elevação na temperatura corporal acima de 38,3 °C e recomendam a investigação de qualquer novo tipo de febre.[1] Entretanto, em indivíduos imunocomprometidos ou idosos, níveis mais baixos de corte podem ser mais apropriados, levando-se em consideração que esses pacientes talvez não tenham condição de estruturar respostas febris substanciais. Além disso, a resposta à febre possivelmente seja atenuada em pacientes com azotemia ou insuficiência cardíaca congestiva, ou em pacientes que tomam agentes antipiréticos ou fazem o controle da dor com uma combinação antipirética.

EPIDEMIOLOGIA

A febre é comum em pacientes gravemente enfermos e exige atenção clínica. As infecções são as causas principais de elevação da temperatura em pacientes hospitalizados, ao passo

▶ TABELA 34-1   CAUSAS DE FEBRE EM UTIs

Produção excessiva de calor	*Delirium tremens*, exercícios, termoplegia, hipertermia maligna, síndrome neuroléptica maligna, feocromocitoma, drogas recreacionais (cocaína, fenciclidina, metilenedioximetanfetamina [*ecstasy*], ácido lisérgico dietilamida [LSD]), salicilatos, síndrome da serotonina, convulsões, tétano, toxicidade.
Disseminação desordenada de calor	Anticolinérgicos, desidratação, termoplegia, síndrome neuroléptica maligna.
Causas hipotalâmicas	Encefalite, doença granulomatosa (sarcoidose, tuberculose [TB]), síndrome neuroléptica maligna, doença trombótica, trauma, tumores.
Infecções	Bacteremia, infecções relacionadas ao uso de cateteres, infecções no sistema nervoso central, diarreia associada à bactéria *Clostridium difficile*, infecções fúngicas, infecções parasitárias, pneumonia, febre pós-operatória, tromboflebite séptica, sinusite, infecções em sítios cirúrgicos, infecção no trato urinário, viremia.

que os distúrbios hipotalâmicos são menos comuns. Nos pacientes admitidos em UTIs com sepse grave, a incidência de febre aproxima-se de 90%.[2] Estudos prospectivos e retrospectivos descreveram uma ampla faixa de prevalência de febre em UTIs, variando de 30 a 70%, sendo que um dos estudos apresentou uma incidência máxima em pacientes cirúrgicos não cardíacos.[3,4] Possivelmente, em UTIs neurológicas a incidência de febre se aproxime de 70%, sendo que apenas a metade dos casos resulta de infecções, principalmente infecção pulmonar nosocomial.[5] As estimativas de incidência de hiperpirexia causada por hipertemia maligna (HM) induzida por anestesia varia de 1:250 a 1:250.000. Um estudo recente avaliou os dados relacionados às altas hospitalares no estado de New York durante os anos de 2001 a 2005 e estabeleceu a incidência local em 1 a 100.000.[6]

FISIOPATOLOGIA

A atividade metabólica basal no fígado e no coração é responsável por grande parte da produção corporal de calor, ao passo que a pele é responsável pela maior parte da dissipação térmica. Os pulmões adicionam uma pequena quantidade de dissipação térmica metabólica basal por meio da condução e da evaporação. A regulação de temperatura é feita não apenas por uma única área neural, mas por circuitos de realimentação envolvendo o hipotálamo, o tronco encefálico e a medula espinal, que interagem com os sistemas autônomo, somático e endócrino (Fig. 34-1). As primeiras observações publicadas a respeito da regulação da tempera-

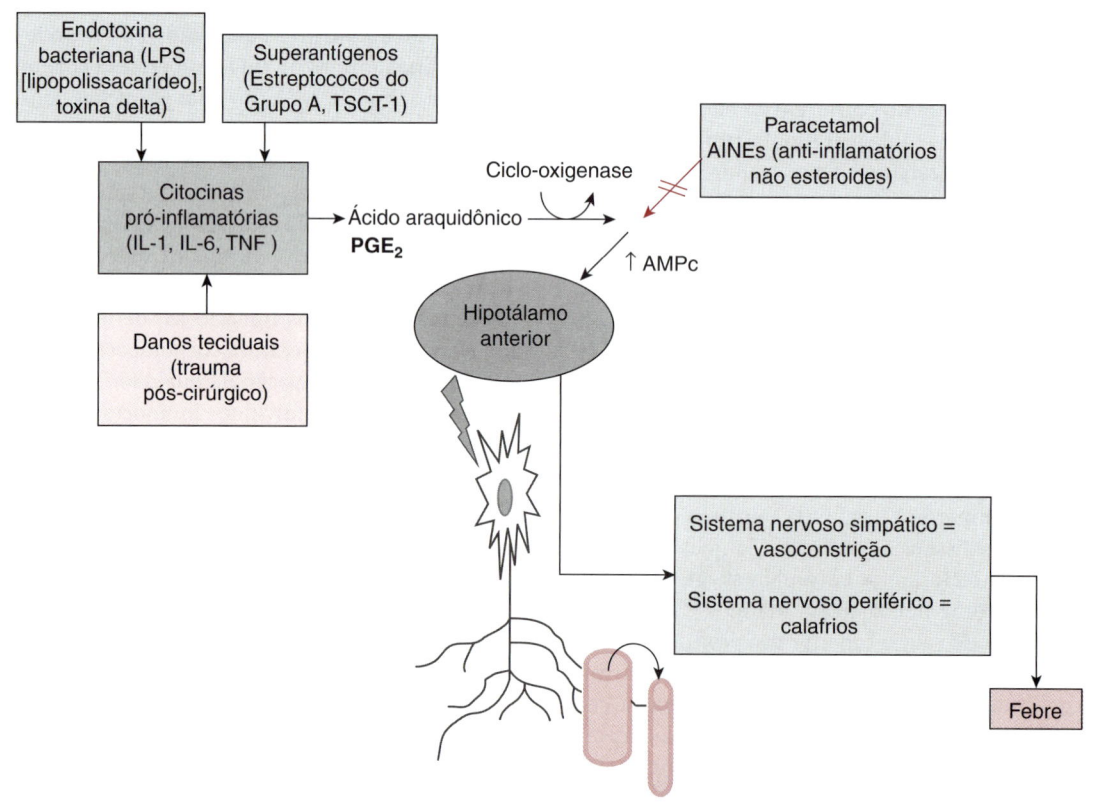

Figura 34-1   Patogênese da febre.

tura surgiram em 1912 e descreviam a sensibilidade térmica da região hipotalâmica.[7] A década de 1960 presenciou novos entendimentos por meio da publicação de três trabalhos que descreviam o papel desempenhado pela área pré-ótica do hipotálamo anterior na termorregulação.[8-10] A estimulação pelo hipotálamo anterior provoca vasoconstrição e transpiração, enquanto a ativação do hipotálamo posterior induz a ocorrência de calafrios. Em resposta à elevação no ponto de referência hipotalâmico, a vasoconstrição inicia nas mãos e nos pés, na medida em que o sangue se desvia na direção central. Os calafrios desenvolvem-se quando um mecanismo de conservação de calor aumenta a produção térmica nos músculos esqueléticos. A natureza da resposta depende da temperatura ambiente. A injeção, em modelos animais, de substâncias exógenas que elevam o ponto de referência da temperatura aumentou a geração de calor em ambientes frios e diminuiu a perda térmica em ambientes aquecidos.

A febre é regulada ao nível do hipotálamo pela liberação de pirogênios pelas células imunes ativadas. Os pirogênios exógenos, como o lipopolissacarídeo (LPS) endotoxina em bactérias gram-negativas, ou exotoxinas como a toxina da síndrome do choque tóxico (TSCT) no *Staphylococcus aureus*, disparam respostas febris no hospedeiro. Os lipopolissacarídeos complexos, com uma proteína de ligação, inserem-se no receptor CD14 de um macrófago resultando na liberação de citocinas.[11] As citocinas são proteínas solúveis envolvidas na emissão de sinais intracelulares que regulam os processos imunes locais e sistêmicos. Formuladas como polipeptídeos de grande peso molecular, as citocinas são produzidas por monócitos, macrófagos e células gliais em resposta a inflamações, infecções ou lesões.[12,13] A interleucina (IL) 1 e o fator de necrose tumoral (TNF [*tumor necrosis factor*]) são citocinas que não possuem nenhuma relação estrutural, porém têm funções biológicas claramente semelhantes; ambos são secretados por células que apresentam antígenos que, por sua vez, aumentam a ligação e a ativação das células T e promovem o crescimento e a diferenciação de células B. O TNF-α é produzido por macrófagos ativados em resposta aos LPSs de organismos gram-negativos, enquanto o TNF-β é um produto dos linfócitos T. A IL-1, a IL-6 e o TNF são conhecidos coletivamente como citocinas pró-inflamatórias (Tab. 34-2).

O pirogênio endógeno, mais tarde reclassificado como fator de ativação de linfócitos e, finalmente, considerado parte da família da IL-1, foi o primeiro produto celular isolado com implicação na indução de febre.[14] Modelos animais de pirogênio endógeno indicam que a resposta febril é mediada pela ativação de bloqueadores dos canais de cálcio, como a nifedipina ou o verapamil.[15] A família genética da IL-1 é formada por IL-1α e IL-1β e pelo antagonista do receptor de IL-1 (IL-1ra) e codificada no braço longo do cromossomo 2. Números variáveis de polimorfismos repetidos em série nessa região de antagonistas de receptores estão associados a síndromes de desrregulação autoimune, como psoríase e doença inflamatória intestinal.[16] A IL-1β é uma potente indutora da IL-6, que é crítica nas respostas à febre, como ficou evidenciado pela ausência de produção febril em camundongos castrados com deficiência de IL-6.[17,18] As citocinas ligam-se aos próprios receptores ativando a fosfolipase A_2, resultando na liberação de ácido araquidônico que, por sua vez, é o substrato da ciclo-oxigenase e da enzima limitadora de taxa na biossíntese da prostaglandina.[19]

A elevação nos níveis de IL1, IL-6, interferon-γ e TNF-α age sobre o hipotálamo e eleva o ponto de referência inerente por meio das células de catecolaminas da medula oblonga e dos órgãos circunventriculares.[20] O órgão vascular da lâmina terminal (OVLT) é um órgão vascular sensorial exclusivo do cérebro tendo em vista que se compõe de um leito capilar sem barreira hematencefálica e, consequentemente, monitora os ambientes osmótico, iônico e hormonal do sangue.[21] Depois de serem detectados pelo OVLT, os pirogênios liberam a prostaglandina E_2 (PGE_2) que, por sua vez, dispara seu próprio receptor nas células gliais para liberar o monofosfato cíclico de adenosina (C-AMP, do inglês *cyclic adenosine monophosphate*). Esse processo ativa as respostas febris por meio dos circuitos hipotalâmicos de realimentação, envolvendo substâncias vasopressoras e neurotransmissores, como a norepinefrina (noradrenalina), a dopamina e a serotonina.[22] Além disso, essas citocinas também são liberadas durante traumas teciduais, em especial a IL-6.[23]

Os agentes antipiréticos endógenos, como a IL-10, um produto proteico das células auxiliares T, inibem a produção de IL-1β endógena, IL-6 e TNF em modelos de camundongos, durante febres induzidas por lipopolissacarídeos.[18,24] Além disso, a arginina vasopressina, o hormônio α estimulador de melanócitos e os glicocorticoides neutralizam e limitam a duração da febre.[25]

MEDIÇÃO DA TEMPERATURA

A medição da temperatura corporal em UTIs pode ser periférica ou central. A temperatura é mais precisa quando for medida por termistores em cateteres de artéria pulmonar (padrão-ouro), cateteres de bexiga ou sondas esofágicas. As sondas retais conseguem obter uma excelente aproximação da temperatura corporal interna. De maneira geral, as leituras nos termômetros retais são alguns déci-

▶ TABELA 34-2 CITOCINAS ENVOLVIDAS NO CONTROLE DA TEMPERATURA

Citocinas pró-inflamatórias	Citocinas antipiréticas
IL-1	IL-4
IL-6	IL-10
IFN-α	Arginina vasopressina
TNF-α	Hormônio estimulante de melanócitos
	Glicorticoides

IL: interleucina; **IFN:** interferon; **TNF:** fator de necrose tumoral.

mos de graus mais elevadas do que a temperatura corporal interna. Os termômetros retais são um pouco invasivos em pacientes despertos e em estado de alerta e são contraindicados para uso em pacientes neutropênicos. As medições orais de temperatura são convenientes, seguras e minimamente invasivas, embora as leituras possam ser confundidas por ingestão de líquidos quentes ou frios, ou por respiração pela boca. Além disso, talvez seja muito difícil para pacientes com nível reduzido de consciência, em estado de alerta ou com estado mental alterado colocar um termômetro sob a língua. As leituras poderão variar de acordo com o local de colocação dos termômetros sublinguais e, de maneira geral, são 0,4 °C mais baixas em comparação com as temperaturas retais.[26] Os termômetros de raios infravermelhos para aferição da temperatura timpânica são menos precisos do que as sondas intravasculares e os termômetros orais e retais. Os termômetros da artéria temporal e medições de temperaturas utilizando as dobras cutâneas axilares ou femorais não devem ser usados para registrar temperaturas em UTIs.[27]

EFEITOS SOBRE O HOSPEDEIRO

As evidências relacionadas à associação de resultados com temperaturas elevadas em pacientes de UTI são conflitantes. Um dos estudos sugeriu que a taxa bruta de mortalidade era mais elevada em pacientes febris (34,5% vs. 18,7%), porém, quando ajustada de acordo com o nível de gravidade de cada paciente, a febre deixou de ser associada à mortalidade ($p = 0,384$).[28] Esse estudo mostrou ainda que a febre de baixo grau era comum em UTIs, e o resultado variava de acordo com os critérios de admissão.[4] Uma revisão ampla da literatura mostrou que febre alta estava associada ao aumento no risco de morte (20% vs. 12%).

Vários estudos observaram que, depois do controle dos preditores de maus resultados na linha de base, em casos de hemorragia subaracnoide aguda, a febre estava associada de forma independente ao aumento na morbidade, incluindo danos cognitivos, e na mortalidade.[29,30] Em pacientes acometidos por acidente vascular encefálico, quanto mais cedo iniciar a febre, maior a quantidade de disfunção cognitiva. A hipertermia que surgiu depois de 24 horas foi associada aos piores resultados.[31]

Existem muitas controvérsias em torno dos benefícios, para o hospedeiro, dos tratamentos da febre. Temperaturas elevadas resultam em taquicardia, aumento no volume-minuto, gasto de energia no estado de repouso, consumo de oxigênio e tônus simpático. A hipertermia foi associada à rabdomiólise, coagulação intravascular disseminada e insuficiência multissistêmica de órgãos.[32] Em modelos animais, os investigadores descobriram que a febre diminui os níveis séricos de ferro, o que é fator de crescimento de muitos micróbios.[33] Além disso, pode reduzir a expressão de fatores de virulência, intensificar a suscetibilidade antibiótica reduzindo as concentrações inibidoras mínimas e aumentar as respostas de hospedeiros.[34,35] Um estudo recente envolvendo a presença de febre em UTIs que randomizou pacientes para tratamento permissivo ou agressivo (650 mg de paracetamol a cada 6 horas) para febre acima de 38,5 °C, foi interrompido depois da primeira análise provisória devido ao aumento estatisticamente significativo no número de mortes no grupo de tratamento agressivo ($p = 0,06$).[36] Apesar da falta de dados de resultados embasadas em evidências, é comum o uso de meios farmacológicos e físicos para redução da febre.

▶ PARTE II: ETIOLOGIA DA FEBRE EM UTI

CAUSAS NÃO INFECCIOSAS DE FEBRE

Febre causada pelo uso de medicamentos

Com frequência, a febre causada pelo uso de medicações é um diagnóstico de exclusão que se fundamenta em um breve histórico da administração de medicamentos novos. Um dos sinais de referência de febre causada por medicamentos é seu desaparecimento após a descontinuação do uso de um medicamento e o ressurgimento depois do reinício da terapia. Na maior parte das vezes, trata-se do resultado de uma reação de hipersensibilidade e, geralmente, ocorre dentro de 7 a 10 dias após a administração de um agente farmacológico; esse tipo de febre pode ser acompanhado de erupção cutânea, urticária ou doença sérica. Embora qualquer medicação possa provocar reações de hipersensibilidade, os antimicrobianos (em especial os β-lactâmicos), antimicobacterianos, antiepilépticos, antiarrítmicos (como a quinidina e a procainamida) e os anti-hipertensivos (metildopa e fenitoína) são as causas mais comuns de febre.[37] Determinadas classes de agentes farmacológicos estão associadas à hipertermia por meio de mecanismos termorreguladores desordenados. Os medicamentos ativos simpatomiméticos, anticolinérgicos e neurotransmissores, como os antagonistas da dopamina, agentes serotonérgicos e os inibidores da monoaminoxidase, assim como os anestésicos inalatórios, podem romper o equilíbrio entre a geração e a dissipação de calor. A hipertermia maligna (HM) ocorre em indivíduos geneticamente predispostos, depois da exposição a determinados agentes farmacológicos. Isso geralmente é o resultado de um grande efluxo de cálcio disparado pela inalação de anestésicos ou de succinilcolina no contexto de algum defeito genético na rianodina ou no canal de liberação de cálcio no retículo sarcoplásmico dos músculos esqueléticos.[38] A síndrome neuroléptica maligna (SNM) pode ser observada com o uso de agentes antipsicóticos, como o haloperidol, a proclorperazina e a metoclopramida, ou com a retirada gradual de agentes dopaminérgicos. A SNM caracteriza-se por rigidez muscular, desrregulação, efeitos colaterais extrapiramidais e hipertemia; além disso, acredita-se que seja causada pelo antagonismo à dopamina dentro do hipotálamo.[39] A síndrome da serotonina apresenta características clínicas semelhantes, porém envolve também diarreia, tremores e mioclonias. Essa síndrome está associada à estimulação excessiva do receptor do 5HTIA e pode exacerbar-se com o uso de linezolida.[40] Drogas ilícitas como a feniciclidina ("pó de anjo"), *ecstasy* (metilenedioximetanfetamina [MDMA]),amida do ácido lisérgico (LSD) e cocaína estão envolvidas nas síndromes de hipertermia. A ingestão de MDMA provoca a desrregulação central da termogênese por meio da ativação do sistema nervoso simpático e uma liberação excessiva de noradrenalina com desacoplamento dos adrenorreceptores e perda de dissipação de calor.[41]

Lesões na cabeça

A ocorrência de temperaturas corporais elevadas é comum depois de alguns tipos de lesões neurológicas (isquêmicas, hemorrágicas ou traumáticas) e estão associadas a um aumento no risco de resultados adversos, mesmo depois de controlar os fatores que causam confusão ou fatores modificadores, tais como gravidade da doença, diagnóstico, idade e infecções. Experiências realizadas em seres humanos e em modelos animais demonstraram que a febre exacerba lesões neuronais isquêmicas, além de ser proporcional ao grau de pirexia.[42] A hipertermia depois de ressuscitações cardiopulmonares foi associada a recuperações neurológicas desfavoráveis.[43] A febre foi fortemente associada a um aumento nos cuidados intensivos, no tempo total de permanência hospitalar e a uma taxa global mais elevada de mortalidade.[44,45]

Termoplegia

A termoplegia que ocorre em ambientes aquecidos pode acontecer com esforço ou sem esforço, podendo ser exacerbada por desidratação ou pelo uso de medicamentos anti-histamínicos. Definida como uma temperatura corporal interna de 40 °C, os indivíduos com idades extremas correm o risco de termoplegia sem esforço durante as estações quentes e nas ondas de calor. A termoplegia está associada à suprarregulação das proteínas cerebrais de choque térmico que agem como acompanhantes moleculares e proteínas de reparo celular com efeitos citoprotetores.[46]

Causas neurológicas de febre

Embora a febre possa ocorrer em até um quarto de pacientes de UTIs neurológicas, aproximadamente a metade não é infecciosa.[47] Condições como acidente vascular encefálico ou hemorragia subaracnoide podem disparar respostas febris em pacientes não infectados, da mesma forma que traumatismos cranianos e neurocirurgias envolvendo o assoalho do terceiro ventrículo.[48]

Causas diversas

Vasculite, hipertireoidismo ou isquemia mesentérica são condições que podem disparar respostas febris em pacientes não infectados. Casos de febre baixa também são observados após infartos do miocárdio em unidades de cuidados cardíacos, resultantes de inflamações epicárdicas depois de infartos transmurais. A síndrome de Dessler, provavelmente mediada por anticorpos antimiocárdicos, também pode estar presente com a febre ou com atrito em até 2 a 3 meses depois de infarto do miocárdio.

O sangue pode causar irritações e, quando estiver acomodado ou estagnado, pode induzir febre. Hematomas e embolias pulmonares foram associados à ocorrência de febre.[49] Entretanto, contrariando a opinião popular, a trombose venosa profunda (TVP) não é uma causa comum de febres isoladas, como foi evidenciado por vários estudos recentes que avaliaram a taxa de incidência de febre em pacientes com TVP nas extremidades inferiores.[50,51] Possivelmente ocorram reações a transfusões durante ou depois do recebimento de produtos derivados do sangue.

Processos intra-abdominais não infecciosos, como pancreatite, colecistite acalculosa e isquemia mesentérica, são causas de febre em pacientes gravemente enfermos, sendo que, com frequência, essas entidades estão associadas a sinais e sintomas clínicos. Distúrbios reumatológicos, como lúpus eritematoso sistêmico, e a doença de Still em adultos, assim como malignidades ocultas, são incomuns, embora sejam causas possíveis de febre em pacientes de UTIs.[52]

CAUSAS INFECCIOSAS DE FEBRE

Infecções no sistema nervoso central

Em geral, as anormalidades neurológicas focais ocorrem com infecções no sistema nervoso central (SNC), embora em pacientes gravemente enfermos exista um índice elevado de suspeitas, mesmo na ausência de descobertas focais, tornando necessária a obtenção de dados relativos a estudos de imagem e culturas apropriadas.[53] A febre é a causa mais comum da apresentação aguda de meningite bacteriana em crianças, enquanto em adultos e em idosos, confusão, rigidez nucal e cefaleia são mais comuns.[48] A meningite bacteriana pode ocorrer depois de qualquer procedimento não cirúrgico, porém é mais comum em procedimentos relacionados a traumatismos cranianos abertos.[54]

Diarreia

Para avaliação de febre em UTIs, as instituições ACCM/IDSA definem diarreia como mais de duas evacuações por dia, de acordo com os recipientes em que as fezes são colocadas.[53] Alimentos e medicações administrados pela via enteral são causas comuns de fezes soltas ou de diarreia em pacientes de UTIs. A causa entérica mais frequente de febre em UTIs é a bactéria *Clostridium difficile*, cuja presença deve ser suspeita em qualquer paciente febril, com contagem elevada de leucócitos e com administração de antibioticoterapia ou quimioterapia, dentro de 60 dias após o início da diarreia. De maneira geral, outros organismos que podem causar febre e diarreia estão associados à comunidade e raramente são adquiridos depois da admissão de um paciente em UTI. Portanto, não é necessário enviar amostras de fezes para culturas de rotina, bem como ovos e parasitas, a menos que o paciente tenha sido admitido no hospital com diarreia ou se for soropositivo para o vírus da imunodeficiência humana (HIV), ou integrante de algum grupo para investigação de surtos.[53] Em pacientes com testes toxicológicos negativos de *C. difficile* é muito importante levar em consideração qualquer aumento na motilidade gastrintestinal como efeito colateral de medicações, alimentação enteral ou enterocolite hemorrágica causada pela bactéria *Klebsiella oxytoca*.[55,56]

Dispositivos intravasculares

O exame diário dos pacientes permite identificar algum sinal de infecção no sítio de entrada de cateteres e de flebite, sendo que as secreções purulentas devem ser encaminhadas para análise de coloração de Gram e culturas. É imprescindível remover cateteres periféricos de curto prazo, assim como cateteres centrais sem balonete, nos casos em que houver suspeita de infecção. Nos casos em que houver evidências de infecção por tunelização ou de fisiologia séptica, o cateter deve ser removido, enviado para cultura e reinserido em um sítio diferente.[53] Não é necessário obter culturas dos cateteres de todos os pacientes de UTI, tendo em vista que, com frequência, os cateteres são colonizados dentro do lúmen e, consequentemente, não estão correlacionados a infecções.[53]

Pneumonia

Pneumonia é uma causa comum de infecções adquiridas em UTIs, além de ser uma causa predominante de febre, especialmente em pacientes em ventilação mecânica. As radiografias torácicas portáteis são suficientes para avaliação inicial da febre. Em pacientes não intubados, a avaliação de colonizações ou de infecções na via aérea pode se fundamentar na expectoração de escarro ou no aspirado endotraqueal.[53] Em pacientes intubados, os aspirados obtidos no broncoscópio refletem a colonização na via aérea superior e podem levar a um supertratamento dos organismos colonizadores. Pequenas lavagens broncoalveolares (LBAs) ou broncoscopia às cegas, usando uma escova protegida, são métodos confiáveis de coleta de amostras para obtenção de secreções respiratórias inferiores.[57] As culturas respiratórias devem ser processadas dentro de 2 horas após a coleta.

Febre pós-operatória

A febre é um fenômeno comum nas primeiras 48 horas pós-cirúrgicas. Inicialmente, a etiologia é não infecciosa, porém, em geral, depois de 96 horas, as febres são atribuídas a processos infecciosos.[58] Raramente as infecções em feridas ocorrem logo no início do período pós-operatório, excetuando-se as infecções causadas pela bactéria *S. pyogenes* ou as infecções clostridiais que, em geral, apresentam-se nos primeiros três dias do pós-operatório. Em pacientes pós-operatórios febris, os sítios cirúrgicos devem ser examinados diariamente para verificar a eventual presença de eritema, purulência ou sensibilidade. Nas situações em que houver suspeita de infecção, as incisões devem ser abertas para permitir a coleta de amostras e a preparação de culturas.[53] Febres novas ou persistentes depois de 96 horas indicam que é necessário fazer uma inspeção cuidadosa no sítio cirúrgico, assim como uma investigação de outras etiologias de febre, incluindo doença tromboembólica, reação a medicamentos, HM ou infecções relacionadas ao uso de cateteres.

Sinusite

A sinusite maxilar nosocomial é uma entidade comum em pacientes intubados e deve ser incluída no diagnóstico diferencial de febre em pacientes de UTIs.[59] Dois grandes critérios (tosse e descarga nasal purulenta) ou um critério maior mais dois critérios menores (cefaleia, dor de ouvido, dor facial ou dor de dentes, mau hálito, dor de garganta, respiração ofegante) sugerem sinusite bacteriana aguda no ambiente ambulatorial, embora em pacientes gravemente enfermos esses sinais talvez não sejam evidentes.[60] Além disso, o valor de radiografias sinusais é limitado e, aparentemente, a obtenção de varreduras por tomografia computadorizada (TC) ou por imagens por ressonância nuclear magnética (RNM) pode ser muito difícil. Para diagnósticos definitivos, as opções sugeridas são punções e amostragens do seio envolvido utilizando-se técnicas assépticas.[53] Um estudo prospectivo envolvendo novos episódios de febre em pacientes de UTI depois da exclusão de bacteriemia, de infecções relacionadas ao uso de cateteres ou de pneumonia, descobriu que os diagnósticos de sinusite por radiografias sinusais de três visões correspondiam a 24% dos casos de febre, e a microbiologia predominante era *Klebstella* e *Pseudomonas*.[61] Outro estudo descobriu que os patógenos comuns por aspirados sinusais maxilares eram as bactérias *Acinetobacter* (32%) e anaeróbios (21%), sendo que combinações de descongestionantes nasais e esteroides nasais tópicos foram eficazes para diminuir a incidência de sinusite em pacientes de trauma com ventilação mecânica.[62]

Infecções no trato urinário

As infecções no trato urinário estão entre as infecções nosocomiais mais frequentes em UTIs e entre as causas mais comuns de febre devido ao uso constante de manipulação da bexiga. Não é nenhuma surpresa que o aumento no número de dias de utilização de cateteres esteja correlacionado com o risco de cistite e de pielonefrite.[63] Os patógenos predominantes nas infecções no trato urinário em pacientes de UTIs incluem bacilos gram-negativos multirresistentes. As culturas devem ser coletadas na porta de coleta de amostras do cateter, e não na bolsa de drenagem, e ser processadas pelo laboratório de microbiologia dentro de uma hora. Contagens de colônias acima de 10^3 cfu/mL em pacientes cateterizados indicam a presença real de alguma infecção.[53]

Pacientes imunocomprometidos

Pacientes imunocomprometidos (p. ex., com HIV/síndrome da imunodeficiência adquirida [SIDA], supressão imune induzida por transplantes de órgãos sólidos ou de medula óssea, quimioterapia ou terapia de imunomodulação) correm o risco de contrair infecções bacterianas oportunísticas, virais e fúngicas. Os pacientes imunodeficientes febris devem receber atenção especial. Observa-se uma ampla faixa de organismos infecciosos, tais como citomegalovírus, *Pneumocystis jerovicii* e *Aspergillus*, e micoses endêmicas, como *Histoplasma* e *Coccidioides*.

▶ PARTE III: DIAGNÓSTICO E MANEJO DA FEBRE EM UTI

ABORDAGEM DIAGNÓSTICA

A abordagem a pacientes febris inicia com um diagnóstico específico e com o manejo do distúrbio subjacente. A pseudosepse, caracterizada por febre, leucocitose com desvio à esquerda, fisiologia de sepse com frequência cardíaca elevada e hipotensão, pode imitar febres infecciosas, porém pode ser atribuída a distúrbios reumatológicos, endócrinos ou neurológicos. Insuficiência suprarrenal e tempestade tireoidiana foram considerados erroneamente como sepse.[64] A magnitude da elevação da temperatura não fornece nenhum indício sobre a etiologia, tendo em vista que febres acima de 38,9 °C podem estar presentes com causas infecciosas e não infecciosas.

Históricos precisos e exames físicos, juntamente com revisões cuidadosas dos cursos hospitalares, incluindo revisões prévias de exames feitos em pacientes hospitalizados ou em pacientes ambulatoriais, é o primeiro passo no diagnóstico e no manejo de pacientes febris em UTIs. As orientações de 2008 das instituições ACCM/IDSA recomendam que novos episódios de temperaturas abaixo de 36 °C ou acima de 38,3 °C exigem avaliação clínica.[53] É imprescindível fazer exames físicos completos, tais como exame ocular da conjuntiva e fundoscopia, inspeção orofaríngea detalhada, ausculta cardiopulmonar cuidadosa e exames cutâneos incluindo sítios de inserção de cateteres e, sempre que for possível, superfícies corporais dependentes e posteriores. O uso de imagens radiográficas é importante nos casos em que os sinais clínicos exigirem a realização de investigações adicionais. As investigações laboratoriais com respaldo nos resultados de avaliações clínicas devem incluir hemograma completo, painel metabólico completo, microscopia e culturas de escarro e de urina, e coleta adicional de espécimes para culturas e exame bacteriológico em qualquer sítio que causar alguma preocupação. A hemocultura é a única avaliação obrigatória e deve seguir algumas diretrizes. De acordo com as orientações de 2008 da ACCM/IDSA para avaliação de novos episódios de febre em pacientes adultos gravemente enfermos, dentro de 24 horas, contadas a partir do início da febre, e antes de iniciar a administração de antibióticos, deve-se coletar de 3 a 4 culturas de sangue, depois da descontaminação com gluconato de clorexidina a 2% ou, preferencialmente, com tintura de iodo de 1 a 2%.[53] Em pacientes com acesso intravascular, uma das amostras deve ser coletada por meio deste e a outra, perifericamente. O acesso a dispositivos intravasculares e a tampa do frasco da hemocultura devem ser lavados com álcool a 70% e, depois de secar durante 30 segundos, retiram-se entre 20 e 30 mL de sangue para inoculação. Culturas adicionais de sangue devem ser preparadas somente nos casos em que houver suspeita de continuidade ou de recorrência de bacteriemia ou para testes de cura entre 48 e 96 horas depois de terapias antimicrobianas ou antifúngicas.

ANTIPIRESE

De maneira geral, em que pese a ausência de medicina embasadas em evidências convincentes, o tratamento da febre fundamenta-se em mecanismos farmacológicos e físicos para estabelecer a eutermia em UTIs. O fundamento lógico do tratamento de hipertermia inclui o efeito terapêutico sobre o consumo metabólico e o conforto dos pacientes. Um dos estudos demonstrou que o resfriamento externo diminui o consumo de oxigênio em cerca de 20% em pacientes febris gravemente enfermos, caso sejam tratados com agentes paralisantes para evitar a incidência de calafrios. Entretanto, o resfriamento externo aumenta o consumo de oxigênio nas situações em que não for possível inibir a ocorrência de calafrios.[65] Um teste clínico amplo mostrou que os tratamentos à base de administração intravenosa de ibuprofeno reduziram a temperatura interna do corpo, a frequência cardíaca, o consumo de oxigênio e os níveis sanguíneos de ácido lático, porém não diminuíram a falência de órgãos e nem a mortalidade depois de 30 dias.[66]

A meta principal dos tratamentos de febre é reduzir o ponto de referência hipotalâmico e recuperar o equilíbrio entre a geração e a dissipação de calor. As terapias farmacológicas incluem a administração de anti-inflamatórios não esteroides (AINEs) e de esteroides, enquanto os mecanismos físicos variam desde o uso de cobertores para resfriamento, ventiladores ou compressas de gelo à administração de líquidos resfriados, lavagem gástrica ou uso de técnicas para inserção de cateteres intravasculares. A administração de AINEs e de paracetamol/paracetamol inibe a rota da ciclo-oxigenase e a formação de $PGEE_2$ e promove o retorno a um ponto de referência hipotalâmico normotérmico.[67] Os AINEs e o ácido acetilsalicílico baixam efetivamente a febre, embora possam exercer um efeito anticoagulante sobre as plaquetas. O paracetamol é o antipirético de preferência para uso em adultos, porém deve ser evitado em crianças porque aumenta o risco de incidência da síndrome de Reyes. Nos casos em que houver suspeita de bacteriemia ou de infecção, recomenda-se iniciar a antibioticoterapia, que deve ser retirada gradualmente na medida em que informações microbiológicas adequadas forem sendo disponibilizadas.

As reações de hipersensibilidade farmacológica devem ser tratadas com a retirada gradual do medicamento. Casos de hipertermia maligna devem ser tratados com a retirada imediata do agente anestésico, juntamente com dantroleno intravenoso e procainamida, para evitar a ocorrência de arritmia ventricular.

▶ CONCLUSÃO

A febre é um mecanismo adaptador bem-preservado que pode gerar benefícios de sobrevida para o hospedeiro. Trata-se de uma descoberta comum e inespecífica de exames físicos realizados em UTIs que exige atenção especial. Deve-se evitar qualquer medida automática ou protocolar para obtenção de normotermia, considerando que as etiologias são diferentes e dependem de fatores médicos ou cirúrgicos subjacentes. As intervenções aplicáveis variam desde a observação cuidadosa até ações imediatas e agressivas, sendo que a decisão deve ser tomada caso a caso; nenhum exame completo específico para febre deve ser implementado em todas as populações de pacientes.

▶ AGRADECIMENTOS

O autor expressa seus agradecimentos a Kathleen Casey, M.D., pela revisão crítica do manuscrito.

REFERÊNCIAS

1. O'Grady NP, Barie PS, Bartlett JG, et al. Practice guidelines for evaluating new fever in critically ill adult patients. Task Force of the Society of Critical Care Medicine and the Infectious Diseases Society of America. *Clin Infect Dis.* 1998;26(5):1042–1059.
2. Arons MM, Wheeler AP, Bernard GR, et al. Effects of ibuprofen on the physiology and survival of hypothermic sepsis. Ibuprofen in Sepsis Study Group. *Crit Care Med.* 1999;27(4):699–707.
3. Circiumaru B, Baldock G, Cohen J. A prospective study of fever in the intensive care unit. *Intensive Care Med.* 1999;25(7):668–673.
4. Laupland KB, Shahpori R, Kirkpatrick AW, Ross T, Gregson DB, Stelfox HT. Occurrence and outcome of fever in critically ill adults. *Crit Care Med.* 2008;36(5):1531–1535.
5. Badjatia N. Fever control in the neuro-ICU: why, who, and when? *Curr Opin Crit Care.* 2009;15(2):79–82.
6. Brady JE, Sun LS, Rosenberg H, Li G. Prevalence of malignant hyperthermia due to anesthesia in New York State, 2001–2005. *Anesth Analg.* 2009;109(4):1162–1166.
7. Barbour HG. Die Wirkung unmittelbärer Erwärmung und Abkülung der Wärmezentra auf die Körpertemperature. *Arch Exp Pathol Pharmakol.* 1912;70(1):1–36.
8. Hammel HT, Hardy JD, Fusco MM. Thermoregulatory responses to hypothalamic cooling in unanesthetized dogs. *Am J Physiol.* 1960;198:481–486.
9. Hammel HT, Jackson DC, Stolwijk JA, Hardy JD, Stromme SB. Temperature regulation by hypothalamic proportional control with an adjustable set point. *J Appl Physiol.* 1963;18:1146–1154.
10. Hellstrom B, Hammel HT. Some characteristics of temperature regulation in the unanesthetized dog. *Am J Physiol.* 1967;213(2):547–556.
11. Dentener MA, Bazil V, Von Asmuth EJ, Ceska M, Buurman WA. Involvement of CD14 in lipopolysaccharide-induced tumor necrosis factor-alpha, IL-6 and IL-8 release by human monocytes and alveolar macrophages. *J Immunol.* 1993 1;150(7):2885–2891.
12. Dinarello CA, Cannon JG, Wolff SM. New concepts on the pathogenesis of fever. *Rev Infect Dis.* 1988;10(1):168–189.
13. Dinarello CA. The interleukin-1 family: 10 years of discovery. *FASEB J.* 1994;8(15):1314–1325.
14. Murphy PA, Simon PL, Willoughby WF. Endogenous pyrogens made by rabbit peritoneal exudate cells are identical with lymphocyte-activating factors made by rabbit alveolar macrophages. *J Immunol.* 1980;124(5):2498–2501.
15. Stitt JT, Shimada SG. Calcium channel blockers inhibit endogenous pyrogen fever in rats and rabbits. *J Appl Physiol.* 1991;71(3):951–955.
16. Tarlow JK, Blakemore AI, Lennard A, et al. Polymorphism in human IL-1 receptor antagonist gene intron 2 is caused by variable numbers of an 86-bp tandem repeat. *Hum Genet.* 1993;91(4):403–404.
17. Chai Z, Gatti S, Toniatti C, Poli V, Bartfai T. Interleukin (IL)-6 gene expression in the central nervous system is necessary for fever response to lipopolysaccharide or IL-1 beta: a study on IL-6-deficient mice. *J Exp Med.* 1996 1;183(1):311–316.
18. Kozak W, Kluger MJ, Soszynski D, et al. IL-6 and IL-1 beta in fever. Studies using cytokine-deficient (knockout) mice. *Ann N Y Acad Sci.* 1998;856:33–47.
19. Cao C, Matsumura K, Ozaki M, Watanabe Y. Lipopolysaccharide injected into the cerebral ventricle evokes fever through induction of cyclooxygenase-2 in brain endothelial cells. *J Neurosci.* 1999;19(2):716–725.
20. Buller KM. Role of circumventricular organs in pro–inflammatory cytokine-induced activation of the hypothalamic–pituitary–adrenal axis. *Clin Exp Pharmacol Physiol.* 2001;28(7):581–589.
21. Saper CB, Breder CD. Endogenous pyrogens in the CNS: role in the febrile response. *Prog Brain Res.* 1992;93:419–428. Discussion 28–29.
22. Mallick BN, Jha SK, Islam F. Presence of alpha-1 adrenoreceptors on thermosensitive neurons in the medial preoptico-anterior hypothalamic area in rats. *Neuropharmacology.* 2002;42(5):697–705.
23. Mitchell JD, Grocott HP, Phillips-Bute B, Mathew JP, Newman MF, Bar-Yosef S. Cytokine secretion after cardiac surgery and its relationship to postoperative fever. *Cytokine.* 2007;38(1):37–42.
24. Fiorentino DF, Zlotnik A, Mosmann TR, Howard M, O'Garra A. IL-10 inhibits cytokine production by activated macrophages. *J Immunol.* 1991;147(11):3815–3822.
25. Leon LR. Invited review: cytokine regulation of fever: studies using gene knockout mice. *J Appl Physiol.* 2002;92(6):2648–2655.
26. Rabinowitz RP, Cookson ST, Wasserman SS, Mackowiak PA. Effects of anatomic site, oral stimulation, and body position on estimates of body temperature. *Arch Intern Med.* 1996;156(7):777–780.
27. Kistemaker JA, Den Hartog EA, Daanen HA. Reliability of an infrared forehead skin thermometer for core temperature measurements. *J Med Eng Technol.* 2006;30(4):252–261.
28. Kiekkas P, Filos KS, Karanikolas M, Aretha D, Baltopoulos GI. Relationships between fever and outcome in intensive care unit patients. *Crit Care Med.* 2008;36(11):3127–3128.
29. Oliveira-Filho J, Ezzeddine MA, Segal AZ, et al. Fever in subarachnoid hemorrhage: relationship to vasospasm and outcome. *Neurology.* 2001;56(10):1299–1304.
30. Fernandez A, Schmidt JM, Claassen J, et al. Fever after subarachnoid hemorrhage: risk factors and impact on outcome. *Neurology.* 2007;68(13):1013–1019.
31. Castillo J, Davalos A, Marrugat J, Noya M. Timing for fever-related brain damage in acute ischemic stroke. *Stroke.* 1998;29(12):2455–2460.
32. Henry JA, Jeffreys KJ, Dawling S. Toxicity and deaths from 3,4-methylenedioxymethamphetamine ("ecstasy"). *Lancet.* 1992;340(8816):384–387.
33. Grieger TA, Kluger MJ. Fever and survival: the role of serum iron. *J Physiol.* 1978;279:187–196.
34. Kluger MJ, Kozak W, Conn CA, Leon LR, Soszynski D. The adaptive value of fever. *Infect Dis Clin North Am.* 1996;10(1):1–20.
35. Mackowiak PA, Marling-Cason M, Cohen RL. Effects of temperature on antimicrobial susceptibility of bacteria. *J Infect Dis.* 1982;145(4):550–553.

36. Schulman CI, Namias N, Doherty J, et al. The effect of antipyretic therapy upon outcomes in critically ill patients: a randomized, prospective study. *Surg Infect (Larchmt)*. 2005;6(4):369-375.
37. Mackowiak PA, LeMaistre CF. Drug fever: a critical appraisal of conventional concepts. An analysis of 51 episodes in two Dallas hospitals and 97 episodes reported in the English literature. *Ann Intern Med*. 1987;106(5):728-733.
38. Roth J, Rummel C, Barth SW, Gerstberger R, Hubschle T. Molecular aspects of fever and hyperthermia. *Immunol Allergy Clin North Am*. 2009;29(2):229-245.
39. Henderson VW, Wooten GF. Neuroleptic malignant syndrome: a pathogenetic role for dopamine receptor blockade? *Neurology*. 1981;31(2):132-137.
40. Lawrence KR, Adra M, Gillman PK. Serotonin toxicity associated with the use of linezolid: a review of postmarketing data. *Clin Infect Dis*. 2006;42(11):1578-1583.
41. Mills EM, Banks ML, Sprague JE, Finkel T. Pharmacology: uncoupling the agony from ecstasy. *Nature*. 2003;426(6965):403-404.
42. Stocchetti N, Rossi S, Zanier ER, Colombo A, Beretta L, Citerio G. Pyrexia in head-injured patients admitted to intensive care. *Intensive Care Med*. 2002;28(11):1555-1562.
43. Zeiner A, Holzer M, Sterz F, et al. Hyperthermia after cardiac arrest is associated with an unfavorable neurologic outcome. *Arch Intern Med*. 2001;161(16):2007-2012.
44. Diringer MN, Reaven NL, Funk SE, Uman GC. Elevated body temperature independently contributes to increased length of stay in neurologic intensive care unit patients. *Crit Care Med*. 2004;32(7):1489-1495.
45. Greer DM, Funk SE, Reaven NL, Ouzounelli M, Uman GC. Impact of fever on outcome in patients with stroke and neurologic injury: a comprehensive meta-analysis. *Stroke*. 2008;39(11):3029-3035.
46. Horowitz M, Robinson SD. Heat shock proteins and the heat shock response during hyperthermia and its modulation by altered physiological conditions. *Prog Brain Res*. 2007;162:433-446.
47. Commichau C, Scarmeas N, Mayer SA. Risk factors for fever in the neurologic intensive care unit. *Neurology*. 2003;60(5):837-841.
48. Powers JH, Scheld WM. Fever in neurologic diseases. *Infect Dis Clin North Am*. 1996;10(1):45-66.
49. Murray HW, Ellis GC, Blumenthal DS, Sos TA. Fever and pulmonary thromboembolism. *Am J Med*. 1979;67(2):232-235.
50. Diamond PT, Macciocchi SN. Predictive power of clinical symptoms in patients with presumptive deep venous thrombosis. *Am J Phys Med Rehabil*. 1997;76(1):49-51.
51. Kazmers A, Groehn H, Meeker C. Do patients with acute deep vein thrombosis have fever? *Am Surg*. 2000;66(6):598-601.
52. Laupland KB. Fever in the critically ill medical patient. *Crit Care Med*. 2009;37(7 suppl):S273-S278.
53. O'Grady NP, Barie PS, Bartlett JG, et al. Guidelines for evaluation of new fever in critically ill adult patients: 2008 update from the American College of Critical Care Medicine and the Infectious Diseases Society of America. *Crit Care Med*. 2008;36(4):1330-1349.
54. Cunha BA, Shea KW. Fever in the intensive care unit. *Infect Dis Clin North Am*. 1996;10(1):185-209.
55. Ringel AF, Jameson GL, Foster ES. Diarrhea in the intensive care patient. *Crit Care Clin*. 1995;11(2):465-477.
56. Zollner-Schwetz I, Hogenauer C, Joainig M, et al. Role of *Klebsiella oxytoca* in antibiotic-associated diarrhea. *Clin Infect Dis*. 2008 1;47(9):e74-e78.
57. Campbell GD Jr. Blinded invasive diagnostic procedures in ventilator-associated pneumonia. *Chest*. 2000;117(4 suppl 2):207S-211S.
58. Garibaldi RA, Brodine S, Matsumiya S, Coleman M. Evidence for the non-infectious etiology of early postoperative fever. *Infect Control*. 1985;6(7):273-277.
59. Bert F, Lambert-Zechovsky N. Microbiology of nosocomial sinusitis in intensive care unit patients. *J Infect*. 1995;31(1):5-8.
60. Shapiro GG, Rachelefsky GS. Introduction and definition of sinusitis. *J Allergy Clin Immunol*. 1992;90(3 pt 2):417-418.
61. van Zanten AR, Dixon JM, Nipshagen MD, de Bree R, Girbes AR, Polderman KH. Hospital-acquired sinusitis is a common cause of fever of unknown origin in orotracheally intubated critically ill patients. *Crit Care*. 2005;9(5):R583-R590.
62. Pneumatikos I, Konstantonis D, Tsagaris I, et al. Prevention of nosocomial maxillary sinusitis in the ICU: the effects of topically applied alpha-adrenergic agonists and corticosteroids. *Intensive Care Med*. 2006;32(4):532-537.
63. Cheadle WG. Current perspectives on antibiotic use in the treatment of surgical infections. *Am J Surg*. 1992;164(4A suppl):44S--47S.
64. Marik PE, Zaloga GP. Adrenal insufficiency in the critically ill: a new look at an old problem. *Chest*. 2002;122(5):1784-1796.
65. Manthous CA, Hall JB, Olson D, et al. Effect of cooling on oxygen consumption in febrile critically ill patients. *Am J Respir Crit Care Med*. 1995;151(1):10-14.
66. Bernard GR, Wheeler AP, Russell JA, et al. The effects of ibuprofen on the physiology and survival of patients with sepsis. The Ibuprofen in Sepsis Study Group. *N Engl J Med*. 1997;336(13):912-918.
67. Plaisance KI, Mackowiak PA. Antipyretic therapy: physiologic rationale, diagnostic implications, and clinical consequences. *Arch Intern Med*. 2000;160(4):449-456.

CAPÍTULO 35

Princípios de uso de antimicrobianos em cuidados intensivos

Anu Osinusi e Manjari Joshi

▶ Escolha da antibioticoterapia mais adequada 382

▶ Seleção inicial da antibioticoterapia 384

Os pacientes críticos correm alto risco de desenvolver infecções graves, sendo que, em geral, as taxas de incidência são aproximadamente de 5 a 10 vezes mais elevadas do que nas enfermarias hospitalares normais. Estimativas do órgão National Nosocomial Infections Surveillance – NNIS (Vigilância Nacional de Infecções Nosocomiais), atualmente denominada National Healthcare Safety Network – NHSN (Rede Nacional de Segurança da Saúde) demonstrou que, em 2002, ocorreram aproximadamente 1,7 milhão de infecções nosocomiais nos hospitais norte-americanos. Em torno de 24% dessas infecções ocorreram em unidades de tratamento intensivo (UTIs) a uma taxa de 13 por 1.000 pacientes por dia,[1] enquanto outros estudos apresentaram taxas de incidência de 9 e 47%.[2,3] Pacientes gravemente enfermos têm inúmeras agressões não presentes em pessoas normais. Com frequência, há comprometimento da integridade da pele causado por dispositivos de acesso periférico e central ou por incisões. Algumas medicações imunossupressivas diminuem a capacidade funcional das defesas imunológicas. Além disso, outras condições clínicas, tais como diabetes, má nutrição e doença renal, podem predispor os pacientes a complicações infecciosas.

Os agentes antimicrobianos estão, de forma consistente, entre os medicamentos mais importantes e prescritos com mais frequência e, consequentemente, as UTIs devem criar políticas adequadas para seu uso. O sucesso desses medicamentos depende de vários fatores, sendo, portanto, imprescindível que os provedores de serviços médicos tenham uma noção clara sobre o uso de antimicrobianos em pacientes gravemente enfermos.

Os princípios gerais para uso de agentes antimicrobianos nos cuidados intensivos incluem o seguinte:[4-6]

- *Os provedores de serviços médicos devem estar cientes de que nem todos os tipos de febre e de leucocitose são causados por infecções.* A síndrome da resposta inflamatória sistêmica (SRIS) pode ter várias causas não infecciosas; portanto, nessas circunstâncias, o uso empírico de agentes antimicrobianos nem sempre é indicado.
  - Recomenda-se fazer consultas em estudos diagnósticos para causas infecciosas e não infecciosas até ser possível estabelecer um diagnóstico definitivo.
- Tentar sempre chegar a um diagnóstico para a síndrome encontrada.
  - Sempre é possível melhorar os resultados clínicos depois que se chegar a um diagnóstico que permita administrar a terapia mais adequada.
- Desenvolver uma antibioticoterapia empírica com base no diagnóstico diferencial e na previsão de mortalidade.
  - Os pacientes com sepse devem ser tratados empiricamente com antibióticos de amplo espectro.
  - A terapia deve ser alterada para um antibiótico de espectro mais estreito após a definição do sítio e da microbiologia da infecção.
  - O controle da fonte é essencial para otimizar o tratamento.
- A administração da dose correta de antibiótico permite chegar à dosagem adequada e minimizar a toxicidade.
  - Em casos de sepse, a administração adequada logo no início é essencial para melhorar a sobrevida.
  - Alterar as doses em pacientes com disfunção renal ou hepática.
  - É imprescindível ter consciência de interações medicamentosas com outras medicações.
- Definir e acompanhar continuamente a duração da antibioticoterapia.
  - Adequar a terapia aos resultados microbiológicos e à resposta clínica.
  - Descontinuar o uso de antibioticoterapia nos casos em que houver alguma documentação de etiologias não infecciosas.
  - A duração da terapia deve se basear em padrões definidos com clareza.

- Verificar a resistência antibiótica.
  - Tratamento antimicrobiano.
  - Controle rigoroso da resistência antimicrobiana.

▶ ESCOLHA DA ANTIBIOTICOTERAPIA MAIS ADEQUADA

Uma série de fatores deve ser levada em consideração ao escolher o antibiótico mais adequado para um determinado tipo de infecção. Esses fatores podem ser agrupados em três grandes categorias: fatores microbianos, fatores inerentes ao hospedeiro e fatores farmacológicos.

FATORES MICROBIANOS

É importante que os profissionais da saúde tenham algum conhecimento sobre as formas de identificação dos organismos causadores de infecções ou, pelo menos, tenham uma ideia razoável a respeito de sua identidade nas informações disponíveis. É importante também saber quais organismos provocam infecções em uma determinada UTI. Por exemplo, é um fato conhecido que as bactérias *Staphylococcus aureus* e *Pseudomonas aeruginosa* são os agentes causadores de infecções mais comuns em unidades especiais como as unidades para atendimento de queimaduras. Em segundo lugar, as informações sobre a suscetibilidade do organismo causador ou provável causador de uma infecção devem ser as mais atualizadas possível. Antibiogramas, atualizados regularmente pelo laboratório local de microbiologia, podem se tornar ferramentas importantes para a seleção correta de um agente antimicrobiano. É também imprescindível que os profissionais da saúde mantenham-se bem-informados sobre características importantes de determinados micróbios, como as cepas que produzem as toxinas dos estafilococos, estreptococos ou clostridia. Em muitas situações, o início da administração de antibióticos ocorre sem o conhecimento exato do organismo infectante. Nessas circunstâncias, a familiaridade com características específicas do organismo pode ter muita utilidade no processo de escolha da antibioticoterapia mais adequada. Por exemplo, pessoas saudáveis com início rápido de celulite provavelmente tenham infecções causadas por cepas produtoras de toxinas de estafilococos ou de estreptococos. O manejo deve incluir debridamento cirúrgico agressivo e antibiticoterapia, como o tratamento com clindamicina, com o objetivo de produzir toxinas.

FATORES INERENTES AO HOSPEDEIRO

Uma série de fatores inerentes ao hospedeiro exerce alguma influência sobre a eficácia antimicrobiana e sobre a seleção da terapia antibiótica.

1. História de alergias a antibióticos anteriores.
2. Idade: Muitas funções fisiológicas, como a capacidade renal, declinam com o avanço da idade. A absorção de determinados antibióticos, como a penicilina G, por exemplo, varia de acordo com a idade. Observou-se a ocorrência de vários efeitos adversos, com aumento na incidência em adultos mais velhos. Em alguns casos, esse fato pode ser decorrência de estados específicos de doença ou de danos causados por processos fisiológicos, embora em alguns casos o único fator identificado tenha sido a idade. Um dos exemplos é o aumento na hepatotoxicidade da isoniazida observado com o avanço da idade.[7]
3. Anormalidades renais ou hepáticas: Os rins e o fígado atuam como vias principais para excreção de antibióticos. Em pacientes com função hepática e/ou renal alterada, os níveis tóxicos dos antibióticos podem provocar efeitos colaterais graves.
4. Gravidez: Todos os antibióticos cruzam a placenta em vários graus, e ocorre a secreção de muitos deles no leite materno. Portanto, fetos e lactentes podem ser expostos aos efeitos adversos das medicações.[8,9]
5. Anormalidades genéticas ou metabólicas: Em determinados indivíduos, a presença de anormalidades genéticas ou metabólicas pode também exercer efeitos significativos sobre a toxicidade de antibióticos específicos.[10] Os exemplos incluem acetilação de alguns medicamentos na população asiática e potencialização dos efeitos hipoglicêmicos das sulfonilureias por sulfonilamidas em pacientes diabéticos.
6. Sítio da infecção: Em geral, para que as terapias antimicrobianas sejam eficientes, concentrações farmacológicas adequadas devem ser liberadas nos sítios de infecção, pelo menos igual às concentrações inibitórias mínimas (MIC, do inglês *minimum inhibitory concentration*) do organismo. Outras considerações incluem as seguintes:[11-13]
   i. Ligação proteica do medicamento.
   ii. Penetração antibiótica em vários sítios. Por exemplo, barreira hematencefálica em casos de meningite.
   iii. Fatores locais, como a presença de pus e de tecido desvitalizado, podem provocar a desativação de determinados tipos de antibióticos. Corpos estranhos podem agir como ninhos para aderência de micróbios e produzir biofilmes como os que se observam nas infecções em articulações protéticas. Além disso, alterações na tensão do oxigênio e no pH, especialmente no trato urinário, podem intensificar o efeito de alguns antibióticos, como os aminoglicosídeos ou a nitrofurantoína, em ambientes alcalinos ou ácidos, respectivamente.

FATORES FARMACOLÓGICOS

Usualmente, as medicações antibacterianas dividem-se em dois grupos: medicações principalmente bacteriostáticas (inibem o crescimento do organismo) e medicações que são principalmente bactericidas (matam o organismo). As medicações bacteriostáticas exigem a adição de defesas inerentes ao hospedeiro para remover os organismos infectantes dos tecidos. Nos casos em que as defesas inerentes ao hospedeiro forem deficientes ou alteradas no sítio da infecção, por exemplo, meningite e endocardite, o organismo retoma o processo de crescimento caso o uso do medicamento bacteriostático seja interrompido. Portanto, nessas circunstâncias, é imprescindível utilizar bactericidas, ao passo que em outras infecções o uso de medicações bacteriostáticas é suficiente. Nas décadas mais recentes, tornou-se óbvio que as propriedades farmacocinéticas (FC) e farmacodinâmicas (FD) são os determinantes principais da eficiência *in vivo* dos agentes antimicrobianos.[14]

Propriedades farmacodinâmicas

A farmacodinâmica antimicrobiana procura medir a exposição das medicações por meio de efeitos microbiológicos ou clínicos.[15] Para determinados antibióticos, a taxa de morte microbiana está intimamente relacionada ao período de tempo que a concentração do medicamento é mantida acima do ponto de equilíbrio da concentração mínima (MIC) (atividade dependente do tempo), enquanto para outros antibióticos as taxas de morte microbiana estão associadas aos picos de concentração acima do ponto de equilíbrio (concentrações dependentes da atividade).[16] Muitos antibióticos apresentam também efeitos supressivos sobre o crescimento bacteriano, mesmo depois que as concentrações caírem abaixo do MIC. Esse fato é conhecido como efeito pós-antibiótico (EPA). Com base no exposto anteriormente, há três grandes padrões reconhecidos que definem a relação das propriedades FC/FD das classes mais importantes de antibióticos:[17-19]

1. Morte microbiana dependente do tempo e tempo mínimo para atingir o efeito pós-antibiótico. O período de tempo que as concentrações antimicrobianas livres permanecem acima da MIC ($T > MIC$) para o organismo é o índice FC/FD que se correlaciona com a eficiência. Classes diferentes de β-lactâmicos apresentam esse padrão de atividade.
2. Morte microbiana dependente do tempo e efeito pós-antibiótico prolongado. A finalidade dessa meta de dosagem é otimizar a quantidade do medicamento e a área sob a curva de concentração-tempo depois da razão 24 horas/MIC (ASC_{0-24}/MIC). Esse é o índice que está mais intimamente associado à eficácia. Antimicrobianos como a linezolida, a vancomicina, a tigeciclina e a quinupristina/dalfopristina representam essa classe de medicamentos.
3. Morte microbiana dependente da concentração e efeito pós-antibiótico prolongado. O pico da razão concentração/MIC (C_{max}/MIC) e/ou a razão ASC_{0-24}/MIC são os melhores parâmetros correlacionados com eficiência. Esses parâmetros são preditivos da atividade de aminoglicosídeos, fluoroquinolonas, metronidazol e dapomicina.

Propriedades farmacocinéticas e enfermidades críticas

A farmacocinética descreve o curso de tempo dos níveis farmacológicos no corpo como resultado da absorção, distribuição e eliminação. Os pacientes gravemente enfermos estão sujeitos a várias condições fisiopatológicas que podem alterar substancialmente a FC dos agentes antimicrobianos, o que, por sua vez, pode influenciar a eficácia de uma medicação. Na maioria das vezes, variações no volume de distribuição e na função renal ou na função hepática são as condições fisiopatológicas mais comuns à disposição farmacológica em indivíduos gravemente enfermos.

Volume de distribuição e concentrações de medicamentos

Em muitas situações, nas enfermidades críticas, o volume de distribuição é maior do que em pacientes que não são portadores de doenças críticas. Em geral, isso é o resultado de um aumento na permeabilidade capilar resultante de lesões endoteliais, assim como de uma redução na pressão oncótica causada por hipoalbuminemia, levando ao extravasamento de líquidos. Isso é particularmente importante nos casos de antibióticos hidrofílicos como os β-lactâmicos, os aminoglicosídeos e a vancomicina. Esses medicamentos são distribuídos principalmente no líquido extracelular (LEC) e, em casos de vazamento intersticial significativo, pode haver uma queda substancial nos níveis de plasma, resultando em colapso clínico. Esse fato foi muito bem-descrito com os aminoglicosídeos, que são medicamentos bactericidas que dependem da concentração.[20,21] Portanto, é importante monitorar a concentração das medicações e considerar o uso de doses mais elevadas na presença de estados edematosos.[22,23] Por outro lado, com antibióticos lipofílicos, como as quinolonas, que têm grande volume de distribuição, as alterações no volume de líquidos intersticiais não são relevantes.

Disfunção renal e concentrações de medicamentos

A eliminação da maior parte dos antibióticos é feita principalmente pelos rins. Nas enfermidades críticas, os pacientes desenvolvem alterações renais que levam facilmente ao acúmulo das medicações. Além disso, muitos pacientes fazem terapias de reposição renal (TRRs), como hemodiálise ou TRR contínua, que eliminam os medicamentos do sistema, de modo semelhante ao funcionamento dos rins a uma taxa de filtração glomerular (TFG) igual ou inferior a 35 mL/minuto. Enquanto os níveis farmacológicos de alguns antibióticos, como a vancomicina e os aminoglicosídeos, são facilmente mensuráveis como substitutos para níveis tóxicos, muitos outros medicamentos não possuem níveis mensuráveis sendo, portanto, muito difícil avaliar os níveis tóxicos.[24] Por outro lado, o uso de medicamentos ativos sob o ponto de vista hemodinâmico (dopamina) e a fase hiperdinâmica de queimaduras extensivas ou sepse precoce podem alterar o fluxo sanguíneo renal, com aumento na TFG, levando a um aumento na eliminação

▶ TABELA 35-1 ANTIMICROBIANOS SELECIONADOS QUE NÃO PRECISAM DE AJUSTES DE DOSAGEM EM DOENÇAS RENAIS E ANTIMICROBIANOS QUE PRECISAM DE AJUSTES EM DOENÇAS HEPÁTICAS

Antibacterianos		Antifúngicos	Antivirais
Azitromicina	Linezolida	Anidulafungina	Ribavirina
Ceftriaxona*	Minociclina	Caspofungina*	Muitas medicações para HIV
Cloranfenicol*	Nafcilina*	Itraconazol (solução)*	
Clindamicina*	Pirimetamina	Cetoconazol	
Doxiciclina	Rifaximina	Micafungina	
Metronidazol	Tigeciclina*	Voriconazol (oral)*	

*Medicamentos que precisam de ajustes em casos de insuficiência hepática.

renal da maioria dos agentes antimicrobianos hidrofílicos e lipofílicos.[25] Finalmente, em muitas situações, a creatinina sérica e a eliminação estimada não conseguem avaliar a função renal de forma adequada, e os ajustes podem causar superdosagens.[26] A Tabela 35-1 apresenta uma lista de antimicrobianos que não necessitam de ajuste de dosagem em doenças renais.

Disfunção hepática e concentrações de medicamentos

Vários antimicrobianos possuem efeitos bem-documentados sobre a função renal. Em geral, são classificados em indutores e inibidores e podem causar um grande impacto sobre medicamentos administrados concomitantemente. Os inibidores de algumas enzimas hepáticas, como a eritromicina e a ciprofloxacina, que inibem o CYPA12, podem interferir no metabolismo da teofilina, provocando toxicidade. Outros, como a rifampicina, que induz o Cy P450, podem reduzir os níveis de outros medicamentos como a varfarina. O efeito do metabolismo hepático sobre grande parte dos antibióticos é muito limitado, e a ligação proteica também é suficientemente baixa para não fazer diferença na eficácia. Portanto, raramente é necessário fazer ajustes de dosagem nos agentes antimicrobianos em casos de enfermidades críticas com disfunção hepática.[27]

▶ **SELEÇÃO INICIAL DA ANTIBIOTICOTERAPIA**

Antibioticoterapias imediatas, eficazes e focadas são importantes para tratar pacientes gravemente enfermos com suspeita de infecção. Taxas de mortalidade mais elevadas estão associadas a postergações na execução da terapia e a tratamentos inadequados.[4,5] Com frequência, os pacientes gravemente enfermos apresentam-se com síndrome da resposta inflamatória sistêmica (SRIS) inespecífica com origem em causas infecciosas e não infecciosas. Para definir a etiologia da SRIS, é necessário fazer uma investigação completa. Nos casos em que o paciente estiver gravemente enfermo e houver suspeita de etiologia infecciosa, a melhor opção é iniciar a administração empírica de antibióticos com respaldo em inúmeros fatores. A Figura 35-1 apresenta uma visão geral das variáveis utilizadas no processo de tomada de decisões para seleção da antibioticoterapia.

Após a seleção da terapia inicial, é importante avaliar diariamente cada paciente. Essa avaliação deve ser ampla e incluir o seguinte:

1. A causa da SRIS é infecciosa ou não infecciosa?
2. Se a causa for infecciosa, qual é o sítio da infecção e quais organismos (tipo e suscetibilidade) estão associados a ela?

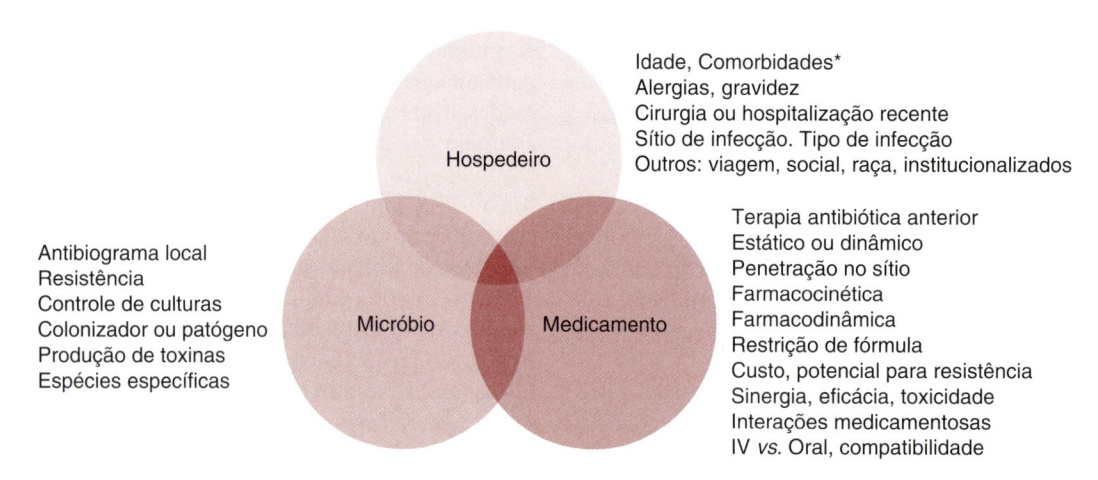

Hospedeiro: Idade, Comorbidades*, Alergias, gravidez, Cirurgia ou hospitalização recente, Sítio de infecção. Tipo de infecção, Outros: viagem, social, raça, institucionalizados

Micróbio: Antibiograma local, Resistência, Controle de culturas, Colonizador ou patógeno, Produção de toxinas, Espécies específicas

Medicamento: Terapia antibiótica anterior, Estático ou dinâmico, Penetração no sítio, Farmacocinética, Farmacodinâmica, Restrição de fórmula, Custo, potencial para resistência, Sinergia, eficácia, toxicidade, Interações medicamentosas, IV vs. Oral, compatibilidade

*Comorbidades: diabetes, tabagismo, obesidade, imunossupressão, diálise e disfunção de órgãos.

Figura 35-1   Variáveis usadas na tomada de decisão para escolha de antibióticos.

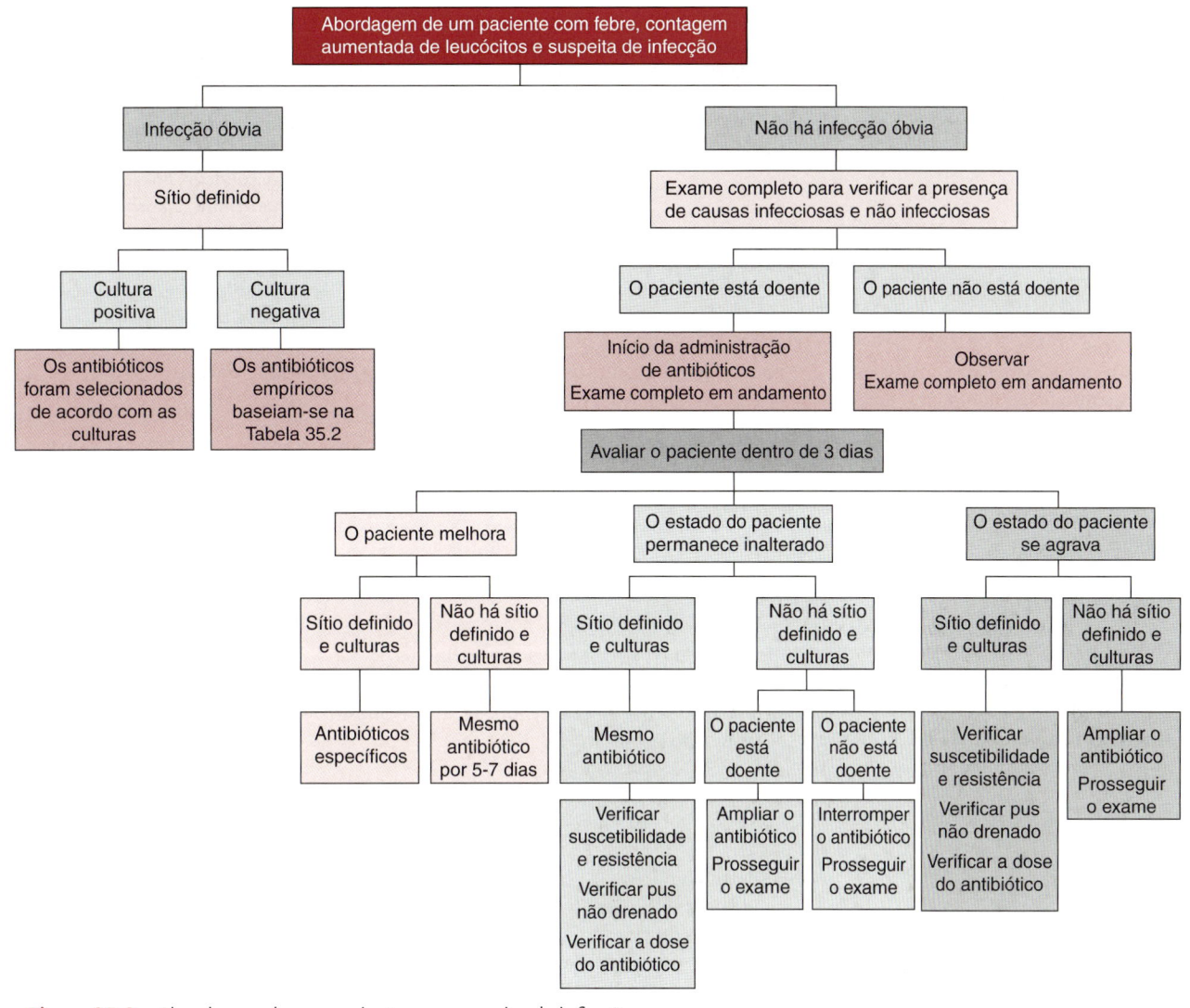

Figura 35-2 Abordagem de um paciente com suspeita de infecção.

3. O controle da fonte é adequado?
4. Avaliação da resposta clínica à terapia.
5. Modificação na terapia de acordo com os dados clínicos e com a resposta do paciente.
6. Definição do tempo de duração antibioticoterapia.
7. Interrupção da antibioticoterapia se o paciente estiver estável, mas não estiver melhorando e não houver nenhuma etiologia infecciosa aparente de SRIS. Esse é um dos conceitos mais difíceis de aceitar em pacientes gravemente enfermos. Nesse contexto, a maioria dos profissionais altera a antibioticoterapia ou adiciona antibióticos mais potentes ao regime existente. Essa prática mascara a SRIS subjacente, contribuindo para a demora na obtenção do diagnóstico correto. Além disso, está associada a efeitos colaterais relacionados ao uso de agentes antimicrobianos e ao surgimento de resistência antimicrobiana. Durante a retirada de antimicrobianos, é necessário observar o paciente cuidadosamente para verificar a presença de sinais de descompensação crítica. É também muito importante continuar avaliando o paciente em relação à etiologia da SRIS.

A Figura 35-2 apresenta uma abordagem ao manejo de pacientes com suspeita de infecção.

Após a identificação do sítio da infecção e dos organismos causadores, é necessário otimizar a terapia com agentes antimicrobianos. A Tabela 35-2 apresenta um resumo dos organismos específicos e dos agentes antimicrobianos mais ativos. Além disso, inclui terapias alternativas, opções secundárias, assim como terapias selecionadas para organismos resistentes a multifármacos (MDR, do inglês *multidrug-resistant*).

▶ TABELA 35-2 ANTIMICROBIANOS RECOMENDADOS, TERAPIA PARA PATÓGENOS SELECIONADOS[28]

Patógenos	Recomendados	Alternativas	Outras opções
Cocos gram-positivos			
Staphylococcus aureus (sensível à meticilina)	Oxacilina Nafcilina	CEPH 1 (cefazolina) Clindamicina Vancomicina	Carbapenens BL/IBL; FQ Macrolídeos, linezolida Quin-Dalfo, Daptomicina Tigeciclina
S. aureus (resistente à meticilina) (associado à intervensão médica)[a]	Vancomicina	Daptomicina Linezolida Quin-Dalfo	Tigeciclina TMP/SMX (alguns resistentes a cepas)
S. aureus (resistente à meticilina) (adquirido na comunidade)[a] *Brando-moderado	TMP/SMX ou doxiciclina ± rifampina	Clindamicina (se o teste D for negativo)	Vancomicina Daptomicina Linezolida Tigeciclina
S. aureus (resistente à meticilina) (adquirido na comunidade)[a] *Infecção grave	Vancomicina	Daptomicina Linezolida	
Estafilococos coagulase-negativos	Vancomicina ± rifampina	TMP/SMX ± rifampina	Daptomicina[b] Linezolida[b] Tigeciclina[b]
S. pneumoniae (sensível à penicilina)	Penicilina G	Agentes múltiplos	–
S. pneumoniae (resistente à penicilina, MIC ≥ 2)	Vancomicina ± rifampina ou gatifloxacina/levofloxacina/moxifloxacina		Para infecções não meníngeas: CDPH ¾ Linezolida Tigeciclina[b] Quin-Dalfo
S. Pyogenes (A,B,C,F,G)	Penicilina G ou V + clinda para infecções strep sérias do Grupo A + gent para o Grupo B	Todos os β-lactâmicos Todos os macrolídeos CDPH 1/2	Aumento na resistência aos macrolídeos
Listeria monocytogenes	Ampicilina	TMP/SMX	Penicilina G (dose elevada) Eritromicina AGAP (sinergia com β-lactâmicos)
Enterococcus (sensível à penicilina)	Penicilina ou ampicilina ± gentamicina	Vancomicina ± gentamicina	–
Enterococcus (resistente à penicilina/sensível à vancomicina)	Vancomicina ± gentamicina	Linezolida	Daptomicina Tigeciclina
Enterococcus (sensível à penicilina/resistente à gentamicina/vancomicina + estreptococos)[a]	Penicilina G Ampicilina Nitrofurantoína ou fosfomicina (somente em UTIs)	Linezolida[a]	Daptomicina Tigeciclina
Enterococcus faecium (PCN, AMP/vancomicina + estreptococos/resistente à gent)[a]	Linezolida[a] Quin-Dalfo ± FQ rifaximina, doxiclina, cloranfenicol		Daptomicina Tigeciclina

(continua)

▶ TABELA 35-2   ANTIMICROBIANOS RECOMENDADOS, TERAPIA PARA PATÓGENO SELECIONADOS[28] (CONTINUAÇÃO)

Patógenos	Recomendados	Alternativas	Outras opções
Bacilos gram-negativos			
Escherichia coli *Klebsiella spp* *Enterobacter spp*	Os agentes recomendados variam de acordo com o ambiente clínico.		
Klebsiella pneumonia (produtor ESBL)[a]	Imipenem Meropenem	CEPH 4	PIP-TZ[a] TC-CL[a]
Klebsiella pneumonia (produtor de carbapenemase)[a]	Colistina		Tigeciclina[a]
Serratia marcescens	FQ Carbapenêmicos CEPH 3	Aztreonam Gentamicina	TC-CL PIP-TZ
MDR Acinetobacter (resistente a IMP, FQ, AGAP, CEPH 3, AP Pen)[a]	AMB-SB-colistina Amicacina	Polimixina B Tigeciclina[b]	
Pseudomonas aeruginosa	PIP-TZ Ceftazidima/cefepima IMP/MERO Aminoglicosídeos	FQ (↑ resistência) Aztreonam	Terapia de combinação para infecções sérias
Anaeróbios			
Bacteroids fragilis	Metronidazol	Cefoxitina Carbapenêmicos, BL, IBL Tigeciclina	Clindamicina[a] Cefatotan[a]
Clostridium pertringens	Penicilina G ± clindamicina	Doxiciclina	Cefoxitina, cefazolina Eritromicina BL, IBL
Clostridium difficile	Metronidazol	Vancomicina (oral)	Nitazoxanida, rifaximina

AP Pen: penicilina antpseudomonal (*antipseudomonal peniciline*); **AGAP**: aminoglicosídeo antipseudomonal (amicacina, tobramicina, gentamicina); **BL/IBL**: β-lactâmico/inibidores da β-lactamase (ampicilina-sulbactam [AMP-SB], piperacilina-tazobactam [PIP-TZ], ticarcilina-clavulanato [TC-CL]); **CEPH ½**: primeira e segunda geração de cefalosporinas; **CEPH ¾**: terceira e quarta geração de cefalosporinas; **clinda**: clindamicina; **FQ**: fluoroquinolonas (moxifloxacina, levofloxacina, gatifloxacina, ciprofloxacina); **gent**: gentamicina; **IMP**: imipeném; **MERO**: meropeném; **TMP/SMX**: trimetoprim/sulfametoxazol.
[a] Organismos selecionados com resistência crescente publicada.
[b] Atividade demonstrada em alguns estudos publicados; não está aprovado pela Food and Drug Administration (FDA) para essa indicação.

COMBINAÇÃO ANTIMICROBIANA

Muitas infecções podem ser tratadas com um único agente. Entretanto, em determinadas circunstâncias, pode-se considerar a aplicação de combinações antimicrobianas. Quando agentes antimicrobianos forem combinados, as interações apresentadas *in vitro* contra algum organismo são indiferença, sinergia ou antagonismo.

Determinadas circunstâncias nos cuidados intensivos em que combinações antimicrobianas podem ser adequadas incluem:

- Terapia inicial em pacientes imunocomprometidos gravemente enfermos, como febres neutropênicas, em que a natureza inicial da infecção não seja muito clara.
- Pacientes gravemente enfermos com suspeita de sepse de fonte desconhecida têm de ser tratados empiricamente com medicamentos de espectro amplo para proteger contra o *Staphylococcus aureus* resistente à meticilina MRSA, do inglês *methicillin-resistant Staphylococcus aureus*, bacilos gram-negativos (BGNs) e possíveis anaeróbios.
- Infecções polimicrobianas: De maneira geral, as infecções intra-abdominais, pélvicas e em pés de diabéticos, causadas por uma mistura de organismos aeróbios e anaeróbios, precisam de proteção ampla. Antibióticos como os carbapenêmicos, as β-lactamases e os inibidores de β-lactamases dão cobertura ampla, que pode ser usada como monoterapia.[29,30]
- Sinergia: O uso de combinações antimicrobianas comprovou que é sinergístico apenas em ambientes clínicos limitados.[31,32] Um dos exemplos é o uso da combinação de penicilina e aminoglicosídeos para tratamento de enterocardite enterocócica, que chega a atingir taxas de cura comparáveis às da endocardite por estreptococos menos resistentes. Da mesma for-

ma, a terapia de combinação sinergística pode também ser muito útil no tratamento de infecções causadas por S. viridans, S. aureus e P. aeruginosa.

Embora o uso de combinações antimicrobianas possa produzir muitos benefícios, o uso inadequado pode resultar em eventos adversos tais como antagonismo, elevação nos custos, efeitos colaterais e surgimento de organismos resistentes.

RESISTÊNCIA ANTIMICROBIANA EM CUIDADOS INTENSIVOS

Nos tempos atuais, a resistência antimicrobiana está se tornando mais prevalente, ao passo que o desenvolvimento antimicrobiano está relativamente estagnado. Esse fenômeno aumentou a morbidade e a mortalidade, elevou o risco de infecções graves, aumentou o tempo de permanências hospitalares e os custos.[33,34] Portanto, é importante que os provedores de serviços médicos aprendam como atingir a eficiência clínica sem comprometer ainda mais o arsenal de antibióticos existentes.

A resistência bacteriana dos agentes antimicrobianos ocorre principalmente por meio de quatro mecanismos, a saber: absorção alterada causada por uma redução na permeabilidade, aumento nos efluxos, modificação do alvo e hidrólise ou modificação do agente antimicrobiano (mecanismo mais predominante).

O surgimento da resistência e a disseminação de microrganismos resistentes em UTIs dependem de vários fatores, tais como propensão do microrganismo para adquirir resistência, presença de reservatórios humanos e inanimados onde os organismos resistentes possam sobreviver e estratégias institucionais e para uso de agentes antimicrobianos. A natureza emergencial dos cuidados, a permanência hospitalar prolongada, a utilização de dispositivos invasivos, o uso anterior de antibióticos e o aumento da presença de pacientes gravemente enfermos nas UTIs também desempenharam papel importante ao longo desse processo. Além disso, na maioria das vezes, nas instituições de cuidados de longo prazo, a transmissão de organismos resistentes ocorre entre pacientes debilitados e idosos. Com frequência, sempre que ficam doentes, esses pacientes colonizados são admitidos em UTIs, onde são responsáveis pela disseminação da resistência antimicrobiana.

Algumas estratégias foram utilizadas para evitar a disseminação de organismos resistentes, como segue:

- Hábitos como lavar as mãos, usar barreiras protetoras e criação de programas educacionais para os profissionais da área de atendimento médico.
- Isolamento dos pacientes e utilização de equipamentos individualizados em pacientes com organismos resistentes.
- Utilização de culturas de controle e controle da resistência antimicrobiana nos cuidados intensivos.

- Diagnóstico precoce e imediato de infecções.
- Administração de antibióticos adequados com terapia empírica focada e conhecimento dos antibiogramas locais.
- Tratamento antimicrobiano para limitar o surgimento de resistências.

As características principais do manejo antimicrobiano[7,35,36] são as seguintes:

- Inspeções prospectivas com intervenções e *feedbacks*.
- Restrição formulária e pré-autorização.
- Condutas e orientações clínicas.
- Otimização de doses.
- Orientações para terapia de combinação.
- Racionalização e diminuição de doses/terapia de ajuste.
- Ciclagem e troca de agente antimicrobiano.
- Conversão de parenteral para oral o mais rapidamente possível.

PROFILAXIA ANTIMICROBIANA PARA PROCEDIMENTOS CIRÚRGICOS

Para maximizar a eficácia da profilaxia cirúrgica, é importante conhecer os riscos do procedimento, prováveis organismos infectantes, dosagem antimicrobiana e histórico pré-mórbido de organismos resistentes. A recomendação frequente é a de iniciar o uso de antibióticos 2 horas antes da incisão cirúrgica ou mesmo mais perto do momento da incisão.[37] Para a maioria dos procedimentos cirúrgicos, a duração não é definida, porém, com frequência, a aplicação de uma única dose é suficiente. Nos procedimentos com mais de 3 horas de duração, administram-se doses adicionais de antibióticos cuja excreção seja rápida. Uma declaração consensual recente feita pelo National Surgical Infection Project (Projeto Nacional de Infecções Cirúrgicas) sugere iniciar a profilaxia antibiótica dentro de 1 hora após a incisão (exceto a vancomicina e as quinolonas). Elas devem ser suplementadas no período intraoperatório se o procedimento durar mais do que duas meia-vidas, não devendo estender-se, na maioria dos casos, além de 24 horas.[38] Há também considerações farmacocinéticas que podem transformar as doses profiláticas-padrão em concentrações subótimas em pacientes com alto índice de massa corporal (IMC).[39]

Os pontos principais para selecionar a terapia profilática mais adequada são os seguintes:

- Tipo de procedimento (Tab. 35-3).
- Proteção contra a flora esperada (Tab. 35-3).
- Padrões de resistência local.
- Alergias.
- Penetração do antibiótico no sítio exigido.
- Fatores de risco para aquisição de patógenos resistentes.

▶ **TABELA 35-3** PROFILAXIA ANTIMICROBIANA POR PROCEDIMENTO E PROVÁVEIS ORGANISMOS INFECTANTES[40,41]

Tipo de procedimento	Flora microbiológica típica e respectivos sítios	Recomendação	Alternativa
Cardiovascular/torácico	S. aureus, CoNS	Cefazolina ou Cefuroxima	Vancomicina
Gastroduodenal/biliar	BGN, estreptococos, anaeróbios orofaríngeos	Cefazolina, cefoxitina, cefuroxima ou cefotetan	Ampicilina-sulbactam, TC-CL
Colônico	BGN, anaeróbios	Via oral: neomicina + eritromicina ou metronidazol Via IV: cefoxitina ou cefazolina + metronidazol	Clindamicina ou metronidazol + ciprofloxacina ou aztreonam
Cabeça e pescoço	S. aureus, estreptococos, anaeróbios orofaríngeos	Cefazolina ou clindamicina	Há controvérsias sobre a adição de gentamicina
Neurocirúrgico	S. aureus, CoNS	Cefazolina ou clindamicina	Vancomicina
Obstétrico/ginecológico Histerectomia Secção C Aborto	BGN, enterococos, estafilococos do Grupo B, anaeróbios	Cefazolina, cefoxitina, cefotetan ou cefuroxima PCN G ou cefazolina	Ampicilina-sulbactam Doxiciclina
Ortopédico	S. aureus, CoNS, estreptococos, BGN	Cefazolina ou ceftriaxona	Vancomicina
Urológico (bacteriúria pré-operatória)	BGN	Cefazolina seguida de nitrofurantoína ou TMP/SMX	

ANTIVIRAIS EM CUIDADOS INTENSIVOS

As infecções virais são observadas com muito mais frequência em pacientes com SIDA e de neutropenia, assim como em pacientes em estados imunocomprometidos. Entretanto, durante os meses de inverno, vários episódios de *influenza* podem resultar em insuficiência respiratória, sendo, às vezes, necessário admitir os pacientes em UTIs. Nas últimas décadas, ocorreram avanços extraordinários na terapia antiviral. Antes da década de 1970, os diagnósticos de infecção viral grave eram tratados principalmente com cuidados de suporte. Atualmente, há várias alternativas de tratamento para alguns tipos de infecção viral, como mostra a Tabela 35-4.

TERAPIA ANTIFÚNGICA EM CUIDADOS INTENSIVOS

Nas últimas duas décadas, as doenças fúngicas tornaram-se progressivamente mais importantes em pacientes gravemente enfermos. Com frequência, os pacientes imunocomprometidos com infecções fúngicas sérias precisam de cuidados intensivos e, em geral, os pacientes de ambientes de tratamentos intensivos são suscetíveis a essas infecções.

Durante a última década, o índice de infecções fúngicas adquiridas em hospitais quase duplicou em face do crescimento substancial no número de pacientes cirúrgicos gravemente enfermos.[42]

▶ **TABELA 35-4** ESPECTRO DE ANTIVIRAIS SELECIONADOS EM CUIDADOS INTENSIVOS, COM PERMISSÃO[28]

	VHS-1	VHS-2	CMV	VZV	VEB	Flu A	Flu B	VRS	Adenovírus
Aciclovir/fanciclovir/valaciclovir	+++[a]	+++[a]	+/−[a]	+++[a]	+	0	0	0	0
Ganciclovir/valganciclovir	++	++	+++[a]	+	++	0	0	0	+/−
Cidofovir	++	++	+++	+	++	0	0	0	+
Foscarnet	++	++	+++	++	++	0	0	0	0
Ribavirina	0	0	0	0	0	0	0	+	0
Amantadina/rimantadina	0	0	0	0	0	++[a]	0	0	0
Oseltamivir/zanamivir	0	0	0	0	0	++[a]	++[a]	0	0

Flu: influenza; **0**: nenhuma atividade; **+/−**: possível atividade; **+++**: atividade de primeira linha; **++**: atividade de segunda linha; **+**: atividade de terceira linha (menos ativo).
[a] Relatos de cepas resistentes.

▶ TABELA 35-5 ANTIFÚNGICOS SELECIONADOS UTILIZADOS EM CUIDADOS INTENSIVOS, COM PERMISSÃO[28]

Agente antifúngico	Indicações para uso	Comentários especiais
Fluconazol	+++: *C. albicans*, *C. tropicalis*, *C. parapsilosis*, *C. gulllermondi* +: *C lusitaniae* ±: *C. glabatra* Fungistático para *Aspergillus*, cocciciomicose, criptococos, blastomicose, histoplasmose, *Sporothrix*	Nenhuma atividade contra *C. krusei*, *Aspergillus*, *fusarium*, *Scedosporium*.
Vancomicina	+++: *C. albicans*, *C. parapsilosis*, *C. tropicalis*, *C. gulllermondi* ++: *C. krusei*, *C lusitaniae* +: *C. glabatra* *Aspergillus*, *fusarium*, *Scedosporium*, fungos dematiáceos cocciciomicose, criptococos, blastomicose, histoplasmose, *Sporothrix*	Nenhuma atividade contra Zigomicetos (Mucor, Rhizopus, etc).
Posaconazol	+++: *C. albicans*, *C. parapsilosis*, *C. tropicalis*, *C. gulllermondi* ++: *C. krusei*, *C. lusitaniae* +: *C. glabatra* *Aspergillus*, *fusarium*, *Scedosporium*, fungos dematiáceos, Zigomicetos, cocciciomicose, criptococos, blastomicose, histoplasmose, *Sporothrix*	Formulação líquida que deve ser administrada com refeições ricas em gorduras.
Caspofungina Micafungina Anidulafungina	*C. albicans*, *C. parapsilosis*[a], *C. glabatra*, *C. tropicalis*, *C. krusei*, *C. lusitaniae*, *C. gullermondi*[a]	Relatos de casos de terapia de combinação de polienos contra infecções por fungos.
Anfotericina B • Padrão • Complexo lipídico • Lipossomal	*C. albicans*, *C. parapsilosis*, *C. glabatra*, *C. tropicalis*, *C. krusei*, *C. lusitaniae*, *C. gullermondi* *Aspergillus*, *fusarium*, Zigomicetos, cocciciomicose, criptococos, blastomicose, histoplasmose, *Sporothrix*	Maior nefrotoxicidade com a formulação-padrão. Nenhuma atividade contra *Aspergillus terreus spp*.

+++: maior atividade; ++: ativo (segunda linha); +: menos ativo (terceira linha); ±: possível atividade.

Vários fatores foram identificados como preditores independentes de complicações fúngicas invasivas durante enfermidades críticas.[43-46] Esses fatores incluem o seguinte:

- Tempo de duração dos tratamentos em UTIs e ventilação mecânica invasiva.
- Diabetes melito.
- Neutropenia.
- Transplante de órgãos e imunossupressão.
- Tumores malignos, sólidos e hematológicos.
- Uso de cateteres venosos centrais e de cateteres urinários por longa permanência.
- Colonização por *Candida*.
- Uso de antibióticos de amplo espectro.
- Uso de corticosteroides.
- Nutrição parenteral total (NPT).
- Queimaduras.
- Cirurgia gastrintestinal.

Os principais organismos patógenos fúngicos encontrados nos cuidados intensivos são *Candida albicans* (59% dos isolados da *Candida*), *Candida glabrata*, outros organismos que não pertencem ao grupo *Candida spp*, *Aspergillus* e outros organismos fúngicos, como os zigomicetos.[43,46]

De maneira geral, as terapias fúngicas são usadas em quatro ambientes em UTIs: profiláticas, preemptivas, empíricas e definitivas. Raramente a terapia profilática é utilizada em cuidados intensivos, exceto em pacientes de alto risco, como pacientes neutropênicos, pacientes transplantados de medula óssea ou pacientes com transplante de órgãos sólidos.[46,47] A terapia preemptiva também é usada em raras ocasiões e envolve o tratamento de pacientes com alto risco de desenvolvimento de candidíase profunda, identificada por marcadores clínicos ou laboratoriais. Isso inclui pacientes com queimaduras graves, em sistemas de oxigenação com membrana extracorpórea ou com dispositivos de assistência ao ventrículo esquerdo, ou aqueles com pancreatite.[48]

A terapia empírica é usada em pacientes com suspeita de candidíase profunda, sem confirmação microbiológica, histológica ou sorológica, enquanto a terapia definitiva é o tratamento para candidíase profunda estabelecida. A Tabela 35-5 apresenta uma lista de agentes antifúngicos disponíveis no mercado.*

Resumindo, os agentes antimicrobianos ainda continuam a ser parte importante do arsenal de medicamentos utilizados em pacientes gravemente enfermos. O uso criterioso desses medicamentos é essencial não apenas para obtenção de resultados satisfatórios para os pacientes, mas também para prevenção de resistência antimicrobiana.

REFERÊNCIAS

1. Klevens RM, Edwards JR, Richards CL, et al. Estimating health care-associated infections and deaths in U.S. hospitals, 2002. *Public Health Rep.* 2007;122:160.
2. Osmon S, Warren D, Seiler NM, et al. The influence of infection on hospital mortality for patients requiring > 48 h of intensive care. *Chest.* 2003;124:1021.
3. Vincent JL. Nosocomial infections in adult intensive-care units. *Lancet.* 2003;361:2068.
4. Rello J. Importance of appropriate initial antibiotic therapy and de-escalation in the treatment of nosocomial pneumonia. *Eur Respir Rev.* 2003;16:33.
5. Kollef MH, Sherman G, Ward S, Fraser VJ. Inadequate antimicrobial treatment of infections: a risk factor for hospital mortality among critically ill patients. *Chest.* 1999;115:462.
6. Dellit TH, Owens RC, McGowan JE, et al. Infectious Diseases Society of America and the Society for Healthcare Epidemiology of America guidelines for developing an institutional program to enhance antimicrobial stewardship. *Clin Infect Dis.* 2007;44:159.
7. Nolan CM, Goldberg SV, Buskin SE. Hepatotoxicity associated with isoniazid preventative therapy. *JAMA.* 1999;281:1014.
8. Nahum GG, Uhl K, Kennedy DL. Antibiotic use in pregnancy and lactation: what is and is not known about teratogenic and toxic risks. *Obstet Gynecol.* 2006;107:1120.
9. Meyer JM, Rodvold KA. Antimicrobials during pregnancy. *Infect Med.* 1995;12:420.
10. Roy PD, Majumder M, Roy B. Pharmacogenomics of anti-TB drugs-related hepatotoxicity. *Pharmacogenomics.* 2008;9:311.
11. Merrikin DJ, Briant J, Rolinson GN. Effect of protein binding on antibiotic activity in vivo. *J Antimicrob Chemother.* 1983;11:233.
12. Dickinson GM, Bisno AL. Infections associated with indwelling medical devices. *Antimicrob Agents Chemother.* 1989;33:597.
13. Pillai SK Eliopoulos G, Moellering RS. Principles of anti-infective therapy. In: Mandell GL, Bennett JE, Dolin R, eds. *Mandell, Douglas, and Bennett's Principles and Practice of Infectious Diseases.* 7th ed. Philadelphia, Churchill Livingstone; 2009:247.
14. Scaglione F, Paraboni L. The influence of pharmacokinetics/pharmacodynamics of antibacterials in their dosing regimen selection. *Expert Rev Anti Infect Ther.* 2006;4:479.
15. Thomas JK, Forrest A, Bhavnani SM, et al. Pharmacodynamic evaluation of factors associated with the development of bacterial resistance in acutely ill patients during therapy. *Antimicrob Agents Chemother.* 1998;42:521.
16. Drusano GL. Antimicrobial pharmacodynamics—critical interactions of 'bug and drug'. *Nat Rev Microbiol.* 2004;2:289.
17. Craig WA. Pharmacokinetic/pharmacodynamic indices: rationale for antibacterial dosing of mice and men. *Clin Infect Dis.* 1998;26:1.
18. Craig WA. Basic pharmacodynamics of antibacterials with clinical applications to the use of β-lactams, glycopeptides and linezolid. *Infect Dis Clin North Am.* 2003;17:479.
19. Godke J, Karam G. Principles governing antimicrobial therapy in the intensive care unit. In: Parrillo J, Dellinger PR, eds. *Critical Care Medicine—Principles of Diagnosis and Management in the Adult.* 3rd ed. St. Louis, Mosby; 2008:1074.
20. Vrhovac B, Sarapa N, Bakran I, et al. Pharmacokinetic changes in patients with edema. *Clin Pharmacokinet.* 1995;28:405.
21. Dasta JF, Armstrong DK. Variability in aminoglycoside pharmacokinetics in critically ill surgical patients. *Crit Care Med.* 1988;16:327.
22. De Paepe P, Belpaire FM, Buylaert WA. Pharmacokinetic and pharmacodynamic considerations when treating patients with sepsis and septic shock. *Clin Pharmacokinet.* 2002;41:1135.
23. Joukhadar C, Frossard M, Mayer BX, et al. Impaired target site penetration of beta-lactams may account for therapeutic failure in patients with septic shock. *Crit Care Med.* 2001;29:385.
24. Bugge JF. Pharmacokinetics and drug dosing adjustments during continuous venovenous hemofiltration or hemodiafiltration in critically ill patients. *Acta Anaesthesiol Scand.* 2001;45:929.
25. Weinbren MJ. Pharmacokinetics of antibiotics in burn patients. *J Antimicrob Chemother.* 1999;44:319.
26. Roberts JA, Lipman J. Antibacterial dosing in intensive care: pharmacokinetics, degree of disease and pharmacodynamics of sepsis. *Clin Pharmacokinet.* 2006; 45:755.
27. Mehrotra R, DeGaudio R, Palazzo M. Antibiotic pharmacokinetic and pharmacodynamic considerations in critical illness. *Intensive Care Med.* 2004;30:2145.
28. Gilbert DN, Moellering RC, Eliopoulos GM, et al. *The Sanford Guide to Antimicrobial Therapy.* 39th ed. Antimicrobial Therapy, Inc., Sperryville, VA. 2009.
29. Babinchak T, Ellis-Grosse E, Dartois N, et al, Tigecycline 301 Study Group. The efficacy and safety of tigecycline for the treatment of complicated intra-abdominal infections: analysis of pooled clinical trial data. *Clin Infect Dis.* 2005;41:S354.
30. Lipsky BA, Armstrong DG, Citron DM, et al. Ertapenem versus piperacillin/tazobactam for diabetic foot infections (SIDESTEP): prospective, randomised, controlled, double-blinded, multicentre trial. *Lancet.* 2005; 366:1695.
31. Sexton DJ, Tenenbaum MJ, Wilson WR, et al. Ceftriaxone once daily for four weeks compared with ceftriaxone plus gentamicin once daily for two weeks for treatment of endocarditis due to penicillin-susceptible streptococci. Endocarditis Treatment Consortium Group. *Clin Infect Dis.* 1998;27:1470.
32. Falagas ME, Matthaiou DK, Bliziotis IA. The role of aminoglycosides in combination with a beta-lactam for the treatment of bacterial endocarditis: a meta-analysis of comparative trials. *J Antimicrob Chemother.* 2006;57:639.
33. McGowan JE Jr. Resistance in nonfermenting gram-negative bacteria: multidrug resistance to the maximum. *Am J Infect Control.* 2006;34:S29.
34. Asche C, McAdam-Marx C, Seal B, et al. Treatment costs associated with community-acquired pneumonia by community level of antimicrobial resistance. *J Antimicrob Chemother.* 2008;61:1162.
35. MacDougall C, Polk RE. Antimicrobial stewardship programs in health care systems. *Clin Microbiol Rev.* 2005;18:638.
36. Martin C, Ofotokun I, Rapp R, et al. Results of an antimicrobial control program at a university hospital. *Am J Health Syst Pharm.* 205;62:732.
37. Garey KW, Dao T, Chen H, et al. Timing of vancomycin prophylaxis for cardiac surgery patients and the risk of surgical site infections. *J Antimicrob Chemother.* 2006;58:645.

---

* N. de R.T. Dos medicamentos descritos na tabela 35-5, o Pozaconazol é o único não disponível no mercado brasileiro.

38. Bratzler DW, Houck PM. Antimicrobial prophylaxis for surgery: an advisory statement from the National Surgical Infection Prevention Project. *Clin Infect Dis.* 2004;38:1706.
39. Edminston CE, Krepel C, Kelly H, et al. Perioperative antibiotic prophylaxis in the gastric bypass patient: do we achieve therapeutic levels? *Surgery.* 2004; 136:738.
40. American Society of Health-System Pharmacists. ASHP therapeutic guidelines on antimicrobial prophylaxis in surgery. *Am J Health Syst Pharm.* 1999;56:1839.
41. Korinek AM, Golmard JL, Elcheick A, et al. Risk factors for neurosurgical site infections after craniotomy: a critical reappraisal of antibiotics prophylaxis on 4,578 patients. *Br J Neurosurg.* 2005;19:155.
42. Vincent JL, Anaissie E, Bruining H, et al. Epidemiology, diagnosis and treatment of systemic *Candida* infection in surgical patients under intensive care. *Intensive Care Med.* 1998;24:206.
43. Cornwell EE, Belzberg H, Berne TV, et al. The pattern of fungal infections in critically ill surgical patients. *Am Surg.* 1995;61:847.
44. Blumberg HM, Jarvis WR, Soucie JM, et al. Risk factors for candidal bloodstream infections in surgical intensive care unit patients: the NEMIS prospective multicenter study. *Clin Infect Dis.* 2001;33:177.
45. Paphitou NI, Ostrosky-Zeichner L, Rex JH. Rules for identifying patients at increased risk for candidal infections in the surgical intensive care unit: approach to developing practical criteria for systematic use in antifungal prophylaxis trials. *Med Mycol.* 2005;43:235.
46. Goodman JL, Winston DJ, Greenfield RA, et al. A controlled trial of fluconazole to prevent fungal infections in patients undergoing bone marrow transplantation. *N Engl J Med.* 1992;326:845.
47. Marr KA, Seidel K, Slavin MA, et al. Prolonged fluconazole prophylaxis is associated with persistent protection against candidiasis-related death in allogeneic marrow transplant recipients: long-term follow-up of a randomized, placebo-controlled trial. *Blood.* 2000;96:2055.
48. Edwards JE Jr, Bodey GP, Bowden RA, et al. International conference for the development of a consensus on the management and prevention of severe candidal infections. *Clin Infect Dis.* 1997;25:43.

CAPÍTULO 36

Sepse e choque séptico

David A. Farcy, John Yashou e Emanuel Rivers

- ▶ Introdução 393
- ▶ Patogênese da sepse 393
- ▶ Definição de sepse 393
- ▶ Biomarcadores e diagnósticos de sepse 394
- ▶ Campanha de sobrevivência à sepse 395
- ▶ Identificação de pacientes de alto risco 395
- ▶ Antibióticos e controle de fontes 395
- ▶ Terapia inicial focada em metas 396
- ▶ Como iniciar um programa de manejo de sepse e indicadores de qualidade 401
- ▶ Resumo 402

▶ INTRODUÇÃO

Nos Estados Unidos, entre os 120 milhões de pacientes que se apresentam anualmente em serviços de emergência (SEs), 2,9%, ou cerca de 600 mil indivíduos, têm diagnóstico de sepse grave e de choque séptico. A mortalidade hospitalar total causada por sepse, sepse grave e choque séptico é de 15, 20 e 45%, respectivamente. Nos Estados Unidos, a sepse é responsável por 9% dos óbitos, o que equivale a 210 mil mortes por ano. A título de comparação, a cada ano, 180 mil pessoas morrem por infarto agudo do miocárdio e 200 mil por câncer de mama ou dos pulmões. Muitos pacientes com sepse grave e choque séptico apresentam-se nos serviços de emergência onde, com frequência, há longos períodos de espera antes da transferência para o leito de unidades de terapia intensiva (UTIs). A sepse é o diagnóstico de custo mais elevado para os hospitais e representa cerca de U$ 50 bilhões de custo de assistência médica a cada ano. Portanto, os SEs transformaram-se em pontos focais lógicos para diagnóstico e tratamento de sepse. Durante as primeiras 6 horas, o manejo da sepse pode melhorar os resultados de 1 em cada 6 pacientes que se apresentam com a doença.[1]

Os fatores de risco e as comorbidades que aumentam a incidência da doença e a taxa de mortalidade incluem idade, sexo, raça, organismos resistentes a vários medicamentos, gravidade de enfermidades crônicas e superlotação nos SEs.[2] Levando-se em consideração que as visitas aos SEs aumentam com o avanço da idade, uma proporção maior de pacientes tem origem nessa população. A incidência de sepse em pacientes adultos com idade acima de 85 anos é de 26,2/1.000 *versus* 0,2/1.000 em crianças.[3] Aproximadamente 115 milhões de pacientes apresentam-se anualmente nos SEs, sendo que 2,9% desses pacientes têm sepse, o que, em termos anuais, corresponde a 600 mil, com uma permanência média de 4,7 horas. Em torno de 20,4% dos pacientes permanecem nos SEs por mais de 6 horas.[4] Os SEs são responsáveis por 50% de todas as admissões hospitalares para tratamento de sepse. A superlotação e os longos períodos de permanência transformaram os SEs em um local importante de melhora para a geração de melhores resultados.[5]

▶ PATOGÊNESE DA SEPSE

Uma grande variedade de eventos patogênicos é responsável pela transição de infecções simples ou sepse para sepse grave e choque séptico. Quando um organismo penetra no corpo, a resposta é uma reação sistêmica que cria a síndrome da resposta inflamatória sistêmica (SRIS). Essa reação pode ser autolimitada ou criar respostas sistêmicas generalizadas. A SRIS é o resultado da liberação de mediadores pró-inflamatórios e anti-inflamatórios. Além disso, ocorre a liberação de proteínas apoptóticas e a ativação de uma cascata de coagulação. Esses processos podem levar a lesões microvasculares severas, trombose e rompimento endotelial difuso, resultando em oxigenação tecidual alterada. Há, também, um desequilíbrio entre a liberação e o consumo de oxigênio. Sempre que acompanhar essa resposta, a disfunção de um órgão marca o início de sepse grave. Nessas circunstâncias, o desenvolvimento de hipóxia tecidual global e de hipóxia citopática (celular) é comum, causando disfunção em vários órgãos e levando a um estado de choque irreversível.

▶ DEFINIÇÃO DE SEPSE

O American College of Chest Physicians (ACCP) (Colégio Americano de Pneumologistas), a Society for Critical Care

▶ TABELA 36-1   SUMÁRIO DE DEFINIÇÕES

Infecção
Infecção é definida como um processo patológico provocado pela invasão de tecidos normalmente estéreis, de líquidos ou de cavidades corporais por microrganismos patogênicos.

Síndrome da resposta inflamatória sistêmica (SRIS)
SRIS é definida como uma resposta fisiológica de um processo inflamatório a uma grande variedade de insultos clínicos graves, manifestada por pelo menos duas entre as seguintes situações:
1. Temperatura $> 38\ °C$ ou $< 36\ °C$.
2. Frequência cardíaca > 90 batimentos por minuto.
3. Frequência respiratória > 20 respirações por minuto ou $PaCO_2 < 32$ mmHg.
4. Contagem de leucócitos > 12.000 ou $< 4.000/mm^3$ ou $> 10\%$ de formas imaturas (desvio à esquerda).

Sepse
Sepse é uma resposta inflamatória sistêmica a uma infecção, definida como pelo menos duas condições de SRIS como resultado de infecções.

Sepse grave
Sepse grave é definida como disfunção aguda de um órgão induzida por sepse, hipoperfusão (acidose láctica, oligúria ou alteração no estado mental) ou hipotensão.

Choque séptico
Choque séptico é definido como hipotensão persistente induzida por sepse, a despeito de ressuscitação adequada com líquidos, juntamente com a presença de anormalidades de perfusão, incluindo, mas não se limitando, a acidose láctica, oligúria e alteração no estado mental.

▶ TABELA 36-2   CRITÉRIOS DIAGNÓSTICOS PARA SEPSE

Infecção,[a] documentada ou suspeita, e algumas entre as seguintes situações:
Variáveis gerais
Febre (temperatura interna do corpo $> 38,3\ °C$)
Hipotermia (temperatura interna do corpo $< 36\ °C$)
Frequência cardíaca > 90 batimentos por minuto ou > 2 DP acima do valor normal para a idade
Taquipneia
Estado mental alterado
Edema significativo ou equilíbrio positivo de líquidos (> 20 mL/kg durante 24 horas)
Hiperglicemia (glicose plasmática > 120 mg/dL ou 7,7 mmol/L, na ausência de diabetes
Variáveis inflamatórias e hematológicas
Leucocitose (LEUC $> 12.000/\mu L$)
Leucopenia (LEUC $< 4.000/\mu L$)
LEUC normal com $> 10\%$ de formas imaturas
Corpos de Döhle, granulação tóxica e vacúolos
Proteína reativa C plasmática > 2 DP acima do valor normal
Procalcitonina plasmática > 2 DP acima do valor normal
Hemoconcentração (desidratação)
Trombocitopenia
Produtos da degradação da fibrina
Variáveis hemodinâmicas
Hipotensão arterial (PAS < 90 mmHg, PAM < 70 mmHg ou uma queda na PAS > 40 mmHg em adultos ou > 2 DP abaixo do valor normal para a idade)
Saturação mista do oxigênio venoso ($SvO_2 > 70\%$)
Índice cardíaco $> 3,5$ L/min/m
Variáveis relacionadas à disfunção de órgãos
Hipoxemia arterial ($PaO_2/FIO_2 < 300$)
Oligúria aguda (débito urinário $< 0,5$ mL/kg/h ou 45 mmol/L durante pelo menos 2 horas)
Elevação no nível de creatinina $> 0,5$ mg/dL
Anormalidades na coagulação (INR $> 1,5$ ou TTPA > 60 s)
Obstrução intestinal (ausência de ruídos hidroaéreos)
Trombocitopenia (contagem de plaquetas $< 100.000/\mu L$)
Hiperbilirrubinemia (bilirrubina plasmática total > 4 mg/dL ou 70 mmol/L)
Variáveis relacionadas à perfusão tecidual
Hiperlactatemia (> 2 mmol/L)
Redução na matização ou no enchimento capilar

DP: desvio-padrão; **LEUC**: contagem de leucócitos; **PAS**: pressão arterial sistólica; **PAM**: pressão arterial média; **SvO₂**: saturação mista do oxigênio venoso; **INR**: coeficiente internacional normalizado (do inglês *international normalized ratio*); **TTPA**: tempo de tromboplastina parcial ativada.
[a] Infecção definida como um processo patológico induzido por um microrganismo.

Medicine (SCCM) (Associação para Medicina de Cuidados Intensivos) e a International Sepse Definitions Conference (ISDC) (Conferência Internacional para Definições de Sepse) criou a definição de síndrome da resposta inflamatória sistêmica (SRIS). A SRIS é a resposta inflamatória sistêmica observada em uma grande variedade de insultos infecciosos ou não infecciosos. A ISDC viu a SRIS como transição gradual, agravamento e evolução para sepse, sepse grave e choque séptico (Tab. 36-1).[6] As definições ainda eram vagas e inespecíficas. A ISDC de 2001 ampliou a definição de SRIS na tentativa de aumentar o diagnóstico logo no início da condição (Tab. 36-2).[7]

▶ BIOMARCADORES E DIAGNÓSTICOS DE SEPSE

Os biomarcadores, como ferramentas diagnósticas, terapêuticas e prognósticas, continuam em fase de evolução para aplicação nos tratamentos de sepse. A proteína C reativa (PCR) e o lactato foram os primeiros biomarcadores utilizados na estratificação de risco. A procalcitonina (PCT) é um biomarcador mais sensível e mais específico; possui sensibilidade e especificidade mais elevadas.[8,9] Atualmente, a PCT é utilizada nos países europeus para estratificação de risco em pacientes sépticos. Além disso, a PCT foi incorporada em orientações recentes como primeira escolha no manejo de sepse. Recentemente, outros marcadores apresentaram sensibilidade e especificidade semelhantes às da procalcitonina. Esses outros marcadores incluem o antagonista do receptor da interleucina (IL) 1, a proteína C e a lipocalina neutrofílica associada à gelatinase, que são componentes importantes da fisiopatologia de sepse, incluindo inflamação, ativação e coagulação, e disfunção renal e de órgãos, respectivamente.[10] Essa abordagem com multimarcadores é uma grande vantagem para identificar pacientes com probabilidade de desenvolverem sepse e para implantação imediata de programas para tratamento de sepse.

▶ **CAMPANHA DE SOBREVIVÊNCIA À SEPSE**

A Surviving Sepsis Campaign (SSC)[11] (Campanha de Sobrevivência à Sepse) iniciou suas atividades em 2002 com o objetivo de melhorar o diagnóstico, a sobrevida e o manejo de pacientes com sepse, por meio dos desafios associados a essa doença. A SSC desenvolveu três fases para executar sua missão. A Primeira Fase iniciou em outubro de 2002, na Declaração de Barcelona, no 15º Congresso Anual da European Society for Intensive Care Medicine (Sociedade Europeia de Medicina de Cuidados Intensivos). Essa fase defendia uma redução global de 25% na mortalidade até 2009. A agenda da primeira fase incluía os seguintes pontos: conscientização pública, educação de provedores, padronização internacional das terapias, melhora no diagnóstico e no tratamento e garantia de acesso aos cuidados de pacientes pós-UTI.[12]

A segunda fase da campanha foi lançada em março de 2004 e abril de 2004 como um conjunto de orientações para o manejo de sepse. A maior conquista dessa fase foi disponibilizar garantias educacionais irrestritas. A atualização das orientações para manejo de sepse foi lançada em 2008 com base no sistema GRADE (do inglês *grading of recomendation, assessment, development and evalution*). O sistema GRADE foi desenvolvido com o objetivo de avaliar a literatura que incluísse graus de recomendação, exame, desenvolvimento e avaliação.

▶ **IDENTIFICAÇÃO DE PACIENTES DE ALTO RISCO**

A identificação imediata de pacientes de alto risco facilita a implantação rápida dos programas de sepse. Pacientes de alto risco são definidos como indivíduos que permanecem hipotensos (pressão arterial sistólica < 90 mmHg) após a administração de 20 a 40 mL/kg de líquido ou com nível de lactase acima de 4 mmol/L.[13] A presença de déficits básicos às vezes tem alguma utilidade. Entretanto, até 20% de pacientes com nível elevado de lactato podem apresentar déficit básico normal.[14] Embora níveis simples de lactato sejam úteis, os níveis séricos (em intervalos de 3-6 horas) apresentam implicações prognósticas significativas em termos de morbidade e de mortalidade.[15]

▶ **ANTIBIÓTICOS E CONTROLE DE FONTES**

Estudos multivariados mostraram que terapias antibióticas inadequadas são grandes fatores de risco para incidência de sepse. O aumento na mortalidade hospitalar entre pacientes que recebem terapia inadequada chega a atingir 10%.[16] Além disso, o início da terapia antibiótica antes ou dentro da primeira hora após o início da hipotensão está associado a um aumento de 7,6% na taxa de mortalidade para cada hora de atraso na administração do medicamento. A recomendação para administração intravenosa (IV) imediata de antibióticos de amplo espectro deve ocorrer dentro de 3 horas após a chegada do paciente no serviços de emergências e dentro de 1 hora em admissões fora de serviços de emergências ou de UTIs.[18]

Antes de iniciar qualquer tratamento à base de antibióticos é necessário fazer coletas de culturas apropriadas e, se aplicável, fazer punção lombar ou coleta de culturas de fezes. A meta é iniciar o tratamento com um antibiótico correto com probabilidade de atacar o organismo ofensor. Outra consideração muito importante é o padrão local de resistência antibiótica. O custo das medicações, a farmacocinética e a interação também são fatores relevantes no processo de seleção do antibiótico mais adequado.[19] A escolha correta do antibiótico tem implicações significativas sobre o resultado (Tab. 36-3).

As causas mais comuns de sepse são pneumonia (47%), processos intra-abdominais (18%), infecção no trato urinário (ITU) (18%) e infecção na corrente sanguínea (12%). Outros sítios de infecção incluem infecção na pele (raramente), meningite nosocomial e cateteres permanentes.[16,18]

Existem dois tipos de pneumonia: pneumonia nosocomial ou pneumonia sem fatores de risco de patógenos com resistência a multifármacos. Nos casos de pneumonia nosocomial, os organismos mais comuns são os seguintes: *Enterobacteriaceae* (30-40%), *Pseudomonas aeruginosa* (17-30%) e *Staphylococcus aureus* (7-15%). Esse tipo de infecção deve ser tratado com um β-lactâmico ativo contra *P. aeruginosa* ± aminoglicosídeo ± glicopeptídeo ou linezolida nos casos de suspeita da presença de *Staphylococcus aureus* resistente à meticilina (MRSA, do inglês *methicillin-resistant Staphylococcus aureus*). Nos casos de pneumonia sem fatores de risco de patógenos com resistência a multifármacos, os organismos mais comuns são *S. aureus* (45%), *Haemophilus influenzae* (20%), bacilos gram-negativos (20%) e *Streptococcus pneumoniae* (9%). A cefalosporina de terceira geração ± macrolídeos é o antibiótico empírico recomendado para esse grupo nas situações em que houver suspeita da presença de bactérias intracelulares.[19]

As UTIs também são causas importantes de sepse (60-70%), normalmente provocada por *Enterobacteriaceae* incluindo a *Escherichia coli* (40%). Em geral, esse tipo de infecção é tratado com ciprofloxacina ou com ceftriaxona ou ceftazidima ± aminoglicosídeo nos casos em que houver suspeita de *P. aeruginosa*.[19] Infecções na corrente sanguínea associadas ao uso de cateteres causadas por *Staphylococcus sp.* (50%) e *Enterobacteriaceae* (30%) devem ser tratadas com um glicopepsídeo ou linezolida com um β-lactâmico que tenha atividade contra a *P. aeruginosa*.[21]

Outras causas de sepse são as seguintes: sepse intra-abdominal (frequentemente bacilos gram-negativos [60%], incluindo *E. coli* [40%] e *P. aeruginosa* [30%]), cocos gram-positivos (30%), e incluindo a espécie *Enterococcus*.[22] Os anaeróbios e os fungos também podem ser causas de sepse. O tratamento para organismos gram-negativos

▶ TABELA 36-3   ESCOLHA DE ANTIBIÓTICOS[16-25]

Local	Organismo	Antibiótico
Pneumonia nosocomial	1. *Enterobacter* 2. *Pseudomonas aeruginosa* 3. *Staphylococcus aureus*	1. β-lactâmicos 2. Adição de aminoglicosídeo 3. Adição de linezolida se houver suspeita de *Staphylococcus* resistente à meticilina (MRSA)
Pneumonia adquirida na comunidade	1. *S. aureus* 2. *Streptococcus pneumoniae* 3. Bacilos gram-negativos	Terceira geração de cefalosporina ou macrolídeos
Infecção no trato urinário	1. *Enterobacteriaceae* (*Escherichia coli*) 2. *P. aeruginosa* 3. *Enterococcus sp.*	1. Ciprofloxacina 2. Ceftriaxona ou ceftazidina 3. Adição de aminoglicosídeo
Fonte abdominal	1. Bacilos gram-negativos (*E. coli*, *P. aeruginosa*) 2. Cocos gram-positivos (*Enterococcus sp.*) 3. Anaeróbios (*Bacteroides sp.*)	1. Piperacilina-tazobactam 2. Ceftriaxona, ceftazidina ou cefepima + metronidazol 3. Imipeném com fluconazol e aminoglicosídeo
Fonte cutânea	1. *Streptococcus sp.* 2. *Staphylococcus sp.* 3. Anaeróbios	1. Inibidor de β-lactâmicos/lactamase 2. Piperacilina/tazobactam 3. Cefoxitina
Septicemia causada por cateteres permanentes	1. *Staphylococcus sp.* 2. *Enterobacteriaceae* 3. *P. aeruginosa*	Linezolida com β-lactâmicos
Meningite	1. Bacilos gram-negativos (*Acinetobacter sp.*) 2. *Staphylococcus sp.* 3. *Streptococcus sp.*	1. Meropenem com glicopeptídeo 2. Cefotaxima com fosfomicina

A seleção depende de cada padrão regional. As causas mais comuns são apresentadas na tabela.

inclui piperacilina-tazobactam ou a terceira/quarta geração de cefalosporina + metronidazol, ou impeném ± fluconazol ± aminoglicosídeo.

As infecções cutâneas e as meningites nosocomiais são causas raras de sepse. Os organismos que provocam infecção cutânea incluem o *Streptococcus sp.* e o *Staphylococcus sp.*[23] Embora os bacilos gram-negativos possivelmente sejam a causa mais comum de meningites nosocomiais, outros organismos causadores são o *Acinetobacter sp.*, o *Staphylococcus sp.* e o *Streptococcus sp.*[24]

O controle das fontes na fase inicial é estratégico no manejo da sepse. Esse tipo de controle inclui drenagem de líquidos infectados, debridamento de tecidos moles infectados, remoção de dispositivos ou de corpos estranhos infectados e aplicação de medidas definitivas para corrigir desarranjos anatômicos que resultem em contaminação microbiana e recuperação da função do órgão afetado. As abordagens diagnósticas para identificar e erradicar as fontes devem ser determinadas dentro das primeiras 6 horas de apresentação da sepse.[25]

▶ TERAPIA INICIAL FOCADA EM METAS

As ressuscitações hemodinâmicas focadas em metas dentro das primeiras 6 horas de sepse grave/choque séptico incluem abordagens sistemáticas para recuperar a liberação de oxigênio sistêmico por meio da manipulação de pré-cargas (volume), pós-cargas (pressão arterial) e contratilidade (volume sistólico) e preservar a perfusão tecidual efetiva, evitando aumentos excessivos no consumo miocárdico de oxigênio (evitando a ocorrência de taquicardia e mantendo a pressão de perfusão coronariana). Vários estudos mostraram que os resultados são melhores quando as terapias focadas em metas imediatas (TFMIs) são feitas dentro das primeiras 6 horas contadas a partir da apresentação da doença (Tab. 36-4).

Em especial, pacientes que são tratados com (Tab. 36-5): (1) ressuscitação volêmina – cristaloides ou coloides – com a finalidade de atingir uma meta de pressão venosa central (PVC) de 8 a 12 mmHg; (2) agentes vasopressores para atingir uma meta de pressão arterial média (PAM) de 65 a 90 mmHg; (3) transfusão de sangue para hematócritos ≥ 30%; (4) terapia inotrópica e (5) intubação, sedação e paralisia, de acordo com a necessidade, para atingir uma saturação do oxigênio venoso central ($ScvO_2$) ≥ 70%, medida por meio do monitoramento venoso central intermitente ou contínuo (Fig. 36-1). A terapia focada em metas imediatas (TFMI) deve ser o primeiro meio de ressuscitação a ser utilizado, com prioridade para o uso de antibióticos empíricos adequados e controle das fontes.[19]

TERAPIA COM LÍQUIDOS

Ingestão oral diminuída, perdas insensíveis aumentadas, dilatação arterial e venosa e transudação de líquido no

► **TABELA 36-4** PROGRAMAS DE RESSUSCITAÇÃO DE SEPSE DO INSTITUTO PARA APRIMORAMENTO DA SAÚDE E DA CAMPANHA DE SOBREVIVÊNCIA À SEPSE

Campanha de ressuscitação de sepse (deve ser executado o mais rapidamente possível e receber um escore durante as primeiras 6 horas de tratamento):
Medição do nível sérico de lactato
Coleta de culturas de sangue antes da administração de antibióticos
Administração de antibióticos de amplo espectro dentro de 3 horas no caso de apresentação em SEs e dentro de 1 hora fora do ambiente de SEs/UTIs
Na eventualidade de hipotensão (PAM < 65 mmHg ou PAS < 90 mmHg) e/ou nível de lactato ≥ 4 mmol/L (36 mg/dL):
Iniciar a ressuscitação volêmica com 20 mL/kg de cristaloide (ou o equivalente em coloide).
Iniciar a administração de vasopressores para hipotensão que não responder aos líquidos iniciais para manter uma PAM ≥ 65 mmHg ou uma PAS ≥ 90 mmHg.
Na eventualidade de hipotensão persistente ou nível de lactato ≥ 4 mmol/L (36 mg/dL):
Obter pressão venosa central (PVC) ≥ 8 mmHg.
Obter saturação do oxigênio venoso central ($ScvO_2$) ≥ 70%.

► **TABELA 36-5** ORIENTAÇÕES DA CAMPANHA DE SOBREVIVÊNCIA À SEPSE PARA MANEJO DE SEPSE GRAVE E DE CHOQUE SÉPTICO

Metas de ressuscitação inicial para hipoperfusão tecidual induzida por sepse:
Pressão venosa central: 8-12 mmHg
Pressão arterial média: ≥ 65 mmHg
Débito urinário: ≥ 0,5 mL/kg/h
Oxigenação venosa central (saturação de oxigênio [$ScvO_2$] na veia cava superior): ≥ 70%

compartimento de líquido extravascular levam à depleção volumétrica. Por causa desses fatores, a ressuscitação inicial com líquidos deve consistir da liberação rápida de pelo menos 20 mL/kg de cristaloide ou do equivalente em coloide. Se o paciente necessitar de ressuscitação adicional com líquidos, ela deve ser orientada pela medição da pressão venosa central (PVC). Nos casos em que a PVC for inferior a 8 mmHg, o paciente deve receber um *bolus* de 500 mL a cada 30 minutos até a PVC ultrapassar 8 mmHg.[26,27] O tipo de líquido não altera o resultado. A Tabela 36-6 apresenta alternativas para a escolha de líquidos.

A administração imediata de líquidos não deve ser confundida com efeitos adversos da administração tardia

Se o paciente atender aos critérios de entrada para sepse grave ou choque séptico.

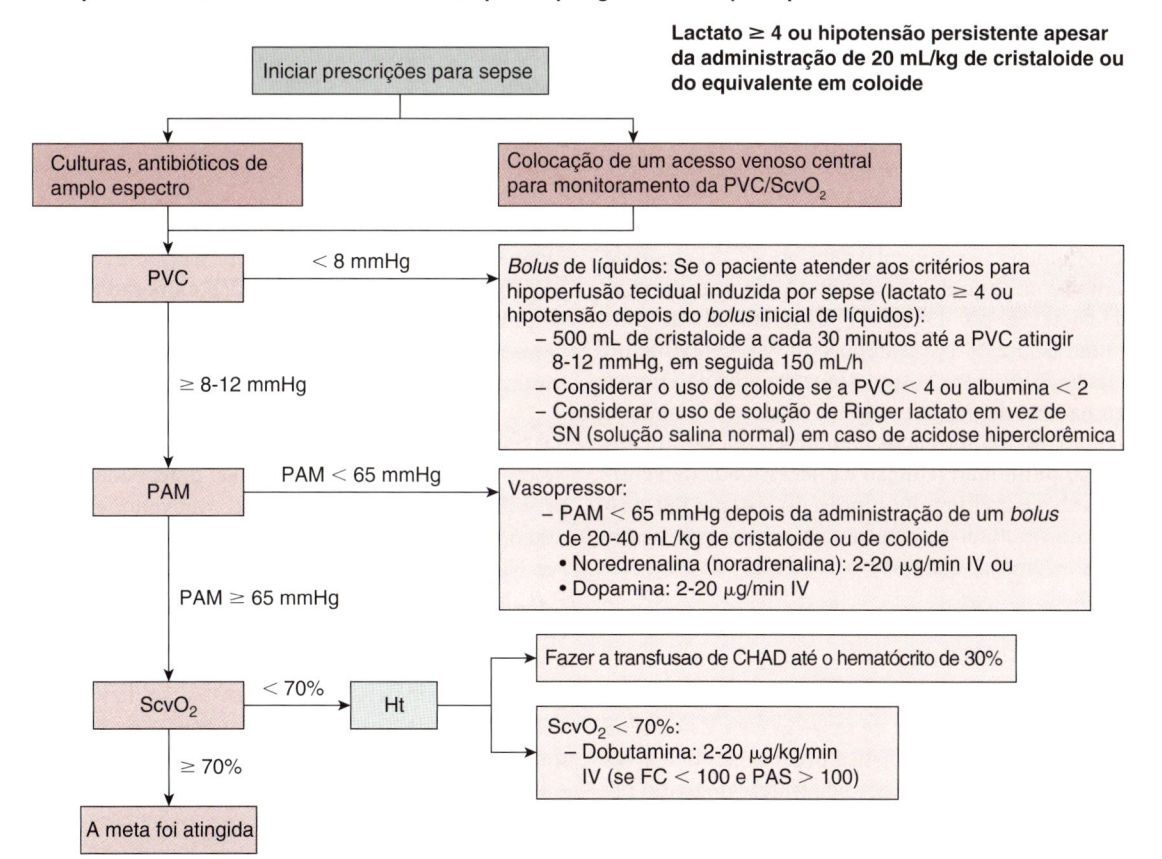

Figura 36-1 Diagrama derivado da terapia focada em metas imediatas no tratamento de sepse grave e de choque séptico.

▶ **TABELA 36-6** TERAPIA COM LÍQUIDOS

Solução salina normal	A solução salina normal é uma solução levemente hiperosmolar, contendo 154 mEq/L de sódio e de cloreto. Devido à concentração relativamente elevada de cloreto, a solução salina normal tem o risco de induzir acidose metabólica hiperclorêmica quando administrada em grandes quantidades.[27]
Solução de Ringer Lactato (RL)	O lactato pode aceitar um próton e, subsequentemente, ser metabolizado para CO_2 e água pelo fígado, levando à liberação de dióxido de carbono nos pulmões e à excreção de água pelos rins. O RL limita os efeitos da acidemia, o que é uma vantagem em relação à solução salina normal. Considerando o fato de que o RL contém potássio, embora em pequenas quantidades, há um pequeno risco de induzir hipercaliemia em pacientes com insuficiência renal. Há uma questão teórica em torno do uso do RL por causa da ativação imune significativa e indução de lesões celulares causadas pelo isômero D. A substituição do lactato por piruvato de etila ou por β-hidroxibutirato, ou usando apenas o isômero D do lactato na solução de Ringer, diminui os efeitos adversos.[27]
Albumina	A albumina é uma proteína derivada do plasma humano, sendo disponível em várias potências de 4-25%. O estudo Saline versus Albumin Fluid Evaluation (SAFE) comparou a ressuscitação com albumina ou solução salina sobre a mortalidade e encontrou mortalidades semelhantes depois de 28 dias e resultados secundários em grupo estudado.[28] Entretanto, uma análise de subgrupos de pacientes com sepse e lesão pulmonar aguda, ressuscitados com albumina, mostrou que houve uma queda na taxa de mortalidade, embora não tenha sido muito significativa sob o ponto de vista estatístico. Houve um aumento substancial na mortalidade em pacientes de trauma, particularmente pacientes com lesão na cabeça.[27]
Amido hidroxietílico	O amido hidroxietílico (HES, do inglês *hidroxyethyl starch*) é um coloide sintético derivado da amilopectina hidrolisada; descobriu-se que é prejudicial, causando danos renais nas doses recomendadas e alterando a sobrevida de longo prazo em doses elevadas.[29] Pode também provocar coagulopatia e complicações de sangramento com níveis reduzidos do fator VIII e do fator de von Willebrand, assim como alteração na função das plaquetas. O amido hidroxietílico aumenta o risco de insuficiência renal aguda entre pacientes com sepse e diminui a probabilidade de sobrevida. Deve ser evitado em casos de sepse.[29-31]
Dextranas	As dextranas, um dos coloides artificiais, são polímeros de glicose sintetizados pela bactéria *Leuconostoc mesenteroides*, que cresce em um meio de sacarose. Não são utilizadas com frequência em expansões plasmáticas rápidas, mas são usadas para reduzir a viscosidade do sangue. Essa classe pode provocar disfunção renal e reações anafilactoides. O grupo final de coloides artificiais é formado pelas gelatinas. As gelatinas são produzidas a partir de colágeno bovino. Considerando que têm peso molecular mais baixo, as gelatinas não são tão eficazes para expandir o volume plasmático, embora o custo seja mais baixo.[32] Há relatos de que causam danos renais e reações alérgicas variando de prurido à anafilaxia. Atualmente, as gelatinas não são comercializadas na América do Norte.

ou liberal de líquidos em lesões pulmonares agudas. O Fluids and Catheters Treatment Trial (FACTT) (Estudo de Tratamentos com Líquidos e Cateteres) acompanhou um grupo de pacientes por 43 horas após terem sido admitidos em uma UTI e 24 horas depois do desenvolvimento de uma lesão pulmonar. O estudo mostrou que não houve diferença na taxa de mortalidade em 60 dias.[33] O manejo conservador com líquidos apresentou melhora significativa na função pulmonar, redução na necessidade de ventilação mecânica e melhora na função do sistema nervoso central, como resultado da redução na necessidade de sedação.[34] Cabe lembrar que isso ocorre depois da ressuscitação inicial.

USO DE VASOPRESSORES

O equilíbrio homeostático entre vasodilatação e vasoconstrição altera-se em casos de sepse grave e de choque séptico.[35] Na sepse, a característica predominante é a vasodilatação sistêmica. A produção da síntese de óxido nítrico aumenta com a sepse, provocando relaxamento dos músculos lisos vasculares. Os estudos sobre a vasoconstrição endógena são menos frequentes. No choque séptico, os músculos lisos são pouco responsivos à norepinefrina. Quando a pressão arterial diminui, a arginina vasopressina (AVP) endógena aumenta. A AVP é liberada pela neuro-hipófise para induzir conservação hídrica pelos rins. Consequentemente, a AVP ajuda a regular as pressões osmóticas e a homeostase cardiovascular.[36]

Vasopressores exógenos

Se o paciente continuar hipotenso e dependente de vasopressores depois de ressuscitação com volume adequado, a obtenção de acesso venoso central e arterial é imprescindível. Nas terapias focadas em metas imediatas (TFMIs), se a PVC for inferior a 8 mmHg, o paciente deve receber *bolus* em alíquotas de 500 mL a cada 30 minutos, até a pressão venosa central ultrapassar a marca de 88 mmHg. Em pacientes gravemente hipotensos, a administração de vasopressores deve iniciar mais cedo. A administração de vasopressores deve se iniciar quando a PAM for inferior a 65 mmHg e a PVC for superior a 8 mmHg, ou antes da ressuscitação volêmica na presença de níveis excessivamente baixos da pressão arterial média.[19,37] A Tabela 36-7 mostra alguns vasopressores exógenos com os respectivos efeitos colaterais.

▶ TABELA 36-7 VASOPRESSORES EXÓGENOS

Medicamento	Comentários
Norepinefrina	A norepinefrina possui as propriedades fisiológicas de um vasoconstritor e de um inotrópico.[38] Martin e outros encontraram resultados favoráveis na mortalidade depois de 7 e 28 dias, ao passo que outros vasopressores não apresentaram nenhuma associação positiva ou negativa na mortalidade na análise de multivariantes.[39] Marik e outros fizeram a comparação entre a norepinefrina (noradrenalina) e a dopamina e mostraram que houve melhora na utilização esplâncnica de oxigênio com a epinefrina.[40]
Dopamina	Grande parte dos efeitos da dopamina em doses inferiores a 5 μg/kg/min podem ser observados nos receptores dopaminérgicos renais, mesentéricos e coronarianos. Comprovadamente, nas doses de 5-10 μg/kg/min os efeitos β-adrenérgicos aumentam a contratilidade cardíaca. Em doses mais elevadas, acima 10 μg/kg/min, há uma predominância dos efeitos β-adrenérgicos com a vasoconstrição arterial.[41] Um estudo clínico randomizado de baixas doses de dopamina em pacientes com choque séptico mostrou que não houve efeitos protetores contra insuficiência renal.[42] Jakob mostrou que o consumo esplâncnico de oxigênio aumentou, mesmo diante de um aumento no fluxo sanguíneo esplâncnico.[38,43] Um estudo observacional sugere que a administração de dopamina talvez esteja associada a uma elevação nas taxas de mortalidade em casos de choque.[44]
Fenilefrina	A fenilefrina tem seletividade primária para os receptores α_1 ao aumentar a resistência periférica.[38] É ideal para uso em pacientes que se apresentam com taquicardia. A fenilefrina não possui efeitos inotrópicos ou cronotrópicos significativos e recomenda-se que seja usada com cautela em pacientes sépticos com disfunção cardíaca. As principais preocupações são aumento no consumo de oxigênio, redução no fluxo sanguíneo esplâncnico e redução no débito cardíaco em pacientes com choque séptico.[45]
Efedrina	A efedrina provoca palpitações, hipertensão e arritmias cardíacas; é um estimulante do SNC com ação indireta; possui valor limitado como terapia de longo prazo para casos de choque.
Epinefrina	De Backer e outros investigaram a circulação esplâncnica com epinefrina em pacientes com choque séptico e, na comparação com outros vasopressores, descobriram a presença de um fenômeno redistribuidor dependente da dose fora do sistema hepatosplâncnico, que diminuía o fluxo sanguíneo esplâncnico apesar de um débito cardíaco mais elevado.[46] A hiperlactatemia foi descrita como um efeito danoso da epinefrina. Entretanto, Levy descreve-o como transitório, com recuperação dentro de 24 horas, independentemente da hipoxemia e, provavelmente, seja uma resposta fisiológica adaptativa para manter o metabolismo dos carboidratos sob um insulto circulatório agressivo.[47] A epinefrina pode atenuar atividades excessivas de citocinas inflamatórias durante as infecções, além de possuir propriedades antitrombóticas.[47] Nos casos de hipotensão permanente durante a terapia com dopamina, a adição de epinefrina não foi um fator importante nas previsões de mortalidade.[39] Martin e outros investigaram o manejo de choque séptico com epinefrina ou norepinefrina mais dobutamina e não constataram diferença na mortalidade.[39,47,48]
Vasopressina	Landry e outros observaram que pacientes com choque séptico reduziram os níveis de vasopressina e permaneceram responsivos à infusão de vasopressina exógena.[49] Ertmer e outros também mostraram como a adição de dobutamina, com dosagens de 5-10 μg/kg/min, reverteu os danos causados pela vasopressina no índice cardíce cardiaco e no índice de transporte de oxigênio (IDO_2) e até elevando a pressão arterial média.[50] O estudo multicêntrico Vasopressin and Septic Shortck Trial (VASST) investigou a vasopressina como adjuvante e como terapia alternativa à norepinefrina e mostrou que não houve nenhuma diferença estatística na mortalidade depois 28 ou 90 dias.[45,51]

TERAPIA INOTRÓPICA

Antes da TFMI, estudos com base em UTIs, usando terapia inotrópica com foco em metas supranormais de liberação de oxigênio, foram associados a uma elevação na taxa de mortalidade.[53] Na TFMI, o tempo, a seleção de pacientes e as metas fisiológicas eram diferentes. A administração de dobutamina teve início a uma dose mais baixa e foi titulada até atingir uma $ScvO_2$ igual ou superior a 70% (Fig. 36-1). Nas ressuscitações iniciais em SEs superlotados, a $ScvO_2$ pode ser usada como substituto conveniente à saturação mista do oxigênio venoso central (SvO_2).[26,54] A Surviving Sepsis Campaing recomenda desfechos de ressuscitação de SvO_2 de 65% e $ScvO_2$ de 70%.

ADMINISTRAÇÃO DE HEMODERIVADOS

Provavelmente, o fundamento lógico para fazer transfusões em pacientes com sepse grave ou choque séptico, devido a respostas medulares alteradas e a níveis alterados de eritropoietina, seja melhorar níveis baixos de hemoglobina na presença de hipóxia tecidual global.[55] Recomenda-se fazer transfusões nas situações em que houver combinação de choque séptico ou hipóxia tecidual global com anemia. A ocorrência de anemia dilucional é comum durante a ressuscitação de pacientes com grandes volumes de líquido. Na presença de uma $ScvO_2$ elevada ou baixa, recomenda-se fazer a transfusão para um hematócrito de 30%.

Quando se deve fazer a transfusão de concentrado de hemácias, plasma fresco congelado, antitrombina e plaquetas? De acordo com as orientações em vigor, a transfusão de hemácias deve ser feita quando o nível de hemoglobina for inferior a 7 g/dL, considerando uma meta de 7 a 9 g/dL, exceto em pacientes com doença significativa na artéria coronária ou com hemorragia aguda em que se mantém um nível de hemoglobina acima de 10 g/dL.[19] Não é recomendável fazer transfusões de plasma fresco congelado para correção de coagulopatias, a não ser em casos de sangramento ou de procedimentos invasivos planejados. A terapia antitrombina não deve ser usada. A transfusão de plaquetas deve ocorrer quando a contagem for inferior a 5.000/mm³, independentemente de sangramento, ou se a contagem ficar entre 5.000 e 30.000 mm³, com risco elevado de sangramento.

CORTICOSTEROIDES E PACIENTES SÉPTICOS

No estresse da sepse, a resposta suprarrenal talvez não seja suficiente, resultando em insuficiência suprarrenal relativa. Embora os primeiros estudos tenham mostrado que a reposição esteroidal não apresenta benefício e pode causar danos,[56-58] em 2002 Annane e outros mostraram que a reposição de hidrocortisona a 50 mg, em intervalos de 6 horas, melhorou os resultados e diminuiu o uso de vasopressores.[59] Mais recentemente, o estudo Corticosteroid Therapy of Septic Shock (CORTICUS) (Terapia com Corticosteroides para Choque Séptico) envolveu uma faixa mais ampla da população.[60] O estudo reuniu especificamente pacientes com pressão arterial sistólica inferior a 90 mmHg durante uma hora, independentemente do uso de vasopressor, pacientes de UTI com choque séptico até as primeiras 72 horas e pacientes que haviam recebido etomidato. Para comparação, Annane e outros agruparam apenas pacientes hipotensos persistentes por uma hora ou mais e pacientes com choque séptico durante as primeiras 8 horas, e excluíram qualquer pessoa em que o etomidato havia sido administrado dentro de 6 horas.[59] O estudo CORTICUS não apresentou diferença significativa na mortalidade depois de 28 dias entre os grupos de corticosteroides e placebo.[60] Entretanto, em uma análise de subgrupos de pacientes semelhantes ao primeiro teste, os benefícios na mortalidade foram substanciais.

Um dos alertas clínicos é suspender o uso de esteroides por um período de 6 a 8 horas até o paciente atingir os desfechos das terapias focadas em metas imediatas. Somente a aplicação de líquidos diminui em 14% o uso de vasopressores durante as primeiras 6 horas. Nesse contexto, adiar o uso de esteroides reduz seu uso. As orientações de 2008 da Campanha de Sobrevivência à Sepse recomendam a administração intravenosa de hidrocortisona em pacientes adultos com choque séptico hipotensivo persistente, com choque séptico em que a pressão arterial não responde à terapia com líquidos e com vasopressores. Essas orientações avançaram um passo tornando eletivo o teste de estimulação com cosintropina e não recomendando o uso de dexametasona como substituta da hidrocortisona.[19]

O etomidato é utilizado com frequência nos SEs em intubação por sequências rápidas (SRD).[61] Em estudos realizados em UTIs, infusões contínuas de etomidato em pacientes sépticos levaram à insuficiência suprarrenal que, por sua vez, elevou a taxa de mortalidade.[62] Outro estudo realizado com pacientes cirúrgicos mostrou que o uso prolongado de etomidato baixava o nível plasmático de cortisol.[63] Nos dias atuais, a administração de uma dose única de etomidato durante intubação por sequências rápidas encontra-se em fase de debate. Recentemente, a cetamina tem sido usada como agente de SRD alternativos, com um perfil hemodinâmico favorável. Essa área necessita da realização de mais estudos.

PROTEÍNA C ATIVADA

Durante a sepse, os complexos inflamatórios (citocinas e mediadores da coagulação) do corpo começam a causar danos nas células endoteliais e na coagulação na microcirculação provocando disfunções em órgãos-alvo e, finalmente, levando à morte.[64] O corpo humano inibe a coagulação por meio do inibidor do caminho dos fatores teciduais, da antitrombina e do sistema da proteína C.[65] A proteína C endógena ativada inibe a incidência de condições como trombose, inflamação e apoptose. Pacientes portadores de sepse grave, com níveis baixos de proteína C ativada, estão associados a elevações na taxa de mortalidade.[66] O estudo Recombinant Human Activated Protein C Worldwide Evaluation in Severe Sepsis (PROWESS) (Avaliação Mundial da Proteína C Ativada Humana Recombinante em Sepse Grave) mostrou que houve uma redução na taxa de mortalidade de 30,9% no grupo de placebo a 24,7% no grupo de tratamento. Esse estudo foi interrompido logo depois dessas descobertas.[64] O aumento no tempo de sobrevida foi confirmado em casos de maior gravidade da doença, refletido por um escore APACHE II mais elevado, ou seja, igual ou superior a 25, ou por disfunções múltiplas de órgãos. O estudo Extended Evaluation of Recombinant Human Activated Protein C (ENHANCE) (Avaliação Estendida da Proteína C Ativada Humana Recombinante) apresentou benefícios semelhantes aos do estudo PROWESS na mortalidade, com aumento no sangramento. Nos casos em que a administração da terapia com proteína C ativada humana recombinante (rhAPC) foi iniciada dentro das primeiras 24 horas, a mortalidade passou para 22,9% versus 27,4% nas situações em que a rhAPC iniciou depois de 24 horas.[67]

O uso de rhAPC nos SEs limita-se às situações em que houver alguma demora na admissão em UTI.[19] De acordo com as orientações atualmente em vigor, a rhAPC é recomendada na presença de disfunção aguda de órgãos induzida por sepse, associada à avaliação clínica de alto risco de morte (escores APACHE ≥ 25) e sem contraindicação absoluta que supere os benefícios (Tab. 36-8).

► TABELA 36-8 CONTRAINDICAÇÕES ABSOLUTAS E RELATIVAS DA PROTEÍNA C ATIVADA HUMANA RECOMBINANTE

Contraindicações absolutas ao uso da proteína C ativada humana recombinante (rhAPC):
- Sangramento interno ativo
- Acidente vascular encefálico hemorrágico recente (dentro de 90 dias)
- Cirurgia intracraniana/intraespinal recente (dentro de 60 dias) ou traumatismo craniano grave
- Traumatismo com risco de sangramento que ameace a vida do paciente
- Presença de cateter epidural
- Neoplasias intracranianas ou lesões causadas por massa (conhecida ou suspeita)
- Hipersensibilidade à rhAPC

Contraindicações relativas ao uso da proteína C ativada humana recombinante (rhAPC):
- Uso de heparina (> 15 U/kg/h)
- Contagem de plaquetas < 30.000/mm^2
- Terapia trombolítica dentro de 3 dias
- Anticoagulantes orais ou inibidores da glicoproteína IIb/IIIa dentro de 7 dias
- Acidente vascular encefálico isquêmico dentro de 90 dias
- Malformação AV intracraniana ou aneurisma
- Diátese com sangramento conhecido
- Doença hepática grave crônica
- Infecção por HIV com contagem de CD4 < 50/mm^3
- Cirurgia recente (dentro de 30 dias)
- Disfunção em um único órgão causada por sepse
- Pacientes pediátricos

VENTILAÇÃO COM VOLUME CORRENTE BAIXO

Conforme mencionado anteriormente, o pulmão é o sítio mais comum de infecção. A cascata inflamatória no pulmão provoca danos pulmonares parenquimatosos. Esses danos causam disfunção no sistema respiratório que pode levar à síndrome do desconforto respiratório agudo (SDRA). A SDRA é definida como início agudo de insuficiência respiratória com uma razão de pressão arterial parcial de oxigênio e a concentração da fração inspirada de oxigênio (PaO_2/FIO_2) inferior a 200, independentemente da pressão positiva no final da expiração (PEEP, do inglês *positive end-expiratory pressure*), dos infiltrados bilaterais e da pressão em cunha do capilar pulmonar (PCCP).[68] Foi realizado um estudo usando ventilação com proteção dos pulmões (VPP) (6 mL/kg de volumes correntes e uma pressão de platô < 30 cm H_2O) *versus* volumes convencionais (estudo ARDS Network).[69] Esse estudo mostrou que, em pacientes com lesão pulmonar, a VPP foi associada a uma redução absoluta de 9% na mortalidade. O estudo ARDS Network revelou também que há certa tolerância à hipercapnia permissiva (hipoventilação e acidose respiratória leve [pH de 7,3 a 7,45]).

As orientações recomendam evitar volumes correntes elevados, juntamente com pressões de platô, em casos de sepse grave ou de choque séptico para diminuir os volumes correntes para 6 mL/kg (com base no peso corporal previsto); a meta é manter a pressão de platô no final da inspiração abaixo de 30 cm H_2O. A PEEP deve ser estabelecida de acordo com a gravidade do déficit de oxigenação. Deve-se levar em conta o tratamento intermitente na posição pronada em pacientes que exigirem níveis potencialmente lesivos de FIO_2 ou pressão de platô superior a 30 cm H_2O. Para evitar pneumonia causada pelo uso de ventiladores, deve-se elevar a cabeceira do leito 45%, a menos que esse nível de elevação seja contraindicado.

CONTROLE GLICÊMICO

Observa-se que há uma prevalência de hiperglicemia em pacientes gravemente enfermos. Comprovadamente, o controle glicêmico intensivo entre 80 e 110 mg/dL é mais benéfico em pacientes de unidades de terapia cirúrgica intensiva (UTCIs) do que em pacientes de unidades de terapia médica intensiva (UTMIs).[70,71] Não há benefícios no controle glicêmico intensivo na população de UTMIs. Na realidade, alguns pacientes chegaram a desenvolver hipoglicemia.[71] A Campanha de Sobrevivência à Sepse de 2008 recomenda o uso de rhAPC, depois das primeiras 6 horas, para manter níveis glicêmicos abaixo de 150 m/dL ou acima do limite inferior dos níveis laboratoriais normais.[9] Além disso, deve-se utilizar insulina continuamente, monitorando-se os níveis de glicose no sangue em intervalos de 30 a 60 minutos, até que sejam estabilizados. Os níveis glicêmicos devem ser monitorados a cada 4 horas. A Campanha recomenda também permanências mais prolongadas em UTIs nos casos em que os pacientes receberem insulina por via intravenosa. Todos os pacientes que forem tratados com terapia insulínica intravenosa devem receber fontes calóricas à base de glicose; recomenda-se tomar muito cuidado quando utilizar glicose *point-of-care* para não superestimar os valores plasmáticos.

PROFILAXIA

A administração imediata de heparina não fracionada profilática ou de heparina de baixo peso molecular deve ser feita logo após a admissão do paciente. Costuma-se utilizar dispositivos de compressão mecânica em pacientes com contraindicação para uso de heparina. A profilaxia de úlcera por estresse deve ser feita com antagonistas do receptor de histamina tipo 2 (H_2).[19]

► COMO INICIAR UM PROGRAMA DE MANEJO DE SEPSE E INDICADORES DE QUALIDADE

As evidências mostraram, por repetidas vezes, em vários estudos de acompanhamento em adultos e em crianças, que o programa de 6 e 24 horas melhora os resultados.[72,73] Comprovadamente, a terapia focada em metas imediatas (TFMI) apresenta uma boa relação custo-benefício ao reduzir em 20% os custos hospitalares relacionados à sepse, depois de serem considerados todos os esforços e equipamentos imprescindíveis para essa iniciativa.[74] As instituições que admitirem uma média de menos de 16 pacientes com sepse por ano terão uma redução média de 32,6% nos custos. Essas análises de custos foram repetidas e validadas.[75,76]

Existem vários modelos à disposição das instituições. Nos SEs, o modelo de tratamento coordenado de pacientes exige a convergência de várias especialidades e recursos antes da admissão do paciente na UTI. Um segundo modelo exige equipes de respostas rápidas com flexibilidade para se movimentarem dentro dos hospitais.[77] Esse modelo dá cobertura para todo o hospital, e o início da transferência para UTI faz parte do manejo do programa. Um terceiro modelo exige admissão imediata em UTI, permitindo que os intensivistas iniciem a terapia focada em metas imediatas.

▶ **RESUMO**

O manejo imediato da sepse está associado à morbidade, à mortalidade e ao consumo de recursos de assistência médica. Da mesma forma que nos casos de infarto agudo do miocárdio, acidente vascular encefálico e trauma, o manejo de sepse é sensível ao tempo e exige a participação de especialistas nos SEs.

REFERÊNCIAS

1. Rivers EP. Early goal-directed therapy in severe sepsis and septic shock: converting science to reality. Chest. 2006;129:217-218.
2. McCaig LF, Burt CW. National Hospital Ambulatory Medical Care Survey: 2002 emergency department summary. Adv Data. 2004;340:1-34.
3. Angus D, Linde-Zwirble WT, Lidicker MA, et al. Epidemiology of severe sepsis in the United States: analysis of incidence, outcome, and associated costs of care. Crit Care Med. 2001;29:1303-1310.
4. Wang H, Shapiro N, Angus D, et al. National estimates of severe sepsis in United States emergency departments. Crit Care Med. 2007;35:1928-1936.
5. Zambon M, Ceola M, Almeida-de-Castro R, et al. Implementation of the surviving sepsis campaign guidelines for severe sepsis and septic shock: we could go faster. J Crit Care. 2008;23:455-460.
6. Bone RC, Balk RA, Cerra FB, et al. The American College of Chest Physicians/Society of Critical Care Medicine Consensus Conference Committee: definitions for sepsis and organ failure and guidelines for the use of innovative therapies in sepsis. Chest. 1992;101:1644-1655.
7. Levy MM, Fink MP, Marshall JC, et al. 2001 SCCM/ESICM/ACCP/ATS/SIS international sepsis definitions conference. Crit Care Med. 2003;31:1250-1256.
8. Marshall JC, Vincent JL, Fink MP, et al. Measures, markers, and mediators: toward a staging system for clinical sepsis. A report of the Fifth Toronto Sepsis Roundtable. Crit Care Med. 2003;31:1560-1567.
9. Luzzani A, Polati E, Dorizzi R, et al. Comparison of procalcitonin and c-reactive protein as markers of sepsis. Crit Care Med. 2003;31:1737-1741.
10. Shapiro NI, Trzeciak S, Hollander JE, et al. A prospective, multicenter derivation of a biomarker panel to assess risk of organ dysfunction, shock, and death in emergency department patients with suspected sepsis. Crit Care Med. 2009;37:96-104.
11. Levy MM, Dellinger RP, Townsend SR, et al. The Surviving Sepsis Campaign: results of an international guideline-based performance improvement program targeting severe sepsis. Crit Care Med. 2010;(38):367-374.
12. The Surviving Sepsis Campaign. Available at: http://www.survivingsepsis.org/background/barcelona_ declaration.
13. Mikkelsen ME, Miltiades AN, Gaieski DF, et al. Serum lactate is associated with mortality in severe sepsis independent of organ failure and shock. Crit Care Med. 2009;37:1670-1677.
14. Berkman M, Ufberg J, Nathanson LA, Shapiro NI. Anion gap as a screening tool for elevated lactate in patients with an increased risk of developing sepsis in the emergency department. J Emerg Med. 2009;36:391-394.
15. Nguyen HB, Rivers EP, Knoblich BP, et al. Early lactate clearance is associated with improved outcome in severe sepsis and septic shock. Crit Care Med. 2004;32: 1637-1642.
16. Kumar A, Roberts D, Wood KE, et al. Duration of hypotension before initiation of effective antimicrobial therapy is the critical determinant of survival in human septic shock. Crit Care Med. 2006;34:1589-1596.
17. Larche J, Azoulay E, Fieux F, et al. Improved survival of critically ill cancer patients with septic shock. Intensive Care Med. 2003;29:1688-1695.
18. Vincent JL, Bihari DJ, Suter PM, et al. The prevalence of nosocomial infection in intensive care units in Europe. Results of the European Prevalence of Infection in Intensive Care (EPIC). EPIC International Advisory Committee. JAMA. 1995;274:639-644.
19. Dellinger RP, Levy MM, Carlet JM, et al. Surviving Sepsis Campaign: international guidelines for management of severe sepsis and septic shock: 2008. Crit Care Med. 2008;36:296-327.
20. Leone M, Perrin AS, Granier I, et al. A randomized trial of catheter change and short course of antibiotics for asymptomatic bacteriuria in catheterized ICU patients. Intensive Care Med. 2007;33:726-729.
21. Costerton JW, Stewart PS, Greenberg EP. Bacterial biofilms: a common cause of persistent infections. Science. 1999;284:1318-1321.
22. Carunta FA, Benea L. Spontaneous bacterial peritonitis: pathogenesis, diagnosis, treatment. J Gastrointest Liver Dis. 2006;15:51-56.
23. Elliott DC, Kufera JA, Myers RA, et al. The microbiology of necrotizing soft tissue infections. Am J Surg. 2000; 179:361-366.
24. Arabi Y, Memish ZA, Balkhy Y, HH, et al. Ventriculostomy associated infections: incidence and risk factors. Am J Infect Control. 2005;33:137-143.
25. Marshall JC, al Naqbi A. Principles of source control in the management of sepsis. Crit Care Clin. 2009;25: 753-768, viii-ix.
26. Dellinger RP. Cardiovascular management of septic shock. Crit Care Med. 2003;31:946-955.
27. Vincent JL, Gerlach H. Fluid resuscitation in severe sepsis and septic shock: an evidence-based review. Crit Care Med. 2004;32:S451-S454.
28. Finfer S, Bellomo R, Boyce N, French J, Myburgh J, Norton R. A comparison of albumin and saline for fluid resuscitation in the intensive care unit. N Engl J Med. 2004;350:2247-2256.
29. Brunkhorst FM, Engel C, Bloos F, et al. Intensive insulin therapy and pentastarch resuscitation in severe sepsis. N Engl J Med. 2008;358:125-139.
30. Wiedermann CJ. Systematic review of randomized clinical trials on the use of hydroxyethyl starch for fluid management in sepsis. BMC Emerg Med. 2008;8:1.
31. Sriskandan S, Altmann DM. The immunology of sepsis. J Pathol. 2008;214:211-223.
32. Vincent JL, Weil MH. Fluid challenge revisited. Crit Care Med. 2006;34:1333-1337.
33. Rivers EP. Fluid-management strategies in acute lung injury—liberal, conservative, or both? N Engl J Med. 2006;354(24):2598-2600.

34. Wiedemann HP, Wheeler AP, Bernard GR, et al. National Heart, Lung, and Blood Institute Acute Respiratory Distress Syndrome (ARDS) Clinical Trials Network. Comparison of two fluid management strategies in acute lung injuries. *N Engl J Med.* 2006;354(24):2564–2575. Epub May 21, 2006.
35. Levy MM, Macias WL, Vincent JL, et al. Early changes in organ function predict eventual survival in severe sepsis. *Crit Care Med.* 2005;33(10):2194–2201.
36. Landry DW, Levin HR, Gallant EM, et al. Vasodilation deficiency contributes to the vasodilatation of septic shock. *Circulation.* 1997;95:1122–1125.
37. Morgenthaler NG, Struck J, Alonso C, et al. Assay for the measurement of copeptin, a stable peptide derived from the precursor of vasopressin. *Clin Chem.* 2006;52:112–119.
38. Marini JJ, Wheeler AP, eds. *Critical Care Medicine: The Essentials.* 3rd ed. Philadelphia: Lippincott Williams & Wilkins; 2006.
39. Martin C, Viviand X, Leone M, Thirion X. Effect of norepinephrine on the outcome of septic shock. *Crit Care Med.* 2000;28:2758–2765.
40. Marik PE, Mohedin M. The contrasting effects of dopamine and norepinephrine on systemic and splanchnic oxygen utilization in hyperdynamic sepsis. *JAMA.* 1994;272:1354–1357.
41. Landry DW, Oliver JA. The pathogenesis of vasodilatory shock. *N Engl J Med.* 2001;345:588–595.
42. Beale RJ, Hollenberg SM, Vincent JL, Parrillo JE. Vasopressor and inotropic support in septic shock: an evidence-based review. *Crit Care Med.* 2004;32:S455–S465.
43. Jakob S. Clinical review: splanchnic ischaemia. *Crit Care.* 2002;6:306–312.
44. Sakr Y, Reinhart K, Vincent JL, et al. Does dopamine administration in shock influence outcome? Results of the Sepsis Occurrence in Acutely Ill Patients (SOAP) Study. *Crit Care Med.* 2006;34:589–597.
45. Parrillo JE, Dellinger RP, eds. *Critical Care Medicine: Principles of Diagnosis and Management in the Adult.* 3rd ed. Philadelphia: Mosby Elsevier; 2008.
46. De Backer D, Creteur J, Silva E, Vincent JL. Effects of dopamine, norepinephrine, and epinephrine on the splanchnic circulation in septic shock: which is best? *Crit Care Med.* 2003;31:1659–1667.
47. Levy B. Use of pressors in the management of septic shock. *Lancet.* 2007;370:1827. Author reply 8.
48. Dellinger RP, Levy MM, Carlet JM, et al. Surviving Sepsis Campaign: international guidelines for management of severe sepsis and septic shock: 2008. *Crit Care Med.* 2008;36:296–327.
49. Landry DW, Levin HR, Gallant EM, et al. Vasopressin deficiency contributes to the vasodilation of septic shock. *Circulation.* 1997;95:1122–1125.
50. Ertmer C, Morelli A, Bone HG, et al. Dobutamine reverses the vasopressin-associated impairment in cardiac index and systemic oxygen supply in ovine endotoxemia. *Crit Care.* 2006;10:R144.
51. Russell JA, Walley KR, Singer J, et al. Vasopressin versus norepinephrine infusion in patients with septic shock. *N Engl J Med.* 2008;358:877–887.
52. Rivers E, Nguyen B, Havstad S, et al. Early goal-directed therapy in the treatment of severe sepsis and septic shock. *N Engl J Med.* 2001;345:1368–1377.
53. Gattinoni L, Brazzi L, Pelosi P, et al. A trial of goal-oriented hemodynamic therapy in critically ill patients. SvO$_2$ Collaborative Group. *N Engl J Med.* 1995;333(16): 1025–1032.
54. Chawla LS, Zia H, Gutierrez G, et al. Lack of equivalence between central and mixed venous oxygen saturation. *Chest.* 2004;126(6):1891–1896.
55. Tamion F, Le Cam-Duchez V, Menard JF, et al. Serum erythropoietin levels in septic shock. *Anaesth Intensive Care.* 2005;33(5):578–584.
56. Oelkers W. Adrenal insufficiency. *N Engl J Med.* 1996;335:1206–1212.
57. Lefering R, Neugebauer E. Steroid controversy in sepsis and septic shock: a met analysis. *Crit Care Med.* 1995;23:1294–1303.
58. Sprung CL, Caralis PV, Marcial EH, et al. The effect of high-dose corticosteroids in patients with septic shock. *N Engl J Med.* 1984;311:1137–1143.
59. Annane D, Sebille V, Charpentier C, et al. Effect of treatment with low doses of hydrocortisone and fludrocortisone on mortality in patients with septic shock. *JAMA.* 2002;288:862–871.
60. Sprung CL, Annane D, Keh D, et al. Hydrocortisone therapy for patients with septic shock. *N Engl J Med.* 2008;358:111–124.
61. Sakles JC, Laurin EG, Rantapaa AA, et al. Airway management in the emergency department: a one-year study of 610 tracheal intubations. *Ann Emerg Med.* 1998;31: 325–332.
62. Watt I, Ledingham IM. Mortality amongst multiple trauma patients admitted to an intensive therapy unit. *Anesthesia.* 1984;39:973–981.
63. Wagner RL, White PF, Kan PB, et al. Inhibition of adrenal steroidogenesis by the anesthetic etomidate. *N Engl J Med.* 1984;310:1415–1421.
64. Benard GR, Vincent JL, Laterre PF, et al. Efficacy and safety of recombinant human activated protein C for severe sepsis. *N Engl J Med.* 2001;344:699–709.
65. Fourrier F. Recombinant human activated protein C in the treatment of severe sepsis: an evidence based review. *Crit Care Med.* 2004;32(S):S434–S441.
66. Yan SB, Helterbrand JD, Hartman DL, et al. Low levels of protein C are associated with poor outcome in severe sepsis. *Chest.* 2001;120:915–922.
67. Vincent JL, Bernard GR, Beale R, et al. Drotrecogin alfa (activated) treatment in severe sepsis from the global open-label trial ENHANCE: further evidence for survival and safety and implications for early treatment. *Crit Care Med.* 2005;33:2266–2277.
68. Bernard GR, Artigas A, Brigham KL, et al. The American–European consensus conference on ARDS. Definitions, mechanisms, relevant outcomes, and clinical trial coordination. *Am J Respir Crit Care Med.* 1994;149:818–824.
69. The Acute Respiratory Distress Syndrome Network. Ventilation with lower tidal volumes as compared with traditional tidal volumes for acute lung injury and the acute respiratory distress syndrome. *N Engl J Med.* 2000;342:1301–1308.
70. Van den Berghe G, Wouters P, Weekers F, et al. Intensive insulin therapy in critically ill patients. *N Engl J Med.* 2001;345:1359–1367.
71. Van den Berghe G, Wilmer A, Hermans G, et al. Intensive insulin therapy in the medical ICU. *N Engl J Med.* 2006;354:449–461.
72. Rivers EP, Coba V, Whitmill M. Early goal-directed therapy in severe sepsis and septic shock: a contemporary review of the literature. *Curr Opin Anaesthesiol.* 2008;21:128–140.
73. Gao F, Melody T, Daniels DF, Giles S, Fox S. The impact of compliance with 6-hour and 24-hour sepsis bundles on hospital mortality in patients with severe sepsis: a prospective observational study. *Crit Care.* 2005;9:R764–R770.
74. Huang DT, Angus DC, et al. Cost-effectiveness of early goal-directed therapy in the treatment of severe sepsis and septic shock. *Crit Care.* 2003;7:S116.
75. Shapiro NI, Howell MD, Talmor D, et al. Implementation and outcomes of the Multiple Urgent Sepsis Therapies (MUST) protocol. *Crit Care Med.* 2006;34(4):1025–1032.
76. Trzeciak S, Dellinger RP, Abate NL, et al. Translating research to clinical practice: a 1-year experience with implementing early goal-directed therapy for septic shock in the emergency department. *Chest.* 2006;129(2): 225–232.
77. Frank ED. A shock team in a general hospital. *Anesth Analg.* 1967;46(6):740–745.

CAPÍTULO 37

Pneumonia nosocomial e pneumonia associada a cuidados intensivos

Michael T. McCurdy

- ▶ Introdução 405
- ▶ Definição 405
- ▶ Epidemiologia 405
- ▶ Fisiopatologia 406
- ▶ Microbiologia 406
- ▶ Diagnóstico 407
- ▶ Tratamento 408
- ▶ Prevenção 410

▶ INTRODUÇÃO

Em serviços de emergência ou em unidades de tratamento intensivo (UTIs), a pneumonia é uma doença que deve ser familiar a todos os médicos responsáveis pelo seu tratamento. Para reconhecer com precisão e gerenciar adequadamente a pneumonia, é necessário, antes de qualquer coisa, compreender suas várias classificações, os patógenos afiliados, os métodos diagnósticos disponíveis, as opções de tratamento e os métodos de prevenção.

▶ DEFINIÇÃO

Classicamente, a pneumonia foi dicotomizada como pneumonia adquirida na comunidade (PAC) ou pneumonia nosocomial (PN), dependendo do local onde o paciente tenha sido infectado. Em geral, a PN ocorre pelo menos 48 horas depois da admissão hospitalar, sendo que não há incubação no momento da internação.[1] A PN que se desenvolve depois de pelo menos 48 horas de ventilação mecânica denomina-se pneumonia associada à ventilação (PAV). A PN pode também ser classificada de acordo com o tempo de início após a admissão hospitalar. O início precoce da PN ocorre dentro dos primeiros quatro dias contados a partir da hospitalização e pode ser deflagrado por bactérias suscetíveis a antibióticos encontradas na comunidade (p. ex., *Pneumococcus, H. influenzae, Monaxella*).[2] A PN de início tardio ocorre depois de pelo menos cinco dias de hospitalização e geralmente é causada por organismos resistentes a multifármacos (MDR, do inglês *multidrug-resistant*) (p. ex., *P. aeruginosa, Acinetobacter spp*), e a taxa de mortalidade associada é mais elevada.[3] Essas definições são clinicamente relevantes porque cada uma está associada a grupos distintos de organismos infectantes típicos, de estratégias de manejo e de resultados.

Entretanto, na medida em que as linhas divisórias entre o ambiente ambulatorial e o ambiente hospitalar se confundem (p. ex., aumento no uso de diálise ambulatorial, de centros cirúrgicos e de reabilitação), essas definições padronizadas não explicam adequadamente o cenário em evolução das bactérias que dão origem à pneumonia. Atualmente, o tipo de pneumonia que acomete os indivíduos por meio da exposição aos ambientes de assistência médica denomina-se pneumonia associada à assistência médica (HCAP, do inglês *health careassociated pneumonia*). Embora, com frequência, esse tipo de pneumonia apresente-se em indivíduos que tecnicamente vivem na comunidade, de maneira geral a flora bacteriana e os resultados clínicos associados à HCAP são semelhantes aos da pneumonia nosocomial. Portanto, a avaliação dos fatores de risco dos pacientes para HCAP é essencial para sua identificação imediata e a subsequente seleção de antibióticos (Tab. 37-1).

▶ EPIDEMIOLOGIA

A pneumonia exige, tanto dos indivíduos como da sociedade, o pagamento de um preço muito elevado pela saúde física e financeira. Em comparação com a mortalidade estimada de 10% com a PAC, uma revisão de cerca de 4.500 pacientes hospitalizados revelou taxas de mortalidade de 19,8% com HCAP e de 18,8% com PN.[4] A expectativa de mortalidade causada por pneumonia nosocomial e, em particular, por PAV, é maior devido aos organismos invasivos que infectam a população de pacientes gravemente enfermos. Alguns especialistas admitem a hipótese de que

► **TABELA 37-1** FATORES DE RISCO DA PNEUMONIA NOSOCOMIAL (PN) E DA PNEUMONIA ASSOCIADA À ASSISTÊNCIA MÉDICA (HCAP) PARA RESISTÊNCIA A MULTIFÁRMACOS

- Presença de fatores de risco tanto para PN como para HCAP:
  - Antibioticoterapia nos 90 dias precedentes
  - Hospitalização recente ≥ 5 dias
  - Alta frequência de resistência antibiótica na comunidade ou específica de UTI
  - Doença e/ou terapia imunossupressiva
- Presença de fatores de risco para HCAP:
  - Hospitalização por ≥ 2 dias nos 90 dias precedentes
  - Residência em um lar da terceira idade ou em instituições de longa permanência
  - Terapia de infusão domiciliar (incluindo antibióticos)
  - Diálise crônica dentro de 30 dias
  - Tratamento domiciliar de feridas
  - Membro da família com patógeno resistente a multifármacos

taxas de mortalidade elevadas semelhantes com HCAP podem ser resultado do reconhecimento tardio e, consequentemente, da prescrição de regime antibiótico inadequado para combater esse tipo de pneumonia por médicos que não estão familiarizados com os fatores de risco.[4]

A PAV ocorre em 9 a 27% de todos os pacientes intubados[5] e é responsável por aproximadamente 90% de casos de PN,[6] além de ser a forma mais letal de todas as infecções hospitalares.[7] Em geral, a mortalidade por PAV fica na faixa de 20 a 70%,[8,9] embora muitas vezes seja superior a 70% nas situações em que a causa sejam organismos invasivos resistentes a multifármacos.[8] Embora seja difícil avaliar sua letalidade com precisão devido às inúmeras variáveis entre estudos que abordam tópicos sobre PAV (p. ex., heterogeneidade de populações de pacientes, tempo de duração da ventilação mecânica antes do início da PAV, métodos diagnósticos utilizados e decurso de tempo até a administração de antibióticos adequados), estima-se que a mortalidade hospitalar seja de 30%.[8] Esses vários fatores confundidores frustam as tentativas de comparação entre os estudos que abordam o tema.

Em média, cada episódio de PN aumenta o tempo de permanência hospitalar (TPH) em pelo menos uma semana,[10] sendo que cada PAV aumenta significativamente o tempo de ventilação mecânica, o tempo de permanência em UTIs e o TPH hospitalares. Além disso, a PAV eleva os custos das hospitalizações em pelo menos 40 mil dólares.[11]

► **FISIOPATOLOGIA**

Para otimizar o desenvolvimento de estratégias para diagnosticar, tratar e prevenir PN é essencial, em primeiro lugar, compreender a fisiopatologia subjacente. De maneira geral, a origem da HCAP e da PN não associada à ventilação é a colonização naso- ou orofaríngea de patógenos bacterianos em suspensão ou pela inoculação direta a partir de uma fonte afetada.[12] As fontes potenciais incluem contato com a equipe médica ou aspiração de flora gastrintestinal. Os antibióticos administrados com mais frequência nas hospitalizações típicas eliminam as bactérias gastrintestinais endêmicas, promovendo a colonização de cepas resistentes. Além disso, as medicações supressoras de ácido utilizadas na profilaxia de úlceras gástricas aumentam o crescimento bacteriano gástrico nos casos em que o pH gástrico for superior a 4,6.[13,14] O reservatório de bactérias resistentes que aumentam cada vez mais dentro do trato gastrintestinal é particularmente perigoso para indivíduos suscetíveis a aspirações, assim como para pessoas com estado mental alterado, reflexo fraco da tosse, dificuldade para engolir ou outras circunstâncias que diminuam a proteção adequada da via aérea. Na realidade, mais da metade de todos os pacientes gravemente enfermos aspiram de forma rotineira.[15]

Na presença de fatores que afetam adversamente o meio antimicrobiano do corpo e as defesas do hospedeiro normal, as bactérias colonizadoras poderão ter acesso subsequente ao sistema respiratório inferior, onde se multiplicam e invadem a área afetada do pulmão. A patogênese da PAV compartilha algumas características com os tipos de pneumonia mencionados acima, porém apenas a PAV envolve o uso de tubo endotraqueal (TET) na via aérea superior, que contorna diretamente os mecanismos de proteção da via aérea normal.

A intubação é o fator de risco mais importante para o desenvolvimento de PAV.[16] Embora as bactérias possam ter acesso aos pulmões por meio da inalação no trato respiratório a partir de aparelhos de ventilação colonizados (p. ex., umidificadores, filtros, cateteres de sucção), da disseminação hematógena ou da extensão direta a partir de um processo parapneumônico, geralmente a colonização traqueal resulta do vazamento do acúmulo de secreções com carga bacteriana no espaço subglótico ao redor do balonete do TET.[17] A inserção de tubos nasais (p. ex., nasotraqueais, nasogástricos) podem também deslocar as bactérias que colonizam os seios maxilares no espaço subglótico, sendo mais um fator de risco para a penetração bacteriana na via aérea.[18] Determinados tipos de bactéria formam uma substância gelatinosa, que se denomina biofilme, ao longo das laterais interna e externa do TET.[19] O biofilme, encontrado com mais frequência em indivíduos com PAV, pode manter uma carga bacteriana constante que serve como fonte de pneumonia recorrente.[21]

► **MICROBIOLOGIA**

A facilidade relativa para coletar espécimes para culturas em pacientes em ventilação mecânica permite a disponibilização de uma quantidade maior de dados microbiológicos para ventilação em comparação com outros tipos de pneumonia. Entretanto, devido ao compartilhamento de fatores de risco para resistência a multifármacos, admite-se que as bactérias causadoras de PN (incluindo PAV) e de HCAP sejam muito semelhantes.[1] Além do potencial para infecções causadas por organismos altamente resistentes, indivíduos que desenvolvem PN com início precoce (i.e., dentro de quatro dias após a admissão hospitalar) também correm o risco de infecções bacterianas de etiologias adquiridas na comunidade. Apesar da possibilidade de infecções provocadas por essas bactérias de tratamento mais fácil, os pacientes com PN ou HCAP devem receber inicialmente antibióticos de amplo espectro, colocando em dúvida o tratamento para infecções adquiridas na comunidade até o recebimento do resultado das culturas.

Os bacilos aeróbio gram-negativos (p. ex, *P. aeruginosa, E. coli, K. pneumoniae, Enterobacter spp, Acinotobacter spp*) são as fontes implicadas com maior frequência na PN e estima-se que sejam as causas de até 60% de casos de PAV.[5] Os cocos gram-positivos (p. ex., *S. aureus, Streptococcus spp*) são responsáveis pela maior parte dos casos remanescentes de PAV.[4] Além disso, até 50% dos casos de PN e de HCAP induzidos por *S. aureus* resultam de cepas de *Staphylococcus aureus* resistente à meticilina (MRSA, do inglês *methicillin-resistant Staphylococcus aureus*).[4,22] Observou-se a coexistência de várias combinações de bactérias em até 40% de casos de pneumonia associada ao uso de ventiladores (PAV).[2,3] Vírus e fungos são causas muito raras de PAV em pacientes imunocompetentes.[1] Embora séries e combinações consideráveis de bactérias possam causar PN e HCAP, há muitas semelhanças na flora microbiana típica desses dois tipos de pneumonia, geralmente, resistentes a vários tipos de antibióticos. Portanto, a obtenção de culturas adequadas antes do início da administração de antibióticos é muito importante para desenhar, mais adiante, um regime antibiótico que dê cobertura apenas aos patógenos infectantes. Além disso, cada comunidade, hospital e UTI possui seu próprio padrão de resistência bacteriana, que continua evoluindo juntamente com as práticas de prescrição de antibióticos, de forma que o regime deve se adequar às suscetibilidades locais correntes.[24] A cobertura inadequada de bactérias resistentes a multifármacos explicitado anteriormente no tratamento de PN ou HCAP traduz-se em aumento na mortalidade, principalmente nos casos em que os patógenos forem *Pseudomonas, Acinetobacter* ou *Staphylococcus aureus* resistente à meticilina.[25,26]

▶ DIAGNÓSTICO

A avaliação para verificar a possibilidade de PN tem os seguintes objetivos: confirmar sua presença, classificar a gravidade e identificar a causa microbiológica.[9] O diagnóstico de HCAP, PN e PAV ainda é um tópico contencioso devido à falta de um padrão-ouro de diagnóstico e de uma quantidade excessivamente grande de variáveis que causa confusão entre os estudos que avaliam técnicas diagnósticas distintas. O diagnóstico de PN pode ser obtido por meios clínicos, microbiológicos ou por uma combinação entre os dois métodos.

O diagnóstico clínico de PN pode ser feito com base na presença de infiltrados novos ou progressivos nas radiografias torácicas, além de pelo menos dois critérios indicando que a origem dos infiltrados é infecciosa (Tab. 37-2).[1,27] Um sistema mais complexo de 12 pontos, que se denomina escore clínico de infecção pulmonar (CPIS, do inglês *clinical pulmonary infection score*), foi desenvolvido no início da década de 1990,[28] porém sua imprecisão (sensibilidade de 60 a 77%, especificidade de 42 a 75%) torna seu uso impraticável.[29,30] A abordagem diagnóstica clínica amplamente definida para PN atualmente recomendada ganha em sensibilidade, com prejuízo da especificidade, para evitar que doenças potencialmente fatais passem despercebidas. No entanto, essa abordagem ainda não identifica de forma adequada todos os casos de PN, como evidenciou um estudo que demonstrou uma sensibilidade de 69% para o diagnóstico de PAV utilizando dois dos três critérios clínicos mencionados acima, em comparação com cultura e histologia *post-mortem* imediatas.[30] Essas inconsistências diagnósticas, evidentes mesmo com necropsia, histologia e culturas de aspirados pulmonares, impedem a adoção de um padrão-ouro de diagnóstico para PAV e, consequentemente, para PN e HCAP.[31,32]

Os métodos diagnósticos microbiológicos tentam recuperar um grau adequado de especificidade por meio da obtenção e da cultura de patógenos causadores. Apesar de inúmeros estudos que tentaram responder a essa pergunta diagnóstica, ainda não está suficientemente claro qual o método mais preciso para a coleta de espécimes bacterianos. Há um grande debate em torno da coleta de culturas em secreções na via aérea superior a partir da traqueia por causa da maior sensibilidade do método, de sua natureza menos invasiva e dos custos mais baixos. Foi realizado um teste envolvendo 740 pacientes com suspeita de PAV com início tardio randomizados para aspiração endotraqueal sem cultura quantitativa ou para lavagem broncoalveolar (LBA) com cultura quantitativa.[33] Embora os autores tenham chegado à conclusão de que não houve nenhum benefício significativo nos resultados clínicos ou com uso de antibióticos utilizando qualquer um dos métodos diagnósticos, pelo menos 40% dos pacientes triados foram excluídos por serem portadores de alguma doença crônica, por serem imunocomprometidos ou por terem bactérias

▶ **TABELA 37-2** DIAGNÓSTICO CLÍNICO DE PNEUMONIA NOSOCOMIAL (PN) E DE PNEUMONIA ASSOCIADA À ASSISTÊNCIA MÉDICA (HCAP)

- Presença de infiltrado radiográfico novo ou progressivo.
- Mais pelo menos duas características clínicas (entre as três mencionadas abaixo):
  - Febre acima de 38 °C;
  - Leucocitose > 12.000 leucócitos/μl ou leucopenia < 4.000 leucócitos/μl;
  - Secreções traqueobrônquicas purulentas.

resistentes ao carbapenem. A aplicabilidade dos resultados do estudo perde um pouco o sentido, tendo em vista que foi excluída uma população de pacientes que se encontra normalmente no ambiente de UTIs. Outros autores defendem a cultura de espécimes coletados na via aérea inferior porque o aumento na especificidade permite a retirada gradual ou a interrupção da administração de antibióticos no momento exato e menos resistência antibiótica subsequente no futuro. Em um estudo multicêntrico envolvendo cerca de 400 pacientes com suspeita de PAV, aqueles que foram randomizados para coleta de amostras com dispositivo de fibra óptica no trato respiratório inferior com cultura quantitativa, em comparação com aspiração endotraqueal sem cultura quantitativa, apresentaram incidência mais baixa de mortes depois de 14 dias (16,2% vs. 25,8%; $p = 0,022$) e redução no uso de antibióticos depois de 28 dias (11,5% vs. 7,5% dias sem antibióticos; $p = 0,001$).[34] Essa redução na mortalidade depois de duas semanas em pacientes que receberam estratégia diagnóstica mais invasiva é surpreendente porque as reações antibióticas adversas são raras, e a liderança antibiótica deveria traduzir-se em benefícios de longo prazo e não curto prazo. Pode-se postular que os benefícios de testes mais invasivos, embora mais específicos, possam compelir o médico a buscar, identificar e tratar apropriadamente, de forma agressiva, fontes infecciosas alternativas em vez de continuar a tratar infecções que teriam sido diagnosticadas incorretamente como PAV, com base em critérios não específicos de opacidade radiográfica, dois critérios clínicos e uma cultura positiva do aspirado endotraqueal.

Mesmo aqueles que acreditam que as culturas da via aérea inferior refletem mais precisamente as infecções reais não concordam sobre quais métodos devem ser aplicados para coletar secreções na via aérea e como interpretar mais adequadamente os dados das culturas para diferenciar colonização de infecção. As técnicas para obter secreções na via aérea inferior são classificadas como broncoscópicas ou "cegas". As modalidades broncoscópicas (que podem incluir também o uso de biópsia) utilizam coleta de amostras com orientação visual, enquanto as modalidades cegas implicam a inserção de um cateter não direcionado em uma distância predeterminada até encontrar resistência. As secreções da via aérea inferior podem ser coletadas com uma lavagem broncoalveolar (LBA), que envolve a lavagem e a aspiração subsequente de um total igual ou maior que 120 mL de solução salina estéril pela ponta de um broncoscópio ou de um cateter, que se apoia em cunha em uma via aérea periférica ou em uma escova protegida para uso em espécimes (EPE). É necessário esfregar a parede da via aérea com uma escova embutida dentro de uma bainha de proteção no momento em que passar através do broncoscópio ou do cateter.

As culturas quantitativas utilizam um limite logarítmico predefinido de crescimento bacteriano para tentar diferenciar colonização de infecção. Esse limite diagnóstico para PAV varia de acordo com o método de coleta de amostras utilizado: aspirado endotraqueal com contagem de colônias maior ou igual a 10^6 UFC/mL; lavado broncoalveolar de 10^4 UFC/mL e escova protetora de espécimes de 10^3 UFC/mL. Devido às inconsistências na coleta de amostras de esputo inerentes às características diferentes de cada paciente, ao tipo de bactérias, ao recebimento de antibióticos antes da cultura, às técnicas utilizadas para coleta de esputo, ao volume de líquido de lavagem realmente instilado e posteriormente aspirado, à localização anatômica da coleta de amostras de líquidos, aos métodos de análise bacteriana e à ausência de um padrão-ouro para o diagnóstico de PN, o desenvolvimento de limites diagnósticos quantitativos arbitrários é considerado falho por alguns especialistas.[36] Além disso, a comparação exata desses limites entre os estudos é muito difícil em decorrência de um número muito grande de variáveis que causam confusão e da existência de muitas diferenças técnicas.

Apesar de todas essas controvérsias, o diagnóstico de PN deve incluir o uso de critérios clínicos (evidências radiográficas de um novo infiltrado ou de um infiltrado agravante com duas ou mais das seguintes anormalidades: temperatura, contagem de leucócitos ou esputo) para iniciar um exame diagnóstico completo e um tratamento antimicrobiano, seguidos de culturas bacterianas coletadas na via aérea superior ou inferior, com ou sem culturas quantitativas.[1]

▶ TRATAMENTO

Os pilares do tratamento de PN são a obtenção de culturas adequadas, seleção dos antibióticos iniciais para tratar os patógenos mais prováveis com base nos fatores de risco do paciente e nos padrões locais de suscetibilidade, administração imediata de antibióticos empíricos de amplo espectro e redução gradual ou retirada dos antibióticos empíricos com base em dados adequados de culturas e na resposta clínica. Embora o mesmo conceito seja válido para o tratamento de HCAP, a avaliação inicial dos fatores de risco do paciente para organismos resistentes é de suma importância para identificar corretamente os indivíduos na comunidade com HCAP que exigem terapia com antibióticos de amplo espectro, em vez de tratamento de pneumonia adquirida na comunidade (PAC). Qualquer demora na administração de antibióticos adequados pode resultar na elevação do índice de mortalidade.[37-39]

Os antibióticos de amplo espectro iniciais devem ser determinados de acordo com o risco individual a patógenos resistentes a multifármacos (Tab. 37-1). Na ausência de fatores de risco a patógenos resistentes a multifármacos e de pneumonia grave, pode ser instituída monoterapia com uma cefalosporina de segunda ou terceira geração (p. ex., ceftriaxona), um β-lactâmico com inibidor da β-lactamase (p. ex., amplicina/sulbactam, piperacilina/tazobactam), ertapenem ou uma fluoroquinolona (p. ex., moxilfloxacina, levofloxacina).[1] Em pacientes alérgicos à penicilina, uma das opções é usar uma fluoroquinolona ou a combinação de clindamicina e aztreonam. Na presença de fatores de risco de patógenos resistentes a multifármacos, a terapia de combinação é muito importante, não apenas como sinergia, mas porque permite uma cobertura mais ampla de bactérias que, com frequência, são resistentes a uma das classes de medicamentos selecionados. Portanto, a terapia deve incluir cefalosporina antipseudomonal (p. ex., cefepima, ceftazidima), carbapenêmicos (p. ex., imipeném, meropenem, doripenem) ou um β-lactâmico com inibidor da β-lactamase (p. ex., ampicilina/sulbactam, piperacilina/tazobactam), mais uma fluoroquinolona antipseudomonal (p. ex., ciprofloxacina, levofloxacina) ou um aminoglicosídeo (p. ex., gentamicina, tobramicina, amicacina), mais cobertura para patógenos resistentes a multifármacos (linezolida, vancomicina). Entretanto, infecções confirmadas com *P. aeruginosa* justificam o uso de uma combinação de um β-lactâmico e de um aminoglicosídeo durante cinco dias, que poderá ser restringida de acordo com dados das culturas.[1] No caso particular de bactérias gram-negativas com resistência a medicamentos, as opções de tratamento são polimixina B e colistimetato (colistina). Além disso, o uso de antibióticos inalatórios (p. ex., aminoglicosídeos, colistina) como adjuvantes é bastante promissor, embora os dados sejam limitados para recomendar a aplicação rotineira.[40,41]

Os pacientes com PAV que respondem adequadamente ao regime antibiótico inicial com frequência apresentam melhoras clínicas dentro dos primeiros 6 dias depois do início da terapia, embora, de maneira geral, algum grau de recuperação seja observado antes disso.[1] Se não houver resolução da gravidade da doença dentro dos primeiros dias a partir da administração de antibióticos, deve-se fazer uma busca agressiva de patógenos e de diagnósticos alternativos. Várias tentativas bem-sucedidas foram feitas para reduzir o tempo de duração das terapias em relação ao tempo histórico de 10 a 14 dias com antibióticos. Por exemplo, um teste com 400 pacientes diagnosticados com PAV por lavagem broncoalveolar (LBA) que foram randomizados para um grupo com curso de 8 ou 15 dias de antibióticos não apresentou diferenças significativas na mortalidade de 28 dias com uso de uma quantidade menor de antibióticos, e para um grupo de emergência de LBA, recomendou terapias com menor tempo de duração.[1,42] Um outro estudo sugerindo o uso de um curso de sete dias com administração de antibióticos não mostrou diferença na mortalidade e no tempo de permanência hospitalar (Fig. 37-1).[43]

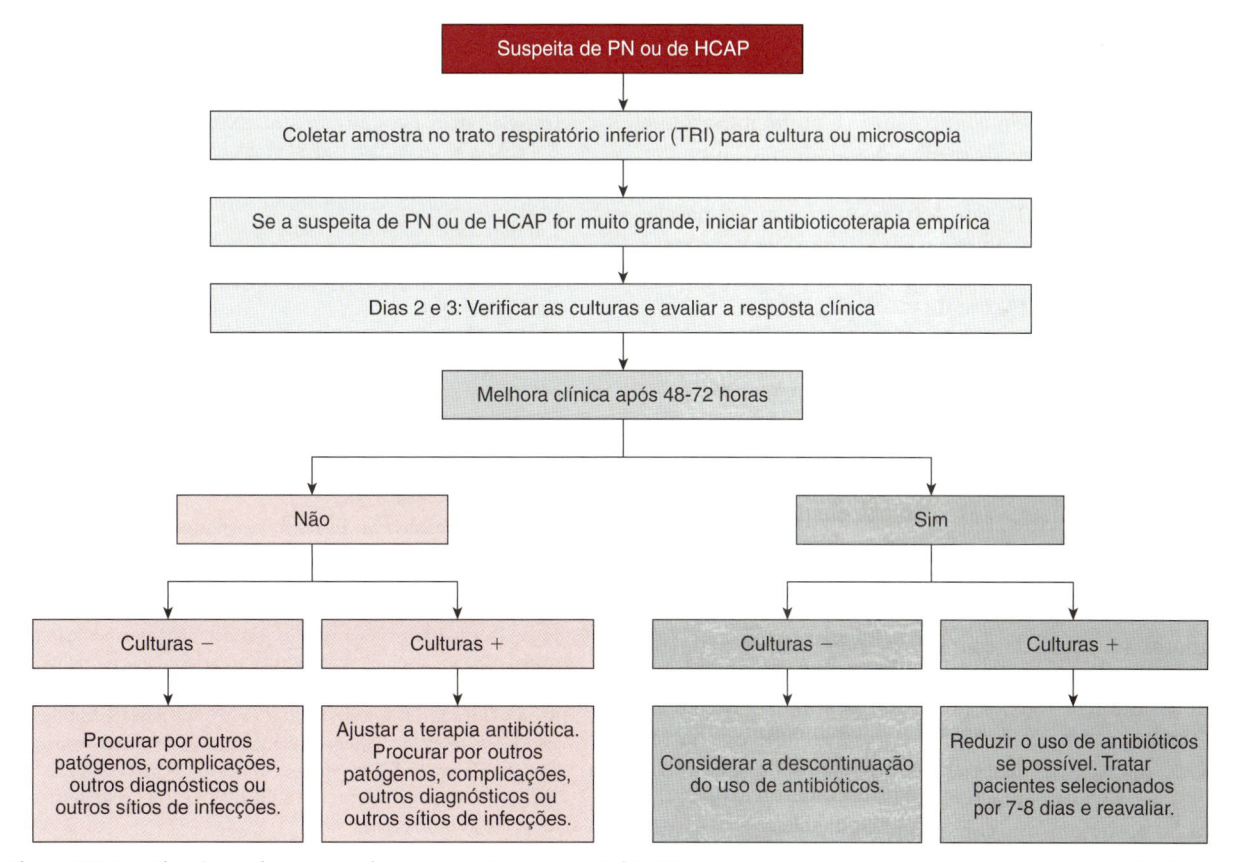

Figura 37-1 Algoritmo de manejo de pneumonia nosocomial (PN) e pneumonia associada à assistência médica (HCAP, do inglês *health careassociated pneumonia*). Adaptação do American Thoracic Society's Executive Summary on "Guidelines for the Management of Adults with Hospital-acquired, Ventilator-associated and Health-associated Pneumonia (Sumário Executivo da Sociedade Torácica Americana sobre "Orientações para Manejo de Adultos com Pneumonia Adquirida em Hospitais, Associada ao Uso de Ventiladores e Associada à Assistência Médica) (Am J Resp Crit Care Med 2005; 171: 388-416).

▶ **PREVENÇÃO**

A prevenção de PN baseia-se na abordagem correta da patologia subjacente. As estratégias utilizadas na prevenção da PAV incluem as seguintes: usar métodos menos invasivos para o suporte respiratório, minimizar o tempo de duração da ventilação mecânica, evitar o uso de medicações desnecessárias (profilaxia de úlceras por estresse, antibióticos), evitar o acúmulo de secreções, inibir a colonização bacteriana e o acúmulo de secreções em equipamentos usados na via aérea, evitar a passagem de secreções para a via aérea inferior, intensificar as defesas imunes e fortalecer a adesão dos provedores de assistência médica a essas medidas preventivas.[44]

Considerando que a intubação é o maior fator de risco para o desenvolvimento de PN, um dos principais componentes da prevenção é evitar esse tipo de procedimento. O uso precoce de ventilação não invasiva com pressão positiva (VNI), por exemplo, pressão positiva na via aérea em dois níveis (BiPAP, do inglês *bilevel positive airway pressure*) ou pressão positiva continua na via aérea (CPAP, do inglês *continuous positive airwaypressure*), pode tornar desnecessária a intubação em determinadas circunstâncias.[45] No caso de pacientes que necessitam de ventilação mecânica, é imprescindível adotar estratégias agressivas para retirada gradual do ventilador tendo em vista a extubação imediata.[46] Deve-se considerar a hipótese de traqueostomia, logo no início, no caso de pacientes incapazes de serem extubados em tempo hábil.[47] É muito importante minimizar as chances de extubações acidentais, uma vez que pode ocorrer um aumento significativo no desenvolvimento de PAV.[48,49] Devido ao risco do transporte nasal e sinusal de patógenos potenciais, pacientes em ventilação mecânica devem ser intubados, sempre que for possível, pela via orotraqueal.[50] Medidas simples, como a manutenção dos pacientes na posição semirrecumbente (i.e., > 30° em relação à posição horizontal), são eficazes para diminuir as chances de aspirar secreções gástricas colonizadas.[51,52] Além disso, as medicações com ação supressiva sobre a secreção ácida, em particular os inibidores da bomba de prótons, estão associadas a uma probabilidade de aproximadamente 30% de desenvolvimento de pneumonia nosocomial e, consequentemente, devem ser usadas somente mediante indicação.[53]

Um teste envolvendo quase seis mil pacientes de UTI randomizados para descontaminação bacteriana oral com antibióticos tópicos, descontaminação do trato digestivo com antibióticos tópicos e quatro dias com cefotaximina, ou tratamento-padrão, demonstrou que houve uma redução significativa de 28 dias na mortalidade (26,6% *vs.* 26,9%, respectivamente; $p < 0,05$),[54] tanto com a descolonização bacteriana oral como com a descolonização gástrica. Alguns especialistas recomendam a descontaminação oral com antissépticos em vez de antibióticos em instituições com flora microbiana de alta resistência aos antibióticos, o que recebeu o apoio de estudos que demonstram redução na incidência de PAV com a lavagem oral com clorexidina.[55] Para evitar o vazamento de secreções subglóticas colonizadas ao redor do TET, as pressões endotraqueais de balonete devem permanecer entre 20 e 30 cmH_2O;[56,57] comprovadamente, a aspiração contínua dessas secreções com TETs especiais[58] apresenta algumas vantagens. Com a inibição da colonização bacteriana, o uso de TETs revestidos de prata diminui significativamente a incidência de PAV em comparação com TETs não revestidos. Nas tentativas de prevenção de PN, o efeito de cada uma dessas intervenções é modesto quando forem usadas isoladamente. Entretanto, a implementação dessas intervenções com "feixe de ventiladores" produziu efeitos mais expressivos.[60] A aplicação proativa de medidas preventivas contra PN pode reduzir significativamente a mortalidade e os gastos de assistência médica para os indivíduos e para a sociedade.

REFERÊNCIAS

1. American Thoracic Society, Infectious Diseases Society of America. Guidelines for the management of adults with hospital-acquired, ventilator-associated, and healthcare-associated pneumonia. *Am J Respir Crit Care Med.* 2005;171:388–416.
2. Friedman ND, Kaye KS, Stout JE, et al. Health care-associated bloodstream infections in adults: a reason to change the accepted definition of community-acquired infections. *Ann Intern Med.* 2002;137:791–797.
3. Moine P, Timsit JF, Lassence A, et al. Mortality associated with late-onset pneumonia in the intensive care unit: results of a multi-center cohort study. *Intensive Care Med.* 2002;28:154–163.
4. Kollef MH, Shorr A, Tabak YP, et al. Epidemiology and outcomes of health-care-associated pneumonia. *Chest.* 2005;128:3854–3862.
5. Chastre J, Fagon JY. Ventilator-associated pneumonia. *Am J Respir Crit Care Med.* 2002;165:897–903.
6. Mehta RM, Niederman MS. Nosocomial pneumonia in the intensive care unit: controversies and dilemmas. *J Intensive Care Med.* 2003;18:175–188.
7. Ibrahim EH, Tracy L, Hill C, et al. The occurrence of ventilator-associated pneumonia in a community hospital: risk factors and clinical outcomes. *Chest.* 2001;120:555–561.
8. Heyland DK, Cook DJ, Griffith L, et al. The attributable morbidity and mortality of ventilator associated pneumonia in the critically ill patient. The Canadian Critical Trials Group. *Am J Respir Crit Care Med.* 1999;159:1249–1256.
9. Liapikou A, Valencia M, Torres A. Diagnosis and treatment of nosocomial pneumonia. In: Lucangelo U, Pelosi P, Zin WA, Aliverti A, eds. *Respiratory System and Artificial Ventilation.* Milan, Italy: Springer-Verlag; 2008:167–188.
10. Fagon JY, Chastre J, Hance AJ, et al. Nosocomial pneumonia in ventilated patients: a cohort study evaluating attributable mortality and hospital stay. *Am J Med.* 1993;94:281–288.
11. Rello J, Ollendorf DA, Oster G, et al., VAP Outcomes Scientific Advisory Group. Epidemiology and outcomes of ventilator-associated pneumonia in a large US database. *Chest.* 2002;122:2115–2121.
12. Alcon A, Fabregas N, Torres A. Pathophysiology of pneumonia. *Clin Chest Med.* 2005;26(1):35–46.
13. Torres A, El-Ebiary M, Soler N, et al. Stomach as a source of colonization of the respiratory tract during mechanical ventilation in association with VAP. *Eur Respir J.* 1996;8:1729–1735.
14. Bonten MJM, Gaillard CA, van der Geest S, et al. The role of intragastric acidity and stress ulcer prophylaxis on colonization and infection in mechanically ventilated patients: a stratified, randomised,

double blind study of sucralfate versus antacids. *Am J Respir Crit Care Med.* 1995;152:1825–1834.
15. Scheld WM. Developments in the pathogenesis, diagnosis and treatment of nosocomial pneumonia. *Surg Gynecol Obstet.* 1991;172(suppl):42–53.
16. Diaz E, Rodriguez A, Rello J. Ventilator associated pneumonia: issues related to the artificial airway. *Respir Care.* 2005;50:900–906.
17. Cook D, De Jonghe B, Brochard L, Brun-Buisson C. Influence of airway management on ventilator-associated pneumonia: evidence from randomized trials. *JAMA.* 1998;279:781–787.
18. Holzapfel L, Chastang C, Demingeon G, et al. A randomized study assessing the systemic search for maxillary sinusitis in nasotracheally mechanically ventilated patients: influence of nosocomial maxillary sinusitis on the occurrence of ventilator-associated pneumonia. *Am J Respir Crit Care Med.* 1999;159:695–701.
19. Consterton JW. Introduction to biofilm. *Int Antimicrob Agents.* 1999;11:217–221.
20. Koerner RJ. Contribution of endotracheal tubes to the pathogenesis of ventilator-associated pneumonia. *J Hosp Infect.* 1997;35:83–89.
21. Feldman C, Kassel M, Cantrell J, et al. The presence and sequence of endotracheal tube colonization in patients undergoing mechanical ventilation. *Eur Respir J.* 1999;13:546–551.
22. Weber DJ, Rutala WA, Sickbert-Bennett EE, et al. Microbiology of ventilator-associated pneumonia compared with that of hospital-acquired pneumonia. *Infect Control Hosp Epidemiol.* 2007;28:825–831.
23. Fagon JY, Chastre J, Comart Y, et al. Nosocomial pneumonia in patients receiving continuous mechanical ventilation: prospective analysis of 52 episodes with use of a protected specimen brush and quantitative culture techniques. *Am Rev Respir Dis.* 1989;139:877–884.
24. Rello J, Sa-Borges M, Correa H, et al. Variations in etiology of ventilator-associated pneumonia across four treatment sites. Implications for antimicrobial prescribing practices. *Am J Respir Crit Care Med.* 1999;160: 608–613.
25. Kollef MH. Inadequate antimicrobial treatment: an important determinant of outcome for hospitalized patients. *Clin Infect Dis.* 2000;31(suppl 44):S131–S138.
26. Valles J, Pobo A, Garcia-Esquirol O, et al. Excess ICU mortality attributable to VAP: the role of early *vs.* late onset. *Intensive Care Med.* 2007;33:1363–1368.
27. Tablan OC, Anderson LJ, Besser R, Bridges C, Hajjeh R, CDC, Healthcare Infection Control Practices Advisory Committee. Guidelines for preventing health-care-associated pneumonia, 2003: recommendations of CDC and the Healthcare Infection Control Practices Advisory Committee. *MMWR Recomm Rep.* 2004;53(RR-3):1–36.
28. Pugin J, Auckenthaler R, Mili N, et al. Diagnosis of ventilator-associated pneumonia by bacteriologic analysis of bronchoscopic and non-bronchoscopic "blind" bronchoalveolar lavage fluid. *Am Rev Respir Dis.* 1991;143:1121–1129.
29. Fartoukh M, Maitre B, Honoré S, et al. Diagnosing pneumonia during mechanical ventilation: the clinical pulmonary infection score revisited. *Am J Respir Crit Care Med.* 2003;168:173–179.
30. Fabregas N, Ewig S, Torres A, et al. Clinical diagnosis of ventilator associated pneumonia revisited: comparative validation using immediate post-mortem lung biopsies. *Thorax.* 1999;54:867–873.
31. Chinsky KD. Ventilator-associated pneumonia: is there any gold in these standards? *Chest.* 2002;122:1883–1885.
32. Marquette CH, Copin MC, Wallet F, et al. Diagnostic testes for pneumonia in ventilated patients: prospective evaluation of diagnostic accuracy using histology as a diagnostic gold standard. *Am J Respir Crit Care Med.* 1995;151:1878–1888.
33. The Canadian Critical Care Trials Group. A randomized trial of diagnostic techniques for ventilator-associated pneumonia. *N Engl J Med.* 2006;355:2619–2630.
34. Fagon JY, Chastre J, Wolff M, et al. Invasive and noninvasive strategies for management of suspected ventilator-associated pneumonia: a randomized trial. *Ann Intern Med.* 2000;132:621–630.
35. Chastre J, Combes A, Luyt CE. The invasive (quantitative) diagnosis of ventilator-associated pneumonia. *Respir Care.* 2005;50:797–807.
36. Fujitani S, Yu VL. Quantitative cultures for diagnosing ventilator-associated pneumonia: a critique. *Clin Infect Dis.* 2006;43:S106–S113.
37. Alvarez-Lerma F. Modification of empiric antibiotic treatment in patients with pneumonia acquired in the intensive care unit. ICU-Acquired Pneumonia Study Group. *Intensive Care Med.* 1996;22:387–394.
38. Kollef MH, Sherman G, Ward S, Fraser VJ. Inadequate antimicrobial treatment of infections: a risk factor for hospital mortality among critically ill patients. *Chest.* 1999;115:462–474.
39. Luna CM, Aruj P, Niederman MS, et al, for the GANAR group. Appropriateness and delay to initiate therapy in ventilator-associated pneumonia. *Eur Respir J.* 2006;27:158–164.
40. Czosnowski QA, Wood GC, Magnotti LJ, et al. Adjunctive aerosolized antibiotics for treatment of ventilator-associated pneumonia. *Pharmacotherapy.* 2009;29: 1054–1060.
41. Luyt CE, Combes A, Nieszkowska A, et al. Aerosolized antibiotics to treat ventilator-associated pneumonia. *Curr Opin Infect Dis.* 2009;22:154–158.
42. Chastre J, Wolff M, Fagon J et al. Comparison of 8 *vs.* 15 days of antibiotic therapy for ventilator-associated pneumonia in adults. *JAMA.* 2003;290:2588–2598.
43. Ibrahim EH, Ward S, Sherman G, et al. Experience with a clinical guideline for the treatment of ventilator-associated pneumonia. *Crit Care Med.* 2001;29:1109–1115.
44. Kollef MH. Prevention of hospital-associated pneumonia and ventilator-associated pneumonia. *Crit Care Med.* 2004;32:1396–1405.
45. Evans TW, Albert RK, Angus DC, et al. International consensus conferences in intensive care medicine: noninvasive positive pressure ventilation in acute respiratory failure. *Am J Respir Crit Care Med.* 2001;163: 283–291.
46. Girard TD, Kress JP, Fuchs BD, et al. Efficacy and safety of a paired sedation and ventilator weaning protocol for mechanically ventilated patients in intensive care (Awakening and Breathing Controlled trial): a randomized controlled trial. *Lancet.* 2008;371:126–134.
47. Freeman BD, Borecki I B, Coopersmith CM, Buchman TG. Relationship between tracheostomy timing and duration of mechanical ventilation in critically ill patients. *Crit Care Med.* 2005;33:2513–2520.
48. Torres A, Gatell JM, Aznar E, et al. Re-intubation increases the risk of nosocomial pneumonia in patients needing mechanical ventilation. *Am J Respir Crit Care Med.* 1996;153:137–141.
49. de Lassence A, Alberti C, Azoulay E, et al. Impact of unplanned extubation and reintubation after weaning on nosocomial pneumonia risk in the intensive care unit: a prospective multicenter study. *Anesthesiology.* 2002;97:148–156.
50. Holzapfel L, Chevret S, Madinier G, et al. Influence of long-term oro- or nasotracheal intubation on nosocomial maxillary sinusitis and pneumonia: results of a prospective, randomized clinical trial. *Crit Care Med.* 1993;21:1132–1138.
51. Kollef MH. Ventilator-associated pneumonia: a multivariate analysis. *JAMA.* 1993;270:1965–1970.
52. Drakulovic MB, Torres A, Bauer TT, et al. Supine body position as a risk factor for nosocomial pneumonia in mechanically ventilated patients: a randomized trial. *Lancet.* 1999;354:1851–1858.
53. Herzig SJ, Howell MD, Ngo LH, et al. Acid-suppressive medication use and the risk for hospital-acquired pneumonia. *JAMA.* 2009;301:2120–2128.
54. De Smet AMGA, Kluytmans JAJW, Cooper BS, et al. Decontamination of the digestive tract and oropharynx in ICU patients. *N Engl J Med.* 2009;360:20–31.

55. Koeman M, van der Ven AJ, Hak E, et al. Oral decontamination with chlorhexidine reduces the incidence of ventilator-associated pneumonia. *Am J Respir Crit Care Med.* 2006;173:1348–1355.
56. Rello J, Soñora R, Jubert P, et al. Pneumonia in intubated patients: role of respiratory airway care. *Am J Respir Crit Care Med.* 1996;154:111–115.
57. Seegolin RD, Van Hesselt GL. Endotracheal cuff pressure and tracheal mucosal blood flow: endoscopic study of effects of four large volume cuffs. *BMJ.* 1984;288:965–968.
58. Berra L, De Marchi L, Panigada M, et al. Evaluation of continuous aspiration of subglottic secretion in an in vivo study. *Crit Care Med.* 2004;32:2071–2078.
59. Kollef MH, Afessa B, Anzueto A, et al. Silver-coated endotracheal tubes and incidence of ventilator--associated pneumonia: the NASCENT randomized trial. *JAMA.* 2008;300:805–813.
60. Marra AR, Rodrigues Cal RG, Silva CV, et al. Successful prevention of ventilator-associated pneumonia in an intensive care setting. *Am J Infect Control.* 2009:37: 619–625.

CAPÍTULO 38
Endocardite infecciosa

Joseph R. Shiber

- ▶ Introdução   413
- ▶ Classificações   413
- ▶ Etiologia   414
- ▶ Microbiologia   414
- ▶ Apresentação   415
- ▶ Complicações   415
- ▶ Admissão em UTIs   417
- ▶ Diagnóstico   418
- ▶ Ecocardiografia   418
- ▶ Tratamento médico   419
- ▶ Tratamento cirúrgico   419
- ▶ Mortalidade   420
- ▶ Profilaxia   420

▶ INTRODUÇÃO

A endocardite, inflamação na superfície endocárdica do coração, possui várias etiologias, incluindo irritação mecânica, causas autoimunes ou doenças infecciosas.[1-4] Neste capítulo, serão focalizadas as causas infecciosas que, em geral, são bactérias, micobactérias e fungos. Embora a incidência mais frequente seja nas valvas cardíacas, o endocárdio mural, os defeitos septais, as cordas tendíneas e mesmo os equipamentos médicos intracardíacos (cabos de marca-passo/desfibrilador ou dispositivos de oclusão septal) também são possíveis sítios de infecção.[1-6] Nos Estados Unidos, a incidência de endocardite infecciosa (EI) é de 3,6/100.000 por ano, sendo que essa condição é responsável por 1 em cada 1.000 admissões hospitalares. A proporção entre homens e mulheres é de 2:1; atualmente, a mortalidade hospitalar total varia entre 11 e 26%, embora esse percentual seja substancialmente diferente nos vários subgrupos de pacientes.[1,3,7]

▶ CLASSIFICAÇÕES

A primeira descrição publicada de lesões cardíacas valvares causadas por endocardite infecciosa (EI) foi feita por Lazarus Riverius há cerca de 300 anos; há aproximadamente 200 anos Jean Baptiste Boulaud definiu a anatomia do endocárdio e há 150 anos Sir James Paget observou a associação entre danos valvares reumáticos preexistentes e valvas aórticas bicúspides com endocardite infecciosa.[8,9]

Em 1905, quando as culturas sanguíneas começaram a fazer parte da prática clínica, a taxa diagnóstica antemortem para EI era de aproximadamente 50%.[9] A EI teve vários esquemas de classificação no decorrer do século passado, iniciando com Sir William Osller, que dividiu a endocardite infecciosa nas categorias "simples" e "maligna" com base no tempo decorrido desde o início dos sintomas até a morte, juntamente com as complicações associadas. Na era pré-antibiótico, essas categorias apresentavam a seguinte classificação: (1) aguda (desde o início dos sintomas até a morte em menos de seis semanas, causada por um organismo altamente violento capaz de infectar corações normais); (2) subaguda (entre 6 semanas e 3 meses desde o início dos sintomas até a morte, causada por um organismo menos virulento que infecta corações com lesões endocárdicas preexistentes); (3) crônica (> 3 meses desde o início dos sintomas até a morte, causada por um micróbio indolente capaz de infectar somente corações anormais ou pacientes imunossuprimidos).[9,10] As classificações atuais incluem estado diagnóstico (definitivo ou provável), sítio anatômico (valvas cardíacas nos lados direito e esquerdo), tipo de valva (natural ou protética), micróbio (espécies bacterianas ou fúngicas) e população de pacientes (usuários de drogas intravenosas, idosos, infecção nosocomial). A endocardite infecciosa em valvas protéticas divide-se ainda em precoce (< 2 meses depois de cirurgia), intermediária (de 2 meses a 1 ano) e tardia (> 1 ano depois de cirurgia). Em geral, os casos precoces são nosocomiais,

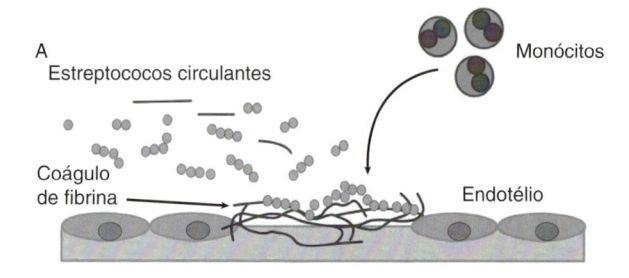

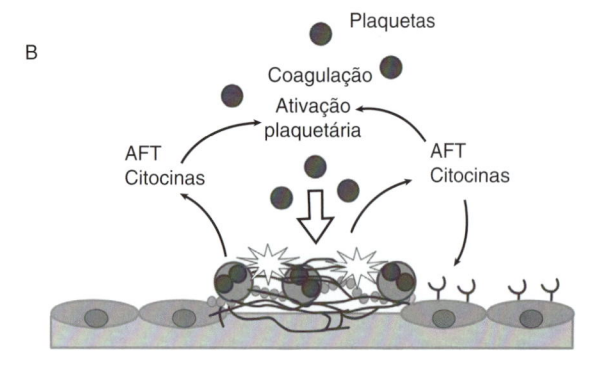

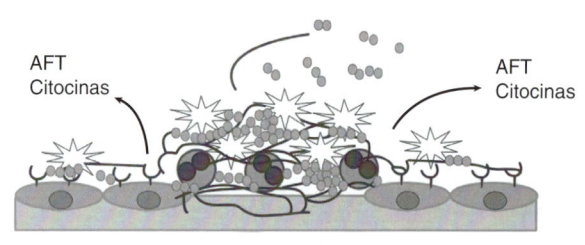

Figura 38-1 Patogênese da colonização valvar bacteriana. Os estreptococos do grupo viridans aderem aos coágulos de plaqueta e fibrina que se formam no sítio do endotélio cardíaco lesionado (A). Os estreptococos que aderem às fibrinas ativam monócitos para produzir atividade de fator tecidual (AFT) e citocinas (B). Esses mediadores ativam o caminho da coagulação, resultando em novo recrutamento de plaquetas e no crescimento da vegetação (C). (Reproduzida, com permissão, de McPhee SJ, Ganong WF. Pathophysiology of Disease: An Introduction to Clinical Medicine [Fisiopatologia das Doenças: Uma Introdução à Medicina Clínica], 5th ed. New York, NY:McGraw-Hill Inc.; 2006).

e os casos intermediários e tardios são adquiridos na comunidade.[10-12] Outra classificação que reflete a descrição inicial de Osler é a seguinte: simples (a infecção limita-se às cúspides e aos folhetos valvares) ou avançada (infecção em tecidos profundos, incluindo estruturas perivalvares, abscesso cardíaco ou formação de pseudoaneurismas, e êmbolos infecciosos sistêmicos). Essas várias categorias de EI diferem em relação à incidência, apresentação, etiologia microbiana e resultado.[1,3,10,13]

▶ ETIOLOGIA

O processo de doença da endocardite infecciosa e a formação de vegetação passam por várias etapas (Fig. 38-1), iniciando com lesões endoteliais causadas por jatos de sangue de alta velocidade devido a anormalidades cardíacas congênitas ou adquiridas, ou lesões mecânicas causadas por dispositivos intracardíacos ou por resíduos de sangue.[1,10] As plaquetas e a fibrina formam um trombo estéril no sítio da lesão endotelial; determinados estados de doença, como malignidades, uremia e doenças autoimunes; podem formar vegetação cardíaca estéril, sem lesões endoteliais manifestas. O sítio inicialmente estéril, inoculado por bacteriemia transitória, matura com deposição adicional de fibrina e proliferação bacteriana. Como não possui vasculatura, a vegetação permanece relativamente protegida contra fagócitos ativados ou contra a penetração de antibióticos.[10,11]

Nos países em desenvolvimento, as doenças cardíacas reumáticas ainda são o principal fator de risco de EI; o aprimoramento no tratamento de faringite estreptocócica nos Estados Unidos e na Europa diminuiu as sequelas cardíacas, de maneira que nessas áreas as doenças congênitas (hipertrofia da valva aórtica bicúspide, miocardiopatia obstrutiva, prolapso da valva mitral com regurgitação) e as doenças cardíacas degenerativas (calcificação da valva mitral) são os principais fatores de risco de endocardite infecciosa. Outros fatores de risco reconhecidos incluem diabetes melito, hemodiálise, imunossupressão e EI anterior. Aproximadamente 50% de casos não apresentam anormalidades valvares anteriores, embora, provavelmente, tivessem lesões valvares microscópicas vulneráveis a organismos altamente virulentos; como o *Staphylococcus aureus* ou o *Streptococcus pneumoniae*.[2,3,7]

▶ MICROBIOLOGIA

Embora as espécies estreptocócicas ainda sejam os principais agentes infecciosos em todo o mundo, a incidência vem declinando com os tratamentos dentários e o aprimoramento da higiene bucal, em adição a profilaxias antibióticas mais adequadas. Por outro lado, observa-se um aumento na incidência de EI por *Staphylococcus aureus*, que é causa principal nas unidades de tratamento intensivo (UTIs) em casos de abuso de substâncias por via intravenosa (ASVI). Na endocardite de valvas naturais (EVN) sem ASVI, as espécies estreptocócicas (*viridans, mutans, mitis, sanguis*) da boca e da nasofaringe são responsáveis por 17 a 36% de casos; o *Streptococcus bovis* é responsável por 6% e está associado a lesões gastrintestinais em pacientes idosos. O *Staphylococcus aureus* é responsável por até 30% dos casos nessa categoria, sendo a pele a fonte principal, embora, na metade dos casos, não haja portal de entrada óbvio, de forma que o transporte nasal também pode ser uma das fontes. As espécies enterocócicas causam entre 8 e 11% de EVNs em pacientes sem ASVI que, em geral, são mais velhos e com lesões

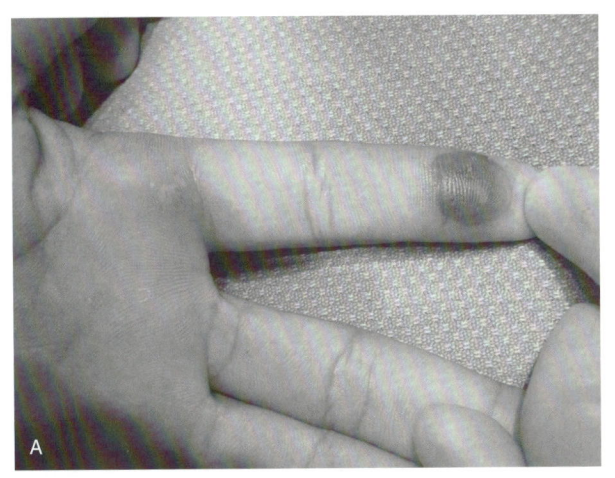

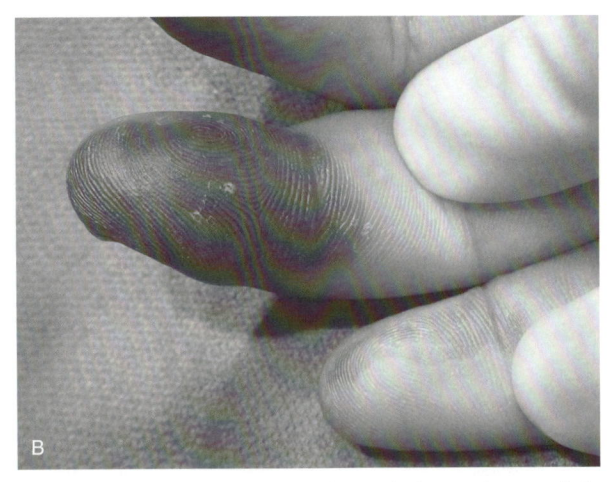

Figura 38-2 Fotografia de um jovem com endocardite causada por *Streptococcus pyogenis* mostrando (A) dois êmbolos sépticos no dedo indicador na mão esquerda (cabeça metacárpica e ponta do dedo); a lesão pustular maior foi aspirada pelo autor imediatamente antes da fotografia e mostrava o organismo por coloração Gram; (B) êmbolos sépticos com necrose na ponta do dedo médio e do dedo anular da mão direita. *Ver figura colorida na pg. 607 do Anexo 1.*

gastrintestinais ou com procedimentos recentes. O grupo de *Haemophilus, Actinobacillus, Cardiobacterium, Eikenella e Kingella* (HACEK) é responsável por apenas 3% de casos nessa população. Embora os bacilos gram-negativos (BGNs) sejam as causas principais de sepse, a falta de aderência ao endotélio diminui o risco de EI durante a bacteriemia. O *Streptococcus pneumoniae* provoca um pequeno número de casos de EVN em um subgrupo de pacientes sem ASVI com diabetes melito, malignidades, doença pulmonar obstrutiva crônica (DPOC) ou alcoolismo; os pulmões são as fontes, e a meningite está associada em 40 a 60% de pacientes. A EI fúngica ou polimicrobiana não é comum em pacientes com EVN que não abusam de substâncias por via intravenosa.[1,2,7,14]

Na população de pacientes que abusam de substâncias por via intravenosa, o risco de incidência anual de EI varia de 2 a 5%. A incidência é mais elevada entre os usuários de cocaína, em comparação com a heroína, porque o tempo de duração da cocaína é mais curto e exige aplicação mais frequente de injeções, porém sem aquecimento da droga, que pode diminuir a contagem bacteriana com o "cozimento" da heroína. Nesse grupo, o *Staphylococcus aureus* é o micróbio número um, sendo que a maioria é sensível à meticilina. Os fungos, predominantemente as espécies *Candida* e *Aspergillus*, são responsáveis por cerca de 10% dos casos de EI entre usuários de drogas ilícitas. O organismo *Pseudomonas aeruginosa* também é uma das causas de EI nas situações em que os usuários utilizam água não fervida ou água do vaso sanitário para lavar a parafernália utilizada na aplicação das drogas ou para dissolução da droga para injeção. A endocardite infecciosa polimicrobiana é exclusiva nessa população, sendo responsável por 2 a 5% de casos. A infecção causada pelo vírus da imunodeficiência humana (HIV, do inglês *human immunodeficiency virus*) é um fator de risco independente para EI na população de pacientes que abusam de substâncias por via intravenosa e está associada à elevação no índice de mortalidade, tendo em vista que a contagem das células CD4 fica abaixo de 200 células/mm^3. Cabe observar que, em geral, a EI não é considerada uma complicação da síndrome da imunodeficiência adquirida (SIDA), e sua incidência é muito rara em pacientes portadores de infecção por HIV que não abusam de substâncias por via intravenosa. De maneira geral, nos casos em que esse tipo de paciente desenvolver EI, os responsáveis são organismos atípicos como a *Salmonella*.[15-17]

▶ APRESENTAÇÃO

A apresentação típica de febre e de sopro cardíaco, com lesões cutâneas e conjuntivas, não precisa necessariamente estar presente; em casos de EIs muito agudas causadas por organismos agressivos, é comum a ausência de descobertas imunológicas cutâneas e retinais clássicas. Embora ocorra em 85% dos pacientes com EI, a presença de sopro talvez não seja tão comum na apresentação inicial e se desenvolva apenas durante o curso da enfermidade. Os sinais óbvios de êmbolos bacterianos (Figs. 38-2A e B) são indicadores de EI no exame físico, quando estão presentes em aproximadamente 50% dos casos.[1,5]

▶ COMPLICAÇÕES

Pelo menos uma complicação ocorre em 57% dos casos, sendo que 26% apresentam duas e 14% três ou mais complicações. As complicações de EI dividem-se em duas categorias: cardíacas e extracardíacas. A quase totalidade das complicações ocorre logo no início do curso da doença. As complicações cardíacas são secundárias à destruição e a êmbolos locais e incluem cúspides e folhetos valvares, cordas tendíneas, tecidos condutivos nodais atrioventriculares (AV) e tecidos de His-Purkinje, miocárdio (abscesso, perfuração septal ou de parede livre, aneurismático), pe-

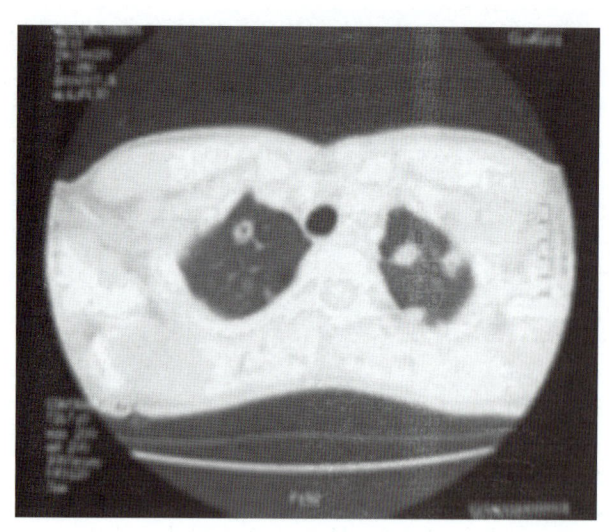

Figura 38-3 TC torácica de um paciente que abusa de substâncias por via intravenosa com endocardite de valva tricúspide causada por *Staphylococcus aureus* mostrando vários êmbolos pulmonares, alguns com cavitação precoce. A presença de um empiema no lado esquerdo exige drenagem com um tubo toracostômico.

ricárdio (pericardite purulenta ou hemopericárdio levando ao tamponamento) e artérias coronárias (por causa de êmbolos). A insuficiência cardíaca congestiva (ICC) é a complicação mais comum de EI causada por regurgitação valvar; a insuficiência miocárdica não é uma característica típica. As complicações extracardíacas incluem embolização sistêmica e insuficiência de órgãos. Os êmbolos podem ser estéreis e provocar isquemia ou infarto nos órgãos-alvo, ou sépticos e formar abscessos; alternativamente, infartos não infectados poderão ser inoculados por bacteriemia em curso e resultar em abscesso. Os sítios mais frequentes de embolização são o cérebro, o baço, os rins, a pele, o fígado e as artérias mesentéricas e ilíacas. Aneurismas micóticos podem ocorrer em qualquer sítio arterial de êmbolos.[1,10,18]

Com EI no lado direito, os êmbolos pulmonares poderão produzir êmbolos sépticos (Fig. 38-3), empiema e disfunção cardíaca no lado direito. De maneira geral, a insuficiência de órgãos durante o curso de EI é resultado de deterioração hemodinâmica e de hipoperfusão, uma vez mais em decorrência de ICC valvar. A exceção é a insuficiência renal aguda, que pode ser multifatorial devido à necrose tubular aguda causada por isquemia ou pelo uso de medicamentos (aminoglicosídeos, vancomicina, contraste IV), glomerulonefrite ou infartos renais provocados por êmbolos (Fig. 38-4). O risco de embolização é mais elevado no caso de grandes vegetações (> 1 cm de diâmetro), principalmente se envolver o folheto anterior da valva mitral.[2,7]

Nos casos de EI no lado esquerdo, a ICC causada por incompetência valvar grave é a complicação séria mais comum. Com frequência ocorre com infecção na valva aórtica, em vez de infecção na valva mitral, tendo em vista que o ventrículo esquerdo é menos tolerante às sobrecargas volumétricas repentinas de regurgitações agudas do que o átrio esquerdo. As complicações no sistema nervoso central (SNC) ocorrem em 20 a 40% de casos de EI no lado esquerdo; ocorrem logo no início e são os primeiros sinais de EI em 47% dos pacientes, porém há uma queda drástica no risco de novas complicações depois do início da

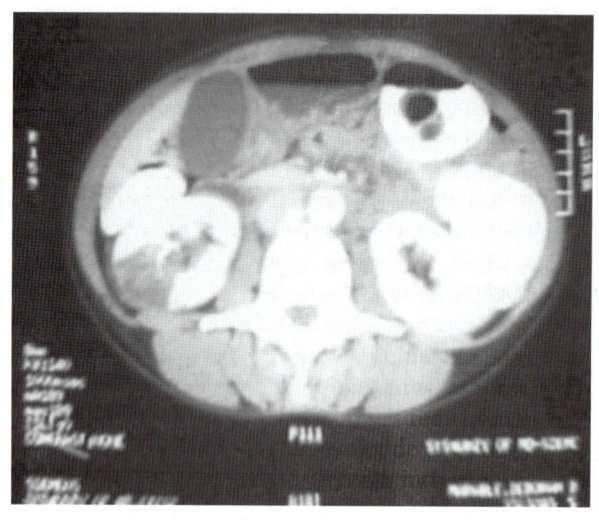

Figura 38-4 Varredura tomográfica abdominal com contraste IV: infarto renal direito em forma de cunha em uma paciente com endocardite causada por *Staphylococcus aureus* na valva mitral; observa-se também a presença de infartos esplênicos.

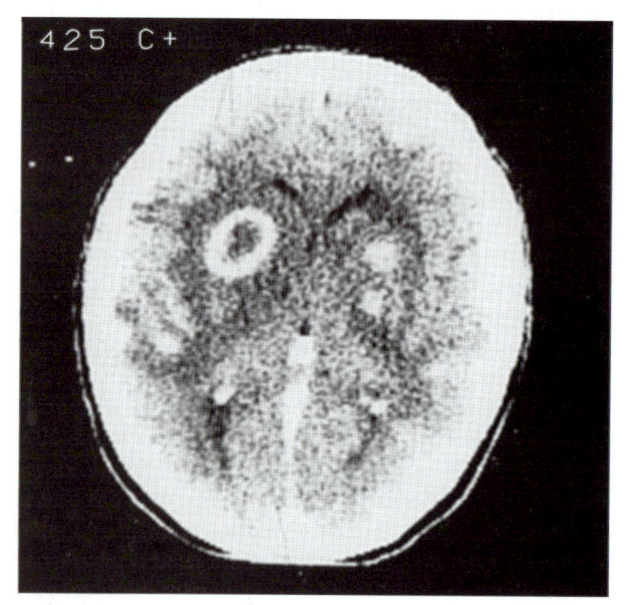

Figura 38-5 Abscessos cerebrais múltiplos associados à endocardite bacteriana (*Staphylococcus aureus*) em um paciente de 65 anos de idade. O abscesso maior no hemisfério direito mostra um realce anular característico (Reproduzida, com permissão, de Ropper AH, Samuels MA. Adams & Victor's Principles of Neurology [Princípios de Neurologia de Adams e Victor], 9th ed. New York, NY. McGraw-Hill Inc.; 2009. Figura 32-1A).

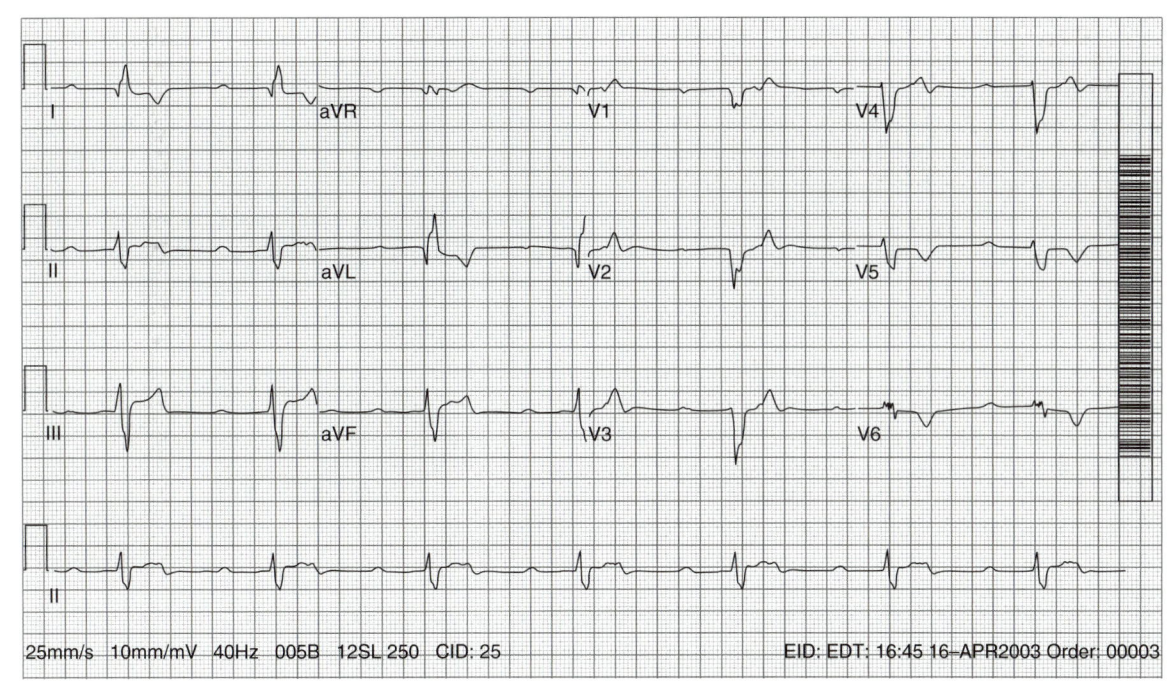

Figura 38-6 ECG: bloqueio cardíaco de segundo grau (condução 2:1) com atraso na condução ventricular devido à endocardite por *Staphylococcus aureus* na valva aórtica com um abscesso anular em um paciente de hemodiálise. O paciente progrediu para bloqueio de terceiro grau, que exigiu a colocação temporária de um marca-passo transvenoso.

administração de antibióticos adequados. As complicações no sistema nervoso central são causadas por êmbolos nas artérias cerebrais (artéria cerebral média em mais de 90% dos episódios), provocando isquemia ou infarto depois da oclusão nos vasos. O ataque isquêmico transitório (AIT)/acidente vascular encefálico (AVE) é a complicação de EI mais comum no SNC, representando entre 40 e 50% de todos os eventos no sistema nervoso central. Os abscessos cerebrais produzidos por êmbolos sépticos (Fig. 38-5) são responsáveis por apenas 5% dos eventos no sistema nervoso central, enquanto a meningite é responsável por 5 a 10%. As hemorragias intracranianas representam 10% das complicações no SNC causadas por EI e podem ser provocadas pelo rompimento de aneurismas, pela erosão séptica de vasos sem aneurismas (conhecida por arterite necrosante aguda) ou pela transformação hemorrágica de AVE isquêmico recente.[1,18]

▶ **ADMISSÃO EM UTIS**

Os pacientes com endocardite infecciosa em decorrência de choques sépticos, choques cardiogênicos, insuficiência respiratória, edema pulmonar resultante de disfunção valvar aguda, insuficiência renal aguda que exija diálise, eventos agudos no SNC (AVE, hemorragia intracraniana, encefalite) ou bradicardia sintomática/bloqueio cardíaco que exija colocação de marca-passo (Fig. 38-6) precisam ser admitidos em UTIs. Os casos simples de EI podem ser tratados por médicos hospitalares, mas os casos complicados necessitam de abordagens multidisciplinares coordenadas por intensivistas, especialistas em doenças infecciosas, neurologistas, cardiologistas e cirurgiões cardíacos.[19,20]

USUÁRIOS DE DROGAS

A incidência de EI em ASIV varia de 1,5 a 20/1.000 viciados, sendo que 80% dos casos envolvem o lado direito do coração, em comparação com apenas 9% de infecções cardíacas no lado direito em valvas naturais sem ASIV de pacientes com EI. Acredita-se que essa alta proporção de doença no lado direito em usuários de drogas seja resultado de lesões endocárdicas microscópicas causadas por impurezas na preparação de drogas ilícitas e por bacteriemia repetida provocada por injeções não esterilizadas. A anormalidade cardíaca subjacente mais comum que predispõe os pacientes com ASIV é algum episódio prévio de endocardite infecciosa. A EI no lado direito está também associada à colocação de marca-passo e ao implante de desfibriladores, situações em que, normalmente a vegetação se confina nos cabos, embora haja envolvimento da valva tricúspide em 10% de casos.[7,15,17]

VALVA PROTÉTICA

A endocardite de valva protética (EVP) é responsável por até um quarto dos casos de EI, e esse percentual vem aumentando na medida em que aumenta o número de procedimentos de reposição valvar. O risco de EI em pacientes com valvas protéticas é de 1% em 1 ano e de 2 a 3% em 5 anos. O risco inicial é mais elevado com valvas mecânicas do que com valvas biológicas, embora, aparentemente, o risco seja equivalente nos períodos pós-operatórios. Em geral, a EI de valvas mecânicas envolve os cúspides, o anel de costura e o anel valvar, ao passo que, no caso de valvas biológicas, a infecção limita-se principalmente aos cúspides.[2,5,7]

ENDOCARDITE NOSOCOMIAL

A endocardite infecciosa nosocomial (EIN) é uma categoria relativamente nova definida como infecções que ocorrem mais de 48 horas depois da admissão hospitalar ou dentro de 4 a 8 semanas depois de algum procedimento hospitalar invasivo, e inclui as infecções precoces de valvas protéticas. Estima-se que a incidência de EIN seja de 0,8 por 10.000 admissões hospitalares, sendo responsável por 14 a 25% de todos os casos de EI. Considerada um subgrupo da EIN, a EI contraída em UTIs tem uma incidência estimada de 5 por 1.000 admissões. Os pacientes idosos (idade acima de 65 anos) desenvolvem EIN com mais frequência do que indivíduos mais jovens (idade inferior a 65 anos) e apresentam mortalidade hospitalar duas vezes maior; os fatores de risco são diabetes melito e cânceres gastrintestinais e geniturinários. Em 9 a 48% dos casos, a fonte infecciosa é um cateter venoso central, um cateter venoso periférico em 6 a 22% dos casos, um cateter de artéria pulmonar em 2 a 9% dos casos e cirurgia ou instrumentação no trato GU em 20 a 30% dos casos. O *Staphylococcus aureus* é o micróbio mais prevalente, sendo responsável por 52 a 57% dos casos (os dispositivos intravasculares são as fontes em 91% desses pacientes); 13 a 25% dos pacientes hospitalizados que experimentam bacteriemia estafilocócica desenvolvem endocardite infecciosa. Os estafilococos com coagulase negativa são responsáveis por 40% dos casos (associados a valvas protéticas em 89%). A espécie enterocócica é a fonte de 5 a 30% dos casos, sendo que os casos de bacilos gram-negativos (BGNs) são raros, à exceção de *P. aeruginosa* em pacientes que fazem hemodiálise. Esse organismo tem a capacidade de aderir ao endotélio, ao contrário da maioria dos BGNs que, com frequência, são responsáveis por bacteriemia e sepse, mas não por endocardite infecciosa, devido aos baixos fatores de aderência. Embora a EIN fúngica ainda seja relativamente rara (menos de 10% de todos os casos de EI), sua incidência vem aumentando cada vez mais; a marca característica de EI fúngica é a presença de vegetações volumosas com êmbolos nas artérias principais.[10,13,14]

► DIAGNÓSTICO

Critérios diagnósticos anteriores para EI, como os de Von Reyn, foram substituídos pelos critérios mais sensíveis e mais específicos de Duke, com dados ecocardiográficos que antes não eram incluídos. Atualizações recentes dos critérios de Duke colocaram em evidência a bacteriemia por *S. aureus* como um dos critérios mais importantes. Nos casos de suspeita de EI, é necessário obter pelo menos três culturas sanguíneas em sítios de venipuntura durante as primeiras 24 horas depois da apresentação, com espaço de pelo menos 1 hora entre a primeira e a última punção. A finalidade desse protocolo é diminuir as chances de identificação de amostras contaminadas, aumentando a capacidade para detectar bacteriemia persistente, marca registrada da endocardite infecciosa. Apenas de 5 a 7% de pacientes que não estiverem tomando antibióticos apresentam resultados negativos nas culturas sanguíneas. Nesses pacientes, o uso de resinas de ligação antibiótica intensifica a produtividade das culturas e possibilita a realização de testes de reação da cadeia de polimerase (PCR, do inglês *polymerase chain reaction*) sobre a vegetação ou amostras embólicas, considerando que a PCR pode produzir resultados positivos mesmo depois de várias semanas de tratamento antibiótico.[1,2,21]

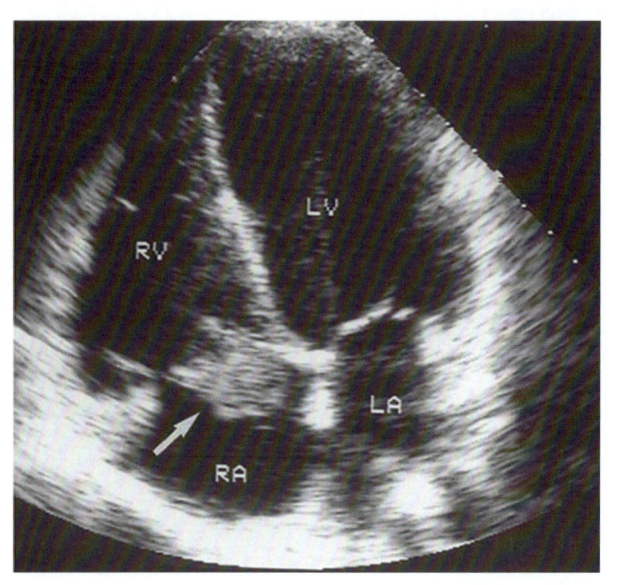

Figura 38-7 Visão apical de quatro câmaras mostrando uma grande vegetação de valva tricúspide (seta). AE: átrio esquerdo; VE: ventrículo esquerdo; AD: átrio direito; VD: ventrículo direito (Reproduzida, com permissão, de Fuster V, O'Rourke RA, Walsh RA, Poole-Wilson P. Hurst's the Heart (O Coração de Hurst), 12th ed., New York, NY: McGraw-Hill; 2008. Figura 16-94A).

► ECOCARDIOGRAFIA

A ecocardiografia transtorácica (ETT) possui sensibilidade de 46 a 65% para detectar vegetações no lado esquerdo do coração, em comparação com 90 a 93% da ecocardiografia transesofágica (ETE); a sensibilidade para detectar regurgitação no lado esquerdo do coração é de 58 a 63% para ETT e de 88 a 98% para ETE, embora as duas modalidades sejam iguais para EI no lado direito. Situações como obesidade, DPOC, valvas protéticas e vegetação com dimensões inferiores a 5 mm aumentam o risco de ETT com resultado falso-negativo. Na maioria das vezes, a ETT tem utilidade limitada em UTIs devido às restrições em relação ao posicionamento do paciente, à interferência de feridas cirúrgicas no contato ideal de sondas ultrassonográficas e à ventilação mecânica, resultando na resolução fraca das imagens. Com base nesses dados, considera-se que o risco da ETT como estudo inicial em pacientes adequados é razoavelmente baixo; porém a ETE deve ser usada em pacientes de alto risco ou com complicações, incluindo aqueles com suspeita de endocardite de valva protética (EVP). Apesar das descobertas ecocardiográficas patognomônicas, tais como perfuração de folhetos, abscessos perianulares ou miocárdicos, ou deiscência de valvas protéticas novas, nenhum dos modos consegue diferenciar, de forma confiável, descobertas sonográficas clássicas de EI e massas intracardíacas oscilantes representando uma vegetação (Fig. 38-7) de outras lesões não infecciosas, como tumores, endocardite trombótica não bacteriana ou degeneração valvar mixomatosa. As radiografias torácicas, os eletrocardiogramas e a urinálise são outros testes diagnósticos considerados úteis em casos de endocardite infecciosa.[22-24]

▶ TRATAMENTO MÉDICO

O tratamento de endocardite infecciosa baseia-se no princípio da atividade antimicrobiana sustentada, com concentração sérica elevada, para erradicar micróbios dormentes em vegetações e êmbolos distantes. O regime antibiótico bactericida IV prolongado é o tratamento-padrão. As culturas sanguíneas devem ser coletadas em intervalos de 24 a 48 horas após o início da terapia, até que as culturas tornem-se negativas. Esse resultado marca o início do tempo de duração do regime. Os regimes antibióticos iniciais aplicam-se a populações distintas de pacientes e devem ser ajustados com base na sensibilidade ao micróbio e na concentração inibidora mínima. A escolha inicial de um medicamento ativo da parede celular (β-lactamases ou vasopressina) mais um aminoglicosídeo dão cobertura sinergística contra as espécies estreptococos, estafilococos e enterococos, responsáveis por aproximadamente 80% de todas as EIs. Comprovadamente, essa estratégia diminui o tempo de duração da bacteriemia, embora não altere os resultados clínicos.[2,4]

Geralmente, os casos de EI pelo *Streptococcus viridans* responde ao tratamento antibiótico mais rapidamente do que EI causada por *Staphylococcus aureus* ou *Enterococcus*. Em casos de EI causada por organismos menos virulentos, a resolução da febre ocorre depois de 2 a 5 dias de uma terapia antibiótica adequada. Com frequência, a febre que persistir além da primeira semana de tratamento é um indicador de doença com complicações, enquanto, na maioria das vezes, a recorrência da febre depois de 3 a 4 semanas é decorrência da hipersensibilidade aos medicamentos, particularmente com β-lactamases elevadas, e mesmo assim pode haver recidiva de êmbolos. Todos os pacientes devem receber as primeiras duas semanas de terapia no hospital para facilitar o monitoramento de complicações durante esse período de risco mais elevado. Depois dessa fase, para completar o regime, os pacientes estáveis e sem complicações devem ser considerados para terapia IV ambulatorial. Não há nenhum benefício com a aplicação adicional de antibióticos por via oral depois da conclusão de um curso intravenoso completo. As culturas obtidas na fase de acompanhamento asseguram o sucesso do tratamento, sem risco de recidiva que, na maior parte dos casos, ocorre dentro de dois meses após a conclusão do regime antibiótico. A recidiva, ou taxa de insucesso do tratamento, é inferior a 2% para *S. viridans*, de 8 a 20% para *Enterococcus* e de 11% para *S. aureus*. Não há benefícios comprovados na prevenção de êmbolos com ácido acetilsalicílico ou heparina. Recomenda-se evitar o uso desses medicamentos tendo em vista que aumentam o risco de hemorragia intracraniana. A anticoagulação pode ser usada criteriosamente em pacientes com valva protética, porém deve ser suspensa por duas semanas caso ocorram eventos embólicos no sistema nervoso central.[2,4,11]

▶ TRATAMENTO CIRÚRGICO

Aparentemente, embora não tenha sido realizado nenhum estudo controlado, a combinação de tratamento clínico e tratamento cirúrgico produz melhores resultados do que apenas tratamento clínico de EI no lado esquerdo com complicações, principalmente se a causa for o *S. aureus*. Mais de 25% dos pacientes de EI fazem cirurgia cardíaca durante a fase aguda da doença e entre 20 e 40% fazem tratamento cirúrgico a *posteriori*. Apesar da meta de esterilizar os tecidos do campo cirúrgico, há pouca correlação entre o tempo de duração do regime antibiótico e os resultados. Provavelmente, a cirurgia valvar logo no início seja uma meta mais produtiva para evitar possíveis complicações que aumentem o risco da operação. As indicações mais fortes para tratamento cirúrgico são ICC causada por disfunção valvar aguda ou deiscência protética, obstrução valvar, abscesso perianular ou miocárdico, aneurisma micótico, EI fúngica ou endocardite de valva protética. A combinação de terapias clínica e cirúrgica diminui a taxa de mortalidade para 11 a 35% em pacientes com endocardite de valvas naturais, com ICC variando de moderada a grave, em comparação com 56 a 86% com terapia clínica isoladamente. Bacteriemia persistente depois de uma semana de regime antibiótico adequado ou êmbolos sistêmicos em curso também é considerada uma forte indicação para tratamento cirúrgico. Choque séptico instável ou coagulopatia grave não corrigida é contraindicação para cirurgia valvar. A mortalidade operatória é significativamente mais elevada nos casos de desenvolvimento de edema pulmonar ou de choque cardiogênico causado por disfunção valvar. Nas situações em que os pacientes apresentarem evento embólico isquêmico no SNC, a cirurgia poderá ser feita logo no início (dentro de 72 horas), no esforço de evitar novos êmbolos, ou deverá ser adiada por 2 a 3 semanas para diminuir o risco de transformação hemorrágica provocada pela exposição à heparina; recomenda-se adiar a cirurgia por um período mínimo de quatro semanas depois de hemorragias intracranianas. Essas recomendações para adiar a cirurgia

► TABELA 38-1   PREVENÇÃO DE DOENÇA: ENDOCARDITE

Organização (Data)	População	Recomendações	Comentários	Fonte
AHA (2007)	Pessoas com risco mais elevado para sequelas adversas de endocardite[a]	Profilaxia[b] antibiótica antes de determinados procedimentos dentários[c] e de outros procedimentos[d] específicos	1. A nova ênfase é na profilaxia de pacientes com risco mais elevado de complicações do que em pacientes com risco elevado de endocardite por toda a vida. 2. O consenso sugere que alguns casos de endocardite infecciosa podem ser evitados por profilaxia de procedimento com antibióticos.	*Circulation* 2007: 116:1736

Reproduzida, com permissão, de Gonzales R, Kutner JS. Current Practice Guidelines in Primary Care (Orientações para a Prática Corrente de Atendimento Primário), 2009, New York, NY. McGraw-Hill Inc.; 2009. Disponível no site http://www.accessmedicine.com/guidelines.aspx.

[a] Pacientes com valva protética, endocardite anterior, selecionados com doença cardíaca congênita (DCC cianótica não reparada, defeito cardíaco congênito reparado completamente com material ou dispositivo protético durante os primeiros seis meses depois de um procedimento, DCC cianótica reparada com defeitos residuais no sítio do reparo ou nas proximidades) e receptores de transplante cardíaco que desenvolvem valvulopatia.

[b] Regime profilático-padrão: amoxilina (adultos: 2 g; crianças: 50 mg/kg por via oral, 1 hora antes do procedimento). Nos casos em que o paciente não conseguir tomar medicações por via oral, deve-se administrar ampicilina (adultos: 2 g IM ou IV; crianças: 60 mg/kg IM ou IV dentro de 30 minutos do procedimento). Se o paciente for alérgico à penicilina, a melhor opção é administrar clindamicina (adultos: 600 mg; crianças: 20 mg/kg por via oral, 1 hora antes do procedimento) ou azitromicina ou claritromicina (adultos: 500 mg; crianças: 15 mg/kg por via oral, 1 hora antes do procedimento). Se o paciente for alérgico à penicilina e não conseguir tomar medicações por via oral, deve-se administrar clindamicina (adultos: 600 mg; crianças: 20 mg/kg IV dentro de 30 minutos antes do procedimento). Se a alergia à penicilina não for anafilaxia, angiedema ou urticária, as opções para tratamento não oral incluem também a cefazolina (1 g IM ou IV para adultos; 50 mg/kg IM ou IV para crianças); a terapia oral alérgica à penicilina inclui 2 g de cefalexina por via oral para adultos ou 50 mg/kg por via oral para crianças.

[c] Todos os procedimentos dentários que envolverem manipulação de tecidos gengivais ou a região periapical dos dentes ou perfuração da mucosa bucal.

[d] A profilaxia antibiótica pode ser razoável em procedimentos no trato respiratório ou na pele infectada, nas estruturas cutâneas ou nos tecidos musculoesqueléticos. A profilaxia com anticorpos somente para evitar a incidência de endocardite não é recomendada para procedimentos gastrintestinais ou geniturinários.

são válidas apenas nos casos em que não houver desenvolvimento de ICC ou de choque cardiogênico. A valvulectomia tricúspide, sem reposição, é um tratamento altamente eficaz para EI, embora, invariavelmente, leve a uma disfunção ventricular direita grave e permanente. O regime antibiótico pós-operatório deve completar um curso total ou pelo menos um curso de 7 a 15 dias se as culturas valvares forem negativas; se forem positivas, deve-se iniciar um curso antibiótico completo na data da cirurgia.[25-30]

► **MORTALIDADE**

Embora a mortalidade hospitalar total seja de 16% para todos os casos de EI, há uma faixa de mortalidade que depende da categoria da doença. A taxa de mortalidade é de 26% para endocardite de valvas naturais no lado esquerdo com complicações, 44% para endocardite de valvas protéticas, 45 a 54% para pacientes com EI que precisam ser admitidos em UTI e 68% para endocardite infecciosa nosocomial; o risco mais baixo de mortalidade de menos de 10% é no caso de abuso de substâncias por via intravenosa com doença isolada no lado direito. Os fatores indicativos de maus prognósticos são ICC, choque séptico, eventos no sistema nervoso central, insuficiência renal aguda, imunocomprometimento, escore elevado da Acute Physiology and Chronic Health Evaluation (APACHE) II (Avaliação da Fisiologia Aguda e da Saúde Crônica II) e se o *Staphylococcus aureus* for o agente infeccioso.[2,4,5,20]

► **PROFILAXIA**

As novas recomendações para profilaxia de EI limitaram o tratamento aos grupos de risco mais elevado (Tab. 38-1): valvas protéticas, EI anterior, valvulopatia depois de transplante cardíaco, doença cardíaca congênita cianótica complexa e derivações cirúrgicas sistêmicopulmonares. Limitam-se aos procedimentos que exigem profilaxia para trabalhos gengivais ou dentários periapicais ou incisões na pele ou em tecidos moles infectados.[31]

REFERÊNCIAS

1. McDonald JR. Acute infective endocarditis. *Infect Dis Clin North Am.* 2009;23:643-664.
2. Baddour LM, Wilson WR, Bayer AS, et al. Infective endocarditis: diagnosis, antimicrobial therapy, and management of complications: a statement for healthcare professionals from the Committee on Rheumatic Fever, Endocarditis, and Kawasaki Diseases, Council on Cardiovascular Diseases in the Young, and Councils on Clinical Cardiology, Stroke, and Cardiovascular Surgery and Anesthesia, American Heart Association: endorsed by the Infectious Diseases Society of America. *Circulation.* 2005;111:e394-e434.
3. Wolff M, Timsit JF. Infectious endocarditis. In: Fink MP, Abraham E, Vincent JL, Kochanek PM, et al, eds. *Textbook of Critical Care.* Philadelphia: Elsevier; 2005:871-878.
4. Mylonakis E, Calderwood SB. Infective endocarditis in adults. *N Engl J Med.* 2001;345:1218-1230.
5. Nishimura RA, Carabello BA, Faxon DP, et al. ACC/AHA 2008 guideline update on valvular heart disease: focused update on infective endocarditis: a report of the American College of Cardiology/American Heart Association Task Force on Practice Guidelines: endorsed by the Society of Cardiovascular Anesthesiologists, Society for Cardiovascular Angiography and Interventions, and Society of Thoracic Surgeons. *Circulation.* 2008;118:887-896.
6. Slesnick TC, Nugent AW, Fraser CD Jr, et al. Incomplete endothelialization and late development of acute bacterial endocarditis after implantation of an Amplatzer septal occluder device. *Circulation.* 2008;117:e326-e327.
7. Prendergast BD. The changing face of infective endocarditis. *Heart.* 2006;92:879-885.
8. Osler W. Gulstonian lectures on malignant endocarditis. *Br Med J.* 1885;1:467-579.
9. Levy DM. Centenary of William Osler's 1885 Gulstonian lectures and their place in the history of bacterial endocarditis. *J R Soc Med.* 1985;78:1039-1047.
10. Hill EE, Herijgers P, Herregods MC, et al. Evolving trends in infective endocarditis. *Clin Microbiol Infect.* 2006;12:5-12.
11. Moreillon P, Que YA. Infective endocarditis. *Lancet.* 2004;363:139-149.
12. Devlin RK, Andrews MM, von Reyn CF. Recent trends in infective endocarditis: influence of case definitions. *Curr Opin Cardiol.* 2004;19:134-139.
13. Giamarellou H, Antoniadou A. Infectious endocarditis. In: Fink MP, Abraham E, Vincent JL, et al, eds. *Textbook of Critical Care.* Philadelphia: Elsevier; 2005:1341-1344.
14. Durante-Mangoni E, Bradley S, Selton-Suty C, et al. Current features of infective endocarditis in elderly patients: results of the International Collaboration on Endocarditis Prospective Cohort Study. *Arch Intern Med.* 2008;168:2095-2103.
15. Miro JM, del Rio A, Mestres CA. Infective endocarditis in intravenous drug abusers and HIV-1 infected patients. *Infect Dis Clin North Am.* 2002;16:273-295.
16. Reyes MP, Ali A, Mendes RE, et al. Resurgence of *Pseudomonas* endocarditis in Detroit, 2006-2008. *Medicine.* 2009;88:294-301.
17. Losa JE, Miro JM, Del Rio A, et al. Infective endocarditis not related to intravenous drug abuse in HIV-1 infected patients. *Clin Microbiol Infect.* 2003;9:45-54.
18. Mocchegiani R, Nataloni M. Complications of infective endocarditis. *Cardiovasc Hematol Disord Drug Targets.* Epub 2009;9(4):240-248.
19. Mourvillier B, Trouillet JL, Timsit JF, et al. Infective endocarditis in the intensive care unit: clinical spectrum and prognostic factors in 228 consecutive patients. *Intensive Care Med.* 2004;30:2046-2052.
20. Karth GD, Koreny M, Binder T, et al. Complicated infective endocarditis necessitating ICU admission: clinical course and prognosis. *Crit Care.* 2002;6:149-154.
21. Li JS, Sexton DJ, Mick N, et al. Proposed modifications to the Duke criteria for the diagnosis of infective endocarditis. *Clin Infect Dis.* 2000;30:633-638.
22. Alam M. Transesophageal echocardiography in critical care units: Henry Ford hospital experience and review of the literature. *Prog Cardiovasc Dis.* 196;38: 315-328.
23. Morguet AJ, Werner GS, Andreas S, et al. Diagnostic value of transesophageal compared with transthoracic echocardiography in suspected prosthetic valve endocarditis. *Herz.* 1995;20: 390-398.
24. Humpl T, McCrindle BW, Smallhorn JF. The relative roles of transthoracic compared with transesophageal echocardiography in children with suspected infective endocarditis. *J Am Coll Cardiol.* 2003;41:2068-2071.
25. Makota H, Hashimoto K, Mashiko K, et al. Active infective endocarditis: management and risk analysis of hospital death from 24 years experience. *Circ J.* 2008;72:2062-2068.
26. Grunenfelder J, Akins CW, Hilgenberg AD, et al. Long term results and determinants of mortality after surgery for native and prosthetic valve endocarditis. *J Heart Valve Dis.* 2001;10:694-702.
27. Dreyfus G, Serraf A, Jebara VA, et al. Valve repair in acute endocarditis. *Ann Thorac Surg.* 1990;49:706-713.
28. Rubinovitch B, Pittet D. Infective endocarditis: too ill to be operated? *Crit Care.* 2002;6:106-107.
29. Arbulu A, Holmes RJ, Asfaw I. Tricuspid valvulectomy without replacement: twenty years experience. *J Thorac Cardiovasc Surg.* 1991;102:917-922.
30. Gammie JS. An outstanding series of tricuspid valve operations for infective endocarditis. *Ann Thorac Surg.* 2007;84:1949.
31. Wilson W, Taubert KA, Gewitz M, et al. Prevention of infective endocarditis: guidelines from the American Heart Association: a guideline from the American Heart Association Rheumatic Fever, Endocarditis, and Kawasaki Disease Committee, Council on Cardiovascular Disease in the Young, and Council on Clinical Cardiology, Council on Cardiovascular Surgery and Anesthesia, and the Quality Care and Outcomes Research Interdisciplinary Working Group. *Circulation.* 2007;116:1736-1754.

CAPÍTULO 39

Infecção por Clostridium difficile

Claudio D. Tuda

▶ Epidemiologia 423
▶ Fisiopatologia 424
▶ Apresentação clínica e diagnóstico 424
▶ Tratamento 426

A infecção por *Clostridium difficile* (ICD) é a causa reconhecida mais comum de diarreia infecciosa em hospitais e em instituições para tratamentos de longo prazo.[1] O cálculo da incidência de ICD é muito difícil porque, nos Estados Unidos, esse tipo de doença não consta nos relatórios médicos. Estima-se que ocorram pelo menos 500 mil casos por ano em lares da terceira idade e em hospitais norte-americanos, resultando em 30 mil mortes.[2] De acordo com dados de estudos canadenses realizados em 1997 e 2005, a incidência foi de aproximadamente 4,6 casos por 10.000 admissões.[3] Uma pesquisa hospitalar europeia recente mostrou uma incidência semelhante de 4,1 casos por 10.000 pacientes/dia.[4]

Entre 2000 e 2003, duplicou o número de pacientes que receberam alta hospitalar e foram transferidos para instituições de tratamento de longo prazo com diagnóstico de ICD. Aproximadamente 2% desses pacientes tinham diagnóstico de infecção por *Clostridium difficile*.

▶ EPIDEMIOLOGIA

A epidemiologia de infecção por *Clostridium difficile* tem sofrido mudanças constantes, em especial nos últimos anos. Em 2001, o número de pacientes que receberam alta hospitalar com diagnóstico de ICD aumentou a uma taxa muito rápida.[5] O número de pacientes com idade acima de 65 anos foi substancialmente maior do que no grupo de indivíduos na faixa etária de 45 a 64 anos, representando um aumento de cinco vezes no número de casos naquele grupo etário. Os surtos que ocorreram no Canadá e nos Estados Unidos entre 2002 e 2006 foram considerados extremamente graves[6,7] e foram associados ao uso de fluoroquinolonas. As cepas dos surtos no Canadá e nos Estados Unidos eram idênticas.[8] Essa cepa é conhecida por seu padrão de análise restritiva, B1, pelo padrão de eletroforese em gel de campo pulsado (PFGE, do inglês *pulsed-field gel electrophoresis*), pela PFGE norte-americana tipo 1 (NAPI, do inglês *north american PFGE type 1*) ou sua denominação ribotipo 027. Atualmente, é conhecida e designada por NAPI/B1/027.[9] Essa cepa foi responsável por quase todas as infecções. A cepa possui algumas características genéticas que incluem codificação genética para toxinas A e B e deleção de 18 pares de bases em *tcdC*, um regulador negativo putativo da expressão de toxinas A e B. A presença de um ou dois desses marcadores genéticos é uma das razões do aumento na virulência. Os pacientes que foram infectados com a NAPI/B1/027 desenvolveram doenças mais graves do que os que foram infectados por outras estirpes. A cepa NAPI/B1/027 alastrou-se por 40 estados norte-americanos e sete províncias canadenses, além de provocar surtos na Europa e na Ásia.[10-12]

O principal meio de transmissão é de pessoa a pessoa por via fecal-oral, geralmente em pacientes de hospitais ou de lares de terceira idade.[13] Estima-se entre 5 e 7% a prevalência de colonização assintomática em lares de terceira idade e entre 7 e 26% em hospitais.[13] Há um aumento significativo no risco de colonização nos casos de períodos mais longos de hospitalização.

Embora o período de incubação, desde o momento da exposição até o desenvolvimento dos sintomas, não seja muito bem conhecido, alguns estudos estimam que varie entre 2 e 3 dias.[13] As pessoas colonizadas com *C. difficile* que permanecem assintomáticas por períodos mais longos aparentemente apresentam um risco mais baixo de desenvolvimento de ICD. Acredita-se que esse fato seja decorrência da elevação dos níveis séricos de anticorpos contra as toxinas A e B do *C. difficile*.[15]

A contaminação ambiental desempenha um papel muito importante na transmissão do *C. difficile* em hospitais. Se os urinóis, as cômodas e os termômetros compartilhados não forem limpos de forma adequada, acabam se transformando em fontes transmissoras nos ambientes de atendimento médico.[16] As mãos dos profissionais de assistência médica são, reconhecidamente, um dos modos mais importantes na transmissão de *C. difficile*.[13]

De acordo com os principais fatores de risco estabelecidos para o desenvolvimento de ICD (Fig. 39-1), a **idade avançada** (> 65 anos) é um dos mais importantes.[9] **O tempo de hospitalização também** foi identificado como um dos fatores de risco e, claramente, o risco de contaminação por ICD aumenta com o tempo de permanência hospitalar.[13]

Provavelmente, **a exposição a agentes antimicrobianos** seja o fator de risco modificável mais importante. Quase todos os agentes antimicrobianos foram associados ao desenvolvimento de infecção por *Clostridium difficile*. As cefalosporinas, as penicilinas de amplo espectro, a clindamicina e as fluoroquinolonas desempenham papel importante nesse processo. O risco de desenvolvimento de ICD com terapias antibióticas aumenta por causa da influência dos antibióticos, que destróem a flora intestinal normal, facilitando a proliferação do bacilo *C. difficile*. O uso de agentes antimicrobianos, ou a exposição mais longa a esses medicamentos, aumenta claramente o risco de ICD, porém, mesmo em situações de exposição limitada, como em profilaxias antibióticas cirúrgicas com uma única dose, o risco continua grande.[17] O uso de **agentes quimioterápicos de câncer** é outro fator de risco que deve ser levado em consideração. Acredita-se que se deva, em parte, à atividade antimicrobiana de alguns agentes.[18] A alimentação por meio de tubos ou cirurgia gástrica precedente também foi vinculada ao desenvolvimento de ICD.[19] Embora o uso de inibidores da bomba de prótons tenha sido inicialmente associado ao desenvolvimento de ICD, alguns estudos controlados mostraram que essa vinculação não é muito precisa e que, provavelmente, a causa seja mais a gravidade da doença e o tempo de permanência hospitalar do que o resultado direto do uso de agentes supressores de ácido.[20,21]

▶ FISIOPATOLOGIA

O rompimento da flora colônica normal é o principal fator precipitante para o desenvolvimento de ICD. De maneira geral, os antibióticos provocam o rompimento da microflora colônica.[22] Após esse rompimento, a colonização do *C. difficile* se faz por meio da ingestão de esporos resistentes ao calor.[23] Dependendo dos fatores do hospedeiro, podem ocorrer manifestações clínicas de ICD ou um estado assintomático do carreador.[23] Os pacientes que se submeteram à cirurgia recente ou que tenham feito terapia imunossupressiva apresentam risco mais elevado de desenvolver doenças mais graves. Esses pacientes podem ser incapazes de estruturar respostas adequadas ao anticorpo imune IgG contra a toxina A do *C. difficile*. Nas situações em que os pacientes conseguem montar respostas imunes adequadas, ocorre uma redução na morbidade e na mortalidade e pouca probabilidade de recorrência.

O *C. difficile* provoca colite mediada por toxinas. Esse bacilo produz duas exotocinas, as toxinas A e B, sendo que a toxina A ativa os macrófagos e os mastócitos. A cascata inflamatória aumenta a permeabilidade da mucosa e a secreção de líquidos.

Por outro lado, embora a toxina B tenha uma atividade citotóxica potente *in vitro*, a atividade enterotóxica é baixa. A quimiotaxia leucocitária e a suprarregulação de citocinas causadas por essas toxinas são responsáveis pelas respostas inflamatórias colônicas graves, que se tornam clinicamente evidentes com contagens excessivamente elevadas de leucócitos. Uma pseudomembrana é o resultado do agravamento progressivo da colite com ulceração focal e acúmulo de material purulento e de detritos necróticos.[22]

▶ APRESENTAÇÃO CLÍNICA E DIAGNÓSTICO

A apresentação clínica é bastante variável, e o espectro vai desde a ausência de sintomas até colite fulminante.[1]

Históricos detalhados enfatizando exposição anterior a antibióticos nos últimos 3 a 4 meses contêm informações importantes.

A presença de diarreia é comum em quase todos os casos, embora possa estar ausente na fase inicial, especialmente em pacientes com enfermidades graves. Provavelmente a leucocitose seja a descoberta laboratorial mais comum na presença de obstrução mecânica dos intesti-

- Idade avançada > 65 anos
- Duração da hospitalização
- Exposição a agentes antimicrobianos

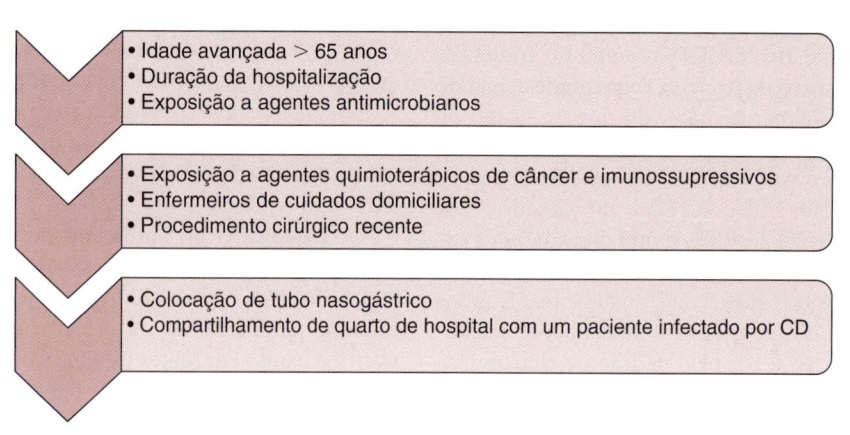

- Exposição a agentes quimioterápicos de câncer e imunossupressivos
- Enfermeiros de cuidados domiciliares
- Procedimento cirúrgico recente

- Colocação de tubo nasogástrico
- Compartilhamento de quarto de hospital com um paciente infectado por CD

Figura 39-1 Fatores de risco para ICD.

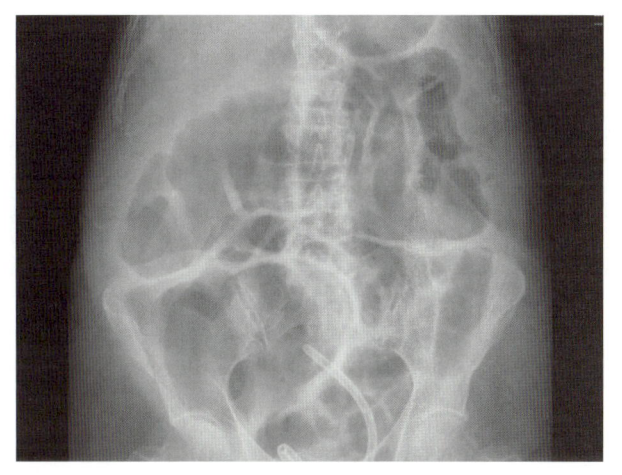

Figura 39-2 Dilatação significativa do colo. Presença de obstrução mecânica do intestino.

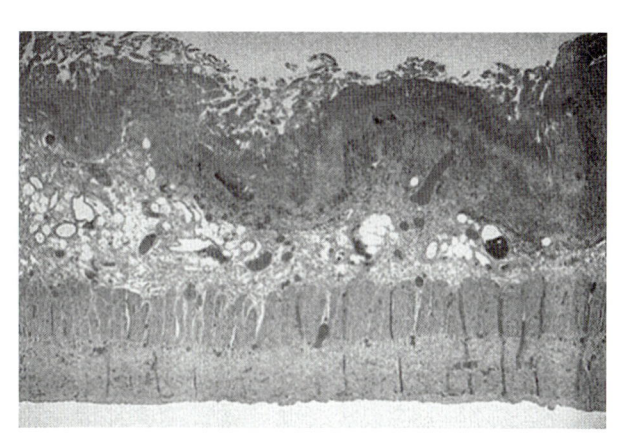

Figura 39-4 A ampliação por varredura revela a desnudação total da mucosa colônica com reposição extensiva por exsudado fibrinopurulento (H&E × 400). *Ver figura colorida na pg. 608 do Anexo 1.*

nos. Elevações súbitas na contagem de leucócitos acima de 30.000 mm^3 são indicadores importantes de colite fulminante iminente.[24] As radiografias abdominais mostram a obstrução mecânica dos intestinos, distensão do colo ou megacolo tóxico (Fig. 39-2). A sigmoidoscopia flexível é uma ferramenta capaz de produzir diagnósticos imediatos (Fig. 39-3).[25] A descoberta de pseudomembranas é patognomônica para essa doença (Figs. 39-4 e 39-6).

As varreduras tomográficas do abdome também são muito úteis, com descobertas distintas como a presença de pancolite (Fig. 39-7).[25]

A Infectious Disease Society (IDSA) (Sociedade de Doenças Infecciosas) e a Society for Healthcare Epidemiology of America (SHEA) (Sociedade Norte-Americana de Epidemiologia Hospitalar) publicaram recentemente as diretrizes Clinical Practice Guidelines (Orientações para Prática Clínica) e abordaram a melhor estratégia de testes para diagnósticos de ICD.[26] O exame de fezes de pacientes assintomáticos não tem utilidade clínica, incluindo a aplicação como teste de cura. A cultura de fezes é o teste mais sensível, além de ser essencial para fins epidemiológicos, ainda que não seja prático sob o ponto de vista clínico devido à lentidão das respostas. Embora sejam rápidos, os testes de imunoensaio enzimático (IEE) para as toxinas A e B do *C. difficile* são menos sensíveis do que os exames da atividade citotóxica em células, além de serem abordagens diagnósticas subótimas. A sensibilidade do IEE varia de 63 a 94%, e a especificidade de 75 a 100%. Os testes toxicológicos são mais importantes sob a perspectiva clínica, porém não apresentam sensibilidade. Esse tipo de teste (IEE) é adotado por mais de 90% dos laboratórios norte-americanos pela facilidade de aplicação e pelos baixos custos, em comparação com os exames da atividade citotóxica em células. Uma das estratégias potenciais para superar esse tipo de problema é a aplicação de abordagens de duas etapas, que utilizam a detecção da glutamato-

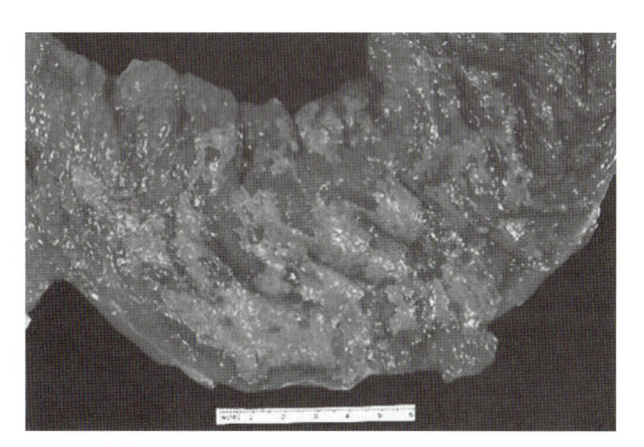

Figura 39-3 O exame macroscópico revela uma aparência variada da mucosa colônica devido a áreas alternantes de ulceração (seta simples) e deposição do tipo membranosa de resíduos necróticos (seta dupla). *Ver figura colorida na pg. 608 do Anexo 1.*

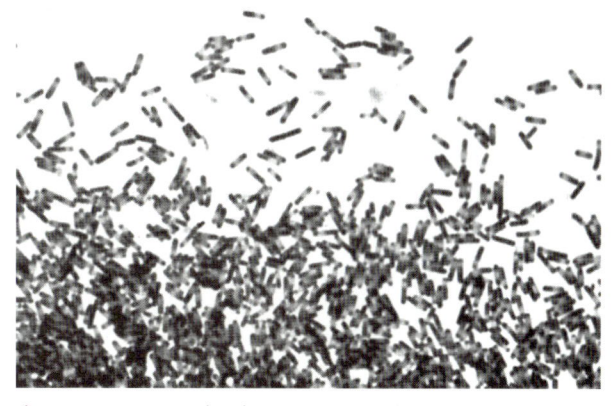

Figura 39-5 O poder da imersão em óleo (x10.000) de coloração Gram de material de cultura mostra organismos *C. difficile* com a característica de coloração desigual. *Ver figura colorida na pg. 608 do Anexo 1.*

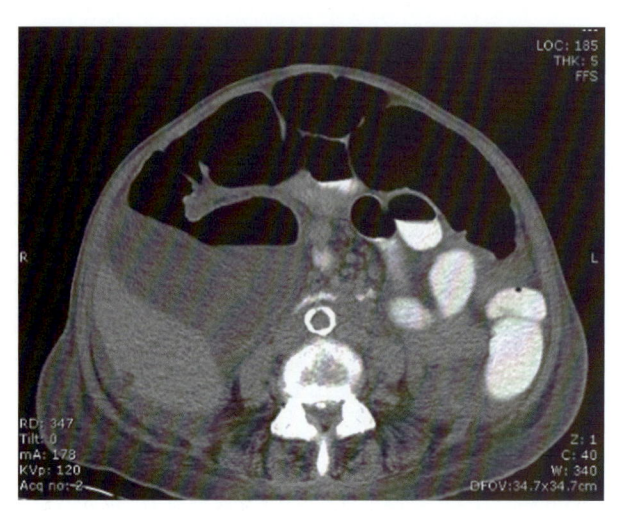

Figura 39-6 A pancolite é mais evidente no colo descendente, com a presença significativa de estruturas filiformes e de líquidos livres nas proximidades. Distensão do transverso e do ceco com ar.

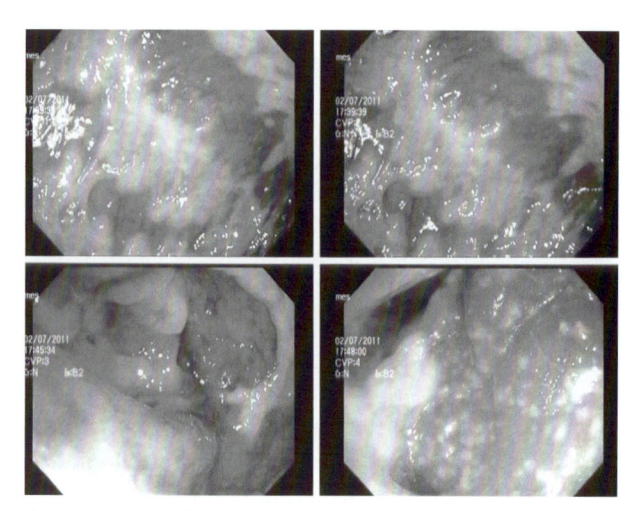

Figura 39-7 Colite grave causada pelo bacilo *C. difficile*. Pseudomembranas espessas, eritematosas, escuras, cinzentas e edematosas. *Ver figura colorida na pg. 608 do Anexo 1.*

-desidrogenase (GDH, do inglês *glutamate dehydrogenase*) pelo imunoensaio enzimático como triagem inicial e, em seguida, o exame da atividade citotóxica em células ou cultura toxicogênica como teste confirmatório para fezes com GDH positiva. A sensibilidade do exame de detecção de GDH varia entre 85 e 95%. O teste de PCR parece ser uma modalidade mais rápida, mais sensível e mais específica, porém, neste momento, necessita de uma quantidade maior de dados.[26]

▶ TRATAMENTO

A modalidade de tratamento foi estratificada de acordo com a gravidade da doença (Fig. 39-8).[26,27]

A presença de febre, calafrios, dor abdominal, contagem de leucócitos acima de 15.000 mm^3 ou elevação no nível de creatinina sérica igual ou superior a 50% acima da linha de base, evidências tomográficas de colite ou visualização endoscópica de colite pseudomembranosa são indicadores de ICD grave. Infecções por *C. difficile*, variando de brandas a moderadas (sem nenhuma característica de ICD grave), podem ser tratadas com 500 mg de metronidazol por via oral, três vezes ao dia, durante 10 a 11 dias. Infecções graves por *C. difficile* devem ser tratadas com 125 mg de vancomicina por via oral, quatro vezes ao dia, durante 10 a 14 dias. Níveis de ácido láctico em elevação, hipotensão, megacolo, obstrução intestinal e choque são indicadores da presença de infecções graves por *C. difficile* acompanhadas de complicações. Esses casos de ICD com complicações devem ser tratados com administração oral ou nasogástrica de 500 mg de vancomicina quatro vezes ao dia mais aplicação intravenosa de 500 mg de metronidazol três vezes ao dia. Na presença ou suspeita de obstrução intestinal, recomenda-se fazer a aplicação intracolônica de 500 mg de vancomicina quatro a seis vezes ao dia. Nessa situação, é necessário obter a opinião de um cirurgião logo no início.[26,27]

Se o tratamento for eficaz, os sintomas melhoram rapidamente, com resolução da febre nas primeiras 48 horas e da diarreia dentro dos primeiros 4 ou 5 dias.

Até um quarto dos pacientes pode apresentar recidiva que, em geral, é decorrência de reinfecção ou da germinação de esporos no intestino grosso depois do tratamento.[1]

Grande parte das recidivas responde a um novo curso de tratamento com as mesmas medicações. Alguns pacientes podem apresentar vários episódios de recorrência. Ainda há muita controvérsia sobre o tratamento desses casos; várias abordagens foram utilizadas, incluindo cursos mais longos de antibióticos, com redução gradual das doses no período de algumas semanas,[27] e mesmo o transplante fecal de doadores saudáveis para repor a flora colônica normal. Um estudo publicado recentemente

ICD variando de branda a moderada
• 500 mg de metronidazol por via oral três vezes ao dia

ICD grave
• 125 mg de vancomicina por via oral quatro vezes ao dia

ICD grave com complicações (opinião cirúrgica inicial)
• 500 mg de vancomicina por via oral quatro vezes ao dia + 500 mg IV de metronidazol três vezes ao dia
• A administração intracolínica de 500 mg de vancomicina quatro a seis vezes ao dia deve ser considerada em casos de obstrução mecânica dos intestinos

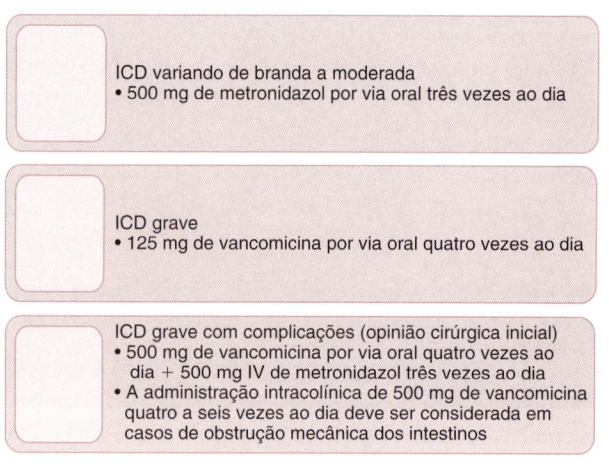

Figura 39-8 Orientações para tratamento.

mostrou que a fidaxomicina estava associada a taxas significativamente mais baixas de recorrência, em comparação com a vancomicina.[28] Há poucas evidências[29] que deem suporte ao uso de probióticos em infecções por *C. difficile* e, consequentemente, não são recomendados para uso rotineiro. A imunoglobulina intravenosa (IGIV) é uma das alternativas para tratamento de ICD. Um estudo recente relatou uma alta taxa de mortalidade (57%) em 21 pacientes que haviam sido tratados com IGIV para ICD grave. Os autores do estudo sugeriram que o papel da IGIV é limitado em casos de ICD com manifestação de disfunção extracolônica (SRIS, síndrome da resposta inflamatória sistêmica), e seu uso pode ser menos benéfico.[30] O uso de anticorpos monoclonais humanos é outra modalidade de tratamento que foi avaliada em testes da fase II. Foram utilizados como adjuvantes para a terapia-padrão; esse tratamento foi associado à redução de 72% na taxa de recidiva em comparação com placebo.[31]

Nos Estados Unidos, a vacinação ativa com vacina toxoide contra *Clostridium difficile* encerrou em dezembro de 2011.[32]

Novas opções de tratamento para infecções por *Clostridium difficile* (conforme mencionado anteriormente) incluem o uso de fidaxomicina, um antibiótico com má absorção e atividade potente contra o *Clostridium difficile* e atividade limitada contra a flora fecal normal. Um teste publicado recentemente relatou que doses de 200 mg de fidaxomicina duas vezes ao dia são pelo menos tão eficazes quanto 125 mg de vancomicina quatro vezes ao dia. As taxas de recidiva foram significativamente mais baixas com fidaxomicina (13% *versus* 25%).[28]

A tigeciclina foi utilizada em indicações não aprovadas em pacientes com ICD grave; há relato de cinco casos na literatura.[33] A administração de 400 mg de rifaximina duas vezes ao dia em indicações não aprovadas para tratar pacientes com recidivas múltiplas apresentou uma taxa de sucesso de 86%. A maior preocupação é o desenvolvimento rápido de resistência.[34] A nitazoxanida é um composto utilizado no tratamento de infecções parasíticas. Um teste de pequeno porte sugeriu que a nitazoxanida compara-se à vancomicina. Apesar do custo elevado, pode desempenhar um papel importante em casos de ICD refratária ou recorrente.[35] As novas alternativas de tratamento de ICD atualmente em investigação incluem ramoplanina, oritavancina, Rifalazil, REP3123 e NVB302.[36]

REFERÊNCIAS

1. Bartlett JG. Clinical practice. Antibiotic-associated diarrhea. *N Engl J Med.* 2002;346:334–349.
2. Rupnik M, Wilcox MH, Gerding DN. *Clostridium difficile* infection: new developments in epidemiology and pathogenesis. *Nat Rev Microbiol.* 2009;7:526–536.
3. Gravel D, Miller M, Simor A, et al. Healthcare-associated *Clostridium difficile* infection in adults admitted to acute care hospitals in Canada: a Canadian nosocomial infection surveillance program study. *Clin Infect Dis.* 2009;48:568–576.
4. Bauer MP, Notermans DW, van Benthem BHB, et al. First results of the European *Clostridium difficile* infection survey (ECDIS). In: 19th European Congress of Clinical Microbiology and Infectious Diseases (ECCMID); May 16–19, 2009; Helsinki.
5. McDonald LC, Owings M, Jernigan DB. *Clostridium difficile* infection in patients discharged from US short-stay hospitals, 1996–2003. *Emerg Infect Dis.* 2006;12:409–415.
6. Muto CA, Pokrywka M, Shutt K, et al. A large outbreak of *Clostridium difficile*-associated disease with an unexpected proportion of deaths and colectomies at a teaching hospital following increased fluoroquinolone use. *Inf Control Hosp Epidemiol.* 2005;26:273–280.
7. Pepin J, Alary ME, Valiquette L, et al. Increasing risk of relapse after treatment of *Clostridium Difficile* colitis in Quebec, Canada. *Clin Infect Dis.* 2005;40:1591–1597.
8. Loo VG, Poirier L, Miller MA, et al. A predominant clonal multi--institutional outbreak of *Clostridium difficile*-associated diarrhea with high morbidity and mortality. *N Engl J Med.* 2005;353:2442–2449.
9. McDonald LC, Killgore GE, Thompson A, et al. An epidemic, toxin gene-variant strain of *Clostridium difficile. N Engl J Med.* 2005;353:2433–2441.
10. Centers for Disease Control and Prevention. Data and statistics about *Clostridium difficile* infections. Available at: http://www.cdc.gov.
11. Eggertson L. Quebec strain of *C. difficile* in 7 provinces. *Can Med Assoc J.* 2006;174:607–608.
12. Kuijper EJ, Barbut F, Brazier JS, et al. Update of *Clostridium difficile* infection due to PCR ribotype 027 in Europe, 2008. *Euro Surveill.* 2008;13(31):pii:18942.
13. McFarland LV, Mulligan ME, Kwok RY, et al. Nosocomial acquisition of *Clostridium difficile* infection. *N Engl J Med.* 1989;320:204–210.
14. Rivera EV, Woods S. Prevalence of asymptomatic *Clostridium difficile* colonization in a nursing home population: a cross sectional study. *J Gend Specif Med.* 2003;6:27–30.
15. Kyne L, Warny M, Qamar A, et al. Association between antibody response to toxin A and protection against recurrent *Clostridium difficile* diarrhoea. *Lancet.* 2001;357:189–193.
16. Mayfield JL, Leet T, Miller J, et al. Environmental control to reduce transmission of *Clostridium difficile. Clin Infect Dis.* 2000;31:995–1000.
17. Privitera G, Scarpellini P, Ortisi G, et al. Prospective study of *Clostridium difficile* intestinal colonization and disease following single--dose antibiotic prophylaxis in surgery. *Antimicrob Agents Chemother.* 1991;35:208–210.
18. Anand A, Glatt AE. *Clostridium difficile* infection associated with antineoplastic chemotherapy: a review. *Clin Infect Dis.* 1993;17:109–113.
19. Bliss DZ, Johnson S, Savik K, et al. Acquisition of *Clostridium difficile* and *Clostridium difficile*-associated diarrhea in hospitalized patients receiving tube feeding. *Ann Intern Med.* 1998;129:1012–1019.
20. Dial S, Delaney JA, Barkun AN, et al. Use of gastric acid-suppressive agents and the risk of community-acquired *Clostridium difficile*-associated disease. *JAMA.* 2005;294:2989–2995.
21. Shah S, Lewis A, Leopold D, et al. Gastric acid suppression does not promote clostridial diarrhea in the elderly. *QJM.* 2000;93:175–181.
22. Hurley BW, Nguyen CC. The spectrum of pseudomembranous enterocolitis and antibiotic-associated diarrhea. *Arch Intern Med.* 2002;162:2177–2184.
23. Kelly CP, Lamont JT. *Clostridium difficile* infection. *Annu Rev Med.* 1998;49:375–390.
24. Dallal RM, Harbretch BG, Boujoukas AJ, et al. Fulminant *Clostridium difficile*: an underappreciated and increasing cause of death and complications. *Ann Surg.* 2002;235:363–372.

25. Kyne L, Farrell RJ, Kelly CP. *Clostridium difficile. Gastroenterol Clin North Am.* 2001;30:753-777.
26. Cohen SH, Gerding DN, Johnson S, et al. Clinical practice guidelines for *Clostridium difficile* infection in adults: 2010 update by the Society for Healthcare Epidemiology of America (SHEA) and the Infectious Disease Society of America (IDSA). *Infect Control Hosp Epidemiol.* 2010;31(5):431-455.
27. Bauer MP, Kuijper EJ, van Diesel JT. European Society of Clinical Microbiology and Infectious Diseases (ESCMID): treatment guidance document for *Clostridium difficile infection* (CDI). *Clin Microbiol Infect.* 2009;15:1067-1079.
28. Louie TJ, Miller MA, Mullane K. Fidaxomicin versus vancomycin for *Clostridium difficile infection. N Engl J Med.* 2010;364(5):422-431.
29. McFarland LV. Evidence based review of probiotics for antibiotic-associated diarrhea and *Clostridium difficile* infections. *Anaerobic.* 2009;15:274-280.
30. Abougergi MS, Broor A, Cui W. Intravenous immunoglobulin for the treatment of severe *Clostridium difficile* colitis: an observational study and review of the literature. *J Hosp Med.* 2010;5:e1-e9.
31. Lowy I, Molrine DC, Ledv BA, et al. Treatment with monoclonal antibodies against *Clostridium difficile* toxins. *N Engl J Med.* 2010;362:197-205.
32. Sougioultzis S, Kyne L, Drudy D, et al. *Clostridium difficile* toxoid vaccine in recurrent *C. difficile*-associated diarrhea. *Gastroenterology.* 2005;128:764-770.
33. Herpers BL, Vlaminckx B, Burkharat O, et al. Intravenous tigecycline as adjunctive or alternative therapy for severe refractory *Clostridium difficile* infection. *Clin Infect Dis.* 2009;48:1732-1735.
34. Garey KW, Jiang ZD, Bellard A, et al. Rifaximin in treatment of recurrent *Clostridium difficile*-associated diarrhea: an uncontrolled pilot study. *J Clin Gastroenterol.* 2009;43:91-93.
35. Musher DM, Logan N, Mehendiratta V, et al. *Clostridium difficile* colitis that fails conventional metronidazole therapy: response to nitazoxanide. *J Antimicrob Chemother.* 2007;59:705-710.
36. Johnson AP. New antibiotics for severe selective treatment of gastrointestinal infection caused by *Clostridium difficile. Expert Opin Ther Patents.* 2010;20:1389-1399.

SEÇÃO IX

Condições toxicológicas

CAPÍTULO 40

Abordagem de envenamentos

Mohan Punja e Robert J. Hoffman

- ▶ Introdução 431
- ▶ Histórico 431
- ▶ Exame físico 431
- ▶ Exames laboratoriais e diagnósticos 433
- ▶ Descontaminação, prevenção de absorção de medicamentos e eliminação intensificada 436

▶ INTRODUÇÃO

Pacientes expostos a venenos podem apresentar diversos sinais, sintomas e problemas clínicos. Muitos desses sinais são diretos e facilmente previsíveis, embora outros não possam ser previstos ou estão associados a substâncias não identificadas, frustrando as expectativas dos médicos. Entretanto, há alguns princípios gerais que podem ser utilizados como estrutura básica para abordagem à maioria dos casos de envenenamento. Esses princípios são empregados no manejo de efeitos adversos causados por envenenamentos por substâncias conhecidas ou não identificadas. Menos de 5% dos casos de envenenamento exigem administração de antídotos específicos; os tratamentos de suporte são as abordagens mais importantes no atendimento da maioria dos pacientes envenenados.[1]

De maneira geral, os princípios iniciais do manejo de pacientes envenenados seguem o protocolo de manejo de problemas urgentes e emergenciais. Há algumas diferenças sutis quando se utiliza abordagens à "via aérea, à respiração ou à circulação", com algumas alterações específicas relevantes para exposições a venenos ou toxicidade. "Via aérea, respiração, circulação, avaliação neurológica, glicose, exposição, ECG" são características que formam a avaliação geral "A, B, C, D, D, E, E (do inglês *airway, breathing, circulation, disability, dextrose, exposure, ECG*)" do manejo de venenos. Isso pode ser diferente de outras formas de manejo em serviços de emergência (SEs) no sentido de que "avaliação neurológica" e "exposição", imprescindíveis para pacientes com trauma, não são essenciais na maior parte dos pacientes envenenados, embora possam revelar algumas informações diagnósticas valiosas.

▶ HISTÓRICO

No manejo adequado de casos de envenenamento, é importante identificar se houve exposição a algum tipo de veneno. Um aspecto importante na avaliação de pacientes envenenados é a identificação dos seguintes fatores: motivo da exposição (intencional, acidental, contratempo), tipo de substância envolvida (com prescrição, sem prescrição, plantas medicinais, drogas ilícitas), formulação (liberação imediata *vs.* liberação sustentada), dose da substância, quantidade da substância envolvida, via de exposição (ingestão, inalação, intravenosa, dérmica), tempo de exposição (número de horas decorridas a partir da exposição, aguda *vs.* crônica), qualquer coingestão potencial e gravidade da exposição.

Provavelmente seja muito difícil obter históricos médicos de pacientes envenenados e, portanto, outras pessoas, como membros da família, amigos, equipe pré-hospitalar, médicos ou terapeutas dos pacientes, ou fichas clínicas anteriores, fornecem informações relevantes que podem dar suporte ao atendimento. Com frequência, o conhecimento médico completo de todas as enfermidades, da história clínica, do histórico de medicações e de outras medicações ou substâncias a que os pacientes tenham tido acesso são informações úteis.

Após a avaliação inicial, a estabilização e o exame físico, o manejo adicional pode incluir (1) descontaminação, (2) prevenção de absorção, (3) administração de antídotos e (4) intensificação da eliminação de substâncias tóxicas.

▶ EXAME FÍSICO

De maneira geral, o exame de pacientes com exposição a venenos e toxicidade é mais focado do que o exame físico geral, com atenção especial a áreas com grande probabilidade de produzir informações úteis (Tab. 40-1).

A avaliação dos sinais vitais, do estado neurológico, das pupilas, da pele, dos intestinos e da bexiga permite reconhecer uma síndrome toxicológica, que é um conjunto de sinais e de sintomas indicadores da toxicidade causada por uma determinada categoria de venenos. A identificação da presença de uma síndrome troxicológica é muito útil para manejar pacientes com exposição a substâncias não identificadas e

► **TABELA 40-1** DESCOBERTAS COMUNS EM CASOS DE ENVENENAMENTO

Descobertas clínicas e/ou laboratoriais em casos de envenenamento	
Agitação	Anticolinérgicos[a], abstinência de etanol e de sedativo-hipnóticos, hipoglicemia, fenciclidina, simpatomiméticos[b].
Alopecia	Agentes alquilantes, radiação, selênio, estrôncio, tálio.
Ataxia	Benzodiazepínicos, carbamazepina, monóxido de carbono, etanol, hipoglicemia, lítio, mercúrio, fenitoína, óxido nitroso.
Cegueira ou acuidade visual diminuída	Agentes cáusticos (diretos), cocaína, cisplatina, mercúrio, metanol, quinino, tálio.
Pele azulada	Amiodarona, corante FD&C #1, metemoglobina, sulfa-hemoglobina.
Constipação	Anticolinérgicos[a], botulismo, chumbo, opioides, tálio (grave).
Tinido, surdez	Aminoglicosídeos, cisplatina, metais pesados, diuréticos de alça, quinino, salicilatos.
Diaforese	Anfetaminas, colinérgicos[c], abstinência de etanol e de sedativo-hipnóticos, hipoglicemia, abstinência de opioides, salicilatos, síndrome da serotonina, simpatomiméticos[b].
Diarreia	Arsênico e outros metais/metaloides, ácido bórico (azul-verde), irritantes botânicos, catárticos, colinérgicos[c], colchicina, ferro, lítio, abstinência de opioides, radiação.
Disestesias, parestesias	Acrilamida, arsênico, ciguatera, colchicina, n-hexano, tálio.
Descoloração gengival	Arsênico, bismuto, hipervitaminose A, chumbo, mercúrio.
Alucinações	Anticolinérgicos[a], agonistas da dopamina, alcaloides do ergot, etano, abstinência de etanol e de sedativo-hipnóticos, LSD, fenciclidina, simpatomiméticos[b], triptaminas (p. ex., AMT).
Cefaleia	Monóxido de carbono, hipoglicemia, inibidor da monoaminoxidase/interação de alimentos (crise hipertensiva), nitritos, síndrome da serotonina.
Acidose metabólica (hiato aniônico elevado)	Cianeto, etilenoglicol, cetoacidose (diabética, por desnutrição, alcoólica), ferro, isoniazida, acidose láctica, metformina, metanol, paraldeído, fenformina, inibidores da protease, salicilatos, tolueno, uremia.
Miose	Colinérgicos[c], clonidina, opioides, fenciclidina, fenotiazinas.
Midríase	Anticolinérgicos[a], botulismo, metanol, abstenção de opioides, simpatomiméticos[b].
Nistagmo	Barbitúricos, carbamazepina, monóxido de carbono, etanol, lítio, inibidores da monoaminoxidase, fenciclidina, fenitoína, quinino.
Púrpura	Rodenticidas anticoagulantes, clopidogrel, corticosteroides, heparina, veneno da cobra píton, quinino, salicilatos, varfarina.
Ingestões radiopacas	Arsênico, "mulas", hidrato cloral, comprimidos com revestimento entérico, hidrocarbonetos halogenados, metais (p. ex., ferro, chumbo).
Pele avermelhada	Anticolinérgicos[a], ácido bórico, interação com dissulfiram, hidroxocobalamina, toxina escombroide, vancomicina.
Rabdomiólise	Monóxido de carbono, doxilamina, inibidores da redutase HMGCoA, simpatomiméticos[b], cogumelos *Tricholoma*.
Salivação	Arsênico, substâncias cáusticas, colinérgicos[c], cetamina, mercúrio, fenciclidina, estricnina.
Convulsões	Bupropiona, monóxido de carbono, antidepressivos cíclicos, abstinência de etanol e de sedativo-hipnóticos, cogumelos *Gyromitra*, hipoglicemia, isoniazida, teofilina.
Tremor	Antipsicóticos, arsênico, monóxido de carbono, colinérgicos[c], etanol, lítio, mercúrio, brometo de metila, simpatomiméticos[b], reposição tireoidea.
Fraqueza	Botulismo, diuréticos, magnésio, bloqueadores neuromusculares, agentes paralisantes, esteroides, tolueno.
Pele amarelada	Paracetamol (tardio), cogumelos *Amanita*, β-caroteno, dinitrofenol, alcaloides de pirrolizidina.

Reproduzida, com permissão, de Nelson LS, Lewin NA, Howland ME, Hoffman RS, Goldfrank LS, Flomenbaum NE. *Goldfrank's Toxicological Emergencies* (Emergências Toxicológicas de Goldfrank). 9th ed. New York: McGraw-Hill Companies Inc; 2010:40. Tabela 4-2.

[a] Anticolinérgicos: por exemplo, anti-histamínicos, atropina, antidepressivos cíclicos e escopolamina.
[b] Simpatomiméticos: por exemplo, anfetaminas, agonistas β-adrenérgicos, cocaína, efedrina e metilxantinas.
[c] Colinérgicos: por exemplo, cogumelos muscarínicos, compostos de fósforo orgânico e carbamatos, incluindo medicamentos de Alzheimer e fisostigmina, plocarpina e outros colinérgicos de ação direta.

exposição a uma determinada categoria de substâncias que, sabidamente, causa síndromes troxicológicas específicas.

Existem quatro tipos tradicionais de síndrome troxicológica: adrenérgica/simpatomimética, anticolinérgica, colinérgica e opioide. Existe também um padrão bem conhecido de descobertas clínicas associadas a substâncias sedativo-hipnóticas. As classes de substâncias que causam síndromes troxicológicas incluem:

- **Adrenérgicas (simpatomiméticas):** agentes simpatomiméticos que se caracterizam por agonismo α e β-adrenérgico, por exemplo, cocaína, anfetaminas, teofilina, cafeína, pseudoefedrina, efedrina, epinefrina, norepinefrina (noradrenalina) e metilenedioximetanfetamina (MDMA) (*ecstasy*).
- **Anticolinérgicas:** substâncias que bloqueiam os receptores de colinérgicos, por exemplo, atropina, escopolamina, anti-histamínicos, fenotiazinas, anti-depressivos cíclicos e ciclobenzaprina.
- **Colinérgicas:** substâncias que afetam os receptores de colinérgicos, por exemplo, pesticidas organofosfatados e agentes nervosos, fisostigmina, rivastigmina e nicotina.
- **Opioides:** substâncias que afetam os receptores de opioides, por exemplo, heroína, morfina, hidromorfona, metadona, difenoxilato, clonidina e tramadol.
- **Sedativo-hipnóticas:** substâncias que aumentam a atividade do ácido γ-aminobutírico (GABA, do inglês *gamma-aminobutiric acid*), por exemplo, benzodiazepínicos, barbitúricos, alcoóis, γ-hidroxibutirato (GHB, do inglês *gamma-hydroxybutyrate*) e zolpidem.

Os pacientes com toxicidade potencial podem apresentar quadro clínico misto e não se enquadram, necessariamente, em uma síndrome troxicológica específica. Isso é particularmente válido no caso de pacientes que se apresentam com superdoses de multidrogas, ou nos casos em que algum medicamento ingerido tenha sido adulterado com outra substância que causa síndrome troxicológica (Tab. 40-2).

▶ EMAXES LABORATORIAIS E DIAGNÓSTICOS

Os exames mais úteis na abordagem de pacientes envenenados são procedimentos comuns na medicina de emergência e nas terapias intensivas. Embora seja possível realizar testes de centenas de substâncias capazes de provocar toxicidade, as investigações indicadas com mais frequência são familiares para os médicos de SEs e de cuidados intensivos, além de estarem prontamente disponíveis em qualquer ambiente de atendimento de emergência e de terapias intensivas.

ELETROCARDIOGRAFIA

As eletrocardiografias são indicadas para uso em pacientes com exposição a substâncias com potencial para induzir arritmia, exposição a substâncias não identificadas e exposições com intenção de causar danos em si mesmo. Na maior parte das vezes, os eletrocardiogramas (ECGs) obtidos em ambientes de SEs para pacientes não envenenados têm o propósito de detectar alterações isquêmicas. No caso de pacientes com exposição a algum veneno e toxicidade, a avaliação de alterações na condução cardíaca, intervalos de condução e arritmia é da mais alta importância. Embora a eventual presença de isquemia desperte muito interesse, não é o foco principal das avaliações por ECG em pacientes com exposição a venenos e toxicidade.

A tríade de pseudobloqueio do ramo direito consistindo de onda R em AVR, onda S na derivação 1 e onda S em AVL é indicador altamente sensível de bloqueio no canal de sódio resultante da exposição a antidepressivos tricíclicos.[2] Na presença dessas descobertas, a prolongação

▶**TABELA 40-2** DESCOBERTAS COMUNS EM SÍNDROMES TROXICOLÓGICAS E ENVENENAMENTOS

Grupo	Sinais vitais				Estado mental	Tamanho da pupila	Peristalse	Diaforese	Outros
	PA	P	R	T					
Anticolinérgicos	−/↑	↑	±	↑	Delírio	↑	↓	↓	Mucosas secas, rubor, retenção urinária
Colinérgicos	±	±	−/↑	−	Normal a deprimido	±	↑	↑	Salivação, lacrimejamento, aumento da diurese, diarreia, broncorreia, fasciculações, paralisia
Etanol ou sedativo-hipnóticos	↓	↓	↓	−/↓	Deprimido	±	↓	−	Hiporreflexia, ataxia
Opioides	↓	↓	↓	↓	Deprimido	↓	↓	−	Hiporreflexia
Simpatomiméticos	↑	↑	↑	↑	Agitado	↑	−/↑	↑	Tremor, convulsões
Abstinência de etanol ou de sedativo-hipnóticos	↑	↑	↑	↑	Agitado, desorientado, alucinações	↑	↑	↑	Tremor, convulsões
Abstinência de opioides	↑	↑	−	−	Normal, ansioso	↑	↑	↑	Vômito, rinorreia, piloereção, diarreia

↑: aumento; ↓: redução; ±: variável; −, alteração improvável; **PA**: pressão arterial; **P**: pulso; **R**: respirações; **T**: temperatura. Reproduzida, com permissão, de Nelson LS, Lewin NA, Howland ME, Hoffman RS, Goldfrank LS, Flomenbaum NE. *Goldfrank's Toxicological Emergencies* (Emergências Toxicológicas de Goldfrank). 9th ed. New York: McGraw-Hill Companies Inc; 2010:40. Tabela 3-2.

do tempo de duração do sistema de ressonância quântica (QRS, do inglês *quantrom resonance system*) para 100 e 150 milissegundos é um preditor de convulsões e de arritmia ventricular, respectivamente.[3,4]

As arritmias são causadas por uma quantidade tão grande de toxinas que dificulta a apresentação de uma lista de referência. Alterações específicas com bradiarritmia ventricular são observadas com toxicidade por digoxina e outros glicosídeos cardíacos. Alterações ST inespecíficas em todas as derivações, às vezes bradicardia, acompanham a toxicidade por lítio.

As arritmias induzidas por envenenamento exigem manejo diferenciado em comparação com a mesma arritmia causada por outros meios. Nesses casos, o uso de manejo-padrão não é eficiente e, ocasionalmente, o uso do algoritmo de manejo-padrão pode aumentar a morbidade e a mortalidade. A American Heart Association (Associação Americana de Cardiologia) descreve alguns desses manejos.[5] O manejo de pacientes com arritmias cardíacas induzidas por venenos deve ser feito por médicos familiarizados e, preferencialmente, com experiência nesses cenários clínicos (ver também o capítulo "Pacientes com envenenamento grave").

EXAMES LABORATORIAIS ROTINEIROS

A medição da glicose sérica e a análise de eletrólitos séricos são os dois exames laboratoriais mais indicados no manejo de pacientes envenenados. Esses testes permitem detectar a hipoglicemia, que pode resultar da ação de uma grande variedade de venenos, incluindo os dois agentes que, sabidamente, provocam hipoglicemia e substâncias que podem causar hiperglicemia e uma subsequente resposta hipoglicêmica. Qualquer paciente com estado mental alterado, incluindo sensório-deprimido ou alterado, coma ou agitação, deve ser avaliado imediatamente com hemoglicotese. Esse exame produz um resultado que pode ser interpretado imediatamente pelos médicos responsáveis pelo tratamento, além de permitir a obtenção de respostas antecipadas apropriadas com a administração de glicose ou glucagon. A avaliação da bioquímica sérica permite detectar acidose metabólica causada pelo hiato aniônico, alterações nos níveis de sódio, potássio e bicarbonato séricos, assim como alterações em outras substâncias que forem medidas.

Calcula-se o hiato aniônico com base na seguinte fórmula: $[Na^+] - [Cl^- + HCO_3]$, sendo que, em geral, o valor normal aceito fica entre 6 e 14 mEq/L.[6] A descoberta de hiatos aniônicos em pacientes envenenados é motivo para disparar uma investigação da causa, caso ela seja desconhecida. Essas causas podem ser de etiologias exógenas ou endógenas representadas pelo método mnemônico MUDPILES*: metanol, uremia, cetoacidose diabética, paraldeído/fenformina, ferro/inalantes (monóxido de carbono, cianeto e sulfeto de hidrogênio), isoniazida/ibuprofen, acidose láctica, etileno-glicol/cetoacidose por etanol e salicilatos/solventes (benzeno, tolueno)/simpatomiméticos/cetoacidose por desnutrição.

Ocasionalmente, apesar das muitas limitações, a medição do hiato osmolar sérico pode ter alguma utilidade em pacientes com suspeita de ingestão tóxica de álcool. A comparação entre a osmolaridade sérica medida e a osmolaridade sérica calculada permite derivar o hiato que representa outras substâncias ativas sob o ponto de vista osmótico. A fórmula é a seguinte: $Osm_{calc} = 2[Na^+] + (ureia/6) + (glicose/18) + (etanol/4,6)$. Metanol, etileno-glicol e vários outros medicamentos, produtos químicos e estados de doença podem contribuir para esse hiato. Há uma faixa ampla e mal definida de hiato osmolar "normal", em geral variando de -5 a $+15$ mOsm/kg.[7,8] Considerando que o hiato osmolar do paciente na linha de base raramente é conhecido, é difícil determinar com precisão a presença de uma substância osmoticamente ativa que não tenha sido medida. Consequentemente, a alteração nesse hiato, na medida em que ocorre a metabolização do álcool tóxico, juntamente com o hiato aniônico e os níveis laboratoriais de alcoóis, é mais importante. Hiatos osmolares "normais" não excluem a exposição a um álcool tóxico.

Os exames laboratoriais adicionais normalmente utilizados incluem nível sérico de paracetamol, nível de salicilato, nível de etanol e análise dos gases sanguíneos. As medições de paracetamol sérico são indicados para qualquer paciente com exposição potencialmente tóxica ao paracetamol e para qualquer paciente cuja exposição tenha a intenção de causar danos em si mesmo, independentemente de qualquer relato de exposição ao paracetamol,[9] podendo também ser úteis em pacientes com elevação de transaminases hepáticas depois da exposição a substâncias não identificadas.

Os níveis séricos de salicilato podem ajudar na detecção de exposição não revelada a salicilatos. Embora seja possível identificar a toxicidade por salicilato por meio de descobertas clínicas,[10] esse fato pode ser obscurecido por exposições multifarmacológicas, por outras enfermidades clínicas ou pela ausência de exposição clínica em pacientes com envenenamento por salicilato.[11] Defende-se o uso rotineiro da triagem de salicilato sérico em pacientes com exposições não identificadas ou com exposições com a intenção de causar dano a si mesmo.

Os níveis séricos de etanol podem proporcionar maior discernimento nas causas de depressão do estado mental. Embora a ampla variabilidade na tolerância dos pacientes ao etanol dificulte a interpretação precisa do nível sérico e da correlação com o grau de depressão da consciência,[12] esse exame é parte essencial da avaliação de pacientes com consciência deprimida em SES.

Os leitores devem interpretar os níveis séricos de etanol com muita cautela. Ignorar outras causas emergenciais

---

* N. de T. Mnemônica de MUDPILES: **m**ethanol, **u**remia, **d**iabetic ketoacidosis, **p**araldehyde/**p**henformin, **i**ron/**i**nhalants *(carbon monoxide, cyanide, and hydrogen sulfide)*, **i**soniazid/**i**buprofen, **l**actic acidosis, **e**thylene glycol/**e**thanol ketoacidosis, and **s**alicylates/**s**olvents *(benzene, toluene)*/**s**ympathomimetics/**s**tarvation ketoacidosis).

de estado mental alterado ou deprimido, como hemorragia intracraniana, encefalite ou sepse, atribuindo o estado mental à exposição ao etanol, é um erro bastante comum na medicina de emergência. Esse tipo de erro resulta rotineiramente em morbidade e mortalidade, sendo causa comum de ações judiciais movidas contra os médicos responsáveis pelo tratamento. A presença de níveis séricos de etanol capazes de provocar intoxicação não deve levar o médico a interromper as investigações de causas emergentes potenciais de alteração ou depressão do estado mental.

A análise dos gases sanguíneos é útil por várias razões, inclusive para elucidar o tipo e o grau de acidose ou de alcalose, para detectar a presença de dis-hemoglobinemias por meio do nível de carboxi-hemoglobina ou de metemoglobina e para determinar a extração e a utilização de oxigênio em envenenamentos que possam resultar no bloqueio da fosforilação oxidativa, como o bloqueio por cianeto. Em quase todos os casos, sendo a parada cardíaca a exceção mais comum, a coleta de amostra de gás de sangue venoso é quase equivalente à coleta de amostra de gás do sangue arterial. A correção e a correlação mais simples de pH entre amostras de gás de sangue venoso e de sangue arterial são feitas adicionando-se 0,03 ao pH venoso para obter o pH arterial.[13,14] Na maioria dos casos, a amostragem de gás do sangue venoso é adequada;[13,14] a coleta de amostra de gás do sangue arterial deve ser feita somente nos casos em que for estritamente necessária. Uma das exceções a esta regra geral é a avaliação da presença de cianeto ou de outros disruptores da fosforilação oxidativa, na qual a comparação entre amostras simultâneas de gás de sangue venoso e arterial é utilizada para avaliar a extração de oxigênio por meio dos vasos capilares e do leito tecidual.

O nível sérico da creatinofosfoquinase (CPK, do inglês *creatine phosphokinase*) pode ser obtido quando o paciente apresentar sinais de regulação alterada da temperatura e no tônus muscular, a exemplo do ocorre na síndrome da serotonina e na síndrome neuroléptica maligna ou na síndrome troxicológica simpatomimética. Além disso, muitas medicações comuns têm potencial para causar rabdomiólise; as mais conhecidas são as estatinas, os esteroides, a teofilina e a doxilamina. Qualquer condição, por exemplo, abuso de sedativos de início rápido, com potencial para provocar traumas ou imobilização prolongada, pode provocar lesões nos músculos e fornecer quantidades potencialmente perigosas de potássio e de creatinofosfocinase.

EXAMES LABORATORIAS QUANTITATIVOS

Em geral, exames que detectam a concentração sérica ou o nível de exposição a determinadas substâncias fornecem informações úteis para o manejo e/ou prognóstico do paciente. Em algumas situações, essas informações são fundamentais para a escolha de um manejo específico, como hemodiálise, outros métodos de aumento da eliminação ou a administração de antídotos.

RASTREAMENTO LABORATORIAL DE DROGAS ILÍCITAS

O rastreamento laboratorial para verificar a presença de drogas ilícitas, em geral anfetaminas, canabinoides (maconha), cocaína, fenciclidina (PCP, do inglês *phencyclidine*) e opioides, é a triagem toxicológica de menor utilidade realizada com mais frequência, além de ser o exame toxicológico laboratorial mais mal-entendido e mais mal-interpretado.[15-17] A não ser para propósitos forenses, os exames laboratoriais para verificar a presença de drogas ilícitas não são indicados rotineiramente para pacientes com exposição a medicamentos ou a drogas ilícitas ou em pacientes com exposição a substâncias não identificadas. Considerando apenas sua natureza qualitativa, essas triagens confirmam somente que a exposição a uma determinada substância ocorreu nos últimos dias ou semanas, dependendo do tipo de substância. Muitos desses exames não são completos para a respectiva categoria de droga. Exames específicos para anfetaminas talvez não detectem a presença de metanfetamina ou de MDMA (*ecstasy*), que são muito mais usados do que as anfetaminas. As triagens típicas detectam a presença de opioides naturais, porém não detectam a presença de opioides sintéticos, como metadona, fentanil, propoxifeno, tramadol, etc. Muitas drogas de uso comum, como a cetamina e o GHB, não são detectadas por qualquer exame laboratorial de rotina. Existem muitas medicações que, sabidamente, produzem resultados falso-positivos de drogas ilícitas. O exame para verificar a presença de cocaína é o mais preciso entre os testes de rastreamento de drogas ilícitas mais comuns. Entretanto, em geral, o metabólito testado, a benzoilecgonina, pode ser detectado na urina entre 2 e 3 dias depois de uma única exposição.[18]

A dificuldade para compreender as limitações das triagens para verificar a presença de drogas ilícitas pode levar os médicos menos informados a solicitar esse teste e, com frequência, a interpretar erroneamente os resultados.

Maus cuidados, exposições em crianças incapazes de usar drogas voluntariamente e outras circunstâncias para as quais as evidências forenses de exposição a drogas ilícitas poderiam ser úteis, devem ser obtidas em consulta a médicos com experiência forense e a oficiais de justiça.

EXAMES DE IMAGENS

Ocasionalmente, os exames de imagens podem ter alguma utilidade nos processos de avaliação. Alguns materiais radiodensos, como chumbo, metais pesados, comprimidos com revestimento entérico, e ingestão de papelotes contendo drogas como cocaína ou heroína podem ser identificados por radiografias simples. Em algumas circunstâncias, as radiografias abdominais podem revelar a presença de materiais radiopacos, como os hidrocarbonetos, que podem produzir um sinal característico de "bolha dupla" no estômago. Dois metais pesados particularmente sensíveis à detecção por filmes simples são comprimidos não mastigáveis de ferro e chumbo contendo corpos estranhos. A sensibilidade das radiografias simples para identificar a ingestão de papelotes de drogas é muito alta, sendo que as descobertas clássicas incluem visualização de grampos para manter os papelotes fechados, "descoberta em forma de roseta" de ar aprisionado em nós de amarração dos papelotes e o sinal de "preservativo duplo", em que se observa o aprisionamento aéreo entre camadas de látex (Figs. 40-1 e 40-2).[19]

A tomografia computadorizada também pode ser indicada para identificar substâncias ingeridas, tais como papelotes de drogas ou materiais radiodensos. No caso de rompimento dos papelotes ingeridos, a varredura por TC deve ser feita depois da cirurgia, para documentar a limpeza completa do trato gastrintestinal.[19]

Os exames de imagens são bastante úteis para avaliar as consequências dos envenenamentos. Os exemplos mais comuns são radiografias torácicas que permitem identificar pneumonite associada a hidrocarbonetos ou outros tipos de aspiração e radiografias abdominais mostrando obstrução ou perfuração intestinal, ou TC, que pode gerar informações sobre a extensão e a gravidade de lesões causadas por ingestões cáusticas.

A endoscopia fornece imagens diretas da via aérea ou do trato gastrintestinal e pode ser particularmente útil para auxiliar o diagnóstico, a alta e o prognóstico em pacientes com exposições cáusticas. Recomendamos o uso de endoscopia em todos os casos de ingestão cáustica intencional e de exposições à maioria das substâncias não alcalinas. Em crianças, em casos de estridor ou em combinações de saliva com vômito, a endoscopia deve ser feita imediatamente.[20] Nos casos em que for indicada, a endoscopia deve ser feita dentro de 8 a 12 horas e, no máximo, em até 24 horas.

▶ DESCONTAMINAÇÃO, PREVENÇÃO DE ABSORÇÃO DE MEDICAMENTOS E ELIMINAÇÃO INTENSIFICADA

A descontaminação para evitar os efeitos adversos da exposição a venenos vem sendo defendida há longo tempo como estratégia de atendimento de envenenamentos. O conceito

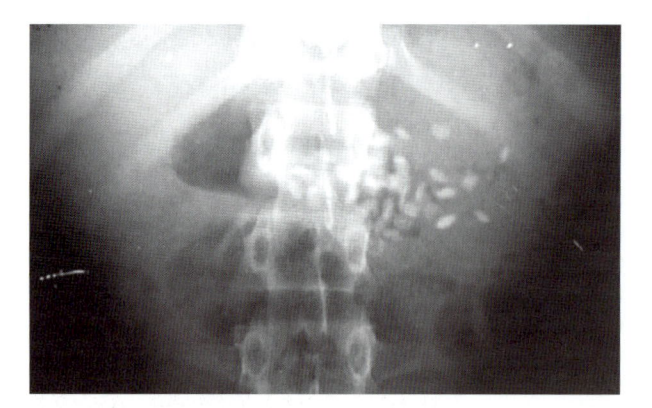

Figura 40-1 *Overdose* de comprimidos de ferro. A identificação da grande quantidade de comprimidos radiopacos confirma o diagnóstico em um paciente com suspeita de *overdose* de ferro (essa imagem é uma contribuição do Toxicology Fellowship of the New York City Poison Center).

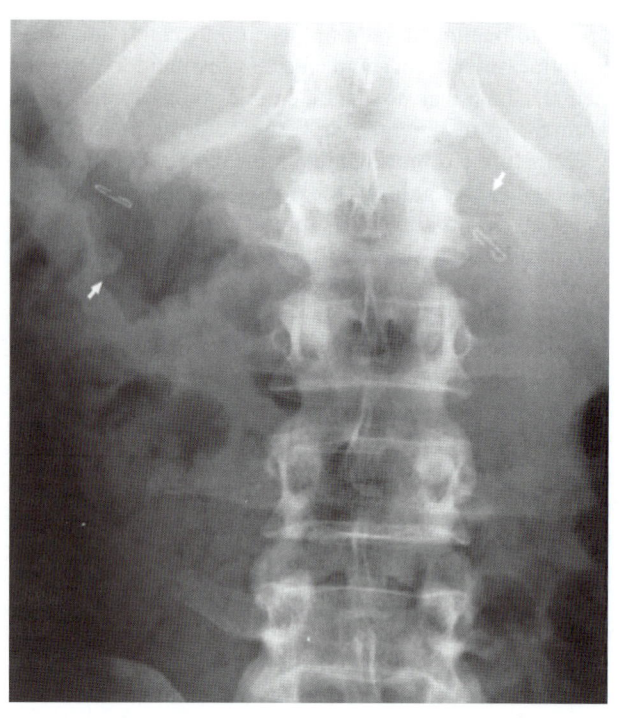

Figura 40-2 Um paciente em custódia policial foi levado ao serviço de emergência sob a alegação de ter ingerido papelotes de drogas. O paciente admitiu ter ingerido vários saquinhos de plástico que haviam sido fechados com grampos (essa imagem é uma contribuição do Toxicology Fellowship of the New York City Poison Center).

de que a remoção de algum veneno do corpo pode evitar enfermidades é de fácil compreensão tanto por pessoas leigas como por médicos e, aparentemente, essa estratégia é sensata. Entretanto, testes repetidos e rigorosos de métodos de descontaminação gastrintestinal não conseguiram apresentar qualquer benefício convincente. A descontaminação gastrintestinal desempenha um papel cada vez menos expressivo e um papel marginal no manejo de pacientes envenenados. A descontaminação externa da pele e dos olhos continua sendo vital no manejo de alguns tipos de veneno.

DESCONTAMINAÇÃO EXTERNA E OCULAR

Quando uma toxina penetra no corpo de um paciente, a descontaminação externa protege a equipe médica contra enfermidades e limita a toxicidade em curso. A melhor maneira de fazer esse tipo de descontaminação é usar um sistema de chuveiros específicos para esse fim ou de descontaminação de massa nas proximidades da entrada do serviço de emergência. O paciente deve retirar as roupas, joias, relógio, etc., e todo o corpo ou área exposta deve ser lavado(a) completamente. Nos casos de exposições oculares, os olhos devem ser irrigados com uma grande quantidade de solução isotônica (solução salina normal ou Ringer lactato) durante pelo menos 30 minutos ou até que seja atingido o nível normal do pH ocular. A colocação de uma lente de Morgan no olho afetado e a aplicação de um anestésico ocular, como tetracaína ou proparacaína, antes do procedimento otimiza a eficácia da descontaminação.[21]

DESCONTAMINAÇÃO GASTRINTESTINAL

Existem vários métodos disponíveis de descontaminação gastrintestinal para reduzir a biodisponibilidade de toxinas ingeridas. A maior parte desses métodos está ultrapassada, e os benefícios clínicos são muito pequenos, embora possivelmente existam cenários adequados para sua aplicação.

Êmese induzida por xarope de ipecacuama não é recomendada para uso de rotina[22] e se recomenda sua aplicação, exceto em cenários específicos de pacientes alertas e conscientes e dentro de 1 hora após grandes ingestões de toxinas potencialmente fatais (não substâncias corrosivas ou hidrocarbonetos) que não sejam absorvidas por carvão ativado (CA). Lavagem gastrintestinal é a passagem de uma sonda nasogástrica de grande diâmetro para administração de líquidos e aspiração de substâncias tóxicas do estômago. Não há motivo para uso de lavagem tendo em vista os sérios riscos e os benefícios limitados, embora seja aplicável em pacientes gravemente enfermos com ingestão tóxica, estado mental deprimido e instabilidade que se apresentarem dentro de 1 hora após a ingestão.[23,24] O uso de lavagem nasogástrica para aspirar venenos líquidos não tem o mesmo risco das lavagens orogástricas e, comprovadamente, diminui a quantidade de veneno absorvida.[23] A aspiração nasogástrica de venenos líquidos é possível em pacientes que fizeram ingesta do veneno e que provavelmente ainda tenham algum remanescente do veneno no estômago.

A irrigação intestinal total (IIT) é um método de esvaziamento do trato gastrintestinal para limitar absorção adicional de toxinas. A aplicação desse método é feita com uma solução eletrolítica com polietilenoglicol (SE-PEG) às taxas de 0,5 a 1L/h em adultos, que geralmente exige a colocação de um tubo nasogástrico ou orogástrico.[25] A IIT pode ser feita em situações específicas, como em grandes ingestões potencialmente fatais de substâncias sem ligação com carvão, como o ferro ou chumbo, preparações com liberação sustentada ou em papelotes de substâncias ilícitas. A IIT é contraindicada em obstrução intestinal, perfuração, hemorragia gastrintestinal, instabilidade hemodinâmica e via aérea instável ou em casos com potencial para deterioração da via aérea.[25]

Entre todos os métodos de descontaminação gastrintestinal, o uso de carvão é o que produz benefícios mais potenciais, porém ainda não é recomendado para uso rotineiro em pacientes envenenados.[26] O carvão ativado (CA) pode ser utilizado desde 1g/kg até 100 g, e a melhor forma de aplicação é dentro de 1 hora após a ingestão, com limitações semelhantes às da IIT. O CA diminui a biodisponibilidade de uma ampla variedade de toxinas, embora não seja útil para ingestão de álcool, substâncias corrosivas (ácidos/álcalis), magnésio, potássio ou metais como ferro e lítio. A maior parte dos efeitos adversos relacionados ao uso de carvão ativado está associada à aspiração ou à administração direta de carvão nos pulmões.[27] Os médicos que sedam ou intubam pacientes para administrar IIT ou CA devem estar cientes de que, embora seja pequeno, existe o risco de aspiração.

ELIMINAÇÃO INTENSIFICADA

A intensificação da eliminação de toxinas é indicada em pacientes com eliminação reduzida de medicamentos (insuficiência renal com ingestão de medicamentos que são eliminados principalmente pela urina) ou em casos de toxinas com meia-vida de eliminação prolongada. Multidoses de carvão ativado podem ser usadas em pacientes adequadamente alertas e com ingestões tóxicas potencialmente graves ou fatais de carbamazepina, dapsona, fenobarbital, quinino e fenitoína, ou em casos de ingestão de formulações de ação prolongada ou entéricas e na formação de bezoar.[28] Depois da dose inicial de carvão ativado, administra-se de 0,25 a 0,5 g/kg, em intervalos de 2 a 6 horas, durante até 12 horas.

A alcalinização da urina é um método utilizado para intensificar a eliminação de toxinas levemente ácidas, prendendo-as num compartimento de urina alcalina. Esse procedimento é recomendado apenas como tratamento de primeira linha de envenenamento por salicilato moderadamente grave e como tratamento de segunda linha na ingestão de fluoreto, metotrexato, fenobarbital, ácido 2-4-diclorofenoxiacético e mecoprop.[29] É possível atingir um pH urinário de 8 com um *bolus* inicial de 1 a 2 ampolas de bicarbonato de sódio, seguido por uma infusão de 2 a 3 ampolas em 1 litro de D5W a uma manutenção de 1,5 vez com repleção agressiva concorrente de potássio.

Hemodiálise e hemoperfusão com carvão são os métodos mais invasivos e de custo mais elevado para intensificar a eliminação de toxinas e têm a vantagem adicional de melhorar os desequilíbrios eletrolíticos e acidobásicos. Salicilato, metanol, etilenoglicol, teofilina, cafeína, carbamazepina, lítio e procainamida (Tab. 40-3) são sensíveis à diálise.

ANTÍDOTOS

Embora grande parte do manejo de pacientes envenenados se caracterize pela aplicação de terapias intensivas, às vezes o uso criterioso de um antídoto é a única terapia capaz de evitar a ocorrência de morbidade e de mortalidade. Os exemplos mais comuns são a administração de hidroxocobalamina tiossulfato de sódio para envenenamento por cianeto, oxigênio para toxicidade por monóxido de carbono, digoxina Fab, fomepizol e/ou etanol para envenenamento por álcool tóxico, N-acetilcisteína para toxicidade por paracetamol e cálcio para *overdose* do bloqueador do canal de cálcio.

Pacientes gravemente enfermos que se apresentam com sintomas que justifiquem suspeita razoável de exposição a algum veneno podem também ser tratados com terapias empíricas. Os exemplos mais comuns incluem uso empírico de naloxona em pacientes com depressão respiratória e pupilas contraídas ou o uso de piridoxina em

► TABELA 40-3 VALORES LABORATORIAIS NORMAIS E TÓXICOS SELECIONADOS PARA SUBSTÂNCIAS COMUNS E AÇÕES POTENCIAIS

Substância	Nível terapêutico ou normal	Nível tóxico ou acionável	Ação
Cafeína	1-10 μg/mL	> 25 μg/mL crônico > 90 μg/mL agudo	Dose múltipla de carvão ativado Diálise
Carboxi-hemoglobina	0-2% até 10% em fumantes	> 15% (dependendo dos sintomas prévios/gravidez)	Oxigênio + câmara hiperbárica de oxigênio
Cianeto	< 1 μg/mL		Kit de antídoto contra cianeto
Chumbo	< 10 μg/dL	> 25 μg/dL	Deferroxamina, EDTA cálcico, dimercaprol ou succimer
Digoxina	0,8-2 ng/mL	> 2 ng/L	DigiFab
Etilenoglicol	0 mg/dL	> 25 mg/dL	Fomepizol e/ou diálise
Fenitoína	10-20 mg/L	> 30 mg/L	Dose múltipla de carvão ativado
Fenobarbital	15-40 mg/L	> 100 μg/mL	Hemoperfusão e transfusão de troca em lactentes
Ferro	80-180 μg/dL	> 500 μg/dL	Deferroxamina
Lítio	0,6-1,2 mEq/L	> 2,5 mEq/L crônico > 4 mEq/L agudo	Hemodiálise
Metanol	0 mg/dL	> 25 mg/dL	Formepizol e/ou hemodiálise
Metemoglobina	< 1%	> 15-20%	Azul de metileno
Paracetamol	10-30 μg/mL	> 150 μg/mL ou se for tóxico no nomograma de Rumack-Matthew.	N-acetilcisteína
Salicilatos	15-30 mg/dL	> 30 mg/dL crônico > 60 mg/dL agudo	Alcalinização urinária Hemodiálise
Teofilina	5-15 μg/mL	> 25 μg/mL crônico > 90 μg/mL agudo	Dose múltipla de carvão ativado Hemoperfusão/diálise

crianças em estado epiléptico cujos membros da família estiverem sendo tratados para tuberculose com isoniazida.

Nos Estados Unidos, há um soro antiofídico contra os efeitos hematológicos, neurológicos e citotóxicos das duas principais famílias de cobras (*Elapidae* e *Crotalinae*). Existem outros antivenenos para escorpiões e aranhas que são comercializados em áreas geográficas específicas dos Estados Unidos onde são relevantes. Há também soros antiofídicos para picada de cobras não nativas, raras e exóticas, que são importadas e usados em zoológicos e institutos de pesquisa e, ocasionalmente, para tratar envenenamentos causados por animais exóticos importados de forma ilícita e mantidos como bichos de estimação. Esses antivenenos exóticos em geral são encontrados em empresas que devem ser preparadas para tais envenenamentos, como zoológicos ou os hospitais que atendem os zoológicos.

REFERÊNCIAS

1. Bronstein AC, Spyker DA, Cantilena LR, et al. 2008 annual report of the American Association of Poison Centers' National Poison Data System (NPDS): 26th annual report. *J Clin Toxicol.* 2009;47:911.
2. Liebelt EL, Francis PD, Woolf AD. ECG lead aVR versus QRS interval in predicting seizures and arrhythmias in acute tricyclic antidepressant toxicity. *Ann Emerg Med.* 1995;26(2):19.
3. Liebelt EL, Ulrich A, Francis PD, et al. Serial electrocardiogram changes in acute tricyclic antidepressant overdoses. *Crit Care Med.* 1997;25(10):1721.
4. Boehnert M, Lovejoy FH. Value of the QRS duration versus the serum drug level in predicted seizures and ventricular arrhythmias after acute OD of TCAs. *N Engl J Med.* 1985;313:474.
5. American Heart Association. 2005 American Heart Association guidelines for cardiopulmonary resuscitation and emergency cardiovascular care. Part 10.2: toxicology in ECC. *Circulation.* 2005;112:IV-126.
6. Ishihara K, Szerlip HM. Anion gap acidosis. *Semin Nephrol.* 1998;18(1):83.
7. Glasser L, Sternglanz PD, Combie J, et al. Serum osmolality and its applicability to drug overdose. *Am J Clin Pathol.* 1973;60(5):695.
8. Hoffman RS, Smilkstein MJ, Howland MA, et al. Osmol gaps revisited: normal values and limitations. *J Toxicol Clin Toxicol.* 193;31(1):81.
9. Sporer KA, Khayam-Bashi H. Acetaminophen and salicylate serum levels in patients with suicidal ingestion or altered mental status. *Am J Emerg Med.* 1996; 14(5):443.
10. Mongan E, Kelly P, Nies K, et al. Tinnitus as an indication of therapeutic serum salicylate levels. *JAMA.* 1973;226(2):142.
11. McGuigan MA. A two-year review of salicylate deaths in Ontario. *Arch Intern Med.* 1987;147(3):510.
12. Sullivan JB, Hauptman M, Bronstein AC. Lack of observable intoxication in humans with high plasma alcohol concentrations. *J Forensic Sci.* 1987;32(6):1660.

13. Barker SJ, Curry J, Redford D. Measurement of carboxyhemoglobin and methemoglobin by pulse oximetry: a human volunteer study. *Anesthesiology.* 2006;105:892.
14. Kelly AM, McAlpine R, Kyle E. Venous pH can safely replace arterial pH in the initial evaluation of patients in the emergency department. *Emerg Med J.* 2001;18:340.
15. Kellermann AL, Fihn SD, LoGerfo JP, et al. Impact of drug screening in suspected overdose. *Ann Emerg Med.* 1987;16:1206.
16. Mahoney JD, Gross PL, Stern TA, et al. Quantitative serum toxic screening in the management of suspected drug overdose. *Am J Emerg Med.* 1990;8:16.
17. Brett A. Toxicologic analysis in patients with drug overdose. *Arch Intern Med.* 1988;148:2077.
18. Perrone J, De Roos F, Jayaraman S, et al. Drug screening versus history in detection of substance use in ED psychiatric patients. *Am J Emerg Med.* 2001;19:49.
19. Traub SJ, Hoffman RS, Nelson LS. Body packing—the internal concealment of illicit drugs. *N Engl J Med.* 2003;349:2519.
20. Crain EF, Gershel JC, Mezey AP. Caustic ingestions: symptoms as predictors of esophageal injury. *Am J Dis Child.* 1984;138(9):863.
21. Kuckelkorn R, Schrage N, Keller G, et al. Emergency treatment of chemical and thermal eye burns. *Acta Ophthalmol Scand.* 2002;80(1):4.
22. American Academy of Clinical Toxicology, European Association of Poisons Centres and Clinical Toxicologists. Position paper: ipecac syrup. *J Toxicol Clin Toxicol.* 2004;42(2):133.
23. American Academy of Clinical Toxicology, European Association of Poisons Centres and Clinical Toxicologists. Position paper: gastric lavage. *J Toxicol Clin Toxicol.* 2004;42(7):993.
24. Kulig K, Bar-Or D, Cantril SV, et al. Management of acutely poisoned patients without gastric emptying. *Ann Emerg Med.* 1985;14(6):562.
25. American Academy of Clinical Toxicology, European Association of Poisons Centres and Clinical Toxicologists. Position paper: whole bowel irrigation. *J Toxicol Clin Toxicol.* 2004;42(6):843.
26. American Academy of Clinical Toxicology, European Association of Poisons Centres and Clinical Toxicologists. Position paper: single dose activated charcoal. *Clin Toxicol.* 2005;43:61.
27. Sabga E, Dick A, Lertzman M, Tenenbein M. Direct administration of charcoal into the lung and pleural cavity. *Ann Emerg Med.* 1997;30:695.
28. American Academy of Clinical Toxicology, European Association of Poisons Centres and Clinical Toxicologists. Position paper and practice guidelines on the use of multi-dose activated charcoal in the treatment of acute poisoning. *J Toxicol Clin Toxicol.* 1999;37(6):731.
29. Proudfoot AT, Krenzelok EP, Vale JA. Position paper on urine alkalinization. *J Clin Toxicol.* 2004;42(1):1.

CAPÍTULO 41

Pacientes com envenenamento grave

Robert J. Hoffman

- ▶ Introdução 441
- ▶ Comprometimento da via aérea e da respiração 441
- ▶ Depressão cardiovascular 446
- ▶ Estimulação cardiovascular 448
- ▶ Hipertermia 449
- ▶ Convulsões induzidas por toxinas 453

▶ INTRODUÇÃO

A publicação lançada em 2001 pela American Heart Association (Associação Americana de Cardiologia), TOX-ACLS Toxicologic-Oriented Advanced Life Support[1] (TOX-ACLS Suporte Avançado à Vida com Orientação Toxicológica), marcou o reconhecimento amplo de que as enfermidades críticas causadas por envenenamento exigem manejo diferenciado em relação às doenças semelhantes que ocorrem em pacientes não envenenados. Essa publicação apresentou sugestões específicas para manejo de arritmias e de outras toxicidades provocadas por cocaína, bloqueadores do canal de cálcio e β-bloqueadores, opioides, antidepressivos tricíclicos e choque cardiovascular induzido por medicamentos. Em 2010, as orientações atualizadas da ACLS da American Heart Association continham avaliações e recomendações específicas sobre envenenamento pelas mesmas toxinas mencionadas acima, assim como por cianeto, digoxina e terapia antidotal com flumazenil e emulsão lipídica.[2] A relevância dessas publicações é o reconhecimento de que o manejo adequado dos mesmos problemas clínicos provocados por toxinas é diferente ou se desvia do mesmo problema clínico em pacientes não envenenados.

O objetivo principal deste capítulo é focar os problemas mais comuns encontrados no manejo clínico de pacientes envenenados. Será apresentada uma abordagem geral do tratamento e uma discussão de temas gerenciais exclusivos envolvendo casos de envenenamento. Embora não abranja todas as circunstâncias de envenenamento que exigem manejo exclusivo, este capítulo menciona os problemas relevantes mais comuns para os intensivistas.

As consequências mais graves do envenenamento e da toxicidade podem causar uma ampla variedade de problemas clínicos, porém a maior parte das enfermidades críticas resultantes de envenenamento envolve as seguintes situações: (1) comprometimento respiratório ou da via aérea; (2) depressão cardiovascular que se manifesta como hipotensão e/ou bradicardia; (3) estimulação cardiovascular que se manifesta como hipertensão, taquicardia e/ou taquiarritmia; (4) hipertermia e (5) convulsões e estado epiléptico (Tab. 41-1).

▶ COMPROMETIMENTO DA VIA AÉREA E DA RESPIRAÇÃO

Assim como ocorre em outras circunstâncias clínicas, o manejo da via aérea é quase que universalmente a principal preocupação no tratamento de pacientes envenenados. O comprometimento da via aérea, a depressão respiratória e/ou o comprometimento respiratório são temas que devem ser abordados imediatamente e, sempre que for possível, deve-se abordar ou corrigir a etiologia subjacente.

INTUBAÇÃO ENDOTRAQUEAL E CONSIDERAÇÕES ESPECÍFICAS

A decisão de fazer intubação endotraqueal em pacientes envenenados baseia-se na expectativa de descontinuidade na patência da via aérea e de fatores prognósticos. Embora não tenha sido desenvolvido com a finalidade de orientar o estado respiratório e de avaliar a via aérea, em muitos casos de envenenamento o Escore de Coma de *Glasgow* (GCS, do inglês *Glasgow Coma Score*) tem condição de prever a necessidade de intubação endotraqueal e/ou de ventilação mecânica. Pacientes com GCS igual ou inferior a 5, como resultado de envenenamento, com frequência precisam fazer intubação endotraqueal.[3]

▶ TABELA 41-1   MANEJO ESPECÍFICO DE TOXINAS SELECIONADAS E DE ENFERMIDADES ASSOCIADAS

Toxina	Efeito	Fisiopatologia	Terapia exclusiva
Várias toxinas	Convulsões induzidas por toxinas.	Vários caminhos	Usar benzodiazepínicos, barbitúricos, piridoxina empírica ou propofol. Não administrar fenitoína
Monóxido de carbono	Acidemia metabólica, depressão cardiovascular, arritmia, convulsões, parada cardíaca	Liga a hemoblobina e a mioglobina, evitando liberação de oxigênio; liga a citocromo-oxidase	Terapia com oxigênio; terapia com oxigênio hiperbárico
Exposição cáustica	Comprometimento da via aérea em decorrência de queimaduras	Lesão tecidual direta e inflamação	Proteção emergencial da via aérea definitiva por meio de intubação endotraqueal
Clonidina	Apneia, depressão respiratória, depressão cardiovascular	Efeito semelhante ao dos opioides	Estimulação física de pacientes apneicos. Infusão de altas doses de naloxona.
Cianeto	Acidemia metabólica, depressão cardiovascular, arritmia, convulsões, parada cardíaca	Bloqueia a fosforilação oxidativa	Uso antidotal de hidroxocobalamina ou *kit* de antídoto contra cianeto (nitritos e tiossulfato de sódio)
Metemoglobinemia	Acidemia metabólica, depressão cardiovascular, arritmia, convulsões, parada cardíaca	Altera a hemoglobina, evitando a liberação de oxigênio	Azul de metileno
Organofosfato	Apneia, broncorreia, broncospasmo, depressão cardiovascular	Agonismo colinérgico muscarínico	Paralisia prolongada pode resultar de bloqueio neuromuscular causado por pseudocolinesterase diminuída
Organofosfatos	Síndrome colinérgica, bradicardia, broncorreia, broncospasmo, depressão cardiovascular, arritmia, convulsões, parada cardíaca	Inibe a acetilcolinesterase e o excesso colinérgico	A descontaminação fora da área de atendimento clínico substitui a técnica A,B,C e a ressuscitação
Salicilato	Hiperventilação	Mediação central e compensatória para acidemia metabólica.	Mesmo interrupções breves na hiperventilação podem resultar na morte rápida ou imediata. A frequência respiratória inicial e o volume devem corresponder a 150% do normal
Estimulantes, alucinógenos	Estimulação cardiovascular, hipertermia secundária à agitação psicomotora		Usar benzodiazepínicos para agitação; estimulação cardiovascular
Teofilina, cafeína	Depressão cardiovascular, arritmia	Agonismo β-adrenérgico, antagonismo aos receptores de adenosina	Administrar um β-bloqueador de ação curta para tratar hipotensão refratária
Antidepressivos tricíclicos	Depressão cardiovascular; arritmia	Efeitos múltiplos	Usar vasopressores de ação direta. Usar bicarbonato de sódio para diminuir o bloqueio do canal de sódio

Existem inúmeras exceções ao princípio de que GCS abaixo de 6 seja um preditor da necessidade de intubação endotraqueal, incluindo toxicidade causada por agentes dissociativos que possam provocar coma ou estado mental deprimido, porém, em geral não chegam a comprometer a respiração e a via aérea.[4] Esses agentes incluem as cetaminas, a fenciclidina (PCP, do inglês *phencyclidine*) e o dextrometorfan; os agentes que aumentam ou diminuem a respiração abrangem principalmente a clonidina; o γ-hidroxibutirato e seus congêneres também se enquadram nessa categoria. Esse último grupo pode provocar apneia e/ou depressão respiratória, que poderá ser revertida com estimulação do paciente.

O comprometimento da via aérea secundário a exposições cáusticas é uma circunstância excepcional que justifica proteção rápida. Como decorrência do potencial de deterioração rápida e da perda da capacidade de proteção da via aérea *a posteriori*, recomenda-se fazer intubação endotraqueal em pacientes com exposição cáustica e estridor, afonia ou disfonia, da mesma forma que se faz em casos de queimaduras na via aérea.[5]

Determinadas toxinas exigem atenção especial em casos de intubação endotraqueal. O envenenamento com pesticidas à base de organofosfato desativa a pseudocolinesterase, resultando em uma meia-vida prolongada dos agentes paralisantes utilizados no bloqueio neuromuscular.[6] Esse fato deve ser levado em consideração na administração desses medicamentos e na seleção de agentes com base na meia-vida e na duração da ação.

A toxicidade por salicilato provoca acidemia metabólica com alcalemia respiratória devido à estimulação do impulso respiratório central pelo salicilato e ao aumento compensatório no impulso respiratório.[7] Em pacientes envenenados por salicilato, aumenta-se o volume-minuto por meio de taquipneia e/ou hiperpneia. A interrupção desse processo, mesmo que seja por um curto período de tempo para fazer intubação endotraqueal, poderá resultar em convulsões imediatas ou em colapso cardíaco.[8] A intubação endotraqueal em pacientes intoxicados por salicilato deve ser feita apenas se for absolutamente necessária e por um médico experiente para concluir rapidamente o procedimento. Imediatamente depois da intubação endotraqueal, o paciente deverá ser ventilado a uma frequência e volume que correspondam a 150% dos valores utilizados. A análise sérica dos gases sanguíneos permite ajustar as regulagens da frequência e do volume. A falha em manter a hiperventilação pode provocar morte rápida ou súbita.

A única exceção ao paradigma "via aérea, respiração, circulação", familiar para os médicos emergencistas e de cuidados intensivos, é a descontaminação física dos pacientes. A presença de pacientes contaminados em áreas clínicas, sem descontaminação adequada, é um risco bem documentado, tanto para cuidadores como para outros pacientes, podendo impedir que as UTIs dos serviços de emergência prestem atendimento de qualidade. Mesmo a presença de pacientes com odores característicos causados por substâncias minimamente tóxicas tem um potencial reconhecido para provocar tumulto e gerar inquietação, pânico e histeria, produzindo sintomas vagos, inespecíficos e incapacitantes de uma forma descrita como histeria ou histeria de massa.[9] Por conseguinte, qualquer paciente contaminado por substâncias altamente tóxicas, capazes de contaminar equipes médicas ou áreas clínicas, como pesticidas organofosfatados e determinados hidrocarbonos, deve ser absolutamente descontaminado em uma zona "aquecida" ou "morna", fora da zona "fria" onde se faz o manejo de pacientes descontaminados e onde ocorre o atendimento clínico. A prática habitual recomenda manter pacientes contaminados fora do serviço de emergência, mesmo pacientes instáveis, apneicos ou em estado de colapso cardiovascular, antes de serem levados para uma área de atendimento clínico sem descontaminação.

Por uma questão de segurança, nos ambientes em que os médicos costumam usar equipamentos de proteção pessoal, deve-se considerar a hipótese de usar via aérea com máscara laríngea (VML) em vez de intubação endotraqueal, tendo em vista que o impacto da colocação de VML é menor com o uso de uniformes de proteção pesados.[10]

TIPOS DE VENENO QUE AFETAM O IMPULSO RESPIRATÓRIO E A VENTILAÇÃO

Inúmeras drogas e medicações podem causar hipoventilação neutralizando o impulso respiratório, em especial as medicações sedativo-hipnóticas, como os benzodiazepínicos, os barbitúricos e o álcool, assim como opioides como morfina, heroína e fentanil.

Além da atenuação central do impulso respiratório, a hipoventilação pode ser resultado de alterações nos movimentos da parede torácica. Essas alterações podem ser causadas por fraqueza ou paralisia, a exemplo do que ocorre com as toxinas botulínicas, os pesticidas e outros organofosfatos ou com os bloqueadores neuromusculares, ou por hipocaliemia e hipermagnesemia. Possivelmente, a rigidez na parede torácica cause hipoventilação e seja resultado de tétano e da exposição à estricnina ou ao fentanil. No caso de rigidez na parede torácica causada pelo fentanil, também conhecida por "tórax de madeira", o uso de naloxona em doses padronizadas ou elevadas é uma das tentativas possíveis. A administração de bloqueadores neuromusculares alivia a rigidez na parede torácica causada por tétano ou estricnina (Tab. 41-2). O efeito mais comum, se é que existe algum, da exposição a toxinas sobre o estado da respiração é induzir depressão respiratória. Entretanto, determinados tipos de toxinas aumentam o impulso respiratório central. A cafeína e a teofilina, cuja função terapêutica é aumentar o impulso respiratório na síndrome da apneia em neonatos,[11] assim como os salici-

▶ **TABELA 41-2** DROGAS E MEDICAÇÕES QUE CAUSAM HIPOVENTILAÇÃO

Baclofeno	γ-hidroxibutirato e análogos
Barbitúricos	Isopropanol
Toxinas botulínicas	Metanol
Carbamatos	Bloqueadores neuromusculares
Clonidina	
Cônio maculado (veneno de Hemlock)	Nicotina
	Opioides
Colchicina	Compostos fosforilados orgânicos
Antidepressivos cíclicos	
Envenenamento elapídico	Sedativo-hipnóticos
Anormalidades eletrolíticas	Estricnina
Etanol	Toxina tetânica
Etilenoglicol	Tetrodotoxina

Reproduzida, com permissão, de Nelson LS, Lewin NA, Howland ME, Hoffman RS, Goldfrank LS, Flomenbaum NE. Goldfrank's Toxicological Emergencies (Emergências Toxicológicas de Goldfrank), 9th ed. New York: McGraw-Hill Companies Inc., 2010 (Tab. 21.1).

latos e a cocaína aumentam a frequência respiratória pela estimulação do impulso respiratório central. Além disso, os efeitos metabólicos dos salicilatos provocam efeitos periféricos, aumentando o impulso respiratório.

VENENOS QUE AFETAM A RESPIRAÇÃO CELULAR

Determinados tipos de veneno afetam a respiração no nível celular ou muscular. De maneira geral, esse fato resulta das alterações na hemoglobina para formar a metemoglobina ou a carboxi-hemoglobina, sendo que ambas são incapazes de produzir liberação normal de oxigênio. O comprometimento celular ou molecular pode também ter origem na interferência da fosforilação oxidativa, como nos casos de envenenamento por cianeto, monóxido de carbono ou sulfeto de hidrogênio.

Metemoglobina

A metemoglobinemia é causada pelo esforço oxidativo sobre a hemoglobina que, por sua vez, produz oxidação ferrosa no estado férrico (Fe^{3+}) em vez do estado ferroso-padrão (Fe^{2+}).[12] Esse derivativo da hemoglobina liga-se à H_2O e não ao oxigênio, além de não liberar oxigênio para os tecidos. A metemoglobinemia apresenta-se clinicamente com resultados esperados de hipóxia, taquipneia, dispneia e cianose grave. Nessa condição, as leituras da oximetria de pulso são imprecisas, tendo em vista que os oxímetros de pulso não conseguem interpretar pequenas absorções da metemoglobina, considerando que seu objetivo principal é apenas quantificar a oxi-hemoglobina e a deoxi-hemoglobina. Em geral, a metemoglobinemia gera leituras na oximetria de pulso de 75 a 85%. A co-oximetria tem capacidade para quantificar precisamente o nível de metemoglobina, além de medir com precisão a oxi-hemoglobina, a deoxi-hemoglobinas, a metemoglobina e a carboxi-hemoglobina.[13] Os co-oxímetros são dispositivos laboratoriais que interpretam amostras de gases sanguíneos e, portanto, não devem ser confundidos com os oxímetros de pulso, que são dispositivos usados à beira do leito para estimar a saturação da hemoglobina usando a absorção de luz. Os níveis normais de metemoglobina variam de 0,5 a 3%. Níveis acima de 10% estão associados a enfermidades sintomáticas, e níveis acima de 50% podem resultar em morte rápida. O tratamento de metemoglobinemia envolve a administração de altos fluxos de oxigênio e a redução química da metemoglobina de volta para hemoglobina com azul de metileno.

Em estados normais, pequenas quantidades de metemoglobina podem ser convertidas em hemoglobina por meio de uma reação dependente de dinucleotídeo ne nicotinamida e adenina (NADH) catalisada por citocromo b_5 redutase. Esse é o mecanismo pelo qual as quantidades não tóxicas de metemoglobina, que se formam durante a exposição diária aos oxidantes, corrigem a metemoglobinemia. Essa reação não é suficiente em casos graves de metemoglobinemia, sendo necessário encontrar um caminho metabólico alternativo que não funcione sem o auxílio da administração exógena de agentes redutores. O agente redutor terapêutico mais comum é o azul de metileno, que age através do desvio hexose-monofosfato para reduzir a metemoglobina, produzindo hemoglobina funcional normal.

A dosagem ideal de azul de metileno é desconhecida, assim que existe uma grande variação nas doses recomendadas. O azul de metileno pode provocar hemólise em indivíduos com deficiência de G6PD e, consequentemente, deve ser evitado ou usado com muita cautela nesse grupo de pacientes. A dosagem intravenosa de azul de metileno varia de 1 a 2 mg/kg durante cinco minutos.[14] Em geral, a resposta é muito rápida, porém, se os níveis de metemoglobina permanecerem elevados, pode-se administrar novamente a mesma dose de azul de metileno uma hora mais tarde. O azul de metileno interfere nas leituras da oximetria de pulso, sendo necessário utilizar co-oximetria para fazer a medição de amostras de gases sanguíneos venosos e monitorar os níveis de metemoglobina. A toxicidade causada pela dapsona pode resultar em metemoglobinemia prolongada devido à meia-vida longa desse medicamento. Em pacientes sintomáticos, talvez seja necessário repetir o tratamento com azul de metileno, que não pode exceder 5 mg/kg por 24 horas.

Monóxido de carbono

O monóxido de carbono é um subproduto da combustão. O envenenamento pelo monóxido de carbono é provocado, na maioria das vezes, por incêndios em ambientes fechados ou pela exposição à descarga de motores a combustão. O monóxido de carbono liga-se à hemoglobina com afinidade aproximada 250 vezes maior que a do oxigênio.[15] A ligação entre o monóxido de carbono e a hemoglobina produz carboxi-hemoglobina, uma forma não funcional de hemoglobina que não transporta oxigênio.

Os problemas clínicos causados pelo envenenamento agudo por monóxido de carbono incluem cefaleia, náusea, vômito, desorientação, alteração no estado mental ou coma, síncope, convulsões e parada cardíaca. O envenenamento crônico por monóxido de carbono apresenta-se de uma forma diferente, em geral com cefaleia e indisposição, que pode ser diagnosticado erroneamente como uma síndrome viral.

A oximetria de pulso não consegue detectar a carboxi-hemoglobina. Os oxímetros de pulso interpretam erroneamente a carboxi-hemoglobina como oxi-hemoglobina e, assim, geram leituras de oximetria de pulso falsamente normais em pacientes envenenados por monóxido de carbono. As medições dos níveis de carboxi-hemoglobina nos gases sanguíneos venosos ou arteriais permitem quantificar o grau de ligação do monóxido de carbono à hemoglobina. Não existe um nível "normal" de carboxi-hemoglobina, ainda que, em média, as pessoas apresentem níveis inferiores a 3%, possivelmente como resultado da exposição à descarga dos escapamentos de automóveis ou outras fontes. Os níveis de monóxido de carbono são acentuadamente mais elevados em fumantes,[16] de acordo com a quantidade de cigarros que fumam, e podem apresentar níveis de carboxi-hemoglobina de até 10% na linha de base.

Enfermidades sintomáticas causadas pelo envenenamento por monóxido de carbono podem ocorrer de forma aguda com qualquer nível de carboxi-hemoglobina, embora sejam comuns em níveis acima de 10%. Dependendo do estado de saúde do paciente, as enfermidades e lesões graves ocorrem em níveis de carboxi-hemoglobina de até 10%, ainda que, em geral, indivíduos saudáveis cheguem a tolerar níveis mais elevados. Envenenamento agudo significativo por monóxido de carbono resulta de níveis superiores a 25%, sendo que níveis acima de 45% colocam em risco a vida dos pacientes.[17]

O tratamento de toxicidade por monóxido de carbono envolve a administração suplementar de oxigênio. Essa suplementação pode ser feita com oxigênio normobárico e, se possível, com oxigênio hiperbárico. O oxigênio hiperbárico não produz benefícios significativos imediatos e tem apenas a finalidade de evitar as sequelas neurológicas potencialmente devastadoras deixadas pelo envenenamento.[18] Essas sequelas incluem uma síndrome semelhante ao mal de Parkinson e uma incapacidade neuropsiquiátrica extrema que podem impedir que os pacientes trabalhem, estudem ou executem as atividades cotidianas normais.

Cianeto

A toxicidade causada pelo cianeto é resultado da ligação dessa substância ao citocromo a_3, que interfere na fosforilação oxidativa. Isso impede a respiração celular, sufocando efetivamente os tecidos no nível das células. A exposição ao cianeto talvez seja resultado da inalação de fumaça nos incêndios em ambientes fechados.[19,20] Reconhecidamente, com frequência, os incêndios produzem quantidades abundantes de cianeto proveniente da queima de plástico, poliuretano, borracha, seda, lã e muitos outros materiais utilizados nos domicílios e nos escritórios. A origem do envenenamento por cianeto pode também ser iatrogênica, como consequência do uso prolongado de nitroprussiato, que contém cianeto, bem como do uso de laetrile, um agente neoplásico antigo. Algumas plantas, como caroços de frutas ou sementes de pêssego, damasco, ameixa, pera, maçã e amêndoa amarga, são cianogênicas. De maneira geral, o cianeto é utilizado na indústria de joias e em alguns campos como a fotografia. Existem vários relatos de homicídios e de suicídios com cianeto.

A toxicidade por cianeto apresenta-se clinicamente com início agudo característico de doenças graves logo após a exposição. Essas enfermidades são síncope, coma, convulsões, arritmias cardíaca ou parada cardíaca. Geralmente, os pacientes de pele clara apresentam aparência ruborizada ou cor-de-rosa por causa da incapacidade de usar oxigênio no processo de fosforilação oxidativa. A confirmação laboratorial de toxicidade por cianeto pode ser obtida comparando-se amostras de gases sanguíneos venosos e arteriais coletadas simultaneamente e pela observação da falta de extração de oxigênio através do leito capilar.[21] A presença de acidemia metabólica é comum e, normalmente, é bastante grave. No ambiente de incêndios em espaços fechados, as concentrações de lactato acima de 10 mmol/L são patognomônicas ou indicadoras de toxicidade por cianeto.[19] Esse fato parece ser verdadeiro, independentemente da presença de envenenamento por monóxido de carbono ou da extensão das queimaduras corporais superficiais.[19]

Os níveis séricos de cianeto raramente estão clinicamente à disposição, mas, se a coleta de amostras for rápida, poderão ter alguma utilidade. Níveis de cianeto inferiores a 1 mg/L estão correlacionados com taquicardia e rubor; entre 1 e 2,5 mg/L com alterações no estado mental, convulsões e hipotensão e, de maneira geral, níveis acima de 3 mg/L são rapidamente fatais.

O tratamento de toxicidade por cianeto inclui o uso de hidroxicobalamina, que é o antídoto ideal, ou o uso parcial ou total do *kit* antidotal contra cianeto, que é uma combinação de nitrito de amila, nitrito de sódio e tiossulfato de sódio.[22,23]

A terapia antidotal contra cianeto pode ser aplicada em qualquer paciente com exposição conhecida ou com suspeita de exposição a essa substância, em pacientes com exposição a incêndios em ambientes fechados que tiverem acidemia metabólica, elevação na concentração de lactato, perda de consciência ou alteração no estado mental, choque, arritmia cardíaca ou parada cardíaca.

A hidroxicobalamina, um dos precursores da vitamina B_{12}, liga-se diretamente ao cianeto para formar a B_{12}, que é inofensiva e eliminada pela urina. A dosagem normal de hidroxicobalamina é de 70 mg/kg, até a dose máxima de 5 gramas, administrada por via intravenosa durante 30 minutos. Em casos de parada cardíaca, essa medicação poderá ser administrada como *bolus* intravenoso. Pode-se repetir a dose até atingir o limite máximo total de 15 gramas. Subsequentemente, o uso de hidroxicobalamina pode interferir nas leituras da oximetria de pulso e da co-oximetria, dificultando ou mesmo impossibilitando a obtenção de informações sobre a saturação de oxigênio e deixando como orientação apenas as medições da PO_2.[24] Essas interferências podem durar vários dias.

O *kit* antidotal contra cianeto é utilizado em três etapas: inalação de nitrito de amila, administração IV de nitrito de sódio e administração IV de tiossulfato de sódio. O uso de nitratos induz a metemoglobinemia. Os nitratos são usados apenas em casos de toxicidade por cianeto cuja origem não seja incêndios em ambientes fechados e inalação de fumaça. Pode haver envenenamento concomitante por monóxido de carbono depois de incêndios em espaços fechados, sendo contraindicada a redução na capacidade de transporte de oxigênio por meio da formação de metemoglobina. No caso de pacientes que, possivelmente, tenham sido envenenados por monóxido de carbono, administra-se apenas a porção de tiossulfato de sódio do *kit*.[22] A ação do tiossulfato de sódio é reforçar a formação de metemoglobina por meio da enzima rodanase.

O uso de várias porções do *kit* deve ser feito como segue: as pérolas de nitrito de amila devem ser esmagadas e inaladas por 1 minuto até a obtenção de acesso intravenoso. A dose de nitrito de sódio é de 10 mL da solução a 3% que faz parte do *kit*; a dosagem pediátrica é de 0,33 mL/kg. O uso de nitrito pode ser uma das causas de hipotensão. O objetivo do uso de nitritos é provocar metemoglobinemia; caso não seja possível induzir níveis de metemoglobina superiores a 10 a 15% pela dose inicial de nitrito de sódio, metade da dosagem inicial deverá ser repetida entre 30 e 60 minutos depois da primeira dose.

O tiossulfato de sódio deve ser administrado como 12,5 gramas IV, que é a totalidade do frasco de 50 mL de solução a 25% incluído no *kit*. A dosagem pediátrica é de 1,65 mL/kg da mesma solução a 25%. Metade da dosagem original de tiossulfato de sódio deverá ser repetida entre 30 e 60 minutos depois da primeira dose.

▶ DEPRESSÃO CARDIOVASCULAR

A origem de depressão cardiovascular sob a forma de hipotensão e/ou de bradicardia é a exposição a medicações cardiosseletivas, tais como digoxina, antagonistas β-adrenérgicos, antagonistas do canal de cálcio e clonidina, podendo também ser causada por várias outras toxinas. Como evento pré-terminal, a depressão cardiovascular pode ser secundária à toxicidade por qualquer tipo de veneno, incluindo estimulantes cardiovasculares. O tratamento de depressão cardiovascular causada por determinados tipos de toxina exige a aplicação de terapia específica e exclusiva.

Hipotensão e/ou bradicardia assintomática, principalmente na ausência de manifestações em órgãos-alvo, não indica, necessariamente, a hipótese de tratamento. Há variações no limite inferior em que os médicos se sentem à vontade em manter a frequência cardíaca e a pressão arterial. De maneira geral, frequência cardíaca de 45 batimentos por minuto ou mais, pressão arterial sistólica acima de 90 mmHg e pressão arterial diastólica acima de 40 mmHg são limites acima dos quais os sinais vitais devem ser mantidos.

O uso de *bolus* de líquido intravenoso, atropina e de pressores é comum no tratamento de depressão cardiovascular, com as exceções apresentadas nesta seção. A bradicardia causada pela maioria das medicações cardioativas nem sempre responde à atropina, tendo em vista que os mecanismos homeostáticos já terão diminuído ou removido o tônus vagal na tentativa de fazer compensações. O uso de atropina não é contraindicado para medicações como digoxina, antagonistas β-adrenérgicos, antagonistas do canal de cálcio e clonidina; entretanto, recomenda-se não adiar terapias mais eficazes e mais definitivas em função da administração de atropina.

Da mesma forma, os pressores podem não fazer o efeito típico desejado quando forem utilizados em pacientes envenenados. Assim como em todos os pacientes, recomenda-se tomar muita cautela nas tentativas de manter o equilíbrio entre a pressão arterial central ou a pressão venosa e a pressão de perfusão capilar de órgãos-alvo ou das extremidades, para evitar hipoperfusão paradoxal de órgãos, dos dedos e das extremidades, sem infusões de doses elevadas de pressores (Tabs. 41-3 e 41-4).

HIPOTENSÃO POR ANTIDEPRESSIVOS TRICÍCLICOS

Quando não for possível obter nenhum sucesso com o uso de pressores indiretos ou de ação mista, em particular nos casos de hipotensão causada por antidepressivos tricíclicos, uma das opções é iniciar a terapia com norepinefrina (noradrenalina). A fisiopatologia do envenenamento por antidepressivos tricíclicos pode resultar na depleção de catecolaminas num grau que nenhuma quantidade de um agente de ação indireta como a dopamina terá alguma eficácia, sendo, portanto, necessário administrar norepinefrina ou epinefrina.

DEPRESSÃO CARDIOVASCULAR PELA DIGOXINA

Há terapias específicas exclusivas indicadas para o tratamento de toxicidade causada por medicações cardioativas. A cardiotoxicidade provocada por digoxina, digitoxina ou

▶ **TABELA 41-3** DROGAS E MEDICAÇÕES QUE CAUSAM BRADICARDIA

Agonistas α₁-adrenérgicos (bradicardia reflexa)
Fenilefrina
Fenilpropanolamina
Agonistas α₂-adrenérgicos (ação central)
Clonidina
Metildopa
Antagonistas β-adrenérgicos
Antidisrítmicos
Amiodarona
Sotalol
Bloqueadores do canal de cálcio
Esteroides cardioativos
Colinérgicos
Carbamatos ou compostos fosfóricos orgânicos
Edrofônio
Neostigmina
Fisostigmina
Opioides
Sedativo-hipnóticos
Abridores dos canais de cálcio
Aconitina
Andromedotoxina
Ciguatoxina
Veratridina

Reproduzida, com permissão, de Nelson LS, Lewin NA, Howland ME, Hoffman RS, Goldfrank LS, Flomenbaum NE. Goldfrank's Toxicological Emergencies (Emergências Toxicológicas de Goldfrank), 9th ed. New York: McGraw-Hill Companies Inc., 2010:333 (Tab. 23.2; Capítulo: Princípios Hemodinâmicos).

▶ **TABELA 41-4** FREQUÊNCIA CARDÍACA E ANORMALIDADES ECOCARDIOGRÁFICAS DE MEDICAMENTOS QUE CAUSAM HIPOTENSÃO

Frequência cardíaca	Anormalidades características no ECG		
	Ritmo sinusal	Bloqueio cardíaco ou intervalos prolongados	Arritmia

Bradicardia	Agonistas α_2-adrenérgicos
	Opioides
	Sedativo-hipnóticos
		Antagonistas β-adrenérgicos
		Bloqueadores do canal de cálcio
		Colinérgicos
		Esteroides cardioativos
		Magnésio (grave)
		Metadona
		Propafenona
		Sotalol
			Digoxina
			Toxinas de plantas
			  Aconitina
			  Andromedotoxina
			  Veratrina
			Propafenona
			Propoxifeno
			Sotalol

Taquicardia	Inibidores da enzima conversora da angiotensina Anticolinérgicos Dilatadores arteriais Bupropiona Cocaína Dissulfiram Diuréticos Ferro Ioimbina	Anticolinérgicos Antidisrítmicos Anti-histamínicoss Arsênico Bupropiona Cocaína Antidepressivos cíclicos Fenotiazinas Quinino/cloroquina	Anticolinérgicos Antidisrítmicos Anti-histamínicoss Arsênico Hidrato cloral Cocaína Antidepressivos cíclicos Metilxantinas Antidepressivos não cíclicos Fenotiazinas Simpatomiméticos

Reproduzida, com permissão, de Nelson LS, Lewin NA, Howland ME, Hoffman RS, Goldfrank LS, Flomenbaum NE. Goldfrank's Toxicological Emergencies (Emergências Toxicológicas de Goldfrank), 9th ed. New York: McGraw-Hill Companies Inc., 2010:336 (Tab. 23.6; Capítulo: Princípios Hemodinâmicos).

por outros esteroides cardioativos, como a bufotoxina, pode ser tratada com antídoto específico para digoxina.[25] Embora esse antídoto seja produzido especificamente para a digoxina, a especificidade cruzada com a digitoxina, com a bufotoxina de sapos do gênero bufo, com a oleandrina extraída do oleandro e com outros glicosídeos botânicos cardíacos, em geral, responde ao antídoto específico para tratamento de toxicidade por digoxina. A dosagem empírica para toxicidade aguda é de 10 a 15 ampolas para adultos ou crianças. Em casos de envenenamento por oleandro, sapos ou outras toxicidades relacionadas, aplica-se dose típica para tratamento de toxicidade aguda por digoxina, administrando-se doses adicionais de acordo com a necessidade.

DEPRESSÃO CARDIOVASCULAR POR β-BLOQUEADORES

A toxicidade dos β-bloqueadores, em geral, não responde significativamente aos líquidos intravenosos, à atropina ou aos pressores. Com frequência, o glucagon é eficaz considerando que é independente e não é afetado pelo bloqueio dos receptores α-adrenérgicos.[26] A dose empírica de glucagon é de 5 mg subcutânea ou IV em adultos, 1 mg em crianças com menos de 20 kg ou 2 mg em crianças com mais de 20 kg. Dependendo do nível de eficácia, o glucagon pode ser administrado novamente de acordo com a necessidade. Se, comprovadamente, a terapia com glucagon não for eficaz, a recomendação é não fazer mais do que duas tentativas consecutivas para recuperar a função cardiovascular com essa terapia.

DEPRESSÃO CARDIOVASCULAR POR BLOQUEADORES DO CANAL DE CÁLCIO

Os antagonistas do canal de cálcio são cardiotoxinas especiais. Com frequência, devido ao bloqueio dos canais de cálcio, os pacientes com *overdose* de antagonistas do canal de cálcio mantêm atividade mental normal, mesmo em estados de pressões arteriais sistólicas e de pressões arteriais médias muito baixas. Esse fenômeno é tão específico e notável que estados mentais normais na presença de hipotensão/bradicardia extrema devem ser considerados altamente sugestivos de toxicidade por antagonistas do canal de cálcio.

A terapia para antagonistas do canal de cálcio inclui a administração de altas doses de cálcio. Além da eficácia, a concentração do gluconato de cálcio ou do glubionato de cálcio é segura para aplicação em veias periféricas. O cloreto de cálcio contém três vezes o cálcio elementar do gluconato de cálcio e, por isso, tem algumas vantagens. Deve-se tomar todo o cuidado possível para evitar vazamento de cloreto de cálcio. A terapia antidotal com insulina-euglicemia foi utilizada regularmente na última década e comprovou ser altamente eficaz no tratamento de depressão cardiovascular induzida por antagonistas do canal de cálcio.[27]

Sob o ponto de vista patológico, miocárdios saudáveis utilizam ácidos graxos livres para fins energéticos.

Miocárdios que não sejam saudáveis, estressados ou em estado de choque utilizam a glicose como fonte de energia, e acredita-se que esse seja o mecanismo pelo qual as infusões de insulina-glicose são muito úteis no tratamento de depressão cardiovascular induzida por bloqueadores do canal de cálcio.

TERAPIA PARA HIPERINSULINEMIA/EUGLICEMIA

A terapia insulínica para euglicemia inicia com um *bolus* de 1 U/kg de insulina regular com 0,5 g de glicose. Nos casos em que o nível de glicose no sangue estiver acima de 400 mg/dL, antes da administração do bolo de insulina, não é necessário aplicar *bolus* de glicose. Depois da aplicação do *bolus* inicial, inicia-se uma infusão insulínica de 0,5 a 1 U/kg/h, juntamente com uma infusão contínua de glicose, iniciando com 0,5 g/kg/h. A infusão de glicose é melhor em D25 ou D50, administrada por um acesso venoso central para limitar a administração de água livre. A infusão poderá ser titulada para produzir uma quantidade maior ou menor de glicose, de acordo com a necessidade, para manter níveis séricos aceitáveis de glicose.

A função cardíaca deve ser reavaliada em intervalos de 20 a 30 minutos. Em casos de depressão cardiovascular persistente, pode-se aumentar a infusão de insulina em incrementos de 0,5 U/kg/h, a cada 30 minutos, de acordo com a necessidade, até atingir a dose máxima de 2,5 U/kg/h. O aumento na dose de infusão insulínica implica também o aumento da quantidade da infusão de glicose.

De maneira geral, a resposta inicial à terapia insulínica para euglicemia não é imediata, sendo que poderá levar de 20 a 40 minutos, depois do início da terapia, para serem detectadas respostas clínicas nos casos em que a terapia for bem-sucedida.

No decorrer dessa terapia, é importante monitorar os níveis glicêmicos pelo menos a cada 30 minutos, até que sejam estabilizados e, a seguir, em intervalos de 1 hora depois das infusões de insulina e de glicose, até a estabilização glicêmica. Além disso, é necessário monitorar o nível sérico de potássio, tendo em vista a expectativa de que ocorra algum grau de hipocaliemia. No caso de hipocaliemia estável em níveis de 2,5 mEq/L não é necessário administrar suplemento de potássio.

TERAPIA COM EMULSÃO LIPÍDICA

A terapia com emulsão lipídica pode ser aplicada no tratamento de cardiotoxinas lipofílicas de todos os tipos: bloqueadores do canal de cálcio, β-bloqueadores, anestésicos locais, antidepressivos tricíclicos e outros.[28] A emulsão lipídica deve ser administrada como um *bolus* inicial de emulsão intralipídica ou de qualquer outra emulsão lipídica numa concentração a 20% em 1,5 mL/kg, seguida por 0,25 mL/kg/min ou 15 mL/kg/h, durante 30 ou 60 minutos. Eventualmente, é necessário administrar infusões prolongadas em doses de 1 a 2 g/kg/dia ou 5 a 10 mL/kg/dia. Embora contenha lipídeos, o propofol nunca deve ser usado como agente liberador de lipídeos nessa terapia antidotal. A proporção entre a quantidade de propofol e de lipídeos exige a administração de uma *overdose* extremamente tóxica de propofol para fornecer doses adequadas de lipídeos para uso na terapia com emulsão lipídica.

DEPRESSÃO CARDIOVASCULAR PELA CLONIDINA

A clonidina é um α-agonista com efeito semelhante ao dos opioides e, com frequência, a toxicidade simula os toxidromos opioides de miose, coma e apneia.[29] Em casos conhecidos ou suspeitos de toxicidade pela clonidina, uma das opções é usar altas doses de naloxona em pacientes que não tiverem tolerância aos opioides. A expectativa é que a retirada de opioides em pacientes tolerantes a essas substâncias tenha características graves como resultado da administração de naloxona. Esse processo pode resultar em vômito e aspiração grave em casos de depressão do estado mental. Se a administração de altas doses de naloxona for comprovadamente eficaz para melhorar o esforço respiratório ou a depressão cardiovascular como resultado do uso da clonidina, recomenda-se administrar, em intervalos de uma hora, uma infusão de dois terços da dose que provocou respostas clínicas. A titulação poderá ser feita de acordo com a necessidade.

HIPOTENSÃO POR CAFEÍNA E TEOFILINA

A terapia hipotensiva resultante de toxicidade grave causada pelo uso de teofilina ou de cafeína geralmente é mais eficaz com a administração de líquidos intravenosos e de pressores. Se essa terapia não for bem-sucedida, a administração de um antagonista β-adrenérgico de curta duração, como o esmolol, pode ser altamente eficaz para diminuir ou eliminar a hipotensão.[30]

As discussões em torno da fisiopatologia subjacente, pela qual se utiliza um β-bloqueador para tratamento de hipotensão, são muito úteis. A hipotensão causada pelo uso de teofilina ou de cafeína é resultado de estimulação β-excessiva, incluindo $β_2$, que provoca esse tipo de condição. Essa hipotensão envolve, em geral, pressão de pulso ampliada, na qual a diferença entre as pressões sistólica e diastólica pode chegar a 150% ou mais em relação à pressão diastólica. Nesse contexto, o bloqueio do agonismo $β_2$ pode resultar na resolução rápida e total da hipotensão, assim como dos efeitos metabólicos típicos da toxicidade pela teofilina, tais como hiperglicemia e hipocaliemia.[29] O esmolol é o agente preferido devido ao efeito titulável; os β-bloqueadores de ação prolongada não são recomendados.

▶ ESTIMULAÇÃO CARDIOVASCULAR

De maneira geral, a estimulação cardiovascular sob a forma de hipertensão, taquicardia e/ou taquiarritmia resulta de uma grande variedade de envenenamentos. Em geral, a toxicidade pelo uso de cocaína é uma situação que exige a aplicação de terapia exclusiva para controlar a estimulação cardiovascular.

A cocaína dispara a liberação de grandes quantidades de catecolaminas de uma forma dose-dependente. Portanto, o uso de benzodiazepínicos, geralmente administradas em grandes doses, é o tratamento farmacológico primário contra a toxicidade por cocaína, incluindo estimulação cardiovascular e dor torácica causada pelo uso dessa substância. Os benzodiazepínicos neutralizam esse efeito e, com frequência, resultam na eliminação da hipertensão, da taquicardia e da agitação psicomotora.

Após a administração liberal de benzodiazepínicos, possivelmente seja necessário usar agentes anti-hipertensivos. Durante os primeiros anos após a introdução do *crack* nos Estados Unidos, inúmeros relatos de caso, seguidos de séries de grandes casos, documentaram uma elevação paradoxal na pressão arterial em pacientes intoxicados por *crack* e que haviam sido tratados com β-bloqueadores. Alguns desses casos resultaram em hemorragia intracraniana catastrófica ou fatal e em outras sequelas de hipertensão grave. Os mecanismos pelos quais os β-bloqueadores elevam em vez de baixar a pressão arterial em pacientes intoxicados por cocaína é por meio da remoção do tônus β-adrenérgico, deixando isolados o tônus α-adrenérgico e a vasoconstrição extrema. Por essa razão, geralmente, recomenda-se não usar β-bloqueadores no tratamento de estimulação cardiovascular induzida pelo uso de cocaína. Nos casos em que a terapia com benzodiazepínicos for inadequada para controlar a estimulação cardiovascular, o uso de fentolamina é a melhor opção para tratamento de hipertensão. Outras terapias incluem o uso de nitritos como a nitroglicerina ou o nitroprussiato, os bloqueadores do canal de cálcio e os agentes condutores-moduladores, como o verapamil ou o diltiazem, e agentes novos, como a nifedipina, a nicardipina e outros.

Alguns centros não aceitam a advertência para evitar o uso de β-bloqueadores. Nessas circunstâncias, com frequência, utiliza-se o labetalol porque possui algum grau de bloqueio α e β. A aplicação de outros β-bloqueadores deve apenas seguir ou acompanhar o uso concomitante de um agente de bloqueio α como a fentolamina.

A estimulação do sistema nervoso simpático por venenos colinérgicos, como os pesticidas, é uma situação encontrada com menos frequência e exige cuidados especiais. O excesso de acetilcolina pode provocar excesso muscarínico, secundário à bradicardia/hipotensão, ou excesso nicotínico com estimulação secundária dos gânglios da cadeia simpática e taquicardia/hipertensão. Pode causar também alterações entre estimulação e depressão cardiovascular. Por essa razão, o manejo de estimulação cardiovascular secundária a venenos colinérgicos, como os organofosfatos, deve ser feito com medicações tituláveis de ação curta, como o esmolol e o nitroprussiato. Essa prática permite interromper imediatamente o uso da medicação se o paciente passar do estado de estimulação para o estado de depressão cardiovascular (Tab. 41-5).

▶ **TABELA 41-5** DROGAS ILÍCITAS E MEDICAÇÕES QUE CAUSAM HIPERTENSÃO

Efeitos hipertensivos mediados pela interação de receptores α-adrenérgicos	Efeitos hipertensivos não mediados pela interação de receptores α-adrenérgicos
Agonistas diretos de α-receptores	Agonistas de receptores β-adrenérgicos[a]
Clonidina[b]	Não seletivos
Epinefrina	Isoproterenol
Ergotaminas	Colinérgicos[b]
Metoxamina	Corticosteroides
Norepinefrina	Nicotina[b]
Fenilefrina	Tromboxano A_2
Tetra-hidrozolina	Vasopressina
Agonistas de ação indireta	
Anfetaminas	
Cocaína	
Dexfenfluramina	
Inibidores da monoaminoxidase	
Fenciclidina	
Ioimbina	
Agonistas de ação direta e indireta	
Dopamina	
Efedrina	
Metaraminol	
Nafazolina	
Oximetazolina	
Fenilpropanolamina	
Pseudoefedrina	

Reproduzida, com permissão, de Nelson LS, Lewin NA, Howland ME, Hoffman RS, Goldfrank LS, Flomenbaum NE. Goldfrank's Toxicological Emergencies (Emergências Toxicológicas de Goldfrank), 9th ed. New York: McGraw-Hill Companies Inc., 2010:335 (Tabela 23-5; Capítulo: Princípios Hemodinâmicos).
[a] Podem também causar hipotensão.
[b] Podem causar hipertensão transitória seguida de hipotensão.

▶ **HIPERTERMIA**

Sob o ponto de vista fisiopatológico, há várias maneiras pelas quais a exposição a algum veneno e a toxicidade possam provocar hipertermia. Alterações no estado mental, alterações na cognição e agitação psicomotora podem levar os pacientes a perder a noção da própria temperatura ou da temperatura ambiente. Talvez não consigam evitar fazer exercícios ou executar alguma atividade em ambientes quentes, são incapazes de sair do ambiente ou continuam a se exercitar mesmo quando estiverem parados. Os exemplos incluem tornar-se comatoso em um automóvel fechado durante o dia ou em superfícies quentes como asfalto, ou seja, situações em que o ganho de calor por condução possa ocorrer rapidamente. De maneira geral, isso pode acontecer com abuso de drogas como etanol, cocaína, opioides e PCP. A agitação psicomotora associada ao abuso de drogas pode resultar também na produção significativa de calor.

Esses casos são, compreensivelmente, mais comuns nos meses mais quentes, ou seja, durante o verão. Existe uma clara relação entre mortes cuja origem é a hipertermia causada pelo uso de cocaína e pela temperatura ambiente. Por exemplo, na cidade de New York, as mortes causadas pela hipertermia da cocaína atingem o pico máximo durante os meses mais quentes de verão e são raras em outras épocas do ano.[31] Provavelmente, isso se aplique também ao uso de outras drogas que causem agitação psicomotora e hipertermia.

Outros mecanismos fisiopatológicos de hipertermia incluem o desacoplamento da fosforilação oxidativa, a exemplo do que ocorre em casos de toxicidade por salicilato ou dinitrofenol; metabolismo aumentado, como na toxicidade causada pelo hormônio tireóideo ou por extrato tireóideo; alteração na transpiração, como ocorre com o uso de anti-histamínicos e de anticolinérgicos e vasoconstrição causada por agonismo α-adrenérgico, como no caso de anfetaminas, cocaína, pseudoefedrina e outros simpatomiméticos. Mais adiante, neste capítulo, será discutida a hipertermia maligna (HM) resultante da disfunção do receptor de rianodina, a síndrome da serotonina (SS) e a síndrome neuroléptica maligna (SNM).

A despeito de fisiopatologias diferentes se fundamentarem na maneira pela qual se atinge a hipertermia, as abordagens iniciais são semelhantes. Embora não seja possível determinar a temperatura em que ocorrem lesões neurológicas permanentes em qualquer paciente, temperaturas corporais internas de 42 °C justificam a aplicação de resfriamento ativo, preferencialmente com imersão em gelo ou banho de gelo. O uso de esponjas tépidas, de borrifadores de névoa, de ventiladores ou de outras medidas menos eficazes somente se aplica quando não for possível fazer imersão em gelo.

Um dos métodos mais simples de imersão é colocar o paciente em um saco corporal parcialmente fechado envolto com gelo. Outra alternativa é cobrir o paciente com gelo e envolvê-lo com um cobertor ou com um lençol, mesmo sabendo que isso resultará no acúmulo de água no piso que o circunda, na medida em que o gelo vai derretendo. Leitos específicos para cólera, caso estiverem disponíveis, ajudam a coletar a água proveniente do derretimento do gelo, o que os tornam a opção de escolha sob a perspectiva de enfermagem e de limpeza doméstica. O uso de imersão dificulta o monitoramento cardiopulmonar.

Os pacientes com hipertermia causada por agitação psicomotora, hipermetabolismo ou fosforilação oxidativa desacoplada geralmente não sentem nenhum desconforto em sacos ou em banhos de gelo. Depois de certo período de tempo, na medida em que temperatura cai, os pacientes podem sentir frio ou desconforto, sendo que, geralmente, esse fato se correlaciona com uma meta de temperatura variando entre 37,8 °C e 38,9 °C. Esses pacientes devem ser monitorados com muito cuidado para evitar resfriamento excessivo, abaixo da temperatura normal do corpo.

O tratamento da agitação psicomotora inclui administração de benzodiazepínico. O uso de haloperidol é contraindicado considerando que baixa o limite para ocorrência de convulsões, aumenta a incidência de arritmia cardíaca e altera a dissipação de calor. O dantroleno é uma das melhores indicações para tratamento de hipertermia maligna autêntica. Com frequência, é usado erroneamente no tratamento de hipertermia com origem em outras causas; não há benefícios potenciais e, portanto, os pequenos riscos envolvidos não justificam a utilização desse medicamento. O uso de inibidores da cliclo-oxigenase (COX), como ácido acetilsalicílico, paracetamol, ibuprofeno, cetorolaco, naproxeno e outros, não tem impacto no tratamento de hipertermia induzida por toxinas.

SÍNDROMES HIPERTÉRMICAS: SÍNDROME DA SEROTONINA, SÍNDROME NEUROLÉPTICA MALIGNA E HIPERTERMIA MALIGNA

A síndrome da serotonina (SS), a síndrome neuroléptica maligna (SNM) e a hipertermia maligna (HM) são enfermidades induzidas por toxinas que provocam hipertermia por meio de mecanismos diferentes (Tab. 41-6). Embora essas síndromes apresentem uma sobreposição significativa na apresentação clínica, avaliações cuidadosas permitem fazer uma distinção clara entre elas. O Neuroleptic Malignant Syndrome Information Service (Serviço de Informação sobre a Síndrome Neuroléptica Maligna) e a Malignant Hyperthermia Association of the United States (Associação Norte-Americana de Hipertermia Maligna) têm como objetivo principal orientar sobre diagnóstico e manejo de SNM e HM, respectivamente. Contam com o suporte de médicos toxicologistas, ajudam a diferenciar SNM, HM e SS e fazem recomendações para tratamentos.

O início e o progresso da enfermidade são distintos para SS, SNM e HM. A SS desenvolve-se em questão de horas e, em geral, em menos de 24 horas após a exposição ao agonista da serotonina. O progresso da SS é rápido e, em pouco tempo, pode evoluir de uma enfermidade leve para instabilidade crítica ou morte em poucas horas. Essas características ajudam a diferenciar SS de NMS, que se desenvolve em alguns dias, sendo que o progresso e a resolução ocorrem num período de tempo mais prolongado. O desenvolvimento da HM ocorre de forma mais aguda do que a SS e a NMS, dentro de alguns minutos ou de algumas horas, e quase que universalmente dentro de 12 horas depois da exposição ao(s) agente(s) causativo(s). A hipertermia maligna pode progredir e desaparecer rapidamente. Como resultado, o diagnóstico e o tratamento não envolvem medicina de emergência ou médicos de cuidados intensivos e, em geral, ocorrem em salas de cirurgia ou em salas de recupe-

▶ **TABELA 41-6** COMPARAÇÃO ENTRE ACHADOS NA SÍNDROME DA SEROTONINA, NA SÍNDROME NEUROLÉPTICA MALIGNA E NA HIPERTERMIA MALIGNA

Enfermidade	Início	Estado mental	Alterações musculares	Sinais vitais	Agente(s) etiológico(s)	Tratamento
Síndrome da serotonina	Horas	Confuso, agitado	Contração espasmódica, fasciculação, calafrios, hiperreflexia	Hipertermia grave, hipertensão, taquicardia, hipotensão e bradicardia quando estiverem na fase de deterioração	Medicações serotonérgicas e drogas de abuso	Ciproeptadina, resfriamento ativo
Síndrome neuroléptica maligna	Dias	Catatônico, mudo	Catatônica, rigidez do tipo cano de chumbo	Hipertermia branda (39 °C)	Agentes antipsicóticos ou neurolépticos, retirada gradual de agonistas da dopamina antiparkinson.	Bromocriptina
Hipertermia maligna	De minutos a horas	Indefinido, em geral o paciente permanece sedado ou anestesiado	Rigidez, pode não estar presente se o paciente já estiver paralisado	Nível elevado de EtCO$_2$; Hipertermia grave	Anestésicos inalatórios, succinilcolina	Dantroleno, resfriamento ativo

ração pós-operatória; a supervisão é feita pelos anestesiologistas que estiverem fazendo o manejo do paciente naquele momento.

Síndrome da serotonina

A origem da SS é o excesso de agonismo serotonérgico, geralmente como resultado da exposição a dois ou mais agonistas da serotonina a um único agonista. De maneira geral, a SS provoca alterações no estado mental, hiperatividade autônoma e anormalidades neuromusculares. Normalmente, a alteração no estado mental não envolve coma ou alterações na consciência. Com frequência a SS se caracteriza por desorientação, agitação psicomotora e estado de alerta: os pacientes se sobressaltam com facilidade. As principais descobertas neuromusculares são as seguintes: hiperreflexia, clônus, tremor, rigidez muscular, mioclonia e uma forma exclusiva de arrepios ao longo do torso, às vezes rítmicos e progressivos, da mesma forma como os cachorros se sacodem para tirar a água do corpo. As manifestações autônomas são taquicardia e hipertensão com hipertermia.

Para atender aos critérios de Hunter para o diagnóstico de SS, o paciente deve ser exposto a uma medicação ou a uma droga serotonérgica e apresentar qualquer uma das seguintes condições: (1) clônus espontâneo; (2) clônus induzível mais agitação ou diaforese; (3) clônus ocular mais agitação ou diaforese; (4) tremor e hiperreflexia; (5) hipertonia e (6) temperatura acima de 38 °C mais clônus ocular ou clônus induzível.

As anormalidades laboratoriais incluem mioglobinúria, níveis elevados de creatinofosfocinase (CPK, do inglês *creatine phosphokinase*) e hipercaliemia. Em casos de suspeita de SS, é necessário fazer os seguintes exames: análise dos gases sanguíneos com concentração de lactato, eletrólitos séricos, testes da função hepática e hemograma completo.

O tratamento de SS caracteriza-se pela manutenção dos sinais vitais dentro de limites aceitáveis, incluindo resfriamento para menos de 39 °C, assim como o possível uso de ciproeptadina. Além de serem importantes no tratamento de agitação, os benzodiazepínicos agem como relaxantes musculares e são bastante úteis porque seus efeitos colaterais no SNC não se sobrepõem às alterações causadas pela síndrome da serotonina no sistema nervoso central. Uma das opções aceitáveis é a administração intravenosa de 0,05 a 0,1 mg/kg de lorazepam, em intervalos de 20 a 30 minutos, até que os efeitos clínicos sejam atingidos, repetindo-se a administração de doses apropriadas em períodos de 2 a 6 horas. Outra alternativa é usar 0,1 a 0,5 mg/kg de diazepam, repetindo-se as doses iniciais a cada 10 a 15 minutos e, em seguida, repetir a dosagem em intervalos de 1 a 2 horas, de acordo com a necessidade. Nas situações em que não for possível obter sedação completa com benzodiazepínicos, recomenda-se fazer a aplicação empírica de ciproeptadina em adultos com uma dose inicial de 12 mg, seguida da administração de 2 mg, em intervalos de 2 horas, até a resolução dos sintomas. Em crianças, a dosagem deve ser alterada de acordo com o peso corporal.

Embora seja comercializada apenas na formulação para uso oral, a ciproeptadina poderá ser esmagada e injetada por meio de um tubo nasogástrico em pacientes com alteração no estado mental. Recomenda-se não utilizar medicações como a clorpromazina e a olanzapina, tendo em vista que diminuem o limite para incidência de convulsões e aumentam o risco do desenvolvimento da síndrome neuroléptica maligna.

Síndrome neuroléptica maligna

Trata-se de uma síndrome extrapiramidal associada a condições como hipertermia, rigidez muscular, instabilidade autônoma e alteração no estado mental. A SNM ocorre predominantemente com uso de antipsicóticos e, com menos frequência, durante a retirada gradual de agonistas da dopamina antiparkinsonismo.

A síndrome neuroléptica maligna ocorre particularmente com a administração de antipsicóticos potentes, como o haloperidol e a flufenazina, e com formulações injetáveis, como o haloperidol de depósito de ação prolongada, embora haja relatos de ocorrência dessa condição com todas as classes de medicações neurolépticas e com novos agentes antipsicóticos atípicos.

Sob a perspectiva epidemiológica, a incidência de SNM é mais comum em homens e em pacientes mais jovens, ainda que esse tipo de síndrome possa ocorrer em pacientes de ambos os sexos e em qualquer faixa etária. A SNM é uma reação idiossincrática, não sendo, portanto, dose-dependente. Pode ocorrer com a primeira dose de medicação ou em pacientes que já estejam tomando a medicação por vários anos sem efeitos colaterais adversos. De maneira geral, a SNM ocorre dentro das duas primeiras semanas depois do início de um tratamento neuroléptico ou antipsicótico, com agentes injetáveis de depósito e com intensificação rápida da dosagem. Embora a fisiopatologia e a etiologia da SNM sejam desconhecidas, acredita-se amplamente que seja mediada pelo antagonismo central à dopamina.

Conforme mencionado anteriormente, é possível fazer a distinção entre síndrome neuroléptica maligna e síndrome da serotonina com base no tempo de início. Em geral os sintomas da SNM desenvolvem-se durante vários dias, ao passo que os da SS se desenvolvem em algumas horas. Levando-se em consideração que a SNM ocorre em pacientes portadores de alguma doença psiquiátrica e que o início é mais lento, provavelmente o diagnóstico seja tardio ou não seja percebido. Hipertermia, alteração no estado mental, instabilidade autônoma e rigidez muscular são presenças universais em pacientes portadores da SNM.

A hipertermia, em geral, não chega a ser tão extrema como nos casos de SS ou de SNM, com variações típicas de temperatura na faixa de 38 a 39 °C, raramente ultrapassando o nível de 40 °C. A rigidez muscular com a SNM é mais catatônica, rigidez do tipo cano de chumbo, ao passo que a SS está associada a condições como fasciculação, contrações espasmódicas, calafrios e hiperreflexia. As alterações no estado mental também podem se assemelhar às dos estados catatônicos, e os pacientes podem ficar mudos, inconscientes ou comatosos.

Os exames laboratoriais são extremamente importantes para o tratamento da síndrome neuroléptica maligna. As elevações no nível da creatinofosfocinase podem ser muito graves, podendo resultar em rabdomiólise e em insuficiência renal mioglobinúrica. As anormalidades eletrolíticas associadas incluem hipercaliemia e pequenas elevações no nível de lactato. As concentrações séricas baixas de ferro têm sensibilidade acima de 95% para detectar a SNM.[32]

O tratamento da SNM caracteriza-se pela descontinuação imediata da medicação ofensora e pelos cuidados de suporte com correção da desidratação e do desequilíbrio eletrolítico. O resfriamento para baixar a temperatura até níveis aceitáveis deve ser feito de acordo com os métodos físicos mencionados anteriormente nesta seção. O tratamento farmacológico é imprescindível nos casos de SNM. Em geral, a hipertermia da SNM é menos grave do que a da SS e não necessita da adoção das mesmas medidas agressivas para baixar a temperatura que, geralmente, são aplicadas nos casos de SS.

A terapia farmacológica para tratamento da SNM inclui a administração de bromocriptina, que é um agonista dos receptores da dopamina. Esse medicamento é comercializado apenas na formulação para uso por via oral, podendo também ser triturado e administrado por meio de um tubo nasogástrico. A dosagem é de 2,5 mg por via oral, em intervalos de 6 a 8 horas, continuando por 10 a 14 dias depois da resolução dos sintomas da SNM. A amantadina é uma alternativa para a bromocriptina. Os benzodiazepínicos também podem ser usados para relaxamento muscular e para aliviar a agitação psicomotora. De maneira geral, a administração de 2 mg de lorazepam por via intravenosa ou por via oral, em intervalos de 6 horas, é bastante eficaz; a dosagem poderá ser aumentada de acordo com a necessidade.

Hipertermia maligna

A hipertermia maligna (HM) é uma crise hipermetabólica que costuma ocorrer no ambiente de aplicação de anestésicos, podendo ser observada em pacientes geneticamente suscetíveis que utilizam anestésicos inalatórios e/ou succinilcolina. Conforme já mencionado, raramente se observa a HM em serviços de emergência ou em UTIs e, em geral, seu manejo é feito nos ambientes operatório e pós-operatório. Levando-se em consideração que a HM é uma crise hipertérmica induzida por toxinas e que se desenvolve muito rapidamente, em alguns minutos ou em algumas horas, e que provavelmente resulte em morbidade grave ou em mortalidade, os médicos que administram succinilcolina ou fazem o tratamento pós-operatório de pacientes devem ter conhecimento dessa entidade e de seu manejo.

Uma das características da HM é a liberação excessiva de cálcio do retículo sarcoplásmico dos miócitos, produzindo um hipermetabolismo que resulta em hipercarbia, acidose mista respiratória e metabólica, rabdomiólise e hipertermia, às vezes grave, com elevação rápida das temperaturas até 45 °C. Os relatos de que a hipertermia se desenvolve rapidamente em pacientes com HM são equivocados e incorretos. Na realidade, a hipertermia e a rabdomiólise podem ser os últimos dos sintomas clínicos a se tornarem aparentes, ocorrendo depois de rigidez muscular, de hipercarbia e de acidemia mista respiratória e metabólica.

Com frequência, a hipercarbia é umas primeiras indicações de hipertermia maligna. Embora não haja nenhuma PCO_2 diagnóstica, a presença de $PaCO_2$ acima de 60 a 65, ou CO_2 expirado acima de 55 a 60, na ausência de outras causas óbvias, deve ser considerada sugestiva em pacientes na fase pós-operatória. O manejo da hipercapnia baseia-se no aumento do volume-minuto, embora, com frequência, os aumentos exigidos pela ventilação mecânica sejam maiores do que a expectativa normal. Nas situações em que o paciente ainda não estiver sendo ventilado mecanicamente, faz-se a intubação endotraqueal e aplica-se ventilação mecânica com 100% de FIO_2, com um volume-minuto que permita corrigir a PCO_2 o mais razoavelmente possível.

Mesmo que a correção da hipercarbia seja uma medida adequada, o início de investigações sobre outras evidências de hipertermia maligna é muito importante. Essas investigações incluem exame físico para detectar qualquer aumento no tônus muscular; avaliação dos gases no sangue arterial; mioglobina urinária, creatinofosfoquinase sérica e nível sérico de potássio que possam estar associados à rabdomiólise; TP/TTPA, coeficiente internacional normalizado (INR, do inglês *international normalized ratio*) e produtos da separação da fibrina para detectar coagulação intravascular disseminada e monitoramento da temperatura retal ou da temperatura interna. Embora, com frequência, não esteja presente na suspeita inicial de HM, no momento em que inicia a elevação da temperatura, a hipertermia poderá surgir rapidamente, com elevação das temperaturas em até 1 °C a cada cinco minutos.

Em qualquer momento, nos casos em que houver fortes suspeitas de HM, deve-se descontinuar o uso das medicações incitadoras, começando, em seguida, a administração de dantroleno. A despeito de qualquer outro tratamento de suporte, os pacientes têm poucas chances de sobreviver à HM sem dantroleno.[33] Antes do desenvolvimento do dantroleno, 70% dos casos de HM eram fatais. Nos Estados Unidos, com o tratamento de suporte atual e com a administração de dantroleno, aproximadamente 10% dos casos são fatais.

O tratamento de suporte inclui correção da hipercarbia, suprimento de 100% de oxigênio para dar suporte ao estado hipermetabólico, correção da hipercaliemia e tratamento da rabdomiólise, manejo da coagulação intravascular disseminada caso ocorra e, por último, manejo da hipertermia.

O uso de resfriamento ativo, conforme descrevemos no início desta seção, é recomendado em conjunto com a administração de dantroleno.

▶ CONVULSÕES INDUZIDAS POR TOXINAS

As convulsões podem ser consequência de vários eventos fisiopatológicos, sendo que os eventos neuroquímicos e metabólicos são mais frequentes. Há uma grande variação no manejo de convulsões ou de estado epiléptico, desde a gestão da epilepsia ou de convulsões associadas a traumatismos.[34] O manejo inicial de convulsões induzidas por toxinas inclui avaliação rápida da glicose à beira do leito e da hipóxia.

A grande diferença entre o manejo de convulsões induzidas por toxinas e o de convulsões epilépticas ou traumáticas é a contraindicação do uso de fenitoína.[33] Especificamente, a administração desse medicamento aumenta as atividades convulsivas graves e a incidência de arritmia cardíaca e morte. Embora a atividade de bloqueio do canal de sódio da fenitoína seja eficaz para diminuir a atividade em focos epileptogênicos ou as atividades focais de cérebros traumatizados, a atividade das convulsões induzidas por toxinas culmina nas disfunções cerebrais difusa e global, para as quais o bloqueio do canal de sódio não tem nenhuma utilidade, podendo até agravar a atividade convulsiva. Não é recomendável tratar convulsões induzidas por toxinas como fenitoína, considerando que essa terapia possivelmente seja ineficaz e, mais importante, talvez aumente a morbidade e a mortalidade.

Os protocolos para tratamento de convulsões induzidas por toxinas podem ser resumidos como segue: administração de um benzodiazepínico, como 0,05 a 0,1 mg/kg de lorazepam em intervalos de 10 a 15 minutos ou 0,1 a 0,2 mg/kg de diazepam a cada 5 a 10 minutos, até o máximo de três doses. Dosagens adicionais não chegam a causar nenhum dano, porém o uso de benzodiazepínicos deve ser considerado inadequado se a administração de três doses não resolver as convulsões com sucesso. Nessa hipótese, justifica-se a escalada para uma terapia mais intensiva.

O uso de benzodiazepínicos deve ser acompanhado por dosagens empíricas de piridoxina (vitamina B_6) para tratar os efeitos potenciais da isoniazida ou de outras convulsões induzidas pela hidralazina. A dosagem habitual é de 1 g de piridoxina para cada 1 g de isoniazida ou para a ingestão de outra hidrazina. A dosagem empírica varia de

2 a 4 g em adultos ou 70 mg/kg em crianças. Considerando que, com frequência, a piridoxina poderá não estar imediatamente disponível na dose exigida, a medicação poderá ser requisitada na farmácia, dando prosseguimento na progressão descendente no algoritmo de tratamento, administrando-se a piridoxina logo após sua disponibilização.

O algoritmo tradicional para o tratamento de convulsões ou de estado epiléptico é de três doses de um benzodiazepínico, iniciando-se, logo em seguida, a administração de um barbitúrico (Fig. 41-1). Com o advento de medicações altamente eficazes, como o propofol e o ácido valproico, esses novos mecanismos poderão ser utilizados, no lugar de barbitúricos, depois de se constatar que a administração de benzodiazepínicos não obteve sucesso. A decisão de usar barbitúricos, ou novas medicações como o propofol e o ácido valproico, se baseia na preferência e na experiência do médico.

PROPOFOL

O propofol é extraordinariamente rápido em sua capacidade de terminar a atividade convulsiva; sua atividade tanto de agonista do ácido γ-aminobutírico (GABA, do inglês

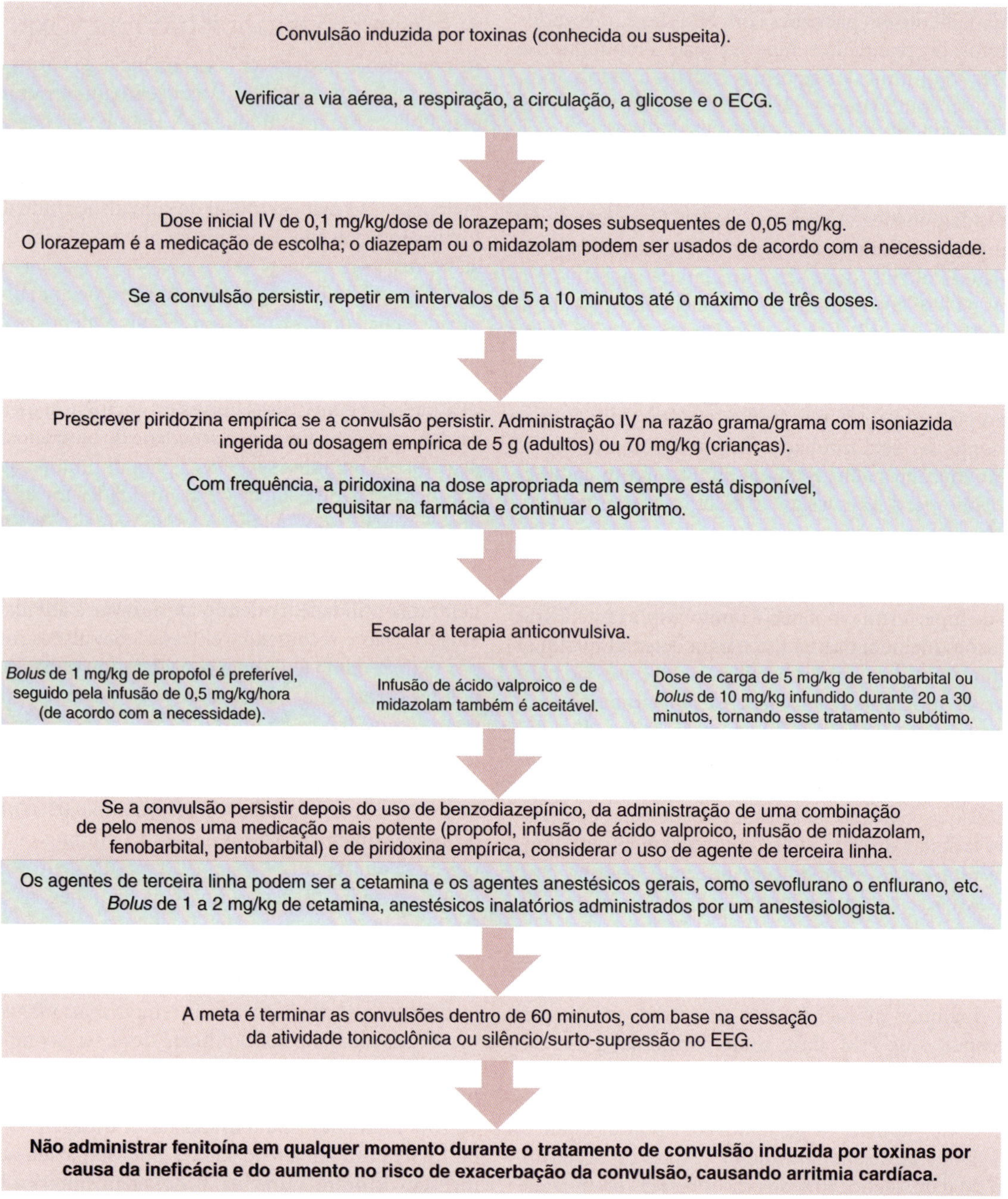

Convulsão induzida por toxinas (conhecida ou suspeita).

Verificar a via aérea, a respiração, a circulação, a glicose e o ECG.

Dose inicial IV de 0,1 mg/kg/dose de lorazepam; doses subsequentes de 0,05 mg/kg.
O lorazepam é a medicação de escolha; o diazepam ou o midazolam podem ser usados de acordo com a necessidade.

Se a convulsão persistir, repetir em intervalos de 5 a 10 minutos até o máximo de três doses.

Prescrever piridozina empírica se a convulsão persistir. Administração IV na razão grama/grama com isoniazida ingerida ou dosagem empírica de 5 g (adultos) ou 70 mg/kg (crianças).

Com frequência, a piridoxina na dose apropriada nem sempre está disponível, requisitar na farmácia e continuar o algoritmo.

Escalar a terapia anticonvulsiva.

| *Bolus* de 1 mg/kg de propofol é preferível, seguido pela infusão de 0,5 mg/kg/hora (de acordo com a necessidade). | Infusão de ácido valproico e de midazolam também é aceitável. | Dose de carga de 5 mg/kg de fenobarbital ou *bolus* de 10 mg/kg infundido durante 20 a 30 minutos, tornando esse tratamento subótimo. |

Se a convulsão persistir depois do uso de benzodiazepínico, da administração de uma combinação de pelo menos uma medicação mais potente (propofol, infusão de ácido valproico, infusão de midazolam, fenobarbital, pentobarbital) e de piridoxina empírica, considerar o uso de agente de terceira linha.

Os agentes de terceira linha podem ser a cetamina e os agentes anestésicos gerais, como sevoflurano o enflurano, etc. *Bolus* de 1 a 2 mg/kg de cetamina, anestésicos inalatórios administrados por um anestesiologista.

A meta é terminar as convulsões dentro de 60 minutos, com base na cessação da atividade tonicoclônica ou silêncio/surto-supressão no EEG.

Não administrar fenitoína em qualquer momento durante o tratamento de convulsão induzida por toxinas por causa da ineficácia e do aumento no risco de exacerbação da convulsão, causando arritmia cardíaca.

Figura 41-1 Manejo de convulsão induzida por toxinas.

gamma-aminobutiric acid) como de antagonista do N--metil-D-aspartato (NMDA) o torna o agente mais útil e o preferido para o tratamento de estado epiléptico induzido por toxinas. Recomenda-se o uso de propofol depois do insucesso da terapia com benzodiazepínicos por meio da administração de 1 mg/kg IV seguida de *bolus* repetidos de infusão de propofol de 0,1 a 0,3 mg/kg/min titulada de forma que seja possível atingir o efeito clínico.

BARBITÚRICOS

A dose de carga de barbitúricos deve ser aplicada com 5 mg/kg IV de pentobarbital ou 10 a 20 mg IV de fenobarbital, em geral durante 20 minutos.

ÁCIDO VALPROICO OU MIDAZOLAM

O ácido valproico age pelo agonismo ao GABA; a dosagem é de 25 mg/kg em infusão durante 5 a 10 minutos. O midazolam também é um agonista do GABA; a dosagem de carga e de infusão são as seguintes: a dose de carga é de 0,15 mg/kg IV, seguida de uma dose de infusão de 1 μg/kg/minuto. A cada cinco minutos de atividade convulsiva, duplica-se a taxa de infusão até o máximo de 16 μg/kg/minuto. Se a convulsão persistir, a taxa máxima da dose de infusão deverá ser atingida dentro de 20 minutos.

Ao administrar um barbitúrico após um benzodiazepínico ou com qualquer uso terapêutico do propofol, deve-se prever a ocorrência de depressão respiratória e a necessidade de intubação endotraqueal. Por essa razão, é razoável administrar propofol com intubação endotraqueal planejada. A menos que o monitoramento contínuo por EEG esteja à disposição, o uso de qualquer agente paralisante de ação prolongada não é recomendado, pois pode mascarar a atividade convulsiva e impedir a escalada adequada da terapia farmacológica, caso as convulsões persistirem. Devido à curta duração da atividade, utiliza-se a succinilcolina como agente paralisante se não houver contraindicações como hipercaliemia significativa.

ANTICONVULSIVANTES DE TERCEIRA LINHA

Outras medicações que poderão ser administradas são os agentes de terceira linha levetiracetam[35] e cetamina.[36]

O mecanismo de ação do levetiracetam é desconhecido e, portanto, o uso desse medicamento no tratamento de convulsões induzidas por toxinas é menos desejável porque há o potencial, como ocorre com a fenitoína, de exacerbar as convulsões ou de aumentar a morbidade e a mortalidade. A dosagem de levetiracetam varia de 20 a 40 mg/kg IV diluídos em 100 mL de solução salina para infusão durante aproximadamente 15 minutos.

A cetamina é um antagonista do NMDA com mais potencial para dissipar convulsões por meio de um mecanismo de ação diferente, o antagonismo ao NMDA, do que outras medicações revistas nesta seção, a maior parte das quais age por meio do agonismo ao GABA. Os dados sobre a terapia com cetamina para tratamento de estado epiléptico são escassos. A dosagem inicial é de um *bolus* IV de 1 mg/kg, seguido por uma infusão de 0,05 a 1 mg/kg por minuto. Outros tipos de tratamento podem envolver a aplicação de agentes anestésicos gerais por um anestesiologista.

O tratamento de convulsões causadas por outros fenômenos induzidos por toxinas, como hiponatremia, ou hipercalcemia, pode ser feito da forma tradicional.

REFERÊNCIAS

1. Albertson TE, Dawson A, Delatorre F, et al. TOX-ACLS: toxicologic-oriented advanced cardiac life support. *Ann Emerg Med.* 2001;37(4 suppl):S78–S90.
2. Vanden Hoek TL, Morrison LJ, Shuster M, et al. Cardiac arrest in special situations: 2010 American Heart Association guidelines for cardiopulmonary resuscitation and emergency cardiovascular care. *Circulation.* 2010;122:S829–S861.
3. Kelly CA, Upex A, Bateman DN. Comparison of consciousness level assessment in the poisoned patient using the alert/verbal/painful/unresponsive scale and the Glasgow Coma Scale. *Ann Emerg Med.* 2004;44: 108–113.
4. Fulton J, Greller HA, Hoffman RS, et al. GCS and AVPU: the alphabet soup doesn't spell "c-o-m-a" in toxicology. *Ann Emerg Med.* 2005;45:224–225.
5. Fulton JA. Caustics. In: Nelson LS, Lewin NA, Howland MA, et al, eds. *Goldfrank's Toxicologic Emergencies.* 9th ed. New York, NY: McGraw-Hill; 2010.
6. Sener EB, Ustun E, Kocamanoglu S, Tur A. Prolonged apnea following succinylcholine administration in undiagnosed acute organophosphate poisoning. *Acta Anaesthesiolo Scand.* 2002;46(8):1046–1049.
7. Flomenbaum NE. Salicylates. In: Nelson LS, Lewin NA, Howland MA, et al, eds. *Goldfrank's Toxicologic Emergencies.* 9th ed. New York, NY: McGraw-Hill; 2010.
8. Stolbach A, Hoffman RS, Nelson LS. Mechanical ventilation was associated with acidemia in a case series of salicylate-poisoned patients. *Acad Emerg Med.* 2008;15:866–869.
9. Amin Y, Hamdi E, Eapen V. Mass hysteria in an Arab culture. *Int J Soc Psychiatry.* 1997;43(4):303–306.
10. Castle N, Owen R, Hann M, et al. Impact of chemical, biological, radiation, and nuclear personal protective equipment on the performance of low- and high-dexterity airway and vascular skills. *Resuscitation.* 2009;80(11):1290–1295.
11. Eventov-Friedman S, Rozin I, Shinwell ES. Case of chest-wall rigidity in a preterm infant caused by prenatal fentanyl administration. *J Perinatol.* 2010;30(2):149–150.
12. Price DP. Methemoglobinemia. In: Nelson LS, Lewin LA, Howland MA, et al, eds. *Goldfrank's Toxicologic Emergencies.* 9th ed. New York, NY: McGraw Hill; 2010.
13. Ziljlstra WG, Buursma A, Zwart A. Performance of an automated six-wavelength photometer (Radiometer OSM3) for routine measurement of hemoglobin derivatives. *Clin Chem.* 1988;34:149–152.
14. Howland MA. Methylene blue. In: Nelson LS, Lewin LA, Howland MA, et al, eds. *Goldfrank's Toxicologic Emergencies.* 9th ed. New York, NY: McGraw Hill; 2010.
15. Hardy KR, Thom SR. Pathophysiology and treatment of carbon monoxide poisoning. *J Toxicol Clin Toxicol.* 1994;32:613–629.
16. Low ECT, Ong MCC, Tan M. Breath carbon monoxide as an indication of smoking habit in the military setting. *Singapore Med J.* 2004;45:578–582.
17. Tomaszewski C. Carbon monoxide. In: Nelson LS, Lewin LA, Howland MA, et al, eds. *Goldfrank's Toxicologic Emergencies.* 9th ed. New York, NY: McGraw Hill; 2010.
18. Weaver LK, Hopkins RO, Chan KJ, et al. Hyperbaric oxygen for acute carbon monoxide poisoning. *N Engl J Med.* 2002;347:1057–1067.

19. Baud FJ, Barriot T, Toffis V, et al. Elevated blood cyanide concentrations in victims of closed-space fires. *N Engl J Med.* 1991:325:1761–1766.
20. Walsh DW, Eckstein M. Hydrogen cyanide in fire smoke: an underappreciated threat. *Emerg Med Serv.* 2004;33:160–163.
21. Johnson RP, Mellors JW. Arteriolization of venous blood gases: a clue to the diagnosis of cyanide poisoning. *J Emerg Med.* 1988;6:401–404.
22. Howland MA. Sodium thiosulfate. In: Nelson LS, Lewin LA, Howland MA, et al, eds. *Goldfrank's Toxicologic Emergencies.* 9th ed. New York, NY: McGraw Hill; 2010.
23. Howland MA. Hydroxocobalamin. In: Nelson LS, Lewin LA, Howland MA, et al, eds. *Goldfrank's Toxicologic Emergencies.* 9th ed. New York, NY: McGraw Hill; 2010.
24. Lee J, Mukai D, Kreuter K, et al. Potential interference by hydroxocobalamin on cooximetry hemoglobin measurements during cyanide and smoke inhalation treatments. *Ann Emerg Med.* 2007;49:802–805.
25. Howland MA. Digoxin-specific antibody fragments. In: Nelson LS, Lewin LA, Howland MA, et al, eds. *Goldfrank's Toxicologic Emergencies.* 9th ed. New York, NY: McGraw Hill; 2010.
26. Howland MA. Glucagon. In: Nelson LS, Lewin LA, Howland MA, et al, eds. *Goldfrank's Toxicologic Emergencies.* 9th ed. New York, NY: McGraw Hill; 2010.
27. Howland MA. Insulin–euglycemia therapy. In: Nelson LS, Lewin LA, Howland MA, et al, eds. *Goldfrank's Toxicologic Emergencies.* 9th ed. New York, NY: McGraw Hill; 2010.
28. Bania TC. Intravenous fat emulsions. In: Nelson LS, Lewin LA, Howland MA, et al, eds. *Goldfrank's Toxicologic Emergencies.* 9th ed. New York, NY: McGraw Hill; 2010.
29. Seger DL. Clonidine toxicity revisited. *J Toxicol Clin Toxicol.* 2002;40:145–155.
30. Gaar GC, Banner W Jr, Laddu AR. The effects of esmolol on the hemodynamics of acute theophylline toxicity. *Ann Emerg Med.* 1987;16:1334–1339.
31. Bohnert ASB, Prescott MR, Vlahov D, Tardiff KJ, Galea S. Ambient temperature and risk of death from accidental drug overdose in New York City, 1990–2006. *Addiction.* 2010;105:1049–1054.
32. Rosebush P, Stewart T. A prospective analysis of 24 episodes of neuroleptic malignant syndrome. *Am J Psychiatry.* 1989;146:717–725.
33. Larach MD, Brandon BW, Allen GC, et al. Cardiac arrests and deaths associated with malignant hyperthermia in North America from 1987 to 2005: a report from the North American Malignant Hyperthermia Registry of the Malignant Hyperthermia Association of the United States. *Anesthesiology.* 2008;108:603–611.
34. Sharma AN, Hoffman RJ. Toxin-related seizures. *Emerg Med Clin North Am.* 2011;29:125–139.
35. Knake S, Gruener J, Hattemer K, et al. Intravenous levetiracetam in the treatment of benzodiazepine refractory status epilepticus. *J Neurol Neurosurg Psychiatry.* 2008;795:588–589.
36. Lowenstein DH. The management of refractory status epilepticus: an update. *Epilepsia.* 2006;47:35–40.

CAPÍTULO 42

Overdose *de paracetamol*

Seth R. Podolsky

- ▶ Introdução e antecedentes   457
- ▶ Epidemiologia   458
- ▶ Fisiopatologia   458
- ▶ Histórico   462
- ▶ Estágios da toxicidade por paracetamol   462
- ▶ Exame físico   462
- ▶ Dados laboratoriais e estudos relacionados   462
- ▶ Orientações para tratamento   463
- ▶ Insuficiência renal e falência hepática   465
- ▶ Considerações especiais   466
- ▶ Prevenção   466
- ▶ Conclusão   467

▶ INTRODUÇÃO E ANTECEDENTES

O paracetamol é o analgésico mais amplamente utilizado e o antipirético usado com mais frequência. Esse medicamento vem sendo comercializado como formulação sem prescrição médica por mais de 40 anos; é excepcionalmente seguro se for usado de acordo com as orientações do fabricante. No entanto, níveis tóxicos podem transformar essa medicação em um algoz silencioso e implacável, posto que as superdosagens podem se apresentar inicialmente com poucos ou nenhum sintoma.[1-3] Se não for imediatamente descoberta e tratada, a toxicidade por paracetamol pode resultar em insuficiência hepática e morte (a menos que seja feito transplante de fígado).[4-10]

O paracetamol é vendido em embalagens com vários nomes comerciais, além de ser componente de vários produtos medicinais diferentes em todo o mundo. Em geral, nos Estados Unidos, o paracetamol é comercializado com a marca Tylenol®, sob o sinônimo químico acetaminofeno, enquanto no Reino Unido geralmente é vendido pelo nome de paracetamol ou N-acetil-p-aminofenol (APAP, do inglês *N-acetyl p-aminophenol*).[11]

No mercado norte-americano, o paracetamol é comercializado em várias doses e formas. As pílulas de 325 e 500 mg são de liberação imediata e as de 650 mg, de liberação estendida. Para ambos os produtos, a dose adulta não poderá exceder 4 g por dia.[12] As fórmulas pediátricas variam na dosagem e na forma, incluindo gotas concentradas, suspensões líquidas, supositórios e comprimidos solúveis ou mastigáveis.[11,12] As doses pediátricas (crianças e lactentes) não podem ser superiores a 90 mg/kg/dia ou 15 mg/kg/dose, para administração em intervalos de quatro horas.[11]

O paracetamol pode ser encontrado sob múltiplos nomes comerciais e associações medicamentosas, com e sem prescrição médica (i.e. Sudafed PE® Resfriado Grave: paracetamol, difenidramina e fenilefrina; Percocet®: paracetamol e oxicodona; Fioricet®: paracetamol, butalbital e cafeína). Possivelmente ocorram superdoses acidentais de paracetamol ao usar esses vários tipos de produto, visto que o público em geral desconhece os vários nomes do medicamento.

As *overdoses* de paracetamol podem ser agudas ou crônicas (Fig. 42-1). De maneira geral, são definidas como dosagens tóxicas (> 150 mg/kg) ingeridas em menos de 8 horas. Normalmente, as superdoses crônicas são definidas como dosagens tóxicas ingeridas em mais de 8 horas. As *overdoses* podem ser acidentais, como ocorre com frequência em casos pediátricos, ou intencionais, como nas tentativas de suicídio.

Overdose ou superdose é definida como quantidades que excedam a recomendação de 4 g por dia. Entretanto, em adultos (com peso em torno de 70 kg) a dosagem de paracetamol necessária para causar hepatotoxicidade é muito mais alta – 150 mg/kg, ou aproximadamente 10,5 gramas. Portanto, cerca de 20 pílulas extras (500 mg cada uma) são potencialmente letais para os pacientes comuns.[1,13] Considerando que sua comercialização é livre nas farmácias, sem prescrição médica, o paracetamol pode ser adquirido facilmente em casos de tentativa de suicídio.

Tipo de *Overdose*	
Aguda	**Crônica**
Dose tóxica ingerida em menos de 8 horas. ***O nomograma de Rumack é muito útil.***	Dose tóxica ingerida em mais de 8 horas. ***O nomograma de Rumack não tem utilidade.***
Dose tóxica = 150 mg/Kg	

Figura 42-1 *Overdose* aguda *vs. overdose* crônica.

Além disso, confunde-se facilmente a dosagem pediátrica (fórmulas para crianças e lactentes), o que, com frequência, leva a erros terapêuticos. A dosagem pediátrica é particularmente problemática porque a fórmula para lactentes (100 mg/mL) tem uma concentração três vezes maior em comparação com a fórmula para crianças (32 mg/mL).[11] Consequentemente, volumes iguais contêm uma quantidade substancialmente diferente de paracetamol em miligramas, criando um alto potencial para *overdoses*.

O nomograma de Rumack-Mathews é a ferramenta que ajuda a determinar o risco de hepatotoxicidade depois de superdoses agudas de paracetamol (Fig. 42-2).[1,3,13-17] Esse gráfico é fácil de usar e permite que os provedores de assistência médica façam avaliações de risco com base na concentração plasmática do paracetamol e no tempo decorrido após a ingestão. A administração do antídoto, N-acetilcisteína (NAC), somente se justifica nos casos de possível risco de hepatotoxicidade.[1,3,13-24] Esse assunto será discutido com detalhes mais adiante neste capítulo.

▶ **EPIDEMIOLOGIA**

O paracetamol é um analgésico utilizado com muita frequência em todo o mundo, principalmente nos Estados Unidos, no Canadá e na Europa.[20,25,26] Nos Estados Unidos, é o medicamento mais utilizado, com e sem prescrição médica, administrado isoladamente ou como produto multifarmacológico, sendo que cerca de 50 milhões de pessoas usam essa medicação a cada semana.[26] Nesse país, o paracetamol é o tipo de medicação associada com mais frequência a envenenamento e o segundo tipo mais comumente associado a mortes relacionadas à superdosagem (a metade relaciona-se à ingestão de produtos multifarmacológicos que contêm paracetamol).[25]

Em 2009, os Centros de Controle de Venenos dos Estados Unidos atenderam 258.016 chamadas envolvendo o uso de paracetamol (234.084 em combinação com outro medicamento e 23.932 relacionadas apenas ao paracetamol).[25] Além disso, naquele ano, o paracetamol (isoladamente ou em combinação) foi responsável por 410 mortes – quase 15% de todas as mortes causadas por venenos nos Estados Unidos.[25]

As *overdoses* de paracetamol representam uma sobrecarga muito grande sobre o sistema de assistência médica, considerando que são responsáveis por aproximadamente 70 mil visitas a instituições de atendimento médico.[25-27] Caso não seja tratado dentro de 24 horas, o envenenamento por paracetamol apresenta riscos significativos de morbidade e de mortalidade. A taxa de mortalidade em pacientes que se apresentam inicialmente com insuficiência hepática varia de 20 a 40%.[27]

Nos dias atuais, as *overdoses* de paracetamol são a causa número um de insuficiência hepática aguda nos Estados Unidos.[28-32] Os tratamentos imediatos evitam a incidência desse nível de morbidade e de mortalidade.[27,33,34] Conforme já discutido anteriormente, o antídoto (NAC) é quase 100% eficaz se for administrado dentro de 8 horas; geralmente tem alguma eficácia se for administrado em até 12 a 24 horas e, ocasionalmente, pode ser totalmente inútil caso seja administrado depois de 24 horas.[17-24]

▶ **FISIOPATOLOGIA**

A absorção do paracetamol é rápida no trato gastrintestinal. Os níveis séricos máximos ocorrem dentro de 4 horas e, possivelmente, dentro de 2 horas depois da ingestão. O metabolismo desse medicamento ocorre principalmente no fígado.[1,3,5-10,29]

A medicação propriamente dita não causa nenhuma lesão direta no fígado. Ao contrário, as lesões são causadas pelo metabolismo do paracetamol durante o processo de produção da imina N-acetil-p-benzoquinona (NAPQI, do inglês *N-acetyl-p-benzoquinone imine*), um metabólito com toxicidade hepática (Fig. 42-4).[1,3,5-10,29]

As doses terapêuticas de paracetamol produzem aproximadamente 5% de NAPQI metabólica. Essas pequenas quantidades de NAPQI são destoxificadas rapidamente pela glutationa em cisteína e em conjugados de ácido mercaptúrico.[1,3,5-10,29] Entretanto, no cenário de *overdoses* de paracetamol, os estoques de glutationa se esgotam, o que resulta no acúmulo de NAPQI, provocando lesões hepáticas e morte celular.

O American College of Emergency Physicians (ACEP) (Colégio Americano de Médicos Emergencistas) define hepatotoxicidade após *overdoses* de paracetamol como qualquer aumento no nível de aspartato-aminotransferase (AST, *aspartate aminotransferase*).[34] Em geral, define-se a hepatotoxicidade grave como níveis de AST acima de 1.000 UI/litro.[34] A insuficiência hepática aguda é definida como hepatotoxicidade grave com encefalopatia hepática (Figs. 42-4 e 42-5).[34]

Caso seja possível fazer a reposição de glutationa, a NAPQI pode ser metabolizada em uma forma não tóxica que, por sua vez, é eliminada pelos rins. A cisteína é o substrato limitante de taxa necessário para a produção de glutationa (formada por meio da síntese de cisteína, glutamato e glicina). A N-acetilcisteína (NAC) é uma substância que produz uma forma absorvível de cisteína, que é hidrolisada para sintetizar a glutationa. Essa glutationa adicional é então utilizada para destoxificar os níveis enormes de NAPQI criados durante uma superdose de paracetamol.

Há vários fatores que parecem amenizar a hepatotoxicidade. Existem relatos de que a ingestão aguda de etanol reduz os efeitos hepatotóxicos do paracetamol em quase

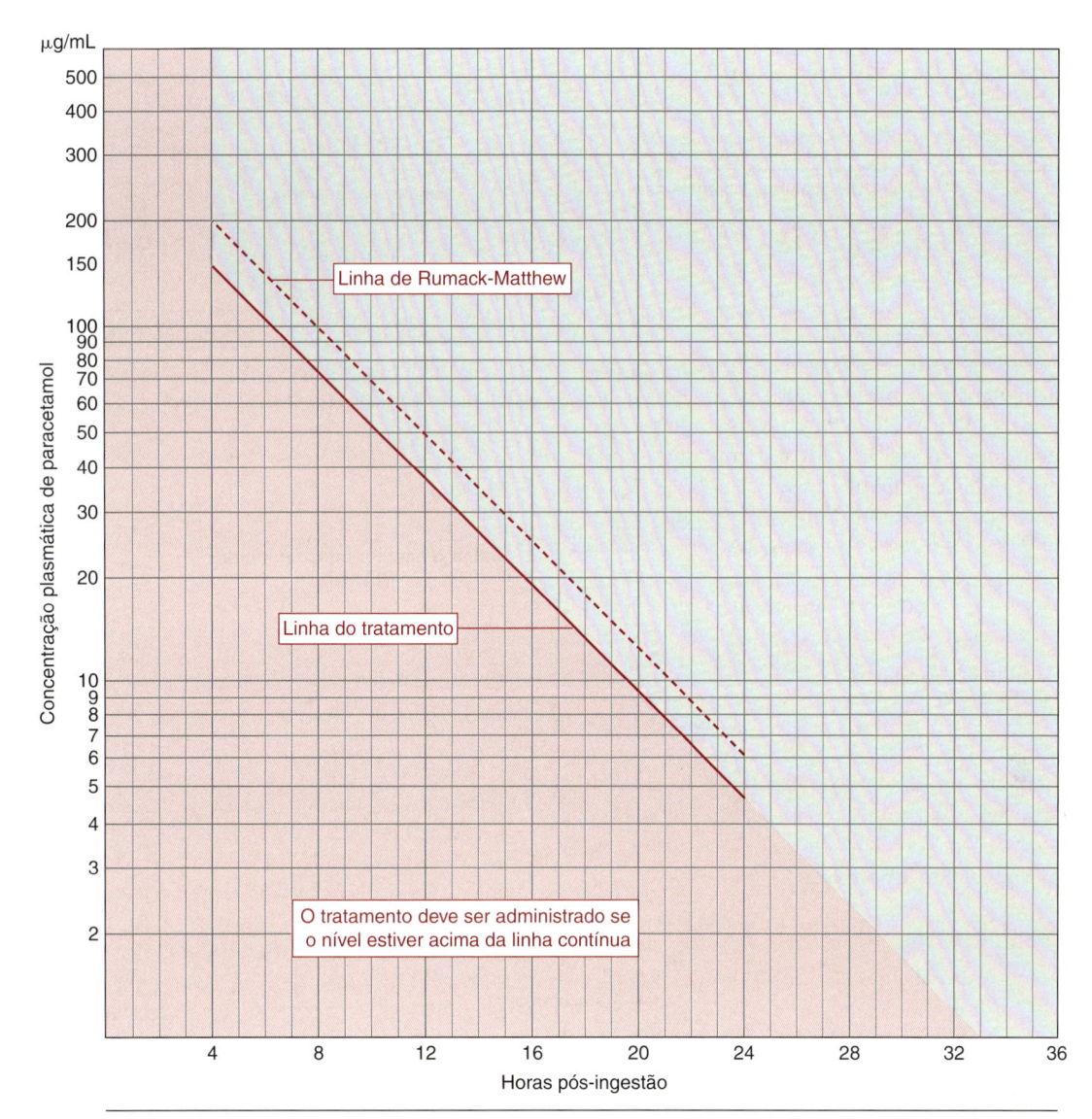

Figura 42-2 Nomograma de Rumack-Matthews. Orientações para o manejo de *overdoses* de paracetamol (www.tylenolprofessional.com) (Adaptada, com permissão, de Rumack BH, Matthews H. Envenenamento e toxicidade por paracetamol. Pediatria. 1975;55:871).

Nomograma: concentração plasmática de paracetamol *versus* tempo depois da ingestão do medicamento. Este nomograma foi desenvolvido para estimar a probabilidade de que a concentração plasmática de paracetamol em relação ao intervalo pós-ingestão resulte em hepatotoxicidade e, portanto, se é necessário administrar terapia com acetilcisteína.

Cautelas para utilização deste gráfico:
1. As coordenadas de tempo referem-se ao tempo pós-ingestão.
2. O gráfico relaciona-se somente a concentrações plasmáticas após a ingestão de uma única superdose aguda.
3. A linha do tratamento é traçada 25% abaixo da linha de Rumack-Matthews para permitir erros potenciais nos exames de paracetamol plasmático e no tempo estimado desde ingestão de uma superdose.

Para obter informações adicionais sobre emergências, entre em contato com o centro de controle regional de venenos.
Para fazer consultas especiais, ligue para Rocky Mountain Poison and Drug Center (Centro de Venenos e Drogas Rocky Mountain) no telefone número 1-800-525 6115, disponível 24 horas por dia.*

50%, embora o mecanismo desse efeito protetor não seja muito claro.[35] Outros relatos sugerem que a coingestão de analgésicos opioides é um fator de proteção no processo de desenvolvimento de encefalopatia hepática (razão de chances [RC] 0,26; intervalo de confiança [IC] 0,07, 0,96).[36] Embora tenha sido inicialmente considerada como uma

---

* N. de R.T. Centro de Controle de Intoxicação de São Paulo: 0800 771 3733. Centro de Informações Toxicológicas do Rio Grande do Sul: 0800 721 3000.

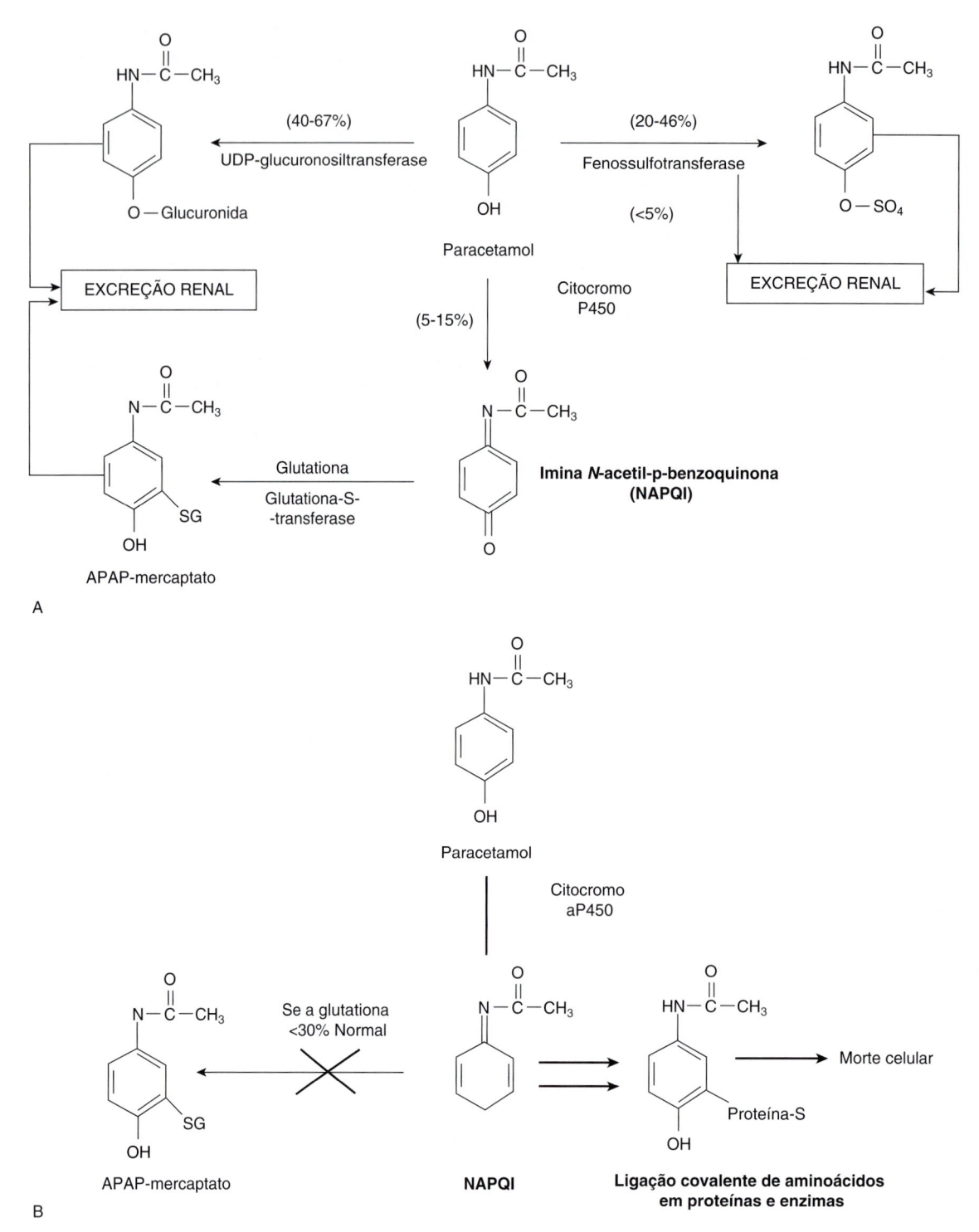

Figura 42-3 (A e B) Metabolismo do paracetamol (Reproduzida, com permissão, de Tintinalli JE, Kelen GD, Stapczynski JS. Tintinalli's Emergency Medicine: A Comprehensive Guide (Medicina de Emergência de Tintinalli: Um Guia Abrangente). 6th ed. New York, NY;Mcgraw-Hill Inc: 2004:1089. Figura 171-1).

\multicolumn{4}{c}{Estágios da toxicidade por paracetamol}
Estágio	Tempo	Efeitos no fígado	Sinais e sintomas
1	0-24 horas	Pré-clínicos	• Indisposição geral • Náusea e vômito • Dor abdominal difusa • Possivelmente assintomático • Sinais e sintomas mínimos • Possivelmente os testes da função hepática sejam normais
2	24-72 horas	Hepatotoxicidade	• Possivelmente dor no quadrante superior direito • Possivelmente assintomático sob o ponto de vista clínico • AST e ALT começam a elevar e, possivelmente, também a bilirrubina • Se a lesão for grave, os estudos de coagulopatia (TP, TTPA, INR) podem aumentar

3	72-96 horas	Insuficiência hepática com encefalopatia	• Os testes da função hepática atingem o ponto máximo
			• Os sinais e sintomas clínicos de insuficiência hepática são evidentes e incluem:
			  • Icterícia
			  • Vômitos
			  • Dispepsia
			  • Coagulopatia
			  • Encefalopatia
			  • Acidose metabólica
			  • Possibilidade de pancreatite
			  • Possibilidade de insuficiência renal aguda

4	> 96 horas	Sobrevivência ou morte	• Resolução completa da hepatotoxicidade, ou • Falência total dos órgãos e morte

Figura 42-4 Estágios da toxicidade por paracetamol.

das causas de toxicidade hepática, atualmente acredita-se que a fenitoína seja hepatoprotetora por sua capacidade de aumentar a glicuronização, que facilita o metabolismo do paracetamol em metabólitos não tóxicos.[37] Esses estudos têm limitações sob o ponto de vista clínico e, portanto, são necessárias pesquisas adicionais que permitam conhecer plenamente as relações citadas e os mecanismos subjacentes de ação.

Há vários fatores que agravam a hepatotoxicidade durante *overdoses* de paracetamol. Esses fatores incluem cirrose, abuso crônico de álcool, congestões, algumas condições que podem ser evitadas, outros medicamentos, desidratação e má nutrição.[31,38]

Quase um terço de todos os pacientes que tomam superdoses de paracetamol ingere outras substâncias (geralmente álcool e/ou opiáceos). Algumas congestões parecem ser fatores de risco independentes para o desenvolvimento de encefalopatia hepática, disfunção renal, morte ou transplante de fígado.[36] Condições passíveis de prevenção também parecem aumentar a mortalidade entre pacientes que se tornam hepatotóxicos depois de *overdoses* de paracetamol. Essas condições incluem tentativas de suicídio, abuso de substâncias e trauma.[30,31]

A relação entre abuso crônico e pesado de álcool e uso de paracetamol tem sido objeto de debates acirrados por várias décadas.

Embora, provavelmente, os alcoolistas corram maior risco de hepatotoxicidade depois de *overdoses* de paracetamol, há pouca ou nenhuma evidência que indiquem a presença desse tipo de toxicidade com administração de doses terapêuticas.[37] Desidratação e/ou má nutrição podem compor a relação entre alcoolismo e toxicidade por paracetamol durante ingestões agudas. Entretanto, são necessárias novas pesquisas para compreender melhor esses fatores de risco potenciais.[31,37]

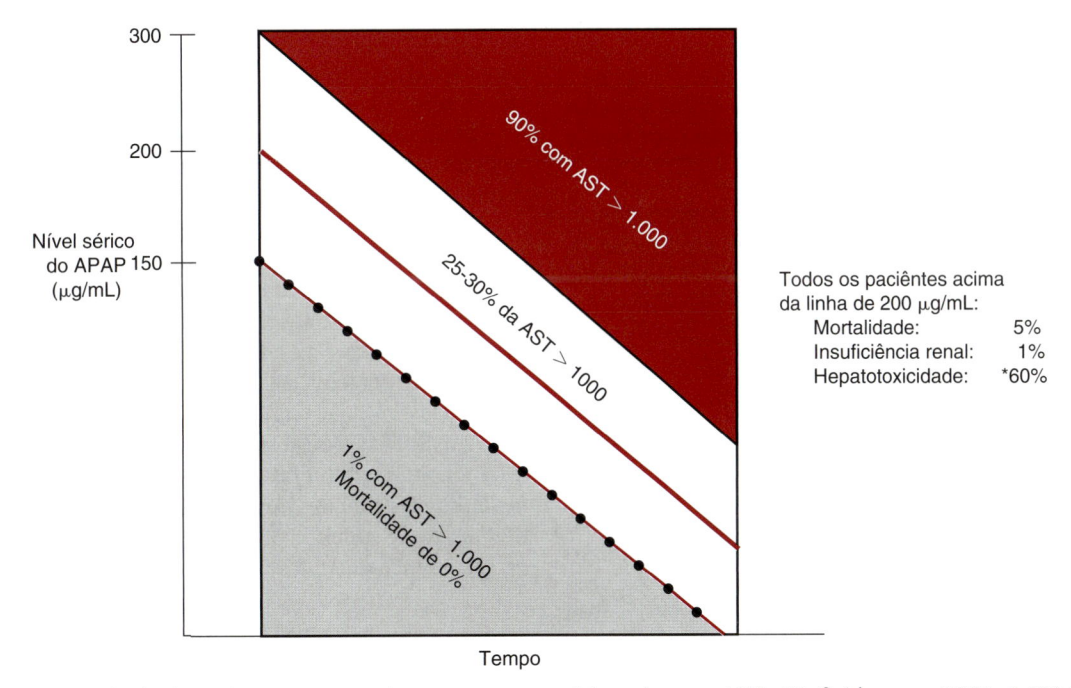

Figura 42-5 Resultado de pacientes envenenados por paracetamol (com base na AST). *Definido como AST > 1.000 (Adaptada, com permissão, de Smilkstein MJ. Knapp GL Kulig KW e outros. Efficacy of oral N-acetylcysteine in the treatment of acetaminophen overdose (Eficácia da N-acetilcisteína oral no tratamento de *overdoses* de paracetamol). New Engl J Med. 1988;319:1557).

► HISTÓRICO

Qualquer paciente que se apresentar em um serviço de emergência passa por uma avaliação primária embasada no acrônimo ABCDE: via aérea (A, *airway*), respiração (B, *breathing*), circulação (C), incapacidade/glicose (D, *disability* e *dextrose*) e exposição (E). Em pacientes envenenados, a ressuscitação e o diagnóstico ocorrem simultaneamente utilizando-se todos os membros da equipe de atendimento médico. É muito importante obter um histórico completo junto à equipe de atendimento de urgência pré-hospitalar (APH), bem como de familiares, amigos e observadores.

A história relatada pelo paciente deve ser corroborada por outra pessoa. As perguntas devem se relacionar ao tempo de ingestão, a substâncias específicas, à via de ingestão (oral, intravenosa, retal ou inalatória) e às quantidades exatas. Seja qual for a fonte do histórico, é imprescindível contar, se possível, a quantidade de pílulas nos frascos (com ou sem prescrição médica). As perguntas específicas sobre *overdoses* de paracetamol são as seguintes:

- Houve coingestão?
- Houve ingestão de comprimidos de liberação estendida?
- O(a) paciente teve a intenção de se agredir ou a ingestão foi acidental?
- A ingestão foi aguda (imediata) ou crônica (geralmente > 8 h)?

O histórico e o exame físico devem focar o seguinte: coingestões, autoagressão, intenção homicida e doença psiquiátrica. Os médicos devem sempre lembrar que qualquer tentativa de suicídio deve considerar *overdoses* de paracetamol entre as possíveis coingestões.

► ESTÁGIOS DA TOXICIDADE POR PARACETAMOL

De maneira geral, a apresentação clínica e o progresso das superdosagens de paracetamol classificam-se em quatro estágios (Fig. 42-4):

Primeiro estágio (0-24 h): Efeitos tóxicos pré-clínicos com sinais e sintomas mínimos, possivelmente assintomáticos; com frequência, os testes da função hepática são normais. Os sintomas vagos e inespecíficos desse estágio são náusea e vômito, dor abdominal difusa e indisposição generalizada.

Segundo estágio (24-72 h): Lesão hepática (hepatotoxicidade). Os pacientes começam a sentir dor no quadrante superior direito, mesmo que às vezes sejam assintomáticos do ponto de vista clínico. Possivelmente, os níveis de AST aspartato-aminotransferase (AST, do inglês *aspartate aminotransferase*) e de alanino-aminotransferase (ALT, do inglês *alanine aminotransferase*) comecem a se elevar, assim como o nível de bilirrubina. Nos casos de lesões graves, os estudos de coagulopatia (TP, TTPA, INR) podem aumentar.

Terceiro estágio (72-96 h): Insuficiência hepática com encefalopatia. Os testes da função hepática atingem o nível máximo, e os sinais e sintomas clínicos de insuficiência hepática são evidentes, incluindo icterícia, vômitos, dor gastrintestinal, coagulopatia, encefalopatia, acidose metabólica e, possivelmente, insuficiência renal aguda e/ou pancreatite.

Quarto estágio (> 96 h): Sobrevivência ou morte. Nesse estágio, pode ocorrer o seguinte: resolução completa da hepatotoxicidade ou insuficiência hepática fulminante que evolui para falência múltipla de órgãos e morte.

► EXAME FÍSICO

Os pacientes que se apresentarem com *overdose* de paracetamol devem ser completamente despidos e examinados da cabeça aos pés. É muito importante usar uma estrutura de segurança e/ou proteção policial à beira do leito para garantir a segurança da equipe médica e fazer o recolhimento dos objetos pessoais do paciente. Essa providência inclui uma inspeção rigorosa de substâncias ou de objetos que possam estar dentro dos bolsos ou escondidos no corpo do paciente. Os provedores de atendimento médico devem ser muito cautelosos com relação a agulhas sujas, objetos afiados e/ou outros agentes contaminantes.

Como parte da avaliação primária, é imprescindível verificar o nível de glicemia e inspecionar a orofaringe. A inspeção da cavidade retal também é muito importante para verificar a possível retenção de quaisquer substâncias (comprimidos, balões de drogas ou qualquer outra parafernália) e/ou hemorragia gastrintestinal.

De maneira geral, as *overdoses* agudas de paracetamol apresentam poucos ou nenhum sintoma. Os sintomas efetivos são vagos e inespecíficos e incluem dor abdominal fraca ou cólica, náusea e vômito e indisposição generalizada. Ocasionalmente, a apresentação inicial de superdoses massivas e agudas pode ser acompanhada de acidose metabólica e coma, mesmo antes do desenvolvimento de hepatotoxicidade. Em geral, esse tipo de apresentação é causado por coingestões, em especial de álcool e/ou de opiáceos.

Na maioria das vezes, as coingestões produzem sinais e sintomas adicionais que surgem durante o exame físico de pacientes com *overdose* de paracetamol. Toxidromos clássicos podem ser encontrados nos casos em que forem ingeridas substâncias adicionais: opioides, simpatomiméticos, colinérgicos, anticolinérgicos ou outros tipos de substâncias.

A manifestação tardia de *overdoses* agudas de paracetamol pode apresentar-se com sintomas mais graves de hepatotoxicidade, tais como icterícia, dor e sensibilidade no quadrante superior direito e, possivelmente, alteração no estado mental.

► DADOS LABORATORIAIS E ESTUDOS RELACIONADOS

Dados laboratoriais aplicáveis e estudos relacionados devem ser solicitados de acordo com a lista apresentada na

Fig. 42-6. O nomograma de Rumack-Matthew é a ferramenta mais importante para orientar as decisões clínicas sobre o tratamento de superdoses de paracetamol até 24 horas depois da ingestão. Trata-se de uma ferramenta potencial para avaliar casos de ingestão de preparações de liberação estendida, conforme será discutido mais adiante neste capítulo, O nomograma não pode ser usado nas seguintes circunstâncias:[34]

- desconhecimento do tempo ou da duração da ingestão;
- ingestão crônica (repetição supraterapêutica);
- apresentação tardia (> 24 horas após a ingestão).

De acordo com o nomograma (Fig. 42-2), os seguintes níveis de paracetamol são considerados tóxicos:

- nível de 4 horas > 150 µg/mL;
- nível de 6 horas > 110 µg/mL;
- nível de 8 horas > 75 µg/mL.
- nível de 24 horas > 4,5 µg/mL.

▶ **ORIENTAÇÕES PARA TRATAMENTO**

Existem quatro modalidades gerais de tratamento para *overdoses* de paracetamol: (1) absorção diminuída; (2) aumento na eliminação; (3) antídoto e (4) transplante de fígado.[20,39]

Nos serviços de emergência faz-se, em primeiro lugar, um exame primário completo, além de inspeções na via aérea, na respiração e na circulação. Oxigênio, acesso IV, monitoramento cardíaco e oximetria de pulso devem ser requisitados de acordo com a necessidade.

A utilidade clínica das sondas nasogástricas (SNG) é limitada – ou questionável – no contexto de superdosagens de paracetamol.[20,39,40] Algumas instituições continuam usando essa prática, embora não haja orientações embasadas em evidências. Levando-se em consideração o risco de indução ao vômito, com comprometimento potencial da via aérea, grande parte dos médicos abandonou o uso de tubos nasogástricos. Entretanto, existem ainda alguns argumentos em favor do uso de TNGs se a ingestão do medicamento ocorrer em menos de 1 hora antes da admissão hospitalar ou nos casos de coingestões perigosas. Nessas circunstâncias, acredita-se que a lavagem gástrica possa remover os fragmentos de pílulas que ainda permanecem no estômago, impedindo, assim, o aumento na absorção.

As medicações utilizadas no tratamento de *overdoses* de paracetamol consistem em carvão ativado (diminui a absorção e intensifica a eliminação) e N-acetilcisteína (antídoto para aumentar a eliminação); o uso clínico de antieméticos também é uma das indicações.

A descontaminação gastrintestinal é feita principalmente com carvão ativado. Há evidências moderadas de que ocorram benefícios significativos se a administração de carvão ativado ocorrer dentro de 1 hora após a ingestão do paracetamol.[20,40] O carvão superativado pode produzir algum benefício em relação à desintoxicação se for administrado dentro de 3 horas após a ingestão do paracetamol. Entretanto, não é comum manter estoque de carvão superativado nos serviços de emergência.[41] Não há benefícios clínicos com uso do xarope de ipecacuama em casos de *overdose* de paracetamol.[39] O uso sintomático de antieméticos evita a aspiração e o comprometimento da via aérea.

O tratamento mais importante de *overdoses* de paracetamol é o antídoto N-acetilcisteína – fabricado com os nomes comerciais de Mucomyst® e Acetadote®.[17,20,22,24,33] Esse antídoto age conforme apontado anteriormente (Fig. 42-3).

Não há diferenças na eficácia entre as preparações orais e intravenosas se o antídoto for administrado dentro

Dados laboratoriais e estudos relacionados	
Exames laboratoriais	**Descobertas esperadas**
Nível de paracetamol	Verificar 4 horas após a ingestão. O nível é considerado tóxico se estiver acima de 150 microgramas por decilitro. Repetir a verificação depois de 8 horas no caso de comprimidos de liberação estendida se o nível for normal depois de 4 horas. O nível é considerado tóxico se estiver acima de 75 microgramas por decilitro.
Eletrólitos, Ur/Cr e glicose	Acidose metabólica (com ingestão de grandes quantidades).
Testes da função hepática	Em geral, o nível de AST aumenta primeiro, depois o nível de ALT e de bilirrubina.
Estudos de coagulação	O nível de coagulação eleva-se com hepatotoxicidade e insuficiência hepática.
Urinálise e β-hCG urinário	Proteinúria e hematúria no caso de necrose tubular aguda em conjunto com insuficiência renal.
Em casos de tentativa de suicídio e/ou de alteração no estado mental, deve-se considerar o seguinte: • Nível de ácido acetilsalicílico • Nível alcoólico • Hemograma completo • Gases no sangue arterial/venoso (pH e lactato são preditores de mortalidade) • Eletrocardiograma (intervalo QT prolongado, ou outras alterações observadas com coingestões) • Estudos radiológicos de acordo com a indicação	

Figura 42-6 Dados laboratoriais e estudos relacionados.

de 8 a 10 horas depois da ingestão do paracetamol.[18,22] Historicamente, apesar dos relatos de administração por via oral, a aplicação intravenosa foi aprovada pela Food and Drug Administration (FDA) em 2004 e tornou-se a preparação principal.[42] Atualmente, muitas instituições utilizam a forma IV devido aos seguintes fatores: redução no tempo de tratamento, menor probabilidade de ocorrência de complicações secundárias a vômitos, redução no tempo de permanência hospitalar e redução nos custos envolvidos.[20] Recomenda-se usar também a NAC intravenosa se o tratamento iniciar mais de 10 horas após a ingestão do paracetamol ou se condições subjacentes impedirem o uso oral.[18,19] Existem algumas evidências de que pacientes com asma ou dermatite atópica devem fazer a terapia oral por causa do aumento no risco de reações anafilactoides. Entretanto, esse não é necessariamente o padrão atual de atendimento.[18,42,43]

No decorrer da última década, houve uma mudança significativa no tratamento de *overdoses* de paracetamol, desde que a forma IV do antídoto NAC passou a ser o padrão no lugar da forma oral. Esse processo de substituição diminuiu o tempo total de tratamento e também o risco de aspiração causada por vômito (Figs. 42-7 a 42-9).

A dosagem intravenosa para adultos (pacientes com mais de 40 kg) baseia-se no seguinte protocolo: ingestões agudas (8 a 10 h depois da ingestão de paracetamol) recebem doses de carga intravenosa de 150 mg/kg (peso corporal) diluídos em 250 mL de SG 5% (glicose 5% em água) para infusão durante 1 hora. A seguir, aplicam-se duas doses de manutenção, como segue: a primeira dose (iniciada logo após a dose inicial) é de 50 mg/kg diluídos em 500 mL de SG 5% para infusão IV durante 4 horas; a segunda dose (iniciada logo após a primeira dose de manutenção) é de 100 mg/kg diluídos em 1.000 mL de SG 5% para infusão IV durante 16 horas. O total das três doses é de 300 mg/kg durante 21 horas.

A dose de carga por via oral para adultos é de 140 mg/kg (peso corporal) administrada de uma só vez e, em seguida, as doses de manutenção (com início 4 h após a dose de carga) de 70 mg/kg devem ser repetidas em intervalos de 4 h, até completar o total de 17 doses adicionais. As 18 doses perfazem 1.330 mg/kg durante 72 horas.[33,44-45]

Dosagem intravenosa (IV) de NAC para uso adulto e pediátrico. Total de três doses durante 21 horas				
Dose	Tempo	Quantidade	Diluente	Taxa de Infusão
1ª	Dose de carga IV imediata	150 mg/Kg	Adultos: 250 mL de SG 5% Uso pediátrico: 3 mL/kg de SG 5%	Durante 1 hora
2ª	Imediatamente após a primeira dose	50 mg/Kg	Adultos: 500 mL de SG 5% Uso pediátrico: 1 mL/kg de SG 5%	Durante 4 horas
3ª	Imediatamente após a segunda dose	100 mg/Kg	Adultos: 1 L de SG 5% Uso pediátrico: 2 mL/kg de SG 5%	Durante 16 horas

Dosagem intravenosa (IV) de NAC para uso adulto e pediátrico. Total de 18 doses durante 72 horas				
Dose	Tempo	Quantidade	Via	Considerações
1ª	Dose de carga por via oral imediata	140 mg/Kg	Oral	O uso de antieméticos pode ter alguma utilidade
2ª até a 18ª	Em intervalos de 4 horas depois da dose de carga	70 mg/Kg	Oral	O uso de antieméticos pode ter alguma utilidade

Figura 42-7 Dosagem de NAC (por via oral e intravenosa) para uso adulto e pediátrico.

CAPÍTULO 42 OVERDOSE DE PARACETAMOL

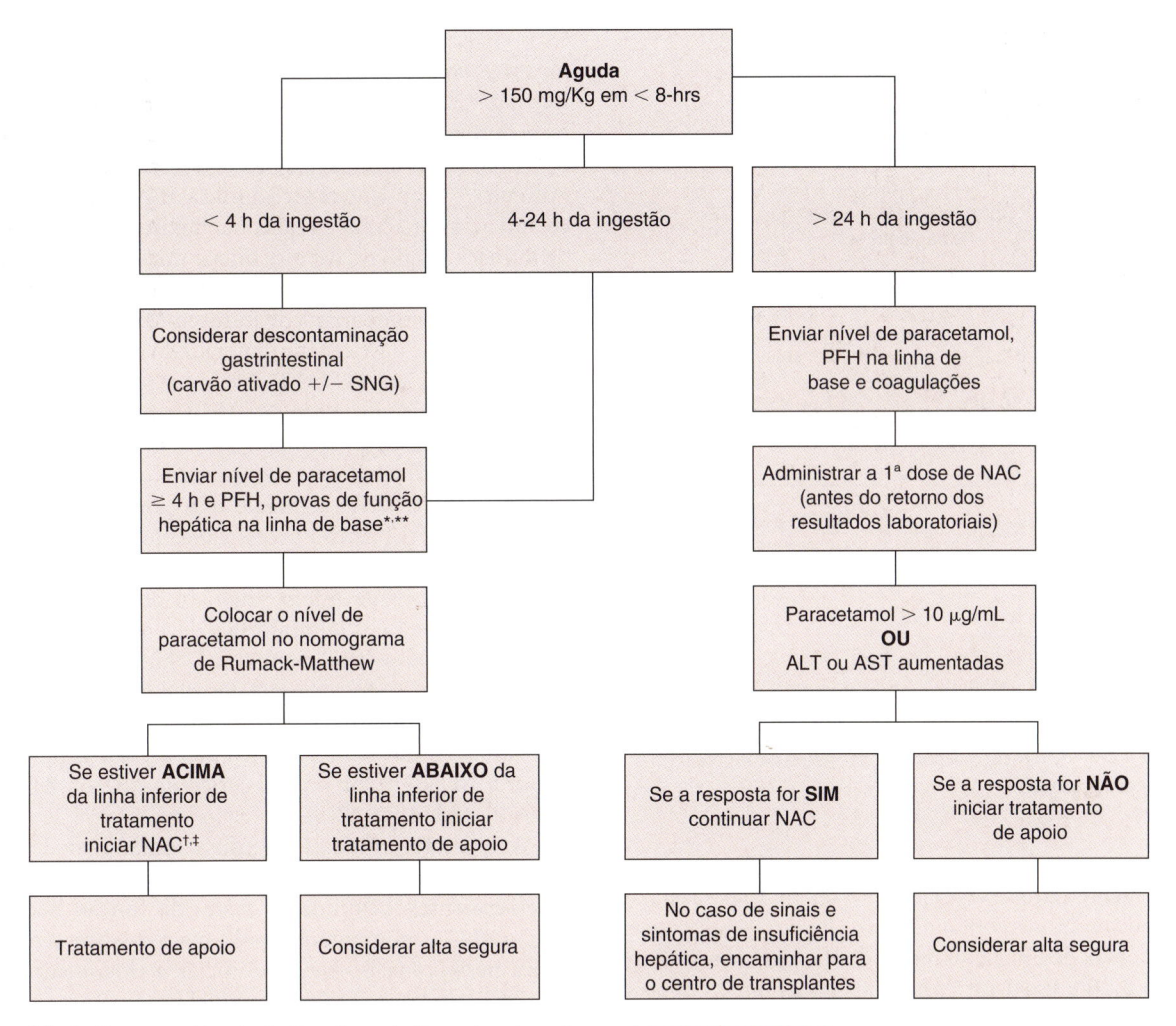

```
                          ┌──────────────────────┐
                          │       Aguda          │
                          │ > 150 mg/Kg em < 8-hrs│
                          └──────────┬───────────┘
            ┌─────────────────────────┼─────────────────────────┐
  ┌─────────┴─────────┐   ┌───────────┴──────────┐   ┌──────────┴──────────┐
  │ < 4 h da ingestão │   │  4-24 h da ingestão  │   │  > 24 h da ingestão │
  └─────────┬─────────┘   └───────────┬──────────┘   └──────────┬──────────┘
            │                         │                         │
  ┌─────────┴──────────┐               │              ┌──────────┴──────────┐
  │   Considerar       │               │              │ Enviar nível de     │
  │   descontaminação  │               │              │ paracetamol,        │
  │   gastrintestinal  │               │              │ PFH na linha de     │
  │ (carvão ativado    │               │              │ base e coagulações  │
  │  +/- SNG)          │               │              └──────────┬──────────┘
  └─────────┬──────────┘               │                         │
            │                          │              ┌──────────┴──────────┐
  ┌─────────┴──────────┐               │              │ Administrar a 1ª    │
  │ Enviar nível de    │               │              │ dose de NAC         │
  │ paracetamol ≥ 4 h  │◄──────────────┘              │ (antes do retorno   │
  │ e PFH, provas de   │                              │ dos resultados      │
  │ função hepática na │                              │ laboratoriais)      │
  │ linha de base*,**  │                              └──────────┬──────────┘
  └─────────┬──────────┘                                         │
            │                                        ┌───────────┴──────────┐
  ┌─────────┴──────────┐                             │ Paracetamol > 10 µg/mL│
  │ Colocar o nível de │                             │         OU            │
  │ paracetamol no     │                             │ ALT ou AST aumentadas │
  │ nomograma de       │                             └───────────┬──────────┘
  │ Rumack-Matthew     │                                         │
  └─────────┬──────────┘                            ┌────────────┴─────────────┐
       ┌────┴────┐                                  │                          │
       │         │                         ┌────────┴────────┐       ┌─────────┴────────┐
 ┌─────┴────┐ ┌──┴──────┐                  │ Se a resposta   │       │ Se a resposta    │
 │Se estiver│ │Se estiver│                 │ for SIM         │       │ for NÃO iniciar  │
 │ ACIMA da │ │ ABAIXO da│                 │ continuar NAC   │       │ tratamento de    │
 │linha inf.│ │linha inf.│                 └────────┬────────┘       │ apoio            │
 │de trata- │ │de trata- │                          │                └─────────┬────────┘
 │mento ini-│ │mento ini-│                 ┌────────┴────────┐                 │
 │ciar NAC†,‡│ │ciar trata│                 │ No caso de     │        ┌────────┴────────┐
 └─────┬────┘ │mento de  │                 │ sinais e sinto- │        │ Considerar alta │
       │      │ apoio    │                 │ mas de insufi-  │        │ segura          │
 ┌─────┴────┐ └──┬──────┘                  │ ciência hepática,│       └─────────────────┘
 │Tratamento│ ┌──┴──────┐                  │ encaminhar para │
 │de apoio  │ │Considerar│                 │ o centro de     │
 └──────────┘ │alta segura│                │ transplantes    │
              └─────────┘                  └─────────────────┘
```

Orientações para o Manejo de *Overdoses* de Paracetamol no site www.tylenolprofessional.com
* Os níveis plasmáticos de paracetamol obtidos menos de quatro horas pós-ingestão podem não representar os níveis máximos.
** Com a preparação de liberação estendida, os níveis plasmáticos de paracetamol obtidos menos de 8 horas pós-ingestão podem não representar os níveis máximos. Deve-se obter um segundo nível 4 a 6 horas depois da obtenção do nível inicial. O tratamento com acetilcisteína deve ser iniciado e continuado até que os resultados do exame de paracetamol estejam à disposição.
† A acetilcisteína pode ser suspensa até que os resultados do exame de paracetamol estejam à disposição, considerando que o início do tratamento não pode ser adiado além de 8 horas pós-ingestão. No caso de mais de 8 horas pós-ingestão, deve-se iniciar imediatamente o tratamento com acetilcisteína.
‡ Com a preparação de liberação estendida, deve-se iniciar o tratamento com acetilcisteína se o nível estiver acima da linha inferior do tratamento.

Figura 42-8 Orientações para tratamento de ingestão aguda de paracetamol.

A dosagem intravenosa para ingestão adulta crônica, ou em casos de apresentação tardia (> 8 h após a ingestão), é uma dose de carga de 140 mg/kg (peso corporal) diluída em 500 mL de SG 5%, para infusão durante 1 hora. As doses de manutenção devem ser iniciadas como segue: 70 mg/kg diluídos em 250 mL de SG 5% para infusão IV durante pelo menos 1 hora. A dose de manutenção deve ser repetida em intervalos de 4 horas para pelo menos 12 doses. O tempo total do tratamento é de 48 horas no mínimo.[46] O volume total de SG 5% pode ser reduzido nos casos em que houver restrição de líquidos.

A dosagem intravenosa para uso pediátrico (pacientes com menos de 40 kg) é a mesma que a utilizada no protocolo para adultos, sendo que a única diferença é que há uma redução no volume de SG 5% (Fig. 42-7). O protocolo da dosagem por via oral para uso pediátrico é o mesmo que para uso em adultos (ver anteriormente).

Todos os pacientes tratados com NAC devem ser hospitalizados para tratamento e avaliação. Qualquer paciente que se apresentar com *overdose* secundária à tentativa de suicídio deve passar por uma avaliação psiquiátrica.

▶ INSUFICIÊNCIA RENAL E FALÊNCIA HEPÁTICA

Tem sido observada a hipocaliemia dose-dependente; no entanto, a tendência é de ser mais profunda em níveis mais

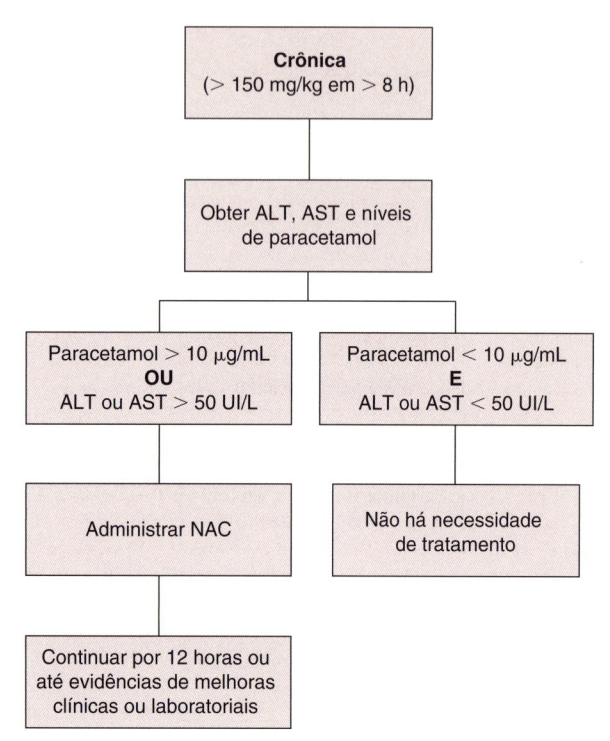

Figura 42-9 Orientações para tratamento de ingestão crônica de paracetamol.

Fluxograma:
- Crônica (> 150 mg/kg em > 8 h)
- Obter ALT, AST e níveis de paracetamol
- Paracetamol > 10 µg/mL OU ALT ou AST > 50 UI/L → Administrar NAC → Continuar por 12 horas ou até evidências de melhoras clínicas ou laboratoriais
- Paracetamol < 10 µg/mL E ALT ou AST < 50 UI/L → Não há necessidade de tratamento

elevados de toxicidade por paracetamol.[47,48] Não está suficientemente claro se esse fato se relaciona ao paracetamol ou a outros fatores confundidores. Um dos estudos sugere a existência de um efeito renal (de etiologia obscura) que provoca caliurese dentro das primeiras 24 horas depois da ingestão.[48] Esse fato ocorre independentemente do tratamento com NAC, sendo também independente de vômito. O tratamento caracteriza-se pela reposição de potássio de acordo com a necessidade.

Aproximadamente 1 a 2% dos pacientes apresentam insuficiência renal, geralmente entre os casos de ingestão mais grave.[49] Um estudo sugere que a nefrotoxicidade é maior em adolescentes, possivelmente chegando a 9%, embora sejam necessárias mais pesquisas sobre esse tema.[50]

Insuficiência hepática fulminante pode levar à acidose grave, coagulopatia, edema cerebral e/ou falência múltipla de órgãos.[51] Cada uma dessas descobertas deve ser abordada adequadamente e, com frequência, se resolvem no ambiente de Unidades de Terapia Intensiva (UTIs). É necessário encaminhar os pacientes para transplante de fígado.

▶ **CONSIDERAÇÕES ESPECIAIS**

O tratamento de pacientes pediátricos assemelha-se ao de pacientes adultos, a não ser o volume de SG 5%, que deve ser reduzido durante a administração intravenosa de NAC.

O tratamento de pacientes grávidas é semelhante ao de mulheres não grávidas.[19,20,52] Não há elevação no risco de gravidez adversa, a menos que a toxicidade maternal seja extremamente grave.[19]

Os comprimidos de liberação estendida (pílulas de 650 mg) são compostos de metade de paracetamol de liberação imediata (325 mg/pílula) e metade de paracetamol de liberação estendida (325 mg/pílula). Portanto, possivelmente ocorra uma elevação tardia nos níveis séricos de acetaminofreno.[20,53,54] Se o nível sérico inicial de 4 horas do paracetamol estiver acima da faixa não tóxica no nomograma de Rumack-Matthew, deve-se iniciar imediatamente o tratamento com NAC. Entretanto, se estiver abaixo da faixa não tóxica no nomograma de Rumack-Matthew, a pesquisa sugere que se deve repetir um segundo nível sérico desse medicamento, e o AST/ALT deverá ser repetido entre 4 e 6 horas depois do primeiro (8 a 10 h depois da ingestão) e tratado com base nos resultados.[20,53,54] O tratamento com NAC deve ser iniciado nas situações em que o nível sérico de paracetamol estiver acima de 10 µg/mL ou que o nível de AST ou de ALT estiver excessivamente elevado.

A apresentação tardia (ingestão > 24 h antes da apresentação) exige início imediato da administração de NAC. Os exames laboratoriais devem ser solicitados de acordo com a lista mencionada anteriormente, incluindo nível de paracetamol e testes da função hepática (Fig. 42-6). O tratamento à base de NAC deve prosseguir nos casos em que o nível sérico de paracetamol for superior a 10 µg/mL ou o nível sérico de AST ou ALT for muito elevado (Fig. 42-8).

A ingestão crônica (superdose tomada em > 8 h) exige a realização dos exames laboratoriais mencionados anteriormente, incluindo os testes da função hepática (Fig. 42-6). O nomograma de Rumack-Matthew não se aplica nesse cenário. Deve-se iniciar o tratamento com NAC se o nível sérico do paracetamol for superior a 10 µg/mL ou se o nível sérico de AST ou ALT estiver acima de 50 UI/litro. O tratamento deverá prosseguir por 12 horas ou até que evidências de melhora clínica ou laboratorial justifique sua interrupção. O tratamento com NAC é uma opção a ser considerada se o paciente tiver história de superdose crônica ou apresentar sinais e sintomas consistentes com toxicidade (Fig. 42-9).[46]

A alta segura do serviço de emergência pode ocorrer (em raras ocasiões) se os seguintes critérios forem atendidos:

- sem coingestão;
- sem problemas médicos significativos;
- observação durante 4 a 6 horas com reavaliação normal;
- níveis seguros de paracetamol no nomograma de Rumack-Matthew;
- avaliação psiquiátrica e liberação, se houver alguma indicação de *overdose* intencional.

▶ **PREVENÇÃO**

Com frequência, os pacientes não têm noção de que o paracetamol pode estar presente em alguma outra medicação que estiverem tomando – com prescrição ou sem prescrição médica.[55] As evidências indicam que a remoção do paracetamol de produtos multifármacos (p. ex., percocet, vicodin, etc.) pode diminuir a incidência de *overdoses* acidentais. Além disso, vários estudos sugerem que, limitando a quantidade de paracetamol em uma única compra, geralmente reduz a morbidade e a mortalidade decorrentes de toxicidade crônica e aguda.[56,57] Atualmente, tanto a FDA como o Congresso Norte-Americano estão considerando as duas estratégias.

▶ CONCLUSÃO

O paracetamol é o analgésico mais largamente utilizado, e um antipirético usado com frequência, mas pode ser um algoz potencial silencioso e letal. Se não for imediatamente descoberta e tratada, a *overdose* de paracetamol pode provocar insuficiência hepática e morte. Entretanto, se for tratada logo no início com o antídoto NAC, a sobrevivência é de quase 100%. Nos dias atuais, a administração IV de NAC é a via preferida de tratamento tanto para adultos como para crianças. Levando-se em consideração o índice elevado de morbidade e de mortalidade associado a *overdoses* de paracetamol, é imprescindível que os médicos emergencistas mantenham altos níveis de suspeita para qualquer *overdose* potencialmente letal.

REFERÊNCIAS

1. Rumack BH, Matthew H. Acetaminophen poisoning and toxicity. *Pediatrics*. 1975;55(6):871–876.
2. Peterson RG, Rumack BH. Toxicity of acetaminophen overdose. *JACEP*. 1978;7(5):202–205.
3. Rumack BH, Peterson RG. Acetaminophen overdose: incidence, diagnosis, and management in 416 patients. *Pediatrics*. 1978;62(5 pt 2 suppl):898–903.
4. Boyer TD, Rouff SL. Acetaminophen-induced hepatic necrosis and renal failure. *JAMA*. 1971;218(3):440–441.
5. Jollow DJ, Mitchell JR, Potter WZ, et al. Acetaminophen-induced hepatic necrosis. II. Role of covalent binding in vivo. *J Pharmacol Exp Ther*. 1973;187(1):195–202.
6. Mitchell JR, Jollow DJ, Potter WZ, et al. Acetaminophen-induced hepatic necrosis. I. Role of drug metabolism. *J Pharmacol Exp Ther*. 1973;187(1):185–194.
7. Mitchell JR, Jollow DJ, Potter WZ, et al. Acetaminophen-induced hepatic necrosis. IV. Protective role of glutathione. *J Pharmacol Exp Ther*. 1973;187(1):211–217.
8. Potter WZ, Davis DC, Mitchell JR, et al. Acetaminophen-induced hepatic necrosis. III. Cytochrome P-450-mediated covalent binding in vitro. *J Pharmacol Exp Ther*. 1973;187(1):203–210.
9. Jollow DJ, Thorgeirsson SS, Potter WZ, et al. Acetaminophen-induced hepatic -necrosis. VI. Metabolic disposition of toxic and nontoxic doses of acetaminophen. *Pharmacology*. 1974;12(4--5):251–271.
10. Potter WZ, Thorgeirsson SS, Jollow DJ, et al. Acetaminophen-induced hepatic necrosis. V. Correlation of hepatic necrosis, covalent binding and glutathione depletion in hamsters. *Pharmacology*. 1974;12(3):129–143.
11. Acetaminophen. In: *Physicians' Desk Reference*. 63rd ed. Montvale, NJ: Thomson PDR; 2009:1915–1916.
12. Krenzelok EP. The FDA Acetaminophen Advisory Committee meeting—what is the future of acetaminophen in the United States? The perspective of a committee member. *Clin Toxicol*. 2009;47(8):784–789.
13. Rumack BH, Peterson RC, Koch GG, et al. Acetaminophen overdose. 662 cases with evaluation of oral acetylcysteine treatment. *Arch Intern Med*. 1981;141(3 spec no):380–385.
14. Rumack BH. Acetaminophen overdose. *Am J Med*. 1983;75(5A):104–112.
15. Rumack BH. Acetaminophen overdose in young children. Treatment and effects of alcohol and other additional ingestants in 417 cases. *Am J Dis Child*. 1984;138(5):428–433.
16. Rumack BH. Acetaminophen: acute overdose toxicity in children. *Drug Intell Clin Pharm*. 1985;19(12):911–912.
17. Rumack BH. Acetaminophen overdose in children and adolescents. *Pediatr Clin North Am*. 1986;33(3):691–701.
18. Kanter MZ. Comparison of oral and i.v. acetylcysteine in the treatment of acetaminophen poisoning. *Am J Health Syst Pharm*. 2006;63(19):1821–1827.
19. Kozer E, Koren G. Management of paracetamol overdose: current controversies. *Drug Saf*. 2001;24(7):503–512.
20. Zed PJ, Krenzelok EP. Treatment of acetaminophen overdose. *Am J Health Syst Pharm*. 1999;56(11):1081–1091. Quiz 1091–1093.
21. Dean BS, Bricker JD, Krenzelok EP. Outpatient N-acetylcysteine treatment for acetaminophen poisoning: an ethical dilemma or a new financial mandate? *Vet Hum Toxicol*. 1996;38(3):222–224.
22. Linden CH, Rumack BH. Acetaminophen overdose. *Emerg Med Clin North Am*. 1984;2(1):103–119.
23. Lindgren K, Lattrez J, Nguyen C, et al. Intravenous N-acetylcysteine (NAC) protocols recommended by North American Poison Centers. *J Toxicol Clin Toxicol*. 2004;42(5):733.
24. Prescott LF, Park J, Ballantyne A, et al. Treatment of paracetamol (acetaminophen) poisoning with N-acetylcysteine. *Lancet*. 1977;2(8035):432–434.
25. Bronstein AC, Spyker DA, Cantilena Jr. LR, et al. 2009 Annual Report of the American Association of Poison Control Centers' National Poison Data System (NPDS): 27th Annual Report. *Clin Toxicol*. 2010;48(10):0979–1178.
26. Kaufman DW, Kelly JP, Rosenberg L, et al. Recent patterns of medication use in the ambulatory adult population of the United States: the Slone survey. *JAMA*. 2002;287(3):337–344.
27. Heard KJ. Acetylcysteine for acetaminophen poisoning. *N Engl J Med*. 2008;359(3):285–292.
28. Larson AM. Acetaminophen hepatotoxicity. *Clin Liver Dis*. 2007;11(3):525–548.
29. Larson AM, Polson J, Fontana RJ, et al. Acetaminophen-induced acute liver failure: results of a United States multicenter, prospective study [see comment]. *Hepatology*. 2005;42(6):1364–1372.
30. Myers RP, Li B, Fong A, et al. Hospitalizations for acetaminophen overdose: a Canadian population-based study from 1995 to 2004. *BMC Public Health*. 2007;7:143.
31. Myers RP, Shaheen AA, Li B, et al. Impact of liver disease, alcohol abuse, and unintentional ingestions on the outcomes of acetaminophen overdose. *Clin Gastroenterol Hepatol*. 2008;6(8):918–925. Quiz 837.
32. Simpson KJ, Bates CM, Henderson NC, et al. The utilization of liver transplantation in the management of acute liver failure: comparison between acetaminophen and non-acetaminophen etiologies. *Liver Transpl*. 2009;15(6):600–609.
33. Smilkstein MJ, Knapp GL, Kulig KW, et al. Efficacy of oral N-acetylcysteine in the treatment of acetaminophen overdose. Analysis of the national multicenter study (1976 to 1985) [see comment]. *N Engl J Med*. 1988;319(24):1557–1562.
34. Wolf SJ, Heard K, Sloan EP, et al. Clinical policy: critical issues in the management of patients presenting to the emergency department with acetaminophen overdose. *Ann Emerg Med*. 2007;50(3):292–313.
35. Sivilotti ML, Yarema MC, Juurlink DN, et al. Predicting hepatotoxicity following acetaminophen overdose: a nomogram for the post--N-AC era. *J Toxicol Clin Toxicol*. 2003;41(5):724.

36. Schmidt LE, Dalhoff K. Concomitant overdosing of other drugs in patients with paracetamol poisoning. *Br J Clin Pharmacol.* 2002;53(5):535–541.
37. Rumack BH. Acetaminophen hepatotoxicity: the first 35 years. *J Toxicol Clin Toxicol.* 2002;40(1):3–20.
38. Sivilotti ML, Good AM, Yarema MC, et al. A new predictor of toxicity following acetaminophen overdose based on pretreatment exposure. *Clin Toxicol.* 2005;43(4):229–234.
39. Brok J, Buckley N, Gluud C. Interventions for paracetamol (acetaminophen) overdose. *Cochrane Database Syst Rev.* 2006; Apr 19;(2):CD003328.
40. Buckley NA, Whyte IM, O'Connell DL, et al. Activated charcoal reduces the need for N-acetylcysteine treatment after acetaminophen (paracetamol) overdose. *J Toxicol Clin Toxicol.* 1999;37(6):753–757.
41. Sato RL, Wong JJ, Sumida SM, et al. Efficacy of superactivated charcoal administered late (3 hours) after acetaminophen overdose. *Am J Emerg Med.* 2003;21(3):189–191.
42. Smilkstein MJ, Bronstein AC, Linden C, et al. Acetaminophen overdose: a 48-hour intravenous N-acetylcysteine treatment protocol. *Ann Emerg Med.* 1991;20(10): 1058–1063.
43. Sandilands EA, Bateman DN. Adverse reactions associated with acetylcysteine. *Clin Toxicol.* 2009;47(2):81–88.
44. Woo OF, Mueller PD, Olson KR, et al. Shorter duration of oral N-acetylcysteine therapy for acute acetaminophen overdose. *Ann Emerg Med.* 2000;35(4):363–368.
45. Betten DP, Cantrell FL, Thomas SC, et al. A prospective evaluation of -shortened course oral N-acetylcysteine for the treatment of acute acetaminophen poisoning. *Ann Emerg Med.* 2007;50(3):272–279.
46. Dart RC, Erdman AR, Olson KR, et al. Acetaminophen poisoning: an evidence-based consensus guideline for out-of-hospital management. *Clin Toxicol.* 2006;44: 01–18.
47. Waring WS, Stephen AF, Malkowska AM, et al. Acute acetaminophen overdose is associated with dose-dependent hypokalaemia: a prospective study of 331 patients. *Basic Clin Pharmacol Toxicol.* 2008;102(3):325–328.
48. Pakravan N, Bateman DN, Goddard J. Effect of acute paracetamol overdose on changes in serum and urine electrolytes. *Br J Clin Pharmacol.* 2007;64(6):824–832.
49. Mazer M, Perrone J. Acetaminophen-induced nephrotoxicity: pathophysiology, clinical manifestations, and management. *J Med Toxicol.* 2008;4(1):2–6.
50. Boutis K, Shannon M. Nephrotoxicity after acute severe acetaminophen poisoning in adolescents. *J Toxicol Clin Toxicol.* 2001;39(5):441–445.
51. Roth B, Woo O, Blanc P. Early metabolic acidosis and coma after acetaminophen ingestion. *Ann Emerg Med.* 1999;33(4):452–456.
52. Wilkes JM, Clark LE, Herrera JL. Acetaminophen overdose in pregnancy. *South Med J.* 2005;98(11):1118–1122.
53. Graudins A, Pham HN, Salonikas C, et al. Early presentation following overdose of modified-release paracetamol (Panadol Osteo) with biphasic and prolonged paracetamol absorption. *N Z Med J.* 2009;122(1300):64–71.
54. Tan C, Graudins A. Comparative pharmacokinetics of Panadol Extend and immediate-release paracetamol in a simulated overdose model. *Emerg Med Australas.* 2006;18(4):398–403.
55. Fosnocht D, Taylor JR, Caravati EM. Emergency department patient knowledge concerning acetaminophen (paracetamol) in over-the-counter and prescription analgesics. *Emerg Med J.* 2008;25(4):213–216.
56. Gunnell D, Murray V, Hawton K. Use of paracetamol (acetaminophen) for suicide and nonfatal poisoning: worldwide patterns of use and misuse. *Suicide Life Threat Behav.* 2000;30(4):313–326.
57. Andrew E, Bøe GH, Haga C, et al. Poisonings from analgesics in Norway with emphasis on paracetamol. An epidemiological study. *J Toxicol Clin Toxicol.* 2004;42(4):520.

CAPÍTULO 43

Overdose *de salicilato*

(Shawn) Xun Zhong e Andrew Stolbach

▶ Farmacocinética 469
▶ Fisiopatologia do envenenamento por salicilato 469
▶ Histórico 470
▶ Manifestações clínicas 471
▶ Exames diagnósticos 471
▶ Manejo 471

O uso de salicilatos remonta ao século XIX.[1] Atualmente, o uso terapêutico dos salicilatos estende-se ao mundo inteiro. O salicilato encontrado com maior frequência é o ácido acetilsalicílico. Outras medicações incluem o linimento salicilato de metila (óleo de gaultéria) e subsalicilato de bismuto, ingrediente ativo do Pepto Bismol®. Como os salicilatos são abundantes, existe um grande potencial para toxicidade, intencional ou acidental. Em 2008, ocorreram aproximadamente 19 mil exposições somente ao ácido acetilsalicílico e cerca de 2 mil congestões por ácido acetilsalicílico de acordo com relatos do National Poison Data System (Sistema Nacional de Dados de Venenos),[2] dos Estados Unidos.

▶ FARMACOCINÉTICA

Em concentrações terapêuticas, a absorção do salicilato na corrente sanguínea é rápida, e as concentrações séricas atingem o ponto máximo dentro de 1 hora. Na presença de conteúdos gástricos, pode haver algum retardo na absorção. Entre 80 a 90% do salicilato plasmático ligam-se a proteínas, principalmente a albumina. A maior parte do salicilato é biotransformada pelo retículo endoplasmático hepático, sendo que 10% são eliminados por meio da urina sem alteração. Os salicilatos e seus produtos metabolizados são eliminados por via renal de uma forma dependente do pH. A diferença entre a urina alcalina e ácida pode provocar uma variação na excreção livre de 30 até 2%.[3]

Em superdoses, com frequência, as concentrações plasmáticas máximas sempre retardam em até 35 horas, principalmente nas ingestões de comprimidos de liberação estendida e/ou com revestimento entérico.[4,5] Determinadas superdoses de salicilatos podem formar também bezoar, estendendo o tempo de absorção e impossibilitando a previsão do tempo para atingir a concentração máxima. Na medida em que a concentração de salicilato aumenta, ocorre a saturação da ligação proteica e do metabolismo hepático. Como resultado da saturação, o metabolismo do salicilato altera-se de cinética de primeira ordem para cinética de ordem zero,[6] e uma porção maior do produto não metabolizado é eliminada pela da urina (Fig. 43-1).[3]

▶ FISIOPATOLOGIA DO ENVENENAMENTO POR SALICILATO

As formas protonadas (sem carga) e não protonadas (com carga) dos salicilatos permanecem em equilíbrio no plasma. O ácido salicílico é fraco (pK$_3$ 3,5), significando que uma grande parte do medicamento existe na forma protonada (sem carga). Na forma sem carga, o salicilato pode movimentar-se facilmente através das membranas e se depositar em vários tecidos, sendo que o sistema nervoso central (SNC) é o mais importante. Com pH ácido, o equilíbrio desloca-se na direção da forma protonada (sem carga), aumentando a quantidade de salicilato capaz de difundir-se através das membranas. Por outro lado, com pH sérico elevado, o equilíbrio desloca-se na direção da forma não protonada (com carga). Nessa forma carregada, o salicilato não consegue atravessar as membranas e fica "aprisionado" (ver Fig. 43-2).[7]

Os salicilatos afetam muitos sistemas de órgãos. Os efeitos gastrintestinais são proeminentes, em especial em casos de toxicidade aguda. Os pacientes geralmente apresentam-se com náusea e vômito em decorrência de irritações na mucosa gástrica (causadas por redução na produção de prostaglandina) e dos efeitos diretos do salicilato sobre a zona quimiorreceptora medular. Embora não seja comum, pode ocorrer perfuração em casos de toxicidade aguda.

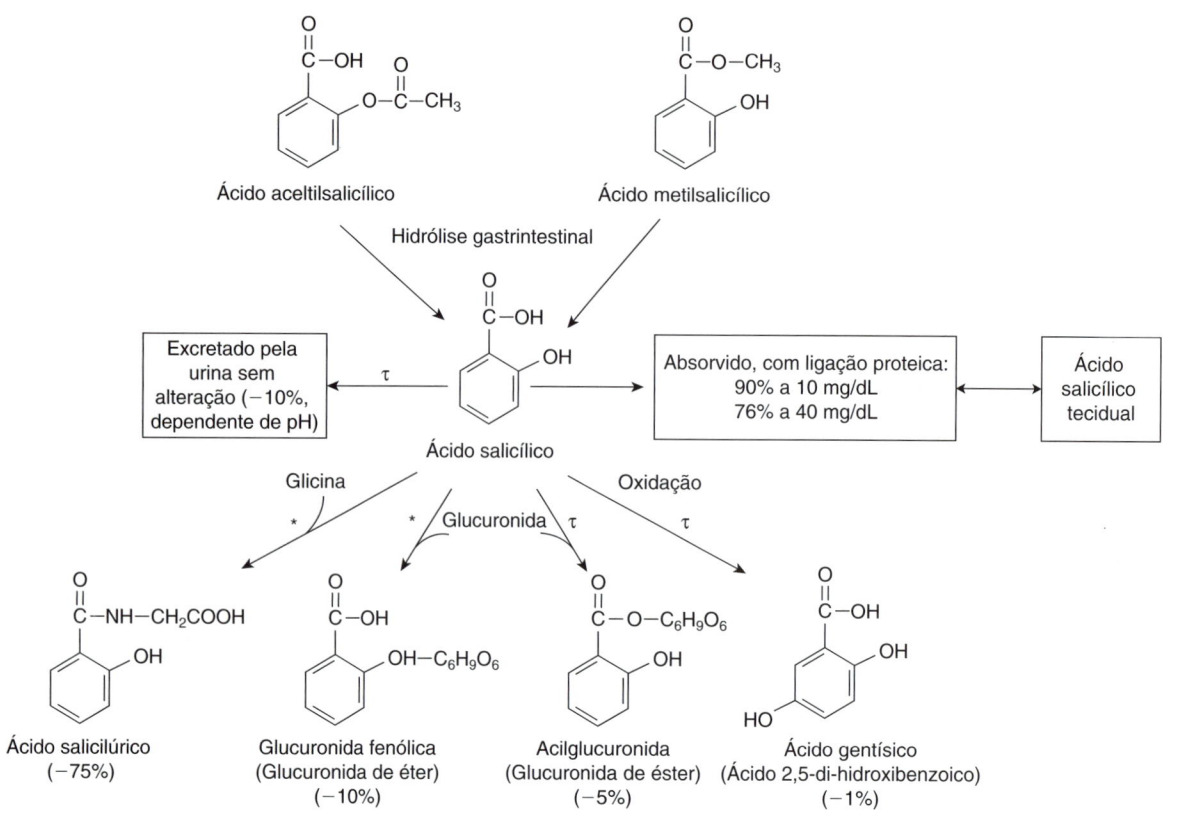

Figura 43-1 Metabolismo do salicilato (Reproduzida, com permissão, de Goldfrank LR, Nelson LS, Howland MA e outros. Salycilates in Goldfrank's Toxicological Emergencies (Salicilatos nas Emergências Toxicológicas de Goldfrank), 8th ed. McGraw-Hill Companies Inc; 2006; Figura 35-1).

Os salicilatos afetam o SNC. No cérebro, os salicilatos estimulam o centro respiratório medular, provocando hiperpneia, taquipneia e alcalose respiratória.[8] Em casos de toxicidades graves, possivelmente ocorra edema cerebral, convulsões e coma.

Os salicilatos prejudicam a respiração e o metabolismo. Uma toxicidade grave pode causar lesões pulmonares agudas. Entretanto, o efeito mais importante é nas mitocondrias. Os salicilatos desacoplam a fosforilação oxidativa, significando que a energia gerada pela cadeia eletrônica de transporte se dissipa com o calor e não está disponível para formação de detrifosfato de adenosina (ATP, do inglês *adenosine 5'-triphasphate*). A geração de calor manifesta-se como hipertermia; a falta de ATP para energia celular aumenta o metabolismo anaeróbio e a produção de piruvato e de ácido láctico.[9] O metabolismo de lipídeos também é estimulado, gerando cetonas e acidose com hiato aniônico.[10] Os salicilatos inibem também as reações dependentes de ATP, resultando no aumento do consumo de oxigênio e na produção de dióxido de carbono. A intensificação no metabolismo de lipídeos e de glicogênio é especificamente importante em indivíduos com estoque baixo de glicogênio, como em lactentes e alcoolistas crônicos.

► HISTÓRICO

A obtenção de um histórico detalhado sobre a quantidade de salicilato ingerida pelo paciente é muito importante, assim como a presença de coingestão. O médico deve identificar condições comórbidas que possam complicar o tratamento, tais como doença hepática, insuficiência re-

Figura 43-2 Deslocamentos do equilíbrio da alcalinização na direção do plasma e da urina e afastando-se dos tecidos (Reproduzida, com permissão, de Goldfrank LR, Nelson LS, Howland MA e outros. Salycilates in Goldfrank's Toxicological Emergencies (Salicilatos nas Emergências Toxicológicas de Goldfrank), 8th ed. McGraw-Hill Companies Inc; 2006; Figura 35-2).

TABELA 43-1 SINTOMAS DE *OVERDOSE* DE SALICILATO

Sistema de órgãos	Sintomas menores/moderados	Sintomas graves
Neurológico	Ansiedade, dificuldade de concentração, alucinações, vertigem, letargia, tremores, delírio	Convulsões, coma, edema cerebral
Cardiovascular	Taquicardia	Hipotensão, arritmia, assistolia
Pulmonar	Taquipneia (causada pela estimulação do centro respiratório), hiperpneia	Edema pulmonar não cardiogênico, parada respiratória, apneia
Gastrintestinal	Náusea, vômito (causado pela estimulação quimiorreceptora no cérebro), dor abdominal (muitas dores com foco na região epigástrica), esvaziamento gástrico tardio	Sangramento gastrintestinal, perfuração intestinal
ONG (ouvido, nariz e garganta)	Tinido	Surdez
Psiquiátrico	Exacerbação de enfermidade psiquiátrica subjacente	
Hematológico	Inibição da função plaquetária e distúrbios nos fatores de coagulação	
Metabólico	Hipertermia, hipoglicemia, hiperglicemia	

nal ou insuficiência cardíaca congestiva. A cronicidade da ingestão é vital para escolher a terapia. As *overdoses* agudas são mais comuns em pacientes jovens e em casos de *overdoses* intencionais. A ingestão de mais de 300 mg/kg é considerada séria e mais de 500 mg/kg pode ser potencialmente fatal. A toxicidade crônica é mais provável em idosos e em casos de uso acidental excessivo. Ao contrário da ingestão aguda, que em geral é facilmente identificada pelo histórico, a ingestão crônica não é tão aparente. Em alguns casos, os pacientes permanecem hospitalizados durante vários dias antes que o envenenamento por salicilato seja identificado.[11-13] A taxa de mortalidade em casos de *overdoses* agudas é de aproximadamente 1% em comparação com 25% para toxicidades crônicas.

MANIFESTAÇÕES CLÍNICAS

A toxicidade por salicilato apresenta-se com várias manifestações clínicas (Tab. 43-1). De maneira geral, no final do espectro os pacientes relatam a presença de ansiedade, dificuldade de concentração, alucinações, letargia ou mesmo coma e convulsões. Ao exame físico, os pacientes podem ser taquicardíacos, taquipneicos, hiperpneicos e hipertérmicos. Nos casos de ingestão aguda, náusea e vômito são condições que se destacam de forma acentuada.

EXAMES DIAGNÓSTICOS

Tradicionalmente, concentrações séricas de salicilato de até 30 mg/dL são consideradas terapêuticas. Tinido, um sinal precoce de toxicidade, ocorre em concentrações de aproximadamente 35 mg/dL. Entretanto, as concentrações de salicilato devem ser interpretadas no contexto da cronicidade de ingestão. Em casos de toxicidade aguda, há uma grande quantidade de salicilato no trato gatrintestinal e no sangue, e proporcionalmente menos, nos tecidos. Por outro lado, nos casos de envenenamento crônico por salicilato, nos quais ocorre uma grande sobrecarga tecidual, os pacientes podem apresentar toxicidade em concentrações séricas mais baixas. As concentrações séricas de salicilato podem não se correlacionar com a concentração de salicilato do líquido cerebrospinal (LCS), razão pela qual os sintomas clínicos são mais importantes do que as concentrações séricas. Em uma determinada ocasião, propôs-se um nomograma de toxicidade para envenenamento por salicilato, mas não é recomendado porque não consegue prever evidências de envenenamento com acurácia.[14]

O envenenamento por salicilato causa tanto acidose metabólica primária como alcalose respiratória primária. A alcalose respiratória predomina logo no início do envenenamento. A acidose metabólica começa a se desenvolver na medida em que a toxicidade se agrava. A presença de acidose metabólica pura não é comum em adultos, a não ser em combinação com coingestões de depressivos respiratórios. Nos casos de envenenamento por salicilato, níveis de pH sérico de 7,4 ou menos são marcadores de toxicidade grave.

Anormalidades eletrolíticas ou hídricas na toxicidade por salicilato são resultado do envenenamento e da terapia. Êmese ou diaforese pode provocar hipovolemia grave. O vômito e a alcalinização podem produzir hipocaliemia, sendo que a alcalinização pode resultar em quedas nos níveis séricos de cálcio. Em casos de envenenamentos graves por salicilato, a glicogenólise e a gliconeogênese podem elevar a concentração sérica de glicose nos estágios iniciais, ao passo que a gliconeogênese alterada e o aumento na utilização podem diminuí-la nos estágios finais. Entretanto, deve-se sempre considerar que a toxicidade por salicilato pode reduzir a concentração de glicose no SNC mesmo com concentrações periféricas normais.[15]

MANEJO

Da mesma forma como ocorre na maior parte dos casos de cuidados intensivos de emergência, os médicos devem assegurar a estabilidade da via aérea. Todavia, a intubação em casos graves de *overdoses* de salicilato pode ser muito perigosa. A presença de hiperpneia e de taquipneia não deve, necessariamente, ser interpretada como "desconforto respiratório" que exija intubação. Ao contrário, a intubação e a ventilação mecânica devem ser reservadas para os pacientes que não estiverem conseguindo proteger a via aérea, que tiverem problemas de oxigenação ou que não estão conseguindo manter a alcalose respiratória (se o pH sérico assim o indicar). Em casos graves de envenenamento, os pacientes dependem da taquipneia e da hiperpneia para expirar o dióxido de carbono e manter o pH próximo do nível normal. Possivelmente, se ocorrer uma redução abrupta na ventilação, pode ocorrer também uma elevação súbita no nível de dióxido de carbono e uma queda no pH sérico, resultando na passagem de uma quantidade maior de salicilato através dos tecidos, agravando o envenenamento. Em uma série de casos, a ventilação mecânica foi associada a um agravamento no pH em pacientes que haviam sido envenenados por salicilato.[16]

Nas situações em que for necessário fazer intubação, o procedimento deve ser executado por um médico experimentado. A administração de agentes sedativos e paralisantes com início rápido da ação minimiza a hipoventilação; o paciente deve ser hiperventilado durante todo o tempo até o início da laringoscopia. Depois de terem sido intubados, os pacientes devem ser hiperventilados para manter a alcalose respiratória e compensar a acidose metabólica. Os pacientes devem ser sedados para evitar o desconforto com o ventilador mecânico e assincronismo ventilatório. O modo CPAP (pressão positiva contínua na via aérea) de ventilação é uma das opções a serem consideradas porque permite que o paciente respire de acordo com sua própria frequência respiratória. O desvanecimento dos efeitos sedativos e paralisantes pode provocar o retorno da taquipneia e da hiperpneia, causando *breath-stacking* e assincronismo ventilatório. Recomenda-se obter com frequência amostras dos gases sanguíneos e manter o nível de pH entre 7,5 e 7,6.

DESCONTAMINAÇÃO GÁSTRICA E CARVÃO ATIVADO

A lavagem gástrica é um procedimento que deve ser utilizado apenas nos casos em que o paciente ainda mantiver quantidades perigosas de comprimidos no estômago. Com frequência essa situação ocorre dentro de 60 minutos depois da ingestão, de forma que o uso de lavagem gástrica é muito raro. De maneira geral, o risco de aspiração é maior do que os benefícios de uma possível extração de comprimidos que ainda permanecerem no estômago do paciente. Caso seja feita, a lavagem deve ser acompanhada do uso de carvão ativado.[17]

A ipecacuanha não deve ser utilizada porque, comprovadamente, é inferior ao carvão ativado para diminuir a absorção de salicilatos.[18]

O carvão ativado deve ser administrado em todos os pacientes que não correrem risco de aspiração pulmonar, pois reduz em 50 a 80%[19] a absorção de doses terapêuticas de ácido acetilsalicílico. A adição de sorbitol ao carvão ativado evita a absorção de salicilato.[20] Não está suficientemente claro se há algum benefício adicional com a administração de doses múltiplas de carvão ativado.[21-24] Teoricamente, doses múltiplas de carvão ativado diminuem a absorção do salicilato que ainda estiver no trato gastrintestinal, resultante da formação de bezoar ou do uso de formulações entéricas revestidas. Recomenda-se o uso de carvão ativado com sorbitol na apresentação inicial e, a seguir, carvão sem sorbitol em intervalos de 4 horas, até a resolução do envenenamento.

A irrigação completa dos intestinos (administração oral de uma solução de lavagem eletrolítica com polietilenoglicol) não aumenta a eliminação do salicilato absorvido.[24,25]

ALCALINIZAÇÃO

Levando-se em consideração que qualquer elevação no nível de pH desloca o equilíbrio do salicilato para o estado ionizado, a alcalinização sanguínea limita a penetração dos salicilatos em outros órgãos (principalmente no cérebro). Esse fenômeno passou a ser descrito como "aprisionamento iônico" porque o salicilato ionizado fica preso no plasma e, consequentemente, não consegue passar pelos tecidos. A alcalinização sérica resulta na alcalinização da urina, o que pode aumentar a eliminação, retendo o salicilato ionizado nos túbulos renais. Para dar suporte a esse conceito, comprovou-se que a eliminação de salicilatos depende do pH urinário.[26,27] A excreção aumenta de 2% em urina ácida para 31% em urina alcalina. A meia-vida do salicilato também diminui, e a eliminação corporal total aumenta em condições alcalinas.[27]

A alcalinização é um método que se aplica em pacientes com concentração sérica de salicilato acima de 35 mg/dL e com suspeita de toxicidade, até que seja possível obter o pH do sangue para orientar corretamente o tratamento. A administração intravenosa de bicarbonato de sódio produz alcalemia. O objetivo deve ser um nível de pH plasmático entre 7,45 e 7,55 e um pH urinário de 7,5 a 8 (recomenda-se adicionar 150 mEq de bicarbonato de sódio a 1 L de D5W e administrar a 150-200 mL/h ou a uma taxa de manutenção duas vezes maior). Em pacientes gravemente enfermos que fazem terapia com bicarbonato, deve-se obter com frequência o pH sérico e urinário para determinar a dosagem de bicarbonato. Os inibidores da anidrase carbônica, que alcalinizam a urina, não devem ser usados porque produzem acidose metabólica.

O potássio e o cálcio são eletrólitos importantes para o monitoramento das toxicidades por salicilato. A hipocaliemia pode ser resultado de alcalemia induzida, de perda de potássio urinário, de diarreia, se for utilizado algum agente catártico, e de alcalose metabólica causada por vômito. A presença de hipocaliemia pode dificultar a terapia com al-

► TABELA 43-2   METABOLISMO DO SALICILATO

Distúrbios no SNC: alteração no estado mental, convulsões, coma, edema cerebral
Insuficiência renal
Acidose sérica refratária apesar de terapia clínica agressiva
Deterioração clínica apesar de terapia clínica agressiva
Concentração plasmática de salicilato > 100 mg/dL (7,2 mmol/L) em ingestões agudas ou > 60 mg/dL (4,3 mmol/L) em ingestões crônicas (alguns médicos baseiam-se em concentrações mais baixas, em especial nos casos de ingestão crônica)
Consideração para pacientes em ventilação mecânica e disfunção hepática

calose. A hipocalcemia pode ser resultado da terapia com bicarbonato, sendo que a repleção deve ser rápida.

TRATAMENTO EXTRACORPÓREO

Normalmente, o tratamento extracorpóreo é reservado para correções de anormalidades hídricas, eletrolíticas, acidobásicas e de ureia, juntamente com a eliminação de solutos indesejáveis. De maneira geral, em casos de *overdose* de salicilato, o tratamento extracorpóreo deve ser reservado para pacientes com toxicidade grave ou para aqueles que não conseguirem tolerar a terapia convencional. Esse tipo de tratamento é recomendado para pacientes com toxicidade no sistema nervoso central, lesão pulmonar aguda ou edema pulmonar, insuficiência renal, acidose refratária ou deterioração clínica, a despeito da terapia clínica. Na ausência dessas condições, o tratamento extracorpóreo aplica-se a concentrações séricas de salicilato superiores a 100 ou a 60 mg/dL em envenenamentos crônicos (Tab. 43-2). A concentração sérica de salicilato recomendada para tratamento extracorpóreo em ingestões crônicas deve ser mais baixa, tendo em vista que há vários relatos de casos fatais com concentrações séricas na faixa de 50 a 70 mg/dL.[29] Pacientes em ventilação mecânica também devem ser considerados porque esse tipo ventilação isoladamente pode não ser suficiente para manter a alcalose respiratória. Para finalizar, possivelmente a disfunção hepática exija tratamento extracorpóreo, pois o metabolismo do salicilato ocorre no fígado.

A hemodiálise é a técnica extracorpórea de escolha. Embora a hemoperfusão melhore a eliminação, a hemodiálise oferece o benefício adicional de corrigir os desequilíbrios eletrolíticos e os distúrbios acidobásicos. A hemodiálise e a hemoperfusão podem ser feitas em série, porém, na realidade, raramente são utilizadas.[30] Em pacientes instáveis sob o ponto de vista hemodinâmico, que não conseguirem tolerar os grandes deslocamentos de líquido provocados pela hemodiálise, talvez a melhor opção seja utilizar a hemofiltração venovenosa contínua.[31] Os tratamentos extracorpóreos devem ser feitos com outras terapias, que não devem ser interrompidas enquanto se aguarda o tratamento extracorpóreo.

REFERÊNCIAS

1. Patrono C, Rocca B. Aspirin, 110 years later. *J Thromb Haemost.* 2009;7:258–261.
2. 2008 annual report of the American Association of Poison Control Centers' National Poison Data System (NPDS): 26th annual report. *Clin Toxicol.* 2009;47:911–1084.
3. Bruton LL, Lazo JS, Parker KL. *Goodman & Gillman's The Pharmacological Basis of Therapeutics.* 11th ed. McGraw-Hill Companies Inc; 2006.
4. Wortzman DJ, Grunfled A. Delayed absorption following enteric-coated aspirin overdose. *Ann Emerg Med.* 1987;16(4):434–436.
5. Rivera W, Kleinschmidt KC, Velez LI, et al. Delayed salicylate toxicity at 35 hours without early manifestations following a single salicylate ingestion. *Ann Pharmacother.* 2004;38(7–8):1186–1188.
6. Levy G. Clinical pharmacokinetics of salicylates: a reassessment. *Br J Clin Pharmacol.* 1980;10(suppl 2): 285S–290S.
7. Temple AR. Acute and chronic effects of aspirin toxicity and their treatment. *Arch Intern Med.* 1981;141:364–369.
8. Tenney SM, Miller RM. The respiratory and circulatory action of salicylate. *Am J Med.* 1955;19:498–508.
9. Krebs HG, Woods HG, Alberti KG. Hyperlactatemia and lactic acidosis. *Essays Med Biochem.* 1975;1:81–103.
10. Rothschild BM. Hematologic perturbations associated with salicylate. *Clin Pharmacol Ther.* 1979;26:145–150.
11. Anderson RJ, Potts DE, Gabow PA, et al. Unrecognized adult salicylate intoxication. *Ann Intern Med.* 1976;85(6):745–748.
12. Bailey RB, Jones SR. Chronic salicylate intoxication: a common cause of morbidity in the elderly. *J Am Geriatr Soc.* 1989;37(6):556–561.
13. Chui PT. Anesthesia in a patient with undiagnosed salicylate poisoning presenting as intraabdominal sepsis. *J Clin Anesth.* 1999;11(3):251–253.
14. Dugandzic RM, Tierney MG, Dickson Ge, et al. Evaluation of the validity of the Done nomogram in the management of acute salicylate intoxication. *Ann Emerg Med.* 1989;18:1186–1190.
15. Thurston JH, Pollock PG, Warren SK, et al. Reduced brain glucose with normal plasma glucose in salicylate poisoning. *J Clin Invest.* 1970;49(11):2139–2145.
16. Stolbach AI, Hoffman RS, Nelson LS. Mechanical ventilation was associated with acidemia in a case series of salicylate-poisoned patients. *Acad Emerg Med.* 2008; 15(9):866–869.
17. Burton BT, Bayer MJ, Barron L, et al. Comparison of activated charcoal and gastric lavage in the prevention of aspirin absorption. *J Emerg Med.* 1984;1(5):411–416.
18. Curtis RA, Barone J, Giacona N. Efficacy of ipecac and activated charcoal/carthartic. Prevention of salicylate absorption in a simulated overdose. *Arch Intern Med.* 1984;144(1):48–52.
19. Levy G, Tsuchiya T. Effect of activated charcoal on aspirin absorption in man. *Clin Pharmacol Ther.* 1972;13: 317–322.
20. Keller RE, Schwab RA, Krenzelok EP. Contribution of sorbitol combined with activated charcoal in prevention of salicylate absorption. *Ann Emerg Med.* 1990;19:654–656.
21. Barone JA, Raia JJ, Huang YC. Evaluation of the effects of multiple-dose activated charcoal on the absorption of orally administered salicylate in a simulated toxic ingestion model. *Ann Emerg Med.* 1988;17:34–37.
22. Hillman RJ, Prescott LF. Treatment of salicylate poisoning with repeated oral charcoal. *BMJ.* 1986;291:1472.
23. Kirshenbaum LA, Mathews SC, Sitar DS, et al. Does multiple-dose charcoal therapy enhance salicylate excretion? *Arch Intern Med.* 1990;150:1281–1283.
24. Mayer AL, Sitar DS, Tenebein M. Multiple-dose charcoal and whole-bowel irrigation do not increase clearance of absorbed salicylate. New York, New York. *Arch Intern Med.* 1992;152:393–396.

25. Tenenbein M. Whole-bowel irrigation as a gastrointestinal decontamination procedure after acute poisoning. *Med Toxicol.* 1988;3:77–84.
26. Prescott LF, Balali-Mood M, Critchley JA, et al. Diuresis or urinary alkalinization for salicylate poisoning? *BMJ.* 1982;285:1383–1386.
27. Vree TB, Van Ewijk-Beneken Kolmer EW, Verwey-Van Wissen CP, et al. Effect of urinary pH on the pharmacokinetics of salicylic acid, with its glycine and glucuronide conjugates in humans. *Int J Clin Pharmacol Ther.* 1994; 32:550–558.
28. Fertel BS, Nelson LS, Goldfarb DS. The underutilization of hemodialysis in patients with salicylate poisoning. *Kidney Int.* 2009;75(12):1349–1353.
29. Watson WA, Litovitz TL, Rodgers GC, et al. 2004 annual report of the American Association of Poison Control Centers Toxic Exposure Surveillance System. *Am J Emerg Med.* 2005;23:589–666.
30. DeBroe ME, Verpooten GA, Christiaens ME, et al. -Clinical experience with prolonged combined hemoperfusion– hemodialysis treatment of severe poisoning. *Artif Organs.* 1981;5:59–66.
31. Wrathall G, Sinclair R, Moore A, et al. Three case reports of the use of haemodiafiltration in the treatment of salicylate overdose. *Hum Exp Toxicol.* 2001;20:491–495.

SEÇÃO X

Ultrassonografia em cuidados intensivos

CAPÍTULO 44

Ecocardiografia à beira do leito em serviços de emergência

Stephen J. Leech, Falk Eike Flach e L. Connor Nickels

- ▶ Visão geral   477
- ▶ Escopo da prática   477
- ▶ Ecocardiografia – indicações clínicas   478
- ▶ Ecocardiografia – considerações técnicas   478
- ▶ Ecocardiografia – janelas e visões na geração de imagens   478
- ▶ Treinamento   482
- ▶ Cenários clínicos   482
- ▶ Conclusão   497

▶ VISÃO GERAL

A ecocardiografia à beira do leito é ideal para o tratamento de pacientes em estado grave nos serviços de emergência ou em unidades de terapia intensiva. Trata-se de uma técnica altamente precisa, não invasiva, portátil, de execução rápida, de repetição fácil e simples de aprender. A ecocardiografia gera informações importantes em tempo real que, de outra forma, não estariam à disposição, principalmente no contexto de emergências que colocam a vida dos pacientes em risco. A ecocardiografia à beira do leito aumenta a segurança dos pacientes, melhora a precisão diagnóstica, diminui as incertezas diagnósticas, aumenta a eficiência e salva muitas vidas.

O objetivo deste capítulo é dar uma visão geral da ecocardiografia à beira do leito considerando que se trata de uma técnica que é aplicada e aceita nos ambientes dos serviços de emergência e das unidades de terapia intensiva. Será apresentado um panorama geral sobre como a ecocardiografia pode ser utilizada no manejo de pacientes gravemente enfermos. Este capítulo não tem a intenção de esgotar completamente o assunto e parte do pressuposto de que os leitores tenham conhecimentos básicos da física do ultrassonografia, da geração de imagens, dos modos ultrassonográficos, da terminologia e da operação do sistema.

▶ ESCOPO DA PRÁTICA

A ultrassonografia à beira do leito foi desenvolvida originalmente no Japão e na Europa e passou a fazer parte da prática da medicina de emergência nos Estados Unidos na década de 1990. O American Board of Emergency Medicine[1] (Conselho Norte-Americano de Medicina de Emergência) considera a ecocardiografia à beira do leito o conteúdo básico da medicina de emergência. A American Medical Association (Associação Médica Norte-Americana) apoia o uso do ultrassonografia por médicos com treinamento específico em várias especialidades e a divulgação de orientações específicas para treinamento, educação e supervisão.[2]

Ecocardiografia à beira do leito não significa o mesmo que ecocardiogramas amplos ou estudos de ultrassonografia feitos em salas de imagens tradicionais. Trata-se de uma técnica executada, interpretada e integrada ao tratamento de pacientes à beira do leito em tempo real. A principal meta é causar impacto imediato no atendimento ao paciente com exames curtos ou focados, rápidos e precisos, cujo objetivo é simplesmente responder sim ou não às perguntas que forem formuladas. Esse exame irá focalizar imediatamente condições que possam colocar em risco a vida dos pacientes e avaliar as respostas às medidas de ressuscitação. A ecocardiografia à beira do leito evoluiu nas últimas duas décadas para uma ferramenta diagnóstica para aplicação à beira do leito, em um método para orientar com segurança a aplicação de procedimentos invasivos e em uma forma não invasiva para avaliar e monitorar ressuscitações. As diretrizes mais recentes do American College of Emergency Physicians (ACEP, Colégio Americano de Médicos Emergencistas) apresentam uma visão geral ampla do escopo da prática, do treinamento e do credenciamento, além de serviem como uma excelente referência para qualquer serviço que estiver iniciando um programa de ultrassonografia à beira do leito.[3]

► ECOCARDIOGRAFIA – INDICAÇÕES CLÍNICAS

A ecocardiografia é uma habilidade essencial para médicos emergencistas e aplica-se especialmente em pacientes gravemente enfermos. O uso da ecocardiografia qualitativa simples permite aos médicos emergencistas avaliar rápida e definitivamente a atividade do coração nas paradas cardíacas, analisar a efusão pericárdica e o tamponamento, estimar a função sistólica ventricular esquerda, estimar a pré-carga e a pressão de enchimento ventricular direito, identificar o esforço cardíaco direito agudo, fazer ressuscitação direta, tomar decisões clínicas e diferenciar prontamente as causas tratáveis de atividade elétrica sem pulso (AESP) e choque. O foco deste capítulo é a obtenção de imagens, interpretação de imagens e integração dessas informações ao tratamento de pacientes gravemente enfermos.

► ECOCARDIOGRAFIA – CONSIDERAÇÕES TÉCNICAS

Os estudos ecocardiográficos são tecnicamente desafiadores por várias razões. O coração é circundado por costelas ósseas e pelo esterno, assim como pelos pulmões cheios de ar que se expandem e comprimem em frequências respiratórias diferentes. Isso impede a obtenção de imagens por meio da reflexão e da dispersão de ondas sonoras, respectivamente. Além disso, diferenças nos hábitos corporais, em particular obesidade e deformidades na parede torácica, bem como condições de doenças crônicas, como enfisema, podem dificultar a realização dos estudos. A posição em decúbito lateral é a preferida para obtenção de imagens de alta qualidade, embora seja muito difícil colocar pacientes em condições críticas na posição ideal. Apesar desses desafios inerentes, a ecocargiografia gera rapidamente informações importantes e de alto rendimento, o que a torna uma ferramenta de valor inestimável.

O coração localiza-se na cavidade torácica esquerda, formando um ângulo oblíquo com o eixo longo, que se estende por um plano que vai desde o ombro direito até o quadril esquerdo. Os grandes vasos e a base desenvolvem-se no sentido cranial, e o ápice, no sentido caudal. O lado direito do coração localiza-se em uma posição anteroinferior, e o lado esquerdo, em uma posição posterossuperior. O conhecimento dessa anatomia básica facilita a obtenção de imagens e ajuda a explicar a orientação das estruturas.

Os transdutores matriciais faseados são os preferidos para uso em ecocardiografia (Fig. 44-1). A pequena superfície de contato e o amplo campo de visão facilitam a manipulação e a geração de imagens entre os espaços intercostais. A resolução da imagem é pior do que a dos transdutores com frequências semelhantes, embora na ecocardiografia a resolução temporal (frequência de quadros) seja mais importante na geração de imagens dinâmicas.

A direção cardíaca-padrão orienta a imagem no sentido cranial ou para o lado esquerdo do paciente; o indicador de imagens aparece no canto superior direito do monitor de ultrassonografia. As visões são obtidas com o indicador do transdutor orientado no sentido cranial ou para o lado esquerdo do paciente. Essa orientação à esquerda é o oposto da ultrassonografia abdominal, em que a imagem é orientada no sentido cranial ou para o lado direito do paciente. A maioria dos sistemas de ultrassonografia possui uma predefinição cardíaca ou ecográfica que faz a orientação automática da imagem. As técnicas e imagens deste capítulo são apresentadas com a orientação cardíaca ou à esquerda tradicional*.

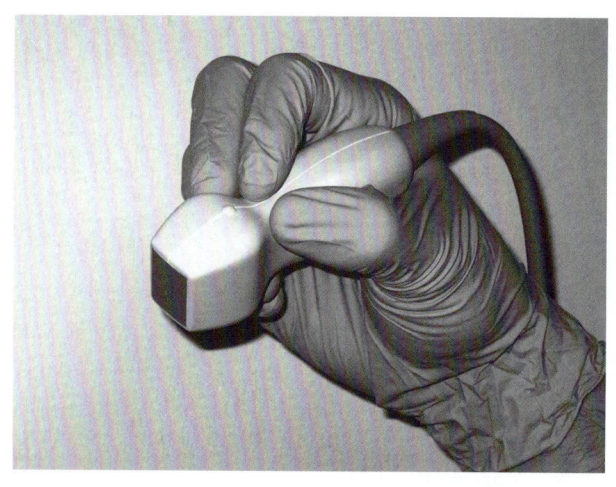

Figura 44-1 Transdutor matricial faseado. A pequena superfície de contato e a frequência superior de quadros o tornam o transdutor de escolha para estudos ecocardiográficos.

Embora a ecocardiografia seja um meio dinâmico, as imagens não mostram a mesma quantidade de detalhes e de informações que as imagens ao vivo. Os sistemas mais modernos de ultrassonografia têm capacidade para armazenar clipes de vídeos digitais, que é a modalidade preferida de armazenamento de imagens.

► ECOCARDIOGRAFIA – JANELAS E VISÕES NA GERAÇÃO DE IMAGENS

Na ecocardiografia existe uma infinidade de descrições de janelas e de visões de imagens. Apresenta-se aqui uma série de cinco visões que possibilitam fazer avaliações rápidas e abrangentes. Essas visões incluem a visão subxifoide das quatro câmaras, visão subxifoide longitudinal da veia cava inferior (VCI), visão paraesternal do eixo longo, visão paraesternal do eixo curto e visão apical das quatro câmaras. Visões adicionais, como a visão apical das cinco câmaras, serão discutidas no processo de avaliação da função sistólica ventricular esquerda. Os autores recomendam obter o máximo possível de visões em cada paciente. Como cada visão tem suas vantagens e desvantagens, a obtenção de visões adicionais pode gerar informações importantes. Em alguns contextos, como o de parada cardíaca, apenas uma visão pode ser suficiente, ainda que, em geral, duas ou cinco visões permitam fazer avaliações mais precisas e mais abrangentes.

---

* N. de R.T. O colégio Americano de Médicos Emergencistas (ACEP), na sua diretriz A.

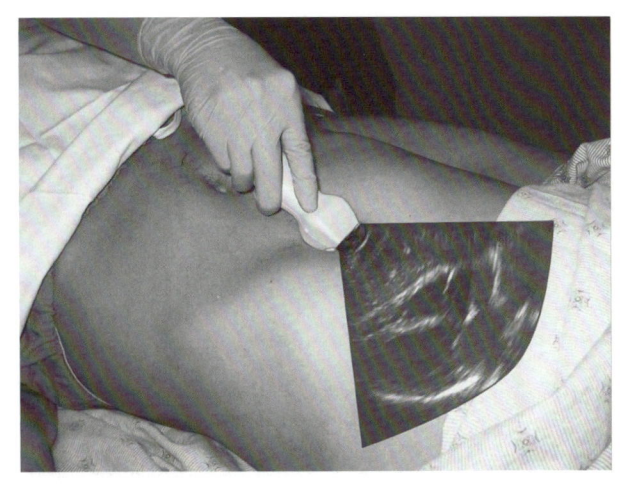

Figura 44-2 Colocação da sonda subxifoide para as quatro câmaras. O posicionamento correto da sonda para a visão subxifoide das quatro câmaras é com o transdutor abaixo do processo xifoide no epigástrio, apontando para o ombro esquerdo em um ângulo raso, enquanto o indicador permanece de frente para o lado esquerdo do paciente.

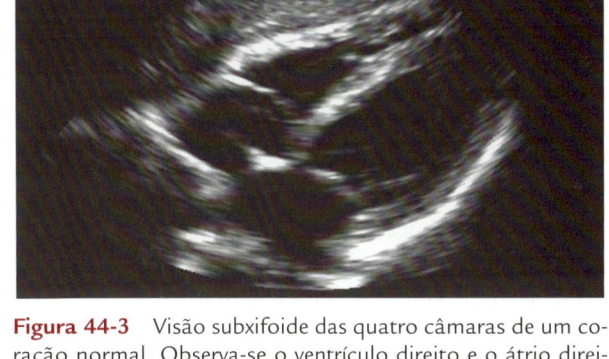

Figura 44-3 Visão subxifoide das quatro câmaras de um coração normal. Observa-se o ventrículo direito e o átrio direito no campo mais próximo e o átrio e o ventrículo esquerdo maior no campo mais afastado. Observa-se que o pericárdio ecogênico brilhante envolve o átrio direito ao redor do ápice, em relação ao átrio esquerdo.

VISÃO SUBXIFOIDE DAS QUATRO CÂMARAS

Para obter a visão subxifoide das quatro câmaras, coloca-se o transdutor na região subxifoide, direcionando o indicador para o lado esquerdo do paciente e apontando o feixe do ultrassonografia na direção do ombro esquerdo do paciente em um ângulo raso (Fig. 44-2). Essa visão permite identificar o fígado, o contorno do coração, o ventrículo direito, o ventrículo esquerdo, o átrio direito, o átrio esquerdo e o espaço pericárdico (Fig. 44-3). Para ajustar a imagem, basta inclinar, oscilar, girar ou deslizar o transdutor para alinhar o ângulo do feixe e possibilitar a visualização de todas as estruturas.

Essa é a visão das quatro câmaras cuja obtenção é mais fácil e dá uma visão geral bastante ampla. Permite avaliar a efusão pericárdica e comparar as dimensões das câmaras, além de ser a melhor visão nas ressuscitações cardiopulmonares porque não interfere nos esforços para ressuscitação do paciente, incluindo compressão do tórax, das linhas centrais e da almofada de contato de marca-passos. De maneira geral, é a visão mais fácil de ser obtida em pacientes com enfisema ou outras deformidades torácicas.

Os erros mais comuns nessa visão incluem ângulo muito inclinado do feixe do ultrassonografia e profundidade insuficiente para visualizar todo o coração. Uma sugestão para obtenção de ângulos adequados na abordagem é pegar o transdutor de cima, o que permite formar um ângulo mais raso sem que a mão do operador fique no meio do caminho. Considerando que os gases do estômago podem obscurecer essa visão, uma alternativa para melhorá-la é manter uma pressão firme sobre o transdutor ou pedir para o paciente respirar profundamente e prender a respiração. A familiaridade com as técnicas de solução de problemas aumenta a eficiência das imagens.

VISÃO SUBXIFOIDE LONGITUDINAL DA VEIA CAVA INFERIOR

Para obter a visão subxifoide longitudinal da veia cava inferior (VCI) basta colocar o transdutor na região subxifoide, apontar o indicador do transdutor na direção da cabeça do paciente e arrastá-lo no quadrante superior direito para localizar a VCI que se estende ao longo do fígado em um plano longitudinal (Fig. 44-4). Essa visão permite identificar o fígado, a junção da VCI com as veias hepáticas, a junção da VCI com o átrio direito, o átrio direito, o ventrículo direito e o espaço pericárdico (Fig. 44-5). Para ajustar a imagem, deve-se inclinar, oscilar, girar ou deslizar o transdutor para alinhar o ângulo do feixe e possibilitar a visualização de todas as estruturas. Embora a preferência dos autores seja pela visão longitudinal, a VCI poderá também ser visualizada por meio de imagens transversais.

Essa visão permite fazer avaliações não invasivas da pressão venosa central durante a respiração normal usando o diâmetro da VCI e alterações na respiração. O modo-M é bastante útil para a obtenção de diâmetros máximos e mínimos da VCI durante o ciclo respiratório (Fig. 44-6).

Um dos erros mais comuns durante a obtenção da visão subxifoide longitudinal da VCI é deixar de inclinar o transdutor para diminuir o ângulo do feixe do ultrassonografia. Durante as medições do diâmetro da VCI, é importante manter seu eixo longo perpendicular ao feixe ultrassonográfico. Além disso, pode haver confusão entre a veia cava inferior e a aorta abdominal. A VCI fica mais ao lado direito do paciente, estende-se através do fígado, possui paredes finas, geralmente apresenta variações respiratórias e penetra no átrio direito. A aorta fica mais no lado esquerdo do paciente, estende-se numa posição posterior em relação ao fígado, possui paredes ecogênicas espessas,

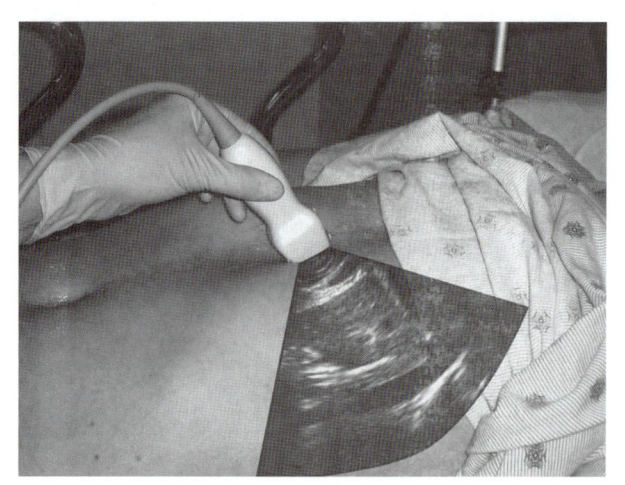

Figura 44-4 Colocação de uma sonda subxifoide na veia cava inferior. O posicionamento correto da sonda para a visão subxifoide da VCI é com o transdutor abaixo do processo xifoide no epigástrio, com angulação ligeiramente ascendente, enquanto o indicador do transdutor permanece de frente para a cabeça do paciente. Partindo dessa posição, arrasta-se o indicador lateralmente até o quadrante superior direito, até que seja possível visualizar a VCI se estender ao longo do fígado até o átrio direito. Como alternativa, pode-se obter essa visão por meio de uma visão subxifoide das quatro câmaras, mantendo o átrio direito no centro da tela e, em seguida, girando o transdutor 90° no sentido anti-horário.

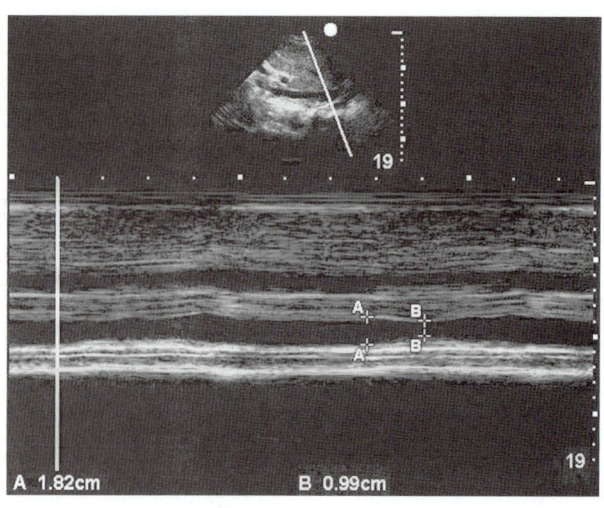

Figura 44-6 Visão do modo M (unidimensional) subxifoide da VCI mostrando o diâmetro normal da veia cava inferior (1,5 a 2,5 cm) com colapso respiratório normal (-50%).

e os vasos das artérias celíaca e mesentérica superior saem no sentido anterior.

VISÃO PARAESTERNAL DO EIXO LONGO

Para obter a visão paraesternal do eixo longo, coloca-se o transdutor perpendicular à parede do tórax, desde o quarto espaço esquerdo até o sexto espaço paraesternal, apontando o indicador na direção do ombro direito do paciente (Fig. 44-7). Essa visão permite identificar o ventrículo direito, o ventrículo esquerdo, o átrio esquerdo, a valva mitral, a valva aórtica e a aorta torácica descendente posterior ao átrio esquerdo (Fig. 44-8). Para ajustar a imagem, deve-se inclinar, oscilar, girar ou deslizar o transdutor para alinhar o ângulo do feixe e possibilitar a visualização de todas as estruturas. Posicionar o paciente em decúbito lateral esquerdo permite melhorar a qualidade da imagem.

Essa é a melhor visão para medir o diâmetro da raiz aórtica, que deve ser inferior a 3,8 cm. Para fazer estimativas Doppler do débito cardíaco, mede-se o diâmetro do trato do efluxo ventricular esquerdo (TEVE) nessa visão. Trata-se também de uma excelente visão para estimar a

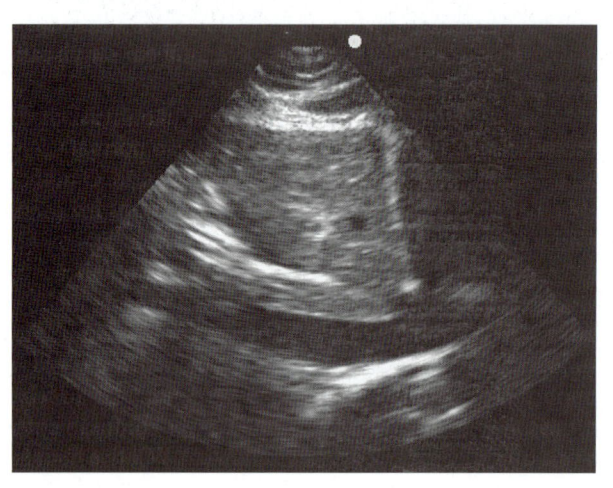

Figura 44-5 Visão subxifoide da VCI de um indivíduo saudável. Observa-se que a VCI se estende através do fígado, com paredes finas, juntando-se ao átrio direito. Dentro do fígado, observa-se o esvaziamento da veia hepática na VCI. A localização adequada para medir o diâmetro da VCI é distal a essa junção.

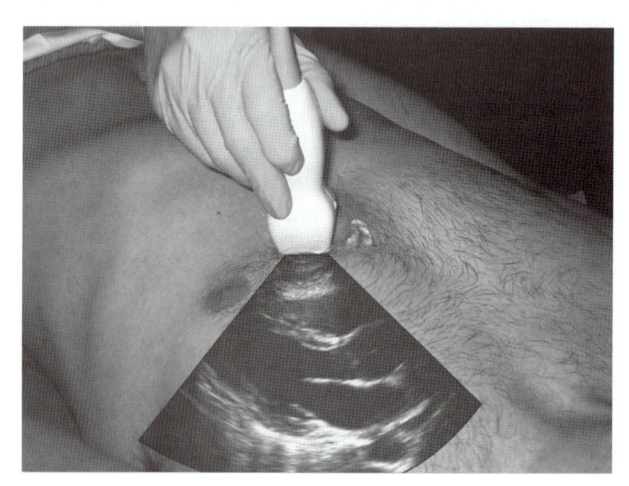

Figura 44-7 Colocação da sonda paraesternal do eixo longo. O posicionamento correto da sonda para obter a visão paraesternal do eixo longo é com o transdutor desde o quarto até o sexto espaço intercostal, imediatamente à esquerda do esterno, enquanto o indicador aponta na direção do ombro direito do paciente.

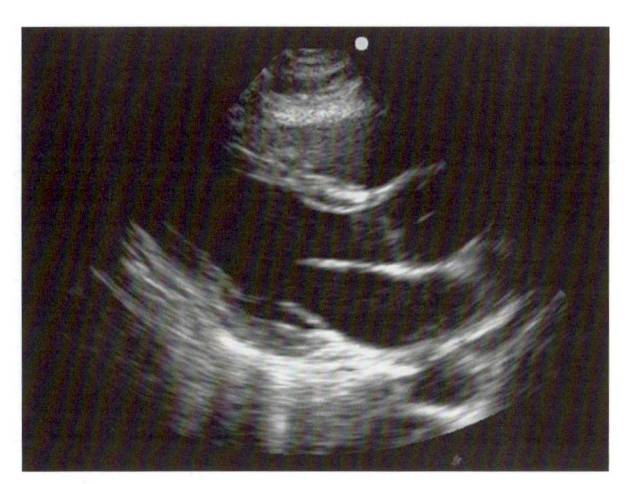

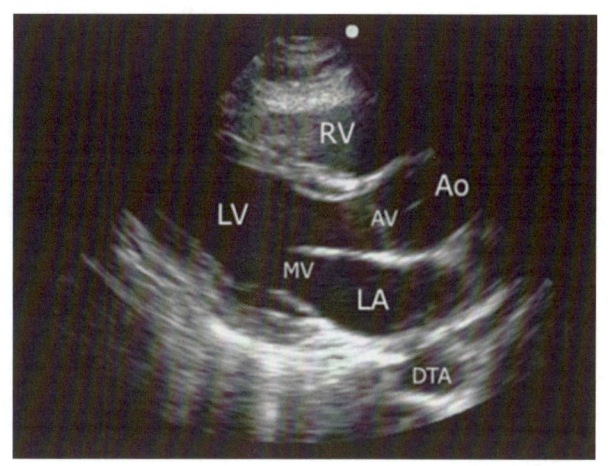

Figura 44-8 Visão paraesternal do eixo longo de um coração normal. O ventrículo direito é a câmara que se localiza na posição mais anterior, e o átrio direito não aparece na visão. A visão autêntica do eixo longo do ventrículo esquerdo mostra, simultaneamente, as valvas aórtica e mitral. A valva mitral está aberta; o coração está no meio da diástole. Observa-se a aorta descendente numa posição posterior em relação ao ventrículo esquerdo. Imediatamente anterior à aorta, o pericárdio ecogênico brilhante envolve o coração no sentido horário. LV: ventrículo esquerdo; LA: átrio esquerdo; RV: ventrículo direito; MV: valva mitral; AV: valva aórtica; AO: aorta ascendente; DTA: aorta torácica descendente.

função sistólica ventricular esquerda usando métodos qualitativos.

VISÃO PARAESTERNAL DO EIXO CURTO

Para obter a visão paraesternal do eixo curto, deve-se colocar o transdutor perpendicular à parede do tórax, desde o quarto até o sexto espaço paraesternal esquerdo, apontando o indicador na direção do ombro esquerdo do paciente (Fig. 44-9). Essa visão pode também ser obtida girando-se o transdutor 90° no sentido horário, a partir da visão paraesternal do eixo longo. Essa visão permite identificar o ventrículo direito, o ventrículo esquerdo e os músculos papilares que fazem a indentação do ventrículo esquerdo (Fig. 44-10). Os músculos papilares servem como ponto de referência para assegurar que a seção que está sendo visualizada é através do ventrículo esquerdo, e não através do átrio esquerdo ou da raiz aórtica. Para obter essa visão o operador deve inclinar ligeiramente o transdutor no sentido descendente, na direção do quadril esquerdo do paciente, ao longo do eixo longo do coração. Posicionar o paciente em decúbito lateral esquerdo melhora a qualidade da imagem.

Trata-se de uma excelente visão para estimar a função sistólica ventricular esquerda e para identificar disfunções sistólicas ventriculares esquerdas regionais.

VISÃO APICAL DAS QUATRO CÂMARAS

Para obter a visão apical das quatro câmaras, coloca-se o transdutor no ponto de impulso máximo (PIM), orientando o indicador do transdutor na direção da axila esquerda e apontando o feixe do ultrassonografia na direção do ombro direito do paciente em um ângulo raso (Fig. 44-11). Como alternativa, pode-se localizar a janela apical por intermédio do ápice do coração na visão paraesternal do eixo longo no lado esquerdo do monitor. O transdutor movimenta-se sobre o ápice em tempo real e, a seguir, gira na direção da axila esquerda do paciente, com achatamento do ângulo do feixe. Essa é a visão básica, cuja obtenção é mais desafiadora e, em geral, colocar o paciente na posição em decúbito lateral esquerdo melhora a qualidade da imagem. Essa visão permite identificar o ventrículo esquerdo, a valva mitral, o átrio esquerdo, o ventrículo direito, a valva tricúspide e o átrio direito (Fig. 44-12).

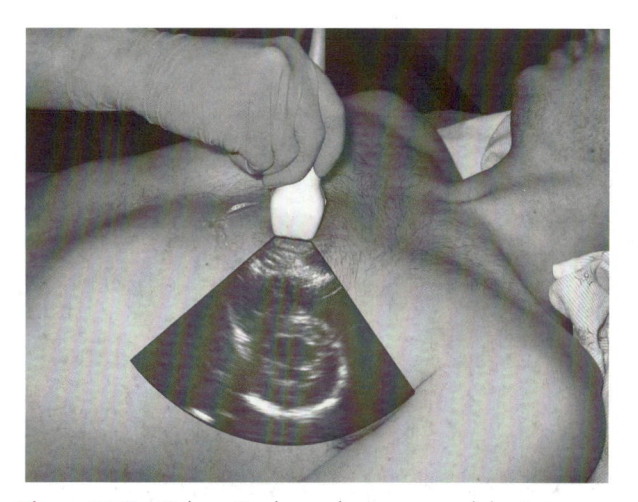

Figura 44-9 Colocação da sonda paraesternal do eixo curto. O posicionamento correto da sonda para obter a visão paraesternal do eixo curto é com o transdutor desde o quarto até o sexto espaço intercostal, imediatamente à esquerda do esterno, enquanto o indicador do transdutor aponta na direção do ombro esquerdo do paciente. Como alternativa, essa visão pode ser obtida a partir de uma visão paraesternal do eixo longo e, a seguir, girando o transdutor 90° no sentido horário.

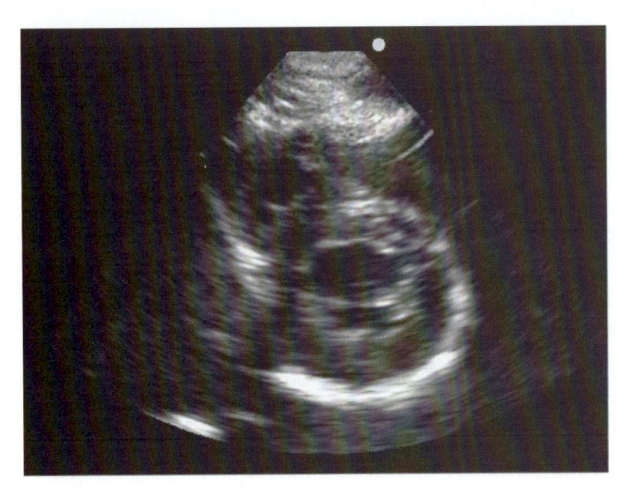

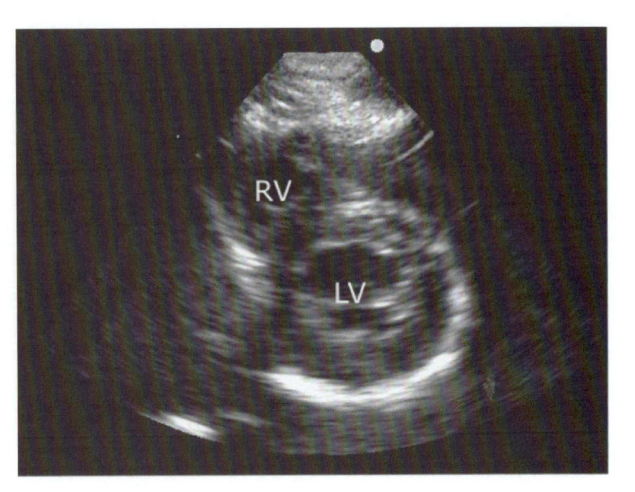

Figura 44-10 Visão paraesternal do eixo curto no nível dos músculos papilares de um coração normal. Essa visão marca a porção do ventrículo esquerdo imediatamente distal em relação à valva mitral, que é onde se faz a avaliação da função ventricular esquerda. Essa visão também é excelente para identificar anormalidades motoras na parede regional. LV: ventrículo esquerdo; RV: ventrículo direito.

Essa é a melhor visão para avaliar a doença valvar e comparar as dimensões relativas dos ventrículos direito e esquerdo. A proporção normal entre o ventrículo direito e o esquerdo é inferior a 0,6 por 1 e pode ser medida por meio dos folhetos valvares. Uma boa regra empírica para fazer inspeções qualitativas é que a imagem deve ser composta "1/3 por ventrículo direito e 2/3 por ventrículo esquerdo". Essa visão também é excelente para fazer verificações Doppler nas velocidades de influxo e de efluxo em aplicações ecocardiográficas avançadas.

▶ TREINAMENTO

Um estudo prospectivo mostrou que um curso de treinamento focado de seis horas aprimorou de forma significativa os conhecimentos teóricos e práticos de residentes em medicina de emergência sobre ecocardiografia à beira do leito.[4] Esse estudo reuniu 21 residentes em medicina de emergência que haviam feito um curso didático de 5 horas e 1 hora de instruções práticas sobre ecocardiografia. Os residentes fizeram testes pré e pós-exposição de seus conhecimentos teóricos e práticos. A pontuação prática aumentou significativamente de 56 para 94%, e a pontuação teórica, de 54 para 76%. Esse estudo concluiu que o aprendizado e a aplicação das habilidades necessárias para a execução de uma ecocardiografia competente à beira do leito dos pacientes são processos rápidos.

As orientações atuais da ACEP recomendam a realização de pelo menos 25 exames monitorados antes da aplicação de ecocardiografia à beira do leito, sejam quais forem as decisões que tenham sido tomadas para tratamento do paciente.[3] Uma das exceções a essa regra são os casos em que a postergação do tratamento ou a necessidade de intervenções adicionais para obtenção de algum padrão de referência possa prejudicar o paciente.

▶ CENÁRIOS CLÍNICOS

ECOCARDIOGRAFIA EM PARADAS CARDÍACAS

A ecocardiografia é um excelente adjuvante no contexto de paradas cardíacas. Ela permite diferenciar contrações cardíacas organizadas e agonais de paradas cardíacas, além de gerar informações diagnósticas. Além disso, a ecocardiografia possibilita obter diagnósticos rápidos e fazer o tratamento de causas reversíveis de parada cardíaca, como hipovolemia, tamponamento, disfunção ventricular esquerda secundária a infarto do miocárdio e esforço cardíaco agudo no lado direito provocado por embolia pulmonar.

Há uma forte associação entre coração parado na ecocardiografia e mortalidade. Um estudo observacional

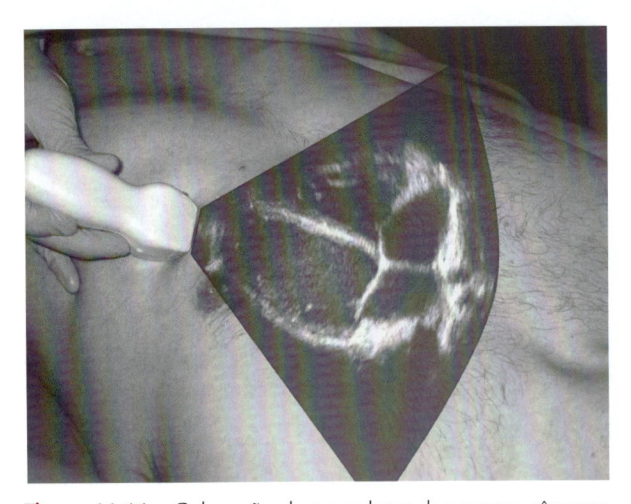

Figura 44-11 Colocação do transdutor das quatro câmaras. O posicionamento correto do transdutor das quatro câmaras é com a sonda sobrepondo-se ao PIM, orientando-a num ângulo raso na direção do ombro direito e apontando o indicador do transdutor na direção da axila esquerda do paciente.

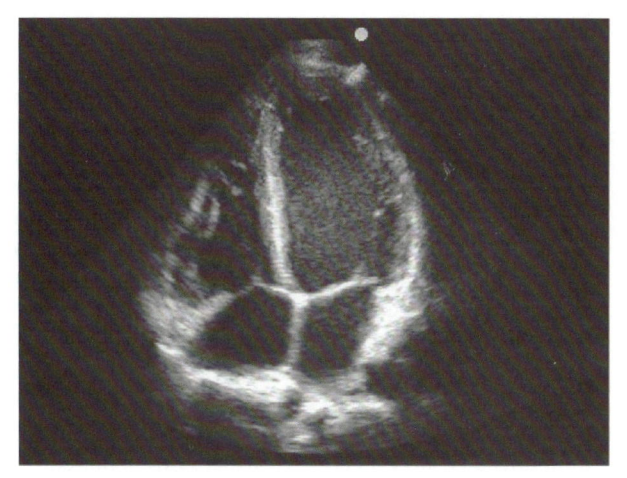

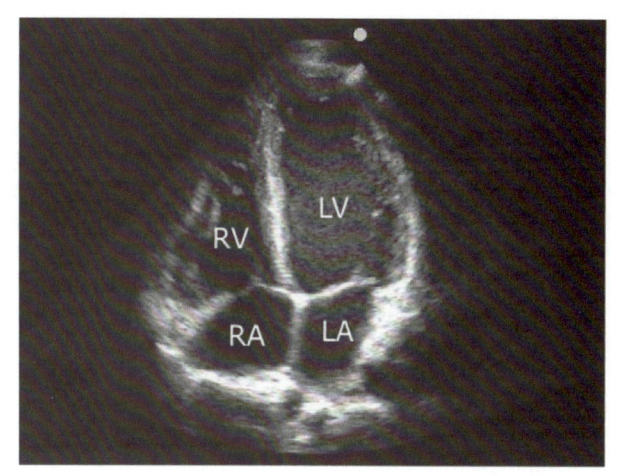

Figura 44-12 Visão apical das quatro câmaras de um coração normal. Observa-se que a proporção normal entre as dimensões ventriculares direita e esquerda é menor que 0,6 por 1. RV: ventrículo direito; RA: átrio direito; LV: ventrículo esquerdo; LA: átrio esquerdo.

prospectivo reuniu 169 pacientes em estado de parada cardíaca.[5] Todos os 136 pacientes com o coração parado no ecocardiograma inicial à beira do leito morreram. Outro estudo observacional prospectivo envolvendo 70 pacientes em estado de parada cardíaca apresentou um índice de mortalidade de 100%.[6] Um estudo observacional prospectivo adicional de pacientes em parada cardíaca agrupou 20 indivíduos e concluiu que a mortalidade de pacientes com o coração parado na ecocardiografia era de 100%.[7] Se forem replicados em estudos mais amplos, esses resultados envolvem a utilização de uma força de trabalho e de recursos hospitalares substanciais, que poderão ser economizados com uso da ecocardiografia para identificar corações parados durante as tentativas de ressuscitação cardiopulmonar. No momento em que este capítulo estava sendo preparado, havia um estudo prospectivo multicêntricos em curso com a finalidade de confirmar essas descobertas com força suficiente.

Um coração parado demonstra um prognóstico grave e pode ser considerado um marco para o término dos esforços de ressuscitação em certos contextos. Observam-se claramente os reflexos individuais do movimento lento de eritrócitos ou a coagulação do sangue no coração, o que, na realidade, é uma descoberta tardia (Fig. 44-13).

A presença de atividade cardíaca em qualquer ponto do esforço de ressuscitação está fortemente associada à sobrevivência no momento da admissão hospitalar. Em um estudo observacional prospectivo realizado com 102 pacientes em parada cardíaca, os indivíduos com atividade cardíaca em qualquer ponto da ressuscitação sobreviveram em frequências muito mais elevadas, 27% *versus* 3%.[8] Um estudo parecido mostrou que 12 entre 18 pacientes (67%) com AESP e contrações cardíacas sobreviveram à admissão hospitalar.[5] Um terceiro estudo mostrou que 8 entre 11 pacientes (73%) com AESP e contrações cardíacas sobreviveram à admissão hospitalar.[6]

Qualquer movimento cardíaco que corresponder a impulsos elétricos deve ser considerado atividade cardíaca, o que justifica prosseguir com tentativas agressivas de ressuscitação. A presença de atividade cardíaca é uma preditora do retorno da circulação espontânea.

Outro benefício da ultrassonografia à beira do leito durante paradas cardíacas é a capacidade de identificar causas reversíveis, como tamponamento pericárdico. Em um estudo observacional prospectivo com pacientes em parada cardíaca envolvendo 20 indivíduos, os autores demonstraram a presença de efusões pericárdicas em 8 entre 12 pacientes com movimentos cardíacos, incluindo três casos de tamponamento.[7] A descoberta de causas tratáveis de parada cardíaca, como grandes efusões pericárdicas, deve sugerir tratamento definitivo imediato. Nesse caso, a pericardiocentese é a melhor indicação, preferencialmente

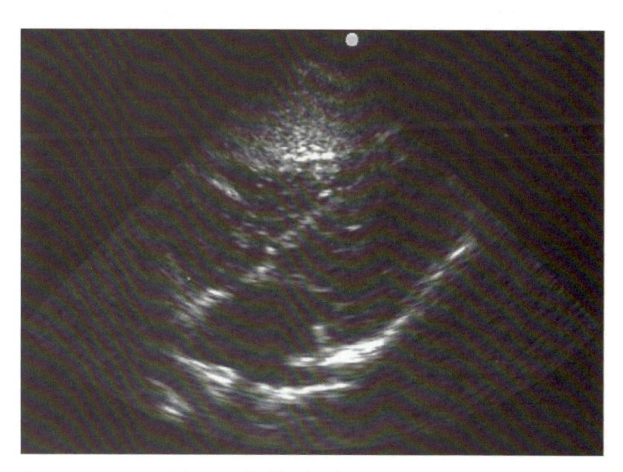

Figura 44-13 Visão subxifoide das quatro câmaras mostrando uma parada cardíaca com ausência de contração cardíaca e reflexo característico de movimento em espiral; observam-se os refletores dos eritrócitos de movimento lento dentro do ventrículo e átrio direitos.

com orientação de ultrassonografia. As descobertas sobre a fisiologia do tamponamento são discutidas mais adiante neste capítulo.

Conforme mencionado anteriormente, a visão subxifoide das quatro câmaras é excelente durante as paradas cardíacas. Esse tipo de visão não interfere nas compressões torácicas ou em outros esforços de ressuscitação e gera uma excelente visão global do coração. Com auxílio da janela, é possível fazer avaliações rápidas do coração para verificar a presença de contrações cardíacas, efusão pericárdica e tamponamento, função ventricular esquerda, assim como as dimensões do ventrículo direito para detectar dilatação ventricular direita em suspeita de embolia pulmonar ou de achatamento no ventrículo direito em suspeita de hipovolemia. A utilização do eixo longo paraesternal é uma alternativa. A geração de imagens deve ocorrer durante as verificações do pulso, para minimizar a incidência de interrupções nas ressuscitações cardiopulmonares.

ECOCARDIOGRAFIA PARA IDENTIFICAR EFUSÃO PERICÁRDICA E A FISIOLOGIA DOS TAMPONAMENTOS

A ecocardiografia à beira do leito dá aos médicos emergencistas condições para identificar, com rapidez e precisão, efusões pericárdicas e a fisiologia dos tamponamentos.

Vários estudos mostraram que os médicos emergencistas podem identificar com exatidão efusões pericárdicas e a fisiologia dos tamponamentos. Um estudo observacional prospectivo agrupou 515 pacientes com risco elevado de efusão pericárdica e encontrou 103 casos positivos.[9] Todos os estudos foram realizados e interpretados por médicos emergencistas e subsequentemente revisados por um cardiologista. A sensibilidade e a especificidade da ecocardiografia à beira do leito feita por médicos emergencistas para efusão pericárdica foram de 96 e 98%, respectivamente. Outro estudo mostrou que a ecocardiografia feita por médicos emergencistas para excluir efusão pericárdica pode ser benéfica em pacientes com novo início inexplicável de dispneia.[10] Esse estudo observacional prospectivo formou um grupo de 103 pacientes com novo início inexplicável de dispneia causado por doença pulmonar, infecciosa, hematológica, traumática, cardiovascular ou neuromuscular, depois da avaliação do serviço de emergência. Quatorze entre os 103 pacientes apresentaram efusões, sendo que quatro foram classificadas como de grande porte.

Comprovadamente, a ecocardiografia diminui o tempo para obtenção do diagnóstico e reduz a mortalidade em casos de traumatismo torácico penetrante. Em um estudo retrospectivo, os autores fizeram a revisão das fichas médicas de 49 pacientes que haviam sofrido lesão cardíaca penetrante.[11] A sobrevivência foi de 100% no grupo de ecocardiografia, em comparação com 57% no grupo que não fez ecocardiografia. O tempo médio para confirmação do diagnóstico e disponibilização para intervenção cirúrgica foi significativamente mais curto, sendo 15 minutos para o grupo de ecocardiografia *versus* 42 minutos para grupo que não fez ecocardiografia. Um estudo multicentro prospectivo selecionou 261 pacientes; 29 casos positivos foram confirmados na sala cirúrgica.[12] A ecocardiografia à beira do leito apresentou uma sensibilidade de 100% e uma especificidade de 97% para o diagnóstico de hemopericárdio, sendo que, nos casos positivos, o tempo médio desde a chegada no serviço de emergência até a intervenção cirúrgica foi de 12 minutos. Levando em consideração as excelentes características do teste e a economia de tempo, os autores recomendaram a ecocardiografia à beira do leito como a modalidade diagnóstica inicial de escolha em casos de traumatismo torácico penetrante.

As efusões pericárdicas surgem como coleções de líquido anecoico no espaço pericárdico. Em geral, embora tenham a forma de circunferência, as efusões podem ser loculadas em pacientes na fase pós-operatória ou em pacientes portadores de condições inflamatórias. Possivelmente, esses casos apresentem alguns ecos dentro da efusão. Essencialmente, a ausência de efusão pericárdica exclui o tamponamento como causa de hipotensão.

As efusões pericárdicas possuem várias dimensões. As pequenas efusões são observadas apenas na porção dependente do pericárdio e, em geral, medem menos de 5 mm. As efusões pericárdicas moderadas normalmente têm a forma de circunferência e medem entre 5 e 10 mm. As grandes efusões pericárdicas são circunferenciais e medem mais de 10 mm. É possível observar a oscilação do coração dentro do saco pericárdico e, com frequência, ela se manifesta como alternância elétrica nos eletrocardiogramas (Figs. 44-14 a 44-18).

Há algumas dificuldades para diagnosticar efusões pericárdicas. O perigo latente mais comum é confundir coxins adiposos normais ou efusões pleurais com efusões pericárdicas. Essas dificuldades podem ser evitadas em varreduras cuidadosas observando o coração em várias visões e identificando pontos de referência importantes.

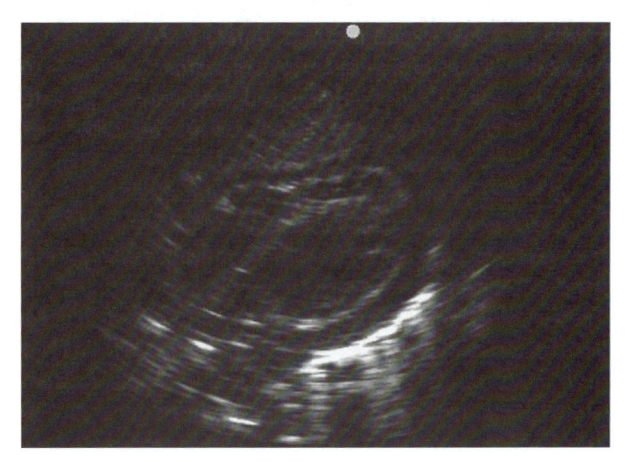

Figura 44-14 Visão subxifoide das quatro câmaras mostrando uma efusão pericárdica moderada com uma faixa de líquido anecoico circunferencial circundando o coração.

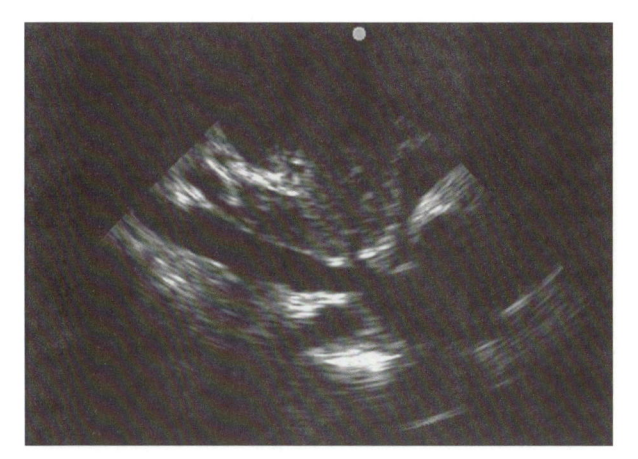

Figura 44-15 Visão subxifoide da veia cava inferior (VCI) mostrando uma grande efusão pericárdica entre o fígado e o ventrículo direito. Nesse caso, o diâmetro da VCI e as alterações respiratórias são normais, sem evidências de fisiologia de tamponamento.

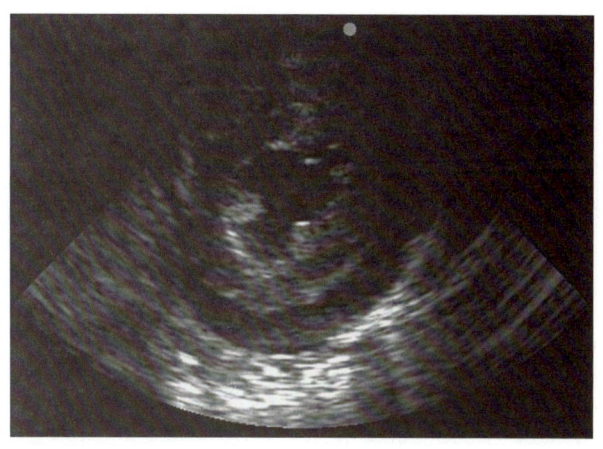

Figura 44-17 Visão paraesternal do eixo curto do ventrículo esquerdo, no nível dos músculos papilares, mostrando uma grande efusão pericárdica com uma faixa de líquido anecoico de forma circunferencial ao redor do coração.

Com frequência, os coxins adiposos pericárdicos têm aparência semelhante à de efusões (Fig. 44-19). Normalmente, os coxins adiposos localizam-se apenas em uma posição anterior, possuem ecos internos e acompanham os movimentos do coração. O uso de várias visões permite que o usuário faça a distinção entre coxim adiposo anatômico e efusão pericárdica anormal.

De maneira geral, as efusões pleurais no lado esquerdo confundem-se com efusões pericárdicas. Frequentemente, as efusões pericárdicas têm a forma de uma circunferência, ao passo que as efusões pleurais são observadas somente em uma posição posterior em relação ao coração. As marcas de referência principais para fazer a distinção entre líquido pericárdico e líquido pleural são o átrio esquerdo e a aorta torácica descendente na visão paraesternal do eixo longo. O líquido pericárdico surge entre o átrio esquerdo e a aorta descendente, enquanto a efusão pleural se localiza em uma posição posterior em relação à aorta descendente (Fig. 44-20).

Logo após a identificação de uma efusão pericárdica, o tamponamento é uma das hipóteses a se considerar. O tamponamento é um diagnóstico tempo-crítico de hipoperfusão no contexto de uma efusão pericárdica. O aumento na pressão sobre pericárdios não distensíveis limita o enchimento ventricular direito e o retorno venoso, provocando colapso circulatório. O diagnóstico de tamponamento é muito difícil se tiver base apenas em descobertas clínicas. Uma série recente de casos mostrou que, com frequência, o tamponamento pericárdico apresenta-se sem as descobertas clássicas da tríade de Beck e simula processos mais comuns de doença.[13]

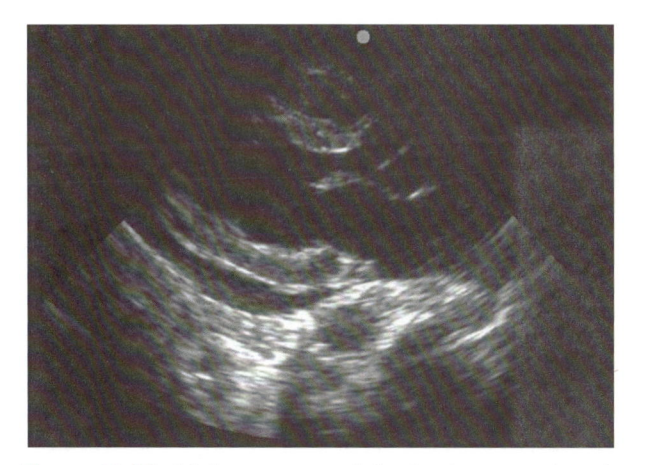

Figura 44-16 Visão paraesternal do eixo longo mostrando uma efusão pericárdica de dimensões moderadas, com uma faixa de líquido anecoico que se localiza em uma posição posterior em relação ao miocárdio e anterior em relação à aorta descendente.

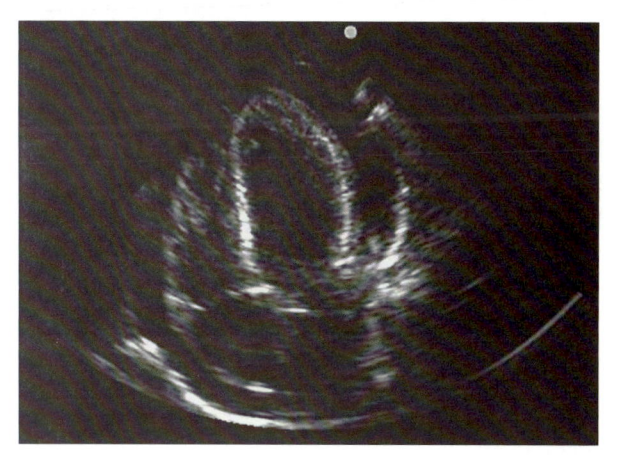

Figura 44-18 Visão apical das quatro câmaras mostrando uma grande efusão pericárdica, com uma faixa de líquido anecoico de forma circunferencial ao redor do coração. Observa-se que não há evidências de colapso do átrio direito ou do ventrículo direito, o que exclui fisiologia de tamponamento.

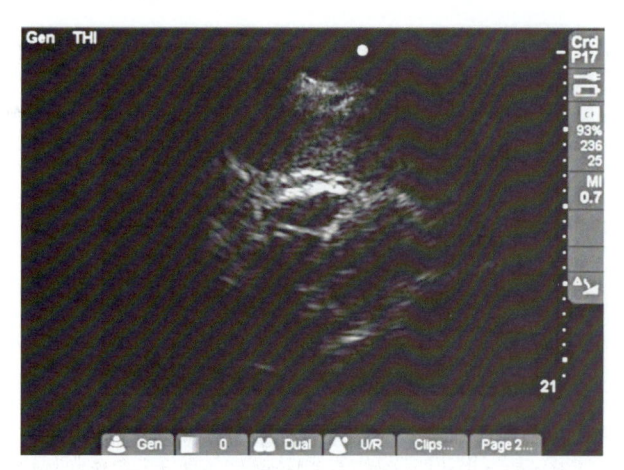

Figura 44-19 Visão subxifoide das quatro câmaras mostrando um coxim adiposo pericárdico de pequenas proporções numa posição anterior entre o fígado e o ventrículo direito. Observam-se os ecos internos e a ausência de qualquer coleção posterior ao ventrículo esquerdo. Observa-se, em tempo real, um coxim adiposo alongando-se e movimentando-se com o coração.

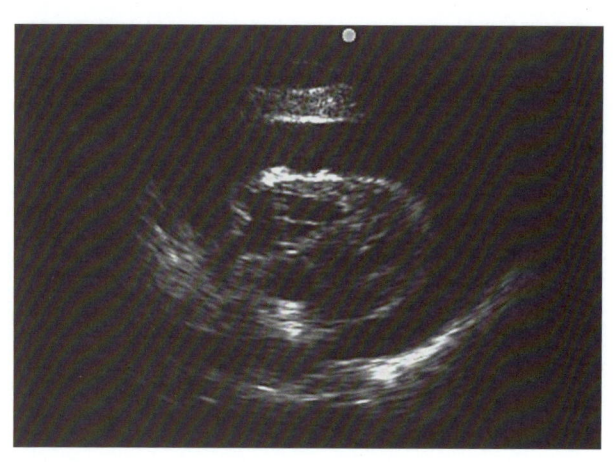

Figura 44-21 Visão subxifoide das quatro câmaras mostrando colapso do átrio direito. Observa-se uma grande efusão pericárdica que circunda todo o coração. A pressão pericárdica elevada está provocando o colapso do átrio direito na fase final da diástole, o que é consistente com a fisiologia do tamponamento.

A ecocardiografia qualitativa mostra evidências da fisiologia do tamponamento. As descobertas consistentes com a fisiologia do tamponamento incluem colapso diastólico precoce do ventrículo direito, colapso diastólico tardio do átrio direito e dilatação da veia cava inferior com perda da variação respiratória normal (Figs. 44-21 a 44-24).

A ecocardiografia Doppler facilita o diagnóstico de tamponamento no contexto de efusões pericárdicas. A fase respiratória influencia o enchimento cardíaco normal, reduzindo o processo de enchimento na inspiração devido à pressão intratorácica negativa. Esse fenômeno resulta na presença de pulso paradoxal. Nos casos de tamponamento, as alterações no enchimento podem ser demonstradas utilizando-se a interrogação espectral Doppler de onda pulsada das velocidades de influxo mitral. A visão apical das quatro câmaras é a melhor forma de mostrar essa situação. Para obter essas informações, coloca-se o portão eletrônico do Doppler espectral de onda pulsada no ventrículo esquerdo para medir a velocidade de influxo mitral. A velocidade da onda E normal (início da diástole) diminui com a inspiração, embora, comumente, seja menos de 10 a 15%. Com tamponamento, a restrição ao influxo ventricular esquerdo é ainda maior, levando a uma redução inspiratória exagerada, acima de 25%, na velocidade máxima da onda E (Fig. 44-25).[14]

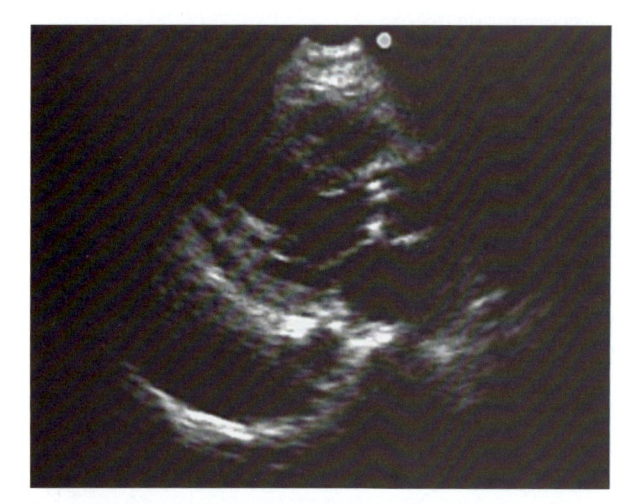

Figura 44-20 Visão paraesternal do eixo longo mostrando uma grande efusão pleural com uma faixa de líquido anecoico numa posição posterior em relação ao ventrículo esquerdo e à aorta descendente. A comparação entre essa imagem com a da Figura 44-16 permite verificar a diferença entre as localizações de uma efusão pericárdica e de uma efusão pleural.

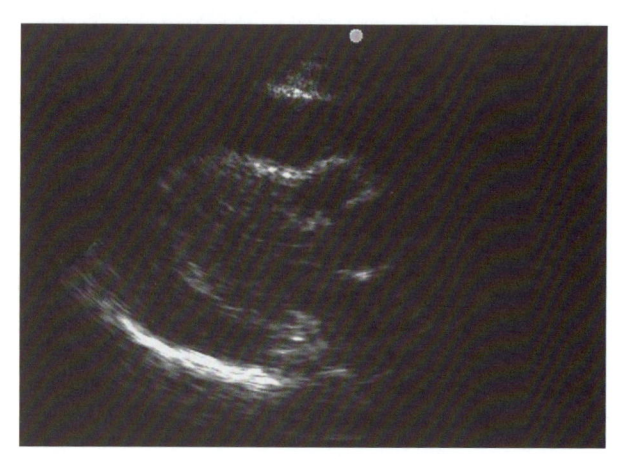

Figura 44-22 Visão paraesternal do eixo longo mostrando colapso ventricular direito. Observa-se uma grande efusão pericárdica circundando o coração. A pressão pericárdica elevada está provocando o colapso ventricular direito logo no início da diástole, o que é consistente com a fisiologia do tamponamento.

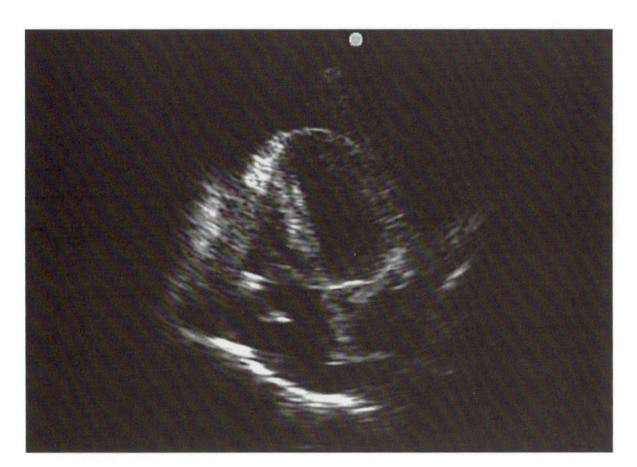

Figura 44-23 Visão apical das quatro câmaras mostrando colapso atrial direito. Pode-se observar uma grande efusão pericárdica circundando todo o coração. A pressão pericárdica elevada está provocando colapso atrial direito no final da diástole, o que é consistente com a fisiologia do tamponamento.

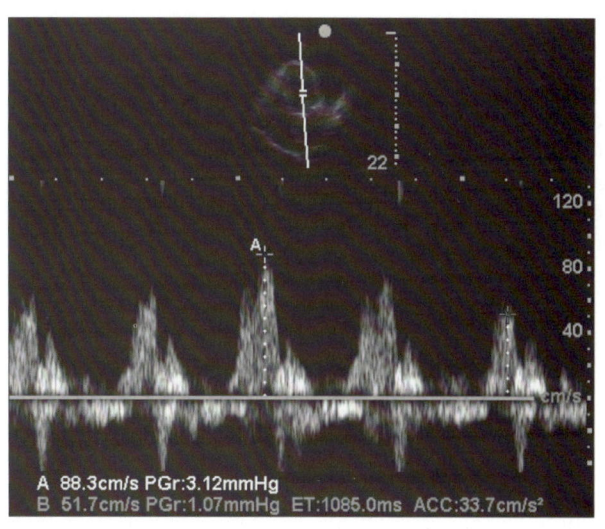

Figura 44-25 Visão apical das quatro câmaras com efusão, redução Doppler > 25% no influxo mitral. A forma de onda Doppler da velocidade do influxo mitral foi obtida a partir de uma visão apical das quatro câmaras com o portão Doppler no ventrículo esquerdo, além dos folhetos da valva mitral. A velocidade máxima de influxo da onda E (enchimento ventricular passivo) é medida durante a expiração (A) e a inspiração (B), diminuindo em mais de 25% com a inspiração e indicando a presença de fisiologia de tamponamento.

Um estudo observacional prospectivo realizado com 56 pacientes consecutivos com efusão pericárdica comparou descobertas qualitativas com descobertas Doppler de tamponamento.[15] Descobriu-se que 16 pacientes tinham tamponamento e tiveram que fazer drenagem. Uma redução de 22% na velocidade máxima de influxo mitral durante a inspiração apresentou sensibilidades e especificidades de 77 e 80%, respectivamente. O colapso ventricular direito mostrou desempenho semelhante com sensibilidades e especificidades de 75 e 85%, respectivamente.

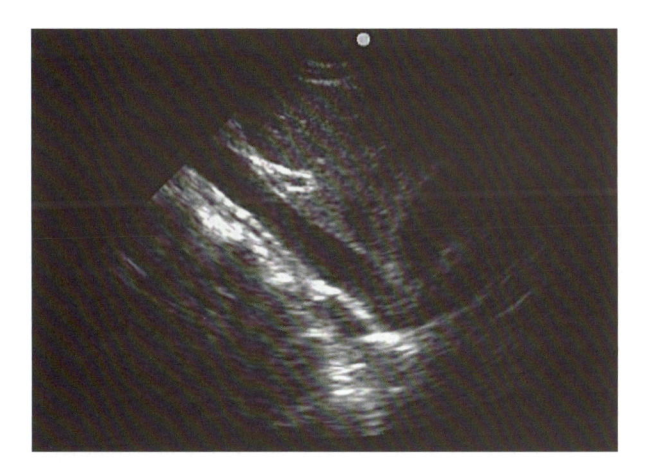

Figura 44-24 Visão subxifoide da veia cava inferior (VCI) com efusão, dilatação da VCI e ausência de variação respiratória. Observa-se a VCI dilatada estendendo-se através do fígado e juntando-se ao átrio direito. No caso de tamponamento, as pressões de enchimento do átrio direito são elevadas, aumentando o diâmetro da VCI e diminuindo a variação respiratória.

ECOCARDIOGRAFIA PARA ESTIMAR A FUNÇÃO SISTÓLICA VENTRICULAR ESQUERDA

Os médicos emergencistas conseguem estimar com precisão a função sistólica ventricular esquerda com auxílio da ecocardiografia à beira do leito. Os métodos qualitativos e quantitativos estão sujeitos à revisão. Os métodos qualitativos simples são rápidos, de aprendizado fácil e correlacionam-se com precisão aos métodos quantitativos.

Vários estudos mostraram que os médicos emergencistas são capazes de estimar com precisão a função sistólica ventricular esquerda. Um estudo observacional prospectivo formou um grupo com uma amostragem de conveniência de 51 pacientes com hipotensão sintomática.[16] Os pacientes fizeram ecocardiografia à beira do leito com médicos emergencistas e foram classificados com fração de ejeção normal, deprimida ou gravemente deprimida. A interpretação dessas imagens por um cardiologista serviu de padrão-ouro, enquanto um segundo cardiologista fez a revisão dos estudos para determinar a confiabilidade intraobservadores entre os cardiologistas. O coeficiente de correlação de Pierson entre os médicos emergencistas e o cardiologista foi de 0,86, em comparação com 0,84 entre os cardiologistas. A classificação da fração de ejeção entre os médicos emergencistas e a cardiologia mostrou um κ ponderado de 0,61, revelando um consenso substancial. Outro estudo observacional prospectivo agrupou 115 pacientes. Os médicos emergencistas fizeram a ecocardiografia à beira do leito e classificaram a fração de ejeção como fraca, moderada e normal.[17] O departamento de cardiologia fez e interpretou um ecocardiograma amplo, que serviu como padrão-ouro. Os resultados revelaram um coeficiente de correlação de Pierce de 0,71, com uma concordância global de 80%. A concordância maior foi encontrada na categoria normal (92,4%), seguida pela categoria fraca (70,4%). O desempenho geral dos médicos emergencistas é satisfatório quando classificam as ejeções, porém é melhor nos casos em que a fração de ejeção for claramente normal ou fraca, representando demonstrações mais relevantes sob o ponto de vista clínico. Outro estudo demonstrou que os intensivistas têm condições de classificar a função ventricular esquerda de forma adequada em pacientes gravemente enfermos.[18] Esse estudo observacional prospectivo selecionou 44 pacientes cujas ecocardiografias haviam sido feitas por intensivistas, acompanhadas pelo serviço de emergência, que foram utilizadas como padrão-ouro. Os intensivistas classificaram a função ventricular esquerda como grosseiramente normal ou anormal, com excelente concordância e κ de 0,72. Os intensivistas classificaram também corretamente a fração de ejeção em uma das três categorias (normal, leve a moderadamente deprimida, gravemente deprimida) em 36 entre 44 pacientes com um κ de 0,68.

Outro estudo mostrou que os médicos emergencistas preferem a visão paraesternal do eixo longo entre todas as outras visões cardíacas que foram estudadas, com exceção da visão paraestenal do eixo curto.[19] Esse estudo observacional prospectivo agrupou 70 pacientes em uma unidade de tratamento cirúrgico intensivo, onde foram obtidas as seguintes visões: paraesternal do eixo longo, paraesternal do eixo curto, subxifoide das quatro câmaras, subxifoide do eixo curto e apical das quatro câmaras. Os ultrassonografistas classificaram sua preferência para cada janela obtida em uma escala de 5 pontos de Likert. A visão paraesternal do eixo longo foi a preferida entre todas as outras visões (p < 0,05), com exceção da visão paraesternal do eixo curto (p = 0,23). Considerando que o tempo necessário para a conclusão de um estudo é um fator importante para a avaliação de indivíduos gravemente enfermos, esse fato deve ser levado em conta ao selecionar a visão inicial para determinar a função ventricular esquerda nessa população de pacientes.

Estimativa qualitativa da função sistólica ventricular esquerda

Estimativas qualitativas da função sistólica ventricular esquerda podem ser feitas pela análise do diâmetro ventricular esquerdo no final da diástole, pela alteração no diâmetro ventricular esquerdo durante a sístole, pela alteração na espessura das paredes do ventrículo esquerdo durante a sístole e pela frequência e força do movimento valvar. Mais adiante, será abordado cada um desses critérios com detalhes.

De maneira geral, o diâmetro ventricular esquerdo normal no final da diástole é inferior a 5 cm. Diâmetros VE no final da diástole acima de 6 cm são consistentes com miocardiopatia dilatada. Além disso, esses diâmetros indicam a presença de pressão diastólica ventricular esquerda elevada e compressão ventricular esquerda diminuída (Fig. 44-26).

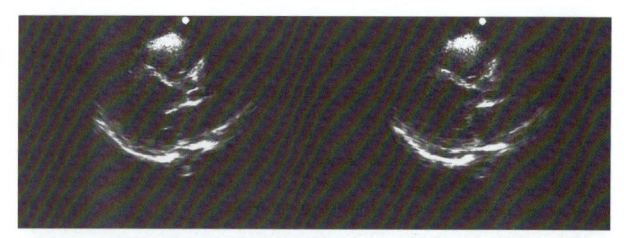

Figura 44-26 Visão paraesternal do eixo longo, ventrículo esquerdo dilatado, fração de ejeção fraca. Visão paraesternal do eixo longo durante (a) diástole e (b) sístole, mostrando uma redução grave na função sistólica ventricular esquerda. Observa-se a dilatação do ventrículo esquerdo, excursão incompleta do folheto da valva mitral anterior durante a diástole, alteração mínima no diâmetro ventricular esquerdo entre a diástole e a sístole e pequeno espessamento na parede ventricular durante a sístole.

Observa-se uma alteração de aproximadamente 40% no diâmetro do ventrículo esquerdo, desde o final da diástole até o final da sístole (Fig. 44-27). Essa alteração pode ser observada com maior precisão com auxílio do modo M (Fig. 44-28). Durante a sístole, ocorre um espessamento de cerca de 40% nas paredes do ventrículo esquerdo. Esse espessamento pode também ser verificado e medido mais precisamente utilizando-se o modo M (Figs. 44-28 a 44-31).

A frequência e a força do movimento valvar também ajudam a estimar a função sistólica do ventrículo esquerdo. A visão paraesternal do eixo longo, mantendo-se a visualização das valvas mitral e aórtica, é ideal para avaliar a frequência e a força da abertura valvar. No início da diástole a pressão ventricular esquerda é baixa e a valva mitral deve ser aberta amplamente e com rapidez, com o folheto anterior quase tocando o septo intraventricular (Fig. 44-32). A distância entre o folheto da VM anterior e o septo no ponto mais próximo é conhecida como separação septal do ponto E (SSPE). Se as pressões VE permanecerem elevadas, com funcionamento precário do ventrículo esquerdo, a valva mitral abre mais lentamente e a abertura

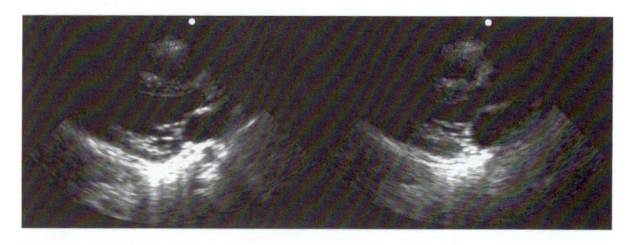

Figura 44-27 Visão paraesternal do eixo longo, ventrículo esquerdo normal, fração de ejeção normal. Visão paraesternal do eixo longo durante (a) final da diástole e (b) final da sístole, mostrando uma função sistólica ventricular esquerda satisfatória. Observa-se que as dimensões da cavidade ventricular são normais, que há uma alteração no diâmetro ventricular esquerdo e um espessamento nos músculos da parede ventricular esquerda.

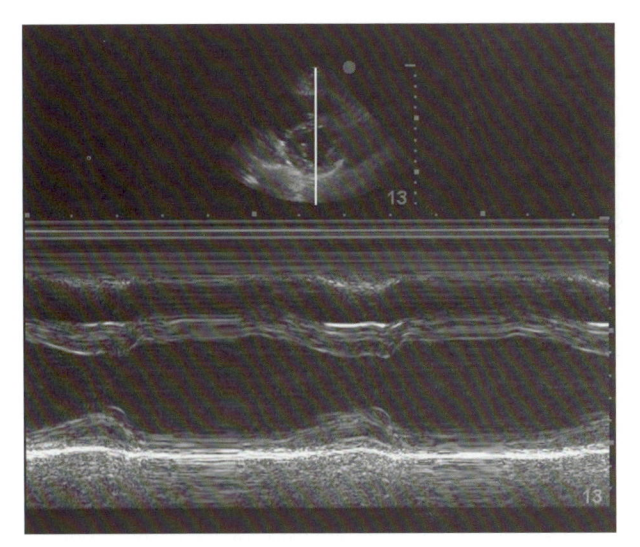

Figura 44-28 Visão paraesternal do eixo curto, fração de ejeção normal, modo M. Visão paraesternal do modo M do eixo curto no nível dos músculos papilares, com o marcador do modo M dividindo o ventrículo esquerdo em duas partes iguais. Observa-se uma redução no diâmetro do ventrículo esquerdo de -40%, desde o final da diástole até o final da sístole, bem como um espessasmento normal da parede ventricular durante a sístole.

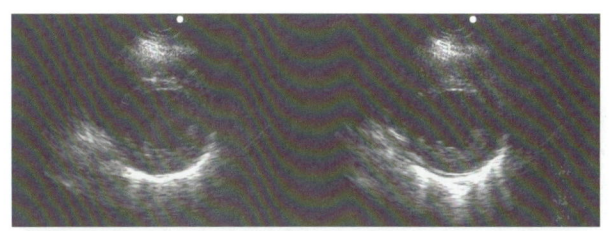

Figura 44-30 Visão paraesternal do eixo curto, ventrículo esquerdo dilatado, pequena fração de ejeção. Visão paraesternal do eixo curto no nível dos músculos papilares mostrando que a função sistólica ventricular esquerda é inadequada. Observa-se que não há quase nenhuma alteração nas dimensões da cavidade ventricular esquerda ou na espessura da parede muscular desde (a) o final da diástole até (b) o final da sístole.

não é muito ampla (Fig. 44-33). O modo M é uma das técnicas utilizadas para avaliar a valva mitral e descrever sua abertura com precisão (Figs. 44-34 e 44-35).

Estimativa quantitativa da função sistólica ventricular esquerda

Existem vários métodos para fazer medições quantitativas da função sistólica ventricular esquerda. O uso desses métodos pode consumir uma quantidade excessiva de tempo. Além disso, comprovadamente, as estimativas qualitativas feitas por ultrassonografistas experimentados são tão precisas quanto as estimativas quantitativas.

Com auxílio das medições do ventrículo esquerdo, obtidas durante as avaliações do encurtamento fracional, é possível estimar a fração de ejeção. O encurtamento fracional é calculado com base na seguinte fórmula: (diâmetro do VE no final da diástole – diâmetro do VE no final da sístole) / (diâmetro do VE no final da diástole). A faixa normal do encurtamento fracional varia de 30 a 45%. Com auxílio do modo M, usando a visão paraesternal do eixo longo ou do eixo curto, é possível medir o encurtamento fracional com bastante acurácia. A maior parte dos sistemas ultrassonográficos, equipados com pacotes que incluem calculadoras internas, consegue calcular o encurtamento fracional a partir de medições no ventrículo esquerdo. O encurtamento fracional pode ser utilizado para calcular a fração de ejeção medida (Fig. 44-36). O cálculo da fração de ejeção (FE) é feito a partir do encurtamento

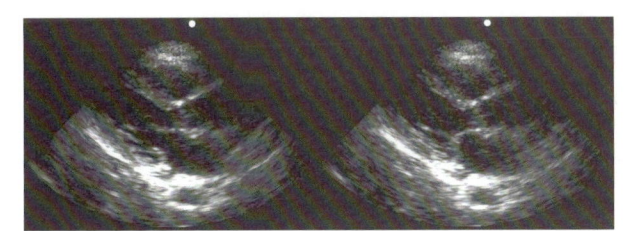

Figura 44-29 Visão paraesternal do eixo longo, fração de ejeção deprimida. Visão paraesternal do eixo longo durante (a) diástole e (b) sístole, demonstrando uma redução moderada na função ventricular. Observa-se a excursão incompleta do folheto da valva mitral anterior durante a diástole, uma redução de menos de 40% no diâmetro ventricular esquerdo durante a sístole e um pequeno espessamento na parede ventricular durante a sístole.

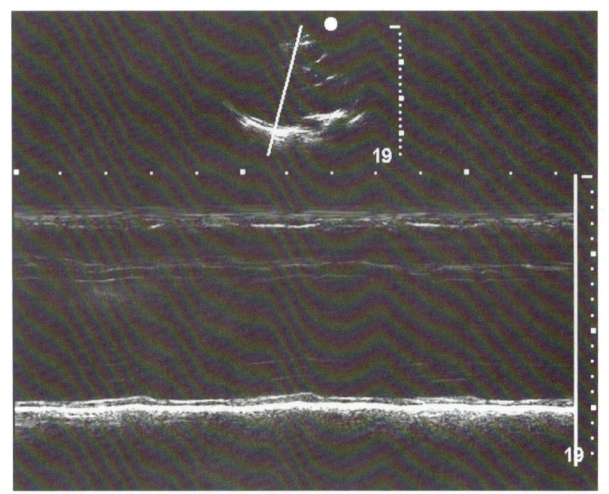

Figura 44-31 Visão paraesternal do eixo longo no modo M curto, pequena fração de ejeção. Visão paraesternal do eixo longo no nível dos músculos papilares com modo M e marcador dividindo o ventrículo esquerdo em duas partes iguais. Observa-se uma redução grave na função sistólica ventricular esquerda evidenciada pela dilatação do VE, alteração mínima no diâmetro do VE e um pequeno espessamento na parede ventricular durante a sístole.

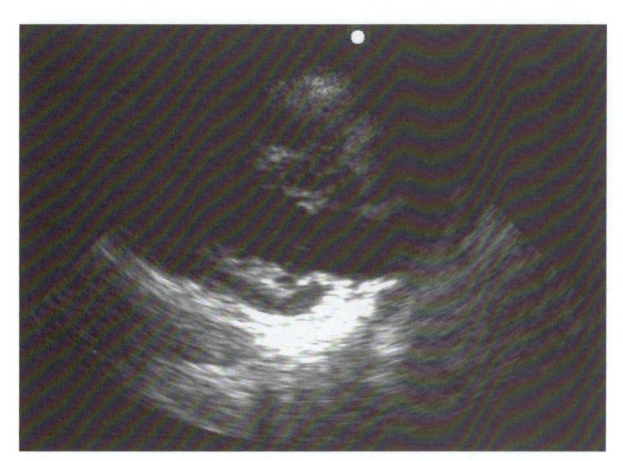

Figura 44-32 Visão paraesternal do eixo longo, fração de ejeção normal, movimento valvar MV normal. Visão paraesternal do eixo longo no meio da diástole mostrando abertura máxima da valva mitral em um coração com função sistólica normal. Observa-se que o folheto da valva mitral anterior está quase tocando o septo.

fracional de acordo com a seguinte fórmula: FE = [(diâmetro do VE no final da diástole)^3 – (diâmetro do VE no final da sístole)^3] / (diâmetro do VE no final da diástole).^{3} O uso das visões paraesternais do eixo longo ou do eixo curto facilita esse tipo de cálculo. Embora tenha várias inconveniências, o aprendizado dessa técnica é rápido, e sua aplicação é muito fácil. As medições podem ser completamente perpendiculares ao ventrículo e bem precisas, além de evitarem superestimativas e subestimativas nas medições, considerando que qualquer erro de medição é composto, pois as medições são calculadas na terceira potência. Além do mais, esse tipo de medição parte do pressuposto de que a contração ventricular é simétrica e uniforme. Qualquer área com hipocinesia resulta em superestimativas da fração de ejeção.

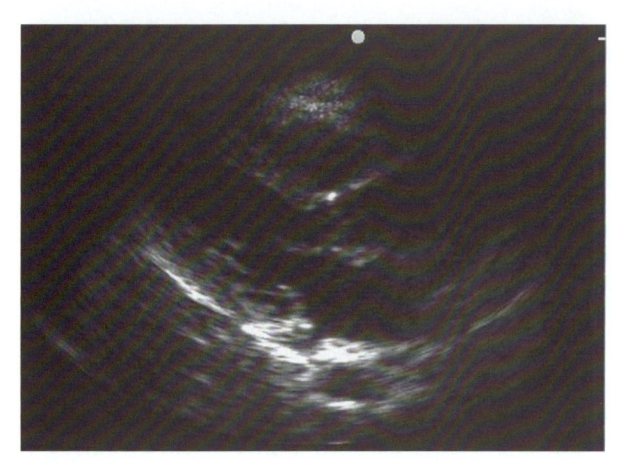

Figura 44-33 Visão paraesternal do eixo longo, fração de ejeção baixa, movimento valvular MV anormal. Visão paraesternal do eixo longo no meio da diástole mostrando abertura máxima da valva mitral em um coração com função sistólica anormal. Observa-se que o folheto da valva mitral anterior tem mais de 1 cm a partir do septo, indicando pressão ventricular esquerda elevada e função ventricular esquerda diminuída.

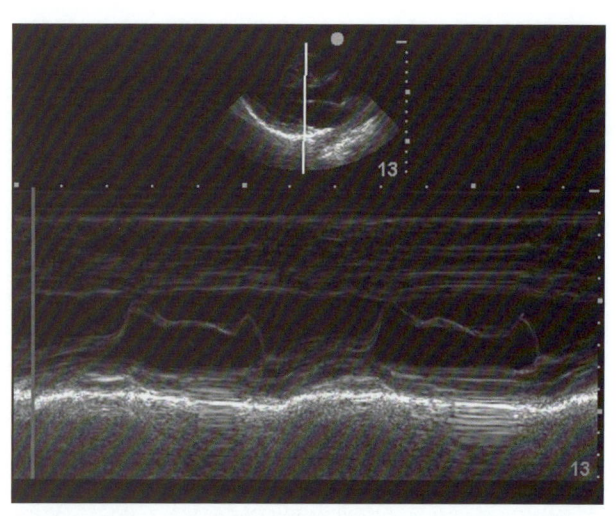

Figura 44-34 Visão paraesternal do eixo longo com modo M, fração de ejeção normal, SSPE normal. Visão paraesternal do eixo longo com modo M e com o marcador através do folheto da valva mitral anterior; o gráfico compara o movimento do folheto da valva mitral anterior com o tempo. O primeiro pico na excursão representa o ponto E. Esse pico corresponde ao influxo da valva mitral, secundário ao relaxamento ventricular. O segundo pico – ponto A – é secundário ao influxo da valva mitral a partir da contração atrial. Observa-se que a SSPE é normal, dentro da faixa normal de menos de 0,85 cm.

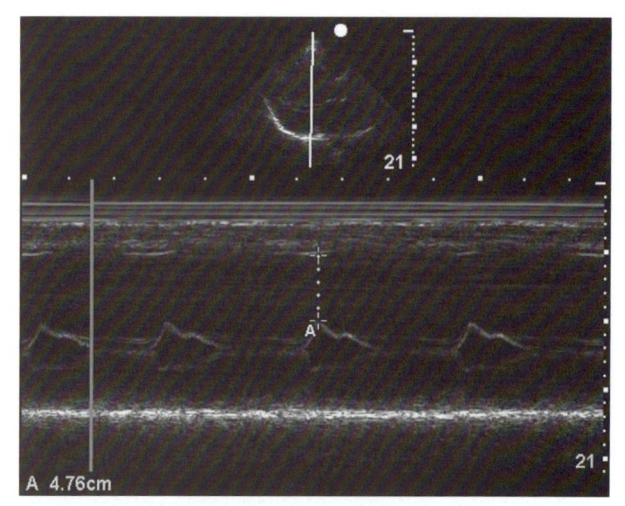

Figura 44-35 Visão paraesternal do eixo longo com modo M, fração de ejeção inadequada, SSPE anormal. Visão paraesternal do eixo longo com modo M e com o marcador através do folheto da valva mitral anterior; com o movimento do folheto da valva mitral anterior *versus* tempo. O primeiro pico na excursão representa o ponto E. Observa-se um aumento acentuado na SSPE. Geralmente, esse fato ocorre depois de função ventricular esquerda reduzida, embora possa ocorrer também em casos de estenose mitral ou de regurgitação aórtica.

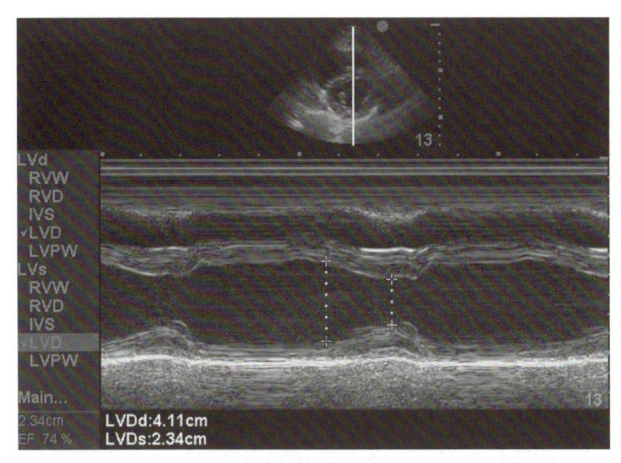

Figura 44-36 Visão paraesternal do eixo curto com modo M, fração de ejeção normal. Visão paraesternal do eixo curto com modo M no nível dos músculos papilares com modo M e o marcador dividindo o ventrículo esquerdo em duas partes iguais. Usando o diâmetro VE no final da diástole (DVEd) e o diâmetro VE no final da sístole (DVEs), é possível calcular o encurtamento fracional e a fração de ejeção.

A função sistólica ventricular esquerda pode também ser estimada com base no método dos discos de Simpson. Para aplicar esse método, basta obter uma visão apical das quatro câmaras. A imagem deve ser congelada após a identificação da fase final da diástole. O volume ventricular esquerdo pode ser traçado com auxílio de um calibrador ao longo da borda endocárdica. Para calcular o volume do VE na diástole, formam-se vários discos pequenos na cavidade ventricular esquerda (Fig. 44-37). Após o cálculo do volume do VE no final da diástole, é possível obter uma visão do ventrículo esquerdo no final da sístole. Novamente, faz-se o traçado da borda endocárdica para obtenção do volume do VE no final da sístole. Depois do cálculo do volume no final da diástole e no final da sístole, é possível calcular a fração de ejeção com base na seguinte fórmula: FE = (volume do VE no final da diástole – volume do VE no final da sístole) / volume do VE no final da diástole. A repetição do procedimento na visão apical das duas câmaras aumenta o grau de precisão. Para obter essa visão, basta girar o transdutor 90° no sentido anti-horário, a partir da visão apical das quatro câmaras. Apesar da acurácia, esse método tem algumas inconveniências, ou seja, pode consumir tempo excessivo, a visualização clara da borda endocárdica pode ser difícil e podem ocorrer erros na identificação das estruturas que representam o final da diástole e o final da sístole.

A ecocardiografia Doppler também é um instrumento muito útil para fazer estimativas quantitativas do volume sistólico e do débito cardíaco, com auxílio da integral velocidade-tempo (IVT) do efluxo ventricular esquerdo, juntamente com o TEVE D e a frequência cardíaca. Esse método se compara favoravelmente com os métodos tradicionais de termodiluição com cateter de artéria pulmonar. Em primeiro lugar, obtém-se uma visão paraesternal do eixo longo para permitir a identificação da raiz aórtica e dos folhetos da valva da aorta. O TEVE D deve ser medido com a valva aórtica aberta no ponto de inserção dos folhetos valvares. O sistema US utiliza essa medição para calcular a área transversal do trato de efluxo ventricular esquerdo (Fig. 44-38). Na sequência, obtém-se uma visão apical das cinco câmaras. Essa visão é muito parecida com a visão apical das quatro câmaras; a sonda permanece na mesma posição e com a mesma orientação. O transdutor forma um ângulo ligeiramente anterior, na direção da parede torácica, para possibilitar a visualização do TEVE. Com auxílio do Doppler de onda pulsada espectral, obtém-se o traçado Doppler do efluxo do TEVE (Fig. 44-39). A forma de onda do efluxo do TEVE á a linha que se localiza sob a linha de base. Para evitar erros de medição, é imprescindível manter o portão Doppler o mais perpendicular possível em relação ao TEVE. Com auxílio da calculadora, é possível traçar a curva do efluxo do TEVE. A área sob essa curva é a integral velocidade-tempo (IVT), sendo que, na maioria dos sistemas, o cálculo desse valor é automático (Fig. 44-40). Para calcular o volume sistólico, multiplica-se a IVT TEVE pela área transversal do TEVE e, para calcu-

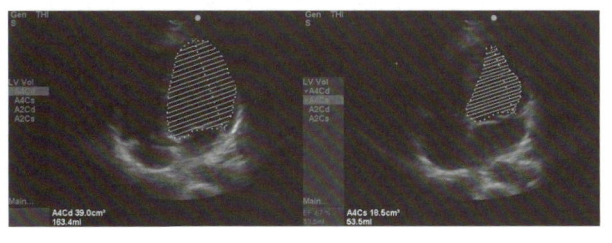

Figura 44-37 Visão apical das quatro câmaras mostrando o uso do método dos discos de Simpson para calcular a fração de ejeção ventricular esquerda. O volume no final da diástole (a) é estimado em 163 mL, e o volume no final da sístole (b) é estimado em 53 mL, produzindo uma fração de ejeção de 67%.

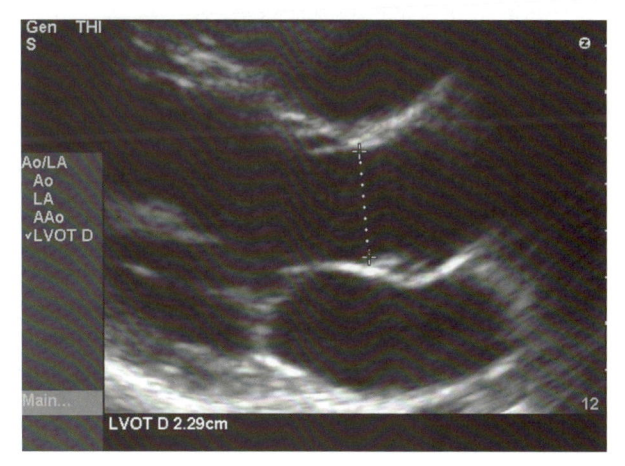

Figura 44-38 Visão paraesternal do eixo longo demonstrando a medição correta do diâmetro do trato do efluxo do ventrículo esquerdo no ponto de inserção do folheto da valva aórtica. O sistema US utiliza essa medição para calcular a área do trato do efluxo do ventrículo esquerdo.

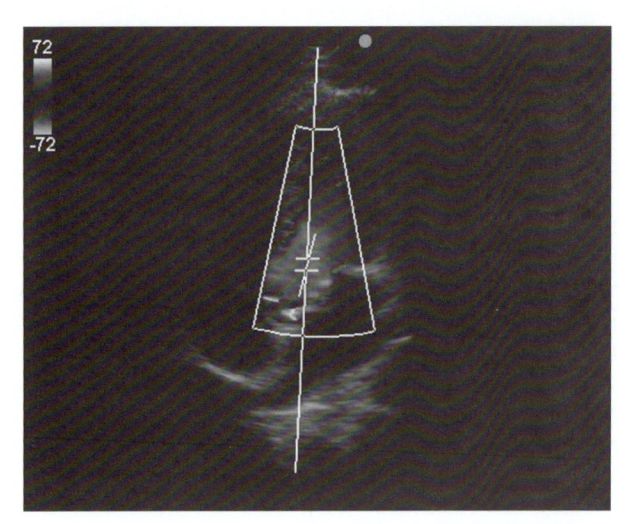

Figura 44-39 Visão apical das cinco câmaras mostrando o portão Doppler espectral dentro do trato do efluxo do ventrículo esquerdo. Observa-se a luz de cor azul indicando o fluxo que se afasta do transdutor e o ajuste do vetor do portão Doppler para que fique junto com o do trato do efluxo do ventrículo esquerdo. *Ver figura colorida na pg. 608 do Anexo 1.*

lar o débito cardíaco, multiplica-se o volume sistólico pela frequência cardíaca. Alguns sistemas US fazem os gráficos continuamente e os cálculos instantâneos da IVT, do volume sistólico e do débito cardíaco em tempo real. As

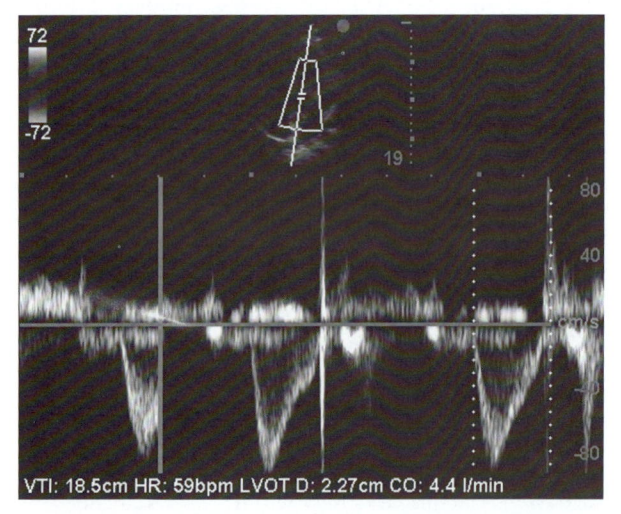

Figura 44-40 Forma de onda espectral Doppler do TEVE. Forma de onda Doppler do trato do efluxo do ventrículo esquerdo a partir da visão apical das cinco câmaras. Observa-se a descoberta normal de variação mínima entre as velocidades máximas do efluxo aórtico com a respiração. O gráfico do efluxo aórtico foi traçado sob a linha de base, na medida em que as velocidades se afastam do transdutor. A área sob a curva é a integral velocidade-tempo (IVT). Usando a IVT e a área do TEVE, o sistema US calcula o volume sistólico. A inclusão da frequência cardíaca permite calcular o débito cardíaco (DC), que aparece no rodapé da tela. *Ver figura colorida na pg. 608 do Anexo 1.*

desvantagens dessa técnica incluem a necessidade de se obter visões apicais e a impossibilidade de traçar o gráfico Doppler num ângulo perpendicular apropriado. Além disso, em alguns pacientes, é muito difícil identificar a raiz aórtica e o TEVE.

ECOCARDIOGRAFIA PARA ESTIMAR AS PRESSÕES VENOSA CENTRAL E DE ENCHIMENTO VENTRICULAR DIREITO (VD)

Com auxílio da ecocardiografia à beira do leito, os médicos emergencistas conseguem estimar com precisão a pressão venosa central e a pressão de enchimento do ventrículo direito. Os métodos principais para estimar o estado volumétrico incluem avaliação do diâmetro e do índice de colapsibilidade da veia cava inferior (VCI). Essas medidas são importantes para diferenciar hipovolemia; pacientes em estado de choque séptico que respondem à ressuscitação volêmica; estados de sobrecarga, como insuficiência cardíaca congestiva (ICC); fisiologia do tamponamento e pressões elevadas no ventrículo direito em casos de suspeita de embolia pulmonar.

Como a veia cava inferior é um vaso de capacitância, a dinâmica de seu volume e pressão está relacionada à pressão venosa central (PVC). O sítio-padrão para medir o diâmetro da VCI localiza-se num ponto distal em relação à junção entre a veia cava inferior e a veia hepática, considerando que a VCI está presa ao diafragma, o que limita a avaliação das variações respiratórias. Em pacientes adultos, o diâmetro normal da VCI varia entre 1,5 e 2,5 cm. Pacientes hipovolêmicos tendem a ter diâmetros inferiores a 1,5 cm, ao passo que os diâmetros de pacientes hipervolêmicos geralmente são superiores a 2,5 cm. A pressão torácica torna-se negativa com a inspiração, aumentando o retorno venoso e diminuindo o diâmetro da veia cava inferior. Essa condição pode ser acentuada e medida com maior precisão com o modo M (Figs. 44-41 e 44-42). A razão entre o diâmetro máximo e o diâmetro mínimo da veia cava inferior durante a inspiração é o índice de colapsibilidade da VCI, também conhecido como índice caval. A variação normal com a inspiração é de uma redução aproximada de 50% no diâmetro da VCI. Estima-se a pressão venosa central (PVC) utilizando-se o diâme-

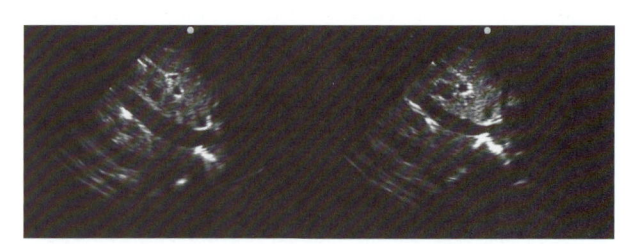

Figura 44-41 Visão subxifoide da VCI, diâmetro normal da VCI e alteração respiratória. Visão subxifoide mostrando a veia cava inferior na (a) expiração e (b) inspiração, com diâmetro normal da VCI e colapso inspiratório de aproximadamente 50%.

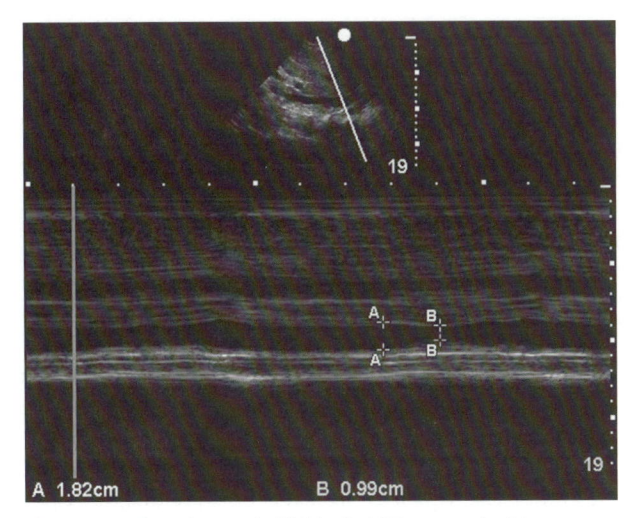

Figura 44-42 Visão subxifoide da VCI no modo M mostrando a veia cava inferior na (a) expiração e (b) inspiração, com diâmetro normal da VCI e colapso inspiratório normal de aproximadamente 60%.

tro da VCI e a variação percentual durante a respiração. Essa estimativa correlaciona-se melhor com a PVC nos extremos, justamente os cenários mais relevantes do ponto de vista clínico. Com auxílio dessa técnica, os médicos emergencistas podem diagnosticar, de forma não invasiva, com rapidez e precisão, níveis baixos e elevados da pressão venosa central.

Um estudo observacional prospectivo recente selecionou 102 pacientes com cateterização no lado direito do coração que estavam fazendo ecocardiografia.[20] A análise das características operatórias iniciais permitiu determinar os cortes ideais que, a seguir, passaram por um estudo prospectivo. Veia cava inferior com diâmetro de 2 cm é um preditor de pressão atrial direita (PAD) acima ou abaixo de 10, com sensibilidade e especificidade de 73 e 85%, respectivamente, e uma colapsibilidade de 40% foi semelhante com sensibilidade e especificidade de 73 e 84%, respectivamente. Um estudo recente mostrou que colapsos da VCI acima de 50% com a inspiração foram sensíveis e específicos para medições da pressão venosa central inferiores a 8 mmHg.[21] Esse estudo observacional prospectivo agrupou 73 pacientes que estavam fazendo cateterização venosa central. O cálculo do índice de colapsibilidade da VCI foi feito a partir das medições ultrassonográficas da VCI durante a inspiração e a expiração. Os realizadores do estudo descobriram que colapsos acima de 50% estavam associados a pressões venosas centrais inferiores a 8 mmHg, com uma sensibilidade de 91% e especificidade de 94%, valor preditivo positivo de 87% e valor preditivo negativo de 96%.

Vários estudos demonstraram que VCI achatada e índice de colapsibilidade elevado são marcadores precisos e sensíveis de hipovolemia. Um dos estudos mostrou que o diâmetro da VCI está correlacionado com hipovolemia em pacientes com trauma.[22] Esse estudo observacional prospectivo selecionou 35 vítimas de trauma, das quais 10 estavam em estado de choque, definido como pressão arterial sistólica (PAS) menor que 90 mmHg no momento da chegada ou dentro de 12 horas após a chegada, e um grupo-controle de 25 pacientes estáveis sob o ponto de vista hemodinâmico. O diâmetro médio da VCI era muito inferior a 7,7 mm no grupo de choque, em comparação com 13,4 mm no grupo-controle. Os pacientes foram também divididos em dois grupos de acordo com o diâmetro da VCI. Os pacientes com diâmetro igual ou inferior a 9 mm receberam um volume significativamente maior de transfusão de sangue, ou seja, 11,3 U versus 0,3 U. Outro estudo, conduzido pelos mesmos autores, mostrou que em pacientes com choque hemorrágico, que estavam sendo ressuscitados, era possível prever a reincidência do choque pelo diâmetro da VCI.[23] Esse estudo observacional prospectivo selecionou 30 pacientes com choque hemorrágico que, após a formação do grupo, foram ressuscitados com líquidos até a PAS ficar acima de 90 mmHg. Na sequência, o diâmetro da VCI de todos os pacientes foi medido com auxílio da ultrassonografia à beira do leito. Subsequentemente, os pacientes foram divididos em dois grupos: pacientes que permaneceram estáveis após a ressuscitação inicial (15 pacientes) e pacientes que apresentaram recorrência de hipotensão (17 pacientes). Nenhum dos dois grupos apresentou diferenças significativas nos sinais vitais depois da ressuscitação volêmica. Entretanto, a VCI dos pacientes que apresentaram recidiva de choque tinha diâmetros bem menores, 6,5 ± 0,5 mm versus 10,7 ± 0,7 mm (p < 0,05). Embora sejam necessários estudos mais amplos para confirmar esses resultados, acredita-se que o diâmetro da VCI possivelmente seja um adjuvante bastante útil para prever o curso clínico de pacientes com trauma. Outro estudo mostrou uma redução consistente no diâmetro da VCI, mesmo com perda de pequenas quantidades de sangue.[24] Esse estudo observacional prospectivo formou um grupo de 31 voluntários saudáveis em um centro de doação de sangue. Mediu-se o diâmetro da VCI antes e depois da doação de 450 mL de sangue. O diâmetro médio da VCI antes da doação era de 17,4 mm (95% CI 15,2-19,7 mm), diminuindo para 11,9 mm depois da doação (95% CI 10,3-13,6 mm). Veias cava inferiores achatadas e passíveis de colapso implicam a ressuscitação agressiva imediata com líquidos (Figs. 44-43 e 44-44).

Estudos adicionais mostraram que VCI dilatada e índice baixo de colapsibilidade são marcadores precisos de sobrecarga volumétrica. Um estudo observacional prospectivo selecionou 75 pacientes hospitalizados para tratamento de insuficiência cardíaca congestiva (ICC) aguda descompensada.[25] Os autores constataram que o diâmetro da VCI, o índice de colapsibilidade e o peptídeo natriurético imediatamente antes da alta eram preditores da necessidade de readmissão. Outro estudo mostrou que o índice de colapsibilidade da VCI pode identificar pacientes com insuficiência cardíaca no lado direito.[26] Esse estudo de coorte selecionou 95 pacientes sem insuficiência cardíaca no lado

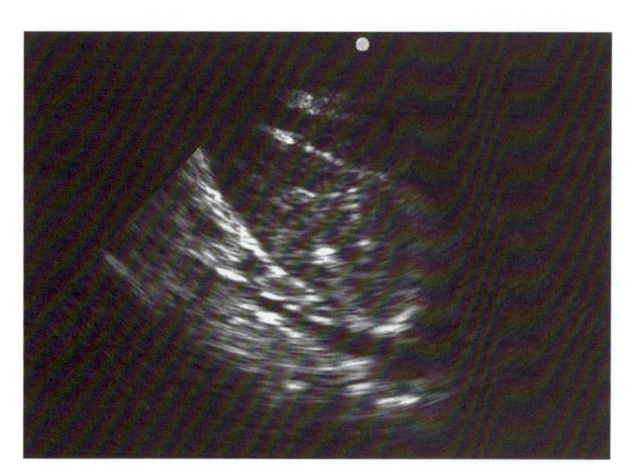

Figura 44-43 Visão subxifoide da VCI mostrando uma veia cava inferior achatada com diâmetro < 1,5 cm, indicando PVC baixa.

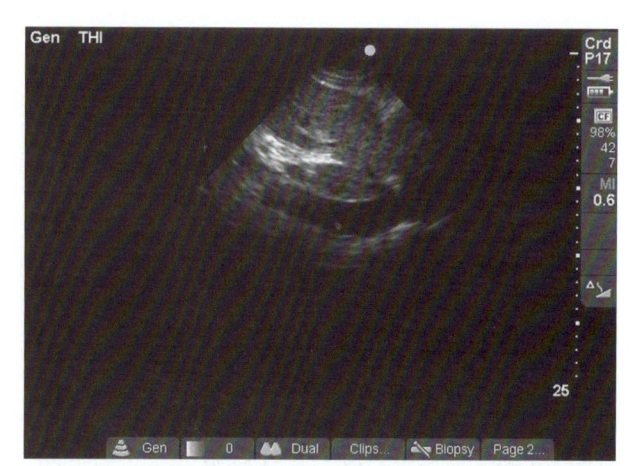

Figura 44-45 Visão subxifoide da VCI mostrando uma veia cava inferior dilatada com diâmetro > 2,5 cm, indicando PVC elevada.

direito e 32 com insuficiência cardíaca documentada no lado direito. Após a medição do índice de colapsibilidade em ambos os grupos, fez-se a análise das características da operação do receptor. O valor de corte de 0,22 do índice de colapsibilidade produziu uma sensibilidade de 78% e uma especificidade de 98% para a presença de insuficiência cardíaca no lado direito. Outro estudo comprovou a utilidade do índice de colapsibilidade da veia cava inferior em serviços de emergência para diagnósticos de insuficiência cardíaca congestiva.[27] Esse estudo observacional prospectivo reuniu 46 pacientes que se apresentaram no serviço de emergência com dispneia. O índice de colapsibilidade da VCI foi determinado antes do início da terapia, sendo que os pacientes com diagnóstico final de ICC foram comparados com os pacientes que tinham diagnóstico final alternativo. A variação respiratória nos pacientes com ICC foi menor do que nos pacientes sem ICC – 9,6% versus 46%. A análise da curva de características da operação do receptor com um corte de 15% produziu uma sensibilidade de 92%, com uma especificidade de 84% (Figs. 44-45 e 44-46).

Dois estudos avaliaram a possibilidade de prever a resposta ao volume em pacientes com choque séptico tomando-se como base o diâmetro e o índice de colapsibilidade da veia cava inferior. Um estudo observacional prospectivo reuniu 23 pacientes com sepse e insuficiência respiratória que estavam recebendo ventilação mecânica.[28] Mediu-se o diâmetro da VCI no final da expiração e no final da inspiração, calculando-se subsequentemente o índice de distensibilidade $[(D_{max} - D_{min})/D_{min}]$. Fez-se em seguida o cálculo do índice cardíaco usando o fluxo Doppler, antes e depois da administração de líquidos. Distensibilidades da VCI acima de 18% identificaram pacientes respondentes aos líquidos, ou seja, pacientes com elevação no índice car-

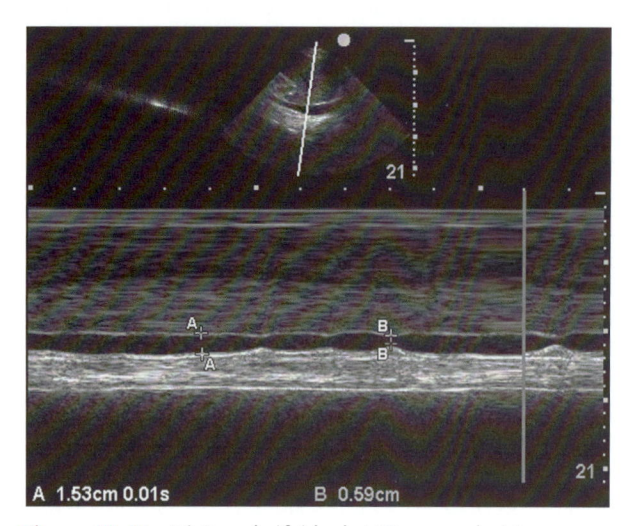

Figura 44-44 Visão subxifoide da VCI no modo M mostrando uma veia cava inferior achatada com diâmetro < 1,5 cm, com colapso respiratório > 50%, indicando PVC diminuída.

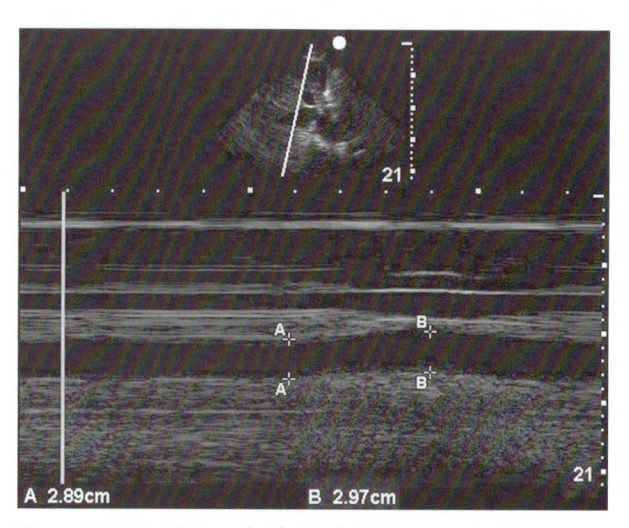

Figura 44-46 Visão subxifoide da VCI no modo M mostrando uma veia cava inferior dilatada com diâmetro > 2,5 cm, sem variação respiratória, indicando PVC elevada.

díaco de pelo menos 15%, com sensibilidade e especificidade de 90%. Resultados semelhantes foram encontrados em outro estudo.[29] Esse estudo observacional prospectivo arrolou 39 pacientes em ventilação mecânica em estado de choque séptico. A distensibilidade da veia cava inferior foi calculada como a diferença entre os diâmetros expiratórios e inspiratórios divididos pelas respectivas médias. O índice cardíaco foi medido antes e depois da administração de líquidos. Distensibilidades da VCI acima de 12% distinguiam respondentes (pacientes com elevação no índice cardíaco de pelo menos 15% após a administração de líquidos) e não respondentes com valores preditivos positivos e negativos de 93 e 92%, respectivamente.

AVALIAÇÃO DO ESFORÇO CARDÍACO AGUDO NO LADO DIREITO

Com auxílio da ecocardiografia à beira do leito, os médicos emergencistas conseguem avaliar o esforço cardíaco agudo no lado direito. Esse fato pode ter muita utilidade clínica no contexto de embolia pulmonar massiva ou submassiva para orientar o curso adequado de tratamento.

Um estudo recente mostrou que a ecocardiografia de emergência pode dar suporte ao diagnóstico de embolia pulmonar.[30] Os autores conduziram um teste observacional prospectivo com um grupo de 124 pacientes com suspeita diagnóstica de embolia pulmonar e que fizeram ecocardiografia de emergência. Um estudo era considerado positivo se apresentasse dois entre os seguintes sinais: dilatação ventricular direita, movimento septal anormal, hipocinesia ventricular direita, pressão elevada da artéria pulmonar ou pressão ventricular direita elevada, regurgitação tricúspide variando de moderada à grave ou visualização de um coágulo dentro do ventrículo direito ou na artéria pulmonar. Varreduras por TC, RNM e VQ identificaram 27 casos de embolia pulmonar. A sensibilidade e a especificidade da ecocardiografia foram de 41 e 91%, respectivamente*. Esse ensaio mostrou que exames positivos em pacientes de alto risco implicam o início imediato do tratamento, embora os exames negativos não devam ser usados como fator de exclusão de embolia pulmonar.

Existem várias descobertas simples e úteis para identificar esforço ventricular agudo no lado direito por meio de ecocardiografias à beira do leito. Essas descobertas incluem ventrículo direito dilatado, deslocamento septal do septo intraventricular durante a diástole, hipocinesia ventricular direita e trombos intracardíacos. Cada uma dessas descobertas será discutida mais adiante com detalhes.

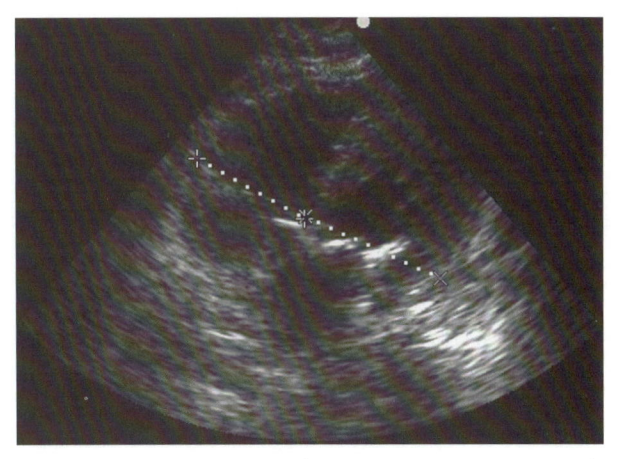

Figura 44-47 Visão apical das quatro câmaras mostrando dilatação ventricular direita. Observa-se que o ventrículo direito e o ventrículo esquerdo são quase iguais em tamanho e no final da diástole.

A razão normal entre o ventrículo direito e o esquerdo é menos de 0,6 por 1. Esse fato pode ser melhor observado e medido com mais precisão na visão apical das quatro câmaras; o sítio-padrão para fazer essas medições é nos folhetos da valva tricúspide e mitral (Fig. 44-47).

Visões adicionais podem mostrar igualmente o aumento no volume do ventrículo direito. A visão subxifoide das quatro câmaras também é uma alternativa, embora o ângulo do transdutor possa superestimar ou subestimar o diâmetro do ventrículo direito. Na visão paraesternal do eixo longo, o diâmetro do ventrículo direito deve ser inferior a 2,5 a 3 cm (Fig. 44-48). A regra geral para inspeções visuais qualitativas simples é que a imagem deve ser 1/3 VD, 2/3 VE. Na medida em que a pressão se eleva, o ventrículo direito deve ficar maior que o ventrículo esquerdo.

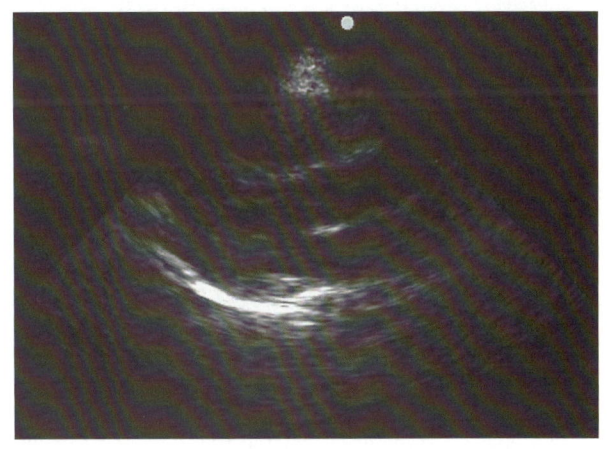

Figura 44-48 Visão paraesternal do eixo longo mostrando dilatação ventricular direita. Observam-se medidas do ventrículo acima de 3 cm. Observam-se também achatamento e curvatura do septo para a esquerda.

---

* N. de R.T. Na suspeita de embolia pulmonar, além da ecocardiografia à beira do leito, o exame ultrassonográfico focado do pulmão (pleural) e o do sistema venoso dos membros inferiores podem ser de grande valia. Segundo Lichtenstein e Meziére, em seu estudo publicado na Chest (2008) 134(1), um exame ultrassonográfico pleural inalterado associado a um exame ultrassonográfico dos membros inferiores indicativo de trombose venosa profunda correspondem a uma sensibilidade de 81% e uma especificidade de 100% para o diagnóstico de embolia pulmonar.

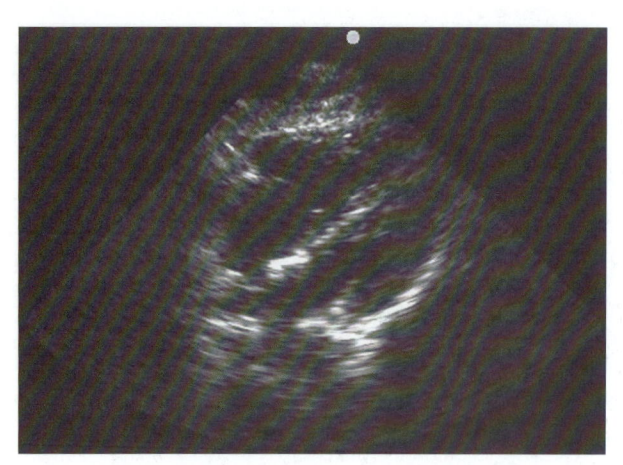

Figura 44-49 Visão subxifoide das quatro câmaras mostrando a dilatação ventricular direita e o deslocamento septal. Observa-se que a razão VD:VE é elevada e está acima de 0,6:1. As valvas tricúspide e mitral estão abertas, indicando que o coração está em diástole. Há um achatamento do septo na direção do ventrículo esquerdo na diástole, indicando que a pressão ventricular direita está elevada.

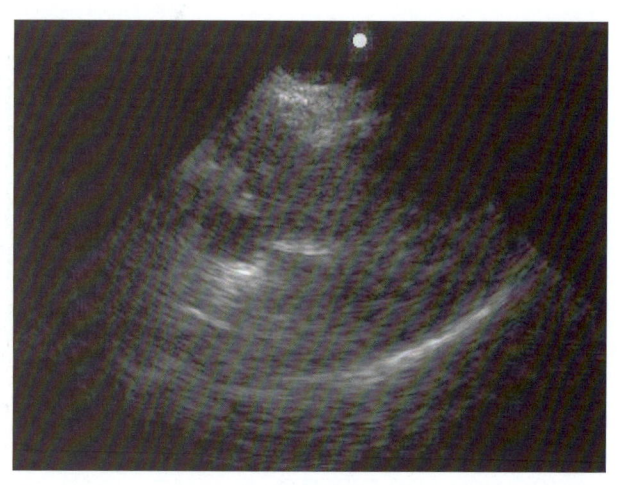

Figura 44-51 Visão subxifoide das quatro câmaras mostrando a dilatação ventricular direita e o coágulo ecogênico dentro do ventrículo direito. Observou-se que o coágulo se movimentava livremente em tempo real e representava um êmbolo pulmonar em trânsito. Esse paciente apresentou-se com atividade elétrica sem pulsos (AESP), foi tratado com t-PA e teve retorno espontâneo da circulação.

Toda vez que a pressão de enchimento do ventrículo direito ultrapassar a pressão de enchimento do ventrículo esquerdo, o septo inclina-se paradoxalmente na cavidade ventricular esquerda durante a diástole. Essa descoberta é conhecida como deslocamento septal, e sua visualização é melhor nas visões subxifoide das quatro câmaras ou apical das quatro câmaras. A avaliação de deslocamento do septo durante a diástole pode ser feita observando-se o movimento paradoxal enquanto as valvas tricúspide e mitral estiverem abertas (Fig. 44-49). Na visão paraestenal do eixo curto, o deslocamento septal leva ao achatamento e à inclinação do septo intraventricular. Essa situação conduz a uma descoberta conhecida por "sinal D", uma vez que a cavidade intraventricular toma a forma da letra "D" em vez da forma da letra "O" que é a mais comum (Fig. 44-50).

Outra descoberta relacionada ao esforço ventricular direito agudo é a hipocinesia ventricular direita, em especial as paredes ventriculares médias. Em geral, o ventrículo direito bombeia contra pressões mais baixas, e a sobrecarga de pressões agudas provoca falha na bomba. Essa descoberta, também conhecida como sinal de McConnell, pode ser observada com mais precisão nas visões subxifoide das quatro câmaras ou apical das quatro câmaras. Além disso,

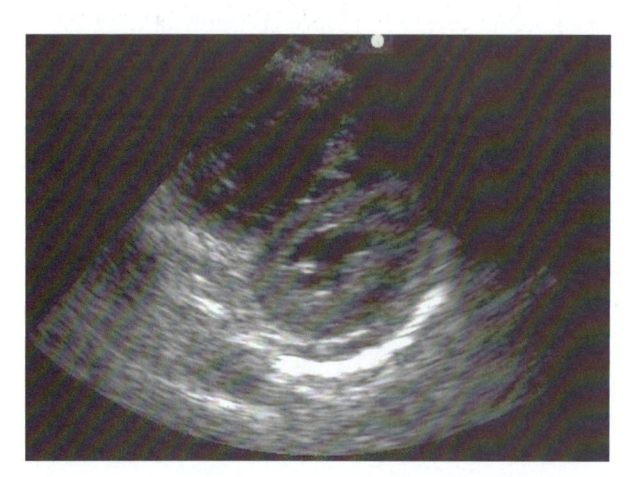

Figura 44-50 Visão paraesternal do eixo curto mostrando a dilatação ventricular direita e o deslocamento septal. Observa-se o sinal em forma de D característico, com achatamento da parede septal durante a diástole, secundário à elevação na pressão ventricular direita. Isso dá ao ventrículo esquerdo uma forma de "D", ao contrário de sua forma usual arredondada em "O", que é a mais comum.

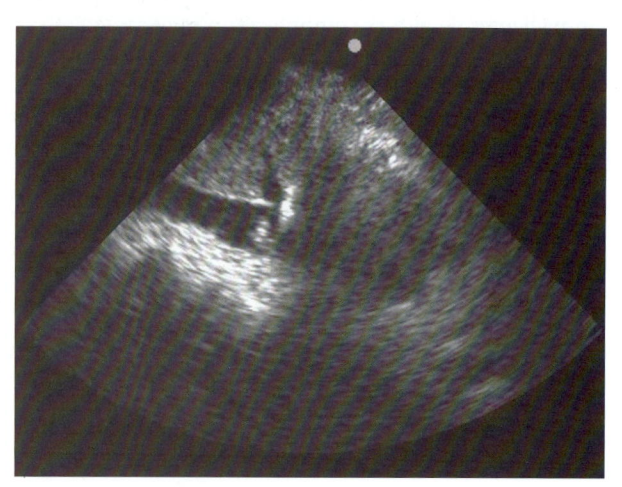

Figura 44-52 Visão subxifoide da veia cava inferior mostrando um coágulo ecogênico no nível da junção entre a VCI e veia hepática. Observou-se que o coágulo se movimentava livremente em tempo real entre a veia cava inferior e o átrio direito.

o ventrículo direito pode perder a aparência triangular ou em forma de cunha típica e assumir uma aparência oval.

Em algumas ocasiões, a ecocardiografia permite visualizar diretamente os trombos intracardíacos móveis, que representam êmbolos pulmonares em trânsito, implicando o início imediato do tratamento (Figs. 44-51 e 44-52).

Cor pulmonale crônica pode ser diferenciada de *cor pulmonale* aguda por meio da avaliação da espessura da parede e da contratilidade do ventrículo direito. Ao longo do tempo, o ventrículo direito pode adaptar-se a pressões elevadas pela hipertrofia das paredes ventriculares. A espessura normal da parede do ventrículo direito é inferior a 0,5 cm; medições acima desse valor sugerem hipertrofia ventricular direita. Além disso, ventrículo direito com sobrecarga crônica recupera a capacidade de contração forçada; não se observa hipocinesia no ventrículo direito em casos de *cor pulmonale* crônica.

COMO DIFERENCIAR ENTRE ATIVIDADE ELÉTRICA SEM PULSOS (AESP) E ESTADOS DE CHOQUE

Usando as técnicas ilustradas neste capítulo, os médicos emergencistas podem aplicar a ecocardiografia para diferenciar estados de choque. Isso foi bem ilustrado em um estudo prospectivo que mostrou um aprimoramento na precisão diagnóstica com utilização de ultrassonografia à beira do leito em pacientes clínicos com hipotensão não diferenciada.[31] Os autores fizeram um ensaio randomizado controlado em um grupo de 184 pacientes sem trauma, hipotensos e com pelo menos um sinal clínico de choque. Os pacientes foram randomizados para fazer um exame ultrassonográfico imediato *versus* um exame ultrassonográfico com retardo de 15 a 30 minutos. O exame ultrassonográfico consistia de um ecocardiograma com cinco visões (visões paraesternal do eixo longo e do eixo curto, apical das quatro câmaras, subxifoide das quatro câmaras e da veia cava inferior), assim como uma visão do recesso hepatorrenal, para avaliar o líquido intraperitoneal livre, e uma visão transversal da aorta abdominal para verificar a presença de um aneurisma de aorta abdominal. Esse exame foi realizado em menos de cinco minutos. Depois de 15 minutos, os médicos do grupo de ultrassonografia imediata levaram em consideração um número menor de diagnósticos viáveis (mediana 4 *vs.* 9; $p < 0,0001$) e classificaram o diagnóstico final correto como o mais frequente (80% *vs.* 50%, diferença de 30%). Esse estudo é um ótimo exemplo sobre como utilizar a ecocardiografia em pacientes gravemente enfermos e mostra como o uso dessa técnica pode ampliar rapidamente o diagnóstico diferencial e aumentar o grau de certeza, em comparação com pacientes hipotensos não diferenciados.

▶ CONCLUSÃO

Com base em treinamentos relativamente curtos, os médicos emergencistas podem aprender a executar e a interpretar estudos ecocardiográficos. Com auxílio dessa tecnologia, eles são capazes de avaliar rápida e definitivamente a atividade do coração em casos de parada cardíaca, fazer a diferenciação imediata de causas tratáveis de AESP e de choque, avaliar efusões pericárdicas e tamponamento, estimar a função sistólica ventricular esquerda, identificar esforço cardíaco agudo no lado direito, estimar de forma não invasiva pré-carga e pressão de enchimento ventricular direito e orientar ressuscitações e tomadas de decisão clínica com precisão diagnóstica melhorada.

REFERÊNCIAS

1. ABEM. 2009 model of the clinical practice of emergency medicine. Available at: http://www.abem.org/public/portal/alias__Rainbow/lang__en-US/tabID__3590/DesktopDefault.aspx. Accessed April 16, 2010.
2. AMA Policy H-230.960. Privileging for ultrasound imaging. Available at: www.ama-assn.org&uri=/ama1/pub/upload/mm/PolicyFinder/policyfiles/HnE/H-230.960.HTM. Accessed April 16, 2010.
3. *ACEP Emergency Ultrasound Guidelines.* October 2008. Available at: http://www.acep.org/acepmembership.aspx?id=30276. Accessed April 16, 2010.
4. Jones AE, Tayal VS, Kline JA. Focused training of emergency medicine residents in goal-directed echocardiography: a prospective study. *Acad Emerg Med.* 2003;10(10):1054–1058.
5. Blaivas M, Fox JC. Outcome in cardiac arrest patients found to have cardiac standstill on the bedside emergency department echocardiogram. *Acad Emerg Med.* 2001;8(6):616–621.
6. Salen P, Melniker L, Chooljian C, et al. Does the presence or absence of sonographically identified cardiac activity predict resuscitation outcomes of cardiac arrest patients? *Am J Emerg Med.* 2005;23(4):459–462.
7. Tayal VS, Kline JA. Emergency echocardiography to detect pericardial effusion in patients in PEA and near-PEA states. *Resuscitation.* 2003;59(3):315–318.
8. Salen P, O'Connor R, Sierzenski P, et al. Can cardiac sonography and capnography be used independently and in combination to predict resuscitation outcomes? *Acad Emerg Med.* 2001;8(6):610–615.
9. Mandavia DP, Hoffner RJ, Mahaney K, Henderson SO. Bedside echocardiography by emergency physicians. *Ann Emerg Med.* 2001;38(4):377–382.
10. Blaivas M. Incidence of pericardial effusion in patients presenting to the emergency department with unexplained dyspnea. *Acad Emerg Med.* 2001;8(12):1143–1146.
11. Plummer D, Brunette D, Asinger R, Ruiz E. Emergency department echocardiography improves outcome in penetrating cardiac injury. *Ann Emerg Med.* 1992;21(6):709–712.
12. Rozycki GS, Feliciano DV, Ochsner MG, et al. The role of ultrasound in patients with possible penetrating cardiac wounds: a prospective multicenter study. *J Trauma.* 1999;46(4):543–551. Discussion 551–552.
13. Jacob S, Sebastian JC, Cherian PK, Abraham A, John SK. Pericardial effusion impending tamponade: a look beyond Beck's triad. *Am J Emerg Med.* 2009;27(2):216–219.
14. Burstow DJ, Oh JK, Bailey KR, Seward JB, Tajik AJ. Cardiac tamponade: characteristic Doppler observations. *Mayo Clin Proc.* 1989;64(3):312–324.
15. Materazzo C, Piotti P, Meazza R, Pellegrini MP, Viggiano V, Biasi S. Respiratory changes in transvalvular flow velocities versus two-dimensional echocardiographic findings in the diagnosis of cardiac tamponade. *Ital Heart J.* 2003;4(3):186–192.

16. Moore CL, Rose GA, Tayal VS, Sullivan DM, Arrowood JA, Kline JA. Determination of left ventricular function by emergency physician echocardiography of hypotensive patients. *Acad Emerg Med.* 2002;9(3):186-193.
17. Randazzo MR, Snoey ER, Levitt MA, Binder K. Accuracy of emergency physician assessment of left ventricular ejection fraction and central venous pressure using echocardiography. *Acad Emerg Med.* 2003;10(9):973-977.
18. Melamed R, Sprenkle MD, Ulstad VK, Herzog CA, Leatherman JW. Assessment of left ventricular function by intensivists using hand-held echocardiography. *Chest.* 2009;135(6):1416-1420. Epub February 18, 2009.
19. Mark DG, Ku BS, Carr BG, et al. Directed bedside transthoracic echocardiography: preferred cardiac window for left ventricular ejection fraction estimation in critically ill patients. *Am J Emerg Med.* 2007;25(8):894-900.
20. Brennan JM, Blair JE, Goonewardena S, et al. Reappraisal of the use of inferior vena cava for estimating right atrial pressure. *Am Soc Echocardiogr.* 2007;20(7):857-861.
21. Nagdev AD, Merchant RC, Tirado-Gonzalez A, Sisson CA, Murphy MC. Emergency department bedside ultrasonographic measurement of the caval index for noninvasive determination of low central venous pressure. *Ann Emerg Med.* 2010;55(3):290-295.
22. Yanagawa Y, Nishi K, Sakamoto T, Okada Y. Early diagnosis of hypovolemic shock by sonographic measurement of inferior vena cava in trauma patients. *J Trauma.* 2005;58(4):825-829.
23. Yanagawa Y, Sakamoto T, Okada Y. Hypovolemic shock evaluated by sonographic measurement of the inferior vena cava during resuscitation in trauma patients. *J Trauma Inj Infect Crit Care.* 2007;63(6):1245-1248. Discussion 1248.
24. Lyon M, Blaivas M, Brannam L. Sonographic measurement of the inferior vena cava as a marker of blood loss. *Am J Emerg Med.* 2005;23(1):45-50.
25. Goonewardena SN, Gemignani A, Ronan A, et al. Comparison of hand-carried ultrasound assessment of the inferior vena cava and N-terminal pro-brain natriuretic peptide for predicting readmission after hospitalization for acute decompensated heart failure. *JACC Cardiovasc Imaging.* 2008;1(5):595-601.
26. Goei R, Ronnen HR, Kessels AH, Kragten JA. Right heart failure: diagnosis via ultrasonography of the inferior vena cava and hepatic veins. *Rofo.* 1997;166(1):36-39.
27. Blehar DJ, Dickman E, Gaspari R. Identification of congestive heart failure via respiratory variation of inferior vena cava diameter. *Am J Emerg Med.* 2009;27(1): 71-75.
28. Barbier C, Loubières Y, Schmit C, et al. Respiratory changes in inferior vena cava diameter are helpful in predicting fluid responsiveness in ventilated septic patients. *Intensive Care Med.* 2004;30(9): 1740-1746.
29. Feissel M, Michard F, Faller JP, Teboul JL. The respiratory variation in inferior vena cava diameter as a guide to fluid therapy. *Intensive Care Med.* 2004;30(9): 1834-1837.
30. Jackson RE, Rudoni RR, Hauser AM, Pascual RG, Hussey ME. Prospective evaluation of two-dimensional transthoracic echocardiography in emergency department patients with suspected pulmonary embolism. *Acad Emerg Med.* 2000;7(9):994-998.
31. Jones AE, Tayal VS, Sullivan DM, Kline JA. Randomized, controlled trial of immediate versus delayed goal-directed ultrasound to identify the cause of nontraumatic hypotension in emergency department patients. *Crit Care Med.* 2004;32(8):1703-1708.

CAPÍTULO 45

Procedimentos para cuidados intensivos orientados por ultrassonografia

Ashika Jain, Lawrence E. Haines e Eitan Dickman

- ▶ Introdução 499
- ▶ Seleção de sondas 499
- ▶ Instalação 500
- ▶ Esterilização 500
- ▶ Orientação dinâmica *versus* orientação estática 501
- ▶ Técnica com um operador *versus* técnica com dois operadores 501
- ▶ Acesso venoso central 501
- ▶ Acesso venoso periférico 505
- ▶ Colocação de cateter arterial 505
- ▶ Pericardiocentese 506
- ▶ Toracocentese 507
- ▶ Paracentese 508
- ▶ Intubação endotraqueal 508
- ▶ Colocação de tubos torácicos 509
- ▶ Punção lombar 509
- ▶ Conclusão 510

▶ INTRODUÇÃO

O uso de ultrassonografia à beira do leito transformou-se em uma ferramenta importante para avaliar e gerenciar pacientes gravemente enfermos. O aprimoramento na qualidade da imagem e a portabilidade dos aparelhos de ultrassonografia aumentaram a utilidade da ultrassonografia à beira do leito executada por médicos nos serviços de emergência e nas unidades de terapia intensiva. A ultrassonografia é útil não apenas para fins diagnósticos, mas também para realização de procedimentos invasivos tradicionalmente executados com marcas de referência ou técnicas "às cegas". Embora, inicialmente, os procedimentos orientados por ultrassonografia sejam mais demorados, considerando que as habilidades profissionais ainda estão em fase de desenvolvimento, fatores como benefícios finais de um número menor de complicações, menos tempo para concluir os procedimentos e um número menor de tentativas para concluir os procedimentos, sugerem a importância de dominar essa técnica.[1,2]

A intensificação do uso da ultrassonografia à beira do leito no cenário dos tratamentos intensivos gerou uma grande quantidade de pesquisa nesse campo. Essas pesquisas resultaram na mudança de paradigma em relação à forma como esses procedimentos são executados à beira do leito. O fato que marcou essa mudança de paradigma foi o documento divulgado em 2001 pela Agency for Research and Health Care Quality (Departamento para Pesquisa e Qualidade da Assistência Médica), com o título *Making Health Care Safer: A Critical Analysis of Patient Safety Practices* (Como Tornar a Assistência Médica Mais Segura: Uma Análise Crítica de Práticas Para a Segurança dos Pacientes), que afirma que há um conjunto de evidências que dá suporte ao uso da orientação ultrassonográfica para inserção de cateteres venosos centrais.[3]

A execução de vários procedimentos relacionados a tratamentos intensivos pode ser aprimorada com a inclusão de orientação ultrassonográfica. Este capítulo apresenta uma série de informações sobre como a ultrassonografia pode ser utilizada para orientar os seguintes procedimentos invasivos: acesso venoso central, colocação de linhas arteriais, pericardiocentese, toracocentese, paracentese, punção lombar, confirmação da inserção de tubos endotraqueais e confirmação da inserção de tubos de toracostomia.

▶ SELEÇÃO DE SONDAS

Existem várias opções de transdutores para uso em estudos ultrassonográficos. A seleção da sonda correta pode fazer diferença entre uma boa imagem e uma imagem de má qualidade que possa induzir a erros. Como regra

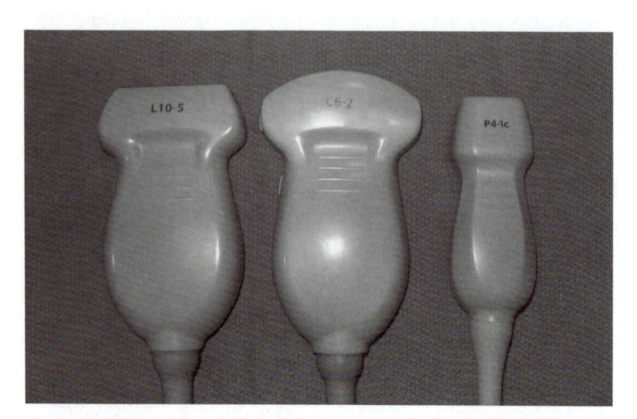

Figura 45-1 Tipos de sonda usados com mais frequência. Sonda linear de alta frequência à esquerda. Sonda curvilínea de baixa frequência no centro e transdutor matricial faseado à direita.

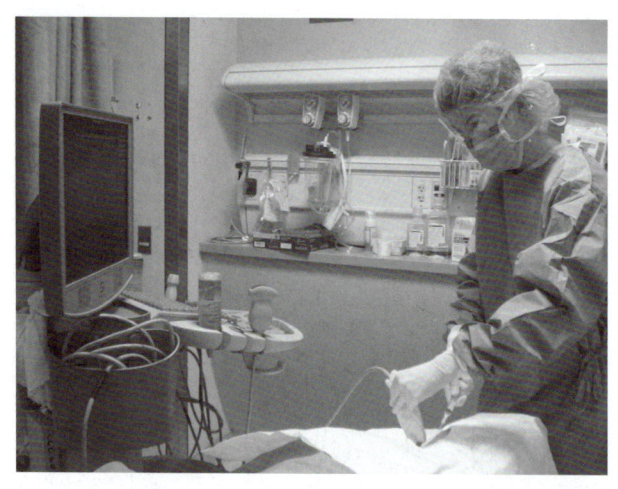

Figura 45-2 Relação ideal entre o operador, o paciente e o aparelho de ultrassonografia. Observa-se que o aparelho está na mesma linha de visão que o paciente.

geral, quanto mais alta a frequência, melhor a resolução. A contrapartida é que as ondas sonoras de alta frequência não conseguem penetrar profundamente nos tecidos do corpo. Os transdutores lineares de alta frequência são usados para gerar imagens de estruturas superficiais, além de serem ideais para orientação ultrassonográfica em atividades como obtenção de acesso vascular, punção lombar e confirmação de inserção de tubos toracostômicos ou endotraqueais. A sonda curvilínea (2,5 – 5 MHz) é a utilizada com maior frequência para avaliar estruturas profundas no abdome e na pelve. Como decorrência da frequência mais baixa, o uso desse tipo de sonda melhora a penetração das ondas sonoras, porém com perda relativa de resolução. O transdutor matricial faseado (1 – 4 MHz) é ideal para geração de imagens intercostais, visto que a superfície de contato é pequena, o campo visual superficial é estreito e o campo de visões profundas é mais amplo (Fig. 45-1).

▶ INSTALAÇÃO

O aparelho de ultrassonografia deve permanecer numa posição que permita ao profissional visualizar o monitor com facilidade durante a execução de procedimentos com orientação ultrassonográfica. O aparelho de ultrassonografia deve ser instalado ao longo do leito do paciente, diretamente com a linha de visão do operador. Essa posição permite fazer movimentos mínimos dos olhos enquanto o operador estiver olhando para o monitor do aparelho de ultrassonografia e executando o procedimento. Além disso, o posicionamento do aparelho de ultrassonografia deve deixar um comprimento suficiente de cabo que possibilite a movimentação correta do transdutor durante o procedimento (Figs. 45-2 e 45-3).

▶ ESTERILIZAÇÃO

As técnicas-padrão de assepsia devem ser seguidas rigorosamente durante a execução de qualquer procedimento invasivo. Os profissionais devem usar batas, máscaras, gorros e luvas esterilizadas em todos os procedimentos orientados por ultrassonografia. A colocação da sonda ultrassonográfica em um campo estéril tem o potencial de comprometer a esterilidade do procedimento. Desta forma, as capas de proteção dos transdutores são essenciais para manter a esterilidade do campo de trabalho. Existem no mercado várias marcas de capas protetoras estéreis par-

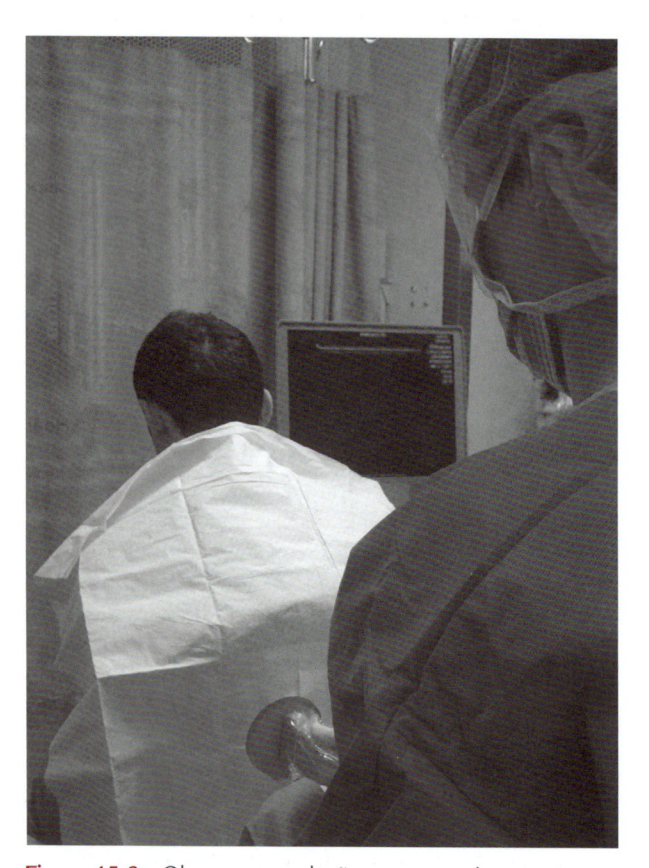

Figura 45-3 Observa-se a relação entre o paciente e o aparelho de ultrassonografia.

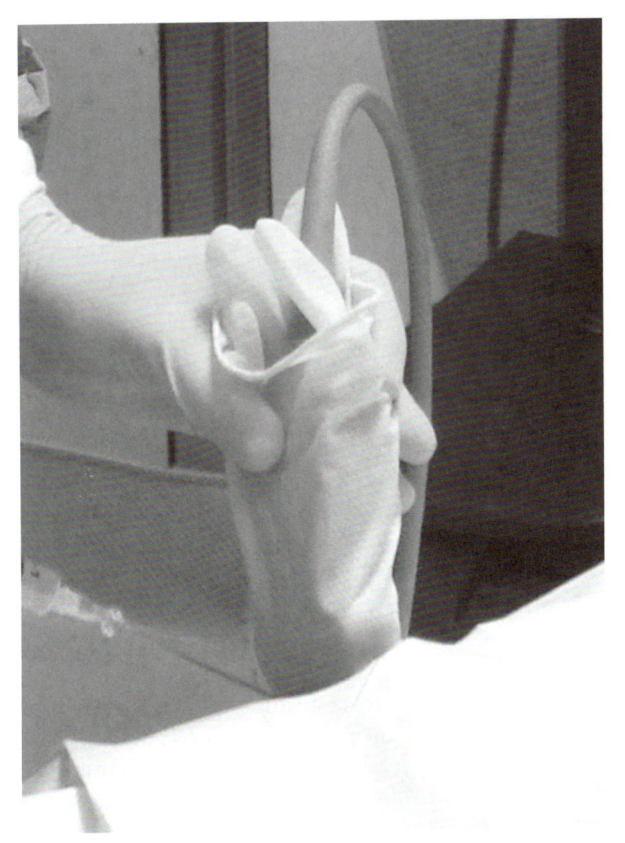

Figura 45-4 Proteção de uma sonda estéril com uma luva esterilizada. Deve-se puxar a luva, apertando-a bem firme, para impedir que bolsas de ar quebrem a imagem do ultrassonografia. É imprescindível ter muita cautela com cabos não esterilizados durante a execução de qualquer trabalho em campos estéreis.

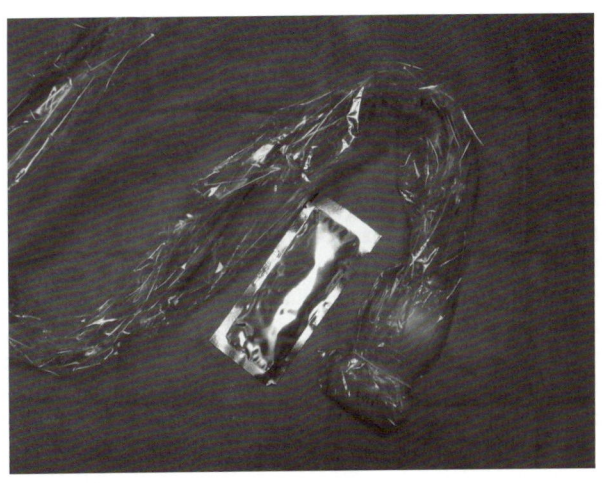

Figura 45-5 Bainha comercial estéril para sondas, com capacidade para cobrir também o cabo.

ticularmente úteis, tendo em vista que a proteção se estende até o cabo do transdutor. Como alternativa, as sondas podem ser protegidas por luvas ou dispositivos esterilizados. É necessário ter muita cautela para que os cabos não esterilizados de transdutores não contaminem o campo de trabalho. Normalmente, coloca-se um meio condutor estéril (gel) entre a sonda e a capa esterilizada, sendo também comum colocar um meio condutor estéril, como a solução de povidona iodo, um gel estéril para ultrassonografia, ou uma geleia cirúrgica lubrificante, entre a capa da sonda e a pele (Figs. 45-4 e 45-5).

▶ ORIENTAÇÃO DINÂMICA *VERSUS* ORIENTAÇÃO ESTÁTICA

A orientação ultrassonográfica pode ser dinâmica ou estática. Com a orientação dinâmica, a execução do procedimento utiliza imagens contínuas. Essa técnica é recomendada para acesso vascular porque assegura a trajetória correta da agulha durante o procedimento. Na hipótese de geração de imagens estáticas, a visualização anatômica ultrassonográfica marca o ponto de penetração da agulha na pele. Em seguida, remove-se o transdutor e, após a limpeza adequada da área, executa-se o procedimento da forma tradicional. Caso sejam utilizadas imagens estáticas, não é necessário manter a sonda ultrassonográfica em bainha esterilizada.

▶ TÉCNICA COM UM OPERADOR *VERSUS* TÉCNICA COM DOIS OPERADORES

Durante a fase inicial do aprendizado sobre procedimentos com orientação ultrassonográfica, a execução da técnica com dois operadores torna-se mais fácil com auxílio da orientação ultrassonográfica dinâmica. Com essa abordagem, uma pessoa segura o transdutor e orienta a pessoa que estiver executando o procedimento. Depois que se adquirir experiência, pode-se aplicar a técnica com um único operador: a mão não dominante segura o transdutor e a mão dominante segura a agulha.

▶ ACESSO VENOSO CENTRAL

Com frequência, o acesso venoso central é muito importante para o manejo de pacientes gravemente enfermos. Os médicos colocam anualmente cerca de cinco milhões de cateteres venosos centrais.[4,5] Os cateteres venosos centrais permitem medir as variáveis hemodinâmicas que não poderiam ser medidas com precisão por meios não invasivos e possibilitam a liberação de medicamentos e de suplementos nutricionais que não podem ser administrados com segurança por meio de cateteres venosos periféricos. Outras indicações para uso de acesso venoso central incluem a impossibilidade de acesso periférico e a necessidade de ressuscitações volêmicas agressivas. Vários fatores, como hábito, hipovolemia, anomalias congênitas, acesso vascular inadequado por causa de história de uso intravenoso de drogas e a presença de cateteres permanentes, dificultam o acesso venoso central. Os sítios típicos para acesso venoso central são a veia jugular interna, as abordagens supra- e infraclavicular à veia subclávia e a veia femoral.

Existem relatos de complicações mecânicas (p. ex. punção arterial, hematoma, pneumotórax e hemotórax) em 5 a 19% de pacientes, de complicações infecciosas (colonização por cateter e infecções associadas na corrente sanguínea) em 5 a 26% e de complicações trombóticas (trombose venosa profunda) em 2 a 26%.[6-9] Além disso, condições como coagulopatia, anomalias anatômicas, deformidades anatômicas causadas por traumatismos e inexperiência do operador podem contribuir para a ocorrência de falhas na canulação de veias centrais. Em comparação com as abordagens tradicionais que se baseiam em pontos de referência, o uso de orientação ultrassonográfica reduz de forma significativa a ocorrência de complicações mecânicas.[10-12] Uma das revisões da literatura comprovou que a colocação de cateteres venosos centrais com orientação ultrassonográfica diminui a incidência de falhas de inserção em 64%, de complicações em 74% e de tentativas múltiplas de inserção em 40%. A obtenção desses índices mais baixos de complicações leva tempo e exige muita prática, considerando-se que a colocação de cateteres venosos centrais com orientação ultrassonográfica implica o desenvolvimento da coordenação entre as mãos e os olhos.

Conforme discutido acima, o posicionamento correto do paciente e do aparelho de ultrassonografia é muito importante para o sucesso de um procedimento. Na canulação da veia jugular interna ou da veia subclávia, deve-se colocar o paciente na posição de Trendelenburg para ajudar a ingurgitar a veia de interesse, para facilitar a visualização ultrassonográfica e para melhorar o retorno sanguíneo depois da punção venosa. No caso da veia femoral, a posição inversa de Trendelenburg ajuda nesse aspecto. Um estudo descreveu o sopro venoso como tão eficaz como a manobra de Valsalva ou a posição de Trendelenburg para visualização ultrassonográfica da veia jugular interna ou da veia femoral comum.[14]

Nas situações em que forem utilizados transdutores matriciais lineares de alta frequência, a área de interesse deve ser previamente escaneada para identificar todas as estruturas pertinentes e as estruturas que devem ser evitadas. Além disso, a confirmação de que a veia desejada é facilmente compressível demonstra a ausência de trombose venosa profunda oculta. A identificação da diferença entre artéria e veia é extremamente importante para evitar punções arteriais. As veias são mais facilmente compressíveis, e suas paredes são mais finas que as das artérias. Em casos de dúvida, pode-se utilizar o sistema Doppler. As artérias possuem pulsações características, enquanto as veias apresentam fluxo contínuo.

Nas abordagens do eixo curto*, é necessário medir a profundidade do centro do vaso em relação à superfície da pele. Após a determinação da profundidade, a mesma distância deve ser medida na pele, distanciando-se do meio do transdutor. Esse é o ponto de penetração da agulha em um ângulo de 45°. A ponta da agulha deve perfurar o vaso por triangulação. Após a introdução no campo do ultrassonografia, debaixo do centro da face da sonda, a agulha pode ser visualizada como um ponto hiperecoico no corte transversal. A orientação transversal não permite avaliar a profundidade real da agulha. Possivelmente seja necessário movimentar o transdutor numa direção cranial ou caudal para possibilitar a localização da ponta da agulha. Existem várias técnicas de visualização para monitorar a inserção e a movimentação de agulhas. Seja pela visualização direta da ponta da agulha, acompanhando visualmente o artefato "em forma de anel descendente", seja observando-se o movimento tecidual enquanto a agulha se movimenta, é imprescindível saber a localização da agulha em todos os momentos, principalmente nas cirurgias

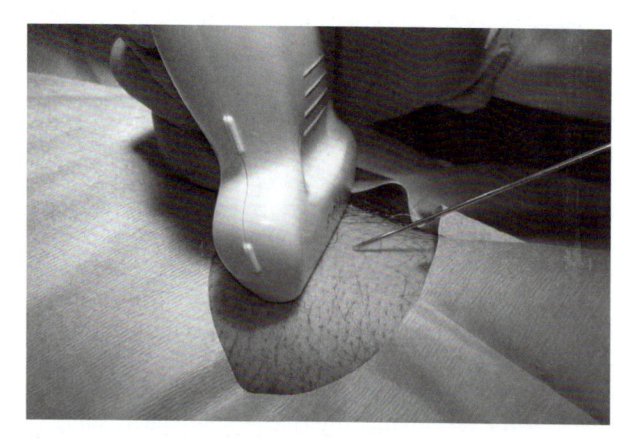

Figura 45-6 Relação agulha-sonda no eixo curto.

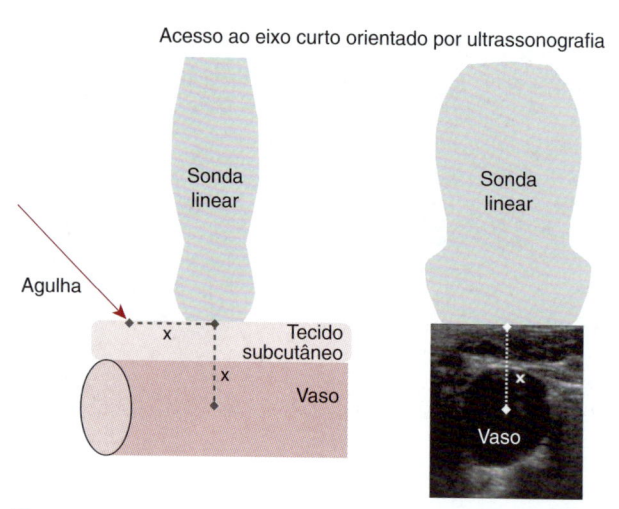

Figura 45-7 Desenho esquemático do eixo curto. Medição da distância do centro do vaso-alvo até a superfície da pele. Essa mesma distância é medida de volta a partir do meio do transdutor, sendo esse é o ponto em que a agulha deve penetrar na pele num ângulo de 45°.

* N. de R.T. Isto é, abordagem transversal.

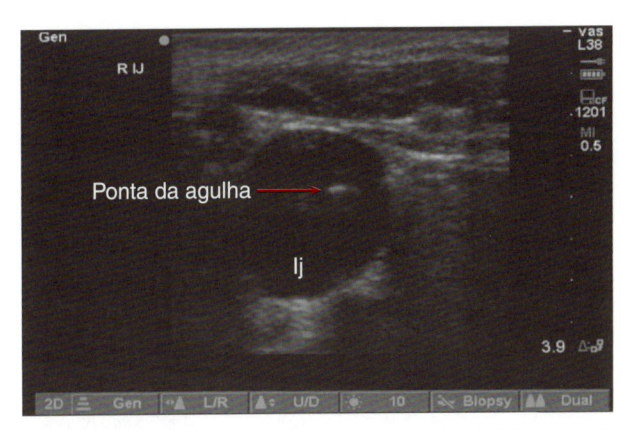

Figura 45-8 Ponta da agulha na veia jugular (VJ) interna direita na visão do eixo curto.

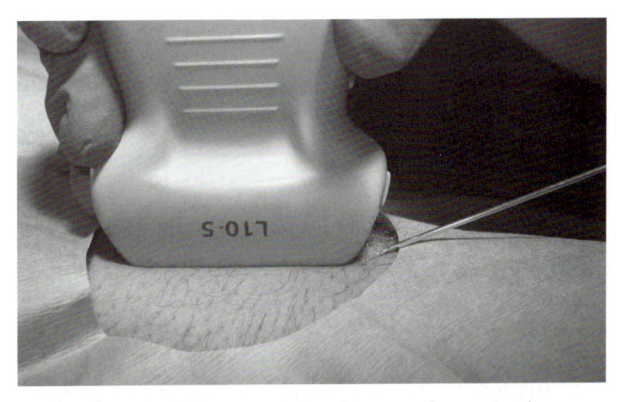

Figura 45-10 Relação entre agulha e sonda no eixo longo.

realizadas nas proximidades de outras estruturas críticas (Figs. 45-6 a 45-9).[2-10]*

Nas abordagens do eixo longo**, a agulha deve ser introduzida no mesmo plano do eixo longo do transdutor do aparelho de ultrassonografia. Essa técnica permite avaliar todo o comprimento e a profundidade da agulha. Entretanto, a agulha deve permanecer diretamente embaixo do centro do transdutor, tendo em vista que pode ocorrer perda total da visualização se a agulha ou o transdutor se movimentarem para fora do plano.[15] Isso ocorre porque o feixe gerado pelo transdutor é muito estreito. Evidências recentes dão suporte à utilização da abordagem longitudinal, em comparação com a abordagem transversal, levando-se em consideração que está associada a taxas mais baixas de punção na parede posterior, nas tentativas de canulação da veia jugular interna (Figs. 45-10 e 45-11).[16]

VEIA JUGULAR INTERNA

A veia jugular interna é profunda em relação ao músculo esternocleidomastóideo e, em geral, localiza-se numa posição lateral e superficial em relação à artéria carótida. A colocação de um cateter nessa veia facilita o monitoramento da pressão venosa central, além de reduzir as taxas de pneumotórax, em comparação com tentativas de canulação da veia subclávia.[5] Além disso, os cateteres na veia jugular interna apresentam taxas de infecção mais baixas do que aqueles inseridos na veia femoral.[17]

Para a colocação de cateteres na veia jugular interna com orientação ultrassonográfica, os pacientes devem permanecer na posição de Trandelenburg. O aparelho de ultrassonografia deve ser posicionado nas proximidades do leito do paciente, sendo que o monitor deve ficar de frente para a cabeceira. Com a utlização de uma sonda, é melhor encontrar uma área em que a artéria carótida e a veia jugu-

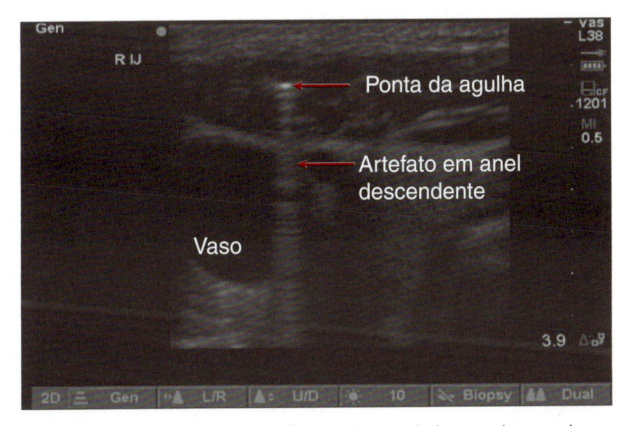

Figura 45-9 Artefato em forma de anel descendente observado na visão do eixo curto de uma agulha nas proximidades da veia jugular interna direita.

---

* N. de R.T. Na abordagem transversal (ou eixo curto), a agulha propriamente dita não é visualizada, e sim um artefato em cauda de cometa que surge posteriormente ao ponto onde o feixe de ultrassonografia encontra a agulha. Dessa forma, é importante que o operador tenha em mente que o que está sendo visualizado não é, necessariamente, a ponta. É necessário cuidado para não trespassar a veia. Em compensação, a abordagem transversal permite visualizar continuamente outros pontos de interesse, como artérias próximas, evitando outra sorte de acidentes.

** N. de R.T. Isto é, abordagem longitudinal.

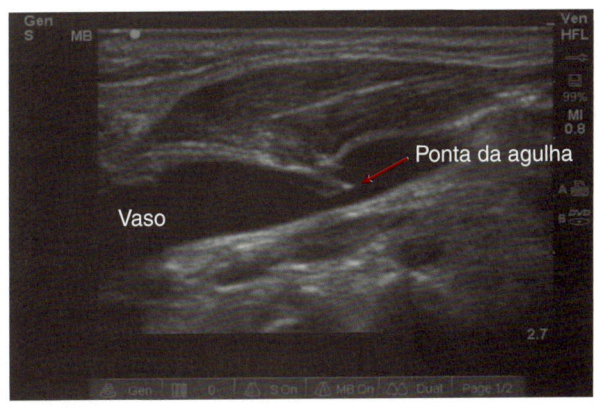

Figura 45-11 Visão longitudinal da agulha penetrando no vaso.

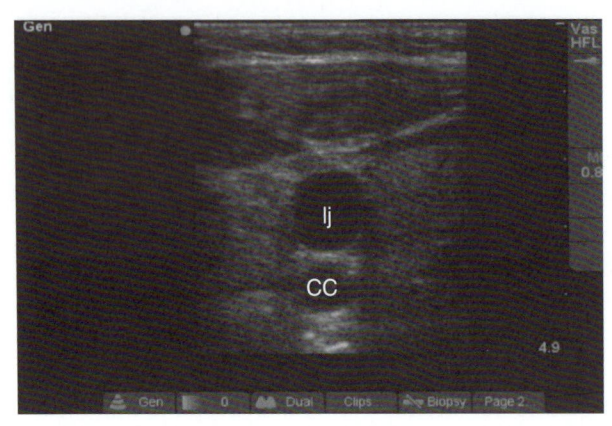

Figura 45-12 Exemplo de localização inadequada para acesso venoso central orientado por ultrassonografia. A veia jugular interna (VJI) posiciona-se diretamente sobre a artéria carótida comum (ACC), aumentando o potencial para punções arteriais durante o procedimento.

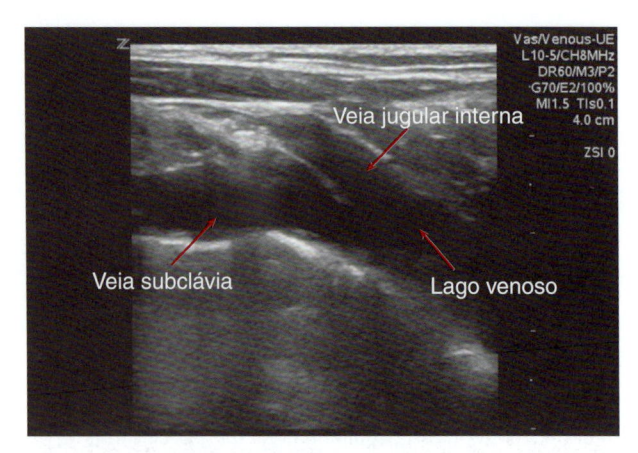

Figura 45-13 Visão longitudinal da abordagem supraclavicular para acesso à veia subclávia. Lago venoso formado pela confluência da veia jugular interna com a veia subclávia.

lar interna não estejam no mesmo plano vertical. Isso minimiza as chances de punção arterial por meio da parede venosa posterior.[11,13,18,19] Após a visualização do vaso e a avaliação da anatomia circunjacente, a canulação do vaso deve prosseguir conforme descrito anteriormente (Fig. 45-12).

VEIA SUBCLÁVIA

Em comparação com outros possíveis sítios de cateterização venosa central, a veia subclávia tem as taxas mais baixas de infecção, porém as taxas mais elevadas de pneumotórax.[5,20] Para executar esse procedimento, o aparelho de ultrassonografia deve ser posicionado à beira do leito oposto à veia subclávia que irá receber a canulação. Isso facilita a visualização do monitor durante a inserção do cateter. A veia subclávia cruza sob a clavícula numa posição medial em relação ao ponto clavicular médio. Com frequência, nessa localização é muito difícil visualizar a veia subclávia por causa da forte ecogenicidade e do sombreamento posterior da clavícula. Para evitar essa situação, deve-se visualizar a veia numa posição mais proximal ou mais distal em relação à clavícula. Com auxílio da abordagem supraclavicular, é possível visualizar um "lago venoso" no ponto em que a veia subclávia une-se à veia jugular interna. É possível visualizar também a veia subclávia numa posição inferior e lateral em relação à primeira costela, onde se localiza a veia axilar proximal (Figs. 45-13 e 45-14). A canulação da veia pode ser feita em qualquer um desses locais. Devido à proximidade entre a veia subclávia e a pleura pulmonar, recomenda-se utilizar a abordagem longitudinal para possibilitar a visualização de toda a agulha ao longo do procedimento.

VEIA FEMORAL

Recomenda-se evitar o uso rotineiro da veia femoral para colocação de cateter venoso central em adultos devido às altas taxas de sepse na linha e à formação de trombose venosa profunda, em comparação com outros sítios.[5,7,21] Entretanto, em situações emergenciais, a veia femoral é facilmente acessível e pode ser bastante útil como sítio compressível no contexto de coagulopatia.[5] Para otimizar o posicionamento, o paciente deve permanecer na posição inversa de Trendelenburg, girando a perna externamente no quadril, para aumentar o diâmetro da veia femoral.[22] O aparelho de ultrassonografia deve ser colocado ao lado do leito, no nível do ombro, com o monitor de frente para os pés do paciente. O início do procedimento numa orientação transversal, imediatamente inferior ao ligamento inguinal, permite visualizar tanto a veia como a artéria (Fig. 45-15).

De maneira geral, a área onde a veia safena maior drena na veia femoral comum produz o alvo maior. Normalmente, a veia se coloca numa posição medial em relação à artéria. Na região femoral, a veia e a artéria são adjacentes na coxa proximal, enquanto numa posição mais distal, a veia é profunda em relação à artéria. Para evitar punção arterial, deve-se localizar o ponto em que a artéria e a veia estiverem próximas (Fig. 45-16).[23]

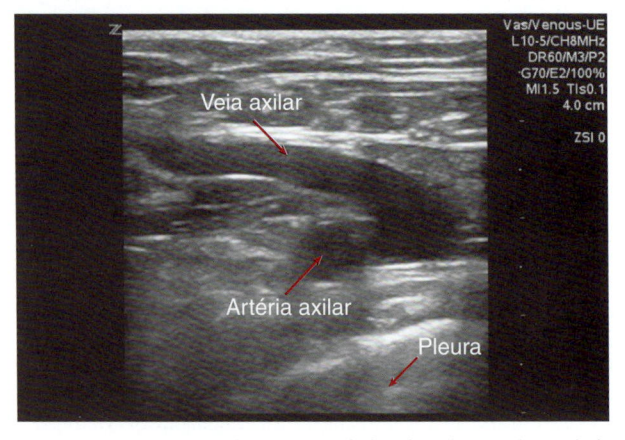

Figura 45-14 Visão longitudinal da abordagem lateral da veia subclávia/veia axilar.

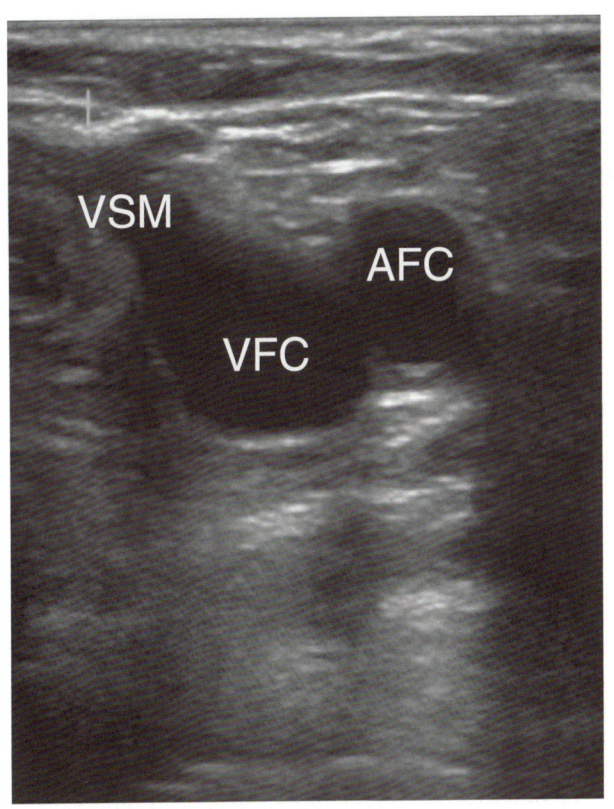

Figura 45-15 Imagem transversal dos vasos femorais. VFC, veia femoral comum; AFC, artéria femoral comum; VSM, veia safena maior.

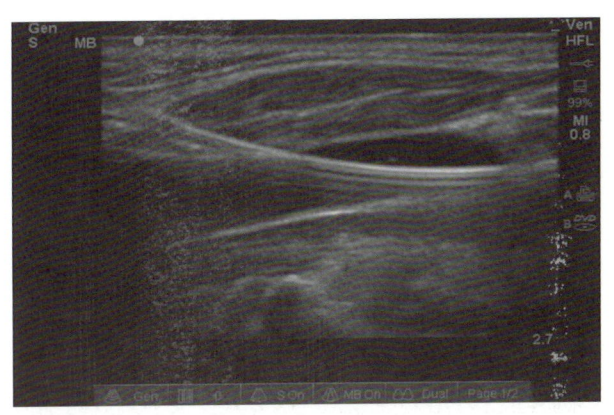

Figura 45-16 Imagem longitudinal de um fio-guia sendo introduzido no vaso. Observa-se o artefato anular descendente a partir do fio-guia.

▶ **ACESSO VENOSO PERIFÉRICO**

O acesso venoso periférico é usado rotineiramente para coletar amostras de sangue para testes diagnósticos e para administrar líquidos e medicações. Há muitos fatores que se tornaram um grande desafio na obtenção de acesso venoso, incluindo obesidade, uso de medicamentos intravenosos e várias tentativas prévias de acesso periférico.[24,25] O acesso vascular periférico orientado por ultrassonografia é um método rápido e seguro para obter acesso vascular, além de dar alternativas para o acesso venoso central ou para fazer várias "tentativas às cegas".[26] Além disso, comprovou-se que o acesso periférico orientado por ultrassonografia não aumenta o risco de infecções, em comparação com os métodos tradicionais de inserção de cateteres.[27]

Os transdutores matriciais lineares de alta frequência são utilizados na obtenção de acesso vascular nas veias superficiais. As veias são estruturas anecoicas arredondadas ou ovais, de fácil colapsibilidade e com leve pressão da sonda sobre a pele. O uso de Doppler colorido facilita a distinção entre artérias e veias. Deve-se lavar a pele de forma apropriada. Aparentemente, o uso de gel ultrassonográfico estéril não altera as taxas de infecção.[27] Após a identificação de uma veia adequada, executa-se a canulação venosa por meio de uma técnica estática ou dinâmica, utilizando-se uma abordagem transversal ou longitudinal. Com frequência, depois da instalação do aparelho de ultrassonografia à beira do leito, o paciente já passou por várias tentativas de acesso vascular. Em geral, como resultado, o uso da veia jugular externa e das veias do braço proximal viabilizam o acesso vascular. Nos casos de canulação de veias braquiais ou cefálicas, possivelmente seja necessário usar cateteres mais longos (6,35 cm), considerando que podem ficar fora do alcance dos cateteres intravenosos-padrão (Figs. 45-17 e 45-18).[28]

▶ **COLOCAÇÃO DE CATETER ARTERIAL**

A colocação de cateteres arteriais em artérias periféricas pode se tornar um grande desafio, em especial no caso de pacientes hipotensos com pulso periférico fraco ou ausente. Nas unidades de tratamento intensivo, a necessidade de monitoramento contínuo da pressão arterial e de avaliação frequente dos gases no sangue arterial pode transformar a inserção de cateteres arteriais em uma atividade crítica no tratamento dos pacientes. Tradicionalmente, a colocação de cateteres arteriais é feita por meio de uma técnica que utiliza palpação do pulso para orientar a inserção da agulha. As dificuldades para localizar a artéria ou para inserir o cateter submetem o paciente a várias tentativas doloridas. O uso de ultrassonografia para inserir cateteres arteriais aumenta o sucesso do primeiro passo, reduzin-

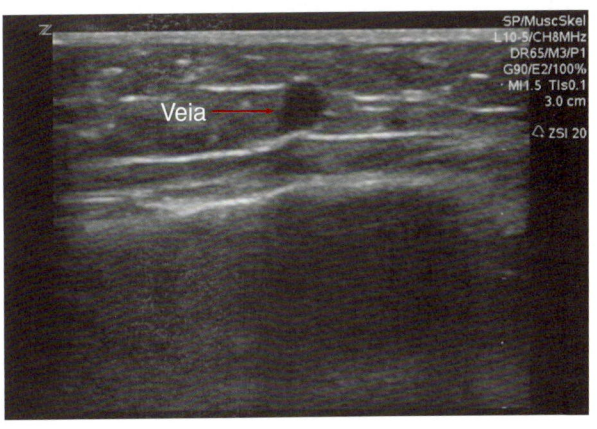

Figura 45-17 Visão do eixo curto de uma veia periférica.

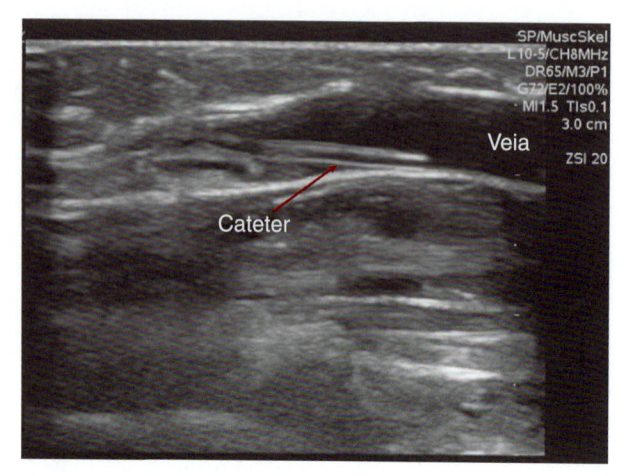

Figura 45-18 Visão longitudinal de um cateter dentro de uma veia periférica.

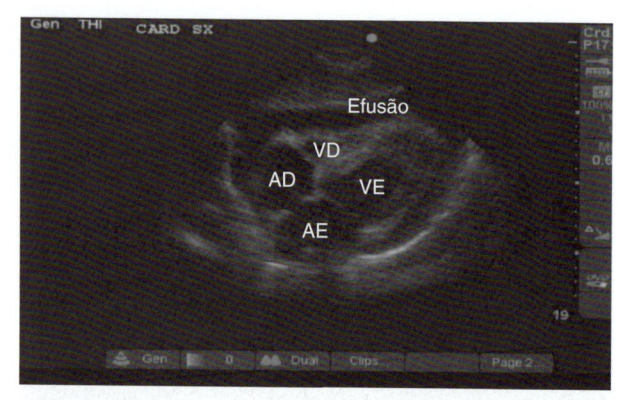

Figura 45-19 Tamponamento. Visão subxifoide de uma efusão pericárdica com colapso do ventrículo direito. AD, átrio direito; VD, ventrículo direito; AE, átrio esquerdo; VE, ventrículo esquerdo.

do, consequentemente, o tempo de inserção e o número de tentativas.[29]

O uso de transdutores ultrassonográficos lineares de alta frequência facilita a identificação de artérias pulsáteis com paredes espessas, que são menos compressíveis do que as veias adjacentes com paredes mais finas. A adição de ondas pulsadas ou de Doppler colorido ajuda a visualizar as características do fluxo sanguíneo arterial pulsátil. Após a identificação da artéria, faz-se a inserção dinâmica do cateter para monitorar, em tempo real, primeiramente a agulha e em seguida o fio-guia penetrando na artéria. Nos casos em que a artéria radial não puder ser canulada, a orientação ultrassonográfica poderá ser usada para canular as artérias braquial, femoral, dorsal do pé ou axilar.[30,31]

▶ **PERICARDIOCENTESE**

O tamponamento cardíaco é uma condição com risco de vida que pode ser tratada com pericardiocentese. Tradicionalmente, o diagnóstico clínico da efusão pericárdica e do tamponamento era realizado por meio da tríade de Beck (hipotensão, sons cardíacos abafados e distensão da veia jugular) juntamente com pulso paradoxal. Entretanto, muitas dessas descobertas ocorrem tardiamente no processo da doença ou sua avaliação é muito difícil. A ecocardiografia transformou-se no padrão de tratamento diagnóstico para efusão pericárdica e tamponamento, sendo que pode também ser utilizada para localizar a área com maior coleção de líquidos, em antecipação à pericardiocentese.[32] A pericardiocentese de emergência aplica-se aos casos em que o paciente mantiver parada cardíaca ou instabilidade hemodinâmica em quadros de grandes efusões pericárdicas. As complicações principais da pericardiocentese incluem laceração das câmaras cardíacas, lesão em vasos intercostais, pneumotórax, taquicardia ventricular sustentada e morte.[33,34] A orientação ultrassonográfica tem condições de transformar esse procedimento perigoso, embora vital, em um procedimento significativamente mais seguro.[33]

Em primeiro lugar, é necessário obter imagens do paciente por meio de janelas cardíacas padronizadas utilizando um transdutor matricial faseado. Esse método permite também avaliar a função cardíaca global. Para diagnosticar tamponamento cardíaco com ultrassonografia, basta observar o colapso ventricular direito durante a fase inicial da diástole ou a invaginação da parede livre do átrio direito na fase final da diástole. Durante a respiração, observam-se também pequenas alterações no diâmetro da veia cava inferior pletórica, assim como alterações nas velocidades do fluxo transvalvular (Fig. 45-19).

As abordagens subxifoide e paraesternal são usadas com mais frequência na pericardiocentese. A decisão de usar uma ou outra abordagem baseia-se principalmente na experiência do operador e no local onde se encontra a quantidade maior de líquido. A abordagem subxifoide é usada com mais frequência com a técnica estática, ao passo que o uso da abordagem paraestenal é mais comum como procedimento dinâmico orientado por ultrassonografia (Fig. 45-20).

Na abordagem paraesternal, coloca-se o paciente na posição em supino, elevando a parte superior do corpo num ângulo de 30 a 45° ou na posição em decúbito lateral esquerdo. O paciente deve ser preparado e coberto com um lençol cirúrgico utilizando-se a técnica estéril-padrão. O transdutor do aparelho de ultrassonografia pode então ser colocado na orientação paraestenal do eixo longo no terceiro ou no quarto espaço intercostal, imediatamente à esquerda do esterno, para possibilitar a visualização da bolsa maior de líquido que, em geral, se localiza entre a sonda e a parede anterior do coração. A medição da distância desde a pele até o espaço pericárdico permite avaliar a distância que a agulha pode avançar antes de penetrar no espaço pericárdico.[36] Deve-se ter muita cautela para evitar a artéria mamária interna esquerda, que se localiza a uma distância de 3 a 5 cm lateral à borda esternal. Após a determinação do caminho de entrada ideal, infiltra-se a anestesia local no sítio de entrada e ao longo do caminho que foi proposto para inserção da agulha. Recomenda-se a abordagem longitudi-

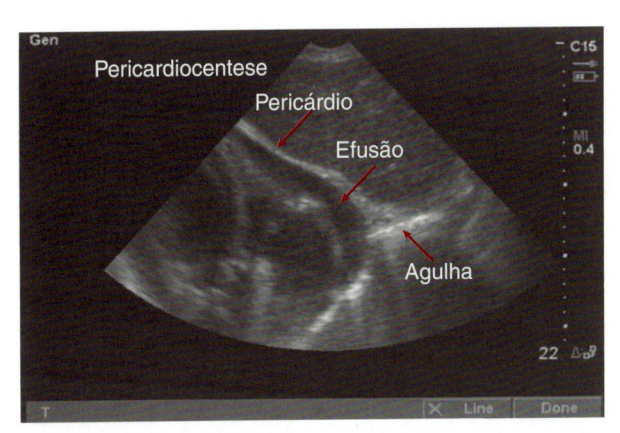

Figura 45-20 Pericardiocentese com penetração da agulha na bolsa maior de líquido.

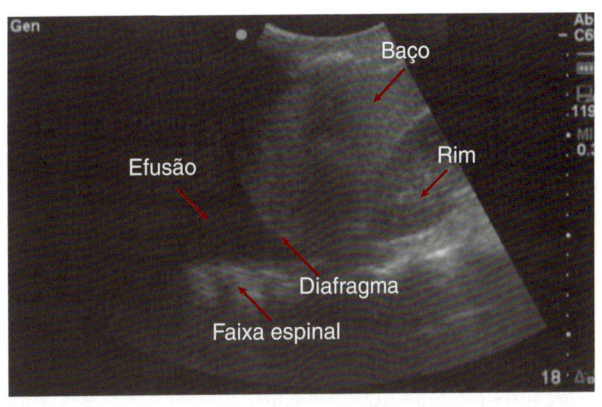

Figura 45-21 Efusão pleural com a linha hiperecoica representando a faixa espinal que se estende além do diafragma, indicando a presença de uma efusão.

nal para a execução desse procedimento, de forma que seja possível visualizar a agulha durante todo o tempo. O furo da agulha deve ser de calibre 18 ou maior e, preferencialmente, revestido com um cateter de Teflon® para drenagem contínua da efusão. Normalmente a bandeja de toracocentese possui esse tipo de cateter. Depois da inserção, a ponta da agulha deve ser acompanhada cuidadosamente com visualização ultrassonográfica contínua. Após a obtenção de um *flash* de líquido, a agulha pode ser avançada alguns milímetros e, a seguir, aspira-se o líquido com a agulha, ou a bainha de Teflon® pode ser avançada, enquanto se remove a agulha para permitir a drenagem contínua.[37]

Na abordagem subxifoide, pode-se utilizar, alternativamente, orientação ultrassonográfica estática ou dinâmica. Para aplicação da técnica estática, posiciona-se a sonda na região subxifoide. A efusão pode ser visualizada com a bolsa maior centralizada na tela do monitor. Deve-se observar o ponto de entrada, a direção da agulha e a profundidade necessária para atingir o líquido. Após a remoção da sonda, a agulha pode ser introduzida de acordo com a descrição anterior.[36,38]

▶ TORACOCENTESE

A efusão pleural é uma entidade relativamente comum entre pacientes gravemente enfermos, e a toracocentese é o procedimento torácico intervencionista mais comum.[39] A etiologia da coleção pode ser imprecisa e, na maioria das vezes, o exame patológico de amostras de líquido é diagnóstico. As complicações potenciais da toracocentese incluem dor, pneumotórax, reações vasovagais, edema pulmonar de reexpansão, laceração hepática ou esplênica acidental, infecção e hemotórax.[39,40] O objetivo da ultrassonografia não é apenas detectar efusões, mas também orientar a drenagem, que poderá ser executada em caráter emergencial se o líquido pleural estiver provocando desconforto respiratório. A ultrassonografia é mais sensível do que as radiografias torácicas no processo de detecção de efusões pleurais. Observou-se também que aumenta a taxa de sucesso da toracocentese e diminui a taxa de complicações,[39,40] incluindo pneumotórax e lacerações no fígado e no baço.[41]

Para facilitar a detecção de efusões pleurais com ultrassonografia, o paciente deve permanecer na posição supina, inclinando-se a cabeceira do leito em um ângulo de 45°. A sonda abdominal curva de baixa frequência deve ser inserida longitudinalmente na linha axilar posterior, imediatamente anterior à aréola, para facilitar a visualização da linha hiperecoica curva do diafragma, acima do fígado ou do baço. As efusões pleurais são representadas por uma coleção anecoica de líquidos superior ao diafragma. Na ausência de efusões, a faixa espinal termina no diafragma durante a refração das ondas ultrassonográficas pelos pulmões cheios de ar. Entretanto, na presença de alguma efusão, a coleção de líquidos permite visualizar as estruturas que normalmente são obscurecidas pelos pulmões, ou seja, a coluna torácica superior ao diafragma. A visualização da faixa espinal hiperecoica, superior ao diafragma, indica a presença de líquidos no tórax, da mesma forma como coleções anecoicas com ângulos agudos superiores ao diafragma (Fig. 45-21). Após a detecção da efusão, faz-se uma avaliação mais detalhada do tórax. O movimento do pulmão com o ciclo respiratório e a localização do diafragma devem ser observadas, a fim de evitar essas estruturas durante a toracocentese.

Pacientes despertos e colaborativos devem permanecer na posição sentada, à beira do leito, mantendo os braços dobrados sobre uma mesinha tipo bandeja. O escaneamento do hemitórax posterior com uma sonda microconvexa ou com um transdutor matricial faseado com uma pequena superfície de contato, desde a borda escapular inferior até a região lombar superior e, a seguir, da região paraespinal até a linha axilar posterior, facilita o delineamento da extensão da coleção de líquidos e da área da bolsa maior.[41] Observa-se uma linha hiperecoica entre as costelas representando a pleura. A profundidade da pleura é uma variável bastante útil para determinar a distância do percurso da agulha para que a aspiração do líquido seja bem-sucedida.[35] Depois do mapeamento da efusão, é possível localizar as estruturas críticas do diafragma e do pulmão e determinar e marcar o ponto de entrada. Após a aplicação de uma abordagem estática, deve-se dar continuidade ao procedimento da forma normal. Recomenda-se tomar muito cuidado para assegurar que a agulha seja colocada numa posição superior em relação ao diafragma. A visualização do diafragma e a introdução da agulha, pelo menos dois espaços de costela acima da estrutura, impede a violação da cavidade peritoneal. O procedimento pode também ser dinâmico, o que permite a visualização da agulha na medida em que ela for penetrando no espaço pleural. Caso seja necessário manter um tubo de toracostomia na cavidade torácica, a localização na linha axilar média é mais confortável para os pacientes que permanecerem na posição supina.

Pacientes sedados ou intubados que precisarem se submeter a uma toracocentese devem permanecer na posição supina, com os braços abduzidos e a maca na posição inversa de Trendelenburg. O sítio da punção deve ficar na parte lateral do tórax, na linha axilar média, semelhante à localização geralmente utilizada para inserção de tubos torácicos. O uso de ultrassonografia ajuda a localizar a bolsa maior de líquido e a evitar as estruturas críticas. No caso de pacientes em ventilação mecânica, a redução temporária no volume de ar corrente possivelmente diminua a incidência de pneumotórax. Apesar de ser uma complicação significativa em pacientes em ventilação mecânica, a incidência de pneumotórax diminui com o uso de ultrassonografia.

▶ **PARACENTESE**

A paracentese é uma técnica aplicada em pacientes gravemente enfermos com ascite por razões diagnósticas ou terapêuticas, ou por ambos os motivos. A orientação por ultrassonografia eleva o índice de sucesso em comparação com a técnica baseada em pontos de referência (95% vs. 65%).[35] Um dos benefícios adicionais da orientação por ultrassonografia é visualizar pouco ou nenhum líquido abdominal em pacientes com distensão acentuada no abdome, que se acreditava ser causada por ascite. Essa descoberta pode poupar os pacientes de procedimentos invasivos.

Com o paciente na posição em supino, ou numa posição lateral esquerda ligeiramente oblíqua, e a cabeceira do leito um pouco erguida, utilizando o transdutor curvo de baixa frequência, faz-se uma varredura na parte inferior do abdome em dois planos ortogonais. Tradicionalmente, o quadrante inferior esquerdo é o sítio de preferência, tendo em vista a provável presença de um ceco cheio de ar ou de alguma cicatriz de apendectomia impedindo o fluxo livre de líquidos no quadrante inferior direito; embora a orientação por ultrassonografia permita identificar e evitar essas estruturas, qualquer um desses quadrantes pode ser utilizado. A seguir, identifica-se o maior sítio de coleção de líquidos e marca-se o ponto de entrada. Uma coleção de líquido com pelo menos 3 cm de diâmetro é considerada adequada para fins de drenagem. A orientação estática é mais comum nesse tipo de procedimento, embora a orientação dinâmica também seja utilizada para acompanhar a inserção da agulha no peritônio (Fig. 45-22).

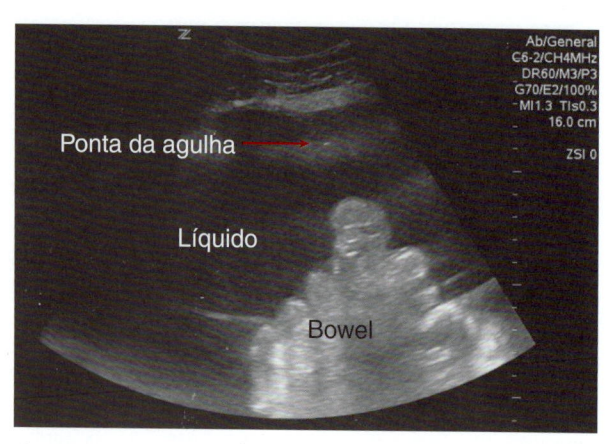

Figura 45-22 Paracentese. Ponta da agulha no líquido abdominal.

A artéria epigástrica inferior da parede abdominal, a bexiga e os intestinos são as estruturas a serem observadas e evitadas nas varreduras do abdome. A espessura da parede abdominal e a profundidade da coleção de líquidos também devem ser analisadas. Cabe também observar que grandes alças intestinais cheias de líquidos não devem ser consideradas como coleções de líquido. Intestinos cheios de líquido são circundados por uma parede hiperecoica e caracterizam-se pela presença de peristalse, ao passo que o líquido peritoneal localiza-se fora das paredes intestinais.

▶ **INTUBAÇÃO ENDOTRAQUEAL**

Intubação esofágica não reconhecida não é muito frequente, embora nas raras ocorrências ocorra uma elevação significativa no índice de morbidade e de mortalidade.[44] Há vários métodos para aplicação à beira do leito para confirmar intubações endotraqueais, incluindo visualização direta de um tubo passando entre as pregas vocais, elevação do tórax depois de intubações, auscultação em ambos os pulmões e monitoramento do dióxido de carbono expirado. Entretanto, isoladamente, nenhum dos métodos é totalmente confiável. Os métodos confirmatórios podem ser imprecisos, principalmente em pacientes com parada cardíaca ou lesões traumáticas ou em pacientes com vômito ou sangramento recente.[44,45]

Recentemente, comprovou-se a grande utilidade da ultrassonografia como adjuvante à beira do leito para confirmar intubações endotraqueais. A ultrassonografia deve ser dinâmica nas situações em que se utilizar o transdutor matricial linear de alta frequência durante o procedimento de intubação. Imediatamente antes de uma intubação, as pregas vocais são visualizadas como uma estrutura triangular. A sonda deve permanecer em uma posição transversal sobre a membrana cricotireóidea. Na medida em que o tubo endotraqueal for sendo introduzido, costuma-se observar uma breve "tempestade de neve", depois da qual a membrana transcricotireóidea deve apresentar uma forma arredondada, com sombreamento hiperecoico posterior.[44,46] Se, ao contrário, o tubo passar pelo esôfago, a traqueia não intubada produz um tipo de artefato ressonante conhecido como "anular descendente". Em geral, como se encontra em colapso, não é possível visualizar o esôfago por meios ultrassonográficos. Entretanto, no contexto de intubação esofágica, observa-se o esôfago distendido pelo tubo endotraqueal. Além disso, para confirmar o deslizamento bilateral do pulmão, basta colocar o transdutor linear no sentido longitudinal sobre ambos os hemitóraces para que seja possível verificar o deslizamento pleural. A presença de deslizamento bilateral confirma a intubação endotraqueal e ajuda a diferenciar intubação brônquica direita de intubação traqueal direita. A ausência bilateral de deslizamento pulmonar pode ser uma indicação de intubação esofágica (Figs. 45-23 e 45-24).[44,45-49]

▶ COLOCAÇÃO DE TUBOS TORÁCICOS

A colocação subcutânea de tubos torácicos é uma complicação conhecida da toracostomia com tubo. Embora as radiografias torácicas sejam utilizadas rotineiramente, a diferenciação de tubos extratorácicos com aparência intratorácica na visão radiográfica anteroposterior pode se transformar num grande desafio. As tomografias computadorizadas do tórax são mais sensíveis e específicas para identificar a colocação correta de tubos. Entretanto, essa modalidade de geração de imagens exige que o paciente seja transferido para a sala de radiologia, o que possivelmente não seja aconselhável no caso de pacientes instáveis. Recentemente, a ultrassonografia transformou-se numa modalidade sensível e específica para verificar a colocação de tubos intratorácicos *versus* extratorácicos nas toracostomias. O tubo aparece como um arco hiperecoico nos casos em que se utiliza um transdutor matricial linear de alta frequência numa orientação transversal em relação ao tórax. O acompanhamento da trajetória do tubo inicia no sítio onde a pele foi perfurada, sendo que o desaparecimento do arco indica penetração no espaço pleural. A visualização do arco numa posição superior em relação ao sítio da toracostomia, para avaliar o comprimento, indica que o tubo está no tecido subcutâneo.[50]

▶ PUNÇÃO LOMBAR

A punção lombar é um procedimento comum utilizado para facilitar o diagnóstico de meningite, hemorragia subaracnoide e outras emergências neurológicas. Tradicionalmente, esse procedimento caracteriza-se pela identificação de pontos de referência óssea. Entretanto, às vezes é difícil palpar ou identificar esses pontos de referência devido aos hábitos corporais, às contrações ou à impossibilidade de posicionar o paciente de forma correta. Além disso, talvez o uso da linha de Tuffier entre as cristas ilíacas, para identificar espaços lombares seguros, não seja um método muito preciso.[51] A orientação por ultrassonografia aumenta o sucesso das punções lombares em pacientes com índice elevado de massa corporal,[52] além de ser muito útil após várias tentativas malsucedidas em pacientes que não sejam obesos.

Para a execução desse procedimento, o paciente deve se posicionar em decúbito lateral ou permanecer na posição sentada. A sonda linear de alta frequência é o ins-

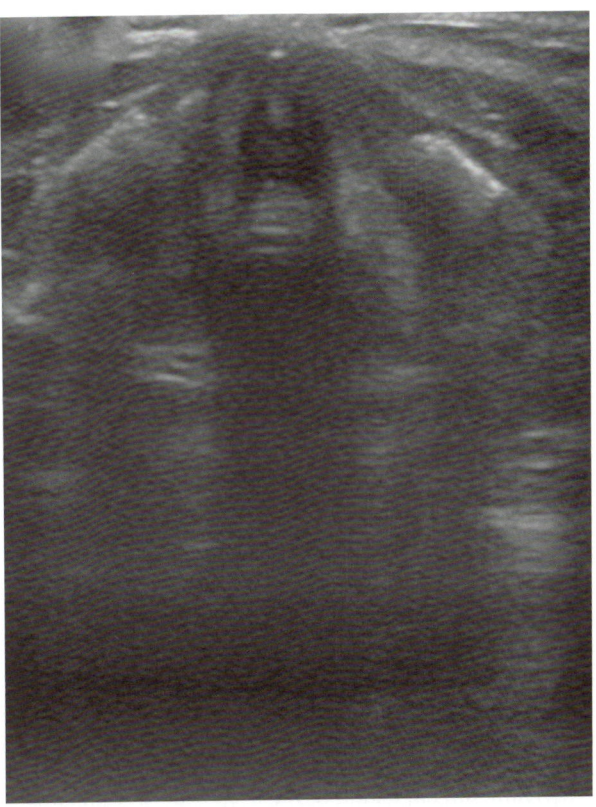

Figura 45-24 Traqueia com tubo endotraqueal no respectivo lugar demonstrando sombreamento posterior a partir do tubo e perda do artefato anular descendente.

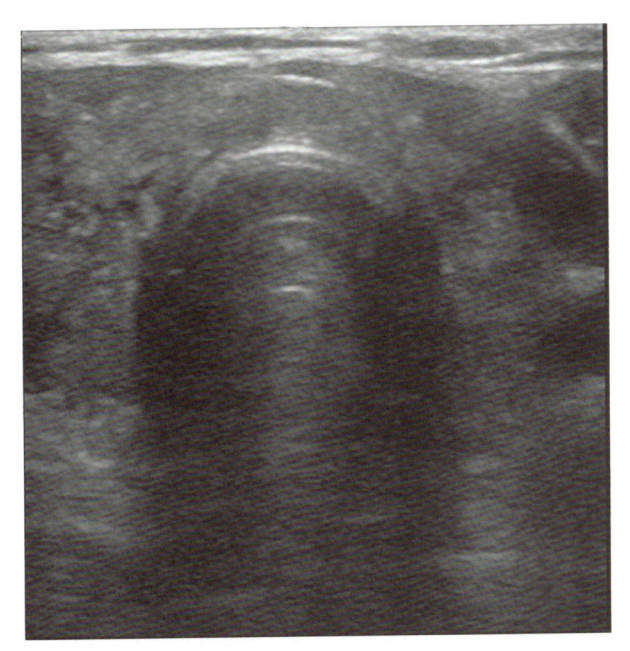

Figura 45-23 Traqueia antes da intubação com artefato anular descendente.

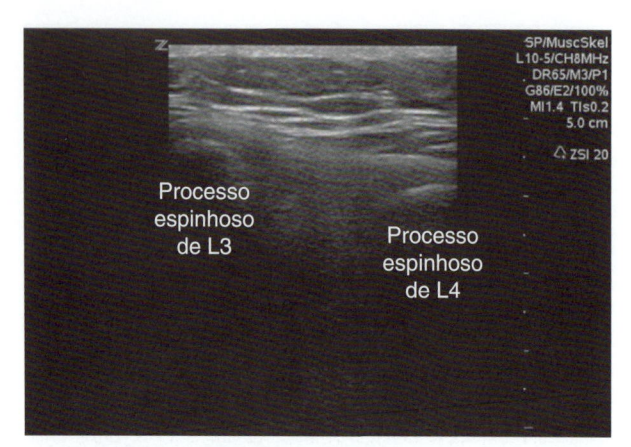

Figura 45-25 Visão longitudinal estática do espaço interespinhoso L3-L4.

trumento preferido. Em pacientes obesos, a sonda de baixa frequência é a melhor opção em casos de penetrações ultrassonográficas mais profundas com visualização dos ossos. Coloca-se a sonda no topo da dobra glútea, mantendo-se a orientação longitudinal, para possibilitar a visualização do osso sacro hiperecoico. Com a movimentação superior, a primeira quebra na linha hiperecoica ocorre no espaço discal L5-S1. O processo espinhoso de L5 apresenta-se como uma linha hiperecoica convexa. A movimentação superior do transdutor permite fazer o mapeamento dos processos espinhosos de três camadas e dos espaços discais intervenientes. A sonda pode também movimentar-se no sentido lateral para encontrar as margens laterais dos processos espinhosos na medida em que desapareçam do campo visual. Além disso, para avaliar as margens laterais dos processos espinhosos com maior precisão basta girar a sonda num ângulo de 90° (Fig. 45-25);[53,54]

Usando tinta indelével, faz-se o traçado da linha central da coluna e o desenho de cada processo espinhoso sobre a pele. Essas marcas permitem fazer a punção lombar da forma tradicional, utilizando como guia as marcas feitas com caneta em vez das marcas de referência ósseas.

▶ CONCLUSÃO

A literatura possui um acervo crescente que demonstra o valor da ultrassonografia no tratamento de pacientes gravemente enfermos. O aparelho de ultrassonografia é largamente utilizado, portátil, passível de repetição, de custo relativamente baixo, indolor e seguro. Em procedimentos invasivos, o uso da ultrassonografia deve ser considerado em conjunto com métodos tradicionais.

REFERÊNCIAS

1. Mandavia DP, Aragona J, Chan L, et al. Ultrasound training for emergency physicians—a prospective study. *Acad Emerg Med.* 2000;7:1008-1014.
2. Palepu GB, Deven J, Subrahmanyam M. Impact of ultrasonography on central venous catheter insertion in intensive care. *Indian J Radiol Imaging.* 2009;19:191-198.
3. Shojania KG, Duncan BW, McDonald KM, et al. Making health care safer: a critical analysis of patient safety practices. *Evid Rep Technol Assess (Summ).* 2001;43:i-x, 1-668.
4. DeFrances CJ, Hall MJ. 2002 National Hospital Disaster Survey. *Adv Data.* 2004;342:1-30.
5. McGee DC, Gould MK. Preventing complications of central venous catheterization. *N Engl J Med.* 2003;348: 1123-1133.
6. Merrer J, De Jonghe B, Golliot F, et al. Complications of femoral and subclavian venous catheterization in critically ill patients: a randomized controlled trial. *JAMA.* 2001;286:700-707.
7. Sznajder JI, Zveibil FR, Bitterman H, et al. Central vein catheterization: failure and complication rates by three percutaneous approaches. *Arch Intern Med.* 1986;146:259-261.
8. Mansfield PF, Hohn DC, Fornage BD, et al. Complications and failures of subclavian-vein catheterization. *N Engl J Med.* 1994;331:1735-1738.
9. Leung J, Duffy M, Finckh A. Real-time ultrasonographically-guided internal jugular vein catheterization in the emergency department increases success rates and reduces complications: a randomized, prospective study. *Ann Emerg Med.* 2006;48:540-547.
10. Theodoro D, Bausano B, Lewis L, Evanoff B, Kollef M. A descriptive comparison of ultrasound-guided central venous cannulation of the internal jugular vein to landmark-based subclavian vein cannulation. *Acad Emerg Med.* 2010 Apr;17(4):416-422.
11. Miller AH, Roth BA, Mills TJ, Woody JR, Longmoor CE, Foster B. Ultrasound guidance versus the landmark technique for the placement of central venous catheters in the emergency department. *Acad Emerg Med.* 2002;9:800-805.
12. Randolph AG, Cook DJ, Gonzales CA, Pribble CG. Ultrasound guidance for placement of central venous catheters: a meta-analysis of the literature. *Crit Care Med.* 1996 Dec;24(12):2053-2058.
13. Slama M, Novara A, Safavian S. Improvement of internal jugular vein cannulation using an ultrasound-guided technique. *Int Care Med.* 1997;23:916-919.
14. Lewin MR, Stein J, Wang R. Humming is as effective as Valsalva's maneuver and Trendelenburg's position for ultrasonographic visualization of the jugular venous system and common femoral veins. *Ann Emerg Med.* 2007;50:73-77.
15. Stone MB, Moon C, Sutijono D, et al. Needle tip visualization during ultrasound-guided vascular access: short-axis *vs.* long-axis approach. *Am J Emerg Med.* 2010;28: 343-347.
16. Blaivas M. Video analysis of accidental cannulation with dynamic ultrasound guidance for central venous access. *J Ultrasound Med.* 2009;28:1239-1244.
17. Timsit JF. What is the best site for central venous catheter insertion in critically ill patients? *Crit Care.* 203;7: 397-399.
18. Denys BG, Uretsky BF, Reddy PS. Ultrasound-assisted cannulation of the internal jugular vein. A prospective comparison to the external landmark-guided technique. *Circulation.* 1993;87:1557-1562.
19. Hrics P, Wilber S, Blanda MP, Gallo U. Ultrasound-assisted internal jugular vein catheterization in the ED. *Am J Emerg Med.* 1998;16:401-403.
20. Lorente L, Henry C, Martín MM, et al. Central venous catheter-related infection in a prospective and observational study of 2,595 catheters. *Crit Care.* 2005;9:631-635.
21. McKinley S, Mackenzie A, Finfer S, et al. Incidence and predictors of central venous catheter related infection in intensive care patients. *Anaesth Intensive Care.* 1999;27:164-169.
22. Werner SL, Jones RA, Emerman CL. Effect of hip abduction and external rotation on femoral vein exposure for possible cannulation. *J Emerg Med.* 2008;35:73-75.
23. Hilty WM, Hudson PA, Levitt MA, et al. Real-time ultrasound-guided femoral vein catheterization during cardiopulmonary resuscitation. *Ann Emerg Med.* 1997;29:331-336.

24. Constantino TG, Parikh AK, Satz WA, et al. Ultrasonography-guided peripheral intravenous access versus traditional approaches in patients with difficult intravenous access. *Ann Emerg Med.* 2005;46:456–461.
25. Juvin P, Blarel A, Fabienne B, et al. Is peripheral line placement more difficult in obese than in lean patients? *Anesth Analg.* 2003;96:1218.
26. Dargin JM, Rebholz CM, Lowenstein RA, et al. Ultrasonography-guided peripheral intravenous catheter -survival in ED patients with difficult access. *Am J Emerg Med.* 2010;28:1–7.
27. Adhikari S, Blaivas M, Morrison D. Comparison of infection rates among ultrasound-guided versus traditionally placed peripheral intravenous lines. *J Ultrasound Med.* 2010;29:741–747.
28. Gregg SC, Murthi SB, Sisley AC, Stein DM, Scalea TM. Ultrasound-guided peripheral intravenous access in the intensive care unit. *J Crit Care.* 2010 Sep;25(3):514-519. Epub 2009 Oct 15.
29. Levin PD, Sheinin O, Gozal Y. Use of the ultrasound in the insertion of radial artery catheters. *Crit Care Med.* 2003;31(2):481–484.
30. Maher JJ, Dougherty JM. Radial artery cannulation guided by Doppler ultrasound. *Am J Emerg Med.* 1989;7:260–262.
31. Sandhu NS. The use of ultrasound for axillary artery catheterization through the pectoral muscles: a new anterior approach. *Anesth Analg.* 2004;99:562–565.
32. American College of Emergency Physicians. ACEP emergency ultrasound guidelines—2001. *Ann Emerg Med.* 2001;38:470–481.
33. Tsang T, Enriquez-Sarano M, Freeman W, et al. Consecutive 1127 therapeutic echocardiographically guided pericardiocenteses: clinical profile, practice patterns, and outcomes spanning 21 years. *Mayo Clin Proc.* 2002;77:429–436.
34. Wong B, Murphy J, Chang CJ, et al. The risk of pericardiocentesis. *Am J Cardiol.* 1979;44:1110–1114.
35. Dewitz A, Jones R, Goldstein J. In Ma OJ, Mateer JR, Blaivas M, eds. *Emergency Ultrasound: Additional Ultrasound Guided Procedure.* New York: McGraw Hill; 2008:507–551.
36. Salem K, Mulji A, Lonn E. Echocardiographically guided pericardiocentesis—the gold standard for the management of pericardial effusion and cardiac tamponade. *Can J Cardiol.* 1999;15:1251–1255.
37. Fagan SM, Chan KL. Pericardiocentesis: blind no more! *Chest.* 1999;116:275–276.
38. Lindenberger M, Kjellberg M, Karlsson E, et al. Pericardiocentesis guided by 2D echocardiography: the method of choice for treatment of pericardial effusion. *J Int Med.* 2003;253:411–417.
39. Mynarek G, Brabrand K, Jakonsen JA, et al. Complications following ultrasound guided thoracocentesis. *Acta Radiol.* 2004;5:519–522.
40. Jones PW, Moyers JP, Rogers JT, et al. Ultrasound-guided thoracentesis—is it a safer method? *Chest.* 2003;123:418–423.
41. Diacon AH, Brutsche MH, Soler M. Accuracy of pleural puncture sites: a prospective comparison of clinical examination with ultrasound. *Chest.* 2003;123:436–441.
42. Mayo PH, Goltz HR, Tafreshi M, et al. Safety of ultrasound-guided thoracentesis in patients receiving mechanical ventilation. *Chest.* 2004;125:1059–1062.
43. Pihlajamaa K, Bode MK, Puumalainen T. Pneumothorax and the value of chest radiography after ultrasound-guided thoracocentesis. *Acta Radiol.* 2004;8:828–832.
44. Park SC, Ryu JH, Yeom SR, et al. Confirmation of endotracheal intubation by combined ultrasonographic methods in the emergency department. *Emerg Med Australas.* 2009;21:293–297.
45. Grmec S. Comparison of three different methods to confirm tracheal tube placement in emergency intubation. *Intensive Care Med.* 2002;28:701–704.
46. Drescher MJ, Conard FU, Schamban NE. Identification and description of esophageal intubation using ultrasound. *Acad Emerg Med.* 2000;7:722–725.
47. Susti´c A. Role of ultrasound in the airway management of critically ill patients. *Crit Care Med.* 2007;35:S173–S177.
48. Ma G, Davis DP, Schmitt J, et al. The sensitivity and specificity of transcricothyroid ultrasonography to confirm endotracheal tube placement in a cadaver model. *J Emerg Med.* 2007;32:405–407.
49. Weaver B, Lyon M, Blaivas M. Confirmation of endotracheal tube placement after intubation using the ultrasound sliding lung sign. *Acad Emerg Med.* 2006;13:239–244.
50. Salz TO, Wilson SR, Leibmann O, et al. An initial description of a sonographic sign that verifies intrathoracic chest tube placement. *Am J Emerg Med.* 2010;28:626–630.
51. Broadbent CR, Maxwell WB, Ferrie R, et al. Ability of anesthetists to identify a marked lumbar interspace. *Anaesthesia.* 2000;55:1122–1126.
52. Nomura JY, Leech SJ, Shenbagamurthi S, et al. A randomized controlled trial of ultrasound-assisted lumbar puncture. *J Ultrasound Med.* 2007;26:1341–1348.
53. Watson MJ, Evans S, Thorp JM. Could ultrasonography be used by an anaesthetist to identify a specified lumbar interspace before spinal anaesthesia? *Br J Anaesth.* 2003;90:509–511.
54. Sandoval M, Shestak W, Sturmann K, et al. Optimal patient position for lumbar puncture, measured by ultrasonography. *Emerg Radiol.* 2004;10:179–181.

SEÇÃO XI

Considerações especiais

CAPÍTULO 46

Classificação dos choques

Tiffany M. Osborn e David A. Farcy

▶ Introdução 515

▶ Fisiopatologia 515

▶ Exame físico, sinais e sintomas na apresentação 518

▶ Diagnóstico diferencial 519

▶ Intervenções, procedimentos e exames diagnósticos 521

▶ Tratamento e disposição 522

▶ INTRODUÇÃO

Um paciente com enfermidade crítica é definido como "qualquer paciente fisiologicamente instável que exija monitoramento terapêutico constante e minuto a minuto, de acordo com a evolução do processo da doença".[1] Trata-se de uma transição gradual que, com frequência, culmina na piora rápida, choque, insuficiência de órgãos e, em geral, na morte do paciente. Tradicionalmente, choque é definido como um diagnóstico clínico identificado por meio de manifestações físicas observadas por equipes médicas.[2] O reconhecimento do acúmulo do débito de oxigênio causado por perturbações na circulação microvascular complementa as sutilezas clínicas. As fases iniciais do choque em evolução podem se manifestar por meio de marcadores bioquímicos com o mínimo possível de alterações físicas.[3-5] Embora, geralmente, seja considerado uma enfermidade de unidades de terapia intensiva (UTIs), o choque desenvolve-se muito antes da admissão em UTI, sendo que, com frequência, os pacientes apresentam-se inicialmente ao serviço de emergência (SE). O tratamento efetivo de choque, em tempo hábil, exige uma transição gradual do início dos cuidados em instituições pré-hospitalares, que prossegue dentro do SE e termina na UTI.[6,7] Consequentemente, os tratamentos de choque devem ser definidos pelo nível dos cuidados e não pelo local de atendimento do paciente.[8]

Com a incidência cada vez maior de pacientes gravemente enfermos e de pacientes com lesões iniciais que se apresentam no SE, a participação ativa da medicina de emergência é essencial na transição gradual dos tratamentos. A falta de leitos acessíveis em UTIs é a principal razão da superlotação nos SEs.[9] Lambe e colaboradores observaram que, nos Estados Unidos, houve um aumento de 59% no volume de cuidados intensivos em SEs, com uma redução de 8% no atendimento de pacientes não urgentes[10] (Fig. 46-1). Esse fato espelha a situação nos Estados Unidos, ou seja, 23% dos pacientes que passam por triagens exigem tratamento imediato ou de emergência (dentro de 15 minutos). Um em cada 10 pacientes hospitalizados do SE é admitido diretamente na UTI.[11] Não se pode deixar de enfatizar a realidade clínica em que os médicos emergencistas estão atendendo um número maior de pacientes e em que há um número cada vez maior de pacientes gravemente enfermos do que no passado.

A epidemiologia do choque nos SEs continua sendo especulativa levando-se em consideração que está encoberta por outros diagnósticos. Entretanto, o choque contribui de forma significativa para o volume de tratamentos intensivos nos SEs. Estima-se que cerca de 1,1 milhão de pacientes se apresenta anualmente em SEs em estado potencial de choque.[12] De 1999 a 2002, a prevalência de pacientes que precisavam de ressuscitação emergencial aumentou de 17 para 22%.[11,13] A taxa de mortalidade é bastante elevada e varia de 23 a 80%, dependendo do tipo de choque, da idade do paciente e das comorbidades.[14-17] Na medida em que a população norte-americana envelhece, a expectativa é que aumente a incidência de choque; estima-se que a metade dos pacientes apresentam-se-á inicialmente em SEs.[15]

▶ FISIOPATOLOGIA

Tradicionalmente, obtém-se o diagnóstico de choque com base em sinais e sintomas clínicos como hipotensão, taquicardia, pulso fraco e pele úmida e fria. No entanto, por diversas circunstâncias, muitos desses sinais e sintomas – ou sua ausência – não são marcadores confiáveis da presença e/ou do grau de choque. Além disso, com frequência, etiologias diferentes de choque resultam em graus distintos de sinais e sintomas. Por exemplo, em razão da vasodilatação patológica e da disfunção excessiva de órgãos, a sepse é res-

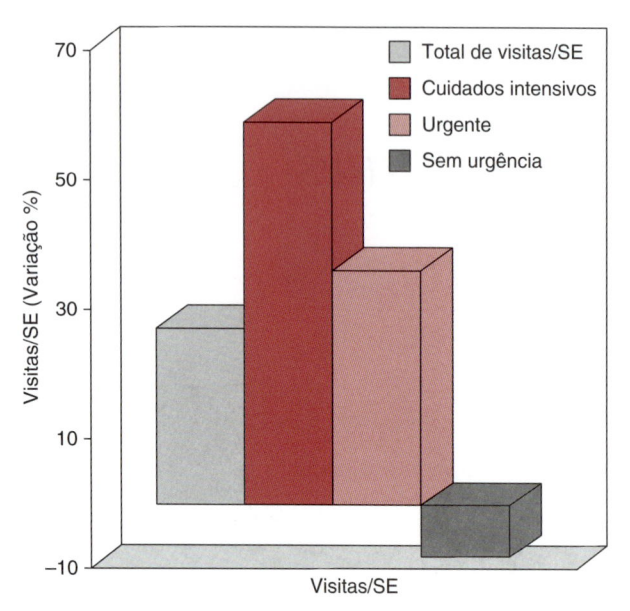

Figura 46-1 Tendências do volume de SE na Califórnia de 1990 a 1999. As visitas de pacientes gravemente enfermos em SEs aumentou em 59%, e as visitas não urgentes diminuíram em cerca de 8% ($p < 0,001$) em todo o estado da Califórnia.

- DO_2 = Liberação de oxigênio (DO_2) = Conteúdo arterial de oxigênio (CaO_2) × débito cardíaco (DC) × 10.
- DO_2 = DC × CaO_2 × 10
- DC = FC × DS
- CaO_2 = Conteúdo arterial de oxigênio (CaO_2) = Quantidade de Hb disponível para ligação com oxigênio, quantidade de Hb com oxigênio saturado (SaO_2), e quantidade de oxigênio dissolvido (PaO_2) no sangue arterial. Normalmente, a variável PaO_2 é ignorada porque o valor é inexpressivo.
- CaO_2 = (Hb × SaO_2 × 1,38) + (0,0031 × PaO_2)
- DO_2 = DC × (Hb × SaO_2 × 1,38) + (0,0031 × PaO_2)

Figura 46-2 Cálculo 1.

Conteúdo de oxigênio = (Hb × 1,38 × SO_2) + (0,0031 × PO_2)
= O_2 ligado + O_2 dissolvido

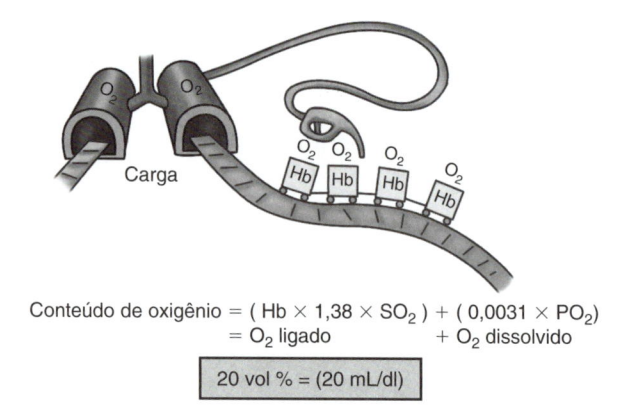

20 vol % = (20 mL/dl)

Figura 46-3 Liberação de oxigênio. O conteúdo de oxigênio é uma função do oxigênio ligado (Hb) e não ligado ou do oxigênio dissolvido (Reproduzida, com permissão, de Edwards Lifesciences, Irvine, California).

Liberação de O_2 (transporte) =
Débito cardíaco × conteúdo arterial de O_2 × 10
(DC × Hb × SaO_2 × 1,38 × 10)

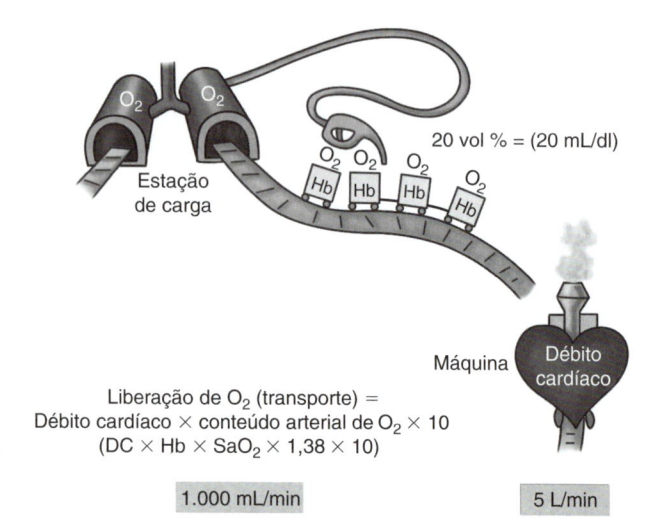

1.000 mL/min   5 L/min

Figura 46-4 Liberação de oxigênio. A liberação de oxigênio é uma função do débito cardíaco (DC), da saturação de oxigênio (SaO_2) e da hemoglobina (Hb). A ruptura de qualquer um desses componentes pode ter impacto adverso na liberação de oxigênio (Reproduzida, com permissão, de Edwards Lifesciences, Irvine, Califórnia).

ponsável por uma série muito mais complicada de sinais e sintomas do que aqueles atribuídos à hemorragia. Além do mais, indivíduos saudáveis são capazes de sustentar perdas volumétricas consideráveis antes de apresentarem sinais e sintomas óbvios, ao passo que pacientes menos saudáveis, ou pacientes com comorbidades preexistentes significativas, talvez não suportem mesmo pequenas perdas de volume, sem apresentar sinais e sintomas sérios. Assim, dependendo da idade do paciente, das comorbidades e das circunstâncias clínicas, o choque pode existir mesmo antes do início de sinais e sintomas evidentes.

Portanto, o choque não é definido pela condição clínica, mas pelo resultado bioquímico resultante da perfusão tecidual ineficaz, i.e., da liberação inadequada de oxigênio e de substratos para a função celular normal.[18,19]

Para entender o conceito de choque, é necessário entender os conceitos que envolvem a liberação de oxigênio. A liberação de oxigênio (DO_2, do inglês *delivery of oxygen*) é a quantidade total de oxigênio que se liga à hemoglobina (Hb) e a liberação subsequente para os tecidos periféricos por minuto. A liberação de oxigênio é calculada de acordo com seguinte fórmula (Fig. 46-2):

$$DO_2 = DC \times CaO_2 \times 10$$

O débito cardíaco (DC) é a variável mais importante da liberação de oxigênio. De acordo com as ilustrações das Figuras 46-3 a 46-6, o DC tem a capacidade de compensar aumentos nas necessidades metabólicas ou reduções na capacidade de transporte de O_2. Entretanto, o DC é um produto da frequência cardíaca e do débito sistólico (DS), sendo que o DS é afetado por uma multiplicidade de fatores. Consequentemente, é muito difícil prever e manipular o débito cardíaco.

A hemoglobina (Hb) é outro componente que contribui substancialmente para a liberação de oxigênio. Em função de sua fácil manipulação nas transfusões, a Hb é

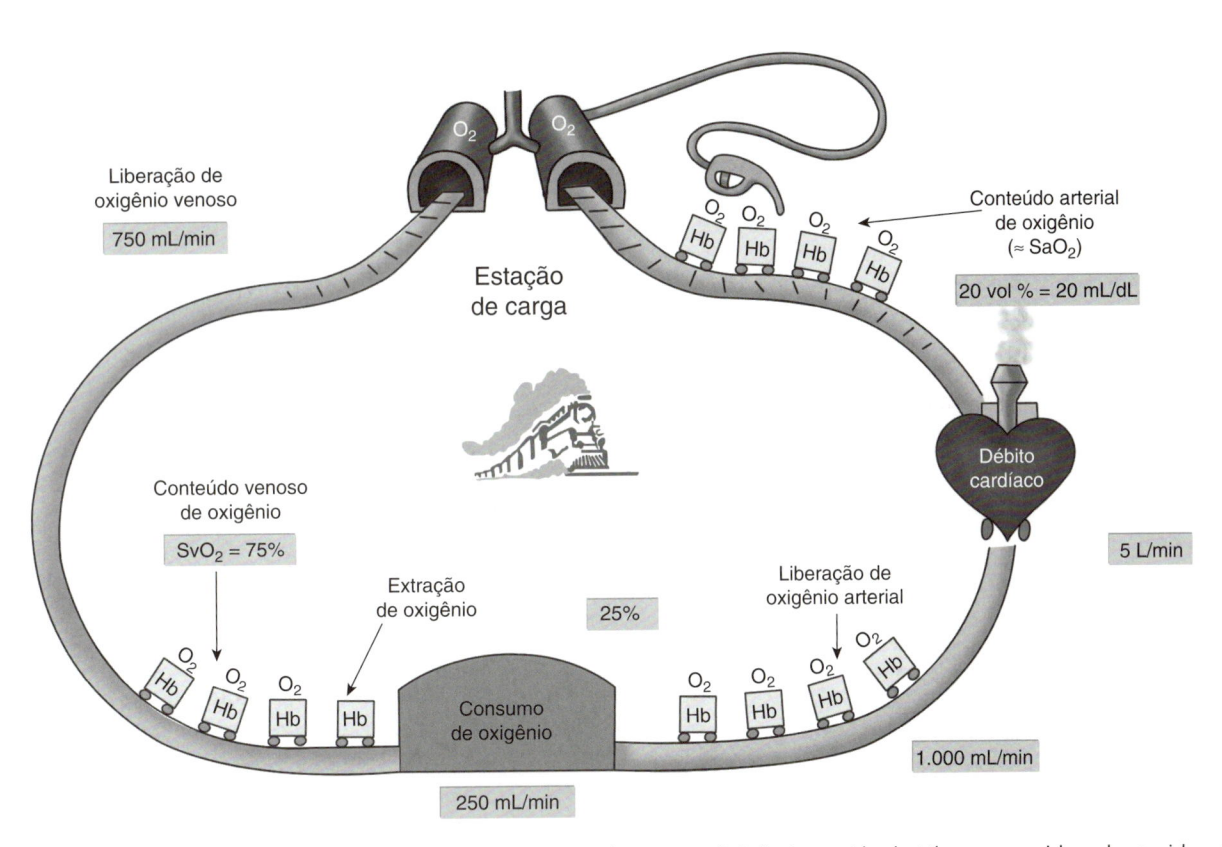

Figura 46-5 Liberação de oxigênio. Ao nível da microvasculatura, o oxigênio é extraído da Hb e consumido pelos tecidos. De maneira geral, aproximadamente 25% são extraídos, de maneira que a saturação de oxigênio ao nível do coração (artéria pulmonar, SvO_2; veia cava superior, $ScvO_2$) chega a atingir 75%. As situações em que SvO_2 ou $ScvO_2$ for inferior a 70% significam que está ocorrendo um débito de oxigênio (Reproduzida, com permissão, de Edwards Lifesciences, Irvine, Califórnia).

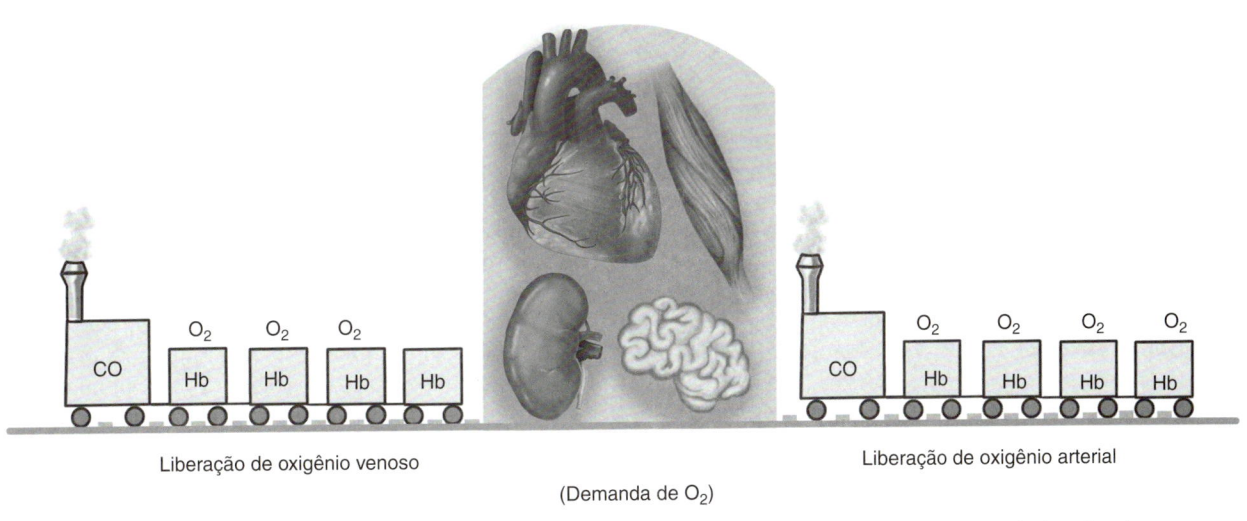

Figura 46-6 Liberação de oxigênio. O consumo de oxigênio pelos tecidos é a diferença entre a quantidade de oxigênio transportada para os tecidos (liberação de oxigênio arterial) e a quantidade de oxigênio que retorna para o coração (liberação de oxigênio venoso) (Reproduzida, com permissão, de Edwards Lifesciences, Irvine, Califórnia).

um fator muito importante para regular a liberação de oxigênio. O desenho esquemático de uma composição ferroviária representa o impacto desses componentes no sistema de liberação de oxigênio. A quantidade de oxigênio liberada para os tecidos por meio da microvasculatura depende do número de unidades (Hb) de transporte de oxigênio, do número de unidades de Hb que estão efetivamente transportando oxigênio e da eficácia do coração para transportar as unidades oxigenadas. Nos casos em que houver acúmulo de débito de oxigênio, demonstrado por níveis elevados de lactato e/ou por reduções na saturação do oxigênio venoso central ($ScvO_2$), as necessidades de cada paciente devem ser avaliadas com base nos componentes da liberação de oxigênio ($DO_2 = DC \times CaO_2 \times 10$), que já foram discutidos nesta seção:

1. A oxigenação é suficiente?
2. A pré-carga é suficiente – o paciente necessita de ressuscitação adicional com líquidos?
3. A pós-carga é suficiente para a perfusão de órgãos terminais?
4. A concentração de unidades transportadoras de oxigênio é ideal? Essa avaliação pode ser feita com mais acurácia por meio da Hb depois da ressuscitação, posto que o valor inicial pode ser significativamente hemoconcentrado.

A saturação do oxigênio arterial (SvO_2), medida quando o sangue é ejetado do lado esquerdo do coração, é de aproximadamente 100%. Estima-se que 25% do oxigênio liberado sejam extraídos pelos tecidos periféricos enquanto o sangue oxigenado estiver circulando através da microvasculatura. A melhor forma de fazer essa medição é avaliar a SvO_2 com um cateter de artéria pulmonar. No entanto, devido às questões de eficácia e de segurança que giram em torno dos cateteres de artérias pulmonares,[20] comprovou-se que a medição da $ScvO_2$ é uma alternativa funcional[19] e, devido à logística, a $ScvO_2$ é uma opção mais prática e menos mórbida para uso em SEs e mesmo nos ambientes de UTIs.

A $ScvO_2$ é medida por meio de acesso venoso central colocada na veia cava superior (VCS). Essa medição gera um relatório de saturação de oxigênio a partir de uma amostra de gases de sangue venoso coletada na parte distal de uma veia jugular interna (VJI) típica ou de um acesso na veia subclávia (SV) central, ou ainda, de leituras eletrônicas de um acesso central utilizando-se um sensor apropriado. A $ScvO_2$ fornece medições de hipóxia tecidual global. Em geral, no caso de pacientes em estado de choque, a $ScvO_2$ varia entre 5 e 7% acima da SvO_2. Consequentemente, medições da $ScvO_2$ abaixo de 70% podem indicar a presença de débitos significativos de oxigênio não resolvidos.[19] Normalmente, mede-se a $ScvO_2$ por meio de amostras individuais de sangue coletadas em um acesso venoso central típico na VCS ou, como alternativa, pode-se utilizar um acesso venoso central que permita monitorar a $ScvO_2$.

IMPLICAÇÕES CLÍNICAS DA FISIOPATOLOGIA DO CHOQUE

Tradicionalmente, costuma-se utilizar a pressão arterial sistólica (PAS) ou a pressão arterial média (PAM) para identificar o choque (< 90 ou 65 mmHg, respectivamente). Esse fato baseia-se na concepção errônea de que, em termos universais, a pressão arterial periférica equipara-se à perfusão de órgãos-alvo. O choque tem sido definido ou diagnosticado no ponto em que puder ser facilmente identificado por meio de alterações nos sinais vitais. Entretanto, ele não inicia com a deterioração na pressão arterial; a pressão arterial se deteriora a partir do momento em que o corpo conseguir compensar fisiologicamente o débito de oxigênio que ainda não tiver sido identificado ou tratado. Choque críptico, também descrito como choque normotensivo, refere-se a um estado fisiológico ao nível microvascular, que resulta no acúmulo de déficits de oxigênio. O choque aumenta o risco de morbidade e de mortalidade.[21-24] Os biomarcadores, juntamente com os sinais vitais e o exame físico, facilitam as identificações precoces. Há um benefício significativo sobre a mortalidade se o choque em desenvolvimento for interrompido antes da compensação. Esse conceito já é aplicado nos SEs[36-37] em casos de choque hemorrágico/traumático,[25-28] cardiovascular,[29-32] séptico[21,33-35] e em choques críticos gerais.

▶ EXAME FÍSICO, SINAIS E SINTOMAS NA APRESENTAÇÃO

Os sinais e sintomas de tipos específicos de choque serão apresentados em algum outro tópico deste texto. Assim como costuma ocorrer em paciente de emergência, em SEs ou em UTIs, ou em pacientes com deterioração rápida em ambientes menos monitorados, deve-se avaliar o mais rapidamente possível a via aérea, a respiração e a circulação no momento da apresentação dos sinais e sintomas e providenciar a intervenção de acordo com a necessidade.

Os sinais vitais devem ser verificados com frequência; no entanto, não pode haver exagero, posto que nos cenários de pacientes instáveis, por definição, os sinais vitais alteram-se de forma imprevisível. Com frequência, na presença de situações dinâmicas desse tipo, a repetição do monitoramento dos sinais vitais traduz-se na distinção entre recuperação e morbidade e/ou mortalidade significativa.

O conjunto inicial de sinais vitais inclui pressão arterial, temperatura, frequência cardíaca, frequência respiratória, saturação de oxigênio, teste capilar de glicose e eletrocardiograma (ECG). O paciente deve ser monitorado para permitir reavaliações constantes. A temperatura retal deve ser medida em todos os pacientes. Quaisquer anormalidades nos sinais vitais são indicadores óbvios da necessidade de fazer novos exames completos.

Qualquer paciente com evidências ou suspeita de choque precisa fazer um exame físico completo, incluindo a pele, o dorso, o sistema urogenital e todos os orifícios que, de maneira geral, são omitidos. As etiologias potenciais de choque devem ser consideradas durante o exame físico de cada componente. Os elementos específicos serão discutidos em outros capítulos; a lista abaixo é apenas um lembrete geral dos elementos a serem incluídos ou considerados:

1. Aparência geral – "Qual é a aparência do paciente no momento em que entrou no quarto?" A aparência geral do paciente irá orientar o plano de ação imediato.
2. Estado mental e exame neurológico completo – Alteração no estado mental refere-se a um espectro amplo que vai desde a confusão até o coma. Uma nova confusão, branda, pode ser o indicador inicial de um processo ameaçador, principalmente em pessoas idosas. A realização de um exame neurológico completo é imprescindível. Nos casos em que o exame neurológico apresentar limitações, é necessário fazer uma avaliação radiológica.
3. Cabeça, ouvido, olhos, nariz e garganta – Qualquer processo oral é uma fonte séptica potencial que, em geral, é ignorada.
4. Pescoço – Hipertensão com veias do pescoço intumescidas possivelmente seja indicação de etiologia cardíaca; hipotensão com veias do pescoço achatadas pode indicar origem sistêmica. Além disso, é importante levar em consideração processos infecciosos ou traumáticos que possam contribuir para a apresentação. Edema com desvio da traqueia pode ser causado por abscessos faríngeos. Em quadros de traumatismo, os desvios na traqueia podem ser provocados por hemorragia, e a origem de crepitação pode ser alguma fratura laríngea. Além disso, fraturas na coluna cervical podem resultar em choque neurogênico.
5. Tórax/coração/pulmões – As etiologias potenciais que podem se manifestar de forma aguda como choque incluem, mas não se limitam a: infarto agudo do miocárdio, tamponamento cardíaco, miocardite, pneumotórax hipertensivo e/ou pneumonia.
6. Exame abdominal – É muito importante fazer uma avaliação abdominal ampla, juntamente com o histórico, para verificar a manifestação física de doenças múltiplas. As considerações principais incluem, mas não se limitam a: insuficiência vascular, perfuração intestinal, colangite, hemorragia e úlcera gastroduodenal perfurada. Na maioria das vezes, é necessário fazer exames radiológicos. Observa-se que exames abdominais inexpressivos não excluem a presença de doenças sérias; notoriamente, indivíduos idosos podem apresentar-se com exames aparentemente pouco significativos, mesmo com fisiopatologia grave.
7. Exame urogenital – A realização de exame urogenital completo evita que passem despercebidas causas importantes da síndrome do choque tóxico, como dispositivos intrauterinos e absorventes, ou sepse causada pela gangrena de Fournier em pacientes diabéticos.
8. Exame do dorso – A não avaliação das costas significa que apenas a metade do corpo do paciente foi examinada. Deve-se considerar a possível presença de abscessos epidurais em pacientes que usam medicações intravenosas.
9. Exame retal – O exame deve incluir, mas não se limitar a: abscessos perirretais, presença de sangue ou de corpos estranhos.
10. Exame cutâneo – O choque séptico pode ser causado por infecção não reconhecida nas articulações, úlcera de decúbito ou endocardite. Especialmente em pacientes obesos, nos quais é difícil auscultar os sons cardíacos, é ainda mais importante verificar as mãos, os pés e os leitos ungueais.

▶ DIAGNÓSTICO DIFERENCIAL

CLASSIFICAÇÃO DOS ESTADOS DE CHOQUE

A utilidade clínica do diagnóstico diferencial de choque fundamenta-se na compreensão das diferenças na perfusão tecidual efetiva. O choque divide-se em quatro categorias: hipovolêmico, distributivo, cardiogênico e obstrutivo. Retorno venoso fraco é a etiologia básica do choque hipovolêmico (volume intravascular reduzido absoluto) e choque distributivo (tônus vasomotor ineficiente, volume intravascular reduzido relativo). O choque cardiogênico é provocado por falha na bomba, de forma que, apesar de haver volume intravascular suficiente, o volume em circulação é inadequado. Para finalizar, a origem do choque obstrutivo é o impedimento do fluxo sanguíneo através do circuito cardíaco. Além disso, existem formas mistas de choque com várias sobreposições das categorias mencionadas acima.[2,18]

Choque hipovolêmico

A origem do choque hipovolêmico é a redução no volume intravascular, levando a uma redução na pré-carga e, portanto, no débito cardíaco, diminuindo a liberação de oxigênio. A etiologia potencial desse tipo de choque inclui desidratação, hemorragia, vômito, queimaduras graves e fontes iatrogênicas, como diuréticos e vasodilatadores. O choque hipovolêmico pode ser reconhecido clinicamente por taquicardia, taquipneia, hipotensão, pressão de pulso diferencial diminuída, alteração no estado mental, pressão venosa diminuída, débito urinário diminuído e enchimento capilar retardado. Esses sinais e sintomas têm origem na falta de ativação dos barorreceptores, que tende a aumentar a contratilidade e a frequência cardíaca, juntamente com a ativação dos receptores de alongamento nos átrios, reduzindo a liberação de peptídeos natriuréticos atriais. Outras alterações agudas incluem a ativação do sistema renina-angiotensina-aldosterona mediada pelos rins. A angiotensina produz duas respostas principais: vasoconstrição dos músculos lisos arteriolares e secreção de aldosterona, que promove a reabsorção de sódio e a retenção de água, provocando sede extrema. Com frequência, esses sintomas clínicos não são identificados até que 10 a 20% de todo o volume de sangue tenha se perdido. É importante observar que as crianças conseguem compensar perdas volumétricas por períodos de tempo mais longo do que os adultos (manutenção da pressão arterial a despeito da hipovolemia). Entretanto, ao iniciar a descompensação, a piora clínica é muito rápida, em geral com mais resultados. A reposição de líquidos e as transfusões de sangue são os últimos recursos para tratamento de choque hipovolêmico.

Choque cardiogênico

O choque cardiogênico resulta de falhas significativas na bomba causadas por patologia valvar, lesão miocárdica ou patologia miocárdica.[18] Dependendo da reserva do paciente, no caso de etiologias miocárdicas, o choque cardiogênico ocorre nas situações em que 40% do miocárdio estiverem comprometidos devido a toxinas, isquemia, processos imunes ou inflamatórios.[38] Reduções efetivas no débito cardíaco diminuem a liberação de oxigênio (DO_2). A manifestação clínica pode se assemelhar à da hipovolemia (ver acima), a não ser que o paciente apresente distensão na veia jugular (devido à elevação na pressão venosa jugular), e o exame pulmonar seja consistente com edema (devido ao contrafluxo de líquidos resultante do bombeamento ineficiente do coração). Além disso, a possível presença de sons cardíacos, com um sopro novo ou alterações no ECG, orienta o procedimento de ressuscitação. Obtém-se o diagnóstico de choque cardiogênico por meio de descobertas clínicas (ver anteriormente); descobertas radiológicas que possam revelar função ventricular inadequada ou rompimento septal ventricular na ecocardiografia ou descobertas eletrocardiográficas que demonstrem arritmias ou sinais de isquemia.

Com frequência, o tratamento inicial de choque cardiogênico consiste na escolha cuidadosa de combinações de vasopressores e de agentes inotrópicos. Os vasopressores produzem vasoconstrição, e os agentes inotrópicos aumentam a força das contrações cardíacas, dependendo dos receptores que são estimulados por esses medicamentos. A meta é aumentar a perfusão de miocárdios isquêmicos. Entretanto, no caso específico de choque cardiogênico, frequências cardíacas extremas devem ser evitadas devido à elevação no consumo de oxigênio miocárdico, com risco de comprometimento da função cardíaca e de agravamento do choque cardiogênico. Além disso, há um grande potencial para aumentar a incidência de lesões cardíacas permanentes (pelo aumento nas proporções dos infartos ou pela disfunção valvar). Deve-se levar em consideração a administração de medicamentos inotrópicos de ação curta, como a dobutamina ou a norodrenalina, enquanto os agentes de ação mais prolongada, como a milrinona, devem usados com muita cautela (ver mais detalhes no Capítulo 10). A administração cuidadosa de líquidos, de acordo com a necessidade, mantém a pré-carga e o débito cardíaco, porém o monitoramento deve ser muito rigoroso. Em casos de infarto do miocárdio, é imprescindível procurar fazer um tratamento rápido e definitivo de reperfusão da artéria coronária. Nas situações em que não for possível fazer o transporte rápido para um laboratório de hemodinâmica, uma das alternativas é fazer trombólise química e/ou colocar um dispositivo mecânico de suporte, como a bomba de balão intra-aórtico (BBIA). Além disso, em casos específicos, coloca-se um dispositivo de assistência ventricular esquerda (LVAD, do inglês *left ventricular assist device*), que funciona como ponte para transplantes cardíacos.

Choque obstrutivo

Choque obstrutivo é uma obstrução extracardíaca que diminui o enchimento diastólico ou a fração de ejeção. Em geral, há envolvimento tanto do enchimento diastólico como da fração de ejeção diminuída, com predominância de uma dessas condições. O enchimento diastólico diminuído é a principal causa de redução no débito cardíaco, a exemplo do que ocorre em casos de pericardite restritiva e de tamponamento cardíaco. Observa-se também redução no débito cardíaco – imediatamente – com êmbolos pulmonares de grandes proporções. Os grandes êmbolos pulmonares (ou vários êmbolos menores) diminuem a área transversal de fluxo sanguíneo do ventrículo direito para o átrio esquerdo, produzindo sobrecarga ventricular direita e causando insuficiência ventricular direita. A apresentação clínica assemelha-se à do choque cardiogênico com hipotensão e distensão da veia jugular interna, mas sem edema pulmonar.

Choque distributivo

O choque distributivo tem como causa principal uma vasodilatação significativa, o que diminui a pré-carga. No leito arterial, ele se manifesta como uma redução na resistência das artérias levando à hipotensão. O choque distributivo pode ter origem em outras circunstâncias como sepse, anafilaxia, insuficiência suprarrenal e choque neurogênico.

Apesar dos vários agentes etiológicos, a sepse é o exemplo de maior destaque.

Na fase inicial, o choque séptico normalmente se apresenta como hipovolemia devido à vasodilatação (choque distributivo) e ao vazamento nas membranas capilares (choque hipovolêmico). Entretanto, uma das características clínicas mais marcantes é a necessidade maior de líquidos intravenosos. De maneira geral, os pacientes com choque distributivo apresentam déficits hídricos de 6 a 10 litros e, mesmo assim, necessitam de vasopressores para manter uma pressão arterial média razoável (PAM ≥ 65 mmHg).[39] Logo após a resolução do déficit de líquidos, surgem manifestações típicas de choque distributivo, como débito cardíaco elevado, baixa resistência vascular sistêmica (RVS) e hipotensão.

Cabe observar que, embora os pacientes com choque distributivo apresentem débito cardíaco elevado, paradoxalmente isso ocorre em conjunto com depressão miocárdica. Os mediadores inflamatórios produzem depressão miocárdica e, em consequência, o bombeamento cardíaco é menos eficiente. A causa principal de depressão miocárdica é uma fração de ejeção biventricular deprimida. O índice de acidente vascular encefálico é ainda mais reduzido em resposta à carga volumétrica. Entretanto, aparentemente, os ventrículos se dilatam ao mesmo tempo. A dilatação, juntamente com o aumento na frequência cardíaca, eleva o índice cardíaco (IC). Na realidade, esse fato pode ter uma característica protetora, tendo em vista que os não sobreviventes que não conseguiram alcançar a dilatação ventricular esquerda morreram em consequência de uma forma cardiogênica de choque séptico.[40]

Embora se manifeste com débito cardíaco normal ou aumentado, o choque distributivo é ineficaz sob o ponto de vista funcional por causa da má distribuição do fluxo de sangue provocada por derivações a partir de algum órgão, ou dentro dele, de forma que esse órgão seja parcial ou totalmente comprometido. Um dos exemplos clínicos mais comuns é o caso de pacientes sépticos com débito cardíaco normal ou aumentado, mas com insuficiência renal aguda. Sob a perspectiva clínica, possivelmente o choque distributivo se manifeste como um estado hiperdinâmico de alto fluxo com sons cardíacos hiperdinâmicos, pulsos rápidos e proeminentes, enchimento capilar rápido e pressão ampla de pulso.

Choque misto

- Embora talvez seja interessante que todos os pacientes se apresentem com um tipo de choque isolado e específico, de maneira geral há uma sobreposição significativa que exige habilidades clínicas sólidas. O exemplo clínico mais desafiador é o choque séptico, que se manifesta com vários componentes das diversas formas de choque mencionadas acima.
- Choque hipovolêmico – Pacientes com choque séptico que se apresentam com níveis de lactato iguais ou superiores a 4 geralmente se caracterizam por déficits hídricos variando de 6 a 10 litros. A administração agressiva de líquidos é a base do tratamento inicial, enfatizando a importância das medições da pressão venosa central (PVC) na apresentação, que servem de base para orientar o nível de ressuscitação volêmica.
- Choque distributivo – Os mediadores de origem bacteriana, como a endotoxina, juntamente com os componentes da cascata inflamatória, provocam choque distributivo com baixa resistência vascular sistêmica logo no início da apresentação da doença e débito cardíaco variando de normal a elevado nos estágios finais.
- Choque cardiogênico – Embora a descrição típica de choque séptico seja com débito cardíaco (DC) elevado em face de uma baixa resistência vascular sistêmica, com frequência os choques precoces manifestam-se como um estado de DC/IC baixo, consistente com choque cardiogênico hipodinâmico. No estudo Terapia Direcionada para Metas Imediatas (TDMI), realizado por Rivers e outros, o tempo médio de arrolamento era de 1 hora com IC variando entre 1,7 e 2,9.[21] A depressão miocárdica persistiu mesmo depois da ressuscitação volêmica, indicando que a etiologia de IC baixo era disfunção miocárdica, em vez de um fator de redução da pré-carga. O estado de DC elevado surge depois da dilatação compensatória dos ventrículos, como descrito anteriormente na seção Choque Distributivo.[40,41]

A resposta inflamatória de qualquer uma dessas formas de choque, principalmente o choque distributivo, pode resultar na síndrome de disfunção de múltiplos órgãos (SDMO). Com frequência, nesse ponto, as únicas opções terapêuticas que restam são de apoio, embora muitos pacientes sejam refratários a esse tipo de suporte.

▶ INTERVENÇÕES, PROCEDIMENTOS E EXAMES DIAGNÓSTICOS

As intervenções e os procedimentos baseiam-se no tipo de choque sob suspeita. Todos exigem a confirmação de que a liberação de oxigênio atende à demanda. Entretanto, nem todas as instituições de saúde estão equipadas para tratar pacientes em estado de choque. Consequentemente, torna-se necessária a transferência do paciente para uma UTI ou um SE, tendo em vista que têm mais recursos.

A realização de exames não invasivos depende do tipo de choque objeto de suspeita. A maior parte dos casos exige ECG, radiografias, oximetria de pulso e monitoramento contínuo dos sinais vitais. O papel da ultrassonografia está se expandindo rapidamente para além das avaliações-padrão focadas estendidas para traumas (APFET), que são mais sensíveis e mais confiáveis para avaliar pacientes com traumatismos. As aplicações ultrassonográficas com capacidade para observar as dimensões ventriculares, estimar a fração de ejeção e determinar a colapsibilidade da veia cava inferior são muito sensíveis em casos de choque diferenciado e não diferenciado.[42-49] Nas situações em que os pacientes estiverem suficientemente estáveis para sair do SE, os testes diagnósticos não invasivos adicionais baseiam-se em suspeitas de etiologias de choque com TC para traumatismo contuso ou embolia pulmonar (EP).

Os exames laboratoriais também devem se basear no tipo de choque, embora, geralmente, incluam testes químicos, hemograma completo, perfil da coagulação, troponina, lactato, gasometria arterial, gases no sangue venoso central (caso não seja possível fazer o monitoramento contínuo da $ScvO_2$), urináse, hemocultura e urocultura. Os exames laboratoriais complementares, caso sejam necessários, incluem testes da função hepática, testes de funcionamento da tireoide, déficits básicos, exames toxicológicos para medicamentos e abuso de drogas e nível de etanol.

Dependendo da causa do choque, os procedimentos invasivos potenciais incluem:

- Prática geral para todas as formas de choque:
  1. Colocação de um acesso venoso central para administração de vasopressores, medição da pressão venosa central, medições da ScvO$_2$ (preferencialmente um acesso subcutâneo ou um acesso intravenoso), necessidade de vários acessos ou incapacidade para estabelecer acessos intravenosos periféricos suficientes.
  2. Colocação de um acesso arterial para monitoramento contínuo da pressão arterial em todos os pacientes hipotensos que precisarem de vasopressores.
- No choque cardiogênico deve ser considerada a transferência rápida para o laboratório de hemodinâmica. Entretanto, esses pacientes podem precisar da colocação adicional de um balão intra-aórtico, como ponte para intervenções cardíacas percutâneas ou para cirurgias de desvio.
- As intervenções de choque obstrutivo baseiam-se em etiologias potenciais:
  1. Pericardite ou tamponamento cardíaco: Pericardiocentese, tradicional ou orientada por ultrassonografia cardíaca em tempo real, ou ecocardiografia.
  2. Embolia pulmonar massiva: Trombectomia, toracotomia de emergência e desvio cardiopulmonar.

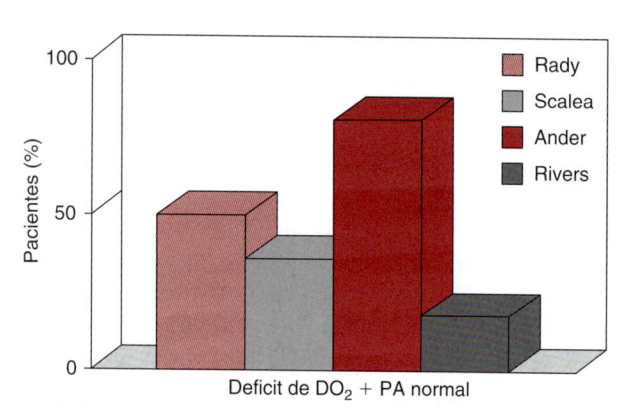

Rivers: NEJM. 2001	Sepse grave ou choque séptico	18%, PAM > 100, lactato > 4, diferença na mortalidade de 40%
Ander: Am J Cardiology. 1998	Insuficiência cardíaca congestiva (ICC) aguda ou crônica; estratificação pelo lactato	PAM normal; 81%_lactato (5,6)_ScvO$_2$ (36%)
Rady: AJEM. 1996	SE: Ressuscitação choque com PAM > 70	50% dos sinais vitais normais • ScvO$_2$ < 65% Lactato > 2
Scalea: J Trauma. 1990	SE: Ressuscitação trauma a sinais vitais normais	36%: ScvO$_2$ < 65% • _perda de sangue/Tx; Lesão

Figura 46-7 Tabela com um resumo dos dados que dão suporte ao choque críptico: biomarcadores anormais diante de sinais vitais normais.

▶ TRATAMENTO E DISPOSIÇÃO

CHOQUE CRÍPTICO: SUPORTE PARA RECONHECIMENTO PRECOCE E TRATAMENTO

O choque deve ser identificado antes do início do tratamento. Não é difícil identificar formas fulminantes ou tardias de choque que se manifestam com hipotensão. O diagnóstico de choque antes da deterioração fisiológica é um desafio ainda maior. Entretanto, é possível conseguir melhoras substanciais na morbidade e na mortalidade com o reconhecimento precoce de choques bioquímicos ou crípticos que se manifestam como deterioração física no nível microvascular, antes da deterioração de parâmetros globais como a pressão arterial (Fig. 46-7).

- Choque críptico em sepse grave e choque séptico: O teste da terapia direcionada para metas imediatas (TDMI) mostrou que houve um benefício absoluto de 16% na mortalidade, nos casos em que pacientes sépticos que eram hipotensos depois da administração de um *bolus* de líquido por via oral e que receberam ≥ 4 mmol/dL de lactato, foram tratados de acordo com um protocolo que normalizou a pressão venosa central, a pressão arterial, a ScvO$_2$ e o nível de lactato. Em seguida, os autores procuraram avaliar o que ocorreu com os pacientes que "aparentemente estavam bem", com pressão arterial normal na apresentação, mas tinham biomarcadores anormais. A análise de um subgrupo do teste TDMI revelou que em pacientes normotensos (PA > 100 mmHg) com biomarcadores anormais (lactatos ≥ 4 mmHg e ScvO$_2$ < 70%), para os quais os médicos não conseguiram normalizar os biomarcadores dentro de 6 horas, o benefício na mortalidade foi de 40%.[48]

  Os autores que estratificaram os pacientes infectados no SE de acordo com o nível de lactato descobriram que níveis iniciais elevados estavam associados à transferência do SE para a UTI, transferência para UTI depois da admissão na enfermaria e aumento na mortalidade hospitalar.[49]

  Outro estudo avaliou pacientes infectados que se apresentaram ao SE com nível de lactato igual ou superior a 4 mmol/dL. Cerca de 49% dessa população eram normotensos e, mesmo assim, a mortalidade foi de 55% nos casos em que o nível de lactato não foi normalizado dentro de 6 horas. Para cada redução de 10% no nível de lactato, houve uma piora correspondente de 11% na mortalidade.[33]

- Choque críptico em casos de insuficiência cardíaca congestiva (ICC). Em outro estudo, os pacientes com ICC em estágio final e com uma fração de ejeção igual ou inferior a 30%, que se apresentaram com ICC descompensada, foram estratificados de acordo com o nível de lactato. Em seguida, foram tratados por um protocolo que utilizava a ScvO$_2$ como guia de manejo em tempo real, em vez do uso tradicional apenas dos sinais vitais. O grupo de tratamento foi comparado com um grupo-controle de pacientes clínicos com ICC conhecida, estável e em estágio final (FE < 30%) durante três meses. Não houve nenhuma diferença estatística nos sinais vitais, ou na classificação de Killip e nos critérios da New York Heart Association (Associação Novaiorquina de Cardiologistas), entre os três grupos.

Os autores constataram que 50% de sua população de pacientes com sinais vitais normais (de acordo com o grupo-controle) apresentaram evidências de choque bioquímico com ScvO$_2$ significativamente mais baixa e nível mais elevado de lactato. Ambos os valores melhoraram substancialmente com tratamento orientado por protocolo baseado na ScvO$_2$ e no nível de lactato, em vez de se utilizar apenas os sinais vitais.[32,50]

- Choque críptico em pacientes de choque geral. Rady e Rivers avaliaram pacientes que se apresentaram ao SE em estado de choque. Após a triagem, os pacientes foram reanimados para uma PAM acima de 70 mmHg e uma PVC igual ou superior a 15 mmHg. Depois que as metas da PAM e da PVC foram atingidas, mediu-se a ScvO$_2$ e o nível de lactato. Os pesquisadores encontraram 50% de pacientes com PAM > 70 mmHg e PAS > 100 mmHg, ScvO$_2$ < 65% e lactato > 2. Esse nível de metabolismo anaeróbio deu suporte a um processo contínuo de choques bioquímicos diante de uma pressão arterial tradicionalmente "normal". A ressuscitação adicional aumentou substancialmente a ScvO$_2$ (52-65%, $p < 0,05$), e diminuiu o nível de lactato (4,6-2,6, $p < 0,005$) enquanto a PAM e a PAS permaneceram inalteradas.[36]
- Choque críptico em pacientes de trauma – *The Golden Hour and Silver Day*:[25] Existem estudos amplos sobre choque oculto em pacientes com trauma. Scalea e outros mostraram a presença de marcadores bioquímicos de hipóxia em pacientes com trauma com sinais vitais "normais". Cerca de 39% dos pacientes com sinais vitais normais apresentavam evidências de hipóxia tecidual (ScvO$_2$ < 65%, lactato > 2,5 mmol/dL). O grupo de hipóxia oculta sofreu lesões mais extensas e perda maior de sangue e exigiu transfusões mais significativas.[23]

Outro estudo avaliou a eliminação de lactato em pacientes com trauma com lesões críticas e com níveis elevados de lactato, PAS acima de 100, frequência de pulso inferior a 120 e débito urinário superior a 1 mL/kg/h. Em torno de 68% dos pacientes apresentaram hipoperfusão oculta (nível elevado de lactato e pressão arterial normal) durante as primeiras 24 horas. Entre os pacientes com hipoperfusão oculta, se a eliminação do lactato ocorresse dentro de 24 horas, haveria uma redução substancial ($p < 0,05$) na insuficiência multissistêmica de órgãos, no comprometimento respiratório e no índice de mortalidade. Os autores chegaram à conclusão de que a identificação logo no início e a ressuscitação agressiva com base na normalização do biomarcador melhoraram a sobrevida e reduziram a morbidade em pacientes com lesões críticas.[25] Desde então, outros estudos confirmaram o conceito de ressuscitação para normalização de biomarcadores em pacientes de trauma.[51-60]

Exame primário

Assim como ocorre com todos os pacientes de serviços de emergência, em especial com aqueles que se apresentam como gravemente enfermos ou com lesões, o primeiro passo é avaliar a via aérea, a respiração e a circulação. Simultaneamente, deve-se preparar acesso IV de grande calibre, administrar oxigênio, monitorar continuamente os sinais vitais e verificar a oximetria de pulso. O acesso IV permite fazer coletas de sangue e preparar as amostras para a realização de exames laboratoriais e de testes *point-of-care*. Embora o objetivo principal da avaliação laboratorial seja o tipo de choque sob suspeita, os testes devem incluir também o ácido láctico (*Nota*: O metabolismo do lactato ocorre no fígado. Pacientes com insuficiência ou colapso hepático podem apresentar níveis elevados de lactato devido mais ao nível reduzido de eliminação do que ao débito de oxigênio. Além disso, por causa de derivações, com frequência os pacientes com insuficiência hepática apresentam ScvO$_2$ elevada. Portanto, níveis altos de lactato e ScvO$_2$ elevada não dão informações sobre o débito de oxigênio. Entretanto, níveis elevados de lactato e perda de ScvO$_2$ podem sugerir a presença de débito de oxigênio).

- Via aérea. Em caso de dúvida, deve-se garantir a segurança da via aérea. Em geral, há várias razões para intubação e colocação de ventilação mecânica em pacientes em estado de choque A insuficiência ventilatória deve ser identificada logo no início da avaliação clínica. Nos estados de choque, a decisão de intubar deve ser tomada pelo médico e não pelo laboratório. Dessa forma, não é necessário fazer o exame dos gases sanguíneos. A decisão de intubar enquadra-se em uma das quatro categorias abaixo:

    1. Insuficiência respiratória: A fadiga dos músculos respiratórios manifesta-se como incapacidade para expressar frases completas, respiração trabalhada, frequência respiratória muito rápida ou muito lenta, diaforese, pele pálida ou cianótica, respiração abdominal paradoxal ou uso de músculos acessórios.
    2. Alteração no estado mental: Nos casos em que o paciente estiver obnubilado, com GCS < 8, agressivo ou sem disposição para cooperar, a intubação é uma opção a ser considerada.
    3. Potencial para piora ou local sem supervisão: A intubação precoce é o melhor curso de ação no

caso de pacientes hipermetabólicos ou com grande potencial para piora. Isso inclui a necessidade de remover o paciente do SE e encaminhá-lo para a realização de testes diagnósticos ou transferi-lo para outra unidade ou para outro hospital. Além disso, as situações em que o médico tiver pouca cobertura, ou os casos de alta gravidade em que tiver de dedicar mais tempo a outros pacientes, devem ser considerados da mesma forma que as situações sem supervisão ou com supervisão inadequada e, consequentemente, o paciente deverá ser intubado.

4. Débito substancial de oxigênio, insuficiência ou falência sistêmica de múltiplos órgãos. O aumento na demanda metabólica de músculos respiratórios em processo de colapso resulta no consumo desproporcional de um dos componentes da "liberação de oxigênio para todo o corpo". Consequentemente, a ventilação de suporte facilita a liberação de oxigênio para outras áreas de grande necessidade.[2]

- Respiração: No exame primário, a avaliação da respiração envolve apenas auscultação. Sons respiratórios anormais na auscultação sugerem a presença de choque cardiogênico ou obstrutivo; a ausência de sons respiratórios diante de um estado de choque é um indicador da presença de pneumotórax hipertensivo e, portanto, de choque obstrutivo; áreas de redução nos sons respiratórios podem indicar consolidação e, portanto, pneumonia em choque séptico. No caso de pacientes que forem intubados durante o exame primário, é importante confirmar a inserção endotraqueal assegurando que o tubo endotraqueal (TET) passou pelas pregas vocais, auscultação, aparência de condensação no TET, detecção do CO_2 expirado, manutenção da saturação de oxigênio com respirações manuais ou com ventilador e radiografia torácica. Outros métodos alternativos são os seguintes: broncoscopia, ultrassonografia ou dispositivos para detecção esofágica. Entretanto, a visualização direta continua sendo o padrão-ouro para confirmação da inserção de tubos.
- Circulação: Causas específicas de choque podem ser sugeridas por descobertas com alternância elétrica e sons cardíacos abafados (tamponamento pericárdico) ou sopros (patologia valvar; rompimento de músculos papilares). Além disso, lesões como tórax instável ou incisões penetrantes também sugerem a presença de determinadas lesões ou, mais provavelmente, a necessidade de tratamento definitivo em uma sala cirúrgica. Os pulsos de todas as extremidades devem ser verificados para confirmar a qualidade e a simetria. Os sinais vitais devem ser verificados com frequência.
- Os exames neurológicos, incluindo avaliações das extremidades com déficits, por exemplo, podem indicar causas neurogênicas de choque.
- Exposição do corpo inteiro, com atenção especial aos sinais da etiologia do choque.

No caso de pacientes hipotensos, embora a administração de vasopressores deva ser considerada logo no início, é importante ressaltar que, para que sejam eficazes, esses medicamentos necessitam de uma quantidade suficiente de volume intravascular para fazer compressão. O componente líquido é essencial nas terapias iniciais para tratamento de choque. Com ressuscitação volumétrica adequada, o índice cardíaco pode melhorar em 25 a 40%,[61] sendo que até 50% dos pacientes que se apresentam com hipotensão causada por choque distributivo podem se recuperar somente com reposição de líquidos.[62] A quantidade de líquido e a rapidez da administração baseiam-se na etiologia do choque e na resposta individual do paciente. Choques cardiogênicos decorrentes de isquemia no ventrículo esquerdo exigem administração de *bolus* menores e mais frequentes, por exemplo, 250 cm^3, a cada 30 minutos, enquanto se faz o monitoramento para verificar a presença de insuficiência inotrópica e providenciar o tratamento com agentes vasopressores ou inotrópicos, de acordo com a necessidade. Entretanto, choques cardiogênicos causados por insuficiência ventricular direita necessitam de uma quantidade muito maior de líquido, a uma taxa muito mais rápida, embora também dependam da resposta do paciente. Iniciar a ressuscitação com líquido para choque hipovolêmico ou choque distributivo a 500 cm^3, em intervalos de 39 minutos, é um ponto de partida razoável, podendo ser necessário aumentar ou diminuir o volume de acordo com as condições e com a resposta do paciente.

A situação ideal é fazer ressuscitações com líquidos antes da administração de vasopressores ou de medicamentos inotrópicos. Em casos extremos, talvez o médico prefira administrar vasopressores juntamente com o líquido e, a seguir, titular a dose do pressor para baixo, na medida em que for ocorrendo a reposição volêmica. É importante ressaltar que o débito de oxigênio e a perfusão em órgãos-alvo podem se agravar em pacientes com ressuscitação inadequada que estiverem fazendo tratamento com vasopressores.

Exame secundário

Obtenção do histórico por meio de qualquer fonte disponível. Nas situações em que o paciente for incapaz de apresentar um histórico adequado, deve-se entrar em contato com técnicos de emergência, amigos ou familiares. É imprescindível fazer um exame físico completo.

A avaliação dos resultados de intervenções feitas com base no exame primário permite tomar decisões sobre intervenções subsequentes e formular um diagnóstico diferencial.

Via aérea: Nos casos em que o paciente tiver sido intubado e colocado em ventilação mecânica, ou mesmo que tiver sido colocado em ventilação não invasiva a uma determinada frequência, é importante considerar o que segue:

- Volume corrente. Tradicionalmente, utilizava-se o volume de ar corrente de 15 cm³/kg. Dados recentes dão suporte ao uso de 6 cm³/kg na síndrome do desconforto respiratório agudo (SDRA).[63] Essa recomendação é um excelente ponto de partida para todos os pacientes com insuficiência respiratória, visto que muitos pacientes intubados em caráter emergencial correm um risco elevado de contração da SDRA.
- Retirada gradual: Como a ventilação mecânica não é uma terapia propriamente dita, mas uma terapia de apoio, a retirada gradual é uma alternativa a ser levada em consideração logo no início do procedimento. A análise inicial dos gases sanguíneos é importante para verificar o pH e a PCO_2, assim como a retenção de dióxido de carbono. A seguir, titula-se o volume-minuto com base no volume de ar corrente, na frequência e no suporte de pressão (pacientes com respiração espontânea). A fração inspirada de oxigênio (FIO_2) pode ser retirada gradualmente com a oximetria de pulso. Nas situações em que o paciente estiver instável e com débito corrente de oxigênio, retira-se gradualmente o oxigênio, conforme o permitido, mantendo a SaO_2 no nível de 100%. Após a resolução do débito de oxigênio, faz-se a retirada gradual, também conforme o permitido, mantendo uma SaO_2 igual ou superior a 93%. A meta para a FIO_2 deve permanecer entre 30 e 40%.
- Nos casos de intubação, a colocação de uma sonda orogástrica permite fazer descompressões gástricas, e a inserção de um cateter de Foley permite descomprimir a bexiga, de acordo com os resultados do exame urológico.

Circulação. Se o paciente permanecer hipotenso depois da administração de *bolus* de líquido:

- Otimização hídrica. Nas situações em que os pacientes permanecerem hipotensos, apesar da administração IV adequada de líquidos, é necessário fazer considerações adicionais. Em primeiro lugar, é importante verificar a quantidade de líquido que foi administrada. Com certeza, em pacientes que receberam menos de 20 mL/kg, sem sinais de sobrecarga hídrica, é muito importante continuar a administração IV de líquidos. Entretanto, em algum ponto do processo, costuma-se fazer as seguintes perguntas: "A quantidade de líquido administrada foi suficiente?" ou "É necessário iniciar a administração de vasopressores?" Se, após o início da terapia com vasopressores, o paciente ainda permanecer hipotenso, deve-se aumentar a dosagem ou adicionar um segundo agente, ou a necessidade hídrica do paciente não chegou a ser atingida? É muito difícil fazer a avaliação clínica do estado volumétrico em pacientes gravemente enfermos e, com frequência, as avaliações feitas não são muito precisas. Nos dias atuais, nos SEs, o método à beira do leito mais prático e mais dinâmico sob o ponto de vista clínico para monitorar a demanda hídrica é a pressão venosa central (PVC). Durante o processo de obtenção de acesso central, é importante prosseguir com a administração periférica de um cristaloide ou de um coloide equivalente, como um *bolus* de 500 cm³, em intervalos de 30 minutos, de acordo com a dinâmica do paciente, até atingir a meta da PVC de mais de 8 mmHg.[64] Em geral, as medições da PVC são feitas por meio de acesso venoso centrais femorais, na VJI ou subcutâneas (SC). Nos pacientes posicionados em supino, o acesso femoral é quase tão preciso quanto os acessos centrais, VJI ou SC, embora essa regra não se aplique se a cabeceira do leito estiver numa inclinação de 30°. Além disso, a medições da $ScvO_2$ também são mais precisas quando forem feitas com um acesso venoso, VJI ou SC, considerando que incluem as drenagens venosas da cabeça. Entretanto, os valores da $ScvO_2$ também podem ser obtidos por meio de um acesso venoso central femoral. Embora não seja uma técnica tão precisa, permite monitorar a tendência; esse monitoramento de tendências é tão preciso quanto o monitoramento feito com acessos centrais, VJI ou SC. Os valores da PVC e da $ScvO_2$ são muito relevantes para otimizar a terapia nas situações em que os *bolus* hídricos não forem suficientes e, consequentemente, sempre que for possível, é preferível usar um acesso venoso ou um acesso subcutâneo.
- Otimização da pressão arterial média (PAM): Se o paciente ainda permanecer hipotenso (PAM < 65 mmHg), mesmo após ter recebido um volume adequado de ressuscitação (PVC > 8 mmHg), adiciona-se um vasopressor para titular a PAM ≥ 65 mmHg. A medição da PAM pode ser feita com um acesso arterial-padrão numa localização femoral ou radial. Recomenda-se o uso de acesso arteriais em pacientes hipotensos, em especial nas situações que exigirem a administração de vasopressores, posto que o monitoramento não invasivo da pressão arterial em pacientes hipotensos ou com taquicardia possivelmente não seja tão preciso.[39,64-68]
- Depois da otimização da PVC e da PAM, faz-se uma reavaliação da $ScvO_2$ e do nível sérico de lactato. Se esses valores estiverem normais, significa que as metas do tratamento foram atingidas. Se os valores permanecerem anormais, indica a persistência do débito de oxigênio e do estado de choque. Para otimizar a DO_2 é necessário reavaliar os componentes da liberação de oxigênio:

$$DO_2 = DC \times (Hb \times SaO_2 \times 1{,}38)$$
$$DC = DS \times FC$$

Se os componentes SaO_2, a pré-carga (PVC > 8 mmHg) e a pós-carga (PAM > 65) já tiverem sido analisados, a atenção deverá voltar-se para a hemoglobina e para o débito cardíaco. Avalia-se, em seguida, a repetição do hematócrito (Ht), tendo em vista que a análise pré-

-ressuscitação possivelmente seja hemoconcentrada, e a administração IV de líquidos possivelmente não produza níveis baixos de Ht. Se o nível de Ht for inferior a 30%, o paciente deve receber transfusões de eritrócitos até que seja atingida a meta de Ht igual ou superior a 30%. Caso as metas de PVC, PAM e Ht tenham sido atingidas, e a ScvO$_2$ permanecer abaixo de 70%, deve-se considerar a hipótese de aplicar um agente inotrópico para intensificar o fluxo para frente e a oxigenação tecidual. Cabe ao médico decidir se irá avaliar a função miocárdica pela observação direta, com um cateter de artéria pulmonar, ou por ecocardiografia, caso esteja à disposição. Entretanto, se houver alguma demora substancial, uma das opções é iniciar a administração empírica de medicamentos inotrópicos.

A dobutamina é o agente inotrópico utilizado com mais frequência devido à disponibilização imediata e da meia-vida curta. A administração desse medicamento deve ser considerada nas situações em que as metas para PVC, PAM e Ht tiverem sido atingidas e a ScvO$_2$ permanecer abaixo de 70%, ainda que com ressuscitação e suporte com vasopressores. O uso da dobutamina não é recomendado em pacientes taquicardíacos (FC > 120).

Ao final da avaliação secundária, faz-se a reavaliação do paciente verificando-se todos os parâmetros dos resultados finais e dos exames laboratoriais. Esse procedimento deve ser repetido tantas vezes quantas forem necessárias.

DISPOSIÇÃO

Imediatamente após a identificação de um paciente em estado de choque, deve-se notificar a UTI e iniciar o procedimento de admissão ou de transferência. Entretanto, em razão dos escassos recursos das UTIs, os pacientes gravemente enfermos ou os pacientes com lesões graves podem permanecer nos SEs além do período de tempo ideal ou do tempo apropriado. O médico emergencista deve ter uma noção clara dos cuidados necessários, comparando-os com os recursos disponíveis para o tratamento ideal e com a disposição do paciente.

REFERÊNCIAS

1. Brilli R. Critical care delivery in the intensive care unit: defining clinical roles and the best practice model. *Crit Care Med.* 2001;29:2007-2019.
2. Holmes CL, Walley KR. The evaluation and management of shock. *Clin Chest Med.* 2003;24(4):775-789.
3. Rivers E. The outcome of patients presenting to the emergency department with severe sepsis or septic shock. *Crit Care.* 2006;10(4):154.
4. Rivers EP, Nguyen HB. Goal-directed therapy for severe sepsis. Reply. *N Engl J Med.* 2002;346(13):1025-1026.
5. Shapiro NI, Trzeciak S, Hollander JE, et al. A prospective, multicenter derivation of a biomarker panel to assess risk of organ dysfunction, shock, and death in emergency department patients with suspected sepsis. *Crit Care Med.* 2009;37(1):96-104. 110.1097/CCM.1090b1013e318192fd318199d.
6. Safar P. Critical care medicine—quo vadis? *Crit Care Med.* 1974;2(1):1-5.
7. Huang DT, Osborn TM, Gunnerson KJ, et al. Critical care medicine training and certification for emergency physicians. *Ann Emerg Med.* 2005;46(3):217-223.
8. Johnson S. Personal communication regarding care of septic patients. In: *Conversation after a Cryptic Shock Presentation by Dr. Rivers edn.* 2003.
9. USGA Office. *Hospital Emergency Departments—Crowded Conditions Vary among Hospitals and Communities.* Report to the Ranking Minority Member, Committee on Finance, US Senate; 2003.
10. Lambe S, Washington DL, Fink A, et al. Trends in the use and capacity of California's emergency departments, 1990-1999. *Ann Emerg Med.* 2002;39(4):389-396.
11. McCaig LF, Burt CW. National Hospital Ambulatory Medical Care Survey: 2002 emergency department summary. *Adv Data.* 2004;(340):1-34.
12. McCaig LF, Ly N. National Hospital Ambulatory Medical Care Survey: 2000 emergency department summary. *Adv Data.* 2002;(326):1-31.
13. McCaig LF. National Hospital Ambulatory Medical Care Survey: 1998 emergency department summary. *Adv Data.* 2000;(313):1-23.
14. Dellinger RP. Cardiovascular management of septic shock. *Crit Care Med.* 2003;31(3):946-955.
15. Angus DC, Linde-Zwirble WT, Lidicker J, Clermont G, Carcillo J, Pinsky MR. Epidemiology of severe sepsis in the United States: analysis of incidence, outcome, and associated costs of care. *Crit Care Med.* 2001;29(7):1303-1310.
16. Osborn TM, Tracy JK, Dunne JR, Pasquale M, Napolitano LM. Epidemiology of sepsis in patients with traumatic injury. *Crit Care Med.* 2004;32(11):2234-2240.
17. Prasad A, Lennon RJ, Rihal CS, Berger PB, Holmes DR Jr. Outcomes of elderly patients with cardiogenic shock treated with early percutaneous revascularization. *Am Heart J.* 2004;147(6):1066-1070.
18. Parrillo JE. Approach to the patient with shock. In: Goldman L, Ausiello D, eds. *Cecil Medicine.* 23rd ed. Philadelphia, PA: Saunders Elsevier; 2007; 107:742-749.
19. Rivers EP, Ander DS, Powell D. Central venous oxygen saturation monitoring in the critically ill patient. *Curr Opin Crit Care.* 2001;7(3):204-211.
20. Harvey S, Harrison DA, Singer M, et al. Assessment of the clinical effectiveness of pulmonary artery catheters in management of patients in intensive care (PAC-Man): a randomised controlled trial. *Lancet.* 2005;366(9484):472-477.
21. Rivers E, Nguyen B, Havstad S, et al. Early goal-directed therapy in the treatment of severe sepsis and septic shock. *N Engl J Med.* 2001;345(19):1368-1377.
22. Nguyen HB, Corbett SW, Steele R, et al. Implementation of a bundle of quality indicators for the early management of severe sepsis and septic shock is associated with decreased mortality [see comment]. *Crit Care Med.* 2007;35(4):1105-1112.
23. Scalea TM, Hartnett RW, Duncan AO, et al. Central venous oxygen saturation: a useful clinical tool in trauma patients. *J Trauma Inj Infect Crit Care.* 1990;30(12):1539-1543.
24. Scalea TM, Simon HM, Duncan AO, et al. Geriatric blunt multiple trauma: improved survival with early invasive monitoring. *J Trauma Inj Infect Crit Care.* 1990;30(2):129-134. Discussion 134-136.
25. Blow O, Magliore L, Claridge JA, Butler K, Young JS. The golden hour and the silver day: detection and correction of occult hypoperfusion within 24 hours improves outcome from major trauma. *J Trauma.* 1999;47(5):964-969.
26. Scalea TM, Maltz S, Yelon J, Trooskin SZ, Duncan AO, Sclafani SJ. Resuscitation of multiple trauma and head injury: role of crystalloid fluids and inotropes. *Crit Care Med.* 1994;22(10):1610-1615.
27. Abou-Khalil B, Scalea TM, Trooskin SZ, Henry SM, Hitchcock R. Hemodynamic responses to shock in young trauma patients: need for invasive monitoring. *Crit Care Med.* 1994;22(4):633-639.

28. Abramson D, Scalea TM, Hitchcock R, Trooskin SZ, Henry SM, Greenspan J. Lactate clearance and survival following injury. *J Trauma*. 1993;35(4):584–588. Discussion 588–589.
29. Rady MY, Edwards JD, Rivers EP, Alexander M. Measurement of oxygen consumption after uncomplicated acute myocardial infarction. *Chest*. 1993;104(3):930–934.
30. Rady M, Jafry S, Rivers E, Alexander M. Characterization of systemic oxygen transport in end-stage chronic congestive heart failure. *Am Heart J*. 1994;128(4):774–781.
31. Jaggi M, McGeorge FT, Charash DS, et al. Occult cardiogenic shock in end-stage heart failure patients presenting to the emergency department. *Clin Intensive Care*. 1995;6(2):104.
32. Ander DS, Jaggi M, Rivers E, et al. Undetected cardiogenic shock in patients with congestive heart failure presenting to the emergency department. *Am J Cardiol*. 1998;82(7):888–891. In process citation.
33. Nguyen HB, Rivers EP, Knoblich BP, et al. Early lactate clearance is associated with improved outcome in severe sepsis and septic shock. *Crit Care Med*. 2004;32(8):1637–1642.
34. Donnino MW, Nguyen HB, Jacobsen G, Tomlanovich M, Rivers EP. Cryptic septic shock: a sub-analysis of early goal-directed therapy. *Chest*. 2003;124:90S.
35. Donnino M, Nguyen B, Rivers EP. Severe sepsis and septic shock: a hemodynamic comparison of early and late phase sepsis. *Chest*. 2002;122:5S.
36. Rady MY, Rivers EP, Nowak RM. Resuscitation of the critically ill in the ED: responses of blood pressure, heart rate, shock index, central venous oxygen saturation, and lactate. *Am J Emerg Med*. 1996;14(2):218–225.
37. Knoblich BRE, Nguyen B, Rittinger W, et al. Lactic acid clearance (lactime) in the emergency department: implications for the development of multisystem organ failure and death. *Acad Emerg Med*. 1999;6(5):479.
38. Kline JA. Shock. In: Marx J, ed. *Rosen's Emergency Medicine: Concepts and Clinical Practice*. 5th ed. Philadelphia, PA Mosby; 2002.
39. Hollenberg SM, Ahrens TS, Annane D, et al. Practice parameters for hemodynamic support of sepsis in adult patients: 2004 update. *Crit Care Med*. 2004;32(9): 1928–1948.
40. Court O, Kumar A, Parrillo JE, Kumar A. Clinical review: myocardial depression in sepsis and septic shock. *Crit Care*. 2002;6(6):500–508.
41. Krishnagopalan S, Kumar A, Parrillo JE. Myocardial dysfunction in the patient with sepsis. *Curr Opin Crit Care*. 2002;8(5):376–388.
42. Jones AE, Tayal VS, Sullivan DM, Kline JA. Randomized, controlled trial of immediate versus delayed goal-directed ultrasound to identify the cause of nontraumatic hypotension in emergency department patients. *Crit Care Med*. 2004;32(8):1703–1708.
43. Brooks A, Davies B, Smethhurst M, Connolly J. Emergency ultrasound in the acute assessment of haemothorax. *Emerg Med J*. 2004;21(1):44–46.
44. Ong AW, McKenney MG, McKenney KA, et al. Predicting the need for laparotomy in pediatric trauma patients on the basis of the ultrasound score. *J Trauma*. 2003;54(3):503–508.
45. Blaivas M. Triage in the trauma bay with the focused abdominal sonography for trauma (FAST) examination. *J Emerg Med*. 2001;21(1):41–44.
46. Dulchavsky SA, Schwarz KL, Kirkpatrick AW, et al. Prospective evaluation of thoracic ultrasound in the detection of pneumothorax. *J Trauma*. 2001;50(2):201–205.
47. Tumbarello C. Ultrasound evaluation of abdominal trauma in the emergency department. *J Trauma Nurs*. 1998;5(3):67–72. Quiz 79–80.
48. Oxygen-dependent killing of bacteria by phagocytes [letter]. *N Engl J Med*. 1978;298(26):1478.
49. Ebarb J, Sculley K, Nguyen H, Sawyer RG, Barlotta K, Osborn TM. Lactate as a prognostic indicator in sepsis syndrome. *Intensive Care Med*. 2005;31(suppl 1):S48.
50. Rady M, Rivers EP, McGeorge F. Continuous central venous oximetry for the evaluation and treatment of acute cardiac failure in the emergency department. *Int J Int Care*. 1994;1:64–65.
51. Kincaid EH, Miller PR, Meredith JW, Rahman N, Chang MC. Elevated arterial base deficit in trauma patients: a marker of impaired oxygen utilization [see comments]. *J Am Coll Surg*. 1998;187(4):384–392.
52. Kremzar B, Spec-Marn A, Kompan L, Cerovic O. Normal values of SvO_2 as therapeutic goal in patients with multiple injuries. *Intensive Care Med*. 1997;23(1): 65–70.
53. Porter JM, Ivatury RR. In search of the optimal end points of resuscitation in trauma patients: a review. *J Trauma*. 1998;44(5):908–914.
54. Botha AJ, Moore FA, Moore EE, Peterson VM, Goode AW. Base deficit after major trauma directly relates to neutrophil CD11b expression: a proposed mechanism of shock-induced organ injury [see comments]. *Intensive Care Med*. 1997;23(5):504–509.
55. Davis JW. The relationship of base deficit to lactate in porcine hemorrhagic shock and resuscitation [see comments]. *J Trauma*. 1994;36(2):168–172.
56. DeAngeles DA, Scott AM, McGrath AM, et al. Resuscitation from hemorrhagic shock with diaspirin cross-linked hemoglobin, blood, or hetastarch. *J Trauma*. 1997;42(3):406–412. Discussion 412–414.
57. Landow L. The relationship between base deficit and lactate concentration in resuscitation [letter; comment]. *J Trauma*. 1994;37(5):869–870.
58. Leppaniemi A, Soltero R, Burris D, et al. Early resuscitation with low-volume PolyDCLHb is effective in the treatment of shock induced by penetrating vascular injury. *J Trauma*. 1996;40(2):242–248.
59. Marshall HP Jr, Capone A, Courcoulas AP, et al. Effects of hemodilution on long-term survival in an uncontrolled hemorrhagic shock model in rats. *J Trauma*. 1997;43(4):673–679.

CAPÍTULO 47

Manejo de líquidos

Alan C. Heffner e Matthew T. Robinson

- ▶ Introdução   529
- ▶ Princípios gerais   529
- ▶ Fisiopatologia   530
- ▶ Apresentação clínica   531
- ▶ Ressuscitação volêmica   532
- ▶ Desafio do volume empírico   534
- ▶ Resposta volêmica   534
- ▶ Manejo de líquidos   535
- ▶ Situações especiais   537
- ▶ Terapia de manutenção de líquidos   538
- ▶ Pontos principais do aprendizado   539

▶ INTRODUÇÃO

A hipovolemia relativa e absoluta é um complicador de muitas condições clínicas, e a terapia com líquidos é um dos pilares do manejo de doenças críticas agudas. Constantemente, os médicos devem avaliar o estado volumétrico, a necessidade de terapia de líquidos, a seleção do líquido mais adequado e a dosagem visando ao melhor desfecho para o paciente. A terapia com líquidos feita em tempo hábil mantém o suporte micro e macrovascular, reduzindo os índices de morbidade e de mortalidade.[1-3] Por outro lado, tanto a ressuscitação insuficiente como a ressuscitação exacerbada afetam adversamente os resultados: os riscos de ressuscitações inadequadas, deixam pacientes em estado de choque compensado, assim como a administração demasiadamente agressiva de líquidos resulta em sobrecargas volumétricas, sem melhorar a liberação de oxigênio, além de estar associada a resultados clínicos piores.[4,5] O entendimento completo da seleção correta, do momento exato e das metas da terapia com líquidos é vital para otimizar o atendimento aos pacientes.

▶ PRINCÍPIOS GERAIS

DISTRIBUIÇÃO E MOVIMENTAÇÃO DE LÍQUIDOS

A água é o componente mais abundante do corpo humano, correspondendo entre 50 e 70% do peso corporal total. Variações na quantidade total de água do corpo (ACT, água corporal total) dependem, principalmente, da massa corporal magra, visto que a gordura e outros tecidos contêm pouca água (Tab. 47-1). A água é distribuída dentro dos compartimentos do líquido intracelular (LIC) e do líquido extracelular (LEC). A Tabela 47-2 mostra a distribuição hídrica em adultos médios do sexo masculino. O espaço intracelular contém dois terços da ACT; a quantidade remanescente é distribuída no espaço extracelular que, subsequentemente, divide-se nos espaços intersticial e intravascular na proporção de 3:1. Embora não sejam contínuos, esses compartimentos podem ser tratados dessa forma porque a composição e o comportamento são semelhantes.

A água atravessa livremente as membranas celulares. As forças osmóticas dentro dos compartimentos de líquidos determinam a distribuição da água dentro do corpo. Embora sejam iso-osmolares, os ambientes intracelulares e o LEC são distintos sob a ótica físico-química devido à regulação rigorosa das proteínas e dos solutos dissolvidos. As bombas de sódio e potássio ATPase com ligação membrânica compartimentalizam o sódio e o potássio nos espaços extra e intracelular, respectivamente. A restrição ativa de sódio ao espaço extracelular é a pedra fundamental das soluções isotônicas para uso em ressuscitações com base em sódio.

▶ TABELA 47-1   ESTIMATIVAS DA ÁGUA CORPORAL TOTAL

	ACT (%)
Adultos	
Homens	60
Mulheres[a]	50
Idosos[a]	50
Obesos[a]	50
Lactentes	70

A água corporal total (ACT) representa de 50 a 60% do peso do corpo magro em adultos.
[a] Nível mais baixo de ACT, proporcional à massa de músculos esqueléticos.

▶ TABELA 47-2 DIMENSÕES E COMPOSIÇÃO DOS COMPARTIMENTOS DOS LÍQUIDOS CORPORAIS (VALORES BASEADOS EM ADULTOS DO SEXO MASCULINO COM PESO CORPORAL DE 70 KG)

Compartimento	Peso corporal (%)	Volume (L)	H_2O (L)	Na (mmol/L)	K (mmol/L)	Cl (mmol/L)	HCO_3 (mmol/L)
Corpo total	60	45	42				
LIC	40	30	28 (60%)	16	150		10
LEC	20	15	14 (40%)	140	4	103	26
Intersticial	16	12					
Plasmático	4	3					
Sanguíneo	7	5					

O líquido intravascular, ou plasma, é diferente de todos os outros compartimentos de líquidos, pois se caracteriza por uma coleção contínua e única de líquido e contém porções de proteínas em concentrações mais elevadas do que a concentração do líquido intersticial circunjacente. As proteínas produzem pressão coloidal oncótica (PCO), que facilita o fluxo de líquidos no espaço vascular. O fluxo de líquidos através das membranas de células endoteliais vasculares é regulado pelas forças de Starling (Tab. 47-3). Em indivíduos saudáveis, a PCO opõe-se à força hidrostática transcapilar. As pequenas perdas líquidas provenientes do espaço vascular retornam à circulação sistêmica por meio do sistema linfático. Normalmente, a albumina é responsável por 80% da PCO, ao passo que grandes porções celulares, como os eritrócitos e as plaquetas, contribuem menos nos efeitos da pressão oncótica. Pressão hidrostática positiva, hipoalbuminemia e permeabilidade endotélica patológica são condições clínicas comuns que intensificam o vazamento de líquidos no compartimento vascular. A principal consequência clínica é a necessidade de ressuscitações persistentes e amplas, ao custo de edemas teciduais cumulativos (p. ex., pulmonares, cardíacos, intestinais), que poderão causar impactos funcionais adversos. Variações na PCO e intensificação na retenção volumétrica intravascular são vantagens teóricas dos líquidos coloidais.

VOLUME CIRCULANTE EFETIVO

O volume circulante efetivo (VCE) refere-se à porção do volume intravascular que contribui para a perfusão dos órgãos. O nível do VCE cai nos casos de hipovolemia, porém não se correlaciona, necessariamente, com o estado volumétrico, posto que a perfusão de órgãos depende também do débito cardíaco (DC), do tônus arterial e da distribuição circulatória. Por exemplo, o DC pode comprometer o VCE, apesar da otimização do estado volumétrico.

▶ FISIOPATOLOGIA

A consequência imediata da hipovolemia é o comprometimento da liberação de oxigênio que dispara respostas compensatórias rápidas. O débito cardíaco é a variável mais importante da liberação de oxigênio, com flexibilidade para compensar reduções na capacidade de transporte de oxigênio e/ou aumentos nas demandas metabólicas. No contexto de hipovolemia, o corpo age para se defender por meio de ajustes com a finalidade de manter a pressão de perfusão e a liberação de oxigênio (Tab. 47-4).

No nível macrocirculatório, as perdas volumétricas diminuem o retorno venoso e o débito cardíaco. A redução no alongamento sentida pelos barorreceptores aórticos e carotídeos produz a liberação simpática rápida das catecolaminas, resultando em vasoconstrição periférica, taquicardia e intensificação da contratilidade cardíaca. A finalidade dessas medidas compensatórias é manter o débito cardíaco diante de uma queda volumétrica nos acidentes vasculares encefálicos. A venoconstrição desvia o sangue dos vasos de capacitância, mantém o volume de sangue intratorácico e a

▶ TABELA 47-3 LEI DE STARLING QUE REGULA O FLUXO DE LÍQUIDOS ATRAVÉS DO ENDOTÉLIO VASCULAR

$$V = K_1 [(P_{capilar} - P_{intersticial}) - \sigma(PCO_{capilar} - PCO_{intersticial})]$$

P: pressão hidrostática; σ: coeficiente que mostra a permeabilidade membrânica (faixa de valores de 0 a 1). A permeabilidade endotelial com mediação inflamatória reduz o σ. PCO: pressão coloidal oncótica.

▶ TABELA 47-4 DETERMINANTES DA LIBERAÇÃO SISTÊMICA DE OXIGÊNIO

Liberação de oxigênio (**DO_2**) = Débito cardíaco (**DC**) × Capacidade de transporte de oxigênio (**CaO_2**)

DO_2		Perfusão de órgãos	
DC	CaO_2	Fluxo sanguíneo de órgãos	Utilização tecidual
FC × VS	(1) Hb × SpO_2 × 1,38	Pressão de perfusão	Fluxo microcirculatório
Pré-carga	(2) PaO_2 × 0,0031	Distribuição arterial	Extração do oxigênio tecidual
Pós-carga	Autorregulação	Função mitocondrial	Contratilidade

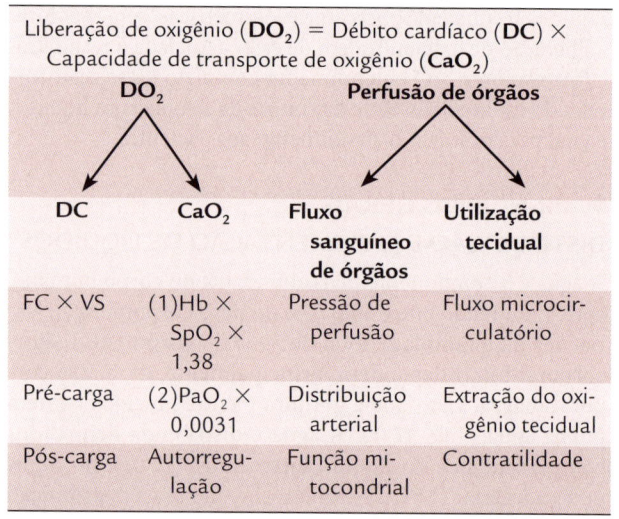

FC: frequência cardíaca; VS: volume sistólico.

pré-carga cardíaca. Na maioria dos leitos vasculares, o fluxo de oxigênio para os órgãos é diretamente proporcional à pressão de perfusão, sendo que a vasoconstrição mantém a pressão arterial num nível crítico. Simultaneamente, a perfusão preferencial desvia o débito cardíaco limitado para os órgãos vitais, em detrimento do fluxo sanguíneo reduzido para os órgãos que não são críticos (hepatosplâncnicos, renais, cutâneos). Consequentemente, mantém-se a pressão arterial apesar da hipovolemia e da hipoperfusão de órgãos.

▶ APRESENTAÇÃO CLÍNICA

SINAIS E SINTOMAS

A hipovolemia se manifesta principalmente como insuficiência circulatória. Os sinais e sintomas refletem a disfunção de órgãos e o conjunto de respostas contrarreguladoras disparadas para compensar o estado hipovolêmico. Classicamente, o quadro hipovolêmico segue uma progressão gradual de sinais e sintomas com base no déficit volumétrico. A realidade clínica indica que os sinais de hipovolemia são altamente variáveis e dependem da doença causadora, da sua evolução e da reserva fisiológica individual. Em comparação com hemorragia, a sepse apresenta um estado hipovolêmico bastante complicado em que déficits hídricos absolutos compõem-se de vasodilatação patológica e disfunção acelerada de órgãos-alvo. Crianças e adultos saudáveis com mecanismos compensatórios robustos conseguem tolerar perdas volumétricas de grandes proporções na ausência de sintomas clínicos graves. Por outro lado, com reserva cardíaca limitada, mal conseguem tolerar perdas mínimas de líquidos.

Enchimento capilar tardio, axilas e mucosas secas, turgor cutâneo diminuidos e olhos encovados são marcas de referência clássicas, porém imperfeitas, de hipovolemia. Sintomas de DC reduzido, tais como fadiga, dispneia, tontura postural ou quase síncope, são comuns, embora não sejam nem específicos nem sensíveis. Confusão mental, agitação e cansaço são manifestações comuns de hipovolemia em pacientes idosos.[6] Disfunção de órgãos pode ser um prenúncio de hipovolemia e, em geral, ocorre na ausência de hipoperfusão global ou em casos de instabilidade hemodinâmica. Oligúria, concentração urinária e elevação no nível sérico de creatinina são os exemplos mais comuns. Desequilíbrios eletrolíticos e acidobásicos relacionados à hipovolemia podem também produzir uma série de sintomas associados.

PRESSÃO ARTERIAL

O choque define um estado inapropriado de perfusão tecidual no qual a liberação de oxigênio para os tecidos não é suficiente para atender as necessidades metabólicas. Contrariando a crença popular – o termo não reflete pressão de perfusão –, o choque pode ocorrer em pressões arteriais baixas, normais ou elevadas. Perfusão inadequada no contexto de pressão arterial normal denomina-se choque compensado. A pressão arterial é intensamente preservada por meio de vasoconstrição compensatória e, com frequência, a normotensão mascara o reconhecimento clínico de hipoperfusão e da gravidade individual da doença. A dificuldade para identificar esses pacientes deu origem ao termo hipoperfusão oculta e choque subclínico para descrever pacientes estáveis sob a perspectiva hemodinâmica com insuficiência microvascular. A hiperlactatemia (> 4 mmol/L) é um sinal importante para identificar esses pacientes.

A maioria dos pacientes gravemente enfermos apresenta-se com choque compensado e pressão arterial normal ou quase normal. Caso não sejam ressuscitados, esses pacientes podem progredir para hipotensão manifesta. Episódios breves de hipotensão são marcadores relevantes de hipoperfusão e indicam deterioração hemodinâmica progressiva.[8,9] Esses episódios hipotensivos autolimitados são indicadores de exaustão progressiva da compensação cardiovascular e são os primeiros sinais de choque descompensado.

O choque descompensado, que se caracteriza pela presença de hipotensão, é uma descoberta tardia, que se desenvolve a partir do momento em que se esgotarem todas as tentativas fisiológicas para manter a pressão de perfusão em um nível normal. Consequentemente, a hipotensão sempre deve ser considerada patológica. Pressão arterial média (PAM) inferior a 65 mmHg, pressão arterial sistólica abaixo de 90 mmHt e/ou PAM 20 mmHg acima da linha de base são condições que causam preocupação. Os valores da pressão arterial normal não são indicadores confiáveis de liberação adequada de oxigênio e, de maneira geral, a hipotensão ocorre nos estágios finais do choque.[10,11]

A consciência das limitações das medições da pressão arterial em pacientes gravemente enfermos é da mais alta relevância. Os manguitos automatizados para medição da pressão arterial baseiam-se no método oscilométrico de determinação do nível pressórico e, por isso, podem superestimar a pressão arterial real em estados de baixo fluxo.[12,13] A ausculta direta fundamentada nos sons de Korotkoff pode subestimar a pressão arterial sistólica real em cerca de 30 mmHg em estados de baixo fluxo.[14] O potencial para erros expressivos de medição em pacientes instáveis sob a ótica hemodinâmica justifica a utilização de monitoramento invasivo da pressão arterial.

FREQUÊNCIA CARDÍACA

Apesar de inespecífica, a taquicardia sinusal suscita a consideração clínica cuidadosa imediata de depleção volumétrica, hemorragia e sepse. Em geral, a frequência cardíaca aumenta nos estágios iniciais de hipovolemia para manter o débito cardíaco em face das quedas no volume de acidentes vasculares encefálicos. Entretanto, a resposta da frequência cardíaca a perdas volumétricas agudas é altamente variável. Por outro lado, em pacientes saudáveis, perdas volumétricas de até 20% não conseguem induzir respostas taquicárdicas.[6] Essa resposta compensatória pode ser neutralizada por doenças preexistentes e pelo uso de medicações, em especial os β-bloqueadores. Ocorre bradicardia paradoxal e relativa em até 30% de pacientes com hemoperitônio traumático e não traumático.[15,16]

PRESSÃO ARTERIAL ORTOSTÁTICA

O poder discriminatório dos sinais vitais posturais depende da realização de testes apropriados e da integração com descobertas clínicas específicas. A reavaliação da pressão arterial em repouso na posição em supino e da frequência de pulsos deve ser feita pelo menos alguns minutos depois que o paciente se colocar de pé, pois nessa posição sempre há uma breve resposta ortostática. Alterações no pulso postural acima de 30 batimentos por minuto são incomuns em pacientes normovolêmicos.[6] Tontura postural grave, com intolerância à posição ereta, confirma a presença de hipovolemia, ao contrário dos sintomas subjetivos que não limitam a posição de pé. Hipotensão postural, definida como quedas na pressão arterial sistólica acima de 20 mmHg, pode ser observada em 10 a 30% de pacientes normovolêmicos. A resposta hemodinâmica postural pode também se alterar como decorrência do processo de envelhecimento e do uso de medicamentos. Até 30% de pacientes idosos apresentam resposta ortostática na ausência de depleção volumétrica.[16]

ÍNDICE DE CHOQUE

Índice de choque (ICh) é a razão entre a frequência cardíaca e a pressão arterial sistólica. A faixa normal do ICh varia de 0,5 a 0,7. Índices de choque acima de 0,9 facilitam a identificação de pacientes portadores de doença grave, ainda que apresentem sinais vitais aparentemente normais.[17] O índice de choque é mais preciso para identificar perdas sanguíneas agudas do que a frequência cardíaca e a pressão arterial sistólica consideradas isoladamente.[18] No entanto, níveis elevados do ICh não são específicos para hipovolemia e podem ser menos precisos em condições clínicas com taquicardia associada à febre.

▶ RESSUSCITAÇÃO VOLÊMICA

Indicações

A insuficiência circulatória é o caminho final comum de muitas doenças, e o diagnóstico diferencial é bastante amplo (Tab. 47-5). Volume insuficiente em circulação é a etiologia primária mais comum dos estados de choque. A vasodilatação patológica com mediação imunológica é o principal componente do déficit hídrico em muitas condições clínicas. Descompensação cardíaca aguda e embolia pulmonar são duas situações excepcionais para as quais a ressuscitação com volume limitado e a priorização da ressuscitação volêmica e com uso de vasopressores são as principais recomendações.

A depleção volumétrica descreve o estado de líquido extracelular (LEC) contraído, com implicações clínicas de comprometimento do volume circulante efetivo (VCE), da perfusão e da função tecidual. A depleção de volume é diferente de desidratação, que implica um déficit hídrico intracelular que se caracteriza por hipernatremia plasmática e por hiperosmolaridade. Possivelmente, a hipovolemia seja consequência da perda de sangue, de eletrólitos e/ou de água primária (Tab. 47-6).

▶ **TABELA 47-5** DIAGNÓSTICO DIFERENCIAL DE CHOQUE E/OU HIPOTENSÃO

Hipovolemia
Perda de sangue
Perda de líquidos
Gastrintestinal
Renal
Insensível
Terceiro espaço
Vasodilatador
Sepse
Anafilaxia
Crise suprarrenal
Choque neurogênico
Induzido por toxinas/medicamentos
Obstrutivo/central
Disfunção cardíaca
Tamponamento cardíaco
Embolia pulmonar
Pneumotórax hipertensivo

Em qualquer estado de depleção volumétrica, suspeito ou presumido, a recuperação rápida do déficit hídrico subjacente é o primeiro passo para reverter a hipoperfusão. Da mesma forma, a terapia volumétrica empírica é a base dos esforços iniciais de ressuscitação em casos de choque não diferenciado. A restauração da liberação adequada de oxigênio através da ressuscitação volêmica tem como pressuposto inicial a maximização do volume circulante. Após a ressuscitação inicial e a fase de estabilização, a reposição hídrica pode se adequar mais facilmente a cenários clínicos específicos.

▶ **TABELA 47-6** SÍTIOS ANATÔMICOS DE PERDAS VOLUMÉTRICAS NÃO HEMORRÁGICAS

Gastrintestinal	Vômito
	Diarreia
	Drenagem (p. ex., ostomia, fístula, sonda nasogástrica, ferida com uso de vácuo)
Renal	Diurese (p. ex., medicações, osmótica)
	Perda de sal
	Diabetes insípido
Cutâneo	Queimaduras
	Feridas
	Erupção cutânea esfoliativa
	Sudorese
Sequestro para o terceiro espaço	Obstrução intestinal
	Peritonite
	Lesão por esmagamento
	Pancreatite
	Ascite
	Derrame pleural
	Vazamento capilar
Perda insensível	Respiração
	Febre

Acesso intravenoso

A criação de um acesso venoso adequado é vital para o processo de ressuscitação. A Tabela 47-7 mostra os fluxo de líquidos por meio de tubos rígidos. Calcula-se a taxa de infusão volumétrica de acordo com as dimensões do cateter vascular e não com o tamanho da veia canulada. O fluxo é diretamente proporcional à quarta potência do raio do cateter e inversamente proporcional ao seu comprimento. Portanto, a duplicação das dimensões do cateter resulta num aumento de 16 vezes no fluxo, ao passo que a duplicação do comprimento da cânula diminui o fluxo pela metade.

Os cateteres venosos centrais (CVCs) possibilitam fazer o monitoramento hemodinâmico e criam um portal confiável para terapias volumétricas, infusão de medicações vasopressores e coletas de amostras seriadas sanguíneas. Devido à diferença no comprimento dos cateteres, as taxas de infusão com CVCs para adultos são até 75% mais baixas do que com cateteres periféricos com o mesmo diâmetro. Possivelmente, em algumas circunstâncias, as infusões volumétricas massivas exijam o uso de cateteres introdutores de maior calibre (8,5 a 9,5 French), que suportem taxas de fluxo que se aproximam às dos tubos intravenosos de aproximadamente 1 L/min[19] (Tab. 47-8). Além disso, a compressão manual da bolsa contendo líquido é um método ineficaz para melhorar o fluxo, em comparação com o uso de bolsas de compressão.[20]

Desfecho da ressuscitação

Os resultados ou os marcadores de ressuscitação são imprescindíveis para orientar a terapia durante as manobras de suporte de doenças críticas agudas (Tab. 47-9). A recuperação rápida da pressão de perfusão é uma das prioridades. A recuperação da PAM para o nível de 60 a 65 mmHg dá suporte à autorregulação dos órgãos vitais.[21] Entretanto, a normalização dos marcadores tradicionais da pressão arterial, da frequência cardíaca e do débito urinário não garante a liberação adequada de oxigênio ou a perfusão de órgãos.[1,10,11] A ressuscitação com foco nesses marcadores envolve o risco de deixar o paciente em estado de choque compensado persistente.

O objetivo da ressuscitação é estabilizar a liberação de oxigênio para atender às exigências metabólicas globais e regionais. A saturação do oxigênio venoso central ($ScvO_2$) e o nível sérico de lactato transformaram-se em marcadores rápidos e confiáveis de perfusão global. A $ScvO_2$ reflete o equilíbrio sistêmico da liberação e da utilização de oxigênio. A redução na liberação de oxigênio é compensada pelo aumento na extração do oxigênio tecidual, resultando numa queda da $ScvO_2$ abaixo do nível normal de 70%. A $ScvO_2$ é uma medição prática para ser feita no paciente, e as amostras podem ser coletadas com um cateter (CVC ou PICC [cateter central de inserção periférica]) posicionado na veia cava superior. A resposta da $ScvO_2$ é rápida e dinâmica, de forma que o monitoramento dá um *feedback* imediato sobre os esforços de ressuscitação (ou de deterioração clínica).

O nível de lactato e o déficit de bases (DB) no momento da admissão são preditores de morbidade e de mortalidade, independentemente da parte hemoradinâmica.[7,22-24] Por outro lado, esses marcadores da gravidade das doenças são bastante úteis como resultados finais das ressuscitações. A eliminação rápida de lactato está associada à melhora nos resultados de doenças críticas e deve ser incluída nas metas de ressuscitação.[25-28] É muito importante reconhecer que, com frequência, o DB inicial correlaciona-se com o lactato sérico, embora as medições iniciais e seriadas possam ser confundidas com doenças subjacentes (p. ex., insuficiência renal, má nutrição), líquidos de ressuscitação (p. ex., acidose induzida por solução salina normal) e outras terapias (p. ex., bicarbonato, hemoderivados).

▶ **TABELA 47-7** DETERMINANTES DE FLUXO POR MEIO DE TUBOS RÍGIDOS

Equação de Hagen-Poiseuille: $Q = (P_{in} - P_{out}) \times \pi r_4 / 8\mu L$

Q: fluxo; $P_{in} - P_{out}$: gradiente de pressão; μ: viscosidade; L: comprimento do tubo; r: raio.

▶ **TABELA 47-8** TAXA DE FLUXO DE LÍQUIDO INTRAVENOSO POR MEIO DE CATETERES VENOSO PERIFÉRICO E DE CATETERES VENOSOS CENTRAIS

Tamanho da cânula	Comprimento (mm)	Diâmetro interno (mm)	Taxa de fluxo (mL/min)
Calibre 20 IV	32	0,7	54
Calibre 18 IV	32	0,9	104
Calibre 18 IV	43	0,9	90
Calibre 16 IV	32	1,2	220
Calibre 16 IV	45	1,2	186
Calibre 14 IV	32	1,6	302
Calibre 14 IV	45	1,6	288
Cateter venoso central 9 Fr	100	2,5	838
Cateter de 3mm IV		3	1.030

▶ **TABELA 47-9** PRIORIZAÇÃO DOS DESFECHOS DA TERAPIA VOLÊMICA

1. Acesso intravenoso adequado
2. Pressão arterial média > 65 mmHg
3. Otimização da liberação de oxigênio e da perfusão de órgãos
   a. Marcadores sistêmicos
      - $ScvO_2$ > 70%
      - Eliminação (> 5%/h) e normalização do lactato sérico
   b. Marcadores regionais
      - Temperatura e perfusão cutânea
      - Débito urinário: 0,5 mL/kg/h
      - Estado mental

Ainda há muita controvérsia em torno do resultado final ideal das ressuscitações. Marcadores mais recentes, como a capnometria tecidual, a oximetria e a espectroscopia infravermelha, são técnicas promissoras, embora ainda seja necessário mais estudos. Entretanto, não se pode ter a expectativa de que um único desfecho de ressuscitação seja aplicável em todas as circunstâncias clínicas. Consequentemente, é muito mais prudente usar abordagens que procurem normalizar uma combinação de marcadores globais e regionais de perfusão (Tab. 47-9).

▶ DESAFIO DO VOLUME EMPÍRICO

O desafio do volume empírico continua sendo a forma-padrão para ressuscitações iniciais com líquidos. Obtém-se a expansão volumétrica por meio da infusão de alíquotas sequenciais de líquidos isotônicos com observação direta e, aplicando-se em casos de choque agudo sem etiologia ou quando a suspeita de hipovolemia for óbvia. Os cristaloides (10 a 20 mL/kg) ou os coloides (5 a 10 mL/kg) são infundidos rapidamente durante um período de 15 a 20 minutos, titulando-se *bolus* seriados para que os objetivos clínicos possam ser atingidos, enquanto os efeitos adversos são monitorados. Respostas clínicas positivas às cargas de volume confirmam a resposta volumétrica, mas não são preditoras de respostas à terapia. Isso pode contribuir com expansões volumétricas excessivamente agressivas.

No início da ressuscitação é muito difícil prever as necessidades volumétricas totais e, de maneira geral, os valores são subestimados. Expansões adequadas de volume permitem estabilizar rapidamente a hipovolemia clássica que ocorre com hemorragia aguda ou com perdas hídricas. A regra 3:1 de ressuscitação após hemorragia sugere que são necessárias 3 unidades volumétricas de cristaloides para completar o déficit de LEC de 1 unidade de perda de sangue. Entretanto, modelos experimentais confirmam sua aplicação em pacientes com trauma grave cujas necessidades hídricas excediam a sugestão de 3:1.[29] A vasodilatação patológica e o vazamento transcapilar contribuem para a necessidade de reposição do volume em curso. Os requisitos médios de cristaloides variam entre 40 e 60 mL/kg durante a primeira hora de choque séptico, porém poderá chegar a 200 mL/kg para normalizar os parâmetros de perfusão.[30-32]

▶ RESPOSTA VOLÊMICA

A capacidade da administração de líquidos para melhorar o volume no choque depende de inúmeras variáveis, tais como tônus venoso e função ventricular. Logo após a ressuscitação inicial, a capacidade hídrica para melhorar o fluxo macrocirculatório é baixa, chegando a atingir o nível de 50%.[33,34] Resposta ao volume ou à pré-carga refere-se à capacidade de aumentar o volume no choque com administração de líquidos. Ao contrário da administração de volume empírica, a resposta ao volume deve ser avaliada antes da administração de líquidos; as informações usadas para orientar esse procedimento fazem parte da solução para reverter a hipoperfusão clínica. A carga hídrica em pacientes não responsivos deve ser evitada porque atrasa a aplicação da terapia adequada e contribui para a sobrecarga volumétrica e para a disfunção de órgãos, incluindo insuficiência respiratória hipoxêmica e síndrome compartimental abdominal.[4,5] Testes recentes ressaltam a importância do equilíbrio hídrico sobre a função e a morbidade de órgãos.[2]

Como prever a resposta ao volume

Com frequência utilizam-se medições hemodinâmicas invasivas em substituição à pré-carga e aos preditores de resposta ao volume. O monitoramento da pressão venosa central (PVC) é uma técnica amplamente defendida. Na ausência de dados conflitantes, recomenda-se a meta de 8 a 12 mmHg para a PVC para otimizar a pré-carga, antes da instituição de vasopressores e do suporte inotrópico.[1,31]

No entanto, os substitutos da pressão cardíaca para pré-carga (PVC e pressão de oclusão da artéria pulmonar [POAP]) refletem as influências líquidas do volume intravascular, do tônus venoso, da função cardíaca e da pressão intratorácica. Esse conjunto de influências confunde sua capacidade para refletir o estado volumétrico intravascular ou a resposta à pré-carga de pacientes individuais.[33,34] Não há nenhuma PVC limítrofe consistente para estimar com confiabilidade a resposta à administração de líquidos.[35,36] Valores considerados baixos, normais ou elevados podem ser encontrados em pacientes que respondem positivamente aos líquidos. Doença pulmonar obstrutiva, ventilação com pressão positiva, disfunção miocárdica, venoconstrição reflexa e medições errôneas são exemplos que resultam na PVC elevada em pacientes responsivos ao volume. Elevação da PVC associada a melhoras clínicas, com carga volumétrica, confirma a resposta ao volume, porém não prevê um efeito futuro.

Medições volumétricas, incluindo volume sistólico, volume global e do lado direito no final da diástole e área ventricular esquerda no final da diástole, podem ser obtidas por meio de várias técnicas de monitoramento. Esses substitutos volumétricos de pré-carga são intuitivamente mais desejáveis, embora seu valor preditivo também não seja exato porque os limites discriminatórios são imprecisos e pouco frequentes na prática clínica.[33] Os dados volumétricos seriados, em resposta à terapia, facilitam o manejo de pacientes individuais, ainda que a natureza dinâmica da função cardiovascular durante as doenças críticas possa confundir a interpretação dos dados.

Índices dinâmicos de resposta ao volume

Os índices dinâmicos de reserva de pré-carga são os melhores preditores de resposta ao volume. A variação na fase respiratória no volume sistólico durante ventilação mecânica com pressão positiva está entre os sinais mais confiáveis de resposta a pré-cargas.[33,34] A ventilação com pressão positiva induz alterações cíclicas na pré-carga. Variações acima de 13% na pressão sistólica, na pressão de pulso e no volume de sistólica identificam pacientes com capacidade para aumentar o volume sistólico, em resposta à administração de líquidos. Ritmo regular (preferencialmente sinusal), ventilação com pressão positiva e ausência de interação significativa entre o paciente e o ventilador são fatores importantes para a interpretação desses dados.

A elevação passiva da perna (EPP) é uma manobra provocativa que confirma se houve alguma melhora no volume sitólico como resultado da administração volumétrica reversível.[37,38] Trata-se de uma boa opção, considerando que gera informações imediatas para orientar a terapia, sem administração de líquidos potencialmente desnecessários. A EPP resulta na translocação de sangue das extremidades inferiores para o tórax. O aumento transitório na pré-carga melhora o volume sistólico dentro de alguns minutos. Os instrumentos para medições rápidas do *feedback* do volume sistólico possibilitam identificar respostas breves à EPP. A sensibilidade e a especificidade da EPP como preditora da resposta a volumes são superiores a 95% em uma ampla variedade de pacientes, incluindo pacientes ventilados e com respiração espontânea, assim como em pacientes com ritmos cardíacos irregulares.[39]

▶ MANEJO DE LÍQUIDOS

O objetivo principal da ressuscitação volêmica é a expansão intravascular para otimizar o volume sistólico. A ressuscitação inicial e a reposição hídrica podem ser feitas com uma grande variedade de líquidos. Cada líquido produz benefícios específicos e possui desvantagens potenciais em determinados cenários clínicos, sendo imprescindível conhecer a composição de cada um deles (Tabs. 47-10 e 47-11).

CRISTALOIDES

Preferencialmente, os cristaloides isotônicos à base de sódio fazem a distribuição para o compartimento extracelular, incluindo o espaço vascular. Um litro de infusão de cristaloide isotônico distribui aproximadamente um quarto no compartimento vascular. Essa é a base da regra de 3:1, que é muito citada na ressuscitação em casos de choque hemorrágico agudo. A proporção aproxima-se mais de 7:1 ou 10:1 nos casos de hemorragia grave causada por quedas na PCO de origem hemorrágica, vazamento capilar e reposição de cristaloides. A presença de edemas no tecido intersticial é o resultado de altos volumes de cristaloides.

A seleção de líquidos é menos importante que a necessidade volumétrica titulada no que se refere ao desfecho final. A solução salina normal (0,9%) e a solução de Ringer lactato (RL) são as duas soluções isotônicas utilizadas com maior frequência em ressuscitações. Não há evidências clínicas da superioridade de uma dessas soluções em relação à outra. Entretanto, a fonte de desequilíbrios eletrolíticos associados à hipovolemia e as necessidades volumétricas causam algum impacto no processo de seleção de líquidos.

A solução salina normal, quando administrada em grandes volumes, fornece uma carga suprafisiológica de cloreto e de sódio que deveria induzir acidose metabólica hiperclorêmica. Isso pode ser vantajoso para corrigir distúrbios volumétricos e eletrolíticos em casos de alcalose metabólica, como perdas de secreções gástricas (p. ex., vômito, obstrução da saída gástrica, sonda nasogástrica).

A solução de Ringer lactato, ou solução de Hartmann, foi lançada originalmente na década de 1930 pela adição de lactato de sódio, como agente tampão, na solução de Ringer para tratamento de acidose metabólica. Trata-se de um líquido mais fisiológico que contém potássio e cálcio em concentrações que se aproximam dos níveis plasmáticos. Por causa do pH mais fisiológico, prefere-se usar RL em ressuscitações com volumes maiores. A única cautela recomendável é que o cálcio que há dentro da solução pode ligar-se aos medicamentos e aos anticoagulantes sanguíneos com citrato, o que torna essa solução um líquido incompatível com transfusões.

COLOIDES

As soluções coloidais são compostas de preparações eletrolíticas fortificadas com moléculas de grande peso molecular (PM > 30.000). A presença dessas grandes moléculas contribui para a pressão oncótica total, facilitando a retenção de líquidos dentro do espaço vascular. A solução coloidal ideal tem pressão oncótica semelhante à do plasma, o que permite a reposição do volume plasmático sem distribuição para outros compartimentos de líquidos. O efeito líquido e o benefício teórico das infusões coloidais é a expansão in-

▶ **TABELA 47-10** COMPOSIÇÃO E DISTRIBUIÇÃO DAS SOLUÇÕES INTRAVENOSAS

Solução	Eletrólitos (mEq/L)							mOsm/L	pH	Distribuição	
	Na	K	Ca	Mg	Cl	HCO_3	Lactato			LEC	LIC
Cristaloide											
NaCl 0,9%	154				154			308	5	100%	
Ringer com lactato	130	4	2,7		109		28	273	6,5		
150 mEq de $NaHCO_3$ (três ampolas) em 1 L de água	130					130		260			
NaCl 3%	513				513			1.027	5		
NaCl 7,5%								2.400			
NaCl 0,45%	77				77			154	5	67%	33%
NaCl 0,20%	34				34			77	5		
Glicose 5% em água								278	4	33%	67%

▶ TABELA 47-11   COMPOSIÇÃO DAS SOLUÇÕES COLOIDAIS

Solução	Na (mEq/L)	Cl (mEq/L)	K (mEq/L)	Ca (mEq/L)	Lactato (mEq/L)	Coloide	Peso molecular médio (Da)	pH	mOsm/L	Pressão oncótica (mmHg)
Albumina 5% (plasbumina, buminato, albuminar)	130-160	130-160				Albumina humana (50 g/L)	70.000	6,6	290	20
Albumina 25% (plasbumina, buminato, albuminar)	130-160	130-160				Albumina humana (250 g/L)	70.000	6,6	310	100
Hetamido										
Hespan®	154	154	4			HES (60 g/L)	600.000	5,9	310	30
Hextend®	143	124			28	HES (60 g/L)	670.000	5,9	307	30
Voluven®	154	154				HES (60 g/L)	130.000	4-5,5	308	36-37
Pentamido										
Pentaspan	154	154				Pentastarch (100 g/L)	200.000-300.000	5	326	32-36
HAES-estéril 6%	154	154				HES (50 g/L)	200.000	3-6	309	32-36
HAES-estéril 10%	154	154				HES (100 g/L)	200.000	3-6	309	25
Hexamido										
EloHAES 6%	154	154				HES (60 g/L)	450.000	5,5	310	29-32
Dextranas										
Dextran 40®	154	154				Dextran (100 g/L)	40.000	6,7	320	68
Dextran 70®	154	154				Dextran (60 g/L)	70.000	6,3	320	70
Gelatinas										
Gelofusine®	154	120				Gelatina succinilada (40 g/L)	30.000	7,4	274	30
Haemaccel®	145	145				Gelatina ligada à ureia (35 g/L)	35.000	7,3	325	30

travascular sem expansão concomitante do compartimento intersticial. A potência das soluções coloidais sobre a expansão plasmática é diferente com líquidos individuais. Uma PCO mais elevada aumenta a expansão do volume plasmático. Albumina, dextran e sangue são coloides naturais, sendo que os coloides sintéticos incluem gelatinas, amido hidroxietílico (HES, do inglês *hidroxyethyl starch*) e soluções de hemoglobina. A albumina é o único coloide que contém moléculas de peso uniforme. Outras soluções coloidais incluem polímeros com uma ampla variedade de dimensões moleculares. Entretanto, o peso molecular médio de uma solução coloidal não é um indicador confiável de persistência intravascular, e as curvas de distribuição do peso molecular são melhores indicadores de efeitos intravasculares.

ALBUMINA

A albumina humana é uma solução polipeptídea derivada da albumina sérica humana, comercializada nas concentrações a 5 e 25%. A albumina a 5% é iso-oncótica em relação ao plasma, com volume de infusão acima de 70%, que permanece retido dentro do espaço vascular. Esse tipo de albumina é recomendado para ressuscitação de pacientes com hipoalbuminemia grave e cirrose.[31,40,41] A albumina hiperoncótica (albumina a 25%) foi desenvolvida inicialmente na década de 1940 para ressuscitações durante a guerra. As infusões de albumina hiperoncótica resultam em expansões vasculares mais do que duas vezes o volume administrado.[42] A albumina hiperoncótica apresenta vantagens adicionais, além dos benefícios óbvios das ressuscitações com volumes pequenos, como melhora na portabilidade e estabilização hemodinâmica mais rápida. A interação sinergística com a administração de outros medicamentos e os efeitos antioxidantes primários são explicações hipotéticas para melhorar na morbilidade e de mortalidade relacionados ao uso de albumina hiperoncótica em estados complicados de hipoalbuminemia, incluindo doença hepática descompensada em estágio final.[43,44] Uma PCO elevada mobiliza edemas intersticiais, e os efeitos da albumina hiperoncótica são relativamente mais prolongados, persistindo por até 12 horas após a infusão. Consequentemente, em geral, a albumina hiperoncótica equivale à terapia com diuréticos de alça para mobilizar líquidos em pacientes com sobrecarga volumétrica.[45]

AMIDO HIDROXIETÍLICO

As soluções de amido hidroxietílico (HES) são polímeros semissintéticos derivados da amilopectina, com tamanho não uniforme. Em geral, o HES é comercializado como uma solução isotônica a 6%. Maximiza-se a persistência intravascular pela substituição dos grupos hidroxietílicos que limitam a degradação por amilase. Os polímeros menores (menos de 60 kDa) são eliminados rapidamente por meio da filtração glomerular, enquanto os polímeros com peso molecular médio e alto são eliminados pelo sistema reticuloendotelial. O amido hidroxietílico com alto peso molecular reduz o fator VIII e o fator de Von Willebrand, o que pode levar à coagulopatia. Os polímeros de peso molecular médio e baixo exercem um efeito menor sobre a coagulação. O efeito global das soluções de HES a 6% é uma expansão volumétrica comparável com a da albumina a 5%. Aparentemente, a disfunção renal e a coagulopatia, que complicaram a geração inicial de coloides sintéticos, não são clinicamente relevantes com a nova geração de soluções de amido hidroxietílico.

SOLUÇÕES GELATINOSAS

A origem dos polipeptídeos gelatinosos é o colágeno bovino. A gelatina ligada a pontes de ureia origina-se em polipeptídeos de ligação cruzada derivados de ossos bovinos, ao passo que a gelatina succinilada é produzida pela degradação térmica do colágeno do couro de boi. Aproximadamente 80% da gelatina ligada a pontes de ureia são menores do que 20 kDa, sendo, portanto, eliminado rapidamente pelos rins, com uma curta persistência intravascular (2 a 3 horas). De maneira geral, as soluções gelatinosas não causam nenhum impacto na coagulação. Há um risco inerente de anafilaxia, visto que as gelatinas são formadas a partir de colágenos degradados de animais.

DEXTRANAS

As soluções de dextrana são compostas de polissacarídeos com vários pesos moleculares. As soluções atualmente disponíveis no mercado são Dextran 70 a 6% e Dextran 40 a 10%. O Dextran 40 é hiperoncótico e, consequentemente, expande o volume intravascular mais do que com tratamentos à base de infusão. As soluções diminuem a viscosidade do sangue e intensificam a fibrinólise. A maior parte da dextrana é eliminada pelos rins, embora o Dextran 40 tenha sido associado a lesões renais, em especial na presença de disfunção renal preexistente ou de hipovolemia.

RESSUSCITAÇÃO COM COLOIDES

Não há nenhum impacto evidente na taxa de mortalidade em ressuscitações com coloides, em comparação com o uso de cristaloides em uma ampla faixa de condições clínicas.[46,47] Entretanto, o uso estratégico pode apresentar algumas vantagens em situações específicas como parte de ressuscitações mistas ou nas tentativas de evitar riscos associados a ressuscitações com grandes volumes de cristaloides. A retenção vascular transforma os coloides em expansores volumétricos eficientes. Embora sejam igualmente eficazes quando ministrados para os mesmas situações clínicas, as soluções de cristaloides exigem de 2 a 4 vezes mais volume para ressuscitações equivalentes.[48] Portanto, os coloides recuperam mais rapidamente o volume intravascular e a perfusão tecidual nos casos em que houver limitação do tipo de acesso e da velocidade de infusão. Além disso, há uma limitação na hipoalbuminemia dilucional, no deslocamento de líquidos transcapilares e na ocorrência de edemas intersticiais e pulmonares. A albumina melhora a função e a morbidade dos órgãos, além de ser superior aos cristaloides para expansão do volume intravascular durante a hemodiálise, depois de parencetese de grande volume e em combinação com terapia antibiótica para tratamento de peritonite bacteriana espontânea.[41,44,49,50] As lesões cerebrais traumáticas ainda são exceções importantes nas quais o uso de albumina isotônica está associado ao aumento no risco de resultados adversos, em comparação com as ressuscitações à base de cristaloides.[46,51]

SOLUÇÃO SALINA HIPERTÔNICA

As soluções salinas hipertônicas, com concentrações de sódio variando de 3 a 7,5%, expandem rapidamente o volume intravascular pela movimentação de água nos compartimentos intersticial e intracelular. Pequenas infusões expandem o plasma várias vezes o volume infundido, sem a expansão resultante de edemas e do espaço do líquido intersticial, como se observa com as infusões de cristaloides.[52] Os benefícios adicionais incluem melhora no desempenho cardiovascular secundariamente aos efeitos inotrópicos positivos e da vasodilatação microvascular, melhora no fluxo microcirculatório e atenuação das respostas inflamatórias. Essa combinação de efeitos é muito importante para uso em expansões volumétricas em pacientes traumáticos e sépticos. Entretanto, no caso de uso isolado, os efeitos hemodinâmicos dos cristaloides hipertônicos são transitórios. De maneira geral, as soluções salinas hipertônicas são utilizadas em combinação com coloides hiperoncóticos (dextrana a 6% ou hetamido a 10%). As soluções salinas hipertônicas são seguras, porém não há dados suficientes que permitam concluir que sejam melhores do que os cristaloides isotônicos para ressuscitação de pacientes com queimaduras, traumatismo ou sepse. Pacientes politraumatizados com lesões cerebrais traumáticas ainda são as indicações mais comuns para uso de soluções salinas hipertônicas, porém, nesse grupo, os benefícios ainda permanecem não esclarecidos.[53,54]

▶ SITUAÇÕES ESPECIAIS

RESSUSCITAÇÃO DE CHOQUE HEMORRÁGICO COM VOLUME MÍNIMO

O choque hemorrágico cria um grande desafio entre o momento e o tipo de ressuscitação com o objetivo de atingir a hemostase. Por um lado, os pacientes hipotensos deveriam ser estabilizados com infusões de volume rápidas para manter a perfusão em órgãos essenciais. Entretanto, ressuscitações excessivamente agressivas com volume antes do controle de sangramentos podem resultar em aumento na perda de sangue e na mortalidade.[55] Todos os fatores que impedem a formação de tampões hemostáticos e permitem a renovação de sangramentos, tais como pressão arterial e aumento de volume, redução na viscosidade do sangue e diluição dos fatores de coagulação, estão associados à ressuscitação volêmica.

A ressuscitação estratégica com limitação de volume ressurgiu na década de 1980, considerando que o valor da ressuscitação pré-hospitalar precoce em casos de traumatismo penetrante havia sido questionado. Um teste prospectivo que comparou ressuscitações com líquidos, imediatas e tardias, em pacientes hipotensos com lesões penetrantes no tronco mostrou que, com ressuscitações tardias, houve melhora no índice de mortalidade, incidência menor de complicações e menor permanência hospitalar.[56,57] Provavelmente, a ressuscitação pré-hospitalar limitada, com utilização criteriosa de líquidos, seja a abordagem ideal, seguida da ressuscitação convencional depois que se atingir a hemostase.[58] O grau e a duração da hipotensão permissiva permanecem obscuros, embora as recomendações atuais estabeleçam como meta PAS de 70 mmHg. Pacientes com lesões cerebrais concomitantes não são candidatos a essa estratégia (Tab. 47-12).

RESSUSCITAÇÃO NOS CASOS DE QUEIMADURAS

Pacientes com queimaduras de segundo e terceiro graus apresentam deslocamento hídrico acentuado em relação à pele desnudada, lesões teciduais e resposta inflamatória sistêmica. A ressuscitação agressiva com líquidos facilita a recuperação do volume intravascular e mantém a perfusão de órgãos-alvo. A previsão da necessidade desses líquidos evita ressuscitações insuficientes. Em geral, a necessidade hídrica inicial é calculada de acordo com a fórmula de Parkland (Tab. 47-13).

Os cálculos feitos de acordo com a fórmula baseiam-se no tempo da lesão, em comparação com o tempo do atendimento médico, e devem ser incorporados na administração pré-hospitalar de líquidos. A solução de Ringer lactato (RL)

▶ TABELA 47-12 FONTES DE HEMORRAGIA COM RISCO DE VIDA PARA CONSIDERAR A APLICAÇÃO DE UMA ESTRATÉGIA DE RESSUSCITAÇÃO COM VOLUME LIMITADO QUE DEPENDA DA CIRÚRGIA PARA CONTROLE DO SANGRAMENTO

Traumatismo penetrante no tronco
Rompimento de aneurisma de aorta abdominal
Hemotórax maciço
Hemoperitônio significativo
Lesão aórtica traumática
Fratura pélvica grave
Hemorragia digestiva
Gravidez ectópica
Hemorragia pós-parto

▶ TABELA 47-13 FÓRMULA DE PARKLAND PARA RESSUSCITAÇÃO DE QUEIMADURAS PARA ORIENTAR TERAPIAS HÍDRICAS AGUDAS

Fórmula de Parkland:
Necessidade de líquidos em 24 h = 4 mL × peso (kg) × área superficial do corpo com queimaduras (%).
Primeira metade do volume calculado administrados nas primeiras 8 horas, contadas a partir da lesão.
Segunda metade do volume calculado administrados nas 16 horas subsequentes.
O cálculo da manutenção de líquidos deve ser incluído para estimar a ressuscitação da queimadura.
As fórmulas utilizadas em casos de queimaduras estimam a necessidade de líquido durante as 24 horas iniciais do tratamento terapêutico.
As necessidades volumétricas podem exceder substancialmente os valores aproximados da fórmula.

é a solução de cristaloides de preferência. Embora existam várias fórmulas, nenhum método único é claramente superior.[59] O objetivo de todas as fórmulas é dar uma orientação inicial para os requisitos de ressuscitação. As necessidades hídricas efetivas podem variar substancialmente, sendo que é necessário fazer alterações com base na avaliação individual.[60] O seguimento das metas calculadas pode resultar em ressuscitações insuficientes ou em ressuscitações excessivas. As ressuscitações excessivas são comuns e contribuem para o aumento de complicações pulmonares e para elevação do índice de morbidade. As necessidades hídricas de manutenção devem ser alocadas em adição à reposição da fórmula para queimaduras. Débito urinário acima de 1 mL/kg/h é um desfecho tradicional das ressuscitações de queimaduras agudas e pode aumentar conforme os resultados finais da perfusão conforme discutido anteriormente.

▶ TERAPIA DE MANUTENÇÃO DE LÍQUIDOS

Ao contrário da terapia de ressuscitação, a meta da terapia de manutenção hídrica é a composição e o volume dos líquidos corporais normais. As prescrições hídricas prevêm a necessidade diária de líquidos, as perdas insensíveis e as anormalidades eletrolíticas coexistentes. Embora os líquidos fisiológicos sejam prescritos ao mesmo tempo, as estimativas diárias (manutenção efetiva) devem ser diferenciadas, de forma consciente, das terapias com o objetivo de repor lentamente déficits hídricos existentes.

A manutenção rotineira de água e de eletrólitos baseia-se no consumo energético normal, nas perdas sensíveis por meio da urina e das fezes e nas perdas não sensíveis pelo trato respiratório e pela pele. Os cálculos pressupõem a presença de euvolemia e foram ajustados de acordo com a massa corporal (Tab. 47-14). Necessidades maiores por quilograma para crianças são proporcionais à água corporal total e ao metabolismo. Todas as prescrições para manutenção devem ser individualizadas; o gasto de energia, as perdas hídricas e o estado eletrolítico variam conforme a doença e definem a taxa e as modificações eletrolíticas.

▶ **TABELA 47-14** ESTIMATIVA DE LÍQUIDOS DE MANUTENÇÃO

Peso corporal (Kg)	Manutenção diária (mL/dia)	Manutenção horária (mL/h)
1 – 10	100 mL/kg	5 mL/kg/h
10 – 20	1.000 mL + 50 mL/kg	40 mL/h + 2 mL/kg/h
20 – 80	1.500 mL + 20 mL/kg[a]	60 mL/h + 1 mL/kg/h[a]

Sódio e cloreto: 2 a 3 mEq por 100 mL de água. Potássio: 1 a 2 mEq por 100 mL de água. Solução salina normal ¼ glicose 5% com 20 mEq de KCl é a solução de manutenção comum para a maioria de pacientes pediátricos euvolêmicos e fornece 20% das calorias diárias em taxas de manutenção de rotina. Condições comórbidas e/ou anormalidades eletrolíticas podem exigir modificações.

[a] Para o máximo de 2.400 mL/dia ou 100 mL/h.

Por exemplo, doença cutânea esfoliativa, aumento no esforço respiratório e febre intensificam as perdas insensíveis. Drenagens nasogástricas, de fístulas, de ostomias e urinárias mensuráveis podem ser estimadas ou substituídas pelo volume de drenagem. A limitação de líquidos e de potássio é uma modificação importante, específica de enfermidades em pacientes com insuficiência renal.

As soluções hipotônicas, com ou sem glicose e potássio, são soluções populares utilizadas em atividades de manutenção com combinação fixa. Frequentemente, os pacientes hospitalizados sofrem alteração na excreção de água livre como decorrência da liberação do hormônio antidiurético (ADH, do inglês *antidiuretic hormone*) não osmótico, o que os torna vulneráveis à hiponatremia. A concentração sérica de sódio produz um marcador simples e preciso do estado de hidratação. As soluções isotônicas de manutenção são uma opção para uso em todos os pacientes (incluindo crianças), em especial aqueles com nível sérico de sódio inferior a 1,38 mEq/L.[61-63] Para melhorar a formulação das infusões de glicose, adiciona-se glicose a uma solução eletrolítica (p. ex., RL, SF 0,9%, SF 0,45%), em vez de usar glicose a 5% (D_5W), que tem o comportamento de água livre eletrolítica no metabolismo do açúcar.

▶ **PONTOS PRINCIPAIS DO APRENDIZADO**

1. A janela crítica para reverter a hipoperfusão de órgãos é medida em horas, enfatizando a necessidade de reconhecimento rápido e correção do choque.
2. A grande maioria dos pacientes de SEs que precisa fazer ressuscitação apresenta-se em estado de choque compensado e com pressão arterial normal.
3. O reconhecimento imediato de insuficiência circulatória deve ser feito juntamente com ressuscitação em tempo hábil com o objetivo de causar menor impacto impacto nos pacientes.
4. A normalização dos sinais vitais não assegura perfusão sistêmica adequada ou conclusão da ressuscitação.
5. Os desfechos clínicos utilizados para orientar a dosagem de ressuscitação volêmica são mais importantes do que a seleção de produtos individuais (i.e., cristaloides *vs*. coloides).
6. Ressuscitações hídricas excessivamente agressivas e equilíbrio positivo de líquidos podem causar impacto negativo na morbidade dos pacientes.
7. Os marcadores dinâmicos de resposta ao volume são guias importantes para as terapias hídricas.

REFERÊNCIAS

1. Rivers E, Nguyen B, Havstad S, et al. Early goal-directed therapy in the treatment of severe sepsis and septic shock. *N Engl J Med*. 2001;345(19):1368–1377.
2. Murphy CV, Schramm GE, Doherty JA, et al. The importance of fluid management in acute lung injury secondary to septic shock. *Chest*. 2009;136(1):102–109.
3. Jones AE, Brown MD, Trzeciak S, et al. The effect of a quantitative resuscitation strategy on mortality in patients with sepsis: a meta-analysis. *Crit Care Med*. 2008;36(10):2734–2739.
4. Wiedemann HP, Wheeler AP, Bernard GR, et al. Comparison of two fluid-management strategies in acute lung injury. *N Engl J Med*. 2006;354(24):2564–2575.
5. Balogh Z, McKinley BA, Cocanour CS, et al. Supranormal trauma resuscitation causes more cases of abdominal compartment syndrome. *Arch Surg*. 2003;138(6):637–642.
6. McGee S, Abernethy WB III, Simel DL. The rational clinical examination. Is this patient hypovolemic? *JAMA*. 1999;281(11):1022–1029.
7. Howell MD, Donnino M, Clardy P, Talmor D, Shapiro NI. Occult hypoperfusion and mortality in patients with suspected infection. *Intensive Care Med*. 2007;33(11):1892–1899.
8. Jones AE, Aborn LS, Kline JA. Severity of emergency department hypotension predicts adverse hospital outcome. *Shock*. 2004;22(5):410–414.
9. Jones AE, Yiannibas V, Johnson C, Kline JA. Emergency department hypotension predicts sudden unexpected in-hospital mortality: a prospective cohort study. *Chest*. 2006;130(4):941–946.
10. Rady MY, Rivers EP, Nowak RM. Resuscitation of the critically ill in the ED: responses of blood pressure, heart rate, shock index, central venous oxygen saturation, and lactate. *Am J Emerg Med*. 1996;14(2):218–225.
11. Wo CC, Shoemaker WC, Appel PL, Bishop MH, Kram HB, Hardin E. Unreliability of blood pressure and heart rate to evaluate cardiac output in emergency resuscitation and critical illness. *Crit Care Med*. 1993;21(2):218–223.
12. Gravlee GP, Brockschmidt JK. Accuracy of four indirect methods of blood pressure measurement, with hemodynamic correlations. *J Clin Monit*. 1990;6(4):284–298.
13. Pytte M, Dybwik K, Sexton J, Straume B, Nielsen EW. Oscillometric brachial mean artery pressures are higher than intra-radial mean artery pressures in intensive care unit patients receiving norepinephrine. *Acta Anaesthesiol Scand*. 2006;50(6):718–721.
14. Cohn JN. Blood pressure measurement in shock. Mechanism of inaccuracy in auscultatory and palpatory methods. *JAMA*. 1967;199(13):118–122.
15. Demetriades D, Chan LS, Bhasin P, et al. Relative bradycardia in patients with traumatic hypotension. *J Trauma*. 1998;45(3):534–539.
16. Carlson JE. Assessment of orthostatic blood pressure: measurement technique and clinical applications. *South Med J*. 1999;92(2):167–173.
17. Rady MY, Smithline HA, Blake H, Nowak R, Rivers E. A comparison of the shock index and conventional vital signs to identify acute, critical illness in the emergency department. *Ann Emerg Med*. 1994;24(4):685–690.
18. Birkhahn RH, Gaeta TJ, Terry D, Bove JJ, Tloczkowski J. Shock index in diagnosing early acute hypovolemia. *Am J Emerg Med*. 2005;23(3):323–326.
19. Jayanthi NV, Dabke HV. The effect of IV cannula length on the rate of infusion. *Injury*. 2006;37(1):41–45.

20. Stoneham MD. An evaluation of methods of increasing the flow rate of i.v. fluid administration. *Br J Anaesth.* 1995;75(3):361–365.
21. LeDoux D, Astiz ME, Carpati CM, Rackow EC. Effects of perfusion pressure on tissue perfusion in septic shock. *Crit Care Med.* 2000;28(8):2729–2732.
22. Weil MH, Afifi AA. Experimental and clinical studies on lactate and pyruvate as indicators of the severity of acute circulatory failure (shock). *Circulation.* 1970;41(6):989–1001.
23. Husain FA, Martin MJ, Mullenix PS, Steele SR, Elliott DC. Serum lactate and base deficit as predictors of mortality and morbidity. *Am J Surg.* 2003;185(5):485–491.
24. Davis JW, Parks SN, Kaups KL, Gladen HE, O'Donnell-Nicol S. Admission base deficit predicts transfusion requirements and risk of complications. *J Trauma.* 1996;41(5):769–774.
25. Nguyen HB, Rivers EP, Knoblich BP, et al. Early lactate clearance is associated with improved outcome in severe sepsis and septic shock. *Crit Care Med.* 2004;32(8):1637–1642.
26. Donnino MW, Miller J, Goyal N, et al. Effective lactate clearance is associated with improved outcome in post-cardiac arrest patients. *Resuscitation.* 2007;75(2):229–234.
27. Jones AE, Shapiro NI, Trzeciak S, Arnold RC, Claremont HA, Kline JA. Lactate clearance vs. central venous oxygen saturation as goals of early sepsis therapy: a randomized clinical trial. *JAMA.* 2010;303(8):739–746.
28. Jansen TC, van Bommel J, Schoonderbeek FJ, et al. Early lactate-guided therapy in intensive care unit patients: a multicenter, open-label, randomized controlled trial. *Am J Respir Crit Care Med.* 2010;182(6):752–761.
29. Moore FA, McKinley BA, Moore EE. The next generation in shock resuscitation. *Lancet.* 2004;363(9425): 1988–1996.
30. Carcillo JA, Davis AL, Zaritsky A. Role of early fluid resuscitation in pediatric septic shock. *JAMA.* 1991;266(9): 1242–1245.
31. Dellinger RP, Levy MM, Carlet JM, et al. Surviving Sepsis Campaign: international guidelines for management of severe sepsis and septic shock: 2008. *Crit Care Med.* 2008;36(1):296–327.
32. Brierley J, Carcillo JA, Choong K, et al. Clinical practice parameters for hemodynamic support of pediatric and neonatal septic shock: 2007 update from the American College of Critical Care Medicine. *Crit Care Med.* 2009;37(2):666–688.
33. Michard F, Teboul JL. Predicting fluid responsiveness in ICU patients: a critical analysis of the evidence. *Chest.* 2002;121(6):2000–2008.
34. Marik PE, Baram M, Vahid B. Does central venous pressure predict fluid responsiveness? A systematic review of the literature and the tale of seven mares. *Chest.* 2008;134(1):172–178.
35. Osman D, Ridel C, Ray P, et al. Cardiac filling pressures are not appropriate to predict hemodynamic response to volume challenge. *Crit Care Med.* 2007;35(1):64–68.
36. Kumar A, Anel R, Bunnell E, et al. Pulmonary artery occlusion pressure and central venous pressure fail to predict ventricular filling volume, cardiac performance, or the response to volume infusion in normal subjects. *Crit Care Med.* 2004;32(3):691–699.
37. Boulain T, Achard JM, Teboul JL, Richard C, Perrotin D, Ginies G. Changes in BP induced by passive leg raising predict response to fluid loading in critically ill patients. *Chest.* 2002;121(4):1245–1252.
38. Monnet X, Rienzo M, Osman D, et al. Passive leg raising predicts fluid responsiveness in the critically ill. *Crit Care Med.* 2006;34(5):1402–1407.
39. Coudray A, Romand JA, Treggiari M, Bendjelid K. Fluid responsiveness in spontaneously breathing patients: a review of indexes used in intensive care. *Crit Care Med.* 2005;33(12):2757–2762.
40. Hollenberg SM, Ahrens TS, Annane D, et al. Practice parameters for hemodynamic support of sepsis in adult patients: 2004 update. *Crit Care Med.* 2004;32(9):1928–1948.
41. Dubois MJ, Orellana-Jimenez C, Melot C, et al. Albumin administration improves organ function in critically ill hypoalbuminemic patients: a prospective, randomized, controlled, pilot study. *Crit Care Med.* 2006;34(10):2536–2540.
42. Lamke LO, Liljedahl SO. Plasma volume expansion after infusion of 5%, 20% and 25% albumin solutions in patients. *Resuscitation.* 1976;5(2):85–92.
43. Jacob M, Chappell D, Conzen P, Wilkes MM, Becker BF, Rehm M. Small-volume resuscitation with hyperoncotic albumin: a systematic review of randomized clinical trials. *Crit Care.* 2008;12(2):R34.
44. Sort P, Navasa M, Arroyo V, et al. Effect of intravenous albumin on renal impairment and mortality in patients with cirrhosis and spontaneous bacterial peritonitis. *N Engl J Med.* 1999;341(6):403–409.
45. Martin GS, Moss M, Wheeler AP, Mealer M, Morris JA, Bernard GR. A randomized, controlled trial of furosemide with or without albumin in hypoproteinemic patients with acute lung injury. *Crit Care Med.* 2005;33(8):1681–1687.
46. Finfer S, Bellomo R, Boyce N, French J, Myburgh J, Norton R. A comparison of albumin and saline for fluid resuscitation in the intensive care unit. *N Engl J Med.* 2004;350(22):2247–2256.
47. Alderson P, Schierhout G, Roberts I, Bunn F. Colloids versus crystalloids for fluid resuscitation in critically ill patients. *Cochrane Database Syst Rev.* 2000;(2):CD000567.
48. Trof RJ, Sukul SP, Twisk JW, Girbes AR, Groeneveld AB. Greater cardiac response of colloid than saline fluid loading in septic and non-septic critically ill patients with clinical hypovolaemia. *Intensive Care Med.* 2010;36(4):697–701.
49. Vincent JL, Navickis RJ, Wilkes MM. Morbidity in hospitalized patients receiving human albumin: a meta-analysis of randomized, controlled trials. *Crit Care Med.* 2004;32(10):2029–2038.
50. Runyon BA. Management of adult patients with ascites due to cirrhosis. *Hepatology.* 2004;39(3):841–856.
51. Myburgh J, Cooper DJ, Finfer S, et al. Saline or albumin for fluid resuscitation in patients with traumatic brain injury. *N Engl J Med.* 2007;357(9):874–884.
52. Bunn F, Roberts I, Tasker R, Akpa E. Hypertonic versus near isotonic crystalloid for fluid resuscitation in critically ill patients. *Cochrane Database Syst Rev.* 2004;(3):CD002045.
53. Bulger EM, May S, Brasel KJ, et al. Out-of-hospital hypertonic resuscitation following severe traumatic brain injury: a randomized controlled trial. *JAMA.* 2010;304(13):1455–1464.
54. Simma B, Burger R, Falk M, Sacher P, Fanconi S. A prospective, randomized, and controlled study of fluid management in children with severe head injury: lactated Ringer's solution versus hypertonic saline. *Crit Care Med.* 1998;26(7):1265–1270.
55. Solomonov E, Hirsh M, Yahiya A, Krausz MM. The effect of vigorous fluid resuscitation in uncontrolled hemorrhagic shock after massive splenic injury. *Crit Care Med.* 2000;28(3):749–754.
56. Bickell WH, Wall MJ Jr, Pepe PE, et al. Immediate versus delayed fluid resuscitation for hypotensive patients with penetrating torso injuries. *N Engl J Med.* 1994;331(17):1105–1109.
57. Dutton RP, Mackenzie CF, Scalea TM. Hypotensive resuscitation during active hemorrhage: impact on in-hospital mortality. *J Trauma.* 2002;52(6):1141–1146.
58. Stern SA. Low-volume fluid resuscitation for presumed hemorrhagic shock: helpful or harmful? *Curr Opin Crit Care.* 2001;7(6):422–430.
59. Ipaktchi K, Arbabi S. Advances in burn critical care. *Crit Care Med.* 2006;34(9 suppl):S239–S244.
60. Blumetti J, Hunt JL, Arnoldo BD, Parks JK, Purdue GF. The Parkland formula under fire: is the criticism justified? *J Burn Care Res.* 2008;29(1):180–186.
61. Moritz ML, Ayus JC. Water water everywhere: standardizing postoperative fluid therapy with 0.9% normal saline. *Anesth Analg.* 2010;110(2):293–295.
62. Choong K, Kho ME, Menon K, Bohn D. Hypotonic versus isotonic saline in hospitalised children: a systematic review. *Arch Dis Child.* 2006;91(10):828–835.
63. Hoorn EJ, Geary D, Robb M, Halperin ML, Bohn D. Acute hyponatremia related to intravenous fluid administration in hospitalized children: an observational study. *Pediatrics.* 2004;113(5):1279–1284.

CAPÍTULO 48

Suporte nutricional em cuidados intensivos

Colleen Casey

▶ Avaliação do estado nutricional   541
▶ Valores laboratoriais   542
▶ Vias de suporte nutricional   545
▶ Orientações para doenças específicas   548

O suporte nutricional é um componente importante do atendimento a pacientes hospitalizados, particularmente no ambiente de cuidados intensivos. Com frequência, as enfermidades críticas caracterizam-se por respostas hipermetabólicas e inflamatórias sistêmicas, tais como aumento na morbidade infecciosa, aumento no tempo de permanência hospitalar, disfunção múltipla de órgãos e elevação na taxa de mortalidade. Historicamente, a nutrição tem sido parte secundária ou de suporte do tratamento de pacientes gravemente enfermos; suas metas são preservar a massa corporal magra, manter a função imune e evitar complicações metabólicas de enfermidades críticas (neutralizando o efeito catabólico de doenças críticas). Recentemente, essas metas evoluíram e passaram a focar a aplicação terapêutica da nutrição com o objetivo de atenuar as respostas metabólicas ao estresse, evitar lesões celulares oxidativas e modular favoravelmente as respostas imunes.[1,2] A importância do suporte nutricional como terapia está se tornando cada vez mais evidente com os avanços na medicina baseada em evidências. Entretanto, devem-se levar vários fatores em consideração para definir o plano de terapia nutricional abrangente mais adequado para cada paciente gravemente enfermo.

A consulta a um nutricionista ou a uma equipe de suporte nutricional em busca de um atendimento especializado é da mais alta relevância para maximizar o suporte nutricional e os benefícios associados em favor dos pacientes gravemente enfermos. O envolvimento desses profissionais, logo no início do atendimento aos pacientes, possibilita realizar o manejo de aspectos do suporte nutricional cujo escopo permite definir desde as necessidades de macronutrientes (suprimento de calorias e de proteínas necessárias para a recuperação) até as mais finas sutilezas do suprimento de micronutrientes, vitaminas e minerais. Os nutricionistas ajustam os regimes de suporte nutricional ao longo das alterações e, às vezes, durante todo o curso complexo dos pacientes gravemente enfermos. O profissional da área de nutrição ajusta a frequência das intervenções e das reavaliações para atender às necessidades de cada paciente, no decorrer do curso da enfermidade.

▶ AVALIAÇÃO DO ESTADO NUTRICIONAL

A avaliação do estado nutricional envolve vários componentes, tais como:

- Informações subjetivas;
- Antropometria;
- Exame físico;
- Exames laboratoriais;
- Cálculo das necessidades calóricas e proteicas.

As *informações subjetivas* incluem, mas não se limitam a: dietas e histórico de peso; histórico social relativo à ingestão de calorias; doenças crônicas que possam alterar a ingestão, absorção e utilização de nutrientes; uso de medicações, etc. A avaliação física inclui a avaliação global subjetiva do paciente.

A *antropometria* caracteriza-se não apenas por gerar informações sobre o peso em relação estatura de um indivíduo, determinando o peso corporal ideal (PCI) e o índice de massa corporal (IMC), mas também por facilitar a determinação do estado nutricional do paciente, mostrando se ele está acima do peso, se é obeso ou se apresenta má nutrição na linha de base (Tab. 48-1). O cálculo do PCI e do IMC é importante para fixar as metas da terapia nutricional, visto que essas variáveis são aplicadas em muitas equações preditivas geralmente utilizadas nos cuidados intensivos para estimar as necessidades calóricas e proteicas do paciente.

O método de Hamwi é uma maneira comum e prática para calcular o PCI:[3]

- Homens: 48 kg para os primeiros 1,52 m de altura, mais 2,72 kg para cada 2,54 cm adicional na estatura.
- Mulheres: 45,3 kg para os primeiros 1,52 m de altura, mais 2,26 kg para cada 2,54 cm adicional na estatura.

TABELA 48-1 CLASSIFICAÇÃO DA MÁ NUTRIÇÃO

Classificação da má nutrição	Avaliação do PCI (%)	Avaliação do IMC
Má nutrição grave	< 69	< 16
Má nutrição moderada	70 a 79	16 a 17
Má nutrição branda	80 a 90	17 a 18,5
Peso normal	91 a 110	18,5 a 24,9
Sobrepeso	111 a 129	25 a 29,9
Obesidade	≥ 130	≥ 30
Obesidade Classe I/obesidade branda		30 a 34,9
Obesidade Classe II/obesidade moderada		35 a 39,9
Obesidade Classe III/obesidade grave		≥ 40

Alguns fatores adicionais que devem ser considerados no cálculo do PCI de pacientes gravemente enfermos incluem amputações (Fig. 48-1) e história de lesões na medula espinal:[4-7]

- Paraplegia: PCI = valor da tabela de estatura e peso do seguro de vida metropolitano*, subtraindo-se de 5 a 10%.
- Quadriplegia: PCI = valor da tabela de estatura e peso do seguro de vida metropolitano, subtraindo-se de 10 a 15%.

O cálculo do IMC é feito com base na seguinte fórmula: peso (kg) / (estatura)^2 (m^2).

► VALORES LABORATORIAIS

A avaliação laboratorial ajuda a verificar se há disfunção orgânica, desequilíbrio hídrico geral e/ou deficiências de micro ou macronutrientes, na hipótese em que essas variáveis forem analisadas juntamente com o exame de pacientes gravemente enfermos. Alguns valores de proteínas séricas, geralmente obtidos no contexto de atendimentos intensivos, incluem reagentes negativos de fase aguda (albumina e pré-albumina) e reagentes positivos de fase aguda (proteína C reativa). Em indivíduos saudáveis, a albumina e a pré-albumina contidas nas proteínas viscerais são marcadores do estado nutricional. Entretanto, a albumina e a pré-albumina são sintetizadas principalmente no fígado durante os tempos de anabolismo, transformando-se, consequentemente, em melhores marcadores de inflamação e de doença grave em pacientes gravemente enfermos do que o estado nutricional.

A albumina não é um marcador ideal de estado nutricional em ambientes de cuidados intensivos devido a sua meia-vida relativamente longa de cerca de 20 dias.

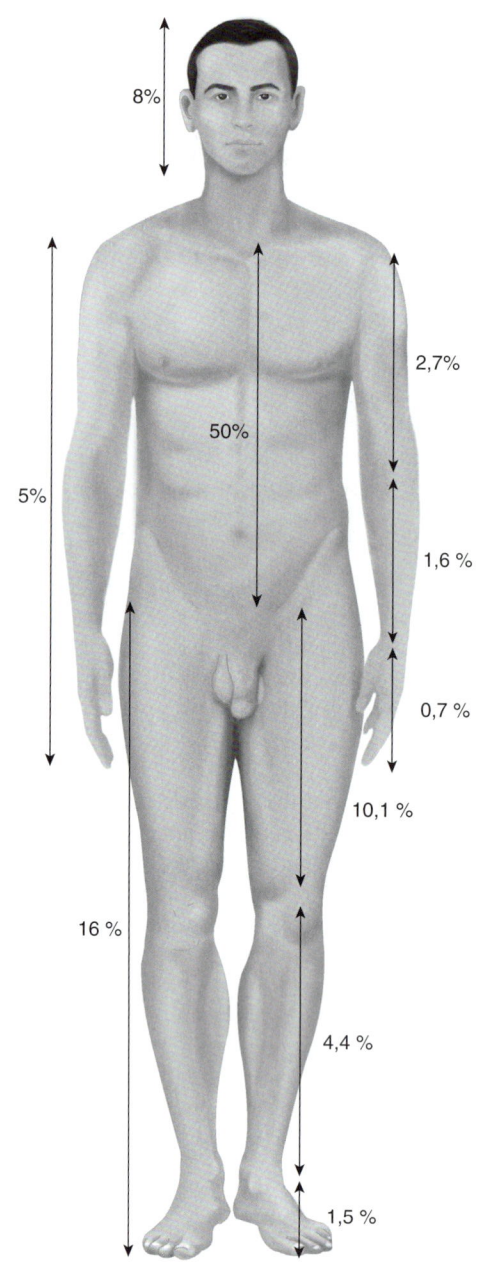

Figura 48-1 Ajuste do PCI para amputações (Reimpressa, com permissão, de © American Dietetic Association [Associação Dietética Americana]. Todos os direitos reservados. Licença #ADAT4816) (ADA Times, Maio/Junho 2008).

Os fatores que causam impacto sobre a albumina incluem:

Nível aumentado:

- Desidratação.

Nível diminuído:

- Doença hepática;
- Enteropatia com perda proteica/nefropatia;
- Terceiro espaço (ascite, anasarca, efusões, queimaduras);

---

* N. de R.T. Nos Estados Unidos são utilizados os valores da tabela de seguros americana. No Brasil segue-se a tabela da Organização Mundial da Saúde.

- Hemodiluição;
- Estados catabólicos agudos (estresse, trauma, infecção, queimaduras, cirurgias);
- Malignidades.

A pré-albumina é o marcador preferido do estado nutricional no ambiente de terapias intensivas devido à meia-vida de 2 a 3 dias. Ela pode ser aumentada em até 4 mg/dl dentro de 8 dias, com suporte nutricional adequado.[8]

Os fatores que causam impacto sobre a pré-albumina incluem:

Nível aumentado:

- Insuficiência renal;
- Uso de corticosteroides;
- Gravidez;
- Alcoolismo (associado ao abuso agudo de álcool).

Nível diminuído:

- Doença hepática (cirrose);
- Enteropatia com perda proteica/nefropatia;
- Síndrome nefrótica;
- Hemorragia;
- Estados catabólicos agudos (estresse, trauma, infecção, queimaduras, cirurgia);
- Malignidade.

O nível de proteína C reativa eleva-se na presença de inflamações. Portanto, uma das ferramentas bastante úteis é avaliar o estado geral dos pacientes gravemente enfermos nas situações em que não for possível normalizar os níveis de albumina e de pré-albumina com suporte nutricional presumidamente adequado, na ausência de qualquer um dos fatores estressantes apresentados na lista acima. Valores elevados dos níveis de proteína C reativa indicam que a pré-albumina e a albumina continuam agindo como marcadores do estado inflamatório de enfermidades e não do estado nutricional.

Os estudos sobre o balanço de nitrogênio oferecem meios alternativos para avaliar as necessidades proteicas quando os marcadores tradicionais de níveis proteicos séricos (como a albumina e a pré-albumina) não forem relevantes sob a perspectiva clínica. Esse tipo de estudo determina a quantidade necessária para manter o equilíbrio de nitrogênio por meio da avaliação das perdas urinárias em coletas de amostras de urina de 24 horas. O nível de nitrogênio da ureia urinária reflete o catabolismo muscular, ou seja, reflete a massa muscular magra. Entretanto, em geral, na população de cuidados intensivos, o equilíbrio de nitrogênio permanece negativo durante até três semanas depois do insulto ou depois de lesões causadas por respostas globais ao estresse.

Os principais requisitos para a realização de estudos precisos incluem:

- Eliminação de creatinina > 50 mL/min.
- Coleta de amostras de urina de 24 horas para verificar o nível de nitrogênio de ureia.
- Eliminação da creatinina medida (a partir de amostras de urina), comparando-se com a eliminação calculada da creatinina, para verificar a validade da amostra urinária e o resultado do nível de nitrogênio na ureia.

Os fatores que causam impacto nos resultados incluem:

- Tendência para superestimar a ingestão (i.e., registro impreciso da ingestão de nutrientes).
- Subestimativa de perdas (i.e., perdas gastrintestinais não quantificadas ou perdas por drenos torácicos ou drenos de feridas).
- Não levar em consideração fontes específicas de aminoácidos (L-arginina 5,1 g/proteína para 1 g de nitrogênio).
- Insuficiência renal.
- Coleta urinária inadequada.
- Possível hematúria.

As metas para o balanço de nitrogênio incluem:

- Equilíbrio: -1 a $+1$.
- Anabolismo: $+2$ a $+4$.
- Equilíbrio negativo reduzido de nitrogênio (quando não for possível aplicar o anabolismo em pacientes gravemente enfermos).

$$\text{Balanço de nitrogênio} = \text{ingestão de nitrogênio} - \text{perdas de nitrogênio}$$

$$\text{Balanço de nitrogênio} = \left[\frac{\text{proteína (gramas por dia)}}{6{,}25}\right] - [\text{NUU}^* \text{ (g/dia)} + 4]$$

As seguintes premissas devem ser aplicadas na fórmula acima:

- Ureia urinária de 24 h (g/dia) $= \left[\dfrac{\text{ureia em amostra (mg/dL)}}{100}\right] \times \text{urina (L/dia)}$
- Não NUU $= \sim 1 - 2$ g
- Nitrogênio fecal $= \sim 1 - 2$ g
- Perdas diversas da descamação da pele, das superfícies epiteliais, transpiração, etc. $= \sim 1$ g
- Ureia urinária de 24 h > 30 (g/24 h) utiliza um fator de $+6$ perdas insensíveis (pacientes com perdas extraordinárias)
- Fator típico $= +4$ (*perdas insensíveis de rotina*)

Utilizando-se o estudo sobre o balanço de nitrogênio, é possível aumentar a liberação de proteínas em até 6,25g para cada grama de nitrogênio no equilíbrio desejado. Entretanto, o estado clínico pode impedir elevações no nível proteico para atingir o equilíbrio desejado em pacientes com disfunção em órgãos ou com restrições hídricas.[9,10]

---

* N. de R.T. NUU, nitrogênio ureico urinário. NUU = (ureia urinária de 24 h) $\times$ 0,47.

CÁLCULO DAS NECESSIDADES CALÓRICAS E PROTEICAS

Na maioria das vezes, o cálculo das necessidades energéticas envolve o uso da calorimetria indireta, de equações preditivas ou de cálculos de quilocalorias por quilograma. Para os propósitos desta seção, os termos caloria e quilocaloria são equivalentes.

A calorimetria indireta é o padrão-ouro para calcular as necessidades calóricas em pacientes gravemente enfermos, além de servir de base comparativa para as equações preditivas. Esse método é particularmente útil para determinar as necessidades calóricas em populações complexas, como a de pacientes com traumatismo, queimaduras, sepse, obesidade, câncer, ventilação mecânica prolongada e amputações, assim como em pacientes com dados antropométricos não confiáveis, doença pulmonar obstrutiva crônica (DPOC), procedimentos cirúrgicos sérios, pancreatite aguda, hipermetabolismo ou hipometabolismo, paralisia/quadriplegia e dificuldades para responder à terapia nutricional.

A calorimetria indireta mede o consumo de oxigênio (VO_2) e a produção de dióxido de carbono (VCO_2):

- O quociente respiratório (QR) pode ser calculado dividindo-se VCO_2 por VO_2.
- Calcula-se o gasto energético de repouso (GER) pela equação abreviada de Weir:

$$GER = 3,9\ (VO_2)\ [L/dia] + 1,1\ (VCO_2)\text{: } [L/dia]$$

Os fatores que causam algum impacto na precisão da calorimetria indireta incluem:

- Oxigênio inspirado ($FIO_2 > 60\%$).
- Vazamentos de ar (balonetes de tubos endotraqueais, drenos torácicos, fístulas broncopulmonares).
- Hemodiálise (HD) (perda de CO_2 pela bobina de diálise).
- Acidose metabólica (aumenta a VCO_2 e altera o QR).
- A desconexão do ventilador resulta em hipoxemia, bradicardia ou qualquer outro efeito adverso.
- Cobertura inadequada do paciente (i.e., claustrofobia).
- Obtenção de leituras em estado de desequilíbrio (Tab. 48-2).

▶ **TABELA 48-2** INTERPRETAÇÃO TRADICIONAL DOS QUOCIENTES RESPIRATÓRIOS

Utilização do substrato	QR
Lipogênese	1 a 1,2
Carboidrato	0,9
Proteína	0,82
Substrato misto	0,85
Lipólise	0,7
Cetose	< 0,7
Hiperventilação de estado de desequilíbrio	> 1
Hipoventilação de estado de desequilíbrio	0,7
Álcool	0,67
Inanição	0,65 a 0,67

Quocientes respiratórios de 0,8 a 0,9 sugerem que o paciente está usando um combustível misto ou está recebendo um suprimento calórico adequado para manutenção do estado corrente. Entretanto, é importante observar que, no caso de pacientes malnutridos gravemente enfermos ou de pacientes instáveis, o estado geral pode impedir aumentos no suprimento calórico para fins de reposição. Possivelmente a manutenção seja a única meta desejável com alguma viabilidade.[11-14]

No caso de pacientes ou de instituições nas quais a calorimetria indireta não seja viável, não for prática ou não estiver à disposição, as equações preditivas oferecem uma ampla diversidade de alternativas. Existem mais de 200 equações preditivas.[1,2] Uma revisão sistêmica recente, resumida por Frankenfield e outros, analisou sete equações, cuja utilização é mais frequente, por meio de estudos de validação e do método de Fick.[15] Essa revisão incluiu algumas das equações utilizadas com maior frequência: equação de Harris-Benedict, equação de Harris-Benedict com fatores de lesão e de atividade, equação de Ireton-Jones (versão de 1992), equação de Ireton-Jones (versão de 1997), equação de Penn State (versão de 1998), equação de Penn State (versão de 2003) e equação de Swinamer. O grau de precisão de todas as equações preditivas é afetado pelos indivíduos que formam a população de pacientes em que elas são aplicadas, sendo que uma única equação não se aplica a todos os pacientes gravemente enfermos.

Talvez o cálculo mais simples para determinar as metas calóricas seja o de quilocalorias por quilograma. As orientações conjuntas estabelecidas pela Society for Critical Care Medicine (SCCM) (Sociedade de Medicina de Cuidados Intensivos) e pela American Society for Parenteral and Enteral Nutrition (ASPEN) (Sociedade Norte-Americana para Nutrição Parenteral e Enteral), em 2009, fizeram uma revisão nesse método, e a recomendação de fornecer entre 25 e 39 kcal/kg/dia a pacientes gravemente enfermos, não obesos, alimentados por via enteral, recebeu a classificação de grau E.[1,2,16] No caso de pacientes obesos gravemente enfermos, a recomendação era de subalimentação permissiva ou de alimentação enteral hipocalórica, cuja meta era atingir entre 60 e 70% das necessidades calóricas. As recomendações eram de 11 a 14 kcal/kg do peso corporal real ou de 22 a 25 kcal/kg do peso corporal ideal e ≥ 2g/Kg do peso corporal total de proteínas para obesidades de Classe I e Classe II (IMC de 30 a 40). Para obesidade de Classe III (IMC > 40), a recomendação era ≥ 2,5 g/kg de proteína em relação ao peso corporal ideal. Essa recomendação recebeu a classificação de grau D, com o fundamento lógico de produzir perdas de peso e, ao mesmo tempo, manter o equilíbrio de nitrogênio (Tab. 48-3).[1,2]

No contexto de cuidados intensivos, as proteínas são os micronutrientes mais importantes para cicatrização de feridas, manutenção da massa corporal magra e função imune. Em pacientes não obesos (IMC < 30), a recomendação para atingir essas metas é 1,2 a 2 g/kg/dia de proteínas, com aumento das necessidades em estados significati-

TABELA 48-3 SISTEMA DE GRADUAÇÃO UTILIZADO PARA A ORIENTAÇÃO DA SCCM/ASPEN

Grau de recomendação
A: Com suporte de pelo menos dois estudos de Nível I
B: Com suporte de um estudo de Nível I
C: Com suporte apenas de estudos de Nível II
D: Com suporte de pelo menos dois estudos de Nível III
E: Com suporte de evidências de Nível IV ou Nível V

Nível de Evidência
I: Estudos randomizados amplos com resultados inequívocos; baixo risco de erro falso-positivo (α) ou de erro falso-negativo (β)
II: Estudos randomizados pequenos com resultados incertos; risco moderado a alto de erro falso-positivo (α) ou de erro falso-negativo (β)
III: Estudos caso-controle
IV: Estudos de coorte
V: Relato de casos, estudos transversais e opinião de especialistas

Estudos amplos que precisam de evidências de Nível I são definidos como aqueles com um número igual ou superior a 100 pacientes ou aqueles que atenderem aos critérios de desfechos finais determinados pela análise de potência. As metanálises foram utilizadas para organizar as informações e para tirar conclusões sobre o efeito global do tratamento de múltiplos estudos sobre um determinado assunto. Entretanto, o grau de recomendação teve como base o nível de evidências dos estudos individuais. Dados extraídos da Referência 16.

vamente catabólicos, como queimaduras e traumatismos. Essa recomendação recebeu a classificação de grau E.[1,2]

▶ VIAS DE SUPORTE NUTRICIONAL

NUTRIÇÃO ENTERAL

Nutrição enteral (NE) é a via preferida de suporte nutricional em comparação com a nutrição parenteral (NP). Embora sejam poucos os estudos que mostram algum efeito sobre a mortalidade, o benefício mais comum é a redução na mortalidade infecciosa (quando se compara NE com NP). Os benefícios adicionais incluem redução no tempo de permanência hospitalar, custo reduzido do suporte nutricional[1,2,17] e retorno da função cognitiva em casos de lesão cerebral.[1,2,18]

A NE deve iniciar dentro de 24 a 48 horas após a admissão e avançar na direção da meta nas próximas 48 a 72 horas (de acordo com as recomendações de grau C e E, respectivamente, das orientações da SCCM/ASPEN).[1,2] O fundamento lógico é que o início imediato da alimentação enteral está associado à redução na permeabilidade intestinal e à modulação benéfica das respostas imunes e inflamatórias do corpo a insultos. Observa-se também que os protocolos de alimentação enteral elevam o percentual de calorias liberadas aos pacientes com recomendação de grau C, facilitando sua implementação. Embora, possivelmente, a nutrição em gotas evite a atrofia intestinal, a meta global para receber mais de 50 a 65% de calorias durante a primeira semana de hospitalização é importante para atingir as outras metas da UTI para o suporte nutricional (manutenção da massa corporal magra, etc.). A orientação da SCCM/ASPEN atribui a essa última meta uma recomendação de grau C.[1,2]

O início da NE deve ser adiado em pacientes com instabilidade hemodinâmica até a estabilização ou ressuscitação, devido ao potencial para isquemia intestinal/lesões subclínicas, embora, na realidade, menos de 1% dos casos resulte em intestino isquêmico. Deve-se considerar com cautela a hipótese de nutrição gástrica ou pelo intestino delgado em pacientes com pressores em processo de estabilização ou de retirada gradual, juntamente com as avaliações gastrintestinais e abdominais em curso.[1,2,19]

Tanto a nutrição enteral gástrica como a nutrição pelo intestino delgado são adequadas para uso no ambiente de UTIs, excetuando-se as dietas pelo intestino delgado recomendadas a pacientes com intolerância conhecida à nutrição gástrica ou com risco elevado de aspiração. Três metanálises não encontraram nenhuma diferença na mortalidade nas comparações entre alimentação gástrica e pós-pilórica em UTIs, sendo que apenas uma metanálise apresentou uma taxa relativamente mais baixa na incidência de pneumonia associada ao uso de ventilador em casos de nutrição pós-pilórica. Essa diferença foi atribuída à inclusão de um estudo que havia sido excluído das duas metanálises remanescentes.[1,2]

Resíduos gástricos reais ou percebidos podem ser um dos motivos adicionais para aplicar a nutrição pós-pilórica, se alguma descoberta levar à suspensão da alimentação por sonda. Na ausência de sintomas gastrintestinais adicionais de intolerância, não se justifica suspender a NE para resíduos gástricos acima de 500 mL, o que pode contribuir para a obstrução intestinal proveniente do acúmulo de tempo sem alimentação pela boca. Não há nenhuma correlação entre o volume de resíduos gástricos e a incidência de aspiração, regurgitação ou esvaziamento gástrico total.[1,2,20-24]

A elevação da cabeceira do leito entre 30 e 45° em todos os pacientes intubados com nutrição enteral e a administração de agentes procinéticos ou de antagonistas narcóticos são medidas complementares que diminuem o risco de aspiração.[12,25,26] Comprovadamente, a eritromicina e a metoclopramida melhoram os resultados gástricos, embora o efeito desses medicamentos seja inexpressivo no resultado geral dos pacientes. Um dos estudos observou que a naloxona aumenta o volume residual gástrico, aumenta o total de NE recebida e diminui a incidência de pneumonia associada ao uso de ventiladores.[27]

Recomenda-se não utilizar coloração azul nos alimentos nem tiras para teste de glicose-oxidase no contexto de cuidados intensivos para avaliar a ocorrência de aspiração. O corante azul é um marcador insensível e está associado à toxicidade mitocondrial e à morte dos pacientes nos ambientes de tratamentos intensivos. Em setembro de 2003, a US Food and Drug Administration, FDA (Administração Federal de Alimentos e Medicamentos) publicou uma instrução proibindo o uso de corante azul em alimentos como marcador de aspiração de NE. A sensibilidade e a especificidade das tiras de teste de glicose-oxidase são inexpressivas porque se baseiam na noção imprecisa de que a glicose presente nas secreções traqueais é proveniente exclusivamente da aspiração de NE.[1,2,28]

A presença de sons intestinais não é, necessariamente, indicação para o início de nutrição enteral. Esses sons indicam apenas a contratilidade e não estão relacionados à integridade da mucosa, à função de barreira ou à capacidade de absorção gástrica. A percepção da presença de sons intestinais varia entre os provedores de assistência médica e podem passar despercebidos devido ao ruído dos equipamentos e de outros indivíduos à beira do leito. As evidências mostram que de 70 a 85% dos pacientes de UTIs têm condição de atingir e de tolerar as metas de NE dentro de 72 horas após a admissão, nos casos em que forem utilizados protocolos de nutrição enteral (independentemente da presença de sons intestinais, flatulência ou fezes).[1,2]

Durante o planejamento da seleção de fórmulas enterais, o uso de fórmulas de imunomodulação deve ser considerado em casos de queimaduras, traumatismos, câncer na cabeça e no pescoço, cirurgia eletiva importante e em pacientes gravemente enfermos com ventilação mecânica, sendo necessário tomar muito cuidado em casos de sepse grave. Esse recurso recebe recomendações de graus A e B na orientação da SCCM/ASPEN para aplicação em pacientes de UTI cirúrgica e de UTI médica, respectivamente.[1,2] As fórmulas imunomoduladoras são complementadas com uma grande variedade de combinações de ácidos graxos ômega-3, arginina, glutamina e ribonucleotídeos. Os resultados globais observados em metanálises revelam redução no tempo de permanência hospitalar, redução na duração da ventilação mecânica e queda no índice de morbidade infecciosa em populações específicas de pacientes.[1,2,29,30] Não há um apoio amplo à hipótese inicial de que as formulações reforçadas com arginina possam elevar o risco dos pacientes, aumentando a produção de óxido nítrico em casos de sepse grave. Atualmente, considera-se que o uso de arginina seja seguro em sepse de branda à moderada, porém esse medicamento deve ser aplicado com muita cautela em casos de sepse grave.[1,2,31] As fórmulas imunomoduladoras não são recomendadas para uso indiscriminado devido ao aumento nos custos financeiros e ao efeito reduzido nos resultados fora dos grupos de pacientes mencionados anteriormente. A orientação da SCCM/ASPEN atribui recomendação de grau A às fórmulas com perfis lipídicos anti-inflamatórios (óleos de peixe com ômega-3, óleo de borragem), em combinação com antioxidantes, para tratamento da síndrome do desconforto respiratório agudo (SDRA) e de lesão pulmonar aguda (LPA), como decorrência de uma grande redução no tempo de permanência em UTI, duração da ventilação mecânica, insuficiência de órgãos e mortalidade. Pelo menos de 50 a 65% das metas calóricas devem ser recebidas de fórmulas imunomoduladoras para que seja possível obter os benefícios mencionados anteriormente.[1,2,32-34]

A aplicação de fórmulas enterais contendo fibras solúveis, ou fórmulas de pequenos peptídeos, deve ser considerada na presença de diarreia em curso, depois da eliminação de causas infecciosas (*C. difficile*) e da interrupção no uso de agentes hiperosmolares (medicamentos) (Tab. 48-4).

▶ TABELA 48-4 OSMOLALIDADE (MOSM/KG) DE ALGUNS MEDICAMENTOS LÍQUIDOS

Produto comercialmente disponível	Osmolalidade média
Amoxilina em suspensão, 25 mg/mL	1.541
Amoxilina em suspensão, 50 mg/mL	2.250
Ampicilina em suspensão, 50 mg/mL	2.250
Aminofilina líquida, 21 mg/mL	450
Caulim pectina em suspensão	900
Cefalexina em suspensão, 50 mg/mL	1.950
Citrato de sódio líquido	2.050
Concentrado de haloperidol, 2 mg/mL	500
Cotrimoxazol em suspensão	2.200
Difenoxilato/atropina em suspensão	8.800
Elixir de digoxina 50 µg/mL	1.350
Elixir de difenidramina HCl, 2,5 mg/mL	850
Elixir de paracetamol/codeína	4.700
Elixir de parcetamol, 65 mg/mL	5.400
Etilsuccinato de eritromicina em suspensão, 40 mg/mL	1.750
Fenitoína sódica em suspensão, 25 mg/mL	1.500
Fosfato de sódio líquido, 0,5 mg/mL	7.250
Leite de magnésia em suspensão	1.250
Líquido multivitamínico	5.700
Nistatina em suspensão, 100.000 U/mL	3.300
Solução de amantadina HCl, 10 mg/mL	3.900
Solução de cimetidina, 60 mg/mL	5.550
Solução de citrato de magnésio	1.000
Solução de dexametazona intensol, 1 mg/mL	3.100
Solução de furosemida, 10 mg/mL	2.050
Solução de teofilina, 5,33 mg/mL	700
Sulfato ferroso líquido, 60 mg/mL	4.700
Xarope de docussato de sódio, 3,3 mg/mL	3.900
Xarope de hidroxizina HCl, 2 mg/mL	4.450
Xarope de lactulose, 0,67 g/mL	3.600
Xarope de prometazina HCl, 1,25 mg/mL	3.500

NUTRIÇÃO PARENTERAL

O uso de nutrição parenteral deve ser considerado apenas nas situações em que a nutrição enteral não for uma opção. Nas avaliações de populações de UTIs como um todo, a orientação da SCCM/ASPEN não recomenda NP, mesmo que a NE não seja viável ou não estiver disponível nos primeiros setes dias após a admissão (grau C). Na população de pacientes previamente bem-nutridos, recomenda-se a NP somente depois dos primeiros sete dias sem a opção de NE (grau E). Em pacientes com evidências de desnutrição proteico-calórica, deve-se iniciar a NP imediatamente após a admissão e a ressuscitação nos casos em que a NE não for uma opção (a desnutrição proteico-calórica foi definida como perda de pelo menos de 10 a 15% do peso normal recente ou menos de 90% do peso corporal ideal (grau C). Resumindo, as recomendações anteriormente mencionadas aplicam-se às populações de UTIs, sendo que na porção bem-nutrida baseia-se em duas metanálises importantes que encontraram morbidade infecciosa total reduzida e complicações nas situações em que os pacientes ficaram sem suporte nutricional e elevação significativa na taxa de mortalidade nos casos em que a NP havia sido iniciada dentro dos primeiros sete dias. Há um aumento nos resultados clínicos adversos nas situações em que os pacientes permanecerem mais de sete dias sem suporte nutricional ou NP. As mesmas metanálises apresentaram descobertas inversas para o grupo com desnutrição proteico-calórica nos primeiros sete dias (aumento nas complicações e no risco de mortalidade).

A orientação da SCCM/ASPEN indica que há um consenso sobre iniciar a NP em circunstâncias muito específicas nas situações em que o paciente fizer uma grande cirurgia gastrintestinais superior e a NE não for uma opção.

- Pacientes desnutridos devem receber NP dentro de 5 a 7 dias no período pré-operatório, e a terapia deve prosseguir na fase pós-operatória.
- Em pacientes bem-nutridos, a NP deve ser adiada entre 5 e 7 dias na fase pós-operatória.
- Recomenda-se não iniciar a NP se a previsão do tempo total da terapia for menor que sete dias.

Para finalizar, a orientação recomenda iniciar a NP suplementar nos casos em que não for possível atingir 100% das metas calóricas depois de 7 a 10 dias de terapia apenas com NE (grau E), observando-se que o início de NP antes de 7 a 10 dias não melhora os resultados e pode ter efeitos danosos (grau C). Essa conclusão baseia-se nos resultados das duas metanálises que foram discutidas acima.[1,2]

Em termos de maximização dos benefícios da NP em pacientes que fazem esse tipo de terapia, recomenda-se seguir os passos abaixo:

- Subnutrição permissiva até 80% das necessidades calóricas até a estabilização do paciente (grau E).
- Omitir os lipídeos à base de soja na primeira semana após a admissão em UTI (grau D).
- Usar um protocolo para controle moderadamente estrito de glicose sérica (grau B), mantendo uma meta potencial na faixa de 110 a 150 mg/dL (grau B).
- Usar glutamina parenteral nos tratamentos intensivos (grau C).
- A PN não deve ser descontinuada em pacientes que estiverem na fase de transição para NE, até que 60% ou mais das necessidades sejam atingidas com a nutrição enteral (grau E).[1,2]

O princípio básico da subnutrição permissiva mencionada acima é, em essência, evitar as complicações da supernutrição e da resistência à insulina. Deixando de utilizar lipídeos à base de soja, evitam-se os efeitos inflamatórios dos lipídeos ricos em ômega-6. Entretanto, nos Estados Unidos, é necessário evitar totalmente o uso intravenoso de lipídeos, visto que os lipídeos à base de soja são a única forma disponível e aprovada pelo FDA. Deve-se levar também em consideração se os benefícios da omissão da administração intravenosa de lipídeos limitam-se apenas aos pacientes que usam propofol para sedação (atualmente uma solução a 10% de lipídeos à base de soja). A recomendação atual para controle glicêmico moderado (110 a 150 mg/dL) é uma postura mais liberal em relação à recomendação anterior e apresenta evidências de melhora nos resultados do que com níveis séricos de glicose variando de 80 a 110 mg/dL em tratamentos intensivos, a fim de minimizar índices de mortalidade associada à incidência de hipoglicemia.[1,2,36] A administração parenteral de glutamina comprovadamente diminui a ocorrência de complicações infecciosas, o tempo de permanência em UTIs e a mortalidade em pacientes gravemente enfermos. Entretanto, a glutamina dipeptídica, que serviu de base para essa pesquisa, não está disponível para venda no mercado norte-americano e não foi aprovada pelo FDA. A glutamina-I é a única fonte parenteral comercializada nos Estados Unidos, porém com disponibilidade limitada devido a questões relacionadas à estabilidade. O ponto final mencionado acima, relativo à transição de NP para NE como terapia nutricional principal, é manter a meta previamente discutida de atingir pelo menos entre 50 e 65% das necessidades calóricas em Unidades de Terapia Intensiva.

TERAPIAS ADJUVANTES

Comprovadamente, os agentes probióticos melhoram os resultados diminuindo a incidência de infecções nos transplantes em pacientes gravemente enfermos, em traumatismos graves e em grandes cirurgias abdominais. A orientação da SCCM/ASPEN atribui grau C a essa recomendação em decorrência da heterogeneidade da população de pacientes e da grande variedade de probióticos utilizados, porém observa que poderia receber grau B em diagnósticos específicos.[1,2]

As vitaminas antioxidantes e os minerais devem ser administrados em pacientes gravemente enfermos que exigem terapia nutricional especializada (uma combinação de vitamina C e E, os elementos vestigiais zinco, cobre e, especificamente, o selênio), principalmente em casos de queimaduras, traumatismos e ventilação mecânica. Esse é o resultado de uma metanálise que demonstrou uma redução significativa na mortalidade e recebeu uma recomendação de grau B na orientação da SCCM/ASPEN.[1,2,37] O selênio parenteral reduz a mortalidade em casos de sepse e de choque séptico.[1,2,38,39]

Quando não constar na fórmula da NE, a suplementação de glutamina enteral é recomendada em queimaduras, traumatismos e em pacientes diversos de UTIs. Comprovadamente, a glutamina enteral diminui o tempo de permanência em hospitais e em UTIs de pacientes de queimaduras e pacientes diversos de UTIs, além de diminuir a taxa de mortalidade em pacientes de queimaduras. A orientação da SCCM/ASPEN é a administração de 0,3 a 0,5 g/kg/dia de glutamina em duas ou três doses diárias divididas (grau B).[1,2,40-42]

▶ ORIENTAÇÕES PARA DOENÇAS ESPECÍFICAS

Em casos de insuficiência respiratória, não se recomenda o uso de fórmulas com alto teor de gorduras e baixo teor de carboidratos para alterar o QR e diminuir a produção de CO_2. Atualmente, não existe nenhum consenso em torno da via, da fonte e da quantidade da ingestão de gordura. As evidências mostram que a proporção entre gorduras e carboidratos pode ter algum significado apenas no contexto de supernutrição.[1,2]

As metas-padrão de UTIs para calorias e proteínas, assim como as formulações enterais padronizadas, devem ser usadas em casos de insuficiência renal aguda. Caso houver anormalidades eletrolíticas significativas, utilizam-se fórmulas especiais, restritas a eletrólitos, para tratamento de insuficiência renal. Raramente ocorrem casos de insuficiência renal nos ambientes de UTI tendo em vista que a insuficiência de órgãos isolados, o diagnóstico e o estado geral dos pacientes devem ser considerados durante a avaliação das necessidades de micronutrientes. Nas UTIs, dietas contendo menos de 1 grama/kg/dia de proteínas aumentam a perda de tecidos magros. Pacientes que fazem hemodiálise ou terapia contínua de reposição renal (TCRR) podem precisar de até 2,5 g/kg/dia de proteínas para atingir um balanço positivo de nitrogênio.[1,2,43]

Os marcadores tradicionais para avaliar o estado nutricional de pacientes gravemente enfermos com cirrose ou insuficiência hepática devem ser utilizados com muita cautela. Complicações como ascite, hipovolemia e diminuição da síntese geral de proteínas afetam as estimativas que se baseiam no peso, tornando necessária a obtenção de valores laboratoriais. A calorimetria indireta é o método ideal para calcular as necessidades energéticas. A nutrição enteral é a via preferida para nutrição nos casos de doenças hepáticas agudas ou crônicas por causa das taxas reduzidas de infecção e de complicações metabólicas, em comparação com a nutrição parenteral. Recomenda-se evitar restrições proteicas, sendo que o suprimento de proteínas deve ser semelhante ao da população de UTIs. As fórmulas enterais especiais (contendo aminoácidos da cadeia ramificada) devem ser reservadas para os pacientes encefalopáticos que não responderem aos antibióticos luminais e à lactulose.[1,2,44]

Os pacientes portadores de pancreatite aguda grave (definida de acordo com a Atlanta Classification [Classificação de Atlanta], Acute Physiology and Chronic Health Evaluation [Avaliação de Fisiologia Aguda e de Saúde Crônica] ou Ranson criteria [critérios de Ranson]) devem receber alimentação nasoentérica por meio de um tubo, iniciando-se a NE depois que o volume de ressuscitação estiver completo. Três metanálises mostram que os resultados melhoraram com NE precoce e com as seguintes reduções em comparação com NP: morbidade infecciosa, tempo de duração das permanências hospitalares, necessidade de intervenção cirúrgica, falência múltipla de órgãos e mortalidade.[1,2,45,46] Os pacientes podem ser alimentados por acesso gástrico ou pós-pilórico.[1,2,47] A orientação da SCCM/ASPEN faz as seguintes recomendações para reforçar a tolerância à NE:

- Providenciar NE logo no início para minimizar o tempo de duração da obstrução intestinal (grau /D).
- Colocar a infusão de NE numa posição mais distal em relação ao trato gastrintestinal (grau C).
- Trocar a formulação intacta de NE por peptídeos pequenos e triglicerídeos de cadeia média ou fórmulas elementares quase sem gordura (grau E).
- Mudar de infusão em *bolus* para infusão contínua (grau C).[1,2]

A relativa facilidade em conseguir acesso para nutrição gástrica por via nasal, em comparação com a nutrição pós-pilórica, pode ajudar a liberação precoce de NE e melhorar a probabilidade de tolerância à nutrição enteral. Embora as evidências não confirmem a tolerância total à nutrição gástrica em casos de pancreatite aguda grave, a estimulação pancreática exócrina é mais provável com nutrições proximais (em comparação com alimentações feitas 40 cm ou mais abaixo do ligamento de Treitz, o que resulta em pouca ou nenhuma estimulação). Um estudo randomizado de pequeno porte mostrou um nível reduzido de bicarbonato, no volume e na produção de enzimas pelo pâncreas, nos casos em que houve transição de nutrição jejunal em *bolus* para infusão contínua, embora não se saiba se teriam ocorrido os mesmos benefícios com a NE gástrica.

Para finalizar, os pacientes com pancreatite aguda grave devem ser considerados candidatos para terapia com nutrição parenteral (grau C) somente depois dos primeiros cinco dias após a admissão hospitalar quando a NE não for viável (grau E). Isso se baseia em um estudo que mostrou reduções significativas no tempo total de estadia hospitalar, na incidência de complicações gerais e na mortalidade nas situações em que a NP foi postergada até 24 a 48 horas depois da ressuscitação total com líquidos, sendo que a última recomendação teve como base a opinião de especialistas do painel.[1,2,48]

REFERÊNCIAS

1. McClave SA, Martindale RG, Vanek VW, et al. Guidelines for the provision and assessment of nutrition support therapy in the adult critically ill patient: Society of Critical Care Medicine (SCCM) and American Society for Parenteral and Enteral Nutrition (A.S.P.E.N.). *J Parenter Enteral Nutr.* 2009;33:277-316.
2. McClave SA, Martindale RG, Vanek VW, et al. Guidelines for the provision and assessment of nutrition support therapy in the adult critically ill patient: Society of Critical Care Medicine (SCCM) and American Society for Parenteral and Enteral Nutrition (A.S.P.E.N.). *Crit Care Med.* 2009;37:1-30.
3. Hamwi GJ. Changing dietary concepts. In: Danowski TS, ed. *Diabetes Mellitus: Diagnosis and Treatment.* Vol. 1. New York, NY: American Diabetes Association; 1964:73-78.

4. Kearns PJ, Thompson JD, Werner PC, et al. Nutritional and metabolic response to acute spinal cord injury. *J Parenter Enteral Nutr.* 1992;16:11–15.
5. Shigal HM, Roza A, Leduc B, et al. Body composition in quadriplegic patients. *J Parenter Enteral Nutr.* 1986;10:364–368.
6. Peiffer SC, Blust P, Leyson JF. Nutritional assessment of the spinal cord injured patient. *J Am Diet Assoc.* 1981;78:501–505.
7. Varella L, Jastremski CA. Neurological impairment. In: Gottschlich MM, ed. *The Science and Practice of -Nutrition Support: A Case-Based Core Curriculum.* Dubuque, IA: Kendall/Hunt Publishing Company; 2001;421–444.
8. Beck FK, Rosenthal TC. Prealbumin: a marker for nutritional evaluation. *Am Fam Physician.* 2002;65:1575–1578.
9. Mandt Shopbell J, Hopkins B, Politzer Shronts E. Nutrition screening and assessment. In: Gottschlich MM, ed. *The Science and Practice of Nutrition Support: A Case-Based Core Curriculum.* Dubuque, IA: Kendall/Hunt Publishing Company; 2001:107–140.
10. Wooley JA, Frankenfield D. Energy. In: Gottschlich MM, ed. *The A.S.P.E.N. Nutrition Support Core Curriculum: A Case-Based Approach—The Adult Patient.* Silver Spring, MD: ASPEN; 2007:22.
11. McClave SA, Spain DA, Skolnick JL, et al. Achievement of steady state optimizes results when performing indirect calorimetry. *J Parenter Enteral Nutr.* 2003;27:16–20.
12. McClave SA, Lowen CC, Kleber MJ, et al. Clinical use of the respiratory quotient obtained from indirect calorimetry. *J Parenter Enteral Nutr.* 2003;27:21–26.
13. AARC clinical practice guideline: metabolic measurement using indirect calorimetry during mechanical ventilation. *Respir Care.* 1994;39:1170–1175.
14. Wooley JA, Sax HC. Indirect calorimetry: applications to practice. *Nutr Clin Pract.* 2003;18:434–439.
15. Frankenfield D, Hise M, Malone A, et al. Prediction of resting metabolic rate in critically ill adult patients: results of a systematic review of the evidence. *J Am Diet Assoc.* 2007;107:1552–1561.
16. Dellinger RP, Carlet JM, Masur H, et al. Surviving Sepsis Campaign Management Guidelines Committee: Surviving Sepsis Campaign guidelines for management of severe sepsis and septic shock. *Crit Care Med.* 2004;32:S445–S447.
17. Heyland DK, Dhaliwal R, Drover JW, et al. Canadian Critical Care Clinical Practice Guidelines Committee: Canadian clinical practice guidelines for nutrition support in mechanically ventilated, critically ill adult patients. *J Parenter Enteral Nutr.* 2003;27:355–373.
18. Taylor SJ, Fettes SB, Jewkes C, et al. Prospective, randomized, controlled trial to determine the effect of early enhanced enteral nutrition on clinical outcome in mechanically ventilated patients suffering head injury. *Crit Care Med.* 1999;27:2525–2531.
19. Zaloga GP, Roberts PR, Marik P. Feeding the hemodynamically unstable patient: a critical evaluation of the evidence. *Nutr Clin Pract.* 2003;18:285–293.
20. Burd RS, Lentz CW. The limitations of using gastric residual volumes to monitor enteral feedings: a mathematical model. *Nutr Clin Pract.* 2001;16:349–354.
21. McClave SA, Snider HL, Lowen CC, et al. Use of residual volume as a marker for enteral feeding intolerance: prospective blinded comparison with physical examination and radiographic findings. *J Parenter Enteral Nutr.* 1992;16:99–105.
22. Pinilla JC, Samphire J, Arnold C, et al. Comparison of gastrointestinal tolerance to two enteral feeding protocols in critically ill patients: a prospective, randomized controlled trial. *J Parenter Enteral Nutr.* 201;25:81–86.
23. Lin HC, Van Citters GW. Stopping enteral feeding for arbitrary gastric residual volume may not be physiologically sound: results of a computer simulation model. *J Parenter Enteral Nutr.* 1997;21:286–289.
24. Montejo JC, Minabres E, Bordeje L, et al. Gastric residual volume during enteral nutrition in ICU patients: the REGANE study. *Intensive Care Med.* March 16, 2010;36:1386–1393. (published online ahead of print).
25. Ibanez J, Penafiel A, Raurich JM, et al. Gastroesophageal reflux in intubated patients receiving enteral nutrition: effect of supine and semirecumbent positions. *J Parenter Enteral Nutr.* 1992;16:419–422.
26. Torres A, Serra-Batlles J, Ros E, et al. Pulmonary aspiration of gastric contents in patients receiving mechanical ventilation: the effect of body position. *Ann Intern Med.* 1992;116:540–543.
27. Meissner W, Dohrn B, Reinhart K. Enteral naloxone reduces gastric tube reflux and frequency of pneumonia in critical care patients during opioid analgesia. *Crit Care Med.* 2003;31:776–780.
28. Maloney JP, Ryan TA. Detection of aspiration in enterally fed patients: a requiem for bedside monitors of aspiration. *J Parenter Enteral Nutr.* 2002;26:S34–S41.
29. Consensus recommendations from the U.S. summit on immune-enhancing enteral therapy. *J Parenter Enteral Nutr.* 2001;25:S61–S63.
30. Heyland DK, Novak F, Drover JW, et al. Should immunonutrition become routine in critically ill patients? A systematic review of the evidence. *JAMA.* 2001;286:944–953.
31. Caparros T, Lopez J, Grau T. Early enteral nutrition in critically ill patients with a high-protein diet enriched with arginine, fiber, and antioxidants compared with a standard high-protein diet. The effect on nosocomial infections and outcome. *J Parenter Enteral Nutr.* 2001;25:299–308.
32. Gadek JE, DeMichele SJ, Karlstad MD, et al. Effect of enteral feeding with eicosapentaenoic acid, gamma-linolenic acid, and antioxidants in patients with acute respiratory distress syndrome. *Crit Care Med.* 1999;27:1409–1420.
33. Singer P, Theilla M, Fisher H, et al. Benefit of an enteral diet enriched with eicosapentaenoic acid and gamma-linolenic acid in ventilated patients with acute lung injury. *Crit Care Med.* 2006;34:1033–1038.
34. Pontes-Arruda A, Aragao AM, Albuquerque JD. Effects of enteral feeding with eicosapentaenoic acid, gamma-linolenic acid, and antioxidants in mechanically ventilated patients with severe sepsis and septic shock. *Crit Care Med.* 2006;34:2325–2333.
35. Beckwith MC, Feddema SS, Barton RG, et al. A guide to drug therapy in patients with enteral feeding tubes: dosage form selection and administration methods. *Hosp Pharm.* 2004;39:225–237.
36. Van den Berghe G, Wouters P, Weekers F, et al. Intensive insulin therapy in the critically ill patients. *N Engl J Med.* 2006;354:449–461.
37. Heyland DK, Dhaliwal R, Suchner U, et al. Antioxidant nutrients: a systematic review of trace elements and vitamins in the critically ill patient. *Intensive Care Med.* 2005;31:327–337.
38. Crimi E, Liguori A, Condorelli M, et al. The beneficial effects of antioxidant supplementation in enteral feeding in critically ill patients: a prospective, randomized, double-blind, placebo-controlled trial. *Anesth Analg.* 2004;99:857–863.
39. Angstwurm MW, Engelmann L, Zimmermann T, et al. Selenium in intensive care (SIC): results of a prospective randomized, placebo-controlled, multiple-center study in patients with severe systematic inflammatory response syndrome, sepsis, and septic, shock. *Crit Care Med.* 2007;35:118–126.
40. Jones C, Palmer TE, Griffiths RD. Randomized clinical outcome study of critically ill patients given glutamine-supplemented enteral nutrition. *Nutrition.* 1999;15: 108–115.
41. Houdijk AP, Rijnsburger ER, Jansen J, et al. Randomised trial of glutamine-enriched enteral nutrition on infectious morbidity in patients with multiple trauma. *Lancet.* 1998;352:772–776.
42. Garrel DR, Patenaude J, Nedelec B, et al. Decreased mortality and infectious morbidity in adult burn patients given enteral glutamine supplements: a prospective, controlled, randomized clinical trial. *Crit Care Med.* 2003;31:2444–2449.

43. Wooley JA, Btaiche IF, Good KL. Metabolic and nutritional aspects of acute renal failure in critically ill patients requiring continuous renal replacement therapy. *Nutr Clin Pract.* 2005;20:176–191.
44. Plauth M, Cabre E, Riggio O, et al. ESPEN guidelines on enteral nutrition: liver disease. *Clin Nutr.* 2006;25: 285–294.
45. McClave SA, Chang WK, Dhaliwal R, et al. Nutrition support in acute pancreatitis: a systematic review of the literature. *J Parenter Enteral Nutr.* 2006;30:143–156.
46. Gupta R, Patel K, Calder PC, et al. A randomised clinical trial to assess the effect of total enteral and total parenteral nutritional support on metabolic, inflammatory and oxidative markers in patients with predicted severe acute pancreatitis (APACHE II > or = 6). *Pancreatology.* 2003;3:406–413.
47. Eatock FC, Chong P, Menezes N, et al. A randomized study of early nasogastric versus nasojejeunal feeding in severe acute pancreatitis. *Am J Gastroenterol.* 2005;100:432–439.
48. Xian-Li H, Qing-Jui M, Kian-Guo L, et al. Effect of total parenteral nutrition (TPN) with and without glutamine dipeptide supplementation on outcome in severe acute pancreatitis (SAP). *Clin Nutr Suppl.* 2004;1: 43–47.

CAPÍTULO 49

Traqueostomia percutânea para intensivistas

Jonathan L. Marinaro, Rajeev P. Misra e Dan Hale

- ▶ Introdução   551
- ▶ Anatomia e questões anatômicas na seleção de pacientes   551
- ▶ Trauma craniencefálico   553
- ▶ Considerações sobre anticoagulação   554
- ▶ Considerações ventilatórias   554
- ▶ Indicações e momento de fazer a traqueostomia   554
- ▶ Considerações ao procedimento   555
- ▶ Técnicas de traqueostomia percutânea por dilatação   557
- ▶ Traqueostomia translaríngea de Fantoni   558
- ▶ Complicações da traqueostomia percutânea por dilatação   558
- ▶ Manejo de cânula de traqueostomia   559
- ▶ Manejo tardio da tranqueostomia   559
- ▶ Agradecimentos   560

▶ INTRODUÇÃO

A traqueostomia percutânea por dilatação (TPD) é um dos procedimentos mais comuns em UTIs. Para os médicos que fazem TPD, o domínio sobre assuntos como a anatomia pertinente, a população ideal para TPD, as técnicas do método percutâneo, as complicações potenciais e os cuidados pós-procedimentais são cruciais para garantir a excelência no atendimento dos pacientes. Levando-se em consideração que este livro foi direcionado aos intensivistas de serviços de emergência (SE), o foco deste capítulo é a TPD para não cirurgiões.

Dentro da especialidade dos cuidados intensivos e do campo da medicina em sua totalidade, a literatura médica cresce a passos largos para apoiar ou para refutar modalidades de tratamento, procedimentos e decisões de manejo. Na avaliação de qualquer texto da literatura médica, é extremamente importante conhecer as limitações, analisar a metodologia e ter uma noção ampla das dificuldades para a realização de estudos prospectivos antes de assumir uma postura dogmática sobre a abordagem a uma questão clínica de significância procedimental ou de manejo.

▶ ANATOMIA E QUESTÕES ANATÔMICAS NA SELEÇÃO DE PACIENTES

A via aérea divide-se em via aérea superior e inferior. A via aérea superior é formada pela nasofaringe, orofaringe e laringofaringe. A via aérea inferior inicia nas pregas vocais e consiste da laringe (que inclui a cartilagem cricoide, único anel cartilaginoso completo na traqueia, e da membrana cricoide) e dos elementos da árvore traqueobrônquica. A traqueia de indivíduos adultos tem 12 cm de comprimento e diâmetro externo de 2,3 cm no plano coronal.[1] A traqueia possui uma série de 20 anéis cartilaginosos em forma de "U", sendo que cada anel tem 4 mm de largura; a separação entre os anéis é feita por um segmento membranoso de 2 mm.[2] O comprimento e diâmetro da traqueia feminina são menores. A forma geral da traqueia é ovoide com um achatamento posterior, porém, com o envelhecimento, ela fica mais estreita e mais profunda (mais estreita no sentido lateral e mais profunda no sentido anteroposterior). A profundidade da traqueia em relação à pele varia de 18 a 32 mm, sendo que a parede posterior se localiza a uma profundidade de 40 a 56 mm em relação à pele.[3]

Nas avaliações broncoscópicas, os anéis cartilaginosos da traqueia localizam-se numa posição anterior, e as dobras longitudinais de fibras elásticas densas, numa posição posterior. No sentido distal, a carina ramifica-se nos brônquios principais direito e esquerdo.

A avaliação da anatomia externa pertinente é muito importante para a execução de TPDs (Figs. 49-1 e 49-2). Atividades como identificação de pacientes de pescoço curto, avaliação de marcas de referência em pacientes obesos e análise de contraindicações vasculares potenciais devem ser concluídas antes da decisão de fazer a TPD. Além disso, questões relacionadas a cirurgias traqueais anterio-

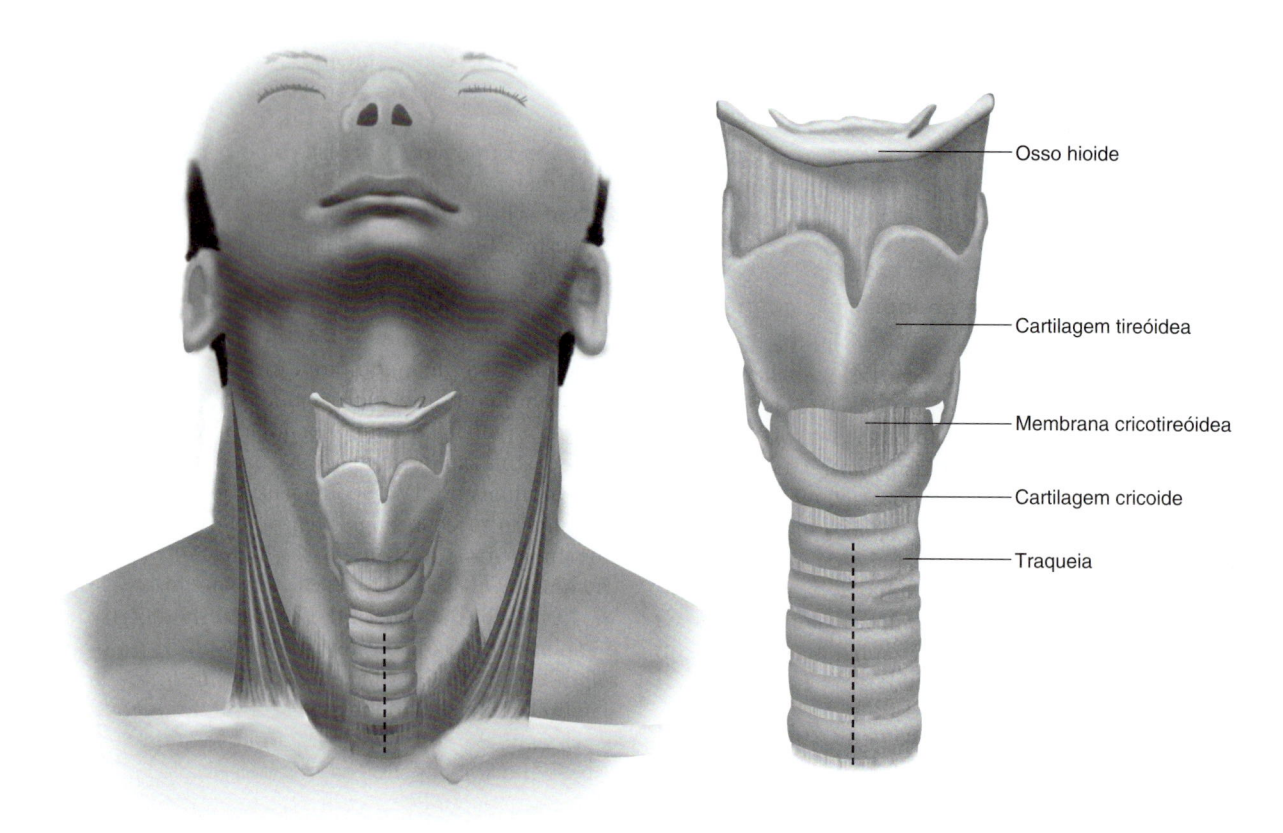

Figura 49-1 Incisão cutânea na linha média iniciando abaixo da cartilagem cricoide e estendendo-se no sentido descendente, na direção da incisura supraesternal. As incisões feitas com base nessas marcas de referência permanecerão sobre o espaço entre o segundo e o quarto anéis (Reproduzida, com permissão, de Reichman EF, Simon RR. Emergency Medicine Procedures (Procedimentos da Medicina de Emergência), New York, NY, McGraw-Hill Inc; 2004. Figura 15-9).

res e a lesões na coluna cervical também são considerações anatômicas muito importantes.

Pacientes definidos como tendo pescoço curto são aqueles em que a distância desde a incisura esternal até apófise tireoidea é inferior a 3 cm (as pregas vocais localizam-se numa posição posterior em relação à cartilagem apófisea da tireoide).[4] Essa área curta que se localiza entre as pregas vocais e a incisura esternal pode tornar o procedimento mais complexo, considerando que a área de trabalho é menor, com elevação potencial no grau de risco. O índice de massa corporal (IMC) e pescoço curto foram avaliados como uma possível contraindicação para TPD. Byhahn e outros fizeram avaliações de pacientes com IMC igual ou superior a 27,5 kg/m^2 em 73 indivíduos obesos e encontraram uma taxa de complicações sérias de 9,6%.[5] Esses pesquisadores chegaram à conclusão de que o risco de complicações perioperatórias em pacientes obesos era 2,7 vezes maior, e o risco de complicações sérias era de 4,9 vezes. Em oposição aos dados de Byhahn e outros, Heyrosa e colaboradores fizeram traqueostomias em 143 pacientes com IMC acima de 35 (89 TPDs e 53 traqueostomias abertas) e concluíram que a TPD em pacientes obesos era tão segura quanto as traqueostomias abertas, sendo que a taxa de complicações da TPD foi de 6,5%.[6] Mansharamani e outros também desafiaram o dogma do IMC e avaliaram TPDs em pacientes obesos. O peso médio era de 132 ± 408 kg (faixa de 76,8 a 206 kg) e o IMC médio era de 45,9 ± 12,4 kg/m^2 (faixa de 28,1 a 61,8 kg/m^2). Recomenda-se muita cautela ao usar esses dados. Essa série tinha apenas 13 pacientes; três deles precisaram de cânulas de traqueostomia extralongos com diâmetro interno de 8 mm, e outro

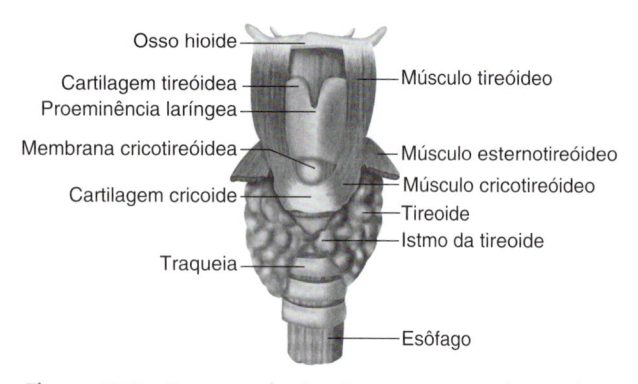

Figura 49-2 Estrutura da via aérea no pescoço (Reproduzida, com permissão, de Reichman EF, Simon RR. Emergency Medicine Procedures (Procedimentos da Medicina de Emergência), New York, NY, McGraw-Hill Inc; 2004. Figura 15-3).

paciente precisou de uma cânula de 9 mm. Dois pacientes apresentaram complicações: vazamento no balonete que resultou na substituição da traqueostomia no segundo dia e inserção paratraqueal, que foi imediatamente identificada e corrigida. É importante observar que nenhum dos estudos se preocupou especificamente com as dimensões do pescoço, mas apenas com o substituto do IMC. Levando-se em consideração que os dados são conflitantes, é importante lembrar que a TPD é um procedimento eletivo e deve apresentar índices iguais ou menores de morbidade do que os procedimentos abertos. Portanto, nas situações em que a identificação da anatomia do paciente for muito difícil, seria prudente considerar a hipótese de fazer traqueostomia aberta.

Como o sangramento é a complicação relatada com maior frequência em traqueostomias percutâneas, é imprescindível avaliar as anormalidades sobrejacentes à via pecutânea.[8] Esse tipo de avaliação fundamenta-se no conhecimento anatômico da vasculatura potencial, na avaliação visual de veias pré-traqueais de grande porte e na avaliação ultrassonográfica.

As fontes mais comuns de sangramento incluem a tireoide, a veia jugular anterior aberrante e a vasculatura venosa sem denominação específica. Além da avaliação visual dos grandes vasos sobrejacentes ao local de inserção, apresentou-se uma proposta para adicionar estudos de ultrassonografia, sendo que os textos iniciais sobre esse tema apresentados na literatura dão suporte à avaliação ultrassonográfica antes da incisão. Em uma série de 72 TPDs feitas com avaliação de ultrassonografia antes do procedimento, o local de punção foi alterado em 24% dos pacientes, tomando-se como base as descobertas ultrassonográficas. Nenhum dos casos apresentou complicações causadas por sangramentos ou lesões traqueais posteriores.[9,10]

Traqueostomia precedente e lesão na coluna cervical são considerações anatômicas adicionais que não podem passar despercebidas. Várias séries pequenas concluíram que a realização da traqueostomia num momento anterior não é contraindicação para TPD.[11-13] Lesão na coluna cervical é outra contraindicação anatômica potencial para o procedimento. Existem dois riscos nos casos de pacientes com fratura na coluna cervical. Os riscos iniciais referem-se ao deslocamento da fratura provocado pela força aplicada e pelo posicionamento para execução da TPD. Mayberry e outros fizeram TPDs cervicais com e sem limpeza.[14] Treze pacientes tiveram fraturas na coluna cervical, cinco fizeram estabilização cirúrgica ou com halo e sete foram tratados apenas com colar cervical antes do procedimento. Não foi utilizada extensão do pescoço durante o procedimento. Nessa população, não houve lesões medulares associadas à TPD e, embora não tenha sido significativa sob o ponto de vista estatístico, a taxa de complicações foi mais baixa no grupo sem limpeza em comparação com o grupo com limpeza. O grupo de sete pacientes com lesões cervicais não estabilizadas apresentou taxa de sucesso de 100%. Ben Nun e outros fizeram a avaliação de 38 pacientes com fratura na coluna cervical e, utilizando o procedimento modificado de Griggs, não encontraram nenhuma deterioração neurológica relacionada à TPD.[15] O segundo risco está associado a pacientes pós-operatórios que fazem cirurgia anterior na coluna cervical. Sem fazer nenhuma distinção entre traqueostomia aberta *versus* TPD, Berney e outros fizeram uma análise para verificar se traqueostomias dentro de quatro dias depois de cirurgias cervicais anteriores aumentavam as taxas de infecção.[16] Os dados dessa avaliação não revelaram nenhum aumento na contaminação cruzada de feridas. O'Keeffe e outros, em um estudo menor com 6 a 10 dias de intervalo entre a fixação cirúrgica e a traqueostomia, não localizaram infecção cruzada.[17] Esses pequenos estudos sugerem que é seguro fazer traqueostomias em pacientes com fraturas na coluna cervical e em pacientes após sete dias contados a partir da cirurgia de fixação espinal anterior. Os autores gostariam de causar no leitor a impressão de que, apesar desses dados, o médico de cuidados intensivos deve considerar qual procedimento de TPD a ser utilizado e discutir com a equipe de serviços na coluna a identificação do grau de instabilidade.

▶ TRAUMA CRANIENCEFÁLICO (TCE)

Os pacientes de TCE formam um subgrupo de pacientes gravemente enfermos que, com frequência, precisam fazer traqueostomia. Esses pacientes são menos tolerantes à hipóxia e à hipercarbia; ambas as condições podem ocorrer durante broncoscopias e TPDs.[18-20] Levando-se em consideração que a hipóxia e a hipercarbia podem elevar a pressão intracraniana (PIC), elevando consequentemente a pressão de perfusão cerebral (PPC), há uma grande preocupação em relação à TPD em pacientes com TCE. Milanchi e outros, usando agentes paralisantes e o método de Ciaglia, não encontraram alteração estatisticamente significativa na PPC e na PIC durante TPDs. Um quarto de seus pacientes apresentam leituras da PIC acima de 20 durante o período de 48 horas do estudo, indicando que pelo menos alguns pacientes podem ter apresentou problemas de complacência cerebral que poderiam ter sido exacerbados. O estudo de Milanchi e outros ($n = 52$ tiveram monitoramento da PIC) estava em conformidade com os estudos de Borm e Gleixner ($n = 14$ tiveram monitoramento da PIC), Escarment e outros ($n = 35$; não está claro quantos pacientes tiveram monitoramento da PIC) e Imperiale e outros ($n = 65$ tiveram monitoramento da PIC; método PercuTwist), porém diferia do estudo de Stocchetti e outros ($n = 30$ com monitoramento da PIC, 10 TPDs, 10 traqueostomias cirúrgicas e 10 com método de Fantoni), que apresentou elevação estatisticamente significativa na PIC durante a aplicação das três técnicas, embora a frequência maior das elevações na PIC tenha ocorrido em paciente com TPD.[19,21-24]

A conclusão que se poderia tirar desses estudos é que a traqueostomia e a TPD em particular são métodos cuja aplicação é aceitável em pacientes com TCE, sem hipertensão intracraniana. Nos casos em que o paciente tiver

PIC elevada, e houver o consenso de que a complacência cerebral é frágil, é sensato aguardar um período de estabilidade. Excetuando-se os casos de perda da via aérea, não há indicação emergencial para traqueostomia, e aguardar a estabilização das pressões cerebrais pode diminuir a morbidade cerebral.

▶ CONSIDERAÇÕES SOBRE ANTICOAGULAÇÃO

Conforme mencionado anteriormente, o sangramento é a complicação mais frequente em TPDs e, portanto, a análise de exames de coagulação e, aparentemente, o fato de adiar a anticoagulação são intrínsecos ao sucesso dos procedimentos de baixo risco. Isso também é um grande desafio. Em 2007, Beiderlinden e outros fizeram a avaliação de 415 pacientes.[25] Um total de 137 pacientes apresentava anormalidades de coagulação. Cinquenta e oito apresentaram contagem plaquetária inferior a 50.000/mm^3 75 tiveram TTPA > 50 segundos e 19 tiveram TP > 50% em comparação com valores normais. Vinte e sete pacientes apresentaram dois valores normais. A partir do momento em que dividiram esses pacientes em sangramento agudo e crônico, os autores não encontraram diferenças significativas nos exames de coagulação entre o grupo de sangramento agudo (definido como sangramento que ocorre durante e logo após o procedimento) e o grupo sem quaisquer complicações decorrentes de sangramento agudo. Na avaliação de sangramento crônico (definido como sangramento que persiste por mais de 24 horas após a colocação de cânulas), Beiderlinden e outros descobriram que tempo de tromboplastina parcial ativa (TTPA) acima de 50 segundos era preditor de um aumento de quatro vezes no sangramento crônico, e contagens plaquetárias < 50.000/mm^3 eram preditoras de um aumento de cinco vezes no sangramento crônico. Os pacientes com duas ou mais anormalidades nas variáveis da coagulação apresentaram um aumento substancial no sangramento (razão de chances [RC] = 9,5). Além disso, 189 pacientes receberam baixas doses de heparina profilática e apresentaram variáveis normais de coagulação. Não houve aumento estatisticamente significativo no sangramento em comparação com o grupo sem heparinização e com estudos normais de coagulação (P = 0,55). No estudo de Beiderlinden e outros, a trombocitopenia foi o único fator de risco mais forte de sangramento crônico. Por outro lado, Kluge e outros descobriram que contagens plaquetárias inferiores a 50.000/mm^3 eram seguras.[26] O estudo de Kluge e outros causa alguma confusão por causa da infusão de plaquetas imediatamente antes do procedimento e, consequentemente, não se sabe ao certo se esses pacientes realmente tinham nível plaquetário baixo. No estudo de Beiderlinden e outros, os pacientes trombocitopênicos não foram tratados e, como resultado, apresentaram, definitivamente, contagem de plaquetas inferior a 50.000/mm.^{3}

Assim como em muitos outros aspectos da medicina, o treinamento de médicos que realizam procedimentos e as complicações do passado favorecem a definição de limites para os procedimentos em determinadas situações. Uma dessas situações é a execução de procedimentos invasivos em pacientes anticoagulados ou heparinizados. Embora o estudo de Beiderlinden e outros tenha sido bem-estruturado e forneça dados interessantes, permanece a seguinte questão: O fato de o paciente deixar de receber uma única dose de heparina ou infusão de plasma ou de plaquetas para corrigir alguma coagulopatia marginal leva a um prognóstico de aumento no risco de complicações como tromboembolia venosa, reação a transfusões ou imunomodulação? Os cuidados intensivos não possuem gráficos atuariais e, por esse motivo, até que seja possível obter dados mais prospectivos, essas decisões dependem do profissional.

▶ CONSIDERAÇÕES VENTILATÓRIAS

A decisão de fazer traqueostomias fundamenta-se no nível de melhora da função pulmonar. Considerando que, na melhor das hipóteses, esses pacientes possuem algum grau de disfunção pulmonar e muitos apresentam níveis elevados de oxigenação em curso e suporte ventilatório, as recomendações anteriores para realização de traqueostomias sugeriam apenas que o procedimento fosse realizado em ambientes de níveis baixos de FIO_2 e de pressão positiva no final da expiração baixa. O procedimento de TPD gera períodos de desrecrutamento (da mesma forma que a traqueostomia aberta) e obstrução da via aérea que ocorrem exclusivamente na TPD. Embora com profissionais experientes esses períodos sejam breves, criam situações de risco para pacientes instáveis. Pacientes que não conseguem tolerar hipercarbia, hipóxia ou perda breve da via aérea por motivos cardiovasculares podem ser melhor atendidos por algum procedimento aberto ou postergando-se o procedimento até um período de maior estabilidade.

Excluindo-se os riscos periprocedimentais de traqueostomias em pacientes com insuficiência respiratória, os benefícios traqueostômicos sobre a função pulmonar não podem ser ignorados. As cânulas usadas em traqueostomias proporcionam mais conforto para o paciente e diminuem a necessidade de sedação. O uso dessas cânulas reduz o espaço morto em até 50% (150 mL), além do que o comprimento reduzido facilita o esforço respiratório e a retirada gradual de ventiladores.[27]

▶ INDICAÇÕES E MOMENTO DE FAZER A TRAQUEOSTOMIA

Conforme mencionado anteriormente, a decisão de fazer traqueostomia em pacientes instáveis apresenta muitos riscos, embora reduza o número de dias de utilização de ventiladores, diminua a incidência de pneumonia adquirida com uso de ventiladores, diminua o tempo de permanência em UTIs e evite estenose subglótica; todas essas condições devem ser ponderadas na análise de risco/benefício. Para fazer uma análise pormenorizada, é imprescindível uma revisão das indicações, avaliando-se os dados relacionados ao momento exato de fazer a traqueostomia.

As indicações para traqueostomia nos casos de tratamentos intensivos são diferentes das indicações para considerações anatômicas, tais como obstrução da via aérea superior por traumatismos, malignidades, paralisia das pregas vocais ou anormalidades congênitas. As indicações para cuidados intensivos cruzam, necessariamente, com razões anatômicas, uma vez que muitos pacientes pertencem a essa última população, porém esse tipo de intervenção não deve ser feita por intensivistas. Esta seção focará os benefícios da traqueostomia como uma forma de evitar a ocorrência de lesões laríngeas causadas por intubações translaríngeas prolongadas e pelo encurtamento do período até a liberação da ventilação mecânica.

Intubações prolongadas são as indicações mais conhecidas para traqueostomia e foram citadas como uma indicação pela American Academy of Otolaryngology[28] (Academia Norte-Americana de Otorrinolaringologia). As origens dessa recomendação são taxas de lesões laríngeas de até 94%[29] e lesões crônicas que ocorrem em até 19% de pacientes.[30] As sequelas de longo prazo das intubações incluem estenose, granulomas e ulcerações que causam rouquidão crônica e, mais raramente, obstrução da via aérea superior provocada por estenose. A estenose traqueal ocorre no local do balonete da cânula endotraqueal em um terço dos relatos de casos de pós-intubação. A perda do fluxo sanguíneo regional, em decorrência de pressões elevadas do balonete sobre a parede da traqueia, cria uma região isquêmica que leva à formação de cicatrizes. Essa lesão isquêmica inicia dentro das primeiras horas de intubação, e a cicatrização das regiões lesionadas por intenção secundária pode resultar em estenose circunferencial densamente fibrótica durante um período de 3 semanas a 6 meses. O uso de balonetes de grande volume e de baixa pressão diminui acentuadamente a incidência de lesões. A pressão capilar traqueal varia entre 20 e 30 mmHg, sendo que existe a possibilidade de ocorrência de danos na perfusão a 22 mmHg, com comprometimento total a 37 mmHg. Em todos os momentos, recomendam-se pressões de 10 a 18 mmHg (15 a 25 cm H_2O) para os balonetes, sendo necessário fazer a avaliação da pressão duas vezes por dia para assegurar a limitação da ocorrência dessa sequela devastadora das intubações.[31] A estenose traqueal pós-traqueostomia é também uma ocorrência descrita com bastante frequência. Ao contrário da estenose secundária a intubações, essa condição pode ser causada pela cicatrização anormal de feridas, com crescimento excessivo de tecido granulado ao redor do local do estoma. Pode também ter origem em granulações na ponta da cânula de traqueostomia no colapso da parede traqueal anterior, logo acima do estoma traqueostômico. O excesso de tecido granulado pode originar-se de lesões cartilaginosas durante o procedimento ou no peso sem apoio da tubulação dos ventiladores, criando esforço mecânico e isquemia no anel cartilaginoso. A infecção de feridas é uma causa adicional de estenose pós-traqueostomia.[32]

A questão mais debatida em torno das traqueostomias é a execução precoce *versus* tardia e se a traqueostomia precoce pode reduzir os dias de ventilador e a permanência em UTI, assim como reduzir as taxas de incidência de pneumonia. Em 1989, foram publicadas algumas orientações vagas afirmando que pacientes com intubação antecipada em mais de 21 dias deveriam fazer traqueostomia e, em menos de 10 dias, deveriam receber intubação translaríngea.[33] Entretanto, não havia recomendação específica para períodos entre 10 e 21 dias. Desde então, vários estudos fizeram tentativas para identificar se traqueostomias precoces evitam efetivamente a incidência de estados de morbidade (Tab. 49-1). Ao avaliar os dados, é importante conscientizar-se de que a definição de traqueostomia precoce e tardia varia muito. Aparentemente, embora haja inúmeras diferenças entre os estudos, ocorre uma redução estatística no tempo de duração da ventilação mecânica com traqueostomia precoce,[34] um dos estudos mostrou que nas traqueostomias precoces o tempo de retirada gradual era mais curto.[35] Vários estudos apontaram que o tempo de permanência em UTIs e/ou em hospitais também era significativamente menor com traqueostomias precoces. A incidência de pneumonia foi reduzida em aproximadamente 80% em um estudo conduzido por Rumbak e outros e em 36% no estudo realizado por Moller. Bourderka não encontrou diferença nas taxas de ocorrência de pneumonia, porém constatou que houve um retardo no desenvolvimento dessa condição no grupo que fez traqueostomia logo no início. Sugerman e Hsu não conseguiram identificar reduções na taxa de incidência de pneumonia.[35,36]

Embora cada um desses estudos tenha suas próprias limitações em decorrência do número de pacientes, do tempo de duração nos grupos de traqueostomia precoce e tardia e da heterogeneidade da população, é importante considerar que, em determinadas populações, alguns especialistas recomendam a realização imediata da traqueostomia. De acordo com as orientações da Eastern Association for the Surgery of Trauma – EAST (Associação Oriental para Cirurgia de Trauma), a recomendação de Nível II é aquela em que os pacientes com lesão grave no cérebro beneficiam-se de traqueostomias precoces diminuindo o número de dias com uso de ventilador e o tempo de permanência em UTIs.[38] Essas orientações afirmam ainda que traqueostomias precoces podem diminuir a quantidade total de dias com ventilação mecânica e o tempo de permanência em UTIs nos casos de pacientes com trauma sem lesões na cabeça, além de reduzirem a taxa de incidência de pneumonia em pacientes com trauma. A recomendação de Nível III da EAST determina que as traqueostomias precoces sejam consideradas para aplicação em todos os pacientes de trauma com previsão de uso de ventilação mecânica por mais de sete dias.[38] Como os dados disponíveis são limitados, são necessários estudos prospectivos de grande porte para dar continuidamente ao aprimoramento das recomendações de 1989 e colocar os profissionais de cuidados intensivos mais próximos das orientações, como as da EAST, que oferecem parâmetros mais estreitos para a tomada de decisões.

▶ CONSIDERAÇÕES AO PROCEDIMENTO

Por uma série de razões, a broncoscopia é um adjuvante muito útil nas TPDs. O mais importante é que quaisquer lesões iatrogênicas que permanecerem durante o procedimento

▶ TABELA 49-1   RESUMO DOS ESTUDOS DE TRAQUEOSTOMIA PRECOCE *VERSUS* TARDIA

Estudo	Tipo de estudo	Tamanho da amostra, precoce/tardia	Tempo (dias) precoce/tardia	Duração do MV (dias) precoce/tardia	UTI/LOS (dias)	LOS em hospital (dias)	Morbidade por pneumonia (%)	Morbidade em UTI precoce/tardia (%)	Mortalidade hospitalar precoce/tardia (%)
Flaaten	Retrospectivo	230/231	<6/>6	4,7/14,7 (mediana)	6,8/12,7 (mediana)	ND	ND	7/14,7	22,2/32,5
Barquist	Prospectivo, randomizado	29/31	<8/>28	21,5/21,2 (NS)	25/24,7 (NS)	ND	96,5/90,3 (NS)	6,9/16,1 (NS)	ND
Moller	Retrospectivo	81/104	<7/>7	12,2 ± 0,9/21,9 ± 1,3	16,7 ± 1/26 ± 1,3	23,8 ± 1,2/33,4	27,2/42,3	ND	ND
Rumbak	Prospectivo, randomizado	60/60	<2/14-16	7,6 ± 2/17,4 ± 5,3	4,8 ± 1,4/16,2 ± 3,8	ND	5/25	ND	31,7/61,7
Hsu	Retrospectivo	163	<21/>21	19/44,3	10,8/14,2	ND	43,6/60,6 (NS)	14,5/28,3	44,5/54,7 (NS)
Arabi	Base de dados prospectiva	29/107	<7/>7	9,6 ± 1,2/18,7 ± 1,3	10,9 ± 1,2/21 ± 1,3	101 ± 19/105 ± 7 (NS)	ND	3/1 NS	17/14 (NS)
Sugerman	Prospectivo, randomizado	127/28	3-5/10-14	ND	20 ± 2/24 ± 2 (NS)	ND	49/57 (NS)	ND	24/18 NS
Bouderka	Estudo randomizado, controlado	ND	ND	14,5 (DP=7,3) vs. 17,5 (10,6)	ND	ND	ND	ND	ND
Rodriguez	Estudo randomizado, controlado	ND	≤7 vs. ≥8	12 (DP=1) vs. 32 (3)	18 (1) vs. 37 (4)	ND	78 vs. 96	ND	ND

ND = não há dados; DP = desvio-padrão; NS = não significativo. Adaptada, com permissão, de Groves DS, Durbin CG Jr: *Tracheostomy in the critically ill: indications, timing and techniques* (Traqueostomia nos gravemente enfermos: indicações, momento da cirurgia e técnicas). Curr Opin Crit Care. 2007;13(1):90-97.

podem ser identificadas imediatamente. Punções inadvertidas na porção membranosa (posterior) da traqueia é o tipo de lesão que pode ser evitada. Além disso, a confirmação da localização efetiva na linha média e do direcionamento para colocação do fio pode ser feita por visualização direta. Para finalizar, é possível confirmar visualmente a colocação correta do dispositivo de traqueostomia. Uma das dificuldades da orientação broncoscópica é que exige o recuo da ponta da cânula endotraqueal até o nível da laringe subglótica. Essa manobra pode aumentar o vazamento no balonete (considerando que o balonete não está depois das pregas na traqueia) e, ocasionalmente, provocar perda da via aérea que implique em nova intubação. Por questões relacionadas à segurança do paciente e ao manejo de risco, a maioria dos profissionais pode argumentar que a orientação broncoscópica e a disponibilização imediata dos materiais para intubação transformaram-se em padrão de atendimento.

▶ TÉCNICAS DE TRAQUEOSTOMIA PERCUTÂNEA POR DILATAÇÃO

A técnica modificada de Seldinger, base de quase todos os procedimentos percutâneos, foi originalmente utilizada na colocação de drenos de nefrostomia percutânea. Como princípio geral, utiliza-se uma agulha para dar acesso ao lúmen e colocar um fio-guia. A técnica aplicável às TPDs não é diferente.

DILATADORES SEQUENCIAIS DE CIAGLIA

O primeiro passo é avaliar as marcas de referências anatômicas.[39] A incisura esternal, a cartilagem cricoide e a cartilagem tireóidea são as principais marcas de referência a serem identificadas. Logo após a preparação da pele com solução de clorexidina e a proteção do pescoço com campos cirúrgicos esterilizados, deve-se inspecionar as dimensões da cânula de traqueostomia e testar a integridade do balonete. Após a infiltração de um anestésico local, faz-se uma incisão vertical ou horizontal de 1 a 2 cm, no sentido caudal, com auxílio de um bisturi # 15, iniciando na cartilagem cricoide. Usando uma pinça hemostática, faz-se uma dissecção romba ao longo dos músculos infra-hióideos até a penetração no espaço pré-traqueal. Embora essa seja a técnica preferida pelos autores, muitos intensivistas não utilizam dissecção romba e fazem TPDs puramente percutâneas. Esse é o momento para inserir o broncoscópio de fibra óptica. Com visualização direta, após desinflar o balonete do TET, retrai-se a cânula para que seja possível visualizar a luz do broncoscópio no local da incisão, ao nível do segundo e terceiro ou do primeiro e segundo anéis traqueais. É importante lembrar que em pacientes com oxigenação difícil essa manobra provavelmente resulte em desorientação, sendo necessário fazer ajustes no ventilador.

Na sequência, perfura-se a traqueia abaixo da cartilagem cricoide com auxílio de uma seringa cheia de solução salina com um cateter de calibre 18 sobre uma agulha, ao longo da incisão. A orientação broncoscópica direta permite visualizar a agulha passando entre o segundo e terceiro ou entre o primeiro e segundo anéis traqueais. A aspiração da seringa confirma a colocação intratraqueal pela presença de bolhas de ar. A broncoscopia assegura que a agulha não perfure a parede posterior da traqueia; sua posição localiza-se na linha média anterior. A remoção da seringa e da agulha de calibre 18 possibilita avançar o cateter no sentido caudal, permitindo, com auxílio do broncoscópio, visualizar e passar o fio-guia flexível que faz parte do *kit*. A remoção do cateter permite passar os dilatadores, do menor ao maior, sobre o fio ao longo da traqueia com visualização direta. Em vez de uma cânula, utiliza-se o dilatador maior, que é um pouco menor do que o diâmetro interno da cânula de traqueostomia que, na realidade, é colocado dentro do lúmen da cânula. Após a inserção total da cânula de traqueostomia, removem-se o dilatador e o fio-guia, insufla-se o balonete, conecta-se a traqueostomia no circuito de ventilação e, sutura-se a cânula prendendo-a com fixações próprias para traqueostomia. Nesse ponto, após a confirmação da nova via aérea, remove-se completamente a cânula endotraqueal e o broncoscópio.

TÉCNICA *BLUE RHINO*™

A *Blue Rhino*™, ou técnica de uma única etapa de Ciaglia, tornou-se rapidamente a técnica utilizada com mais frequência em TPDs nos Estados Unidos. Todas as etapas são idênticas à técnica sequencial com dilatadores, incluindo a colocação do fio-guia flexível. A parte externa do dilatador *Blue Rhino*™ é hidrofílica e fica excessivamente escorregadia quando está úmida. Coloca-se uma bainha com introdutor French 14 sobre o fio e, sobre a combinação de bainha e fio, coloca-se o dilatador *Blue Rhino*™. Esse dilatador é curvilíneo e possui marcas específicas para facilitar o posicionamento. A aplicação de pressão curvilínea na direção do mediastino cria uma abertura de tamanho adequado para a traqueostomia em uma única passagem. Depois dessa etapa, coloca-se o dilatador curvilíneo dentro da cânula de traqueostomia; ele é colocado sobre o complexo dilatador/fio, removendo-se, em seguida, o dilatador juntamente com o fio. Da mesma forma que na técnica precedente, recomenda-se o uso de orientação broncocóspica. Na sequência, faz-se a fixação da cânula da forma-padrão. O *website* da empresa Cook Medical (http://www.cookmedical.com/cc//educationResource.do?id=Educational_Video) apresenta um vídeo excelente sobre TPD com o *Blue Rhino*.

TÉCNICA DE GRIGGS

A técnica de Griggs foi desenvolvida em 1990 como uma alternativa para a técnica que utiliza dilatadores sequenciais.[40] Essa técnica não é diferente das outras até o momento seguinte à inserção do fio-guia, em que o operador utiliza um espaçador traqueal com ponta afiada, projetado especialmente para deslizar sobre o fio-guia. A finalidade desses espaçadores é criar o trato de tecidos moles através da pele e a abertura traqueal por onde passa a cânula de traqueostomia. Em seguida, faz-se a passagem de uma cânula de traqueostomia com bainha introdutora sobre o fio, o fio e a bainha são removidos, fixando-se a seguir o dispositivo no respectivo lugar.

TÉCNICA PERCUTWIST™

A PercuTwist™, outra técnica que utiliza dilatação rotativa controlada, foi descrita em 2002 por Frova e Quintel.[41] Um número limitado de estudos avaliou a eficácia e a segurança dessa técnica, embora um estudo que fez a comparação entre as técnicas de Griggs, de Ciaglia e a PercuTwist, tenha sugerido que a PercuTwist™ é não apenas segura mas de execução significativamente mais rápida do que outras técnicas, com taxas comparáveis de complicações.[42] Da mesma forma que em todas as outras técnicas mencionadas nos parágrafos anteriores, faz-se a punção da traqueia com uma agulha entre a membrana cricoide e o primeiro anel traqueal, com orientação broncoscópica direta, passando um fio-guia flexível pela agulha na direção da carina. Incisões cutâneas menores (8 a 10 mm) permitem inserir a bainha introdutória com revestimento hidrofílico do PercuTwist sobre o fio-guia depois de ser lubrificado com água. A rotação da bainha introdutora no sentido horário deve ser interrompida tão logo seja possível visualizar seu diâmetro máximo dentro do lúmen da traqueia. Em seguida, a cânula de traqueostomia, com uma bainha introdutora através de seu lúmen, passa sobre o fio-guia para fixá-lo no respectivo lugar. Nesse momento, o fio e a bainha introdutora podem ser removidos.

▶ TRAQUEOSTOMIA TRANSLARÍNGEA DE FANTONI

Existe uma alternativa para penetrar a traqueia pelo lado de fora. Fantoni e Ripamonti desenvolveram uma traqueostomia translaríngea (TTL) percutânea retrógrada, popularmente conhecida como procedimento de Fantoni. Essa técnica é descrita com menos frequência na literatura especializada e os autores não têm experiência com essa modalidade. Embora a punção seja feita no local da traqueia em que normalmente é feita, o fio passa no sentido cranial, faz-se a remoção pela boca, prendendo-o, em seguida, ao complexo da cânula de traqueostomia do dilatador. Esse dilatador, especificamente, tem uma ponta metálica afiada. Puxando o fio-guia com uma das mãos, e contrabalançando com a outra, a ponta metálica punciona a pele com facilidade, abrindo a traqueia de dentro para fora. Em seguida, deve-se puxar o dispositivo até que fique perpendicular à pele e fazendo um giro de 180°, de forma que seja direcionado para a carina quando avançar novamente na traqueia. Após a remoção da cânula, mantém-se apenas a cânula de traqueostomia que, a seguir, é fixada no respectivo lugar. A principal vantagem dessa técnica, conforme descreve a literatura, é que foi usada com segurança em crianças e lactentes.[43] Uma possível desvantagem é o relato de metástases estomais de tumores de cabeça e pescoço, tendo em vista que o dispositivo deve atravessar a orofaringe e as pregas vocais. Portanto, não se trata de uma técnica percutânea autêntica.[44] Em uma comparação recente entre *Blue Rhino* e TET, as complicações não foram correlacionadas com a escolha da técnica, porém observou-se que, além de ter custo mais baixo, a técnica *Blue Rhino*™ era mais rápida devido à sua simplicidade.

▶ COMPLICAÇÕES DA TRAQUEOSTOMIA PERCUTÂNEA POR DILATAÇÃO

As complicações da traqueostomia percutânea devem ser analisadas no contexto da comparação com a traqueostomia cirúrgica. Uma metanálise de grande porte feita por Delaney e outros observou que a TPD tinha baixa incidência de infecção, e a análise de subgrupos constatou que havia uma quantidade menor de complicações, periprocedimentais e de longo prazo, em comparação com a traqueostomia aberta.[45] Ambos os procedimentos apresentam complicações, e os médicos que praticam em UTIs não podem ignorar esse fato. Mesmo assim, a adição da broncoscopia à traqueostomia percutânea diminuiu os riscos e se tornou parte do padrão de tratamento conforme mencionado anteriormente.

Durante o procedimento há vários riscos, como perda de via aérea, hemorragia, lesão na traqueia e nas estruturas paratraqueais e parada cardíaca. A perda de via aérea pode ser uma complicação previsível e facilmente contornável se houver equipamentos adequados para uso imediato e pessoal disponível para fazer intubações. É possível limitar a ocorrência de hemorragias utilizando-se os dados aplicáveis aos exames de coagulação e se conscientizando da interferência vascular potencial por meio do conhecimento, do exame físico e das potencialidades da ultrassonografia. A melhor maneira de evitar a ocorrência de lesões traqueais, laríngeas e paratraqueais é pelo conhecimento da anatomia e pelo uso da técnica mais apropriada, com foco especial na entrada da linha média na traqueia, na preparação correta da pele e na técnica mais adequada para aplicar pressão dilatadora no plano correto. As paradas cardíacas que ocorrem durante o procedimento podem ser resultado da perda de via aérea ou do fato de o paciente não estar suficientemente estável para se submeter ao procedimento. Como já mencionado em parágrafos anteriores, não há indicações de tratamento intensivo para traqueostomia que não possam aguardar.

Provavelmente, logo após o procedimento ocorram condições como enfisema subcutâneo (ES), pneumomediastino (PM), pneumotórax (PTX), obstrução tubular, infecção e hemorragia. O enfisema subcutâneo possivelmente seja resultado de fechamentos muito apertados ao redor da cânula de traqueostomia ou da duração prolongada de um procedimento depois do ponto de perfuração da traqueia e antes da colocação da cânula. Isso ressalta a importância de, antes de iniciar a incisão, verificar se todas as cânulas e equipamentos importantes estão na sala cirúrgica. No caso de lesões nas cúpulas pleurais, pode ocorrer PTX ou PM. Essa complicação é rara e pode resultar em

PTX por tensão e, por essa razão, justifica-se tirar radiografias torácicas depois do procedimento. A obstrução da cânula pode ter inúmeras causas, incluindo tamponamento mucoso e abrasão no revestimento interno da traqueia. Os autores tiveram um exemplo de TPD no qual o revestimento tecidual friável transformou-se num retalho que obstruiu parcialmente a traqueia. Esse retalho provocou picos de pressão e foi imediatamente identificado e liberado na broncoscopia pós-procedimental. A solução desse problema continua sendo de ordem técnica e depende da seleção do paciente.

As complicações infecciosas, como infecções em feridas, podem ser limitadas pela técnica de TPD (em comparação com a traqueostomia cirúrgica aberta) ou por técnicas mais apropriadas, como limpeza com clorexidina, uso de máscara, gorro e luvas esterilizadas. O manejo da celulite pós-TPD pode ser feito com antibióticos e com o aumento do tamanho da incisão ao redor da cânula de traqueostomia. Recomenda-se manter a avaliação pós-procedimental rigorosa de qualquer intervenção cirúrgica, além da inspeção diária em todos os tubos, drenos e locais de acesso, como parte integrante de atendimentos médicos de alta qualidade.

As possíveis hemorragias tardias podem estar relacionadas às propriedades vasoconstritoras da injeção de anestésicos cujo efeito tenha passado ou, mais raramente, à erosão potencialmente letal da vasculatura principal do tórax (0,4% de todas as traqueostomias), especificamente a artéria inominada (artéria braquiocefálica). Em suma, as fístulas traqueoinominadas (TIs) devem ser identificadas rapidamente e avaliadas para verificar as chances de evitar a mortalidade causada por essa complicação.

As fístulas traqueoinominadas apresentam-se com mais frequência (70% das vezes) durante as primeiras três semanas, assim como podem surgir em até 30 horas ou, vários anos depois da traqueostomia.[46-48] Aproximadamente 50% dos pacientes apresentam-se com hemorragia massiva, enquanto a outra metade pode apresentar pequenos sangramentos "anunciados" ou tubo pulsátil.[48] O local mais frequente para formação de fístulas localiza-se no nível do balonete endotraqueal, embora um terço resulte de necrose pressórica causada pelo ângulo ou pela ponta da cânula. Outros fatores predisponentes incluem a presença de artérias inominadas anômalas, infecção e uso de esteroides. A superinsuflagem da traqueostomia é a primeira tentativa de manobra diante de hemorragias massivas à beira do leito. Essa técnica pode ser bem-sucedida em até 85% dos casos.[49] Caso contrário, deve-se inserir uma cânula endotraqueal com balonete, com laringoscopia direta, na glote e além da fístula TI. A pressão com os dedos no sentido anterior, considerando que a artéria se localiza numa posição anterior em relação à traqueia, deve ser aplicada na artéria inominada, por meio da abertura estomal, após a remoção da cânula de traqueostomia. No caso de pacientes que se apresentarem com sangramento-sentinela, devem-se fazer todos os preparativos visando à transferência para a sala de cirurgia, para que seja feita uma exploração torácica emergencial. Embora a broncoscopia diagnóstica flexível seja a primeira providência a ser tomada, recomenda-se a broncoscopia rígida para melhorar a visualização e a capacidade de sucção dos coágulos sanguíneos. A broncoscopia rígida permite também que o operador interrompa o sangramento forçando a cânula com firmeza contra a artéria inominada. A taxa de mortalidade pós-operatória é relativamente elevada, visto que apenas 25% dos pacientes que sobrevivem à cirurgia recebem alta com vida.

Possivelmente, as complicações tardias que se manifestam sejam menos dramáticas do que a perda de via aérea ou fístula TI, porém, mesmo assim, devem ser respeitadas como uma causa séria de morbidade e de mortalidade. Conforme mencionado anteriormente, pode ocorrer o desenvolvimento de estenose traqueal, tecido de granulação e lesões laríngeas, como resultado de intubações ou traqueostomias prolongadas, podendo ou não ser primariamente evitáveis. Embora seja uma possível complicação, para evitar fístulas traqueoesofágicas basta impedir a incidência de traumatismos na parede posterior da traqueia durante o procedimento e abster-se do uso prolongado de sondas de nutrição de grande calibre no esôfago. Trata-se de uma complicação rara cujo manejo inicial pode ser feito por intensivistas por meio da inserção de um TET ou de uma nova cânula de traqueostomia numa posição distal em relação ao defeito, porém não muito profunda, para facilitar o controle. Logo após a estabilização da via aérea, é interessante fazer uma consulta de cirurgia torácica para tomada de decisões de tratamento cirúrgico ou não cirúrgico.[50]

▶ MANEJO DE CÂNULA DE TRAQUEOSTOMIA

A descanulação acidental (deslocamento) nos primeiros dias após a cirurgia é uma emergência. Considerando que os sítios de traqueostomia não supuram até aproximadamente 5 a 7 dias depois do procedimento, esses pacientes devem ser levados para a sala cirúrgica para fazer a substituição ou para fazer uma tentativa de afastar a via aérea da rota translaríngea. As tentativas de substituir uma cânula de traqueostomia em um local que tenha sido totalmente desenvolvido implicam o risco de colocação paratraqueal, perda da via aérea e morte. Nos casos em que houver o rompimento entre a via aérea superior e a inferior (i.e., ressecção pós-tumoral), impossibilitando o uso de ventilação com máscara e a intubação translaríngea, talvez a única alternativa seja fazer a ventilação pelo estoma. Isso aumenta a chance de modificar a anatomia com ar subcutâneo, dificultando ainda mais a reposição cirúrgica. Para evitar descanulação acidental da traqueia, deve-se verificar se a cânula está fixa, minimizar a manipulação da cânula e a tração sobre a linha de oxigênio ou do ventilador e instruir o paciente a se movimentar com cuidado até a cicatrização do sítio cirúrgico.

MANEJO TARDIO DA TRAQUEOSTOMIA

Saber como tratar adequadamente pacientes com traqueostomia é de importância vital porque cuidados incompatíveis podem levar a complicações e até mesmo à morte. Embora os detalhes variem de acordo com o tipo de cânula, os cuidados traqueostômicos incluem limpeza ou troca da cânula interna troca e de curativos e do suporte da cânula de traqueostomia e aspiração, caso seja necessária. A maioria das cânulas de traqueostomia possui uma cânula interna descartável, que pode ser trocada e fixada com técnicas assépticas. A avaliação cutânea completa ao redor da traqueostomia é muito importante para localizar evidências de lesões na pele associadas à cânula ou ao dispositivo de fixação da cânula, ou de muco ou secreções. A área ao redor da cânula de traqueostomia deve ser higienizada com um produto para limpeza de pele não citotóxico. Nas situações em que forem encontradas lesões na pele, recomenda-se consultar a equipe de incisões para que seja elaborado um plano de tratamento. As secreções absorventes ajudam a evitar a incidência de macerações e de lesões na pele. Recomenda-se colocar um curativo pré-embalado esterilizado especial para traqueostomias sob as laterais da cânula. Deve-se utilizar sempre uma esponja industrial de uma camada em vez de cortar um pedaço de gaze. Em hipótese alguma deve-se colocar qualquer material com fibras soltas ao redor do estoma ou da cânula de traqueostomia, porque podem provocar irritações e, além disso, as fibras soltas poderão ser aspiradas.[51] Manter a umidificação é outro ponto importante para evitar problemas potenciais. Normalmente, a nasofaringe umidifica o ar inalado. Levando-se em consideração que a cânula da traqueostomia contorna a via aérea superior, torna-se necessário criar um ambiente suficientemente úmido para manter a umidade da via aérea. Em pacientes hospitalizados, isso pode ser feito com um trocador de calor e de umidade (TCU) em um ventilador mecânico, uma peça em T ou uma máscara traqueostômica.

A retirada gradual do suporte ventilatório de pacientes de traqueostomia é o primeiro passo para atingir a meta de descanulação. A partir do momento em que o paciente não precisar mais de suporte ventilatório, é possível dar início aos testes com colar de traqueostomia (TCTs) com aplicação de aerossol, logo após a desinsuflação do balonete. A retirada gradual do suprimento de oxigênio deve ser lenta e de acordo com a tolerância do paciente. Nos casos em que o paciente usar cânula com balonete, as dimensões tubulares devem ser reduzidas com auxílio de uma cânula de traqueostomia sem balonete. Os testes de cobertura iniciam a partir do momento em que o paciente conseguir ventilar e oxigenar adequadamente. A descanulação pode ser feita somente se os testes de cobertura forem tolerados por 24 horas sem nenhum tipo de problema. O estoma deve ser protegido com bandagens até o fechamento. Depois da descanulação, o paciente deve ser acompanhado pela equipe cirúrgica durante 24 horas.

AGRADECIMENTOS

Os autores expressam seus agradecimentos a Natahnee Winder, que colaborou com a revisão do texto e com a coleta de dados para a elaboração deste capítulo.

REFERÊNCIAS

1. Grillo HC, Dignan EF, Miura T. Extensive resection and reconstruction of mediastinal trachea without prosthesis or graft: an anatomical study in man. *J Thorac Cardiovasc Surg.* 1964;48:741–749.
2. Randestad A, Lindholm CE, Fabian P. Dimensions of the cricoid cartilage and the trachea. *Laryngoscope.* 2000;110(11):1957–1961.
3. Vicent J-L. *Intensive Care Medicine: Annual Update 2008.* Belgium, Germany: Springer Science and Business Media Inc; 2008.
4. Mateu A, Ricart A, Diaz-Prieto A, et al. Tracheostomy in intubated patients. *Clin Pulm Med.* 2008;15(5):267–273.
5. Byhahn C, Lischke V, Meininger D, et al. Peri-operative complications during percutaneous tracheostomy in obese patients. *Anaesthesia.* 2005;60(1):12–15.
6. Heyrosa MG, Melniczek DM, Rovito P, et al. Percutaneous tracheostomy: a safe procedure in the morbidly obese. *J Am Coll Surg.* 2006;202(4):618–622.
7. Mansharamani NG, Koziel H, Garland R, et al. Safety of bedside percutaneous dilatational tracheostomy in obese patients in the ICU. *Chest.* 2000;117(5):1426–1429.
8. Diaz-Reganon G, Minambres E, Ruiz A, et al. Safety and complications of percutaneous tracheostomy in a cohort of 800 mixed ICU patients. *Anaesthesia.* 2008;63(11):1198–1203.
9. Hatfield A, Bodenham A. Portable ultrasonic scanning of the anterior neck before percutaneous dilatational tracheostomy. *Anaesthesia.* 1999;54(7):660–663.
10. Muhammad JK, Patton DW, Evans RM, et al. Percutaneous dilatational tracheostomy under ultrasound guidance. *Br J Oral Maxillofac Surg.* 1999;37(4):309–311.
11. Bass SP, Field LM. Repeat percutaneous tracheostomy. *Anaesthesia.* 1994;49(7):649.
12. Mazzon D, Zanardo G, Dei Tos AP. Repeat percutaneous tracheostomy with the Ciaglia technique after translaryngeal tracheostomy. *Intensive Care Med.* 1999;25(6):639.
13. Meyer M, Critchlow J, Mansharamani N, et al. Repeat bedside percutaneous dilational tracheostomy is a safe procedure. *Crit Care Med.* 2002;30(5):986–988.
14. Mayberry JC, Wu IC, Goldman RK, et al. Cervical spine clearance and neck extension during percutaneous tracheostomy in trauma patients. *Crit Care Med.* 2000;28(10):3436–3440.
15. Ben Nun A, Orlovsky M, Best LA. Percutaneous tracheostomy in patients with cervical spine fractures—feasible and safe. *Interact Cardiovasc Thorac Surg.* 2006;5(4):427–429.
16. Berney S, Opdam H, Bellomo R, et al. An assessment of early tracheostomy after anterior cervical stabilization in patients with acute cervical spine trauma. *J Trauma.* 2008;64(3):749–753.
17. O'Keeffe T, Goldman RK, Mayberry JC, et al. Tracheostomy after anterior cervical spine fixation. *J Trauma.* 2004;57(4):855–860.
18. Friedman Y, Mayer AD. Bedside percutaneous tracheostomy in critically ill patients. *Chest.* 1993;104(2):532–535.
19. Stocchetti N, Parma A, Lamperti M, et al. Neurophysiological consequences of three tracheostomy techniques: a randomized study in neurosurgical patients. *J Neurosurg Anesthesiol.* 2000;12(4):307–313.
20. Dosemeci L, Yilmaz M, Gurpinar F, et al. The use of the laryngeal mask airway as an alternative to the endotracheal tube during percutaneous dilatational tracheostomy. *Intensive Care Med.* 2002;28(1):63–67.

21. Imperiale C, Magni G, Favaro R, et al. Intracranial pressure monitoring during percutaneous tracheostomy "percutwist" in critically ill neurosurgery patients. *Anesth Analg*. 2009;108(2):588–592.
22. Borm W, Gleixner M. Experience with two different techniques of percutaneous dilational tracheostomy in 54 neurosurgical patients. *Neurosurg Rev*. 2003;26(3):188–191.
23. Escarment J, Suppini A, Sallaberry M, et al. Percutaneous tracheostomy by forceps dilation: report of 162 cases. *Anaesthesia*. 2000;55(2):125–130.
24. Milanchi S, Magner D, Wilson MT, et al. Percutaneous tracheostomy in neurosurgical patients with intracranial pressure monitoring is safe. *J Trauma*. 2008;65(1):73–79.
25. Beiderlinden M, Eikermann M, Lehmann N, et al. Risk factors associated with bleeding during and after percutaneous dilational tracheostomy. *Anaesthesia*. 2007;62(4):342–346.
26. Kluge S, Meyer A, Kuhnelt P, et al. Percutaneous tracheostomy is safe in patients with severe thrombocytopenia. *Chest*. 2004;126(2):547–551.
27. Jaeger JM, Littlewood KA, Durbin CG Jr. The role of tracheostomy in weaning from mechanical ventilation. *Respir Care*. 2002;47(4):469–480. Discussion 481–482.
28. Archer S, Baugh R, Nelms C. Tracheostomy. In: *2000 Clinical Indicators Compendium*. Alexandria: American Academy of Otolaryngology-Head and Neck Surgery; 2000:45.
29. Colice GL, Stukel TA, Dain B. Laryngeal complications of prolonged intubation. *Chest*. 1989;96(4):877–884.
30. Heffner J. Tracheotomy: indication and timing. *Respir Care*. 1999;44(7):807–815.
31. Russell C, Matta B. *Tracheostomy: A Multiprofessional Handbook*. Cambridge, London: Greenwich Medical Media Limited, 2006.
32. Zias N, Chroneou A, Tabba MK, et al. Post tracheostomy and post intubation tracheal stenosis: report of 31 cases and review of the literature. *BMC Pulm Med*. 2008;8:18.
33. Plummer AL, Gracey DR. Consensus conference on artificial airways in patients receiving mechanical ventilation. *Chest*. 1989;96(1):178–180.
34. Groves DS, Durbin CG Jr. Tracheostomy in the critically ill: indications, timing and techniques. *Curr Opin Crit Care*. 2007;13(1):90–97.
35. Hsu CL, Chen KY, Chang CH, et al. Timing of tracheostomy as a determinant of weaning success in critically ill patients: a retrospective study. *Crit Care*. 2005;9(1): R46–R52.
36. Sugerman, H J, Wolfe L, Pasquale MD et al. Multicenter, Randomized, Prospective Trial of Early Tracheostomy. *J Trauma*. 1997;43(5):741–747.
37. Engels PT, Bagshaw SM, Meier M, et al. Tracheostomy: from insertion to decannulation. *Can J Surg*. 2009;52(5): 427–433.
38. Holevar M, Dunham JC, Clancy TV, et al. Practice Management Guidelines for the Timing of Tracheostomy: The EAST Practice Management Guidelines Work Group. *J Trauma*. 2009;67(4):870–874.
39. Ciaglia P, Firsching R, Syniec C. Elective percutaneous dilatational tracheostomy. A new simple bedside procedure; preliminary report. *Chest*. 1985;87(6):715–719.
40. Griggs W, Worthley L, Gilligan J, et al. A simple percutaneous tracheostomy technique. *Surg Gynecol Obstet*. 1990;170(6):543–545.
41. Frova G, Quintel M. A new simple method for percutaneous tracheostomy: controlled rotating dilation. A preliminary report. *Intensive Care Med*. 2002;28(3):299–303.
42. Yurtseven N, Aydemir B, Karaca P, et al. PercuTwist: a new alternative to Griggs and Ciaglia's techniques. *Eur J Anaesthesiol*. 2007;24(6):492–497.
43. Fantoni A, Ripamonti D. A non-derivative, non-surgical tracheostomy: the translaryngeal method. *Intensive Care Med*. 1997;23(4):386–392.
44. Aust W, Sandner A, Neumann K, et al. Stomal metastases after translaryngeal tracheotomy (TLT) according to Fantoni: a rare complication. *HNO*. 2007;55(2): 114–117.
45. Delaney A, Bagshaw SM, Nalos M. Percutaneous dilatational tracheostomy versus surgical tracheostomy in critically ill patients: a systematic review and meta-analysis. *Crit Care*. 2006;10(2):R55.
46. Gelman JJ, Aro M, Weiss SM. Tracheo-innominate artery fistula. *J Am Coll Surg*. 1994;179(5):626–634.
47. Cokis C, Towler S. Tracheo-innominate fistula after initial percutaneous tracheostomy. *Anaesth Intensive Care*. 2000;28(5):566–569.
48. Ridley RW, Zwischenberger JB. Tracheoinnominate fistula: surgical management of an iatrogenic disaster. *J Laryngol Otol*. 2006;120(8):676–680.
49. Jones JW, Reynolds M, Hewitt RL, et al. Tracheo-innominate artery erosion: successful surgical management of a devastating complication. *Ann Surg*. 1976;184(2): 194–204.
50. Chua AP, Dalal B, Mehta AC. Tracheostomy tube-induced tracheoesophageal fistula. *J Bronchol Intervent Pulmonol*. 2009;16(3):191–192.
51. Dennis-Rouse MD, Davidson JE. An evidence-based evaluation of tracheostomy care practices. *Crit Care Nurs Q*. 2008;31(2):150–160.

CAPÍTULO 50

Hipotermia terapêutica: histórico, dados, translação e aplicação no serviço de emergência

David F. Gaieski e Munish Goyal

- ▶ Introdução   563
- ▶ Epidemiologia   564
- ▶ Histórico   564
- ▶ Estudos-piloto   565
- ▶ Estudos randomizados e de referência   565
- ▶ Necessidade da aplicação de hipotermia terapêutica   566
- ▶ Dados de estudos de implementação e de bases de dados   566
- ▶ Grupos de cuidados pós-parada cardíaca   567
- ▶ Detalhes da hipotermia terapêutica   567
- ▶ Preocupações específicas dos serviços de emergência   568
- ▶ Direções futuras   568
- ▶ Conclusão   569

▶ INTRODUÇÃO

A hipotermia terapêutica (HT) transformou-se no padrão de cuidados nos processos de manejo de pacientes comatosos com retorno da circulação espontânea (RCE) depois de paradas cardíacas. As orientações da American Heart Association (AHA) (Associação Americana de Cardiologia) para tratamento de pacientes depois de paradas cardíacas, publicadas em 2010, "recomendam que pacientes adultos comatosos (i.e., com ausência de resposta significativa a comandos verbais) com RCE depois de parada cardíaca por fibrilação ventricular (FV) fora do hospital devem ser resfriados para a faixa de 32 °C a 34 °C por 12 a 24 horas (Classe I, Nível de evidência [LOE, do inglês *level of evidence*]). A hipotermia induzida também é uma opção para pacientes adultos em estado de coma com RCE depois de parada cardíaca dentro do hospital com qualquer ritmo inicial ou depois de parada cardíaca fora do hospital com ritmo inicial de atividade elétrica sem pulso ou assistolia (Classe IIb, LOE B)".[1] Há poucas recomendações nas orientações da AHA que recebem a designação de Classe I e, na qualidade de profissionais na porta de entrada para a maioria dos pacientes com parada cardíaca, os médicos emergencistas (MEs) precisam se familiarizar com esse tipo de terapia e com os fundamentos lógicos para o nível de recomendação atribuído à hipotermia terapêutica.

Por que é necessário aplicar HT para melhorar os resultados depois de paradas cardíacas? Quando uma pessoa sofre uma parada cardíaca, não ocorre nenhuma contratilidade efetiva no coração, resultando em isquemia ou ausência de perfusão. As compressões torácicas produzem algum grau de circulação durante as paradas e podem liberar até 40% do débito cardíaco gerado por batimentos espontâneos do coração. A isquemia que ocorre durante as paradas cardíacas dispara inúmeros processos patológicos, incluindo produção de espécies reativas de oxigênio, início de cascatas inflamatórias profundas, desenvolvimento de acidose metabólica acompanhada de níveis elevados de lactato e disfunção endotelial e mitocondrial, para mencionar apenas algumas entre as dezenas de desarranjos possíveis. Sempre que ocorrer o REC, os tecidos isquêmicos são reperfundidos com sangue; essa reperfusão produz seu próprio padrão de lesões. A combinação de reperfusão e isquemia produz a síndrome pós-parada cardíaca (SPPC), um estado de doença único que exige cuidados especiais. Esse tipo de condição foi descrito pela primeira vez em 1972, por Negovsky, como uma entidade específica de doença, ocasião em que afirmou que a síndrome pós-ressuscitação era a única entidade de doença com fisiopatologia exclusiva que precisava ser bem compreendida para receber um tratamento adequado.[2] Atualmente, a HT é a terapia mais bem-estudada e mais eficaz para tratar pacientes com SPPC.[3] Neste capítulo, será discutida a epidemiologia da parada cardíaca, o fundamento lógico para uso de HT, os dados que dão suporte à HT, os aspectos práticos da implementação e as diretrizes futuras para a terapia.

▶ EPIDEMIOLOGIA

Embora não exista um sistema padronizado e obrigatório para a geração de relatórios, estima-se que ocorram nos Estados Unidos cerca de 400 mil paradas cardíacas por ano; 75% fora do hospital (PCFH) e 25% dentro do hospital.[4] Observando-se sob uma perspectiva diferente, um caso de parada cardíaca chega aos serviços de emergência nos Estados Unidos a cada dois minutos. Na Europa também ocorrem aproximadamente 400 mil paradas cardíacas por ano.[5] No Japão, onde há um sistema universal de relatos de paradas cardíacas, os números disponíveis são mais precisos; em 2007, ocorreram cerca de 78 mil PCFHs em todo o país.[6] Os dados sobre sobrevivência a paradas cardíacas não são muito animadores – nos Estados Unidos, aproximadamente 7% de PCFHs sobrevivem à alta hospitalar.[4] Entretanto, a sobrevida varia substancialmente e depende de variáveis pré-hospitalares, transparada e pós-parada, tais como ritmo inicial da parada, se a parada foi presenciada por algum observador, se o observador fez alguma tentativa de ressuscitação cardiopulmonar (RCP), tempo de resposta da ambulância, disponibilidade de desfibriladores externos automáticos (DEAs) e qualidade do atendimento pós-parada. Nos Estados Unidos, as taxas de sobrevida variam de 0,2% em Detroit a 17% na área da grande Seattle.[7,8] Uma das principais variáveis que afetam os resultados é a qualidade dos cuidados pós-parada, com foco na hipotermia induzida. A necessidade de cuidados de alta qualidade depois de paradas foi enfatizada em 2003 numa publicação do National Registry of Cardiopulmonary Resuscitation (NRCPR) (Registro Nacional de Ressuscitação Cardiopulmonar), órgão que registra paradas cardíacas dentro do hospital. Em um relato de 14.792 paradas, o retorno da circulação espontânea ocorreu em 39% dos pacientes, com uma taxa de mortalidade subsequente de 68%.[9]

▶ HISTÓRICO

Durante milênios, os médicos têm demonstrado interesse pelo uso da hipotermia induzida para fins clínicos. Hipócrates escreveu sobre o acondicionamento de pacientes em gelo e questionou se essa técnica simples poderia melhorar os resultados. Em 1814, Baron Larrey, principal cirurgião de batalha de Napoleão, fez algumas observações sobre o efeito do frio nos soldados feridos. Durante a retirada do exército de Napoleão de Moscou, após a campanha na Rússia, entrou em vigor uma política de colocar oficiais feridos perto do calor do fogo e manter os soldados com ferimentos nos pés em ambientes frios. Larrey observou que, aparentemente com ferimentos semelhantes, os soldados com ferimentos nos pés apresentaram melhores resultados do que os oficiais lesionados que foram mantidos perto do fogo e comentou: "O frio age sobre as partes vivas de forma que se mantenham em um estado de asfixia, sem perder as respectivas vidas". Essa declaração resume as ideias iniciais sobre o mecanismo de ação da hipotermia induzida: a queda de temperatura reduz o metabolismo, diminuindo o consumo de oxigênio e de glicose, dando tempo para recuperar as células.

Fay, um neurocirurgião do hospital da Temple University, na Filadélfia, estado da Pensilvânia, foi o primeiro a publicar estudos sobre a aplicação clínica de hipotermia induzida. Em 1940, ele apresentou alguns relatos envolvendo o tratamento de pacientes cancerosos com hipotermia terapêutica (HT).[10,11] Em 1959, na revista *Anesthesia and Analgesia* (Anestesia e Analgesia), Benson e outros do hospital da Johns Hopkins University, de Baltimore, estado de Maryland, publicaram os resultados de uma série de casos de 27 paradas cardíacas perioperatórias, algumas das quais haviam sido tratadas com HT.[12] A justificativa racional para uso de HT foi a mesma que fora observada por Baron Larrey há quase 150 anos: "A hipotermia protege o cérebro contra anoxia. Com o resfriamento do corpo, há uma redução no consumo de oxigênio pelo cérebro e no fluxo sanguíneo cerebral". Dezenove paradas foram ressuscitadas com RCE sustentado. Doze das 19 paradas haviam sido tratadas com HT. Cinquenta por cento (6/12) dos pacientes tratados com HT sobreviveram, todos neurologicamente intactos, enquanto sobreviveram apenas 14% (1/7) dos pacientes que não haviam sido resfriados. Os pesquisadores concluíram que "... a melhora na taxa de sobrevida de 14% para 50% com aplicação da hipotermia é clinicamente significativa e justifica o uso de resfriamento em todos os pacientes que sofrerem parada cardíaca com lesão neurológica demonstrável".[12]

Em 1964, em um artigo publicado no *Journal of the Iowa Medical Society* (Revista da Sociedade Médica de Iowa), Safar defendeu o tratamento de pacientes pós-parada com uma estratégia ampla de manejo focada na hipotermia induzida, que incluía tentativas de investigar a causa da parada, oferecer suporte de ventilação e circulação, evitar convulsões e realizar um monitoramento rigoroso.[13] Safar recomendou a instituição imediata de hipotermia sob a alegação de que é necessário "iniciar dentro de 30 minutos se não houver sinais de recuperação do SNC". Não há relatos de casos publicados documentando a experiência clínica de Safar e seus colaboradores com HT na Universidade de Pittsburgh na década de 1960. De maneira geral, acredita-se que eles tenham resfriado os pacientes até 30 °C utilizando compressas de gelo e tenham tratado pacientes pós-parada cardíaca e pacientes com outras causas de lesão cerebral, incluindo trauma craniencefálico, acidente vascular encefálico isquêmico, encefalopatia hepática e meningite comatosa. Após terem tratado vários pacientes, os pesquisadores abandonaram o uso de HT e começaram a estudar a aplicação em modelos animais de parada cardíaca. Os motivos alegados para a interrupção da aplicação clínica de HT foram coagulopatia, arritmias e hipotensão. Esses efeitos colaterais potenciais da hipotermia terapêutica serão comentados mais adiante neste capítulo.

▶ **ESTUDOS-PILOTO**

Os experimentos em animais, incluindo a eficácia potencial da hipotermia realizada a 33 °C, em vez de temperaturas mais baixas; a complexidade das lesões causadas por reperfusão isquêmica; os vários processos fisiológicos afetados pela hipotermia; a necessidade de pressão arterial média (PAM) para manter a perfusão cerebral e o foco em pacientes que permaneceram comatosos depois do RCE de paradas cardíacas fora do hospital levaram a uma reinvestigação a respeito da utilidade da aplicação da HT em seres humanos.[14-16] O primeiro estudo prospectivo de HT em seres humanos foi publicado em 1997 nos *Annals of Emergency Medicine* (Anais da Medicina de Emergência).[17] O objetivo desse estudo-piloto era investigar o efeito da hipotermia induzida a 33 °C, com início no serviço de emergência e prosseguindo por 12 horas na unidade de terapia intensiva (UTI), sobre os resultados em pacientes com lesão cerebral anóxica depois de parada cardíaca fora do hospital. Vinte e dois pacientes em estado de coma com fibrilação ventricular depois de parada cardíaca fora do hospital, tratados com HT a 33 °C, durante 12 horas, foram comparados com 22 controles históricos correspondentes selecionados na revisão de fichas clínicas. Os desfechos primários eram sobrevida e resultados neurológicos satisfatórios. A sobrevida foi de 23% em controles normotérmicos *versus* 55% em pacientes tratados com hipotermia ($p = 0,05$), e os resultados neurológicos satisfatórios ocorreram em 14% *versus* 50%, respectivamente ($p < 0,05$).[17]

Em 2000, no *Journal of the American College of Cardiology* (Revista do Colégio Norte-Americana de Cardiologia), Nagao e outros, da cidade de Tóquio, Japão, publicaram os resultados que obtiveram no tratamento com HT de sobreviventes comatosos de parada cardíaca, com ou sem desvio cardiopulmonar emergencial (DCPE).[18] Uma amostragem conveniente de 50 pacientes com ritmo inicial de FV, que se apresentaram ao serviço de emergência com parada cardíaca em curso, foi tratada com ressuscitação cardiopulmonar-padrão. A indução de hipotermia era aplicada nos casos em que houvesse retorno da circulação espontânea e que fosse possível manter a pressão arterial sistólica (PAS) acima de 90 mmHg. Se não houvesse retorno da circulação espontânea, os pacientes eram colocados em DCPE, como estratégia de salvamento, e tratados com HT se a pressão arterial fosse adequada. Entre os 23 pacientes tratados com HT, 12 (53%) apresentaram resultados neurológicos satisfatórios. Esses estudos-piloto levaram os investigadores a buscar estudos randomizados controlados efetivos de HT em sobreviventes comatosos de paradas cardíacas fora do hospital.

▶ **ESTUDOS RANDOMIZADOS E DE REFERÊNCIA**

Em 2001, Hachim e outros publicaram um estudo randomizado de resfriamento utilizando um dispositivo com capacete com a finalidade de atingir uma temperatura-alvo de 34 °C.[19] Trinta pacientes que haviam permanecido em estado de coma depois do retorno da circulação espontânea pós-parada cardíaca causada por assistolia ou atividade elétrica sem pulsos (AEP) foram randomizados para normotermia (14 pacientes) ou hipotermia (16 pacientes). O principal objetivo do estudo era testar a viabilidade de induzir HT usando um dispositivo de resfriamento com capacete e não a eficácia da HT nessa população de pacientes. Os pacientes do grupo de hipotermia atingiram as temperaturas internas do corpo (bexiga) em um tempo médio de 180 minutos a partir do início da terapia. A sobrevida foi baixa em ambas as ramificações do estudo: 3/16 (18,8%) sobreviveram no grupo de normotermia; a taxa de resultados satisfatórios também foi baixa: 2/16 (12,5%) pacientes que foram resfriados e nenhum dos pacientes que não haviam sido resfriados.

Bernard e outros fizeram o acompanhamento de seu estudo-piloto de HT com um teste pseudorrandômico, em comparação com normotermia, que foi publicado em 2002 pela *The New England Journal of Medicine*.[20] Setenta e sete pacientes que permaneceram comatosos depois da ressuscitação de parada cardíaca fora do hospital (PCFH), causada por fibrilação ventricular (FV), foram designados aleatoriamente para tratamento com hipotermia ou normotermia, dependendo do dia da semana. Nos dias ímpares, os pacientes foram tratados com hipotermia induzida e, nos dias pares, com normotermia. A terapia com hipotermia iniciou com a ação de paramédicos no campo, que retiraram as roupas dos pacientes e aplicaram compressas de gelo. A temperatura-alvo era de 33 °C, sendo que a hipotermia foi mantida durante 12 horas. A principal medição do resultado foi a sobrevida após a alta hospitalar, mantendo-se um nível adequado da função neurológica. Vinte e seis por cento (9/34) dos pacientes que haviam sido tratados com normotermia apresentaram resultados neurológicos satisfatórios contra 49% (21/43) dos pacientes tratados com hipotermia ($p = 0,046$). Após os ajustes dos vieses de confusão, incluindo idade e tempo de retorno da circulação espontânea, os benefícios da sobrevida com bons resultados neurológicos associados à HT ainda permaneceram (razão de chances [RC] = 5,25, 95% de intervalo de confiança [IC] 1,47 – 18,76; valor de $p = 0,011$) (Fig. 50-1).

Sobre o mesmo assunto abordado pela *The New England Journal of Medicine*, o Hypothermia After Cardiac Arrest (HACA) Study Group (Grupo de Estudos de Hipotermia depois de Paradas Cardíacas) publicou os resultados de um teste prospectivo randomizado mais amplo, que fez a comparação entre hipotermia e normotermia em pacientes que permaneceram comatosos após terem sido ressuscitados de parada cardíaca fora do hospital causada por fibrilação ventricular.[21] A faixa da temperatura-alvo variou de 32 a 34 °C durante 24 horas. A principal medição do resultado

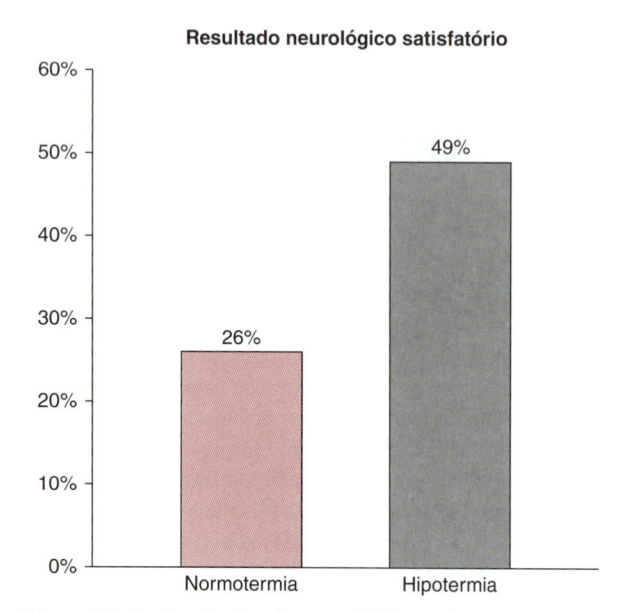

Figura 50-1 Resultados do teste de Bernard.

foi o desfecho neurológico satisfatório depois de seis meses. Os desfechos finais secundários incluíam mortalidade depois de seis meses e taxa de complicações durante os primeiros sete dias. Cinquenta e cinco por cento (75/136) dos pacientes de HT apresentaram resultados satisfatórios contra 39% (54/137) dos pacientes do grupo de normotermia (RR = 1,49; IC de 95% 1,08 – 1,81). O índice de mortalidade foi reduzido de 55%, no grupo de normotermia, para 41% no grupo de HT, sendo que essa redução foi bastante significativa sob o ponto de vista estatístico. Apesar das preocupações com infecções, sangramentos e arritmias, não houve diferenças estatisticamente substanciais na taxa de complicações entre os dois grupos (Fig. 50-2).

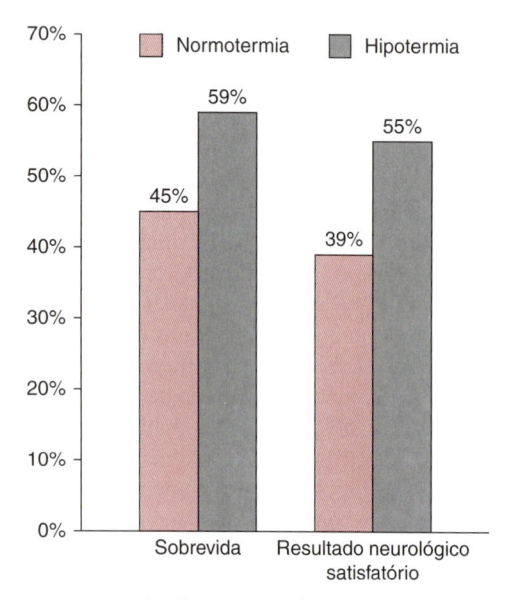

Figura 50-2 Resultados do teste da HACA.

▶ NECESSIDADE DA APLICAÇÃO DE HIPOTERMIA TERAPÊUTICA

Em 2003, a instituição International Liaison Committee on Resuscitation (Aliança Internacional dos Comitês de Ressuscitação) avaliou os resultados desses estudos randomizados e chegou à conclusão que a HT deve ser utilizada para tratar pacientes comatosos ressuscitados de parada cardíaca fora do hospital causada por fibrilação ventricular.[22] Em 2005, as diretrizes da American Heart Association (AHA) para suporte pós-ressuscitação recomendavam que "pacientes adultos inconscientes com retorno da circulação espontânea, depois de parada cardíaca fora do hospital, devem ser resfriados entre 32 a 34 °C durante um período de 12 a 24 horas, quando o ritmo inicial era FV (Classe IIa)".[23] A pergunta central que acompanha essas recomendações é a seguinte: nas situações em que a HT for aplicada em um grupo heterogêneo de ambientes de assistência médica, os benefícios observados para a terapia nos estudos randomizados foram mantidos?

▶ DADOS DE ESTUDOS DE IMPLEMENTAÇÃO E DE BASES DE DADOS

Vários estudos de implementação foram publicados desde a divulgação dos estudos controlados randomizados de HT em 2002.[24-29] Esses estudos fundamentaram-se em vários critérios de inclusão, tais como diferenças de idade, presença de testemunhas, ritmo de apresentação e tempo de duração da parada. Utilizaram técnicas diferentes de resfriamento e mantiveram a hipotermia por vários períodos de tempo. Esses estudos de implementação foram sumarizados em uma metanálise publicada por Sagalyn e outros em Critical Care Medicine (Medicina de Cuidados Intensivos) no ano de 2009.[30] Os pesquisadores analisaram todos os estudos não randomizados de adultos que haviam sido ressuscitados de paradas cardíacas, com ou sem controles históricos, publicados depois dos estudos de Bernard e da HACA no início de 2002. Treze estudos foram incluídos na análise com o total de 924 pacientes de HT e 336 controles históricos normotérmicos. A metanálise concluiu o seguinte: "A sobrevida e os benefícios dos resultados neurológicos da hipotermia terapêutica são robustos quando comparados numa ampla faixa de estudos de implementações reais". A razão de chances de sobrevida, nos tratamentos com HT, era de 2,5 (IC de 95% 1,8 – 3,3) e para resultados neurológicos favoráveis também era de 2,5 (IC de 95% 1,9 – 3,4).[30]

Duas grandes bases de dados multi-institucionais também foram publicadas. A primeira delas, por Arrich e The European Resuscitation Council Hypothermia After Cardiac Arrest Registry Study Group (Grupo de Estudo e Registro de Hipotermia Após Parada Cardíaca do Conselho Europeu de Ressuscitação) em 2007 foi um dos frutos do teste da HACA. Foi incluído um total de 587 pacientes, sendo que 462 foram tratados com HT e 123 com normotermia.[31] A sobrevida foi de 57% em pacientes tratados com HT contra 32% em pacientes normotérmicos ($p < 0,001$);

resultados neurológicos favoráveis foram obtidos em 45% dos pacientes de HT contra 32% em pacientes normotérmicos ($p = 0,02$). A segunda, de Nielsen e outros, apresentou um resumo de quatro anos de dados de casos registrados na Hypothermia Network (Rede de Hipotermia), um registro de pacientes que sofreram paradas cardíacas fora do hospital que permaneceram comatosos depois da ressuscitação e foram tratados com hipotermia terapêutica.[32] Essa rede abrange 7 países e 34 centros. Foram incluídos 986 pacientes; o tempo médio desde o colapso até o retorno da circulação espontânea foi de 20 minutos (IQR 14 – 30); o tempo médio desde o colapso até o início da HT foi de 90 minutos (IQR 60 – 165), e o tempo médio desde o colapso até a temperatura-alvo foi de 260 minutos (IQR 178 – 400). O ritmo de apresentação foi FV/TV em 686 pacientes, dos quais 412 (61%) sobreviveram ao acompanhamento de seis meses e 380 (56%) apresentaram resultados neurológicos satisfatórios. Entre os 217 pacientes que se apresentaram com assistolia, 54 (25%) sobreviveram por seis meses, e 46 (21%) apresentaram bons resultados. Dos 66 pacientes que se apresentaram com atividade elétrica sem pulsos, 18 (27%) sobreviveram seis meses, e 15 (23%) apresentaram bons resultados.

▶ **GRUPOS DE CUIDADOS PÓS-PARADA CARDÍACA**

Esses resultados não randomizados dão um suporte auxiliar forte às descobertas dos estudos randomizados e sugerem que a HT deve ser usada para tratar a maioria dos sobreviventes comatosos de paradas cardíacas, independentemente do ritmo inicial e do local das paradas. A totalidade das descobertas dos estudos randomizados, dos estudos de implementação e das bases de dados informou as alterações nas recomendações da AHA de 2010 sobre os cuidados pós-parada cardíaca.[1] Como os autores afirmam na introdução: "Há um reconhecimento crescente de que os cuidados sistemáticos pós-parada cardíaca depois do retorno da circulação espontânea podem melhorar a probabilidade de sobrevida do paciente, mantendo uma qualidade de vida adequada."[1] Recomendam a combinação de HT com outras intervenções para otimizar os resultados de pacientes portadores da síndrome pós-parada cardíaca. Essas outras intervenções incluem otimização da função cardiopulmonar e perfusão de órgãos vitais, intervenção coronariana percutânea precoce, cuidados intensivos orientados por metas e suporte neurológico.

▶ **DETALHES DA HIPOTERMIA TERAPÊUTICA**

A hipotermia terapêutica divide-se em três fases distintas: indução, manutenção e reaquecimento.[33] Indução é o processo de trazer o paciente da temperatura de apresentação para a temperatura-alvo. Isso pode ser feito por vários métodos: infusão de líquidos intravenosos resfriados, aplicação de bolsas de gelo, uso de equipamentos para resfriamento superficial, inserção de cateteres intravasculares para resfriamento e outros equipamentos mais modernos. No Hypothermia Network Registry (Registro da Rede de Hipotermia), os métodos para indução de hipotermia utilizados com maior frequência foram líquidos resfriados, aplicados em 80%, e bolsas de gelo utilizadas em 43% dos pacientes[32] (Fig. 50-3). O processo de indução deve iniciar o mais próximo possível do retorno da circulação espontânea e em uma taxa mais rápida possível. Tremores de frio são as principais complicações prováveis durante a indução de HT; esse controle pode ser feito com administração de inúmeros agentes, como meperidina, magnésio, buspirona ou agentes paralisantes. Os benzodiazepínicos e os agentes de bloqueio neuromuscular foram utilizados

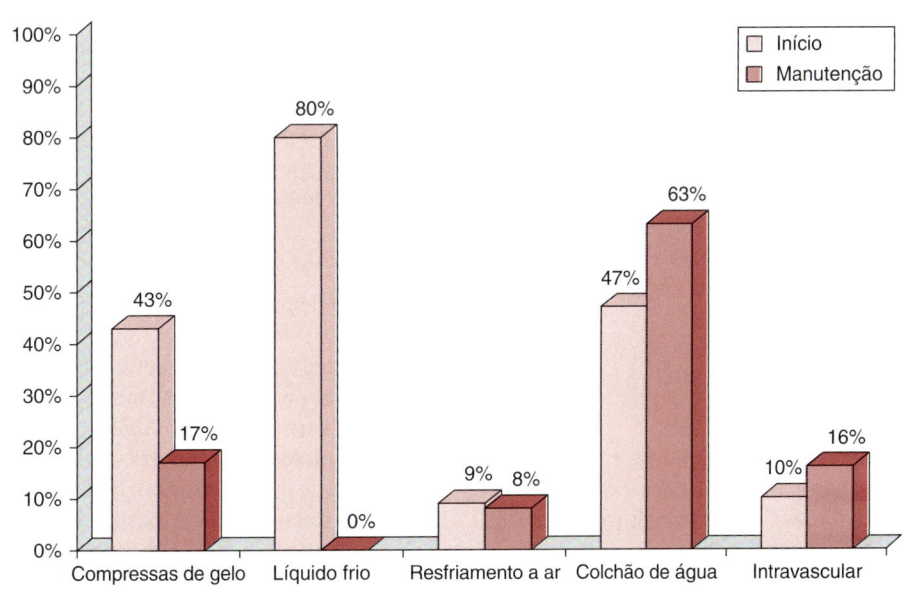

Figura 50-3 Métodos de resfriamento do estudo de Nielsen.

em todos os pacientes em ambos os estudos randomizados controlados de HT para controlar os tremores de frio e induzir sedação. Além disso, na medida em que cai a temperatura do corpo, ocorre uma lentificação no metabolismo (queda aproximada de 8%/1 °C), há uma redução no consumo de oxigênio e de glicose, e a regulagem do ventilador precisa ser ajustada para compensar a queda na produção de dióxido de carbono.[33] As medições da temperatura do corpo devem ser feitas continuadamente durante a fase de indução. Deve-se considerar a colocação de uma sonda esofágica ou urinária, principalmente nos casos em que forem utilizados dispositivos que permitam fazer autorregulação térmica por meio de um circuito de realimentação.

Durante a fase de manutenção, os pacientes devem ser mantidos na temperatura-alvo por um determinado período de tempo. O tempo ideal para manter a hipotermia não é conhecido. No teste de Bernard, os pacientes permaneceram na HT por 12 horas e, no teste da HACA, a HT foi mantida por 24 horas; no Hypothermia Network Registry (Registro da Rede de Hipotermia), 93% dos pacientes receberam HT durante 24 horas.[20,21] O período de tempo das lesões depois de isquemia e de reperfusão pode durar até sete dias, sendo que períodos mais longos de HT melhoram os resultados.[33] Na fase de manutenção, é necessário enfrentar vários problemas clínicos: muitos pacientes desenvolvem miocárdio atordoado pós-parada, juntamente com queda na fração de ejeção; a HT provoca diurese induzida pelo frio, sendo que muitos pacientes exigem infusão volumétrica adicional para manter um volume intravascular adequado; as alterações eletrolíticas incluem hipocaliemia, hipomagnesemia e hiperglicemia.[33]

A meta principal da fase de reaquecimento é retornar o paciente para a normotermia com segurança, de uma forma controlada. Para facilitar esse retorno, utilizam-se dispositivos de resfriamento equipados com um mecanismo realimentador e um programa de reaquecimento automático. Durante a fase de reaquecimento, o paciente começa a vasodilatar, causando uma redução potencial no volume intravascular, exigindo infusão adicional de líquido intravenoso. O potássio movimenta-se dos compartimentos intracelulares para o compartimento intravascular, e os pacientes podem tornar-se hipercaliêmicos; da mesma forma, diminui a resistência insulínica, e os pacientes em infusões contínuas de insulina tornam-se hipoglicêmicos. As regulagens do ventilador precisam ser alteradas para aumentar a produção de dióxido de carbono na medida em que aumenta o metabolismo.[33]

▶ PREOCUPAÇÕES ESPECÍFICAS DOS SERVIÇOS DE EMERGÊNCIA

O papel desempenhado pelos serviços de emergência no manejo da síndrome pós-parada cardíaca varia de acordo com a instituição e depende dos recursos hospitalares disponíveis, do fluxo de pacientes e das capacidades dos serviços de emergência. Muitos pacientes com parada cardíaca fora do hospital apresentam retorno da circulação espontânea antes de chegarem no serviço de emergência, outros recebem ressuscitação cardiopulmonar no serviço de emergência e um percentual de pacientes consegue o retorno da circulação espontânea durante sua permanência no serviço de emergência. Os médicos emergencistas podem maximizar o retorno da circulação espontânea fazendo ressuscitação cardiopulmonar de alta qualidade, incluindo desfibrilação precoce,[34] compressão torácica de qualidade,[35] descoberta de causas reversíveis e priorização de intervenções como acesso vascular, intubação e término dos esforços de ressuscitação.[36] A identificação rápida de pacientes que se qualificam para HT, assim como de outros aspectos dos cuidados pós-parada, é uma tarefa fundamental dos serviços de emergência.[13,20,21] Além da avaliação de coma persistente depois do retorno da circulação espontânea, isso deve envolver, em conformidade com o cenário clínico, a obtenção de exames laboratoriais básicos para avaliar a função de coagulação e tomografia computadorizada (TC) de crânio para assegurar que não há hemorragia intracraniana. Além disso, na maioria de casos, a indução de HT em pacientes que permanecem em estado de coma depois da ressuscitação de paradas cardíacas fora do hospital cai na alçada dos serviços de emergência. Isso pode ser tão simples como identificação de pacientes qualificados, aplicação de bolsas de gelo, infusão de solução salina resfriada por meio de veias periféricas e transferência rápida para uma UTI para manejo definitivo. Por outro lado, pode incluir as primeiras horas de cuidados pós-parada abrangentes, como indução de HT, colocação de cateteres arterial e venoso central, otimização hemodinâmica, início do monitoramento neurológico, manejo de ventiladores, manejo eletrolítico e ecocardiografia à beira do leito. Os programas mais abrangentes de manejo da síndrome pós-parada cardíaca devem ser desenvolvidos de comum acordo com especialistas das seguintes equipes: serviços médicos emergencistas, serviços de emergência, cardiologia, cuidados intensivos, neurologia e, potencialmente, com a equipe de medicina de reabilitação.[3,29] É imprescindível definir as responsabilidades de cada grupo de atendimento, considerando-se o potencial rápido de transição desses pacientes gravemente enfermos e o número de intervenções que precisa ser feito na fase proximal.

▶ DIREÇÕES FUTURAS

O número de pacientes portadores da síndrome pós-parada cardíaca (SPPC) em fase de triagem para HT e de outros aspectos dos cuidados pós-parada, que se apresentam em diferentes hospitais nos Estados Unidos varia de alguns por ano a vários por mês. Alguns estudos demonstraram que os resultados das paradas cardíacas variam de acordo com o tipo de instituição, com taxas de sobrevida mais baixas em hospitais menores localizados em ambientes rurais e sem ensino médico e em hospitais urbanos de pequeno porte, do que em hospitais urbanos maiores com ensino médico.[37,38] Portanto, é possível otimizar os cuidados pós-

-parada com a regionalização, desviando pacientes de hospitais de baixo volume para os hospitais que atendem uma quantidade maior de pacientes com SPPC. No estado do Arizona, o sistema estadual de prestação de serviços médicos emergencistas criou um programa amplo de ressuscitação cardiovascular, incluindo hipotermia terapêutica realizada em hospitais que recebem casos de parada cardíaca. Com a utilização dessa abordagem, o sistema conseguiu elevar a taxa de sobrevida de 3,8 para 9,1%.[36]

Nos casos em que os pacientes de parada cardíaca não apresentarem retorno da circulação espontânea, o médico tem poucas opções para as tentativas de ressuscitação. Depois de um determinado período de ressuscitação malsucedida, o médico de emergência pode suspender esforços subsequentes de ressuscitação e declarar a morte do paciente. No momento atual, as únicas alternativas disponíveis são as seguintes: ressuscitação cardiopulmonar continuada por meios convencionais, como compressões torácicas, administração de medicamentos e desfibrilação, ou colocar o paciente em ressuscitação cardiopulmonar extracorpórea (RCPE) para fornecer circulação e ventilação até a recuperação funcional. Durante o tempo em que o paciente estiver em RCPE, é possível abordar as causas reversíveis da parada. Estudos de viabilidade realizados em Tóquio, Taipé, Seul e Los Angeles apresentaram resultados promissores com desvios cardiopulmonares emergenciais. Entretanto, não chegou a ser feito nenhum estudo prospectivo randomizado, e os sobreviventes podem refletir distorção de seleção, efeito de Hawthorne ou um epifenômeno relacionado ao momento de execução da intervenção.

▶ CONCLUSÃO

Atualmente, a hipotensão terapêutica é reconhecida como o padrão de tratamento de pacientes que permanecem em estado de coma depois de ressuscitação de parada cardíaca (Fig. 50-4).

É da mais alta relevância integrar programas de HT em planos amplos para manejo de pacientes portadores da síndrome pós-parada cardíaca. Esses programas devem ser desenvolvidos por médicos emergencistas em conjunto com seus colegas dos serviços médicos emergencistas, neurologia, cardiologia, tratamentos intensivos e medicina de reabilitação. A descrição clara de quem deve ser resfriado, como será feito o resfriamento e a divisão do trabalho entre os vários profissionais de cuidados intensivos distintos é extremamente importante para garantir o sucesso dos programas de hipotermia terapêutica.

REFERÊNCIAS

1. Peberdy MA, Callaway CW, Neumar RW, et al. Part 9: post-cardiac arrest care: 2010 American Heart Association guidelines for cardiopulmonary resuscitation and emergency cardiovascular care. *Circulation*. 2010;122:S768–S786.
2. Negovsky VA. The second step in resuscitation—the treatment of the 'post-resuscitation disease'. *Resuscitation*. 1972;1(1):1–7.
3. Neumar RW, Nolan JP, Adrie C, et al. Post cardiac arrest syndrome. Epidemiology, pathophysiology, treatment, and prognostication. A consensus statement from the International Liaison Committee on Resuscitation. *Circulation*. 2008;118: 2452–2483.
4. Lloyd-Jones D, Adams R, Carnethon M, et al. Heart disease and stroke statistics 2009 update: a report from the American Heart Association Statistics Committee and Stroke Statistics Subcommittee. *Circulation*. 2009;119:e21–e181.
5. de Vreede-Swagemakers JJ, Gorgels AP, Dubois-Arbouw WI, et al. Out-of-hospital cardiac arrest in the 1990's: a population-based study in the Maastricht area on incidence, characteristics and survival. *J Am Coll Cardiol*. 1997;30(6):1500–1505.
6. Kitamura T, Iwama T, Kawamura T, et al. Nationwide public-access defibrillation in Japan. *N Engl J Med*. 2010;362:994–1004.
7. Dunne RB, Compton S, Zalenski RJ, et al. Outcomes from out-of-hospital cardiac arrest in Detroit. *Resuscitation*. 2007;72:59–65.
8. Nichol G, Thomas T, Callaway CW, et al. Regional variation in out-of-hospital cardiac arrest incidence and outcome. *JAMA*. 2008;300(12):1423–1431.
9. Peberdy MA, Kaye W, Ornato JP, et al. Cardiopulmonary resuscitation of adults in the hospital: a report of 14720 cardiac arrests from the National Registry of Cardiopulmonary Resuscitation. *Resuscitation*. 2003;58(3):297–308.
10. Fay T. Clinical report and evaluation of low temperature in treatment of cancer. *Proc Interstate Postgrad Med Assoc North Am*. 1940:292–297.
11. Smith L, Fay T. Observations on human beings with cancer maintained at reduced temperatures of 75–90°F. *Am J Clin Pathol*. 1940;10:1–11.
12. Benson D, Williams GR, Spencer FC, et al. The use of hypothermia after cardiac arrest. *Anesth Analg*. 1959;38: 423–428.
13. Safar PJ. Community-wide cardiopulmonary resuscitation. *J Iowa Med Soc*. 1964;54:629–635.
14. Safar P. Effects of the postresuscitation syndrome on cerebral recovery from cardiac arrest. *Crit Care Med*. 1985;13(11):932–935.
15. Sterz F, Safar P, Tisherman S, et al. Mild hypothermic cardiopulmonary resuscitation improves outcome after prolonged cardiac arrest in dogs [see comment]. *Crit Care Med*. 1991;19(3):379–389.
16. Illievich UM, Zornow MH, Choi KT, et al. Effects of hypothermic metabolic suppression on hippocampal glutamate concentrations after transient global cerebral ischemia. *Anesth Analg*. 1994;78(5):905–911.
17. Bernard SA, Jones BM, Horne MK. Clinical trial of induced hypothermia in comatose survivors of out-of-hospital cardiac arrest. *Ann Emerg Med*. 1997;30:146–153.
18. Nagao K, Hayashi N, Kanmatsuse M, et al. Cardiopulmonary cerebral resuscitation using emergency cardiopulmonary bypass, coronary reperfusion therapy and mild hypothermia in pa-

Recomendações da AHA de 2010 para Hipotermia Terapêutica	
Ritmo	Recomendação
Fibrilação ventricular fora do hospital	Classe I, Nível de evidência B
Parada dentro do hospital	Classe IIb, Nível de evidência B
Atividade elétrica sem pulsos, Assistolia	Classe IIb, Nível de evidência B

Figura 50-4 Recomendações da American Heart Association (Associação Cardiológica Americana) de 2010 para hipotermia terapêutica.

18. tients with cardiac arrest outside the hospital. *J Am Coll Cardiol.* 2000;36(3):776–783.
19. Hachimi-Idrissi S, Corne L, Ebinger G, et al. Mild hypothermia induced by a helmet device: a clinical feasibility study. *Resuscitation.* 2001;51:275–281.
20. Bernard SA, Gray TW, Buist MD, et al. Treatment of comatose survivors of out-of-hospital cardiac arrest with induced hypothermia [see comment]. *N Engl J Med.* 2002;346(8):557–563.
21. Hypothermia after Cardiac Arrest Study Group. Mild therapeutic hypothermia to improve the neurologic outcome after cardiac arrest [see comment] [erratum appears in *N Engl J Med.* 2002;346(22):1756]. *N Engl J Med.* 2002;346(8):549–556.
22. Nolan JP, Morley PT, Vanden Hoek TL, et al. Therapeutic hypothermia after cardiac arrest: an advisory statement by the Advanced Life Support Task Force of the International Liaison Committee on Resuscitation. *Circulation.* 2003;108:118–121.
23. American Heart Association. 2005 American Heart Association guidelines for cardiopulmonary resuscitation and emergency cardiovascular care: part 7.5. Post resuscitation support. *Circulation.* 2005;112:IV-84–IV-88.
24. Al-Senani FM, Graffagnino C, Grotta JC, et al. A prospective, multicenter pilot study to evaluate the feasibility and safety of using the CoolGard System and Icy catheter following cardiac arrest. *Resuscitation.* 2004;62:143–150.
25. Busch M, Soreide E, Lossius HM, et al. Rapid implementation of therapeutic hypothermia in comatose out-of-hospital cardiac arrest survivors. *Acta Anaesthesiol Scand.* 2006;50(10):1277–1283.
26. Oddo M, Schaller MD, Feihl F, et al. From evidence to clinical practice: effective implementation of therapeutic hypothermia to improve patient outcome after cardiac arrest [see comment]. *Crit Care Med.* 2006;34(7): 1865–1873.
27. Hovdenes J, Laake JH, Aaberge L, et al. Therapeutic hypothermia after out-of-hospital cardiac arrest: experiences with patients treated with percutaneous coronary intervention and cardiogenic shock [see comment]. *Acta Anaesthesiol Scand.* 2007;51(2):137–142.
28. Gaieski DF, Band RA, Abella BS, et al. Early goal-directed hemodynamic optimization combined with therapeutic hypothermia in comatose survivors of out-of-hospital cardiac arrest. *Resuscitation.* 2009;80:418–424.
29. Sunde K, Pytte M, Jacobsen D, et al. Implementation of a standardised treatment protocol for post resuscitation care after out-of-hospital cardiac arrest. *Resuscitation.* 2007;73(1):29–39.
30. Sagalyn E, Band RA, Gaieski DF, et al. Therapeutic hypothermia after cardiac arrest in clinical practice: review and compilation of recent experiences. *Crit Care Med.* 2009;37S:S223–S226.
31. Arrich J, The European Resuscitation Council Hypothermia After Cardiac Arrest Registry Study Group. Clinical application of mild therapeutic hypothermia after cardiac arrest. *Crit Care Med.* 2007;35:1041–1047.
32. Nielsen N, Hovdenes J, Nilsson F, et al. Outcome, timing and adverse events in therapeutic hypothermia after out-of-hospital cardiac arrest. *Acta Anaesthesiol Scand.* 2009;53:926–934.
33. Polderman K, Herold I. Therapeutic hypothermia and controlled normothermia in the intensive care unit: practical considerations, side effects, and cooling methods. *Crit Care Med.* 2009;37:1101–1120.
34. Caffrey SL, Willoughby PJ, Pepe PE, et al. Public use of automated external defibrillators. *N Engl J Med.* 2002; 347:1242–1247.
35. Abella BS, Alvarado JP, Myklebust H, et al. Quality of cardiopulmonary resuscitation during in-hospital cardiac arrest. *JAMA.* 2005;293:305–310.
36. Bobrow BJ, Clark LL, Ewy GA, et al. Minimally interrupted cardiac resuscitation by emergency medical services for out-of-hospital cardiac arrest. *JAMA.* 2008;299(10): 1158–1165.
37. Lurie KG, Idris A, Holcomb JB. Level 1 cardiac arrest centers: learning from the trauma surgeons [see comment]. *Acad Emerg Med.* 2005;12(1):79–80.
38. Carr BG, Schwab CW, Branas CC, et al. Outcomes related to the number and anatomic placement of gunshot wounds. *J Trauma Inj Infect Crit Care.* 2008;64(1): 197–202. Discussion 202–203.

CAPÍTULO 51

Considerações pediátricas

Fernando L. Soto

- ▶ Introdução 571
- ▶ Via aérea 571
- ▶ Respiração 574
- ▶ Circulação 577
- ▶ Intervenções adicionais 582
- ▶ Conclusão 583

▶ INTRODUÇÃO

Nos Estados Unidos, entre 20 e 25% dos atendimentos nos serviços de emergência são pediátricos. A maior parte deles ocorre nos serviços de emergências gerais, que possuem capacidades limitadas para atendimento de crianças gravemente enfermas.[1,2] As prioridades para avaliação e tratamento de pacientes pediátricos assemelham-se às dos pacientes adultos. A tríade via aérea, respiração e circulação (ABC, do inglês *airway, breathing, circulation*) ainda se aplica e, antes de tudo, é imprescindível para avaliar lactentes jovens e crianças. Existem determinadas considerações anatômicas, fisiológicas, evolucionárias e sociais que são exclusivas dessa população e devem ser consideradas durante as avaliações e os tratamentos. O objetivo deste capítulo é focar as principais diferenças entre os tratamentos de crianças gravemente enfermas. A discussão completa dos vários procedimentos, assim como a apresentação de cada condição crítica, está fora do escopo deste texto. A Tabela 51-1 apresenta uma lista de medicações utilizadas em ressuscitações pediátricas.

▶ VIA AÉREA

RECONHECIMENTO DO DESCONFORTO RESPIRATÓRIO

Em comparação com adultos, os lactentes e as crianças possuem características anatômicas e fisiológicas que os tornam mais suscetíveis a emergências respiratórias. Durante os primeiros seis meses de vida, eles são forçados a respirar pelo nariz, e as passagens nasais podem ser ocluídas com facilidade com uma simples doença respiratória superior, que pode provocar obstruções. Esses pacientes têm diafragma e músculos abdominais fracos, que se cansam com facilidade durante as condições respiratórias. Além disso, suas taxas metabólicas são mais rápidas, aumentando a demanda de oxigênio. Essa demanda mais elevada, juntamente com uma capacidade funcional residual diminuída, torna essa população de pacientes mais vulnerável a reduções no nível de oxigênio, em comparação com a população adulta.[3] Com base nessas diferenças, as crianças têm a tendência de apresentar taxas respiratórias mais elevadas, mesmo no estado de repouso. É importante familiarizar-se com os sinais vitais normais de acordo com a idade (Tab. 51-2). Fadiga associada ou sudorese durante a alimentação e alterações de peso levam o examinador a pensar na hipótese de insuficiência cardíaca congestiva ou de condições hereditárias como fibrose cística.[3-5]

A aparência geral da criança é o melhor guia para avaliar o nível de desconforto. Pacientes com taquipneia branda que sorriem, se alimentam sem nenhuma dificuldade e sejam capazes de acompanhar o examinador (manutenção dos movimentos dos olhos) não estão em fase terminal. Recomenda-se dar atenção especial aos pacientes com aparência doentia e que pareçam irritadiços ou letárgicos. A Tabela 51-3 apresenta uma lista de descobertas em crianças com desconforto respiratório.

MANEJO INICIAL DA VIA AÉREA

A incapacidade de manejar a via aérea de forma adequada é uma das principais causas de mortes evitáveis na população pediátrica. Ao contrário dos adultos, nos quais insuficiência cardíaca é a causa principal de paradas cardiopulmonares, a insuficiência respiratória aguda é responsável pela maior parte das paradas cardiopulmonares em crianças.[4,5] A presença de taquipneia é muito comum em todos os casos, a não ser nas paradas respiratórias mais graves – cuja presença ocorre mesmo sem nenhuma movimentação de ar. Nessa população, muitas enfermidades, em adição aos distúrbios respiratórios, podem se apresentar inicialmente com taquipneia, incluindo sepse, cetoacidose diabética (CAD) e dor abdominal. A Tabela 51-4 apresenta as diferenças anatômicas e fisioló-

▶ **TABELA 51-1** MEDICAMENTOS UTILIZADOS COM MAIOR FREQUÊNCIA EM RESSUSCITAÇÕES PEDIÁTRICAS

Epinefrina	0,01 mg/kg (0,1 mL/kg) IV em intervalos de 3 a 5 minutos (1:10.000) em ressuscitações.
Atropina	0,02 mg/kg IV em intervalos de 5 minutos (dose mínima: 0,1 mg; dose máxima: 1mg).
Adenosina	0,1 mg/kg IV (dose máxima: 6 mg). A dose pode ser duplicada para 0,2 mg (dose máxima: 12 mg).
Amiodarona	Bolus de 5 mg/kg para TV sem pulso e durante 20 a 60 minutos no caso de arritmia com pulso – recomenda-se consultar um especialista.
Narcan	0,1 mg/kg/dose IN/ET/IV/VO em intervalos de 2 a 3 minutos (dose máxima: 2 mg/dose).
Glicose	5 a 10 mL/kg de D10W em neonatos e lactentes. 2 a 4 mL/kg de D25W em crianças jovens. 1 a 2 mL/kg de D50W em crianças mais velhas e em adultos.
Cálcio	100 mg/kg de gluconato de cálcio a 10% ou 20 mg/kg de cloreto de cálcio a 10%.
Lidocaína	1 mg/kg IV e, a seguir, infusão.
Bicarbonato	1 mEq/kg; a dose pode ser repetida a cada 10 minutos.
Prostaglandina E1	0,5 μg/kg/min IV (na dose efetiva mais baixa).

▶ **TABELA 51-2** SINAIS VITAIS NORMAIS APROXIMADOS DE PACIENTES PEDIÁTRICOS POR IDADE

Faixa etária	Frequência respiratória (respirações/min)	Frequência cardíaca (batimentos/min)	PA sistólica (mmHg)
< 1 mês	30 a 60	90 a 160	60 ± 10
1 a 12 meses	24 a 30	110 a 180	89 ± 25
1 a 2 anos	20 a 24	90 a 150	97 ± 30
2 a 4 anos	20 a 24	75 a 135	99 ± 25
4 a 6 anos	20 a 24	60 a 130	100 ± 20
6 a 8 anos	12 a 20	60 a 120	105 ± 13
8 a 10 anos	12 a 20	60 a 120	110 ± 15
10 a 12 anos	12 a 20	60 a 120	112 ± 15
12 a 14 anos	12 a 20	60 a 120	115 ± 20
14 até a idade adulta	10 a 16	60 a 120	120 ± 20

Fórmulas que podem ajudar a tratar lactentes e crianças jovens.
Estimativas de pressão arterial:
$$70 + (2 \times \text{idade}) = 50^{\circ} \text{ percentil}$$
$$90 + (2 \times \text{idade}) = 90^{\circ} \text{ percentil}$$
Peso corporal estimado (kg) = 2 × (idade em anos) + 8 ou (9 + idade em meses)/2
Qualquer paciente deve duplicar o peso no nascimento aos 6 meses e triplicá-lo com 1 ano de idade (peso estimado com 1 ano de idade ∼ 10 kg).

▶ **TABELA 51-3** SINAIS E SINTOMAS EM CRIANÇAS COM DESCONFORTO RESPIRATÓRIO

Descoberta	Comentários
Grunhido ou ronco	Eleva a auto PEEP; mantém a capacidade funcional residual.
Posição em tripé	Alivia obstrução da via aérea.
Retrações	Supraclaviculares ou abdominais
Estridor	Considerar obstrução na via aérea superior.
Ataques apneicos	Parada respiratória iminente em lactentes.
Tosse	Mecanismo expiratório em broncospasmo ou obstrução.
Oscilação da cabeça	
Alargamento nasal	

PEEP: Pressão positiva no final da expiração, do inglês *positive end-expiratory pressure*.

gicas nas vias aéreas pediátricas e as recomendações de estratégias de tratamento.

USO DE DISPOSITIVOS NAS VIAS AÉREAS

A finalidade da via aérea nasal e oral é resolver problemas de obstrução mecânica causada pela língua em pacientes com nível reduzido de consciência. Para colocar uma cânula nasofaríngea, aplica-se um pouco de lubrificante, inserindo suavemente o dispositivo, formando-se um ângulo na direção da faringe.[5] A aplicação de algumas gotas de um descongestionante nasal, como a oximetazolina, por exemplo, diminui o sangramento nas narinas. As cânulas orofaríngeas somente podem ser usadas em pacientes inconscientes sem tosse ou reflexo de vômito. Recomenda-se medir a via aérea cuidadosamente para impedir a movimentação da epiglote ou da língua, agravando a obstrução. Para medir a via aérea, coloca-se a via aérea orofaríngea junto à bochecha da criança, mantendo uma extremidade no canto da boca e a outra no canto do ângulo da mandíbula.[6]

ADMINISTRAÇÃO DE OXIGÊNIO

A administração de oxigênio é vital em qualquer doença respiratória. Os pacientes pediátricos têm pouca tolerância à hipóxia. Lactentes mais jovens poderão se beneficiar de oxigênio com pequenas cânulas nasais. A grande vantagem das cânulas é o suprimento de oxigênio e, ao mesmo tempo, a geração de uma pequena quantidade de pressão positiva no final da expiração (PEEP, do inglês *positive end-expiratory pressure*), sendo que ambas estimulam o lactente e evitam ataques de apneia. A melhor maneira de fornecer quase 100% de oxigênio é com o uso de uma máscara facial equipada com um reservatório, como as máscaras unidirecionais. Esse método pode ser desconfortável para crianças mais jovens, sendo que a recomendação é utilizar métodos alternativos.[6,7]

▶ TABELA 51-4 DIFERENÇAS ESTRUTURAIS ENTRE VIA AÉREA PEDIÁTRICA E VIA AÉREA DE ADULTOS

Anatomia	Efeito	Intervenção
Região occipital maior em relação ao corpo	Promove flexão passiva da coluna cervical levando à obstrução da via aérea.	Manter a posição olfativa; evitar hiperextensão. Uma toalha enrolada sob o dorso pode ajudar.
Via aérea menor	Mais suscetível a obstruções causadas por edemas, tampões mucosos ou corpos estranhos.	Inspeção nasal, oral e sucção.
Laringe mais alta e mais anterior	Difícil visualizar as pregas vocais durante intubações.	A pressão cricoide pode facilitar as intubações.
Porção mais estreita da traqueia no nível do anel cricoide	Define o tamanho do TET.	Usar TET com balonete em crianças com mais de 8 anos de idade. Usar TET com balonete ou TET menor sem balonete de 0,5 a 1 em pacientes mais jovens.
Traqueia curta	Intubação do brônquio principal direito intubação seletiva.	Ficar atento à profundidade de inserção do TET (fórmula: 3 × tamanho do TET no lábio).
Língua relativamente grande e epiglote flexível	A língua pode cair de volta na faringe posterior com perda de tônus, sedação profunda ou disfunção do SNC.	Elevar queixo. Tração da mandíbula em suspeitas de lesão na coluna cervical. Usar via aérea oral somente em pacientes inconscientes. Usar via aérea nasal em pacientes conscientes, porém, não realizar em suspeitas de fraturas cranianas basilares, vazamentos de LCS ou coagulopatia.

TET: tubo endotraqueal; **SNC**: sistema nervoso central; **LCS**: líquido cerebrospinal.

MEDICAMENTOS

Em seguida à administração de oxigênio, o uso de epinefrina é a intervenção farmacológica mais importante nos casos de insuficiência respiratória. A epinefrina é uma catecolamina endógena natural, com ação agonista α e β. Em doses baixas, a epinefrina age principalmente como agonista dos receptores β, causando forte broncodilatação, diminuindo edemas mucosos e melhorando o estado cardiovascular, com início de ação extremamente curto.[8] Em reações anafiláticas, esse medicamento pode ser administrado por via intramuscular ou intravenosa, de acordo com a gravidade do choque. A via subcutânea não é mais utilizada por causa da liberação errática. Nos casos de desconforto respiratório, obstrução na via aérea superior ou edema, a epinefrina pode ser administrada na forma nebulizada. A dose-padrão é de 0,5 de epinefrina racêmica numa concentração a 2,25%. A epinefrina na dose de 1:1.000 também é uma alternativa para administração em doses 5,5 mL na forma nebulizada. Intervenções farmacológicas específicas serão discutidas em conjunto com as condições especiais mencionadas adiante.

VENTILAÇÃO

Em algumas situações, o posicionamento e a administração de oxigênio, ou de outras medicações, não são suficientes, sendo necessário o uso de suporte ventilatório. Alguns autores descrevem insuficiência respiratória como hipoxemia (PO_2 arterial < 60 mmHg) e hipercarbia (PCO_2 > 55 mmHg) com acidose respiratória associada. A intubação é considerada uma decisão clínica e recomenda-se não aguardar os resultados de exames laboratoriais.[9] Os sinais de insuficiência respiratória iminente incluem alterações do sensórias ou deterioração neurológica, hipoxemia progressiva, uso de musculatura acessória, tórax silencioso e apneia. A Tabela 51-5 apresenta uma lista completa desses sinais.

A capacidade de prover ventilação com bolsa-válvula-máscara (Ambu) adequada é uma habilidade vital para o manejo de via aérea de pacientes adultos e pediátricos. Alguns estudos mostraram que, em ambientes pré-hospitalares, a ventilação com bolsa-válvula-máscara pode ser tão benéfica – se não for mais benéfica – quanto a intubação endotraqueal.[9,10] A ventilação pode se estender por períodos prolongados de tempo, desde que não insufle excessivamente o estômago. A elevação da pressão sobre o estômago aumenta a probabilidade de vômito e, consequentemente, o risco de aspiração. A insuflagem excessiva

▶ TABELA 51-5 INDICAÇÕES PARA INTUBAÇÃO ENDOTRAQUEAL

Parada cardíaca (ou parada iminente)
Desconforto respiratório grave evidenciado pelo uso de músculos acessórios e fadiga, alargamento nasal, estado mental alterado, grunhidos, tórax silencioso, bradipneia, etc.
Manejo malsucedido da via aérea com respirador manual
Hipoxemia (PO_2 < 60 mmHg), hipercarbia (PCO_2 > 55 mmHg)
Coma ou ausência do reflexo de vômito
Traumatismo ou choque grave

do estômago pode também alterar a ventilação devido à elevação da pressão intra-abdominal, impedindo a movimentação adequada do diafragma. A adição de um tubo nasogástrico nas situações em que houver previsão de ventilação com bolsa-máscara prolongada pode reduzir a incidência dessas complicações.

▶ RESPIRAÇÃO

A via aérea de pacientes pediátricos é menor, o que aumenta a resistência ao fluxo de ar, com uma propensão maior para obstruções. Esses pacientes têm também maior probabilidade de hipertrofia tonsilar tecidual das adenoides. Em termos de movimentação dos pulmões, o diafragma possui uma zona menor de aposição e costelas horizontais, que são menos eficientes e, portanto, aumentam o esforço respiratório. Especialmente em crianças mais jovens, a imaturidade muscular e as taxas metabólicas mais elevadas podem ser fatores predisponentes para insuficiência respiratória.[4,11]

VENTILAÇÃO NÃO INVASIVA COM PRESSÃO POSITIVA (VNIPP)

A VNIPP caracteriza-se pela administração de uma mistura de gases, a uma pressão pré-estabelecida, com auxílio de um cateter nasal ou de uma máscara facial. A pressão positiva é fornecida por uma pressão contínua ou variável para evitar colapso alveolar e manter uma capacidade funcional residual adequada, reduzindo o trabalho de respiração. De acordo com a modalidade utilizada, a pressão positiva contínua na via aérea (CPAP, do inglês *continuous positive airway pressure*) gera uma pressão constante ao final da expiração ou uma pressão positiva na via aérea em dois níveis (VPAP ou BiPAP, do inglês *variable positive airway pressure or bilevel positive airway pressure*), o que gera dois níveis de pressão: pressão inspiratória positiva na via aérea (IPAP, do inglês *inspiratory positive airway pressure*) e pressão expiratória positiva na via aérea (EPAP, do inglês *expiratory positive airway pressure*). O nível de pressão pode se modificar, de acordo com a necessidade e a resposta do paciente. Os modos variáveis oferecem também a opção de ativar a IPAP espontânea a uma taxa predeterminada, portanto o tempo é disparado (em intervalos) ou é espontâneo, disparando uma IPAP no momento em que o esforço inspiratório for detectado, ou uma combinação de ambas as modalidades.

Inicialmente, a VNIPP é preferível em grupos de pacientes cuidadosamente selecionados para tratar hipoxemia e reverter o processo da enfermidade, na tentativa de evitar intubação endotraqueal (ver o Capítulo 6).

A maior parte dos estudos relacionados a aplicações pediátricas de VNIPP foi realizada em neonatos no tratamento de condições como taquipneia transitória em recém-nascidos, apneia da pré-maturidade e síndrome do desconforto respiratório. Classicamente, os neonatos foram colocados em um modo contínuo de VNIPP ou de CPAP. Trabalhos recentes mostraram que a BiPAP apresenta uma resolução mais rápida dos sintomas, é melhor tolerada e produz uma quantidade menor de efeitos colaterais.[12,13]

Em lactentes e crianças mais velhas, a VNIPP é melhor estabelecida. Indicações e contraindicações semelhantes aplicam-se mais ao uso em crianças do que em adultos. Os pacientes que podem se beneficiar dessa modalidade precisam estar conscientes, ter a via aérea protegida com reflexo de vômito intacto e precisam ter capacidade para respirar espontaneamente. As contraindicações a essa terapia são as seguintes: lesões faciais, insuficiência respiratória iminente, alteração no estado mental ou incapacidade para manter a via aérea.[13,14]

Os pacientes pediátricos precisam de alguma sedação para otimizar o processo de manejo. A cetamina é o sedativo de escolha. Esse medicamento permite que o paciente mantenha a via aérea intacta. Além disso, possui efeitos broncodilatadores, e as características de segurança fazem da cetamina a melhor escolha para esse procedimento em particular.[13] Os benzodiazepínicos não são recomendados devido aos efeitos sobre a depressão respiratória em pacientes que já estiverem comprometidos.

O nível inicial recomendado para a BiPAP varia de 10 a 14 cm H_2O. A "CPAP Nasal de Bolha", em adição à CPAP tradicional, cria um efeito ventilatório de alta frequência, produzindo pequenas vibrações no tórax de lactentes na frequência de 15 a 30 Hz. Essa modalidade, caso seja aplicada em neonatos, contribui para a troca de gases, diminuindo o trabalho de respiração.

O nível inicial recomendado para a BiPAP é de uma pressão inspiratória de 12 a 15 cm H_2O e uma pressão expiratória de 6 a 7 cm H_2O.

VENTILAÇÃO INVASIVA COM PRESSÃO POSITIVA

O manejo definitivo da via aérea implica intubação endotraqueal e ventilação mecânica. A colocação de via aérea definitiva é uma hipótese a ser considerada na presença de traumas graves, de alteração no estado mental levando ao coma, de insuficiência de órgãos ou de depressão respiratória. Existem algumas diferenças cruciais na ventilação em adultos e em crianças. Mesmo no caso de pessoas que estão familiarizadas com ventilação, considera-se altamente recomendável consultar um especialista em cuidados pediátricos, sempre que o tratamento chegar a esse ponto.

INTUBAÇÃO

As considerações mais importantes para o sucesso das intubações são as seguintes: avaliação da via aérea, previsão de complicações e disponibilidade de equipamentos necessários. Se o tempo permitir, e os equipamentos necessários e a equipe de atendimento não estiverem disponíveis, a assistência ventilatória pode ser feita com uma ventilação com bolsa-válvula-máscara, até que tudo esteja pronto para a execução do procedimento.

Atualmente, existem dois tipos mais comuns de lâminas laríngeas para uso nos serviços de emergência: a lâmina de Miller, ou lâmina reta, e a lâmina de Macintosh, ou lâmina curva. Ambas são comercializadas em tamanhos diferentes. De maneira geral, a lâmina de Miller é a melhor alternativa para uso em pacientes pediátricos, tendo em vista que consegue deslocar epiglotes flexíveis de grandes dimensões, além de ajudar a alcançar as pregas vocais pediátricas, que permanecem numa posição superior e anterior. Qualquer uma das duas lâminas pode ser usada, dependendo da habilidade do profissional e do nível de conforto desejado.

Os tubos endotraqueais (TETs) também são comercializados em diferentes formas e dimensões. Há muitas maneiras de calcular o tamanho do TET para um determinado paciente. Uma forma simples de lembrar é usar o dedo mínimo do paciente, que deve ser tão grande quanto a via aérea, mais ou menos alguns milímetros. Aplicando-se a regra de adicionar 4 à idade do paciente dividida por 4 ([**idade + 4**] / 4) tem-se um valor aproximado do tamanho do tubo. Multiplicando-se o tamanho do TET por 3 dá uma aproximação do número onde o tubo deve repousar na comissura dos lábios. Por exemplo, um TET 4-0 deve ser introduzido com a marca de 12 cm no lábio. As recomendações atuais determinam que os tubos com balonete devem ser usados em crianças com idade acima de 8 anos, enquanto ambos os tipos (com ou sem balonete) podem ser usados com segurança em crianças mais jovens ou em lactentes, exceto em recém-nascidos. Em determinadas condições, como em casos de resistência pulmonar aumentada, a preferência talvez seja pelos tubos com balonete.[5,6]

A abordagem mais confiável em situações emergenciais, que podem ser muito estressantes, é usar um sistema de ressuscitação com base no comprimento, como a fita comercial de Broselow™ com divisões codificadas por cores. Essas fitas podem ser utilizadas em crianças com idade igual ou inferior a 12 anos para obtenção de informações sobre o tamanho de TETs, números de lâminas, cateteres permanentes e as dosagens de medicações calculadas de acordo com o peso ideal do paciente. Atualmente, há uma controvérsia sobre se essa fita mede com precisão o peso do paciente, considerando que as crianças de hoje são mais pesadas do que as crianças 10 ou 15 anos atrás. Mesmo assim, esse guia tem utilidade. Cabe lembrar que se trata apenas de uma orientação e que é imprescindível manter à disposição TETs um pouco maiores ou um pouco menores para uso imediato caso ocorra alguma complicação.

SEQUÊNCIA RÁPIDA DE INTUBAÇÃO (SRI)

A SRI tornou-se um dos pilares do manejo emergencial da via aérea. Desde seu advento, os resultados das intubações endotraqueais de emergência, tanto em crianças como em adultos, melhoraram substancialmente. É fundamental tomar todo o cuidado possível com pacientes que tenham via aérea potencialmente difícil. A SRI consiste da administração de um agente sedativo e de um agente paralisante, seguida pela intubação endotraqueal, para minimizar a ocorrência de complicações como vômito, aspiração e hipóxia.[15,16] Existem alguns métodos mnemônicos para descrever o processo. É importante ressaltar que, mesmo que o paciente não esteja sofrendo paralisia por alguma razão, recomenda-se seguir as seguintes etapas para garantir os melhores resultados possíveis. A Tabela 51-6 apresenta uma lista de medicações e de dosagens utilizadas em SRIs.

▶ **TABELA 51-6** LISTA DE MEDICAÇÕES PARA SRI

Atropina	0,02 mg/kg (dose mínima: 0,1 mg; dose máxima: 1 mg) IV,IM
Lidocaína	1 mg/kg (dose máxima: 100 mg) IV
Tiopental	3-5 mg/kg (dose máxima: 25-75 mg) IV
Cetamina	1-2 mg/kg IV ou 3-4 mg/kg IM
Etomidato	0,3 mg/kg IV
Midazolam	0,1-0,2 mg/kg IV,IM
Propofol	2,5 mg/kg (dose máxima: 20 mg/*bolus*) IV
Succinilcolina	1-2 mg/kg (dose máxima: 100 mg) IV,IM
Rocurônio	0,6-1 mg/kg IV
Vecurônio	0,1-0,2 mg/kg IV

As etapas da SRI incluem o seguinte:

1. Preparação
2. Pré-oxigenação
3. Pré-medicação
4. Paralisia
5. Passagem do tubo
6. Confirmação da inserção
7. Cuidados pós-intubação

A *preparação* inclui previsão da necessidade de equipamentos, cálculo das dosagens, avaliação da via aérea e teste nos equipamentos. Conforme discutido anteriormente, é necessário considerar sempre a ocorrência de possíveis complicações e de resultados inesperados. Nessa etapa, é crucial prever a necessidade de outros serviços, como anestesia, entre outros equipamentos utilizados em via aérea.

Na maioria dos pacientes, a *pré-oxigenação* é feita por meio da administração de 100% de oxigênio durante pelo menos três minutos, para "fazer a lavagem de nitrogênio" e formar um estoque de oxigênio para a eventualidade de alguns minutos de apneia. Como já mencionado, os pacientes mais jovens possuem reservas menores e atingem o estado de hipóxia mais rapidamente. A aplicação de oxigênio pode ser feita com máscaras unidirecionais ou com ventilação com bolsa-válvula-máscara. Cabe observar que as bolsas autoinfláveis não geram fluxo, a não ser que seja providenciada a ventilação. Nas situações em que esse equipamento for usado, as tentativas de sincronização com o esforço de respiração do paciente maximiza a liberação de oxigênio.

A *pré-medicação* inclui a administração de medicações para evitar elevações na pressão intracraniana e a despolarização de agentes e sedativos. Em pacientes pediátricos, a administração de atropina atenua a hipotensão vasovagal que pode ocorrer durante a laringoscopia. A lidocaína intravenosa também é uma opção, especialmente em pacientes com traumatismo craniano, para diminuir o reflexo de vômito, minimizando elevações na pressão intracraniana (PIC) provocadas pelo procedimento. Nessa fase, pode-se aplicar um sedativo antes da administração de agentes paralisantes.[16]

Existem inúmeras opções farmacológicas para fins de sedação. A cetamina foi estudada com profundidade na população pediátrica e, portanto, trata-se de um medicamento que pode ser usado com segurança em pacientes hipotensos ou em estado de choque. Essa medicação é também recomendada para uso em pacientes portadores de condições respiratórias como asma, tendo em vista que induz a broncodilatação e aumenta o fluxo sanguíneo. Embora haja muita controvérsia, a cetamina ainda não é recomendada para uso em casos de PIC elevada; acredita-se que possa agravar as condições desses pacientes.[17] O uso de benzodiazepínicos é seguro em pacientes a serem intubados, porém recomenda-se não utilizar esses medicamentos na presença de hipotensão. O etomidato pode ser administrado com segurança em pacientes que estiverem fazendo intubação porque não afeta o fluxo sanguíneo no cérebro e nem a pressão arterial e, além disso, seu tempo de ação é inferior a 20 minutos. Os efeitos colaterais incluem movimentos mioclônicos transitórios. A relevância clínica da insuficiência suprarrenal associada ao uso de etomidato foi colocada em dúvida por vários estudos. Nas populações especialmente em risco encontram-se os pacientes com choque séptico em estado compensado, nos quais o etomidato provoca supressão suprarrenal. A validação depende da realização de mais estudos prospectivos.[18] O propofol é outro candidato neuroprotetor, pela capacidade de diminuir o metabolismo neuronal, porém apresenta o risco de induzir hipotensão. O uso da marca comercial Diprivan™ deve ser evitado em pacientes com alergia a ovos, embora a medicação genérica seja segura. Os barbitúricos, em especial o Tiopental™, têm o mesmo perfil de segurança do propofol, embora com maior ação neuroprotetora na redução da PIC, no metabolismo cerebral e nas demandas de oxigênio pelo cérebro. Entretanto, a vasodilatação e o grande potencial de risco de broncospasmo são pontos desfavoráveis dos barbitúricos durante as sequências rápidas de intubação.

Paralisação é o processo de relaxamento muscular total, embora o paciente ainda possa permanecer consciente, o que justifica o uso da sedação. Os dois agentes paralisantes mais comuns são o agente despolarizante, i.e., a succinilcolina, e os agentes não despolarizantes, ou seja, o rocurônio, o pancurônio e o vecurônio. A succinilcolina é um agente despolarizante de ação rápida e de curta duração; percebe-se o início da ação à medida que as membranas se despolarizam e o paciente começa a fascicular. Há uma contraindicação relativa em pacientes com PIC elevada. O uso desse medicamento é contraindicado em pacientes com risco de hipocaliemia ou portadores de causas que possam provocar hipercaliemia, como suspeita de insuficiência renal, distúrbios musculares, pacientes acamados e pacientes queimados, levando-se em consideração que essas condições possivelmente causem elevação temporária no nível de potássio.[19]

Ao passar o tubo, a melhor maneira de verificar a colocação é a visualização da passagem do TET pelas pregas vocais. Nos pacientes pediátricos, a parte mais estreita da via aérea é o espaço subglótico, enquanto na população adulta são as pregas vocais. O tubo deve ser visualizado logo depois das pregas vocais. A fórmula descrita anteriormente pode ser utilizada para a obtenção de uma posição aproximada.

Confirmação da colocação do tubo: em primeiro lugar, ausculta-se o epigástrio e, a seguir, verifica-se a simetria dos sons da respiração em ambos os campos pulmonares. Atualmente, o uso de um detector colorimétrico ou de CO_2 expirado para verificar se a ventilação está adequada é o método recomendado e mais sensível para confirmar a inserção de tubos.[5] Verifica-se a profundidade de inserção por meio de radiografias do tórax: a extremidade do TET deve permanecer a uma distância de 2 a 3 cm acima da carina.

Os cuidados *pós-intubação* incluem a colocação do paciente em um ventilador mecânico (ver a seguir) e a introdução uma sonda nasogástrica para descomprimir o estômago. A gasometria arterial deve ser evitada para análise entre 10 e 15 minutos depois da intubação, para permitir a avaliação do estado da oxigenação e da ventilação. A cabeceira do leito deve permanecer num ângulo de 45° para diminuir o risco de aspiração. Isso também é importante em pacientes com PIC elevada, visto que somente essa manobra pode melhorar a condição de forma expressiva. Nesse momento, deve-se fazer a prescrição dos sedativos adequados.

VENTILAÇÃO MECÂNICA

Os ventiladores mecânicos têm regulagens diferentes, porém a abordagem desse assunto foge do escopo deste capítulo.

No caso de lactentes e neonatos com idade abaixo de 1 ano ou pesando menos de 10 kg, geralmente faz-se a regulagem do ventilador em ciclos pressóricos limitados, tendo em vista que a maioria dos equipamentos não tem capacidade para fornecer volumes correntes baixos restritos, ou seja, pequenos volumes de 40 a 60 mL. O modo de ciclos de pressão sempre foi o preferido para aplicação em jovens e em neonatos porque libera um nível predeterminado de pressão, e o fluxo se interrompe depois que a pressão tiver sido atingida, limitando os barotraumas e diminuindo a taxa de incidência de lesões pulmonares induzidas por ventiladores (VILI, do inglês *ventilator induced-lung injury*). O lado negativo dessa modalidade é que os volumes correntes (V_t) são variáveis e não são assegurados, criando um grande potencial para ocorrência de hipoxemia. Nas situações com complacência pulmonar diminuída, observa-se uma redução no V_t que chega aos pulmões, enquanto nas situações com complacência aumentada o V_t ultrapassa o nível esperado. Para iniciar a ventilação utilizando essa modalidade, aplica-se ventilação mandatória intermitente sincronizada (SIMV, do inglês *synchronized intermittent mandatory ventilation*) ou o modo de controle assistido (AC, do inglês *assist con-

trol). O gatilho será um determinado nível de pressão que implicará a regulagem da pressão inspiratória positiva (PIP) entre 15 e 20 cm de H_2O, titulando-a o suficiente para obter uma elevação adequada do tórax. A seguir, regula-se a pressão positiva no final da expiração em 3 a 5 cm H_2O.[7] A saturação de oxigênio acima de 92% garante oxigenação adequada.

Aparentemente, em crianças mais velhas e em adultos a técnica de ciclos volumétricos é a preferida; o ventilador libera um V_t preestabelecido, seja qual for a pressão necessária para atingir aquele volume.

A pressão de pico inspiratória (PPI) ao final da inspiração é uma função do volume de insuflação, da resistência ao fluxo e do recolhimento elástico do pulmão e da parede do tórax, porém não tem relação com a pressão de platô que, por sua vez, ocorre ao final da inspiração, quando não há fluxo de ar. A pressão de platô, um substituto para a pressão transalveolar, é diretamente proporcional à elasticidade dos pulmões e da parede torácica. A abertura rápida e repetitiva dos alvéolos foi associada a barotraumas e a lesões pulmonares induzidas por ventiladores. Para fazer as regulagens iniciais, deve-se levar em consideração o seguinte: V_t de 5 a 8 mL/kg, frequência respiratória de 12 a 30 ajustada conforme a idade, com uma PEEP de 3 a 5 cm H_2O. Modalidades e alterações devem ser feitas de acordo com a etiologia que exige essa terapia e modificadas em conformidade com a condição clínica. A Tabela 51-7 apresenta as regulagens iniciais para ventilação em pacientes pediátricos. Lembrete importante: os dados baseados em evidências sobre modalidades específicas são muito limitados. A escolha da modalidade é feita pelos usuários, sendo que cada usuário deve usar o modo com o qual se sinta mais à vontade. A meta principal é ventilar e oxigenar os pacientes com o mínimo possível de lesões pulmonares.

Recomenda-se evitar níveis desnecessariamente elevados de oxigênio, mantendo-se a fração de oxigênio inspirado (FIO_2) no nível mínimo, para que o nível de oxigenação seja adequado e impedir a ocorrência de toxicidade por oxigênio. Considerando que há uma correlação maior entre toxicidade por oxigênio e FIO_2 acima de 70, parece razoável titular a FIO_2 usando a saturação de O_2 ou a gasometria arterial.[18]

A síndrome do desconforto respiratório agudo é definida como uma razão PaO_2/FIO_2 inferior a 200, com presença de infiltrados bilaterais nas radiografias torácicas (semelhante ao edema pulmonar sob a ótica radiográfica) e sem elevação na pressão atrial esquerda (a cunha deve ser inferior a 18 mmHg). No caso da síndrome do desconforto respiratório agudo, ou para evitar sua ocorrência, recomenda-se o uso de ventilação para proteger o pulmão com V_t de 4 a 6 mL/kg, juntamente com uma frequência respiratória mais elevada, para conseguir um volume-minuto adequado, limitando-se a pressão de platô em menos de 30 cm H_2O. Há uma expectativa de hipercapnia; o uso do termo *hipercapnia permissiva* chega a ser tolerável desde que o pH arterial permaneça acima 7,20. Quando foi realizado em adultos e em populações pediátricas, esse teste apresentou uma queda significativa na taxa de mortalidade. Os pacientes pediátricos com agravamento da hipoxemia devem ser encaminhados imediatamente para oxigenação por membrana extracorpórea (ECMO, do inglês *extracorporeal membrane oxygenation*, ver o Capítulo 7).

▶ CIRCULAÇÃO

Choque é um estado de perfusão tecidual inadequada de oxigênio e de função celular normal. As causas de choque incluem falha na bomba (choque cardiogênico), hipovolemia (desidratação, sangramento) ou vasodilatação (anafilaxia ou sepse). O corpo acaba se ajustando para manter a perfusão e a liberação de O_2 por meio dos sistemas micro e macrocirculatório. Na eventualidade de hipovolemia, utilizam-se vários mecanismos para compensar a queda resultante no retorno venoso que, por si só, resulta em débito cardíaco diminuído. Esses mecanismos envolvem liberação suprarrenal de catecolaminas, que induz taquicardia (elevação na frequência cardíaca); aumento na contratilidade cardíaca levando a uma elevação no volume do débito sistólico (DS) e vasoconstrição periférica. Essas situações ocorrem em resposta ao alongamento insuficiente sentido pela carótida e pelos barorreceptores aórticos. No que diz respeito à vasoconstrição, a venoconstrição dá suporte ao volume intratorácico e gera um aumento na pré-

▶ TABELA 51-7 REGULAGENS INICIAIS PARA PACIENTES PEDIÁTRICOS EM VENTILAÇÃO MECÂNICA

Parâmetro	Lactentes (< 10kg) ou com complacência diminuída.	Crianças mais velhas e adultos.
Modalidade	Controle por pressão.	Controle por volume: controle assistido (AC) ou SIMV.
Regulagens		Volume corrente: 5-8 mL/kg
Frequência respiratória	30-40 respirações/min.	Própria para a idade (12-20 respirações/min.).
FIO_2	Iniciar a 100% e diminuir o máximo possível para saturação adequada de O_2 próxima de 99%.	
Razão I:E/TI	Razão inspiratória:expiratória de 1:2 ou tempo inspiratório de 0,5s (pode ser modificada de acordo com requisitos especiais [p. ex., aprisionamento aéreo]).	
PEEP	3-5 cm H_2O mais alta se a complacência pulmonar for fraca (SDRA) ou se não houver nenhuma complacência no caso de aprisionamento aéreo (asma).	

-carga, ao passo que a constrição arterial eleva a pressão de perfusão que, por sua vez, aumenta diretamente o fluxo de sangue nos órgãos. A ativação do sistema renina-angiotensina intensifica a reabsorção de sódio e de água e aumenta a resistência vascular sistêmica. A excreção de glucagon produz hiperglicemia por meio do aumento na gliconeogênese e na glicogenólise que, em conjunto com a redução no fluxo sanguíneo renal e com a produção de ácido láctico a partir do metabolismo anaeróbio, pode resultar em acidose.[19]

O insucesso prolongado em manter pressão de perfusão adequada em órgãos críticos é incompatível com a vida. Diante desse fato, a perfusão sanguínea pode ser redirecionada e limitar-se aos órgãos essenciais à sobrevivência, sendo que os órgãos que não são vitais sofrerão os efeitos danosos da falta de perfusão do sangue. Esse é um dos métodos utilizados para manter a pressão arterial média (PAM) nas condições de hipovolemia e, em última análise, da hiperperfusão de órgãos.[19-21]

Em comparação com adultos, os pacientes pediátricos respondem de forma diferente ao choque. Em pacientes pediátricos, a primeira resposta ao choque, e a mais sensível, é a taquicardia. O miocárdio subdesenvolvido impede que esses pacientes alterem o débito sistólico de acordo com a necessidade. Portanto, a única maneira de aumentar o débito cardíaco é aumentar a frequência cardíaca. Cabe observar que, em crianças, a pressão arterial não deve ser utilizada para monitorar a gravidade de uma enfermidade ou para avaliar a resposta a um determinado tratamento. Os pacientes mais jovens apresentam respostas muito intensas a qualquer redução no volume circulatório efetivo. Eles têm pressões arteriais mais baixas na linha de base e são capazes de aumentar a resistência vascular sistêmica e a frequência cardíaca a título de compensação. Ao mesmo tempo, esse benefício dá ao examinador uma falsa impressão de segurança, tendo em vista que a hipotensão pode passar despercebida até o momento da parada cardíaca. O reconhecimento imediato e a reversão do choque são imprescindíveis para evitar morbidade e mortalidade.[20]

CLASSIFICAÇÃO E TRATAMENTO DE CHOQUES

As várias etiologias responsáveis pelos choques dividem-se em categorias, levando-se em conta o tipo de disfunção. O choque pode ser classificado como cardiogênico, hemorrágico, neurogênico, obstrutivo, dissociativo ou distributivo, de acordo com sua natureza. A Tabela 51-8 apresenta as etiologias de choque e os respectivos tratamentos.

O choque hemorrágico ou hipovolêmico ocorre sempre que houver depleção do volume intravascular. Esse tipo de choque pode resultar de sangramentos ou de desidratação, com a presença de distúrbios eletrolíticos associados. Em pacientes pediátricos, a causa universalmente mais comum é secundária a vômito ou diarreia. Outras causas comuns incluem queimaduras, traumatismos e distúrbios metabólicos, como a cetoacidose diabética. O tratamento inclui expansão volumétrica isotônica, seguida de transfusão de sangue no contexto de trauma. Na presença de choque, o *bolus* inicial é de 20 mL/kg, durante 5 a 10 minutos, seguindo-se a reavaliação dos sinais vitais e do estado mental. Alguns estudos mostraram resultados semelhantes nos casos em que foram aplicados cristaloides ou coloides, desde que a ressuscitação tenha sido adequada.[22-25] Em ambientes de trauma, a administração de sangue é feita em alíquotas de 10 mL/kg, depois da expansão inicial de 40 mL/kg de solução salina normal ou solução de Ringer lactato. Lactentes mais jovens e crianças com condições cardíacas ou renais devem receber *bolus* menores de 10 mL/kg, com monitoramento rigoroso para evitar sobrecarga de líquidos.

O fluxo chega a ser afetado embora o volume intravascular seja normal nos casos de choque obstrutivo. As causas de choque obstrutivo incluem tamponamento pericárdico, embolia pulmonar, pneumotórax ou doença cardíaca congênita (DCC) (i.e., lesões ductais dependentes). Outras causas de choque obstrutivo são discutidas em outro ponto deste livro.

O choque cardiogênico ocorre nas situações em que a bomba não consegue movimentar o sangue devido à disfunção intrínseca de miócitos. Em pacientes pediátricos as causas mais comuns incluem etiologias infecciosas como miocardite ou pericardite, arritmias cardíacas e as etiologias secundárias a doença cardíaca congênita (DCC). Dependendo da etiologia, as terapias aplicáveis são diferentes. As arritmias devem ser corrigidas com administração de amiodarona, β-bloqueadores, bloqueadores do canal de cálcio ou adenosina. A miocardite e a pericardite podem se beneficiar de medicações inotrópicas, como a dopamina. A Tabela 51.8 apresenta uma lista de vasopressores.

A DCC exige um conjunto específico de tratamentos, dependendo da fisiopatologia envolvida. A ocorrência de choque dentro das primeiras 4 a 6 semanas é um alerta para que os examinadores considerem a hipótese de DCC. Nessas situações, a administração de prostaglandina E1 com o objetivo de manter o ducto arterioso aberto pode salvar muitas vidas.[25]

O choque distributivo envolve pacientes com volume plasmático normal, que foi deslocado pela perda de tônus vascular ou pelo aumento no extravazamento capilar. Com frequência, os pacientes com esse tipo de choque apresentam reações anafiláticas, processos infecciosos, como sepse ou síndrome do choque da dengue, ou algum estado inflamatório agudo; todas essas condições aumentam o extravazamento capilar como um fenômeno do terceiro espaço.

A anafilaxia é uma causa comum de choque distributivo. De maneira geral, os pacientes pediátricos desenvolvem reações anafiláticas provocadas pela exposição a antígenos exógenos como alimentos e medicações.[26] Os sinais e sintomas podem ser cutâneos, respiratórios, cardiovasculares, gastrintestinais e generalizados. A Tabela 51-9 apresenta uma lista de sinais e sintomas. Cabe obser-

► **TABELA 51-8** TIPOS DE CHOQUE EM CRIANÇAS E OS RESPECTIVOS TRATAMENTOS

Tipo/Cenário clínico	Fisiopatologia	Sinais e sintomas	Tratamento
Hipovolêmico A causa mais comum é vômito e diarreia. Pode ser observado em qualquer tipo de sangramento ou TE (síndrome nefrótica, pancreatite, queimaduras, etc.)	↓DC ↑RVS Perdas IV e Int	↑FC ↓PA ↑FR EC prolongado Pele seca Oligúria EMA	*Bolus* inicial de 20 mL/kg × 1-2. Em pacientes hemorrágicos, administrar CHAD a 10 mL/kg depois do segundo *bolus*. Localizar o sítio de perda de sangue (abdome, feridas abertas, grandes fraturas ósseas, etc.). Administrar 10 mL/kg de SS em casos de CAD, edema cerebral ou sobrecarga hídrica (p. ex., insuficiência renal, ICC, etc.).
Séptico Pacientes agudamente enfermos com suspeita ou com fonte evidente de infecção. Três mecanismos principais.	↑DC,↓RVS (20%)	↑FC, ↓PA, ↑FR EMA, pulsos latejantes, TE, edema	Repetir o *bolus* de 20 mL/kg; pode ser necessário > 60 mL/kg na primeira hora (em alguns casos até 200 mL/kg).[18] Considerar o uso de coloides. Adicionar agentes inotrópicos de acordo com o protocolo. A dopamina é a primeira escolha.
	↓DC,↑RVS (60%)	↑FC, ↓PA ou normal, ↑FR EMA, ↓pulsos, TE, edema	Considerar o uso de epinefrina (choque frio) ou de norepinefrina (choque quente). Tratar hipoglicemia/hiperglicemia e hipocalcemia, e proteger contra hipotermia. Considerar o uso de esteroides para choque resistente a catecolaminas.
	↓DC,↓RVS (20%)	↑FC, ↓PA, ↑FR, EMA, ↓pulsos, EC tardio, TE, edema	
Distributivo **Anafilaxia:** Hst. de alergia e/ou de exposição a alérgenos, vômito, erupção cutânea, rubor, etc.	↑DC ↓RVS	Angiedema, TE rápido, ↓PA, dispneia	Iniciar com epinefrina, esteroides e anti-histamínicos. Pode exigir infusão contínua de epinefrina.
Lesão na medula espinal: Os pacientes apresentam-se depois de contusão/transecção na coluna cervical (T6 ou acima), perda simpática com tônus vagal isolado.	DC normal, ↓RVS	↓PA, ↓FR a normal, paralisia com perda de tônus vascular.	Terapia hídrica agressiva. Suporte farmacológico de RVS com vasopressores: norepinefrina ou fenilefrina. Avaliar e tratar lesões associadas.
Cardiogênico Evidências históricas de doença cardíaca congestiva, miocardite, arritmias, etc.	↓DC, ↑RVS	↑FR a normal, ↓pulsos, EC tardio, oligúria, DVJ, hepatomegalia. PA normal até o final.	Suporte farmacológico de DC com dobutamina, milrinona e dopamina. Reposição criteriosa de líquidos de acordo com a indicação clínica. Administração de prostaglandina E1 nos casos de lesões ductais dependentes.

DC: débito cardíaco; **RVS**: resistência vascular sistêmica; **FC**: frequência cardíaca; **FR**: frequência respiratória; **EC**: enchimento capilar; **PA**: pressão arterial; **EMA**: estado mental alterado; **TE**: terceiro espaço; **Hst**: histórico; **SS**: solução salina; Perdas IV e int: perdas intravasculares e intersticiais; **DVJ**: distensão da veia jugular; **DCC**: doença cardíaca congestiva. Nota: Os sinais e sintomas não estão em ordem de progressão e alguns talvez não sejam observados em nenhum momento (p. ex., pressão arterial baixa). Os pacientes pediátricos poderão ter PA normal até a fase final do curso.

var que em muitas situações a urticária e o rubor podem retardar a apresentação dos sintomas mais graves por um período que pode variar de minutos a horas. O tratamento é feito à base de epinefrina (1:1.000) 0,15 (< 30 kg) ou 0,3 a 0,5 mL (> 30 kg) para aplicação na região medial da coxa. Estudos recentes mostraram que a via intramuscular atinge a liberação máxima mais rapidamente e apresenta melhor resposta aos sintomas do que a administração subcutânea. Além disso, recomenda-se a administração de corticosteroides, agentes bloqueadores H_2 e anti-histamínicos. Se os sintomas persistirem, as doses de epinefrina devem ser repetidas em intervalos de 5 a 15 minutos. Na presença de hipotensão, a epinefrina deve ser administrada por via intravenosa e, no caso de choque persistente,

► TABELA 51-9 MANIFESTAÇÕES ANAFILÁTICAS

Cutâneas (80 – 90%)	Prurido, rubor, calor, urticária, angiedema.
Respiratórias (90%)	Formigamento na boca ou na garganta, contração na garganta ou no tórax, congestão nasal, rouquidão, respiração difícil, estridor, dispneia.
Cardiovasculares (30%)	Desmaio, palpitação, hipotensão, choque.
Gastrintestinais (30%)	Náusea, cãibra, diarreia, vômito.
Outras manifestações	Coceira, lacrimejamento, tontura, sensação iminente de morte.

deve-se considerar a opção de administrar epinefrina em gotas. Reações tardias podem ocorrer em até 72 horas após a reação inicial.[27]

O choque neurogênico ocorre no ambiente de traumatismo na coluna ao nível de T6 ou em níveis superiores. As descobertas principais incluem hipotensão, bradicardia e extremidades ruborizadas associadas a quedas no débito cardíaco. O tratamento inclui imobilização da coluna, administração de *bolus* de solução salina normal e vasopressores como a norepinefrina ou a epinefrina.

No choque dissociativo há um desacoplamento entre a demanda de oxigênio e a geração de energia, causado por envenenamento ou intoxicação por cianeto, ácido acetilsalicílico ou metemoglobina. O tratamento definitivo inclui administração IV de *bolus* de líquidos e de antídotos específicos.

O acesso IV é de importância vital no tratamento de qualquer tipo de choque. De maneira geral, embora a colocação de duas linhas periféricas seja mais do que suficiente, ela pode se tornar muito difícil em casos de choque grave e de desidratação. Os ensinamentos clássicos sugerem que, em crianças gravemente enfermas, a incapacidade de obter acesso vascular em três tentativas ou em 90 segundos é suficiente para a colocação de uma linha intraóssea (IO). Os sistemas mais modernos facilitam esse processo, e a previsão de uma linha difícil pode ser mais do que suficiente. A linha intraóssea facilita a administração de líquidos e de medicamentos para ressuscitações. Para acessos mais definitivos, a instalação de uma linha central, usando a técnica de Seldinger, permite também coletar amostras de sangue. Em crianças e lactentes, a abordagem preferida é a veia femoral e a veia jugular externa.

CHOQUE SÉPTICO

A sepse é definida como uma fonte suspeita ou confirmada de infecção em pacientes com envolvimento de dois ou mais entre os seguintes sistemas:

1. Temperatura acima de 38,3 °C ou abaixo de 36 °C.
2. Frequência cardíaca acima de 90 batimentos por minuto.
3. Frequência respiratória acima de 20 respirações por minuto.
4. Alteração aguda no estado mental.
5. Hiperglicemia na ausência de diabetes.
6. Contagem de leucócitos >12.000 e < 4.000 mm^3 ou > 10% bastonados.

Sepse grave é definida como sepse aguda que causa disfunção de órgãos, hipoperfusão ou hipotensão, antes da administração de líquidos, enquanto choque séptico é a evidência de hipoperfusão persistente depois da administração de líquidos em pacientes com sepse grave. Esse assunto foi estudado com detalhes tanto em populações de adultos como em populações pediátricas. Em um estudo realizado por Han e outros, aproximadamente 3% das transferências de pacientes pediátricos para serviços de emergência pediátrica apresentaram diagnóstico final de choque séptico. Nesse artigo, o índice de mortalidade aproximou-se de 25% nessa população.[29] De acordo com as orientações pediátricas mais recentes, a utilização dos protocolos de ressuscitação recomendados pela Society of Critical Medicine (Sociedade de Medicina Intensiva) reduziu o índice de mortalidade para cerca de 2% em crianças previamente saudáveis e para 10% em crianças portadoras de enfermidades crônicas, sendo o número necessário para tratar de 3,3. Os pacientes pediátricos necessitam de uma quantidade proporcionalmente maior de líquidos na ressuscitação, devido ao estado hipovolêmico normal, e de estratégias imediatas para intubação, como decorrência da perda da capacidade funcional residual.[21]

Outras diferenças incluem variações na capacidade para responder às exigências do débito sistólico (DS) e na resposta cardiovascular ao choque séptico. Por exemplo, de acordo com a fórmula DC (débito cardíaco) = RVS (resistência vascular sistêmica) × FC (frequência cardíaca), se um adulto sentir a necessidade de aumentar o DS, duplicando a FC em repouso de 70 para 140, mais do que duplicará o débito cardíaco. Por outro lado, na linha de base, os lactentes e as crianças apresentam frequências cardíacas mais elevadas no estado de repouso e, com a duplicação da frequência cardíaca em repouso de 150 para 300, a eficácia não será a mesma, pois haverá uma redução no tempo da diástole, com a consequente perfusão diminuída da artéria coronária, e no tempo da pré-carga cardíaca.[22] Além disso, a apresentação clínica do choque séptico em crianças jovens ou em lactentes possui variações levando a um choque frio ou quente, enquanto, em geral, os adultos apresentam-se com estado de débito cardíaco elevado e resistência vascular sistêmica diminuída. Essas diferenças podem ser observadas no exame físico inicial, embora se tornem mais evidentes depois da ressuscitação inicial no serviço de emergência. Para finalizar, a maior parte dos choques sépticos pediátricos está vinculada à depleção volumétrica, razão pela qual necessitam de mais líquidos, em comparação com a população adulta, geralmente entre 40 e 60 mL/kg e, em casos extremos, até 200 mL/kg nas primeiras horas de ressuscitação.[20]

RECONHECIMENTO

Em casos de choque séptico pediátrico, o diagnóstico é principalmente clínico. De maneira geral, as crianças apresentam-se com taquicardia, vasodilatação e febre. No choque séptico, as descobertas adicionais incluem hipo- ou hipertermia, alterações no estado mental, oligúria, enchimento capilar prolongado nos choques frios (mais do que dois segundos) e vasodilatação periférica nos choques quentes. Hipotensão com pulsos latejantes é considerada choque quente; perfusão periférica diminuída com enchimento capilar prolongado é considerada choque frio compensado, enquanto hipotensão associada a enchimento capilar prolongado é considerada choque descompensado. A frequência cardíaca esperada deve ficar entre 90 e 160 bpm em lactentes jovens e entre 70 e 150 bpm em crianças. As mesmas metas devem ser monitoradas com a melhora na condição.[20]

O exame completo deve ser direcionado para a localização da fonte. Em geral, costuma-se procurar etiologias bacterianas, embora as síndromes virais também sejam consideradas agentes comuns. Juntamente com o exame tradicional, existem outras considerações importantes. Embora a literatura médica aplicável a pacientes adultos recomende coletar amostras de lactato e fazer o monitoramento, como evidência de hipoperfusão, não há consenso sobre esse tema na literatura. Provavelmente, esse teste deva ser incluído na avaliação inicial, embora os benefícios não tenham sido definidos com clareza. Por outro lado, de acordo com a literatura mais recente, níveis elevados de troponina em pacientes pediátricos podem ser úteis como preditores de disfunção miocárdica e de uma subsequente redução no débito cardíaco.[30]

A meta principal dos tratamentos de choque séptico pediátrico é o reconhecimento logo no início, seguido de ressuscitação agressiva com líquidos e administração imediata de antibióticos. Conforme já discutido anteriormente, deve-se gerenciar a via aérea e obter acesso vascular. Aproximadamente 40% do débito cardíaco são dedicados ao trabalho de respiração. A intubação e a sedação de pacientes permitem direcionar o débito cardíaco para os órgãos vitais. Administra-se um *bolus* hídrico inicial de 20 mL/kg de solução salina normal ou de albumina a 5%, por 5 a 10 minutos, repetindo-se a dose se não houver nenhuma melhora. Em determinadas situações, esses pacientes podem precisar de algo em torno de 60 mL/kg ou mais. É importante fazer uma reavaliação depois de cada *bolus*. No exame dos pulmões, condições como hepatomegalia ou estertores palpáveis podem ser encontradas nas sobrecargas hídricas. Na presença de sinais de sobrecarga de líquidos, os *bolus* devem ser de alíquotas com apenas 10 mL/kg e ser monitorados com todo o cuidado possível. O uso de diuréticos, diálise peritoneal e hemodiálise é uma medida a ser considerada em pacientes que, apesar de terem passado pelo processo de estabilização, não conseguem gerenciar a sobrecarga hídrica.

Os agentes inotrópicos devem ser adicionados em pacientes que se apresentarem com choque resistente a líquidos (Tab. 51-10). Choque refratário a líquidos indica a presença de sinais clínicos de choque depois da administração de 60 mL/kg de líquidos. Na maioria dos pacientes, a dopamina ainda é o agente de primeira linha para tratamento de choque refratário a líquidos, embora alguns estudos sugiram que lactentes com menos de 6 meses talvez não tenham estoques suficientes de norepinefrina devido à imaturidade da inervação simpática.[22,31] A adição de dobutamina nessa intervenção inicial gera muitos benefícios. Na presença de choque resistente à dopamina, a titulação da epinefrina (choque frio) ou da norepinefrina (choque quente) é benéfica na maioria dos casos. Caso não tenha nenhum acesso de linha central disponível, uma das alternativas é a administração periférica de inotrópicos, desde que haja monitoramento rigoroso da área para verificar a presença de sinais de necrose (Fig. 51-1).[19]

▶ **TABELA 51-10** TERAPIA COM VASOPRESSORES

Agente inotrópico	Efeito	Dosagem (μg/kg/min)	Recomendação
Dopamina	Dopaminérgico β-adrenérgico α-adrenérgico	1 a 5 5 a 15 > 15	Tratamento inicial de choque séptico que não responde aos líquidos iniciais, durante a ressuscitação inicial. Particularmente útil quando ↓DC + ↓RVS
Norepinefrina Epinefrina	α, β β, α (doses mais elevadas)	0,01 – 0,3 0,01 – 0,3	Se não for responsiva à infusão de dopamina na presença de choque quente (norepinefrina) ou choque frio (epinefrina).
Dobutamina	β	5 a 15	Usar com dopamina no tratamento inicial de choque hiperdinâmico ou "frio" (↑RVS e ↑DC).

RVS: resistência vascular sistêmica; **DC**: débito cardíaco.

INTERVENÇÕES ADICIONAIS

Na presença de catecolaminas, uma das opções é administrar uma dose de 1 a 2 mg/kg de dexametasona em pacientes com risco de insuficiência suprarrenal. Lactentes muito jovens possuem estoques baixos de glicogênio e sistemas termorreguladores subdesenvolvidos. Recomenda-se dar atenção especial à hipotermia e a distúrbios eletrolíticos como hiperglicemia, hipoglicemia e hipercalcemia. As terapias vasodilatadoras com agentes como nitroprussiato, nitroglicerina e milrinona devem ser consideradas para aplicação em pacientes com choque persistente, independentemente das intervenções já mencionadas.

METAS PARA INTERVENÇÕES

As metas terapêuticas para intervenções em pacientes pediátricos sépticos em serviços de emergência incluem recuperação do enchimento capilar para menos de dois segundos e estado mental normal, pulsos e pressão arterial, com um débito urinário adequado de mais de 1 mL/kg/h. Mesmo que o paciente melhore significativamente durante

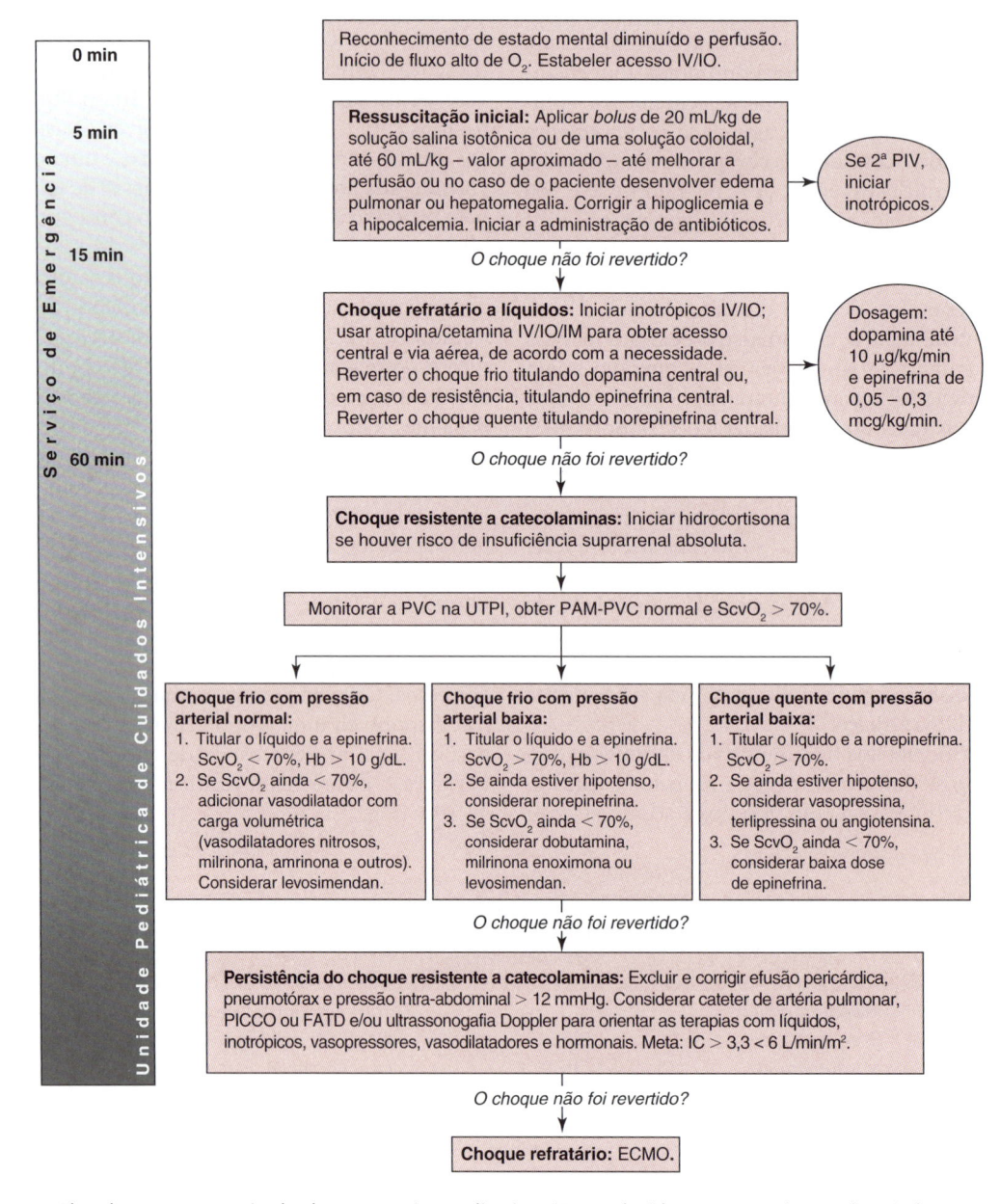

Figura 51-1 Abordagem ao manejo de choque séptico pediátrico. (Reproduzida, com permissão, de Brierley J, Carcillo J, Choong K et al. Parâmetros de prática clínica para suporte hemodinâmico de choque séptico pediátrico e neonatal de 2007 do American College of Critical Care Medicine (Faculdade Norte-Americana de Medicina de Cuidados Intensivos). Crit Care Med. 2009;37(2): 666-688. (Figura 1).

a primeira hora, ainda se justifica a admissão em uma unidade de terapia pediátrica intensiva.

▶ CONCLUSÃO

As diferenças entre o manejo de cuidados intensivos pediátricos e em adultos originam-se em interações complexas de ordem social, evolucionária e fisiológica. O conhecimento dessas diferenças e a preparação adequada são pontos importantes para aprimorar o tratamento nessa população.

REFERÊNCIAS

1. Gausche-Hill M, Schmitz C, Lewis RJ. Pediatric preparedness of United States emergency departments: a 2003 survey. *Pediatrics.* 2007;120(6):1229-1237.
2. Watson RS, Carcillo JA, Linde-Zwirble WT, et al. The epidemiology of severe sepsis in children in the United States. *Am J Respir Crit Care Med.* 2003;167(5):695-701.
3. Stenklyft PG, Cataletto ME, Lee BS. The pediatric airway in health and disease. In: Gausche-Hill M, Fuchs S, Yamamoto L, eds. *APLS: The Pediatric Emergency Medicine Resource.* 4th ed. Sudbury, MA: Jones and Bartlett Publishers; 2006:52-106.
4. Lee JK, Cheng T. In brief: newborn resuscitation. *Pediatr Rev.* 2006;27:e52-e53.
5. The International Liaison Committee on Resuscitation (ILCOR) consensus on science with treatment recommendations for pediatric and neonatal patients: pediatric basic and advanced life support. *Pediatrics.* 2006;117:e955-e977.
6. 2005 American Heart Association guidelines for cardiopulmonary resuscitation and emergency cardiovascular care. Part 12: pediatric advanced life support. *Circulation.* 2005;112:IV-167-IV-187.
7. Chieftez IM. Invasive and noninvasive pediatric mechanical ventilation. *Respir Care.* 2003;48(4):442-458.
8. Lei Huang L, Sun S, Fang X, et al. Simultaneous blockade of a1- and b-actions of epinephrine during cardiopulmonary resuscitation. *Crit Care Med.* 2006;34(12 suppl):S483-S485.
9. Gausche M, Lewis RJ, Stratton SJ, et al. Effect of out-of-hospital pediatric endotracheal intubation on survival and neurological outcome: a controlled clinical trial. *JAMA.* 2000;283:783-790.
10. Gerritse BM, Draaisma JM, Schalkwijk A, et al. Should EMS-paramedics perform paediatric tracheal intubation in the field? *Resuscitation.* 2008;79(2):225-229.
11. Nørregaard O. Noninvasive ventilation in children. *Eur Respir J.* 2002;20:1332-1342.
12. Lemyre B, Davis PG, De Paoli AG. Nasal intermittent positive pressure ventilation (NIPPV) versus nasal continuous positive airway pressure (NCPAP) for apnea of prematurity [*Cochrane* review]. In: *The Cochrane Library.* Issue 4. Chichester, UK: John Wiley & Sons; 2003.
13. Deis JN, Abramo TJ, Crawley L. Noninvasive respiratory support. *Pediatr Emerg Care.* 2008;24(5):331-338.
14. Carroll C, Schramm C. Noninvasive positive pressure ventilation for the treatment of status asthmaticus in children. *Ann Allergy Asthma Immunol.* 2006;96:454-459.
15. Gerardi MJ, Sacchetti A, Cantor RM, et al. Rapid-sequence intubation of the pediatric patient. Pediatric Emergency Medicine Committee of the American College of Emergency Physicians. *Ann Emerg Med.* 1996 Jul;28(1):55-74.
16. Sagarin MJ, Chiang V, Sakles JC, et al, National Emergency Airway Registry (NEAR) Investigators. Rapid sequence intubation for pediatric emergency airway management. *Pediatr Emerg Care.* 2002;18(6):417-423.
17. Green S, Coté C. Ketamine and neurotoxicity: clinical perspectives and implications for emergency medicine. *Ann Emerg Med.* 2009;54(2):181-190.
18. Rotta AT, Steinhorn DM. Is permissive hypercapnia a beneficial strategy for pediatric acute lung injury? *Respir Care Clin N Am.* 2006;12(3):371-387.
19. Brierly J, Carcillo JA, Choong K, et al. Clinical parameters for hemodynamic support of pediatric and neonatal septic shock: 2007 update from the American College of Critical Care Medicine. *Crit Care Med.* 2009;37(2):666-688.
20. Ching KY, Baum CR. Newer agents for rapid sequence intubation: etomidate and rocuronium. *Pediatr Emerg Care.* 2009;25(3):200-207.
21. Parker MM, Hazelzet JA, Carcillo JA. Pediatric considerations. *Crit Care Med.* 2004;32(11 suppl):S591-S594.
22. Carcillo JA. What's new in pediatric intensive care. *Crit Care Med.* 2006;34(9 suppl):S183-S190.
23. Ngo NT, Cao XT, Kneen R, et al. Acute management of dengue shock syndrome: a randomized double-blind comparison of 4 intravenous fluid regimens in the first hour. *Clin Infect Dis.* 2001;32(2):204-213. Epub January 15, 2001.
24. Wills B, Van Ngoc T, Van NTH, et al. Hemostatic changes in Vietnamese children with mild dengue correlate with the severity of vascular leakage rather than bleeding. *Am J Trop Med Hyg.* 2009;81:638-644.
25. Sharieff GQ, Wylie TW. Pediatric cardiac disorders. *J Emerg Med.* 2004;26(1):65-79.
26. Lieberman P. Epidemiology of anaphylaxis. *Curr Opin Allergy Clin Immunol.* 2008;8(4):316-320.
27. Lieberman P, Kemp S, Oppenheimer J, et al. The diagnosis and management of anaphylaxis: an updated practice parameter. *J Allergy Clin Immunol.* 2005;115:s483-s523.
28. Haas NA. Clinical review: vascular access for fluid infusion in children. *Crit Care.* 2004;8(6):478-484.
29. Han YY, Carcillo JA, Dragotta MA, et al. Early reversal of pediatric-neonatal septic shock by community physicians is associated with improved outcome. *Pediatrics.* 2003;112:793-799.
30. Fenton KE, Sable CA, Bell MJ, et al. Increases in serum levels of troponin I are associated with cardiac dysfunction and disease severity in pediatric patients with septic shock. *Pediatr Crit Care Med.* 2004;5(6):533-538.
31. Bhatt-Mehta V, Nahata MC, McClead RE, et al. Dopamine pharmacokinetics in critically ill newborn infants. *Eur J Clin Pharmacol.* 1991;40:593-597.

CAPÍTULO 52

Transporte de pacientes de cuidados intensivos

Ira Nemeth e Julio R. Lairet

- ▶ Introdução 585
- ▶ Histórico 586
- ▶ Riscos *versus* benefícios 586
- ▶ Sistemas regionais 587
- ▶ Considerações sobre transporte aéreo 588
- ▶ Sistema militar 588
- ▶ Centros de transferência 591
- ▶ Considerações finais 591

▶ INTRODUÇÃO

O transporte de pacientes em estado grave é uma intervenção clínica bastante delicada. Da mesma forma como ocorre em outros tipos de intervenção clínica, há riscos e benefícios. Ao longo do tempo, os riscos foram atenuados pela formação de equipes especializadas de transporte e pela aquisição de equipamentos especiais. Os benefícios ainda giram em torno da prestação de serviços médicos especializados e da obtenção de diagnósticos que não estão disponíveis em todas as instituições de atendimento médico*. A literatura médica recente comprovou que o tempo decorrido até o tratamento definitivo é uma questão da mais alta relevância. Todos esses fatores precisam ser levados em consideração pelos médicos no momento de decidir quando e como transportar pacientes em estado grave.

O transporte de pacientes de cuidados intensivos dentro de uma instituição ou entre instituições pode apresentar algum tipo de sobreposição. Durante movimentações dentro ou fora de uma instituição, os pacientes precisam ser preparados como um todo, de uma forma autônoma. Todos os tubos (de Foley, nasogástricos, intravenosos e para drenagem), equipamentos elétricos (monitores e bombas) e equipamentos de suprimento de oxigênio devem ser fixados no próprio paciente ou no veículo em que ele estiver sendo transportado.[2] Os equipamentos e as medicações a serem utilizados, em conformidade com as alterações previstas nas condições dos aparelhos de suporte, devem ser levados pela equipe de transporte. Enquanto o transporte dentro de uma instituição exige apenas uma pequena quantidade de materiais, quanto maior a distância e mais demorado for o transporte, maior será a quantidade de suprimentos necessários.

O transporte de pacientes entre instituições utiliza várias equipes especializadas e vários tipos de equipamentos. O objetivo principal dos recursos disponíveis é a obtenção de respostas imediatas, transferências entre hospitais ou repatriações médicas. O veículo transportador, a habilidade dos atendentes e a eficiência dos equipamentos que estiverem dentro do veículo variam de acordo com a missão. A identificação dos recursos mais adequados exige conhecimento amplo dos diferentes tipos[3] de pacientes e situações. Além disso, antes de iniciar qualquer transferência entre instituições, torna-se necessário observar os aspectos legais que envolvem o Emergency Medical Treatment and Active Labor Act (EMTALA).**

Os casos de traumatismo foram os primeiros processos de doença que identificaram os benefícios da movimentação de pacientes em estado grave para instituições com condições de dar atendimento definitivo. Mais recentemente, casos de ataques cardíacos e sepse receberam os

---

* As opiniões e as afirmações feitas neste texto são a visão pessoal do autor e não refletem as visões do Departamento da Força Aérea, do Departamento de Defesa ou do governo dos Estados Unidos.

** N. de R.T. No Brasil, a legislação vigente é a Portaria nº 2.048, de 05 de novembro de 2002, do Ministério da Saúde, que estabelece o Regulamento técnico dos sistemas estaduais de urgência e emergência em que coloca o Serviço de Atendimento Móvel de Urgência (SAMU) como órgão de atendimento do sistema pré-hospitalar. Após a publicação dessa portaria, a legislação passou por algumas adaptações e modificações. Exemplos disso são o Decreto nº 5.055, de 27 de abril de 2004, que instituiu o SAMU em Municípios e regiões do território nacional e a Portaria MS/GM nº 1.020, de 21 de maio de 2012, que redefiniu as diretrizes para a implantação do SAMU e sua central de regulação das urgências, componente da rede de atenção às urgências.

benefícios da transferência dos pacientes para locais de tratamentos definitivos. Todos esses processos de doença caracterizaram-se pela necessidade de tratamentos altamente especializados em função do tempo. Em muitas áreas, os serviços médicos emergencistas (SME) desenvolveram sistemas para levar os pacientes para a instituição mais apropriada, embora, às vezes, isso não seja possível, e o paciente acaba sendo transferido de um local para outro.

▶ HISTÓRICO

A tradição do uso de recursos logísticos como suporte ao atendimento global de pacientes é bastante antiga. A transferência organizada de pessoas portadoras de doenças ou de lesões graves para níveis mais elevados de atendimento iniciou na Era Napoleônica.[4] Da mesma forma que em muitos avanços da medicina, os conflitos militares deram início a uma grande arrancada em termos de melhorias na qualidade do atendimento médico. Nos Estados Unidos, durante a Guerra Civil, sob a liderança de Joseph Barnes e de Jonathan Letterman, foram estabelecidos os primórdios dos atendimentos médicos de campo e, consequentemente, do transporte de pacientes para níveis mais elevados de tratamento. A experiência adquirida nesse período transformou-se em modelo para aplicação civil na cidade de New York como o primeiro sistema de saúde urbana nos Estados Unidos a adotar esse tipo de tratamento. A Primeira e a Segunda Guerras Mundiais trouxeram avanços e retrocessos no avanço na gestão de transportes.

O grande avanço seguinte, o uso de helicópteros para a movimentação de feridos em campos de batalha, iniciou durante a Guerra na Coreia. Entretanto, os helicópteros passaram a ser utilizados mais formalmente na Guerra do Vietnã. Os primeiros serviços de helicópteros civis teve início no começo da década de 1970 e faziam parte de sistemas com base em hospitais.[5] A equipe desses serviços era formada por um médico e uma enfermeira. Esses profissionais foram os pioneiros dos cuidados avançados no cenário pré-hospitalar.

Em 1966, a National Academy of Science-National Research Council (Academia Nacional de Ciências-Conselho de Pesquisa Nacional) divulgou um relatório com o título *Accidental Death and Disability: The Neglected Disease of Modern Society* (Morte Acidental e Invalidez: A Doença Ignorada da Sociedade Moderna). Esse relatório ajudou o Congresso Norte-Americano a sancionar o *Highway Safety Act of 1966* (Lei de Segurança Rodoviária de 1966), que criou, em nível de gabinete, o Department of Transportation (DOT) (Departamento dos Transportes). O DOT foi encarregado de melhorar os avanços que haviam sido conquistados na prestação de serviços médicos emergencistas terrestres e com helicópteros.

Um relatório recente do Institute of Medicine-IOM (Instituto de Medicina) sob o título *Medical Services at the Crossroads* fez várias recomendações para aprimorar todo o sistema de serviços médicos emergencistas, incluindo as agências de transporte e os serviços de helicópteros, além da recomendação de estender a certificação do Conselho de Medicina a todos os médicos de cuidados intensivos e de medicina primária que tenham concluído curso de residência. A criação de certificação em uma subespecialidade em serviços médicos de emergência pelo American Board of Emergency Medicine (Conselho Norte-Americano de Medicina de Emergência) é muito importante.*

▶ RISCOS *VERSUS* BENEFÍCIOS

Antes de tomar a decisão de transferir um paciente, é necessário ponderar os riscos e os benefícios potenciais associados à sua condição. Determinadas condições clínicas beneficiam-se dos serviços prestados por instituições especializadas que, com frequência, se responsabilizam pelo tratamento. As condições mais comuns que exigem níveis mais elevados de tratamento incluem traumatismos, lesões cardíacas, queimaduras, acidentes vasculares encefálicos (AVEs) agudos, traumatismos espinais e problemas obstétricos, pediátricos e neonatais. Os riscos são duas vezes mais elevados, ou seja, risco de deterioração do processo da enfermidade do paciente e de lesões potenciais relacionadas ao transporte – se o paciente permanecer em um local não especializado.

A deterioração das condições do paciente pode ser atenuada por meio da estabilização adequada antes da transferência e pela seleção de equipes especializadas para acompanhar o transporte. Provavelmente não seja possível estabilizar completamente o paciente antes do transporte e, talvez, esse seja o motivo de sua transferência. Não existem muitas equipes especializadas que possam ser colocadas imediatamente à disposição. As condições meteorológicas podem dificultar o acesso das equipes especializadas nas instituições de atendimento médico, limitando o modo de transporte a alternativas mais lentas.

Embora, em geral, os perigos relacionados ao transporte de pacientes sejam ignorados, é imprescindível que sejam levados seriamente em consideração. Os transportes médicos terrestres ou aéreos são as opções de viagem que apresentam riscos mais elevados. Existem relatos sobre a ineficácia dos dispositivos de segurança, incluindo os dispositivos aplicáveis aos pacientes pediátricos. Quedas recentes de helicópteros levantaram a questão sobre a segurança dessa modalidade de transporte médico, sendo que esse fato passou por uma avaliação detalhada do National Traffic Safety Board (NTSB) (Conselho Nacional

---

* N. de R. T. No Brasil, a primeira lei sobre socorro médico de urgência em via pública é datada de 21 de junho de 1893, na cidade do Rio de Janeiro, na época, capital do Brasil. No século XX houve diversos avanços, culminando com a criação do SAMU (Sistema de Atendimento Médico de Urgência), inspirado em um misto de modelo francês (regulação médica) e americano (protocolos de atendimento – ATLS, PHTLS, ACLS, PALS). O SAMU nasceu, no Brasil, em cooperação com o SAMU francês, em 1995, estando duas cidades pilotos como destaque: Porto Alegre e Ribeirão Preto. A partir de 2003, este serviço começou a ser implantado em todo o País. Atualmente, o SAMU já está presente em todo o território brasileiro.

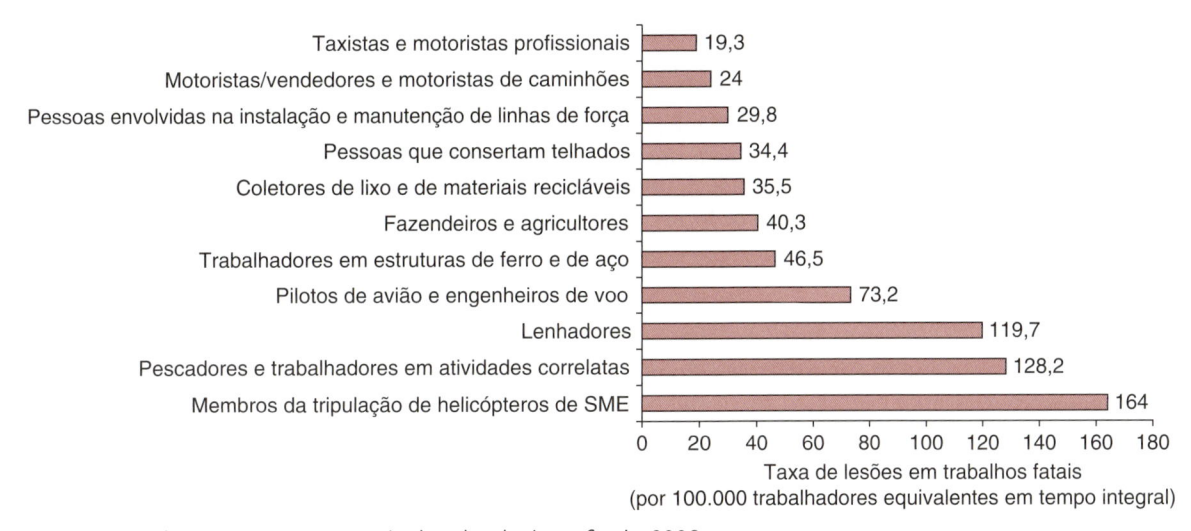

Figura 52-1

Profissionais com taxas mais elevadas de riscos fatais, 2008.

- Taxistas e motoristas profissionais: 19,3
- Motoristas/vendedores e motoristas de caminhões: 24
- Pessoas envolvidas na instalação e manutenção de linhas de força: 29,8
- Pessoas que consertam telhados: 34,4
- Coletores de lixo e de materiais recicláveis: 35,5
- Fazendeiros e agricultores: 40,3
- Trabalhadores em estruturas de ferro e de aço: 46,5
- Pilotos de avião e engenheiros de voo: 73,2
- Lenhadores: 119,7
- Pescadores e trabalhadores em atividades correlatas: 128,2
- Membros da tripulação de helicópteros de SME: 164

Taxa de lesões em trabalhos fatais (por 100.000 trabalhadores equivalentes em tempo integral)

---

de Segurança de Tráfego) e do Congresso Nacional dos Estados Unidos.[8] As tripulações dos helicópteros utilizados em serviços médicos emergencistas apresentaram as taxas de fatalidade mais elevadas entre todas as profissões (Fig. 52-1). Muitas variáveis, como condições meteorológicas e hora do dia, exercem grande impacto sobre o risco.

▶ SISTEMAS REGIONAIS

Nos Estados Unidos, foram criados alguns sistemas especiais com o objetivo de racionalizar a transferência de pacientes. Esses sistemas incluem centros de traumatismos, centros de queimaduras e centros pediátricos. Os centros pediátricos, conscientes da relevância dos recursos logísticos de modos de transporte altamente especializados, ficaram com o controle dos serviços de transporte, enquanto, em geral, os centros de traumatismos e de queimaduras deixam as decisões sobre os recursos de transporte ao cargo das instituições que estiverem fazendo as transferências dos pacientes. Encontram-se em fase de discussão novos sistemas para atendimentos intensivos, atendimentos cardíacos e atendimentos de AVEs.

Os sistemas de traumatismos entraram em operação no final da década de 1970, com o objetivo de colocar à disposição abordagens regionalizadas para atendimento de pacientes portadores de lesões traumáticas. Esses sistemas fundamentam-se em instituições com algumas limitações, porém altamente especializadas, nas quais aumentos no volume de atendimentos melhoram os resultados. Existem outras instituições com capacidade para estabilizar pacientes e providenciar sua transferência para atendimento de nível mais elevado, de acordo com a necessidade. Ao longo dos quase 30 anos de existência dos sistemas de traumatismos, houve muitos debates em torno da necessidade e dos benefícios do transporte de pacientes em helicópteros.[5,9-13] Muitos estudos comprovaram que houve benefícios na sobrevida com transporte em helicópteros, porém é muito difícil estabelecer um marco divisório entre a capacidade dos prestadores de serviços médicos e a habilidade dos fornecedores de serviços de logística e o modo de transporte.

O principal objetivo das transferências de centros de traumatismo é minimizar o tempo da instituição escolhida. Hemorragia ainda é a causa mais comum de morte traumática. As cirurgias de controle de lesões e de correção de coagulopatias, para otimizar o controle de hemorragias, transformaram-se no paradigma da prática médica nos tratamentos de traumatismos em civis e militares. Portanto, o tempo de execução da cirurgia é um fator muito importante e determina a necessidade de transferências rápidas para uma instituição que tenha condições de executar o procedimento mais adequado. Essas observações aplicam-se também aos centros cardíacos e de AVE em fase de formação. Os centros cardíacos mostraram que houve benefícios na sobrevida com intervenções coronarianas percutâneas (ICPs) que se iniciaram o mais próximo possível do evento cardíaco. Entretanto, alguns estudos mostraram que houve mais complicações[14] ou benefícios mínimos em termos de tempo[14] em pacientes cardíacos com uso de helicópteros. Os centros de AVE também se beneficiam da administração de medicamentos ou de procedimentos intra-arteriais dentro de um determinado período de tempo.[16]

A criação dos sistemas de transferências pediátricas teve a finalidade de prestar serviços de cuidados intensivos mais generalizados em comparação com os sistemas de traumatismos, cardíacos ou de AVE. Um estudo recente sugeriu que a disponibilização imediata de uma equipe especializada no transporte de pacientes era mais importante do que a demora nas respostas.[17] Esse estudo encontrou taxas mais elevadas de eventos não planejados e de mortalidade durante o transporte com equipes menos especializadas. Houve debates acirrados sobre o nível de conhecimentos das equipes de transporte. Alguns estudos não encontraram nenhum benefício na inclusão de um médico na equipe de transporte pediátrico.[18,19]

Nos dias atuais, em que uma das principais características é a contenção de custos, alguns especialistas entendem que o uso de transferências ajuda a reduzir os custos fora dos sistemas. Kaiser Permanente desenvolveu um plano para transferir pacientes com queixas de dor torácica de serviços de emergência comunitários até um de seus hospitais.[20] Não houve deterioração específica na forma de atendimento, porém o custo real desse processo não chegou a ser avaliado.

O conceito de regionalização dos cuidados intensivos em adultos, que se encontra em fase de discussão,[21] não exige identificação nem classificação das instalações hospitalares. A regionalização facilita a padronização e o controle de custos. Os benefícios definitivos da relação entre volume e resultado ainda não foram comprovados. Visto que o desenvolvimento dos sistemas de transporte fundamenta-se nesse novo conceito, é da mais alta relevância considerar o tipo de sistema a ser criado. Esse novo sistema terá as características do modelo de transporte pediátrico, ficando ao cargo do centro que recebe os pacientes a supervisão do processo logístico, ou terá o perfil do modelo de transporte de pacientes com traumatismo, ficando sob a responsabilidade do centro que envia os pacientes a escolha da agência transportadora? O EMTALA, aprovado como parte do Consolidated Omnibus Budget Reconciliation Act em 1985, estabelece que o provedor de serviços médicos que encaminha os pacientes é o responsável pela garantia de meios de transporte seguros e de alta qualidade.

► CONSIDERAÇÕES SOBRE TRANSPORTE AÉREO

A Lei de Boyle descreve a relação inversa entre a pressão e o volume dos gases. Basicamente, os gases expandem-se na medida em que a pressão diminui. Essa relação pode criar problemas significativos durante o transporte de pacientes por via aérea. A pressão diminui na medida em que a aeronave ganha altitude. Isso pode causar problemas nas estruturas cheias de gás em espaços fechados e difusão por meio das membranas capilares alveolares. A pressurização da cabine da aeronave leva a pressão de volta à pressão ao nível do mar. Há um limite sobre a quantidade de pressurização a ser atingida e, para determinadas condições, devem-se manter altitudes mais baixas, resultando em maior tempo de voo.

Em espaços fechados, as estruturas cheias de ar podem causar complicações significativas durante os voos, embora haja meios de evitá-las. Os casos de pneumotórax que, normalmente, receberiam manejo conservador, no transporte aéreo exigem a colocação de drenos antes do embarque do paciente. Os drenos torácicos precisam ser ventilados com auxílio de válvulas de uma via ou de dispositivos de sucção contínua em condições de operar em pressões hipobáricas. Até o gás do sistema gastrintestinal pode causar problemas e, nessa hipótese, antes do embarque do paciente, é necessário considerar a colocação de sondas nasogástricas ou orogástricas. Qualquer tubo que for mantido no respectivo lugar com um balão cheio de ar (endotraqueal, de Foley, etc.) precisa ser monitorado de perto ou enchido com solução fisiológica.

Na maioria dos pacientes, o uso de ventiladores simples, com controle volumétrico, é suficiente para o transporte aéreo. Entretanto, em pressões barométricas diferentes, é extremamente difícil encontrar um ventilador com capacidade de executar essa função com acurácia. O ventilador utilizado com maior frequência é o Uni-Vent Eagle Model 754 (Impact Instrumentation Inc., West Caldwell, New Jersey).[22] Esse ventilador produz ventilação com controle de volume até 20 cm de pressão positiva no final da expiração (PEEP, do inglês *positive end expiratoy pressure*) a uma taxa máxima de fluxo inspiratório de 60 L/minuto. Nos casos em que o paciente exigir um manejo respiratório mais intenso, a opção de transporte aéreo fica restrita a equipes altamente especializadas. A maior parte desses grupos faz parte de equipes militares.*

► SISTEMA MILITAR

A medicina militar vem se desenvolvendo tecnologicamente ao longo dos anos. Uma das mudanças mais expressivas é a forma como pacientes portadores de lesões sérias ou pacientes gravemente enfermos são transportados para os Estados Unidos. A movimentação de pacientes de cuidados intensivos dentro da população militar evoluiu para um sistema consistente com capacidade para transportar em longas distâncias, em tempo hábil, pacientes gravemente enfermos ou com lesões graves. Essas equipes são fundamentais no atual sistema médico militar que cuida dos soldados norte-americanos nas frentes de batalha. Dentro do sistema militar norte-americano existem três plataformas principais para atendimento de adultos que executam essa missão. A principal meta dessas equipes é dar atendimento integrado ao nível de UTIs, durante a transferência de pacientes para níveis mais elevados de atendimento.

EQUIPES DE CUIDADOS INTENSIVOS NO TRANSPORTE AÉREO

O conceito de equipes de cuidados intensivos no transporte aéreo (CCATT, do inglês *critical care air transpor teams*) surgiu em 1994.[23] Os CCATTs não são plataformas isoladas, mas complementam o Sistema de Evacuação Médica da Força Aérea Norte-Americana adicionando capacidade de atendimentos críticos ao sistema. O objetivo principal das CCATTs é gerenciar feridos que já passaram pelo processo de ressuscitação inicial, mas que continuam em estado grave durante a transferência para um local com nível superior de atendimento.[23] Essas equipes são lideradas por médicos, cuja missão é assegurar que os pacientes tenham acesso contínuo

---

* N. de R.T. A maioria dos transportes aeromédicos no Brasil são realizados por empresas privadas especializadas. O atendimento a vítimas traumatizadas, quando realizado de forma aeromédica, é feito pelo poder público, em especial pelo SAMU, pelo Corpo de Bombeiros, pela Polícia Militar e pelas forças armadas.

ao processo de tomada de decisões médicas. Isso dá à equipe capacidade para titular as terapias e as regulagens dos ventiladores com base nas condições dos pacientes, iniciar novas terapias e executar procedimentos de acordo com a necessidade. O resultado final é a criação de um ambiente no qual os pacientes possam progredir para situações estáveis, sem interrupções ou recaídas durante o transporte.[23]

As CCATTs são formadas por um médico especializado em cuidados intensivos que pode ser um cirurgião geral, um médico de cuidados pulmonares intensivos, um anesthesiologista, um médico emergencista ou um cardiologista. Uma enfermeira de cuidados intensivos e um fisioterapeuta completam a equipe. As CCATTs estão equipadas para atender até três pacientes com ventiladores ou seis pacientes em condições menos agudas.[24] Existe a possibilidade de expandir a capacidade para até cinco pacientes com ventiladores incluindo na CCATT primária uma equipe adicional formada por até duas enfermeiras especializadas em cuidados intensivos.[24]

As CCATTs têm larga experiência no manejo de pacientes gravemente enfermos ou com lesões sérias com traumatismo multissistêmico, lesões abertas/fechadas na cabeça, choque, queimaduras e outras complicações com risco de vida.[23] O sucesso dessa plataforma foi evidenciado pelas operações realizadas durante a Operation Iraqi Freedom and Operation Enduring Feedom (Operação de Libertação do Iraque e Operação Liberdade Duradoura).

O benefício dos pacientes transportados por CCATTs pode ser demonstrado pelos resultados de um estudo recente conduzido por Beninati e outros, sob o título *Short Term Outcomes of US Air Force Critical Care Air Transport Team (CCAT) Patients Evacuated from a Combat Setting Between 2007 and 2008*[25] (Resultados de Curto Prazo de Pacientes Evacuados dos Campos de Combate por Equipes de Cuidados Intensivos no Transporte Aéreo da Força Aérea Norte-Americana entre 2007 e 2008). Nesse estudo, fez-se a análise retrospectiva da movimentação de 656 pacientes. A distribuição do transporte incluiu 425 (64,8%) pacientes com lesões traumáticas e 231 (35,2%) com queixas clínicas. Ao observar o subgrupo de traumatismo, o escore de gravidade das lesões (ISS, do inglês *injury severity score*) médio era de 22 (faixa: 1-75). A classificação dos tipos de lesão também foi impressionante, com os seguintes resultados: 269 pacientes sofreram lesões politraumáticas (polissistêmicas), 80 tiveram que fazer amputações, 90 sofreram lesões na cabeça, 73 sofreram queimaduras, 121 tiveram lesões intra-abdominais e 98 sofreram lesões intratorácicas. A intensidade dos cuidados durante o transporte reflete o estado de gravidade dos feridos: 318 (48,5%) pacientes precisaram de ventilação mecânica, 68 (10,4%) receberam medicações vasopressoras e 43 (6,6%) receberam hemoderivados durante o voo.[25]

A movimentação de feridos com queimaduras é um desafio especial por causa da gravidade da lesão, que pode ter componentes inalatórios. Esse tipo de movimentação tem duas fases, a exemplo do que ocorre com outros feridos de guerra. A primeira etapa, do Iraque ou do Afeganistão para a Alemanha, ficou a cargo do sistema AE da Força Aérea, reforçada com as equipes de cuidados intensivos no transporte aéreo. Após o desembarque na Alemanha, a etapa seguinte do transporte pode ser executada pela CCATT ou pela US Army Institute of Surgical Research Burn Flight Team, USAISR BFT, (Equipe de Resgate Aéreo de Feridos com Queimaduras do Instituto de Pesquisas Cirúrgicas do Exército Norte-Americano) de acordo com as condições dos pacientes.

EQUIPE DE RESGATE AÉREO DE FERIDOS COM QUEIMADURAS DO INSTITUTO DE PESQUISAS CIRÚRGICAS DO EXÉRCITO NORTE-AMERICANO

A história do USAISR BFT é bastante longa, sendo que, até o momento, essa equipe movimentou milhares de pacientes com queimaduras. Ela foi formada em 1951 e tem sua base no Brooke Army Medical Center (BAMC) (Centro Médico Brooke do Exército), em Fort Sam Houston, estado do Texas.[26,27] A composição das equipes inclui um cirurgião geral (líder da equipe), com experiência em queimaduras, traumatismos e cuidados cirúrgicos intensivos, e duas enfermeiras, uma das quais é a líder de enfermagem nos voos. A líder é uma enfermeira registrada com larga experiência em queimaduras e em cuidados intensivos. A segunda é uma enfermeira vocacional licenciada com curso completo no Army's Critical Care Nursing Program (Programa de Enfermagem do Exército para Cuidados Intensivos). O quarto membro da equipe é um fisioterapeuta certificado com vasta experiência no uso de vários tipos de ventiladores e no tratamento de pacientes portadores de doença pulmonar grave e com lesões inalatórias. Um oficial de operações não comissionado completa a equipe. Esse oficial é também técnico em medicina, atua como oficial de operações em cada missão e presta assistência à equipe de voo, de acordo com a necessidade.[26] Assim como a CCATT, a equipe de resgate de feridos com queimaduras pode ser ampliada de conformidade com as peculiaridades de cada missão.[26] Um aspecto importante, que é exclusivo das equipes de resgate de feridos com queimaduras, em comparação com outras plataformas de transporte de pacientes de cuidados intensivos, é a continuidade do atendimento. Como rotina, o cirurgião que atender o paciente na Alemanha será o médico atendente daquele paciente durante o período de hospitalização no centro de queimados.[26]

Nas decisões sobre que plataforma deverá ser utilizada para transportar feridos de guerra com queimaduras da Alemanha para os Estados Unidos, os fatores mais relevantes a serem levados em consideração são a condição do paciente, o estado pulmonar e a resposta ao suporte ventilatório convencional.[26] O pessoal da equipe de resgate de feridos com queimaduras é especialmente treinado no manejo de lesão inalatória que exigem suporte ventilatório além da capacidade dos ventiladores tradicionais utilizados no transporte.[26] Em casos de extrema necessidade, o médico da equipe de resgate de feridos com queimadura está preparado para fazer fibrobroncoscopia durante o transporte de feridos de guerra. No atendimento de feridos com queimaduras, durante o transporte, a equipe de resgate utiliza o respirador volumétrico difuso (VDR-1, *volumetric diffuse respirator*) e o ventilador com controle de pressão TXP (Percussionaire Corp, Sand Point, Idaho)*.[26,28]

Após a decisão de acionar o time de resgate de feridos com queimaduras, a equipe voa de San Antonio (BAMC) até a Alemanha enquanto o ferido estiver sendo transportado pela CCATT do Iraque ou do Afeganistão. Logo após o desembarque, o ferido é avaliado e tratado pelo cirurgião da equipe de resgate.

EQUIPE DE RESGASTE PARA CASOS PULMONARES AGUDOS

A CCATT comprovou que é muito eficaz no resgate rápido de soldados feridos no campo de batalha, sendo que, em determinadas situações, a movimentação do paciente é feita em apenas algumas horas depois da lesão e da intervenção cirúrgica. Às vezes, alguns pacientes desenvolvem síndrome do desconforto respiratório agudo (SDRA) grave que exige modos avançados de ventilação. A criação da Acute Lung Rescue Team (ALRT), em novembro de 2005, teve como objetivo principal a movimentação de pacientes do Iraque e do Afeganistão para o Landstuhl Regional Medical Center (LRMC) (Centro Médico Regional de Landstuhl) na Alemanha. A ALRT tem base no LRMC e especializou-se na aplicação de ventilação percussiva de alta frequência que utiliza o VDR-1 (Percussionaire Corp) e outras estratégias avançadas de ventilação como a razão inversa I/E. A equipe é formada por um cirurgião do trauma ou de cuidados intensivos, um médico pneumologista ou de cuidados intensivos, uma enfermeira de cuidados intensivos e um fisioterapeuta com experiência no uso do VDR-1.[29]

---

* N. de R.T. No Brasil, não existem situações como as descritas de feridos de guerra americanos. Há relatos de pequenas casuísticas de pacientes traumatizados ou vítimas de queimaduras. No entanto, em 2013, ocorreu um grande incêndio em uma boate de Santa Maria (RS), em que 243 jovens morreram e cerca de 700 pessoas ficaram feridas. Destas, aproximadamente 100 pessoas necessitaram intubação e suporte ventilatório mecânico prolongado. Cerca de metade eram de pacientes em estado grave que foram transportados por helicópteros e aviões (aeromédico) para Porto Alegre (RS), onde médicos de centros especializados deram seguimento no tratamento destes pacientes. Esta tragédia foi o primeiro grande relato de evacuação aeromédica de pacientes em estado grave, intubados, em suporte ventilatório mecânico, da história médica brasileira. Este movimento deu-se graças à interação de profissionais militares (Força Aérea Brasileira, Exército Brasileiro, Corpo de Bombeiros, Brigada Militar) e civil (SAMU, profissionais de saúde especializados, hospitais, voluntários, Empresa Pública de Transporte e Circulação [EPTC], Empresa Brasileira de Infraestrutura Aeroportuária [INFRAERO] e serviços privados de saúde).

Entre novembro de 2005 e março de 2007, a ALRT transportou com sucesso cinco pacientes com uma razão média PaO_2/FIO_2 de 71, que é consistente com SDRA grave.[29] No mesmo período do estudo, a ALRT foi acionada para o atendimento de 1% de pacientes em ventilação mecânica que haviam sido transferidos para o LRMC. Enquanto a CCATT continua sendo a plataforma principal para movimentar pacientes gravemente enfermos/com lesões graves do campo de batalha, a possibilidade de contar com a capacidade da ALRT, nos momentos mais cruciais, é fundamental para o sucesso de uma missão.

As aeronaves utilizadas em evacuações aeromédicas que incluam a missão de transportar pacientes em estado grave são aviões de oportunidade; sua missão principal não é o fornecimento de serviços médicos. Essas aeronaves participam de uma grande variedade de missões, desde a movimentação de tropas ao transporte de cargas. Portanto, todos os equipamentos utilizados no atendimento de pacientes devem ser colocados a bordo pelas equipes CCATT, USAISR-BFT e ALRT. O resultado final é converter a parte traseira de uma aeronave em uma UTI aérea. As missões entre campos de batalha podem ser longas, estendendo-se de 4,5 a 13 horas, dependendo do ponto de destino. As prioridades nos cuidados dos pacientes durante o transporte são as mesmas que para o atendimento de traumatismos em UTIs, seja qual for a equipe responsável pela missão. A meta final é manter o mesmo padrão de cuidados durante a transição gradativa do atendimento.

A movimentação de pacientes de cuidados intensivos possui desafios específicos criados por condições ambientais adversas, como iluminação precária, vibração, ruídos, dificuldades para regular a umidade e a temperatura, sem mencionar que os recursos disponibilizados na parte traseira da aeronave limitam-se aos equipamentos e materiais que a equipes trazem consigo. Durante o transporte, o foco principal das equipes é a proteção e manutenção da via aérea. O monitoramento contínuo da ventilação é feito com auxílio da oximetria de pulso e pelo monitoramento da forma de onda do CO_2 expirado. A gasometria arterial permite ajustar a regulagem dos ventiladores durante o voo, de acordo com a necessidade. O monitoramento do estado hemodinâmico é feito por meios invasivos (pressão do sangue arterial e pressão venosa central). Durante o tratamento de feridos de guerra com lesões na cabeça, o monitoramento da pressão intracraniana é realizado com ventriculostomia ou com um monitor de pressão intracraniana (PIC). Essas informações são imprescindíveis para que a equipe possa fazer a intervenção mais apropriada. A equipe deve levar para a aeronave o sangue a ser utilizado em transfusões. Em caso de necessidade, as equipes estão habilitadas para fazer inserção de drenos torácicos e de linhas centrais ou para intubar pacientes durante o transporte. O nível do atendimento médico aos feridos de guerra é excelente, além de ser o testemunho dos avanços dentro da medicina militar nos Estados Unidos.

▶ CENTROS DE TRANSFERÊNCIA

A transferência de um local para outro implica a execução de muitas tarefas dinâmicas. As agências de transporte e as opções disponíveis para movimentar pacientes especiais nos Estados Unidos foram mencionadas anteriormente. As pressões atuais do ambiente de saúde partem do pressuposto de que muitas instituições não têm capacidade disponível. A procura de instituições com capacidade disponível pode se tornar uma tarefa difícil e exige muito tempo fazendo contatos telefônicos com o lugar de destino. A maioria dos hospitais está tentando racionalizar esse processo e consolidar os recursos necessários para fazer movimentações de pacientes entre instituições por meio de um centro único de transferências. Possivelmente, nas grandes instituições acadêmicas, serviços diferentes recebam transferências ao mesmo tempo. Um dos sistemas chegou à conclusão de que, devido à complexidade, seria mais econômico terceirizar essa atividade.[30]

Além da complexidade para encontrar instituições adequadas, é necessário atender às exigências do EMTALA, que estabelece obrigações para os centros receptores e remetentes. Antes da transferência, os centros remetentes são obrigados a estabilizar os pacientes dentro dos limites de sua capacidade máxima. Além disso, responsabilizam-se pelo envio de uma cópia da ficha médica completa do paciente, incluindo imagens, e pela escolha do meio de transporte mais adequado, incluindo pessoal qualificado. Os centros receptores são obrigados a aceitar os pacientes provenientes de outros centros se tiverem espaço disponível e pessoal qualificado para execução dos serviços necessários. O paciente deve fazer uma solicitação de transferência por escrito ou apresentar uma declaração feita pelo médico responsável pela transferência atestando que os benefícios médicos desta superam os riscos envolvidos.[31] Um memorando explicativo ajuda a registrar todas as tarefas de uma transferência. A organização e programação dessas tarefas por meio de um órgão central de transferências agilizam o processo. A Figura 5-2 apresenta um fluxograma simplificado identificando as tarefas que ficam sob a responsabilidade dos centros de transferência.

▶ CONSIDERAÇÕES FINAIS

As decisões sobre o transporte de pacientes de cuidados intensivos são complexas e exigem um planejamento detalhado antes de iniciar o processo. Portanto, antes de fazer a transferência de um paciente, é necessário criar um sistema que leve em conta a complexidade dessas questões. Existem várias opções de equipamentos e diferentes níveis de qualificação dos prestadores de serviços, tanto na ponta do embarque como na do recebimento de pacientes. É fundamental conhecer as equipes e os recursos disponíveis em cada região. Na medida em que aumenta o volume de transferências, as opções primárias e de suporte devem ser avaliadas durante a fase de definição da transferência.

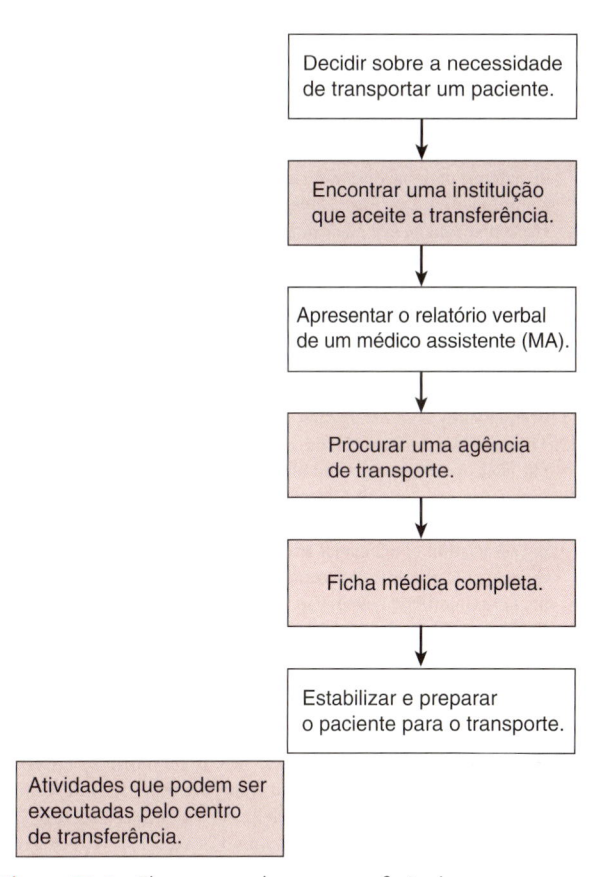

Figura 52-2 Fluxograma de uma transferência.

Levando-se em consideração que questões relacionadas a finanças e à especialização podem facilitar o processo de regionalização num futuro próximo, é imprescindível entender o sucesso e as dificuldades que envolvem o transporte de pacientes de cuidados intensivos. A criação desses sistemas depende do desenvolvimento de programas bem-estruturados com foco na melhoria da qualidade. As pesquisas para avaliar os riscos e os benefícios na criação de sistemas consolidados de atendimento intensivo ainda são muito limitadas. Entretanto, não há nenhuma dúvida de que, nas próximas décadas, o transporte de pacientes de cuidados intensivos será uma área de interesse cada vez maior.

REFERÊNCIAS

1. Crippen D. Critical care transportation medicine: new concepts in pretransport stabilization of the critically ill patient. *Am J Emerg Med.* 1990;8:551–554.
2. Warren J, Fromm RE Jr, Orr RA, Rotello LC, Horst HM. Guidelines for the inter- and intrahospital transport of critically ill patients. *Crit Care Med.* 2004;32:256–262.
3. Fromm RE Jr, Varon J. Critical care transport. *Crit Care Clin.* 2000;16:695–705.
4. Blackwell TH. Emergency medical service: overview and ground transport. In: Marx JA, Hockberger RS, Walls RM, Adams J, Rosen P, eds. *Rosen's Emergency Medicine: Concepts and Clinical Practice.* 6th ed. Philadelphia: Mosby/Elsevier; 2006:2984–2993.
5. Baxt WG, Moody P. The impact of a rotorcraft aeromedical emergency care service on trauma mortality. *JAMA.* 1983;249:3047–3051.

6. Institute of Medicine (U.S.). Committee on the Future of Emergency Care in the United States Health System. *Emergency Medical Services at the Crossroads.* Washington, DC: National Academies Press; 2007.
7. van Lieshout EJ, de Vos R, Binnekade JM, de Haan R, Schultz MJ, Vroom MB. Decision making in interhospital transport of critically ill patients: national questionnaire survey among critical care physicians. *Intensive Care Med.* 2008;34:1269-1273.
8. *Helicopter Emergency Medical Services.* Washington, DC: National Transportation Safety Board; 2009.
9. Baxt WG, Moody P. The impact of a physician as part of the aeromedical prehospital team in patients with blunt trauma. *JAMA.* 1987;257:3246-3250.
10. Baxt WG, Moody P, Cleveland HC, et al. Hospital-based rotorcraft aeromedical emergency care services and trauma mortality: a multicenter study. *Ann Emerg Med.* 1985;14:859-864.
11. Thomas SH, Harrison TH, Buras WR, Ahmed W, Cheema F, Wedel SK. Helicopter transport and blunt trauma mortality: a multicenter trial. *J Trauma.* 2002;52:136-145.
12. Cunningham P, Rutledge R, Baker CC, Clancy TV. A comparison of the association of helicopter and ground ambulance transport with the outcome of injury in trauma patients transported from the scene. *J Trauma.* 1997;43:940-946.
13. Brathwaite CE, Rosko M, McDowell R, Gallagher J, Proenca J, Spott MA. A critical analysis of on-scene helicopter transport on survival in a statewide trauma system. *J Trauma.* 1998;45:140-144. Discussion 4-6.
14. Schneider S, Borok Z, Heller M, Paris P, Stewart R. Critical cardiac transport: air versus ground? *Am J Emerg Med.* 1988;6:449-452.
15. Svenson JE, O'Connor JE, Lindsay MB. Is air transport faster? A comparison of air versus ground transport times for interfacility transfers in a regional referral system. *Air Med J.* 2006;25:170-172.
16. Thomas SH, Kociszewski C, Schwamm LH, Wedel SK. The evolving role of helicopter emergency medical services in the transfer of stroke patients to specialized centers. *Prehosp Emerg Care.* 2002;6:210-214.
17. Orr RA, Felmet KA, Han Y, et al. Pediatric specialized transport teams are associated with improved outcomes. *Pediatrics.* 2009;124:40-48.
18. McCloskey KA, King WD, Byron L. Pediatric critical care transport: is a physician always needed on the team? *Ann Emerg Med.* 1989;18:247-249.
19. King BR, King TM, Foster RL, McCans KM. Pediatric and neonatal transport teams with and without a physician: a comparison of outcomes and interventions. *Pediatr Emerg Care.* 2007;23:77-82.
20. Selevan JS, Fields WW, Chen W, Petitti DB, Wolde-Tsadik G. Critical care transport: outcome evaluation after interfacility transfer and hospitalization. *Ann Emerg Med.* 1999;33:33-43.
21. Singh JM, MacDonald RD. Pro/con debate: do the benefits of regionalized critical care delivery outweigh the risks of interfacility patient transport? [Review] [73 refs]. *Crit Care.* 2009;13:7.
22. Kashani KB, Farmer JC. The support of severe respiratory failure beyond the hospital and during transportation. *Curr Opin Crit Care.* 2006;12:43-49.
23. Beninati W, Meyer MT, Carter TE. The critical care air transport program. *Crit Care Med.* 2008;36:S370-S376.
24. Force TSotA. Air Force tactics, techniques, and procedures 3-42.51. In: *Critical Care Air Transport Teams (CCATT).* Air Force Medical Service Knowledge Exchange; 2006.
25. Beninati W, Lairet J, King J, et al. Short term outcomes of US Air Force Critical Care Air Transport Team (CCATT) patients evacuated from a combat setting between 2007 and 2008. *Chest.* 2009;136:28S-g.
26. Renz EM, Cancio LC, Barillo DJ, et al. Long range transport of war-related burn casualties. *J Trauma.* 2008;64:S136-S144. Discussion S44-S45.
27. Hurd WW, Jernigan JG. *Aeromedical Evacuation: Management of Acute and Stabilized Patients.* New York: Springer; 2003.
28. Barillo DJ, Dickerson EE, Cioffi WG, Mozingo DW, Pruitt BA Jr. Pressure-controlled ventilation for the long-range aeromedical transport of patients with burns. *J Burn Care Rehabil.* 1997;18:200-205.
29. Dorlac GR, Fang R, Pruitt VM, et al. Air transport of patients with severe lung injury: development and utilization of the Acute Lung Rescue Team. *J Trauma.* 2009;66:S164-S171.
30. Strickler J, Amor J, McLellan M. Untangling the lines: using a transfer center to assist with interfacility transfers. *Nurs Econ.* 2003;21:94-96.
31. *Guide for Interfacility Patient Transfer.* Department of Transportation, National Highway Traffic Safety Administration; 2006.

CAPÍTULO 53

Questões relacionadas a pacientes terminais em cuidados intensivos de emergência

Sangeeta Lamba

- Introdução 593
- Declarações antecipadas 593
- Metas das discussões sobre cuidados e comunicação 594
- Questões relacionadas aos óbitos 596
- Retirada do suporte à vida 597
- Cuidados paliativos e manejo ideal de sintomas 598
- Conclusão 598

▶ INTRODUÇÃO

A maioria dos pacientes admitidos em unidades de cuidados médicos intensivos, e muitos daqueles que permanecem nas unidades de cuidados cirúrgicos intensivos, inicia a estada hospitalar nos serviços de emergência (SEs). Portanto, cabe aos médicos dos SEs definir o estágio da trajetória futura do manejo, frequentemente iniciando com medidas agressivas de manutenção da vida, por meio da aplicação de abordagens curativas e para ressuscitação.[1,2] De maneira geral, em decorrência do avanço tecnológico, a morte de pacientes em estado crítico resulta das limitações das medidas de sobrevivência, em comparação com o declínio natural causado por doenças ou pelo envelhecimento.[3] Essas circunstâncias levaram à ampliação da missão dos cuidados intensivos, para possibilitar a inclusão do melhor atendimento médico disponível aos pacientes terminais e seus familiares.[4] Em 2003, a International Consensus Conference (Conferência Internacional de Consenso) reuniu-se para discutir alguns desafios da fase final da vida e para tratar de questões relacionadas aos cuidados ideais aplicáveis a pacientes terminais.[5] Para atingir uma melhor "qualidade" de vida, em vez de enfatizar apenas a "quantidade" de sobrevida com a cura, o foco no conforto do paciente transformou-se em uma prioridade essencial desde o início do atendimento.[2,4,5]

A percepção de alguns conceitos básicos é essencial para atingir a meta de prestar um bom atendimento na fase final da vida de um paciente: (1) a morte não é o resultado de falhas profissionais; (2) a morte indolor deve ser assegurada; (3) a comunicação eficiente com a família e seus representantes é imprescindível no processo de "compartilhamento das decisões"; (4) as metas das discussões sobre o atendimento ajudam a "mudar" de uma abordagem curativa para uma abordagem de conforto e, mais importante; (5) a abordagem de equipes multidisciplinares é absolutamente essencial, incluindo enfermeiras, equipes de atendimento domiciliar, assistentes sociais, equipes de apoio familiar e, caso seja necessário e estiver à disposição, equipes de subespecialistas para consultas sobre cuidados paliativos.[6] Além disso, serão discutidas as seguintes áreas encontradas com frequência nos cuidados da fase final da vida: (1) diretrizes do avanço; (2) metas das discussões sobre os cuidados e comunicação; (3) questões relacionadas aos óbitos, incluindo comunicação de más notícias, notificação de morte e ressuscitação testemunhada pela família (RTF); (4) retirada gradual do suporte à vida e (5) cuidados paliativos e manejo ideal dos sintomas de final da vida.

▶ DECLARAÇÕES ANTECIPADAS

Atualmente, o processo de tomada de decisões no contexto de pacientes de cuidados intensivos varia amplamente e nem sempre posterga a autonomia do paciente.[5,7,8] Um estudo importante relatou que os médicos não documentavam, de forma consistente, instruções de não ressuscitação (DNR, do inglês *do not resuscitate order*) nos casos de pacientes que não queriam fazer ressuscitação cardiopulmonar (RCP),[7] enquanto outro estudo mostrou que as instruções do tipo DNR eram cumpridas em apenas 58% dos casos.[8] O manejo com base nos valores do paciente e o respeito por sua autonomia envolvem o modelo de decisões compartilhadas, que é essencial para aumentar o nível de satisfação do paciente e de sua família em relação à medicina de cuidados intensivos.

DETERMINAÇÃO DA CAPACIDADE PARA TOMAR DECISÕES

A determinação da capacidade para tomar decisões é uma etapa essencial no processo de avaliação das necessidades e dos valores dos pacientes, além de ser *uma decisão individual*.[9] Isso significa que um paciente tem capacidade para tomar uma decisão particular, mas não tem a mesma capacidade para tomar decisões por outros pacientes. Os médicos são responsáveis pelo julgamento da capacidade, ao passo que a competência é avaliada por um juiz. A seguir, será apresentada uma lista que ajuda a avaliar a capacidade: (1) O paciente tem condições de entender e de processar as informações? Esse processo exige que o paciente retransmita as informações em termos leigos. (2) O paciente tem condições de analisar e de avaliar as consequências? Essencialmente, isso significa que o paciente é capaz de ponderar os riscos/benefícios e comunicar a lógica de sua decisão. (3) O paciente é capaz de comunicar sua escolha? Isso é particularmente difícil no caso de pacientes que dependem de ventilador e não conseguem se expressar verbalmente e, assim, não têm condições de transmitir os elementos essenciais dos consentimentos informados. As tentativas de comunicação podem gerar interpretações distorcidas com base nos valores da pessoa que estiver obtendo o consentimento.[9] Pacientes para os quais a resposta a qualquer uma das perguntas acima for "não", em última análise, não tem capacidade para tomar decisões.

TOMADA DE DECISÃO POR REPRESENTAÇÃO NO CASO DE PACIENTES INCAPACITADOS

As declarações antecipadas ou as decisões por representação entram em cena nas situações em que os pacientes não têm condições de tomar suas próprias decisões. Testamentos em vida ou declarações antecipadas por escrito raramente encontram-se à disposição em situações emergenciais e, mesmo que estivessem, em geral não são documentos suficientemente específicos para aplicação em todas as decisões médicas do dia a dia.[10] Talvez o valor principal desses documentos seja a possibilidade de utilização nos casos de morte iminente que não exija escolhas específicas de ventilação mecânica ou de ressuscitação cardiopulmonar. Em situações críticas, o acesso a um representante legal autorizado, substituto, procurador ou advogado do paciente para tomar decisões na área médica é muito importante para as decisões no dia a dia. Entretanto, o uso de representantes tem algumas limitações; alguns estudos observaram que, com frequência, os procuradores não conseguem representar fielmente os desejos dos pacientes,[11] enquanto outros estudos comprovaram que os membros da família apresentam altas taxas de ansiedade e de depressão, o que pode comprometer a eficácia do processo de tomada de decisões.[12] É importante que os médicos orientem os procuradores logo no início, para assegurar que eles entendam seu papel no processo decisório. Muitos médicos resumiram que o papel dos representantes é fazer "julgamentos substitutos" nas situações de incapacitação, com base no conhecimento do paciente e em declarações prévias que ele tenha feito, e não de acordo com seu próprio juízo de valor.[11,12] Com frequência, os membros da família são envolvidos no processo decisório nas situações em que não houver representantes com autorização legal. Em muitos estados norte-americanos a hierarquia da responsabilidade é a seguinte: cônjuge, filho adulto, pais, irmão adulto, parente adulto e amigo próximo. Os casos de conflitos interfamiliares exigem o envolvimento de conselhos de ética ou da interposição de ação judicial. Com frequência, a despeito da ação de representantes legais, as decisões importantes necessitam também da aprovação de membros mais próximos da família e, consequentemente, sistemas eficazes de comunicação são ferramentas essenciais para os médicos.[13]

▶ METAS DAS DISCUSSÕES SOBRE CUIDADOS E COMUNICAÇÃO

Relatórios de pesquisas feitas junto a famílias de pacientes de cuidados intensivos indicam que os familiares, de forma consistente, classificam a comunicação entre suas maiores preocupações e, com frequência, há relatos de certa insatisfação a respeito da maneira pela qual foram informados sobre o diagnóstico, o prognóstico, o tratamento e, de uma forma geral, sobre a qualidade da comunicação com a equipe de cuidados intensivos.[7,10,14,15] A literatura sobre cuidados intensivos tem apresentado, de forma crescente, alguns modelos de comunicação, com ênfase nas "decisões compartilhadas", em abordagens proativas para resolução de conflitos e obtenção de consenso (Fig. 53-1).[5,13,16-19]

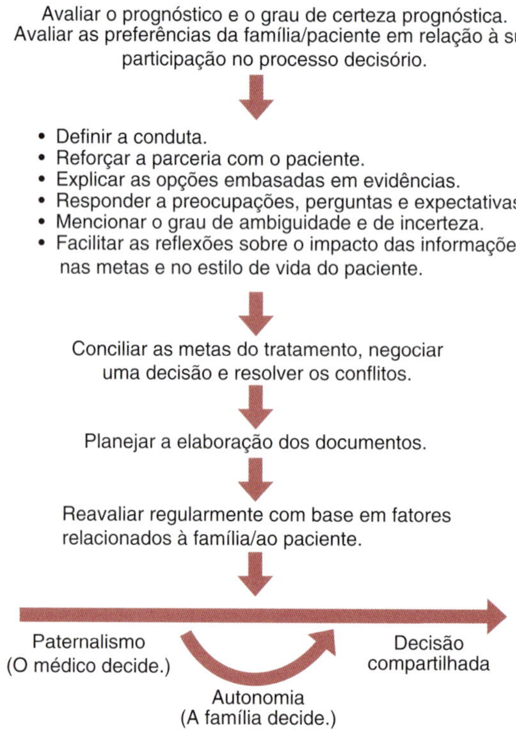

Figura 53-1 Abordagem com várias etapas para tomar decisões focadas nos pacientes em suas famílias, que poderão ser modificadas pelos prognósticos e pelas preferências de cada família. Dados extraídos da referência 13.

▶ **TABELA 53-1** ORIENTAÇÕES PARA REUNIÕES COM FAMÍLIAS

1. **Por quê?** Esclarecer os objetivos da reunião, rever as informações médicas. O que você espera estabelecer como meta?
2. **Onde?** Quarto confortável, com privacidade e assentos dispostos em círculo.
3. **Quem?** Paciente (se for capaz de participar): procurador para tratar de questões de assistência médica; membros da família; assistência social; profissionais para atendimento médico básico.
4. **Apresentação**
   - Apresente-se e faça a apresentação de outras pessoas; faça a revisão das metas da reunião; esclareça a necessidade de tomar decisões específicas.
   - Estabeleça as regras básicas: cada pessoa deve ter a oportunidade de fazer perguntas e expressar seus pontos de vista; não permita interrupções; identifique o responsável legal pelas decisões; descreva a importância das decisões de apoio.
   - Se você for novo para o paciente/família, reserve algum tempo para conhecer a pessoa – o que é importante em sua vida, etc.
5. **Em primeiro lugar, verifique o que o paciente/família já sabe.** "Diga-me o que já sabe sobre a condição clínica atual". Peça para todos na sala dizerem alguma coisa.
6. **Em seguida, faça a revisão do estado médico.**
   - Faça a revisão do estado atual, do prognóstico e das opções de tratamento.
   - Pergunte aos membros da família se têm alguma pergunta a fazer.
   - Responda às reações emocionais com empatia.
   - Adie a discussão sobre a tomada de decisões até o próximo passo.
7. **Discussão da família com um paciente impossibilitado de tomar decisão**
   - Pergunte para cada membro da família: Qual você acha que seria a escolha do paciente se ele pudesse falar por si mesmo?
   - Pergunte para cada membro da família: O que você acha que deveria ser feito?
   - Pergunte se a família gostaria que você deixasse a sala para os membros discutirem em privacidade.
   - Se houver consenso, vá para o item 9, se não houver consenso, vá para o item 8.
8. **Se não houver consenso:**
   - Pergunte novamente: Qual você acha que seria a escolha do paciente se ele pudesse falar por si mesmo? Pergunte: Você chegou a discutir com o paciente o que ele desejaria numa situação como esta?
   - Se você, na posição de médico, tem uma opinião firme sobre o melhor plano de tratamento, recomende-o simples e explicitamente e explique por quê.
   - Programe uma reunião de acompanhamento mais tarde ou para o dia seguinte.
   - Para futura discussão: Em quais valores você fundamentou sua decisão?
   - Identifique outros recursos: religiosos; outros médicos; comitê de ética.
9. **Conclua e faça o encerramento:**
   - Faça um resumo incluindo o consenso, as discordâncias, as decisões e o plano.
   - Tome cuidado com resultados inesperados.
   - Identifique o porta-voz da família para comunicações futuras.
   - Documente, na ata da reunião, quem estava presente, as decisões que foram tomadas e o plano de acompanhamento.
   - Continuidade – programe reuniões de acompanhamento para discussões de pontos dúbios.

Adaptada, com permissão, de Ambuel B. Weissman DE. *Moderating an End-of-Life Family Conference.* 2nd ed. *Fast Facts and Concepts #16.* August 2005. Disponível em http://www.eperc.mow.edu/fastfact/ff_016.htm.

As diretrizes sugerem que, enquanto estiver organizando as conferências com a família para discutir as metas do tratamento, os médicos devem levar em conta os seguintes aspectos: necessidades específicas das famílias identificadas em estudos, para garantir o manejo dos sintomas do paciente; fornecimento de informações claras para os cuidadores a respeito das condições e do tratamento do paciente; disposição da equipe para ouvir e responder às perguntas dos membros da família, levando em consideração seu estado emocional; valorização das preferências do paciente; explicações claras sobre decisões a serem tomadas por representantes do paciente e garantia de atendimento contínuo, compassivo e tecnicamente proficiente até a morte do paciente.[17] De maneira geral, as decisões são tomadas em comum acordo, estabelecendo-se uma parceria entre os médicos e as famílias dos pacientes. As escolhas de tratamento devem atender a metas específicas e factíveis.[20] Trata-se de um processo de negociação cujo resultado final será determinado pela personalidade e pelas crenças dos participantes. Em última análise, o médico é responsável pela decisão sobre a racionalidade de um plano de ação. Nas situações em que não for possível resolver os conflitos, provavelmente a opção mais sensata seja consultar um conselho de ética.[4,5] A comunicação com membros da família não é diferente de outros aspectos dos tratamentos intensivos e exige treinamento, trabalho de equipes interdisciplinares e implementação de protocolos flexíveis eficazes para se obter os melhores resultados possíveis (Tab. 53-1).[13,18,21]

QUESTÕES RELACIONADAS AOS ÓBITOS

COMUNICAÇÃO DE MÁS NOTÍCIAS E NOTIFICAÇÃO DE MORTE

Provavelmente, a comunicação de más notícias, em especial a notificação de morte, seja a tarefa mais difícil e com maior carga emocional para os médicos.[22,23] Embora, com frequência, relatem informações médicas concretas, os médicos evitam abordar questões mais estressantes e enfrentam alguns problemas com revelações empáticas.[23] Os fatores estressantes incluem medo de ser declarado culpado; dificuldade para administrar as emoções dos membros da família; medo que o próprio médico tem da morte.[24] As notificações de óbito comunicadas por serviços de emergência (SEs) são particularmente difíceis pelas seguintes razões: (1) com frequência, as mortes em SEs são repentinas e inesperadas em decorrência de eventos traumáticos agudos ou podem envolver pacientes muito jovens; (2) geralmente, não há uma relação preexistente entre o médico e o paciente ou sua família; (3) o próprio ambiente público e caótico dos SEs não é adequado para a família expressar sua emoções e (4) as equipes de serviço funerário e de assistência social nem sempre estão prontamente disponíveis.[22,25] Existem vários métodos para informar as famílias sobre a morte de um ente querido, cabendo ressaltar que o médico tem uma grande responsabilidade junto aos familiares, considerando que as palavras dirigidas a eles permanecerão em suas memórias e exercerão grande influência em seus momentos de luto.[22,23,26] Comprovadamente, a intervenção GRIEV_ING aumenta a confiança e a competência dos médicos nos processos de notificação de óbito. A Tabela 53-2 apresenta uma descrição desse método. Talvez seja muito importante que cada médico faça um refinamento da linguagem utilizada especificamente nessas situações, prepare abordagens gradativas para diminuir seu próprio estresse e faça uma revisão antecipada da terminologia quando estiver usando um tradutor. Com o rápido crescimento das telecomunicações, provavelmente seja preferível manter os telefones em algum modo de vibração para evitar interrupções. É também recomendável que os médicos permaneçam no local para ressaltar a importância de sua presença e a disposição para responder a perguntas, em vez de dar as notícias apressadamente. A comunicação de notícias de forma adequada e demonstrando compaixão facilita o período de luto, permitindo que os entes queridos retomem suas vidas.[26]

PRESENÇA DA FAMÍLIA EM RESSUSCITAÇÕES

A literatura médica mais recente defende a presença de membros da família nas ressuscitações cardiopulmonares.[27-30] Os benefícios perceptíveis da presença de membros da família em ressuscitações são os seguintes: (1) a maior parte dos membros das famílias prefere a opção de ficar ao lado do paciente no momento da morte; (2) embora essas experiências sejam muito desgastantes sob o ponto de vista emocional, elas podem ajudar a diminuir o sofrimento e o possível luto; (3) cria um sentimento maior de conexão com o paciente; (5) no caso de dúvidas, é importante reafirmar que foi feito tudo que era possível pelo paciente e (6) cria a sensação de fato consumado.[27-30] Entretanto, as atitudes dos provedores de assistência médica ainda constituem uma barreira para a presença de membros da família em ressuscitações com base nas seguintes preocupações: o envolvimento familiar pode causar desconforto aos sobreviventes; interferir no processo de ressuscitação; distrair ou intimidar a equipe médica, aumentar a pressão para controlar o código; provocar ansiedade ao anunciar a morte do paciente, aumentar o número de ações judiciais por imperícia médica, quando, na realidade, os membros da família provavelmente sejam os menos interessados em entrar com ação judicial se tiverem certeza de que os médicos fizeram tudo que estava ao seu alcance.[29,30] Aparentemente, há uma relutância maior nos ambientes urbanos, em comparação com os ambientes suburbanos, possivelmente devido à falta de suporte complementar adequado ou à natureza subjacente dos ti-

---

TABELA 53-2 ORIENTAÇÕES PARA ABORDAGEM ÀS FAMÍLIAS NO CASO DE NOTIFICAÇÕES DE MORTE

Método mnemônico GRIEV_ING para notificações de morte

G (*gather*) – Reunião: Assegure-se de que todos os membros da família estejam presentes.

R (*resources*) – Recursos: O local deve ser privado; requisite os recursos de apoio disponíveis para assistir a família nesse momento de dor, ou seja, religiosos, consultores para o velório e amigos.

I (*identify*) – Identificação: Identifique-se, identifique pelo nome o paciente morto ou que sofreu lesões, identifique o nível/estado do conhecimento da família a respeito dos eventos e das condições do paciente.

E (*educate*) – Educação: Dê informações rápidas sobre os eventos que ocorreram e o estado atual no serviço de emergências.

V (*verify*) – Verificação: Verifique-se a família entendeu a informação. Seja explícito. Use as palavras que começam com M, i.e., estão "mortos" ou "morreram".

Espaço: Providencie um espaço privativo para os membros da família e dê algum tempo para as emoções; permita que o tempo ajude a absorver as notícias.

I (*inquire*) – Pergunta: Pergunte se há alguma dúvida e responda com habilidade.

N (*nuts and bolts*) – Detalhes práticos. Pergunte sobre doação de órgãos, serviços funerários e objetos pessoais. Ofereça à família a oportunidade de ver o morto.

G (*give*) – Acesso. Dê acesso às informações. Ofereça-se para responder a perguntas sobre dúvidas que poderão surgir mais tarde e retorne sempre as ligações.

Modificada, com permissão, de Hobgood e outros.[26]

pos de ressuscitação.[30] As preocupações com a presença de membros da família nas ressuscitações incluem as seguintes questões: (1) dignidade humana; (2) privacidade pessoal e (3) disponibilização de equipes bem-treinadas para ajudar os parentes a enfrentar o trauma emocional de serem testemunhas. Entretanto, a maioria das pessoas concorda que é necessário aplicar abordagens multidisciplinares, bem-planejadas e práticas, que seriam utilizadas para desenvolver e reforçar protocolos institucionais, expressar as preocupações das equipes e treinar os facilitadores das famílias.[30]

▶ RETIRADA DO SUPORTE À VIDA

Em última análise, a morte de quase todos os pacientes durante o recebimento de atendimento médico em ambientes de cuidados intensivos é resultado da suspensão ou da retirada gradual de terapias de sustentação de vida.[3] Às vezes, o médico decide não ressuscitar um paciente antes da descompensação terminal e em outras situações porque várias tentativas de ressuscitação vigorosa não conseguiram interromper o declínio terminal, e mesmo porque não é possível fazer essas tentativas indefinidamente.[3] O tipo de prática varia entre os países e entre instituições.[31,32] Em determinadas situações, as medidas de retiradas graduais do suporte à vida são necessárias logo no início dos cuidados de pacientes em estado crítico no SE: por exemplo, nos casos em que um paciente tenha sido colocado inicialmente em ventilação mecânica e a família tiver intenção de retirar o ventilador após aceitar a dura realidade prognóstica no caso de hemorragia intracraniana catastrófica.

Sob o ponto de vista ético, não há nenhuma distinção entre a decisão de retirar um tratamento específico e a decisão de não iniciar um determinado tipo de tratamento.[31] Às vezes, o início de terapias agressivas com tempo limitado de execução pode ser benéfico tanto para as famílias como para os cuidadores; além disso, essa decisão pode também ser necessária para que aceitem que a condição do paciente é crítica e permitam que os médicos avaliem as opções de tratamento mais adequadas.[31] Assim como em todos os outros tipos de tratamento, justifica-se retirar a terapia caso o tratamento escolhido não melhore o estado do paciente e não consiga mostrar nenhum benefício. A ressuscitação cardiopulmonar (RCP) é a terapia cuja suspensão ocorre com maior frequência, e a prescrição de não ressuscitar o paciente antecede até 60% de todos os casos de morte.[3,7,33] Ventilação mecânica, medicações vasopressoras, hemodiálise e administração de antibióticos também são terapias que costumam ser suspensas. A ventilação mecânica é a terapia cuja retirada gradual acontece com mais frequência antes da morte de um paciente, seguida pela terapia com medicamentos vasopressores.[3,33-35]

Existem vários algoritmos para o manejo clínico da retirada de suporte ventilatório em serviços de emergência.[36-39] A decisão de retirar gradualmente ou de suspender uma determinada terapia baseia-se no consenso entre a equipe de cuidados intensivos e a família do paciente. O diálogo com representantes do paciente deve ser franco e consistente. É da mais alta relevância fazer a recomendação de retirar gradualmente ou de suspender o suporte à vida e não apenas sugerir essas medidas como uma opção. O fundamento lógico dessa recomendação, incluindo prognósticos e dados de doenças específicas, deve ser explicado para a família do paciente em termos leigos.[13,19,21] Com frequência, a obtenção de consenso exige a realização de várias reuniões após a recomendação inicial.[33] Uma das orientações mais importantes é não fazer da RCP o foco das discussões, ou seja, todas as atenções devem focar as metas do tratamento que irão definir se uma determinada terapia será suspensa ou retirada gradualmente.

Todas as intervenções devem ser interrompidas, incluindo administração de vasopressores e de antibióticos, logo após a decisão de retirar gradualmente a ventilação mecânica e o suporte à vida.[36,38,39] A família e os cuidadores devem ser conscientizados de que a morte poderá não ser instantânea; alguns pacientes sobrevivem por várias horas depois da retirada gradual da sustentação de vida.[33] Em todos os casos, é necessário criar um processo humano e indolor e incentivar a presença da família à beira do leito. Possivelmente, a administração de sedativos e de analgésicos não apresse a morte. Um estudo mostrou que o tempo médio para a consumação da morte depois da suspensão/retirada gradual do suporte à vida foi de 3,5 horas em pacientes que haviam recebido essas medicações, em comparação com 1,3 hora em pacientes que não haviam recebido sedativos e analgésicos.[37] Nesse estudo, foram utilizados métodos como extubação e retirada gradual, e os pacientes tiveram que ser previamente medicados; a presença da equipe junto ao paciente e à família foi importante para responder às perguntas feitas durante e depois do processo.[38,39] Um desses protocolos sugeriu as seguintes etapas: (1) em primeiro lugar, deve-se descontinuar o uso de agentes paralisantes, permitindo retorno total da função neuromuscular; (2) desativar todos os alarmes; (3) titular a sedação buscando o conforto – as infusões contínuas são menos obstrutivas; (4) reduzir a FIO_2 para o nível do ar ambiente e a PEEP (do inglês *positive end-expiratory pressure*) para zero, por um período igual ou inferior a 5 minutos; (5) diminuir gradualmente o volume e o suporte pressórico por 20 a 30 minutos e (6) extubar ou mudar para uma peça em T depois que o paciente estiver confortavelmente sedado nos ambientes mencionados acima.

Provavelmente ocorram discordâncias entre os membros da família do paciente e também entre os cuidadores e os médicos, em especial nas situações em que houver uma forte crença na preservação da vida a qualquer custo, devido a crenças religiosas ou culturais. Essas discordâncias podem causar tensão e desconforto moral entre famílias e médicos. Uma vez mais, enfatiza-se que o uso de abordagens multidisciplinares, com equipes dedicadas e com treinamento adequado, facilita as decisões.

CUIDADOS PALIATIVOS E MANEJO IDEAL DE SINTOMAS

Em 2001, o Comitê de Ética da Society of Critical Care Medicine (Associação Médica para Cuidados Intensivos) e a reunião de consenso de 2003 publicaram orientações com base na identificação das necessidades de pacientes em fase terminal, das famílias e dos provedores de serviços médicos.[4,5,31] As necessidades previamente identificadas de pacientes na fase final da vida são as seguintes: manejar adequadamente a dor, evitar prolongamento desnecessário da morte, adquirir controle da sensação de conforto, aliviar sobrecargas e fortalecer o relacionamento com entes queridos.[7,40,41] As necessidades da família resumem-se em permanecer ao lado do ente querido ao longo do processo da morte, ser útil ao ente querido, manter-se informada sobre alterações no estado clínico, entender o processo de escolha da terapia, assegurar-se do conforto do paciente, buscar o próprio conforto, expressar suas emoções, assegurar-se de que as decisões relacionadas ao paciente foram corretas e encontrar uma razão lógica para a morte do ente querido.[5,17] As necessidades dos provedores de serviços médicos são estabelecer um consenso em torno das metas, criar estratégias para cuidados paliativos, adquirir conhecimentos e habilidades com a aplicação de métodos paliativos, obter apoio de suas instituições na execução de suas tarefas e ter a oportunidade de expressar suas condolências e solidarizar-se no luto depois da morte do paciente.[5,31]

Atenção especial aos princípios do manejo da dor suportável, à comunicação com o paciente e seus familiares e às discussões das metas dos cuidados são detalhes que se aplicam não somente aos pacientes na fase final da vida, mas também a todos os pacientes gravemente enfermos, seja qual for o prognóstico. Nesse contexto, o termo "cuidados intensivos" engloba cuidados paliativos e curativos.[2,42] Com o crescimento recente do campo de cuidados paliativos, os hospitais passaram a contar com equipes de consultas formais, compostas de subespecialistas, para auxiliar os médicos de cuidados intensivos e de serviços de emergência em muitas das questões anteriormente discutidos. Entretanto, a maior parte das instituições ainda não possui esse tipo de suporte; abordagens multidisciplinares de suporte aos cuidados intensivos, com envolvimento de enfermeiras, assistentes sociais, serviços de velório e equipes de apoio à família podem maximizar a utilização dos recursos institucionais.

O manejo ideal dos sintomas na fase final da vida deve ser o foco principal dos médicos, ao longo do acompanhamento de abordagens curativas ou paliativas aos cuidados de pacientes terminais.[4,5,42,43] É imprescindível manejar a dor incontrolável e evitar a oligoanalgesia com base em falsos conceitos. A titulação individual cautelosa de opioides para obtenção de efeitos analgésicos é segura, eficaz e raramente está associada à dependência química, à depressão respiratória clinicamente significativa, à tolerância rápida ou à euforia.[42,44] O uso de ferramentas para avaliação da dor, especialmente em pacientes não verbais, as reavaliações frequentes e as terapias focadas em desfechos objetivos e subjetivos podem facilitar a consecução dessa meta.

A analgesia deve ser suficiente para aliviar a dor e o desconforto do paciente; se a analgesia acelerar a morte, esse "efeito duplo" não pode desviar a atenção do objetivo primário de assegurar o conforto.[5,31] Postula-se que o papel desempenhado por esse efeito duplo seja o de um direcionador do processo decisório em muitas situações na fase final da vida. Por exemplo, nas sedações terminais ou paliativas, a prática de administrar sedativos em pacientes gravemente enfermos em estado terminal, em doses que levam à inconsciência, é o último recurso para dar alívio ao sofrimento causado pelos sintomas desconfortáveis de dispneia ou dor.[45-47] Essa prática deve ser diferenciada claramente de eutanásia ou de suicídio com assistência médica, que se caracterizam pela intenção de provocar a morte. Recentemente, a Suprema Corte dos Estados Unidos decidiu por unanimidade a inexistência do direito constitucional ao suicídio assistido por médicos. Entretanto, por maioria de votos, decidiu que todos os estados norte-americanos devem assegurar que suas leis não obstruam a aplicação de cuidados paliativos adequados, especialmente para aliviar a dor e outros sintomas físicos das pessoas diante da morte.[47] Uma das Supremas Cortes de Justiça chegou a declarar que "qualquer paciente que for portador de uma enfermidade terminal e estiver sentindo dor insuportável não pode ter nenhuma barreira legal que o impeça de obter medicações, de médicos qualificados, para aliviar seu sofrimento, mesmo ao ponto de provocar inconsciência". Ao contrário da eutanásia, a maior parte dos protocolos de sedação terminal exige a titulação em intervalos fixos para permitir a reavaliação de sintomas subjacentes e das necessidades correntes, com a intenção de otimizar o alívio dos sintomas, na dose terapêutica mais baixa. Como sempre, é imprescindível manter conversas francas e detalhadas com os familiares do paciente e com os cuidadores antes de iniciar qualquer intervenção terapêutica relevante*.[45-47]

CONCLUSÃO

Para o fornecimento de cuidados ideais a pacientes em estado crítico no final da vida, recomenda-se aos médicos: (1) consultar os princípios éticos básicos aplicáveis à autonomia, beneficência e não maleficência dos pacientes; (2) reconhecer a necessidade de mudar de uma abordagem de cuidados curativos para uma abordagem de cuidados de conforto, bem como considerar as limitações dos tratamentos de prolongamento da vida nos casos em que a situação clínica for desesperadora; (3) estruturar um pro-

---

* N. de R.T. No Brasil, os cuidados paliativos estão tomando rumos importantes como, por exemplo, o reconhecimento da especialidade de Medicina Paliativa e criação de protocolos para atendimento de pacientes terminais. Todo esse movimento é regido pelo Conselho Federal de Medicina, levando-se em consideração o Código de Ética Médica. Com esse novo paradigma no Brasil, estão sendo criadas equipes especializadas nesses cuidados, o que trará grande benefício para a sociedade.

cesso decisório que permita averiguar a falta de esperança de uma situação clínica numa avaliação completa do paciente e de um período de tempo amplo; (4) comunicar-se efetivamente com a família/representantes para compartilhar o processo de tomada de decisão; (5) documentar as discussões e as decisões; (6) usar abordagens multidisciplinares para os cuidados do final de vida e (7) implementar estratégias completas de manejo de cuidados paliativos e dos sintomas logo após a decisão de suspender ou retirar gradualmente os tratamentos de sustentação de vida.[5]

REFERÊNCIAS

1. Meier DE, Beresford L. Fast response is key to partnering with the emergency department. *J Palliat Med.* 2007;10:641-645.
2. Lamba S, Mosenthal AC. Introduction to hospice and palliative medicine: a novel sub-specialty of emergency medicine. *J Emerg Med.* 2010 May 22. [Epub ahead of print].
3. Prendergast TJ, Claessens MT, Luce JM. A national survey of end-of-life care for critically ill patients. *Am J Respir Crit Care Med.* 1998;158:1165-1167.
4. Thompson BT, Cox PN, Antonelli M, et al. Challenges in end-of-life care in the ICU: statement of the 5th international consensus conference in critical care: Brussels, Belgium, April 2003: executive summary. *Crit Care Med.* 2004;32(8):1781-1784.
5. Carlet J, Thijs LG, Antonelli M, et al. Challenges in end-of-life care in the ICU. Statement of the 5th international consensus conference in critical care: Brussels, Belgium, April 2003. *Intensive Care Med.* 2004;30:770-784.
6. Clarke EB, Curtis JR, Luce JM, et al. Quality indicators for end-of-life care in the intensive care unit. *Crit Care Med.* 2003;31:2255-2262.
7. SUPPORT Principal Investigators. A controlled trial to improve care for seriously ill hospitalized patients. The study to understand prognoses and preferences for outcomes and risks of treatments (SUPPORT). *JAMA.* 1995;274:1591-1598.
8. Vincent JL. Forgoing life support in western European intensive care units: the results of an ethical questionnaire. *Crit Care Med.* 1999;27(8):1686-1687.
9. Applebaum PS, Grisso T. Assessing patients' capacities to consent to treatment. *N Engl J Med.* 1988;319:1635-1638.
10. Hofmann JC, Wenger NS, Davis RB, et al. Patient preferences for communication with physicians about end-of-life decisions. *Ann Intern Med.* 1997;127:1-1.
11. Seckler AB, Meier DE, Mulvihill M, Cammer Paris BE. Substituted judgment: how accurate are proxy predictions? *Ann Intern Med.* 1991;115:92-98.
12. Pochard F, Azoulay E, Chevret S, et al. Symptoms of anxiety and depression in family members of intensive care unit patients: ethical hypothesis regarding decision-making capacity. *Crit Care Med.* 2001;29:1893-1897.
13. Curtis JR, White DB. Practical guidance for evidence-based ICU family conferences. *Chest.* 2008;134(4):835-843.
14. Johnson D, Wilson M, Cavanaugh B, et al. Measuring the ability to meet family needs in an intensive care unit. *Crit Care Med.* 1998;26:266-271.
15. Levy M, McBride D. End-of-life care in the intensive care unit: state of the art in 2006. *Crit Care Med.* 2006;34:306-308.
16. Fumis RR, Nishimoto IN, Deheinzelin D. Families' interactions with physicians in the intensive care unit: the impact on family's satisfaction. *J Crit Care.* 2008;23(3):281-286.
17. Lautrette A, Ciroldi M, Ksibi H, Azoulay E. End-of-life family conferences: rooted in the evidence. *Crit Care Med.* 2006;34(11 suppl):S364-S372.
18. Ambuel B, Weissman DE. *Moderating an End-of-Life Family Conference*, 2nd ed. Fast Facts and Concepts #16. August 2005. Available at: http://www.eperc.mcw.edu/fastfact/ff_016.htm. Last accessed January 8, 2010.
19. Quill TE. Initiating end-of-life discussions with seriously ill patients. Addressing the elephant in the room. *JAMA.* 2000;284:2502-2507.
20. Siegel MD. End-of-life decision making in the ICU. *Clin Chest Med.* 2009;30(1):181-194.
21. Weissman DE. Decision making at a time of crisis near the end of life. *JAMA.* 2004;292:1738-1743.
22. Olsen JC, Buenefe ML, Falco WD. Death in the emergency department. *Ann Emerg Med.* 1998;31(6):758-765.
23. Iserson K. *Grave Words: Notifying Survivors about Sudden Unexpected Deaths.* Tucson, AZ: Galen Press; 1999.
24. Buckman R. Breaking bad news: why is it so difficult? *BMJ.* 1984;288:1597-1599.
25. Walters DT, Tupin JP. Family grief in the emergency department. *Emerg Med Clin North Am.* 1991;9:189-207.
26. Hobgood C, Harward D, Newton K, Davis W. The educational intervention "GRIEV_ING" improves the death notification skills of residents. *Acad Emerg Med.* 2005;12(4):296-301.
27. Tsai E. Should family members be present during cardiopulmonary resuscitation? *N Engl J Med.* 2002;346(13):1019-1021.
28. Doyle CJ, Post H, Burney RE, et al. Family participation during resuscitation: an option. *Ann Emerg Med.* 1987;16(6):673-675.
29. Redley B, Hood K. Staff attitudes towards family presence during resuscitation. *Accid Emerg Nurs.* 1996;4(3):145-151.
30. Macy C, Lampe E, O'Neil B, Swor R, Zalenski R, Compton S. The relationship between the hospital setting and perceptions of family-witnessed resuscitation in the emergency department. *Resuscitation.* 2006;70(1):74-79.
31. Truog RD, Cist AF, Brackett SE, et al. Recommendations for end-of-life care in the intensive care unit: the Ethics Committee of the Society of Critical Care Medicine. *Crit Care Med.* 2001;29(12):2332-2348.
32. Cook JE, Guyatt GH, Jaeschke R, et al. Determinants in Canadian health care workers of the decision to withdraw life support from the critically ill. *JAMA.* 1995;273:703-708.
33. Miller W, Levy P, Lamba S, et al. Descriptive analysis of the in-hospital course of patients who initially survive out-of-hospital cardiac arrest but die in-hospital. *J Palliat Med.* 2010;13(1):19-22.
34. Prendergast JE, Luce JM. Increasing incidence of withholding and withdrawal of life support from the critically ill. *Am J Respir Crit Care Med.* 1997;155:15-20.
35. Smedira JE, Evans BH, Grais LS, et al. Withholding and withdrawal of life support from the critically ill. *N Engl J Med.* 1999;322:309-315.
36. Truog RD, Burns JP, Mitchell C, et al. Pharmacologic paralysis and withdrawal of mechanical ventilation at the end of life. *N Engl J Med.* 2000;342:508-511.
37. Wilson JE, Smedira NG, Fink C, et al. Ordering and administration of sedatives and analgesics during the withholding and withdrawal of life support from critically ill patients. *JAMA.* 1992;267:949-953.
38. Bookman K, Abbott J. Ethics seminars: withdrawal of treatment in the emergency department, when and how? *Acad Emerg Med.* 2006;13:1328-1332.
39. Sedillot N, Holzapfel L, Jacquet-Francillon T, et al. A five-step protocol for withholding and withdrawing of life support in an emergency department: an observational study. *Eur J Emerg Med.* 2008;15:145-149.
40. Emanuel LL, Alpert HR, Baldwin DC, Emanuel EJ. What terminally ill patients care about; toward a validated construct of patients' perspectives. *J Palliat Med.*

ANEXO 1
Figuras coloridas

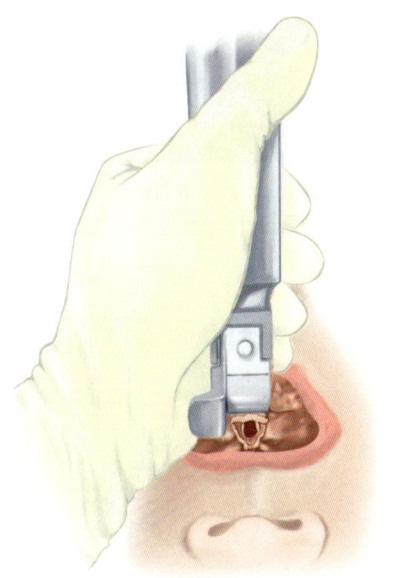

Figura 2-5 Classificação de Cormack-Lehane (Reproduzida com permissão de Kovacs G, Law JA, Eds. *Airway Management and Emergencies*. MacGraw-Hill Inc; 2007, Figure 3-11, p.29). *(Figura da pg. 34)*

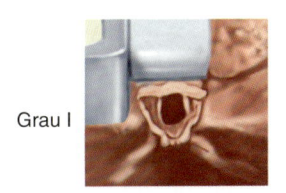

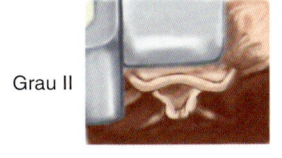

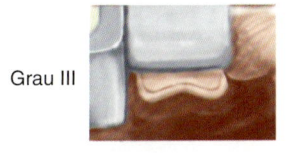

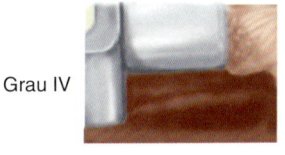

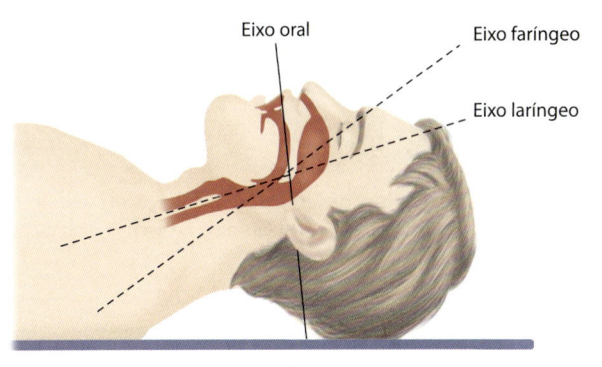

Figura 2-6 Posição correta do paciente para intubação endotraqueal mostrando os eixos oral, faríngeo e laríngeo (Reproduzida com permissão de Tintinalli JE, Stapcyzynski JS, Cline DM, Ma OJ, Cydulka RK, Meckler GD, Eds. *Emergency Medicine: A Comprehensive Study Guide*. 7th ed. MacGraw-Hill Inc; 2011, Figure 30-2A). *(Figura da pg. 35)*

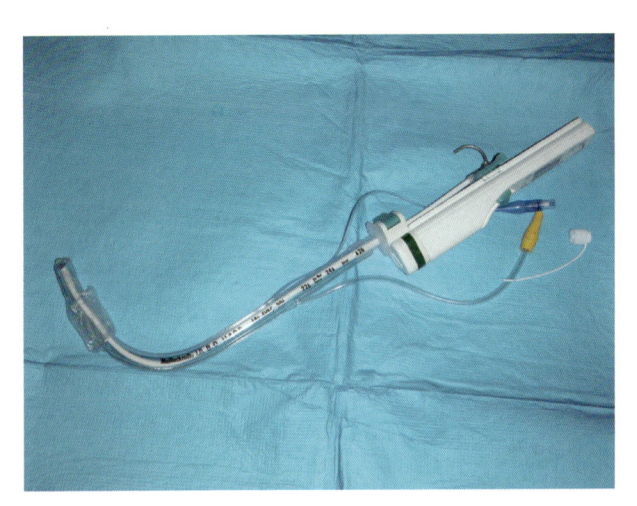

Figura 2-8 Estilete luminoso (p. ex., Trachlight, Surch-lite). *(Figura da pg. 36)*

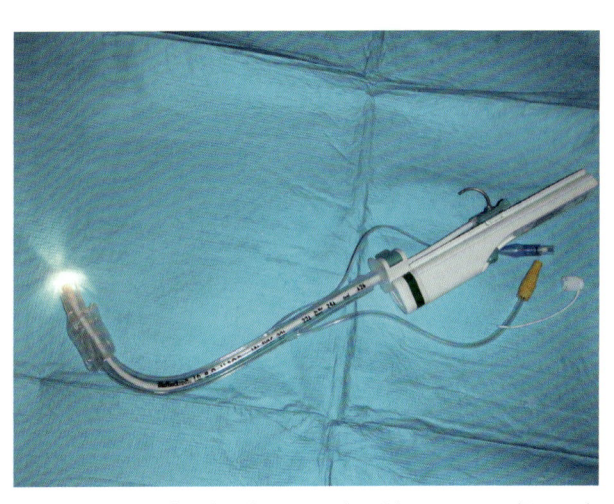

Figura 2-9 Estilete luminoso semirrígido com uma lâmpada na extremidade. *(Figura da pg. 36)*

602 ANEXO 1 FIGURAS COLORIDAS

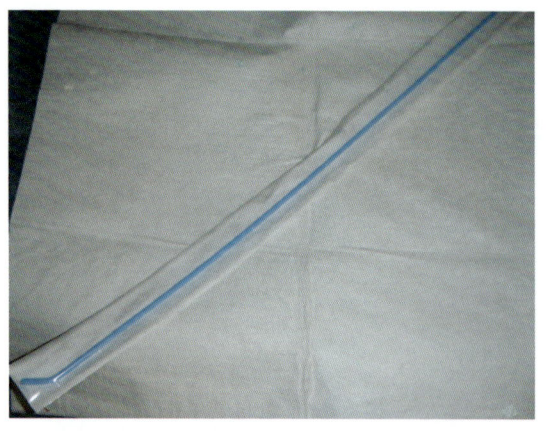

Figura 2-10 Introdutores para intubação (p. ex. Introdutor de Eschmann, SunMed Flex Guide e Frova). *(Figura da pg. 37)*

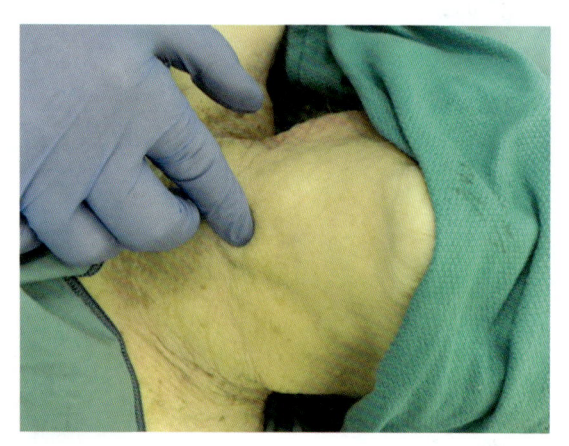

Figura 2-12 Localização da membrana cricotireóidea (Cortesia de Jennifer McBride, PhD e Michael Smith, MD, MetroHealth). *(Figura da pg. 38)*

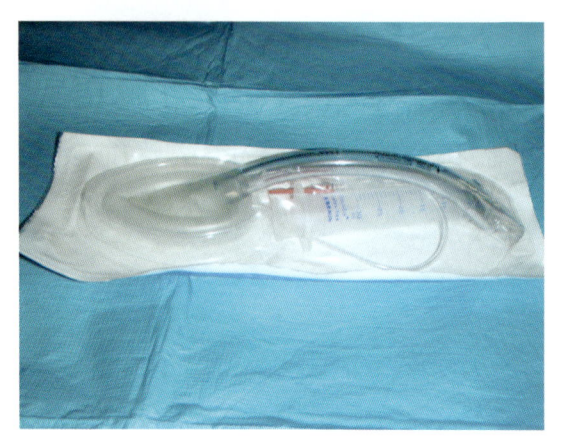

Figura 2-14 Máscara laríngea. *(Figura da pg. 39)*

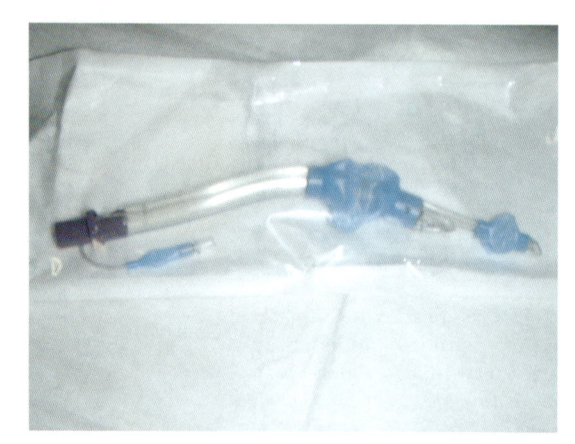

Figura 2-15 Combitubo e via aérea King. *(Figura da pg. 40)*

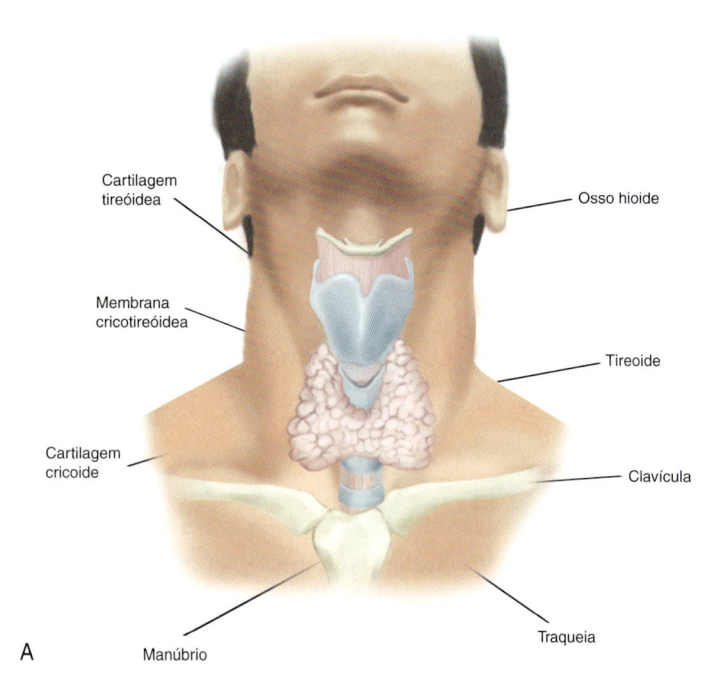

Figura 3-1 (A) Anatomia do pescoço (Reproduzida com permissão de Gens DR. *Surgical airway management* [Figure 16-2A and B]. *In* Tintinalli JE et al, eds. *Emergency Medicine: A Comprehensive Study Guide*. 57th ed. MacGraw-Hill Inc; 2000:98). *(Figura da pg. 44)*

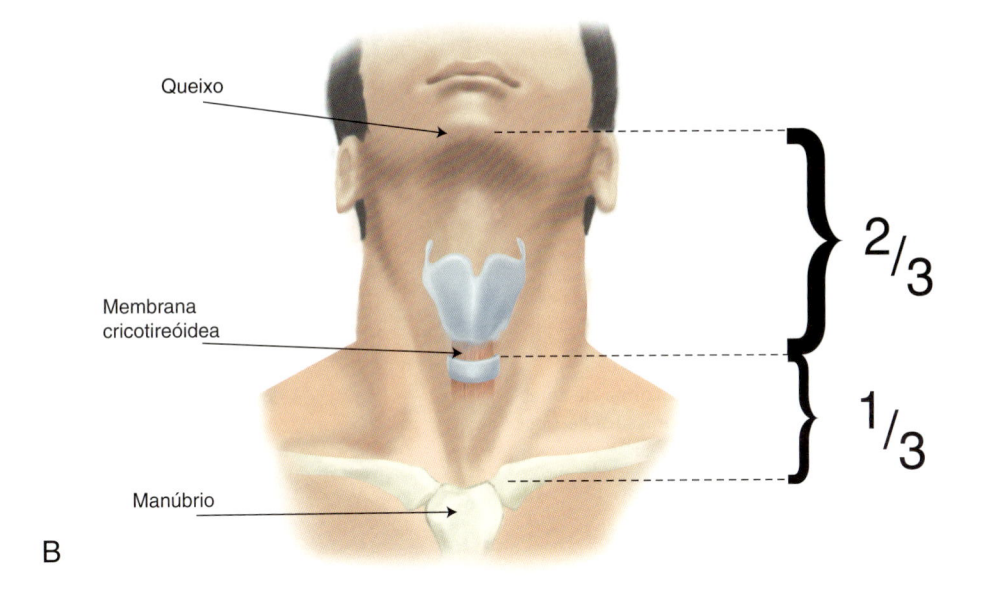

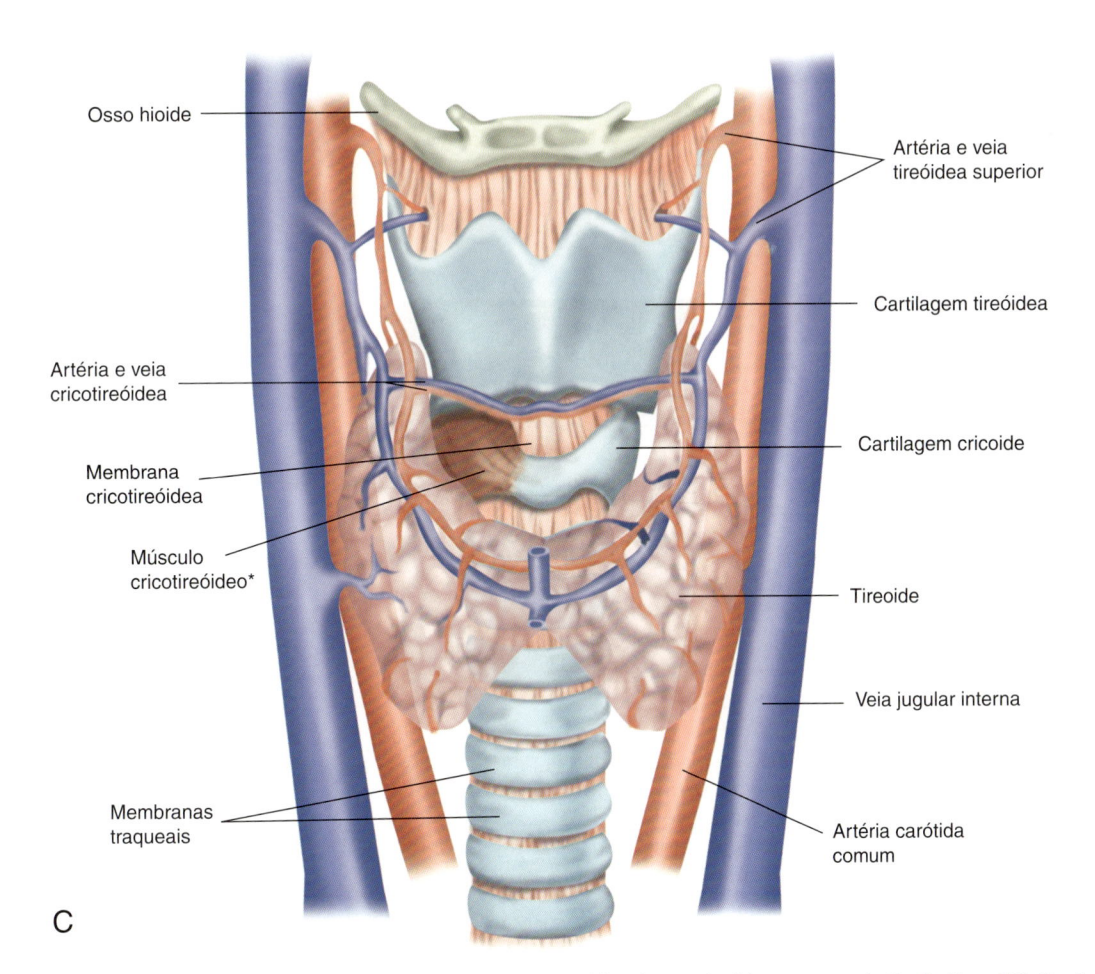

Figura 3-1 (continuação) (B) Localização da membrana cricotireóidea (Reproduzida com permissão de Gens DR. *Surgical airway management [Figure 16-2A and B]. In* Tintinalli JE et al, eds. *Emergency Medicine: A Comprehensive Study Guide. 57th ed. MacGraw-Hill Inc; 2000:98*) (C) Anatomia da membrana cricotireóidea. *O músculo cricotireóideo é bilateral e descrito de um lado para fins ilustrativos. Observe a artéria e a veia cricotireóideas (Figura reproduzida com permissão de HTTP://www.uptodate.com?,2011). *(Figura da pg. 45)*

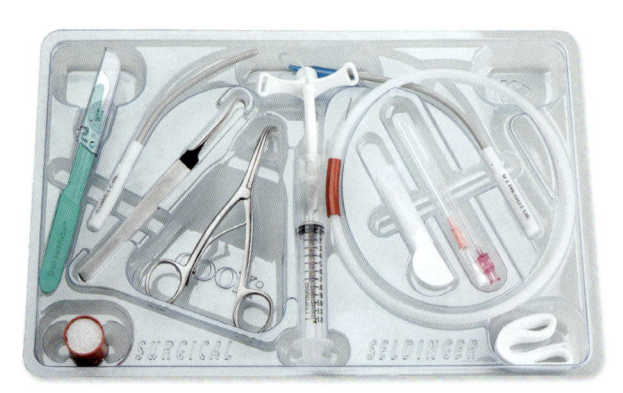

Figura 3-2 Bandeja de cateter para cricotireotomia de emergência Cook^S Melker (Reproduzida com permissão de *Cook Medical Incorporated, Bloomington, Indiana*). *(Figura da pg. 46)*

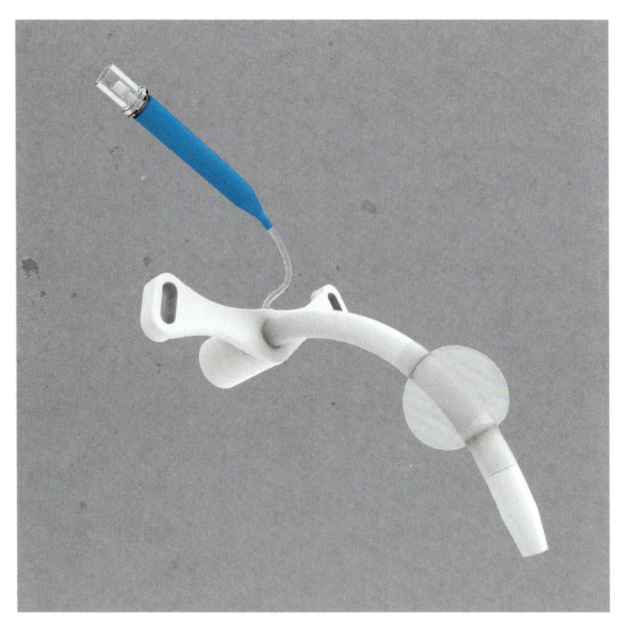

Figura 3-3 Cateter com balonete para cricotireotomia de Emergência Cook® Melker (Reproduzida com permissão de *Cook Medical Incorporated, Bloomington, Indiana*). *(Figura da pg. 47)*

A

B

C

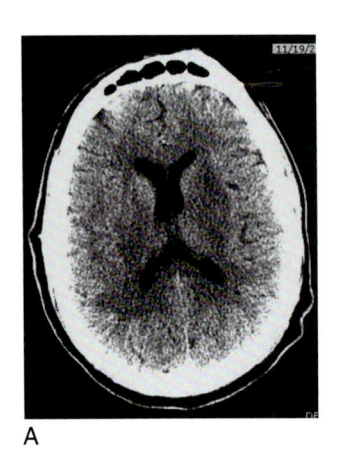

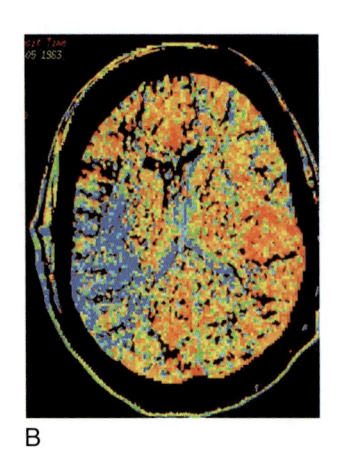

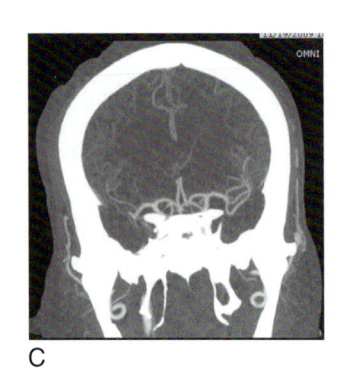

Figura 26-1 (A-D) Um homem de 46 anos de idade apresentou-se com hemiplegia na face, no braço e na perna no lado esquerdo (NIHSS 20). A TC demonstra a ausência de hemorragia. A perfusão por TC mostra tempo médio de trânsito (TMT) elevado no território da ACM. A ATC demonstra oclusão do segmento M1 distal direito/M2 proximal. A angiografia confirma as oclusões a despeito da administração intravenosa de t-PA (*tissue plasminogen activator* / ativador do plasminogênio tecidual). A oclusão foi recanalizada com sucesso com administração intra-arterial de 11 mg de t-PA e rompimento do coágulo com um fio. Situação pós-procedimento: o déficit residual do paciente foi um achatamento nasolabial leve. *(Figura da pg. 300)*

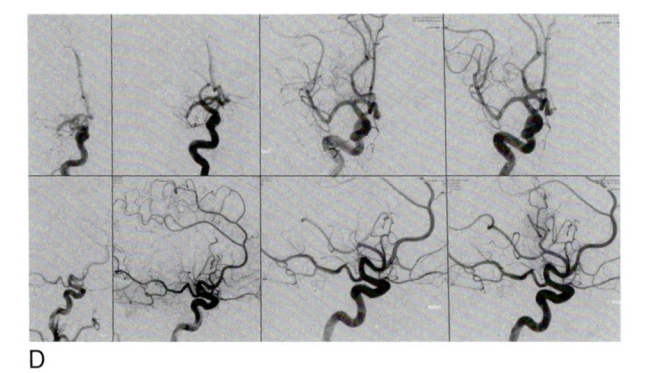

D

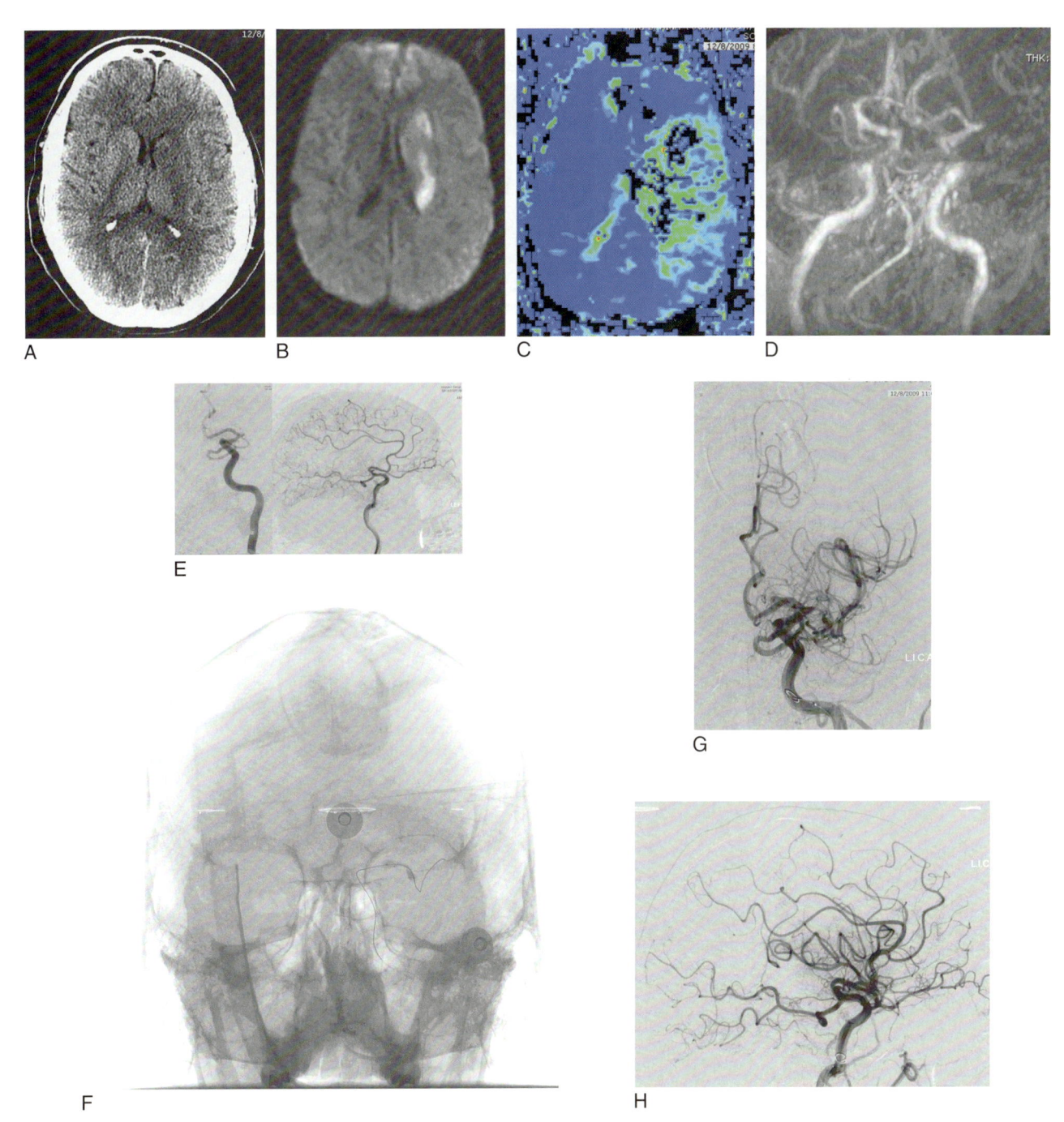

Figura 26-2 (A-H) Um homem de 45 anos de idade apresentou-se com início súbito de afasia global e hemiparesia 2/5 depois de 3,5 horas a partir do início. O paciente não recebeu t-PA por via intravenosa, embora de acordo com o ECASS III (European Cooperative Acute Stroke Study III / Estudo Cooperativo Europeu do Acidente Vascular Encefálico Agudo III), tenha se tornado um candidato. A TC mostrou que não havia hemorragia. As descobertas iniciais no caudado são mais óbvias na RNM/DWI. A perfusão por RNM mostrou a presença de um defeito de perfusão em todo o território da ACM. Esse caso demonstra bem o conceito de má combinação entre difusão e perfusão. Fica bastante óbvio que há cérebro para ser salvo (penumbra). A ARM mostra uma oclusão no segmento M1 da ACM esquerda. A angiografia confirma a oclusão em M1 esquerdo. O t-PA intra-arterial e o dispositivo MERCI (*Mechanical Embolus Removal in Cerebral Ischemia* / Remoção Mecânica de Trombo em Isquemia Cerebral) não obtiveram sucesso no esforço de recanalizar o vaso. A angioplastia foi bem-sucedida e deixou uma leve estenose residual. Isso se correlaciona com a fisiopatologia, considerando que o paciente havia usado cocaína na noite anterior. Cabe lembrar que a cocaína induz agregabilidade temporária de plaquetas, vasospasmo e arritmias cardíacas depois de efeitos simpatomiméticos. O déficit residual do paciente se correlaciona com a RNM/DWI original: déficits que se localizam no núcleo caudado. Trata-se de uma clara demonstração de defeito de perfusão que se correlaciona com déficits reversíveis prova do conceito de penumbra salva. *(Figura da pg. 301)*

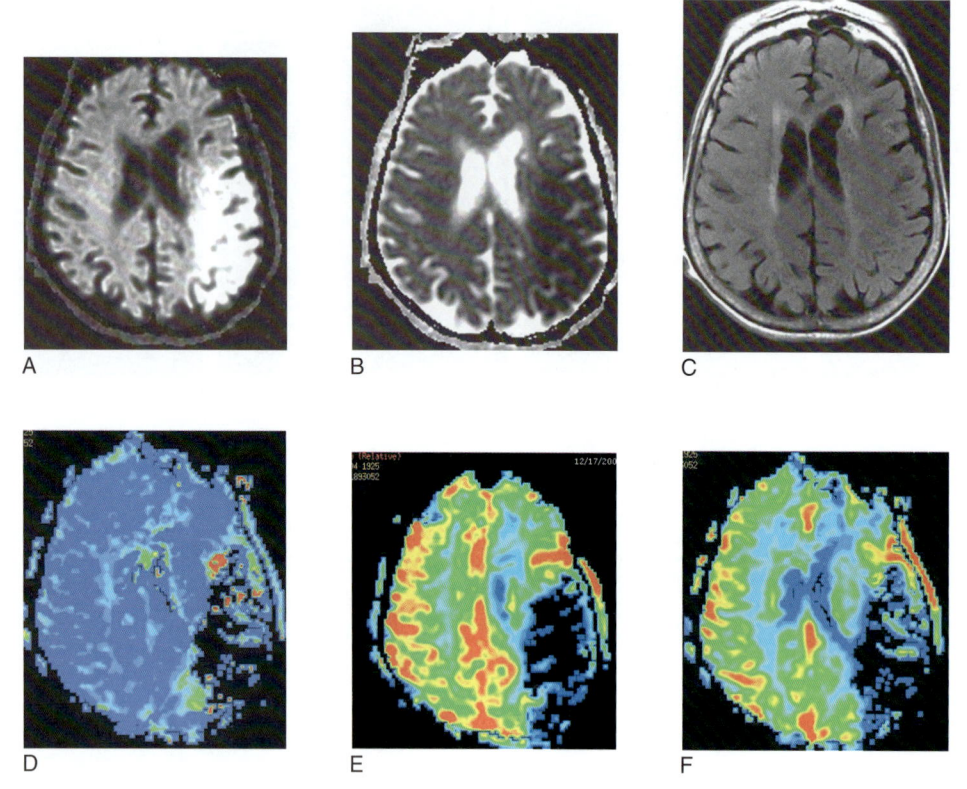

Figura 26-3 (A-F) Comparação de defeito de difusão-perfusão. Essa paciente não é candidata a fazer trombólise intervencionista ou possivelmente intravenosa porque a área do infarto (hiperintensa em DWI) combina com a área do defeito de perfusão, transformando esse caso em um "infarto completo" nessa mulher com 84 anos de idade que apresentou início súbito de afasia, hemiplegia direita, perda hemissensorial direita e hemianopsia homônima direita no contexto de fibrilação atrial. *(Figura da pg. 302)*

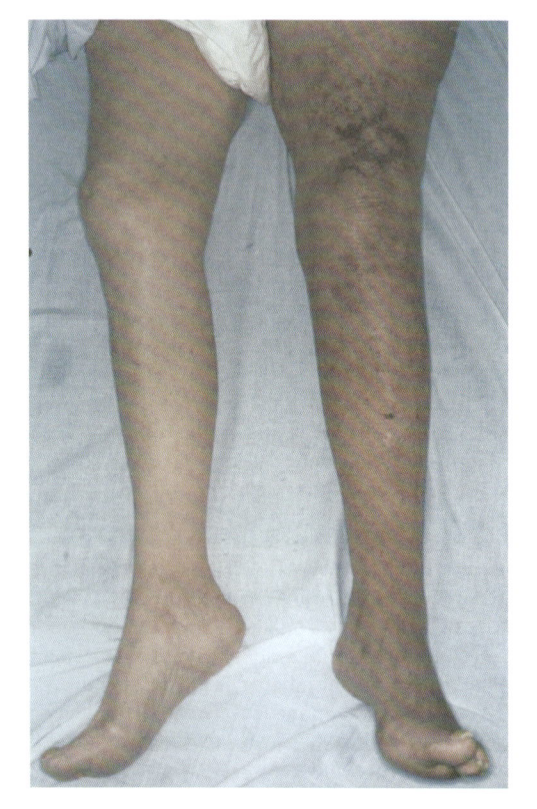

Figura 30-5 Flegmasia *dolens*. A perna esquerda apresenta uma coloração azulada e edema (Reproduzida, com permissão, da Ref.40, segunda edição, Capítulo 12, pg. 370, Figura 12-29). *(Figura da pg. 343)*

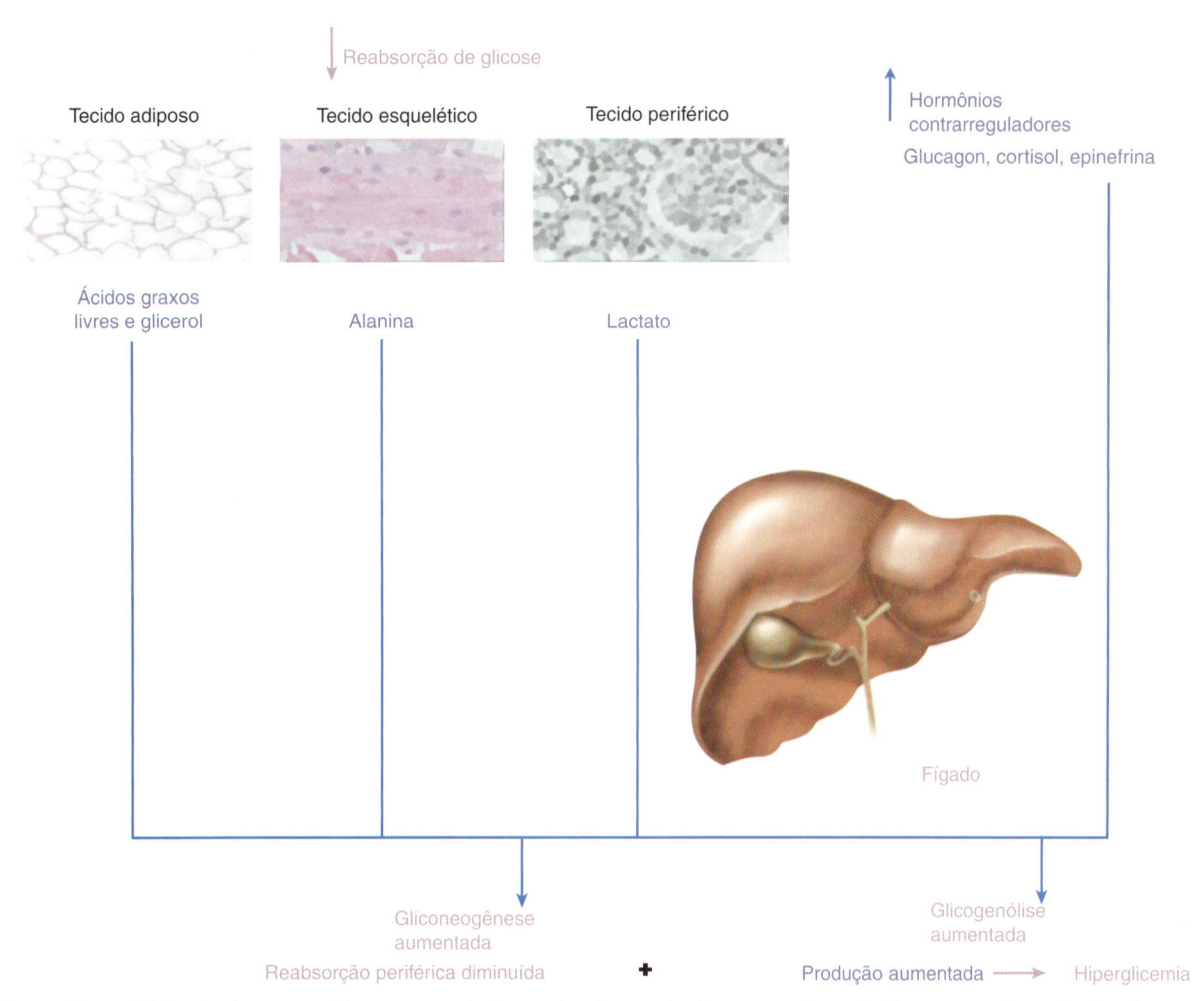

Figura 32-1 Efeito de doenças críticas no metabolismo da glicose. As doenças críticas diminuem a reabsorção de glicose nos tecidos adiposos, esqueléticos e periféricos, ainda que com níveis normais ou elevados de insulina, fenômeno conhecido como resistência insulínica. Os hormônios contrarreguladores estimulam a lipólise, a proteólise e a glicólise. Os produtos finais glicerol, alanina e lactato são utilizados no fígado na gliconeogênese. A glicogenólise simultânea induzida por hormônios contribui para o estado hiperglicêmico. *(Figura da pg. 356)*

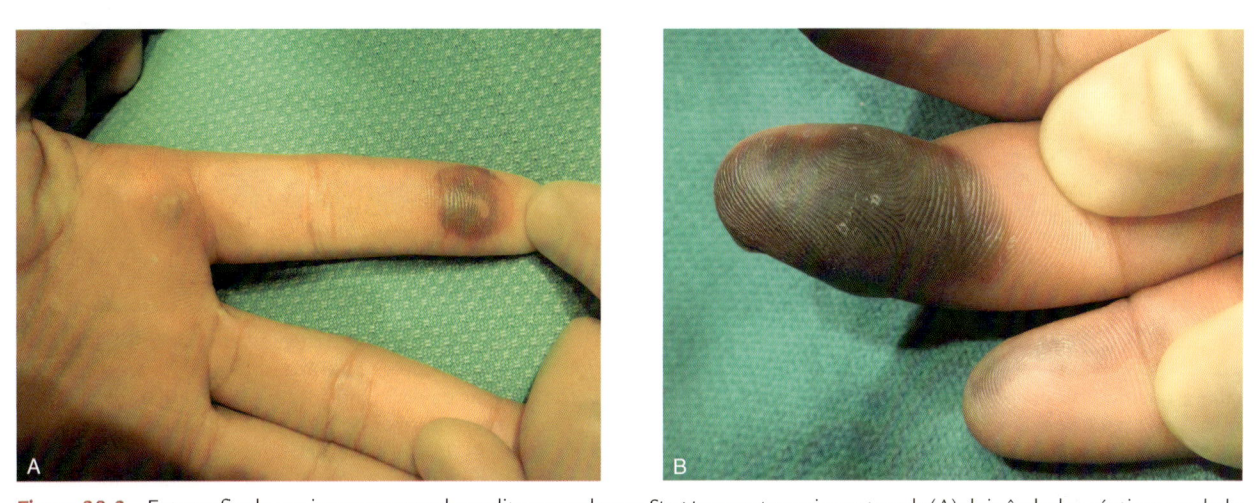

Figura 38-2 Fotografia de um jovem com endocardite causada por *Streptococcus pyogenis* mostrando (A) dois êmbolos sépticos no dedo indicador na mão esquerda (cabeça metacárpica e ponta do dedo); a lesão pustular maior foi aspirada pelo autor imediatamente antes da fotografia e mostrava o organismo por coloração Gram; (B) êmbolos sépticos com necrose na ponta do dedo médio e do dedo anular da mão direita. *(Figura da pg. 415)*

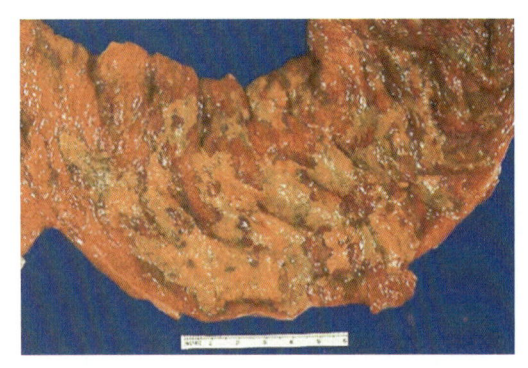

Figura 39-3 O exame macroscópico revela uma aparência variada da mucosa colônica devido a áreas alternantes de ulceração (seta simples) e deposição do tipo membranosa de resíduos necróticos (seta dupla). *(Figura da pg. 425)*

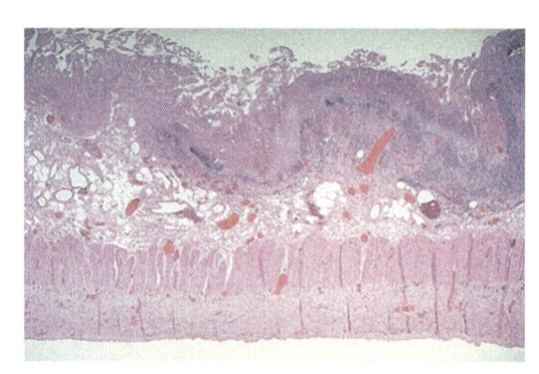

Figura 39-4 A ampliação por varredura revela a desnudação total da mucosa colônica com reposição extensiva por exsudado fibrinopurulento (H&E × 400). *(Figura da pg. 425)*

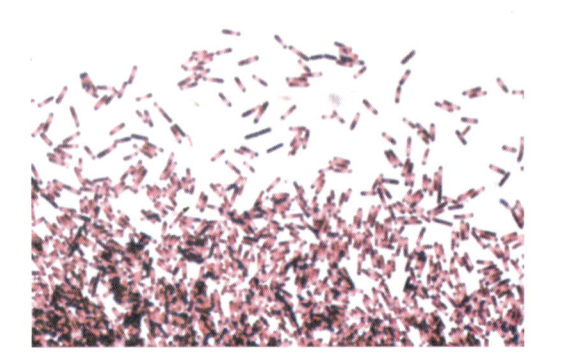

Figura 39-5 O poder da imersão em óleo (x10.000) de coloração Gram de material de cultura mostra organismos *C. difficile* com a característica de coloração desigual. *(Figura da pg. 425)*

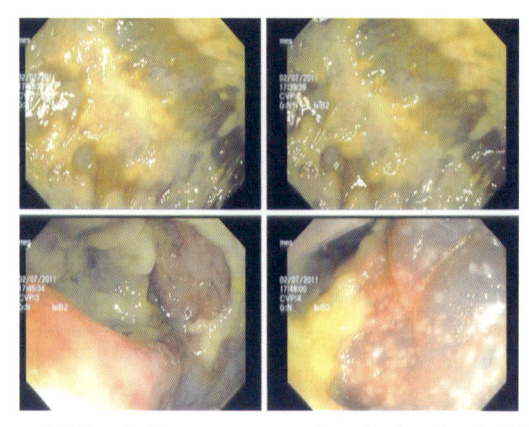

Figura 39-7 Colite grave causada pelo bacilo *C. difficile*. Pseudomembranas espessas, eritematosas, escuras, cinzentas e edematosas. *(Figura da pg. 426)*

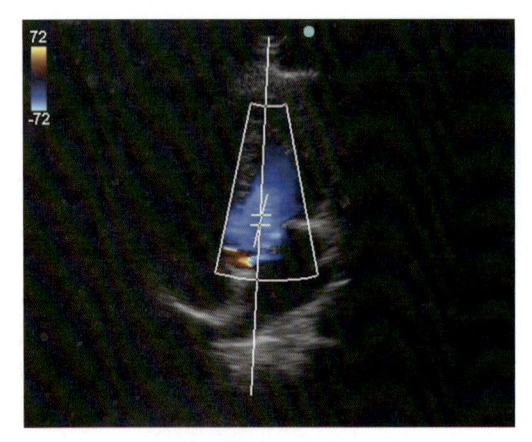

Figura 44-39 Visão apical das cinco câmaras mostrando o portão Doppler espectral dentro do trato do efluxo do ventrículo esquerdo. Observa-se a luz de cor azul indicando o fluxo que se afasta do transdutor e o ajuste do vetor do portão Doppler para que fique junto com o do trato do efluxo do ventrículo esquerdo. *(Figura da pg. 492)*

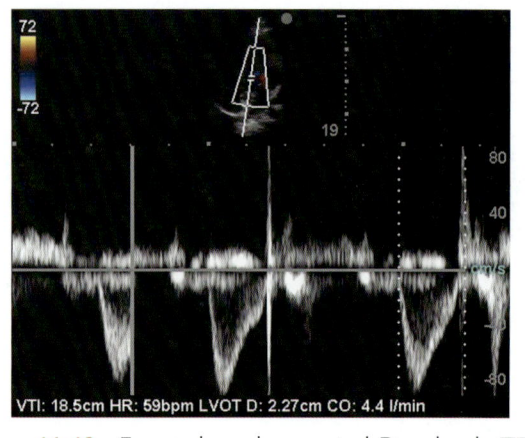

Figura 44-40 Forma de onda espectral Doppler do TEVE. Forma de onda Doppler do trato do efluxo do ventrículo esquerdo a partir da visão apical das cinco câmaras. Observa-se a descoberta normal de variação mínima entre as velocidades máximas do efluxo aórtico com a respiração. O gráfico do efluxo aórtico foi traçado sob a linha de base, na medida em que as velocidades se afastam do transdutor. A área sob a curva é a integral velocidade-tempo (IVT). Usando a IVT e a área do TEVE, o sistema US calcula o volume sistólico. A inclusão da frequência cardíaca permite calcular o débito cardíaco (DC), que aparece no rodapé da tela. *(Figura da pg. 492)*

ÍNDICE

Nota: Números de páginas seguidos de *f* ou *t* indicam figuras ou tabelas, respectivamente.

A

Abordagem jugular interna (JI), 233-234
Abordagem multietapas a pacientes e famílias, 594*f*
Abscessos cerebrais múltiplos, associados à endocardite bacteriana, 416-417*f*
Acetazolamida, em distúrbios renais, 248
Acidemia, 54, 55, 240-241, 241*t*, 244, 256-257*t*, 442*t*, 445-446
Acidente vascular encefálico
    acidente vascular encefálico, agudo
        manejo clínico de
            ABC'S, 299-303
            glicose, 302-303
    agudo
        imagens em, 297, 299-300
    hemorrágico, 164
    isquêmico, agudo
        manejo de, 297
        reconhecimento de, 297-300
        trombólise em, 303-305
    manejo intervencionista de, 304-305
    mortalidade, 164
    variação cíclica, 142-143
Acidente vascular encefálico isquêmico, agudo, 297-300
Acidente vascular encefálico isquêmico, manejo clínico, 299-303, 300-303*f*
    orientações da AHA/ASA, 300
Acidente vascular encefálico ventricular esquerdo (VE), 190
Ácido acetilsalicílico, 153-154, 469
    e fatores de risco para HIC, 307
    e hipofosfatemia, 265-266*t*
    em distúrbios cardiovasculares, 150*t*, 153-155, 174-175
    em hipertermia induzida por toxinas, 450-451
    hemorragia digestiva resultante do uso de, 222-223
    para diminuir a frequência de eventos isquêmicos subsequentes, 303-304
Ácido *N*-metil-D-aspártico (NMDA), 234-235
Ácido valproico, 454-455
Ácidos graxos poli-insaturados (AGPI), 116
Acidose, 44, 46, 59-61, 84-85, 128, 244
    láctica, 244-246, 248
    metabólica, 88-89, 240-241, 244, 245*t*, 246, 248-251, 260-262, 432*t*, 535-537, 544-545
    orgânica, 250-251
    respiratória, 85-86
    tratamento com bicarbonato exógeno, 249-251
    tubular renal, 250-251
Acidose láctica, 244, 248, 250-251
Acidose metabólica, 248
Acidose metabólica com hiato aniônico, 249
    causas comuns, 249*t*
    exames confirmatórios, 249*t*
Acidose metabólica hiperclorêmica, 249

Acidose metabólica sem HA, 249
    causas comuns, 249*t*
Acidose respiratória, causas de, 247*t*
Acidose respiratória primária, 244
Administração de esteroides, 367
Adrenérgico (simpatomimético), 432
Agentes antimicrobianos, 382
    fatores considerados na escolha, 382
        fatores do hospedeiro, 382
        fatores medicamentosos, 382-384
        fatores microbianos, 382
        propriedades farmacocinéticas, 383-384
        propriedades farmacodinâmicas, 383-384
Agentes vasopressores
    inotrópicos, 181
    vasopressores, 181
Água total do corpo (ATC), 529
    distribuição hídrica, 529
        forças osmóticas, 529
Albumina, 535-537
Alcalemia, 54, 244, 245*t*, 258-259*t*, 260-262, 442
Alcalinização desloca o equilíbrio, 470*f*
Alcalinização sérica, 472-473
Alcalose metabólica, 244
    caracterização, 247*t*
    causas comuns, 248*t*
Alcalose metabólica resistente ao cloreto, 247
Alcalose metabólica responsiva ao cloreto, 247
Alcalose respiratória, causas de, 247*t*
Alcalose respiratória primária, 244
Alcoolismo, 414
Alimento azul, 545-546
Ambiente de prática, 26-27
Ambiente do Serviço de Emergência (SE), 43
American Academy of Neurology (AAN)
    define concussão como uma alteração no estado mental induzida por traumatismo, 317-318*t*
American College of Chest Physicians (ACCP), 343-346, 393
    Orientações sobre terapia para TEV, 343-344
American College of Critical Care Medicine International Task Force, 367
    recomendações, 367*t*
American Diabetes Association (ADA), 355, 362-363, 542
American-European Consensus Committee (AECC)
    critérios, 111, 112*t*
    definição de SDRA, 113
Amido hidroxietílico (HES), 535-537
Anafilaxia, 578-580
    manifestações de, 578-580*t*
    sistema imune, 186-187
Analgesia controlada pelo paciente (ACP), 194
Análise acidobásica, cinco etapas da, 245-247, 245*t*
Análise de biomarcadores cardíacos séricos, 152-153

Análise dos gases sanguíneos, 434-435
Anatomia do pescoço, 44*f*
Anemia em enfermidades críticas, 329, 331-333
Anestesia translaríngea, 39*f*
Angina de Ludwig, 31
Angina instável (AI), 149
Angiografia, 224-225
    vantagens da, 224-225
Angiografia cardíaca por TC (ACTC), 152-153
Angiografia por TC, 133*f*
    defeitos de enchimento central bilateral, 133*f*
Angiografia pulmonar, 132
Angiografia pulmonar por TC, 133
Angioplastia gastrintestinal superior, 219
Anormalidades de pré-ventilação, 55
Anormalidades nas trocas de gases, 194
Antagonista do receptor de interleucina (IL)-1, 394
Antagonistas do canal de cálcio, 445-448
Antagonistas do receptor da histamina 2 (H_2), 401-402
Antibioticoterapia
    abordagem a pacientes com suspeita de infecção, 385, 387*f*
    avaliação, 384-385
    para patógenos selecionados, 386*t*-388*t*
    seleção inicial de, 384-385, 387
    variáveis para tomadas de decisão, 384-385*f*
Anticoagulação, 95*t*, 97-99, 191, 208, 275-277, 343-346, 419-420
    para traqueostomia dilatacional percutânea, 553-555
    situações em que não é necessária, 276-277
Anticolinérgicos, 433
Anticorpo imune IgG, 424
Anti-inflamatórios não esteroides (AINEs), 194, 218, 222-223, 255-256*t*, 377-378
Antioxidantes, 233-235, 535-537, 545-548
Antipiréticos endógenos, 373
Antivirais em cuidados intensivos, 388-389
    espectro de antivirais selecionados, 389-390*t*
Antropometria, 541
Aparelho de ultrassonografia
    paciente, relação, 500
Aparelhos, várias regulagens para suporte renal, 278-279
Arritmia cardíaca, 174-175
Arritmias, 142-144, 250-251, 434-435, 535-537, 579*t*
Arritmias ventriculares, 191
Asma, 121
    grave
        apresentação clínica, 122-123
        ataque, 123-124
        características de, 123-124
        diagnóstico de, 123-124
        epidemiologia de, 121
        fatores de risco para, 123-124*f*
        fisiopatologia de, 121-122, 123*f*, 128

gravidade da exacerbação, 124, 126-128
   avaliação formal da, 125
   fisiopatologia da, 128
   gasometria arterial
      medição, 124, 126
   manejo da, 127f
   terapia, β-agonistas para, 129
Assistência pulmonar extracorpórea (APEC), 93
Atelectasia, 194
Ativador tecidual do plasminogênio recombinado (rt-PA), 309
   contraindicações para, 303-304t
   tratamento de acidente vascular encefálico agudo, 297
Ativadores do plasminogênio tecidual, 155-156
Atividade de bloqueio do canal de cálcio, 166-167
Atividade elétrica sem pulsos (AESP), 130
   paradas cardíacas, 565-566
Atividade metabólica basal, 372
Atrioventricular (AV), 181
Atropina, 128, 575-576
   em envenenamentos, 432t
   em medicações para SRI, 575-576t
   em ressuscitações pediátricas, 572-573t
   manejo de choque séptico pediátrico, 581-582f
   osmolalidade, medicações líquidas, 546-547t
   para tratar depressão cardiovascular com, 446-447
   uso de, 446-447
Autorregulação cerebral, 291-292
Azul de metileno
   dosagem de, 444-445

B

β-hidroxibutirato, em cetoacidose, 248
Bainha de sonda estéril
   cordão, 501f
Balão gástrico, 223-224
Balão intra-aórtico (BIA), 173-174, 191
Barotrauma, 130
Barreira hematencefálica, 163, 285, 294-295, 359, 362, 373, 382
Benzodiazepinas, 175-177, 291,432t, 442t, 443-444, 448-454, 567-568, 574-576
Bicarbonato de sódio, 250-251
Bioimpedância elétrica torácica (BET), 143-144
Biópsia do fígado, 232-233
Bivalirudina, 155-156
Bloqueio do ramo esquerdo (BRE), 150-151
Bloqueio neuromuscular, 43, 129
   medicações utilizadas no, 129
Bolus de líquido intravenoso, 446-447
Bradicardia, 106-107, 167-168t, 174-175, 183-184, 186-187, 442t, 531-532, 544-545, 578-580
   drogas e medicações que causam, 446-447
Bradicardia sinusal, 174-175
Breath stacking, 472-473
Broncoscopia, 557-558
Broncoscópios flexíveis, 37f, 38
Bronquite, crônica, 121, 122

C

CAD. Ver Cetoacidose diabética (CAD)
Cafeína, 443-444
Campanha de Sobrevivência à Sepse, 331-333
Canais de Na-K-ATPase, 222-223
Candida albicans, 206
Capacidade vital forçada (CVF), 103, 123-124
Captopril como inibidor da ECA, 162, 164, 169-170
Carboxi-hemoglobina, 444-445
Cardiotoxicidade, 446-447
Cartilagem tireóidea, 44, 555, 557
Cartilagens cricoides, 44
Cascata de coagulação, 337
Cascata de coagulação sanguínea, 340f
Cateter arterial, indicações para colocação, 140-141t
Cateter de artéria pulmonar (CAP)
   uso de, 115
Cateter de artéria pulmonar (CAP), 135-136, 189
Cateter de artéria pulmonar, variáveis hemodinâmicas, 143-144t
Cateter venoso central (CVC), 115, 501f, 533-534
   taxa de fluxo de líquidos intravenosos, 533-534t
Cateteres para TCRR, 273-274
Cateterização cardíaca, 213
Causas infecciosas, de febre, 375-376. Ver também Infecção no sistema nervoso central (SNC) e febre, 375-376
   diarreia, 375-376
   dispositivos intravasculares, 375-377
   febre pós-operatória, 376-377
   infecção no trato urinário, 376-377
   pacientes imunocomprometidos, 376-377
   pneumonia, 376-377
   sinusite, 376-377
Causas não infecciosas de febre
   causas neurológicas de febre, 375-376
   febre causada por medicamentos, 374-375
   lesão na cabeça, 374-376
   termoplegia, 375-376
Cefalosporina antipseudomonal
   em pneumonia nosocomial e associada à assistência médica, 408-409
Cefalosporinas, 224-225, 395-396, 396-397t, 408-409
Centers for Disease Control and Prevention (CDC), 315
Cetamina, 441, 454-455
Cetoacidose, 244
   β-hidroxibutirato em, 248
Cetoacidose alcoólica, 250-251
Cetoacidose diabética (CAD), 244, 349, 571
   complicações, 353-354
   definição de, 349
   diagnóstico, 350-353
   fisiopatologia de, 349-350
   tratamento, 352-354
Choque, 26-27, 515-516
   choque críptico, dados, 522-523f
   diagnóstico diferencial
      classificação de, 519-520
         choque cardiogênico, 519-521
         choque distributivo, 520-521
         choque hipovolêmico, 519-520
         choque misto, 520-522
         choque obstrutivo, 520-521
   diagnóstico diferencial, choque misto, 521-522
   estrutura e função, 516-519
   etiologia, tratamento, 185-186t
   exame físico, apresentação de sinais e sintomas, 519-521
   fisiopatologia, implicações clínicas de, 518-519
   hipotensão e
      diagnóstico diferencial de, 532-533t
   liberação de oxigênio, 516f, 517f
   serviço de emergência (SE)
      tendências de volume, 516f
   tipos de, 579t
   tratamento e disposição
      choque críptico, 521-526
         controle primário, 523-525
         controle secundário, 524-526
      disposição de, 525-526
Choque cardiogênico, 187-188, 519-524
   diagnóstico de, 520-521
   tratamento de, 187-188
Choque críptico, 521-522
   dados para suporte a, 522-523f
Choque distributivo, 185-186
   anafilaxia, 186-187
   choque cardiogênico, 187-188
   choque neurogênico, 186-188
   choque séptico, 185-187
Choque hemorrágico, 537-538
Choque hemorrágico/hipovolêmico, 577-578
Choque hipovolêmico, 519-520
   tratamento de, 185-186
Choque neurogênico, 186-187, 578-580
Choque pós-RCE, 171
Choque séptico pediátrico
   diagnóstico de, 580-581
   manejo de, 581-582f
   tratamento, meta, 580-581
Ciclo respiratório, 77
Cintilografia nuclear, 224-225
Cipro-heptadina, 450-452
Circuito da peça em T, 65-66f
Cirurgia cardíaca, manejo de
   complicações neurológicas
      cuidados pós-operatórios, 197-198
      incidência, 197-198
      pacientes, em situação de risco, 197-198
   complicações pulmonares em, 194t
   coração
      frequência e ritmo, 191
         fibrilação atrial, 191
      hemodinâmica, 189-191
   medicamentos para, 190t
   papel endócrino na, 197-199
   pulmão
      complicações pulmonares, 194
         disfunção pulmonar pós-operatória (DPP), 194-195
         edema pulmonar, 195
         efusões pleurais, 195
         extubação precoce vs. tardia, 193-194
         manejo pulmonar depois de extubações, 194
   renal, 195-197
      prognóstico, 196-197

proteção, 196
sangramento, 191-193
reexploração mediastinal, 192-193
trato gastrintestinal
terapia pós-operatória, 197
visão geral de, 189
Cirurgia de desvio, 197-198
Cirurgia de revascularização do miocárdio (CRM), 153-154, 191
efeito da idade, 197-198f
Cirurgia toracoscópica videoassistida (CTVA)
uso de, 206
Cisteína, 458
Cisteína protease, 337-338
Citocinas, 373t
Citocinas pró-inflamatórias, 171
Citrato trissódico (CTS), 275-276
Classificação de Killip, 156-157t
Clevidipina, 168-169
Clonidina, 156-157, 168-170, 443-444t, 448-449, 449-450t
Clopidogrel, 154-155, 191, 432t
Clozapina, 256-257
Coagulação intravascular disseminada (CIVD), 333-334
Coagulopatia, 97-98t, 98-99, 191, 222-223, 232-233, 331-334, 502, 535-537
de branda à moderada, 331-333
Cogumelo *Amanita*, 230
Colágeno, 338
Colinérgicos, 433, 442t, 462-463
Colocação de marca-passo transvenoso, 142
Colonoscopia, 224-225
Combinação antimicrobiana, em cuidados intensivos, 385, 387-388
Combitubo, 40f
Compartimentos de líquidos corporais, composição de, 530-531t
compensação automática de tubos (CAT), 65-66
Complexo QRS, 150-151, 260-261f
Complicações neurológicas
cuidados pós-operatórios, 197-198
incidência, 197-198
pacientes, em situação de risco, 197-198
Complicações tardias na via aérea, 49-50
Composição de líquido intravenoso, distribuição, 535-536t
Concentração de bicarbonato, 243
Concentração sérica de bicarbonato, 243-244
Concentrado de hemácias do adulto (CHAD), 221, 329
Concentrados do complexo da protrombina (CCP), 232-233
Configuração de filtros, para CVV, 277-278
Considerações pediátricas
circulação
choque séptico, 578-581
classificação e tratamento de choque, 577-580
reconhecimento, 580-582
outras intervenções
metas de, 581-583
respiração
intubação, 574-575
sequência rápida intubação (SRE), 575-577

ventilação invasiva com pressão positiva, 574-575
ventilação mecânica, 576-578
ventilação não invasiva com pressão positiva (VNIPP), 573-575
via aérea
administração de oxigênio, 572-573
colocação, 572-573
desconforto respiratório, reconhecimento de, 571
manejo inicial da via aérea, 571-573
medicações, 572-574
ventilação, 573-574
Consumo de álcool, 230
Conteúdo de sódio das soluções IV comuns, 256-257t
Controle glicêmico, em UTIs, 362-363
Controle glicêmico, na população de UTIs
estudos importantes, 359, 362
estudos randomizados, revisão de prospectivos, 358t
pacientes com AVE, 359, 362
pacientes com IAM e AVE, estudos randomizados, 360t-361t
pacientes com IAM e pós-CRM, 357, 359, 362
subgrupo selecionado de populações, 357, 359
riscos de, 359, 362-363
Controle glicêmico rigoroso (CGR), 355
Conversão para cricotireotomia, 49-50
Convulsão pós-traumática (CPT), 320-321
Convulsões hipoglicêmicas, 366
Convulsões induzidas por toxinas
manejo de, 452-454
Coração
doença, 173-174
frequência e ritmo, 191
fibrilação atrial, 191
hemodinâmica, 189-191
imagem do, 204f
Corticosteroides
e pacientes sépticos, 399-401
insuficiência, 366-367
manejo de exacerbações asmáticas, 127f
Craniectomia descompressiva, 295
Creatinina, 270
Creatinocinase – banda miocárdica – (CK-MB), 152-153
Creatinofosfocinase, 451-452
Creatinofosfocinase sérica, 434-435
Cricotireoidotomia, 43, 47
abordagem, 47
técnica aberta, 47-48
técnica de Seldinger, 47-48
técnica rápida de quatro etapas, 47-48
cirúrgica, 44, 46
equipamentos para, 44, 46t
contraindicações, 44
contraindicações para, 44
técnica de Seldinger, 47-48
técnica rápida de quatro etapas, 47-48
Cricotireotomia com agulha, 40
Cricotiretomia com agulha, 43, 44, 46-49
complicações em, 49-50
equipamentos para, 48-49t
técnica de, 48-50

Cricotirotomia cirúrgica, 44, 46
equipamentos para, 44, 46t
Crioprecipitado, 193t, 221, 331-334
Crises hipertensivas, 161-170
apresentação de,
dissecção aórtica, 166-167
encefalopatia, 163
gravidez, 165-167
insuficiência cardíaca congestiva (ICC), 164-166
insuficiência renal, 165-166
isquemia cardíaca, 165-166
síndromes de acidente vascular encefálico, 163-164
classificação de, 162
emergências, 162-163
epidemiologia de 161
farmacologia de
captopril, 169-170
clevidipina, 168-169
clonidina, 168-170
enalapril, 168-169
esmolol, 168-169
fenoldopam mesilato, 166-167
fentolamina, 168-169
hidralazina, 167-168
labetalol, 167-169
nicardipina, 168-169
nitroglicerina, 166-168
nitroprussiato de sódio, 166-167
fisiopatologia de, 161
hipertensão, determinação de, 161
opções de medicações para, 163t
Cristaloide, uso de, 223-224
Cristaloides isotônicos à base de sódio, 535-536
composição de, 535-536t
Critérios de Hunter, 451-452
Critérios diagnósticos da AHA/ACC, para doença cardíaca coronariana, 150-151t
Critérios do King's College Hospital, para ALF, 231-232t
Critérios RIFLE, nível de disfunção renal, 270, 270f
Cuidados intensivos (CI), 25-26
Cuidados Intensivos em Serviços de Emergência (CISE), 25-26
Cuidados Intensivos na Medicina de Emergência (CIME), 25-26
Cuidados pós-intubação, 576-577
Cuidados pós-parada cardíaca, 26-27
Cuidados pulmonares pós-operatórios, 193
Cuidados terminais, em terapia intensiva de emergência, 593-599
cuidados paliativos, 597-599
diretrizes em avanço para
capacidade para tomar decisões, determinando a, 593-594
pacientes incapacitados, tomada de decisão substituta, 594
discussões sobre tratamento/comunicação, metas do, 594-596
manejo ideal de sintomas, 597-599
meta dos, 593-594
questões relacionadas à morte em
más notícias, comunicação de, 595-597
notificação de falecimento, 595-597

ressuscitação testemunhada pela família, 596-597
suporte à vida, retirada de, 596-598
Curva da função cardíaca de Starling, 142-143

D

Dano alveolar difuso (DAD), 111
Dantroleno, 450-451
D-dímero, 339
Débito cardíaco (DC), 139, 516
   medição não invasiva/minimamente invasiva
      análise de forma de onda da pressão de pulso, 144-145
      bioimpedância elétrica do tórax (BET), 143-144
      ultrassonografia Doppler esofágica (USDE), 143-144
      ultrassonografia Doppler transcutânea (USDT), 144-145
Débito sistólico (DS), 181, 577-578
Deficiência de magnésio, 260-263
   causas, 262-263
   diagnóstico, 262-263, 262-263t
   tratamento, 262-264
Déficit básico, 244
Déficit de água livre total, cálculo, 257-258
Déficit de bicarbonato, cálculo, 250-251
Déficit de cloreto, 247
Déficits neurocognitivos, 197-198
Definição de Delphi, escore de lesões pulmonares, critérios da AECC, 112t
Depleção de sódio, 254-255
Depressão respiratória, 454-455
Derivação, 104
Derivação portossistêmica intra-hepática transjugular (TIPS), 225, 234-235
Descompensação com risco de vida, 31
Descompressão cirúrgica, 322-323
Desconforto respiratório
   sinais e sintomas, 572-573t
Descontaminação, 436-437
Descontaminação gastrintestinal, 463-464
Desidratação, 461-462
Desvio cardiopulmonar (DCP), 190
Desvio cardiopulmonar emergencial (DCPE), 565-566
Diabetes e infusão de insulina-glicose em infarto agudo do miocárdio estudo (DIGAMI) de infarto, 359, 362
Diabetes insípido (DI), 256-257
Diabetes melito (DM), 302-303, 349
Diagrama do fluxo de transferência central, 591f
Diálise, 165-166, 196, 207-208, 257-258, 270-272, 279-280, 437-438t, 544-545, 597-598
Diâmetro da VCI, visão subxifoide da VCI, 492f
Diâmetro do trato de efluxo ventricular esquerdo (D TEVE), 481
Diarreia, 375-376, 425
Difusão de oxigênio, 104
Disfunção cardíaca, aguda, 173-174
Disfunção metabólica, 316
Disfunção muscular na via aérea superior, 105-106
Disfunção pulmonar, 554-555

Disfunção pulmonar pós-operatória (DPP), 194
Dispneia, 80, 83-84, 86-87, 128, 131, 212-213, 484, 531-532, 598-599
Dispositivo de assistência ventricular esquerda (LVAD), 520-521
Dispositivos de assistência ventricular (DAV) uso de, 191
Dissecção aórtica, 166-167
Distúrbios acidobásicos
   bicarbonato exógeno, tratamento de acidose, 249-251
   diagnóstico diferencial de
      acidose metabólica
         hiato aniônico (HA), 248-249
         hiato não aniônico (HNA), 249
      acidose respiratória, 247
      alcalose metabólica, 247-247
      alcalose respiratória, 247
   equação de Henderson-Hasselbach, 243
   estado, medição de
      bicarbonato sérico em, 243-244
      gasometria arterial (GSA), 244
   interpretação de, 244-247
Distúrbios de potássio, 256-257t
Distúrbios do sódio, 253
Distúrbios eletrolíticos, 253, 471
   cálcio, distúrbios de
      hipercalcemia
         efeitos de, 264-265
         tratamento de, 264-265
      hipocalcemia
         causas de, 263-265
         efeitos de, 263-264
         tratamento de, 264-265
   fósforo, distúrbios de, 264-267
      hiperfosfatemia, 266-267
      hipofosfatemia
         causas de, 265-266
         efeitos de, 265-266
         tratamento de, 265-266
   magnésio, distúrbios de
      deficiência de magnésio
         causas de, 262-263
         diagnóstico de, 262-263
         efeitos de, 260-263
         tratamento de, 262-264
      excesso de magnésio
   potássio, distúrbios de
      hipercaliemia, 259-262
      hipocaliemia
         definição de, 258-259
         tratamento de, 259-260
   sódio, distúrbio de
      hipernatremia
         apresentação de, 256-257
         avaliação de, 256-258
         tratamento de, 257-258
      hiponatremia
         apresentação de, 253
         avaliação de, 253-256
         tratamento de, 255-257
Distúrbios hipertensivos associados à gravidez classificação de, 165-166
Diuréticos, 260-262
Dobutamina, 183-184, 190, 579t
   em cirurgia cardíaca, 172t, 190t
Doença arterial coronariana (DAC), 184-185
   história de, 222-223

Doença cardíaca congênita (DCC), 149, 420-421, 577-579
Doença cardíaca congênita (DCC), 577-578
Doença de Wilson, 230
Doença pericárdica, 207-208
   categorias de, 204t
Doença pós-parada cardíaca, 172
Doença pós-ressuscitação, 171, 172t
Doença pulmonar obstrutiva crônica (DPOC), 78, 121, 265-266, 414
   apresentação clínica de, 122-123
   condições prémorbidas, 194
   epidemiologia de, 121
   estudos laboratoriais em, 124, 126
   exame físico, 123-124
   fisiopatologia de, 121-122
   função pulmonar, avaliação da, 123-124, 126
   história de, 123-124
   insuficiência respiratória iminente, 124, 126
   intubação/ventilação mecânica
      complicações do tratamento, 129-130
      critérios para, 128
      manejo clínico, 129
      técnica de, 128
      ventilador, regulagem, 128-129
   tratamento de, 124, 126
   ventilação de pressão positiva não invasiva, 124, 126-128
Doença renal em estágio final, 196t
Doenças neuromusculares, 103, 105-106
Doenças pericárdicas, 204
   anatomia e função, 203-204
   fisiopatologia de, 204-213
      constrição, 211-213
      pericardite infecciosa, 205
         autorreativa, 208
         bacteriana, 205-206
         fúngica, 206
         infarto do miocárdio, 207-208
         infecção por HIV, 207-208
         insuficiência renal, 207-208
         neoplásica, 208
         tuberculosa, 207-208
      traumáticas
         tamponamento, 208-211-212
Doenças pulmonares obstrutivas (DPOs), 122
   exacerbações agudas de, 124, 126
Dopamina, 182-183, 186-187
   em cirurgia cardíaca, 190t
Dopaminérgico (DA), 181
Dor torácica, ECG de, 210f
Dosagem de medicações para pacientes em CVV, 278-279
Dosagem de NAC, para pacientes adultos e pediátricos, 464-466t
DPOC. Ver Doença pulmonar obstrutiva crônica (DPOC)
Drenagem de LCS, 321-322
Drotrecogina, 276-277
Ducto torácico, 203

E

Early Goal Directed Therapy (EGDT)
Eastern Association for the Surgery of Trauma (EAST), 555, 557
ECG de pacientes com DREF em hemodiálise crônica com, 211-212f

ÍNDICE   613

Ecocardiografia, 133, 209, 478-479. *Ver também* Ecocardiografia *Point-of-Care*
Ecocardiografia Doppler, 486, 491
  integral velocidade-tempo (IVT)
    do fluxo externo ventricular esquerdo, 491
Ecocardiografia *point-of care*, 477
  cenários clínicos para
    em paradas cardíacas, 482-484
    esforço cardíaco direito, agudo
      avaliação de, 495-497
    estados de AESP/choque, diferenciação de, 496-498
    para estimar a função sistólica ventricular esquerda, 487-488
      estimativa qualitativa de, 488-489
      estimativa quantitativa de, 489-492
    para estimar a pressão venosa central e a pressão de enchimento do VD, 492-495
    para identificar efusão pericárdica e fisiologia de tamponamento, 484-487
  colapso atrial, direito
    visão apical de quatro câmaras, 487*f*
  colocação de sonda paraesternal do eixo curto, 481*f*
  colocação de sonda paraesternal do eixo longo, 480*f*
  colocação de sonda subxifoide da VCI, 479-480*f*
  colocação de sonda subxifoide de quatro câmaras, 479-480*f*
  considerações técnicas, 478-479
  coração, músculos papilares do
    visão paraesternal do eixo curto, 482*f*
  coração, visão apical de quatro câmaras, 483*f*
  coração, visão paraesternal do eixo longo, 491*f*
  coração, visão subxifoide de quatro câmaras, 479-480*f*
  coxim adiposo pericárdico, visão subxifoide de quatro câmaras, 484*f*
  diâmetro VE no final da diástole (DVEd)
    visão paraesternal do eixo longo, 491*f*
  dilatação ventricular direita
    visão apical de quatro câmaras, 495-496*f*
  Doppler do influxo mitral, 487*f*
  ecocardiografia qualitativa, 485
  efusão pericárdica
    visão apical das quatro câmaras, 485*f*
    visão paraesternal do eixo longo, 485*f*
    visão subxifoide da VCI, 487*f*
  em serviços de emergência, 477
  FE/modo M
    visão paraesternal do eixo curto, 489
  FE/SSPE
    visão paraesternal do eixo longo, 490*f*
  fígado, visão subxifoide da VCI, 485*f*
  fígado/VD
    visão subxifoide das quatro câmaras, 486*f*
  indicações clínicas, 478-479
  janelas de imagens
    visão apical de quatro câmaras, 481-482
    visão paraesternal do eixo curto, 481
    visão paraesternal do eixo longo, 480-481
    visão subxifoide das quatro câmaras, 478-480
    visões subxifoides longitudinais da VCI, 479-480
  modo M subxifoide da VCI, 480*f*, 493-495*f*
  MV/FE
    visão paraesternal do eixo longo, 490*f*
  parada cardíaca, visão subxifoide das quatro câmaras, 483*f*
  posição do transdutor para visão apical das quatro câmaras, 482*f*
  prática, escopo da, 477
  transdutor matricial faseado, 478-479, 478-479*f*
  treinamento, 482
  VE/FE
    visão paraesternal do eixo curto, 489*f*
    visão paraesternal do eixo longo, 488*f*, 489*f*, 491*f*
  visão subxifoide das VCI, 480*f*, 493-494*f*
  visão subxifoide de quatro câmaras, 496-497*f*
Ecocardiografia transesofágica (ETE), 418-419
Edema cerebral, 163, 234-237, 256-258, 320-321, 353-354
Edema pulmonar, 104
Edema pulmonar não cardiogênico (EPNC), 195
Efusões pleurais, 104-105, 194, 195, 507-508
  linha hiperecoica, 506-507*f*
EI. *Ver* Endocardite infecciosa (EI)
Eixo hipotalâmico-hipofisário-suprarrenal (HHS), 362-363, 365, 366*f*, 367, 367*t*
Eletrencefalografia (EEG), 175-177, 285, 286, 288, 310, 453-454
Eletrocardiografia, 132, 150, 187-188
Eletrofisiologia (EF), 208
Elevação passiva da perna (EPP), 142-143, 534-535
Embolia pulmonar (EP), 131
  adiposidade/medula óssea, 135-136
  características clínicas, 131
  critérios de exclusão, 134-135*t*
  critérios de Well, 133, 134-135*t*
  embolia de líquido amniótico, 135-136
  êmbolos de ar venoso, 135-136
  exames diagnósticos, 132
    e gravidez, 133
    eletrocardiograma (ECG), 132
    estratificação do risco, 133-135
    probabilidade clínica pré-teste, 133-135
    radiografias torácicas, 132
    saturação de oxigênio (SaO_2), 132
    tratamento de, 134-136
  tromboembólica, 131, 136
  trombose venosa profunda (TVP), 181
Embolismo de líquido amniótico, 135-136
Êmbolos com ar venoso, 135-136
Emergências hipertensivas, dosagem de medicações, 167-168*t*
Êmese, 436-437
Emulsão lipídica, 448-449
Enalapril para reduzir a pressão arterial, 168-169
Encefalopatia, 235-237
Encefalopatia hipertensiva, 163
Encefalopatia séptica
  causa principal de EMA, 285
Enchimento ventricular
  representação esquemática de, 209*f*
Endocardite, 413
Endocardite de valva protética (EVP), 417-418
Endocardite infecciosa (EI), 413
  admissões em UTIs, 417-418
  apresentação de, 415-416
    varredura abdominal por TC com contraste IV, 416-417*f*
  classificações de, 413
  complicações que ocorrem em, 415-417
  critérios diagnósticos para, 418-419
  ecocardiografia transtorácica (ETT), 418-419, 418-419*f*
  endocardite de valva protética (EVP), 417-418
  endocardite nosocomial, 417-419
  endocardite por *Streptococcus pyogenes*, 415-416*f*
  etiologia de, 414*f*
  medicações para, 417-418
  microbiologia de, 205*t*, 414-416
  mortalidade em, 419-420
  patogênese para colonização de valva bacteriana, 414*f*
  prevenção da doença, 420-421*t*
  recomendações para profilaxia, 419-421
  tratamento cirúrgico para, 419-420
  tratamento para, 418-420
Endoscopia, 129, 221, 224-225, 435-437
Endoscópios Shikani, 37*f*
Endotoxina lipopolissacarídea (LPS), 373
Enfermidades críticas no metabolismo da glicose, 356*f*
Enfermidades induzidas por toxinas, 450-451
Enfisema, 121, 122
Enfisema subcutâneo (ES), 558-559
Enteroviridae, 205
Envenenamento
  absorção de, prevenção, 436-438
  arritmias, 434-435
  descobertas comuns em, 432*t*, 433*t*
  descontaminação de
    antídotos, 437-438
    externa e ocular, 436-437
    gastrintestinal, 436-438
  eliminação intensificada de toxinas, 437-438
  exame físico, 431-433
    adrenérgico (simpatomimético), 432
    anticolinérgico, 433
    colinérgico, 433
    opioide, 433
    sedativo-hipnótico, 433
  exames laboratoriais e diagnósticos
    eletrocardiogramas, 433-435
    exames indicados rotineiramente, 434-436
    exames quantitativos, 435-436
    imagens, 435-437
    triagem de abusos, medicamento de, 435-436
  história de, 431
Envenenamento por salicilato, 471
Enzima conversora da angiotensina (ECA)
  inibidores, 164-170, 174-175
Epidemia de *influenza* H1N1, 94
Epinefrina, 71-74, 182-183*t*, 183-184, 185-186*t*, 186-188, 399-400*t*, 578-580, 581-582*f*
  em cirurgia cardíaca, 190*t*
Episódio com risco de vida, de insuficiência suprarrenal aguda, 366
Equação de Hagen-Poiseuille, 532-533*t*
Equação de Henderson-Hasselbach, 243, 250-251

Equação de Kassirer-Bleich, 243
Eritrócitos, 338
Eritropoietina (EPO) recombinante, 333-334
Escala de coma de Glasgow, 308, 316-317, 441
  nas altas hospitalares, 331-333
  para exame neurológico inicial do cérebro/lesão na medula espinal, 316-317t
Esclerose lateral amiotrófica (ELA), 104-105
Escore clínico de infecção pulmonar (CPIS), 407-408
Escore da Acute Physiology and Chronic Health Evaluation (APACHE), 272-273, 362-363, 400-401, 419-420
Escore da Sequential Organ Failure Assessment (SOFA), 232-233
Escore de lesão pulmonar, 112t
Esfigmomanometria, 139-140
Esmolol, em insuficiência hepática e renal, 168-169
Espectroscopia com polarização ortogonal (EPO), 145-146
Espirometria, 123-124
Estado cardiovascular pós-ressuscitação, 172
Estado epiléptico não convulsivo
  EMA associado a, 285-286
Estado hiperglicêmico hiperosmolar (EHH), 349
  complicações em, 353-354
  definição de, 349
  diagnóstico de, 350-352
  fisiopatologia de, 349-350
  tratamento em, 352-354
Estado hiperglicêmico hiperosmolar não cetótico (EHHNC), 349
Estado mental. *Ver também* Estado mental alterado (EMA)
  categorias, 283-284t
  escala de coma de Glasgow, 283-284t
Estado mental alterado (EMA), 283
  consciência e exame, 283-284
  diagnóstico diferencial de, 283-285
  encefalopatia séptica, 285
  estado epiléptico não convulsivo, 285-286
  estado minimamente consciente (EMC), 286-287
  estado vegetativo persistente, 286-287
  morte cerebral, 287-288
  síndrome de bloqueio (SB), 286
Estado minimamente consciente (EMC), 286
Estado vegetativo persistente (EVP), 283
Estase venosa, 338
Estilete luminoso, 36-37
Estiletes com fibra óptica, 37-38
Estimativa de líquidos, manutenção, 538-539f
Estreptocinase, 155-156
Estudo de Nielsen, método de resfriamento, 567-568f
Estudo sobre o balanço de nitrogênio, 543-544
Etiologias bacterianas, 580-581
Exame imunossorvente por ligação enzimática (ELISA), 132, 339
Exames de D-dímero, 132
Excesso básico (EB), 244
Exercícios, 70-71, 114, 122f, 145-146f, 152-153, 219, 255-256f, 372t, 449-450
Expansão de hematoma intracerebral, dentro de contusões bifrontais, 320f
Exposição a venenos, 431. *Ver também* Envenenamento
Exposições perversas, 435-436

Extended Focused Assessment with Sonography for Trauma (eFAST)
Extubação, 68-69
  ato físico de, 71-73
  close-up dos equipamentos necessários para, 72-74f
  complicações de, 72-73
  equipamentos necessários para, 71-72f
  estridor pós-extubação, 69-71
  extubação planejada para VNI, 68-70
    critérios para extubação de pacientes, 69-70t
  para ventilação não invasiva, 68-69
  tratamento em
    pré-extubação e pós-extubação, 71-72
  VNI como tratamento de insuficiência respiratória depois de, 69-70

F

Falência cerebral, 283, 287
Falência da via aérea, 43
Falha da bomba, 104-105, 495-496, 519-520, 577-578
Falha na extubação, 64
Farmacocinética
  antimicrobianos, que não precisam de ajuste de dosagem, 384-385t
  concentrações de medicamentos
    disfunção hepática, 383-385
    disfunção renal, 383-384
  volume de distribuição e concentrações de medicamentos, 383-384
Fator de crescimento semelhante à insulina 1, 302-303, 362-363
Fator de necrose tumoral (FNT), 373
Fator de von Willebrand (FVW), 220, 222-223, 338
Fator XII, 337
Fator XIIIa, 339
Febre, 371
  causas de febre em UTIs, 372t
  citocinas envolvidas no controle da temperatura, 373t
  definição, 371
  ECG de, 210f
  em pacientes que precisam de TRR, 279-280
  em UTIs, diagnóstico e tratamento de antipirese, 377-378
    abordagem diagnóstica, 376-378
  epidemiologia, 371-372
  fisiopatologia de, 372-373
Fenciclidina, 63t, 374-375, 441, 449-450t
Fenilefrina, 184-185
  em cirurgia cardíaca, 190t
Fentolamina, 167-169, 448-449
  isquemia miocárdica, no contexto de, 168-169
Ferramentas para manejo de pacientes, 239-240f
Fibrilação atrial (FA), 190
Fibrilação atrial pós-operatória, manejo de, 192f
Fibrilação ventricular (FV), 563
Fibrinolíticos, contraindicações, 155-156t
Fidaxomicina, 426
  para tratamento de ICD, 426
Fístula arteriovenosa (FAV), 311
Flegmasia *cerulea dolens*, 343-344, 343-344f
Fluoroquinolona, em pneumonia nosocomial e em pneumonia associada à assistência médica, 408-409

Fluxo sanguíneo cerebral (FSC), 237-240, 291, 316
Fluxo sanguíneo pós-isquêmico de órgãos
  condições metabólicas de, 174-175
Fondaparinux, 155-156
Food and Drug Administration (FDA), 463-466, 545-546
Forças inspiratórias negativas (FIN), 105-106
Forma de onda arterial, 139-140
Forma de onda do fluxo externo do TEVE, gráfico Doppler, 491
Forma de onda Doppler espectral do TEVE, 492f
Formação de fibrina, 338
Formação de trombos, 338
Fórmula de Parkland, 538-539t
Foscarnet, 256-257
Fosforilação oxidativa, 443-444
Fração de extração de oxigênio (FEO), 291
Fraqueza neuromuscular, 130
Fratura alveolar, 55
FT contendo microvesículas
Função dos nervos cranianos (NCs), 316-317

G

γ-hidroxibutirato (GHB), 442
Gás alveolar, equilíbrio do, 104
Gasometria arterial, 66-67, 81, 105-106, 231-232t, 244, 277-278, 435-436, 444-445, 452-453, 505-506, 521-522, 576-577, 589-591
  análise em insuficiência respiratória aguda, 106-107f
  medição, 124, 126
  para determinar o grau de acidemia, 351-352
Gastrenterologia, 221
Gastroduodenoscopia do esôfago (GDE), 219
Gaultéria, óleo de, 469
Glândula suprarrenal, 365, 366
Glicemia em Acidente Vascular Encefálico Agudo (GLIAS), 359, 362
Glicocorticoides, 116, 162, 265-266t, 365, 367, 373t
Glicose, *Ver também* Diabetes melito (DM)
  controle rígido de, 310
  manejo de, 302-303
    estudo GIST-UK, 302-303
    estudos randomizados controlados (ERCs), 302-303
    orientações da AHA/ASA, 302-303
Glomerulonefrite, 416-417
Glucagon, dose empírica de, 446-447
Glutamato desidrogenase (GDH), 426
Gradiente do oxigênio alvéolo-arterial, 103, 194
Graduação da encefalopatia hepática, 234-235t

H

Healthcare Epidemiology of America (SHEA), 425
Helicobacter pylori, 218
Heliox, 124, 126
Hemodiálise, 234-235, 260-262, 437-438
  ECG de pacientes com DREF em hemodiálise crônica, 211-212f
  técnica extracorpórea, 473
  tratamento de escolha para hipermagnesemia maligna, 263-264

Hemodiálise venovenosa contínua (CVVHD), 273-275, 274-275f
Hemofiltração, 234-235
Hemodiafiltração venovenosa contínua (HVVHD), 273-276f
Hemofiltração venovenosa contínua (CVVHF), 233, 277-278, 278-279f
Hemoglobina (Hb), 66-67, 221, 329, 399-400, 442t, 443-444
Hemograma completo, 521-522
Hemoperfusão, 473
Hemopericárdio, 208
Hemóptise, 131
Hemorragia cerebelar, 310
Hemorragia digestiva alta (HDA), 217
Hemorragia digestiva baixa (HDB), 219
   causas de, 220t
Hemorragia gastrintestinal, 217, 225
   inferior
      apresentação clínica, 220
      causas de, 220t, 221
      definição de, 219
      etiologias de, 220
         angioplastia, 220
         doença diverticular, 220
         Sida/HIV, 220-221
   manejo de
      administração de produtos derivados do sangue, 222-223
      cirrose hepática, 223-225
      cirurgia
         LGIB, 225
         UGIB, 225
      coagulopatia, 222-223
      colonoscopia, 224-225
      considerações sobre a via aérea, 221
      endoscopia,
         esofagogastroduodenoscopia, 224-225
      inibidores da bomba de prótons, 222-223
      laboratórios, 221
      octreotida/somatostatina, 222-224
      radiologia, diagnóstico
         angiografia, 224-225
         derivação portossistêmica intra-hepática transjugular (TIPS), 225
         triagem de sangramento, 224-225
      ressuscitação, 221
      tamponamento com balão, 223-224
      transfusão sanguínea maciça, 222-223
      tubos gástricos e lavagem, 221-223
      vasopressores, 223-224
   superior
      apresentação clínica, 217
      causas de, 218t
      etiologia de
         anormalidades vasculares, angiodisplasia, 219
         doença péptica ulcerosa (DPU), 217-218
         síndrome de Mallory-Weiss (MW), 219
         UGIB, causas de, 219
         varizes esofágicas, 218-219
      triagem/admissão, 225
Hemorragia hipertensiva por TC, 308f

Hemorragia intracraniana (HIC), 307
   apresentação e diagnóstico, 307-308
   hemorragia subaracnoide, 310-313
      manejo clínico de, 312-313
      tratamento de HSA aneurismática, 311-312
   manejo clínico de
      considerações para, 310
      expansão de hematoma, minimizando a, 309
      manejo de via aérea, 308
      pressão arterial, 309
      pressão intracraniana, elevada, 309-310
Hemorragia lobar por TC, 308f
Hemorragia subaracnoide (HSA), 307
   diagnóstico de, 311
Hemorragia subaracnoide difusa, varredura por TC, 312f
Hemorragias talâmicas, 307
Heparina não fracionada (HNF), 134-135, 154-155
Hiato aniônico, 248, 248t
Hiato aniônico urinário (HAU), 249
Hiato osmolar, 294-295
Hiato osmolar sérico
   medição de, 434-435
HIC. *Ver* Hemorragia intracraniana (HIC)
Hidralazina, 165-166
   hipertensão induzida pela gravidez, 167-168
Hidroxocobalamina, 445-446
Hipercalcemia, 98-99t, 256-257, 262-265
Hipercaliemia, 258-262
   causas de, 259-260t
   concentração sérica de potássio e ECG descobertas, 260-261f
Hipercapnia, 244
Hipercoabilidade, 337-338
Hiperesplenismo, 333-334
Hiperfosfatemia, 264-267
Hiperglicemia, 197-198, 302-303, 355, 357, 359, 401-402
   fisiopatologia de
      em ambientes de UTI, 355-357, 359
      maus resultados, associação com, 357, 359
      tratamento e recomendações, 362-363
Hiperinsuflação pulmonar, 129
Hiperinsuflação pulmonar, crítica, 129
Hiperlipidemia, 254-255, 254-255f
Hipernatremia, etiologias de, 257-258f
Hipernatremia euvolêmica, 256-257
Hipernatremia hipovolêmica, 256-257
Hiperoxia, 66-67
Hiperproteinemia, 254-255
Hipertensão, 161, 162
   doença renal, 165-166
Hipertensão intracraniana, aguda, 301, 292.
   Ver também Pressão intracraniana (PIC)
   autorregulação cerebral, 291-292
   indicações para monitoramento, 292
   manejo de, 293
      barbitúricos, analgesia e paralisantes, 294-295
      craniectomia descompressiva, 295
      hemodinâmica, 294-295
      hiperventilação, 294-295
      posição, 293-295
      temperatura, 294-295
      terapia hiperosmolar, 294-295

   sinais clínicos de, 292
   sinais radiográficos, 292
   sinais radiográficos de, 292
   síndromes de herniação, 292
Hipertensão pulmonar tromboembólica, crônica, 131
Hipertermia, 371
   maligna, 450-451
   mecanismos patofisiológicos para, 449-450
Hipertermia maligna (HM), 372, 449-450
Hiperventilação, 56, 60-61, 174-175, 237-240, 247, 294-295, 310, 321-322
   riscos de vasconstrição cerebral, 174-175
Hipocalcemia, causas de, 263-264t
Hipocaliemia, 248, 256-260
   causas de, 258-259t
   tratamento de, 259-260
Hipofosfatemia, 265-266
   causas de, 265-266t
Hipoglicemia, 197-198, 233-234
Hipomagnesemia, 264-265
Hiponatremia, 253
   etiologias de, 254-255,f
   hiperosmolar, 253-255
   hipo-osmolar, 254-256
   iso-osmolar, 254-255
   tratamento de, 255-256
Hiponatremia euvolêmica, 255-256
Hiponatremia hipervolêmica, 255-256
Hiponatremia hipovolêmica, 254-255
Hipoperfusão, 316
Hiporresponsividade suprarrenal, 232-233
Hipotensão, 129
   drogas e medicações, 449-450t
   frequência cardíaca e anormalidade no ECG, 447-448t
Hipotensão assintomática, 445-446
Hipotensão refratária, 221
Hipotermia, 294-295
Hipotermia terapêutica (HT), 26-27, 175-176, 563
   adoção de, 566-567
   cuidados pós-paradas, programas de, 566-568
   detalhes da, 567-569
   direções futuras, 568-569
   epidemiologia de, 564-565
   estudos, randomizados, 565-567
   estudos de, 565-567
   estudos de implementação e bases de dados, 566-567
   estudos pilotos, 564-566
   história de, 564-565
   recomendações da American Heart Association de 2010, 569f
   serviço de emergências-preocupações específicas, 568-569
Hipoventilação, 53, 56, 103, 125f, 544-545t
   drogas e medicações, 443-444t
Hipovolemia
   êmese e diaforese, 471
   pressão arterial média (PAM), 577-578
Hipoxemia, 53, 79, 104-105, 112t, 124, 126, 316-317, 573-574, 576-577
Hipóxia, 57, 81, 122, 134-135, 316-317, 338, 518-519, 553-554, 575-576
Histoplasmosis capsulatum, 206

Hormônio adrenocorticotrófico (ACTH), 365-366, 366f, 367t
Hormônio antidiurético (HAD), 254-255
Hormônio liberador da corticotrofina (CRH), 365
Hypothermia Network Registry, 567-568

I

IAM. *Ver* Infarto do miocárdio, agudo
IHA. *Ver* Insuficiência hepática, aguda
Imagens por ressonância magnética cardíaca (RMC), 152-153
Imina *N*-acetil-p-benzoquinona (NAPQI), 458
Imunoglobulina intravenosa (IGIV), para tratamento de ICD, 427
Índice cardíaco (IC), 140-141, 190
Índice de choque (ICh), 532-533
Índice de massa corporal (IMC), 143-144, 388-389, 509-510, 541, 552
Índice de respiração superficial (IRS), 193
Índice de respiração rápida espontânea (IRRE), 64-66
Índice pulsátil, Doppler transcraniano avaliação de, 235-237
Infarto agudo do miocárdio com supradesnível do segmento ST (IAMCSST), 297
Infarto do miocárdio, agudo, 184-185
Infarto do miocárdio sem supradesnivelamento do segmento ST (IAMSSST), 149, 150
Infarto miocárdico com elevação do segmento ST (IAMCSST), 149
Infecção no sistema nervoso central (SNC), 375-376
  efeito dos salicilatos, 469
Infecção pelo vírus da hepatite B (VHB), aguda, 230
Infecção por *Clostridium difficile* (ICD), 423
  apresentação clínica de, 424-426
    aparência variada de mucosas colônicas, 425f
    colite grave causada por *C. difficile*, 426f
    denudação de mucosas colônicas com, 425f
    dilatação do colo, 425f
    pancolite em colo descendente, 426f
  diagnóstico em, 424-426
  epidemiologia de, 423-424
  fatores de risco para, 424f
  fisiopatologia de, 424
  orientações para tratamento, 426-427, 426f
Infeccious Disease Society (IDSA), 425
Infecções polimicrobianas, 387-388
Inflamação pericárdica, estágios, 204
Inflamações, 338
Infusão de proteína C ativada humana recombinante (rhAPC), 276-277
Infusão insulínica intravenosa (IV), para reduzir os níveis de GB, 362-363
Ingestão de varfarina, 231-232
Inibidores da bomba de prótons (IBPs), 217
Inibidores da glicoproteína IIb/IIIa, 154-155,191
Injeção intramuscular (IM), 186-187
Injeção subcutânea (SQ), 186-187
Inótropos, 181, 183-184, 194, 396-397, 399-400t, 581-582f

Instrumentação para gases sanguíneos, 66-67
Insuficiência cardíaca congestiva, 103, 152-153, 164, 415-416
Insuficiência de corticosteroides relacionada a enfermidades críticas (ICREC), 367
Insuficiência hepática, aguda, 229, 230
  avaliação neurológica de, 234-236
  checklist de admissão, 238-240f
  encefalopatia, resposta
    estado mental, 234-236
    interação da PIC, princípios de, 235-237
    intubar, 235-237
    monitoramento da PIC, 235-240
    terapia osmótica, hipotermia, 237-240
    varredura por TC na cabeça, 234-237
    ventilação mecânica, 235-237
  manejo de pacientes, compartilhamento de informações, 238-240
  reconhecer, diagnosticar, excluir imitações e providenciar triagem imediata para transplante, 229
    epidemiologia, etiologia e resultados, 230
    exames laboratoriais, 230-232
    prognóstico a partir do primeiro contato, 231-232
    suspeita e diagnóstico, 230
  terapia de suporte
    antibióticos, recomendações, 232-233
    iniciativas terapêuticas, 233-235
    manejo de eletrólitos e de líquidos, 233-234
    momento de colocar linha central e questões relacionadas à segurança, 233-234
    opções terapêuticas, 234-235
    risco de sangramento, manejo, 232-233
    suporte hemodinâmico, 232-233
    terapia de reposição renal, 233-234
    triagem laboratorial para, 231-232t
Insuficiência neurológica, 174-175
Insuficiência renal (IR), 269
  acesso vascular, 273-274
  aguda, 165-166, 183-184, 196-198, 269, 419-420, 520-521, 547-548
  anticoagulação, 275-277
    requisitos, situações, 276-277
  aparelhos, diferentes, 278-279
  argumento, final, 272-273
  cenário para TRR, 274-275
  circuito básico de TRR-CVVHF, 273-275
  circuito mais simples-UFCL, 272-274
  crônica, 271-272
  CVVHD, 274-275
  CVVHF/CVVHD, combinação de, 277-279
  direções futuras, 279-280
  dosagem de medicações, 278-279
  em pacientes de UTI, 269
  exames laboratoriais, 277-278
  febre, avaliação de, 279-280
  filtro, 277-278
  líquidos, remoção, 274-275
  pacientes de UTI, incidência de, 269
  pré-filtro e pós-filtro, 274-276
  sepse, 279-280
  suporte renal
    antecedentes para, 270-272
    indicações para, 270
  suporte renal, término, 278-279

Insuficiência renal, 464-466
Insuficiência respiratória, 26-27, 103
Insuficiência respiratória, aguda, 103
  abordagem ao paciente, 105-106
    manejo agudo, 105-106
    opções de tratamento, 107-108
    trabalho de respiração, 106-107f
  análise dos gases do sangue arterial em, 106-107, 106-107t
  causas comuns de, 104
  definição de, 103
  etiologias de, 103
  insuficiência respiratória hipercápnica
    ambiente de UTI, 104-105
    distúrbios neuromusculares, 105-106
    lesão na medula espinal cervical, 104-106
    ventilação alveolar, 104-105
  insuficiência respiratória hipoxêmica
    derivação, 104
    difusão, 104
    hipoventilação, 103-104
    ventilação-perfusão, 104-105
  taxas de mortalidade de, 103
  unidade de terapia intensiva (UTI), 103
Insuficiência respiratória hipoxêmica, 103
  hipoventilação, 103
  má combinação entre ventilação-perfusão (V/Q), 103
  ventilação mecânica (VM), 103
Insuficiência suprarrenal, 365
Intensivista em Serviços de Emergência (ISE), 25-26
Interleucina (IL), 23, 373
International Sepsis Definitions Conference (ISDC), 393
International Subarachnoid Aneurysm Trial (ISAT), 311
Interrogação Doppler, 486
Intervenção coronariana percutânea (ICP), 150
Introdutor de intubação, 36-37, 37f
Intubação endotraqueal (IET), 77, 443-444
  indicações para, 573-574t
Intubação por sequência rápida de drogas (SRD), 575-576
  lista de medicamentos para, 575-576t
Intubação retrógrada com espirais metálicas, 38-39
Intubação traqueal, malsucedida, 39
Intubações com auxílio de broncoscópio com fibra óptica, 25-26
Intubando VML (I-VML), 40
Ipecacuama, 436-437, 463-464, 472-473
IRA. *Ver* Insuficiência renal, aguda;
IRC. *Ver* Insuficiência renal, crônica
Irrigação intestinal total (IIT), 437-438
Isoproterenol, 184-185

K

Kit de antídoto contra cianeto
  uso de, 445-446

L

Labetalol, como agente de redução da pressão arterial, 167-169
Laceração, 49-50
Lactato, condições, 145-146t

Landstuhl Regional Medical Center (LRMC), 589-591
Laringoscopia direta (LD), 34-36, 43
Laringoscópio, 472-473
Laringoscópio com fibra óptica, 37f
Laringoscópio com vídeo, 35-37, 35-37f
Lavagem broncoalveolar (LBA), 407-409
Lavagem gástrica, 472-473
Lavagem gastrintestinal, 436-437
Lei de Boyle, 587-588
Lei de Laplace sobre a tensão, 220
Lei de Ohm, 78
Lei de Starling, 530-531t
Leiomiomas, 219
Leitos em UTIs, 25-26, 44, 46
Lesão cerebral. Ver Trauma Craniencefálico
Lesão cerebral concomitante, 537-538, 538-539t
Lesão cerebral difusa, classificação de Marshall de, 319-320t
Lesão cerebral penetrante, 320-321
Lesão na medula espinal. Ver Lesão traumática na medula espinal (LTME)
Lesão na medula espinal cervical, 103-105, 553-554
Lesão neurológica, 197
Lesão neuronal
   cascata de, 175-176
Lesão nos pulmões, aguda, 55, 103, 111
   fatores de risco para, 114
Lesão nos rins, aguda, 195
Lesão renal, 195-197
   prognóstico, 196-197
   proteção, 196
Lesão vascular, 338
Lesões no tronco encefálico, 307
Lesões parenquimatosas traumáticas, 320
Lesões pulmonares induzidas por ventiladores (VILI), 53, 94, 114, 576-577
Lesões traumáticas na medula espinal (LTME), 315-316
   avaliação inicial de, 316-320
   avaliação radiográfica
      afastamento da coluna cervical, 319-320
      imagens de lesões na cabeça, 319-320
      imagens de lesões na medula espinal, 319-320
   classificação de, 316-320
   epidemiologia, 315-316
   etiologias de, 316-317
   gravidade clínica de, 317-318
   indicações cirúrgicas, 319-321
      descompressão e estabilização espinal, 320-321
      fraturas cranianas com afundamento, 320-321
      hematoma epidural, 320
      hematoma subdural (HSD), 320
      lesões cerebrais penetrantes, 320-321
      lesões com efeito de massa na fossa posterior, 320
      lesões parenquimatosas, 320
   mecanismos fisiopatológicos
      excitotoxicidade, 316-317
      fluxo sanguíneo, 316
      inflamação, 316-317
      metabolismo, 316
   medidas para cuidados intensivos
      controle da pressão intracraniana, 321-323
      esteroides, 322-324
      hipotermia, 322-323
      monitoramento da pressão intracraniana, 320-322
      monitoramento do oxigênio cerebral, 322-323
      pressão arterial e oxigenação, 320-321
      pressão de perfusão cerebral (PPC), 321-322
      profilaxia das convulsões, 323-324
   síndromes de lesões na medula espinal, 317-320
Lesões traumáticas por massa na fossa posterior, 320
Lesões UGBI
   embolização, 224-225
Leucócitos, 338
Levetiracetam
   mecanismo, 454-455
   uso de, 323-324
LHA. Ver insuficiência hepática, aguda
Liberação de oxigênio, 516f, 517f
Liberação sistêmica de oxigênio
   determinantes da, 530-531f
Lidocaína spray, 235-237
Linfomas gástricos, 219
Linhas venosas centrais, complicações das, 142-143t
Lipídeos à base de soja
   evitar os, 547-548
Líquido cerebrospinal (LCE), 237-240, 291
Líquido intravenoso (LIV), 134-135
Líquidos de substituição, 276-278, 277-278t
Lítio, 256-257
LRA, Ver Lesão renal, aguda
Luva estéril
   cobertura de sonda estéril, 501f

M
Má combinação entre ventilação-perfusão (V/Q), 103, 104
Má nutrição, 461-462
   classificação, 542t
Magnésio intravenoso, 175-176
Malformações arteriovenosas (MAVs), 220, 311
Manejo de líquidos
   administração empírica de volume, 533-535
   apresentação clínica em, 531-532
      frequência cardíaca, 531-532
      índice de choque (ICh), 532-533
      pressão arterial, 531-532
      pressão arterial ortostática, 531-533
      sinais e sintomas, 531-532
   choque hemorrágico
      ressuscitação, tipos de, 537-538
   fisiopatologia em, 530-531
   princípios de
      distribuição e movimento, 529-531
      volume circulante efetivo (VCE), 530-531
   resposta ao volume, 534-535
      índices dinâmicos de, 534-536
      previsão, 534-535
   ressuscitação de queimaduras, 537-539
   ressuscitação volêmica em
      acesso intravenoso, 532-534
      indicações, 532-533
      ressuscitações, desfechos de, 533-534
   seleção de líquidos para
      albumina, 535-537
      amido hidroxietílico, 535-537
      cristaloides, 535-537
      ressuscitação com coloides, 537-538
      solução salina hipertônica, 537-538
      soluções coloidais, 535-537
      soluções gelatinosas, 535-538
      soluções glicosadas, 537-538
   terapia com líquidos, manutenção, 538-539
Manejo hemodinâmico, 189-191
   contratilidade cardíaca, 190
   débito cardíaco baixo, suporte mecânico para, 190-191
   meta do, 189
   pressão arterial, 190
Manejo respiratório, agudo, 174-175t
Manitol, 237-240
   para tratamento de hipertensão intracraniana, 294-295
Manobras para intubação orotraqueal, 34-36
   laringoscopia direta (LD), 34-36
Mecânica de Frank-Starling, 203
Medicações antiplaquetárias, 153-154
Medicações imunossupressivas, 381
Medicamentos vasopressores, 181
Medicamentos vasopressores/inotrópicos
   agentes específicos
      dobutamina, 183-184
      dopamina, 182-184
      epinefrina, 183-184
      fenilefrina, 184-185
      isoproterenol, 184-185
      milrinona, 184-185
      norepinefrina, 183-184
      vasopressina, 183-185
   agonistas não adrenérgicos
      monofosfato cíclico de adenosina (AMPc), 181
      receptor específico da vasopressina, 181
   função dos agonistas adrenérgicos
      receptores adrenérgicos, 181
      receptores dopaminérgicos (DA), 181
   indicações clínicas, 184-185
      choque distributivo, 185-186
         anafilaxia, 186-187
      choque cardiogênico, 187-188
      choque neurogênico, 186-188
      choque séptico, 185-187
      choque hipovolêmico, 185-186
      hipotensão, etiologia presumida de, 184-185
   receptores
      receptores α-adrenérgicos, 181
      receptores β-adrenérgicos, 181-183
      receptores dopaminérgicos, 182-183
   uso, em unidades de terapia intensiva (UTIs), 182-183
Médico Intensivista de Emergência (MIE), 25-26
Médicos emergencistas (MEs), 25-26
   ressuscitação, 25-26
Membrana capilar alveolar (MCA), 104, 113
Membrana cricotireóidea, 44
   anatomia, 45f
   localização, 45f
Mesilato de fenoldopam, em vasodilatadores renais, 166-167
Mesotelioma, 208

Metabolismo do salicilato, 470f, 473t
Metemoglobinemia, 444-445
Metilenedioximetanfetamina (MDMA), 432
Método de Hamwi, 541
Método de Simpson
    visão apical das quatro câmaras, 491f
Miastenia grave (MG), 105-106
Midazolam, 175-176, 235-237, 286, 308, 453-455
Milrinona, 184-185
    em cirurgia cardíaca, 190t
Mineralocorticoides, 248, 365
Mioglobina, 152-153
Monitor intraventricular, 235-237
Monitoramento da saturação do oxigênio venoso, 144-145
Monitoramento de perfusão, 144-146
    lactato, 145-146
    monitoramento da saturação do oxigênio venoso, 144-145
        uso clínico de, 144-146
    técnicas experimentais de monitoramento, 145-146
Monitoramento hemodinâmico, 139
    débito cardíaco, 142
        medição invasiva, 142-144
        medição não invasiva/minimamente invasiva
            análise de forma de onda da pressão de pulso, 144-145
            bioimpedância elétrica torácica (BET), 143-144
            ultrassonografia Doppler esofágica (USDE), 143-144
            ultrassonografia Doppler transcutânea (USDTC), 144-145
    oxigenação de órgãos
        lactato, 145-146
        monitoramento da saturação do oxigênio venoso
            uso clínico de, 144-146
        técnicas de monitoramento experimental, 145-146
    pressão arterial, 139
        medição invasiva, 139-141
        medição não invasiva
            esfigmomanometria, 139-140
            palpação, 139-140
    pressão venosa central (PVC)
        medição invasiva, 142
        medição não invasiva
            pressão venosa jugular (PVJ), 140-141
            ultrassonografia, 140-142
Monócitos, 338
Monofosfato cíclico de adenosina (AMPc), 181
Morfina, 153-154
Morte cerebral, 287-288

N

N-acetilcisteína, 196, 458
Não intubar (NI), 79
National Healthcare Safety Network (NHSN), 381
National Institute of Neurological Disorders and Stroke (NINDS), 297
National Nosocomial Infections Surveillance (NNIS), 381
National Registry of Cardiopulmonary Resuscitation (NRCPR), 564-565
National Spinal Cord Injury Statistical Center (NSCISC), 316
Necessidades energéticas, cálculo, 543-544
Necrose tubular aguda (NTA), 196
Neurotransmissores, 316-317
Nicardipina, 165-166
    pressão arterial, 168-169
Nimodipina, oral, 312
Nitroglicerina, 166-167
    em cirurgias cardíacas, 190t
Nitroprussiato
    agente para baixar a pressão, 166-167
    em cirurgias cardíacas, 190t
    insuficiência renal aguda induzida por hipertensão, 165-166
Nitroprussiato de sódio, 166-167
Níveis de peptídeo natriurético cerebral (PNC), 313
Níveis séricos de cianeto, 445-446
Níveis séricos de etanol, 434-435
Nível de aspartato aminotransferase (AST), 458
Nível de cortisol, 366
Nomograma de Rumack-Matthew, 458, 459f, 465-466
Norepinefrina, 182-184, 186-187
    em cirurgias cardíacas, 190t
Normocarbia, 174-175
Normoglicemia em Terapias Intensivas estudo Evaluation-Survival Using Glucose Algorithm Regulation (NICE-SUGAR), 197-198
Notificação de falecimento
    famílias, orientações, 596-597t
Nutrição enteral (NE), 545-546
Nutrição parenteral (NP), 545-546

O

Obesidade, 31, 95t, 339t, 542t, 543-544
Obstrução venosa, crônica, 220
Óleo de peixe, 116
Oligúria, 233-234
Opioide, 433
Organismos fúngicos patogênicos encontrados na terapia intensiva, 389-390
Organismos resistentes a multifármacos (MDR), 385, 387
Orientação da SCCM/ASPEN, 545-546
    sistema de graduação, 544-545t
Orientações da AHA/ASA
    intervenção cirúrgica imediata em pacientes com hemorragia cerebelar, 310
    nenhuma indicação para rVIIa em pacientes não selecionados, 309
    para manejo de hipertensão, 300
    para manter euvolemia, 313
    para uso de rT-PA, 303-304
    para uso de trombolíticos, 304-305
Orientações para reuniões com famílias, 595-596t
Osmolalidade, medicações, 546-547t
Osmoterapia, 321-323
Overdose de comprimidos de ferro, 436-437f
Overdose de paracetamol, 230, 457-467
    aguda vs. crônica, 458t
    apresentação clínica e progressão de, 462-463
    breve histórico de, 457-458
    considerações especiais sobre, 464-467
    dados e estudos laboratoriais, 462-463, 463-464f
    epidemiologia de, 458
    exame físico, 462-463
    fisiopatologia de, 458-462
    história de, 461-462
    insuficiência hepática, 464-466
    insuficiência renal em, 464-466
    metabolismo, 460f
    orientações para tratamento de, 462-466, 465-466f, 466-467
    pacientes envenenados
        resultado de, 461-462f
    prevenção, 466-467
    sistema de atendimento médico, 458
    toxicidade, estágios de, 461-462f, 462-463
Overdose de salicilato, 469-473
    envenenamento, fisiopatologia de, 469-470
    exames diagnósticos, 471
    farmacocinética, 469
    histórico de, 470-471
    manejo de, 471
        alcalinização, 472-473
        carvão, 472-473
        descontaminação gástrica, 472-473
        tratamento extracorpóreo, 472-473
    manifestações clínicas, 471
Oxigenação de órgãos
    lactato, 145-146
    monitoramento da saturação do oxigênio venoso
        uso clínico de, 144-146
    técnicas experimentais de monitoramento, 145-146
Oxigenação do sangue, 103
Oxigenação por membrana extracorpórea (ECMO), 93, 94
    complicações do paciente, 98-99
    complicações em, 97-98, 98-99t
        mecânicas, 97-99
    contraindicações para, 95t
    curso e retirada gradual, 98-99
    ECMO /V-A vs. ECMO V-V, 97-98t
    ECMO V-A, 96f
    ECMO V-V, 96f
    ECMO V-V de lúmen duplo, 96, 96f
    estudo CESAR, 94
    histórico, 93-94
    indicações em, 94, 95t
        em adultos, 95
        neonatal, 94
        uso pediátrico, 94
    seleção de pacientes, 95
    técnicas e métodos, 95
Oxigenação tecidual, 525-526
Oxigênio do cérebro, monitoramento, 322-323
Oximetria de pulso, 66-67, 124, 126

P

Paciente asmático intubado, ventilador inicial regulagens para, 129
Paciente assintomático
    radiografia do tórax para, 210
Paciente com lesão nos pulmões
    suporte nutricional para, 116

ÍNDICE

Paciente de UTI de longo prazo, 31
Paciente envenenado, gravemente enfermo
  convulsões induzidas por toxinas, 452-455
    ácido valproico/midazolam, 454-455
    anticonvulsivantes de terceira linha, 454-455
    barbitúricos, 454-455
    manejo de, 452-454
    propofol, 454-455
  depressão cardiovascular, 445-449
    antidepressivos tricíclicos
      hipotensão, 446-447
    bolus de líquidos intravenosos, atropina, e pressores, 446-447
    depressão cardiovascular pela clonidina, 448-449
    depressão cardiovascular pela digoxina, 446-447
    depressão cardiovascular por β-bloqueadores, 446-447
    depressão cardiovascular por bloqueadores do canal de cálcio, 446-448
    hiperinsulinemia/euglicemia terapia, 447-448
    hipotensão por cafeína/teofilina, 448-449
    hipotensão/bradicardia, 445-446
    terapia com emulsão lipídica, 447-449
  estimulação cardiovascular, 448-450
  hipertermia, 449-453
    maligna, 26-27
    maligna, 452-453
    síndrome da serotonina, 450-452
    síndrome neuroléptica maligna, 451-453
  via aérea/respiração, comprometimento afeta
    impulso respiratório e ventilação, 443-444
    intubação endotraqueal, 441-444
    respiração celular, afetando, 443-444
      metemoglobinemia, 444-445
      monóxido de carbono, 444-445
      toxicidade por cianeto, 445-446
Paciente pós-parada cardíaca, 177-178
Pacientes
  com acidente vascular encefálico (AVE) agudo, 359, 362
  com sepse grave em CVVHF, 279-280
  com TVP
    filtros na veia cava para, 345-346
    e interface com ventilação não invasiva, 79-80
Pacientes asmáticos
  intubados, regulagem do ventilador para, 129t
  via aérea, inflamação, 122
Pacientes de cuidados intensivos
  cuidados no final da vida, 593-599
  transporte de
    centros de transferência, 589-591
    considerações sobre transporte aéreo, 587-589
    história de, 585-587
    riscos vs. benefícios, 586-587
    sistema militar
      equipe de resgate de casos pulmonares agudos (ALRT), 589-591
      equipes de cuidados intensivos no transporte aéreo (CCATT), 588-589
      USAISR BFT, história de, 588-591
    sistemas regionais, 587-588

Pacientes gravemente enfermos, 25-27, 53, 331-333, 332-333t, 356, 366, 367, 381, 388-389, 477, 547-548, 568-569, 597-598
  em choque compensado, 531-532
  estudos randomizados de controle glicêmico entre, 358t
Pacientes pediátricos, sinais vitais normais aproximados, 572-573t
Pacientes pós-parada, tratamento de dificuldades em, 175-177t
Pancreatite, aguda, 548-549
Papelotes de drogas, ingestão, 436-437f
Parada cardíaca, 131
  precipitador agudo de, 173-174
Paradas cardíacas fora do hospital (PCFH), 564-565
Paradoxalmente, 316
Paralisante, 575-576
Patogênese da febre, 372f
Patógenos MDR, 408-409
PCI. *Ver* Peso corporal ideal (PCI)
PEEP. *Ver* Pressão positiva no final da expiração (PEEP)
Peptídeo 1 semelhante ao glucagon, 362-363
Perda volumétrica não hemorrágica
  sítios anatômicos de, 532-533t
Pericardiocentese, 506-507f
  técnica paraxifoide, 212-213
Pericardite associada à diálise, 207-208
Pericardite bacteriana, 205
Pericardite urêmica, 207-208
Pescoço, estrutura
  via aérea, 552f
Peso corporal ideal (PCI), 541, 542f, 544-545
PIC. *Ver* Pressão intracraniana (PIC)
Piridoxina, dosagem, 453-454
Plaquetas, 97-99, 150, 153-154, 131, 231-232t, 333-334, 338, 343-344, 414, 554-555
  terapia, 153-155
Plasma fresco congelado (PFC), 329
Plasma fresco congelado, 331-333
  razão PFC:CHAD, 332-333
  transfusão profilática de, 332-333
Pneumomediastino (PM), 558-559
Pneumonia, 63, 194, 405-406. *Ver também* Pneumonia associada à assistência médica (HCAP); Pneumonia nosocomial (PN)
  diagnóstico de, 407-409
  epidemiologia de, 405-407
  fisiopatologia de, 405-407
  microbiologia de, 405-408
  prevenção de, 409-411
  tratamento de, 408-410
Pneumonia adquirida na comunidade (PAC), 405-406
Pneumonia associada à assistência médica (HCAP), 405-406
  algoritmo de manejo, 409-410f
  diagnóstico clínico de, 407-408t
  fatores de risco para resistência a multifármacos, 405-406t
Pneumonia associada ao uso de ventiladores (PAV), 405-406
Pneumonia nosocomial (PN), 405-406
  algoritmo de manejo, 409-410f
  diagnóstico clínico de, 407-408t
  fatores de risco para resistência a multifármacos, 405-406t

Pneumotórax (PTX), 44, 46, 49-50, 82, 97-98, 129, 142-143t, 143-144, 174-177, 507-508, 513, 558-559, 587-588
Polipeptídeos gelatinosos, 535-538
Poliúria, 264-265
Pomo de Adão, 44
Ponto de impulso máximo (PIM), 481
População de ASIV, risco de EI, 415-416
Portão eletrônico espectral Doppler
  visão apical de cinco câmaras, 492f
Portão eletrônico no Doppler espectral, visão apical de cinco câmaras, 492f
Pré-albumina, estado nutricional, marcador de, 543-544
Pré-eclampsia, 128, 163t, 165-166
Pré-hipertensão, 162
Prescrições de não ressuscitação (PNR), 310, 593-594
Presença da família em ressuscitações (PFR), 593-594
Pressão arterial, 72-73, 128, 153-154, 162, 164, 168-169, 577-578, 581-582f
  elevações agudas graves, 162
  manejo, 300, 309
  monitoramento da pressão arterial, 139-140
  ortostática, 531-533
  pressão arterial diastólica (PAD), 183-184
  sistólica, 123-124, 197-198, 219, 225, 395-396, 518-519, 531-533
Pressão arterial média (PAM), 520-521
Pressão arterial sistólica (PAS), 139-140, 565-566
Pressão de enchimento VD, 495-496
Pressão de oclusão da artéria pulmonar (POAP), 111
Pressão de perfusão cerebral (PPC), 232-233, 321-322
Pressão de platô, 129
Pressão do sangue arterial, 139
  medição invasiva, 139-141
  medição não invasiva
    esfigmomanometria, 139-140
    palpitação, 139-140
Pressão expiratória positiva na via aérea (EPAP), 77, 574-575
Pressão inspiratória positiva (PIP), 576-577
Pressão inspiratória positiva na via aérea (IPAP), 77, 574-575
Pressão intracraniana (PIC), 163, 232-233, 291, 553-554
  curva de pressão-volume, 292f
  definição de, 291
  indicações para monitoramento, 292, 293f
  medição de, 293
  monitoramento, indicações, 292-293
  posição, 293-295
Pressão média da via aérea (PMA), 77
Pressão oncótica coloidal (POC), 530-531
Pressão parcial de oxigênio, 66-67
Pressão positiva contínua na via aérea (CPAP), 77, 78f, 118, 124, 126, 574-575
Pressão positiva na via aérea em dois níveis (BiPAP), 78f, 124, 126
Pressão positiva no final da expiração (PEEP), 77, 78, 111, 128, 174-175, 192, 235-237, 308, 554-555, 572-573
  recrutamento de alvéolos, 193
  respiração do paciente, 117
  ventilação de proteção do pulmão, 117

Pressão pulmonar de recolhimento, 122
Pressão respiratória, 212-213
Pressão venosa atrial/pulmonar
　disfunção pulmonar, 195
Pressão venosa central (PVC), 115, 140-141,
　173-174, 189, 223-224, 320-321, 331-333,
　520-521, 534-535
　　fatores que afetam a, 140-141t
　　forma de onda, 142f
　　medição invasiva, 142
　　medição não invasiva
　　　pulsação venosa jugular (PVJ), 140-141
　　　ultrassonografia, 140-142
Pressão venosa jugular, estimativa de, 142f
Pressões arteriais médias (PAMs), 139, 163,
　181, 190, 232-233, 565-566
Princípios do manejo de ventiladores, 105-106
Profilaxia antimicrobiana
　para procedimentos cirúrgicos, 388-389
　　por procedimento e prováveis organismos
　　infectantes, 389-390t
Programa de CIDE, 27
Propofol, 70-71, 128, 235-237, 308, 442t, 454-455, 575-576
Proteína C ativada, no tratamento de sepse,
　400-401
Proteína C reativa, 394
P-selectina, 338
Pseudomonas aeruginosa, 415-416
Pulmões
　complicações pulmonares, 194
　　disfunção pulmonar pós-operatória
　　(DPP), 194-195
　　edema pulmonar, 195
　　efusões pleurais, 195
　　extubação precoce *vs.* extubação tardia,
　　193-194
　　manejo pulmonar depois de extubação, 194
　　onde o recrutamento começa e acaba
　　pressões, 117f
Pulsação venosa jugular (PVJ), 140-142, 212-213
Punção cricotireóidea, 39f
Púrpura trombocitopênica idiopática (PTI),
　333-334
Púrpura trombocitopênica trombótica (PTT),
　333-334

Q

Quinino, 437-438
Quinolonas, 224-225, 383-384
Quocientes respiratórios (QR)
　interpretação tradicional de, 544-545t

R

Radiografias de tórax, 124, 126
Radiografias torácicas, 192
Recuperação neurológica, prognósticos de,
　174-175
Relação agulha-sonda, 502f
Remoção do CO_2 extracorpóreo (RCOEC), 93
Resfriamento terapêutico, 175-176
　alterações fisiológicas, 175-177t
　orientações, 175-176t
Resistência antimicrobiana
　características do manejo antimicrobiano,
　388-389
　em terapias intensivas, 387-389
　estratégias para evitar, 388-389

Resistência bacteriana, de antimicrobianos,
　388-389, 407-408
Resistência vascular sistêmica (RVS), 181,
　520-521
Respiração, 523-524
Respiração difícil, 122
Respirador volumétrico difuso (VDR-4), 589-591
Ressuscitação
　hemodinâmica, 172, 172t
　lesão cerebral pós-parada e, 174-175
　monitoramento da PVC e, 140-141
　para minimar o grau de choque do paciente,
　115
　por médicos emergencistas, 25-26
Ressuscitação cardiopulmonar (RCP), 564-565
Ressuscitação cardiopulmonar extracorpórea
　(RCPE), 93
Ressuscitação hemodinâmica, 172t
Ressuscitação pediátrica, comum
　medicações, 572-573t
Ressuscitação volêmica, meta de, 535-536
Resultados do estudo de Bernard, 565-566f
Resultados do estudo HACA, 566-567f
Retirada gradual, 66-67
　métodos, 67-69
Retorno da circulação espontânea (RCE), 171
Ringer lactato, 535-537
Rins, funções, 269

S

S1Q373, padrão ECG de, 132
Salmonella, 415-416
Sangramento, 33, 36-37, 49-50, 114, 155-156,
　190-194, 197, 206
　controle de sangramento cirúrgico, 538-539t
　gastrintestinal inferior, 219, 220t
　gastrintestinal superior, 217, 218t
　manejo de hemorragia gastrintestinal, 221-225
　reexploração mediastinal, 192-193
　risco de sangramento, 333-334, 344-345
Sangramento pós-operatório
　manejo de, 193t
Sangramento variceal
　terapia endoscópica para, 224-225
Sangue dos capilares pulmonares
　gás alveolar, equilíbrio do, 104
Sarcoma de Kaposi, 207-208
Saturação de oxigênio (SaO_2), 132, 244
　da hemoglobina arterial, 66-67
Saturação do oxigênio arterial (SvO_2), 518-519
Saturação do oxigênio venoso central ($ScvO_2$)
　medição, 144-146
SCA. *Ver* Síndrome coronariana aguda (SCA)
Sedação
　medicações usadas para, 129
Sedativo-hipnótico, 433
Sepse, 26-27, 264-265
　antibióticos e
　　controle de fonte, 395-397
　biomarcadores de, 394
　campanha de ressuscitação à sepse por, 396-397t
　campanha de sobrevivência à sepse, 395-396
　　orientações para o manejo de, 396-398t

definição de, 393-394, 394t
diagnósticos em, 394, 394t
e programa de iniciativa de qualidade, 401-402
pacientes de alto risco, identificação, 395-396
patogênese de, 393
terapia focada em metas imediatas, 396-398,
　396-398f
　administração de derivados do sangue,
　398-400
　controle glicêmico, 401-402
　corticosteroides e pacientes sépticos, 399-401
　heparina não fracionada profilática, 401-402
　profilaxia, 401-402
　proteína C ativada, 400-401
　　contraindicações, 400-401t
　terapia com líquidos, 396-398, 398-399t
　terapia inotrópica, 398-399
　uso de vasopressores, 398-399
　　vasopressores exógenos, 398-399, 399-400t
　ventilação com volume de ar corrente
　baixo, 400-402
Serviço de emergência padrão, 25-26
Serviços de emergência (SE), 53, 80, 150-151,
　393, 515-516
　extubação em, 63
　tendências volumétricas, 516f
Serviços médicos de emergência (SME), 461-462, 585-586
　agência, 43
Sinais de Chvostek, 263-264
Sinais de Trousseau, 263-264
Sinais macrocirculatórios, 173-174
Sinal de Corcova de Hampton, 132
Sinal de Homan, 339
Sinal de Westermark, 132
Sincronia ventilatória, 66-67
Síndrome coronariana aguda (SCA), 149
　abordagem diagnóstica em, 150-154
　apresentação da, 150
　complicações potenciais na, 156-158
　disposição, para pacientes, 157-158
　epidemiologia na, 149
　fisiopatologia na, 149-150
　tratamento da, 153-154
　　terapia anticoagulante, 154-156
　　terapia anti-isquêmica, 153-154
　　terapia antiplaquetária, 153-155
　　terapia de reperfusão, 155-157
Síndrome da imunodeficiência adquirida
　(Sida), 83-84, 333-334, 385, 387-389, 414-416
Síndrome da medula central, 317-318
Síndrome da perda cerebral de sal (PCS), 254-255, 313
Síndrome da resposta inflamatória sistêmica
　(SRIS), 195, 264-265, 367, 393
Síndrome da serotonina (SS), 449-450, 450-451t
Síndrome de bloqueio (SB), 286, 286f
Síndrome de Brown-Séquard, 317-318
Síndrome de Cushing, 248, 351-352, 366
Síndrome de disfunção de múltiplos órgãos
　(SDMO), 521-522
Síndrome de Guillain-Barré (SGB), 104-105
Síndrome de Mallory-Weiss (MW), 219

Síndrome de May-Thurner, 342-343
Síndrome de secreção inadequada de hormônio antidiurético (SIADH), 254-255, 313
Síndrome do cone medular, 319-320
Síndrome do desconforto respiratório, agudo, 577-578
Síndrome do desconforto respiratório agudo (SDRA), 26-27, 55, 93, 103, 111-118, 524-525, 546-547
   β-agonistas na, 116
   diagnóstico de
      escore de lesão pulmonar, 112t
      infiltrados alveolares difusos de, 113f
      lesão pulmonar aguda (LPA), 111
      pressão positiva no final da expiração (PEEP), 111
   estratégias ventilatórias alternativas, 117-118
   farmacoterapia da, 113-114
   fatores de risco para, 114
   fisiopatologia da, 113-114
   incidência/fatores de risco, 114
   infiltrados alveolares difusos de radiografia torácica, 113f
   manejo hídrico e hemodinâmico na, 115-116
   mortalidade/prognóstico, 114
   pressões ventriculares na, 118
   suporte nutricional na, 116
   suporte ventilatório mecânico, 116-117
   terapia com metilprednisolona, uso de, 116
   tratamento da, 114-115
   tratamento sistêmico de suporte, 115
Síndrome do desconforto respiratório em adultos, 95, 195
Síndrome hemolítico-urêmica (SHU), 333-334
Síndrome medular anterior, 317-318
Síndrome medular posterior, 319-320
Síndrome neuroléptica maligna
   epidemiológica, 451-452
   exames laboratoriais, 451-452
   terapia farmacológica para, 451-452
Síndrome neuroléptica maligna (SMN), 371
Síndrome pós-parada, 26-27
Síndrome pós-parada cardíaca, 563
Síndrome pós-trombótica (flebítica) (SPT), 342-343
Síndrome pós-trombótica, 346-347
Síndrome toxicológica, 431
Síndromes da circulação posterior, 299-300t
Síndromes de herniação, 293f
   tipos de, 292
Síndromes genéticas, 311
Síndromes toxicológicas
   descobertas comuns em, 433t
Sinergia, 387-388
Sintomas de *overdose* de salicilato, 471t
Sistema de pontuação de Glasgow-Blatchford, 225
Sistema nervoso simpático, 448-449
   estimulação, 448-449
Sistemas de transferência pediátrica, 587-588
Society of Critical Care Medicine (SCCM)393
Solução de Hartmann, 535-537
Solução eletrolítica com polietilenoglicol (SE-PEG), 437-438
Solução salina hipertônica, 294-295, 322-323
Solução salina normal (SN), 533-534

Soluções coloidais, 535-537
Soluções IV, concentrações de sódio, 256-257t
Soluções salinas hipertônicas (SH), 537-538
Somatostatina, 222-223
Sons de Korotkoff, 139-140
Sons intestinais, 545-546
Sorbitol, 254-255
Soro antiofídico, 437-438
Staphylococcus aureus, 206, 373, 414
Staphylococcus aureus resistente à meticilina (MRSA), 387-388
Streptococcus pneumoniae, 206, 414
Sulfato de magnésio intravenoso, 124, 126
Sulfonato de poliestireno sódico (SPS), 260-262
Suplementação oral de potássio, 259-260
Suporte cardiopulmonar (SCP), 93
Suporte nutricional, 541
Suporte nutricional, em cuidados intensivos
   estado nutricional, avaliação do
      componentes, 541-542
      necessidade de calorias/proteínas, cálculo de, 543-545
      valores laboratoriais, 542-544
   estados específicos de doença, orientações para, 547-549
   via de
      nutrição enteral (NE), 545-547
      nutrição parenteral, 546-548
      terapia adjuvante, 547-548
Suporte renal
   antecedentes para, 270-272
   seguir a mnemônica AEIOU SRI, 270
   terminando, 278-279

T

Tamponamento cardíaco, 156-157, 208f, 505-506
   compressão no VD, 212-213
Tamponamento pericárdico, 208
   fatores de risco comuns para, 208t
Taquicardia, 131
Taquicardia e fibrilação ventricular (TV/FV), 174-175
Taquicardia sinusal, 531-532
Taquicardia ventricular (TV), 191
Taxa de filtração glomerular (TFG), 196t, 270, 383-384
Taxa de pico do fluxo expiratório (TPFE), 123-124
   medição de, 123-124
Taxas de infecções altamente fatais, 586-587f
Técnica de Griggs, 557-558
Técnica de Seldinger
   cateter, 47f
   kit, 44, 46f
   para cricotireotomia percutânea, 44, 46
Temperatura. *Ver também* Febre
   efeitos no hospedeiro, 374-375
   medição, 373-375
Temperatura média do corpo, 371
Tempo de tromboplastina (TP), 331-333
Tempo de tromboplastina parcial (TTP), 154-155, 275-276
Tempo de tromboplastina parcial ativada (TTPA), 303-304t, 331-333, 331-333t, 344-345, 394t
Teofilina, 443-444

Terapia à base de insulina-euglicemia, 447-448
Terapia anticoagulante, 154-155, 307, 309
   duração em episódios agudos de TEV, 345-346
   intensidade da, 345-346
   para TVP, 343-346
   tratamento de pacientes em estado grave com SCA, 154-155
Terapia antifúngica em cuidados intensivos, 388-391
Terapia anti-hipertensiva, 163, 164, 197-198
Terapia com antídoto contra cianeto, 445-446
Terapia com barbitúricos, 175-177, 237-240, 294-295, 322-323, 453-455, 575-576
   causando hipoventilação, 443-444t
   reduzindo a PIC, 294-295
Terapia com componentes sanguíneos, indicações para, 329
Terapia com emulsão lipídica, 447-448
Terapia com líquidos
   no tratamento de sepse grave, 396-398
   priorização de desfechos em, 533-534t
Terapia com nebulizador, 128
Terapia com oxigênio hiperbárico, 66-67
Terapia com vasopressores, 580-581t
Terapia de reposição renal contínua (TRRC), 270, 547-548
   escores APACHE II, 272-273
   ultrafiltração contínua lenta (UCL), 272-273
Terapia de combinação
   antibioticoterapia para, 387-388t
   antifúngicos em terapia intensiva, 390-391t
   em pneumonia nosocomial e associada à assistência médica, 408-409
Terapia de reposição renal (TRR), 196, 270, 383-384
   categorias de,
      terapia de reposição renal contínua (TRRC), 270
      terapia intermitente de reposição renal (TIRR), 270
   cenário eficiente, 274-275
   direções futuras, 279-280
   febre, avaliação de, 279-280
   hemofiltração venovenosa contínua (CVVHF), 273-275
   remoção de líquidos, 274-275
   suporte renal, 270-272
   terapia de reposição renal venovenosa contínua (CVV), 272-273
   ultrafiltração contínua lenta (UFCL), 272-274
Terapia de reposição renal contínua arteriovenosa (TRCAV), 272-274
Terapia de reposição renal contínua venovenosa (CVV), 272-273
Terapia hipertensiva/hipervolêmica, 312
Terapia insulínica, riscos de, 198-199
Terapia relacionada à toxicologia, 26-27
Terapia trombolítica intravenosa (IV), 297
Terapias anti-isquêmicas, 153-154
Terapias de suporte em cuidados intensivos, embasadas em evidências, 175-177t
Terapias intensivas orientadas por ultrassonografia, procedimentos, 499
   acesso intravenoso periférico, 505-506
   acesso venoso central, 501-505
      veia femoral, 505-505
      veia jugular interna, 503-504
      veia subclávia, 504

colocação de cateter arterial, 505-506
colocação de tubo torácico, 508-510
dinâmicas vs. estáticas, 501
espaço interespinhoso L3-L4
    visão longitudinal estática, 509-510f
esquemático do eixo curto, 502f
esterilidade, 500-501
intubação endotraqueal, 507-509
paracentese, 507-508, 507-508f
pericardiocentese, 505-507
punção lombar, 509-510
relação agulha-sonda, 503, 503f
seleção de sondas, 499-500
setup, 500
tamponamento, 505-506f
técnica de um operador vs. dois operadores, 501
toracocentese, 506-508
traqueia
    antes de intubação, 508-509f
    com tubo endotraqueal, 508-509f
veia jugular interna (JI)
    ponta da agulha, 503f
Teste de apneia, 287
Teste de imunoensaios de enzimas (IEE), para toxinas A e B de *C.difficile*, 425
Teste de lavagem com onda quadrada, 139-140f
Teste de respiração espontânea (TRE), 63-66
    conjunto da peça em T, *close-up* de, 65-66f
Teste Transfusion Requirements in Critical Care (TRICC), 330-331
Testes com colar de traqueostomia com aerossol (TCT), 559-560
Testes da função pulmonar, 123-124
Tienopiridina, 154-155
Tigeciclina
    para tratamento de DIC, 427
Tiossulfato de sódio, 445-446
Tomografia computadorizada cardíaca (TCC), 152-153
Toracocentese
    complicações potenciais, 506-507
Tórax, TC em paciente de ASIV, 416-417f
Toxicidade da dapsona, 444-445
Toxicidade do cianeto, 445-446
Toxicidade do salicilato, 434-435
Toxicidade por cocaína, 448-449
Toxicidade por ferro, 222-223
Toxina
    eliminação intensificada de, 437-438
    valores laboratoriais, 437-438t
Toxina da síndrome do choque tóxico (TSCT), 373
Toxinas
    manejo de, 442t
TPD. *Ver* Traqueostomia percutânea por dilatação (TPD)
Trabalho respiratório (TR), 104-105
Transdutor matricial faseado, 478-480f
Transfusão de concentrado de hemácias, 329
Transfusão de hemácias
    benefícios da, 329
    desvantagens da, 330-331
    limites transfusionais, 330-331
    orientações para, 331-333, 332-333t
Transfusão de sangue total, 329
Transfusões de sangue, 197-198, 589-591

Transporte, riscos de, 586-587
Transporte de pacientes de cuidados intensivos, 585-586
Traqueia, avaliação broncoscópica da, 551
Traqueostomia, 33
    indicação para, 555, 557
    intubação prolongada, 554-555
    superinsuflação de, 559-560
    testes, precoces vs. tardios, 556t
Traqueostomia dilucional percutânea (TDP), 551
    anatomia da, 552f
    complicações da, 558-560
    considerações sobre anticoagulação, 553-555
    considerações sobre procedimentos, 555, 557
    considerações ventilatórias, 554-555
    indicações e momento de, 554-555, 557
    seleção de pacientes para
        anatomia e questões anatômicas, 551-554
    técnicas para
        Blue RhinoTM, 557-558
        dilatadores sequenciais ciaglia, 555, 557-558
        PercuTwistTM, 557-558
        técnica de Griggs, 557-558
    terapia com tubo traqueostômico, 559-561
    traqueostomia transfaríngea de Fantoni, 558-559
    trauma craniencefálico (TCE), 553-554
    tubo traqueostômico, manejo de, 559-560
Traqueostomia percutânea, complicações da, 558-559
Traqueostomia translaríngea (TTL), 558-559
Tratamento extracorpóreo, para correção de líquidos, anormalidades eletrolíticas, 472-473
Tratamento intensivo embasado em evidências, 25-26
Tratamento paliativo, 26-27
Tratamento pós-parada cardíaca, 171-177
    hipotermia terapêutica, 175-176
        assuntos diversos, 175-177
        convulsões, 175-177
    lesão cerebral, 174-176
    patologia precipitante
        manejo de arritmia, 174-175
        síndrome coronariana, aguda, 173-175
    ressuscitação, 174-176
    ressuscitação hemodinâmica, 172-174
        disfunção miocárdica, 173-174
    síndrome
        disfunção cardiovascular, 171-172
        suporte ventilatório mecânico, 174-175
Trato de efluxo ventricular esquerdo (TEVE), 481
Trato do fluxo ventricular externo, esquerdo
Trato gastrintestinal, 197
    fluxo sanguíneo tecidual linfoide, 197
Trato gastrintestinal, cuidados pós-operatórios, 197
Trauma, 26-27
    paciente, 331-333
    sistemas, 587-588
Trauma craniencefálico (TCE), 315-316, 331-333
    avaliação inicial de, 316-320

    avaliação radiográfica
        espaçamento da coluna cervical, 319-320
        imagens de lesões na cabeça, 319-320
        imagens de lesões na medula espinal, 319-320
    classificação de, 316-320
    epidemiologia, 315-316
    etiologias de, 316-317
    gravidade clínica de, 317-318
    indicações cirúrgicas, 319-321
        descompressão e estabilização espinal, 320-321
        fraturas cranianas com afundamento, 320-321
        hematoma epidural, 320
        hematoma subdural (HSD), 320
        lesões cerebrais penetrantes, 320-321
        lesões com efeito de massa na fossa posterior, 320
        lesões parenquimatosas, 320
    mecanismos fisiopatológicos
        excitotoxicidade, 316-317
        fluxo sanguíneo, 316
        inflamação, 316-317
        metabolismo, 316
    medidas para cuidados intensivos
        controle da pressão intracraniana, 321-323
        esteroides, 322-324
        hipotermia, 322-323
        monitoramento da pressão intracraniana, 320-322
        monitoramento do oxigênio do cérebro, 322-323
        pressão arterial e oxigenação, 320-321
        pressão de perfusão cerebral (PPC), 321-322
        profilaxia das convulsões, 323-324
    síndromes de lesões na medula espinal, 317-320
Traumatismo no tórax, 105-106, 208, 484
Tríade de Cushing, 312
Trocador de calor e de umidade (TCU), 559-560
Trombocitopenia induzida pela heparina (TIH), 154-155, 275-276, 333-334
Tromboembolismo venoso (TEV), 337
    apresentação clínica de, 339
        sinal de Homan, 339
    fatores de risco que promovem, 338-339, 339t
    sintomas iniciais, 339
Trombólise, 173-174
    em acidente vascular encefálico agudo, 303-305
Trombólise direcionada por cateter (TDC), 342-343
Trombólise em infarto do miocárdio (TIMI)
    escore, 150
    fatores de risco, 150t
    probabilidade em 30 dias de, 150t
Trombolíticos, 155-156
Trombos na extremidade superior (ES), 342-343
Trombos venosos, 337
Trombose venosa profunda (TVP), 131, 181, 337
    papel dos médicos emergencistas
        em diagnósticos de TVP por US, 341-342

prevenção em, 310
tomografia computadorizada (TC) para diagnóstico, 341-343
tratamento domiciliar vs tratamento hospitalar para, 346-347
ultrassonografia para, 340-342, 341-342f
venografia por contraste, 342-343
venografia por ressonância nuclear magnética (RNM)
    precisão diagnóstica de, 342-343
Tuberculose pulmonar, 207-208
Tubo de Linton-Nachlas, 223-224
Tubo de Sengstaken-Blakemore, 223-224
Tubo gástrico, colocação de, 221
Tubo torácico, 192
Tubos endotraqueais, 54, 63, 574-575
Tubos nasogástricos (TNG), 462-463
Tumores de Zollinger-Ellison, 218
Tumores estromais gastrintestinais, 219
TVP. Ver Trombose venosa profunda (TVP)
TVP aguda na ES, tratamento de, 345-347
TVP aguda na perna, terapia principal, 343-345
    administração IV de heparina não fracionada, 344-345
    administração SC de heparina não fracionada, 344-345
    estratégias de tratamento para remoção de trombos, 344-346
        terapia trombolítica sistêmica, 344-345
        trombectomia venosa operatória, 344-345
        trombólise direcionada por cateter, 344-345
    fondaparinux, 344-345
    heparina de baixo peso molecular, 344-345
TVP na extremidade inferior, 337
TVP na extremidade superior, 342-343

U

Úlceras por estresse, 218
Ultrafiltração contínua lenta (UFCL), 272-274
Ultrassonografia, 39
Ultrassonografia Doppler esofágica (USDE), 143-144
Ultrassonografia Doppler transcutânea (USDTC), 144-145
Ultrassonografia pericárdica subxifoide, 211-212f
Ultrassonografia point-of-care, 477
Unidade de terapia intensiva (UTI), 53, 93, 161, 355, 367, 381
    vasopressores/inotrópicos, uso de, 182-183
Unidade de Terapia Intensiva em Serviço de Emergência (UTI-SE), 25-26
Unidade de terapia intensiva para neurociências (UTIN), 309
Unidades de dor torácica (UDT), 157-158
Unidades de terapia intensiva (UTIs), 25-26, 367, 593-594
Ureia, 221, 270
Urgência hipertensiva, 162
US venoso, 340
    precisão diagnóstica de, 340
Uso de antimicrobianos em terapias intensivas, princípios gerais de, 381
UTI para controle glicêmico, 362-363

V

Vancomicina, 426
    para endocardite infecciosa, 419-420
    para tratamento de ICD, 426
Variação da pressão de pulso (VPP), 115
Variação do débito sistólico (VDS), 115
Variáveis hemodinâmicas
    vasopressores, efeitos de, 182-183t
Varizes esofágicas, 218
Vasculite, 375-376
Vasculopatia, 308
Vasoconstrição pulmonar hipóxica (VPH), 104-105
Vasoespasmo, cerebral, 164
Vasopressina, 183-184
    em choque hemorrágico, 223-224
    em cirurgia cardíaca, 190t
Vasopressores, 181
    ações fisiológicas de, 182-183t
    uso, no tratamento de sepse grave, 398-399, 399-400t
Vasos femorais, imagem transversal de, 505f
Vazamento em balonete, 70-72
    teste, 66-67
Veia cava inferior (VCI), 478-479
Veia cava superior (VCS), 518-519
Veia jugular interna, 140-141, 504f
Veias periféricas
    visão do eixo curto de, 505
    visão longitudinal de, 505-506f
Venografia por RM, para diagnóstico de TVP, 342-343
Venografia por TC, para diagnóstico de TVP, 341-343
Ventilação
    com volume de ar corrente baixo, 400-402
    distribuição de, 104-105
    modo de controle assistido (CA) de, 117
Ventilação com bolsa-válvula-máscara, 31
Ventilação de liberação pressórica da via aérea (VLPV), 117
    respiração espontânea do paciente, manutenção da, 118
Ventilação mandatória intermitente sincronizada (SIMV), 576-577
Ventilação mecânica (VM), 53, 103, 114
    alvo da, 57-58
    cenários específicos, 59-61
    fisiologia básica, 54-55
        conferir termo (V/Q) ventilação/perfusão, 54
        frequência respiratória, 54f
        pressão de platô, 54-55
        pressão inspiratória máxima, 54-55
    indicações para, 53-54
    modos de, 55-57, 56f
        modo A/C, 56f
        modo A/C vs. modo SIMV, 57f
        modo CPAP/PSV, 58f
        modo SIMV, 57f
    oxigenação vs. ventilação, 58
    pacientes pediátricos, 576-577t
    regulagens iniciais, 58-60
    riscos de, 55
    solução de problemas, 60-61
Ventilação não invasiva com pressão positiva (VNI), 77
    asma, 86-88
    DPOC e insuficiência respiratória hipercárbica, 82-85
    edema pulmonar cardiogênico agudo, 84-87
    fisiologia de, 77
        nomenclatura, 77
    monitoramento da VNI, 80t
    paciente imunocomprometido, 86-87
    pacientes com prescrição de NI, 88-90
    pneumonia, 87-88
    regulagens iniciais e monitoramento do paciente, 80-81
    SDRA e lesão pulmonar aguda (LPA), 87-89
    seleção de pacientes, 79
    tratamento efetivo de hipóxia, 81
        oxigenação e pressão média da via aérea, 82f
    ventilação e trabalho de respiração, 81, 81f
Ventilação não invasiva com pressão positiva (VNIPP), 107-108, 124, 126, 573-574
Ventilação oscilatória de alta frequência (VOAF), 117
Ventricular esquerdo (VE), 142-143
Via aérea, 523-525
    comprometimento, 441
    considerações em, 221
    manejo das, 25-27
        comunicação com a equipe, 34-35
        equipamentos para, 34-35
        preparação, 34-35
    nasal/oral, 572-573
    no pescoço, estrutura, 552f
    orofaríngeas, 572-573
    resistência nas, 78
    septos alveolares, 122
    superior e inferior, 551
    técnicas nas, 25-26
    uso pediátrico vs. uso adulto, 573-574t
Via aérea com máscara laríngea (VML), 39-40, 39f, 43
Via aérea de King, 40f
Via aérea difícil, 31. Ver também Via aérea
    avaliação da mobilidade do pescoço, 33
    avaliação de obstruções, 32
    avaliação do escore de Mallampati, 32, 33f
    classificação de Cormack-Lehane, 34-35f
    distância hiomental, 32f
    distância tireóidea, 33f
    espaço intergengival, 32f
    fatores determinantes, 31
    método mnemônico LEMON, 32
    método mnemônico MOANS, 33
    regras 3-2, 32
Via aérea nasal e oral, 572-573
Via aérea orofaríngea (VAO), 572-573
Vitamina K, 232-233
    deficiência de, 222-223
VNI. Ver Ventilação não invasiva com pressão positiva (VNI)
VNIPP. Ver Ventilação não invasiva com pressão positiva (VNIPP)
Volume circulante efetivo (VCE), 530-531
Volume corrente (Vc), 77-79
Volume expiratório forçado em 1 segundo (VEF_1)
    medições, 121
Volume sanguíneo cerebral (VSC), 237-240